GASTROENTEROLOGIA/ HEPATOLOGIA
SECRETS Plus

QUINTA EDIÇÃO

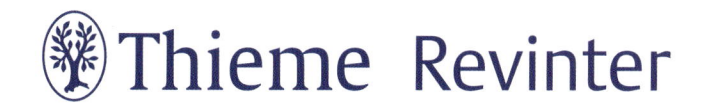

Thieme Revinter

GASTROENTEROLOGIA/ HEPATOLOGIA
SECRETS Plus

QUINTA EDIÇÃO

PETER R. McNALLY, DO, MSRF, MACG
Chief, GI/Hepatology
Evans Army Hospital
Colorado Springs, Colorado

Thieme
Rio de Janeiro • Stuttgart • New York • Delhi

Dados Internacionais de Catalogação na Publicação (CIP)

M478g
McNally, Peter R.

   Gastroenterologia/Hepatologia Secrets Plus/Peter R. McNally; tradução de Edianez Chimello, Silvia Spada, Sandra Mallmann, Mônica Regina Brito, Marina Boscato & Alexandro Tiago Marçal de Sousa. – 5. Ed. – Rio de Janeiro – RJ: Thieme Revinter Publicações, 2018.

   676 p.: il; 18,5 x 26,5 cm; (Secrets)
   Título Original: *GI/Liver Secrets Plus*
   Inclui Índice Remissivo e Referências
   ISBN 978-85-5465-010-0

   1. Doenças Gastrointestinais – Perguntas de Exame. 2. Doenças do Fígado – Exame. I. Título.

CDD: 618.9233
CDU: 616.33/.34-053.2

Nota: O conhecimento médico está em constante evolução. À medida que a pesquisa e a experiência clínica ampliam o nosso saber, pode ser necessário alterar os métodos de tratamento e medicação. Os autores e editores deste material consultaram fontes tidas como confiáveis, a fim de fornecer informações completas e de acordo com os padrões aceitos no momento da publicação. No entanto, em vista da possibilidade de erro humano por parte dos autores, dos editores ou da casa editorial que traz à luz este trabalho, ou ainda de alterações no conhecimento médico, nem os autores, nem os editores, nem a casa editorial, nem qualquer outra parte que se tenha envolvido na elaboração deste material garantem que as informações aqui contidas sejam totalmente precisas ou completas; tampouco se responsabilizam por quaisquer erros ou omissões ou pelos resultados obtidos em consequência do uso de tais informações. É aconselhável que os leitores confirmem em outras fontes as informações aqui contidas. Sugere-se, por exemplo, que verifiquem a bula de cada medicamento que pretendam administrar, a fim de certificar-se de que as informações contidas nesta publicação são precisas e de que não houve mudanças na dose recomendada ou nas contraindicações. Esta recomendação é especialmente importante no caso de medicamentos novos ou pouco utilizados. Alguns dos nomes de produtos, patentes e *design* a que nos referimos neste livro são, na verdade, marcas registradas ou nomes protegidos pela legislação referente à propriedade intelectual, ainda que nem sempre o texto faça menção específica a esse fato. Portanto, a ocorrência de um nome sem a designação de sua propriedade não deve ser interpretada como uma indicação, por parte da editora, de que ele se encontra em domínio público.

Tradução:

EDIANEZ CHIMELLO (Caps. 1 a 11)
Tradutora Especializada na Área da Saúde, SP

SILVIA SPADA (Caps. 12 a 23)
Tradutora Especializada na Área da Saúde, SP

SANDRA MALLMANN (Caps. 24 a 42)
Tradutora Especializada na Área da Saúde, SP

MÔNICA REGINA BRITO (Caps. 43 a 48)
Médica Veterinária e Tradutora Especializada na Área da Saúde, SP

MARINA BOSCATO (Caps. 49 a 70)
Tradutora Especializada na Área da Saúde, SP

ALEXANDRO TIAGO MARÇAL DE SOUSA (Caps. 71 a 78)
Enfermeiro e Tradutor Especializado na Área da Saúde, MG

Revisão Técnica:

GREGÓRIO FELDMAN (Caps. 4 a 40 e 42 a 76)
Membro Titular da Sociedade Brasileira de Endoscopia Digestiva
Membro Internacional da Sociedade Americana de Endoscopia Digestiva (ASGE)
Diretor e Médico da Clínica Gastroendo - Endoscopia Especializada, RJ

JONATHAS STIFFT (Caps. 1, 2, 3, 41, 77 e 78)
Medico Gastroenterologista
Médico do Setor de Endoscopia Digestiva do Hospital Moinhos de Vento, RS

Título original:
GI/Liver Secrets Plus, Fifth edition
Copyright © 2015 by Saunders, an imprint of Elsevier Inc.
This edition of GI/Liver Secrets Plus, 5th edition by Peter R. McNally is published by arrangement with Elsevier Inc.
Esta edição de Gastroenterologia/Hepatologia – Secrets Plus, 5ª edição, de autoria de Peter R. McNally, foi publicada conforme acordo com Elsevier Inc.

ISBN 978-0-323-4441-6318-6

© 2018 Thieme Revinter Publicações Ltda.
Rua do Matoso, 170, Tijuca
20270-135, Rio de Janeiro – RJ, Brasil
http://www.ThiemeRevinter.com.br

Thieme Medical Publishers
http://www.thieme.com

Impresso no Brasil por Zit Gráfica e Editora Ltda.
5 4 3 2 1
ISBN 978-85-5465-010-0

Todos os direitos reservados. Nenhuma parte desta publicação poderá ser reproduzida ou transmitida por nenhum meio, impresso, eletrônico ou mecânico, incluindo fotocópia, gravação ou qualquer outro tipo de sistema de armazenamento e transmissão de informação, sem prévia autorização por escrito.

O editor dedica este livro a sua esposa, Cynthia; aos seus filhos Alex, Meghan, Amanda, Genevieve e Bridgette; aos seus netos, Charlotte e Xavier; e aos seus pais, Jeanette e Rusel.

PREFÁCIO

Para praticar a arte da medicina, é preciso conhecer os segredos da fisiopatologia, do diagnóstico e da terapia. Neste texto, o leitor encontrará as respostas para muitas perguntas sobre as doenças hepáticas e digestivas. Esperamos que os estudantes de medicina, residentes, bolsistas e, naturalmente, até os médicos assistentes considerem a quinta edição de *Gastroenterologia/Hepatologia – Secrets Plus* instrutiva e perceptiva.

Como editor, agradeço a James Merritt, Kelly McGowan e à assessoria da Elsevier pelo excelente suporte a este projeto e por sua coragem e determinação para tornar este livro disponível na rede mundial (*web*). Estou muito agradecido a todos os autores que contribuíram e que compartilharam seus segredos valiosos para transformar este livro em uma experiência agradável e, o mais importante, educacional.

Peter R. McNally, DO, MSRF, MACG

COLABORADORES

Daphne Antillon, MPH
Touro University Nevada
Henderson, Nevada

Mainor Antillon, MD, MBA, MPH
Chairman
Gastroenterology and Hepatology
Ochsner Clinic Foundation
New Orleans, Louisiana

Fehmi Ates, MD
Research Fellow Gastroenterology
Hepatology and Nutrition
Vanderbilt University
Nashville, Tennessee

Mary A. Atia, MD
Physician Gastroenterology
Mayo Clinic Arizona
Scottsdale, Arizona

Marianne Augustine, MD
Fellow Pediatric Gastroenterology
Hepatology and Nutrition
The Children's Hospital of Philadelphia
Philadelphia, Pennsylvania

Bruce R. Bacon, MD
James F. King MD
Endowed Chair in Gastroenterology
Professor of Internal Medicine
Division of Gastroenterology and Hepatology
Saint Louis University School of Medicine
St. Louis, Missouri

Ji Young Bang, MD, MPH
Fellow in Gastroenterology-Hepatology
Indiana University Medical Center
Indianapolis, Indiana

Jamie S. Barkin, MD
Professor of Medicine
University of Miami
Miami, Florida
Gastroenterology
Mt. Sinai Medical Center
Miami Beach, Florida

Devina Bhasin, MD
Transplant Hepatologist
Piedmont Transplant Institute
Piedmont Hospital
Atlanta, Georgia

Harikrashna Bhatt, MD
Assistant Professor of Medicine
Medicine, Endocrinology
Brown University
Providence, Rhode Island

Herbert L. Bonkovsky, MD
Professor and Senior Advisor for Research
Internal Medicine
Carolinas Medical Center
Charlotte, North Carolina;
Professor Internal Medicine
University of North Carolina
Chapel Hill and Charlotte, North Carolina;
Professor Internal Medicine
University of Connecticut Health Sciences Center
Farmington, Connecticut

Aaron Brzezinski, MD
Gastroenterologist
Center for Inflammatory Bowel Disease
Cleveland Clinic
Cleveland, Ohio

Carol Ann Burke, MD
Director, Center for Colon Polyp and Cancer Prevention
Department of Gastroenterology and Hepatology
Cleveland Clinic
Cleveland, Ohio

Wesley R. Campbell, MD
Fellow in Infectious Diseases
Walter Reed National Military Medical Center
Bethesda, MD

Mitchell S. Cappell, MD, PhD
Chief, Division of Gastroenterology and Hepatology
William Beaumont Hospital
Royal Oak, Michigan;
Professor Medicine
Oakland University William Beaumont School of Medicine
Royal Oak, Michigan

Emily Carey, DO
Clinical Associate
Gastroenterology and Hepatology
Cleveland Clinic
Cleveland, Ohio

William D. Carey, MD, MACG
Professor of Medicine
Cleveland Clinic Lerner College of Medicine
Cleveland, Ohio;
Staff Hepatologist
Cleveland Clinic
Cleveland, Ohio

COLABORADORES

Joseph G. Cheatham, MD
Assistant Professor of Medicine
Uniformed Services University of the Health Sciences
Bethesda, Maryland

Vivian Cheng, MD
Gastroenterology Division
Beth Israel Deaconess Medical Center
Boston, Massachusetts

Reena V. Chokshi, MD
Assistant Professor of Medicine
Department of Medicine
Division of Gastroenterology and Hepatology
University of Connecticut Health Center
Farmington, Connecticut

Vito V. Cirigliano, DO, CPT(P), MC
Fellow Gastroenterology
Walter Reed National Military Medical Center
Bethesda, Maryland

John O. Clarke, MD
Assistant Professor Medicine
Johns Hopkins University
Baltimore, Maryland

Elizabeth Coss, MD, MSc
Fellow Gastroenterology
University of Texas Southwestern
Dallas, Texas

Byron Cryer, MD
Professor of Medicine
Digestive Diseases
University of Texas Southwestern Medical School
Dallas, Texas

Scott E. Cunningham, MD, CPT(P), MC
USA Gastroenterology Fellow National Capital Consortium
Bethesda, Maryland

Albert J. Czaja, MD
Professor Emeritus of Medicine
Gastroenterology and Hepatology
Mayo Clinic College of Medicine
Rochester, Minnesota

Amar R. Deshpande, MD
Associate Professor of Medicine
Division of Gastroenterology
Department of Medicine
University of Miami Miller School of Medicine
Miami, Florida

John C. Deutsch, MD
Staff Gastroenterologist
Medicine
Essential Health
Duluth, Minnesota

Jack A. Di Palma, MD
Professor of Medicine and Director
Division of Gastroenterology
University of South Alabama
Mobile, Alabama

John E. Eaton, MD
Instructor of Medicine
Department of Internal Medicine. Division of Gastroenterology and Hepatology
Mayo Clinic
Rochester, Minnesota

Shahan Fernando, MD
Fellow Pediatric Gastroenterology
Hepatology and Nutrition
Digestive Health Institute
Children's Hospital Colorado
Aurora, Colorado

James E. Fitzpatrick, MD
Professor, Department of Dermatology
University of Colorado Denver
Aurora, Colorado

Michael G. Fox, MD
Associate Professor
Radiology and Medical Imaging
University of Virginia
Charlottesville, Virginia

Joshua Friedman, MD, PhD
Assistant Professor, Pediatrics
Perelman School of Medicine at the University of Pennsylvania
The Children's Hospital of Philadelphia
Philadelphia, Pennsylvania

Glenn T. Furuta, MD
Professor, Pediatrics
University of Colorado School of Medicine
Aurora, Colorado;
Digestive Health Institute
Children's Hospital Colorado
Aurora, Colorado

Phillip S. Ge, MD
Fellow in Gastroenterology
Division of Digestive Diseases David Geffen School of Medicine at UCLA
Los Angeles, California

John S. Goff, MD
Rocky Mountain Gastroenterology
Lakewood, Colorado

Stevan A. Gonzalez, MD, MS
Attending Physician Hepatology
Annette C. and Harold C. Simmons Transplant Institute
Fort Worth, Texas

Geetha Gopalakrishnan, MD
Program Director, Clinical Fellowship in Endocrinology
Diabetes and Metabolism
Brown University
Hallett Center for Diabetes and Endocrinology
East Providence, Rhode Island

Carlos Guarner, MD, PhD
Director, Liver Unit
Hospital de la Santa Creu i Sant Pau
Autonomous University of Barcelona
Barcelona, Spain

Ramiro L. Gutiérrez, MD, MPH, CDR, MC (UMO), USN
Deputy Head
Enterics Diseases Department
Naval Medical Research Center
Silver Spring, Maryland;
Assistant Professor of Medicine
Uniformed Services University of the Health Sciences
Bethesda, Maryland

Christina Hanson, NP-C
South Denver Gastroenterology
Englewood, Colorado

Stephen A. Harrison, MD
Chief of Hepatology
Medicine
Division of Gastroenterology
Brooke Army Medical Center
Fort Sam Houston, Texas

Jorge L. Herrera, MD
Professor of Medicine
Division of Gastroenterology
University of South Alabama College of Medicine
Mobile, Alabama

Brenda Hoffman, MD
Professor of Medicine
Division of Gastroenterology and Hepatology
Medical University of South Carolina
Charleston, SC

Henry A. Horton, MD
Staff Physician
Department of Internal Medicine
Cedars-Sinai Medical Center
Los Angeles, CA

John D. Horwhat, MD
Assistant Professor of Medicine
Uniformed Services
University of the Health Sciences
Bethesda, MD

David P. Jones, DO, FACP, FACG, FASGE
Gastroenterology Consultants of San Antonio,
Private Practice San Antonio, Texas;
Associate Professor of Medicine
Medicine/Gastroenterology
University of Texas Health Sciences Center
San Antonio, Texas

Bonnie Jortberg, PhD, RD, CDE
Assistant Professor Family Medicine
University of Colorado School of Medicine
Aurora, Colorado

Ryan Kaliney, MD
Radiologist
Jefferson Radiology
Hartford, CT

Hayoon Kim, MD
Resident
VCU-St. Francis Family Medicine Program

Christopher D. Knudsen, DO
Clinical Instructor, Gastroenterology
University of South Alabama College of Medicine
Mobile, Alabama

Cynthia W. Ko, MD, MS
Associate Professor of Medicine
University of Washington
Seattle, WA

Georgios Kokosis, MD
Surgical Resident
Department of Surgery
Duke University Medical Center
Durham, North Carolina

Kimi L. Kondo, DO
Associate Professor
Department of Radiology
Division of Interventional Radiology
University of Colorado Anschutz Medical Campus
Aurora, Colorado

Burton I. Korelitz, MD, MACG
Emeritus Chief
Director Clinical Research
Division of Gastroenterology
Department of Medicine
Lenox Hill Hospital
New York, New York

Marcelo Kugelmas, MD
Gastroenterologist and Hepatologist
South Denver Gastroenterology
Englewood, Colorado

Clark Kulig, MD
Director, Porter Center for Liver Care
Transplant Service
Porter Adventist Hospital
Denver, Colorado

Ryan M. Kwok, MD
Gastroenterology Fellow
Department of Medicine
Gastroenterology
Walter Reed National Military Medical Center
Bethesda, Maryland,
Teaching Fellow, Internal Medicine
Uniformed Service University of the Health Sciences
Bethesda, Maryland

Anthony J. LaPorta, MD, FACS
Clinical Professor of Surgery
University of Colorado Health Sciences Center
Aurora, Colorado

Nicholas F. LaRusso, MD
Medical Director, Center for Connected Care
Mayo Clinic
Rochester, Minnesota;
Charles H. Weinman Professor of Medicine
Biochemistry and Molecular Biology
Mayo Clinic College of Medicine
Rochester, Minnesota;
Distinguished Investigator
Mayo Foundation
Rochester, Minnesota

Bret A. Lashner, MD
Professor of Medicine
Gastroenterology and Hepatology
Cleveland Clinic
Cleveland, Ohio

Sum P. Lee, MD, PhD
Professor & Dean of Medicine
Li Ka Shing Faculty of Medicine
University of Hong Kong
Professor Emeritus
Division of Gastroenterology
University of Washington
School of Medicine
Seattle, Washington

Linda S. Lee, MD
Assistant Professor of Medicine
Harvard Medical School
Director, Endoscopic Education, Women's Health in GI, IMPACT (Interdisciplinary Management of Pancreatic Cystic Tumors)
Clinic Brigham and Women's Hospital
Boston, Massachusetts

Daniel A. Leffler, MD, MS
Director of Clinical Research
Celiac Center
Beth Israel Deaconess Medical Center
Boston, Massachusetts
Director of Quality Assurance
Gastroenterology
Beth Israel Deaconess Medical Center
Boston, Massachusetts;
Associate Professor
Medicine Harvard Medical School
Boston, Massachusetts

Anthony Lembo, MD
Director of GI Motility Center
Beth Israel Deaconess Medical Center
Boston, Massachusetts;
Associate Professor
Medicine Harvard Medical School
Boston, Massachusetts

Carole Macaron, MD
Cleveland Clinic
Gastroenterology and Hepatology
Digestive Disease Institute
Cleveland, Ohio

Catherine S. Manolakis, MD
Fellow Gastroenterology
University of South Alabama College of Medicine
Mobile, Alabama

Richard W. McCallum, MD, FACP, FRACP (Aust), FACG
Professor and Founding Chair of Medicine
Department of Internal Medicine
Director
Center for Neurogastroenterology and GI Motility
Texas Tech University Health Sciences Center
Paul L. Foster School of Medicine
El Paso, Texas

Martin D. McCarter, MD
Professor GI, Tumor, and Endocrine Surgery
University of Colorado School of Medicine
Aurora, Colorado

Peter R. McNally, DO, MSRF, MACG
Chief, Gastroenterology/Hepatology
Evans Army Hospital
Colorado Springs, Colorado;
Center for Human Simulation
University of Colorado School of Medicine
Aurora, Colorado

Gil Y. Melmed, MD, MS
Director Clinical Inflammatory Bowel Disease
Department of Medicine
Cedars-Sinai Medical Center
Los Angeles, California

Fouad Joseph Moawad, MD, FACG
Director of Motility and Reflux Testing Lab
Walter Reed National Military Medical Center
Bethesda, Maryland

Enrique Molina, MD
Gastroenterologist and Hepatologist
Gastroenterology Consultants
Memorial Healthcare System
Hollywood, Florida

Klaus E. Mönkemüller, MD, PhD
Director Hirschowitz Endoscopy Center
Division of Gastroenterology & Hepatology
Professor of Medicine, University of Alabama
Birmingham, Alabama

Francis C. Okeke, MD, MPH
Postdoctoral Clinical Fellow
Gastroenterology (Neurogastroenterology)
Johns Hopkins University
Baltimore, Maryland

Kiyoko Oshima, MD
Associate Professor
Pathology
Medical College of Wisconsin
Milwaukee, Wisconsin

Theodore N. Pappas, MD
Professor of Surgery
Chief, Division of General & Advanced GI Surgery
Duke University Medical Center
Durham, North Carolina

Angelo H. Paredes, MD
Gastroenterology, Internal Medicine
Walter Reed Army Medical Center
Bethesda, Maryland

Gail Pearson, FNP-C
Nurse Practitioner
South Denver Gastroenterology
Englewood, Colorado

Shajan Peter, MD
Associate Professor of Medicine
Division of Gastroenterology-Hepatology
University of Alabama School of Medicine
Birmingham, Alabama

Lori D. Prok, MD
Assistant Professor
Pediatric Dermatology and Dermatopathology
University of Colorado Denver
Aurora, Colorado

Siobhan Proksell, BS, MD
Resident, Internal Medicine
Post Graduate Year 3
University of Pittsburgh Medical Center
Pittsburgh, Pennsylvania

Ramona O. Rajapakse, MD, FRCP(UK)
Associate Professor of Clinical Medicine
Medicine
Division of Gastroenterology
Stony Brook University Hospital
Stony Brook, New York

Francisco C. Ramirez, MD
Professor of Medicine
Gastroenterology
Mayo Clinic
Scottsdale, Arizona

Michael Reiter, DO
Associate Professor of Clinical Radiology
Stony Brook University Hospital
Stony Brook, New York

Joel E. Richter, MD, FACP, MACG
Professor and Director
Division of Digestive Diseases and Nutrition
University of South Florida
Tampa, Florida;
Director Joy McCann Culverhouse Center for
Swallowing Disorders
University of South Florida
Tampa, Florida

Mark S. Riddle, MD, MPH&TM, DrPH
Enteric Diseases Department
Naval Medical Research Center
Silver Spring, Maryland

Jason R. Roberts, MD
Assistant Professor, Gastroenterology
Hepatology and Nutrition
University of Louisville School of Medicine
Louisville, Kentucky

Arvey I. Rogers, MD, FACP, MACG
Professor Emeritus, Internal Medicine
Gastroenterology
Miller School of Medicine
University of Miami
Miami, Florida
USA

Suzanne Rose, MD, MSEd
Senior Associate Dean for Education
Professor of Medicine
University of Connecticut School of Medicine
Farmington, Connecticut

Kevin Rothchild, MD
Assistant Professor
GI, Tumor, and Endocrine Surgery
University of Colorado Hospital
Aurora, Colorado

Bruce A. Runyon, MD
Director of Hepatology
Santa Monica-UCLA Medical Center
Clinical Professor of Medicine
Division of Digestive Diseases David Geffen School of
Medicine at UCLA
Los Angeles, California

Paul D. Russ, MD
Professor Radiology
University of Colorado School of Medicine
Aurora, CO

Mark W. Russo, MD, MPH, FACG
Medical Director of Liver Transplantation
Hepatology
Carolinas Medical Center
Charlotte, North Carolina

Travis J. Rutland, MD
Digestive Health Specialists
Dothan, Alabama

Davinder Sandhu, MBBCh, FRCP
Fellow Division of Gastroenterology
University of Washington
Seattle, WA

Lawrence R. Schiller, MD
Attending Physician
Digestive Health Associates of Texas
Baylor University Medical Center
Dallas, Texas

Jonathan A. Schoen, MD
Assistant Professor of Surgery
GI, Tumor, and Endocrine Surgery
University of Colorado Hospital
Aurora, CO

Raj J. Shah, MD, FASGE, AGAF
Associate Professor of Medicine
Gastroenterology
University of Colorado School of Medicine
Aurora, Colorado
Director Pancreaticobiliary Endoscopy and Medical
Co-Director Digestive Health Center
Gastroenterology
University of Colorado Anschutz Medical Campus
Aurora, Colorado

Roshan Shrestha, MD
Chairman, Department of Transplantation
Medical Director of Liver Transplantation
Piedmont Transplant Institute, Atlanta, GA
Clinical Professor of Medicine
Mercer University School of Medicine
Savannah, Georgia

Won S. Song, MD
Chief, Nuclear Medicine Service
Department of Radiology
Womack Army Medical Center
Fort Bragg, North Carolina

Luca Stocchi, MD
Staff Surgeon
The Story-Garschina Chair in Colorectal Surgery
Colorectal Surgery
Digestive Disease Institute
Cleveland Clinic
Cleveland, Ohio

Lisa Strate, MD, MPH
Associate Professor of Medicine
Department of Medicine
Division of Gastroenterology
University of Washington School of Medicine
Seattle, Washington

Joseph K. Sunny Jr., MD
Senior Fellow
Division of Gastroenterology, Hepatology and Nutrition
Texas Tech University Health Sciences Center
Paul L. Foster School of Medicine
El Paso, Texas

Christina M. Surawicz, MD
Professor Medicine
Division of Gastroenterology
University of Washington
Seattle, Washington

Jayant A. Talwalkar, MD, MPH
Professor of Medicine
Gastroenterology/Hepatology
Mayo Clinic
Rochester, Minnesota

Shalini Tayal, MD
Associate Professor
Department of Pathology
Denver Health Medical Center
Denver, Colorado
University of Colorado School of Medicine
Aurora, Colorado

John J. Tiedeken, MD
General Surgeon
Tiedeken General Surgery
Sacramento, California

Dawn M. Torres, MD
Chief Hepatology, Walter Reed National Military
Medical Center
Bethesda, Maryland

George Triadafilopoulos, MD, DSc
Clinical Professor of Medicine
Division of Gastroenterology and Hepatology
Stanford University School of Medicine
Stanford, California

James F. Trotter, MD
Medical Director of Transplant
Hepatology
Baylor University Medical Center
Dallas, Texas

Michael F. Vaezi, MD, PhD, MS
Professor of Medicine
Clinical Director
Division of Gastroenterology and Hepatology
Vanderbilt University, Medical Center
Director, Center for Swallowing and Esophageal
Disorders
Director, Clinical Research
Vanderbilt University Medical Center
Nashville, Tennessee

Nimish B. Vakil, MD, FACP, FACG, AGAF, FASGE
Clinical Professor of Medicine
University of Wisconsin School of Medicine
and Public Health
Madison, Wisconsin

Rohini R. Vanga, MBBS, MD
Fellow Gastroenterology
Baylor College of Medicine
Houston, Texas

Shyam Varadarajulu, MD
Medical Director, Center for Interventional Endoscopy
Florida Hospital Orlando, Florida;
Professor of Medicine
University of Central Florida College of Medicine
Orlando, Florida

Stephen M. Vindigni, MD, MPH
Fellow of Gastroenterology
University of Washington School of Medicine
Seattle, Washington

Jill M. Watanabe, MD, MPH
Associate Professor of Medicine
Division on General Internal Medicine
University of Washington School of Medicine;
Harborview Medical Center
Seattle, Washington

Sterling G. West, MD, MACP, FACR
Professor of Medicine
Department of Medicine
Division of Rheumatology
University of Colorado School of Medicine
Aurora, Colorado

C. Mel Wilcox, MD, MSPH
Professor of Medicine
Division of Gastroenterology and Hepatology
University of Alabama at Birmingham
Birmingham, Alabama

Cemal Yazici, MD
Fellow in Gastroenterology and Hepatology
Division of GI-Hepatology
Department of Medicine
University of Illinois at Chicago
Chicago, Illinois

Patrick E. Young, MD
Fellowship Program Director Gastroenterology
Walter Reed National Military Medical Center
Bethesda, Maryland;
Associate Professor Medicine
Uniformed Services University of Health Sciences
Bethesda, Maryland

SUMÁRIO

OS 100 MAIORES SEGREDOS 1
Peter R. McNally

Parte I.   Esôfago

CAPÍTULO 1   TRANSTORNOS DE DEGLUTIÇÃO E DISFAGIA 7
Francis C. Okeke ▪ John O. Clarke

CAPÍTULO 2   DOENÇA DO REFLUXO GASTROESOFÁGICO 14
Fehmi Ates ▪ Michael F. Vaezi

CAPÍTULO 3   CAUSAS ESOFÁGICAS DA DOR TORÁCICA ... 21
Vito V. Cirigliano ▪ Fouad J. Moawad

CAPÍTULO 4   ACALASIA 29
Joel E. Richter

CAPÍTULO 5   CÂNCER DE ESÔFAGO 36
Peter R. McNally ▪ Nimish B. Vakil
John C. Deutsch

CAPÍTULO 6   ANOMALIAS ESOFÁGICAS, INFECÇÕES E LESÕES NÃO ÁCIDAS 43
Mary A. Atia ▪ Francisco C. Ramirez

CAPÍTULO 7   ESÔFAGO DE BARRETT 51
Nimish B. Vakil

CAPÍTULO 8   PATOLOGIA DO ESÔFAGO E DO ESTÔMAGO .. 55
Shalini Tayal

Parte II.   Estômago

CAPÍTULO 9   GASTRITE, DOENÇA PÉPTICA ULCEROSA, NSAIDS E INFECÇÃO POR *HELICOBACTER PYLORI* 66
Elizabeth Coss ▪ Byron Cryer

CAPÍTULO 10   CÂNCER GÁSTRICO 74
John C. Deutsch

CAPÍTULO 11   PREGAS GÁSTRICAS ESPESSADAS 81
Ryan M. Kwok ▪ Patrick E. Young

CAPÍTULO 12   GASTROPARESIA 87
Richard W. McCallum ▪ Joseph K. Sunny Jr.

Parte III.   Distúrbios do Fígado e das Vias Biliares

CAPÍTULO 13   AVALIAÇÃO DE TESTES HEPÁTICOS ANORMAIS 95
Emily Carey ▪ William D. Carey

CAPÍTULO 14   CONCEITOS GERAIS SOBRE HEPATITE VIRAL 101
Christina Hanson ▪ Gail Pearson
Marcelo Kugelmas

CAPÍTULO 15   TERAPIA ANTIVIRAL PARA HEPATITE C .. 106
Jorge L. Herrera

CAPÍTULO 16   TERAPIA ANTIVIRAL PARA HEPATITE B .. 115
Jorge L. Herrera

CAPÍTULO 17   HEPATITE AUTOIMUNE: DIAGNÓSTICO ... 121
Albert J. Czaja

CAPÍTULO 18   HEPATITE AUTOIMUNE: TRATAMENTO ... 133
Albert J. Czaja

CAPÍTULO 19   CIRROSE BILIAR PRIMÁRIA E COLANGITE ESCLEROSANTE PRIMÁRIA .. 146
John E. Eaton ▪ Jayant A. Talwakar
Nicholas F. LaRusso

CAPÍTULO 20   VACINAÇÕES E IMUNOPROFILAXIA NOS DISTÚRBIOS GASTROINTESTINAIS E HEPÁTICOS 155
Henry A. Horton ▪ Hayoon Kim ▪ Gil Y. Melmed

CAPÍTULO 21   GRAVIDEZ E DOENÇA HEPÁTICA 161
Devina Bhasin ▪ Roshan Shrestha

CAPÍTULO 22   MANIFESTAÇÕES REUMATOLÓGICAS DAS DOENÇAS HEPATOBILIARES 169
Sterling G. West

CAPÍTULO 23   AVALIAÇÃO DAS MASSAS HEPÁTICAS FOCAIS 175
Mark W. Russo ▪ Roshan Shrestha

CAPÍTULO 24   DOENÇA HEPÁTICA INDUZIDA POR DROGAS 183
Cemal Yazici ▪ Mark W. Russo
Herbert L. Bonkovsky

CAPÍTULO 25   DOENÇA HEPÁTICA ALCOÓLICA, ALCOOLISMO E SÍNDROME DE ABSTINÊNCIA ALCOÓLICA 193
Clark Kulig

CAPÍTULO 26   DOENÇA HEPÁTICA VASCULAR 202
Dawn M. Torres ▪ Angelo H. Paredes

CAPÍTULO 27   DOENÇA HEPÁTICA GORDUROSA NÃO ALCOÓLICA E ESTEATO-HEPATITE NÃO ALCOÓLICA 210
Dawn M. Torres ▪ Stephen A. Harrison

CAPÍTULO 28	TRANSPLANTE HEPÁTICO..............216 *Stevan A. Gonzalez* ■ *James F. Trotter*
CAPÍTULO 29	ASCITE...............................225 *Philip S. Ge* ■ *Carlos Guarner* ■ *Bruce A. Runyon*
CAPÍTULO 30	ABSCESSO HEPÁTICO ....237 *Jorge L. Herrera* ■ *Christopher D. Knudsen*
CAPÍTULO 31	FORMAS HEREDITÁRIAS DE DOENÇA HEPÁTICA..........................243 *Bruce R. Bacon*
CAPÍTULO 32	HISTOPATOLOGIA DO FÍGADO ....250 *Kiyoko Oshima*
CAPÍTULO 33	DOENÇA CÍSTICA HEPATOBILIAR........260 *Joshua Friedman* ■ *Marianne Augustine*
CAPÍTULO 34	DOENÇAS DA VESÍCULA BILIAR: CÁLCULOS, CRISTAIS E LAMA..........266 *Cynthia W. Ko* ■ *Sum P. Lee*
CAPÍTULO 35	ERCP MAIS DISFUNÇÃO DO ESFÍNCTER DE ODDI ....271 *Raj J. Shah*

Parte IV. Distúrbios Pancreáticos

CAPÍTULO 36	PANCREATITE AGUDA ....277 *Enrique Molina* ■ *Jamie S. Barkin*
CAPÍTULO 37	PANCREATITE CRÔNICA................287 *Enrique Molina* ■ *Jamie S. Barkin*
CAPÍTULO 38	CÂNCER PANCREÁTICO ....296 *Shajan Peter* ■ *Ji Young Bang* *Shyam Varadarajulu*
CAPÍTULO 39	LESÕES CÍSTICAS DO PÂNCREAS ....305 *Brenda Hoffman* ■ *Jason R. Roberts*

Parte V. Distúrbios do Intestino Delgado e do Intestino Grosso

CAPÍTULO 40	DOENÇA CELÍACA ....308 *Daniel A. Leffler* ■ *Rohini R. Vanga*
CAPÍTULO 41	DOENÇA DE CROHN ....313 *Bret A. Lashner* ■ *Aaron Brzezinski*
CAPÍTULO 42	COLITE ULCERATIVA ....321 *Ramona O. Rajapakse* ■ *Burton I. Korelitz*
CAPÍTULO 43	DOENÇA GASTROINTESTINAL EOSINOFÍLICA E ESOFAGITE EOSINOFÍLICA ....328 *Shahan Fernando* ■ *Glenn T. Furuta*
CAPÍTULO 44	SUPERCRESCIMENTO BACTERIANO NO INTESTINO DELGADO.................334 *Catherine S. Manolakis* ■ *Travis J. Rutland* *Jack A. Di Palma*

Parte VI. Distúrbios do Cólon

CAPÍTULO 45	DISTÚRBIOS DO CÓLON E CÂNCER DE CÓLON....................339 *Carole Macaron* ■ *Carol Ann Burke*

CAPÍTULO 46	CONSTIPAÇÃO E INCONTINÊNCIA FECAL..349 *Reena V. Chokshi* ■ *Suzanne Rose*
CAPÍTULO 47	DIVERTICULITE.......................358 *Luca Stocchi*
CAPÍTULO 48	DOENÇAS DO APÊNDICE ....365 *Kevin Rothchild* ■ *Jonathan A. Schoen*
CAPÍTULO 49	COLITE: PSEUDOMEMBRANOSA, MICROSCÓPICA E POR RADIAÇÃO.......369 *Stephen M. Vindigni* ■ *Jill M. Watanabe* *Christina M. Surawicz*

Parte VII. Sintomas e Condições Gerais

CAPÍTULO 50	HEMORRAGIA GASTROINTESTINAL SUPERIOR...........................377 *Davinder Sandhu* ■ *Lisa Strate*
CAPÍTULO 51	SANGRAMENTO NO TRATO GASTROINTESTINAL INFERIOR..........384 *Joseph G. Cheatham* ■ *John D. Horwhat*
CAPÍTULO 52	SANGRAMENTO GASTROINTESTINAL OCULTO E OBSCURO..................391 *Mitchell S. Cappell*
CAPÍTULO 53	AVALIAÇÃO DE DOR ABDOMINAL AGUDA ..398 *John S. Goff*
CAPÍTULO 54	AVALIAÇÃO DE DIARREIA INFECCIOSA AGUDA.............................405 *Ramiro L. Gutiérrez* ■ *Wesley R. Campbell* *Scott E. Cunningham* ■ *Mark S. Riddle* *Patrick E. Young*
CAPÍTULO 55	DIARREIA CRÔNICA ....414 *Lawrence R. Schiller*
CAPÍTULO 56	AIDS E O TRATO GASTROINTESTINAL....427 *C. Mel Wilcox* ■ *Klaus E. Mönkemüller*
CAPÍTULO 57	DOENÇA ISQUÊMICA INTESTINAL.......435 *Siobhan Proksell* ■ *Amar R. Deshpande* *Arvey I. Rogers*
CAPÍTULO 58	NUTRIÇÃO, MÁ NUTRIÇÃO E PROBIÓTICOS ....443 *Bonnie Jortberg* ■ *Peter R. McNally*
CAPÍTULO 59	PATOLOGIA DO INTESTINO DELGADO E CÓLON..............................453 *Shalini Tayal*
CAPÍTULO 60	CORPOS ESTRANHOS E O TRATO GASTROINTESTINAL ....469 *George Triadafilopoulos*
CAPÍTULO 61	TRANSTORNOS GASTROINTESTINAIS FUNCIONAIS E INTESTINO IRRITÁVEL....472 *Anthony Lembo* ■ *Vivian Cheng*
CAPÍTULO 62	RASTREAMENTO E VIGILÂNCIA ENDOSCÓPICA DE CÂNCER............481 *David P. Jones*

Parte VIII. MANIFESTAÇÕES MULTISSISTÊMICAS DAS DOENÇAS GASTROINTESTINAIS

CAPÍTULO 63 MANIFESTAÇÕES REUMATOLÓGICAS DE DOENÇAS GASTROINTESTINAIS 490
Sterling G. West

CAPÍTULO 64 MANIFESTAÇÕES DERMATOLÓGICAS DE DOENÇA GASTROINTESTINAL 500
James E. Fitzpatrick ▪ Lori D. Prok

CAPÍTULO 65 ASPECTOS ENDÓCRINOS DO SISTEMA GASTROINTESTINAL.................. 503
Geetha Gopalakrishnan ▪ Harikrashna Bhatt

Parte IX. RADIOLOGIA GASTROINTESTINAL

CAPÍTULO 66 FILME SIMPLES, BÁRIO E RADIOGRAFIA VIRTUAL 513
Michael Reiter

CAPÍTULO 67 RADIOLOGIA INTERVENCIONISTA I: PROCEDIMENTOS DE IMAGEM CRUZADA .. 523
Kimi L. Kondo ▪ Paul D. Russ

CAPÍTULO 68 RADIOLOGIA INTERVENCIONISTA II: PROCEDIMENTOS FLUOROSCÓPICOS E ANGIOGRÁFICOS...................... 533
Kimi L. Kondo ▪ Paul D. Russ

CAPÍTULO 69 IMAGEM GI NÃO INVASIVA: ULTRASSONOGRAFIA, TOMOGRAFIA COMPUTADORIZADA E IMAGEM DE RESSONÂNCIA MAGNÉTICA............ 541
Michael G. Fox ▪ Ryan Kaliney

CAPÍTULO 70 IMAGEM NUCLEAR.................... 560
Won S. Song

CAPÍTULO 71 ULTRASSONOGRAFIA ENDOSCÓPICA.... 569
Linda S. Lee

Parte X. CIRURGIA E O TRATO GASTROINTESTINAL

CAPÍTULO 72 ENDOSCOPIA TERAPÊUTICA AVANÇADA .. 578
Daphne Antillon ▪ Mainor Antillon

CAPÍTULO 73 CIRURGIA ESOFÁGICA 589
Theodore N. Pappas ▪ Georgios Kokosis

CAPÍTULO 74 CIRURGIA PARA DOENÇA ULCEROSA PÉPTICA 599
Theodore N. Pappas ▪ Georgios Kokosis

CAPÍTULO 75 ABORDAGEM CIRÚRGICA PARA ABDOME AGUDO..................... 609
Kevin Rothchild ▪ Jonathan A. Schoen

CAPÍTULO 76 CIRURGIA COLORRETAL: SÍNDROMES DAS POLIPOSES E DOENÇA INFLAMATÓRIA INTESTINAL............ 614
Martin D. McCarter

CAPÍTULO 77 OBESIDADE E CIRURGIA DE PERDA DE PESO...................... 621
Jonathan A. Schoen

CAPÍTULO 78 CIRURGIA MINIMAMENTE INVASIVA 626
John J. Tiedeken ▪ Anthony J. LaPorta

ÍNDICE REMISSIVO 631

GASTROENTEROLOGIA/ HEPATOLOGIA
SECRETS Plus

QUINTA EDIÇÃO

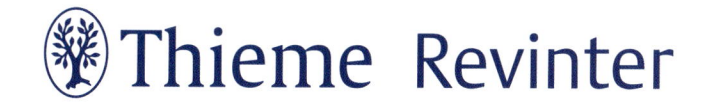

Thieme Revinter

OS 100 MAIORES SEGREDOS

Peter R. McNally, DO, MSRF, MACG

1. **Classificação de Runyon** para diagnóstico de peritonite bacteriana secundária (com base na presença de dois dos seguintes três critérios para fluido ascítico):
   - Proteína total superior a 1 g/dL.
   - Glicose inferior a 50 mg/dL.
   - Lactato desidrogenase (LDH) superior a 225 UM/mL (ou > do limite superior do normal [ULN] para soro).

   É importante diferenciar a peritonite bacteriana espontânea (SBP) da *peritonite bacteriana secundária* em pacientes com cirrose, pois o tratamento para SBP é clínico, enquanto o tratamento para a *peritonite bacteriana secundária* geralmente é cirúrgico. Pacientes com critérios de Runyon para *peritonite bacteriana secundária* devem ser avaliados imediatamente por imageamento abdominal por tomografia computadorizada e consulta cirúrgica prévia.

2. Nas Américas Central e do Sul a doença de Chagas é uma doença infecciosa de multissistemas causada pelo protozoário *Trypanosoma cruzi* e transmitida pela picada do percevejo (beijador) Reduvid. As células ganglionares são destruídas por todo o corpo, resultando em megaesôfago, duodeno, cólon e reto. A doença de Chagas esofágica é idêntica à acalasia idiopática.

3. TODOS os indivíduos nascidos entre 1945 e 1965 deverão se submeter, pelo menos uma vez na vida, ao teste de exposição ao vírus da hepatite C (HCV), sejam quais forem os fatores de risco (Triagem de Coortes para HCV).

4. O sangramento de varizes suspeito exige terapia clínica pré-endoscópica adicional com antibióticos e octreotida.

5. Oitenta e cinco por cento dos casos de sangramento gastrointestinal inferior são autolimitados e não complicados, e a colonoscopia urgente *versus* a colonoscopia eletiva não comprovou alterar os resultados clínicos ou financeiros.

6. A disfagia é comum depois de um derrame (pelo menos em 25% dos pacientes) e representa um fator de risco para pneumonia e aspiração. Na maioria dos pacientes que sofreram derrame, a disfagia vai melhorar, e a gastrostomia percutânea deverá ser evitada pelo menos nas duas primeiras semanas.

7. A aspiração de abscesso amébico deverá ser considerada nas seguintes circunstâncias:
   - Quando não for possível excluir um abscesso piogênico ou uma infecção secundária de um abscesso amébico.
   - Quando o paciente não responder a 5 ou 7 dias de terapia adequada.
   - Quando o abscesso for muito grande, geralmente superior a 5 cm, ou no lobo esquerdo, que são fatores de risco para ruptura e causa dor intensa.

8. A combinação de colite ulcerativa (UC) e colangite esclerosante primária (PSC) está mais frequentemente associada à pancolite, menos atividade endoscópica, ileíte de refluxo, preservação retal e risco aumentado de bolsite, varizes periestomais após proctocolectomia com ileostomia e câncer de cólon, quando comparado à UC crônica não associada à PSC.

9. Os sintomas da disfagia obstrutiva esofágica demonstraram se correlacionar com um diâmetro luminal inferior a 13 mm, e esses sintomas não são prováveis com um diâmetro luminal maior que 20 mm.

10. A transmissão vertical do HCV ocorre em 2 a 10% dos bebês nascidos de mães positivas para HCV-RNA. O risco da transmissão vertical aumenta dramaticamente para mães coinfectadas pelo HCV e pelo vírus da imunodeficiência humana e para aquelas com HCV-RNA superior a 1 milhão de cópias. Não há evidência de que o HCV seja transmitido pelo leite materno.

11. A esclerodermia está associada a transtornos de motilidade esofágica em mais de 90% dos pacientes.

12. Recomendações de triagem por colonoscopia para câncer de cólon, por grupo de risco:
    Pacientes em risco médio e triagem assintomática:
    - Todos os homens e mulheres com 50 anos ou mais.
    - Exceção: afro-americanos com 45 anos ou mais.
    - Repetir a colonoscopia cada 10 anos, após um exame negativo.

    Pacientes diagnosticados com pólipos grandes ou múltiplos:
    - Colonoscopia à época do diagnóstico inicial de pólipos.
    - Na presença de 1 a 2 pólipos adenomatosos pequenos com anormalidade de baixo grau, repetir em 5 a 10 anos.

- Na presença de 3 a 10 pólipos adenomatosos ou de 1 pólipo adenomatoso superior a 1 cm, repetir a colonoscopia dentro de 3 anos após a remoção do pólipo.
- Com certos tipos de pólipos, ou com anormalidade de alto grau, repetir a colonoscopia em 3 anos. Se normal, repetir em 5 anos.
- Na presença de mais de 10 pólipos adenomatosos, repetir em menos de 3 anos.
- Se os pólipos estiverem permanentemente anexos e não em um tronco e forem removidos em porções, repetir a colonoscopia em 2 a 6 meses para verificar a remoção completa dos pólipos.

  Pacientes com cirurgia anterior para câncer colorretal:
- Colonoscopia dentro de 1 ano após a cirurgia; se normal, repetir em 3 anos; se ainda normal, repetir em 5 anos.

  Pessoas com história familiar de câncer de cólon:
- Colonoscopia aos 40 anos ou 10 anos antes da idade em que o membro da família-índice foi diagnosticado com câncer ou com pólipos adenomatosos no cólon, o que for mais recente; se normal, repetir cada 5 anos.

  Pessoas com história familiar de polipose adenomatosa familiar:
- Entre os 10 e 12 anos de idade, realizar a sigmoidoscopia flexível anual.
- Se o teste genético for positivo, a remoção do cólon deverá ser considerada por causa do risco muito alto de câncer colorretal.

  Pessoas com história familiar de câncer de cólon não poliposo hereditário (síndrome de Lynch):
- Colonoscopia cada 1 a 2 anos a partir dos 20 a 25 anos ou 10 anos antes da idade em que o membro imediato da família teve câncer, o que vier primeiro.
- A verificação genética deverá ser oferecida aos membros da família em primeiro grau.

  Pessoas com doença inflamatória do intestino (IBD):
- Colonoscopia cada 1 a 2 anos a partir dos 8 anos após o início da pancolite (envolvimento ou de todo o cólon) ou 12 a 15 anos após o início da colite do lado esquerdo.

13. Os anticorpos antimitocondriais (AMA) são altamente específicos (95-98%) para cirrose biliar primária (PBC). Quando houver suspeita significativa de PBC, e o resultado de AMA for negativo, uma biópsia do fígado deverá ser realizada para estabelecer o diagnóstico de AMA (-) PBC.

14. A pancreatite autoimune está associada a outros transtornos autoimunes, como hepatite autoimune, PSC, PBC, síndrome de Sjögren e esclerodermia. Ela se caracteriza pela presença de autoanticorpos, níveis elevados de imunoglobulina (Ig) sérica, níveis elevados de Ig4 no soro (geralmente acima de 140 mg/dL) e uma resposta à administração de corticosteroides. A taxa de recorrência é de aproximadamente 41% mediante a suspensão dos esteroides.

15. A hepatotoxicidade por acetaminofeno é a causa mais comum da insuficiência hepática aguda nos EUA. Os fatores de risco para o prognóstico insatisfatório associado à hepatotoxicidade por acetaminofeno incluem: pH inferior a 7,3 ou taxa internacional normalizada superior a 6,5, creatinina superior a 3,4 e encefalopatia no grau 3 ou superior. O antídoto *N*-acetilcisteína deverá ser administrado em todos os casos de *overdose* potencial de acetaminofeno.

16. Vedolizumab é um anticorpo monoclonal altamente seletivo visando ao receptor de integrina α 4β 7 encontrado na superfície das células T de retorno (*homing*) para os tecidos linfoides do trato gastrointestinal. Esse medicamento mostrou ser eficaz na indução da resposta e na remissão da colite ulcerativa.

17. Um cateter combinado de monitoramento de pH esofágico/impedância executado fora dos inibidores da bomba de prótons pode ajudar a distinguir o refluxo ácido do não ácido e a hipersensibilidade esofágica da azia funcional.

18. O diagnóstico de acalasia deverá ser cogitado em mulheres jovens com transtornos de alimentação suspeitos e em pacientes com sintomas intratáveis da doença do refluxo esofágico (GERD) e com uma estenose não reagindo à dilatação.

19. O carcinoma metastático para o esôfago é incomum, mas o melanoma e o câncer de mama são os mais comuns.

20. O transplante de fígado resolverá definitivamente um estado subjacente de hipercoagulação causado pela proteína C, pela proteína S ou pela deficiência de antitrombina. Pacientes com outros tipos de hipercoagulação subjacente exigem anticoagulação em longo prazo.

21. A aspiração com agulha fina por ultrassonografia endoscópica (EUS) **não** deverá ser realizada na suspeita de feocromocitomas por causa do risco de crise hipertensiva, e a amostragem de possíveis metástases hepáticas carcinoides não deverá ser executada por causa do risco de hipotensão profunda.

22. Evitar antibióticos quando houver suspeita de *Escherichia coli* como a infecção por O157:H7, por causa do risco de síndrome hemolítico-urêmica.

23. O diagnóstico de insulinoma é sugerido pela presença da tríade de Whipple (*i. e.,* sintomas de hipoglicemia, níveis de açúcar no sangue inferiores a 70 mg/dL e resolução de sintomas com a alimentação).

24. O risco de câncer no quadro de esôfago de Barrett é de 0,5% por ano, o que significa que aproximadamente 1 em 200 pacientes com esse quadro desenvolverá câncer esofágico em cada ano.

25. A cicatriz central na hiperplasia nodular focal é hiperintensa nas imagens ponderadas em T2 (T2-w), mas no carcinoma hepatocelular fibrolamelar (HCC) ela é hipointensa nessas imagens em T2-w.

26. A investigação por imagens de ressonância magnética é precisa na diferenciação entre HCC e nódulos displásicos, com o HCC geralmente apresentando sinal aumentado em T2-w e os nódulos displásicos apresentando sinal reduzido em T2-w.

27. As características da hepatite isquêmica (choque hepático) incluem aumentos acentuados em aspartato transferase (AST), alanina aminotransferase (ALT) (10 vezes ULN), bilirrubina, tempo de protrombina (PT) e níveis de LDH após um episódio de hipotensão sistêmica ou débito cardíaco reduzido.

28. Um paciente que se apresenta com dores no tórax e crepitação após episódio de vômito e ânsia de vômito e vômito persistente deverá motivar o diagnóstico de síndrome de Boerhaave.

29. Pacientes com cirrose e novo diagnóstico de trombose da veia porta deverão ser avaliados para HCC.

30. As duas causas mais comuns de hepatite colestática aguda são a hepatite A e a lesão hepática induzida por medicamentos.

31. A síndrome de Plummer-Vinson é uma tríade de: membrana esofágica, anemia por deficiência de ferro e glossite.

32. Os estudos mais importantes a serem solicitados para fluido ascítico são: contagem celular e diferencial, coloração de Gram e cultura bacteriana, albumina, proteína total e exame citológico (somente quando houver suspeita de carcinomatose peritoneal).

33. A terapia de combinação com Ledipasvir e Sofosbuvir demonstrou ser extremamente efetiva no tratamento de hepatite C crônica. As taxas sustentadas de resposta virológica de 99% foram informadas após 12 semanas de tratamento com essa combinação de inibidores NS5A e NS5B.

34. A aspiração com agulha fina por EUS não deverá ser realizada nos casos de suspeita de feocromocitomas por causa do risco de crise hipertensiva, e as possíveis metástases carcinoides hepáticas não deverão ser amostradas por causa do risco de hipotensão profunda.

35. Pacientes com cirrose que consumiram ostras cruas têm 80 vezes mais probabilidade de desenvolver infecção por *Vibrio vulnificus* e 200 vezes mais probabilidade de ir a óbito por causa da infecção.

36. Mulheres com IBD apresentam taxas mais altas de displasia cervical e sorotipos do papilomavírus humano (HPV) causando câncer, especialmente se em tratamento para imunossupressão por mais de seis meses. A vacina para HPV é recomendada para mulheres entre 9 e 26 anos de idade.

37. Em pacientes com hepatite autoimune aguda e grave (fulminante) o tratamento deve ser administrado só com prednisolona, porque a prednisona é uma pró-droga, e a azatioprina tem início lento de ação.

38. A diarreia de início agudo durante a hospitalização se deve, mais provavelmente, ao *Clostridium difficile*.

39. Os pacientes deverão ser considerados para transplante de fígado se tiverem um escore de 15 ou mais no Model of End-Stage Liver Disease (Modelo de Doença Hepática Terminal) ou complicações potencialmente fatais, como ascite, encefalopatia, sangramento hipertensivo da porta, icterícia, perda de peso ou HCC.

40. A terapia de primeira linha com budesonida em combinação com azatioprina tem a base lógica mais forte nos pacientes não cirróticos e assintomáticos com doença hepática autoimune leve e sem doenças imunes concorrentes ou em adultos mais idosos com osteopenia.

41. A endoscopia é o procedimento mais valioso para avaliação dos sintomas gastrointestinais superiores e inferiores em pacientes com a síndrome da imunodeficiência adquirida.

42. O gradiente de albumina soro-ascite (SAAG) é calculado por:

$$SAAG = albumina_{soro} - albumina_{ascite}$$

SAAG é uma ferramenta útil na classificação de ascite. Pacientes com gradientes de 1,1 g/dL ou mais apresentam hipertensão portal, enquanto pacientes com gradientes inferiores a 1,1 g/dL não apresentam essa hipertensão.

43. Leiomioma é uma proliferação benigna de células fusiformes dos músculos lisos que reagem fortemente com a actina (SMA) e a desmina desses músculos, mas que são negativas para CD117. O tumor gastrointestinal do estroma (GIST) é composto de proliferação de células fusiformes que reagem significativamente com CD117 e CD34. O potencial maligno de um GIST depende da extensão da atividade mitótica, da necrose e da atipia citológica.

44. O tratamento da vasculite causada pela infecção por hepatite B ou C deve incluir a terapia antiviral para eliminar a antigenemia.

45. As causas mais comuns da insuficiência hepática aguda nos EUA são: acetaminofeno (46%), indeterminadas (14%), induzidas por medicamentos (11%), hepatite B (6%), hepatite autoimune (6%), isquemia (4%), hepatite A (3%) e outras (9%).

46. Todos os pacientes com artrite inflamatória de pequenas articulações, fator reumatoide positivo e níveis elevados de transaminase associados ao fígado deverão descartar a presença de infecção de hepatite C crônica antes de receberem o diagnóstico de artrite reumatoide.

47. Acredita-se que a infecção por *Helicobacter pylori* seja adquirida durante a infância e esteja associada à condição socioeconômica mais baixa. A presença do gene *cagA* do *H.pylori* está associada à doença gastrointestinal mais grave (*i. e.*, úlceras).

48. A síndrome hepatorrenal do tipo I se caracteriza pela redução rápida e progressiva da função renal, definida pela duplicação da creatinina sérica inicial até um nível superior a 2,5 mg/dL ou uma redução de 50% na liberação inicial de 24 horas de creatinina até um nível inferior a 20 mL/min em menos de duas semanas. A apresentação clínica é a de uma insuficiência renal aguda.

49. O nível elevado de gastrina e o carcinoide gástrico sugerem a probabilidade de acloridria. Verificar o nível de vitamina B_{12}.

50. A contagem de neutrófilos do fluido ascítico é o único teste mais importante para detectar a infecção do fluido peritoneal. Uma contagem absoluta de neutrófilos de 250 células/mm^3 ou mais justifica o tratamento antibiótico empírico com cefotaxima.

51. A doença celíaca refratária (RCD) é definida pelos sintomas e sinais de má absorção persistentes ou recorrentes com atrofia das vilosidades apesar da dieta restrita sem glúten por mais de 12 meses. A RCD é incomum, afetando 1 a 2% dos pacientes com doença celíaca (CD). A RCD do tipo I é identificada por infiltração de linfócitos intraepiteliais policlonais na mucosa do intestino delgado, semelhante àquela observada na CD não tratada. A RCD do tipo II é reconhecida por linfócitos T CD3 positivos aberrantes e monoclonais que não possuem a expressão de CD8. O tratamento tradicional para os dois tipos de RCD consiste em corticosteroides sistêmicos, budesonida ou azatioprina. A RCD do tipo II carrega prognóstico menos favorável por causa do risco de transformação maligna para linfoma de células T com enteropatia associada.

52. A crioglobulinemia mista essencial se deve à infecção crônica de hepatite C em mais de 90% dos pacientes.

53. Todos os pacientes com vasculite sistêmica de vasos médios ou pequenos deverão ser avaliados para a infecção crônica de hepatites B e C.

54. A terapia antibiótica para *H. pylori* pode curar uma grande proporção de pacientes com linfoma MALT, mesmo na ausência de infecção por *Helicobacter* documentada.

55. As mutações JAK2 estão significativamente implicadas na patogênese dos transtornos mieloproliferativos e hipercoagulabilidade. Em qualquer lugar, 30 a 50% dos pacientes com a síndrome de Budd Chiari exibem mutação JAK2.

56. A terapia com botox para acalasia pode fornecer melhora clínica dentro de 1 mês em mais de 80% dos pacientes, mas menos de 60% atinge a remissão em 1 ano.

57. As vacinas para o vírus da hepatite A (HAV) e para o vírus da hepatite B (HBV) são fortemente recomendadas em pacientes com cirrose, pois a infecção concomitante aumenta dramaticamente a morbidade e a mortalidade.

58. Os prognosticadores essenciais do potencial maligno para GISTs são o tamanho superior a 3 cm e mais de 10 figuras mitóticas por campo de alta potência.

59. A hepatite por *Herpes simplex* pode ser fulminante durante a gravidez e associada a taxas de mortalidade elevadas. As pacientes se apresentam no terceiro trimestre com febre, sintomas sistêmicos e possivelmente uma erupção cutânea vesicular. Pode haver quadro associado de pneumonite ou de encefalite. A biópsia do fígado é característica mostrando necrose e corpos de inclusão em hepatócitos viáveis, com poucos ou nenhum infiltrado inflamatório. A resposta à terapia com aciclovir é rápida; não há necessidade de parto imediato do bebê.

60. Sessenta por cento dos pacientes com gastroparesia apresentam crescimento exagerado bacteriano do intestino delgado (SIBO) com base em dados de verificação da respiração. Alguns sintomas de timpanismo pós-prandial na gastroparesia podem ser explicados por SIBO e responsivos à terapia com antibióticos, probióticos e agentes pró-motilidade.

61. A síndrome de Gilbert é um transtorno benigno comum visto nos EUA (≈5% da população caucasiana). Ela se caracteriza por elevações da bilirrubina não conjugada (2-7 mg/dL) que é frequentemente mais pronunciada após jejum ou doença. Não há aumento no risco para doença hepática com essa síndrome.

62. A pancreatite crônica pode levar à trombose da veia esplênica em aproximadamente 12% dos pacientes.

63. Os anéis de Kayser-Fleischer (KF) estão quase sempre presentes nas características neurológicas da doença de Wilson. A demonstração dos anéis de KF geralmente exige um exame com lâmpada de fenda. A ausência desses anéis não exclui a doença hepática de Wilson, e os anéis de KF têm sido raramente informados em outros quadros (p. ex. PBC).

64. A verificação do gene da hemocromatose hereditária deverá ser feita para avaliar as elevações inexplicadas em ferritina (> 300 ng/mL) e na saturação de transferrina (> 45%).

65. A UC e a colite de Crohn estão presentes em pelo menos 70 a 80% dos pacientes com PSC. Por outro lado, apenas 5% dos pacientes com IBD terão PSC concorrente.

66. O fenótipo ZZ da deficiência de antitripsina alfa-1 é a causa mais provável da doença hepática.

67. A ceratodermia palmoplantar não epidermolítica (tilose) é um transtorno dominante autossômico raro, definido por uma anormalidade genética no cromossomo 17q25, que confere 95% de risco vitalício de carcinoma esofágico de células escamosas. Esse transtorno se caracteriza por hiperqueratose das palmas e das solas, assim como pelo espessamento da mucosa oral.

68. A doença de Wilson é diagnosticada com um nível de ceruloplasmina inferior a 20 mg/dL, anéis de KF, cobre na urina superior a 40 mcg/24 h e, mais precisamente, por níveis de cobre no fígado superiores a 250 mcg/g de peso seco.

69. A hepatite autoimune deverá ser considerada na presença de anticorpos antinucleares, SMA, titulagens microssômicas 1 de fígado-rim superiores a 1:80 e elevações em AST e ALT (5-10 vezes o ULN).

70. A incidência informada de malignidade em um cisto congênito do ducto biliar varia de 10 a 30%.

71. Considerar a verificação para exposição ao HBV na maioria dos indivíduos nascidos fora dos EUA.

72. O risco de uma infecção aguda por HBV se transformar em hepatite crônica varia inversamente pela idade em que a infecção aguda ocorre: 90% da cronicidade do HBV para infecção perinatal (vertical) adquirida, 20 a 50% da cronicidade para infecção entre 1 e 5 anos e 5% de cronicidade para a infecção por HBV adquirida na vida adulta.

73. A avaliação da Doença Celíaca (CD) é dividida em verificações diagnóstica e confirmatória:

    Verificação Diagnóstica
    - Teste preferido: Imunoglobulina A (IgA) transglutaminase antitecido (TTG):
        - Se IgA normal: 95% sensível e específico.
        - Se IgA deficiente, teste ruim.
    - Se IgA deficiente: peptídeos de gliadina deamidados (DGPs):
        - Teste alternativo IgG TTG.
    - DQ2 e HLA-DQ8 é um teste prognóstico negativo excelente.
    - Em crianças até 2 anos, o IgG TTG isolado ou com DGP.
    - Todos os pacientes deverão estar em dieta contendo glúten antes da verificação de anticorpos.

    Verificação Confirmatória: Biópsia duodenal ($\geq$ 2 bulbos duodenais e $\geq$ 4 do segundo e terceiro duodenos).
    Achados histológicos coerentes com os critérios de Marsh ou Corazza.

74. Todos os pacientes prontos para iniciar a terapia imunossupressora deverão ser testados para a infecção pelo vírus da hepatite B. Se positivos para hepatite B, a terapia antiviral com antígeno de superfície deverá ser iniciada, mesmo que os níveis de ALT estejam normais, e os níveis de DNA da hepatite B sejam baixos ou não detectáveis.

75. A transmissão vertical do HBV é comum. As mães positivas para o e-antígeno e que apresentem carga viral superior a 200.000 UI/mL têm risco de 7 a 9% de transmitirem a infecção, apesar das imunizações ativa e passiva do recém-nascido.

76. As manifestações extraintestinais de IBD ocorrem em aproximadamente 30% dos pacientes e incluem: uveíte, esclerite, episclerite, pioderma gangrenoso, eritema nodoso, artrite periférica, artrite axial, PSC, estomatite aftosa, episódios tromboembólicos e nefrolitíase por oxalato.

77. A PSC está associada a malignidades que incluem colangiocarcinoma, câncer da vesícula biliar, câncer colorretal (quando associado à IBD) e HCC (na presença de cirrose).

78. O ácido ursodesoxicólico é o tratamento preferido para PBC, mas a resposta é menos provável nos homens, naqueles diagnosticados precocemente, nos pacientes com cirrose e nos indivíduos que não demonstram melhora bioquímica.

79. A esofagite eosinofílica é a causa mais comum para a impactação alimentar aguda.

80. A minociclina e a nitrofurantoína respondem por 90% de todos os tipos de hepatite semelhante à autoimune induzida por medicamentos.

81. Ao viajar dentro de 4 semanas para uma área endêmica para HAV, o indivíduo deverá receber imunoprofilaxia com Ig anti-HAV, pois a vacina precisa de 4 semanas para desenvolver a imunidade adequada.

82. As anormalidades genéticas da pancreatite hereditária incluem mutações no gene tripsinogênio catiônico (PRSS1), no gene inibidor da tripsina secretora pancreática (SPINK 1), e o gene regulador da condutância da transmembrana da fibrose cística (CFTR) foi confirmado como o principal fator de risco para pancreatite crônica.

83. A administração de prednisolona, 40 mg diários durante 28 dias, melhora a sobrevida para a hepatite por abuso de álcool, se a função discriminante **Maddrey (Fórmula: 4,6 × (PT − PT Controle) + Tbili)** for 32 ou mais. As contraindicações ao tratamento de hepatite alcoólica com prednisolona incluem: insuficiência renal, sangramento gastrointestinal e infecção ativa.

84. Os medicamentos podem causar cálculos na vesícula biliar. Lembre-se, a ceftriaxona é excretada na bile e pode precipitar lama de cálcio na vesícula. Progestinas, contraceptivos orais e octreotida (somatostatina) prejudicam o esvaziamento da vesícula biliar e promovem a formação de lama e de cálculos.

85. Qualquer causa de cirrose é uma indicação para triagem para varizes esofágicas e HCC.

86. Os indivíduos com mais de seis meses de abstinência do álcool e com cirrose alcoólica descompensada convivem bem com o transplante de fígado. Infelizmente, a recidiva do álcool ainda é comum após o transplante.

87. Há suspeita da síndrome de Budd-Chiari entre mulheres recebendo contraceptivos orais ou que estejam grávidas com dor abdominal obtusa crônica, novo episódio de ascite, edema das extremidades inferiores e enzimas hepáticas elevadas.

88. A combinação de octreotida e midodrina também demonstrou ser um tratamento importante para a síndrome hepatorrenal do tipo 1.

89. A probabilidade de sobrevivência após o primeiro início de ascite tem sido estimada em 50 e 20% após 1 e 5 anos de acompanhamento, respectivamente. O prognóstico é ainda pior em pacientes com ascite resistente a diuréticos; a taxa de sobrevida de 1 ano é de 25%. Uma vez que a taxa de sobrevida de 1 ano após o transplante de fígado seja superior a 75%, os pacientes com cirrose que desenvolvem ascite deverão ser considerados para o transplante de fígado.

90. Na síndrome hepatorrenal do tipo 2 a insuficiência renal não é um curso de progresso tão rápido. Esses pacientes desenvolvem um cenário clínico de ascite refratária.

91. O tratamento de um abscesso amébico consiste em metronidazol seguido de um amebicida intraluminar.

92. O tratamento da SBP suspeita inclui paracentese: enviar fluido ascítico para contagem de células e diferencial, albumina, proteína, corante de Gram e cultura. Se os neutrófilos do fluido ascítico somarem 250 células/mm^3 ou mais, ou houver alta suspeita clínica de SBP, então deve-se *iniciar imediatamente* o tratamento com cefotaxima 2 g intravenosa, dosada cada 8 horas. Se houver suspeita de SBP nosocomial ou resistente à cefalosporina, considerar o tratamento com carbapenem.

93. Achados diagnósticos em biópsia de fígado para PBC e PSC:
    - PBC: uma lesão florida do ducto biliar (colangite destrutiva não supurativa) caracterizada por dano epitelial biliar, destruição da membrana da base e infiltrado linfoplasmático. Granulomas não caseantes são vistos em até 25% dos casos.
    - PSC: achados de fibrose em casca de cebola e número reduzido de ductos biliares são diagnósticos, mas se apresentam em menos de 40% das biópsias de fígado.

94. Os sinais clínicos em carcinoma pancreático (PC) incluem:
    Sinal de Courvoisier: vesícula palpável, distendida no quadrante superior direito em paciente com icterícia resultante de obstrução do ducto biliar após PC. Entretanto, esse achado não é específico para PC.
    Pacientes com colangiocarcinoma distal ou massa ampular podem-se apresentar da mesma maneira.
    Síndrome de Trousseau: Manifestação de câncer pancreático, como trombose venosa superficial ou profunda.

95. O crescimento exagerado de bactérias no intestino delgado (SIBO) é comum e deverá ser considerado em qualquer caso de diarreia não explicada.

96. A infecção por *H. pylori* não tem papel importante na patogênese da doença do refluxo gastroesofágico.

97. O mecanismo mais comum da GERD é o relaxamento transitório do esfíncter esofágico inferior (TLESR). Esses relaxamentos permitem o refluxo da "bolsa ácida", uma camada de suco gástrico acídico não tamponado que se assenta no topo de uma refeição para o refluxo no período pós-prandial.

98. A quimioembolização transarterial (TACE) com grânulos de eluição de drogas é usada geralmente para controlar a carga tumoral do HCC em pacientes considerados para transplante de fígado.

99. A terapia de radiação interna seletiva com microsferas de Ytrium-90 para metástases de câncer hepático colorretal ou HCC exige embolização prévia da artéria gastroduodenal e de outros ramos de alimentação celíacos e SMA para prevenir a ulceração após o tratamento do estômago e duodeno.

100. O hidrotórax hepático é definido como o acúmulo de fluido ascítico no espaço pleural em um paciente com cirrose, em que as causas cardíaca, pulmonar ou pleural foram excluídas. Cerca de 5 a 10% dos pacientes com ascite cirrótica desenvolvem hidrotórax hepático (70% do lado direito). Cerca de 10% dos pacientes com cirrose internados no hospital com hidrotórax hepático apresentam empiema bacteriano espontâneo, e 40% desses episódios não estão associados ao SBP. Uma toracocentese diagnóstica nesses pacientes é útil para avaliar outras causas de efusão pleural e para diagnosticar o empiema bacteriano espontâneo. A inserção de tubos no tórax é contraindicada em pacientes com hidrotórax hepático simples e pode levar à deterioração clínica rápida.

Parte I ■ ESÔFAGO

CAPÍTULO 1 — TRANSTORNOS DE DEGLUTIÇÃO E DISFAGIA

Francis C. Okeke, MD, MPH ■ *John O. Clarke, MD*

1. Qual é a definição de *disfagia*?

A *disfagia* deriva das palavras gregas *dis* (que significa "difícil") e *fagia* (que significa "comer") e diz respeito à dificuldade subjetiva ou anormalidade na deglutição, ou na passagem de alimentos ou líquidos da boca para o estômago.

2. Qual é a definição de *odinofagia*?

A *odinofagia* deriva das raízes gregas *odino* (que significa "dor") e *fagia* (que significa "comer") e se refere à dor com a deglutição. A odinofagia pode acompanhar a disfagia ou existir independentemente.

3. Qual é a definição de sensação de globo?

Define-se sensação de *globus* como a sensação intermitente ou persistente de um corpo estranho ou caroço na garganta, entre as refeições e na falta de disfagia ou de odinofagia. Este quadro foi anteriormente chamado de *globus hystericus* por causa da suspeita incorreta por médicos de gerações anteriores de que a causa poderia vir de fatores produzidos pelo útero.

4. Quais são as diferentes fases da deglutição normal?

A deglutição pode ser separada em três fases distintas. A *fase oral preparatória/de transferência* ocorre quando o alimento é mastigado voluntariamente, misturado com saliva e transferido para a parte posterior da língua. A *fase faríngea* ocorre quando o bolo é propelido da faringe para o esfíncter esofágico superior. A *fase esofágica* ocorre quando o bolo é transferido por peristalse 'pelo esôfago e esfíncter esofágico inferior para o estômago. As fases faríngea e esofágica são mediadas por reflexos e são involuntárias.

5. A disfagia é um sintoma de alarme?

Sim. A presença de disfagia sugere uma anormalidade orgânica e demanda avaliação complementar. Embora a disfagia possa ocorrer por causa de processos benignos, ela não é nem um fenômeno natural, nem o resultado do envelhecimento, e sempre exige essa avaliação adicional.

6. Como a disfagia é clinicamente classificada?

A disfagia pode ser clinicamente classificada com base ou na localização ou em fatores etiológicos. Se classificada por localização, a disfagia pode geralmente ser separada em orofaríngea (também referida como *disfagia de transmissão*) ou esofágica. Se classificada por fatores etiológicos, a disfagia pode ser separada em transtorno mecânico (quase sempre caracterizado por disfagia somente para alimentos sólidos) ou transtorno de motilidade (geralmente caracterizado por disfagia a alimentos tanto sólidos quanto líquidos).

7. Quais são as características clínicas da disfagia orofaríngea?

A disfagia orofaríngea resulta da dificuldade de transferir o alimento da boca para a faringe posterior. Isto pode levar a sintomas de obstrução subjetiva no pescoço, tosse, asfixia, regurgitação com sólidos e líquidos (incluindo regurgitação nasal), salivação, disfonia e pneumonia por aspiração. Manobras físicas específicas podem ajudar a função orofaríngea e ser usadas para compensar os déficits.

8. Qual é o diagnóstico diferencial para disfagia orofaríngea?

A disfagia orofaríngea pode resultar de falta de coordenação, propulsão fraca ou anormalidades estruturais. Embora o diagnóstico diferencial seja amplo, fatores etiológicos neurológicos ou musculares são mais frequentemente vistos na prática e respondem por aproximadamente 80% dos casos em adultos idosos. Deste grupo, os acidentes cerebrovasculares são responsáveis pela vasta maioria. A Tabela 1-1 mostra uma lista mais extensa de diagnósticos diferenciais.

9. Quando é apropriado avaliar a disfagia relacionada com um acidente cerebrovascular?

A disfagia é comum após um acidente vascular cerebral (em pelo menos 25% dos pacientes) e representa um fator de risco para a pneumonia e a aspiração. Embora a avaliação precoce seja razoável para minimizar essas complicações, e a maioria dos pacientes com disfagia após um acidente cerebrovascular observará melhora dentro das primeiras duas semanas. Por isso, procedimentos invasivos, como a gastrostomia percutânea, deverão ser evitados pelo menos nas duas primeiras semanas após um acidente cerebrovascular, com a esperança de que haverá melhora nesse ínterim.

Tabela 1-1. Diagnóstico Diferencial para Disfagia Orofaríngea		
Iatrogênica Corrosiva (lesão por pílula ou ingestão) Disfagia funcional Reações adversas por medicamentos (quimioterapia, neurolépticos, anticolinérgicos, anti-histamínicos, anti-hipertensivos, esteroides, outros menos comuns) Pós-cirúrgica Radiação	**Metabólica** Amiloidose Síndrome de Cushing Hipotireoidismo com mixedema Tirotoxicose Doença de Wilson	**Miopática** Doença do tecido conjuntivo (esclerodermia, síndrome de Sjögren, lúpus eritematoso sistêmico) Dermatomiosite Distrofia miotônica Miastenia grave Miopatia metabólica Distrofia oculofaríngea Polimiosite Síndromes paraneoplásicas Sarcoidose
Infecciosa AIDS (envolvimento do CNS) Botulismo Difteria Doença de Lyme Inflamação da mucosa (abscesso, *Candida*, CMV, HSV, faringite, tuberculose) Raiva Sífilis	**Neurológica** Esclerose lateral amiotrófica Tumores do tronco cerebral Paralisias dos nervos cranianos Acidente cerebrovascular Demência Síndrome de Guillain-Barré Traumatismo craniano Doença de Huntington Encefalopatias metabólicas Esclerose múltipla Doença de Parkinson Poliomielite (bulbar) Síndrome pós-pólio Discinesia tardia	**Estrutural** Membranas cervicais Transtornos congênitos (p. ex., fenda palatina) Barra cricofaríngea Anomalias dentárias Compressão extrínseca (bócio, linfadenopatia, neoplasma) Neoplasia orofaríngea Próteses Anormalidades esqueléticas e osteófitos Xerostomia Divertículo de Zenker

AIDS = síndrome da imunodeficiência adquirida; *CMV* = citomegalovírus; *CNS* = sistema nervoso central; *HSV* = vírus do herpes simples.

10. Os pacientes localizam precisamente o sítio da disfagia?

Os pacientes com disfagia orofaríngea geralmente reconhecem que sua disfunção está na orofaringe e frequentemente apontam para a região cervical quando solicitados a localizar a fonte de seus sintomas. Para pacientes com disfagia esofágica, porém, os sintomas podem não ser um prognosticador confiável de localização. A localização da disfagia para o esôfago distal (próximo ao processo xifoide) é visualizada geralmente como específica para um processo esofágico distal; entretanto, a localização supraesternal (ou tórax superior) pode ser referida a partir de um processo distal em cerca de um terço dos casos e é considerada como menos específica.

11. Qual é o melhor teste para avaliar a disfagia orofaríngea?

A história cuidadosa e o exame físico detalhado são os primeiros passos essenciais, e a maioria dos pacientes com disfagia orofaríngea exigirá investigação por imagens. Por causa da sequência rápida de episódios que compreendem a deglutição, os estudos estáticos de bário não são, com frequência, adequados para avaliar a orofaringe. O estudo inicial preferido é a fluoroscopia por vídeo (videodeglutograma) ou a deglutição de bário modificada. Alguns centros podem realizar também uma avaliação endoscópica por fibra óptica da deglutição, ou nasoendoscopia, que permite o imageamento direto para anormalidades estruturais e a aquisição de amostras para biópsia, se necessário. A esofagogastroduodenoscopia de rotina e a manometria esofágica têm papel limitado e complementar nessa população.

12. Qual é o diagnóstico diferencial de disfagia esofágica?

Geralmente, a disfagia esofágica está relacionada ou com um transtorno de motilidade (como acalasia, espasmo, esôfago em quebra-nozes, esclerodermia) ou mecânico (estenose, anéis, membrana, divertículo, câncer). O *transtorno de motilidade é sugerido por disfagia a sólidos e líquidos, enquanto o transtorno mecânico é sugerido por disfagia somente a sólidos.* Consultar a Tabela 1-2 para um diagnóstico diferencial mais extenso.

13. Quais são as perguntas essenciais a serem feitas sobre um paciente com suspeita de disfagia esofágica?

A história cuidadosa pode, com frequência, esclarecer os fatores etiológicos da disfagia esofágica. Os pontos essenciais a serem esclarecidos na avaliação inicial são:
- **Cronologia:** Há quanto tempo os sintomas se manifestam? Com que frequência eles ocorrem? Eles estão piorando?
- **Disfagia:** Que tipo de alimentos causa problemas (sólidos, líquidos, ambos)? Onde o alimento fica entalado? Quanto tempo leva para o alimento passar?
- **Regurgitação:** O alimento sólido ou líquido volta para a garganta ou boca? Isto ocorre durante a refeição, logo depois da refeição terminar ou depois de muito tempo? Isto pode ocorrer horas após o término da refeição? Esta reação tem mais probabilidade de ocorrer com o paciente deitado ou em pé? Ele tem gosto ácido ou azedo ou amargo?

Tabela 1-2. Diagnóstico Diferencial para Disfagia Esofágica

Mecânica	Motora
Estenose cáustica de tubo NG	Acalasia
Comprometimento cardiovascular (disfagia lusória)	Espasmo esofágico difuso
Divertículo	Obstrução de saída de fluxo da junção esofagogástrica
Esofagite eosinofílica	Disfagia funcional
Anéis ou membranas esofágicas	Motilidade esofágica ineficaz
Esofagite infecciosa	Esôfago hipercontrátil
Lesão induzida por medicamento	Esôfago em quebra-nozes
Estenose péptica	Esclerodermia
Lesão por radiação	
Tumor (benigno ou maligno)	

NG = nasogástrico.

- **Tosse:** Ocorre tosse ou sufocação durante ou após a refeição? Isto ocorre com deglutições, logo após a deglutição ou após o término da refeição?
- **Dor:** Ocorre dor na garganta ou no tórax ou durante ou após a refeição? Onde é a dor? Ela se irradia para qualquer outro sítio?

14. Em qual diâmetro luminar a maioria dos pacientes se queixa de disfagia?

Esta questão foi avaliada pelo radiologista Richard Schatzki, nas décadas de 1950 e 1960. Ele informou que para pacientes com anel esofágico distal (hoje denominado *anel de Schatzki*) a disfagia era quase universal, se o diâmetro do lúmen fosse inferior a 13 mm. Se o diâmetro fosse superior a 20 mm, ninguém seria sintomático. Os sintomas intermitentes poderiam ser observados em algumas pessoas entre essas margens. É por causa destes estudos originais que a maioria dos comprimidos usados em uma avaliação radiográfica tradicional de disfagia tem o diâmetro de 13 mm.

15. Quais estudos diagnósticos estão disponíveis para avaliar um paciente com disfagia esofágica?

Muito se pode decifrar pela história cuidadosa; entretanto, estudos são geralmente necessários para se chegar a um diagnóstico e à melhor terapia possível. Para avaliar a disfagia, três modalidades diagnósticas principais são atualmente empregadas, além de outros estudos emergentes. Os estudos essenciais aparecem na lista a seguir. A Figura 1-1 mostra um exemplo representativo de acalasia usando fluoroscopia, endoscopia e manometria, respectivamente.

- **Fluoroscopia:** O estudo fluoroscópico clássico empregado é o esofagograma de bário, em que contraste é ingerido durante a obtenção seriada de radiografias. Isto permite a visualização de lesões estruturais, como anéis, membranas, es-

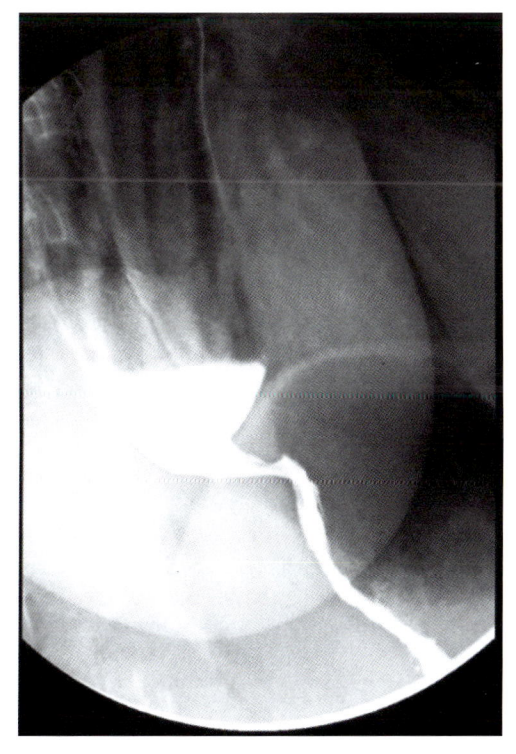

Fig. 1-1. Imagem fluoroscópica representativa de um paciente com acalasia estabelecida. Observar o esôfago dilatado e a aparência clássica de bico de ave (representando o esfíncter esofágico inferior com contratura tônica).

tenoses, estreitamentos, massas, divertículos e fístulas. O exame pode, também, detectar qualquer anormalidade macroscópica da motilidade, como espasmo e acalasia.
- **Endoscopia:** Um tubo flexível de fibra óptica é inserido na boca até o intestino delgado e permite a visualização direta, a aquisição de amostra para biópsia e opções terapêuticas em potencial (como a dilatação). Isto pode, também, ser combinado coma ultrassonografia endoscópica, se disponível, para avaliar a possível compressão extrínseca ou processos submucosos.
- **Manometria:** Um cateter com numerosos sensores de pressão é posicionado, permitindo a medição do esfíncter esofágico superior, do corpo do esôfago e do esfíncter esofágico inferior. Este estudo avalia a pressão intraluminal e a coordenação da atividade da pressão e representa o estudo mais sensível para a identificação de um transtorno de motilidade esofágica; entretanto, ele é geralmente reservado àqueles casos em que o diagnóstico não está prontamente à vista com os testes detalhados anteriormente.
- **Impedância:** A impedância permite a medição direta do fluxo do bolo e pode ser um adjunto útil à manometria. Ela é usada principalmente para a detecção de refluxo não ácido, mas pode ser empregada, se necessário, no exame detalhado da disfagia.
- **Planimetria por impedância:** Trata-se de uma nova tecnologia recentemente aprovada pelo Food and Drug Administration (FDA). Ela é usada para avaliar a conformidade esofágica e demonstrou, em documentos recentes, ter o benefício de prognosticar um diagnóstico para pacientes com acalasia e esofagite eosinofílica. No momento, esta técnica está limitada a centros de referência terciários. E seu papel na avaliação da disfagia permanece ainda relativamente obscuro.

16. Qual é o melhor teste inicial para um paciente com disfagia esofágica?
Esta é uma área controversa e existe um debate sobre se um esofagograma de bário ou uma endoscopia deverá ser o teste inicial preferido. A endoscopia oferece valor diagnóstico, assim como a habilidade de obter amostras para biópsia para esclarecer fatores etiológicos e a habilidade de realizar a intervenção terapêutica, como a dilatação. Os estudos de bário podem fornecer mais informações em pacientes com lesões proximais ou transtornos de motilidade. Não há diretrizes oficiais recomendando uma abordagem contra a outra, e o teste inicial preferido geralmente se baseia nos padrões de prática locais e na *expertise* regional.

17. Qual é a causa mais comum de disfagia atualmente em pacientes jovens?
A esofagite eosinofílica é, atualmente, a causa mais comum de disfagia em pacientes jovens e vem aumentando em incidência e reconhecimento. Embora o ímpeto etiológico não esteja esclarecido, acredita-se que se trate de uma diátese alérgica em que a deposição de tecido eosinofílico leve ao remodelamento do esôfago e à distensibilidade reduzida, caracterizada pelo desenvolvimento de anéis e estreitamentos. O diagnóstico é feito por biópsia esofágica demonstrando mais de 15 eosinófilos por campo de grande aumento. Os achados endoscópicos típicos incluem anéis circunferenciais, sulcos longitudinais e placas brancas (representando microabscessos eosinofílicos), embora até 20% das endoscopias possam parecer normais na visualização macroscópica. Por essa razão, as biópsias do esôfago deverão ser obtidas durante a endoscopia para todos os pacientes com disfagia.

18. Qual é o tratamento preferido para pacientes com eosinofilia esofágica documentada?
Cerca de 25% de pacientes com eosinofilia esofágica manifestarão melhora acentuada ou resolução de seus sintomas com os inibidores da bomba de prótons. Por essa razão, o termo *esofagite eosinofílica* é reservado para aqueles pacientes com deposição continuada de tecido eosinofílico, apesar da terapia de supressão de ácido. Para esses pacientes, existem dados para apoiar o uso de esteroides (tanto tópico, quanto sistêmico), modificações da dieta e dilatação endoscópica intermitentes. Não há consenso sobre qual seria a terapia inicial ideal, bem como ensaios clínicos de boa qualidade com comparações diretas (*head-to-head*) até presente data. A maioria das autoridades inicia o tratamento com esteroides tópicos, geralmente fluticasona deglutida (220-440 mcg duas vezes ao dia) ou budesonida viscosa (1 mg duas vezes ao dia).

19. A execução da dilatação endoscópica para pacientes com esofagite eosinofílica é segura?
Os primeiros estudos de dilatação esofágica para pacientes com esofagite eosinofílica sugeriram lacerações profundas de mucosa e aumento no risco de perfuração, alertando os médicos a uma tendência de não recomendar a dilatação, a menos que a terapia clínica tenha falhado ou uma estenose clínica esteja presente. Entretanto, estudos mais recentes sugeriram que a perfuração em mãos experientes é muito menor que a informada (aproximadamente 0,3 % na maior série realizada até hoje) e pode ser uma opção de tratamento seguro, se realizada com cuidado. Deve-se destacar que embora a dilatação seja efetiva para aliviar a disfagia, ela não tem efeito nenhum sobre a inflamação subjacente, e o alívio terapêutico provavelmente será transitório.

20. O que é anel de Schatzki?
O anel de Schatzki é uma membrana fina encontrada na junção escamocolunar (que separa o esôfago e o estômago) e composta por mucosa e submucosa. Existe um debate sobre se ele representa uma estrutura de vestígio ou é resultado de refluxo e inflamação. O anel é observado em cerca de 15% dos adultos com mais de 50 anos e se trata de um processo benigno. Ele pode causar disfagia intermitente a sólidos e é tratado com dilatação. Existem dados que sugerem que a terapia de supressão de ácido possa reduzir a recorrência do anel após a dilatação. O cenário clínico clássico é a chamada "síndrome da churrascaria" em que um executivo está jantando em uma churrascaria, socializando-se e ingerindo fati-

as maiores que o normal e que posteriormente desenvolve impactação do alimento por causa de um pedaço de carne alojando-se no anel.

21. O que é a síndrome de Plummer-Vinson?
Trata-se de uma condição rara, caracterizada pela presença de uma membrana esofágica, disfagia e anemia por deficiência de ferro. A membrana esofágica é fina e horizontal de epitélio escamoso estratificado, tipicamente excêntrico e não circula todo o lúmen. O tratamento consiste na reposição de ferro e dilatação e ruptura da membrana esofágica. Pacientes com a síndrome de Plummer-Vinson apresentam alto risco de desenvolvimento de carcinoma esofágico escamoso.

22. O que é divertículo de Zenker?
O divertículo de Zenker é uma evaginação na mucosa (ou divertículo) na hipofaringe, imediatamente proximal à região cricofaríngea e resulta, frequentemente, da obstrução relativa nessa região. Os sintomas consistem em disfagia e regurgitação, frequentemente retardadas. O melhor estudo para identificar um divertículo de Zenker é a deglutição de bário. O tratamento consiste em diverticulotomia cirúrgica com ou sem miotomia, miotomia endoscópica rígida e miotomia cricofaríngea endoscópica flexível.

23. Qual é a diferença entre manometria convencional e manometria esofágica de alta resolução?
A manometria usa sensores de pressão arranjados via um cateter para medir a pressão esofágica intraluminal e avaliar a coordenação de contrações. A diferença fundamental entre manometria convencional e a de alta resolução é o número de sensores e o espaço entre eles. A manometria convencional usa sensores espaçados em intervalos de aproximadamente 5 cm, enquanto a de alta resolução usa sensores espaçados não mais de 1 cm por toda a extensão do esôfago. Isto permite análise mais detalhada dos padrões de pressão esofágica, pode aumentar a sensibilidade do estudo e pode fornecer informações prognósticas para transtornos, como acalasia. Por causa do aumento dos dados obtidos com a manometria de alta resolução, os dados são exibidos como um mapa topográfico de pressão esofágica para tornar a visualização mais intuitiva.

24. Qual é a classificação de Chicago de motilidade esofágica?
Por causa da maior quantidade de dados apresentados com a manometria esofágica de alta resolução, novos esquemas de classificação foram propostos para orientar o uso dos resultados. A classificação de Chicago é, atualmente, o principal sistema em uso para classificação de transtornos de motilidade esofágica via manometria esofágica de alta resolução. Os principais passos desta classificação são: (1) avaliação da junção gastroesofágica e (2) avaliação da contratilidade esofágica. Com base nestes dois parâmetros, os estudos podem ser divididos em transtornos que são claramente anormais e não visualizados em indivíduos normais, em comparação a anormalidades fronteiriças (*borderline*) de significado clínico incerto. As principais categorias da classificação de Chicago estão relacionadas no Box 1-1.

Box 1-1. Classificação de Chicago de Motilidade Esofágica: Manometria de Alta Resolução

Acalasia	Função motora *borderline*
Obstrução do fluxo de saída EGJ	Falha frequente de peristalse
Função motora anormal	Peristalse fraca
Espasmo esofágico	Contração rápida
Esôfago hipercontrátil (*jackhammer*)	Esôfago hipertenso (quebra-nozes)
Ausência de peristalse	Normal

EGJ = junção esofagogástrica.

25. O que é esôfago em quebra-nozes?
A expressão *esôfago em quebra-nozes* foi cunhada pelo Doutor Donald Castell, que talvez seja a maior autoridade mundial em motilidade esofágica. O termo foi usado para descrever um quadro em que as pressões esofágicas são tão altas que poderiam talvez quebrar uma noz (daí o nome). A amplitude normal das contrações esofágicas fica entre 30 mm Hg e 180 mm Hg, e o esôfago quebra-nozes foi definido com a média de amplitude esofágica superior a 180 mm Hg. Os sintomas de dor torácica e disfagia estão associados a esse quadro, embora ainda esteja obscuro se a alta amplitude é a causa direta dos sintomas ou o resultado de algum outro processo. O tratamento consiste em terapia para refluxo (se apropriada) e relaxantes da musculatura lisa (como os bloqueadores do canal de cálcio ou nitratos).

26. O espasmo esofágico é comum?
Espasmo esofágico foi definido como uma contração descoordenada ou rápida associada a sintomas, como dor torácica e disfagia. Embora seja citado geralmente como a fonte da dor torácica inexplicada e disfagia, vários estudos de grande porte sugerem que ele seja realmente incomum, com um estudo grande sugerindo a presença de espasmo em apenas 3% dos pacientes com dor torácica inexplicada e disfagia. O padrão ouro para o diagnóstico é a manometria esofágica, embora a radiografia com ingestão de bário também possa ser altamente sugestiva. O tratamento consiste em terapia para refluxo (se apropriada) e relaxantes da musculatura lisa (como os bloqueadores do canal de cálcio ou nitratos).

27. O que é esclerodermia do esôfago?

A esclerodermia está associada a transtornos de motilidade esofágica em mais de 90% dos pacientes. O padrão característico é um esfíncter esofágico inferior hipotônico e/ou aperistalse ou peristalse fraca; entretanto, variações múltiplas podem ser visualizadas, e nem todos os pacientes com esclerodermia apresentam esse padrão. Coloquialmente falando, um padrão de manometria de aperistalse com esfíncter esofágico inferior hipotônico tem sido referido como um *padrão de esclerodermia*, ou como *esclerodermia do esôfago*. Entretanto, deve-se notar que esse padrão não é patognomônico para esclerodermia e pode ser visto em outros quadros.

28. As anormalidades cardiovasculares podem causar disfagia?

Às vezes, as anomalias vasculares podem causar disfagia por compressão do esôfago, num quadro referido como *disfagia lusória*, relativamente raro. O diagnóstico pode ser sugerido pelo esofagograma com bário e confirmado por ultrassonografia endoscópica ou CT. Em nossa experiência, o tratamento é geralmente conservador. Em adultos idosos um grande aneurisma da aorta torácica ou aterosclerose intensa pode resultar na colisão do esôfago, e o quadro é referido como *disfagia aórtica*.

29. O que é disfagia funcional?

A disfagia funcional é definida pelos critérios de Roma III como um sentido de alimento sólido ou líquido, alojando-se ou passando anormalmente pelo esôfago na ausência de refluxo gastroesofágico, um transtorno estrutural ou um transtorno de motilidade definido. Embora a causa seja desconhecida, acredita-se tratar-se de uma manifestação de hipersensibilidade visceral. Os pacientes deverão ser confortados e instruídos a evitar os precipitantes conhecidos. O tratamento é amplamente de suporte.

30. Qual deve ser a abordagem a um paciente com disfagia esofágica?

A avaliação de disfagia não é padronizada e pode haver variações com base nos padrões locais de prática. As diretrizes das sociedades não foram atualizadas há mais de uma década e ainda há controvérsias sobre se uma endoscopia digestiva alta ou o esofagograma com bário deveria ser o estudo inicial. Um algoritmo sugerido é detalhado na Figura 1-2.

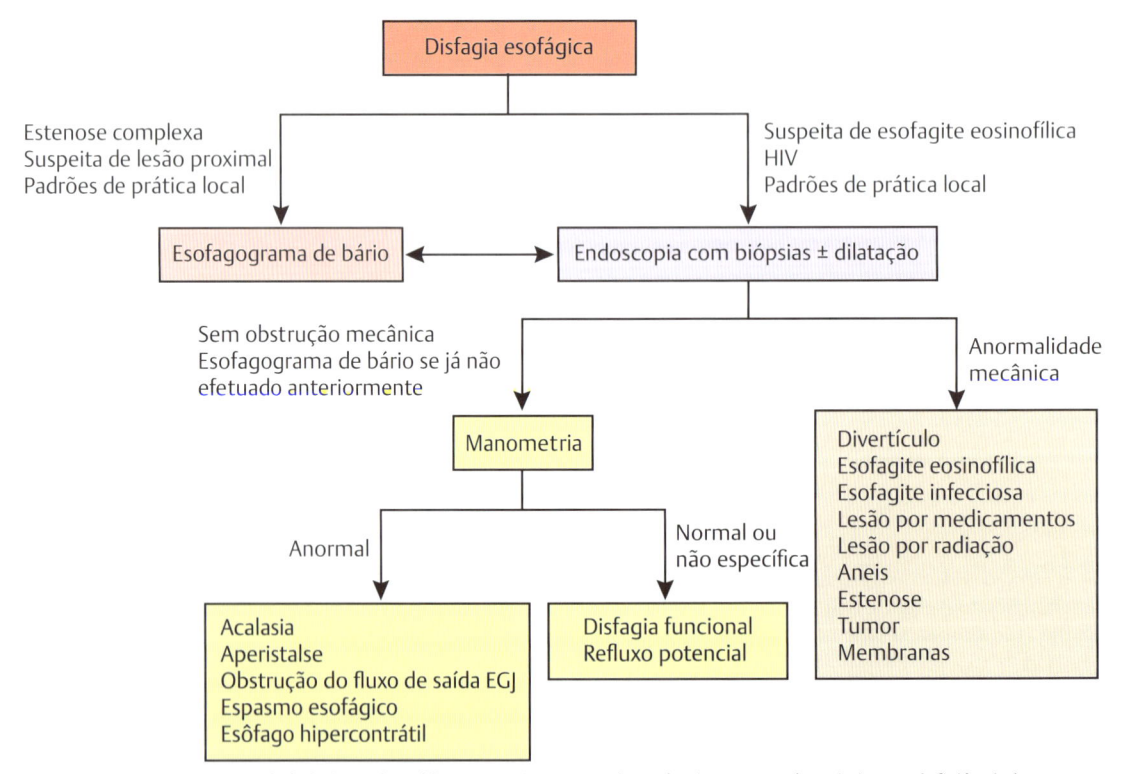

Fig. 1-2. Abordagem sugerida à disfagia do esôfago. *EGJ* = junção esofagogástrica; *HIV* = vírus da imunodeficiência humana.

BIBLIOGRAFIA

1. Bredenoord AG, Fox M, Kahrilas PJ *et al.* Chicago classification criteria of esophageal motility disorders defined in high resolution esophageal pressure topography. Neurogastroenterol Motil 2012;24(Supp 1):57-65.
2. Cook IJ. Diagnostic evaluation of dysphagia. Nat Clin Pract Gastroenterol Hepatol 2008;5:393-403.
3. Cook IJ, Kahrilas PJ. AGA technical review on management of oropharyngeal dysphagia. Gastroenterology 1999;116:455-78
4. Dellon ES, Gonsalves N, Hirano I, Furuta GT, Liacouras CA, Katzka DA. ACG clinical guideline: evidenced based approach to the diagnosis and management of esophageal eosinophilia and eosinophilic esophagitis. Am J Gastroenterol 2013;108:679-92.
5. Liacouras CA, Furuta GA, Hirano I, Atkins D, Attwood SE, Bonis PA *et al.* Eosinophilic esophagitis: updated consensus recommendations for children and adults. J Allergy Clin Immunol 2011;128:3-20.
6. Spechler SJ. American gastroenterological association medical position statement on treatment of patients with dysphagia caused by benign disorders of the distal esophagus. Gastroenterology 1999;117:229-33.

Websites

Goyal and Shaker GI Motility Online. www.nature.com/gimo/ [Acessado em 22.09.2014]
American Neurogastroenterology and Motility Society. www.motilitysociety.org [Acessado em 22.09.2014]
American Partnership for Eosinophilic Disorders, www.apfed.org [Acessado em 22.09.2014]

CAPÍTULO 2
DOENÇA DO REFLUXO GASTROESOFÁGICO
Fehmi Ates, MD ▪ *Michael F. Vaezi, MD, PhD, MS*

1. O que é doença do refluxo gastroesofágico (GERD)?
A GERD se desenvolve quando o refluxo do conteúdo do estômago causa sintomas ou complicações problemáticas. Isto significa que a GERD é definida por uma constelação de achados tanto sintomáticos quanto objetivos, como erosões esofágicas ou esôfago de Barrett.

2. A GERD é uma doença comum?
A GERD é um dos transtornos mais comuns do trato gastrointestinal. Nos países desenvolvidos, a prevalência da GERD (definida pelos sintomas de azia, regurgitação ácida ou ambas, pelo menos uma vez por semana) é de 10 a 20%, enquanto na Ásia a prevalência é grosseiramente inferior a 5%. Nos EUA, essa doença é o diagnóstico gastrointestinal mais comum para a consulta imediata a uma clínica ambulatorial (8,9 milhões de consultas, em 2009). A prevalência crescente da GERD parece estar relacionada com a prevalência cada vez mais rápida da obesidade, que inclui a circunferência abdominal e o relaxamento induzido pela pressão resultante do esfíncter esofágico inferior (LES), causando o refluxo.

3. A GERD representa um problema importante de saúde pública?
A GERD se tornou um problema importante de saúde pública porque prejudica a qualidade de vida, cria um ônus econômico considerável, reduz a produtividade e exige medicamentos e consultas. O custo do tratamento da GERD típica nos EUA é de US$ 9 a US$ 12 bilhões; tratar o refluxo extraesofágico é quatro ou cinco vezes mais dispendioso que o tratamento da GERD típica e estimado por volta de US$ 50 bilhões.

4. Quais são os sintomas mais típicos da GERD?
Os dois sintomas mais típicos da GERD são a azia (pirose) e a regurgitação. A azia se caracteriza por uma sensação dolorosa de queimação retroesternal de duração razoavelmente curta (vários minutos). A regurgitação é definida como fluxo reverso do conteúdo gástrico para a boca, não associado à náusea ou ânsia de vômito. Alguns pacientes percebem seus episódios de refluxo, como dor no tórax parecida com uma angina, mas esse sintoma exige avaliação completa quanto a uma causa cardíaca antes que a GERD seja considerada.

5. Quais são os outros sintomas típicos da GERD?
Regurgitação aquosa (*water brash*), disfagia e odinofagia são consideradas como outros sintomas típicos da GERD.

Water brash é o aparecimento súbito na boca de um fluido levemente ácido ou azedo ou salgado. Não se trata de fluido regurgitado, mas sim de secreções mediadas pelo nervo vago das glândulas salivares em resposta ao refluxo ácido.

Disfagia (dificuldade de deglutição) é observada em até 40% dos pacientes com GERD duradoura e pode anunciar a presença de uma estenose esofágica, dismotilidade esofágica, anel ou até mesmo de um carcinoma esofágico. A disfagia é um sintoma de alarme ou sinal de alerta e uma indicação para a realização de uma endoscopia precoce para descartar uma complicação da GERD.

Odinofagia (dor ao deglutir) é descrita geralmente como dor aguda ou lancinante, localizada atrás do esterno. Embora a esofagite erosiva intensa ou a ulceração esofágica por causa do refluxo possa causar dor na deglutição, ambas são causas incomuns de odinofagia. Sua presença deverá levantar suspeita de uma causa alternativa de esofagite, especialmente infecções ou lesão por causa de pílulas impactadas.

6. Quais são as manifestações extraesofágicas da GERD?
Tosse crônica, asma, laringite crônica, erosão dentária, doença pulmonar obstrutiva crônica, rouquidão, globus, gotejamento pós-nasal, sinusite, otite média, pneumonia recorrente e câncer da laringe são as manifestações extraesofágicas da GERD. Estes sintomas podem ocorrer concomitantemente com os sintomas típicos ou isoladamente. Esta última maneira resulta em diagnóstico atrasado de refluxo como um fator de contribuição em potencial aos sintomas dos pacientes.

7. Quais outras doenças deverão ser consideradas no diagnóstico diferencial da GERD?
A GERD precisa ser diferenciada da esofagite infecciosa, por pílulas ou eosinofílica, da doença ulcerosa péptica, da dispepsia sem úlcera, da doença do trato biliar, da doença da artéria coronária e dos transtornos motores do esôfago. Isoladamente, os sintomas não são confiáveis para a distinção desses transtornos. Da mesma forma, a intensidade e a duração dos sintomas se correlacionam insatisfatoriamente com a intensidade da esofagite. Entretanto, uma vez que os pacientes com essas doenças anteriormente relacionadas compartilhem sintomas com GERD, é importante que esses diagnósticos sejam descartados em um paciente que não responde à terapia de supressão de ácido.

8. Quais mecanismos estão envolvidos nos achados fisiopatológicos da GERD?
A disfunção da junção esofagogástrica, disfunção do corpo do esôfago, esvaziamento gástrico retardado, pressão intragástrica aumentada, bolsa de ácido e hipersensibilidade esofágica estão envolvidos nos achados fisiopatológicos da GERD. Os dois mecanismos fisiopatológicos mais comuns incluem: relaxamento transitório do esôfago inferior (TLESR), que é a causa mais comum, e a pressão reduzida do LES causada por hérnia do hiato, que é mais comum em pacientes com esôfago de Barrett. Os episódios de TLESR são o resultado de um reflexo de mediação vagal desencadeado por distensão gástrica e serve para permitir o escape de gás do estômago. Na média, o TLESR persiste por cerca de 20 segundos, o que é significativamente mais demorado que o relaxamento típico induzido pela deglutição. Em pacientes com esclerodermia ou doença de Sjögren, a alteração na peristalse esofágica e na saliva é fator importante de contribuição.

9. Quais são os componentes da junção esofagogástrica?
Três componentes compõem a junção esofagogástrica: o esfíncter esofágico inferior (LES), o diafragma crural e a válvula de retalho anatômico. Este complexo funciona como uma barreira antirrefluxo, que, quando competente, previne o refluxo do conteúdo gastroduodenal para o esôfago, mas, quando incompetente, pode resultar em sintomas ou erosões esofágicas.

10. Onde fica o LES? Qual é a função do LES?
O LES envolve a porção distal de 3 a 4 cm do esôfago e que, em repouso, fica tonicamente contraído. Ele é o principal componente da barreira antirrefluxo, sendo capaz de prevenir o refluxo, mesmo quando completamente deslocado dos pilares diafragmáticos por uma hérnia de hiato. A porção proximal do LES fica, normalmente, 1,5 a 2,0 cm superiores à junção escamocolunar, enquanto o segmento distal, com cerca de 2 cm de comprimento, fica dentro da cavidade abdominal. Essa localização mantém a competência gastroesofágica durante as excursões da pressão intra-abdominal. A pressão de repouso do LES varia de 10 a 35 mm Hg com capacidade de reserva generosa, porque somente uma pressão de 5 a 10 mm Hg é necessária para prevenir a GERD.

11. O que é a válvula de retalho anatômico?
Em pessoas sadias, é uma válvula de retalho anatômico na junção esofagogástrica, que funciona para manter a porção distal do LES no abdome e manter a incisura cárdica (ou ângulo de His), ou seja, o ângulo agudo entre a entrada para o estômago e o esôfago. À medida que a válvula do retalho se rompe, e o LES se move para cima do canal crural, a zona de alta pressão perde sua configuração sinérgica, e ambos os esfíncteres (LES e diafragma) se tornam significativamente mais fracos.

12. Qual é o papel da disfunção do corpo esofágico no desenvolvimento de GERD?
A liberação ácida começa com a peristalse, que esvazia o fluido do refluxo para longe do esôfago e se completa pela titulação do ácido residual pela saliva engolida. Essa função peristáltica é um mecanismo de defesa importante contra a GERD. Especialmente importantes são a falha de peristalse e as contrações peristálticas hipotensivas (< 30 mm Hg), que resultam em esvaziamento incompleto. Isto pode resultar no desenvolvimento de esofagite ou de sintomas de disfagia resultante da liberação esofágica insatisfatória do bolo.

13. O esvaziamento gástrico atrasado é um fator de contribuição na atividade do refluxo gastroesofágico?
O relaxamento pós-prandial do estômago proximal é aumentado ou prolongado na GERD, e esta anormalidade está associada à presença prolongada da refeição no estômago proximal. Uma correlação positiva foi notada entre esvaziamento gástrico proximal – mas não distal ou total – e exposição esofágica ao ácido. Os pacientes com respostas parciais à terapia de supressão de ácido ou que continuam a ter desconforto gástrico ou saciedade precoce deverão ser suspeitos de carregarem esse diagnóstico.

14. Qual é a importância da obesidade no desenvolvimento da GERD?
A obesidade aumenta o risco de sintomas de refluxo, exposição esofágica prolongada ao ácido, esofagite e esôfago de Barrett, e a pressão abdominal aumentada é o pivô do mecanismo. A obesidade resulta em incidência aumentada de TLESR, que, por sua vez, resulta em aumento no refluxo ácido e predispõe os pacientes a complicações da GERD, como esofagite, esôfago de Barrett e até adenocarcinoma.

15. O que é bolsa ácida?
No período pós-prandial, uma camada de suco gástrico ácido e não tamponado se acomoda no topo da refeição, próximo à cárdia e pronto para refluir. Esta ocorrência se tornou conhecida como *bolsa ácida* e é facilitada pela ausência de contrações peristálticas no estômago proximal. Em pacientes com GERD, esta bolsa está localizada mais proximal em relação à junção escamocolunar, e pode até se estender superiormente ao LES definido por manometria.

16. A hipersensibilidade esofágica ao ácido ocorre somente em pacientes com esofagite erosiva?
A hipersensibilidade ao ácido ocorre tanto em pessoas com esofagite erosiva, quanto naqueles com mucosa macroscopicamente normal. Experiências em que o ácido é administrado no esôfago por infusão indicam que o limiar ao desenvolvimento de azia e dor é menor em pacientes ou com esofagite erosiva ou com doença do refluxo não erosivo que nos controles. Os fatores que contribuem para o aumento notado na sensibilidade esofágica são a função prejudicada da barreira de mucosa, a regulação para cima de nociceptores periféricos e a sensibilização central.

17. Existe alguma relação entre *Helicobacter pylori* e GERD?

O *Helicobacter pylori* não tem papel importante na patogênese da GERD. A erradicação desse microrganismo não leva ao aumento na chance de desenvolvimento do transtorno. Pacientes com *H. pylori* deverão ser tratados para erradicar o organismo, que é importante no desenvolvimento e recorrência da doença de úlcera péptica e malignidade gástrica.

18. Quais são os métodos diagnósticos para GERD?

O diagnóstico de GERD é feito usando-se uma combinação de apresentação de sintomas, verificação objetiva com endoscopia, monitoramento ambulatorial do refluxo e resposta à terapia antissecretora. Os sintomas de azia e regurgitação são os mais confiáveis para a elaboração de um diagnóstico presuntivo com base só na história clínica. A terapia empírica com a terapia de supressão de ácido e a resposta a essa terapia são consideradas uma indicação importante para a presença da GERD. A verificação diagnóstica com endoscopia e monitoramento de pH é tipicamente reservada para aqueles que se mostram ou não responsivos ou com resposta subótima à terapia de supressão de ácido.

19. Qual é a abordagem mais razoável para confirmar o diagnóstico de GERD?

A terapia com inibidores da bomba de prótons (PPI) (denominada como *PPI trial*) é uma abordagem razoável para confirmar a GERD quando ela for suspeita em pacientes com sintomas típicos. Entretanto, o *PPI trial* pode também ser positivo em outros transtornos relacionados com o ácido, como a doença da úlcera péptica e a dispepsia funcional, e um importante efeito de placebo já foi observado. Portanto, a especificidade do teste é fraca (24-65%) e não superior àquela da verificação com placebo (38-41%). Apesar disso, ao nível de atenção primária, tratamento empírico com IBP (*PPI trial*) é considerado útil, porque a combinação de uma resposta favorável e a ausência de sintomas de alarme tornam a verificação diagnóstica adicional desnecessária.

20. A radiografia com bário e a manometria esofágica são usadas no diagnóstico de GERD?

As radiografias com bário não deverão ser realizadas para o diagnóstico de GERD sem disfagia. A manometria esofágica é recomendada para avaliação pré-operatória, mas não tem papel no diagnóstico de GERD. Ambos os testes apresentam sensibilidade baixa para se fazer um diagnóstico de GERD e ficam reservados para pacientes com disfagia nos quais um transtorno de motilidade seja considerado provável.

21. A endoscopia superior é exigida para o diagnóstico inicial de GERD?

A endoscopia superior não é exigida na presença de sintomas típicos de GERD. A endoscopia é recomendada na presença de sintomas de alarme (disfagia, sangramento gastrintestinal, perda de peso, anemia, vômitos recorrentes etc.) e para a triagem de pacientes em alto risco de complicações. A repetição da endoscopia não é indicada em pacientes sem esôfago de Barrett na ausência de novos sintomas.

22. Existe benefício da análise histológica para o diagnóstico de GERD?

As biópsias de rotina do esôfago distal não são recomendadas especificamente para diagnosticar a GERD. Uma grande variação entre os observadores, baixa sensibilidade e baixa especificidade limitam significativamente o valor da análise histológica como método diagnóstico para GERD. As amostras para biópsia deverão, portanto, ser obtidas somente quando outras causas de esofagite estiverem sendo consideradas. Em pacientes jovens com suspeita de esofagite eosinofílica as biópsias deverão ser obtidas para confirmação do diagnóstico.

23. Por que a endoscopia superior é realizada em pacientes com GERD?

A endoscopia superior deverá ser realizada em pacientes refratários com sintomas típicos ou dispépticos, principalmente para excluir fatores etiológicos não da GERD. Por exemplo, o teste serve para descartar diagnósticos alternativos, como esofagite eosinofílica, infecção e lesão por pílula; além disso, a observação de uma esofagite de refluxo típica confirma o diagnóstico de GERD. Entretanto, a esofagite erosiva só é encontrada em *aproximadamente 30% dos pacientes com GERD não tratados*.

24. Como é classificada a gravidade da esofagite de refluxo endoscópica?

A GERD pode ser classificada como a presença de sintomas sem erosões no exame endoscópico (doença do refluxo não erosivo [NERD] ou sintomas de GERD com erosões presentes [doença do refluxo erosivo]). A gravidade da esofagite de refluxo observada por endoscopia é classificada conforme a classificação de Los Angeles (Figura 2-1).

Grau A: Uma (ou mais) solução de continuidade da mucosa confinada às pregas mucosas, não maiores que 5 mm cada.

Grau B: Pelo menos uma solução de continuidade da mucosa com mais de 5 mm de comprimento, confinada às pregas mucosas e não contíguas entre o topo de duas pregas.

Grau C: Pelo menos uma solução de continuidade da mucosa contígua entre o topo de duas (ou mais) pregas mucosas, mas não circunferencial (ocupa menos que 75% da circunferência do esôfago).

Grau D: Uma ou mais solução de continuidade da mucosa circunferencial (ocupa no mínimo 75% da circunferência do esôfago).

25. Quais são as indicações de monitoramento ambulatorial de refluxo esofágico?

O monitoramento ambulatorial do refluxo esofágico é indicado antes da consideração da terapia endoscópica ou cirúrgica em pacientes com NERD, como parte da avaliação de pacientes refratários à terapia com PPI e em situações nas quais o

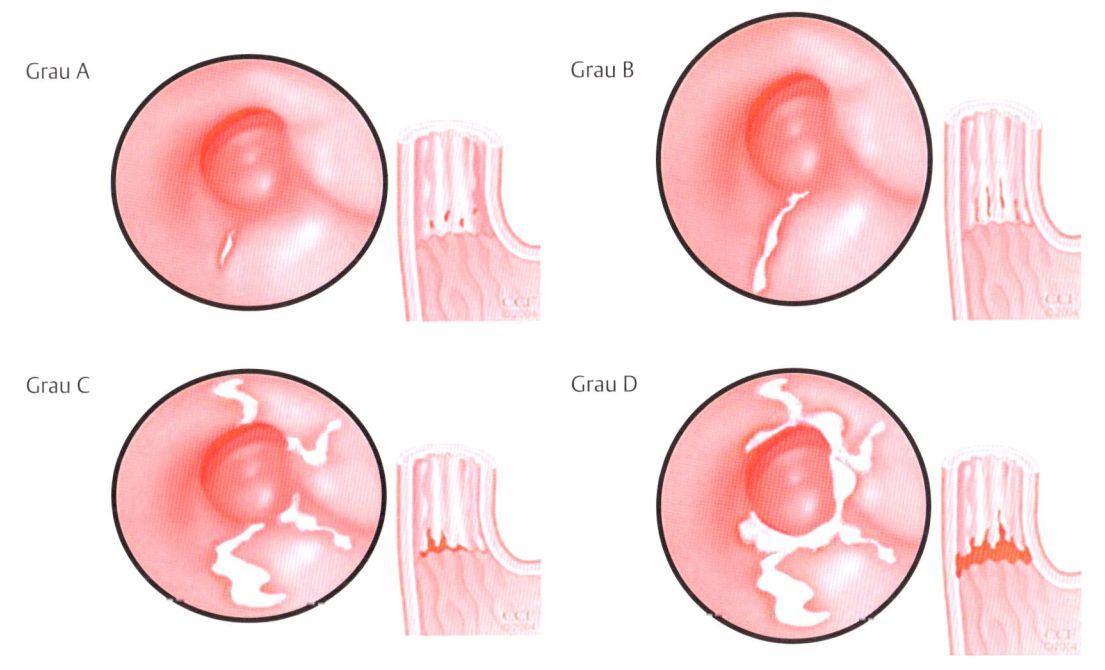

Fig. 2-1. Classificação de Los Angeles de esofagite nos graus A-D.

diagnóstico da GERD esteja em questão. Ele também pode ser conduzido naqueles que se submeteram à fundoplicação cirúrgica e cujos sintomas reapareceram para avaliação, caso a cirurgia de fundoplicatura tenha se tornado frouxa.

26. Quais são as vantagens do monitoramento ambulatorial de refluxo esofágico?

O monitoramento ambulatorial de refluxo (pH ou impedância pH) é o único teste que permite determinar a presença de exposição anormal do esôfago ao ácido, frequência do refluxo e sintomas associados a episódios de refluxo. Realizado ou com uma cápsula de telemetria (geralmente 48 horas) ou por cateter transnasal (24 horas), o monitoramento do pH tem sensibilidade (77-100%) e especificidade (85-100%) excelentes em pacientes com esofagite erosiva; entretanto, a sensibilidade é mais baixa naqueles com sintomas de refluxo negativos na endoscopia (< 71%) quando o teste diagnóstico tem mais probabilidade de ser necessário.

27. O que é impedância esofágica? Quais são as vantagens da combinação de monitoramento de pH por impedância?

A medição de impedância esofágica permite a detecção de refluxo independente do pH do suco gástrico refluído. Esse método usa um cateter com eletrodos circulares que medem a impedância elétrica do conteúdo do esôfago em níveis múltiplos, ao longo do eixo longitudinal do esôfago. O monitoramento da impedância e do pH é geralmente executado em combinação e uma distinção pode ser feita entre episódios de refluxo ácido (pH < 4), fracamente ácido (pH 4-7) e alcalino (pH > 7). Essa técnica combinada gera debates sobre se o teste deve ser feito durante ou fora da terapia. Como um teste verdadeiro para determinar se a exposição anormal ao ácido existe e para avaliação antes de se considerar a cirurgia em um paciente com NERD, recomenda-se realizar o teste fora da terapia. A verificação durante tratamento com PPI pode ajudar a determinar se os sintomas continuados do paciente em terapia se devem ao refluxo persistente. O monitoramento combinado de impedância e pH tem resultado diagnóstico mais alto que o monitoramento de pH isolado.

28. Qual é a eficácia das modificações dietéticas para pacientes com GERD?

Essa eficácia não foi demonstrada e em vista da ausência de evidência, parece inteligente limitar o aconselhamento dietético. Por isso, a suspensão de alimentos gordurosos, chocolate, cafeína, alimentos apimentados, hortelã-pimenta, bebidas cítricas e com gás não é recomendada rotineiramente para pacientes com GERD. A eliminação seletiva [desses alimentos] poderá ser considerada se os pacientes notarem correlação com sintomas da GERD e melhora do quadro com a eliminação.

29. A modificação do estilo de vida ajuda os pacientes com GERD?

A eliminação do tabagismo e do alcoolismo é uma recomendação sensata, mas não há dados que comprovem que parar de fumar e de beber álcool reduza os sintomas do refluxo. Pelo contrário, existe evidência considerável da eficácia da redução de peso, pelo menos em pacientes com sobrepeso ou obesos. A recomendação frequente de elevar a cabeceira da cama só é racional para pacientes com GERD cujos episódios de refluxo ocorram à noite.

30. Quais são as opções clínicas para pacientes não responsivos às intervenções na dieta e no estilo de vida?

As opções médicas para esses pacientes incluem: antiácidos, antagonistas do receptor de histamina (H_2RAs) ou PPI. No passado, recomendava-se a terapia *step-up*, na qual os pacientes eram tratados primeiro com antiácidos e modificações no estilo de vida, seguidos de H₂RAs e PPIs. Entretanto, as recomendações atuais favorecem a terapia de *step-down* em que os PPIs são a primeira opção, seguidos pelo afunilamento até os H₂RAs e depois até os antiácidos, se possível.

31. Como devemos tratar pacientes com sintomas moderados a intensos de GERD ou com esofagite erosiva intensa?

Para pacientes com sintomas moderados a intensos de GERD ou com esofagite erosiva intensa, o tratamento de oito semanas com PPIs deverá ser considerado como tratamento de primeira linha. Os achados de muitos estudos mostram uma vantagem nítida dos PPIs (omeprazol, lanzoprasol, rabeprazol, pantoprazol, esomeprazol e dexlanzoprasol) sobre os bloqueadores de H₂ tanto para a cicatrização da esofagite quanto para a manutenção dessa cicatrização. Não há diferenças significativas em eficácia entre os diferentes tipos de PPIs. Os pacientes com esofagite intensa podem precisar de terapia vitalícia com medicamentos supressores de ácido, pois a recorrência da esofagite é comum sem terapia.

32. O tratamento com PPIs é seguro?

Esse tratamento é muito seguro. Entretanto, com o passar dos anos, surgiram algumas preocupações sobre os efeitos da supressão prolongada de ácidos, incluindo o alto risco de infecção, propensão ao desenvolvimento de gastrite atrófica, aumento no risco de diarreia associada ao *Clostridium difficile*, maior risco de fraturas, hipomagnesemia, deficiências de Vitamina B₁₂ e de ferro e o potencial para um aumento transitório na secreção de ácido após a suspensão do medicamento. As interações medicamentosas clinicamente importantes são raras. Clopidogrel, um inibidor de agregação de plaquetas, fica menos ativo em conjunto com o tratamento com PPIs, por causa da ativação reduzida. Entretanto, um trabalho recente sugere que essa interação não é clinicamente relevante. Em resumo, é preciso ser seletivo no uso da terapia com PPIs e limitar o tratamento para aqueles que precisam dele e que não podem sair gradativamente da terapia por causa da recorrência dos sintomas ou da esofagite.

33. Os procinéticos atualmente disponíveis são efetivos para o tratamento da GERD?

Os procinéticos atualmente disponíveis: metoclopramida e domperidona (não disponíveis nos EUA), não são efetivos para o tratamento dessa doença. Cisaprida era uma droga efetiva, mas não está mais disponível. Atualmente, há novos procinéticos em desenvolvimento. O principal papel dessa classe de agentes está naqueles [pacientes] com gastroparesia.

34. Quais são as técnicas para o tratamento endoscópico de GERD? Qual é a eficácia desses tratamentos?

As técnicas atualmente disponíveis para tratamento endoscópico de GERD incluem dispositivos de sutura, grampos e fechos transmurais e ablação por radiofrequência. Embora todas essas técnicas pareçam viáveis e possuam perfis de segurança semelhantes àqueles da cirurgia antirrefluxo, elas não são tão efetivas quanto à cirurgia para retornar a exposição ao ácido normal, cicatrização da esofagite e resolução dos sintomas. Os resultados em longo prazo com terapias endoscópicas podem não ser tão satisfatórios quanto o padrão ouro da fundoplicatura cirúrgica.

35. Quais são as indicações para cirurgia em pacientes com GERD?

As razões para encaminhar pacientes com GERD para cirurgia podem incluir o desejo de suspender a terapia clínica, a não conformidade, os efeitos colaterais associados à terapia clínica, a presença de uma hérnia de hiato significativa, esofagite refratária à terapia clínica ou sintomas persistentes documentados como causados por GERD refratária (principalmente causados por regurgitações continuadas). A fundoplicatura também comprovou ser efetiva em pacientes para os quais o refluxo não ácido (regurgitação) é um determinante importante de sintomas. O monitoramento ambulatorial pré-operatório de pH é obrigatório em pacientes sem evidência de esofagite erosiva. Todos os pacientes deverão se submeter à manometria pré-operatória para descartar acalasia ou esôfago semelhante à esclerodermia. A terapia cirúrgica é tão eficaz quanto a terapia clínica para pacientes cuidadosamente selecionados com GERD crônica quando realizada por um cirurgião experiente.

36. Qual é o algoritmo de tratamento para pacientes com GERD com sintomas de alarme ou refratários?

Após a endoscopia, os pacientes se submetem a uma experiência de PPI uma vez ao dia, mas quando essa abordagem já foi tentada, inicia-se a terapia com PPI duas vezes ao dia (indicação fora da bula). Quando a resposta ao PPI for satisfatória, os pacientes com esofagite intensa ou esôfago de Barrett deverão continuar com o PPI diariamente (tratamento de manutenção), enquanto aqueles sem esofagite ou com a doença leve podem usar PPIs sob demanda ou iniciar a terapia de *step-down* de supressão de ácido com descalonamento para os H₂RAs. Quando os sintomas persistem apesar de um período suficientemente longo com altas doses de PPIs, o próximo passo será investigar se os sintomas são realmente o resultado de refluxo, usando o monitoramento ambulatorial de refluxo. Os resultados serão: ou que os sintomas do paciente não estão relacionados ao refluxo, ou que os sintomas resultam de uma terapia para refluxo insuficiente ou, mais frequentemente, que eles são causados por causas relacionadas a outras doenças e não à GERD (Figura 2-2).

37. Qual é o tratamento das manifestações de refluxo extraesofágico?

A experiência com PPIs é recomendada para tratar os sintomas extraesofágicos em pacientes com sintomas típicos de GERD. O monitoramento do pH esofágico e de impedância é usualmente reservado para aqueles que continuam a ser sintomáticos apesar da experiência empírica inicial da terapia com PPIs. A razão por trás da taxa mais baixa de resposta para os sintomas extraesofágicos poderia ser a de que muitos pacientes apresentam um diagnóstico alternativo e que o refluxo não é a causa de seus sintomas. Em geral, a cirurgia não deverá ser executada para tratar sintomas extraesofágicos da GERD em pacientes que não respondam à supressão de ácido com PPIs.

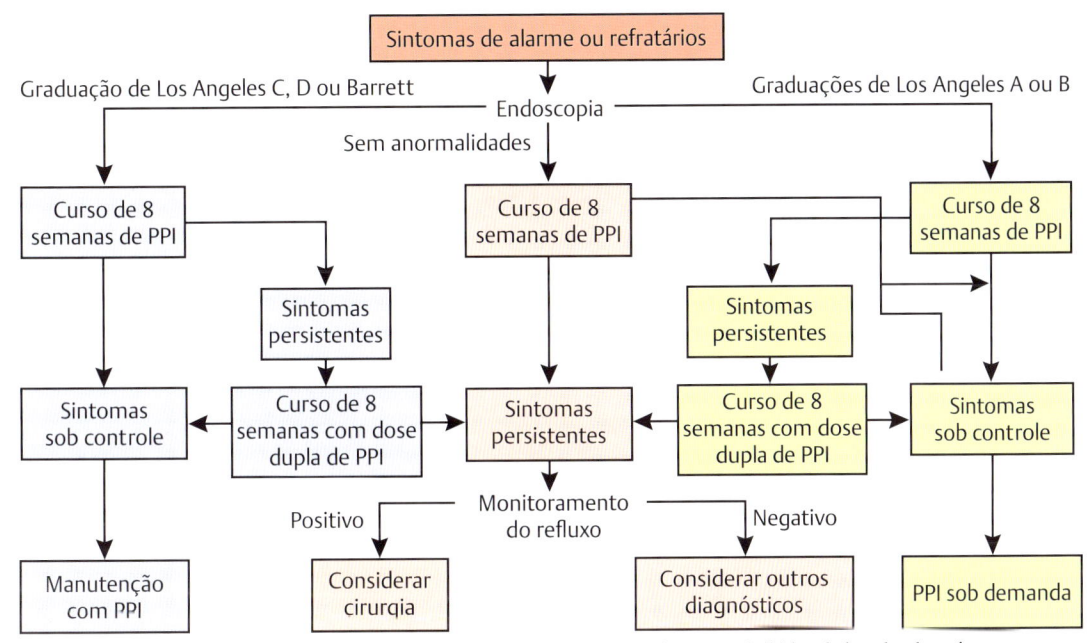

Fig. 2-2. Algoritmo de tratamento para sintomas de refluxo refratário. *PPI* = inibidor da bomba de prótons.

38. Quais são as complicações associadas à GERD?
As complicações da GERD podem ser amplamente divididas em três categorias:
- Esofagite, que pode estar associada a vários sintomas incluindo azia, regurgitação e disfagia.
- Consequências de processo reparador de esofagite (estenose péptica e metaplasia de Barrett).
- Manifestações extraesofágicas de refluxo como asma, laringite e tosse.

39. Qual é a abordagem para o tratamento da estenose péptica?
A abordagem depende da causa e das características da estenose e usualmente inclui supressão de ácido, com pelo menos um PPI diariamente e terapia de dilatação. A escolha do dilatador (vela ou balão) depende da experiência do endoscopista; a maioria das estenoses pode ser tratada com um ou outro dispositivo. As estenoses complicadas podem precisar de uma combinação de abordagens e sessões repetidas. As estenoses refratárias são aquelas que não respondem às sessões repetidas (geralmente três). Uma injeção de esteroide na lesão ou colocação de uma endoprótese pode ser necessária nesses casos; entretanto, os dados para essas técnicas são limitados.

40. O que é esôfago de Barrett? Como esse quadro é tratado?
O esôfago de Barrett é uma complicação da GERD em que células colunares metaplásicas potencialmente pré-cancerosas substituem a mucosa escamosa normal. Essa anomalia pode ser encontrada em 5 a 15% dos pacientes que se submetem à endoscopia para sintomas da GERD e tende a ser vista no extremo mais alto dessa faixa em pacientes com sintomas de longa duração, caucasianos e com mais de 50 anos. A American Gastroenterology Association apoia o intervalo de 3-5 anos se não houver evidência de displasia e um intervalo mais curto (6 meses) para displasia de baixo grau, e para displasia de alto grau um intervalo de 3 meses ou intervenção. A ablação endoscópica é uma opção viável para alguns pacientes com displasia de alto grau. Entretanto, os dados para a ablação endoscópica no esôfago de Barrett sem displasia não têm o suporte da evidência. Pacientes com esôfago de Barrett sem displasia deverão ser tratados com a terapia de um PPI diário pelo resto da vida.

BIBLIOGRAFIA
1. Abraham NS, Hlatky MA, Antman EM et al. ACCF/ACG/AHA 2010 expert consensus document on the concomitant use of proton pump inhibitors and thienopyridines: a focused update of the ACCF/ACG/AHA 2008 expert consensus document on reducing the gastrointestinal risks of antiplatelet therapy and NSAID use: a report of the American College of Cardiology Foundation Task Force on Expert Consensus Documents. Circulation 2010;122:2619-33.
2. Bredenoord AJ, Pandolfino JE, Smout AJ. Gastrooesophageal reflux disease. Lancet 2013;381:1933-42.
3. Derakhshan MH, Robertson EV, Fletcher J et al. Mechanism of association between BMI and dysfunction of the gastrooesophageal barrier in patients with normal endoscopy. Gut 2012;61:337-43.
4. El-Serag H, Hill C, Jones R. Systematic review: the epidemiology of gastrooesophageal reflux disease in primary care, using the UK General Practice Research Database. Aliment Pharmacol Ther 2009;29:470-80.
5. Francis DO, Rymer JA, Slaughter JC et al. High economic burden of caring for patients with suspected extraesophageal reflux. Am J Gastroenterol 2013;108:905-11.
6. Grande L, Lacima G, Ros E et al. Lack of effect of metoclopramide and domperidone on esophageal peristalsis and esophageal acid clearance in reflux esophagitis. A randomized, double-blind study. Dig Dis Sci 1992;37:583-8.

7. Guardino JM, Khandwala F, Lopez R et al. Barrett's esophagus at a tertiary care center: association of age on incidence and prevalence of dysplasia and adenocarcinoma. Am J Gastroenterol 2006;101:2187-93.
8. Hemmink GJ, Bredenoord AJ, Weusten BL et al. Does acute psychological stress increase perception of oesophageal acid? Neurogastroenterol Motil 2009;21:1055-e86.
9. Hemmink GJ, Bredenoord AJ, Weusten BL et al. Esophageal pH-impedance monitoring in patients with therapy-resistant reflux symptoms: "on" or "off" proton pump inhibitor? Am J Gastroenterol 2008;103:2446-53.
10. Hirano I, Richter JE. ACG practice guidelines: esophageal reflux testing. Am J Gastroenterol 2007;102:668-85.
11. Johnsson F, Hatlebakk JG, Klintenberg AC et al. One-week esomeprazole treatment: an effective confirmatory test in patients with suspected gastroesophageal reflux disease. Scand J Gastroenterol 2003;38:354-9.
12. Kaltenbach T, Crockett S, Gerson LB. Are lifestyle measures effective in patients with gastroesophageal reflux disease? An evidence-based approach. Arch Intern Med 2006;166:965-71.
13. Lind T, Havelund T, Carlsson R et al. Heartburn without oesophagitis: efficacy of omeprazole therapy and features determining therapeutic response. Scand J Gastroenterol 1997;32:974-9.
14. Lundell LR, Dent J, Bennett JR et al. Endoscopic assessment of oesophagitis: clinical and functional correlates and further validation of the Los Angeles classification. Gut 1999;45:172-80.
15. Mainie I, Tutuian R, Agrawal A et al. Combined multichannel intraluminal impedance-pH monitoring to select patients with persistent gastrooesophageal reflux for laparoscopic Nissen fundoplication. Br J Surg 2006;93:1483-7.
16. Malfertheiner P, Megraud F, O'Morain CA et al. Management of *Helicobacter pylori* infection—the Maastricht IV/Florence Consensus Report. Gut 2012;61:646-64.
17. Miner P, Jr., Katz PO, Chen Y et al. Gastric acid control with esomeprazole, lansoprazole, omeprazole, pantoprazole, and rabeprazole: a five-way crossover study. Am J Gastroenterol 2003;98:2616-20.
18. Peery AF, Dellon ES, Lund J et al. Burden of gastrointestinal disease in the United States: 2012 update. Gastroenterol 2012;143:1179-87, e1–e3.
19. Singh M, Lee J, Gupta N et al. Weight loss can lead to resolution of gastroesophageal reflux disease symptoms: a prospective intervention trial. Obesity (Silver Spring) 2012;284-90.
20. Stacher G, Lenglinger J, Bergmann H et al. Gastric emptying: a contributory factor in gastrooesophageal reflux activity? Gut 2000;47:661-6.

CAUSAS ESOFÁGICAS DA DOR TORÁCICA

Vito V. Cirigliano, DO, CPT(P), MC ▪ Fouad J. Moawad, MD, FACG

CAPÍTULO 3

1. Quais são os fatores epidemiológicos da dor torácica não cardíaca (NCCP)?

A dor torácica é uma das queixas principais sempre presentes em clínicas ambulatoriais e é, atualmente, a segunda razão mais comum para uma consulta ao pronto-socorro. Estudos com base na população de vários países estimaram a prevalência de NCCP estando entre 13 e 33%, com distribuição igual entre os sexos. Existe uma relação inversa entre idade e prevalência de NCCP.

2. É necessário excluir um fator etiológico cardíaco antes de se iniciar uma avaliação para dor torácica esofágica?

Sim. É importante reconhecer que a história de um paciente não distingue confiavelmente as causas cardíacas das esofágicas. E como os fatores etiológicos cardíacos são potencialmente fatais, estes deverão ser geralmente avaliados primeiro. Os pacientes deverão ser estratificados pelo risco com base na idade, comorbidades cardíacas e outros fatores de risco, com o encaminhamento a um cardiologista, conforme apropriado. Por exemplo, uma jovem de 20 anos de idade e, caso contrário, sadia, provavelmente não precisa de uma avaliação cardíaca extensa. Por outro lado, um homem de 65 anos com hipertensão e angina típica deverá ser completamente avaliado quanto à doença arterial coronariana antes de se considerarem as causas esofágicas.

3. Uma vez excluída uma causa cardíaca, quais são as causas da NCCP?

A origem da NCCP pode ser *pulmonar, musculoesquelética, dermatológica, reumatológica* ou *psiquiátrica*. A história cuidadosa e o exame físico podem, com frequência, eliminar muitas dessas fontes em potencial. Entre as fontes esofágicas da dor torácica, a doença do refluxo gastroesofágico (GERD) é a causa mais comum, respondendo por até 60% dos casos.

4. Como a dor torácica esofágica é transmitida?

A hipersensibilidade esofágica resulta da combinação de sensibilização periférica e central. Embora a GERD seja a causa mais comum da dor torácica esofágica, a presença de ácido no esôfago não induz os sintomas em todos os indivíduos, o que sugere vias de dor alternativas. Os receptores mecânicos são sensíveis à distensão esofágica e, portanto, podem ser uma fonte potencial de dor. O desafio de identificar o quadro fisiopatológico subjacente é composto pela sobreposição significativa entre quadros de doenças esofágica, intratorácica e psiquiátrica. É interessante notar que não só existe uma inervação compartilhada entre o esôfago e o coração, como também a exposição esofágica distal ao ácido tem sido documentada como redutora do fluxo sanguíneo coronariano.

5. O teste com inibidor da bomba de prótons é uma abordagem de primeira linha razoável para diagnóstico da GERD?

Sim. Uma vez que a GERD seja a causa mais comum da dor torácica esofágica, é razoável aplicar uma experiência com PPIs com intenção tanto diagnóstica, quanto terapêutica. A "experiência com PPI" está prontamente disponível a todos os médicos e oferece taxas de sensibilidade e especificidade comparáveis aos testes mais invasivos e dispendiosos (endoscopia, estudos ambulatoriais de pH), reduzindo, assim, os custos com cuidados de saúde e os encaminhamentos desnecessários a clínicas de subespecialidade (Figura 3-1).

6. Quais estratégias de dosagem de PPIs são usadas durante um teste com PPI?

Uma estratégia de dosagem para NCCP associada à GERD é a supressão ácida de alta dose durante 1 ou 2 semanas (p. ex., omeprazol 40 mg via oral duas vezes ao dia ou seu equivalente) usando a melhora dos sintomas como medida de responsividade. Cursos mais longos (2-3 meses) têm sido usados mais frequentemente, mas essa estratégia pode ser mais dispendiosa e demorada e pode atrasar o diagnóstico sem muito aumento da sensibilidade ou da especificidade. Tipicamente, os pacientes com exposição aumentada ao ácido ou aqueles com esofagite erosiva tendem a apresentar resposta melhor e resultado diagnóstico mais alto. É importante assegurar que o paciente não permaneça indefinidamente em regime com dose elevada de PPI. Em vez disso, o PPI deverá ser titulado até a dose efetiva mais baixa ou suspenso, se não houver melhora dos sintomas.

7. Existe um papel para a endoscopia na avaliação da dor torácica esofágica?

A resposta depende dos fatores de risco do paciente. A esofagogastroduodenoscopia (EGD) deverá ser reservada àqueles pacientes com características de alto risco ou "sinais de alarme" que deverão exigir avaliação para esofagite erosiva, esôfago de Barrett ou malignidade. Os pacientes em risco incluem homens com mais de 50 anos, especialmente aqueles com adiposidade central ou com sintomas de disfagia ou de odinofagia ou no cenário de perda de peso não intencional. Por outro lado, a sensibilidade da EGD em pacientes com sintomas típicos de refluxo é de 30 a 50% e não deverá ser a ferramenta diagnóstica inicial nesses pacientes.

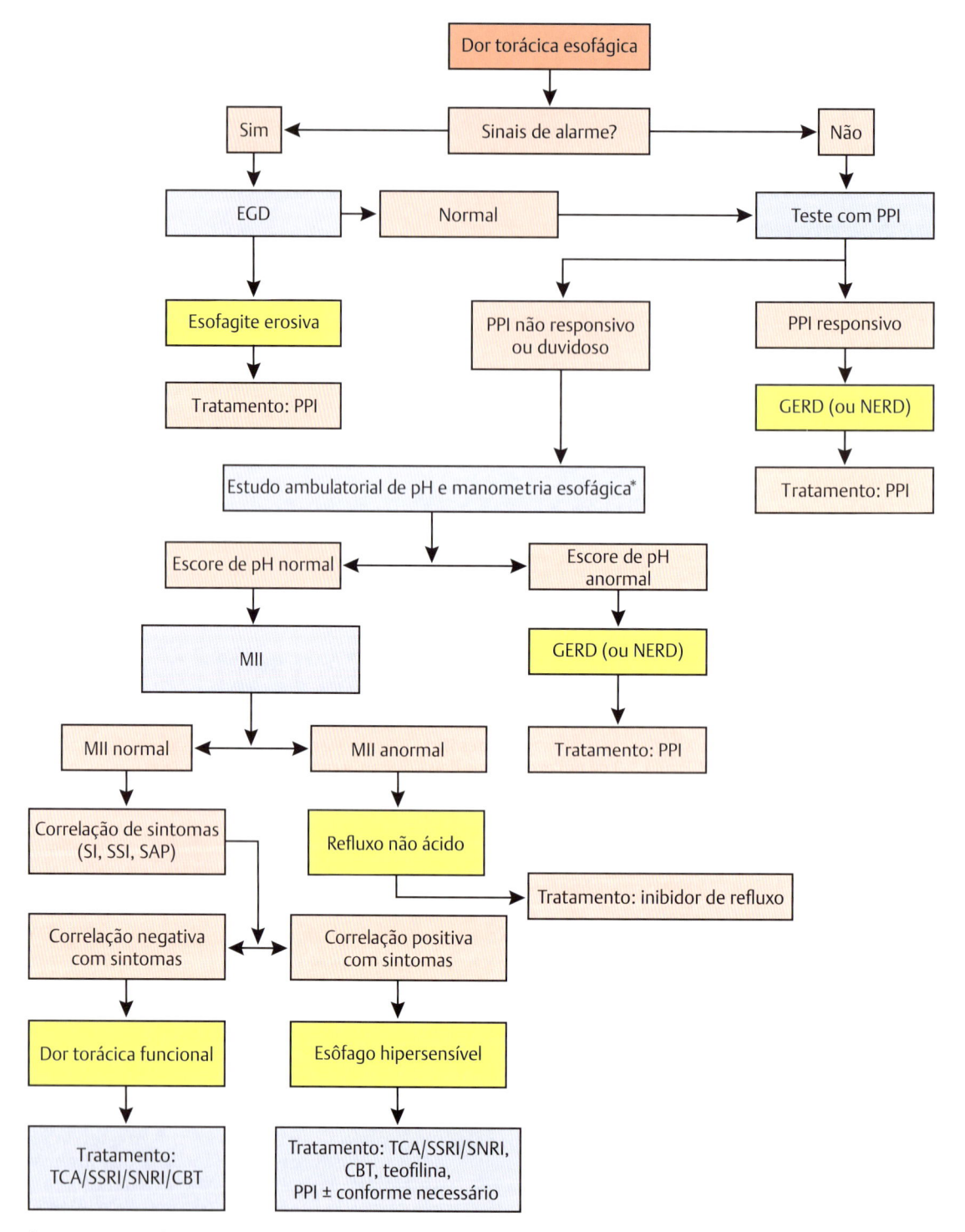

```
                    ┌─────────────────────────┐
                    │  Dor torácica esofágica │
                    └───────────┬─────────────┘
                                ▼
         ┌─────┐       ┌─────────────────┐       ┌─────┐
         │ Sim │◄──────│ Sinais de alarme?│──────►│ Não │
         └──┬──┘       └─────────────────┘       └──┬──┘
            ▼                                        ▼
         ┌─────┐    ┌─────────┐           ┌──────────────┐
         │ EGD │───►│ Normal  │──────────►│ Teste com PPI│
         └──┬──┘    └─────────┘           └──────┬───────┘
```

Fig. 3-1. Algoritmo para causas esofágicas de dor torácica. *CBT* = terapia cognitivo-comportamental; *EGD* = esofagogastroduodenoscopia; *GERD* = doença do refluxo gastroesofágico; *MMI* = impedância intraluminal de múltiplos canais; *NERD* = doença do refluxo não erosivo; *PPI* = inibidor da bomba de prótons; *SAP* = probabilidade de associação de sintomas; *SI* = índice de sintomas; *SSI* = índice de gravidade de sintomas; *SNRI* = inibidor da recaptação de norepinefrina e serotonina; *SSRI* = inibidor de recaptação seletiva de serotonina; *TCA* = antidepressivo tricíclico.

*Manometria esofágica realizada simultaneamente ao estudo de pH para colocação precisa de cateter e para descartar transtornos de motilidade que causam a dor torácica.

8. Os transtornos de motilidade esofágica podem induzir a dor torácica?
Sim. Sir William Osler descreveu a "pseudoangina" há mais de um século, que ele atribuiu à dismotilidade esofágica. Em pacientes com dor torácica esofágica, a manometria anormal pode ser encontrada em até 50% dos pacientes. O transtorno de motilidade mais comum que se apresenta como dor torácica esofágica é o esôfago em quebra-nozes (contrações peristálticas hipertensas) responsável por quase a metade de todos os casos. Outras causas de dismotilidade incluem o esôfago de *jackhammer* (esôfago hipercontrátil com contrações repetitivas de alta amplitude), motilidade esofágica ineficaz, espasmo esofágico difuso, acalasia e esfíncter esofágico inferior hipertenso (Tabela 3-1).

Tabela 3-1. Critérios Diagnósticos de Transtornos de Motilidade Esofágica Adotados da Classificação de Chicago

DIAGNÓSTICO	CRITÉRIOS DIAGNÓSTICOS
Esôfago quebra-nozes (peristalse hipertensa)	Pressões extremamente altas durante a peristalse com DCI média > 5.000
Esôfago hipercontrátil (*jackhammer*)	Diagnosticado com DCI > 8.000 em qualquer deglutição durante o estudo
Motilidade esofágica ineficaz	Peristalse fraca ou defeitos peristálticos caracterizados por "quebras" na onda peristáltica
Espasmo esofágico difuso	Contrações prematuras ou simultâneas em ≥ 20% das deglutições
Acalasia	Falha de peristalse e relaxamento incompleto do LES

DCI = integral contrátil distal; *LES* = esfíncter esofágico inferior.

9. Como a motilidade esofágica é avaliada?
Avanços recentes na manometria de alta resolução (HRM) melhoraram os dados tanto diagnósticos, quanto prognósticos. Embora a manometria padrão exiba graficamente mudanças de pressão em três a oito localizações do esôfago, a HRM usa até 30 sensores espaçados em intervalos de 1 cm e fornece um mapeamento detalhado de pressões esofágicas, que são mostradas em campos graduados em cores para distinguir visualmente as mudanças em pressões intraluminais. Estas informações também podem ser reformatadas em uma tela tridimensional, em que as áreas de alta pressão parecem ter pontas ou picos, à medida que a deglutição se propaga pelo esôfago. A Figura 3-2 demonstra a propagação de uma deglutição em um esôfago normal. A Figura 3-3 dá um exemplo de dois dos transtornos de motilidade mais comuns, o esôfago quebra-nozes e o espasmo esofágico difuso.

10. Qual é o tratamento para transtornos de motilidade esofágica?
O tratamento para esses transtornos pode ser desafiador e exige, com frequência, experiências com medicamentos tanto da mesma classe, quanto de classes diferentes para descobrir o tratamento mais eficaz. Os medicamentos já empregados com sucesso incluem: antagonistas do canal de cálcio, nitratos e anticolinérgicos. Em estudos clínicos de pequeno porte, trazodona e inibidores seletivos da reabsorção de serotonina demonstraram melhora sintomática sem induzir alterações manométricas.

11. O esofagograma de bário é um teste útil na avaliação da dor torácica esofágica?
Nem sempre. Embora o refluxo ácido possa ser a causa da dor torácica esofágica, um esofagograma de bário tem baixa sensibilidade para diagnosticar a GERD e deverá ser reservado para pacientes com disfagia concomitante. Os estudos desse esofagograma podem demonstrar refluxo em até 20% de indivíduos sadios e, portanto, não deverá ser usado como substituto de outras modalidades diagnósticas de resultados melhores para GERD (i. e., teste com PPI, estudo ambulatorial de pHmetria). O esofagograma de bário é útil em casos de suspeita de acalasia, que pode demonstrar esôfago dilatado com estreitamento distal e o sinal característico de "bico de pássaro".

12. Qual é o próximo melhor teste em alguem que é parcialmente responsivo ou não responsivo ao PPI?
Um teste ambulatorial de pHmetria mede o grau e a duração da exposição ao ácido esofágico com o grau de intensidade do refluxo expresso como índice de classificação (i. e., o escore de Johnson-DeMeester, escore DeMeester ou pH de porcentagem de tempo < 4). Com sensibilidade semelhante à do teste com PPI, a verificação ambulatorial de pH é geralmente reservada para aqueles que se mostram responsivos ou parcialmente responsivos ao PPI. Além disso, esse teste pode ser usado quando a evidência objetiva de refluxo é necessária (i. e., antes da cirurgia antirrefluxo). A verificação ambulatorial de pH não só fornece evidência objetiva de exposição anormal ao ácido esofágico, como também pode avaliar a relação temporal da dor torácica e os episódios de refluxo ácido em até 50% dos casos.

13. Como o monitoramento de pH é realizado?
A verificação ambulatorial de pH pode ser feita, usando-se sondas fundamentadas em cateteres transnasais ou via sistemas sem fio de monitoramento de cápsulas. Os dados podem ser colhidos durante 24 a 48 horas. A Figura 3-4 é um exemplo de refluxo ácido na verificação de pH.

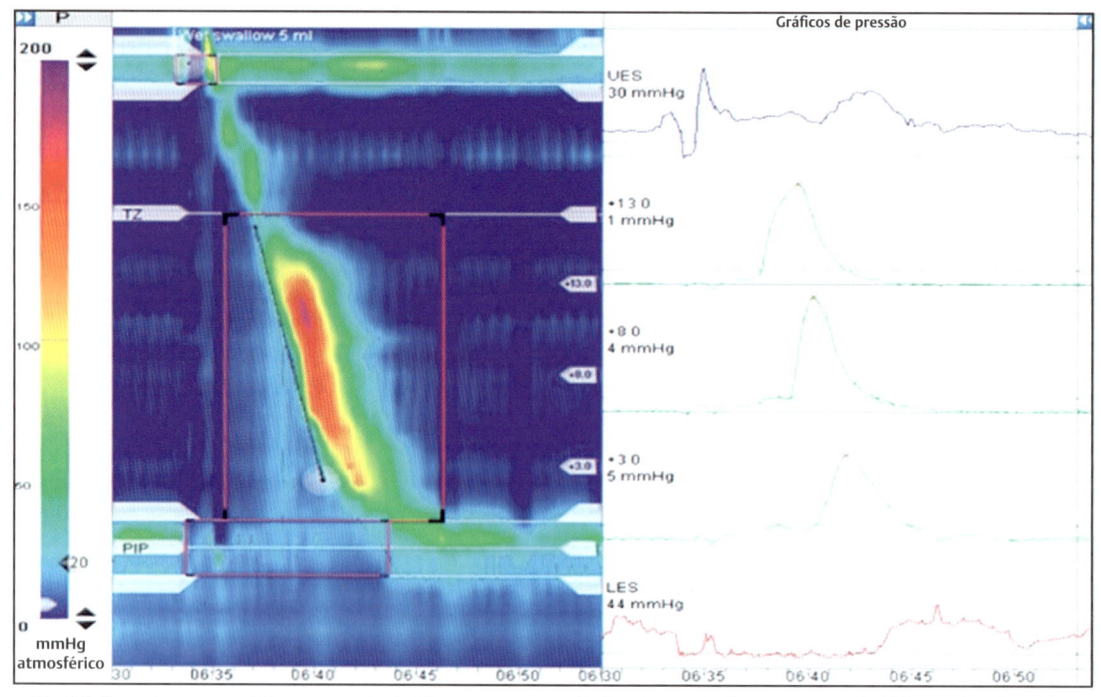

Fig. 3-2. Traçados manométricos normais obtidos por manometria de alta resolução e manometria bidimensional padrão.

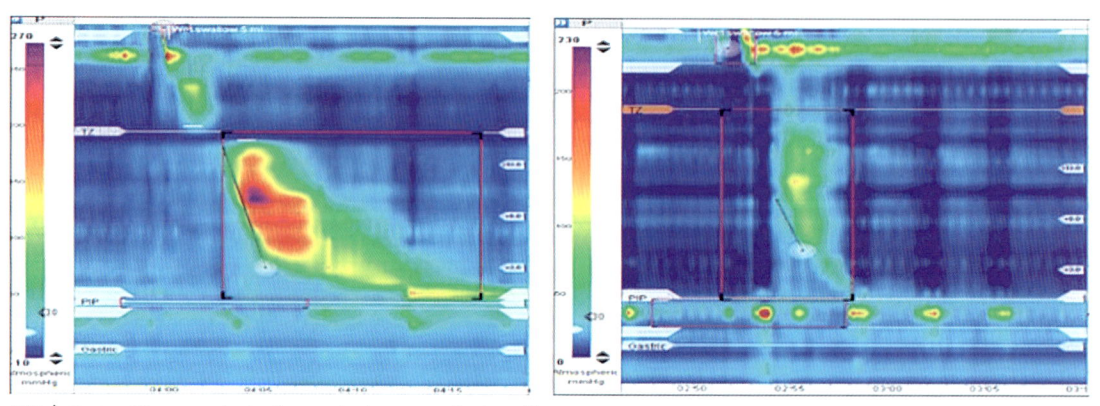

Fig. 3-3. *À direita:* Manometria de alta resolução e traçado de gráfico de pressão em paciente com esôfago quebra-nozes. O vigor da contração esofágica é medido usando-se a integral contrátil distal (DCI), que é uma medição tridimensional da extensão do segmento da pressão proximal para distal pela junção gastroesofágica (amplitude × duração × extensão). *À esquerda:* Espasmo esofágico difuso. Observe a contração simultânea da deglutição.

14. Quais são algumas vantagens e desvantagens do cateter transnasal?

O procedimento de colocação de um cateter transnasal pode ser feito no consultório, sem sedação, e pode ser geralmente combinado com monitores de impedância para fornecer informações adicionais sobre refluxo. O cateter, que é colocado 5 cm proximais ao esfíncter esofágico inferior, pode ter um ou mais sensores de pH que medirão a exposição ácida em locais diferentes do esôfago. A desvantagem desse sistema é o incômodo e o desconforto causado aos pacientes, e os dados de registro são tipicamente limitados a 24 horas. O desconforto do paciente pode levar à ingestão dietética alterada e à redução das atividades diárias, o que pode afetar negativamente a precisão do teste.

15. Quais são algumas vantagens e desvantagens do monitor de pH sem fio?

Uma cápsula colocada por endoscopia é temporariamente fixada à mucosa do esôfago, localizada 6 cm proximais à junção gastroesofágica, e as informações sobre a exposição esofágica ao ácido são transmitidas a um receptor durante 48 horas. Esse sistema tende a ser mais bem tolerado por pacientes e, portanto, estes têm mais probabilidade de reassumir a ingestão dietética e as atividades diárias normais. As desvantagens incluem a necessidade de endoscopia com sedação e o já re-

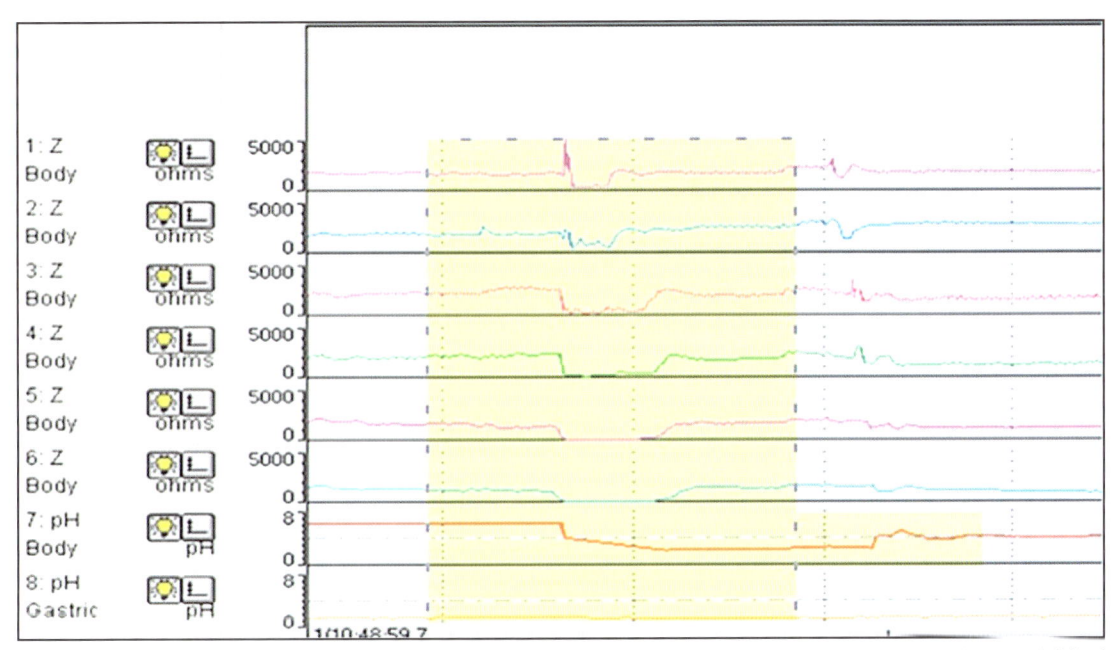

Fig. 3-4. Observe a mudança em impedância nos sensores 1-6 com queda prolongada em pH inferior a 4, indicando um episódio de refluxo ácido.

latado descolamento prematuro da cápsula em até 12% dos casos. Além disso, o pH sem fio pode não ser ideal na avaliação da dor torácica, pois esses pacientes podem informar piora dos sintomas com a colocação da cápsula. A remoção endoscópica para dor torácica tem sido informada em até 2%.

16. Em um paciente com escore de pH normal, qual é o próximo passo na avaliação de refluxo?
A impedância intraluminal de canais múltiplos (MII) é útil na detecção de episódios de refluxo não ácido ou de ácido fraco (pH > 4) não detectados pelos sistemas convencionais de monitoramento de pH. Pacientes com estudo de pH normal, mas MII anormal, são diagnosticados com refluxo não ácido, o que pode ocorrer em até *um terço dos pacientes* com sintomas de GERD que persistem apesar da experiência com PPIs.

17. Como funciona a MII?
A MII permite a detecção de conteúdo de refluxo tanto ácido, quanto não ácido. Sensores múltiplos embutidos em um cateter transnasal medem as alterações na resistência intraluminal para corrente alternada. Uma vez que o ar tenha condutividade elétrica insatisfatória, e os sólidos conduzam melhor, a MII pode diferenciar entre a presença de líquido e gás. Além disso, os sensores múltiplos, atuando em concerto, podem determinar a direção do fluxo de gás ou de material sólido, diferenciando, assim, entre aerofagia *versus* eructação e entre bolo alimentar *versus* refluxo. A Figura 3-5 é um exemplo de refluxo não ácido.

18. É possível obter outros dados de um cateter de pH/MII de 24 horas?
Sim. A correlação dos sintomas é uma peça integral de informações na interpretação de dados de um estudo de pH/MII de 24 horas. Os pacientes estão conectados a um dispositivo de monitoramento ambulatorial que permite a eles pressionar um botão quando sofrerem seus sintomas indicadores. Os episódios de sintomas são então comparados aos dados de pH/MII para se estabelecer uma correlação entre episódios de sintomas e de refluxo, sejam ácidos ou não ácidos.

19. Como se define a dor torácica esofágica funcional?
De acordo com os critérios ROMA III, dor torácica funcional de origem esofágica deve obrigatoriamente atingir todos os critérios diagnósticos a seguir:
1. Dor torácica ou desconforto na linha média sem queimação (para distinguir da azia funcional).
2. Ausência de evidência de que o refluxo ácido gastroesofágico seja a causa do sintoma.
3. Ausência de transtornos de motilidade esofágica com base histopatológica.

Além disso, os sintomas devem ter estado presentes pelos 3 meses anteriores, com início mais de 6 meses antes do diagnóstico.

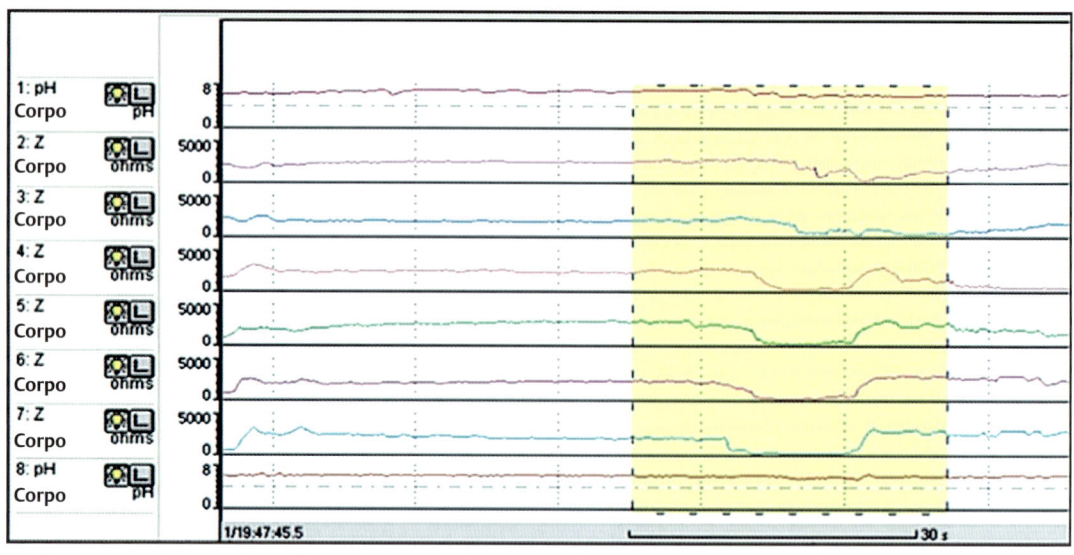

Fig. 3-5. Observe a mudança em impedância nos sensores 2-7 sem queda concomitante no pH esofágico (sensor 8), indicando refluxo não ácido.

20. O que significa uma correlação positiva de sintomas?

Estes índices expressam a correlação entre sintomas e refluxo. O índice de sintomas e o índice de gravidade dos sintomas fornecem dados sobre a força da associação entre sintomas e episódios de refluxo, enquanto a probabilidade de associação de sintomas avalia a probabilidade estatística de que um sintoma seja o resultado de um evento de refluxo em vez de apenas por acaso (Tabela 3-2). A fraqueza de qualquer uma dessas associações é o fato de que, com frequência, existem, também, poucos episódios de dor torácica sofridos em um período de 24 a 48 horas para se fazer uma avaliação precisa. Além disso, o episódio de dor torácica pode ser prolongado, e um episódio de refluxo pode ter ocorrido por acaso durante esse período. Deve-se notar que nenhum desses métodos pode prognosticar com confiança a resposta ao tratamento e, portanto, eles são considerados como dados complementares a suportar achados no estudo de pH/MII e nas suspeitas clínicas.

Tabela 3-2. Modalidades para Calcular a Associação de Sintomas e Episódios de Refluxo

MODALIDADE DE ESCORE DE SINTOMAS	CÁLCULO	ESCORE POSITIVO
SI	$\dfrac{\text{Episódios sintomáticos associados a eventos de refluxo}}{\text{Número total de episódios sintomáticos}} \times 100$	$\geq 50\%$
SSI	$\dfrac{\text{Número de episódios sintomáticos com pH} < 4}{\text{Número total de episódios de refluxo}} \times 100$	$\geq 10\%$
SAP	Qui-quadrado: Total de dados registrados de pH de 24 horas dividido em segmentos de 2 minutos. Cada segmento é interpretado para eventos de refluxo e sintomas informados. Os dados são resumidos em uma tabela 2×2, e a probabilidade de existência de associação é calculada usando o teste exato de Fisher	$\geq 95\%$

SAP = probabilidade de associação de sintomas; *SI* = índice de sintomas; *SSI* = índice de gravidade dos sintomas.

21. Como tratar a hipersensibilidade esofágica?

O tratamento da hipersensibilidade esofágica pode ser desafiador e, atualmente, não há tratamentos recomendados com uniformidade. O diagnóstico pode ser feito com uma endoscopia normal e um estudo normal de pH/MII, mas com correlação positiva de sintomas. Se uma experiência com supressão ácida falhou, moduladores de dor poderão ser considerados. Vários medicamentos foram estudados para dor esofágica em estudos clínicos e incluem: antidepressivos tricíclicos (imipramina), inibidores seletivos de recaptação de serotonina (sertralina, citalopram ou paroxetina) ou inibidores de recaptação de serotonina-norepinefrina (venlafaxina). Além disso, a teofilina tem sido bem-sucedida em aumentar os limiares de dor em dor torácica esofágica induzida por distensão. Por fim, pode haver um papel para a terapia cognitivo comportamental em pacientes com hipersensibilidade esofágica.

22. Como tratar a dor torácica funcional?

Embora os dados sobre o tratamento de dor torácica funcional sejam menos robustos, as recomendações anedóticas e de especialistas são semelhantes às do tratamento da hipersensibilidade esofágica. Os pacientes com dor torácica funcional tendem a apresentar outros transtornos gastrointestinais funcionais concomitantes, que podem se beneficiar da mesma forma da modulação neurotransmissora.

23. Existem testes provocativos que possam ser aplicados?

Sim, mas esses testes raramente são usados fora dos ambientes de pesquisa, por causa das dificuldades em padronização e aumento nos resultados diagnósticos de modalidades mais recentes (p. ex., estudos ambulatoriais de pH, teste com PPIs etc.). Dos testes designados para avaliar a sensibilidade esofágica, somente o teste de distensão com balão esofágico continua a ter algumas implicações clínicas. Por outro lado, os testes designados para avaliar a resposta à exposição ácida (teste de Bernstein) ou de dismotilidade esofágica (teste com betanecol, teste com edropônio, teste com ergovina e teste com pentagastrina) ou não estão prontamente disponíveis ou apresentam baixa utilidade diagnóstica.

24. Como o teste de distensão por balão esofágico é realizado?

Por meio de insuflações em série de um balão esofágico, os sujeitos são monitorados para o grau de distensão exigido para induzir os sintomas indicadores. Um estudo positivo é definido como a reprodução de sintomas a um volume que não induz a dor em sujeitos normais. Pode ser preciso acoplar esse estudo com outros testes provocativos, como a instilação ácida e a estimulação elétrica, para desfazer a complicada interação entre os mecanorreceptores, quimiorreceptores e nociceptores que governam a percepção da dor esofágica. Usando esses métodos, a pesquisa futura nessa área terá o potencial de fornecer os medicamentos adequados ou para aumentar o limiar da dor ou os neurotransmissores cegos em casos debilitantes de dor torácica esofágica.

25. Quais são as opções de tratamento para dor torácica esofágica relacionada com o refluxo com endoscopia negativa?

Para a doença do refluxo não erosiva, os PPIs deverão ser titulados para a menor dose efetiva possível. Para refluxo não ácido documentado em estudo de pH/MII de 24 horas durante terapia com PPI, os inibidores de refluxo (p. ex., baclofeno) podem ser usados para reduzir os relaxamentos transitórios do esfíncter esofágico inferior.

26. Existem quaisquer tratamentos emergentes ou modalidades diagnósticas para dor torácica esofágica?

Alguns receptores que ganharam atenção em estudos clínicos são:
- O antagonista do receptor de N-metil-D-aspartato (cetamina) aumenta o limiar sensorial sem alterar a motilidade esofágica e reduz a hiperalgesia secundária. Existem reações medicamentosas adversas (depressão do sistema nervoso central, arritmia, depressão respiratória) e ele exige administração intramuscular ou intravenosa.
- O ligante alfa-2-delta (pregabalina) reduz os moduladores de dor de ação central, glutamato e substância P.

27. Existem alguns diagnósticos psiquiátricos associados à dor torácica esofágica?

Sim. As comorbidades psiquiátricas, mais geralmente o transtorno da ansiedade, frequentemente se apresentam com a dor torácica esofágica. As condições comórbidas adicionais incluem: depressão grave, transtorno do pânico e somatização e podem ocorrer em até 33% dos pacientes com dor torácica esofágica. Os fatores fisiopatológicos exatos ligando esses transtornos à dor ainda são obscuros, o que dificulta o tratamento. A terapia cognitivo-comportamental tem sido usada com algum sucesso, mas o tratamento da doença psiquiátrica subjacente permanece essencial para a resolução dos sintomas.

28. Qual é o prognóstico em longo prazo da NCCP?

Embora não exista aumento na mortalidade como um todo sobre a população em geral, vários estudos em longo prazo e com base em resultados demonstraram morbidade aumentada, assim como qualidade de vida prejudicada em pacientes com NCCP. Até dois terços dos pacientes continuarão a sofrer seus sintomas indicadores por até 11 anos depois. Embora o fornecimento do diagnóstico exato possa não diminuir a frequência ou a gravidade dos sintomas, os pacientes que compreendem a origem esofágica de sua dor tendem a se sentir menos prejudicados e a usar menos recursos médicos para os sintomas existentes.

Os autores agradecem às contribuições dos Doutores Amit Agrawal e Donald O. Castell, que foram os autores deste capítulo na edição anterior.

BIBLIOGRAFIA

1. Bredenoord AJ, Fox M, Kahrilas PJ et al. Chicago classification criteria of esophageal motility disorders defined in high-resolution esophageal pressure topography (EPT). Neurogastroenterol Motil 2012;24(Suppl 1):57-65.
2. Cossentino MJ, Mann K, Armbruster SP et al. Randomized clinical trial: the effect of baclofen in patients with gastroesophageal reflux—a randomized prospective study. Aliment Phamacol Therapeut 2012;35:1036-44.
3. Eslick GD. Classification, natural history, epidemiology, and risk factors of noncardiac chest pain. Dis Mon 2008;54:593-603.
4. Fass R, Achem SR. Noncardiac chest pain: diagnostic evaluation. Dis Esophagus 2012;25:89-101.
5. Fass R, Herschcovici T. Noncardiac chest pain. the esophagus, 5th ed. Malden, MA: Wiley-Blackwell; 2012. p. 14-41.
6. Flook NW, Moayyedi P, Dent J et al. Acid-suppressive therapy with esomeprazole for relief of unexplained chest pain in primary care: a randomized, double-blind, placebo-controlled trial. Am J Gastroenterol 2013;108:56-64.
7. Gasiorowska A, Fass R. The proton pump inhibitor test in GERD: does it still have a role? J Clin Gastroenterol 2008;42:867-74.

8. Hershcovici T, Achem SR, Jha LK, Fass R. Systematic review: the treatment of noncardiac chest pain. Aliment Pharmacol Ther 2012;35:5-14.
9. Moawad FJ, Betteridge JD, Boger JA *et al*. Reflux episodes detected by impedance in patients on and off esomeprazole: a randomized double-blinded placebo-controlled crossover study. Aliment Pharmacol Ther 2013;37(10):1011-8.
10. Nguyen TMT, Eslick GD. Systematic review: the treatment of noncardiac chest pain with antidepressants. Aliment Pharmacol Ther 2012;35:493-500.
11. Rao SSC. Diagnosis and management of esophageal chest pain. Gastroenterol Hep 2011;7(1):50-2.
12. ROME III Diagnostic criteria for functional gastrointestinal disorders. Disponível online em http://www.romecriteria.org/criteria [Acessado em 22/09/2014].
13. Wang WH, Huang JQ, Zheng GF *et al*. Is proton pump inhibitor testing an effective approach to diagnose gastroesophageal reflux disease in patients with noncardiac chest pain?: a meta-analysis. Arch Intern Med 2005;165(11):1222-8.

ACALASIA
Joel E. Richter, MD, FACP, MACG

1. Definir acalasia.
A acalasia é o transtorno de motilidade esofágica mais bem reconhecido e o único transtorno de motilidade primária com achados patológicos estabelecidos. O termo vem do Grego e significa "insuficiência de relaxamento", descrevendo a característica predominante desse transtorno: o relaxamento insatisfatório do esfíncter esofágico inferior (LES). A segunda característica primordial é a aperistalse do esôfago. O primeiro caso de acalasia foi informado há mais de 300 anos por Sir Thomas Willis. A obstrução esofágica do paciente respondeu à dilatação com um osso de baleia.

2. Qual é a frequência da acalasia?
A acalasia é um transtorno raro que afeta todas as etnias igualmente, com a idade média no diagnóstico de 50 anos. A incidência média de um novo diagnóstico é de aproximadamente 0,5 a 1,5 casos por ano, em 100.000 pessoas. A prevalência da acalasia é muito mais alta, entre 8,7 e 10,8 casos, em 100.000 pessoas, porque o transtorno é uma doença crônica com baixo índice de mortalidade associado a ela.

3. Qual é a localização patológica da lesão de acalasia?
As alterações patológicas identificadas na necropsia ou em amostras de miotomia são vistas no plexo mioentérico do esôfago (plexo de Auerbach) e incluem uma resposta proeminente e inflamatória, embora irregular, consistindo em linfócitos T, perda de células ganglionares e certo grau de neurofibrose mioentérica. O resultado final dessa inflamação crônica é a *perda seletiva de neurônios pós-ganglionicos de inibição, contendo óxido nítrico e polipeptídios intestinais vasoativos*. Os neurônios pós-ganglionicos de estimulação são poupados; por isso, a estimulação colinérgica continua sem oposição, levando, às vezes, a uma pressão elevada do LES em repouso. A perda de neurônios inibidores resulta em relaxamento incompleto do LES, e a aperistalse resulta da perda do gradiente de latência que permite as contrações sequenciais ao longo do corpo do esôfago, um processo mediado por óxido nítrico.

4. Qual é a causa suspeita da acalasia?
A causa exata é desconhecida, mas a evidência é cada vez maior na direção de que uma resposta autoimune visa aos neurônios, possivelmente desencadeada por um agente infeccioso. Os relatórios indicam uma associação significativa a genótipos específicos de antígeno leucocitário humano (alelos DQA1*0103 e DQB1*0603) e acalasia. Recentemente, o DNA do vírus do herpes simples tipo 1 (HSV-1) foi identificado em tecido esofágico e demonstrou impulsionar uma cascata imunológica persistente, consistindo em infiltração das células ganglionares com células citotóxicas CD8 T e anticorpos antineuronais em circulação. Uma vez que o HSV-1 seja um vírus neurotrófico com predileção por epitélio escamoso, isto ajuda a explicar a perda seletiva de neurônios no esôfago.

5. Qual é a queixa mais comum no paciente com suspeita de acalasia?
A **disfagia** é informada pela maioria dos pacientes com acalasia. Inicialmente a disfagia se manifesta mais para sólidos que para líquidos, mas à época da apresentação entre 70 e 97% dos pacientes apresentam disfagia problemática para líquidos. O início da disfagia geralmente é gradual, sendo descrita inicialmente como "plenitude" não frequente no tórax ou sensação de "aderência", mas geralmente ocorre diariamente ou em cada refeição à época da apresentação ao médico. Alguns pacientes localizam corretamente sua disfagia na área subxifoide, mas muitos se queixam de disfagia no esôfago cervical. Os pacientes cortam os alimentos corretamente, mastigam completamente, ingerem muito líquido e geralmente são os últimos a deixar a mesa. Com os anos, eles aprenderam a acomodar sua disfagia usando várias manobras, incluindo levar os ombros para trás, erguer o pescoço ou voltar a cabeça para trás e usar a manobra de Valsalva na posição ereta para ajudar a esvaziar o esôfago.

6. Existem outros sintomas geralmente associados à acalasia?
A **regurgitação** de alimentos retidos e não digeridos ou de saliva acumulada ocorre em cerca de 75% dos pacientes com acalasia. Geralmente, o alimento regurgitado não é digerido, foi ingerido várias horas antes e não tem gosto ácido. A regurgitação não provocada geralmente ocorre durante ou logo após a refeição. É comum que os pacientes induzam o vômito manualmente para aliviar o desconforto torácico. Outros pacientes se queixam de fleimão branco e espesso na boca, resultante de saliva engolida e regurgitada. A regurgitação noturna pode ser desconfortável e muito intensa. O alimento ou a saliva regurgitados podem acabar na fronha do travesseiro, causar sons audíveis de gorgolejo, ou podem, às vezes, ser aspirados para a traqueia produzindo crises de tosse, sufocação e, raramente, pneumonia por aspiração. Em mulheres jovens, os sintomas de regurgitação podem ser confundidos com um transtorno de se alimentar.

As queixas menos comuns incluem: dor torácica, azia e perda de peso. A dor torácica se manifesta em quase 40% dos pacientes com acalasia, geralmente pacientes mais jovens cujos esôfagos não são muito dilatados. Com frequência, os sintomas não têm relação com as refeições e chegam a acordar o paciente de um sono profundo. A dor proeminente ocorre, em geral, no início do curso da acalasia, quando o esôfago está minimamente dilatado; com o tempo, a dor geralmente diminui e, às vezes, se resolve. Surpreendentemente, a azia pode ser constatada em até 50% dos pacientes com acalasia e muitas vezes esses pacientes recebem, de início, um prognóstico incorreto como sendo a doença do refluxo gastroesofágico (GERD). Às vezes, a azia está relacionada com o refluxo ácido verdadeiro, mas com mais frequência se deve à retenção de bebidas ricas em ácido ou, em pacientes com esôfagos muito dilatados, à retenção de alimentos. Nessa última situação, o alimento pode fermentar, e a sensação ácida é causada mais por ácido láctico que por ácido clorídrico. Tipicamente, esses pacientes não respondem aos antiácidos ou aos inibidores da bomba de prótons. Mais da metade dos pacientes com acalasia informa perda de peso, em média 4 a 8 kg. Entretanto, os pacientes com obesidade mórbida já foram também descritos como portadores de acalasia.

7. Qual é o melhor teste inicial para diagnóstico de acalasia?

Quando houver suspeita de acalasia, o melhor teste inicial é obter um esofagograma de bário via fluoroscopia. Geralmente, o esôfago é dilatado e um pouco tortuoso e não elimina o bário na posição ereta. O alimento e a saliva retidos produzem um nível de ar-fluido no topo da coluna de bário. O esôfago de alguns pacientes é acentuadamente dilatado, parecendo um cólon sigmoide. O esôfago distal se caracteriza por afunilamento suave, levando ao LES fechado, parecendo um bico de ave. A fluoroscopia sempre mostra falta de peristalse substituída por movimentos para frente e para trás na posição supina. Os casos precoces podem ter diagnóstico incorreto, porque os estudos de triagem de bário por raios X não revelam a dilatação esofágica, e a peristalse não é avaliada.

8. Quais são os aspectos manométricos clássicos da acalasia?

A manometria esofágica é necessária para estabelecer o diagnóstico de acalasia e deverá ser feita em qualquer paciente para o qual terapias invasivas estejam planejadas. Uma vez que a acalasia só envolva o músculo liso do esôfago, as anormalidades da manometria são confinadas aos dois terços distais do esôfago. *Todos os pacientes possuem pelo menos duas anormalidades manométricas: aperistalse e relaxamento anormal do LES.* Outras anormalidades incluem: pressão elevada do LES em até 50% dos pacientes e aumento na pressão de base do esôfago, geralmente maior que a pressão gástrica, resultando da retenção de alimento e saliva.

9. O que é manometria de alta resolução e como ela melhorou nossa habilidade de diagnosticar acalasia?

A manometria de alta resolução (HRM) é hoje o padrão ouro para o diagnóstico de acalasia. Neste procedimento, um cateter transnasal, incorporando 36 transdutores de pressão separados em cerca de 1 cm, é passado para o estômago (o antigo sistema usava cinco sensores de pressão). A HRM permite registrar a pressão detalhada e colorida desde a faringe até o estômago. Para que o primeiro relaxamento do LES possa ser precisamente medido, é preciso introduzir um novo termo manométrico: *pressão de relaxamento integrado* (IRP). Este parâmetro é automaticamente calculado para avaliar a pressão do LES após a deglutição durante um período de 4 segundos entre as contrações do diafragma crural. A IRP normal em controles sadios é inferior a 15 mm Hg; portanto, valores superiores a essa marca são os melhores prognosticadores de relaxamento prejudicado do LES em pacientes com acalasia.

Com o aparecimento da HRM, a acalasia pode agora ser subclassificada em três grupos clinicamente relevantes com base no padrão contráctil no esôfago (Figura 4-1). No **Tipo I** (acalasia clássica) existe o relaxamento prejudicado, mas não há pressurização significativa no corpo do esôfago. Na acalasia do **Tipo II**, a deglutição de água causa pressurização rápida em todo o esôfago, geralmente superior a 30 mm Hg. Isto pode exceder a pressão do LES, causando o esvaziamento do esôfago. A acalasia do **Tipo III** (anteriormente chamada de *acalasia vigorosa*) está associada à propagação rápida da pressurização; entretanto, essas são atribuíveis a contrações normais obliterando o lúmen, como acontece com o espasmo.

10. Alguns aspectos manométricos de acalasia podem prognosticar resposta à terapia ou à terapia direta?

Até o advento da HRM, a resposta era não. Entretanto, pela primeira vez, os padrões esofágicos definidos pela HRM podem ser usados para prognosticar a resposta a vários tratamentos. Os pacientes de acalasia do **Tipo I** e especialmente do **Tipo II** (60 a 100%) respondem bem à dilatação pneumática, à miotomia de Heller ou à toxina botulínica. O **Tipo III** responde menos satisfatoriamente (cerca de 30%) e terão melhor desempenho com a miotomia cirúrgica.

11. Existe papel para a endoscopia na avaliação de acalasia?

A endoscopia pode ser informada como normal em um número surpreendente de pacientes em que não havia suspeita de acalasia antes do procedimento. Em casos mais óbvios, o esôfago está dilatado e contém quantidades variáveis de fluido claro, saliva; ou alimento retido e macerado. Com a doença de longa data, o esôfago pode estar muito tortuoso e, às vezes, é difícil para intubar o LES. A mucosa esofágica demonstra várias mudanças desde eritema leve a erosões nítidas ou até ulcerações. O LES aparece enrugado e permanece fechado com insuflação de ar; entretanto, o endoscópio geralmente vai até o estômago mediante pressão suave. Em alguns pacientes, nota-se um "estalo", mas isto não é comum. Se pressão excessiva for necessária, a presença de pseudoacalasia deverá ser altamente suspeita. A visualização retroflexa da cárdia deverá ser sempre feita e amostras de biópsia obtidas das áreas suspeitas para excluir malignidade antes do tratamento.

Tipo I

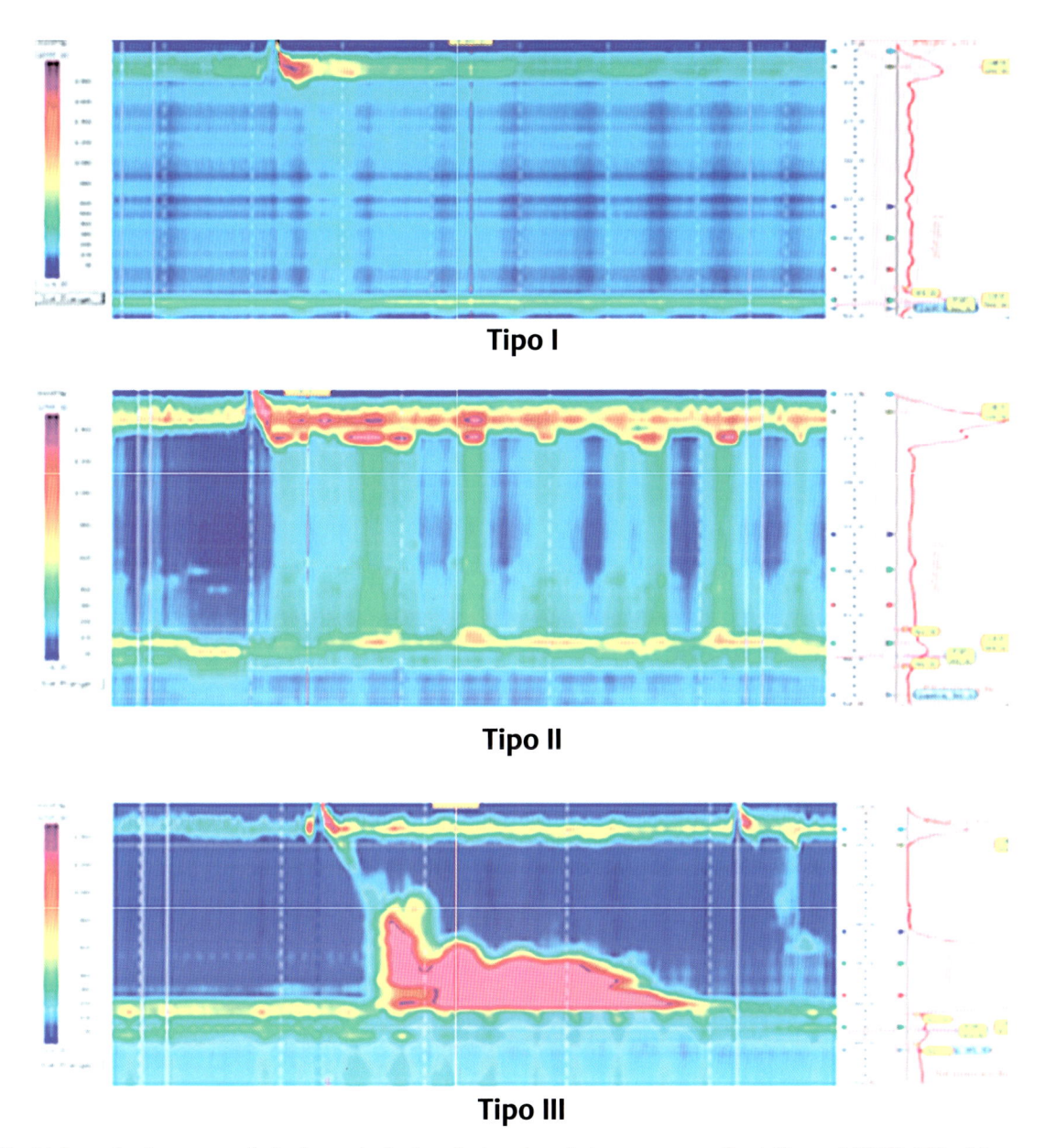

Tipo II

Tipo III

Fig. 4-1. Exemplos de manometria de alta resolução dos três tipos de acalasia propostos por Pandolfino et al. (2008). O Tipo I é caracterizado pela ausência de pressurização esofágica para mais de 30 mm Hg. O Tipo II está associado à pressurização por todo o esôfago para mais de 30 mm Hg observada após pelo menos 2 de 10 deglutições de água. O Tipo III tem contrações espásticas causadas por lúmen anormal, contrações obliterantes com ou sem períodos de pressurização por todo o esôfago.

12. Quais são as duas doenças mais comuns que imitam a acalasia?

Nas Américas Central e do Sul, a doença de Chagas é uma doença infecciosa de multissistemas, causada pelo protozoário *Trypanosoma cruzi* e transmitido pela mordida dos percevejos reduviídeos (beijadores). As células dos gânglios são destruídas em todo o corpo, resultando em danos ao megaesôfago, duodeno, cólon e reto. A doença esofágica é idêntica à acalasia idiopática. Muitos pacientes têm doença cardíaca, que é a causa principal de morte em pacientes com Chagas.

Em outras regiões, a "pseudoacalasia" secundária a malignidades representa aproximadamente 3% de todos os pacientes com acalasia e aproximadamente 10% dos pacientes com acalasia com mais de 60 anos de idade. A doença deverá ser suspeita em pacientes adultos idosos com disfagia de progresso rápido e perda de peso, mas ela pode ser observada em indivíduos muito mais jovens. Os cânceres mais comuns são o adenocarcinoma do esôfago e do estômago, mas tumores raros, como *mama, próstata, pulmão e linfoma,* já foram informados. O diagnóstico geralmente pode ser feito na endoscopia com biópsias múltiplas. Às vezes, a ultrassonografia endoscópica com biópsias direcionadas pode ser útil.

13. Os casos secundários de acalasia estão sendo mais observados?

Os casos raros de acalasia secundária incluem: *amiloidose, esofagite eosinofilica, sarcoidose* e *pseudocistos pancreáticos*. Cada vez mais, a acalasia secundária está sendo reconhecida após a fundoplicatura laparoscópica e, especialmente, o enfaixamento gástrico. Nestas situações a fundoplicatura é apertada demais ao redor do esôfago distal, ou a faixa gástrica foi mal colocada, muito alta e próxima à junção esofagogástrica (EGJ), prejudicando o esvaziamento esofágico. Estes pacientes se queixam de disfagia, e o esôfago se dilata. Geralmente, a correção desses problemas cirúrgicos resulta na volta da peristalse e na resolução da disfagia.

14. Quais são os objetivos para o tratamento da acalasia?

Não há tratamento para restaurar a atividade muscular do esôfago sem nervos. O tratamento se concentra na redução do gradiente no LES com três objetivos:
1. Aliviar os sintomas primários da disfagia e da regurgitação.
2. Melhorar o esvaziamento do esôfago.
3. Prevenir o desenvolvimento do megaesôfago com o tempo.

Em resumo, usando-se modalidades únicas ou múltiplas de tratamento, mais de 90% dos pacientes com acalasia passam bem. Entretanto, a doença nunca é "curada", e tratamentos de retoque (*touch-up*) serão necessários durante longos períodos de acompanhamento.

15. Existem drogas orais disponíveis para tratamento de acalasia?

Os dois agentes orais mais comuns para tratar acalasia são os nitratos e os bloqueadores dos canais de cálcio. Os nitratos aumentam a concentração de óxido nítrico em células de músculos lisos, promovendo o relaxamento muscular. Os bloqueadores dos canais de cálcio inibem a ingestão do cálcio das células e diminuem a pressão do LES em cerca de 50%. Nitratos na forma de dinitrato de isossorbida (5 mg) ou nifedipina (10-30 mg) são administrados via sublingual aproximadamente 15 a 30 minutos após as refeições e à noite, ao deitar. Uma desvantagem significativa é a ocorrência de reações adversas, como hipotensão, cefaleias e tontura, em cerca de 30% dos pacientes; a tolerância à droga se desenvolve com o tempo.

16. Como funciona a toxina botulínica na acalasia?

A injeção de toxina botulínica A diretamente no LES é a droga mais comum usada no tratamento da acalasia. Trata-se de uma neurotoxina que bloqueia a liberação de acetilcolina das terminações neurais. O efeito é temporário, pois as sinapses colinérgicas acabam se regenerando. Embora haja cinco formulações comerciais da toxina botulínica com potências variáveis, a maioria dos estudos usou Botox (Allergan Inc., Irvine; CA [EUA]) ou Dysport (Ipsen Pharmaceutical, Bologne-Billancourt, França). O Botox está disponível em frascos contendo 100 unidades do pó liofilizado. Para uso na acalasia, isto pode ser diluído em 5 mL de soro fisiológico normal para chegar a uma solução contendo 20 unidades/mL. A endoscopia superior flexível é realizada, e a toxina injetada via uma agulha de escleroterapia de 5 mm na região do LES, pinçando a mucosa aproximadamente 1 cm acima da linha Z e inclinando a agulha em cerca de 45 graus. As injeções são administradas em 5 alíquotas (total de 100 unidades) distribuídas em circunferência ao redor do LES fechado.

17. Quais são os resultados da terapia com Botox?

Usando-se doses de 80 a 100 unidades de Botox, observa-se melhora clínica dentro de 1 mês em mais de 80% dos pacientes, mas menos de 60% estarão em remissão após 1 ano. Pacientes idosos e aqueles com acalasia vigorosa terão resposta mais favorável ao Botox. Daqueles que respondem à primeira injeção, 75% responderão a uma segunda injeção de Botox, mas alguns informam resposta diminuída às injeções adicionais, provavelmente por causa da produção de anticorpos para a proteína externa. Cinco estudos clínicos randomizados comparando a toxina botulínica à dilatação pneumática e um estudo comparando à miotomia laparoscópica descobriram alívio inicial comparável da disfagia, mas a deterioração rápida no grupo tratado com a droga dentro de 6 a 12 meses.

18. Botox apresenta reações adversas e falhas de ação?

Botox não deverá ser administrado a pacientes com **alergia a ovo**. Caso contrário, a droga é segura e simples de administrar. As complicações informadas incluíram dor torácica transitória e azia. A principal desvantagem é o custo (cerca de US$ 550/frasco) junto com a necessidade de várias injeções. Alguns relatórios cirúrgicos sugerem que as injeções repetidas de Botox façam planos cirúrgicos entre tecidos mais difíceis de dissecar. Entretanto, os resultados após a cirurgia parecem não ser afetados, tenha ou não sido usado o Botox anteriormente.

19. Onde as injeções de toxina botulínica apresentam a melhor utilidade possível no tratamento de acalasia?

Nos EUA, as injeções de toxina botulínica tendem a ser o tratamento de primeira linha para pacientes adultos idosos ou para aqueles com moléstias comórbidas, pois elas são seguras e melhoram os sintomas, e porque os pacientes idosos geralmente exigem tratamentos com frequência não superior a uma vez por ano. A toxina botulínica não deverá ser usada em pacientes mais jovens e sadios, pois tratamentos mais definitivos estão disponíveis. O tratamento com toxina botulínica pode ser vantajoso em termos de custo para pacientes com acalasia vivendo há menos de 2 anos.

20. Como é feita a dilatação pneumática do LES?

A dilatação pneumática lacera o LES ao esticar parcialmente o músculo usando balões cheios de ar. O procedimento foi nitidamente simplificado usando-se o sistema de balão Microvasive Rigiflex (Boston Scientific Corp., Massachusetts, EUA). Estes balões de polietileno não conformes existem em três diâmetros (30, 35 e 40 mm) montados em um cateter flexível colocado sobre um fio-guia na endoscopia. O procedimento acrescenta cerca de 5 minutos à endoscopia inicial. O balão de acalasia é colocado no LES com a posição determinada por fluoroscopia. A "cintura" criada pelo LES não relaxante é gradualmente inflada usando-se 7 a 15 psi de ar mantido por 15 a 60 segundos. A maioria dos procedimentos é feita em ambulatório, com o paciente sendo observado por 2 a 4 horas antes de voltar às atividades normais no dia seguinte. Geralmente, as dilatações começam com o balão menor (30 mm), sendo então repetidas em intervalos de 2 a 4 semanas, com balões cada vez maiores, se o alívio dos sintomas e a melhora no esvaziamento esofágico não ocorrerem.

21. Quais são os resultados da dilatação pneumática?
Em uma revisão recente de quase 1.200 pacientes por 24 estudos, com acompanhamento médio de até 3 anos, a dilatação pneumática Rigiflex resultou em alívio de bom a excelente em 74, 86 e 90% dos pacientes com os balões de 30, 35 e 40 mm, respectivamente. Em cinco anos, quase um terço dos pacientes apresentou recidiva dos sintomas; entretanto, a remissão em longo prazo pode ser atingida na maioria dos pacientes por dilatações repetidas "mediante pedido", com base na recorrência dos sintomas. Se houver falha em três dilatações por balão em série, a maioria dos especialistas recomenda a cirurgia. A dilatação pneumática é o tratamento mais dispendioso para acalasia durante uma janela de 5 a 10 anos após o procedimento.

22. Existem subconjuntos de pacientes que se dão melhor com a dilatação pneumática?
Os pacientes com os melhores resultados após a dilatação pneumática são mais velhos (com mais de 40 anos), do sexo feminino e aqueles com padrão do Tipo II confirmado por HRM. Apesar disso, a dilatação pneumática pode ser realizada em quase qualquer paciente. Alguns especialistas recomendam começar com o balão de 35 mm ao tratar homens jovens e aqueles que se submeteram antes à miotomia de Heller.

23. Quais são as complicações associadas à dilatação pneumática?
O estado cardiopulmonar insatisfatório e outras moléstias comórbidas que impedem a cirurgia, caso ocorra uma perfuração, são contraindicações absolutas às dilatações pneumáticas. Até 33% dos pacientes apresentam complicações após a dilatação pneumática, mas a maioria delas é de pequeno porte, sendo a dor torácica a mais comum. As perfurações esofágicas são as complicações mais graves com índice geral de 2% em mãos experientes (faixa de 0 a 16%), das quais 50% exigirão cirurgia. Várias complicações da GERD são raras após a dilatação pneumática, mas de 15 a 35% dos pacientes apresentam azia em resposta aos inibidores da bomba de prótons.

24. Quais são os elementos críticos da miotomia laparoscópica para o tratamento de acalasia?
Do ponto-de-vista cirúrgico, a miotomia minimamente invasiva pelo abdome tornou-se o padrão ouro para tratar acalasia. Os pacientes são geralmente hospitalizados por menos de 48 horas e voltam ao trabalho em duas semanas. As melhorias cirúrgicas recentes incluem a extensão da miotomia 2 a 3 cm para o estômago proximal para cortar as fibras de tipoia gástrica, quase obliterando a pressão de repouso do LES e a adição de uma fundoplicatura incompleta (de Dor ou de Toupet) para reduzir as complicações do refluxo ácido intenso.

25. Qual é o grau de sucesso da miotomia cirúrgica para acalasia?
As taxas de sucesso clínico após a miotomia laparoscópica são muito altas, em média 89% (variando de 75 a 100%) após acompanhamento médio de quase três anos. Entretanto, a taxa de sucesso diminui para 65 a 85% após 5 anos, provavelmente como resultado da progressão da doença e das complicações da GERD. Os pacientes, em que a dilatação pneumática ou o tratamento com toxina botulínica falharam, podem ser tratados com sucesso pela miotomia cirúrgica, embora alguns estudos sugiram uma taxa mais baixa de sucesso.

26. Existem prognosticadores de sucesso cirúrgico para miotomia?
Os fatores prognósticos positivos para a miotomia bem-sucedida incluem: pacientes mais jovens (menos de 40 anos), do sexo masculino, com pressões de LES superiores a 30 mm Hg e esôfago reto. Assim como ocorre com a dilatação pneumática, o padrão de acalasia Tipo II por HRM tem o melhor resultado após a cirurgia. Entretanto, dados recentes sugerem que a cirurgia é superior em pacientes do Tipo III, provavelmente por causa do rompimento proximal mais extenso do músculo esofágico.

27. Quais são os principais problemas da cirurgia?
A miotomia laparoscópica é muito segura, com taxa de mortalidade de aproximadamente 0,1%. A complicação mais comum é a perfuração da mucosa esofágica ou gástrica (faixa de 0 a 35%) durante a miotomia, que é geralmente reconhecida durante o procedimento e reparada sem consequências clínicas. A recorrência da disfagia, se ocorrer após a miotomia, geralmente se desenvolve dentro de 12 a 18 meses. A causa mais comum é uma miotomia incompleta, geralmente no lado gástrico, onde a dissecção é mais complicada, cicatrização mais demorada e um envelope antirreflexo de obstrução. A disfagia recorrente após miotomia pode ser tratada com dilatação pneumática ou miotomia de repetição. A GERD pode ser uma complicação grave após miotomia com índice informado próximo a 50%. Cerca de 25% dos pacientes apresentarão esofagite moderada à intensa e entre 7 e 10% deles poderão desenvolver esôfago de Barrett e, às vezes, um adenocarcinoma secundário.

28. Qual é o melhor tratamento para o paciente sadio com acalasia?
Até recentemente, o tratamento dessa questão foi difícil, porque grandes estudos prospectivos randomizados não estavam disponíveis. Isto mudou, em 2011, com a publicação do chamado European Achalasia Trial (Estudo Europeu de Acalasia) de cinco países que randomizaram 94 pacientes à dilatação pneumática por Rigiflex (30 e 35 mm com até três dilatações repetidas) e 106 à miotomia laparoscópica com a fundoplicatura de Dor executada por médicos altamente especiali-

zados nos dois procedimentos. Durante 2 anos, ambos os tratamentos apresentaram sucesso comparável no alívio dos sintomas (92% para dilatação *versus* 87% para miotomia), melhorando o esvaziamento com bário e reduzindo a pressão de LES. Embora um acompanhamento mais longo esteja planejado, este estudo indica que ambos os tratamentos são igualmente efetivos pelo menos por 2 a 3 anos.

29. Qual é o novo tratamento endoscópico para acalasia?

Desenvolvida no Japão, a miotomia esofágica perioral é o mais novo e entusiástico tratamento para acalasia sendo amplamente estudado nos EUA e na Europa. Realiza-se a miotomia endoscópica usando um túnel submucoso; os músculos circulares são divididos em um mínimo de 6 cm no esôfago distal e 2 cm na cárdia, e o lado de entrada da mucosa é fechado com clipes endoscópicos padronizados. Estudos pequenos, geralmente envolvendo menos de 20 pacientes, informam índices de sucesso na média de 90% com redução na pressão do LES e esvaziamento esofágico melhorado. Entretanto, o procedimento é tecnicamente exigente; muitos pacientes apresentam vazamentos de ar no mediastino, e a mediastinite purulenta é uma complicação possível; e o acompanhamento ainda é curto, seis meses em média. E o mais importante, o procedimento antirrefluxo não está incluído nesse procedimento, e o risco de GERD pode ser considerável (até 45% em um estudo), o que pode representar uma desvantagem grave.

30. Qual é o tratamento de acompanhamento para o paciente com acalasia tratada?

Uma vez que acalasia não tenha cura, todos os pacientes, seja qual for o tratamento de sintomas, precisam de acompanhamento fisiológico de sua doença. Anteriormente, o teste fisiológico preferido era repetir as medições do LES; entretanto, um estudo recente sugere que um esofagograma de bário cronometrado na posição ereta forneça informações melhores. No teste, o paciente recebe aproximadamente 240 mL de bário diluído para ingerir na posição ereta, e o esvaziamento esofágico é avaliado em 1 e 5 minutos. No recente estudo, European Achalasia Trial, o esofagograma de bário cronometrado foi mais prognóstico do resultado em dois anos (88%) que a pressão de LES pós-procedimento. Verificação mais recente sugere que o esvaziamento de bário se correlaciona satisfatoriamente com a distensibilidade de EGJ. Os pacientes com distensibilidade normal geralmente apresentam esvaziamento em posição ereta em 5 minutos, enquanto aqueles com abertura esofágica prejudicada e persistente apresentam altura média da coluna de bário de 5 a 8 cm aos 5 minutos. Os pacientes com alívio de sintomas e bom esvaziamento esofágico passam bem em longo prazo e deverão ser reavaliados cada 2 a 3 anos. Aqueles com sintomas persistentes e esvaziamento esofágico insatisfatório justificam tratamento complementar ou acompanhamento estrito em um ano.

31. A acalasia é um quadro pré-maligno?

O risco de desenvolvimento de câncer de esôfago, especialmente do câncer de células escamosas, é aumentado de 10 a 50 vezes na acalasia. Entretanto, a incidência geral de câncer é rara, a vigilância endoscópica é difícil e não há recomendações para acompanhamento de rotina pelas sociedades de gastroenterologia. Quando levado em consideração, ele parece mais razoável naqueles pacientes com esôfago muito grande e drenagem insuficiente, pois o câncer está mais relacionado com a estase crônica e a inflamação no corpo do esôfago.

32. Qual é um bom algoritmo para tratamento do paciente com acalasia?

O algoritmo de tratamento é determinado pelas habilidades do cirurgião e dos gastroenterologistas na comunidade do paciente. A Figura 4-2 mostra um algoritmo geralmente empregado nos centros que atendem uma quantidade significativa de pacientes com acalasia.

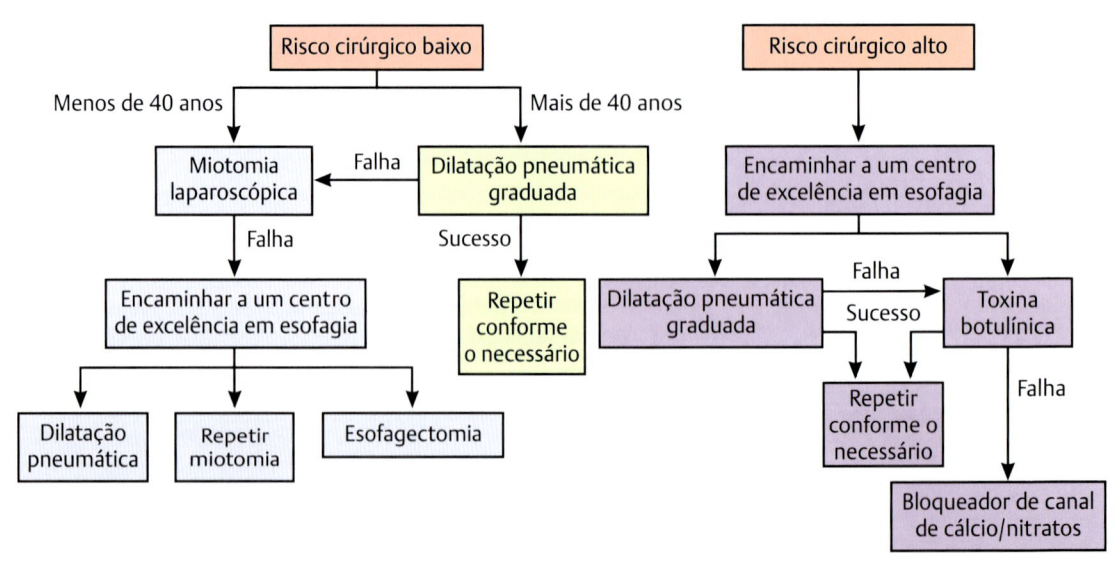

Fig. 4-2. Algoritmo sugerido para o tratamento de acalasia. *(Cortesia de Boeckxstaens GE, Zanitto G, Richter JE: Achalasia, Lancet 2014;383:83-93.)*

BIBLIOGRAFIA

1. Boeckstaens GE, Annese V, des Varannes SB *et al.* Pneumatic dilation vs. laparoscopic Heller myotomy for idiopathic achalasia. N Engl J Med 2011;364:1807-16.
2. Boeckxstaens GE, Zanitto G, Richter JE. Achalasia. Lancet 2014;383:83-93.
3. Bresadda V, Feo CV. Minimally invasive myotomy for the treatment of esophageal achalasia: evolution of the surgical procedure and the therapeutic algorithm. Surg Laparosc Endosc Percutan Tech 2012;22:83-7.
4. Facco M, Brun P, Baesso I *et al.* T cells in the myenteric plexus of achalasia patients show a skewed TCR repertoire and react to HSV-1 antigens. Am J Gastroenterol 2008;103:1598-609.
5. Ghosh SK, Pandolfino JE, Rice J *et al.* Impaired deglutitive EGJ relaxation in clinical esophageal manometry: a quantitative analysis of 400 patients and 75 controls. Am J Physiol Gastrointest Liver Physiol 2007;293:G878-85.
6. Katzka DA, Castell DO. Review article: an analysis of the efficacy, perforate rates and methods used in pneumatic dilation for achalasia. Aliment Pharmacol Ther 2011;34:832-9.
7. Leeuwenburgh I, Scholten P, Alderliestein J *et al.* Long-term esophageal cancer risk in patients with primary achalasia: a prospective study. Am J Gastroenterol 2010;105:2144-9.
8. Lynch KL, Pandolfino JE, Howden CW, Kahrilas PJ. Major complications of pneumatic dilation and Heller myotomy for achalasia. Single-center experience and systematic review of the literature. Am J Gastroenterol 2012;107:1817-25.
9. Naef M, Mouton WG, Naef U *et al.* Esophageal dysmotility disorders after laparoscopic gastric banding-an underestimated complication. Ann Surg 2011;253:285-90.
10. Pandolfino JE, Kwiatek MA, Nealis T *et al.* Achalasia: a new clinically relevant classification by high-resolution manometry. Gastroenterology 2008;135:1526-33.
11. Ramzan Z, Nassri AB. The role of Botulinum toxin injection in the management of achalasia. Curr Opin Gastroenterol 2013;29:468-73.
12. Richter JE, Boeckstaens GE. Management of achalasia: surgery or pneumatic dilation. Gut 2011;60:869-76.
13. Rohof WO, Hirsch DP, Kessing BF, Boeckstaens GE. Efficacy of treatment for patients with achalasia depends on the distensibility of the esophagogastric junction. Gastroenterology 2012;143:328-35.
14. Rohof WO, Salvador R, Annese V *et al.* Outcomes of treatment of achalasia depend on manometric subtype. Gastroenterology 2013:718-25.
15. Sandowoski DC, Ackah F, Jiang B, Svenson LW. Achalasia: incidences, prevalence and survival. A population-based study. Neurogastroenterol Motil 2010;22(9):256-61.
16. Swanstrom LL, Kurian A, Dunst CM *et al.* Long-term outcomes of an endoscopic myotomy for achalasia. The POEM procedure. Ann Surg 2012;256:659-67.
17. Vaezi MF, Baker ME, Achkar E, Richter JE. Timed barium oesophagram: better predictor of long-term success after pneumatic dilation in achalasia than symptom assessment. Gut 2002;50:765-70.
18. Vela MF, Richter JE, Wachsberger D *et al.* Complexities of managing achalasia at a tertiary center: use of pneumatic dilation, Heller myotomy and botulinum toxins injection. Am J Gastroenterol 2004;99:1029-36.
19. Wen ZH, Gardner E, Wang YP. Nitrates for achalasia. Cochrane Database Syst Rev 2004;(1), CD002299.
20. Zerbid F, Thetiot V, Richy F, *et al.* Repeated pneumatic dilations as long-term maintenance therapy for esophageal achalasia. Am J Gastroenterol 2006;101:692-7.

Websites

Cleveland Clinic. Treatments and procedures: achalasia overview. http://my.clevelandclinic.org/disorders/achalasia/ts_overview.aspx [Acessado em 22/09/2014].

MedicineNet.com. Patient comments: achalasia-describe your experience. http://www.medicinenet.com/achalasia/patient-comments-284.htm[Acessado em 22/09/2014]

CAPÍTULO 5

CÂNCER DE ESÔFAGO

Peter R. McNally, DO, MSRF, MACG ▪ *Nimish B. Vakil, MD, FACP, FACG, AGAF, FASGE*
John C. Deutsch, MD

1. Qual é a frequência do câncer de esôfago?

O câncer de esôfago responde por 1% de todos os cânceres recentemente diagnosticados nos EUA. Em 2013, cerca de 17.990 novos casos de câncer de esôfago foram diagnosticados (14.440 em homens e 3.550 em mulheres) com aproximadamente 15.210 óbitos (12.220 em homens e 2.990 em mulheres). Esta doença é três ou quatro vezes mais comum entre os homens que entre as mulheres. O risco vitalício do câncer de esôfago nos EUA é de aproximadamente 1 em 125 casos nos homens e de 1 em 435 casos nas mulheres.

2. A incidência de câncer de esôfago está aumentando?

Não. Essa incidência nos EUA estacionou na última década. Entretanto, alterações significativas têm sido observadas nos três tipos de células observados nessa doença. Há 40 anos, o carcinoma de células escamosas (SCCA) era a forma mais comum de câncer de esôfago nos EUA; atualmente predomina o adenocarcinoma (AdenoCA) como a forma mais comum.

O câncer de esôfago já foi muito mais comum em pacientes negros que em caucasianos, mas hoje esta distribuição está mais igual, pois os índices baixaram nos negros e aumentaram levemente nos caucasianos durante as últimas décadas. O SCCA é o tipo de câncer do esôfago mais comum entre os negros, enquanto o AdenoCA é mais comum entre os caucasianos.

3. Existem variações geográficas na incidência de câncer de esôfago?

Sim. A incidência de câncer do esôfago varia cerca de 16 vezes em termos internacionais. Por exemplo, as taxas de câncer esofágico no "cinturão de câncer de esôfago" (Irã, Norte da China, Índia e partes da África) são 10 a 100 vezes mais altas que nos EUA. A exposição ao tabaco, baixos níveis de selênio do solo, alta ingestão de nitrosaminas e de líquidos quentes e baixo consumo de frutas e vegetais são considerados como fatores causadores da doença.

4. Quais são os tipos mais comuns de câncer esofágico?

No mundo todo, o tipo mais comum de câncer esofágico é o SCCA (90 a 95% de todos os cânceres do esôfago), enquanto nos EUA a incidência do SCCA tem decaído nos últimos 40 anos. Antes de 1970, o SCCA era o câncer de células mais comum nos EUA, mas recentemente o AdenoCA se tornou o tipo mais comum de câncer esofágico. Acredita-se que a redução no uso de tabaco e no tabagismo seja responsável pelo declínio no SCCA, enquanto a epidemia de obesidade e a doença do refluxo esofágico (GERD) são responsáveis pelo aumento em AdenoCA.

5. Qual é a associação entre bifosfonatos e câncer de esôfago?

O uso de bifosfonatos tem sido associado ao AdenoCA e ao SCCA esofágicos em vigilância pós-comercialização. Como resultado, o Food and Drug Administration (FDA) recomendou que os bifosfonatos orais não fossem usados em pacientes com esôfago de Barrett (BE).

6. Quais são as recomendações atuais para triagem de câncer esofágico nos EUA?

Atualmente não existe método efetivo em termos de custo para triagem de câncer esofágico nos EUA. Vários subgrupos de pacientes estão em risco aumentado para esse câncer e deverão ser considerados independentemente para triagem endoscópica. São os pacientes com:
- Acalasia.
- Ingestão de lixívia.
- Síndrome de Plummer-Vinson.
- Tilose.

Não há diretrizes estritas para triagem de câncer endoscópico para pacientes com acalasia ou ingestão anterior de lixívia, mas alguns especialistas sugerem o exame endoscópico e a biópsia aos 15 anos e a necessidade de um limiar mais baixo para investigar os sintomas de dispepsia e de disfagia. Sintomas de disfagia associados à Síndrome de Plumber-Vinson deverão ser investigados com endoscopia e biópsia, corrigindo-se a deficiência de ferro. Os pacientes com tilose deverão iniciar a vigilância endoscópica por volta dos 30 anos. A maioria dos casos de câncer esofágico nesses pacientes foi observada no esôfago distal, de modo que a atenção deve-se concentrar nessa área durante o exame. O BE está associado ao maior risco de AdenoCA do esôfago. Entretanto, a melhor triagem eficaz em custo para a identificação de BE ainda causa discussões. As diretrizes do American College of Gastroenterology sugerem que os pacientes com GERD crônica tenham mais probabilidade de contrair BE e deverão ser submetidos à endoscopia. O resultado mais alto para BE ocorre na população de homens brancos com mais de 50 anos de idade e com história longa de sintomas de refluxo. Uma vez identificado, recomendam-se a esofagogastroduodenoscopia (EGD) periódica e a biópsia. O leitor deve buscar os Capítulos 7 e 62, "Esôfago de Barrett" e "Rastreamento e Vigilância Endoscópica para Câncer", respectivamente, para informações complementares.

7. Quais transtornos gastrointestinais estão associados ao risco aumentado de câncer de esôfago?
- Acalasia: SCCA.
- Síndrome de Plummer-Vinson: SCCA.
- BE: AdenoCA.
- Doença celíaca: SCCA.
- Gastrectomia anterior: SCCA.

8. Quais são os aspectos clínicos típicos do câncer de esôfago?
Embora o SCCA ocorra tipicamente nos esôfagos superior e médio, e o AdenoCA ocorra no esôfago distal, ambos têm apresentação clínica similar. A idade mais comum para início deste câncer é entre 65 e 74 anos, e os aspectos clínicos do câncer de esôfago são mostrados na Tabela 5-1.

Tabela 5-1. Aspectos Clínicos do Câncer Esofágico

ASPECTO CLÍNICO	FREQUÊNCIA (%)	CONSEQUÊNCIA
Idade de pico na apresentação	65-75	As comorbidades quase sempre impedem a operabilidade
Sexo (Masc:Fem)	4:1	Mais comum nos homens
Etnia (negra:caucasiana)	50:50	SCCA > homens negros AdenoCA > homens brancos
Disfagia	90	Geralmente doença avançada
Anorexia e perda de peso	75	
Odinofagia	50	Sugere ulceração de tumor
Dor torácica, frequentemente irradiando-se para as costas	Menos frequente	Implica invasão de estruturas neuromediastinais
Paralisia de pregas vocais	Menos frequente	Sugere invasão mais típica de SCCA
Tosse e pneumonia	Menos frequente	Obstrução esofágica, aspiração, fístula
Rouquidão	Menos frequente	GERD alta, malignidade de ENT coincidente, invasão de SCCA
Soluços	Menos frequente	Envolvimento do diafragma

AdenoCA = adenocarcinoma; *ENT* = orelha, nariz e garganta; *GERD* = doença do refluxo gastroesofágico; *SCCA* = carcinoma de células escamosas.

9. Quais são os fatores de risco para câncer de esôfago?
Os fatores de risco para câncer de esôfago variam de acordo com o tipo de célula e são descritos na Tabela 5-2. Tabaco e álcool são os fatores de risco mais geralmente identificados, mas a obesidade foi recentemente identificada como um fator de risco independente importante. O esôfago de Barrett (BE) é um quadro adquirido associado à reposição metaplásica de

Tabela 5-2. Fatores de Risco para Câncer Esofágico

FATOR DE RISCO	CARCINOMA DE CÉLULAS ESCAMOSAS	ADENOCARCINOMA
Tabagismo	+	+
Alcoolismo	+	−
Esôfago de Barrett	−	+
Refluxo gastroesofágico frequente	−	+
Índice de massa corporal > 30	−	+
Situação socioeconômica baixa	+	−
Ingestão anterior de lixívia cáustica	+	−
Dieta: compostos N-nitrosos elevados, vegetais picantes, fungos tóxicos, nozes de areca ou pedaço de fumo de mascar de betel, bebidas quentes, baixo nível de selênio e zinco	+	−
Vírus do papiloma humano	+	?

epitélio escamoso normal por um revestimento colunar causado pelo refluxo gastroesofágico crônico. A incidência de AdenoCA aumenta quase 40 vezes em pacientes com BE e é o fator de risco mais significativo para câncer de esôfago. Estima-se que 5% dos pacientes com BE acabarão desenvolvendo câncer invasivo, e os pacientes com BE histologicamente comprovado exigem vigilância vitalícia por causa do risco. Acredita-se que a doença progrida a partir da metaplasia de Barrett para uma displasia de baixo para alto grau e para o AdenoCA.

10. **Existe ligação entre história atual ou passada de condições da orelha, nariz e garganta (ENT) e o câncer de esôfago?**
Sim. Isto reflete, provavelmente, a exposição aos fatores de risco comuns para SCCA, como tabagismo e alcoolismo. Embora alguns estudos tenham sugerido que a incidência de SCCA síncrono ou metácrono fique entre 3 e 14%, não há diretrizes aceitas para a vigilância periódica. A American Society of Gastrointestinal Endoscopy recomenda uma única EGD para avaliar o câncer esofágico síncrono em pacientes com malignidade ENT. É prudente que os cuidadores tenham um limiar baixo para investigação dos sintomas aerodigestivos entre esses pacientes e se envolvam em uma pesquisa regular e direcionada sobre sintomas de disfagia.

11. **Qual quadro genético está altamente associado ao SCCA do esôfago?**
O ceratoderma palmoplantar não epidermolítico (tilose) é um transtorno autossômico dominante raro, definido por uma anormalidade genética no cromossomo 17q25 e é a única síndrome familiar reconhecida que predispõe os pacientes ao SCCA do esôfago. Ele se caracteriza por hiperceratose das palmas e das solas, assim como pelo espessamento da mucosa oral e nas famílias afetadas confere até 95% de risco de SCCA do esôfago por volta dos 70 anos de idade.

12. **Quais tipos de câncer foram identificados como formadores de metástases para o esôfago?**
O carcinoma metastático para o esôfago não é comum, mas o melanoma e o câncer de mama são os mais comuns.

13. **Qual é o prognóstico para câncer de esôfago que se apresenta com disfagia?**
O prognóstico é ruim; 50 a 60% dos pacientes que se apresentam com disfagia têm a doença incurável e localmente avançada ou metástase. Dois fatores parecem ser responsáveis por isso: os tumores são geralmente muito avançados antes que ocorra o estreitamento suficiente do lúmen para causar sintomas obstrutivos, e a falta de uma serosa esofágica externa reduz a resistência à disseminação local.

14. **A infecção por *Helicobacter pylori* está associada ao maior risco de câncer do esôfago?**
Não. Existe realmente uma relação inversa entre a infecção por *H. pylori* e o risco de desenvolvimento de AdenoCA do esôfago. A prevalência da cepa cagA+ mais virulenta do *H. pylori* é mais baixa em pacientes com complicações mais graves da GERD. Além disso, a probabilidade de ter um BE complicado por displasia ou câncer é reduzida em mais de duas vezes em pacientes infectados com cepas cagA+.

15. **Como o câncer de esôfago é diagnosticado e estadiado?**
A endoscopia e a biópsia são necessárias para o diagnóstico de câncer do esôfago. O estadiamento preciso do câncer tem importância crítica no tratamento de pacientes com essa doença. O estadiamento preciso ajuda a determinar a escolha do tratamento, é um determinante importante de prognóstico e deverá incluir um exame clínico, contagem sanguínea, endoscopia (incluindo broncoscopia em pacientes com SCCA) e varredura por tomografia computadorizada do tórax e do abdome. Em pacientes candidatos à cirurgia, a ultrassonografia endoscópica de alta resolução é essencial para avaliar a profundidade da invasão (estádio T) e dos linfonodos (estádio N). A tomografia com emissão de pósitrons (PET) pode ser útil na identificação de metástases distantes, caso contrário, não encontradas.

16. **Quais são os critérios de estadiamento do American Joint Committee on Cancer (AJCC) para tumor, nodo e metástase (TNM) em câncer de esôfago?**
Os critérios de estadiamento de TNM do AJCC para câncer de esôfago estão descritos na Tabela 5-3.

17. **Quais são os princípios gerais que orientam o tratamento do câncer de esôfago?**
O planejamento interdisciplinar é essencial no tratamento de pacientes com câncer de esôfago. As intervenções são fundamentadas na operabilidade ("adequação" para tolerar a cirurgia), estádio da doença e tipo de célula. Um algoritmo definindo o caminho para pacientes com câncer de esôfago limitado (estádio I) e localmente avançado (estádios II-III) é demonstrado nas Figuras 5-1 e 5-2.

18. **Qual estádio do AJCC de câncer esofágico é considerado acessível ao tratamento endoscópico?**
A consideração de ressecção endoscópica (ER) para câncer esofágico precoce (T1a) exige estadiamento preciso e o uso de ultrassonografia endoscópica de alta frequência. Um esquema de subclassificação mais abrangente foi proposto para cânceres esofágicos precoces e é útil para decidir sobre ER. De acordo com esta classificação, os tumores mucosos são divididos em três tipos com base na profundidade da invasão:
- M1: limitado à camada epitelial.
- M2: invadindo a lâmina própria.
- M3: invadindo a mucosa muscular, embora não completamente.

Tabela 5-3. Diretrizes de Estadiamento de Câncer de Esôfago – American Joint Committee on Cancer	
Tumor Primário (Estádio T)	
TX	Tumor primário não pode ser avaliado
T0	Sem evidência de tumor primário
Tis	Displasia de alto grau (Obs.: isto inclui *carcinoma in situ*, termo não mais usado)
T1	Tumor invadindo a lâmina própria, a mucosa muscular ou a submucosa
T1a	Tumor invadindo a lâmina própria ou a mucosa muscular
T1b	Tumor invadindo a submucosa
T2	Tumor invadindo a muscular própria
T3	Tumor invadindo a adventícia
T4	Tumor invadindo as estruturas adjacentes
T4a	Tumor ressecável invadindo a pleura, o pericárdio ou o diafragma
T4b	Tumor não ressecável invadindo outras estruturas adjacentes: aorta, vértebras, traqueia
Linfonodos Regionais (N)	
NX	Linfonodos regionais não podem ser avaliados
N0	Ausência de linfonodos regionais
N1	Metástases em 1-2 linfonodos regionais
N2	Metástases em 3-6 linfonodos regionais
N3	Metástases em ≥ 7 linfonodos regionais
Obs.: O estadiamento de TNM de 2010 não classifica mais (+) linfonodo M1a do eixo celíaco; é só N(+)	
Metástase Distante (M)	
M0	Sem metástase distante
M1	Metástase distante
Grau Histológico (G)	
GX	Grau não pode ser avaliado – estádio em agrupamento como G1
G1	Bem diferenciado
G2	Moderadamente diferenciado
G3	Mal diferenciado
G4	Não diferenciado – estádio em agrupamento como G3
Estádio	
Estádio 0	Tis, N0, M0
Estádio I	T1, N0, M0
Estádio IIA	T2, N0, M0; T3, N0, M0
Estádio IIB	T1, N1, M0; T2, N1, M0
Estádio III	T3, N1, M0; T4, qualquer N, M0
Estádio IVA	Qualquer T, qualquer N, M1a
Estádio IVB	Qualquer T, qualquer N, M1b

TNM = tumor, nodo, metástase.
Edge SB, Byrd DR, Compton CC, et al: American Joint Committee on Cancer staging manual, ed 7, New York, 2010, Springer, p 103.

A metástase de linfonodo com lesões M1 e M2 é uniformemente 0, mas entre as lesões de LN (+) M3 ela tem sido coerentemente observada em cerca de 8 a 12%. A identificação de invasão linfovascular parece pressagiar risco adicional significativo para metástase nodal. Para cânceres do esôfago M3 tratados com ER, a taxa de metástases de 5 anos com e sem invasão linfovascular foi de 47% *versus* 7%, respectivamente.

As técnicas de ER incluem ressecção endoscópica da mucosa (EMR) e dissecção endoscópica da submucosa. Ambas as técnicas exigem habilidades e equipamento especializados e carregam risco potencial de procedimento (sangramento pós-ressecção [10%], taxas de perfuração [2-5%] e estritura [5-17%] que precisam ser completamente discutidos com o paciente. A descrição dessas técnicas de ER e de outras terapias ablativas em evolução está além de escopo deste capítulo; solicitamos consultar os sites da Rede Mundial para a demonstração em vídeo e descrição complementar.

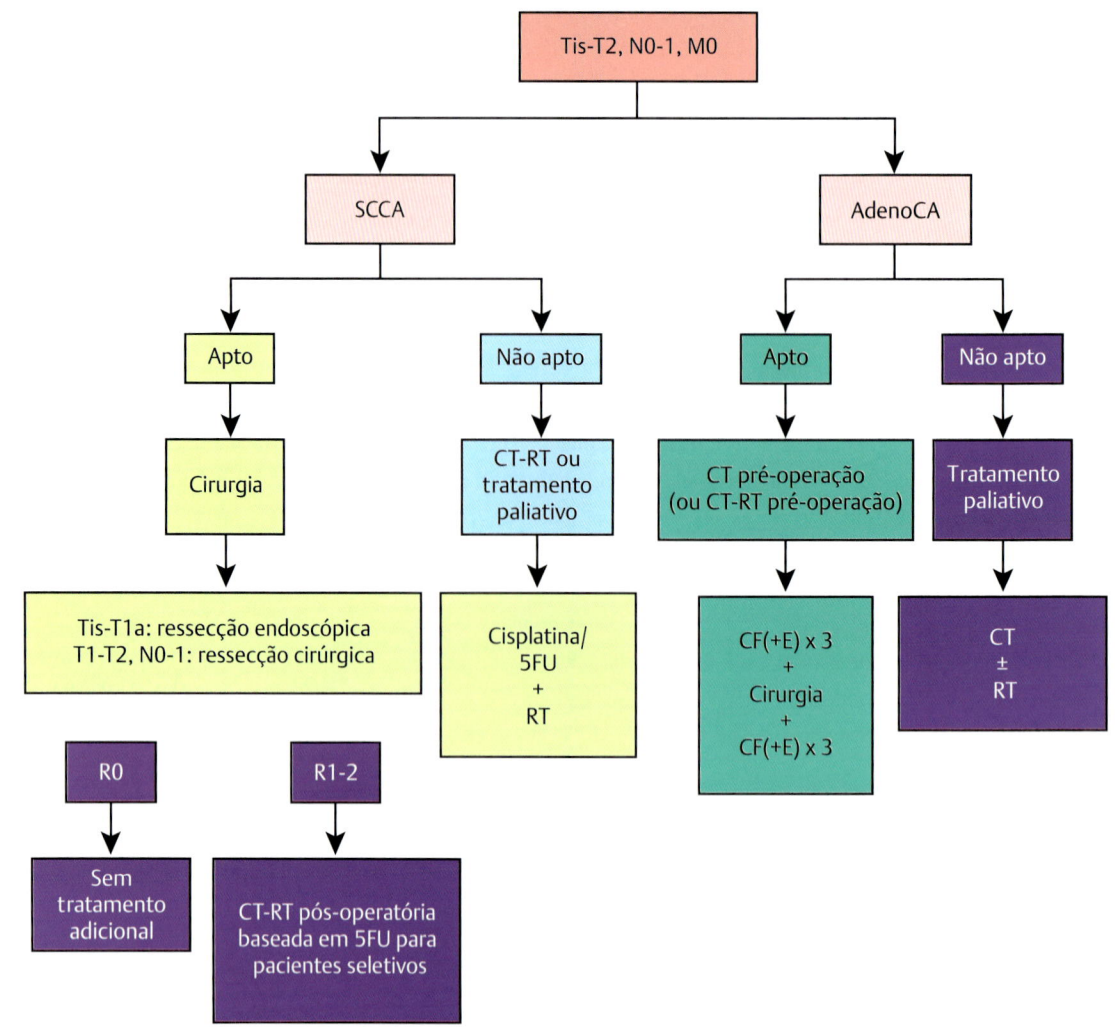

```
                        Tis-T2, N0-1, M0
                       /               \
                    SCCA              AdenoCA
                   /    \             /      \
                Apto   Não apto    Apto    Não apto
                  |       |          |         |
               Cirurgia CT-RT ou  CT pré-operação  Tratamento
                        tratamento (ou CT-RT pré-operação) paliativo
                        paliativo
                  |        |          |              |
          Tis-T1a: ressecção  Cisplatina/   CF(+E) x 3      CT
          endoscópica         5FU              +            ±
          T1-T2, N0-1:        +             Cirurgia        RT
          ressecção cirúrgica RT               +
                                           CF(+E) x 3
           /       \
         R0       R1-2
          |         |
        Sem      CT-RT pós-operatória
        tratamento baseada em 5FU para
        adicional  pacientes seletivos
```

Fig. 5-1. Algoritmo de tratamento para câncer de esôfago para doença limitada (estádio I). *AdenoCA* = adenocarcinoma; *C* = cisplatina; *CT* = quimioterapia; *E* = epirrubicina; *F* = fluorouracil; *R0* = ressecção completa; *R1-2* = ressecção incompleta; *RT* = radioterapia; *SCCA* = carcinoma de células escamosas.

19. Qual é o padrão de cuidados para pacientes "aptos" com tumores localizados?

A ressecção cirúrgica ainda é o padrão de cuidados para a doença local. Em mãos cirúrgicas especializadas, pacientes com a doença em estádio I têm sobrevida de 5 anos em 40 a 50%. O leitor deve consultar o Capítulo 73 para detalhes sobre as opções cirúrgicas. A terapia por radiação isoladamente pode curar uma minoria de pacientes com SCCA e já foi superada pela terapia de combinação. A quimioterapia pré-operatória é benéfica em pacientes com AdenoCA. A quimiorradiação pré-operatória demonstrou conferir um benefício de sobrevida, e uma metanálise apoia o uso dessa quimiorradiação antes da cirurgia. Entretanto, a mortalidade pós-operatória pode ser aumentada, e a população exata que se beneficia desse procedimento ainda não está totalmente esclarecida. A quimioterapia isolada está hoje usando cada vez mais a terapia de indução antes de cirurgia. A cirurgia orientada pelo estádio está evoluindo, à medida que novas modalidades cirúrgicas endoscópicas e minimamente invasivas se tornam disponíveis.

20. Quais são as opções de tratamento para a doença limitada (estádio I)?

Os pacientes com doença em estádio precoce são geralmente tratados apenas com cirurgia curativa ou em conjunto com a quimioterapia pré-operatória. A cirurgia é o tratamento de escolha para SCCA e AdenoCA localizados, especialmente se a submucosa ou a mucosa muscular estiver envolvida (T1[M3]- 2 N0-1). Embora com controvérsias, muitos especialistas acreditam que a esofagectomia é o tratamento preferido também para cânceres intramucosos superficiais. A quimioterapia e a radiação não são usadas como adjuvantes para cânceres de mucosa precoces (Tis [M1 ou M2], N0). A terapia cirúrgica consiste na ressecção do tumor com anastomose do estômago com o esôfago cervical (elevação gástrica) ou interposição do cólon para restabelecer a continuidade gastrointestinal (Capítulo 73). Os resultados são melhores em hospitais que executam essa cirurgia frequentemente e piores em hospitais pequenos que executam a cirurgia com menos frequência.

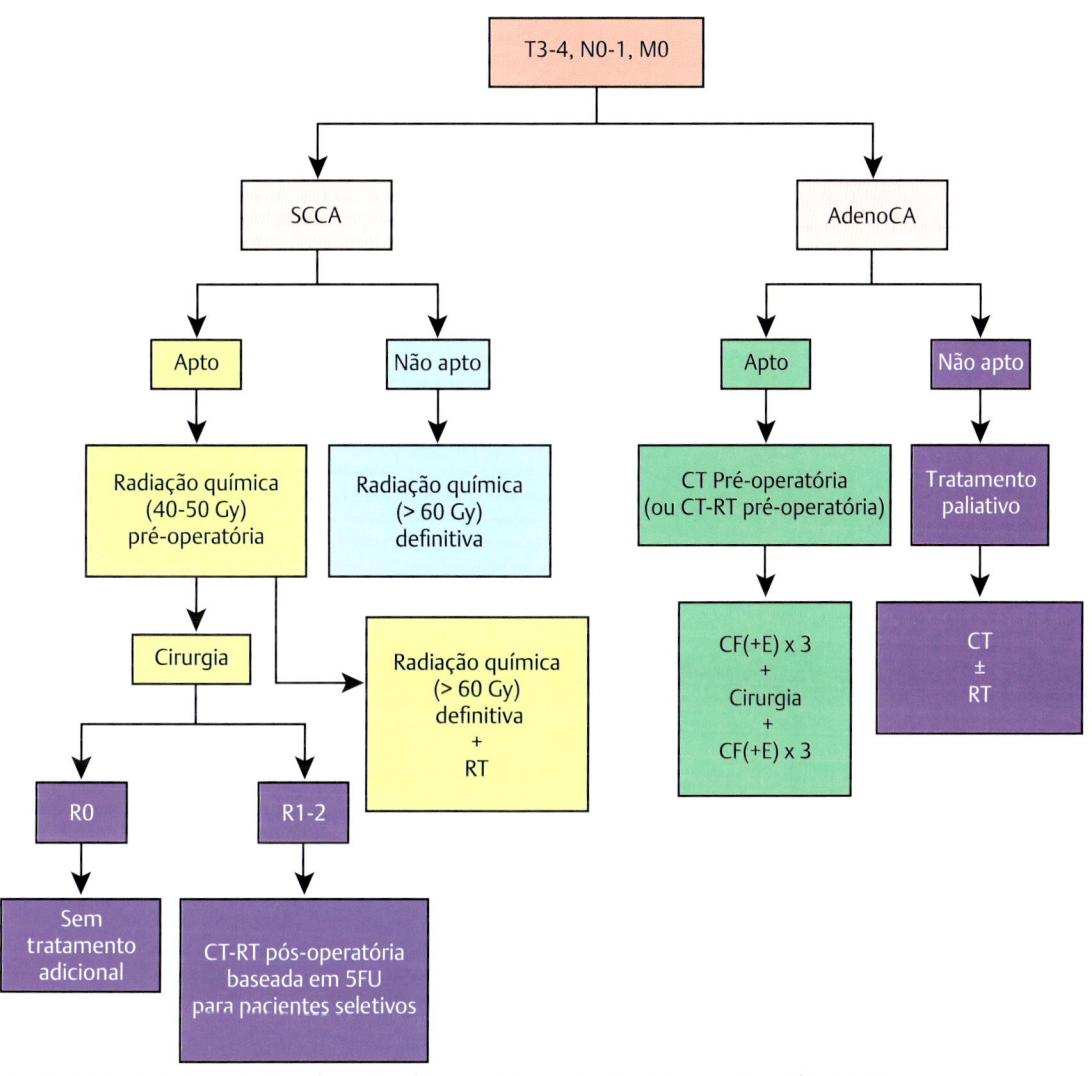

Fig. 5-2. Algoritmo de tratamento para câncer de esôfago para doença localmente avançada (estádios II-III).
AdenoCA = adenocarcinoma; *C* = cisplatina; *CT* = quimioterapia; *E* = epirrubicina; *F* = fluorouracil; *R0* = ressecção completa; *R1-2* = ressecção incompleta; *RT* = radioterapia; *SCCA* = carcinoma de células escamosas.

21. Quais são as opções de tratamento para a doença localmente avançada (estádios II-III)?

Apenas a cirurgia não é o tratamento padrão nesses pacientes, porque a ressecção completa do tumor não é possível em um número substancial de pacientes, e mesmo quando a ressecção é aparentemente completa, a sobrevida raramente excede 20%. Uma metanálise recente demonstrou que a abordagem de multimodalidades, consistindo em quimioterapia e radiação, seguidas de cirurgia (terapia tripla), oferece a melhor probabilidade de cura. A terapia tripla é agressiva e dispendiosa e tem índice elevado de reações adversas. Os pacientes em condições gerais insatisfatórias podem eleger a terapia paliativa após equilibrarem a baixa probabilidade de cura contra a morbidade do tratamento. A terapia de modalidades combinadas, usando a radiação e a quimioterapia seguidas de cirurgia ou a radiação química definitiva em pacientes que não podem ou não se submeterão à cirurgia, é o tratamento atualmente recomendado.

22. Quais são as opções de tratamento para metástases distantes (estádio IV)?

As metástases distantes tornam o câncer esofágico incurável, e a terapia é paliativa. A irradiação com feixe externo (EBRT), a radioterapia e a quimioterapia são usadas com frequência e podem oferecer pequenas melhoras nos índices de sobrevida com a troca das reações adversas sistêmicas. Em pacientes com disfagia, várias medidas paliativas são possíveis, mas não prolongam a sobrevida.

As opções endoscópicas para a atenuação da disfagia maligna são:
- Dilatação esofágica – alívio transitório.
- *Laser* endoscópico (ND:YAG).
- Injeção endoscópica (álcool absoluto).
- Coagulação de plasma com argônio.

- EMR.
- Terapia fotodinâmica (PDT).
- Colocação de prótese de *stent* de plástico autoexpansor ou *stent* de metal autoexpansor.

23. **O que o futuro reserva para os pacientes em risco de desenvolvimento de câncer do esôfago?**
    A prevenção do câncer de esôfago pela modificação do estilo de vida é um objetivo, mas a epidemia de obesidade e o renascimento da popularidade do tabaco e do álcool entre os adultos jovens nos EUA são causa de pessimismo quanto a atingirmos essa meta. A detecção precoce (triagem seletiva de grupos em risco), o refinamento de técnicas cirúrgicas endoscópicas e minimamente invasivas complementado com oferta de radio e de quimioterapia-alvo oferecem grande otimismo para sobrevida melhorada e morbidade reduzida causadas por essa doença devastadora. Os avanços na prevenção química do câncer esofágico reservam grandes promessas. Embora ainda falte uma prova definitiva, existe uma intensidade significativa de evidência sugestiva de que a aspirina, as drogas anti-inflamatórias não esteroides, os inibidores de COX-2, os inibidores da bomba de prótons e até mesmo as estatinas podem ter papel benéfico na prevenção química para pacientes selecionados.

BIBLIOGRAFIA

1. American Society for Gastrointestinal Endoscopy Standards of Practice Committee. The role of endoscopy in the assessment and treatment of esophageal cancer. Gastointest Endosc 2013;77:328-34.
2. Choia SE, Hura C. Screening and surveillance for Barrett's esophagus: current issues and future directions. Curr Opin Gastroenterol 2012;28(4):377-81.
3. Edge SB, Byrd DR, Compton CC et al. American Joint Committee on cancer staging manual,7 ed. New York: Springer; 2010 p. 103.
4. El-Serag HB, Mason AC, Petersen N et al. Epidemiological differences between adenocarcinoma of the oesophagus and adenocarcinoma of the gastric cardia in the USA. Gut 2002;50(3):368-72.
5. McLoughlin JM, Lewis JM, Meredith KL. The impact of age on morbidity and mortality following esophagectomy for esophageal cancer. Cancer Control 2013;2G:144-50.
6. Rajendra S, Wang B, Snow ET et al. Transcriptionally active human papillomavirus is strongly associated with Barrett's dysplasia and esophageal adenocarcinoma. Am J Gastroenterol 2013;108:1082-93.
7. Risk JM, Mills HS, Garde J et al. The tylosis esophageal cancer (TOC) locus: more than just a familial cancer gene. Dis Esophagus 1999;12:173-6.
8. Shridhar R, Almhanna K, Meredith KL, Biagioli MC et al. Radiation therapy and esophageal cancer. Cancer Control 2013;20:97-110.
9. Siegel R, Neishadham D, Jamal A. Cancer statistics, 2013. CA Cancer J Clin 2013;63 (1):11-30.
10. Spechler SJ, Sharma P, Souza RFet al American Gastroenterological Association technical review on the management of Barrett's esophagus. Gastroenterology 2011;140:1084-91.
11. Stahl M, Budach W, Meyer HJ, Cervantes A, European Society for Medical Oncology (ESMO). Esophageal cancer: clinical practice guidelines for diagnosis, treatment and follow-up. Ann Oncol 2010;21:v46-47.
12. Turati F, Tramacere I, La Vecchia C, Negri E. A meta-analysis of body mass index and esophageal and gastric cardia adenocarcinoma. Ann Oncol 2013;24:609.
13. Wang K, Sampliner R. Updated guidelines 2008 for the diagnosis, surveillance and therapy of Barrett's esophagus. Am J Gastroenterol 2008;103:788-97.
14. Winberg H, Lindblad M, Lagergren J, Dahlstrand H. Risk factors and chemoprevention in Barrett's esophagus-an update. Scand J Gastroenterol 2012;47(4):397-406.
15. Yamashina T, Ishihara R, Nagai K et al. Long-term outcome and metastatic risk after endoscopic resection of superficial esophageal squamous cell cancer. Am J Gastroenterol 2013;108:544.

Websites

Barrett's esophagus and its link to esophageal cancer. YouTube. http://www.youtube.com/watch?v=i5OJQtpF2C0 [Acessado em 22/09/2014]

Ralph's story: footage from the endoscopic mucosal resection of esophageal cancer. Surgery Theater. http://www.surgerytheater.com/video/7097/Ralphs-Story-Footage-from-the-Endoscopic-Mucosal-Resection-of-Esophageal-Cancer. [Acessado em 22/09/2014]

ANOMALIAS ESOFÁGICAS, INFECÇÕES E LESÕES NÃO ÁCIDAS

Mary A. Atia, MD ▪ Francisco C. Ramirez, MD

CAPÍTULO 6

1. **Qual é a diferença entre um anel e uma membrana? Nomeie os três tipos diferentes de anéis.**
   O anel é uma extensão de tecido fina e *concêntrica* (2-5 mm) localizado mais geralmente no esôfago *distal*, enquanto a membrana é uma membrana fina e *excêntrica* (< 2 mm) localizada mais usualmente no esôfago *proximal* (Tabela 6-1).

Tabela 6-1. Tipos de Anéis Esofágicos

TIPO	LOCALIZAÇÃO	SINTOMÁTICO?
A	1,5 cm proximal à junção escamocolunar	Raro
B (anel de Schatzki)	Na junção escamocolunar ou borda proximal de uma hérnia hiatal	Frequente
C	Endentação causada pelos pilares do diafragma	Nunca

2. **Qual é a apresentação clínica de um anel de Schatzki?**
   Os pacientes apresentam, classicamente, um quadro de disfagia a alimentos sólidos causado, principalmente, por pão e carne – a "síndrome da churrascaria". A disfagia ou é seguida de regurgitação ou da passagem do bolo alimentar. Às vezes, o paciente exige intervenção endoscópica.

3. **Como um anel de Schatzki é diagnosticado?**
   A história de disfagia intermitente a alimentos sólidos pode ser seguida de um esofagograma de bário com bolo de alimentos sólidos (*i. e.*, tablete de *marshmallow* ou de bário). *Os pacientes notam a disfagia com 13 mm ou menos.* Portanto, conforme a "regra de Schatzki", os anéis mucosos inferiores a 13 mm quase sempre produzem sintomas, enquanto os anéis com mais de 20 mm raramente causam disfagia. A endoscopia é menos sensível para detectar anéis esofágicos, mas pode ser usada com e para finalidades terapêuticas, como a liberação ou dilatação do bolo alimentar (Figura 6-1).

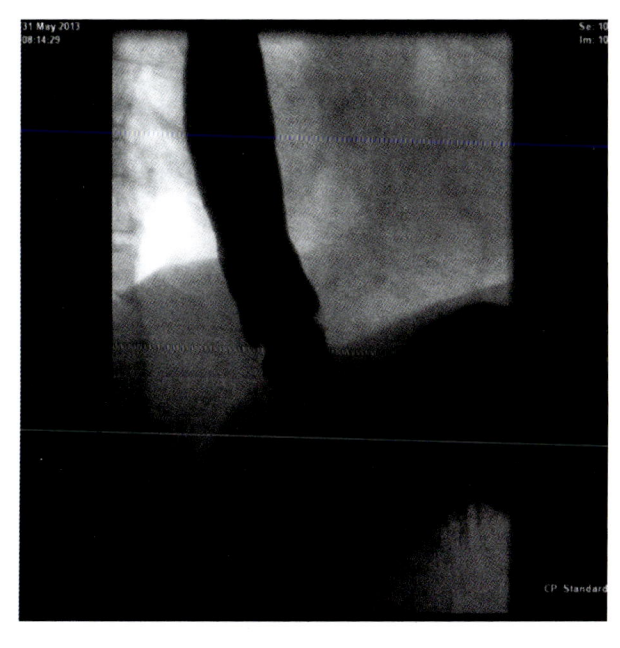

Fig. 6-1. Esofagograma de bário mostrando um anel de Schatzki.

4. Quais são as opções de tratamento para pacientes com anel de Schatzki (ou membrana esofágica)?

Os pacientes deverão adotar modificações em seu estilo de vida, como cortar e mastigar os alimentos com mais cuidado, ingerindo mais devagar e ingerindo muitos fluidos com as refeições. Uma vez que possa haver uma correlação com a doença do refluxo gastroesofágico, os pacientes poderão ser avaliados com monitoramento do pH e tratados com terapia crônica com inibidores da bomba de prótons, caso se observe aumento nos níveis de ácido. Se essas medidas não forem bem-sucedidas, a dilatação do esôfago com uma vela ou balão (45-60 French) será necessária visando a fraturar o anel.

5. O que é a síndrome de Plummer-Vinson?

Trata-se da presença de uma membrana esofágica proximal associada à anemia microcítica por deficiência de ferro, glossite, quilite angular (perlèche) e coiloníquia. Conhecida também como *disfagia de Paterson-Kelly* ou *disfagia sideropênica*. Os pacientes apresentam, tipicamente, disfagia crônica indolor e intermitente. Eles descrevem uma sensação de asfixia ou dificuldade de engolir alimentos sólidos.

6. Que outras doenças estão associadas a membranas esofágicas?

Doença da tireoide, divertículo de Zenker, cisto de duplicação esofágica, *patch* de entrada [da mucosa gástrica], carcinoma de células escamosas do esôfago e doença crônica do enxerto-*versus*-hospedeiro são todas doenças associadas a membranas esofágicas. Pacientes com doenças de pele que formam bolhas, como pênfigo bolhoso, epidermólise bolhosa e síndrome de Stevens-Johnson, também podem desenvolver membranas (Figura 6-2).

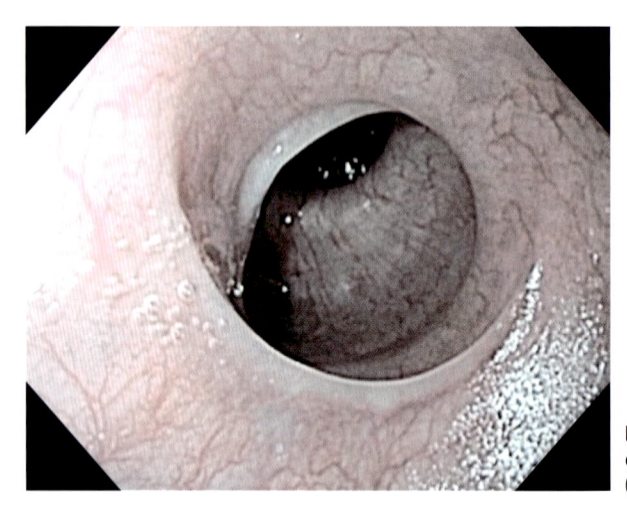

Fig. 6-2. Projeção endoscópica de uma membrana esofágica. (*Cortesia de John DiBaise.*)

7. Como as membranas esofágicas são diagnosticadas?

Assim como com os anéis esofágicos, as técnicas radiográficas são o método mais sensível. Por causa da localização proximal, a videorradiografia é a modalidade preferida com projeções lateral e anteroposterior. A endoscopia deve ser usada com cautela via visualização direta do esfíncter esofágico superior para evitar a punção da membrana antes que sua presença possa ser avaliada.

8. Quais são as opções de tratamento para barra cricofaríngea (CP)?

O primeiro passo é assegurar que outros fatores etiológicos em potencial para disfagia orofaríngea tenham sido excluídos, pois ela pode ser um achado incidental (prevalência de até 20% do imageamento radiológico).

O refluxo tem sido associado à hipertrofia da CP; portanto, deve-se considerar iniciar a terapia de supressão ácida. As opções de tratamento endoscópico incluem dilatação com vela ou injeção de toxina botulínica. A opção cirúrgica para esse tratamento é a miotomia da CP (Figura 6-3).

9. Descrever os diferentes tipos de divertículos esofágicos.

Ver Tabela 6-2.

Tabela 6-2. Tipos de Divertículos Esofágicos

NOME	LOCALIZAÇÃO	PATOGÊNESE
Cervical (Divertículo de Zenker)	Músculo cricofaríngeo	Pressões anormalmente elevadas durante a deglutição levam à protrusão da mucosa por uma área de fraqueza anatômica na faringe
Midesofágico (divertículos de tração)	Terço médio, bifurcação da traqueia	Inflamação do mediastino secundária a infecções, como tuberculose ou histoplasmose ou linfadenopatia
Epifrênico	Esôfago distal	Associado a transtornos de motilidade

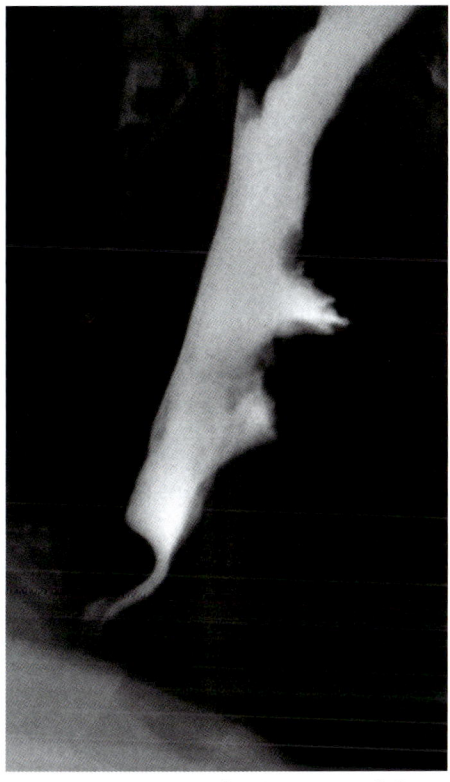

Fig. 6-3. Deglutição com bário de barra cricofaríngea.

10. Qual é a causa do divertículo de Zenker?

O divertículo de Zenker é um quadro adquirido resultante de pressões anormalmente elevadas que ocorrem durante a deglutição e levam à protrusão da mucosa por uma área de fraqueza anatômica na faringe, conhecida como *triângulo de Killian*. O triângulo de Killian está localizado onde as fibras transversas do esfíncter da CP intersectam com as fibras oblíquas do músculo constritor inferior da faringe (Figura 6-4).

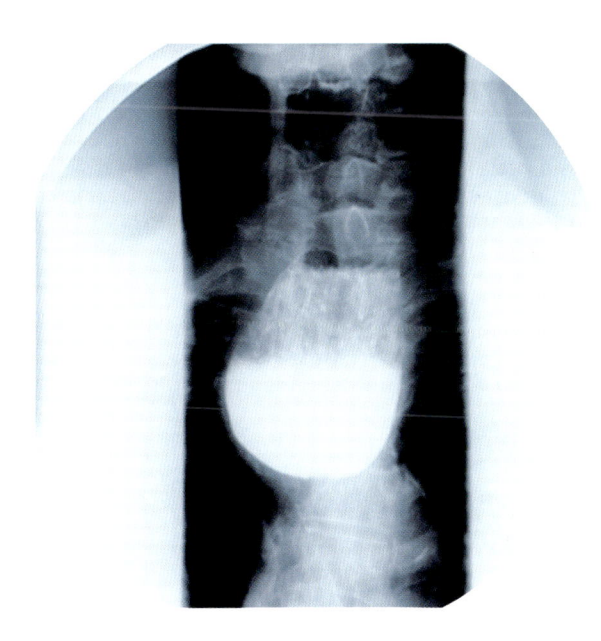

Fig. 6-4. Videorradiografia com divertículo de Zenker grande (7,5 cm).

11. Quais são os sintomas que se apresentam em pacientes com um divertículo de Zenker?

Os pacientes se apresentam com disfagia esofágica superior lentamente progressiva. À medida que o quadro piora, os pacientes percebem regurgitação, asfixia, aspiração, alterações na voz e halitose. Cerca de um terço dos pacientes acaba desenvolvendo perda de peso.

12. Qual é a patogênese de divertículos do corpo esofágico?

Os divertículos da porção média do esôfago, também conhecidos como *divertículos de tração*, são com frequência relacionados com a inflamação do mediastino secundária a infecções, como tuberculose e histoplasmose. Linfonodos dilatados do mediastino de malignidades pulmonares também podem causar divertículos de tração. Os divertículos epifrênicos também são adquiridos, e quase 80% deles estão associados a transtornos de motilidade.

13. Quais são as opções de tratamento para pacientes com divertículos esofágicos?

Os pacientes sem sintomas não precisam de intervenção. Os pacientes sintomáticos deverão ser tratados, por causa da progressão quase certa em tamanho, sintomas e potencial para complicações respiratórias. Deve-se buscar ajuda da endoscopia e da manometria pré-operatórias. A cirurgia envolve a inversão ou a ressecção dos divertículos e miotomia (dada a alta probabilidade de transtorno de motilidade associado).

14. Qual é o termo comum para mancha heterotópica da mucosa gástrica?

O termo comum é *patch de entrada*. Trata-se de uma ilha de mucosa gástrica ectópica de cor salmão e localizada no esôfago proximal. A patogênese verdadeira é desconhecida, mas acredita-se que seja uma anomalia congênita. Outra teoria propõe um fenômeno similar ao esôfago de Barrett (*i. e.*, uma adaptação secundária à lesão ácida crônica).

15. Qual é a significância clínica de um *patch* de entrada?

A maioria dessas lesões é descoberta por acaso na endoscopia sem sintomas associados. Entretanto, sintomas de refluxo laringofaríngeo, como regurgitação, disfagia, rouquidão, sensação de *globus* e tosse, são os informados com mais frequência. Biópsias deverão ser obtidas para avaliar metaplasia ou displasia. Se encontradas, deve-se considerar a vigilância quanto à malignidade.

16. Nomeie os fatores etiológicos para o desenvolvimento de uma fístula traqueoesofágica adquirida (TEF).

A malignidade responde por mais de 50% das TEFs; o tumor primário geralmente é esofágico, mas também pode surgir do pulmão, traqueia, tireoide, laringe e de linfonodos. As TEFs não malignas são, frequentemente, uma complicação de ventilação mecânica. Outras causas incluem: história de traumatismo, doença mediastinal granulomatosa, cirurgia anterior do esôfago ou da traqueia e a síndrome da imunodeficiência adquirida (AIDS). *Tossir durante a deglutição (sinal de Ono) é um sintoma-chave entre aqueles portadores de TEF.*

INFECÇÕES

17. Quais são os sintomas que se apresentam para aqueles com esofagite infecciosa?

Os pacientes geralmente apresentam odinofagia ou disfagia. Outros sintomas incluem: dor torácica, azia e sangramento. O desconforto pode ser tão intenso que resulta em perda de peso.

18. Qual subconjunto de pacientes apresenta, tipicamente, esofagite secundária à infecção?

As infecções esofágicas oportunistas são mais comuns nos pacientes imunocomprometidos, como aqueles infectados com o vírus da imunodeficiência humana ou AIDS. Da mesma forma, pacientes com malignidades ou após transplante de órgãos ou com doenças autoimunes que exigem quimioterapia ou terapia imunossupressora também são afetados. Infecções no paciente imunocompetente geralmente ocorrem no caso de um transtorno de motilidade subjacente, causando estase prolongada do conteúdo do lúmen. Os pacientes tratados com esteroides locais (e sistêmicos) também podem desenvolver infecções oportunistas.

19. Qual é o patógeno mais comum para a esofagite infecciosa?

Candida albicans é o patógeno mais comum causando esofagite infecciosa. A espécie *Candida* faz parte da flora oral normal, mas pode-se tornar patogênica. Tipicamente, os pacientes apresentam uma condição predisponente, como a imunodeficiência, diabetes, insuficiência das glândulas suprarrenais, alcoolismo ou uso de antibióticos. Nem sempre a candidíase oral está presente.

20. O que se observa na endoscopia em pacientes com esofagite por *Candida*?

A endoscopia mostra pequenas placas elevadas, amarelo-esbranquiçadas com eritema ao redor na doença leve. Placas lineares e nodulares confluentes refletem a doença extensa. A confirmação é feita escovando-se a lesão, seguida de exame citológico ou biópsia em que são visualizadas: inflamação, hifas e massas de levedura de brotamernto.

21. Qual é o tratamento para esofagite por *Candida*?

A terapia inicial inclui fluconazol, 100 mg ao dia durante 10 a 14 dias. Os pacientes com doença resistente podem exigir itraconazol, 200 mg ao dia durante 10 a 14 dias. Se os pacientes não puderem tolerar medicamentos orais, as equinocandinas (*i. e.* caspofungina, micafungina) ou anfotericina B (0,3-0,5 mg/kg/dia) deverão ser usadas.

22. Quais são os tipos mais comuns de esofagite viral entre os hospedeiros imunocompetentes e os imunocomprometidos?

O vírus do herpes simples (HSV) é o mais comum entre os imunocompetentes e pode representar ou uma infecção primária ou, mais geralmente, a reativação de um vírus latente. As lesões orofaríngeas são encontradas em apenas um de cinco casos. A odinofagia intensa, azia e febre são os principais sintomas. O citomegalovírus (CMV) é o vírus oportunista mais comum do esôfago entre os imunocomprometidos.

23. Quais são os aspectos de diferenciação de esofagite por HSV e por CMV nos exames endoscópico e histológico?

O HSV geralmente se apresenta com múltiplas úlceras superficiais pequenas com friabilidade difusa no esôfago distal. As vesículas raramente são visualizadas. Biópsias deverão ser obtidas da borda da úlcera, pois o HSV afeta o epitélio. No exame histológico são identificados: núcleos em vidro fosco, inclusões intranucleares eosinofílicas de Cowdry tipo A e células multinucleadas.

Tipicamente, o CMV cria úlceras rasas ou serpiginosas grandes nos terços médio ao distal do esôfago. Biópsias deverão ser obtidas da base da úlcera, pois o CMV afeta os vasos e o endotélio. As alterações citoplásticas incluem: inclusões intranucleares, halo perinuclear e inclusões citoplasmáticas (Tabela 6-3).

Tabela 6-3. Aspectos que Distinguem a Esofagite Viral

	HSV	CMV
Aspectos endoscópicos	Múltiplas úlceras superficiais pequenas	Grandes úlceras serpiginosas
Localização	Terço distal	Do terço médio ao distal
Biópsia	Borda	Centro
Achados histológicos	Núcleos em vidro fosco Eosinofílico de Cowdry tipo A Células gigantes multinucleadas	Inclusões intranucleares Halo perinuclear Inclusões citoplasmáticas
Tratamento	Aciclovir 250 mg/m^2 IV cada 8 horas Valaciclovir 100 mg oral 3 × ao dia por 7-10 dias	Ganciclovir 5 mg/kg IV por 14 dias Valaciclovir oral

CMV = citomegalovírus; HSV = vírus do herpes simples; IV = intravenoso.

24. Qual é a infecção parasitária mais comum do esôfago?

O *Trypanosoma cruzi* que causa a doença de Chagas é a infecção parasitária mais comum do esôfago. Este parasita é endêmico na América do Sul. O quadro patológico se deve à destruição progressiva dos tecidos mesenquimais e das células ganglionares neurais em todo o corpo. As manifestações esofágicas se desenvolvem cerca de 20 anos após a infecção aguda. Os sintomas imitam acalasia com disfagia, tosse, regurgitação, aspiração noturna e dor torácica.

25. Como a doença de Chagas é diagnosticada?

Deve-se solicitar um teste sorológico para *T. cruzi*. Na manometria, os achados do esôfago são semelhantes aos da acalasia, mas a pressão do esfíncter esofágico inferior é menor que a da doença de Chagas. Outras manifestações de envolvimento orgânico são: cardiomiopatia dilatada, megacólon e neurite.

26. Quais são as opções de tratamento para pacientes com doença de Chagas?

A primeira linha de tratamento são os nitratos. Se os sintomas persistirem, busca-se a dilatação com balão. Os casos refratários podem exigir miotomia na junção gastroesofágica. Os sintomas intratáveis ou complicações pulmonares são candidatos à esofagectomia.

LESÕES NÃO ÁCIDAS E MEDICAMENTOSAS

27. Quais fatores de risco predispõem os pacientes à esofagite medicamentosa?
- Fluxo de saliva reduzido (idade, síndrome seca, medicamentos anticolinérgicos).
- Transtornos de motilidade esofágica (acalasia, esclerodermia).
- Anatomia local desordenada (divertículos esofágicos, aneurisma da aorta, átrio esquerdo dilatado, estrituras).
- Formulações de medicamentos (liberação lenta, comprimidos grandes).
- Medicamentos que afetam o tônus do esfíncter esofágico inferior (benzodiazepinas, analgésicos opioides, bloqueadores dos canais de cálcio).
- Pacientes adultos idosos, acamados.

28. Qual é a apresentação clínica clássica da esofagite medicamentosa?

O paciente típico não apresenta história de doença esofágica anterior, mas manifesta início súbito de odinofagia com ou sem disfagia. Pacientes que também apresentam dor torácica retroesternal podem ser confundidos com um processo cardiopulmonar agudo, como infarto do miocárdio ou embolia pulmonar. Um médico experiente deve provocar o achado de que, embora a dor possa ser constante, ela piora com a deglutição.

29. Qual é o mecanismo da lesão na esofagite medicamentosa?

Os mecanismos potenciais são quatro:
- Produção de solução ácida cáustica (ácido ascórbico, sulfato ferroso).
- Produção de solução alcalina cáustica (alendronato).
- Criação de solução hiperosmolar em contato com a mucosa (cloreto de potássio).
- Toxicidade medicamentosa direta à mucosa (tetraciclina).

30. Nomeie alguns medicamentos geralmente associados à lesão esofágica.

Quase 100 medicamentos diferentes foram informados na literatura. A Tabela 6-4 mostra os agentes ofensores mais comuns.

Tabela 6-4. Medicamentos Comuns Causadores de Lesão Esofágica

Antibióticos	Bifosfonatos
Doxiciclina	Etidronato
Penicilina	Pamidronato
Rifampina	**Drogas Anti-Inflamatórias não Esteroides**
Tetraciclina	Aspirina
Agentes Antivirais	Ibuprofeno
Nelfinavir	Naproxeno
Zalcitabina	**Outros Medicamentos**
Zidovudina	Ácido ascórbico
Agentes Quimioterapêuticos	Sulfato ferroso
Bleomicina	Lansoprazol
Citarabina	Multivitaminas
Dactinomicina	Cloreto de potássio
Daunorrubicina	Quinidina
5-Fluorouracil	Teofilina
Metotrexato	
Vincristina	

31. Como a esofagite medicamentosa é diagnosticada?

Nos casos não complicados e com história clássica, a avaliação diagnóstica não é exigida, pois a doença geralmente é autolimitante. A endoscopia é indicada, quando os sintomas continuam a progredir, na presença de hemorragia, quando a disfagia predominar ou quando não há história de tratamento medicamentoso.

Na endoscopia, aparecem geralmente uma ou mais úlceras discretas cercadas de mucosa normal. As biópsias ajudam a excluir infecção e neoplasia. No caso dos bifosfonatos já foram informados também casos de esofagites difusa e intensa com pseudomembranas.

32. Qual porção do esôfago tem mais probabilidade de ser afetada pela esofagite medicamentosa?

A junção nos terços médio e proximal do esôfago é um sítio comum. Isto se deve à combinação da compressão esofágica pelo arco da aorta e a amplitude relativamente baixa de contração peristáltica. As estriaturas também podem ser afetadas por esofagite medicamentosa.

33. Como os pacientes deverão ser aconselhados a reduzir o risco da esofagite medicamentosa?

- Ingerir pelo menos 120 mL de fluido com cada comprimido e duas vezes esse volume com comprimidos, como alendronato, cloreto de potássio ou quinidina, que são mais propensos a causar lesão do esôfago.
- Ingerir os comprimidos na posição ereta.

- Permanecer em pé por, pelo menos, 10 minutos após a ingestão de comprimidos e por, pelo menos, 30 minutos após a ingestão de comprimidos com potencial de causar lesão grave.
- Os comprimidos implicados na esofagite deverão ser evitados em pacientes acamados ou em pacientes com dismotilidade esofágica.

34. Quais são os achados fisiopatológicos de uma lesão alcalina e complicações subsequentes?
Agentes com pH superior a 12 são extremamente corrosivos e incluem: desentupidores, limpadores de toucador e de fogão; lixívia e baterias de disco. A ingestão alcalina causa nefrose de liquefação que se estende rapidamente pela mucosa, submucosa e músculo do esôfago. A trombose vascular ocorre após a necrose. Por causa da lesão transmural, podem ocorrer: perfuração, mediastinite e peritonite. Após alguns dias, o esôfago desenvolve ulcerações. Subsequentemente, surgem: tecido de granulação, atividade fibroblástica e deposição de colágeno, levando à formação de estrituras.

35. Qual é o tratamento inicial para a ingestão cáustica?
Como em todas as situações de emergência, vias aéreas, respiração e circulação deverão ser tratadas imediatamente. A seguir, devem-se obter imagens do tórax e do abdome com radiografias ou tomografia computadorizada para avaliar a perfuração evidenciada por pneumomediastino, pneumotórax ou pneumoperitônio. Os pacientes com perfuração deverão ser avaliados para intervenção cirúrgica.

Induzir êmese ou lavagem nasogástrica são medidas contraindicadas para evitar nova exposição da substância cáustica ao esôfago. Além disso, a indução de ânsia de vômito pode aumentar o risco de perfuração. Agentes neutralizantes não são usados, pois não demonstraram eficácia. O uso empírico de esteroides e antibióticos não é recomendado.

36. Qual é o papel da endoscopia na ingestão cáustica?
Uma vez excluída a perfuração, os pacientes deverão ser submetidos a uma endoscopia superior dentro de 24 a 48 horas para fins diagnósticos e prognósticos. Deve-se notar que um paciente com exame físico normal deverá ainda ser submetido à esofagogastroduodenoscopia, pois uma lesão esofágica grave foi observada em cerca de 20% dos pacientes que não apresentavam sintomas. Por outro lado, cerca de 60% dos pacientes com sintomas clínicos apresentaram lesão esofágica mínima.

A graduação endoscópica é bem precisa no prognóstico do início de complicações. Estrituras se desenvolvem em 55 a 100% dos pacientes com doença IIB ou superior. A lesão grau IV tem mortalidade de 65% (Tabela 6-5).

Tabela 6-5. Graduação Endoscópica de Ingestões Cáusticas

GRADUAÇÃO	ACHADOS ENDOSCÓPICOS
I	Edema e eritema
IIA	Hemorragia, erosões, bolhas, úlceras com exsudato
IIB	Ulceração circunferencial
III	Múltiplas úlceras profundas com descoloração marrom, negra ou cinza
IV	Perfuração

37. Como são tratadas as complicações tardias da lesão cáustica?
O tratamento primário de estrituras esofágicas é a dilatação frequente. Infelizmente, a formação de estrituras cáusticas é mais resistente à dilatação endoscópica. Cerca de 10 a 50% dos pacientes exigem intervenção cirúrgica.

A ingestão alcalina também aumenta o risco do paciente para carcinoma de células escamosas em 1.000 vezes. Por isso, a vigilância endoscópica para malignidade é recomendada até 15 a 20 anos após a ingestão e daí em diante 1 cada 3 anos.

38. Qual é a apresentação clássica dos pacientes com laceração de Mallory-Weiss?
Tipicamente, os pacientes apresentam história de êmese recente sem sangue ou ânsia de vômito frequente seguida de hematêmese ou êmese como borra de café. Entretanto, a laceração de Mallory-Weiss pode ocorrer com o primeiro episódio de vômito. A laceração é posterior ao aumento da pressão intra-abdominal que causa um efeito de tosquia na junção gastroesofágica ao formar uma hérnia pelo diafragma.

39. Nomeie o epônimo de uma laceração esofágica transmural.
Síndrome de Boerhaave é o epônimo usado para descrever uma laceração esofágica transmural. Semelhante à laceração de Mallory-Weiss, os sintomas precedentes estão associados a um aumento abrupto na pressão intra-abdominal por causa de vômito, ânsia de vômito, esforço abdominal ou tosse. Os sintomas incluem dor torácica intensa e enfisema subcutâneo com crepitação, com a possibilidade de choque ou sepse. No imageamento do tórax, observa-se a presença de pneumomediastino e efusão pleural esquerda.

40. Quais são as manifestações iniciais de lesão por radiação no esôfago e quando elas ocorrem?

A esofagite aguda por radiação ocorre 2 a 3 semanas após o início da terapia. Clinicamente, os pacientes informam disfagia e odinofagia. O desconforto no tórax não relacionado com a deglutição também está presente. Sintomas intensos levam à desidratação e perda de peso. A esofagite por *Candida* tem sintomas idênticos e é comum nessa população de pacientes; portanto, a endoscopia é sempre necessária para se fazer a diferenciação.

41. Descreva as complicações tardias associadas à radioterapia.

As complicações tardias incluem estrituras, ulceração, motilidade alterada e formação de fístula. Elas podem ocorrer meses a anos (6 meses em média) após o tratamento secundário à inflação e fibrose subsequente. O desenvolvimento de complicações tardias depende da dose com o limite superior em 60 Gy. Uma vez que a recorrência da malignidade possa estar da mesma forma presente, recomenda-se a avaliação endoscópica.

Os autores agradecem às contribuições dos Drs. Hunt, Meier, Davis, Bachinksi e James que foram os autores deste capítulo na edição anterior.

BIBLIOGRAFIA

1. Antoine Geagea CC. Scope of drug-induced, infectious and allergic esophageal injury. Curr Opin Gastroenterol 2008;24:496-501.
2. Baehr PH, McDonald GB. Esophageal infections: risk factors, presentation, diagnosis, and treatment. Gastroenterology 1994;106(2):509-32.
3. Chong VH. Clinical significance of heterotopic gastric mucosal patch of the proximal esophagus. World J Gastroenterol 2013;19(3):331-8.
4. Ginsberg GG, Pfau PR. Foreign bodies, bezoars, and caustic ingestions. In: Feldman M, Brandt LJ, Friedman LS, editors. 9th ed. Sleisenger and Fordtran's gastrointestinal and liver disease: pathophysiology/diagnosis/management, vol. 1. Philadelphia: Saunders, Elsevier; 2010. p. 406-8.
5. Hirota WK, Zuckerman MJ, Adler DG et al. ASGE guideline: the role of endoscopy in the surveillance of premalignant conditions of the upper GI tract. Gastrointest Endosc 2006;63(4):570-80.
6. Hoffman RM, Jaffe PE. Plummer-Vinson syndrome: a case report and literature review. Arch Intern Med 1995;155(18):2008-11.
7. Katzka DA. Esophageal disorders caused by medications, trauma, and infection. In: Feldman M, Brandt LJ, Friedman LS, editors. 9th ed. Sleisenger and Fordtran's gastrointestinal and liver disease: pathophysiology/diagnosis/management, vol. 1. Philadelphia: Saunders, Elsevier; 2010. p. 735-43.
8. Kelly J. Management of upper esophageal sphincter disorders: indications and complications of myotomy. Am J Med 2000;108(4A):43-6.
9. Kikendall JW. Pill esophagitis. J Clin Gastroenterol 1999;28(4):298-305.
10. Mario Costantini GZ, Rizzetto C, Narne S, Ancona E. Oesophageal diverticula. Best Pract Res Clin Gastroenterol 2004;18(1):3-17.
11. Pace F, Antinori S, Repici A. What is new in esophageal injury (infection, drug-induced, caustic, stricture, perforation)? Curr Opin Gastroenterol 2009;25:372-9.
12. Reed MF, Mathisen DJ. Tracheoesophageal fistula. Chest Surg Clin N Am 2003;13(2):271-89.
13. Sajid Jalil DOC. Schatzki's ring: a benign cause of dysphagia in adults. J Clin Gastroenterol 2002;35(4):295-8.
14. Spechler SJ. American Gastroenterological Association medical position statement on treatment of patients with dysphagia caused by benign disorders of the distal esophagus. Gastroenterology 1999;117:229-32.
15. Temiz A, Oguzkurt P, Ezer SS et al. Predictability of outcome of caustic ingestion by esophagogastroduodenoscopy in children. World J Gastroenterol 2012;18(10):1098-103.
16. Tobin RW. Esophageal rings, webs, and diverticula. J Clin Gastroenterol 1998;27(4):285-95.
17. Wang AY, Kadkade R, Kahrilas PJ et al. Effectiveness of esophageal dilation for symptomatic cricopharyngeal bar. Gastrointest Endosc 2005;61(1):148-52.
18. Harford Jr W, Jeyarajah R. Diverticula of the pharynx, esophagus, stomach, and small intestine. In: Feldman M, Brandt LJ, Friedman LS, editors. 9th ed. Sleisenger and Fordtran's gastrointestinal and liver disease: pathophysiology/diagnosis/management, vol. 1. Philadelphia: Saunders, Elsevier; 2010. p. 371-5.

ESÔFAGO DE BARRETT

Nimish B. Vakil, MD, FACP, FACG AGAF, FASGE

1. Qual é a definição de esôfago de Barrett?

O esôfago de Barrett pode ser definido simplesmente como a presença de metaplasia colunar do esôfago anatômico. Trata-se de uma complicação da doença crônica do refluxo gastroesofágico (GERD). As diretrizes atuais da American Gastroenterological Association definem esôfago de Barrett como um quadro em que qualquer extensão do epitélio colunar metaplásico que predispõe ao desenvolvimento de câncer substitui o epitélio escamoso estratificado que normalmente reveste o esôfago distal. Isto é coerente com a definição internacional de consenso de esôfago de Barrett que define o quadro como a reposição parcial, a partir da junção gastroesofágica proximal do epitélio escamoso do esôfago por epitélio colunar metaplásico. É importante ter em mente que essas duas definições partem da visão tradicional de que a presença de metaplasia intestinal é um pré-requisito para o diagnóstico de esôfago de Barrett.

2. Por que o esôfago de Barrett é importante?

O esôfago de Barrett é uma lesão pré-cancerosa. A identificação de displasia no esôfago de Barrett permite a intervenção em estádio precoce com bons resultados. Por outro lado, o câncer esofágico avançado tem prognóstico ruim. A vigilância com endoscopia é a base do tratamento e permite que os pacientes sejam diagnosticados em um estádio precoce.

3. Quais são os fatores de risco para o esôfago de Barrett?

Os fatores de risco estabelecidos para o esôfago de Barrett incluem:
- Idade superior a 50 anos.
- Sexo masculino.
- Caucasiano.
- GERD crônica.
- Hérnia de hiato.
- Alto índice de massa corporal.
- Obesidade do tronco.

4. Qual é a aparência endoscópica e a caracterização do esôfago de Barrett?

O esôfago de Barrett tem aparência endoscópica típica. Ele é geralmente descrito como uma coloração salmão ou rosa forte (*pink*) no esôfago tubular, em contraste com a aparência cinza-clara da mucosa escamosa (Figura 7-1). Deve-se enfatizar que o exame histológico de amostras para biópsia esofágica é necessário para confirmar o diagnóstico de esôfago de Barrett. A Classificação de Praga é um método padronizado de informar a extensão do esôfago de Barrett e é recomendada

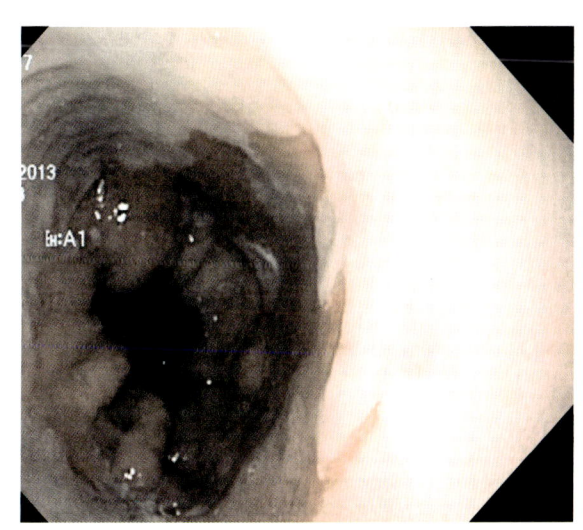

Fig. 7-1. Esôfago de Barrett visto na endoscopia convencional. Observe o epitélio de coloração salmão que contrasta com o epitélio normal cinza revestindo o esôfago.

para a endoscopia de rotina. A extensão vertical do epitélio de Barrett que é circunferencial é medida do topo das pregas gástricas e designada como comprimento C. As colunas longitudinais do epitélio de Barrett são designadas pela letra M, seguida do comprimento vertical. Por exemplo, um paciente com alteração circunferencial de línguas de 2 cm e de 1 cm do epitélio de Barrett, estendendo-se para cima a partir do segmento circunferencial, é designado como C2M1 com base nessa Classificação (Figura 7-2). O segmento curto do esôfago de Barrett é definido pela presença de metaplasia intestinal identificada em biópsias obtidas do esôfago com aparência sugestiva de esôfago de Barrett que se estende menos de 3 cm para dentro do esôfago. O esôfago de Barrett de segmento longo é definido por segmentos de epitélio anormal superior a 3 cm de extensão.

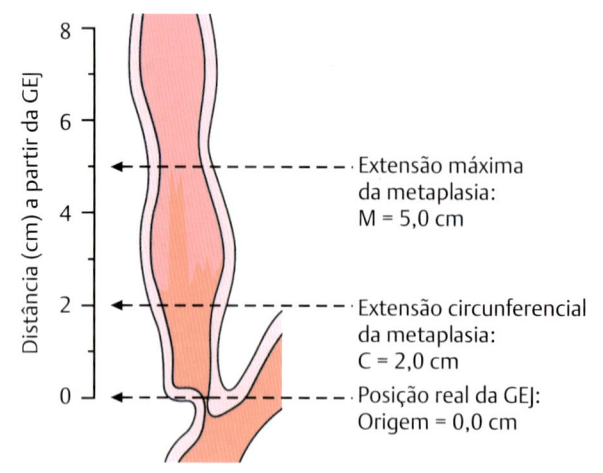

Fig. 7-2. Diagrama representando o esôfago de Barrett na endoscopia mostrando uma área classificada como C2M5. C = extensão da metaplasia circunferencial; GEJ = junção gastroesofágica; M = extensão máxima da metaplasia (C mais uma "língua" distal de 3 cm). (Com autorização de Sharma P, et al: The development and validation of an endoscopic grading system for Barrett's esophagus: the Prague C&M Criteria, Gastroenterology 131:1392-1399, 2006).

5. Qual é o risco de câncer no esôfago de Barrett?
A figura geralmente cotada para o risco de câncer é de 0,5% por ano, o que significa que aproximadamente 1 em 200 pacientes portadores de esôfago de Barrett desenvolverá câncer de esôfago por ano. Estudos recentes, entretanto, sugerem que o risco pode ser substancialmente mais baixo que o originalmente estimado. São necessários dados complementares para esclarecer esta questão. Até lá, pode ser razoável a oferta de uma margem de 0,3 a 0,5% por ano.

6. Quais são os fatores de risco para o desenvolvimento de displasia e câncer no esôfago de Barrett?
Ainda não se sabe se o risco aumenta ou diminui com o tempo, mas displasia e câncer são tipicamente encontrados após os 50 anos de idade. Existe evidência satisfatória a sugerir risco mais alto para pacientes com esôfago de Barrett de segmento longo e risco maior em homens, em comparação às mulheres. A obesidade (especialmente a do tronco) é um fator de risco principal e passível de intervenção. O tabagismo aumenta o risco em alguns estudos, mas não em outros.

7. A terapia clínica previne o risco de displasia ou de câncer?
Não existe evidência de alto nível para nos confirmar essa premissa. O tratamento com inibidores da bomba de prótons demonstrou reduzir o risco de displasia e de câncer em estudos de observação. Estudos epidemiológicos sugerem uma redução no risco de câncer em usuários de aspirina ou estatinas em dose baixa, mas isto ainda aguarda confirmação em estudos em andamento.

8. Existe um papel para a endoscopia de triagem superior para identificar o esôfago de Barrett?
Não existe consenso sobre se a triagem deverá ser recomendada e em que idade e em quais intervalos. Apesar da ausência de evidência ou de dados sobre a relação custo-benefício, o conceito de endoscopia "pelo menos uma vez na vida" em busca do esôfago de Barrett ganhou popularidade e é amplamente seguido nos EUA. Se isto for feito, o resultado será provavelmente o maior aos ou por volta dos 50 anos de idade.

9. Qual é o objetivo do tratamento clínico no esôfago de Barrett?
O objetivo do tratamento clínico é: (1) tratar os sintomas da GERD geralmente associados ao esôfago de Barrett; (2) prevenir complicações reduzindo a inflamação da mucosa no esôfago e (3) monitorar o paciente quanto ao desenvolvimento de displasia ou de câncer do esôfago, de modo a poder oferecer a intervenção precoce ao paciente.

10. Qual é a recomendação para vigilância no esôfago de Barrett (Tabela 7-1)?
A vigilância quanto ao esôfago de Barrett displásico não deverá ser considerada como tratamento definitivo, e as terapias ablativas deverão ser consideradas, quando a displasia for identificada.

Tabela 7-1. Intervalos de Vigilância Recomendados para Esôfago de Barrett

Sem displasia	3-5 anos
Displasia com grau baixo	6-12 meses
Displasia com grau alto	3 meses (na ausência de terapia de ablação)

11. **Qual é o protocolo de biópsia recomendado para esôfago de Barrett?**
   A avaliação endoscópica é recomendada usando-se endoscopia com luz branca. Os endoscópios de alta definição e imageamento com faixa estreita podem ajudar a identificar anormalidades de superfície que exigem biópsias-alvo. As recomendações atuais são a coleta de espécimes de biópsia dos quatro quadrantes cada 2 cm a partir do epitélio de Barrett. A cromoendoscopia é uma técnica que usa um corante (Azul de Metileno ou Índigo Carmim borrifado sobre o epitélio de Barrett para identificar anormalidades de superfície). O imageamento com faixa estreita usa um espectro estreito de luz que consegue o mesmo efeito (Figura 7-3).

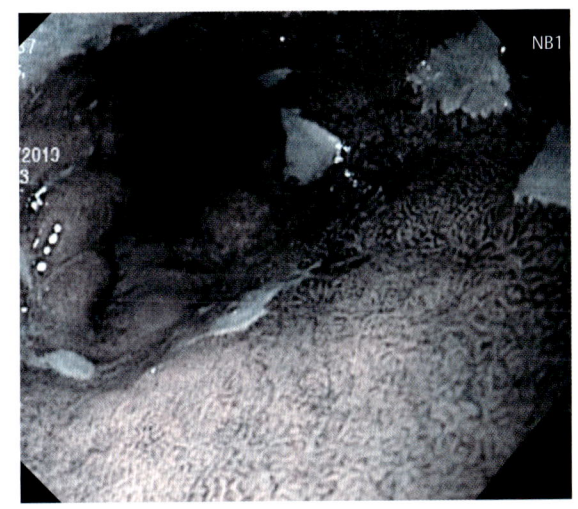

Fig. 7-3. Imageamento de faixa estreita do esôfago de Barrett. O uso de um espectro estreito de luz realça detalhes e permite visualização mais clara das características de superfície. Ele permite a demarcação aguda a partir do epitélio escamoso normal.

12. **Qual é a confiabilidade do diagnóstico patológico da displasia de alto grau?**
   Há muito tempo já foi reconhecido que existe uma variabilidade de interobservação entre os patologistas na identificação de displasia de alto grau e câncer precoce. Pelo menos dois patologistas gastrointestinais experientes deverão avaliar todas as biópsias de Barrett, quando se considera a elaboração de um diagnóstico de displasia.

13. **Qual é o tratamento da displasia de alto grau no esôfago de Barrett?**
   O tratamento endoscópico deverá ser preferido sobre a vigilância para tratamento da maioria dos pacientes com esôfago de Barrett com displasia de alto grau ou câncer intramucoso no esôfago (Figura 7-4). Neste quadro, a terapia endoscópica

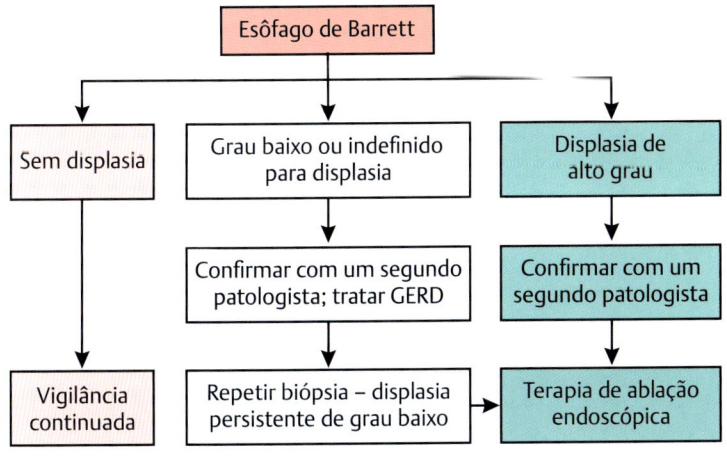

Fig. 7-4. Algoritmo para o tratamento do esôfago de Barrett com base na displasia identificada em exame histopatológico. *GERD* = doença do refluxo gastroesofágico.

também é preferida em comparação à intervenção cirúrgica. As opções geralmente usadas para a terapia endoscópica são a ablação por radiofrequência e a terapia fotodinâmica. Ambas mostram alto grau de sucesso na ablação do epitélio displásico e na prevenção da recorrência.

14. Qual é o tratamento do câncer esofágico precoce no esôfago de Barrett?

A ressecção endoscópica do câncer esofágico precoce é o tratamento preferido, quando a lesão está confinada a T1 sem disseminação vascular ou linfática. A orientação de um especialista e a ultrassonografia endoscópica para estadiar a lesão são obrigatórias.

15. Qual é o grau de confiabilidade do diagnóstico patológico de displasia de baixo grau no esôfago de Barrett?

Os critérios para definição de displasia de baixo grau não estão bem definidos e variam nas diferentes regiões do mundo. Existe uma tendência de superdiagnosticar a displasia de baixo grau como resultado da interpretação incorreta de alterações regenerativas. A confirmação do diagnóstico com dois patologistas é essencial.

16. Qual é o risco de progressão na displasia de baixo grau?

A displasia de baixo grau é um fator de risco para malignidade. O risco de progressão pode ter sido subestimado no passado. Um estudo recente mostrou que muitos pacientes com displasia de baixo grau foram classificados para baixo até a ausência de displasia após revisão patológica adicional. Em pacientes em que a displasia de baixo grau foi confirmada por revisão patológica, a taxa de progressão foi muito alta (85%). A taxa de incidência de displasia de alto grau ou de câncer foi de 13,4% por paciente por ano para aqueles em que o diagnóstico de displasia de baixo grau fora confirmado.

17. Qual é o tratamento para a displasia de baixo grau?

Uma vez que as alterações regenerativas possam ser interpretadas erroneamente como alterações displásicas, a confirmação do diagnóstico por um segundo patologista é essencial. Em pacientes que não foram tratados adequadamente para a doença do refluxo, o tratamento com inibidores da bomba de prótons seguido de repetição da biópsia é recomendado (Figura 7-3). Os efeitos confundidores de inflamação e regeneração serão removidos. A displasia de baixo grau persistente precisa de monitoramento cuidadoso para a progressão. Muitos especialistas acreditam que, por causa da alta taxa de progressão quando a displasia de baixo grau é persistente e confirmada, a terapia de ablação deverá ser oferecida a esses pacientes.

18. Quais desenvolvimentos futuros podem ser antecipados?

As áreas em que o progresso pode ser antecipado são: (1) melhor diagnóstico de displasia usando marcadores celulares e técnicas de biópsia endoscópica, (2) melhor identificação de indivíduos em risco de progressão, usando a genética e marcadores celulares do epitélio de Barrett, (3) marcadores não invasivos para a progressão, como os testes sorológicos, (4) inovações endoscópicas adicionais para tratamento de displasia ou câncer e (5) farmacoterapia para reduzir o risco de progressão ou prevenir o desenvolvimento do esôfago de Barrett.

BIBLIOGRAFIA

1. American Gastroenterological Association, Spechler SJ, Sharma P, Souza RF et al. American Gastroenterological Association medical position statement on the management of Barrett's esophagus. Gastroenterology 2011;140(3):1084-91.
2. ASGE Standards of Practice Committee. The role of endoscopy in Barrett's esophagus and other premalignant conditions of the esophagus. Gastrointest Endosc 2012;76(6):1087-94.
3. Bennett C, Vakil N, Bergman J et al. Consensus statements for management of Barrett's dysplasia and early-stage esophageal adenocarcinoma, based on a Delphi process. Gastroenterology 2012;143(2):336-46.
4. Sharma P, Dent J, Armstrong D et al. The development and validation of an endoscopic grading system for Barrett's esophagus: the Prague C & M criteria. Gastroenterology 2006;131:1392-9.

Websites

Barrett's Oesophagus Campaign. http://www.barrettscampaign.org.uk/ [Acessado em 22/09/2014].
National Cancer Institute at the National Institutes of Health. Esophageal cancer treatment. http://www.cancer.gov/cancertopics/pdq/treatment/esophageal/Patient/page l [Acessado em 22/09/2014].

PATOLOGIA DO ESÔFAGO E DO ESTÔMAGO
Shalini Tayal, MD

CAPÍTULO 8

ESÔFAGO

1. Descrever um revestimento normal do esôfago.
- O esôfago consiste em mucosa, lâmina própria, lâmina muscular da mucosa, submucosa, lâmina muscular própria e adventícia (sem serosa) (Figura 8-1A).
- As glândulas sebáceas podem ser vistas normalmente na submucosa.
- A junção gastroesofágica (GE) normal (Figura 8-1B) mostra epitélios escamoso e colunar.

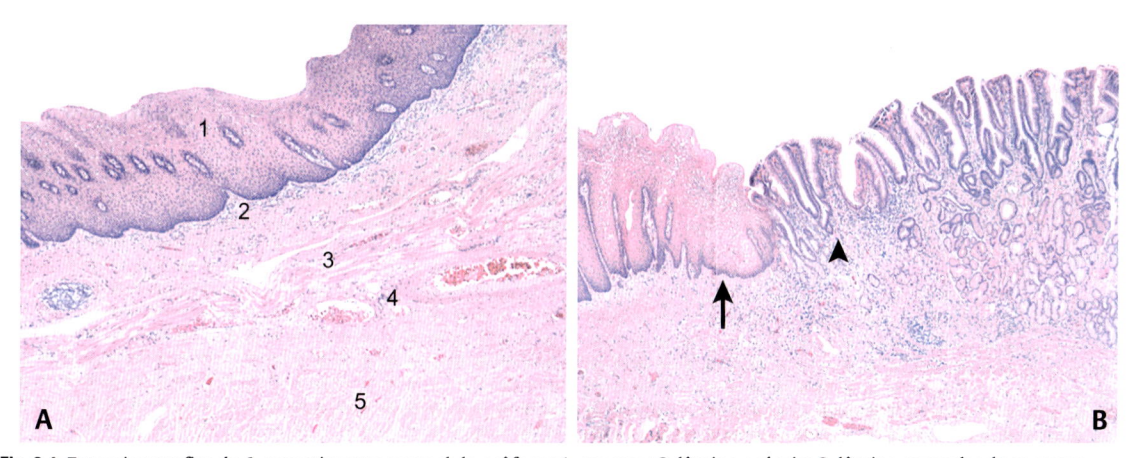

Fig. 8-1. Fotomicrografias de **A,** revestimento normal do esôfago: 1, mucosa; 2, lâmina própria; 3, lâmina muscular da mucosa; 4, submucosa; 5, lâmina muscular própria (a adventícia não é mostrada) (corante de hematoxilina e eosina [H&E]). **B,** Junção gastroesofágica normal mostrando mucosa de células escamosas *(seta)* e mucosa colunar *(ponta de seta)* (corante de H&E).

2. Quais são os aspectos histológicos da doença do refluxo gastroesofágico (GERD) e da esofagite eosinofílica (EE)?
Os Aspectos Histológicos da GERD incluem (Figura 8-2A):
- As condições do esôfago distal são mais graves que as do esôfago proximal.
- Presença de hiperplasia basilar.
- Ocorrência de alongamento das papilas vasculares.
- Aumento dos neutrófilos e eosinófilos intraepiteliais (≈ **8 eosinófilos por campo de alta potência [HPF]**).
- Células-balão (células escamosas dilatadas com acúmulo abundante de proteínas plasmáticas) indicando lesão química.

  Os Aspectos Histológicos da EE são (Figura 8-2B):
- Mais comuns no esôfago proximal que no distal. A distribuição pode ser manchada. Devem-se obter amostras para biópsia dos esôfagos superior, médio e distal.
- Os eosinófilos intraepiteliais nas camadas superiores do epitélio se mostram aumentados (> **15-20 eosinófilos/HPF**).
- Microabscessos eosinofílicos aparecem nas camadas superficiais do epitélio.
- A degranulação extensa dos eosinófilos é mais comum.
- *Pode haver coexistência da GERD em 30% dos casos, e a diferenciação histológica é difícil.*

3. Discutir as causas infecciosas da esofagite.
As causas infecciosas da *esofagite fúngica* são:
- *Esofagite por Candida* (Figura 8-3A e B): *C. albicans* é o mais comum da espécie *Candida*. Outros incluem: *C. glabrata, C. tropicalis, C. parapsilosis* e *C. krusei*. A endoscopia mostra placas elevadas e esbranquiçadas com erosões e ulcerações. O exame histológico revela erosão de camadas superficiais de epitélio escamoso ou ulceração com leveduras e formas de pseudo-hifas (destacadas por corantes especiais, como metenamina prata de Grocott ou ácido periódico de Schiff [PAS]). A chave para o diagnóstico é a presença de formas de pseudo-hifas que indicam infecção. A presença de formas de leveduras isoladamente sugere contaminação oral.

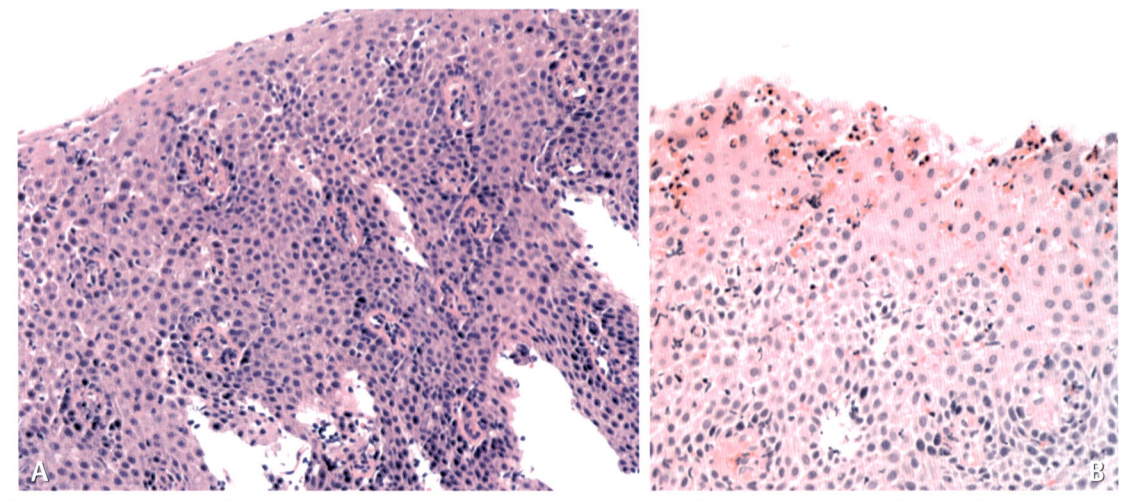

Fig. 8-2. Fotomicrografias de **A,** esofagite de refluxo (doença do refluxo gastroesofágico). Hiperplasia basilar e papilas vasculares alongadas (corante de hematoxilina e eosina [H&E]). **B,** Esofagite eosinofílica. Observar os eosinófilos intraepiteliais aumentados nessa amostra de biópsia do esôfago médio (corante de H&E).

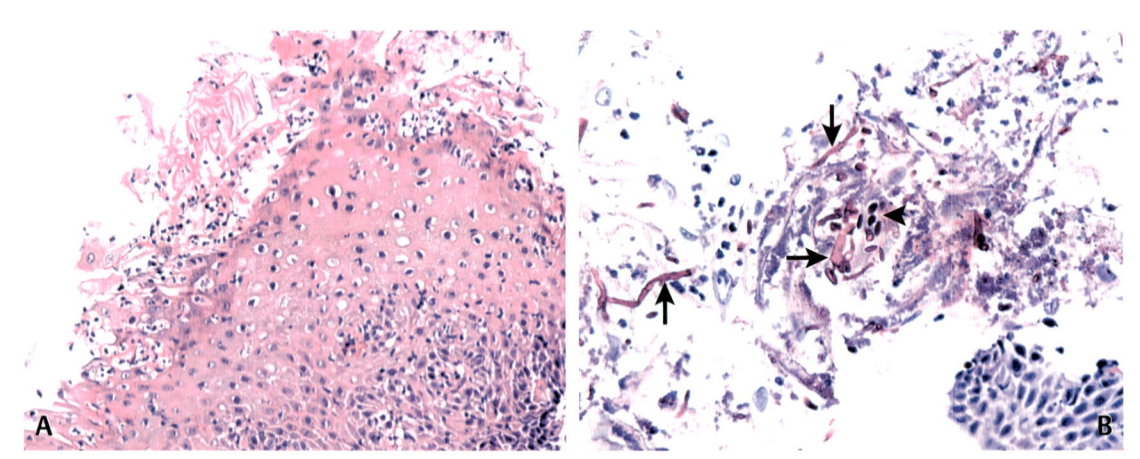

Fig. 8-3. Fotomicrografias de **A,** esofagite por *Candida*. Observar a erosão nas camadas superiores da mucosa escamosa com infiltrado neutrofílico formando microabscessos (corante de hematoxilina e eosina). **B,** Levedura (*ponta de seta*) e pseudo-hifas (*setas*) destacadas por corante de ácido periódico de Schiff.

- *Histoplasma:* Nos EUA o *Histoplasma* é endêmico nos vales dos Rios Mississipi e Ohio. Ele é endêmico também nas Américas Central e do Sul e nas ilhas do Caribe. A endoscopia pode aparecer normal. O exame histológico revela granulomas subepiteliais necrosantes com células gigantes que contêm organismos de 2 a 4 μm de diâmetro.
- *Aspergillus:* As espécies mais comuns são *Aspergillus fumigatus* e *A. flavus*. Observado como hifas septadas e se ramificando (a 45 graus) com 4 μm de diâmetro.
- *Mucormycosis:* Este organismo pode ser visto em hospedeiros imunocomprometidos, como hifas paralelas não septadas (10 a 15 μm de diâmetro) que se ramificam em ângulos retos.

  As causas das infecções de *esofagite viral* são:
- *Herpes esophagitis* (Figura 8-4): Este organismo é visto em pacientes imunocomprometidos. O exame endoscópico pode revelar vesículas ou úlceras rasas fundidas. O exame histológico revelará células epiteliais mostrando multinucleação com moldagem e inclusões intranucleares borradas.
- *Cytomegalovirus:* Este organismo é visto em pacientes imunocomprometidos. O efeito citopático viral inclui inclusões intracitoplasmáticas e intranucleares vistas em células endoteliais, histiócitos ou fibroblastos.

4. Qual é o diferencial mais importante a ser considerado em amostras de biópsia para avaliar a doença do enxerto-*versus*-hospedeiro (GVHD)?

Os fatores etiológicos infecciosos devem ser descartados com o uso de corantes especiais (fúngicos e virais) e com exames de cultura de soro e de tecidos. Em geral, o esôfago superior é geralmente afetado. O exame histológico classifica a GVHD

CAPÍTULO 8 ▪ PATOLOGIA DO ESÔFAGO E DO ESTÔMAGO

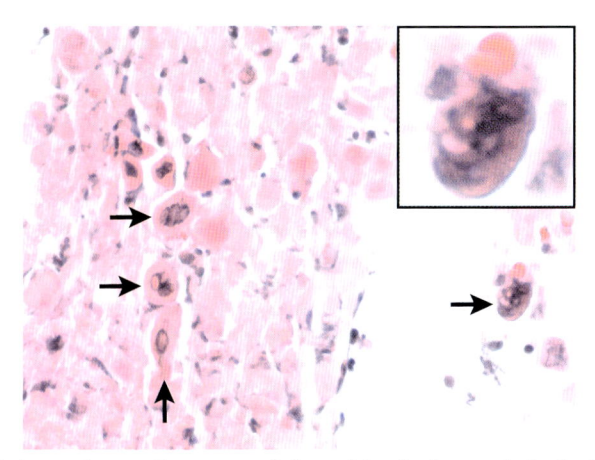

Fig. 8-4. Fotomicrografia de esofagite por herpes. Observar as células multinucleadas com inclusões (destaque) virais eosinofílicas de moldagem (*setas*) e borradas (corante de hematoxilina e eosina).

como leve, moderada ou grave com base no grau de lesão observado. Corpos apoptóticos são vistos no epitélio escamoso; existem linfócitos intraepiteliais e vacuolização basal e, em casos graves, ulceração e necrose.

5. Qual é a prevalência histológica da doença esofágica de Crohn em estudos de endoscopia normais?
Esta prevalência varia de 5 a 42% e não está relacionada com achados endoscópicos. A esofagite de Crohn pode ser vista com casos graves de doença ileocólica. Os aspectos histológicos variam de inflamação leve com granulomas epitelioides não necrosantes na lâmina própria a ulcerações e envolvimento transmural com formação de fístula.

6. Quais são os outros quadros esofágicos diversos?
- *Acantose por glicogênio:* O exame endoscópico revela pequenas placas branco-acinzentadas no esôfago médio. Existe associação à síndrome de Cowden. Os achados histológicos incluem células escamosas distendidas com aumento no glicogênio intracelular.
- *Remendo de entrada gástrica:* O exame endoscópico revela um remendo (2 mm a 3 cm) de mucosa gástrica localizada bem inferior ao músculo cricofaríngeo. Os achados histológicos consistem em mucosa do tipo oxíntico (parietal). A metaplasia intestinal pode estar presente.
- *Heterotopia pancreática:* Com frequência, os achados endoscópicos não são aparentes a olho nu. Este tecido é visto, com frequência, em amostras de biópsia na junção GE ou no esôfago distal. Ele pode representar metaplasia ou focos ectópicos de tecido pancreático. O exame histológico revela células acinares com grânulos eosinofílicos densos e grosseiros.
- *Melanose:* Os achados endoscópicos incluem manchas marrom-escuras muito pequenas, de 1 a 2 mm. Os melanócitos podem ser vistos na camada basal do epitélio escamoso. O diagnóstico diferencial é o de melanoma maligno. Na melanose os melanócitos têm aparência benigna e madura. Pigmentos podem ser vistos nas camadas superiores da mucosa e na lâmina própria adjacente.

7. Relacionar os quadros dermatológicos que podem afetar o esôfago.
Os quadros dermatológicos que afetam o esôfago são: pênfigo vulgar, penfigoide bolhoso, eritema multiforme, síndrome de Behçet, líquen plano, dermatite hipertiforme, esclerodermia e necrose por epidermólise tóxica.

8. Discutir as características histológicas do esôfago de Barrett e a classificação de displasia.
O esôfago de Barrett é uma alteração endoscópica no epitélio esofágico de qualquer extensão confirmado como contendo metaplasia intestinal na biópsia. Os achados histológicos incluem mucosa de junção escamocolunar com metaplasia intestinal reconhecida pela presença de células caliciformes (Figura 8-5A), que ficam azuis com o corante Alcian azul no pH 2,5 (Figura 8-5B).

No esôfago de Barrett, a displasia é classificada como:

Ausente: Não há evidência de displasia.

Indefinido para displasia: Esta classificação é designada quando não se pode fazer a distinção entre displasia de baixo grau e alterações inflamatórias. O epitélio de superfície mostra maturação, mas as glândulas mais profundas mostram apinhamento de arquitetura, hipercromasia nuclear e, às vezes, aumento da atividade mitótica.

Displasia de baixo grau (Figura 8-5C): Falta de maturação de superfície e epitélio glandular mostrando citoplasma anfofílico com depleção de mucina e hipercromasia nuclear. O apinhamento de arquitetura é semelhante àquele dos adenomas tubulares do cólon.

Displasia de alto grau: Falta de maturação de superfície com células que mostram atipia citológica acentuada, caracterizada por perda de polaridade, proporção núcleo-citoplasma elevada, contornos nucleares irregulares e nucléolos gran-

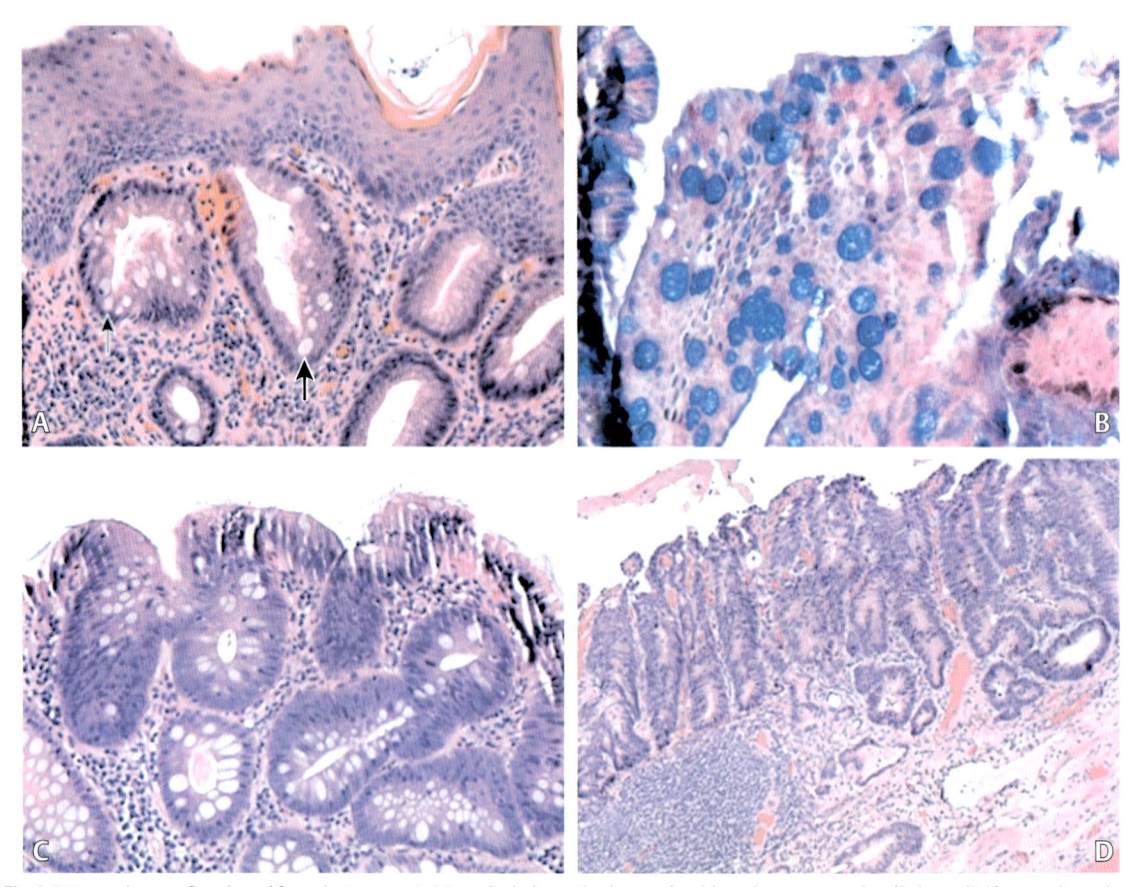

Fig. 8-5. Fotomicrografias do esôfago de Barrett. **A,** Metaplasia intestinal reconhecida pela presença de células caliciformes (*setas*) no epitélio glandular (corante de hematoxilina e eosina [H&E]). **B,** Corante de Alcian azul em pH 2,5 colorindo a mucina acídica do *azul* das células caliciformes. **C,** Esôfago de Barrett com displasia de grau baixo. Existe falta de maturação de superfície, e o epitélio glandular mostra estratificação nuclear com hipercromasia (corante de H&E). **D,** Esôfago de Barrett com displasia de alto grau e invasão na lâmina própria (carcinoma intramucoso) visto próximo ao agregado linfoide (corante de H&E).

des e proeminentes. A arquitetura se torna complexa com áreas focalizadas de formação cribriforme. As anormalidades citológicas superam a complexidade de arquitetura no diagnóstico de displasia de alto grau.

Displasia de alto grau com carcinoma de invasão ou intramucoso – T1 (Figura 8-5D): A invasão para a lâmina própria ou muscular da mucosa tem implicações prognósticas no esôfago, diferentemente do cólon, por causa da presença de linfáticos no primeiro. Metástases de linfonodos têm sido informadas em 13% dos tumores T1. A duplicação da lâmina muscular da mucosa pode, às vezes, estar presente e não deverá ser confundida com invasão na submucosa.

9. **Quais padrões histológicos podem ser vistos nas amostras de biópsia da junção GE que não mostram achados endoscópicos típicos do esôfago de Barrett?**
   - Mucoso tipo gástrico sem células caliciformes – Mucosa cardíaca gástrica mais associada à inflamação (cardite gástrica).
   - Linha Z proeminente mostrando mucosa gastrocardíaca com células caliciformes.
   - Em casos endoscopicamente incertos, a presença de células caliciformes pode sugerir ou esôfago de Barrett ou cárdia gástrica com células caliciformes.

10. **Qual é o diagnóstico diferencial de lesões esofágicas polipoides?**
    Os diagnósticos diferenciais para lesões não neoplásicas são:
    - *Heterotopia/metaplasia pancreática* é vista, geralmente, no esôfago distal. No exame histológico, são vistas células acinares pancreáticas, raramente associadas às estruturas ductais.
    - *Pólipos fibrovasculares* são tecidos submucosos (fibrovascular e adiposo) benignos, cercados por epitélio escamoso. Às vezes, células atípicas do estroma podem ser visualizadas.

- *Papiloma escamoso* não é incomum no esôfago. O exame histológico revela epitélio escamoso lobulado com núcleos fibrovasculares. O papiloma escamoso é visto em menos de 0,1% dos exames endoscópicos. A displasia é rara. Esses papilomas foram associados ao papilomavírus humano (HPV); entretanto, os relatórios também mostram que a maioria é vista como resultado do refluxo ácido e não está associada ao HPV.

Os diagnósticos diferenciais para neoplasmas são:
- *Tumor de células granulares* do trato gastrointestinal (GI) que ocorre mais frequentemente no esôfago, enquanto o sítio mais comum no corpo é o dorso da língua. A avaliação endoscópica revela nódulos submucosos que são solitários, na maioria das vezes (multifocais em 10%). O exame histológico revela hiperplasia pseudoepiteliomatosa de mucosa escamosa sobreposta com coleção submucosa de células granulares neoplásicas com citoplasma eosinofílico granular (Figura 8-6A), que são reativas para PAS e proteína S100 (Figura 8-6B). A maioria é benigna, embora casos raros de metástases malignas já tenham sido informados.
- *Leiomioma,* uma proliferação benigna da submucosa de células musculares lisas e fusiformes. O quadro reage substancialmente com marcadores musculares, como actina de músculos lisos (SMA) e desmina, e é negativo para CD117. Sua contraparte maligna, o leiomiossarcoma, é raro no esôfago.
- *Tumor do estroma gastrointestinal (GIST),* raro no esôfago. O exame histológico mostra proliferação de células fusiformes que reagem fortemente com CD117 e CD34. O potencial maligno depende da extensão da atividade mitótica, da necrose e da atipia citológica.
- *Carcinoma de células escamosas*, mais comum no esôfago médio. O exame histológico demonstra células escamosas neoplásicas com cristas intercelulares e superprodução de ceratina com formação de pérolas dessa substância. O envolvimento das estruturas mediastinais é comum por causa da falta de barreira serosa. Os subtipos incluem: carcinoma de células escamosas basaloides, carcinoma verrugoso e carcinoma adenoescamoso.
- *Adenocarcinoma* (Figura 8-7), mais comum no esôfago distal; se encontrado no esôfago médio, será geralmente resultado do esôfago de Barrett. As variantes incluem os tipos de células mucinosas em anel de sinete. A profundidade de invasão do tumor (superficial *versus* profundo) se correlaciona com o estádio e o prognóstico do tumor. Metástase de linfonodos já foi informada em 13% dos tumores T1. A presença de invasão linfovascular prognostica sobrevida geral pior e mais recorrência do tumor, e isto é um fator prognóstico independente.
- *Melanomas malignos* são raros no esôfago e representam quase sempre lesões polipoides maiores envolvendo o esôfago distal. É observada, também, a atipia citológica acentuada com nucléolos proeminentes e figuras mitóticas aumentadas. As células malignas podem mostrar reatividade com um ou mais dos seguintes anticorpos: S100, Melan A, KBA-62 e HMB-45.
- *Outros tumores malignos* incluem carcinomas metastáticos de células pequenas e carcinomas sarcomatoides, ambos raros.

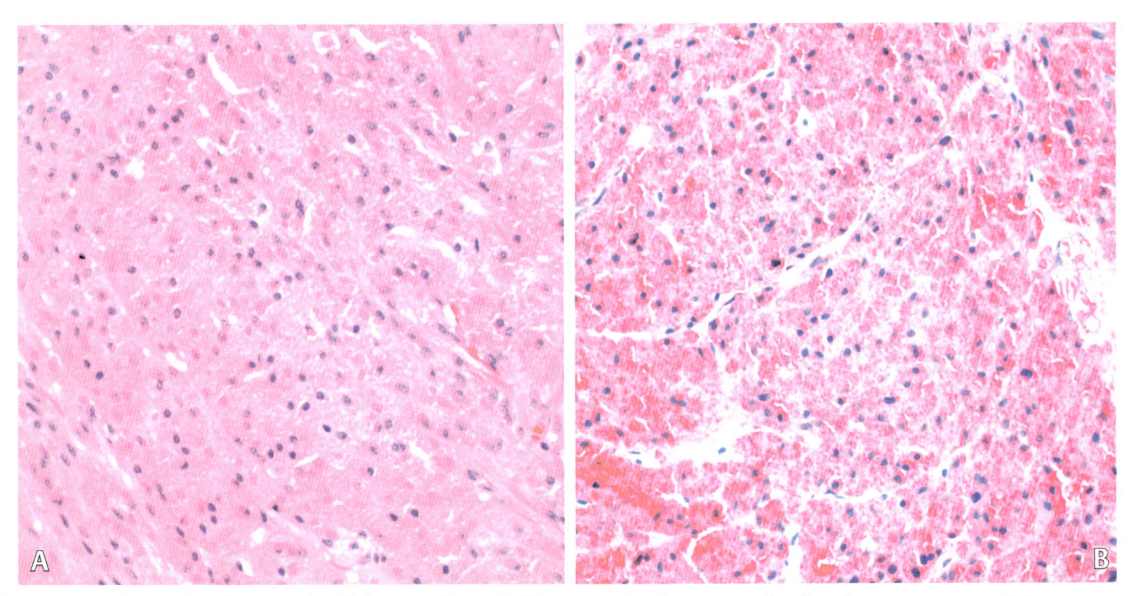

Fig. 8-6. Fotomicrografias de tumor de células granulares. **A,** Observar o citoplasma granular abundante e pequenos núcleos redondos com corante de hematoxilina e eosina e **B,** coloração de proteína S100 no citoplasma.

ESTÔMAGO

11. **Quais são os aspectos histológicos do revestimento mucoso nas diferentes partes do estômago?**

As cinco camadas do estômago são:
- Mucosa.
- Lâmina muscular da mucosa.

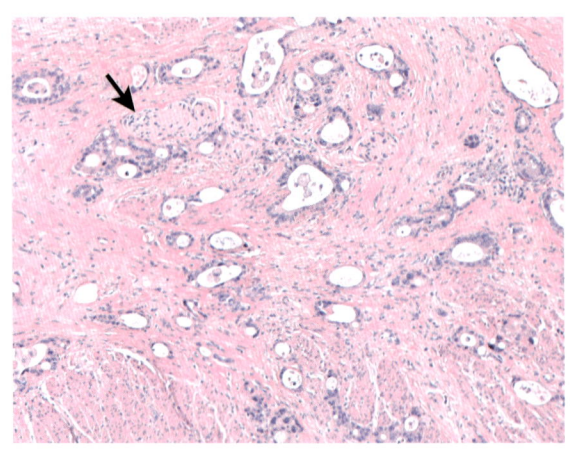

Fig. 8-7. Fotomicrografia de adenocarcinoma esofágico mostrando infiltração de glândulas neoplásicas e invasão perineural (*seta*) (corante de hematoxilina e eosina).

- Submucosa.
- Lâmina muscular própria (a camada mais interna oblíqua, a interna circular e mais externa longitudinal).
- Serosa.

A mucosa tem três zonas que variam por função em diferentes locais do estômago.

Camada superficial de mucina neutra que produz epitélio foveolar e reveste toda a superfície luminal do estômago, seguida pelo istmo (colo) e camada glandular profunda.

A mucosa do fundo e **do corpo**, com aspectos similares e que contêm células parietais ou oxínticas (secretoras de ácido e produtoras de fator intrínseco) em formato de pirâmide e as células principais (produtoras de enzimas) no istmo e na base com células endócrinas dispersas. A camada foveolar de revestimento é curta. O istmo também contém células produtoras de muco.

Cárdia e **antro,** com aspectos similares e contendo uma zona ampla e superficial de células epiteliais foveolares. O antro gástrico também contém células G produtoras de gastrina. As outras células enteroendócrinas demonstraram produzir serotonina, somatostatina (células D) e substância vasointestinal semelhante a polipeptídios.

12. Quais são os padrões histológicos da gastrite?

Os dois padrões histológicos principais da gastrite são:

- *Gastrite aguda:* Início agudo. Inflamação neutrofílica, edema e hemorragia podem estar presentes. A gastrite aguda está associada a hemorragias ou erosões e ulcerações.
- *Gastrite crônica com ou sem atividade:* com ocorrência de inflamação mista com infiltração predominante de células mononucleares e hiperplasia foveolar, com ou sem metaplasia e atrofia intestinais. A atividade pode ser graduada com base na extensão da inflamação aguda presente (leve, moderada ou intensa).

13. Quais são as várias manifestações histológicas da gastrite associada ao *Helicobacter pylori*?

As alterações podem variar de padrões de lesão de agudos a crônicos: gastrite crônica, gastrite ativa crônica, gastrite atrófica multifocal, gastrite folicular, úlceras, adenocarcinoma e linfoma de tecido linfoide associado à mucosa (MALT). Os organismos *H. pylori* são Gram-negativos, produzem urease, têm a forma de uma gaivota e curvados que aderem ao epitélio foveolar superficial e ficam embaraçados no muco. Eles são vistos também em lúmenes revestidos por células parietais. Warthin-Starry (corante de prata), de Giemsa, Tiazina B e Diff-Quick são corantes especiais que destacam o *H. pylori*. A imuno-histoquímica pode ser útil na detecção de formas cocoides vistas em casos tratados de gastrite e para diferenciar esse quadro de outras causas da doença.

14. Qual é a gastrite associada ao organismo *Helicobacter heilmannii*?

O *H. heilmannii (Gastrospirillum hominis)* é uma bactéria rara, alongada, Gram-negativa, fortemente espiralada e produtora de urease que causa gastrite de intensidade leve.

15. Quais são os tipos de gastrite atrófica crônica e como eles se diferenciam histologicamente?

- *Gastrite autoimune*, também chamada de *gastrite tipo A*. O exame endoscópico descobre, tipicamente, que o corpo ou o fundo está afetado. O exame histológico da doença avançada mostra a mucosa do corpo ou fundo gástrico com inflamação intensa, crônica e de espessura total; perda de glândulas oxínticas com metaplasia intestinal e hiperplasia (linear ou nodular) de células semelhantes às células enterocromafins (ECL) (corante de cromogranina). O antro pilórico mostra hiperplasia de células-G. Histologicamente, é difícil diagnosticar a doença precoce; ela é indicada por inflamação na camada glandular profunda com metaplasia antral e hiperplasia de células ECL.

- *Gastrite ambiental,* também chamada de *gastrite tipo B.* A avaliação endoscópica revela, tipicamente, o envolvimento do antro e o corpo do estômago, se o quadro for grave. No estádio inicial, o exame histológico encontra infiltrado inflamatório crônico na zona superficial; os estádios tardios são marcados com atrofia e metaplasia. Os fatores etiológicos incluem *H. pylori,* falta de Vitamina C, nitrosaminas e aumento na ingestão de sal.

16. Quais são os aspectos histológicos destacados da gastropatia química e reativa?
- O exame histológico revela hiperplasia foveolar com tortuosidade glandular, edema na lâmina própria, vasos superficiais dilatados, fibras musculares verticais na lâmina própria e inflamação mínima (Figura 8-8).
- Os fatores etiológicos incluem drogas anti-inflamatórias não esteroides (NSAIDS), álcool e refluxo alcalino (bile).

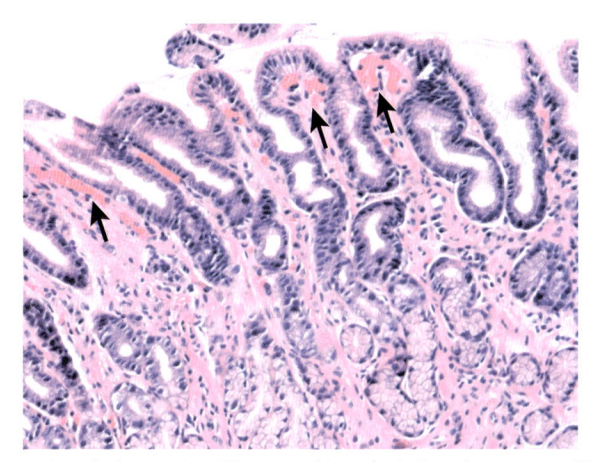

Fig. 8-8. Fotomicrografia de gastropatia químico-reativa. Observar a hiperplasia foveolar, a tortuosidade glandular, os vasos ectáticos na lâmina própria (*seta*) e a inflamação mínima (corante de hematoxilina e eosina).

17. O que é gastrite linfocítica e a quais processos de doença ela está associada?
- A gastrite linfocítica ocorre no fundo e no corpo do estômago, mas o antro é afetado na doença celíaca.
- O exame histológico demonstra padrão de gastrite crônica com aumento dos linfócitos intraepiteliais.
- Os fatores etiológicos incluem, mais geralmente, a doença celíaca e a infecção por *H. pylori.* Fatores etiológicos menos comuns incluem: gastrite varioliforme, gastroenterecolite linfocítica, infecção pelo vírus da imunodeficiência humana e linfoma.

18. Qual é o diagnóstico diferencial da gastrite granulomatosa?
- O exame histológico revela granulomas que podem ser necrosantes ou não necrosantes.
- Os fatores etiológicos incluem causas infecciosas (tuberculosas, fúngicas), doença de Crohn, sarcoide, reação medicamentosa, vasculite ou idiopáticas (gastrite granulomatosa isolada).

19. Quais são os aspectos histológicos sugestivos de doença de Crohn gástrica?
As biópsias mostram envolvimento manchado da mucosa gástrica por inflamação aguda e crônica e abscessos de depressão (gastrite focalmente ativa) com áreas intervenientes de mucosa normal. Às vezes, granulomas podem ser visualizados. Embora de difícil diagnóstico na ausência de granulomas, estes aspectos histológicos podem sugerir doença de Crohn.

20. Histologicamente, como são diferenciados os quadros de ectasia vascular antral gástrica (GAVE), gastropatia hipertensiva portal, lesão de Dieulafoy e lesão por radiação?
- Na avaliação endoscópica, a GAVE demonstra tiras longitudinais vermelhas geralmente localizadas no antro do estômago; isto é referido, com frequência, como "estômago de melancia". O exame histológico revela vasos dilatados e congestionados; trombos de fibrina e alterações reativas, como hiperplasia foveolar e filamentos ou fibras musculares na lâmina própria.
- A *gastropatia hipertensiva portal* demonstra, na avaliação endoscópica, o padrão "pele de tigre" de vasos dilatados da mucosa no corpo e no fundo do estômago. A biópsia histológica não é recomendada. Os aspectos histológicos incluem vasos ectáticos dilatados, hiperplasia foveolar e fibrose na lâmina própria com inflamação mínima. A falta de trombos de fibrina pode distinguir este quadro da GAVE.
- A *lesão de Dieulafoy* na avaliação endoscópica geralmente revela um *vaso protuberante pigmentado* no estômago proximal, sem ulceração da mucosa. O exame histológico encontra artéria grande anormal na submucosa superficial, que pode erodir e causar hemorragia significativa. Os aspectos histológicos incluem erosão com fibrina e hemorragia e um grande vaso na submucosa.

- Na avaliação endoscópica, a *lesão por radiação* demonstra numerosas ectasias vasculares vermelhas na mucosa, localizadas no porto da radiação. O exame histológico demonstra vasos dilatados com paredes hialinizadas. As células epiteliais e do estroma mostram atipia acentuada, levantando a suspeita de displasia. A história clínica é importante para descartar outras causas de angiectasias, como GAVE e a gastropatia hipertensiva portal.

21. Quais são os aspectos histológicos das pregas mucosas gigantes vistas na doença de Ménétrier e na síndrome de Zollinger-Ellison?
- O exame endoscópico descobre pregas gástricas dilatadas com mais de 8 mm.
- O exame histológico demonstra que as pregas gigantes se devem à hiperplasia do epitélio foveolar ou do epitélio oxíntico. A doença de Ménétrier lembra pólipo hiperplásico e mostra epitélio foveolar hiperplásico alongado com perda de glândulas oxínticas na mucosa gástrica. A expansão da zona glandular oxíntica, resultando em gastropatia hipertrófica, é vista na síndrome de Zollinger-Ellison. Grandes pregas também podem ser vistas na gastrite associada ao *H. pylori*.

22. Quais são os aspectos histológicos dos pólipos gástricos e das lesões polipoides?
- *Pólipo de glândula do fundo:* Na avaliação endoscópica, os pólipos estão localizados no fundo e no corpo do estômago. Eles podem ser esporádicos ou vistos com a polipose adenomatosa familiar. O exame histológico revela glândulas oxínticas dilatadas (Figura 8-9). O epitélio foveolar de cobertura é normal ou, às vezes, mostra alteração hiperplásica. A displasia é extremamente rara em pólipos esporádicos.

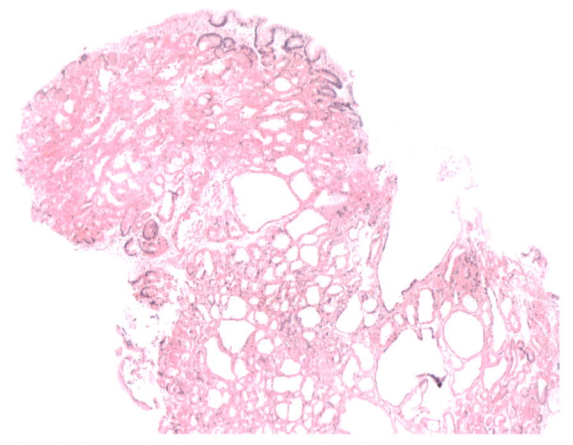

Fig. 8-9. Fotomicrografia de pólipo de glândula do fundo, mostrando glândulas oxínticas dilatadas (corante de hematoxilina e eosina).

- *Pólipo hiperplásico:* Na avaliação endoscópica observa-se geralmente um pólipo séssil localizado no antro. O exame histológico revela glândulas foveolares hiperplásicas e dilatadas dentro da lâmina própria edematosa e inflamada, frequentemente com erosões de superfície ou ulceração. A mucosa adjacente mostra, geralmente, um quadro de gastrite crônica. Raramente, a displasia pode ser vista nesses pólipos, e raramente eles podem estar presentes próximos a um adenocarcinoma. As características morfológicas hiperplásicas são vistas nos pólipos da síndrome de Cronkhite-Canada, na doença de Ménétrier, nos pólipos juvenis e na gastrite cística profunda (no estômago após gastrectomia). Pólipos hiperplásicos gástricos isolados não estão associados a pólipos no intestino delgado ou no cólon.
- *Pólipo de Peutz-Jegher:* A avaliação endoscópica revela pólipos por todo o trato GI superior; eles são mais comuns no intestino delgado. A avaliação histológica revela hiperplasia foveolar proeminente no estômago, com inflamação mínima ou nenhuma na lâmina própria. Um padrão de arborização de músculos lisos na lâmina própria é menos comum nesse sítio.
- *Heterotopia e metaplasia pancreáticas:* Na avaliação endoscópica, a heterotopia e a metaplasia pancreáticas estão localizadas mais frequentemente no antro; sua aparência é a de um nódulo submucoso com uma depressão central (lesão "vulcão"). O exame histológico mostra ácinos pancreáticos ectópicos, ductos e, às vezes, células das ilhotas (30%) em proporções variáveis.
- *Xantoma gástrico:* Na avaliação endoscópica, uma lesão amarela plana é descoberta como achado incidental. O exame histológico revela uma coleção benigna de macrófagos contendo lipídios na lâmina própria. Esses macrófagos foram associados ao refluxo biliar, ao estômago pós-gastrectomia e aos pacientes com colestasia.

O adenoma gástrico é discutido a seguir.

23. Comparar displasia gástrica e adenoma.
A *displasia gástrica* se refere a uma lesão uniforme mostrando displasia (*adenoma plano*). Uma lesão similar com aparência polipoide é conhecida como *adenoma*, que consiste em arquitetura tubular ou tubulovilosa. A Figura 8-10 mostra um adenoma gástrico com imunorreatividade forte com o anticorpo p53. A lesão plana é mais provavelmente multifocal e as-

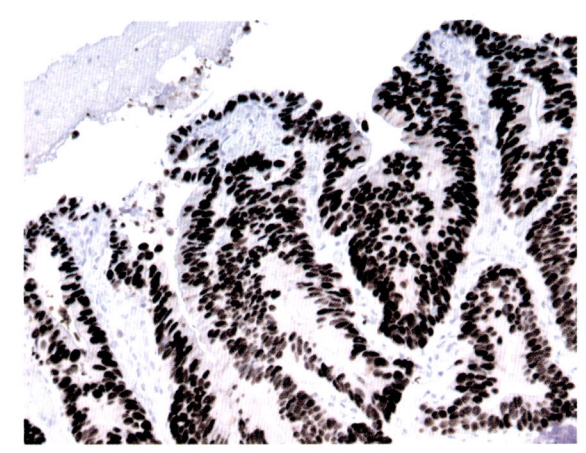

Fig. 8-10. Fotomicrografia de adenoma gástrico mostrando imunorreatividade nuclear significativa com anticorpo p53 (corante imuno-histoquímico).

sociada à displasia de alto grau. Biópsias de mapeamento são necessárias para descartar o carcinoma invasivo em ambas. Os adenomas podem ter características morfológicas do tipo intestinal (células caliciformes ou de Paneth) ou do tipo gástrico. O adenocarcinoma está mais geralmente associado às características morfológicas do tipo intestinal. A Tabela 8-1 mostra a classificação de Viena da neoplasia epitelial GI.

Tabela 8-1. Classificação de Viena de Neoplasia Epitelial Gastrointestinal	
Categoria 1	Negativo para neoplasia e displasia
Categoria 2	Indefinido para neoplasia e displasia
Categoria 3	Neoplasia não invasiva de baixo grau (adenoma e displasia de baixo grau)
Categoria 4	Neoplasia não invasiva de alto grau 4.1 Adenoma/displasia de alto grau 4.2 Carcinoma não invasivo (carcinoma in situ) 4.3 Suspeita de carcinoma invasivo
Categoria 5	Neoplasia invasiva 5.1 Carcinoma intramucoso* 5.2 Carcinoma submucoso ou além

*O carcinoma intramucoso implica na invasão da lâmina própria ou da lâmina muscular da mucosa.
(*Cortesia de Schlemper RJ et al: The Vienna classification of gastrointestinal epithelial neoplasia. Gut 47:251-255, 2000*).

24. Quais são os tipos histológicos de adenocarcinoma gástrico?
A classificação da Organização Mundial de Saúde descreve quatro padrões histológicos:
A. Tubular.
B. Papilar.
C. Mucinoso.
D. Carcinoma de células em anel de sinete.
O sistema de Lauren classifica os carcinomas gástricos em dois subtipos:
A. Tipo intestinal (surgindo na história de fundo da metaplasia intestinal).
B. Tipo difuso (incluindo o tipo de células em anel de sinete) (Figura 8-11).
Raras variantes incluem o carcinoma adenoescamoso, o carcinoma de células escamosas e o carcinoma não diferenciado.

25. Qual é a classificação histológica de neoplasmas neuroendócrinos do estômago?
- Carcinoide (neoplasma neuroendócrino bem diferenciado).
- Carcinoma de células pequenas (neoplasma neuroendócrino mal diferenciado).
- Neoplasma neuroendócrino de células grandes.
    Os carcinoides podem ser ainda subclassificados como:
1. *Carcinoide de células ECL* associado à gastrite atrófica autoimune crônica; à hipergastrinemia causada por produção aumentada de gastrina no antro.

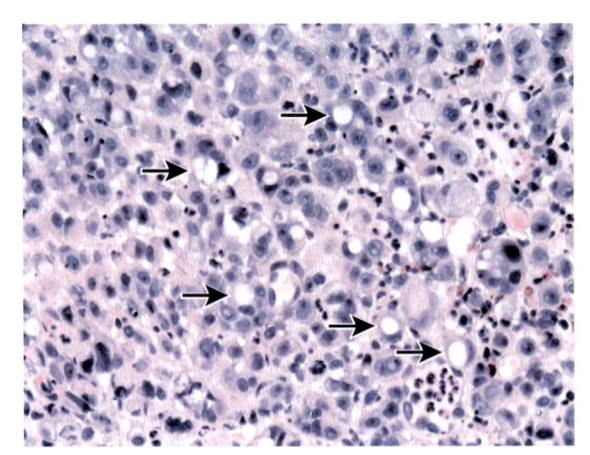

Fig. 8-11. Fotomicrografia de adenocarcinoma gástrico com morfologia de células em anel de sinete *(setas)* (corante de hematoxilina e eosina).

2. *Tumores carcinoides* associados à neoplasia endócrina múltipla – MEN 1 ou à síndrome de Zollinger-Ellison.
3. *Tumores esporádicos* não associados à hipergastrinemia ou à gastrite atrófica autoimune crônica.

Nos carcinoides, o comportamento agressivo está associado ao tamanho superior a 1 cm, à invasão da lâmina muscular própria, ao aumento da atividade mitótica e à angioinvasão.

26. Qual é o diagnóstico diferencial de tumores do estroma gástrico?

Os tumores estromais gástricos são vistos como massas submucosas, e o diagnóstico diferencial inclui: schwannoma, leiomioma, GIST e pólipos fibroides inflamatórios. As características morfológicas são semelhantes àquelas vistas em outros sítios.

Os tumores estromais gástricos são vistos mais geralmente no estômago (50%), seguido pelo intestino delgado (25%), cólon e reto (10%) e esôfago (5%). Histologicamente, eles podem ser fusiformes ou epitelioides e mostram reatividade significativa com CD117 (95%) e coloração positiva com CD34 (60 a 70%). Esses tumores também são corante-positivos com o anticorpo DOG 1(**D**escoberto em **G**IST) (incluindo alguns dos tumores *kit*- negativos). Cerca de um terço pode-se mostrar reativo também com marcadores de músculo liso (SMA). Eles surgem de células intersticiais do Cajal, e mutações *kit* são vistas em 85 a 90% dos GISTs. Cerca de 5% mostram mutação no gene *PDGFRA*, e estas são vistas em GISTs gástricos com aspectos morfológicos epitelioides e um curso clínico menos agressivo. Todos os GISTs são potencialmente agressivos. O comportamento clínico pode ser prognosticado com base no tamanho, figuras mitóticas e sítio. Os GISTs gástricos têm prognóstico melhor que os GISTs do intestino delgado. O GIST com mutação no éxon 11 tem baixo risco para a doença progressiva (em oposição ao de mutação no éxon 9) e responde melhor ao mesilato de imatinibe no caso de doença metastática.

Os pólipos fibroides inflamatórios são células fusiformes brandas acentuadas ao redor dos vasos e acompanhadas por um infiltrado inflamatório misto no estroma. Eles são negativos para CD117 e podem mostrar imunorreatividade com CD34.

27. Quais são os diferentes tipos de linfomas gástricos?

Os *linfomas MALTs* (também conhecidos como *linfomas de células B da zona extramarginal*) são de baixo grau e mostram lesões linfoepiteliais (células de linfoma infiltrando-se no epitélio glandular). Eles se estendem profundamente na lâmina muscular da mucosa, diferentemente da hiperplasia linfoide reativa, que é geralmente mais superficial e de um diagnóstico diferencial significativo nesses casos. Essas células são positivas para CD20 (marcador de células B), podem coexpressar CD43, são negativas para CD5, negativas para CD10 e positivas para a proteína bcl-2. Organismos *Helicobacter* podem ser vistos. A distinção entre infiltrados reativo e neoplásico pode ser difícil em espécimes pequenos para biópsia. A citometria de fluxo e a citogenética são outros estudos úteis. Estudos de rearranjo de genes geralmente ajudam a determinar a possibilidade de clonagem em agregados linfoides atípicos.

Os outros linfomas que podem envolver o trato GI incluem: linfoma de células do manto, linfoma grande de células B, linfoma de células T semelhante à enteropatia e linfoma de Burkitt.

Nosso agradecimento especial à Lisa Litzenberger por sua excepcional assistência técnica em fotografia.

Bibliografia

1. Abraham SC, Krasinskas AM, Correa AM *et al.* Duplication of muscularis mucosae in Barrett's esophagus: an under recognized feature and its implications for staging of adenocarcinoma. Am J Surg Pathol 2007;31:1719-25.
2. Carr NJ, Monihan JM, Sobin LH. Squamous cell papilloma of the esophagus: a clinic pathologic and follow-up study of 25 cases. Am J Gastroenterol 1994;98:245.
3. Choudhary U, Boyce Jr HW, Coppola D. Proton pump inhibitor-associated gastric polyps: a retrospective analysis of their frequency, and endoscopic, histologic, and ultra structural characteristics. Am J Clin Pathol 1998;110:615.
4. Demetri GD, Benjamin RS, Blanke CD *et al.* NCCN Task Force report: management of patients with gastrointestinal stromal tumor (GIST)—Update of the NCCN clinical practice guidelines. J Natl Compr Canc Netw 2007;5(Suppl 2):S1–S29.

5. Fenoglio-Presiser C, Carneiro F, Correa P *et al.* WHO classification of tumors: pathology and genetics of the digestive system. Lyon, France: IARC Press; 2000, p 43-49.
6. Issacson PG, Muller-Hermelink HK, Piris MA *et al.* WHO classification of tumors: tumors of hematopoietic and lymphoid tissues. Lyon: IARC Press; 2001, p 157-160.
7. Liu L, Hofsetter WL, Rashid A *et al.* Significance of depth of tumor invasion and lymph node metastases in superficially invasive esophageal adenocarcinoma. Am J Surg Pathol 2005;29:1079-85.
8. Miettinen M, Lasota J. Gastrointestinal stromal tumors: pathology and prognosis at different sites. Semin Diagn Pathol 2006;23:111-9.
9. Montgomery EA. Biopsy interpretation of the gastrointestinal tract mucosa. Philadelphia: Lippincott Williams & Wilkins; 2006.
10. Mosca S, Nanes G, Monaco R *et al.* Squamous papilloma of the esophagus: long-term follow up. J Gastroenterol Hepatol 2001;16:857.
11. Noffsinger A, Fenoglio-Presiser C, Maru D *et al.* Gastrointestinal diseases—atlas of nontumor pathology, first series. Washington DC: American Registry of Pathology in collaboration with Armed Forces Institute of Pathology; 2007: 104-111.138-51.
12. Oberhuber G, Puspok A, Oesterreicher C *et al.* Focally enhanced gastritis: a frequent type of gastritis in patients with Crohn's disease. Gastroenterology 1997;112:698-706.
13. Prasad GA, Buttar NS, Wongkeesong LM *et al.* Significance of neoplastic involvement of margins obtained by endoscopic mucosal resection in Barrett's esophagus. Am J Gastroenterol 2007;102:2380-6.
14. Schlemper RJ, Riddell RH, Kato Y *et al.* The Vienna classification of gastrointestinal epithelial neoplasia. Gut 2000;47:251-5.

Websites

Akhtar 1, Bhaijee F, Poonam 5, Weisenberg E, editors. Esophagus chapter. PathologyOutlines.com. http://www.pathologyoutlines.com/esophaguspf.html [Acessado em 22/09/ 2014].
Mercer University School of Medicine. The internet pathology laboratory for medical education. http://library.med.utah.edu/WebPath/webpath.html#MENU [Acessado em 22/09/2014].

Parte II ▪ ESTÔMAGO

CAPÍTULO 9
GASTRITE, DOENÇA PÉPTICA ULCEROSA, NSAIDS E INFECÇÃO POR *HELICOBACTER PYLORI*
Elizabeth Coss, MD, MSc ▪ Byron Cryer, MD

1. O que é gastrite?
Tipicamente, os pacientes se referem ao sintoma de dispepsia como *gastrite*. Os gastroenterologistas usam o termo *gastrite* para descrever observações endoscópicas. Os patologistas se referem a um achado histológico. A maioria concordará que gastrite exige biópsia da mucosa, pois se trata de um diagnóstico histopatológico. A inflamação da mucosa gástrica pode ser classificada em dois tipos: *gastrite* e *gastropatia*. A mucosa gástrica pode sofrer lesão no epitélio e regeneração sem inflamação significativa. Quando isto acontece, o quadro é chamado de *gastropatia*. Entretanto, *gastrite* se refere à inflamação da mucosa gástrica com infiltrado inflamatório associado. Embora a gastrite possa ser aguda ou crônica, a maioria dos casos é verdadeiramente crônica, pois a gastrite aguda não é diagnosticada com frequência logo após o início do processo inflamatório.

2. Quais são os achados endoscópicos associados à gastrite?
Não existe uma única entidade endoscópica especial que defina gastrite. Tanto gastroenterologistas quanto patologistas chegaram à conclusão de que a aparência endoscópica não prognostica com frequência as alterações em histologia (p. ex., a presença de inflamação). Os endoscopistas usam a palavra *gastrite* para descrever uma série de achados, incluindo eritema, edema, pregas gástricas alargadas, pólipos, presença de erosões ou úlceras, sangramento de mucosa ou atrofia. O achado endoscópico mais comum associado à gastrite histologicamente diagnosticada é uma aparência endoscópica normal.

3. O que é o sistema de Sydney para diagnóstico de gastrite?
O sistema de Sydney é um protocolo de biópsia gástrica indicando onde as biópsias de mucosa deverão ser obtidas para otimizar o diagnóstico de gastrite, incluindo *Helicobacter pylori*. São obtidas cinco amostras de biópsia: duas do antro dentro de 2 a 3 cm de distância do piloro (uma da curvatura distal menor, e uma da curvatura distal maior), duas do corpo cerca de 8 cm de distância da cárdia (uma da curvatura menor e outra da maior) e uma da *incisura angularis* [NA]. Essas amostras do antro, do corpo e da incisura angular deverão ser identificadas separadamente. As biópsias do duodeno podem ser úteis em certos casos (*i. e.*, doença celíaca suspeita e gastrite linfocítica, ou doença duodenal de Crohn e gastrite granulomatosa).

4. Quais são as causas comuns da gastrite crônica?
A causa mais comum da gastrite crônica é a infecção por *H. pylori*. A gastrite autoimune (gastrite atrófica) responde pela causa mais comum de gastrite crônica negativa para esse organismo (grosseiramente 5%); casos menos comuns incluem infecções, gastrite eosinofílica, gastrite linfocítica, gastrite granulomatosa, doença do enxerto-*versus*-hospedeiro e doença inflamatória do intestino (Tabela 9-1). Como mencionado anteriormente, a maioria dos casos de gastrite é "crônica" porque os pacientes são raramente diagnosticados com gastrite aguda.

5. Quais são os fatores etiológicos comuns da gastropatia reativa?
Medicamentos (especialmente as drogas anti-inflamatórias não esteroides [NSAIDs]), toxinas, tabaco, álcool, gastropatia hipertensiva portal, cocaína, estresse, radiação, refluxo biliar, isquemia, lesão mecânica resultante do prolapso da cárdia gástrica para o lúmen do esôfago durante ânsia ou vômito, envelhecimento e certas infecções estão geralmente associadas à gastropatia reativa.

6. Quais medicamentos são frequentemente associados à gastropatia?
- Ácido acetilsalicílico (mesmo em baixa dose) e NSAIDs.
- Ferro por via oral.
- Cloreto de potássio.
- Bifosfonato.
- Flúor.
- Quimioterapia sistêmica.
- Infusão de quimioterapia por artéria hepática.
- Ingestão tóxica de metais pesados.

7. Como a mucosa gástrica normalmente se protege da lesão, dado o seu ambiente acídico?
O estômago tem mecanismos de defesa epiteliais que servem para manter a integridade de sua mucosa. Esses mecanismos protetores são sempre caracterizados em três componentes: pré-epitelial, epitelial e pós-epitelial, todos eles dependendo de prostaglandina. Consulte Box 9-1 e Figura 9-1.

Tabela 9-1. Tipos de Gastrite

DIAGNÓSTICO PATOLÓGICO	ACHADOS HISTOLÓGICOS	FATORES ETIOLÓGICOS	ACHADOS ENDOSCÓPICOS	ASSOCIAÇÕES CLÍNICAS
Gastrite supurativa aguda	Inflamação neutrofílica	Gastrite aguda por *H. pylori* e *Estreptocócica* ou por outras bactérias	Podem ser normais ou apresentarem inchaço das pregas da mucosa; estômago distendido vermelho escuro; pus	Doença semelhante à gastroenterite aguda, perfuração, gangrena
Gastrite crônica e crônica ativa	Infiltrados inflamatórios mistos (neutrófilos, células plasmáticas, eosinófilos) com ou sem hiperplasia foveolar, agregados linfoides, erosões, úlceras, metaplasia intestinal, atrofia (estádios tardios)	Gastrite crônica por *H. pylori*	Tipicamente normais; podem-se apresentar com eritema, friabilidade, nodularidade ou, em alguns casos, erosões ou ulcerações	Variam; a maioria pode ser assintomática; podem-se apresentar com úlcera duodenal, úlcera gástrica, adenocarcinoma gástrico; alguma associação à dispepsia funcional
Gastrite linfocítica	Inflamação ativa crônica com aumento de linfócitos intraepiteliais com ou sem hiperplasia foveolar, erosões, úlceras	Hipersensibilidade à gliadina, hipersensibilidade a agentes desconhecidos, autoimune	Gastrite varioliforme ou erosiva crônica (nódulos com ulceração central); cenário da doença de Ménétrier	Spru celíaco; doença de Ménétrier
Gastrite granulomatosa	Inflamação crônica ativa multifocal (necrose frequente) com granulomas epitelioides	Gastrite granulomatosa isolada idiopática; doença de Crohn; infecções fúngicas, micobacterianas e por espiroquetas; sarcoidose; vasculite; reações medicamentosas	Variáveis, incluindo pregas espessadas e ulcerações	Dependem da doença subjacente
Gastrite eosinofílica	Folhas de eosinófilos	Alergia alimentar idiopática; alergia medicamentosa; doença parasitária	Pregas proeminentes, hiperemia, nodularidade, úlcera, ou podem ser normais	Dor; náusea e vômito/saciedade precoce; perda de peso, anemia
Gastrite linfocítica hipertrófica	Gastrite linfocítica com hiperplasia foveolar extrema	Síndrome clínica idêntica à da gastropatia de Ménétrier: fatores etiológicos presumidamente diferentes	Idem aos da gastropatia hipertrófica	Idem aos da gastropatia hipertrófica

Adaptada de Carpenter HA et al. Gastroenterol 108(3): p. 917-24, 1995.

8. **Quais são as causas comuns das úlceras gástricas ou duodenais?**

Muito comuns (> 95%):
  Infecção por *H. pylori*
  NSAIDs

Box 9-1. Mecanismos de Defesa do Epitélio Gástrico

Pré-Epitelial

A barreira de muco forma um gel contínuo em que é secretado fluido rico em bicarbonato, formando um gradiente de pH protetor por manter um pH neutro

Epitelial

As células epiteliais de superfície podem suportar ambientes acídicos tão baixos quanto pH 2,5 e são desenhadas para se repararem por si mesmas por meio de um processo denominado de *restituição mucosa*

Pós-Epitelial

A anatomia vascular rica na mucosa gástrica que assegura a oferta de bicarbonato recentemente liberado por células parietais ao epitélio gástrico para neutralizar os nêutrons

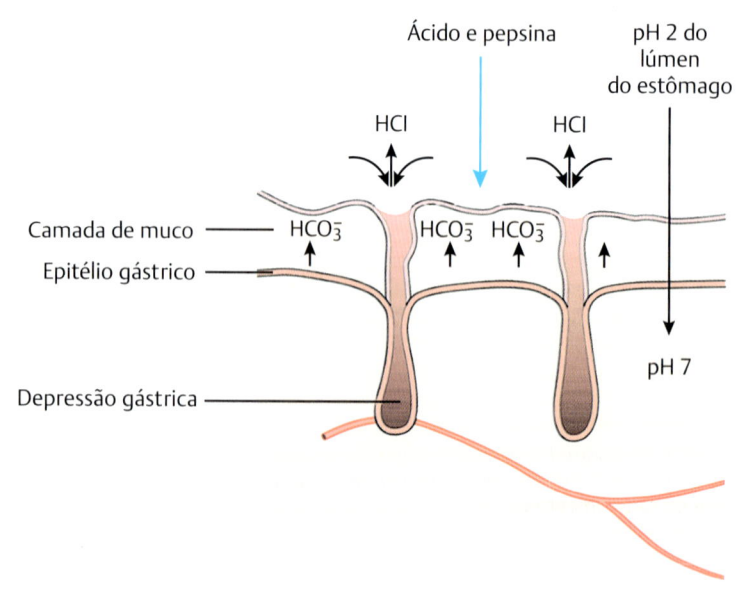

Fig. 9-1. Os mecanismos de proteção da mucosa gástrica incluem espessura da camada de muco, gradiente de pH, hidrofobia da membrana celular, secreção de bicarbonato e fluxo sanguíneo da mucosa. Esses mecanismos são, na maioria, mediados por prostaglandinas. HCO_3 = bicarbonato; HCL = ácido clorídrico.

Menos comuns (≈ 5%):
   Malignidade gástrica (adenocarcinoma ou linfoma).
   Ulceração por estresse (traumatismo ao sistema nervoso central e pacientes queimados).
   Infecção viral (vírus do herpes simples tipo 1 ou citomegalovírus)

Incomuns ou raras (< 1%):
   Síndrome de Zollinger-Ellison.
   Uso de cocaína.
   Doença de Crohn.
   Mastocitose sistêmica.
   Transtornos mieloproliferativos com basofilia.
   Úlcera duodenal hipersecretória idiopática (não por *H. pylori*).
   Radioterapia abdominal.
   Infusão de 5-fluorouracil em artéria hepática.

9. Qual o papel das NSAIDs na patogênese das úlceras gastroduodenais?

Existem **dois** mecanismos patogênicos principais pelos quais as NSAIDs causam ulceração (Figura 9-2).
- Redução das prostaglandinas da mucosa gastrointestinal:
  - As prostaglandinas protegem contra lesões no trato gastrointestinal. As NSAIDs inibem a ciclo-oxigenase (COX), a enzima de limitação de taxa na síntese da prostaglandina, levando à redução nas concentrações de prostaglandina e resultando na perda de um mecanismo maior de proteção e predispondo à lesão. Há duas isoformas de COX: COX-1 e COX-2. COX-1 é a isoforma predominante presente no trato gastrointestinal. COX-2 está presente principalmente em sítios de inflamação; as NSAIDs que inibem principalmente COX-2 causam menos redução nas prostaglandinas gastrointestinais e, por isso, taxas mais baixas de úlceras induzidas por essas drogas.
- Lesão tópica local das células epiteliais de superfície.

MECANISMO DE AÇÃO DAS NSAIDs

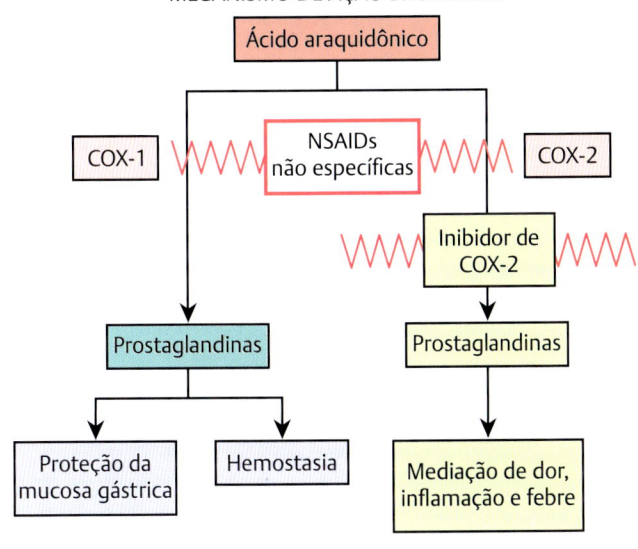

Fig. 9-2. Mecanismo de ação das drogas anti-inflamatórias não esteroides (NSAIDs). O mecanismo principal dessas drogas para lesão da mucosa é a irritação local da mucosa gástrica e por inibição da ciclo-oxigenase que leva, subsequentemente, à redução nas prostaglandinas. *COX* = Ciclo-oxigenase.

10. Quais são as complicações gastrointestinais relacionadas com as NSAIDs?

O *achado* gastrointestinal mais comum associado ao uso de NSAIDs são as úlceras sintomáticas. Entretanto, a maioria dessas úlceras tem curso benigno e não progride para complicações. Entre as possíveis complicações das úlceras relacionadas com as NSAIDs as ocorrências mais frequentes são: sangramento gastrointestinal, perfuração ou obstrução gastrointestinal. A *complicação* GI mais comum do uso de NSAIDs é o sangramento da doença de úlcera péptica, principalmente no estômago.

11. Quais são os fatores de risco para o desenvolvimento de complicações associadas às NSAIDs?

- Idade avançada.
- Episódio GI anterior (p. ex., úlcera anterior ou sangramento GI).
- Uso concomitante de anticoagulantes.
- Corticosteroides.
- Outras NSAIDs incluindo aspirina em dose baixa, terapia com NSAIDs em dose elevada.
- Transtornos crônicos debilitantes, como a doença cardiovascular.

A infecção por *H. pylori* também aumenta o risco de úlceras associadas às NSAIDs. O tratamento de *H. pylori* reduz o risco de novo sangramento.

Os inibidores seletivos de reabsorção de serotonina aumentam em 3 vezes o risco de sangramento gastrointestinal superior.

O uso concomitante de NSAIDs potencializa esse efeito.

O uso concomitante de clopidogrel (Plavix) com aspirina aumenta o risco de sangramento GI. A necessidade de agentes antiplaquetários deverá ser revisada. Em pacientes com doença cardiovascular estabelecida que precisem da terapia antiplaquetas, a coterapia com inibidores da bomba de prótons (PPI) deverá ser providenciada em longo prazo.

12. Como diferenciar uma erosão de uma úlcera?

A ulceração é diferenciada da úlcera de acordo com a profundidade da lesão da mucosa. As erosões não se estendem para dentro ou para baixo da lâmina muscular da mucosa, enquanto as úlceras sim. Figura 9-3 e Box 9-2.

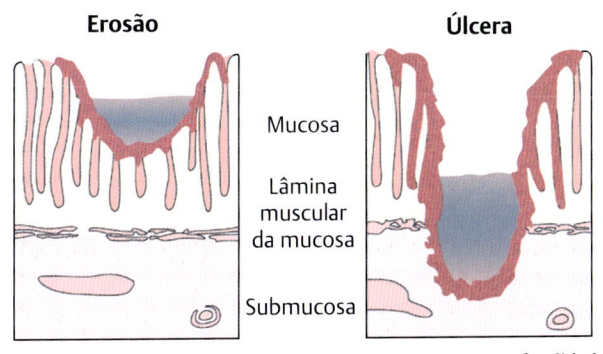

Fig. 9-3. A diferença entre uma erosão e uma úlcera envolve principalmente a profundidade da lesão da mucosa.

Box 9-2. Diferença entre Erosão e Úlcera	
Erosão	Lesões hemorrágicas bem definidas de 1 a 2 mm de tamanho; necrose superficial da lâmina – endoscopicamente definida como < 3 mm de diâmetro
Úlcera	Estende-se para a lâmina muscular da mucosa

Diferentemente das erosões, as úlceras se estendem para a lâmina muscular da mucosa e submucosa; portanto, a cicatrização de uma úlcera exige tecido, enquanto uma erosão superficial cicatriza com a mucosa vizinha.

13. Qual é a apresentação típica de doença ulcerativa não complicada?
- Queimação, dor epigástrica aguda e profunda que surge, geralmente, 1 a 3 horas após a refeição.
- Vago desconforto abdominal ou náusea em vez de dor.
- Alívio dos sintomas com antiácidos orais ou comestíveis.
- Ocorrência de sintomas, quando o estômago está vazio à noite.
- História de automedicação com antiácidos, uso frequente e duradouro de antagonistas do receptor de H_2 ou tabagismo.
- Sintomas recorrentes por meses ou anos.
- Sensibilidade epigástrica mediante palpação (com úlceras sintomáticas ativas).

14. Como é feito o diagnóstico endoscópico de uma úlcera?
É importante diferenciar entre uma erosão e uma úlcera. Enquanto a erosão envolve somente a mucosa superficial, a úlcera geralmente se estende para a submucosa, onde residem os vasos. De acordo com as diretrizes mais atuais do American College of Gastroenterology (ACG), embora o diagnóstico de uma úlcera exija profundidade histológica, nós confiamos no endoscopista para interpretar a profundidade da úlcera e fornecer dicas sobre a aparência endoscópica da úlcera, visando ajudar a orientar seu tratamento.

15. O que é infecção por *H. pylori*?
A *H. pylori* é o principal patógeno em seres humanos. Trata-se de uma bactéria pequena, curvada, microaerofílica, Gram-negativa e em formato de bastonete que pode infectar a mucosa gástrica humana e se tornar persistente. Embora muitas pessoas infectadas com *H. pylori* possam se mostrar assintomáticas, a infecção pode levar a complicações, como úlceras gástricas e duodenais, gastrite atrófica multifocal, linfoma de tecido linfoide associado à mucosa (MALT) e câncer gástrico.

16. Como é transmitida a *H. pylori*?
A transmissão de *H. pylori* parece ocorrer por contato direto de pessoa a pessoa, especialmente por via gastro-oral. Já foram também informadas rotas de transmissão fecal-oral, oral-oral e salivar.

17. O que é *H. pylori* cagA*?
As cepas de *H. pylori* que possuem o gene *cagA* estão associadas a formas graves de doença gastroduodenal. *CagA* é um gene que codifica um antígeno imunodominante. O *locus* genético que contém *cagA* (*cag*) faz parte de uma inserção de DNA de 40 kb que provavelmente seja adquirido por via horizontal.

18. Qual é a prevalência de *H. pylori*?
A prevalência dessa bactéria varia em todo o mundo. De acordo com os Centers of Disease Control and Prevention (EUA), cerca de 50% da população mundial está infectada com *H. pylori*. Embora a prevalência de *H. pylori* nos EUA não tenha sido estudada desde o início dos anos 2000, acredita-se que em certas populações desse país a prevalência de *H. pylori* pode ser de 50%.

19. Quais são os achados patológicos típicos associados à infecção por *H. pylori*?
A bactéria *H. pylori* é geralmente encontrada no antro, embora também possa ser encontrada no corpo. Um infiltrado inflamatório consistindo em neutrófilos dentro da lâmina própria pode ser visualizado cruzando a membrana basal. Neutrófilos intraepiteliais e células de plasma subepiteliais são patognomônicos para infecção por *H. pylori*. É frequente a presença de agregados linfoides.

20. Como a infecção por *H. pylori* leva à atrofia gástrica ou gastrite atrófica?
A infecção duradoura por *H. pylori* pode levar à depleção progressiva de estruturas nativas da mucosa gástrica em manchas dispersas pelo estômago. Isto é normalmente referido como *gastrite atrófica multifocal*. Ela tende a ser caracterizada por gastrite do antro predominante ou pangastrite, em que a mucosa normal é subsequentemente substituída por mucosa que normalmente não existe nesse sítio (metaplasia). No cenário de infecção por *H. pylori*, atrofia e metaplasia intestinal invariavelmente envolvem o antro e poderão envolver o corpo também.

21. Como a infecção por *H. pylori* leva ao câncer gástrico?
Ver Figura 9.4.

INFECÇÃO POR *H. PYLORI* E CÂNCER GÁSTRICO: A CASCATA DE CORREA

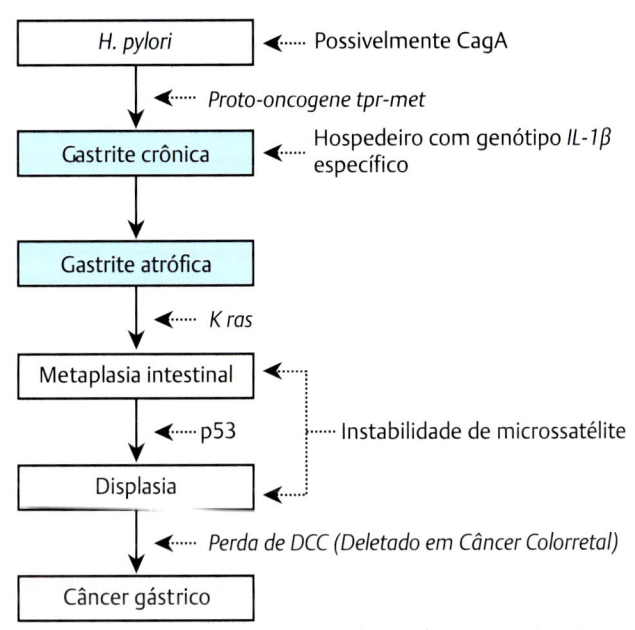

```
      H. pylori      ◄······ Possivelmente CagA
          │
          │          ◄······ Proto-oncogene tpr-met
          ▼
    Gastrite crônica ◄······ Hospedeiro com genótipo IL-1β
          │                  específico
          ▼
    Gastrite atrófica
          │
          │          ◄······ K ras
          ▼
   Metaplasia intestinal ◄┐
          │               │
          │          ◄······ p53    ······ Instabilidade de microssatélite
          ▼               │
       Displasia    ◄─────┘
          │
          │          ◄······ Perda de DCC (Deletado em Câncer Colorretal)
          ▼
     Câncer gástrico
```

Fig. 9-4. A cascata de Correa na infecção por *H. pylori* e o câncer gástrico. Estádios sequenciais pré-cancerosos bem definidos iniciados pela infecção por *H. pylori*: gastrite ativa crônica → gastrite atrófica crônica → metaplasia intestinal → displasia (também chamada de *neoplasia intraepitelial*) e carcinoma.

Tabela 9-2. Comparação de Testes Diagnósticos para *Helicobacter pylori*

TESTE DIAGNÓSTICO	SENSIBILIDADE (%)	ESPECIFICIDADE (%)
Invasivo (Endoscopia)		
Biópsias gástricas, exame histológico	93-99	95-99
Clo-test (ensaio rápido de urease)	89-98	93-98
Cultura	58	100
Não Invasivo (Não Endoscópico)		
Avaliação sorológica	88-99	93-98
Teste de ureia no ar expirado	90-97	90-100
Antígeno fecal	90-96	97-98

Adaptada de GI/Liver Secrets, ed 4 e Kanna S. et al. Diagnostic tests for Helicobacter pylori, in Gastroenterology and Endoscopy News, August 2013, McMahon Publishing

22. Quais testes diagnósticos estão disponíveis para verificação de *H. pylori* e quais são a sensibilidade e a especificidade?
Ver Tabela 9-2.

23. Quem deverá ser testado e tratado para infecção por *H. pylori*?
A estratégia de testar-e-tratar a infecção por *H. pylori* deve ser incentivada. De acordo com o ACG, pacientes com doença de úlcera péptica ativa (úlcera gástrica ou duodenal), aqueles com história confirmada de doença de úlcera péptica (não tratada anteriormente), aqueles portadores de linfoma gástrico MALT, os que tenham tido ressecções de câncer gástrico precoce e aqueles com dispepsia não investigada e que vivem em áreas de alta prevalência da bactéria deverão ser testados para *H. pylori* e tratados.

24. Qual é o tratamento recomendado para infecção por *H. pylori*?
A terapia tripla foi o suporte principal de tratamento para *H. pylori* na última década e consiste em amoxicilina, 1.000 mg via oral duas vezes ao dia, claritromicina, 500 mg via oral duas vezes ao dia e a dosagem padrão de um PPI (pantoprazol, omeprazol) durante 14 dias. Mais recentemente, o tratamento para *H. pylori* tem sido desafiador, dadas as questões asso-

Tabela 9-3. Regimes de Tratamento de Primeira Linha para Infecção por *Helicobacter pylori*			
REGIME (ORAL)	**DURAÇÃO**	**TAXAS DE ERRADICAÇÃO**	**COMENTÁRIOS**
Terapia de Primeira Linha			
Terapia-Padrão Dose-padrão de PPI*, 2 × ao dia, Claritromicina, 500 mg 2 × ao dia, Amoxicilina, 1.000 mg 2 × ao dia oralmente	10-14 dias	70 - 85%	Pacientes não alérgicos à penicilina
Dose-padrão de PPI*, 2 × ao dia, Claritromicina, 500 mg 2 × ao dia, Metronidazol, 500 mg 2 × ao dia oralmente	10-14 dias	70 - 85%	Pacientes alérgicos à penicilina ou pacientes incapazes de tolerar terapia quádrupla
Terapia Sequencial Amoxicilina, 1.000 mg 2 × ao dia e Dose-padrão de PPI* oral por 5-7 dias, *então* claritromicina 500 mg 2 × ao dia, dose-padrão de PPI oral por 5-7 dias	5-7 dias 5-7 dias Total 10-14 dias	> 85%	Terapia de primeira linha conforme as diretrizes europeias, com base em padrões de resistência à claritromicina; não foi estudada nos EUA
Terapia Quádrupla Subsalicilato de bismuto 525 mg 4 × ao dia, metronidazol 250 mg 4 × ao dia, tetraciclina 500 mg 4 × ao dia e dose-padrão de PPI*	10-14 dias	75 - 90%	Vendido como *Pylera* nos EUA dada a carência de tetraciclina; deglutição difícil para os pacientes por causa da carga de comprimidos

PPI = inibidor da bomba de prótons.
*As doses-padrão variam, dependendo do PPI.
Adaptada de Chey et al., Am J Gastroenterol 102(8):1808-1825, 2007.

ciadas à resistência aos antibióticos, levando a taxas mais baixas de erradicação da bactéria. Ela é uma das únicas infecções pelas quais os pacientes são tratados sem isolamento ou identificação dos padrões de susceptibilidade da cepa individual. A última vez em que os padrões de resistência foram avaliados nos EUA foi, em 1999, e na época a resistência à claritromicina pareceu ser o fator mais comprometedor para a resposta efetiva ao tratamento; na Europa, a terapia sequencial é usada para tratar questões envolvendo essa resistência.

25. Quais são os regimes de tratamento para erradicação de *H. pylori* conforme as diretrizes do ACG?
Ver Tabela 9-3.

26. O que é gastrite atrófica autoimune?
A *gastrite autoimune* se refere a um processo autoimune que destrói progressivamente as células parietais normais no estômago, também conhecidas como *células oxínticas*, e leva à atrofia gástrica.

27. Qual é a diferença entre gastrite atrófica autoimune e gastrite atrófica multifocal?
A gastrite atrófica autoimune tende a ficar restrita ao corpo, enquanto a gastrite atrófica multifocal por *H. pylori* envolve o antro. A primeira pode ser associada em sua forma grave à anemia por deficiência de vitamina B_{12}, também conhecida por *anemia perniciosa*.

28. Como a gastrite atrófica autoimune é diagnosticada?
Os pacientes com esta doença sempre se apresentam com sintomas clínicos vagos, incluindo fadiga ou com sintomas relacionados com a anemia por deficiência de ferro, que é o que leva à avaliação endoscópica, geralmente com endoscopia e colonoscopia. O diagnóstico de gastrite atrófica autoimune se baseia em biópsias, mas pode ser substanciado pela demonstração de autoanticorpos contra fator intrínseco e células parietais. A Figura 9-5 é um diagrama com um algoritmo proposto para a abordagem de tratamento para um paciente com gastrite atrófica autoimune suspeita.

```
┌─────────────────────┐   ┌─────────────────────┐
│ Gastrite atrófica   │   │ Gastrite atrófica   │
│ predominante no     │   │ restrita ao corpo   │
│ corpo com infecção  │   │ sem infecção        │
│ por H. pylori       │   │ por H. pylori       │
└─────────────────────┘   └─────────────────────┘
           │                         │
           ▼                         │
┌─────────────────────┐              │
│ Tratar a infecção por│             │
│ H. pylori           │              │
└─────────────────────┘              │
           │                         │
           ▼                         ▼
        ┌──────────────────────────────┐
        │ CBC                          │
        │ Anti-IF Ab, anti-PC Ab       │
        └──────────────────────────────┘
```

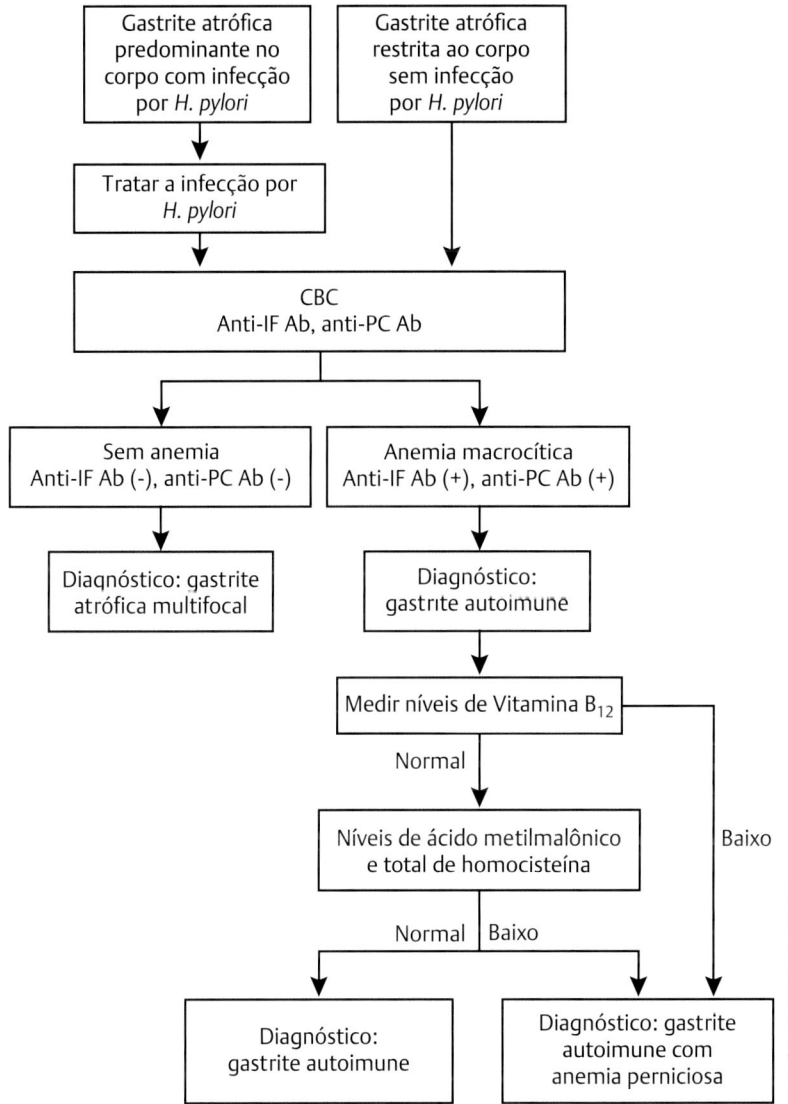

Fig. 9-5. Algoritmo proposto para diagnóstico de gastrite autoimune. *Ab* = anticorpo; *CBC* = hemograma completo; *IF* = fator intrínseco; *PC* = célula parietal. *(Cortesia de Neumann WL, et al: Autoimmune atrophic gastritis-patogenesis, patology and management. Nat Rev Gastroenterol Hepatol, 10(9): 529-541, 2013 Sep.)*

BIBLIOGRAFIA

1. Carpenter HA, Talley NJ. Gastroscopy is incomplete without biopsy: clinical relevance of distinguishing gastropathy from gastritis. Gastroenterology 1995;108(3):917-24.
2. Chey WD, Wong BC. Practice Parameters Committee of the American College of Gastroenterology: American College of Gastroenterology guideline on the management of *Helicobacter pylori* infection. Am J Gastroenterol 2007;102(8):1808-25.
3. Correa P. Human gastric carcinogenesis: a multistep and multifactorial process—First American Cancer Society Award Lecture on Cancer. Cancer Res 1992;52(24):6735-40.
4. Dalton SO, Johansen C, Mellemkjaer L, Norgàrd B, Sorensen HT, Olsen JH. Use of selective serotonin reuptake inhibitors and risk of upper gastrointestinal tract bleeding: a population-based cohort study. Arch Intern Med 2003;163(1):59-64.
5. Dixon MF *et al*. Classification and grading of gastritis. The updated Sydney System International Workshop on the Histopathology of Gastritis, Houston 1994. Am J Surg Pathol 1996;20(10):1161-81.
6. Feldman ML, Feldman E. Sleisenger and Fordtran's gastrointestinal and liver disease. ed 9. W.B. Saunders, Maryland Heights, MO; 2010.
7. Laine L, Jensen DM. Management of patients with ulcer bleeding. Am J Gastroenterol 2012;107(3):345-60.
8. Nardone G. Review article: molecular basis of gastric carcinogenesis. Aliment Pharmacol Ther 2003;17(Suppl 2):75-81.
9. Neumann WL *et al*. Autoimmune atrophic gastritis-pathogenesis, pathology and management. Nat Rev Gastroenterol Hepatol 2013 Sep;10(9):529-41.
10. Scheiman JM. NSAIDs, gastrointestinal injury, and cytoprotection. Gastroenterol Clin North Am 1996;25(2):279-98.

CAPÍTULO 10
CÂNCER GÁSTRICO
John C. Deutsch, MD

1. O que determina se um câncer na junção gastroesofágica (GE) é gástrico ou esofágico?
Um câncer que se manifesta há mais de 5 cm distais à junção GE é considerado gástrico, quer envolva ou não o esôfago distal (Figura 10-1). Um câncer que surge há menos de 5 cm distais à junção GE, mas que não envolve essa junção, também é considerado como de origem gástrica.

2. Quais são os tipos histológicos de câncer gástrico?
Mais de 80% dos cânceres gástricos são adenocarcinomas. Os tipos menos comuns incluem: linfomas (tanto de grau baixo quanto alto), tumores endócrinos, como cânceres carcinoides ou de células pequenas, tumores do mesênquima e tumores metastáticos (p. ex., melanoma, câncer de mama).

3. Quais são os tumores mesenquimatosos do estômago?
O mesênquima é uma malha solta de células empacotadas e não especializadas do qual se desenvolvem: tecido, osso, cartilagem e os sistemas circulatório e linfático. Esses tecidos podem passar por transformações ou crescimento desregulado. No estômago, esses tumores parecem ser subepiteliais. Os achados histológicos podem variar, e a identificação final se baseia, quase sempre, na imuno-histoquímica. Por exemplo, o leiomioma e os leiomiossarcomas respondem aos corantes de marcadores musculares, como a desmina e a actina de músculos lisos. Os schwannomas podem ser corados por marcadores neutros, como S-100 e calretinina. O tumor mesenquimatoso mais comum do estômago é o tumor do estroma gastrointestinal (GIST) que responde aos corantes para c-kit/CD 117 e CD34.

4. O que é carcinoma de células em anel de sinete?
Os carcinomas em anel de sinete são adenocarcinomas em que mais de 50% das células malignas no tumor apresentam mucina intracitoplasmática, o que empurra o núcleo para os lados. Esse carcinoma tende a se infiltrar e produzir uma reação desmoplásica (estroma fibroso). Em geral, o carcinoma em anel de sinete é um subtipo agressivo.

5. O que é linite plástica?
Trata-se de uma forma de adenocarcinoma gástrico em que o tumor se infiltra ao longo da parede do estômago causando uma reação desmoplásica associada. O estômago se torna rígido e lembra "uma garrafa de couro". Esta apresentação tem, geralmente, um prognóstico ruim.

6. O que é a distribuição étnica e geográfica do adenocarcinoma gástrico?
O adenocarcinoma do estômago é uma das malignidades mais comuns no mundo, resultando em cerca de 600.000 óbitos por ano. Existe alta incidência na Ásia e América do Sul. Os países escandinavos apresentam incidência mais alta que os EUA.

7. Qual é a frequência do câncer gástrico nos EUA?
A American Cancer Society estima que ocorreram 21.000 novos casos de câncer de estômago (com 10.000 óbitos) nos EUA em 2012. Por outro lado, a mesma organização estima que ocorreram 144.000 novos casos de câncer colorretal no mesmo período.

8. Como a incidência de adenocarcinoma gástrico está mudando?
O adenocarcinoma gástrico tem dois sítios principais de apresentação – ou em sentido proximal no estômago, próximo à junção esofagogástrica, ou em sentido distal no antro do estômago. No mundo todo, o adenocarcinoma do estômago distal é o mais comum. Nos EUA, porém, essa apresentação diminuiu acentuadamente nas últimas décadas. Por outro lado, o adenocarcinoma gástrico proximal vem aumentando rapidamente, provavelmente relacionado com o refluxo do conteúdo gástrico.

9. Qual é o papel da dieta no desenvolvimento de câncer gástrico?
Vários fatores dietéticos parecem ser importantes no desenvolvimento do câncer gástrico. Em geral, a incidência desse câncer é mais alta quando a maior proporção da dieta é obtida de carnes e peixe salgados e defumados. Frutas e vegetais parecem ser protetores. Acredita-se que os fatores dietéticos expliquem uma grande parte da variação na ocorrência de câncer gástrico de um país para outro e podem ser responsáveis pela redução na incidência dessa doença, observada quando as pessoas migram de áreas de alta incidência para as de baixa incidência.

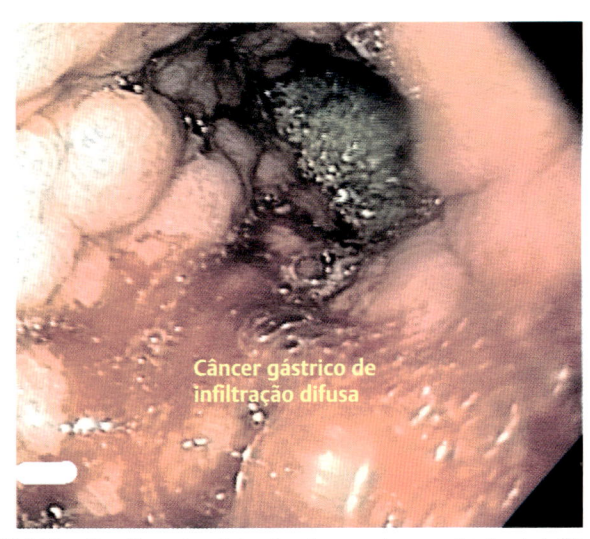

Fig. 10-1. Visualização endoscópica de adenocarcinoma gástrico de infiltração.

10. Quais síndromes genéticas hereditárias estão associadas ao adenocarcinoma gástrico?
Aproximadamente 10% dos cânceres gástricos parecem ser familiares, independentemente do *status* do *Helicobacter pylori*. Pacientes com polipose adenomatosa familiar aumentam em 10 vezes a chance de contrair câncer gástrico em relação à população em geral. O câncer gástrico é um dos tumores encontrados na síndrome hereditária de câncer de cólon sem polipose (HNPCC), e cerca de 10% dos pacientes com HNPCC desenvolvem câncer gástrico.

Tem sido informado que as famílias com mutações específicas no gene da caderina-E (*E-cadherin*) (CDH1) apresentaram 100% de chance de desenvolvimento de câncer gástrico difuso.

Uma síndrome autossômica dominante foi descrita e é conhecida como *adenocarcinoma gástrico e polipose proximal do estômago*. Essa síndrome se caracteriza por polipose fúndica de glândula (um quadro que se acreditava fosse benigno) e câncer gástrico proximal do tipo intestinal.

11. Qual é o papel do *H. pylori* no adenocarcinoma gástrico?
A literatura médica geralmente apoia a noção de que a infecção por *H. pylori* parece aumentar o risco vitalício de câncer gástrico. As pessoas infectadas têm aproximadamente aumento de duas vezes no risco de adquirirem adenocarcinoma gástrico. Entretanto, a chance de uma pessoa infectada por *H. pylori* contrair câncer é muito baixa.

12. Qual é o mecanismo proposto pelo qual o *H. pylori* causa maior risco de câncer gástrico?
A infecção por *H. pylori* resulta em um estado inflamatório mais acentuado no estômago, que pode levar à gastrite atrófica e acloridria. Alguns relatórios sugerem que fatores hospedeiros, incluindo um genótipo hospedeiro pró-inflamatório, levam ao desenvolvimento tanto de acloridria quanto de câncer gástrico.

13. Qual é o papel da acloridria no câncer gástrico?
A acloridria é causada pela destruição das células parietais. A destruição imune está associada a anticorpos celulares antiparietais e a elevados níveis de gastrina no soro. Com frequência, esses pacientes têm deficiência associada de cobalamina (B_{12}). Outras causas incluem a destruição de células parietais após surtos longos de infecção por *H. pylori*. As pessoas com acloridria, independentemente do *H. pylori*, apresentam aumento significativo na incidência de cânceres gástricos, possivelmente relacionados com a elevação associada nos níveis de gastrina, assim como com a inflamação que leva à destruição das células parietais.

14. A infecção por *H. pylori* deveria ser erradicada para evitar a ocorrência de câncer gástrico?
Apesar do vínculo epidemiológico entre a infecção por *H. pylori* e o câncer gástrico, no momento, nos EUA, os dados não parecem dar suporte à erradicação do *H. pylori* como estratégia de prevenção de câncer. Uma metanálise voltada para os países com incidência mais alta levantou a possibilidade de que essa erradicação poderia diminuir a incidência de câncer gástrico.

As razões pelas quais essa erradicação poderia não mostrar diminuição nas taxas de câncer gástrico incluem a incidência relativamente baixa de desenvolvimento de câncer em indivíduos infectados por *H. pylori* e a variedade de outros fatores relacionados com o desenvolvimento da doença, incluindo a propensão genética do hospedeiro e a maquiagem de cepas diferentes desse organismo. Além disso, parece haver fatores ambientais importantes, como uso de tabaco e dieta, que modulam os efeitos potencialmente carcinogênicos do *H. pylori*.

15. O que deverá ser triado para câncer gástrico?
No Japão, onde o câncer gástrico é a principal causa de óbito por câncer, a triagem anual é recomendada após os 40 anos. Não há recomendações de triagem para adenocarcinoma gástrico distal nos EUA, e nenhuma recomendação é ampla-

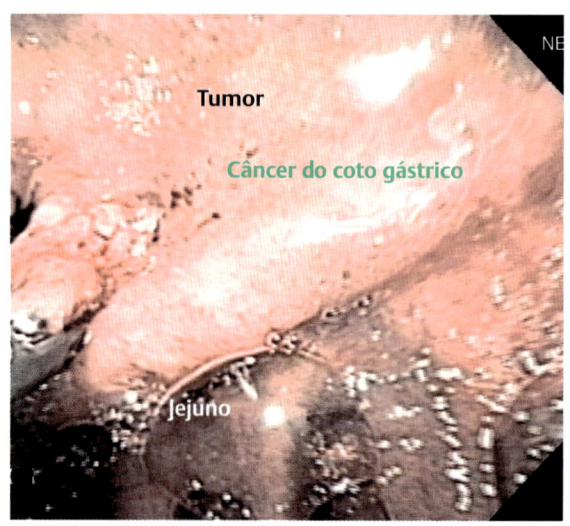

Fig. 10-2. Visualização endoscópica de câncer do coto gástrico por meio de imageamento de faixa estreita. A anastomose está na gastrojejunostomia.

mente aceita para a triagem de imigrantes provenientes de áreas de alto risco. A triagem para o câncer gástrico proximal ou da junção GE é provavelmente justificada em pessoas com história duradoura de sintomas de refluxo. Mais detalhes sobre triagem estão disponíveis na Rede Mundial em: http://www.uptodate.com/contents/screening-and-prevention-of-gastric-cancer (acessado em 22 de setembro de 2014).

16. O que é câncer do coto gástrico?

Após a ressecção gástrica parcial, a incidência de cânceres gástricos no sítio da anastomose gástrico-intestinal (Figura 10-2) parece ficar aumentada em aproximadamente duas vezes. Entretanto, esse aumento não é aparente até pelo menos 15 anos após a cirurgia. Nos cinco anos iniciais após a gastrectomia parcial, pode haver um aumento real no risco de câncer. Esses dados sugerem certa taxa de experiência da formação do câncer do estômago. Se uma parte do órgão for removida, menos mucosa estará em risco de transformação maligna. Entretanto, a cirurgia concede um efeito pró-câncer e com o tempo mais e mais cânceres começam a se formar na mucosa remanescente. Embora não haja recomendações firmes, se a vigilância estiver sendo considerada, ela deverá ser instituída 15-20 anos após a cirurgia gástrica original.

17. O que é câncer gástrico precoce?

Trata-se de um adenocarcinoma em que o tumor primário está confinado à mucosa ou submucosa, independentemente do *status* nodal.

18. Qual é o esquema de estadiamento para adenocarcinoma gástrico?

Usa-se, geralmente, o esquema de estadiamento tumor-nodo-metástase (TNM). O estádio T é determinado primariamente pela relação do tumor com a lâmina muscular própria (acima = T1, na = T2 ou através da = T3). T4a é o tumor por toda a serosa, e T4b é o que já invadiu as estruturas adjacentes (Figura 10-3). O estádio N é determinado pelo número e localização dos nodos afetados (local *vs.* distante). O estádio M é determinado pela presença ou não de metástases distantes.

19. Como o estadiamento ajuda no tratamento do câncer gástrico?

Após a gastrectomia, a sobrevida para câncer gástrico está diretamente correlacionada com o estadiamento, como informado em dados de Vigilância, Epidemiologia e Resultados Finais. Por exemplo, as taxas de sobrevida relativa de 5 anos/10 anos estratificadas por estádio em um estudo com mais de 50.000 casos de câncer gástrico nos EUA foram:
- Estádio IA   78%/65%
- Estádio IB   58%/42%
- Estádio II   34%/26%
- Estádio IIIA   20%/14%
- Estádio IIIB   8%/3%
- Estádio IV   7%/5%

Terapia, prognóstico e acompanhamento podem ser adaptados individualmente com base no estadiamento inicial.

20. Qual é o papel da ultrassonografia endoscópica (EUS) no estadiamento do câncer gástrico?

A EUS é uma técnica em que uma sonda de ultrassom é anexada a um endoscópio. Como regra, este é o método mais preciso de estadiamento T e N de tumores gastrointestinais, com a vantagem de capacidade de biópsia. A EUS pode detectar pequenos volumes de ascite no estadiamento de câncer gástrico, o que sugere impossibilidade de ressecção. Entretanto, a precisão da EUS em comparação à cirurgia nesse estadiamento é ainda relativamente baixa para certas apresentações, como as lesões T2, que tendem a ser superestadiadas pela EUS. O estadiamento de linfonodos é aproximadamente 80%

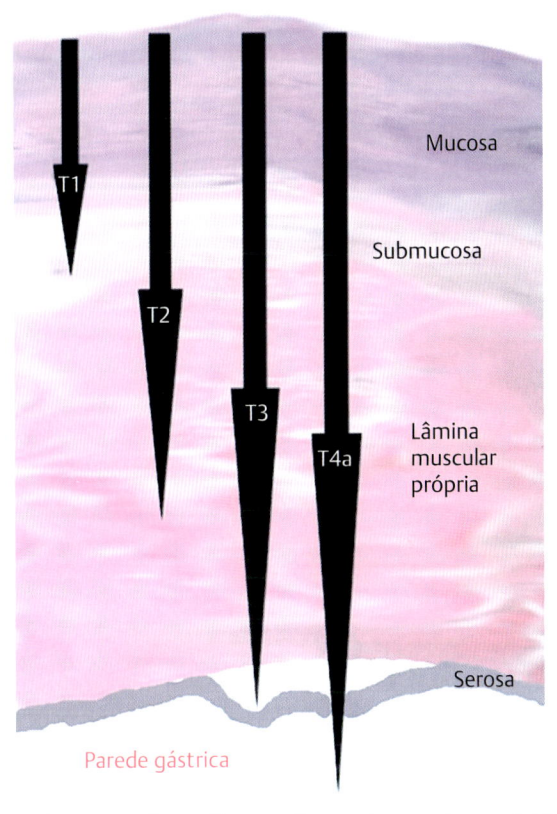

Fig. 10-3. Esquema de estadiamento T para adenocarcinoma gástrico.

preciso na maioria dos estudos e pode ser mais baixo com a aplicação geral da EUS na comunidade médica. O imageamento por EUS pode fornecer um roteiro, mas o estadiamento cirúrgico e patológico é mais definitivo que aquele com base nas imagens.

21. Qual é o papel da endoscopia no tratamento de câncer gástrico precoce?

O câncer gástrico precoce é aquele com diâmetro de superfície inferior a 2 cm e passível de remoção endoscópica. A taxa de cura com a ressecção endoscópica é superior a 95%, se o tumor não mostrar evidência de invasão linfovascular, estiver confinado à mucosa e tiver características histológicas. A EUS é um adjunto valioso à ressecção endoscópica, pois a detecção de envolvimento nodal impede o tratamento endoscópico definitivo do tumor.

22. O que são: ressecção endoscópica de mucosa gástrica (EMR) e dissecção endoscópica de submucosa gástrica (ESD)?

Os dois métodos geralmente aplicam a injeção de um fluido entre a mucosa e a parede gástrica para separar a lesão das estruturas mais profundas. A EMR usa sempre dispositivos de sucção e uma alça para remover o tumor, enquanto a ESD emprega uma faca de cautério endoscópico para dissecar a lesão livre do tecido subjacente. A EMR é mais fácil de executar, e sua taxa de complicações é menor, mas a ESD pode ser usada para ressecção *en-bloc* de lesões maiores.

23. Qual é a extensão da cirurgia usada quando se tenta remover um adenocarcinoma gástrico localmente avançado?

A cirurgia é a terapia curativa em potencial para adenocarcinoma gástrico localizado. O prognóstico se baseia no estadiamento TNM. A extensão da ressecção é relativamente controversa. A literatura japonesa sugere que uma linfadenectomia mais omentectomia (operação D2) é superior à linfadenectomia limitada com omentectomia (procedimento D1) ou linfadenectomia limitada (procedimento D0). Em um estudo europeu randomizado, os pacientes submetidos à ressecção D2 apresentaram duas vezes mais mortalidade operatória que aqueles submetidos ao D1, e não houve benefício de sobrevida.

24. Qual é o papel da terapia neoadjuvante em adenocarcinoma gástrico?

Terapia neoadjuvante é o tratamento dado antes na tentativa de curar uma ressecção cirúrgica. A hipótese é a de que essa terapia torna o tumor primário menor e possivelmente trata focos pequenos da doença fora do campo operatório. Existem estudos que sugerem que a quimioterapia neoadjuvante seja benéfica para câncer gástrico proximal de um estádio local mais avançado.

25. Qual é o papel da terapia adjuvante no tratamento do adenocarcinoma gástrico?

A terapia adjuvante é um tratamento adicional administrado aos pacientes após cirurgia de tentativa de cura. Essa terapia será administrada se não houver evidência de doença remanescente. Alguns estudos (como o Intergroup Trial 0116 randomizado) mostraram que a radioquimioterapia adjuvante melhora o resultado no tratamento do câncer gástrico.

Uma metanálise também sugeriu que a quimioterapia adjuvante sem radioterapia fornece benefícios após a cirurgia com intenção de cura.

26. Qual é a terapia usual para adenocarcinoma gástrico metastático?

A quimioterapia pode ser usada em câncer gástrico avançado com benefícios modestos. Vários regimes atuam no adenocarcinoma gástrico usando-se drogas como 5-fluorouracil, etoposida, drogas contendo platina e taxanos. O Trastuzumabe, um anticorpo monoclonal direcionado contra o receptor de HER2/neu, também demonstrou trazer algum benefício.

27. O que é linfoma de tecido linfoide associado à mucosa (MALT)?

Os linfomas MALTs também são conhecidos como *linfomas de células B da zona marginal extranodal*. Eles podem ocorrer em qualquer sítio da mucosa, dentro e fora do trato gastrointestinal, mas são mais comuns no estômago. Esses linfomas são, com frequência, linfomas de células B de baixo grau, mas também podem-se apresentar como tumores agressivos de alto grau. Eles podem estar associados a alterações genéticas específicas, como as translocações 11:18, 14:18 ou 1:14.

28. O que é peculiar sobre os linfomas gástricos MALTs?

Os linfomas gástricos MALTs, diferentemente dos linfomas MALTs em outros sítios, estão com frequência associados à infecção por *H. pylori*. O tecido linfoide não é parte normal do epitélio gástrico, e a infecção por *H. pylori* parece guiar a proliferação linfoide e o desenvolvimento do tumor.

29. Qual é o papel da terapia antibiótica nos linfomas gástricos MALTs?

O tratamento da infecção por *H. pylori* geralmente leva à regressão e cura de linfomas gástricos MALTs de células B de baixo grau. Acredita-se que esses tumores de baixo grau respondam à estimulação do antígeno contra o *H. pylori*. Respostas completas podem demorar até 18 meses após a terapia antibiótica. Em geral, linfomas gástricos MALTs de alto grau e aqueles com mais anormalidades cromossômicas adquiridas não respondem bem à terapia antibacteriana.

30. Descreva o esquema de estadiamento para linfoma gástrico.

Vários sistemas de estadiamento são usados para linfoma gástrico, incluindo o estadiamento TNM (como para adenocarcinoma gástrico). O sistema de estadiamento clínico usado para o linfoma não Hodgkin (a classificação de Ann Arbor) também está disponível. Esse sistema de Ann Arbor identifica o sítio primário do linfoma como nodal ou extranodal e avalia a extensão da doença com base no número de sítios envolvidos, na relação do tumor ao diagrama e se a doença sofreu metástases para órgãos não linfoides. Nesse sistema, um linfoma envolvendo tanto o estômago quanto um linfonodo pode ser de estádio 2E (dois sítios com tumor extranodal primário) ou estádio 4 (nodal primário com metástases para o estômago). Um novo sistema de estadiamento que combina o estadiamento TNM com os critérios de Ann Arbor foi recentemente recomendado para linfomas gastrointestinais.

31. Qual é a melhor terapia para linfoma gástrico de alto grau?

De certo modo, a terapia é determinada pelo estadiamento. Para a maioria dos casos de estádios I e II de Ann Arbor, a cirurgia pode ser curativa. Entretanto, dados recentes sugerem que a quimioterapia com ou sem radioterapia pode ser igualmente efetiva e está se tornando o padrão de cuidados. O estádio T pode ser importante na decisão de usar ou não uma abordagem cirúrgica, por causa da possibilidade de perfuração quando se usa quimioterapia para tumores T3 de T4. Entretanto, a tendência é afastar a cirurgia para todos os estádios.

32. O que são tumores gástricos carcinoides?

Tumores gástricos carcinoides são crescimentos de células neuroendócrinas que podem ser benignas ou malignas e são coradas com cromogranina. Como regra, mesmo os tumores malignos têm crescimento lento. Tumores com mais de 1 cm de diâmetro são, em geral, mais perigosos, enquanto os tumores menores não são e podem representar hiperplasia de células de *endochromagraffin*. Tumores com mais de 2 cm frequentemente já causaram metástases. Como regra, os tumores grandes sempre exigem gastrectomia parcial, enquanto os menores podem ser tratados por endoscopia ou com cirurgia localizada (Figura 10-4).

Dois processos parecem levar ao carcinoide gástrico – a transformação maligna *de novo* e a perda de regulação do crescimento normal em resposta à elevação crônica dos níveis de gastrina sérica. Tumores que surgem de transformação maligna *de novo* (tipo III) (Figura 10-5) geralmente são únicos, grandes e mais agressivos, enquanto aqueles que surgem dos níveis elevados de gastrina (tipos I e II) são em geral múltiplos e menores. É importante distinguir entre aqueles com e sem níveis de gastrina elevados.

Os pacientes em que foi descoberto um carcinoide gástrico deverão ter seu nível de gastrina avaliado para ver se o tumor carcinoide está associado à hipergastrinemia. Se o nível de gastrina for elevado, a avaliação para gastrite atrófica deverá ser feita com avaliação dos níveis de vitamina B_{12}, consideração de biópsia gástrica na busca da presença de células parietais. Anticorpos de células antiparietais do soro podem ser obtidos para demonstrar uma causa imune para a gastrite atrófica. Se a gastrina estiver elevada, e o paciente não demonstrar ter gastrite atrófica, deve-se conduzir uma avaliação para a síndrome de Zollinger-Ellison (gastrinoma).

CARCINOIDE GÁSTRICO IDENTIFICADO

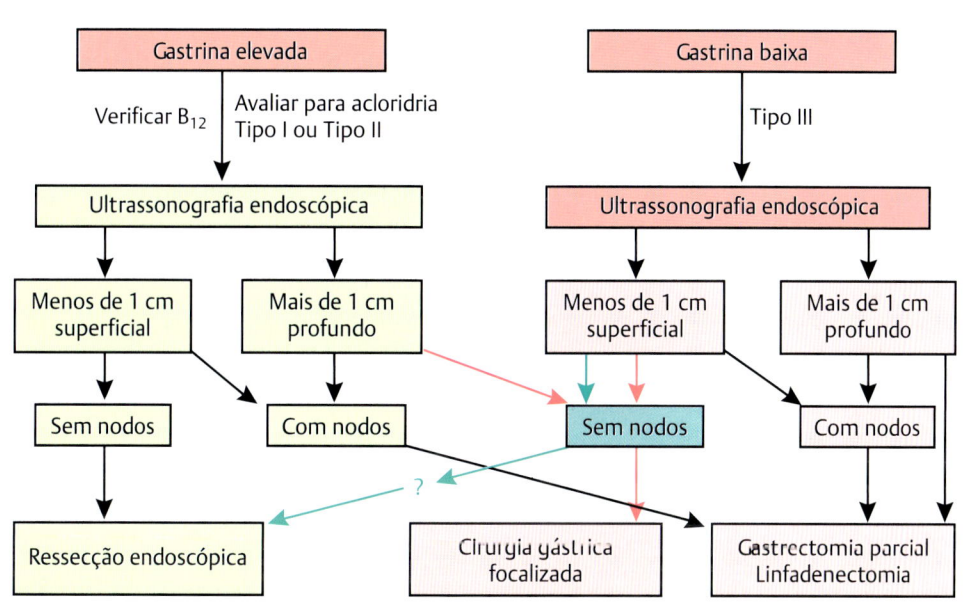

```
                    Gastrina elevada                                          Gastrina baixa
        Verificar B₁₂    Avaliar para acloridria                              Tipo III
                         Tipo I ou Tipo II
                              ↓                                                    ↓
              Ultrassonografia endoscópica                          Ultrassonografia endoscópica
              ↓                         ↓                           ↓                         ↓
       Menos de 1 cm            Mais de 1 cm               Menos de 1 cm              Mais de 1 cm
         superficial              profundo                   superficial                profundo
              ↓                         ↓                           ↓                         ↓
         Sem nodos              Com nodos                     Sem nodos                 Com nodos
              ↓                         ↓                           ↓                         ↓
       Ressecção endoscópica    Cirurgia gástrica                           Gastrectomia parcial
                                   focalizada                                  Linfadenectomia
```

Fig. 10-4. Algoritmo para o tratamento de tumores carcinoides gástricos. A maioria deles é pequena e associada a um nível elevado de gastrina por causa da gastrite atrófica. A remoção endoscópica é suficiente para lesões inferiores a 1 cm. Lesões maiores são geralmente tratadas por cirurgia, mas a remoção endoscópica poderá ser tentada em casos selecionados. As lesões não associadas a níveis elevados de gastrina são geralmente mais agressivas e tendem a sofrer metástase. Essas lesões deverão ser tratadas com remoção mais extensa.

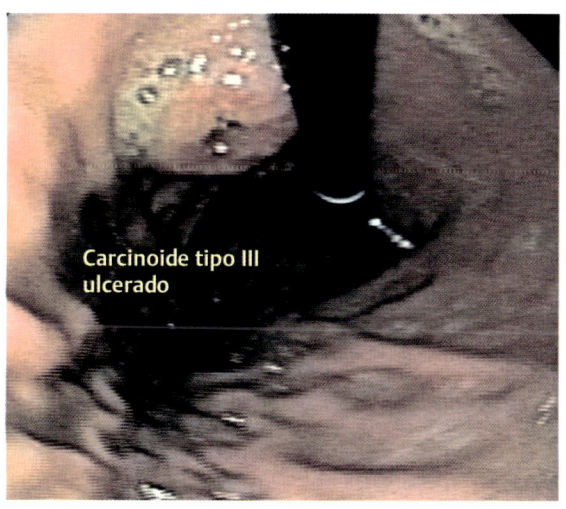

Fig. 10-5. Visualização endoscópica de carcinoide tipo III ulcerado.

33. Como são estadiados os tumores carcinoides gástricos?

O estadiamento TNM para tumores carcinoides gástricos difere do adenocarcinoma gástrico, porque o diâmetro do tumor primário é considerado, assim como a profundidade de invasão para separar os estádios precoces da doença. Tumores superficiais com mais de 1 cm de tamanho são considerados como lesões T2, que é o mesmo estádio dos tumores menores que penetram na lâmina muscular própria.

34. O que é GIST?

GIST é um tumor que se desenvolve na parede gástrica a partir das células intersticiais de Cajal e pode ser benigno ou maligno. Em geral, a malignidade se correlaciona com o tamanho (mais de 3 a 5 cm em corte cruzado) e aspectos histológicos, como o número de mitoses por 10 campos de alta potência. Histologicamente, esses tumores lembram leiomiomas, e o

GIST pode ser difícil de identificar sem a histocitoquímica. A maioria dos tumores GIST reage ao marcador com um anticorpo contra o gene KIT de superfície, uma tirosina quinase. KIT é conhecido também como CD117. Cerca de 70 a 80% dos tumores apresentam mutações no gene KIT. Outros 10% apresentam mutações no gene alfa (PDGFRα) do receptor do fator de crescimento derivado de plaquetas e intimamente relacionado.

35. O que é GIST to tipo selvagem?

Os GISTs sem mutações nos genes KIT ou PDGFRα são conhecidos como *GISTs do tipo selvagem*. Eles expressam altos níveis de genes KIT e ocorrem por todo o trato gastrointestinal. Do mesmo modo que os GISTs com mutações comuns, os GISTs do tipo selvagem não se marcam com corantes neurais ou musculares. Esses tumores são heterogêneos e podem ter mutações nos genes RAS, BRAF ou em succinato desidrogenase.

36. Como são estadiados os GISTs?

O sistema de estadiamento para GISTs gástricos é incomum porque o tamanho do tumor e os achados histológicos (mitose por 50 campos de alta potência) têm papel mais importante na classificação. Tumores menores que 5 cm são estadiados diferentemente dos tumores de 5 a 10 cm e são diferentes dos tumores com mais de 10 cm. Por exemplo, um tumor de 1 cm com alta taxa mitótica está no mesmo estádio de um tumor de 12 cm com taxa mitótica baixa. Além disso, as metástases nodais são muito raras nos GISTs, e se nodos não forem identificados, o estádio será considerado N0 em vez de Nx.

37. Como são tratados os GISTs gástricos?

GISTs gástricos pequenos são comuns e podem ser encontrados em até 35% dos estômagos, dependendo da série do caso. GISTs gástricos menores, como aqueles de até 3 cm, sem ulcerações, e ecos internos homogêneos normais, podem ser acompanhados. GISTs maiores são removidos cirurgicamente.

GISTs de alto risco que tenham sido removidos, aqueles que não podem ser removidos ou aqueles que formaram metástases podem ser tratados com drogas que aderem ao gene KIT e o colocam em conformação de inativos. A droga protótipo é o mesilato de imatinibe (Gleevac). A resistência parece finalmente se desenvolver, e outras drogas são então usadas nos pacientes resistentes ao imatinibe. Embora a maioria das drogas em uso iniba os genes KIT e PDGFRα, alguns compostos estão sendo desenvolvidos que inibem outras vias, como HSP90, mTOR e o receptor do fator de crescimento endotelial vascular.

BIBLIOGRAFIA

1. ASGE guideline: the role of endoscopy in the surveillance of premalignant conditions of the upper GI tract. Gastroint Endo 2006;63:570-80.
2. Bonequi P, Meneses-González F, Correa P, Rabkin CS *et al*. Risk factors for gastric cancer in Latin America: a meta-analysis. Cancer Causes Control 2013 Feb;24(2):217-31.
3. Crew KD, Neugut AI. Epidemiology of gastric cancer. World J Gastroenterol 2006;12(3):354-62.
4. Dong QJ, Zhan SH, Wang LL *et al*. Relatedness of *Helicobacter* pylori populations to gastric carcinogenesis. World J Gastroenterol 2012;18(45):6571-6.
5. Edge SB, Byrd DR, Compton CC, Fritz AG, Greene FL, Trotti A, editors. AJCC cancer staging manual. ed 7. New York: Springer; 2010.
6. Fuccio L, Zagari RM, Eusebi LH *et al*. Meta-analysis: can *Helicobacter pylori* eradication treatment reduce the risk for gastric cancer? Ann Intern Med 2009;151(2):121-8.
7. Gylling A, Abdel-Rahmen WM, Juhola M *et al*. Is gastric cancer part of the tumour spectrum of hereditary non-polyposis colorectal cancer? A molecular genetic study. Gut 2007;56:926-33.
8. Humar B, Toro T, Graziano F *et al*. Novel germline CDH1 mutations in hereditary diffuse gastric cancer families. Hum Mutat 2002;19:518-25.
9. Mocellin S, Marchet A, Nitti D. EUS for the staging of gastric cancer: a meta-analysis. Gastrointest Endosc 2011;73 (6):1122-34.
10. Worthley DL, Phillips KD, Wayte N *et al*. Gastric adenocarcinoma and proximal polyposis of the stomach (GAPPS): a new autosomal dominant syndrome. Gut 2012;61(5):774-9.

PREGAS GÁSTRICAS ESPESSADAS
Ryan M. Kwok, MD • Patrick E. Young, MD

1. O que significam pregas gástricas espessadas?
Embora o termo *pregas gástricas espessadas* seja relativamente ambíguo, ele geralmente se refere a pregas gástricas de tamanho grande e anormal (em geral mais de 1 cm) que não ficam planas mediante insuflação na endoscopia do trato superior (Figura 11-1).

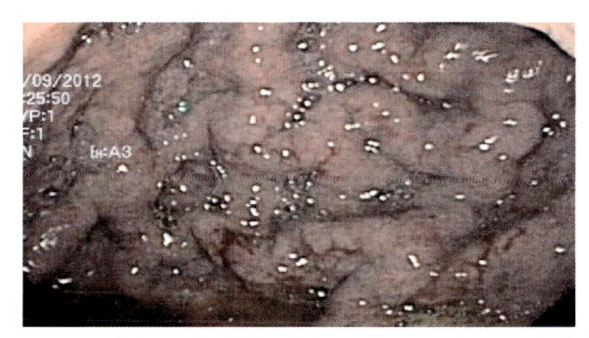

Fig. 11-1. Pregas gástricas espessadas em paciente com a doença de Ménétrier.

2. Descrever o diagnóstico diferencial para pregas gástricas espessadas.
O diagnóstico diferencial inclui: doença de Ménétrier (MD), gastrite crônica (associada ao *Helicobacter pylori*, eosinofílica etc.), malignidade gástrica (linfoma, adenocarcinoma gástrico cirroso) e a síndrome de Zollinger-Ellison.

3. Quais são os aspectos clínicos da MD?
Os pacientes com MD podem-se apresentar com uma combinação de sintomas locais e sistêmicos. Os sintomas locais incluem: dor epigástrica, náusea, vômito, sangramento gastrointestinal (GI) e diarreia. Os sintomas sistêmicos geralmente resultam da perda substancial de proteína e incluem perda de peso e edema periférico.

4. Como a MD é diagnosticada?
A biópsia de mucosa de espessura total, via técnica de sucção ou ressecção por laço, revelará a hiperplasia foveolar característica, glândulas tortuosas e dilatadas, inversão da proporção depressão-glândula e perda acentuada de células parietais. A falta de células inflamatórias na MD é um fator-chave na diferenciação entre MD e suas imitações (hipertrofia associada ao *Helicobacter*, gastrite hipertrófica alérgica). Os achados de laboratório que suportam o diagnóstico incluem débito de ácido basal baixo e estimulado e baixa albumina. A verificação sorológica para citomegalovírus (CMV) também é um teste razoável de se realizar, especialmente em casos pediátricos em que até 1/3 dos casos está associado ao CMV.

5. Listar as opções de tratamento para MD.
Historicamente, os cuidados de suporte, incluindo dieta rica em proteína, infusões de albumina e medicamentos analgésicos, eram a marca registrada da terapia. Quando essas opções conservadoras falhavam, era solicitada a gastrectomia. Hoje sabemos que a MD em adultos está quase sempre relacionada com a superprodução local do fator alfa de crescimento transformador, levando ao aumento no fator de crescimento epidérmico (EGF), que atua no receptor da tirosina quinase. O Cefituximabe, um anticorpo monoclonal que bloqueia a adesão do receptor de EGF, demonstrou ser um tratamento efetivo para a MD em estudos recentes de pequeno porte.

6. Quais são as características-chave do linfoma de tecido linfoide associado à mucosa gástrica (MALT)?
O linfoma MALT é um tipo de linfoma não Hodgkin que representa 3% das malignidades gástricas. Assim como o adenocarcinoma gástrico, o MALT está altamente associado à infecção por *H. pylori*. O diagnóstico é feito por meio de exame histológico do tecido em conjunto com a verificação imuno-histoquímica de marcadores do linfócito B. Os tumores com mais de 20% de células blásticas grandes são considerados de alto grau.

7. **Descreva o tratamento para o linfoma MALT gástrico.**
   A terapia de primeira linha para o linfoma MALT gástrico é o tratamento com antibióticos direcionados ao *H. pylori*, seguida pela demonstração da erradicação. O sucesso desse regime para induzir a remissão se correlaciona com o estádio da doença, com 80% dos linfomas de baixo grau regredindo em comparação a somente 50% dos linfomas de alto grau. Mesmo após a erradicação bacteriana bem-sucedida, a remissão completa pode levar mais de 1 ano. Vários estudos mostram células B clonais residuais, mesmo após a regressão histológica. Nesses casos, recomenda-se a observação cuidadosa, com a suspensão de mais tratamentos, a menos que haja evidência de recorrência histológica. Em casos em que a terapia antibiótica falhar para induzir a remissão, será indicada a radiação com feixe externo (com ou sem quimioterapia sistêmica).

8. **Se o *H. pylori* não for identificado, o linfoma MALT gástrico ainda deverá ser tratado com antibióticos?**
   Sim, embora isso não seja certamente intuitivo. Existem dados mostrando que mesmo os casos de linfoma MALT negativos para *H. pylori* podem responder à terapia antibiótica, de modo que o tratamento é indicado seja ou não detectado o *H. pylori*.

PÓLIPOS GÁSTRICOS

9. **Quais são os tipos de pólipos gástricos e o que é a prevalência relativa de cada tipo?**
   Existem essencialmente três tipos de pólipos gástricos: de glândula fúndica (≈50%), hiperplásico (≈40%) e adenomatoso (≈10%). Em áreas com taxas de infecção por *H. pylori* mais altas, os pólipos hiperplásicos (HPs) e os adenomas correspondem aos mais prevalentes.

10. **Descrever a relação entre os inibidores da bomba de prótons (PPIs) e os pólipos de glândulas fúndicas (FGPs).**
    A terapia prolongada com PPIs está associada à formação de FGPs. Em um estudo chinês com 599 pacientes, aqueles em tratamento com PPIs há mais de 5 anos apresentaram risco quatro vezes maior de formação de FGPs em relação àqueles recebendo PPIs há menos de 1 ano. A regressão dos FGPs após a cessação do PPI também apoia o papel dos mesmos na formação de pólipos.

11. **Qual é a relação entre condições clínicas e FGPs?**
    Os FGPs podem ocorrer em associação a síndromes de polipose, incluindo a polipose adenomatosa familiar (FAP), a síndrome de Gardner, a polipose associada ao gene MUTYH (MAP) e o adenocarcinoma gástrico e polipose proximal do estômago (GAPPS). Em uma série de 75 pacientes com FAP, 88% manifestaram FGPs. Além disso, esses pólipos foram informados em 11% dos pacientes com MAP. GAPPS é uma síndrome autossômica dominante caracterizada pela formação de FGPs displásicos no estômago proximal e aumento no risco de adenocarcinoma gástrico. A vigilância com endoscopia do trato superior deverá ser considerada em pacientes com essas condições.

12. **Qual é a probabilidade de um adenoma gástrico progredir para um adenocarcinoma?**
    Depende. Como acontece muito com os adenomas do cólon, os adenomas gástricos são conhecidos como precursores de adenocarcinoma. Tanto o tamanho quanto as características histológicas influenciam a malignidade potencial de uma determinada lesão. Por exemplo, a progressão ocorre em 30 a 40% dos adenomas com aspectos vilosos e, da mesma forma, aumenta em adenomas com mais de 2 cm. A incidência geral dos adenomas gástricos em progredirem para adenocarcinoma é de aproximadamente 5%. Como tal, a remoção completa deverá ser realizada sempre que possível.

13. **Descrever o tratamento de HPs gástricos.**
    Os HPs têm risco menor de transformação maligna que os adenomas, mas ocorrem, com frequência, em ambientes onde o risco geral de malignidade na mucosa gástrica é elevado (anemia perniciosa, gastrite associada ao *H. pylori*, gastrite crônica etc.). As taxas informadas de adenocarcinoma surgindo em um HP variam de 0,6 a 2,1%. Como o risco de câncer aumenta com o tamanho, a maioria dos especialistas recomenda a remoção de HPs com mais de 1 cm de diâmetro.

TUMORES SUBEPITELIAIS

14. **Quais são as camadas endossonográficas do estômago?**
    O estômago tem cinco camadas endossonográficas que correspondem às camadas histológicas desse órgão. A primeira camada (mais superficial) é a hiperecoica (branca na ultrassonografia endoscópica [EUS]) e representa a interface entre a sonda do ultrassom e a mucosa superficial. A segunda camada é a hipoecoica (escura na EUS) e representa a mucosa profunda, incluindo a lâmina muscular da mucosa. Essa camada distingue erosões de úlceras (i. e., se a lesão não penetrar na segunda camada, ela será considerada como erosão). A terceira camada é hiperecoica e corresponde à submucosa. A quarta camada é hipoecoica, correlaciona-se com a lâmina muscular própria e é a camada da qual surge quase a maioria dos tumores gástricos subepiteliais. A quinta camada é a serosa ou gordura perivisceral, sendo hiperecoica (Figura 11-2).

15. **Qual é o diagnóstico diferencial para tumor gástrico subepitelial (SET) (Tabela 11-1)?**
    O diagnóstico diferencial para um SET pode ser divido em lesões intrínsecas *versus* extramurais. As lesões extramurais surgem, mais frequentemente, do baço e seus vasos associados, embora outros órgãos perigástricos, como o fígado, a vesícula, o pâncreas e o cólon, também, criem endentações na parede do lúmen. Menos frequentemente, a compressão extraluminal pode surgir de abscessos, linfonodos dilatados, cistos renais, pseudocistos pancreáticos ou aneurismas.

16. **Descrever os métodos comuns de realização de um diagnóstico de tecidos de um SET.**
    Os SETs grandes ou sintomáticos podem não exigir um diagnóstico histológico pré-operatório antes da ressecção cirúrgica. Em casos em que seja necessária a amostragem de tecidos, várias modalidades estão disponíveis. As biópsias por fór-

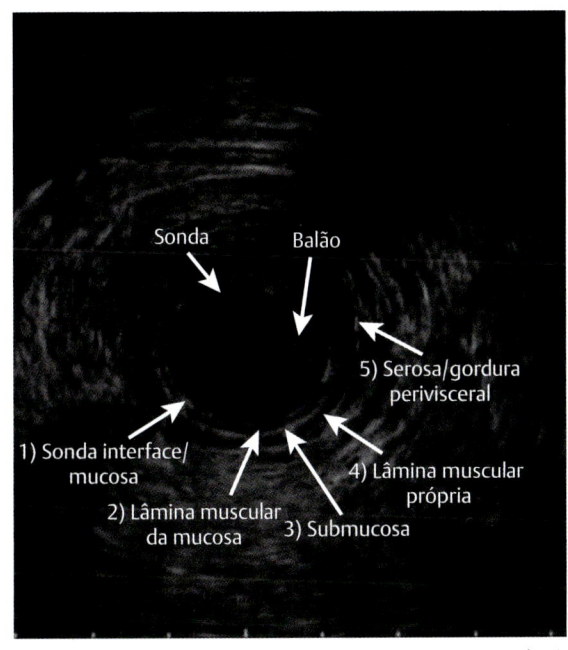

Fig. 11-2. Imagem endossonográfica das camadas da parede gástrica.

Tabela 11-1. Tipos de Tumores Subepiteliais Gástricos e suas Características				
LESÃO SUBEPITELIAL	**CAMADA NO EUS**	**POTENCIAL MALIGNO**	**ASPECTOS ENDOSSONOGRÁFICOS**	**FATOS IMPORTANTES**
Leiomioma	2, 3 ou 4 (4ª é mais comum)	Nenhum	Hipoecoico	Raro no estômago CD117 (-), actina de músculos lisos (+)
Tumores de origem neural (schwannoma, neuroma, neurofibroma)	3 ou 4	Nenhum	Hipoecoico	Schwannoma = 4ª camada, S-100 (+)
Lipoma	3	Nenhum	Intensamente hiperecoico	"Sinal do travesseiro" de coloração amarela quando investigado com fórceps fechado
Cisto de duplicação	Qualquer uma/ extramural	Nenhum	Anecoico	Resíduo embrionário revestido com epitélio GI que pode aumentar e levar ao efeito de massa, ruptura ou sangramento
Teste pancreático	2 ou 3		Hipoecoico/misto	Endoscopia = umbilicação central característica
Pólipo fibroide inflamatório	3 ou 4		Hiperecoico	Achados histológicos = tecido fibroso não encapsulado, infiltrado eosinofílico e vasos sanguíneos pequenos
Tumor de células granulares	2 ou 3		Hipoecoico	
Varizes	2 ou 3		Hipo ou anecoico	Coloração azul Suspeito com achados de hipertensão portal ou trombose de veia esplênica

(Continua)

Tabela 11-1. Tipos de Tumores Subepiteliais Gástricos e suas Características (*Continuação*)

LESÃO SUBEPITELIAL	CAMADA NO EUS	POTENCIAL MALIGNO	ASPECTOS ENDOSSONOGRÁFICOS	FATOS IMPORTANTES
GIST	4 (raramente 2)	Veja a seguir (Pergunta 20)	Hipoecoico, homogêneo	GIST = 4ª camada + CD117 (+)/proteína c-kit
Linfoma	2, 3 ou 4		Hipoecoico	Geralmente DLBCL ou linfoma MALT associado a células B. Exige, tipicamente, amostragem de tecido profundo para diagnóstico
Carcinoide	2 ou 3	Veja subtipos a seguir*	Hipoecoico	Surge das células ECL
Carcinoma metastático	Qualquer uma		Hipoecoico	Raro. Associado a melanoma, mama, pulmão, rim, ovários
Tumor de glomus	3 ou 4	Tipicamente benigno, mas pode ter potencial maligno	Hipoecoico	CD117 (-), vimentina (+), actina de músculos lisos (+)

DLBCL = linfoma difuso de grandes células B; ECL = como enterocromafina; EUS = ultrassom endoscópico; GI = gastrointestinal; GIST = tumor do estroma gastrointestinal; MALT = tecido linfoide associado à mucosa.
*Tipos de tumores carcinoides:
Tipo 1: associado à hipergastrinemia da gastrite atrófica crônica.
Tipo 2: associado à síndrome de Zollinger-Ellison.
Tipo 3: esporádico; associado a níveis normais de gastrina; pode-se tornar maligno ou metastático e deverá ser ressecado independentemente do tamanho.

ceps com empilhamento [de amostras] (*stacked*) ou tipo "*bite-to-bite*" jumbo (no mesmo local para ter acesso à submucosa) são a técnica mais simples, sem necessidade de treinamento especial, mas fornecem um diagnóstico definitivo em menos de 50% dos casos. A aspiração por agulha fina orientada por EUS pode ser usada na avaliação de um SET, de linfonodos e de lesões adjacentes ao trato GI. A biópsia por agulha grossa orientada por EUS fornece uma amostra maior de tecido que pode ser usada para avaliação histológica. Isto tem valor especial nos casos, como um linfoma, em que a arquitetura dos tecidos – em oposição ao simples tipo celular – é vital para o diagnóstico. A imuno-histoquímica, em adição à análise citológica padrão, é sempre útil.

17. **A ressecção endoscópica da mucosa (EMR) ou a dissecção endoscópica da submucosa (ESD) têm algum papel no tratamento do SET?**
    EMR e ESD são modalidades emergentes para amostragem e ressecção de SET. As complicações relacionadas com esses procedimentos podem incluir perfuração e sangramento, e eles só deverão ser realizados por endoscopistas altamente experientes em sua aplicação. Nos EUA, estas técnicas são geralmente limitadas a lesões intramurais na terceira camada ou acima.

18. **Como se diferencia um tumor estromal do GI (GIST) de outros SETs mesenquimatosos?**
    Os SETs do mesênquima GI podem ser classificados em quatro tipos: schwannoma, leiomioma, leiomiossarcoma e GIST. Todos eles são tumores de células fusiformes e, por isso, difíceis de distinguir somente no exame histológico. Os corantes da imuno-histoquímica são vitais para essa distinção entre eles (Tabela 11-2).

Tabela 11-2. Características de Tumores Gástricos de Células Fusiformes

TIPO	CD117	CD34	SMA	PROTEÍNA S100	DESMINA
GISTs	+ (> 95%)	+ (60-70%)	+/– (30-40%)	– (5% +)	Muito rara
Leiomioma	–	+ (10-15%)	+	–	+
Leiomiossarcoma	–	–	+	–	+
Schwannoma	–	–	–	+	–

GIST = tumor do estroma gastrointestinal; SMA = actina de músculo liso.
De Flectcher CD, Berman JJ, Corless C, et al. Diagnosis of gastrointestinal stromal tumors: A consensus approach. Int J Surg Pathol 2002;10(2):81-9; e Miettinen M, Sobin LH, Sartomo-rikala M. Immunohistochemical spectrum of GISTs at different sites and their differential diagnosis with respect to CD117 (KIT). Mod Path 2000;13(10):1143-42.

CAPÍTULO 11 ■ PREGAS GÁSTRICAS ESPESSADAS   85

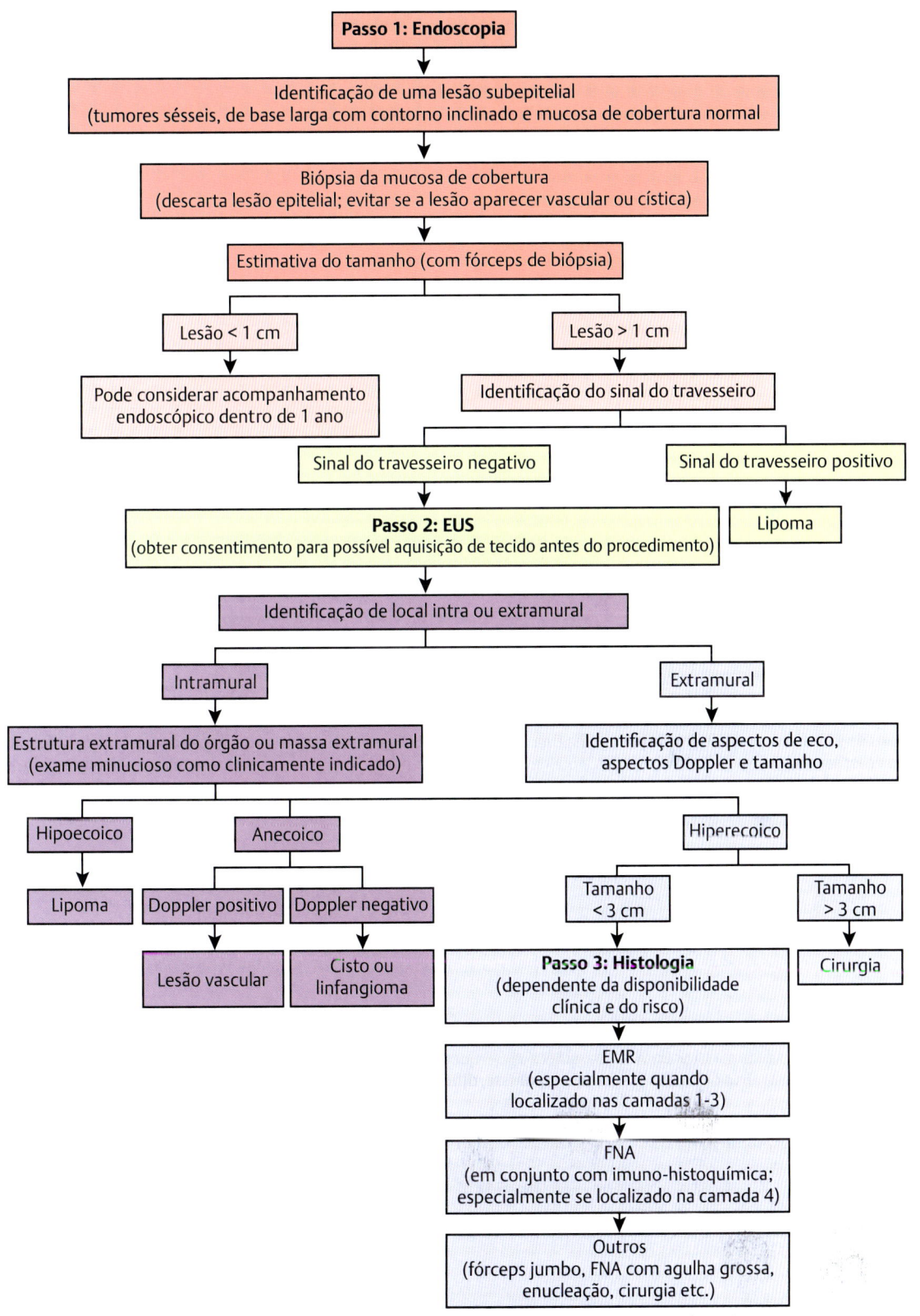

```
                    ┌─────────────────────────┐
                    │  Passo 1: Endoscopia    │
                    └────────────┬────────────┘
                                 ▼
        ┌───────────────────────────────────────────────────────────┐
        │         Identificação de uma lesão subepitelial           │
        │ (tumores sésseis, de base larga com contorno inclinado    │
        │            e mucosa de cobertura normal)                  │
        └───────────────────────────┬───────────────────────────────┘
                                    ▼
        ┌───────────────────────────────────────────────────────────┐
        │              Biópsia da mucosa de cobertura               │
        │ (descarta lesão epitelial; evitar se a lesão aparecer     │
        │                  vascular ou cística)                     │
        └───────────────────────────┬───────────────────────────────┘
                                    ▼
              ┌──────────────────────────────────────┐
              │ Estimativa do tamanho (com fórceps   │
              │            de biópsia)               │
              └──────┬──────────────────────┬────────┘
                     ▼                      ▼
             ┌───────────────┐      ┌───────────────┐
             │  Lesão < 1 cm │      │  Lesão > 1 cm │
             └───────┬───────┘      └───────┬───────┘
                     ▼                      ▼
    ┌──────────────────────────┐   ┌────────────────────────────┐
    │ Pode considerar acompa-  │   │ Identificação do sinal     │
    │ nhamento endoscópico     │   │     do travesseiro         │
    │      dentro de 1 ano     │   └──────┬──────────────┬──────┘
    └──────────────────────────┘          ▼              ▼
                              ┌──────────────────┐  ┌────────────────┐
                              │ Sinal do         │  │ Sinal do       │
                              │ travesseiro      │  │ travesseiro    │
                              │ negativo         │  │ positivo       │
                              └────────┬─────────┘  └───────┬────────┘
                                       ▼                    ▼
        ┌──────────────────────────────────────────┐   ┌─────────┐
        │              Passo 2: EUS                │   │ Lipoma  │
        │ (obter consentimento para possível       │   └─────────┘
        │ aquisição de tecido antes do procedimento)│
        └──────────────────────┬───────────────────┘
                               ▼
        ┌──────────────────────────────────────────┐
        │ Identificação de local intra ou extramural│
        └───────┬──────────────────────────┬───────┘
                ▼                          ▼
         ┌────────────┐             ┌────────────┐
         │ Intramural │             │ Extramural │
         └──────┬─────┘             └──────┬─────┘
                ▼                          ▼
   ┌────────────────────────────┐  ┌──────────────────────────┐
   │ Estrutura extramural do    │  │ Identificação de aspec-  │
   │ órgão ou massa extramural  │  │ tos de eco, aspectos     │
   │ (exame minucioso como      │  │ Doppler e tamanho        │
   │ clinicamente indicado)     │  └──────────┬───────────────┘
   └────┬───────────────┬───────┘             ▼
        ▼               ▼                ┌──────────────┐
  ┌───────────┐   ┌───────────┐          │ Hiperecoico  │
  │Hipoecoico │   │ Anecoico  │          └──┬───────┬───┘
  └─────┬─────┘   └─────┬─────┘             ▼       ▼
        ▼          ┌────┴────┐        ┌───────┐  ┌───────┐
   ┌────────┐      ▼         ▼        │Tamanho│  │Tamanho│
   │ Lipoma │  ┌────────┐┌────────┐   │ <3 cm │  │ >3 cm │
   └────────┘  │Doppler ││Doppler │   └───┬───┘  └───┬───┘
               │positivo││negativo│       ▼          ▼
               └───┬────┘└───┬────┘  ┌─────────┐ ┌─────────┐
                   ▼         ▼       │Passo 3: │ │Cirurgia │
              ┌────────┐┌────────┐   │Histolo- │ └─────────┘
              │Lesão   ││Cisto ou│   │gia      │
              │vascular││linfan- │   │(depend- │
              └────────┘│gioma   │   │ente da  │
                        └────────┘   │disponi- │
                                     │bilidade │
                                     │clínica e│
                                     │do risco)│
                                     └────┬────┘
                                          ▼
                              ┌───────────────────────┐
                              │         EMR           │
                              │ (especialmente quando │
                              │ localizado nas        │
                              │ camadas 1-3)          │
                              └───────────┬───────────┘
                                          ▼
                              ┌───────────────────────┐
                              │         FNA           │
                              │ (em conjunto com      │
                              │ imuno-histoquímica;   │
                              │ especialmente se      │
                              │ localizado na camada 4)│
                              └───────────┬───────────┘
                                          ▼
                              ┌───────────────────────┐
                              │        Outros         │
                              │ (fórceps jumbo, FNA   │
                              │ com agulha grossa,    │
                              │ enucleação, cirurgia  │
                              │ etc.)                 │
                              └───────────────────────┘
```

Fig. 11-3. Algoritmo de diagnóstico e tratamento de tumores subepiteliais. EMR = ressecção endoscópica de mucosa; EUS = ultrassom endoscópico; FNA = aspiração por agulha fina. (*Adaptada de Eckardt AJ, Wassef W: Diagnosis of sub epithelial tumors in the GI tract: endoscopy, EUS and histology: bronze, silver and gold, Gastroint Endosc 62:209, 2005*).

19. Qual é a célula de origem de um GIST?
As células de origem são as intersticiais de Cajal e as células de marca-passo do estômago.

20. Como se decide quando a cirurgia é exigida para um GIST gástrico?
Uma vez que os GISTs tenham potencial maligno, a estratificação de risco é crucial na determinação do tratamento.

Nos GISTs gástricos, em geral, é acordado que tumores com mais de 2 cm deverão ser ressecados, enquanto aqueles até 1 cm e sem aspectos preocupantes na EUS podem ser acompanhados por endoscopia. Os achados de EUS sugestivos de malignidade incluem margens extraluminais irregulares, espaços císticos, focos ecogênicos (ecotextura heterogênea) e linfonodos adjacentes de aparência maligna. O tratamento de GISTs entre 1 e 2 cm permanece controverso. A taxa mitótica também ajuda a prognosticar a agressividade do tumor, com os tumores menores (< 2 cm) que exibem menos de 5 mitoses por campo de alta potência (HPF), apresentando o menor risco, e os tumores maiores com mais de 10 mitoses por HPF, apresentando o maior risco. O cálculo do índice mitótico exige um bloco de tecido para exame histológico e não pode ser realizado somente em amostras citológicas.

21. Quais opções médicas estão disponíveis para GISTs?
O mesilato de imatinibe, um inibidor do receptor de tirosina quinase, pode ser usado como terapia adjuvante após a ressecção da GISTs com 3 cm ou mais para minimizar a chance de recorrência. Nos casos de possibilidade de ressecção de tumor fronteiriço ou em casos em que possa ocorrer rompimento significativo do órgão, a terapia neoadjuvante pode ser usada antes da ressecção (Figura 11-3).

BIBLIOGRAFIA
1. Bianchi LK, Burke CA, Bennett AE *et al.* Fundic gland polyp dysplasia is common in familial adenomatous polyposis. Clin Gastroenterol Hepatol 2008;6(2):180.
2. Goddard AF, Badreldin R, Pritchard DM *et al.* The management of gastric polyps. Gut 2010;59(9):1270-6.
3. Hwang JH, Rulyak SD, Kimmey MB. American Gastroenterological Association Institute technical review on the management of gastric sub epithelial masses. Gastroenterology 2006;130:2217-28.
4. Hwang JH, Saunders MD, Rulyak SJ *et al.* A prospective study comparing endoscopy and EUS in the evaluation of GI sub epithelial masses. Gastrointest Endosc 2005;62:202-8.
5. Jalving M, Koornstra JJ, Wesseling J *et al.* Increased risk of fundic gland polyps during long-term proton pump inhibitor therapy. Aliment Pharmacol Ther 2006;24(9):1341.
6. Lambrecht NWG. Ménétrier's disease of the stomach: a clinical challenge. Curr Gastroenterol Rep 2011;13:513-7.
7. Polkowski M, Butruk E. Submucosal lesions. Gastrointest Endosc Clin N Am 2005;15:33-54.

GASTROPARESIA

Richard W. McCallum, MD, FACP, FRACP (Aust), FACG ■ *Joseph K. Sunny, Jr., MD*

1. Defina gastroparesia

A gastroparesia é um distúrbio definido pelo retardo no esvaziamento gástrico na ausência de obstrução mecânica do estômago ou intestino delgado proximal. O espectro dos sintomas incluem náusea, vômito, saciedade precoce, plenitude pós-prandial, desconforto epigástrico e dor, distensão abdominal e azia. O vômito não precisa estar presente. Os pacientes podem-se apresentar apenas com náusea crônica, porque aprenderam a permanecer abaixo do limiar do vômito por meio de modificação de sua dieta, consumindo refeições menores ou progredindo para uma dieta líquida. A dor epigástrica tem sido tradicionalmente subestimada e pode até ser a queixa dominante. Relata-se sua presença em até 90% dos pacientes com gastroparesia.

2. Como a gastroparesia deve ser diagnosticada?

A gastroparesia é um diagnóstico clínico desafiador que tem de ser confirmado por testes objetivos. O método cintilográfico de esvaziamento gástrico em 4 horas, com uma refeição padronizada com clara de ovos de baixo teor de gordura, é o "padrão ouro." Valores superiores à retenção de 60% em 2 horas e retenção de 10% em 4 horas indicam retardo no esvaziamento gástrico. A gravidade pode ser definida pelo grau de retenção de isótopo em 4 horas: grau 1 de 11 a 20%; grau 2 de 21 a 35%; grau 3 de 36 a 50%; e grau 4 acima de 50%. Há pobre correlação entre a gravidade dos sintomas e a graduação de retenção gástrica, assim como entre a melhora dos sintomas e as alterações no esvaziamento gástrico em estudos sobre tratamento.

3. Como uma cápsula de motilidade sem fio (WMC) diagnostica gastroparesia?

A WMC (SmartPill) tem o mesmo tamanho de uma câmera endoscópica de intestino delgado e mede pH, pressão e temperatura. É ingerida junto com uma barra energética de 250 calorias para dar início ao padrão alimentar no estômago. O tempo de esvaziamento gástrico desse sólido não digerível, que é descartado depois dos sólidos digerível, é identificado pelo aumento abrupto e sustentado do pH até um nível alcalino de pH 6 ou 7, à medida que entra no duodeno. Em um estudo, que compara a WMC a uma batedeira de ovos-padrão cintilográfica, o corte de 5 horas no tempo de esvaziamento gástrico da WMC teve uma sensibilidade de 65%, e especificidade de 87%. A principal atração de WMC é que anormalidades no intestino delgado e de trânsito colônico, que também possam estar contribuindo para os sintomas do paciente, podem igualmente ser identificadas.

4. Descreva a fisiologia normal do estômago.

O estômago inicialmente recebe e armazena alimento pelo relaxamento do fundo, que é mediado pelas fibras eferentes vagais e vias do óxido nítrico. Este período, denominado fase de latência (*lag phase*), pode variar de 15 a 40 minutos e é seguido pelo processo de trituração, que conta com as atividades contráteis e mioelétricas do estômago. As células marca-passo gástricas, denominadas *células intersticiais de Cajal (ICC)*, iniciam a onda gástrica lenta, que tem uma frequência de três ciclos por minuto. Após uma refeição, a despolarização das células do músculo liso leva ao acoplamento eletromecânico, permitindo que as contrações gástricas sejam iniciadas em associação à liberação de neurotransmissores dos neurônios entéricos. A trituração do alimento até tamanhos de partícula inferiores a 6 mm permite a passagem por um piloro relaxado.

5. Quais são as características fisiopatológicas da gastroparesia?

Os três principais fatores etiológicos de gastroparesia são: diabetes, gastroparesia idiopática e pós-vagotomia que produzem as seguintes características fisiopatológicas: (1) diminuição da acomodação do estômago causada pela perda de neurônios inibidores gástricos ou dano do nervo vago; (2) a depleção de ICCs no diabetes e na lesão pós-infecção resulta em disritmias (p. ex., taquigastria e marca-passos ectópicos, associados à náusea e vômito); (3) contrações defeituosas da musculatura lisa, resultante da função neuronal entérica comprometida; (4) atrofia ou fibrose do músculo liso; (5) liberação prejudicada dos peptídeos gastrointestinais (p. ex., motilina, grelina e polipeptídio pancreático, que facilitam a motilidade gástrica); (6) disfunção do esfíncter pilórico e conceito de "espasmo pilórico" (Figura 12-1).

6. O que são as ICCs na saúde e na gastroparesia?

As ICCs geram atividade de onda elétrica lenta espontânea, que é conduzida até as células da musculatura lisa do estômago e referida como "onda gástrica lenta". Em humanos, isto varia de dois a quatro ciclos por minuto com uma média de três. Existem duas redes de ICC: uma na região do plexo mientérico, e outra na camada muscular própria mais profunda do corpo gástrico e antro, controlando a propagação das ondas lentas e, portanto, a frequência máxima e direção peristáltica

Função gástrica normal

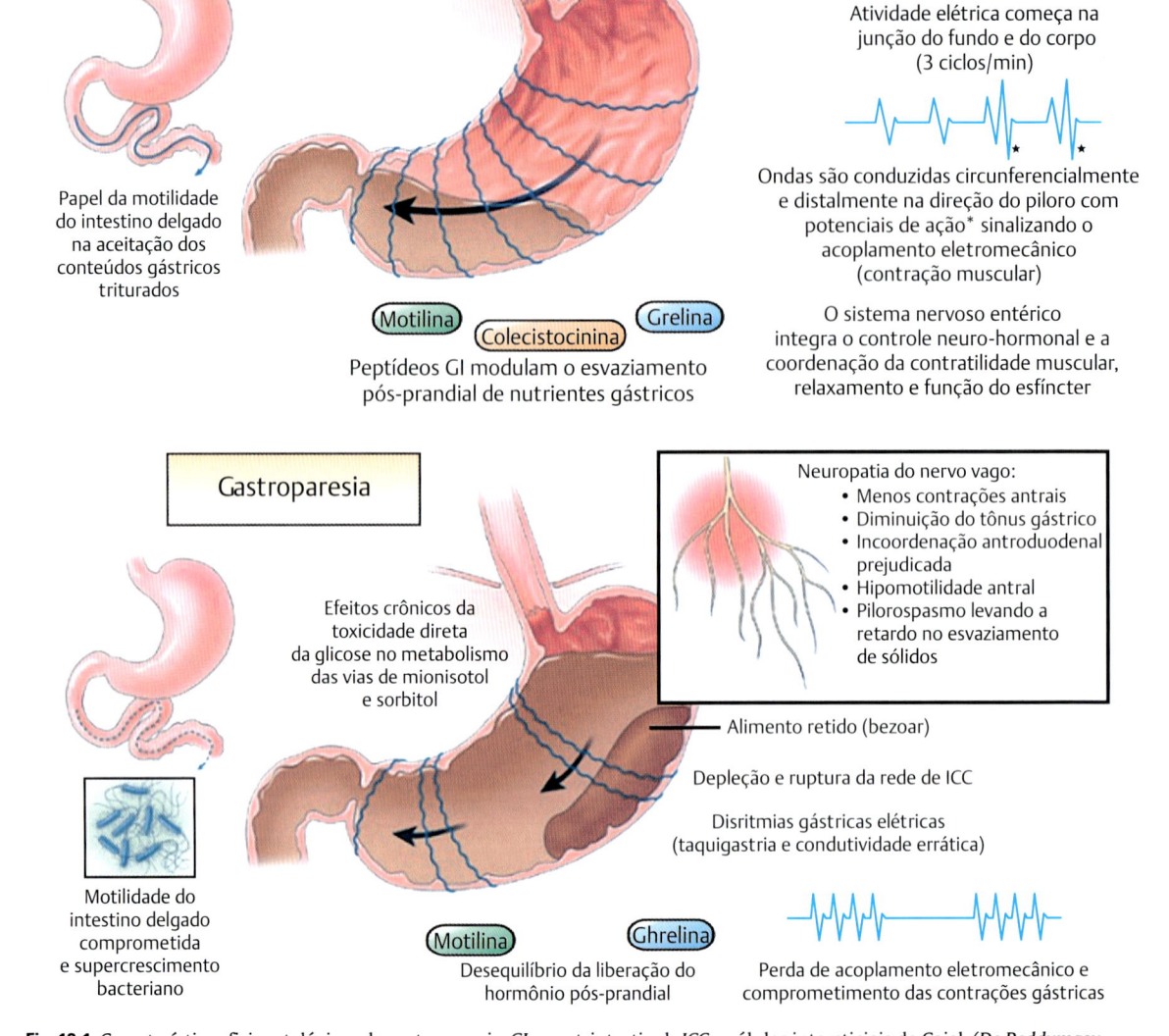

Motilidade gástrica controlada por ondas gástricas lentas que se originam das células intersticiais de Cajal (ICC) e arrastam consigo células da musculatura lisa gástrica

Atividade elétrica começa na junção do fundo e do corpo (3 ciclos/min)

Ondas são conduzidas circunferencialmente e distalmente na direção do piloro com potenciais de ação* sinalizando o acoplamento eletromecânico (contração muscular)

Papel da motilidade do intestino delgado na aceitação dos conteúdos gástricos triturados

(Motilina) (Colecistocinina) (Grelina)

Peptídeos GI modulam o esvaziamento pós-prandial de nutrientes gástricos

O sistema nervoso entérico integra o controle neuro-hormonal e a coordenação da contratilidade muscular, relaxamento e função do esfíncter

Gastroparesia

Neuropatia do nervo vago:
- Menos contrações antrais
- Diminuição do tônus gástrico
- Incoordenação antroduodenal prejudicada
- Hipomotilidade antral
- Pilorospasmo levando a retardo no esvaziamento de sólidos

Efeitos crônicos da toxicidade direta da glicose no metabolismo das vias de mionisotol e sorbitol

Alimento retido (bezoar)

Depleção e ruptura da rede de ICC

Disritmias gástricas elétricas (taquigastria e condutividade errática)

Motilidade do intestino delgado comprometida e supercrescimento bacteriano

(Motilina) (Ghrelina)

Desequilíbrio da liberação do hormônio pós-prandial

Perda de acoplamento eletromecânico e comprometimento das contrações gástricas

Fig. 12-1. Características fisiopatológicas da gastroparesia. *GI* = gastrintestinal; *ICC* = células intersticiais de Cajal. *(De Reddymasu SC: Severe gastroparesis: medical terapia or gastric electrical stimulation, Clin Gastroenterol Hepatol 8:117-124, 2010.)*

aboral de contrações gástricas. Números reduzidos de ICC foram referidos em até 40% dos pacientes gastroparéticos de origens diabética e idiopática e estão correlacionados com uma disritmia elétrica, conforme demonstrado por um eletrogastrograma anormal, que é o registro cutâneo da onda lenta elétrica por eletrodos na superfície abdominal sobrejacente ao estômago.

7. Como a distensão abdominal pode ser explicada na gastroparesia?

Sessenta por cento dos pacientes com gastroparesia têm algum crescimento bacteriano intestinal pequeno (SIBO) concomitante, com base nos dados de testes respiratórios. As explicações são a motilidade comprometida do intestino delgado, que acompanha a gastroparesia de fatores etiológicos diabéticos e idiopáticos; perda do complexo motor migratório, uma sequela de dano ao nervo vagal; hipocloridria gástrica, que pode ser primária ou secundária ao uso crônico de inibidores da bomba de próton; e atrofia do músculo liso do intestino delgado, como no escleroderma. O mais importante é que o sintoma de distensão abdominal pós-prandial na gastroparesia pode ser explicado por SIBO, e as implicações para terapia incluem antibióticos e probióticos, além de agentes de pró-motilidade.

8. Qual é a prevalência estimada da gastroparesia?

Aproximadamente 10 milhões de indivíduos (3%) nos Estados Unidos têm gastroparesia. Destes, 75% são mulheres com 34 anos de idade em média. Aproximadamente 16.000 internações anualmente nos Estados Unidos têm como diagnóstico primário a gastroparesia. Durante um período de 10 anos, o risco que tem um paciente com diabetes melito tipo 1 (T1DM) de desenvolver gastroparesia é de 5,2%, enquanto o risco de diabetes melito tipo 2 (T2DM) é de 1%, em comparação a 0,2% na população em geral. Com base em uma pesquisa nacional (EUA) de amostras, aproximadamente 165.000 pacientes com T1DM (14% dos pacientes americanos com T1DM) e 2,1 milhões de pacientes com T2DM (9,4%) estão procurando tratamento atualmente para sintomas de gastroparesia diabética (DGP). Para que isto se enquadre a uma perspectiva gastroenterológica, se a incidência de espru celíaco estiver próxima de 1% da população dos EUA e a de hepatite C for de 2 a 3%, a gastroparesia é mais comum que essas entidades.

9. O que é gastroparesia idiopática?

Não existem fatores etiológicos claros da gastroparesia idiopática. Pelo menos 80% dos pacientes são do sexo feminino e uma porcentagem substancial tem história de um pródromo do tipo infeccioso de origem viral ou bacteriana para o qual se suspeita de agentes, como rotavírus e norovírus (agente Norwalk), vírus Epstein-Barr, citomegalovírus, herpes-vírus e doença de Lyme. Estes dados baseiam-se em achados de infiltrado de leucócitos, macrófagos e perda neuronal nos neurônios entéricos provenientes de biópsias do músculo liso da camada muscular própria gástrica. Os pacientes com gastroparesia idiopática que desenvolvem retardo no esvaziamento gástrico após um pródromo infeccioso podem ser capazes de recuperar suas funções neuromusculares e elétricas em tempos variáveis, com um retorno posterior inesperado ao esvaziamento gástrico normal. Outras "idiopatias" permanecem cronicamente sintomáticas e requerem cuidadosa investigação para se excluir doença de base do tecido conectivo; distúrbios do sistema nervoso central (CNS) (p. ex., esclerose múltipla); distúrbios alimentares (anorexia e bulimia nervosa) e a entidade da síndrome do ligamento arqueado mediano, que comprime o gânglio celíaco.

10. Quais são algumas causas de gastroparesia que podem ser facilmente tratadas e revertidas, se identificadas?

Causas de gastroparesia potencialmente reversíveis podem ser amplamente categorizadas, como farmacológicas, mecânicas, metabólicas e endócrinas, distúrbios do CNS e paraneoplásicos. Tratamentos específicos podem ser iniciados (Tabela 12-1). No uso de narcóticos predomina o subgrupo farmacológico, e um sucesso modesto tem sido alcançado com o antagonista do receptor μ-opioide metilnaltrexona por via subcutânea quatro vezes ao dia. Estas entidades precisam ser consideradas, quando os pacientes se apresentam com gastroparesia sintomática e são rotulados de *idiopáticos*.

11. Descreva o mecanismo de ação da metoclopramida.

Metoclopramida, o único procinético gástrico registrado nos Estados Unidos, bloqueia os receptores inibidores D_2 de dopamina no trato gastrointestinal superior e estimula os receptores 5-HT_4, resultando em maior liberação de acetilcolina, levando ao aumento do tônus gástrico e da pressão intragástrica, coordenação da motilidade antroduodenal com relaxamento do piloro, e à aceleração líquida do esvaziamento gástrico. Metoclopramida também proporciona alívio antiemé-

Tabela 12-1. Causas Reversíveis de Gastroparesia

FATORES ETIOLÓGICOS	EXEMPLOS	TRATAMENTOS ESPECÍFICOS
Farmacológicos Medicações geralmente prescritas	Anticolinérgicos Inibidores da bomba de prótons Bloqueadores do canal de cálcio Ciclosporina Exenatida Pranlinitida Lítio Octreotida	
Substâncias controladas	Narcóticos	Metilnaltrexona – antagonista μ
Mecânicos	Síndrome da artéria mesentérica superior Síndrome do ligamento arqueado mediano	Cirurgia
Metabólico	Neuromielite óptica com autoanticorpos para canais de água aquaporina-4 astrocíticos	Esteroides
	Anorexia nervosa, bulimia nervosa	
Endócrinos	Hipotireoidismo Estados hipossuprarrenais Hiperglicemia (açúcar no sangue > 275)	
Distúrbios do sistema nervoso central	Esclerose múltipla Doença de Parkinson	
Paraneoplásico	Anticorpos antinucleares antineuronais tipo 1 (ANNA-1), algumas vezes chamados de *anti-Hu*	Imunomoduladores Plasmaférese

co por meio da inibição da dopamina D_2 dentro da zona de deflagração de quimiorreceptor do cérebro, assim como algum antagonismo dos receptores $5-HT_3$. Assim, a eficácia clínica da metoclopramida é explicada pela combinação de efeitos procinéticos perifericamente e propriedades antieméticas centralmente.

12. Quais são algumas dicas na dosagem da metoclopramida?

Metoclopramida é disponibilizada em vias de administração oral, supositório e injetável. A dosagem intravenosa (IV) pode variar de 10 mg, cada 6 horas, a 20 mg cada 4 horas, dependendo da tolerância. Metoclopramida subcutânea (2 mL – 10 mg) pode ser usada como um adjuvante às medicações orais, superando as limitações de absorção errática no quadro de gastroparesia e vômito, ou como um resgate, se os sintomas piorarem, porque os níveis plasmáticos alcançados são 80% dos níveis IV, evitando, assim, a necessidade de visitas à sala de emergência. Comprimidos que se desintegram oralmente (Metozolv ODT), disponíveis em 5 mg e 10 mg, facilitam a adesão do paciente, mas a absorção ainda ocorre no intestino delgado e não pela mucosa bucal.

13. Quais são os efeitos colaterais da metoclopramida?

Aproximadamente 40% por cento dos pacientes não podem manter o uso em longo prazo. A medicação pode atravessar a barreira hematoencefálica, levando à inibição dos receptores centrais D_2 no gânglio basal envolvido em vias de movimento, manifestando-se em ampla gama de distúrbios do movimento involuntário. Uma reação distônica aguda pode ocorrer dentro das primeiras horas do início da administração, tipicamente quando administrada por via intravenosa, e resolve-se à descontinuação. Dentro dos primeiros 1 a 3 meses, os pacientes podem desenvolver acatisia, ansiedade, tremor, parkinsonismo induzido por fármaco e depressão e são reversíveis após a descontinuação. A Food and Drug Administration (FDA) dos Estados Unidos liberou a advertência "caixa preta" para a metoclopramida, em 2009, em relação ao risco de discinesia tardia após mais de 3 meses de uso. A incidência de discinesia tardia, que pode ser irreversível e é definida por desfiguramento e movimentos involuntários, é realmente inferior a 1%, e não de 1 a 10% relatado anteriormente. A chave para a prevenção é, de fato, examinar o paciente em acompanhamento e não preencher novas prescrições sem ver o paciente.

14. Qual é o *status* da domperidona?

A domperidona (Motilium), um antagonista do receptor da dopamina que tem tanto propriedades antieméticas centrais, quanto procinéticas gástricas, é o melhor procinético e antiemético. Não é aprovada pela FDA, mas encontra-se disponível por meio de requerimento de novo medicamento investigacional da FDA. O alongamento do QT (> 450 milissegundos em homens e > 475 milissegundos em mulheres) é a principal preocupação referente a arritmias ventriculares. Os efeitos colaterais infrequentes de ginecomastia, sensibilidade na mama, galactorreia e irregularidades menstruais se devem aos níveis aumentados de prolactina. Tanto a hipófise quanto as áreas eméticas da zona de deflagração do quimiorreceptor são consideradas como situadas fora da barreira hematoencefálica, compatível com a ausência de efeitos colaterais da domperidona no CNS. A dosagem é de 20 mg quatro vezes ao dia até um máximo de 120 mg ao dia, por, no mínimo, 3 meses para determinar a resposta clínica. A terapia crônica parece não induzir a diminuição da eficácia.

15. Como está o uso de eritromicina como um procinético?

A classe de agentes macrolídeos engloba agonistas do receptor de motilina (eritromicina e azitromicina) que promovem motilidade no estômago e intestino delgado. Eritromicina lactobionato IV em até 3 mg/kg, cada 6 a 8 horas, facilita a motilidade gástrica e o intestino delgado. A formulação líquida é mais efetiva do que os comprimidos para maximizar a absorção na gastroparesia. No entanto, a eficácia oral é limitada em razão da tolerância à dose depois de algumas semanas. Recomenda-se iniciar com baixa dosagem oral, de 150 mg a 250 mg duas a três vezes ao dia, para reduzir a "saturação" dos receptores de motilina e tolerância da dose.

16. Quais antieméticos são efetivos na gastroparesia?

A. Fenotiazinas
Fenotiazinas são antagonistas do receptor de dopamina e colinérgico, e os exemplos incluem proclorperazina, prometazina e trimetobenzamida. A prometazina está disponível por vias IV, intramuscular, oral e supositório retal. Possíveis efeitos colaterais incluem sedação, fala arrastada e distonia.

B. Antagonistas Muscarínicos
Escopolamina é um antagonista competitivo seletivo dos receptores colinérgicos muscarínicos, e está disponível em adesivo transdérmico de 1,5 mg por 3 dias, fornecendo níveis plasmáticos sustentados que superam o vômito e intolerância da ingestão oral e a absorção errática de outros antieméticos orais.

C. Antagonistas de $5-HT_3$
Ondansetrona, granisetrona e dolasetrona são antagonistas do receptor de $5-HT_3$ e inibem os receptores de $5-HT_3$ na área postrema. Os efeitos periféricos também estão presentes via fibras eferentes do nervo vago. Podem ser administrados por via oral ou parenteral. Comprimidos de dissolução oral de ondansetrona também estão disponíveis para pacientes muito nauseados. Altas doses de ondansetrona IV pode levar a *torsades de pointes* relacionado com vias do citocromo P450, e o frasco de dose única de 32 mg foi retirado do mercado. Granisetrona também é disponibilizada como adesivo transdérmico (Sancuso) efetivo por até 7 dias. Um fármaco recém-aprovado pela FDA nesta classe, palonosetrona (Aloxi), tem meia-vida mais longa, permitindo que a dose única de 0,25 mg IV seja efetiva por 5 dias em vômito relacionado com a quimioterapia.

D. Canabinoides
Canabinoides são agonistas dos receptores CB1 no cérebro e intestino e são efetivos como antieméticos e como estimulantes do apetite. Dronabinol (Marinol) está disponível nos Estados Unidos, e há um subgrupo de pacientes com gastroparesia que responde a essa medicação em doses de 5 mg a 10 mg três vezes ao dia.

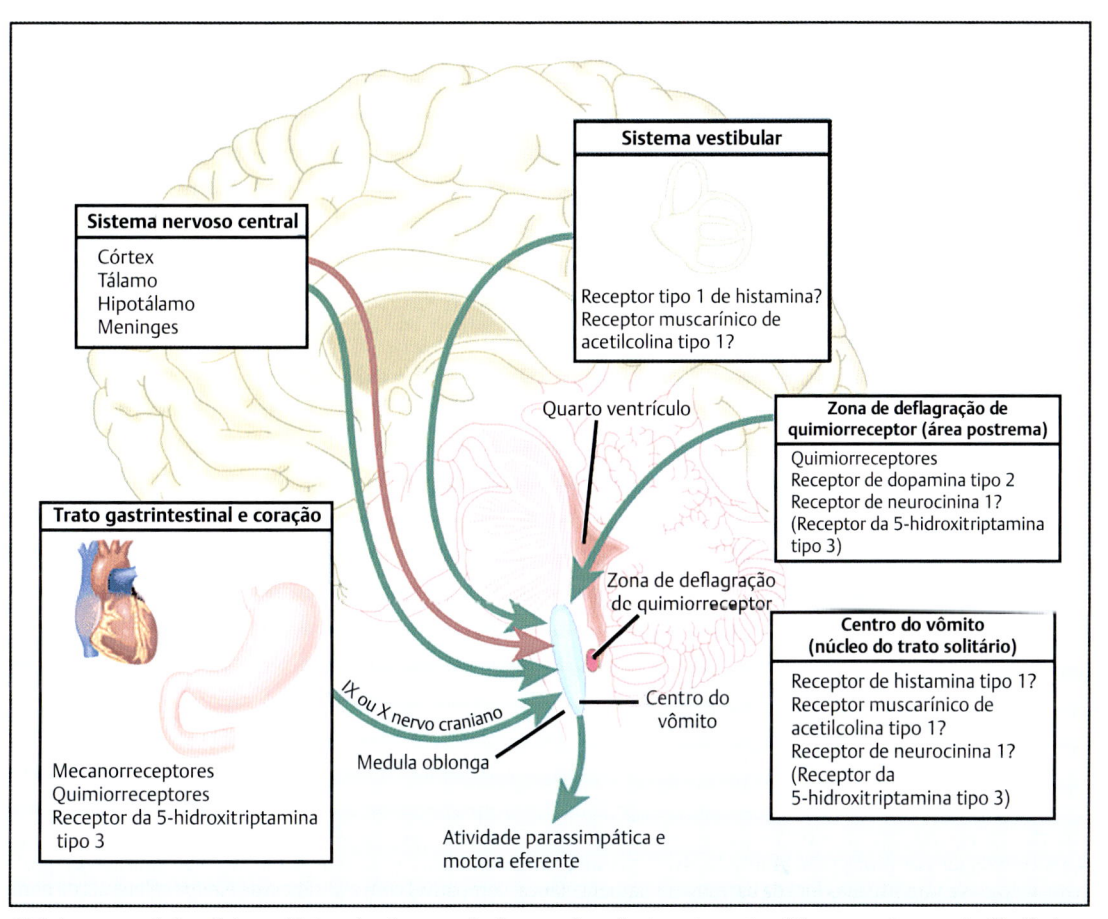

Fig. 12-2. As características fisiopatológicas de náusea e vômito e os alvos das terapias antieméticas na gastroparesia. *(De Krakauer EL. Case 6-2005. A 58-Year Old Man with Esophageal Cancer and Nausea, Vomiting, and Intractable Hiccups. NEJM. © Medical Massachusetts Society. Publicado com permissão.)*

E. Antagonistas da neurocinina-1 (NK-1)
Aprepitant (Emend) é um antagonista não peptídico oral, seletivo, do receptor de NK1 com a capacidade de penetrar no CNS. A administração direta da substância P dentro da área do núcleo do trato solitário do cérebro posterior induz a êmese. A ação da substância P nesses centros é controlada pelo receptor de NK-1, e antagonismo do receptor de NK-1 demonstrou atividade antiemética. É efetivo na prevenção do vômito em pacientes em quimioterapia e está sendo avaliado para gastroparesia em doses de 125 mg ao dia (Figura 12-2).

17. **Qual é o papel dos tricíclicos para gastroparesia?**
Baixas doses de antidepressivos tricíclicos podem ser usadas como neuromoduladores para tratamento de náusea, vômito e dor abdominal em pacientes com gastroparesia. A gastroparesia idiopática em pacientes tratados com nortriptilina por 12 semanas não diferiu na melhora geral dos sintomas *versus* placebo, embora a dor abdominal e a saciedade precoce mostrassem melhora nas doses de 50 a 75 mg e a náusea em doses de 10 a 25 mg. Em pacientes diabéticos sem gastroparesia, náusea e vômito melhoraram após tratamento com um tricíclico. Esta classe é considerada um valioso adjuvante para controle de sintoma na gastroparesia, porém, mais estudos para tratar sintomas específicos e estratégias de dosagem são necessários.

18. **Quais pacientes podem-se beneficiar com injeções botulínicas dentro do piloro?**
Pacientes com gastroparesia podem ter períodos de aumento do tônus pilórico e contrações fásicas, conhecidas como "pilorospasmo", ou apresentam relaxamento do esfíncter pilórico comprometido crônico. A toxina botulínica é um inibidor da transmissão neuromuscular. Injeções botulínicas (100 a 200 unidades) dentro do piloro, via endoscopia, não melhoraram o esvaziamento gástrico ou os sintomas mais do que o placebo em dois estudos randomizados, duplo-cegos, controlados por placebo, embora os números fossem pequenos. Vários relatos abertos sugerem resultados mais positivos. Embora as injeções botulínicas empíricas possam não ser justificadas em pacientes com gastroparesia e dependam de mais estudos, um algoritmo clínico recomendado é que duas respostas impressionantes sucessivas às injeções botulínicas no piloro (melhora superior a 6 semanas) sugerem que pode ser indicada a piloroplastia cirúrgica.

19. **Quando se deve usar piloroplastia na gastroparesia?**
Piloroplastia é uma opção em pacientes com gastroparesia refratários à terapia procinética. A melhora do tempo de esvaziamento gástrico e redução da terapia procinética foram notadas após piloroplastia. Pacientes com gastroparesia secun-

dária à vagotomia podem ser os melhores candidatos, porque a piloroplastia pode superar a atividade motora tônica do piloro, denominada pilorospasmo e relaxamento pilórico prejudicado resultante de vagotomia. A adição de piloroplastia à colocação de estimulação elétrica gástrica (GES) mostrou recentemente que melhora e, muitas vezes, normaliza o retardo no tempo de esvaziamento gástrico em pacientes pós-vagotomia além de mostrar eficácia nos sintomas.

20. Quais são as dicas clínicas para tubos de alimentação em pacientes com gastroparesia?
A. Desvio do estômago não funcional e colocação cirúrgica, endoscópica ou radiológica de um tubo de jejunostomia (J) além do ligamento de Treitz. As diretrizes específicas são as seguintes: (1) tubo de alimentação em formato de J somente à noite (das 18 h às 6 h), enquanto se tenta aumentar lentamente a ingestão oral durante o dia, (2) a combinação de tubos de alimentação e ingestão oral simultaneamente leva à náusea e vômito, e (3) medicações podem ser administradas via tubos J.
B. Tubos de gastrostomia de descarte não são recomendados porque levam à depleção de potássio, bem como de fluido, e não têm potencial nutricional.
C. Gastrostomia endoscópica percutânea ou jejunostomia é limitada ao uso temporário, porque o vômito invariavelmente desloca o tubo para dentro do estômago. Essencialmente, a necessidade de um tubo J é o sinal para GES, e recomendamos cirurgia para a realização de ambos.

21. O que é GES para gastroparesia?
GES, que utiliza o dispositivo Enterra, libera estimulação de baixa energia elétrica, de alta frequência, para o estômago, e é aprovada pela FDA por isenção de aparelho humanitário para 20 de 30% de pacientes, cuja terapia médica falha ou não a toleram. O sistema GES consiste em dois eletrodos suturados dentro da camada muscular própria de maior curvatura, 9 e 10 cm do piloro via laparotomia ou laparoscopia. As derivações são conectadas a um gerador de pulso, que é implantado subcutaneamente na parede abdominal. Os parâmetros de programação são largura de pulso de baixa energia de 330 microssegundo, 14 ciclos por minuto, 0,1 segundo ligado, 5 segundos desligado, sequências de 12 Hertz e corrente de 5 miliampères (Figura 12-3).

22. Como funciona a GES?
1. O principal efeito é a atividade vagal aumentada com base na proporção simpática/vagal da análise espectral da variabilidade da frequência cardíaca.

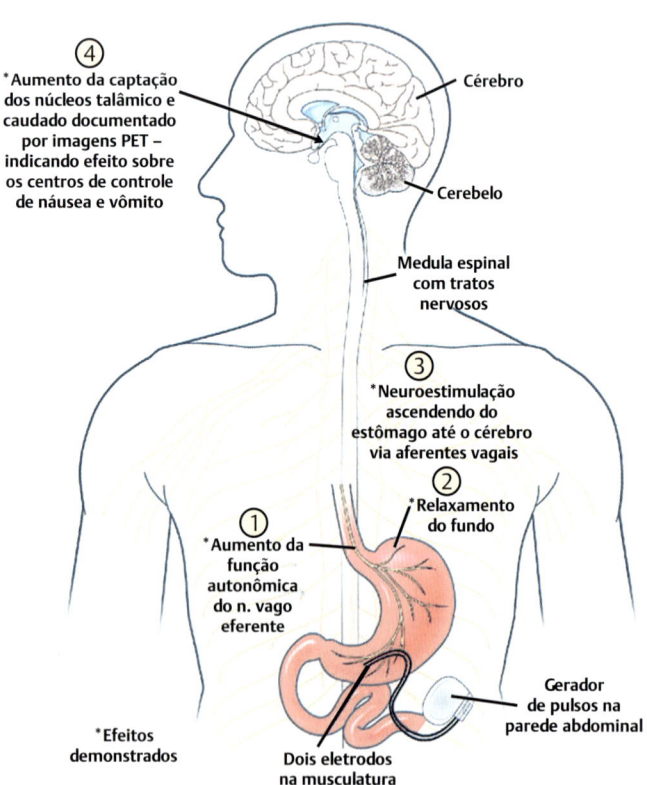

Fig. 12-3. Aparelho de estimulação elétrica gástrica. PET = tomografia por emissão de pósitron. (De Reddymasu SC. Severe gastroparesis: medical therapy or gastric electrical stimulation, Clin Gastroenterol Hepatol 8:117-124, 2010.)

2. A GES resulta em melhor relaxamento fúndico e capacidade de se alimentar e armazenar mais alimento por esta atividade vagal aumentada.
3. A tomografia por emissão de pósitron mostra maior atividade nos núcleos talâmico e caudado após terapia crônica com GES. O dispositivo estimula as vias aferentes vagais para o núcleo do trato solitário na medula dorsal e para os tálamos via formação reticular, e exerce uma influência inibitória sobre os mecanismos de controle da náusea e vômito. Essencialmente, é o melhor antiemético de que dispomos. Disritmias elétricas e esvaziamento gástrico não melhoram significativamente. A combinação de GES com piloroplastia cirúrgica para acelerar o esvaziamento gástrico alcança melhores resultados, conforme relato recente.

23. Quais são os resultados da GES?

A resposta aos sintomas é a náusea, o vômito, a plenitude e a ingestão alimentar. A dor abdominal epigástrica altera-se minimamente, a não ser que esteja ligada ao vômito. Mais pacientes com DGP (58%) e gastroparesia pós-cirúrgica (53%) tiveram uma redução superior a 50% na pontuação total de sintomas, comparada à doença idiopática (48%). A hemoglobina A1c média diminuiu de 8,5 para 7,8%; as hospitalizações diminuíram 87% em média, e foi possível a remoção de 89% dos tubos J dentro de 12 meses.

24. Quando é indicada a gastrectomia total?

A gastrectomia total é uma abordagem final, se os pacientes não se submeterem à terapia com GES ou tiverem gastroparesia relacionada com a cirurgia Billroth I ou II, com um reservatório gástrico limitado e formação de bezoar. O objetivo é interromper o vômito e, consequentemente, a necessidade de hospitalizações por meio de realização de esofagojejunostomia com um tubo J acompanhante para uso temporário durante a adaptação à alimentação com essa nova anatomia. Náusea e ânsia de vômito ainda podem ocorrer de modo intermitente, mas as internações podem ser evitadas, e a qualidade de vida melhora, embora algumas vezes continue o uso de tubo J como *back-up* para hidratação e nutrição.

25. Descreva a estratégia para incrementar gradativamente a terapia na gastroparesia.

Veja Figura 12-4.

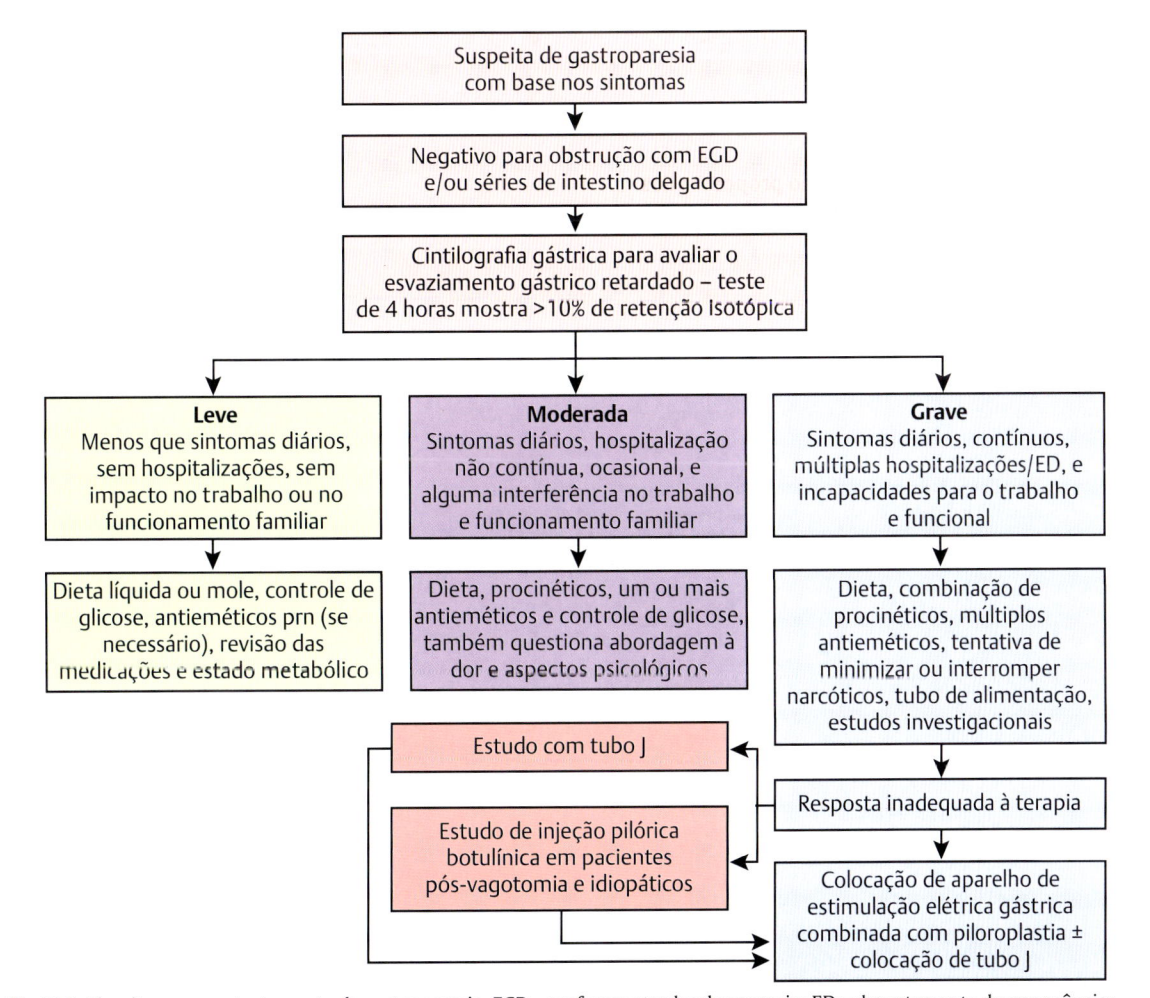

Fig. 12-4. Algoritmo para o tratamento de gastroparesia. *EGD* = esofagogastroduodenoscopia; ED = departamento de emergência; J = jejunostomia.

BIBLIOGRAFIA

1. Abell TL, Camilleri M, Donohoe K et al. Consensus recommendations for gastric emptying scintigraphy: a joint report of the American Neurogastroenterology and Motility Society and the Society of Nuclear Medicine. J Nucl Med Technol 2008;36(1):44-54.
2. Abell T, McCallum R, Hocking M et al. Gastric electrical stimulation for medically refractory gastroparesis. Gastroenterology 2003;125(2):421-8.
3. Bountra C, Bunce K, Dale T et al. Anti-emetic profile of a non-peptide neurokinin NK1 receptor antagonist, CP-99,994, in ferrets. Eur J Pharmacol 1993;249(1):R3-R4.
4. Camilleri M, Bharucha AE, Farrugia G. Epidemiology, mechanisms, and management of diabetic gastroparesis. Clin Gastroenterol Hepatol 2011;9(1):5-12, quiz e17.
5. Camilleri M, Grover M, Farrugia G. What are the important subsets of gastroparesis? Neurogastroenterol Motil 2012;24(7):597-603.
6. Camilleri M, Parkman HP, Shafi MA et al. Clinical guideline: management of gastroparesis. Am J Gastroenterol 2013;108(1):18-37, quiz 38.
7. Cherian D, Sachdeva P, Fisher RS et al. Abdominal pain is a frequent symptom of gastroparesis. Clin Gastroenterol Hepatol 2010;8(8):676-81.
8. Choung RS, Locke GR, Schleck CD et al. Risk of gastroparesis in subjects with type 1 and 2 diabetes in the general population. Am J Gastroenterol 2012;107(1):82-8.
9. FDA. FDA requires boxed warning and risk mitigation strategy for metoclopramide-containing drugs. February 26,2009. http://www.fda.gov/newsevents/newsroom/pressannouncements/ucm149533.htm [Acessado em 22/09/2014].
10. Fontana RJ, Barnett JL. Jejunostomy tube placement in refractory diabetic gastroparesis: a retrospective review. Am J Gastroenterol 1996;91(10):2174-8.
11. Hibbard ML, Dunst CM, Swanstrõm LL. Laparoscopic and endoscopic pyloroplasty for gastroparesis results in sustained symptom improvement. J Gastrointest Surg 2011;15(9):1513-9.
12. Kaplan L, McCallum R, Koch K, Sederman R, Henderson B. High prevalence and underdiagnosis of gastroparesis symptoms among patients with type 1 and type 2 diabetes mellitus. DDW 2013, Abstract.
13. Koch KL. Diabetic gastropathy: gastric neuromuscular dysfunction in diabetes mellitus: a review of symptoms, pathophysiology, and treatment. Dig Dis Sci 1999;44(6):1061-75.
14. Kuo B, McCallum RW, Koch KL et al. Comparison of gastric emptying of a nondigestible capsule to a radiolabeled meal in healthy and gastroparetic subjects. Aliment Pharmacol Ther 2008;27(2):186-96.
15. Lee A. Gastroparesis: what is the current state-of-the-art for evaluation and medical management? What are the results? J Gastrointest Surg 2013;17(9):1553-6.
16. Lin Z, Sarosiek I, Forster J et al. Association of the status of interstitial cells of Cajal and electrogastrogram parameters, gastric emptying and symptoms in patients with gastroparesis. Neurogastroenterol Motil 2010;22(1):56-61, e10.
17. McCallum RW, Dusing RW, Sarosiek I et al. Mechanisms of symptomatic improvement after gastric electrical stimulation in gastroparetic patients. Neurogastroenterol Motil 2010;22(2):161-7, e150-61.
18. McCallum RW, Lin Z, Forster J et al. Gastric electrical stimulation improves outcomes of patients with gastroparesis for up to 10 years. Clin Gastroenterol Hepatol 2011;9(4):314-9, e311.
19. McCallum RW, Polepalle SC, Schirmer B. Completion gastrectomy for refractory gastroparesis following surgery for peptic ulcer disease. Long-term follow-up with subjective and objective parameters. Dig Dis Sci 1991;36(11):1556-61.
20. McCallum RW, Valenzuela G, Polepalle S et al. Subcutaneous metoclopramide in the treatment of symptomatic gastroparesis: clinical efficacy and pharmacokinetics. J Pharmacol Exp Ther 1991;258(1):136-42.
21. Naftali T, Yishai R, Zangen T et al. Post-infectious gastroparesis: clinical and electerogastrographic aspects. J Gastroenterol Hepatol 2007;22(9):1423-8.
22. Nusrat S, Bielefeldt K. Gastroparesis on the rise: incidence vs awareness? Neurogastroenterol Motil 2013;25(1):16-22.
23. Parkman H, Van Natta M, Abell T et al. Effect of nortriptyline on symptoms of idiopathic gastroparesis: the NORIG randomized clinical trial. JAMA 2013;310(24):2640-9.
24. Rao AS, Camilleri M. Review article: metoclopramide and tardive dyskinesia. Aliment Pharmacol Ther 2010,31(1):11-9.
25. Rao SS, Kuo B, McCallum RW et al. Investigation of colonic and whole-gut transit with wireless motility capsule and radiopaque markers in constipation. Clin Gastroenterol Hepatol 2009;7(5):537-44.
26. Reddymasu SC, McCallum RW. Small intestinal bacterial overgrowth in gastroparesis: are there any predictors? J Clin Gastroenterol 2010;44(1):e8-e13.
27. Ricci DA, Saltzman MB, Meyer C et al. Effect of metoclopramide in diabetic gastroparesis. J Clin Gastroenterol 1985;7(1):25-32.
28. Rossi M, Giorgi G. Domperidone and long QT syndrome. Curr Drug Saf 2010;5(3):257-62.
29. Sarosiek I, Forster J, Lin Z et al. The addition of pyloroplasty as a new surgical approach to enhance effectiveness of gastric electrical stimulation therapy in patients with gastroparesis. Neurogastroenterol Motil 2013;25(2):134-e180.
30. Sawhney MS, Prakash C, Lustman PJ et al. Tricyclic antidepressants for chronic vomiting in diabetic patients. Dig Dis Sci 2007;52(2):418-24.
31. Snape WJ, Battle WM, Schwartz SS et al. Metoclopramide to treat gastroparesis due to diabetes mellitus: a double-blind, controlled trial. Ann Intern Med 1982;96(4):444-6.
32. Tattersall FD, Rycroft W, Francis B et al. Tachykinin NK1 receptor antagonists act centrally inhibit emesis induced by the chemotherapeutic agent cisplatin in ferrets. Neuropharmacology 1996;35(8):1121-9.

Websites

American Neurogastroenterology and Motility Society. Sponsored manuscripts. http://www.motilitysociety.org/clinician/manuscripts.php [Acessado em 22/09/2014].

Parte III ■ Distúrbios do Fígado e das Vias Biliares

AVALIAÇÃO DE TESTES HEPÁTICOS ANORMAIS
Emily Carey, DO ■ *William D. Carey, MD, MACG*

CAPÍTULO 13

1. O que são testes hepáticos?
Geralmente o termo se refere ao painel químico de rotina que inclui alanina aminotransferase (ALT), aspartato aminotransferase (AST), γ-glutamil transpeptidase (GGT), fosfatase alcalina (AP), bilirrubina, albumina e proteína. Outros termos para os mesmos testes são *testes de função hepática* (LFTs) e *enzimas hepáticas associadas*, mas nenhum é totalmente acurado. Somente os quatro primeiros são adequadamente chamados de *enzimas*, e apenas os dois últimos fornecem uma medida da função hepática. Esses testes ajudam a caracterizar os padrões de lesão e fornecem uma medida bruta da função sintética do fígado. Individualmente, nenhum é diagnóstico de qualquer condição específica. Outros testes ajudam a definir causas específicas da doença hepática.

2. Quais são os verdadeiros LFTs?
Os verdadeiros LFTs avaliam a capacidade sintética do fígado ou medem a capacidade do fígado para captar e eliminar substâncias da circulação ou metabolizar e alterar os reagentes do teste. Dos testes geralmente usados, o tempo de protrombina se aproxima mais de um verdadeiro LFT, uma vez que seja um reflexo da capacidade do fígado em sintetizar fatores de coagulação, alguns dos quais têm uma meia-vida medida em horas. A vitamina K é necessária para sintetizar protrombina, portanto, ela é importante para suprir qualquer deficiência de vitamina K antes de assumir que um tempo de protrombina prolongado está relacionado com a diminuição da função hepática. Albumina, como um marcador geral da síntese de proteína hepática, é outro indicador geralmente usado de função sintética, embora não seja altamente sensível e pode ser afetada por má nutrição, doença renal e outros fatores. No contexto de doença hepática crônica, baixos níveis de albumina indicam função sintética precária. A diminuição da albumina não ocorre de maneira aguda por causa da meia-vida de 21 dias da albumina.

3. Qual é a diferença entre lesões colestática e hepatocelular?
Uma abordagem comum e útil à avaliação dos testes hepáticos é a determinação de se tratar de um insulto primário direcionado contra o hepatócito (lesão hepatocelular) ou a árvore biliar (colestático). Em alguns casos, os elementos de ambos os tipos de dano são envolvidos; este cenário é geralmente chamado de *padrão misto de lesão*.

4. O que são transaminases séricas?
As duas transaminases séricas geralmente usadas em ensaios na prática clínica são a ALT (anteriormente chamada de *transaminase glutâmico-pirúvica sérica*) e AST (anteriormente *transaminase glutâmico-oxaloacética sérica*) e estão envolvidas na transferência de grupos amino de uma molécula a outra.

A elevação da ALT ou AST geralmente reflete a presença de lesão hepatocelular. Elevações agudas são relacionadas, com mais frequência, com as hepatites A e B, fármacos, álcool ou isquemia. *Elevações superiores a 1.000* geralmente se relacionam com vírus ou fármacos. *Níveis acima de 5.000* são relacionados com a toxicidade por acetaminofeno, isquemia ou vírus incomuns. A *hepatite alcoólica tem elevações de enzimas geralmente inferiores a 400 com a proporção AST/ALT maior que 2:1*. Elevações crônicas (6 meses ou mais) na ALT e AST muitas vezes se devem a hepatites B e C, doença hepática gordurosa não alcoólica (NAFLD), álcool e hepatite autoimune (Figura 13-1).

5. Qual é o teste mais específico para dano hepatocelular?
GGT é uma enzima específica do fígado que está elevada na maioria dos casos de doenças hepáticas hepatocelular e colestática. Tanto a AST como a ALT residem em outros órgãos, assim níveis elevados nem sempre refletem lesão hepática. ALT é um pouco mais específica do fígado que a AST, mas ambas podem estar elevadas em, por exemplo, lesão muscular aguda. Ambas as enzimas são liberadas na circulação, quando o tecido hepático é danificado ou destruído.

6. Qual é o valor normal para ALT?
Muitos fatores demográficos têm um papel no nível de ALT. Homens têm níveis de ALT mais altos que mulheres; mulheres obesas têm níveis mais altos; certos grupos raciais têm atividade de ALT mais alta que outros. Recentes estudos populacionais sugerem que os clínicos devem definir ALT anormal como aquela maior que 30 UI/L para homens e maior que 19 UI/L para mulheres independentemente dos valores tradicionais "normais".

7. Como se diagnostica melhor a lesão colestática?
No painel de testes hepáticos padrão, lesão colestática é sugerida por um nível elevado de AP, uma ligação enzimática na membrana canalicular hepática. Como a AP pode ser derivada de outro tecido corporal (p. ex., osso, intestino, placenta), uma elevação concomitante de GGT (uma enzima dos canalículos biliares intra-hepáticos) ou 5'-nucleotidase ajuda a apoiar um mecanismo colestático.

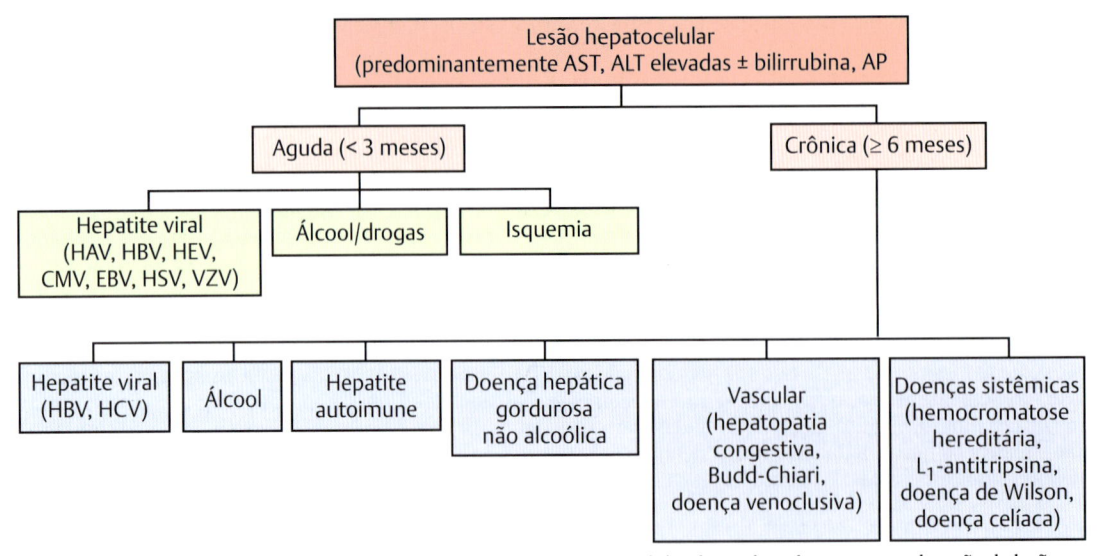

```
                    ┌─────────────────────────────────────┐
                    │         Lesão hepatocelular         │
                    │ (predominantemente AST, ALT elevadas│
                    │         ± bilirrubina, AP)          │
                    └─────────────────────────────────────┘
                          │                           │
                  ┌───────────────┐           ┌───────────────┐
                  │ Aguda (< 3 meses)│        │ Crônica (≥ 6 meses)│
                  └───────────────┘           └───────────────┘
```

Fig. 13-1. As possibilidades diagnósticas da lesão hepática de padrão hepatocelular dependem do contexto e duração da lesão. *ALT* = alanina aminotransferase; *AP* = fosfatase alcalina; *AST* = aspartato aminotransferase; *CMV* = citomegalovírus; *EBV* = vírus Epstein-Barr; *HAV* = vírus da hepatite A; *HBV* = vírus da hepatite B; *HCV* = vírus da hepatite C; *HEV* = vírus da hepatite E; *HSV* = herpes-vírus simples; *VZV* = vírus varicela-zóster.

Ramos agudos: Hepatite viral (HAV, HBV, HEV, CMV, EBV, HSV, VZV); Álcool/drogas; Isquemia.

Ramos crônicos: Hepatite viral (HBV, HCV); Álcool; Hepatite autoimune; Doença hepática gordurosa não alcoólica; Vascular (hepatopatia congestiva, Budd-Chiari, doença venoclusiva); Doenças sistêmicas (hemocromatose hereditária, L₁-antitripsina, doença de Wilson, doença celíaca).

8. O que faz o nível de AP se elevar?

AP é um grupo de enzimas que catalisam a transferência de grupos fosfato. Isoenzimas diferentes podem ser identificadas nos múltiplos locais no corpo, incluindo fígado, osso e intestino. A maioria dos laboratórios hospitalares pode determinar a isoenzima responsável pelo nível elevado da AP. Em um grande estudo, a AP elevada foi causada pelo fígado em apenas aproximadamente 65% dos pacientes hospitalizados. Quando a origem é o fígado, o mecanismo parece estar relacionado com a estimulação da síntese da enzima associada a aumentos locais dos ácidos biliares. As causas comuns de lesão colestática incluem cirrose biliar primária, cirrose esclerosante primária, grande obstrução do ducto biliar, lesão medicamentosa, doença infiltrativa e lesão associada à inflamação (Figura 13-2). Os níveis séricos de AP podem estar modestamente aumentados na doença hepatocelular; este aumento se deve à liberação de enzima celular sem estimulação excessiva de nova enzima.

9. O que significa bilirrubina elevada?

Bilirrubina, um produto de decomposição de hemácias, existe em duas formas: conjugada (direta) e não conjugada (indireta). A bilirrubina não conjugada não é hidrossolúvel, existe na circulação fortemente ligada à albumina, é absorvida pelo hepatócito e conjugada com ácido glicurônico, tornando-a hidrossolúvel e permitindo que seja excretada na bile. *Ocorre icterícia quando o nível de bilirrubina é maior que 2,5 mg/dL.* A bilirrubina não conjugada aparece no soro, quando o sangue é decomposto a uma taxa que supera a capacidade de processamento do fígado, encontrado geralmente em pacientes com a hemólise ou reabsorção de um hematoma. Como a bilirrubina não conjugada está fortemente ligada, ela não aparece na urina. Consequentemente, uma elevada bilirrubina sérica com bilirrubina urinária negativa implica hiperbilirrubinemia indireta e sugere ausência de lesão hepática. Por outro lado, bilirrubinúria significa que a elevação da bilirrubina sérica reflete a presença de doença hepática.

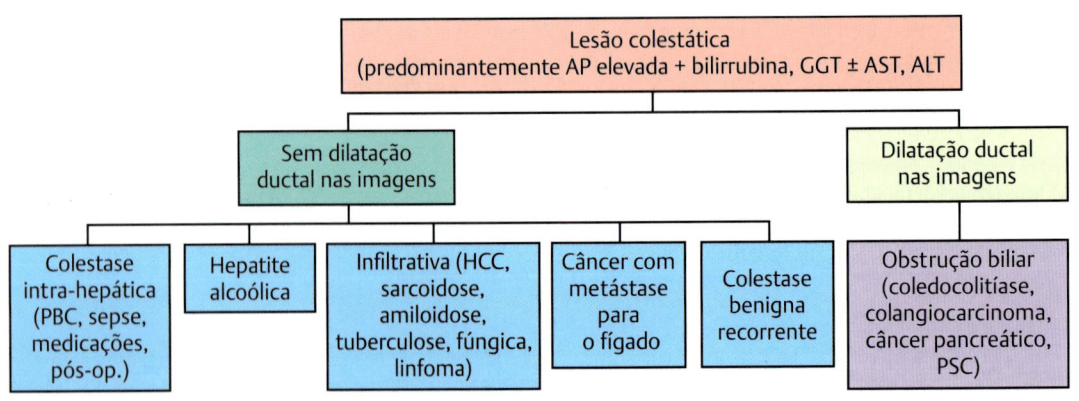

Fig. 13-2. Lesão hepática colestática pode ser causada por lesão de ducto biliar grande ou pequeno ou por distúrbios hepáticos infiltrativos. Estudos por imagens frequentemente servem como o melhor teste precoce para distinguir as causas. *ALT* = alanina aminotransferase; *AP* = fosfatase alcalina; *AST* = aspartato aminotransferase; *GGT* = γ-glutamil transpeptidase; *HCC* = carcinoma hepatocelular; *PBC* = cirrose biliar primária; *PSC* = colangite esclerosante primária.

Lesão colestática (predominantemente AP elevada + bilirrubina, GGT ± AST, ALT) — Sem dilatação ductal nas imagens: Colestase intra-hepática (PBC, sepse, medicações, pós-op.); Hepatite alcoólica; Infiltrativa (HCC, sarcoidose, amiloidose, tuberculose, fúngica, linfoma); Câncer com metástase para o fígado; Colestase benigna recorrente. Dilatação ductal nas imagens: Obstrução biliar (coledocolitíase, colangiocarcinoma, câncer pancreático, PSC).

Duas deficiências enzimáticas genéticas resultam em conjugação de bilirrubina imprópria ou incompleta no fígado. A mais comum é a *síndrome de Gilbert* (≈5% da população em geral dos EUA), que é caracterizada por uma relativa deficiência de uridina difosfato-glicuroniltransferase. Os indivíduos geralmente têm níveis de bilirrubina que vão de altos-normais a limítrofes-elevados (2-7 mg/dL). Quando jejuam, adoecem ou diminuem a ingestão calórica, a bilirrubina sobe, exclusivamente por causa de aumentos na forma não conjugada. Outros distúrbios genéticos que levam à hiperbilirrubinemia não conjugada incluem *Crigler-Najjar I e II*; as crianças afetadas raramente chegam à vida adulta. A hiperbilirrubinemia conjugada pode resultar de disfunção hepatocelular (hepatites viral, química, medicamentosa ou induzida por álcool; cirrose ou distúrbios metabólicos), colestase (obstrução intra-hepática ou extra-hepática biliar) ou distúrbios genéticos da excreção de bilirrubina (*síndrome de Dubin-Johnson, síndrome de Rotor*). Uma concepção errônea comum é a de que a bilirrubina elevada implica lesão hepática colestática. É vista com muita frequência no dano hepatocelular agudo grave.

10. Quais testes devem ser solicitados para avaliar hepatite viral aguda?

Apesar das raras fatalidades, vírus da hepatite A (HAV) é uma doença aguda, autolimitada na maioria das vezes. Tanto o anti-HAV total (imunoglobulina [Ig] G e IgM) como a IgM anti-HAV serão positivos na hepatite A aguda. É necessário cuidado na seleção dos testes, uma vez que anti-HAV total estará presente após a imunização ou até anos após a hepatite A ter se resolvido. Solicite IgM anti-HAV quando procurar confirmação laboratorial de hepatite aguda A.

Na hepatite B aguda, o antígeno de superfície da hepatite B (HBsAg) emerge dentro de 2 semanas de exposição. Se houver atraso na realização dos testes, este nível poderá entrar em declínio, e a detecção do anticorpo IgM direcionado contra o antígeno *core* (de núcleo) da hepatite B (anti-HBc-IgM) pode diagnosticar hepatite B aguda. O DNA do vírus da hepatite B (HBV) também será positivo na hepatite aguda.

11. Quais testes detectam hepatite viral crônica?

O diagnóstico da hepatite B requer a detecção de HBsAg, tipicamente com anti-HBc (IgG), mas sem o desenvolvimento de anti-HBs. Se este padrão estiver presente por 6 meses é denominado *hepatite B crônica*. O antígeno HBe pode ser positivo. O DNA do HBV geralmente também é positivo.

Um diagnóstico confiável de hepatite C requer a demonstração do RNA do vírus da hepatite C (HCV) no soro. A presença de anti-HCV é sugestiva, mas insuficiente uma vez que esse anticorpo persistirá até mesmo se a infecção for eliminada.

12. Há testes para diagnóstico de NAFLD?

Nenhum exame de sangue específico diagnostica NAFLD. O diagnóstico baseia-se na evidência de esteatose hepática (imagens ou biópsia), história de mínimo consumo de álcool a nenhum consumo, e a ausência de outros fatores etiológicos para esteatose hepática ou outra doença hepática crônica. A distinção entre NAFLD (geralmente benigna) e a esteato-hepatite não alcoólica, que induz fibrose e cirrose, geralmente requer biópsia hepática. O escore de risco de fibrose da NAFLD baseia-se em idade, glicose em jejum prejudicada, AST, ALT, contagem plaquetária, albumina, e se descobriu que o índice de massa corporal, em uma metanálise, é uma ferramenta de utilidade clínica para identificar os indivíduos em risco de unir fibrose e cirrose. Um escore superior a 0,676 é usado para predizer fibrose avançada (veja http://nafldscore.com/).

13. Quais testes são usados para avaliar hemocromatose?

Hemocromatose é uma doença da sobrecarga de ferro no fígado e outros órgãos. Pode ser hereditária ou adquirida. Na primeira, o defeito é um mecanismo regulador da absorção de ferro no duodeno. Durante muitos anos, o indivíduo afetado acumula ferro no fígado, coração, pâncreas e outros órgãos. O teste de triagem mais comum para hemocromatose é o da ferritina sérica; um nível elevado sugere a possibilidade de sobrecarga de ferro. Infelizmente, a ferritina também é um reagente de fase aguda e pode estar falsamente elevada em vários processos inflamatórios (incluindo o abuso de álcool). Se a ferritina estiver elevada (acima de 300 µg/L em homens e 200 µg/L em mulheres), ferro sérico e a total capacidade de ligação do ferro (TIBG) deverão ser avaliados. Se o valor do ferro sérico em jejum dividido pelo valor de TIBC (saturação de transferrina sérica) for maior ou igual a 45%, o diagnóstico de hemocromatose ainda deverá ser buscado. Se a ferritina estiver cronicamente acima de 1.000, o risco de cirrose será elevado.

O diagnóstico definitivo está na avaliação quantitativa de ferro hepático de uma amostra de biópsia hepática. Um modesto aumento do ferro hepático é normal com o envelhecimento. Assim, um cálculo com base na idade do paciente e no conteúdo de ferro no fígado é usado para criar o *índice ferro-idade* para determinar a presença ou a ausência de sobrecarga de ferro (> 1,9 são sugestivos de hemocromatose).

14. Qual é o papel dos testes genéticos na hemocromatose?

Muitos indivíduos com sobrecarga de ferro têm um distúrbio genético. Os testes permitem a detecção de pelo menos uma forma genética (ou hereditária) de hemocromatose. Este teste é chamado de *proteínas do HFE*. Quando esse teste é positivo em um indivíduo com sobrecarga de ferro (fenotípica), o clínico tem uma ferramenta poderosa para triagem de parentes. Deve-se ter em mente que a susceptibilidade genética não estabelece a presença de sobrecarga de ferro. Também é aparente que os testes genéticos atualmente disponíveis não capturam todos os casos. *Mais de 95% dos casos na Austrália, mas somente 50% dos casos no Mediterrâneo não serão cobertos pelos testes genéticos atualmente dispo*níveis.

Tabela 13-1. Probabilidade de Hemocromatose Hereditária com Base em Defeitos Genéticos	
Proteínas de HFE	Probabilidade de sobrecarga de ferro
C282Y:C282Y	Alta
C282Y:H63D	Moderada
H63D:H63D	Baixa
H63D: tipo *wild*	Baixa
C282Y: tipo *wild*	Baixa
Tipo *wild*: tipo *wild*	Nenhuma

Dois importantes defeitos genéticos do HFE foram descritos. Eles envolvem mutações em um único aminoácido, que resultam em absorção alterada de ferro. Hemocromatose hereditária é um distúrbio autossômico recessivo. Portanto, ambos os genes defeituosos devem estar presentes. A Tabela 13-1 define as possíveis combinações e a associação de cada um com a sobrecarga. Novas proteínas genéticas estão sendo estudadas para hemocromatose hereditária, incluindo ferroportina, receptor 2 de transferrina, hemojuvelina e hepcidina.

15. Descreva o papel da α_1-antitripsina.

A enzima α_1-antitripsina hepática ajuda a decompor a tripsina e outras proteases teciduais. Múltiplas variantes são descritas. A mais comum é denominada MM (indicando um alelo de cada genitor), e isto é considerado normal (ou "tipo *wild*") Uma variante, chamada Z, é o produto de mutação genética em único aminoácido de uma proteína tipo *wild* (M). A proteína Z é difícil de excretar da célula hepática e causa dano local que pode resultar em hepatite e cirrose.

16. Quais são os três testes usados para diagnosticar a deficiência de α_1-antitripsina?

1. Eletroforese de proteína sérica (SPEP): A banda α_1 na SPEP consiste principalmente em α_1-antitripsina. Portanto, a deficiência de α_1-antitripsina resulta em achatamento da banda α_1 na SPEP. Este teste é de utilidade clínica marginal.
2. α_1-antitripsina quantitativa: Níveis subnormais sugerem a possibilidade de doença.
3. Fenótipo de α_1-antitripsina: Este teste designa os tipos alélicos de proteína no soro (p. ex., MM, ZZ, MZ, FZ). Pacientes com proteína do tipo ZZ são ditos homozigotos para deficiência de α_1-antitripsina para o tipo Z. Esta é a forma associada mais frequentemente à doença hepática significativa. Se a proteína Z for capturada nos hepatócitos, ela poderá ser vista no tecido hepático como pequenos glóbulos que se coram com a reação do ácido periódico de Schiff (PAS) e resiste à subsequente digestão por uma enzima chamada diástase. Um imunocorante também está disponível em algumas instituições.

17. Qual é a relação entre os fenótipos anormais de α_1-antitripsina e a doença?

A deficiência de α_1-antitripsina é associada, com mais frequência, à doença pulmonar obstrutiva crônica em qualquer idade. Manifestações hepáticas incluem icterícia neonatal. Adultos sem história anterior de icterícia neonatal e sem doença pulmonar podem desenvolver, por outro lado, cirrose inexplicada. O fenótipo ZZ é associado geralmente à doença hepática, embora MZ também possa causar cirrose.

18. O que é doença de Wilson?

A doença de Wilson, um raro distúrbio de armazenamento de cobre, está associada à deficiência de uma enzima derivada de células hepáticas. Como o ferro, o cobre pode acumular em muitos tecidos no corpo, especialmente fígado e cérebro. A deposição de cobre pode ser vista no olho (anéis de Kayser-Fleischer) e partes do cérebro. De fato, a primeira descrição desse distúrbio (de Wilson) ressaltou suas características neurológicas. Muitas doenças colestáticas do fígado (p. ex., cirrose biliar primária) também resultam em armazenamento aberrante de cobre, mas não no grau visto na doença de Wilson verdadeira.

19. Como é diagnosticada a doença de Wilson?

O teste de triagem inicial é o de *nível de ceruloplasmina sérica, que é baixo em mais de 95%* dos pacientes com doença de Wilson. Um nível baixo ou baixo-normal de ceruloplasmina em um indivíduo jovem com doença hepática ou doença neurológica é doença de Wilson até se provar o contrário. É particularmente útil para se reconhecer que a maioria das doenças hepáticas não Wilson está associada a níveis altos-normais ou elevados de ceruloplasmina. Condições em que a ceruloplasmina pode estar baixa incluem insuficiência hepática massiva de qualquer causa ou cirrose terminal de qualquer causa. Alguns indivíduos têm hipoceruloplasminemia idiopática.

Níveis séricos totais de cobre não são úteis no diagnóstico, porque a maior parte circula ligada à ceruloplasmina. No entanto, a medição de cobre sérico livre é possível em muitos laboratórios. Um valor maior que 25 mcg/dL sugere sobrecarga de cobre. Níveis urinários de cobre em vinte e quatro horas superiores a 40 mcg/24 horas também sugerem sobrecarga de cobre.

Os anéis de Kayser-Fleischer praticamente estão sempre presentes quando há características neurológicas da doença da Wilson. A demonstração, com mais frequência, requer um exame com lâmpada de fenda. A ausência de anéis de Kayser-Fleischer não exclui a doença hepática de Wilson. Os anéis de Kayser-Fleischer raramente são relatados em outras condições (p. ex., cirrose biliar primária).

Uma avaliação quantitativa de cobre no tecido hepático da biópsia de fígado fornece o diagnóstico definitivo. Estatinas do cobre (p. ex., coloração de rodanina) muitas vezes são falsamente negativas naqueles com doença de Wilson, portanto, níveis quantitativos de cobre no tecido hepático são necessários. Conforme mencionado, a doença hepática colestática crônica também pode resultar em acúmulo hepático de cobre, geralmente em grau moderado. Níveis hepáticos de cobre superiores a 250 mcg/g de peso seco são diagnósticos de doença de Wilson.

20. **Sumarize os testes para distúrbios metabólicos comuns do fígado.**
    Veja a Tabela 13-2 para testes para distúrbios metabólicos comuns do fígado. Numerosas outras doenças hereditárias raras do fígado, incluindo doença de Gaucher, a doença de Niemann-Pick e tirosinemia hereditária, geralmente diagnosticada a em crianças, estão além do escopo deste capítulo.

Tabela 13-2. Testes para os Distúrbios Metabólicos Comuns do Fígado

DOENÇA	TESTE PRIMÁRIO	TESTE DE SUPORTE	TESTE DEFINITIVO
Hemocromatose	Ferritina sérica > 300 mcg/L em homens e 200 mcg/L em mulheres	Saturação de ferro ≥ 45% Índice de idade do ferro > 2	Homozigosidade C282Y; heterozigoto composto (C282Y:H63D), C282Y heterozigoto ou não C282Y precisa de biópsia de fígado
α-antitripsina	Nível de SPEP ou α-antitripsina	Fenótipo (tipo Pi ZZ)	Biópsia de fígado com grânulos PAS-positivos resistentes a diastases
Doença de Wilson	Ceruloplasmina < 20 mg/dL	Cobre urinário > 40 mcg/24 h, anéis de Kayser-Fleischer	Biópsia de fígado com cobre quantitativo > 250 mcg/g de peso seco

PAS = teste com ácido periódico de Schiff; *SPEP* = eletroforese de proteína sérica.

21. **Quais testes autoimunes são úteis na doença hepática?**
    Marcadores autoimunes determinam a presença de anticorpos em componentes celulares específicos que têm sido epidemiologicamente associados ao desenvolvimento de doenças hepáticas específicas. Marcadores autoimunes incluem anticorpo antinuclear (ANA), anticorpo antimúsculo liso (ASMA; também chamado de *anticorpo antiactina*), anticorpo microssomal fígado-rim tipo 1 (LKM-1), anticorpo antimitocondrial (AMA), antígeno hepático solúvel (SLA) e anticorpo receptor antiasialoglicoproteína. ANA, ASMA e AMA são os testes disponibilizados mais prontamente e ajudam a definir a probabilidade das classes mais comuns de doença hepática autoimune. Atualmente, SLA não é obtido com facilidade nos Estados Unidos.

22. **Como são realizados e interpretados os testes de anticorpos comuns?**
    Os testes de anticorpos comuns são realizados pela exposição do soro do paciente para cultura de células e marcando-o com um anticorpo marcado com fluoresceína contra anticorpos humanos. As células são examinadas por microscopia fluorescente e graduadas de acordo com a intensidade do sinal e com a parte da célula que se liga ao anticorpo. Portanto, a leitura dos níveis de anticorpo e a determinação de resultados positivos ou negativos são altamente subjetivas, e a maioria dos hepatologistas exige resultados positivos em títulos de diluição superiores a 1:80 ou 1:160 antes de considerarem os testes como parte de um algoritmo do diagnóstico. Novos ensaios permitem a determinação de um nível de anticorpo diretamente. ANA e ASMA são particularmente comuns em idosos, mulheres e pacientes com um amplo espectro de doenças hepáticas. Portanto, o diagnóstico de doença hepática autoimune depende de um amplo quadro clínico que leva em consideração idade, sexo, presença de outros processos autoimunes, níveis de γ-globulina e achados de biópsia hepática. Um painel internacional codificou os critérios diagnósticos para hepatite autoimune e está além do escopo deste capítulo (veja Czaja, 2006). Além disso, a sobreposição de anticorpos nas diferentes doenças autoimunes é considerável.

23. **Quando se deve fazer a triagem ou solicitar os testes diagnósticos para pacientes com suspeita de doença hepática?**
    As transaminases, bilirrubina e AP, servem como testes de triagem quando se suspeita de doença hepática. História, exame físico e fatores de risco ajudam a determinar quais testes diagnósticos específicos devem ser solicitados. Em geral, os pacientes devem ter, pelo menos, duas séries de testes de enzima hepática para eliminar erro laboratorial antes de iniciar um exame completo para doença hepática. Muitas doenças (hepatites B e C) geralmente requerem prova de cronicidade (anormalidade com mais de 6 meses) antes de ser iniciada a terapia, ou serem obtidas amostras de biópsia de fígado confirmatórias ou para estadiamento. A gravidade da anormalidade enzimática e a probabilidade de encontrar um processo tratável podem modificar o período típico de espera. Por exemplo, uma mulher com níveis de transaminase 10 vezes acima do normal, história de doença tireóidea autoimune e fração de globulina elevada provavelmente tem um episódio de hepatite autoimune crônica não identificada anteriormente. Um perfil autoimune e biópsia hepática precoce podem ajudar a apoiar esta hipótese e levar ao tratamento imediato. Para aqueles com suspeita de certas doenças hereditárias (hemocromatose, doença de Wilson, deficiência de α_1-antitripsina), a triagem, mesmo na ausência de testes hepáticos anormais, se justifica.

24. Quais são os marcadores não invasivos de fibrose, e qual é sua utilidade?

Marcadores não invasivos de fibrose se enquadram em três categorias principais. Estas incluem biomarcadores séricos, técnicas de imagens para avaliar o grau de fibrose e elastografia transitória, que usa ondas sonoras para avaliar a rigidez do fígado. Sabe-se que por algum tempo há uma correlação positiva entre os marcadores de hipertensão portal precoce e presença ou ausência de fibrose hepática avançada. Contagens de plaquetas abaixo do normal em um paciente com doença hepática geralmente indicam presença de fibrose, que causou hipertensão portal, esplenomegalia e sequestro de plaquetas. Recentemente, índices mais ou menos complexos, incluindo um índice de proporção AST/plaqueta, FIB-4, Fibrotest e Fibrosure, foram descritos. Eles são moderadamente confiáveis na identificação de cirrose e ausência de fibrose, embora taxas de erros de 20 a 30% sejam referidas e relativamente pobres em uma estreita comparação (F2 *versus* F3). Modalidades de imagens incluem ultrassonografia, tomografia computadorizada, imagens de ressonância magnética (MRI) e tomografia computadorizada por emissão de fóton único. Destes, somente a MRI, usando equipamento especial e algoritmos únicos, tem predito de maneira reproduzível o estágio de fibrose em um nível clinicamente útil. O desenvolvimento mais recente é a elastografia transitória, que determina a rigidez do fígado e não apenas a fibrose. Os resultados são afetados significativamente pela presença ou ausência de inflamação e, em menor grau, esteatose e concentração hepática de ferro. Amplamente aceito como um substituto do exame histológico na Europa, o aparelho foi aprovado recentemente pela Food and Drug Administration nos Estados Unidos, em abril de 2013. À medida que mais centros adquiram essa capacidade, ela se tornará um teste-padrão.

25. Qual é o papel da biópsia de fígado?

A biópsia de fígado é usada para confirmar suspeitas diagnósticas e avaliar achado prognóstico em um paciente com processo patológico conhecido (p. ex., grau de fibrose e inflamação em um paciente com infecção crônica por HCV). Biópsia também pode ser usada para avaliar fatores etiológicos quando há incerteza sobre a etiologia. O valor da biópsia depende de dois fatores – provisão de um espécime adequado, definido como uma fatia intacta do fígado contendo mais de 11 áreas portais, e revisão por um patologista ou hepatologista qualificado. A biópsia hepática fornece importante informação prognóstica em muitos pacientes com várias doenças hepáticas crônicas.

Os autores gostariam de agradecer às contribuições do Dr. Kenneth E. Sherman, que foi o autor deste capítulo na edição anterior.

BIBLIOGRAFIA

1. Ahmed A, Keeffe EB. Liver chemistry and function tests. In: Feldman M, Friedman LS, Brandt LJ, editors. Sleisenger and Fordtran's gastrointestinal and liver disease. 9th ed. Philadelphia: Saunders; 2010. p. 1227-38.
2. Approach to the patient with liver disease: a guide to commonly used liver tests. http://www.clevelandclinicmeded.com/medicalpubs/diseasemanagement/hepatology/guide-to-common-liver-tests/[Acessado em 22/09/2014].
3. Bacon BR, Adams PC, Kowdley KV *et al*. Diagnosis and management of hemochromatosis: 2011 practice guideline by the American Association for the Study of Liver Diseases. Hepatology 2011;54:328-43.
4. Carey E, Carey WD. Noninvasive tests for liver disease, fibrosis, and cirrhosis: is liver biopsy obsolete? Cleve Clin J Med 2010;77:519-27.
5. Chalasani N, Younossi Z, Lavine JE *et al*. The diagnosis and management of non-alcoholic fatty liver disease: practice guideline by the American Gastroenterological Association, American Association for the Study of Liver Diseases, and American College of Gastroenterology. Gastroenterology 2012;142:1592-609.
6. Czaja AJ. Autoimmune hepatitis—approach to diagnosis. Med Gen Med 2006;8(2):55.
7. Ghany MG, Strader DB, Thomas DL *et al*. Diagnosis, management, and treatment of hepatitis C: an update. Hepatology 2009;49:1335-74.
8. Lok AS, McMahon BJ. Chronic hepatitis B: update 2009. Hepatology 2009;50:661-2.
9. Manns MP, Czaja AJ, Gorham JD *et al*. Diagnosis and management of autoimmune hepatitis. Hepatology 2010;51:2193-213.
10. Musso G, Gambino R, Cassader M *et al*. Meta-analysis: natural history of non-alcoholic fatty liver disease (NAFLD) and diagnostic accuracy of non-invasive tests for liver disease severity. Ann Intern Med 2011;43:617-49.
11. Prati D, Taioli E, Zanella A *et al*. Updated definitions of healthy ranges for serum alanine aminotransferase levels. Ann Intern Med 2002;137:1-10.
12. Roberts EA, Schilsky ML. Diagnosis and treatment of Wilson disease: an update. Hepatology 2008;47:2089-111.
13. Tavill A. Masters in medicine iron overload and the liver part 1,2,3,2013 online webcast. http://www.clevelandclinicmeded.com/online/webcasts/masters-in-medicine/tavill/iron-overload-and-the-liver-part-1/[Acessado em 22/09/2014].

CONCEITOS GERAIS SOBRE HEPATITE VIRAL

Christina Hanson, NP-C ▪ Gail Pearson, FNP-C ▪ Marcelo Kugelmas, MD

1. O que é hepatite viral?

Vírus podem infectar os hepatócitos no fígado, deflagrando um processo inflamatório, conhecido como hepatite viral. No processo de infectar hepatócitos, antígenos virais são transportados para a membrana celular onde esses antígenos se tornam reconhecidos por células imunes. Se o sistema imune reconhecer esses antígenos como estranhos, ele criará uma resposta inflamatória. Esta resposta poderá ser forte o suficiente para matar as células que ancoram vírus, e erradicam a infecção causando hepatite aguda (sintomática ou não, até fatal). Em outros casos, o sistema imune não é capaz de erradicar a infecção, levando à hepatite crônica. A atividade imune persistente pode levar a dano hepático progressivo, principalmente na presença de outras agressões hepáticas, incluindo agentes químicos, como álcool e fármacos, distúrbios genéticos e doença hepática metabólica.

2. Quais vírus causam hepatite viral?

Dois grupos distintos de vírus podem causar hepatite viral. Os vírus das hepatites A, B, C, D e E são chamados de *vírus hepatotrópicos*, porque estes se replicam predominantemente nos hepatócitos. O outro grupo é composto de vírus que se replicam fora do fígado, mas podem deflagrar hepatite; os culpados mais comuns nesse grupo são o vírus Epstein-Barr, citomegalovírus, herpes-vírus simples tipos I e II, febre amarela e adenovírus.

O vírus da hepatite A (HAV) é um RNA vírus não envelopado da família do picornavírus. Após a exposição, há um período de incubação de 2 a 6 semanas. Ao contrário das hepatites B e C, o HAV não entra em fase crônica. Há um *clearance* imunológico de HAV e imunoglobulina (Ig), anticorpos G são formados, proporcionando imunidade vitalícia.

O vírus da hepatite B (HBV) é um DNA vírus pequeno, de dupla fita da família *Hepadnaviridae* e é classificado em oito genótipos, com diferente distribuição geográfica. O HBV replica-se por um RNA intermediário e pode integrar-se ao genoma do hospedeiro. A infecção por HBV pode levar à ampla gama de doenças hepáticas, incluindo insuficiência hepática aguda ou fulminante, hepatite crônica, cirrose e carcinoma hepatocelular. A infecção da hepatite B aguda pode ser assintomática ou estar presente com a hepatite aguda sintomática clássica. O risco de HBV aguda para se tornar hepatite crônica varia inversamente pela idade em que a infecção aguda ocorre:

- Cronicidade de 90% da HBV para a infecção adquirida no período perinatal (vertical).
- Cronicidade de 20 a 50% de HBV para infecção nas idades de 1 a 5 anos.
- Cronicidade de 5% para infecção por HBV adquirida na vida adulta.

O vírus da hepatite C (HCV) é um RNA vírus da família *Flaviviridae*. Há seis genótipos de HCV. O período de incubação geralmente é de 2 a 12 semanas. A maioria dos pacientes infectados por HCV nunca desenvolvem sintomas de hepatite aguda. O RNA HCV é detectável de 1 a 3 semanas após a infecção. No entanto, os anticorpos para HCV *não* são protetores, e 70 a 80% das infecções agudas por HCV tornam-se crônicas.

O vírus da hepatite D (HDV) é um vírus satélite, o que significa que ele só pode vicejar com a infecção simultânea da hepatite B, uma vez que use a proteína do envelope do HBV para transportar *virions* de célula a célula. A infecção por HDV pode-se apresentar em duas formas. HDV e HBV podem causar coinfecção simultânea, que geralmente resulta em hepatite aguda mais grave com uma taxa de mortalidade mais alta que a vista na hepatite B aguda isoladamente, mas raramente resulta em infecção crônica. Uma segunda forma apresenta-se com superinfecção de HDV em um portador de HBV e pode-se manifestar como uma hepatite grave, aparentemente aguda, em um portador de HBV anteriormente assintomático, ou uma exacerbação de hepatite B crônica de base. O resultado desta superinfecção de HDV em um portador de HBV quase sempre é uma infecção crônica por ambos os vírus.

O vírus da hepatite E (HEV) é um RNA vírus de uma só fita com uma estrutura genômica única que define a família *Hepeviridae*. Há quatro genótipos de HEV. O HEV geralmente causa hepatite aguda, de modo muito semelhante ao HAV, mas com maior taxa de mortalidade, particularmente em mulheres grávidas. Após um período de incubação de 3 a 8 semanas, os sintomas, quando presentes, duram até várias semanas. O HEV também pode causar hepatite crônica, principalmente em hospedeiros imunocomprometidos, como os receptores de transplantes de órgãos (Tabela 14-1).

3. Quais são os riscos da hepatite viral aguda e crônica?

A hepatite viral aguda pode ser sintomática ou assintomática. Uma forte resposta imune causa maior inflamação parenquimal hepática, aumentando a probabilidade de haver um processo clinicamente sintomático e aparente. Casos fulminantes de hepatite aguda ocorrem com mais frequência nas hepatites A, B e E e podem levar à insuficiência hepática e até a morte ou necessitar de transplante de fígado para salvar a vida.

A hepatite viral aguda pode ocorrer a um paciente com doença hepática crônica estabelecida. Neste segundo cenário, há um risco maior de insuficiência hepática. Esta é a base da recomendação para testar e vacinar aqueles pacientes com doença hepática crônica não expostos anteriormente às hepatites A ou B.

Tabela 14-1. Os Vírus Hepatotrópicos

VÍRUS	HAV	HEV	HCV	HBV	HDV
Ácido nucleico	RNA	RNA	RNA	DNA	RNA
Modo de transmissão	Fecal-oral	Fecal-oral	Parenteral	Parenteral	Parenteral
Hepatite aguda	+	+	±	+	±
Hepatite crônica	–	+	+	+	+
Vacina	Sim	Não	Não	Sim	Sim (HBV)
Tratamento disponível	De suporte	De suporte	Sim	Sim	Sim

HAV = vírus da hepatite A; *HBV* = vírus da hepatite B; *HCV* = vírus da hepatite C; *HDV* = vírus da hepatite D; *HEV* = vírus da hepatite E.

Por fim, alguns pacientes experimentam hepatite viral crônica durante um período de anos ou normalmente décadas que podem levar à lesão progressiva do fígado, fibrose e cirrose. Esta infecção crônica pode aumentar o risco de desenvolver insuficiência hepática crônica ou carcinoma hepatocelular.

4. Descreva os sinais e sintomas da hepatite viral.

Os pacientes com hepatite viral aguda podem-se sentir saudáveis ou ter apenas sintomas menores que não provocam consulta médica. Nos casos de hepatite aguda grave, pacientes com mais frequência terão fadiga, desconforto no quadrante superior direito e náusea com ou sem vômito. Outros sintomas comuns incluem febre de grau baixo, colúria, acolia, cefaleia, icterícia e icterícia esclerial.

Pacientes com hepatite viral crônica geralmente são assintomáticos. Naqueles que experimentam sintomas, o mais comum é a fadiga. Os numerosos sintomas hepáticos e extra-hepáticos têm sido associados à hepatite viral crônica relacionada com o envolvimento de sistema de múltiplos órgãos. Esses sintomas muitas vezes não são bem compreendidos e, em muitos casos, a associação à hepatite não é reconhecida até que a erradicação viral leve a uma resolução sintomática específica.

5. Quais anormalidades bioquímicas e hematológicas estão associadas à hepatite viral?

As anormalidades bioquímicas típicas vistas na hepatite viral são a elevação de alanina aminotransferase (ALT) e aspartato aminotransferase (AST). A proporção ALT/AST é mantida, a não ser que ocorra insuficiência hepática ou haja hepatite alcoólica concomitante. Em uma minoria de casos, o padrão de anormalidades enzimáticas é mais misto ou francamente colestático, com elevações mais significativas de fosfatase alcalina e bilirrubina. É mais provável que HAV em vez de outros vírus cause hepatite colestática aguda.

Nos casos de insuficiência hepática aguda e doença hepática crônica em estágio final, inúmeras outras anormalidades podem ser vistas. Essas anormalidades incluem hipoglicemia aguda, insuficiência renal e coagulopatia com prolongamento da relação normalizada internacional (INR), hipoalbuminemia, hipergamaglobulinemia, hiponatremia dilucional, hipocolesterolemia e anormalidades hematológicas, incluindo trombocitopenia, anemia e eventualmente neutropenia. Significativas elevações do nível de ferritina (liberada dos hepatócitos destruídos) e reagentes de fase aguda, como ceruloplasmina e a_1-antitripsina, podem ser vistas nos casos de hepatite aguda mais grave.

6. Como são transmitidos os vírus da hepatite?

HAV e HEV são transmitidos primariamente pela via fecal-oral. Isto pode ocorrer ou por contato pessoa a pessoa ou ingestão de alimento contaminado ou água. Alimentos contaminados geralmente são fontes de surtos. Surtos originados da água não são frequentes nos países desenvolvidos com fornecimento seguro de água e adequado descarte do esgoto, uma vez que a adequada cloração da água mate o HAV. Os genótipos 1 e 2 do HEV infecta os humanos por via fecal-oral e estão associados a epidemias nos países em desenvolvimento. Os genótipos 3 e 4 do HEV são vírus suínos que infectam os humanos pela exposição a suínos e ingestão de carne de porco mal cozida ou carne de animais silvestres, e está associado geralmente à hepatite endêmica nos países desenvolvidos.

Os vírus HBV, HCV e HDV são transmitidos por contato parenteral com sangue ou fluidos corporais infectados. Os fatores de risco incluem atividade sexual sem proteção, uso de droga intravenosa ou intranasal, perfuração acidental com agulha, hemotransfusão, hemodiálise e transmissão vertical mãe-filho pelo parto.

7. Quais testes devem ser solicitados pelo provedor de saúde para um paciente com hepatite viral aguda?

Como provedor de saúde, é preciso que você determine se o processo é uma agressão aguda ou crônica e, se for aguda, se o paciente se encontra em qualquer risco imediato de descompensação hepática. Isto pode ser avaliado por meio de uma combinação de avaliação clínica e bioquímica.

Os pacientes com elevações acentuadas em seus testes hepáticos ou transaminases (aproximadamente 15 vezes o limite superior normal ou acima) geralmente têm hepatite aguda, embora, em alguns casos, possa haver doença hepática crônica de base, como HBV crônico com suprainfecção por HDV. Em outros casos de hepatite viral crônica, pode ocorrer hepatite aguda sobreposta. O profissional de saúde deve considerar lesão hepática induzida por fármaco (acetaminofeno, derivados de penicilina, outros), isquemia, condições biliares patológicas e síndrome de Budd-Chiari. Os testes a serem solicitados para o paciente com hepatite viral aguda são: anti-HAV IgM, antígeno de superfície da hepatite B (HBsAg; este será positivo nas infecções aguda e crônica), IgM anti-HBc e anticorpo anti-HCV (Ab). Em alguns casos de hepatite C aguda, o Ab não será detectável se o teste for realizado muito cedo, e o teste de RNA do HCV por reação em cadeia da polimerase (PCR) pode ser mais sensível. O diagnóstico de HEV agudo é feito melhor com a IgM contra HEV, se disponível localmente.

8. Quais testes o provedor de saúde deve pedir para um paciente com hepatite viral crônica?

Em todos os casos se aplica o exame de sangue básico, incluindo um painel metabólico abrangente, hemograma completo e INR. Nos casos de hepatites B e C crônicas, os testes devem incluir o anti-HAV IgG (total) para vacinar aqueles que não estão imunizados para HAV. Nos casos de hepatite C crônica, teste para exposição à HAV e HBV, e se for negativo, vacine. Uma avaliação abrangente inclui Ab antinuclear, Ab antimusculatura lisa, Ab antimitocondrial, imunoglobulinas quantitativas, estudos de ferro, ceruloplasmina, nível de α_1-antitripsina com ou sem fenótipo e marcadores sorológicos para doença celíaca. Com menos frequência, pode-se incluir Ab antimicrossomo hepático e renal nos exames de sangue necessários e o antígeno Ab hepático antissolúvel. Imagens do fígado e avaliação da fibrose são discutidas separadamente neste capítulo e no Capítulo 13.

Nos Estados Unidos, a infecção por HDV é rara e, portanto, não é necessário realizar testes para HDV em todos os pacientes com hepatite B aguda ou crônica. No entanto, devem-se realizar testes em pacientes que emigraram de países com alta prevalência de HDV, incluindo os do leste europeu e do Mediterrâneo, bem como os países da América do Sul. Os testes iniciais geralmente se limitam ao anti-HDV total, mas, quando possível, o diagnóstico deverá ser confirmado por coloração imuno-histoquímica do tecido hepático por meio de biópsia para HDAg ou pela obtenção de ensaio de transcrição reversa-PCR para RNA HDV no soro. Um teste negativo para anti-HDV total não exclui necessariamente o diagnóstico de coinfecção aguda por HBV/HDV.

9. Quando são necessárias imagens e histologia hepática?

A ultrassonografia (US) é a modalidade inicial mais comum usada para aquisição de imagens do fígado. É indicada na avaliação do paciente com cirrose ou cirrose em potencial. A US também é indicada na vigilância para detecção de carcinoma hepatocelular no quadro de cirrose, assim como nas diferentes categorias de infecções da hepatite B crônica.

O papel da biópsia hepática no tratamento de pacientes com hepatite viral é controverso por causa da natureza invasiva do procedimento, os riscos e o custo associados, bem como o risco significativo de erro de amostragem, assim como de interpretação imprecisa. Geralmente, o uso da biópsia hepática é melhor quando ela auxilia o tratamento da condição hepática, seja por definir o diagnóstico ou por condições coexistentes, ou por documentar fibrose e cirrose hepática avançada que podem necessitar de uma série completa de diferentes decisões de tratamento. A biópsia de fígado no quadro de insuficiência hepática fulminante pode ser útil para avaliar a extensão da necrose hepática.

Este é um campo em rápida modificação uma vez que técnicas não invasivas para avaliar a fibrose hepática sejam disponibilizadas e cada vez mais ganhem aceitação. Tratamentos médicos novos e mais eficazes das hepatites virais B e C crônicas podem interromper ou eliminar a replicação viral e reverter a lesão hepática para incluir alguns graus de cirrose. Isto torna preferíveis as medições seriais não invasivas da fibrose do fígado às repetidas biópsias de fígado.

10. Qual é o tratamento geral para hepatite A-E aguda?

A imunoglobulina, quando administrada antes da exposição ou durante o período inicial de incubação, é efetiva na prevenção de HAV clinicamente aparente. O tratamento primário da hepatite aguda de qualquer tipo é principalmente de suporte. Não se encontra disponível terapia antiviral específica para o tratamento da hepatite A. Os pacientes devem evitar o álcool e tomar acetaminofeno somente por cuidadosa recomendação médica. O álcool e o acetaminofeno são mais bem evitados em pacientes com hepatite viral aguda.

Pequenas doses de acetaminofeno, geralmente inferiores a 2 g ao dia, são bem toleradas em pacientes com hepatite leve à moderada, enquanto são monitorados de maneira apropriada. Em geral, os pacientes não necessitam de hospitalização, a não ser que a doença seja complicada por significativa insuficiência hepática evidenciada por encefalopatia, coagulopatia com sangramento, insuficiência renal ou incapacidade de manter adequadas nutrição e ingestão de fluidos. A insuficiência hepática decorrente de hepatite A aguda é mais acentuada em pacientes com hepatite C crônica, outras doenças hepáticas crônicas e em pacientes idosos.

A terapia antiviral geralmente não é necessária em pacientes com hepatite B aguda sintomática, porque mais de 95% dos adultos imunocompetentes com hepatite B aguda recuperam-se espontaneamente. De fato, geralmente o tratamento é indicado apenas para pacientes com hepatite B fulminante e naqueles com hepatite aguda grave prolongada. Existem subgrupos conhecidos de pacientes cujo prognóstico é relativamente pior. Estes incluem os pacientes imunocomprometidos, aqueles com infecção concomitante por HCV, aqueles com doença hepática preexistente ou são idosos.

Frequente avaliação física e cuidadoso monitoramento dos marcadores bioquímicos e sintéticos da função hepática são obrigatórios para assegurar a resolução dos sintomas e normalização dos níveis séricos.

HCV aguda geralmente é assintomática; portanto, o diagnóstico de HCV aguda é feito poucas vezes. A HCV aguda é diagnosticada geralmente no quadro de vigilância pós-exposição. Aqueles identificados com infecção aguda por HCV devem ser cuidadosamente monitorados nas primeiras 12 a 24 semanas para determinar se ocorreu *clearance* viral espontâneo. Não existem diretrizes bem estabelecidas para HCV agudo, e o respectivo tratamento permanece controverso. No entanto, as diretrizes da American Association for the Study of Liver Diseases (AASLD) de 2009 afirmam que existem dados suficientes para considerar o tratamento com interferon para os pacientes após aguardar 8 a 12 semanas para resolução espontânea.

11. Qual é o tratamento geral para HBV e HCV crônico?

A avaliação inicial de um indivíduo com a infecção crônica da hepatite B deve englobar história e exame físico completos com ênfase nos fatores de risco para coinfecção, história familiar de HBV e câncer hepático ou outras doenças hepáticas crônicas, e uso de álcool. Testes laboratoriais devem incluir testes para coinfecção com outras hepatites virais, incluindo hepatites A, C e D, assim como para o vírus de imunodeficiência humana (HIV) nos pacientes em risco. Exame de sangue adicional deve ser realizado para avaliar a função hepática e os marcadores do estado da doença por HBV, em particular, e o estado do antígeno, bem como a quantificação do DNA do HBV.

A AASLD desenvolveu diretrizes para acompanhamento dos pacientes com hepatite B crônica inicialmente não considerada para o tratamento e a triagem de carcinoma hepatocelular.

O principal objetivo da terapia para hepatite crônica B é suprimir a replicação viral, normalizar os marcadores bioquímicos e as funções hepáticas, prevenir ou retardar a progressão da doença hepática antes do desenvolvimento de cirrose hepática ou carcinoma hepatocelular e, se possível, curar a infecção.

O tratamento de uma paciente com HCV crônico deve incluir avaliação para determinar a gravidade da doença hepática e também para um potencial tratamento. Os pacientes devem ser aconselhados a diminuir o risco de transmissões horizontal e vertical. Os indivíduos não expostos anteriormente devem ser vacinados contra HAV e HBV. Os pacientes devem ser aconselhados sobre o risco potencial do uso de álcool, de maconha e índice de massa corporal não saudável. O uso regular de maconha foi identificado como um fator de risco para esteatose e aumento da fibrose. Outro estudo encontrou uma associação estatisticamente significativa entre o uso diário de maconha e fibrose de moderada à grave.

Com a disponibilização de tratamentos mais bem tolerados e mais efetivos, as indicações para o tratamento da hepatite C crônica podem-se alterar nos próximos anos. O objetivo do tratamento é alcançar uma resposta viral sustentada (SVR) equivalente à cura viral. A obtenção de uma SVR foi associada à mortalidade reduzida.

12. Como podemos prevenir hepatites A-E?

A vacinação é a melhor maneira de prevenir a infecção por HAV e HBV. A vacinação para hepatite A é recomendada para todas as crianças com 1 ano de idade e para qualquer pessoa que deseje a imunidade. A vacinação deve ser recomendada para pacientes em alto risco. Os Centers for Disease Control and Prevention recomendam a vacinação para indivíduos que moram em, ou viajam para áreas de risco alto ou intermediário, homens que mantêm relações sexuais com homens, indivíduos que injetam substâncias ilegais, aqueles em alto risco ocupacional, aqueles com doença hepática crônica, indivíduos que recebem concentrados do fator de coagulação e membros da família ou outros contatos íntimos de crianças adotadas que chegam de países com taxa alta ou intermediária de hepatite A endêmica.

As diretrizes de 2007 dos EUA foram revisadas para recomendar o uso de vacinações contra hepatite em casos de pós-exposição à hepatite A. A uma pessoa saudável de 12 meses a 40 anos de idade exposta à hepatite A que não foi vacinada anteriormente, deve ser administrada uma dose única de vacina contra a hepatite A, logo que possível, dentro de 2 semanas da exposição. Para pessoas com 40 anos de idade e acima, é preferida a Ig. A Ig deve ser usada em crianças com menos de 12 meses, em indivíduos imunocomprometidos, naqueles com doença hepática crônica e nos alérgicos à vacina.

A vacinação contra HBV é administrada em uma série de três injeções, e recomenda-se que a primeira injeção seja dada aos bebês antes de deixarem o hospital. Se a mãe do bebê for portadora de HBV, a primeira injeção será administrada logo após o nascimento. A segunda injeção é administrada entre 1 e 2 meses de idade, e a terceira dose é dada aos 6 meses de idade. Adolescentes que não foram vacinados anteriormente na infância devem receber a série de três injeções da vacinação na data mais precoce possível. A imunização também deve ser oferecida a indivíduos de alto risco, incluindo funcionários da segurança pública e da área de saúde expostos a sangue no trabalho, residentes e equipes de instituições para pessoas com incapacidade de desenvolvimento, viajantes para regiões com taxas de risco intermediário ou alto de hepatite B, indivíduos com múltiplos parceiros sexuais ou parceiros sexuais de pessoas infectadas, homens que mantêm relações sexuais com homens, usuários de drogas injetáveis, indivíduos que procuram a avaliação ou tratamento de doença sexualmente transmissível, contatos com membros da família de indivíduos infectados, pacientes com outras doenças hepáticas crônicas, incluindo aqueles infectados por HCV, aqueles com HIV e com doenças renais crônicas em estágio final, necessitando de diálise. Bebês nascidos de mães portadoras de HBsAg devem ser protegidos contra a transmissão perinatal pela administração de Ig para hepatite B e vacina contra HBV.

Não há vacina disponível para HCV. A profilaxia com Ig não é efetiva na prevenção contra a infecção por HCV após a exposição. A redução da carga de HCV depende das atividades de prevenção primária que reduzem a exposição a esse vírus, assim como das atividades de prevenção secundária que reduzem o risco de doenças hepáticas e outras doenças crônicas em indivíduos com infecções crônicas por HCV.

Os autores gostariam de agradecer ao Dr. Kenneth Sherman, autor deste capítulo na edição anterior.

BIBLIOGRAFIA

1. American Association for the Study of Liver Diseases. AASLD practice guidelines for chronic hepatitis B: update 2009.
2. Centers for Disease Control and Prevention (CDC). Hepatitis A FAQs for health professionals. http://www.cdc.gov/hepatitis/HAV/HAVfaq.htm [Acessado em 22/09/2014].
3. Centers for Disease Control and Prevention (CDC). Hepatitis A information for health professionals. http://www.cdc.gov/hepatitis/HAV/index.htm [Acessado em 22/09/2014].
4. Centers for Disease Control and Prevention (CDC). Update: prevention of hepatitis A after exposure to hepatitis A virus and in international travelers. Updated recommendations of the Advisory Committee on Immunization Practices (ACIP). http://www.cdc.gov/mmwr/preview/mmwrhtml/mm5641a3.htm [Acessado em 22/09/2014].

5. Centers for Disease Control and Prevention (CDC). Recommendations for prevention and control of hepatitis C virus (HCV) infections and HCV-related chronic disease. http://www.cdc.gov/mmwr/preview/mmwrhtml/00055154.htm [Acessado em 22/09/2014].
6. Centers for Disease Control and Prevention (CDC). Viral hepatitis populations. http://www.cdc.gov/hepatitis/Populations/index.htm [Acessado em 22/09/2014].
7. Chou R, Wasson N. Blood test to diagnosis fibrosis or cirrhosis in patients with chronic hepatitis C infection: a systematic review. Ann Intern Med 2013;158(11):807-20.
8. Ghany MG, Strader DB, Thomas DL, Seiff LB. AASLD practice guidelines: diagnosis, management, and treatment of hepatitis C: an update. Hepatology 2009;49(4):1335-74.
9. Hezode C, Zafrani ES, Roudot-Thoraval F et al. Daily cannabis use: a novel risk factor of steatosis severity in patients with hepatitis C. Gastroenterol 2008;134:432-9.
10. Hoofnagle JH, Nelson KE, Purcell RH. Hepatitis E. N Engl J Med 2012;367(13):1237-44.
11. Ishida JH, Peters MG, Jin C et al. Influence of cannabis use on severity of hepatitis C disease. Clin Gastro Hepatol 2008;6:69-75.
12. Jindal A, Kumar M et al. Management of acute hepatitis B and reactivation of hepatitis B, Liver Int. doi:10.111/liv.12081. http://onlinelibrary.wiley.com/doi/10.1111/liv.12081/full [Acessado em 22/09/2014].
13. Liang JT. Hepatitis B: the virus and disease. Hepatology 2009;49(5):S13-S21.
14. Lok AS. Clinical manifestations and natural history of hepatitis B virus infection. Up to Date. http://www.uptodate.com/contents/clinical-manifestations-and-natural-history-of-hepatitis-b-virus-infection [Acessado em 22/09/2014].
15. Longo DL, Fauci AS. Harrison's gastroenterology and hepatology, ed 2. Columbus, Ohio: McGraw-Hill; 2013.
16. National Digestive Diseases Information Clearinghouse. Viral hepatitis: A through E and beyond. http://digestive.niddk.nih.gov/ddiseases/pubs/viralhepatitis/[Acessado em 22/09/2014].
17. Negro F, Lok ASF. Diagnosis of hepatitis D virus infection. http://www.uptodate.com/contents/diagnosis-of-hepatitis-d-virus-infection [Acessado em 22/09/2014].
18. Ng V, Saab S. Effects of a sustained virologic response on outcomes of patients with chronic hepatitis C. Clin Gastroenterol Hepatol 2011;9(11):923-30.
19. O'Donovan DJ. Hepatitis viruses and the newborn: clinical manifestations and treatment. http://www.uptodate.com/contents/hepatitis-viruses-and-the-newborn-clinical-manifestations-and-treatment [Acessado em 22/09/2014].
20. Souza RD, Graham RF. Diagnosis and treatment of chronic hepatitis B. JR Soc Med 2004;97(7):318-21.
21. Vogt TM, Wise ME, Bell BP, Finelli L. Declining hepatitis A mortality in the US during the era of hepatitis A vaccination. J Infect Dis 2008;197(9):1282.
22. Yamada T, Hasler WL, Inadomi JM, Anderson MA, Brown RS. Handbook of gastroenterology. Philadelphia: Lippincott Williams &Wilkins; 2005.

CAPÍTULO 15
TERAPIA ANTIVIRAL PARA HEPATITE C
Jorge L. Herrera, MD

Avanços terapêuticos no campo da Hepatite C têm revolucionado rapidamente o tratamento dessa doença. De fato, as opções terapêuticas para hepatite C crônica estão evoluindo tão rapidamente, que o leitor é instado a visitar o *site online* desenvolvido pela American Association for the Study of Liver Disease (AASLD) e Infectious Diseases Society of America (IDSA) em http://www.hcvguidelines.org. Este *site* é ativamente atualizado com as informações mais atuais sobre testes, conduta e tratamento da hepatite C. As recomendações para o tratamento da Hepatite (efetivas – julho, 2014) estão resumidas na Tabela 15-1.

Tabela 15-1a. Sumário das Recomendações para Pacientes que Estão Iniciando a Terapia para Infecção por HCV pela Primeira Vez ou Tiveram Recaída após a Terapia com Base em PEG/RBV Anterior, por HCV Genótipo (Tipo-G)

TIPO G	RECOMENDADO	ALTERNATIVO
1	**Elegível para IFN:** SOF + PEG/RBV × 12 semanas **Não elegível para IFN:** SOF + SMV* ± RBV × 12 semanas	**Elegível para IFN:** SMV* × 12 semanas + PEG/RBV × 24 semanas **Não elegível para IFN:** SOF + RBV × 24 semanas
2	SOF + RBV × 12 semanas	Nenhuma
3	SOF + RBV × 24 semanas	SOF + PEG/RBV × 12 semanas
4	**Elegível para IFN:** SOF + PEG/RBV × 12 semanas **Não elegível para IFN:** SOF + RBV × 24 semanas	SMV × 12 semanas + PEG/RBV × 24-48 semanas
5 ou 6	SOF + PEG/RBV × 12 semanas	PEG/RBV × 48 semanas

*Para o genótipo 1a, devem ser realizados testes de resistência basal para Q80K e considerados os tratamentos alternativos, se esta mutação estiver presente. A não elegibilidade para IFN e/ou RBV é definida como um ou mais dos seguintes: intolerância ao IFN, hepatite autoimune e outros distúrbios autoimunes, hipersensibilidade a PEG ou a qualquer de seus componentes, doença hepática descompensada, doença depressiva importante não controlada, contagem de neutrófilos basal abaixo de 1.500/μL, uma contagem plaquetária basal abaixo de 90.000/μL ou hemoglobina basal abaixo de 10 g/dL, ou história de doença cardíaca preexistente. **Abreviações:** *INF* = interferon; *SOF* = sofofbuvir; *SMV* = simeprevir; *RBV* = ribavirina; *PEG* = (interferon-2α peguilado). Veja http://www.hcvguidelines.org

Tabela 15-1b. Recomendações para Tratamento para Pacientes em que o Tratamento Anterior HCV Falhou

TIPO G	RECOMENDADO	ALTERNATIVO
1	SOF + SMV* ± RBV × 12 semanas	SOF × 12 semanas + PEG/RBV × 12-24 semanas SOF + RBV × 24 semanas SMV* × 12 semanas + PEG/RBV × 48 semanas
2	SOF + RBV × 12 semanas	SOF + PEG/RBV × 12 semanas
3	SOF + RBV × 24 semanas	SOF + PEG/RBV × 12 semanas
4	SOF + PEG/RBV × 12 semanas	SOF + RBV × 24 semanas
5 ou 6	SOF × 12 semanas + PEG/RBV 12 semanas	

*Para o genótipo 1a, devem ser realizados testes de resistência basal para Q80K e considerados os tratamentos alternativos, se esta mutação estiver presente. A não elegibilidade para IFN e/ou RBV é definida como um ou mais dos seguintes: intolerância ao IFN, hepatite autoimune e outros distúrbios autoimunes, hipersensibilidade a PEG ou a qualquer de seus componentes, doença hepática descompensada, doença depressiva importante não controlada, contagem de neutrófilos basal abaixo de 1.500/μL, uma contagem plaquetária basal abaixo de 90.000/μL ou hemoglobina basal abaixo de 10 g/dL, ou história de doença cardíaca preexistente. **Abreviações:** *INF* = interferon; *SOF* = sofofbuvir; *SMV* = simeprevir; *RBV* = ribavirina; *PEG* = (interferon-2α peguilado). Veja http://www.hcvguidelines.org

1. Quais são as indicações para terapia antiviral em pacientes com hepatite C crônica?

A terapia antiviral deverá ser oferecida a todos os pacientes infectados que não têm contraindicações à terapia. A hepatite C progride em todos os pacientes cronicamente infectados, mas em diferentes taxas. O tempo médio para o desenvolvimento de cirrose é de 30 anos, mas há uma ampla gama de variabilidade. Por ser difícil predizer em quem ela progredirá, todos os indivíduos com infecção crônica devem ser avaliados para possível tratamento. Muitos fatores podem acelerar a progressão de fibrose, incluindo o consumo de álcool, doença hepática gordurosa não alcoólica, coinfecção com hepatite B ou o vírus da imunodeficiência humana (HIV), sobrecarga de ferro e doença hepática concomitante, como deficiência de α_1-antitripsina, doença de Wilson ou hepatite autoimune entre outras.

Pacientes com manifestações extra-hepáticas de infecção da hepatite C devem ser considerados para tratamento antiviral independentemente da gravidade da doença hepática. A crioglobulinemia mista, levando à vasculite leucocitoclástica, pode ser uma manifestação sistêmica da infecção da hepatite C e pode responder à terapia antiviral. A doença renal, inflamação articular ou complicações do sistema nervoso central podem resultar de lesão microvascular. A abordagem geral ao tratamento da infecção da hepatite C é mostrada na Figura 15-1.

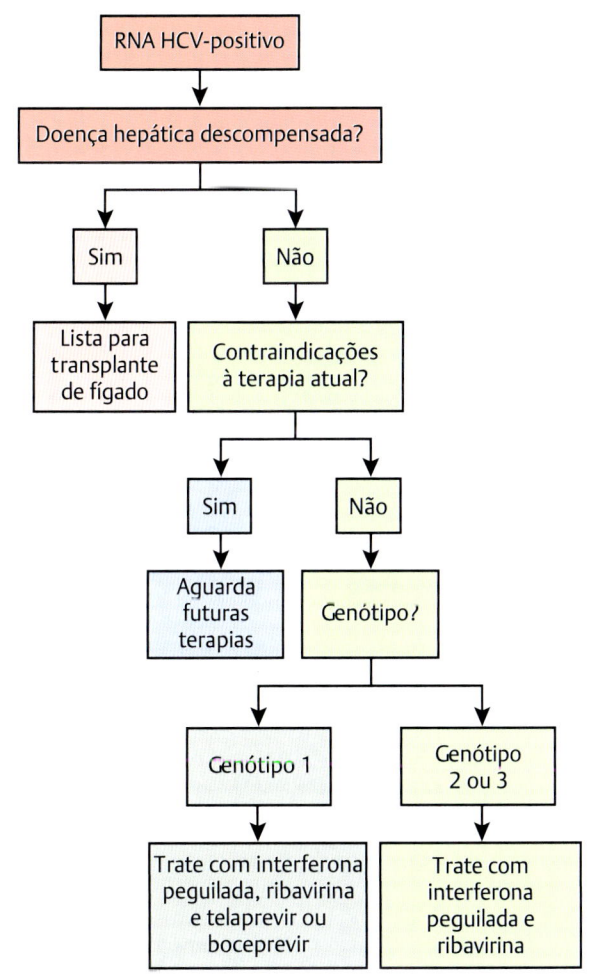

Fig. 15-1. Abordagem ao tratamento da infecção da hepatite C. *HCV* = vírus da Hepatite C.

2. Qual é a avaliação recomendada dos pacientes com hepatite C crônica antes de iniciar a terapia?

A história médica deve incluir perguntas para detectar a presença de depressão e outros transtornos psiquiátricos que podem se agravar durante a terapia com interferon (IFN). O exame físico é importante para detectar evidência de cirrose descompensada, uma contraindicação à terapia antiviral à base de IFN. A avaliação laboratorial é destinada a confirmar viremia, estabelecer o genótipo do vírus da hepatite C (HCV), excluir outras possíveis causas de doença hepática, detectar coinfecção, avaliar a gravidade da doença hepática e detectar contraindicações à terapia, como citopenias ou insuficiência renal. Os testes laboratoriais recomendados estão listados na Tabela 15-2.

Recomenda-se testar para imunidade contra hepatite B (anticorpo de superfície da hepatite B) e hepatite A (anti-HAV, total). Pacientes que não são imunes devem ser vacinados para prevenir hepatites A e B.

Tabela 15-2. Avaliação Pré-Tratamento de Pacientes com Infecção Crônica de Hepatite C	
TESTE	FINALIDADE
RNA HCV por PCR	Confirma a viremia
Albumina sérica, bilirrubina, PT	Avalia a função hepática
Ferro, transferrina, ferritina	Avalia para sobrecarga de ferro
Anticorpo antinuclear	Detecta hepatite autoimune
*Fenótipo α_1-antitripsina	Detecta deficiência de α_1-antitripsina
Ceruloplasmina*	Detecta a doença de Wilson
HRsAg, teste para anticorpo para HIV	Detecta coinfecção viral
Genótipo de hepatite C	Avalia a probabilidade de resposta à terapia e determine o regime terapêutico
Biópsia de fígado*	Determina gravidade e atividade da doença
Anticorpo de superfície para hepatite B	Determina a necessidade de vacinação contra hepatite B
Anticorpo para hepatite A (total)	Determina a necessidade de vacinação contra hepatite A

HBsAg = antígeno de superfície da hepatite B; HCV = vírus da hepatite C; HIV = vírus da imunodeficiência humana; PCR = reação em cadeia da polimerase; PT = tempo de protrombina.
*Esses testes não são obrigatórios e são obtidos na dependência da situação clínica.

3. Qual é a importância dos testes de genótipo na hepatite C?

O tipo e duração do tratamento da infecção da hepatite C e a probabilidade de resposta são fundamentados no genótipo do vírus. Com base no sequenciamento genômico do HCV, vários genótipos (ou cepas) foram identificados. Eles são classificados como genótipos 1 a 6, com vários subtipos denotados, como 1a, 1b, 2a e assim por diante. Os vários genótipos exibem variabilidade geográfica. Nos Estados Unidos, o genótipo 1 responde por aproximadamente 70% das infecções, e os genótipos 2 e 3 respondem pela maior parte dos remanescentes 30%. Na Europa, a proporção de infecções pelos genótipos 2 e 3 é maior que nos Estados Unidos. No Oriente Médio, o genótipo 4 predomina, enquanto o genótipo 6 é mais comum na Ásia.

A determinação do genótipo antes da terapia é importante porque ele determina o regime antiviral que deve ser usado (veja Figura 15-1). Os regimes atuais de tratamento são diferentes para o genótipo 1 comparado a outros genótipos. O genótipo, porém, não tem qualquer valor na predição da gravidade da doença ou probabilidade de progressão para cirrose e não deve ser determinado em pacientes que não são candidatos à terapia antiviral.

4. A biópsia de fígado é obrigatória antes de se iniciar a terapia antiviral?

Não é necessária uma biópsia de fígado para diagnosticar ou tratar hepatite C crônica, mas é útil para avaliar o nível de inflamação hepática e fibrose. Os testes da função hepática, como o tempo de protrombina e o nível de albumina ou bilirrubina, tornam-se anormais somente quando ocorreu dano extenso. Igualmente, enzimas hepáticas, carga viral e genótipo não se correlacionam com a gravidade da doença hepática. A biópsia de fígado não é útil em pacientes com sinais e sintomas óbvios da hipertensão portal e é menos útil em um paciente jovem com infecção de curta duração, em que a progressão para fibrose é menos provável. À medida que a eficácia do tratamento melhora, e os efeitos colaterais diminuem, a biópsia de fígado antes da terapia se torna menos importante, e seu uso deve ser individualizado. Métodos não invasivos foram desenvolvidos para avaliar fibrose hepática. Estes incluem exames de sangue com base em biomarcadores séricos e testes para medir a rigidez do fígado, como a elastografia transitória (FibroScan) e elastografia por ressonância magnética. Estes testes são moderadamente úteis para identificar fibrose ou cirrose clinicamente significativa, porém são menos acurados na determinação de graus mais baixos de fibrose. Eles servem como testes complementares à biópsia de fígado; os indivíduos com resultados indeterminados de teste não invasivo podem ser avaliados com biópsia de fígado.

5. A hepatite C pode ser curada?

Sim. O HCV é um RNA vírus, não se integra ao genoma do hospedeiro, e pode ser permanentemente erradicado com um curso limitado da terapia antiviral. Os pacientes com teste sanguíneo negativo para vírus em 24 semanas após completar um curso de terapia antiviral alcançaram uma resposta viral sustentada (SVR). Depois de alcançada a SVR, mais de 98% dos pacientes permanecem livres de vírus por mais de 15 anos e provavelmente por toda a vida; eles são considerados curados. Os pacientes devem ser advertidos de que a reinfecção é possível, uma vez que os humanos não desenvolvam imunidade protetora contra o HCV.

6. Quais são as opções de tratamento para a infecção da hepatite C?

Várias medicações são aprovadas para o tratamento da infecção da hepatite C crônica. IFNα-2a peguilado e IFNα-2b, ribavirina, telaprevir e boceprevir são atualmente as medicações usadas com mais frequência.

A combinação de IFNα-2a peguilado ou IFNα-2b e a ribavirina constituem a espinha dorsal da terapia para infecção da hepatite C crônica. O IFN é um modulador imune com atividade antiviral fraca. Ribavirina é um análogo nucleosídico que aumenta a atividade antiviral do IFN e reduz o risco de recaída após a conclusão da terapia.

Recentemente foram desenvolvidas pequenas moléculas conhecidas como *antivirais de ação direta* que inibem a replicação viral por meio de etapas que se direcionam diretamente ao ciclo vital do HCV. Quando usadas junto com IFN peguilado e ribavirina, esses fármacos aumentam muito a capacidade de erradicar o vírus. Telaprevir e boceprevir são inibidores da protease de primeira geração que inibem a replicação do genótipo 1 do HCV e são aprovadas pela Food and Drug Administration (FDA) para tratar hepatite C em combinação com IFN peguilado e ribavirina. Esses inibidores da protease são específicos do genótipo 1 e não são aprovados para uso no tratamento de outros genótipos. Os genótipos 2 a 6 atualmente são tratados somente com IFN peguilado e ribavirina (veja Figura 15-1).

7. Como são dosados os agentes antivirais?

O IFNα-2b peguilado é dosado por peso e administrado uma vez por semana como injeção subcutânea única. O IFNα-2a peguilado é administrado como 180 mcg por via subcutânea, uma vez por semana, independentemente do peso do paciente. O IFN é administrado por 24 a 48 semanas, dependendo da resposta virológica (Tabela 15-3).

A ribavirina é dosada por peso; os pacientes que pesam menos de 75 kg devem receber 1.000 mg de ribavirina ao dia, e aqueles que pesam 75 kg ou mais recebem 1.200 mg ao dia administradas em duas doses divididas ao dia. Os pacientes infectados com genótipo 2 ou 3 podem ser tratados com uma dose fixa de ribavirina de 800 mg ao dia independentemente do peso do paciente; porém, a ribavirina com base no peso pode aumentar os resultados. Ribavirina é administrada para a duração da terapia com IFN.

Telaprevir é dosado em 750 mg cada 8 horas e deve ser tomado com um lanche que contenha pelo menos 20 g de gordura para aumentar a absorção. Telaprevir em combinação com IFN peguilado e ribavirina é administrado somente durante as primeiras 12 semanas do período de tratamento; após o que o paciente completa o tratamento usando o IFN peguilado e ribavirina somente.

Boceprevir é dosado em 800 mg cada 8 horas com um lanche ou refeição de qualquer conteúdo de gordura. Boceprevir é adicionado ao IFN peguilado e ribavirina após a quarta semana de terapia e é continuado até 28, 36 ou 48 semanas de tratamento, dependendo da resposta virológica. As 4 semanas iniciais de boceprevir-terapia livre são conhecidas como "período de introdução" e permitem a avaliação da responsividade do IFN. Pacientes que passam por um declínio na carga viral superior a 1_{log} após 4 semanas de IFN e terapia com ribavirina são considerados responsivos ao IFN e têm maior probabilidade de alcançar a cura ao terminar a terapia. Aqueles que não são responsivos ao IFN requerem 48 semanas de terapia com os três fármacos para maximizar a resposta (veja Tabela 15-3).

Tabela 15-3. Monitoramento Viral durante a Terapia Antiviral

REGIME	PONTOS DE TESTES VIROLÓGICOS	REGRAS DE FUTILIDADE*	DURAÇÃO DA TERAPIA†
Interferon peguilado, ribavirina e telaprevir (genótipo 1 somente)	Semanas 4, 12, 24 (eRVR) 24 semanas pós-tratamento (SVR)	Semanas 4, 12: RNA HCV > 1000 UI/mL Semana 24: qualquer vírus detectável	Primeira vez que se submete a tratamento ou recaída anterior: eRVR = 24 semanas sem eRVR = 48 semanas Resposta anterior parcial ou nula = 48 semanas Cirrose = 48 semanas
Interferon peguilado, ribavirina e boceprevir (genótipo 1 somente)	Semana 4 (responsividade ao interferon) Semanas 8, 24 (eRVR) 24 semanas pós-tratamento (SVR)	Semana 12: RNA-HCV ≥ 100 UI/mL Semana 24: qualquer vírus detectável	Primeira vez que se submete ao tratamento: eRVR = 28 semanas sem eRVR = 48 semanas Anteriores não responsivos: eRVR = 36 semanas sem eRVR = 48 semanas Cirrose = 48 semanas
Interferon peguilado e ribavirina (genótipos 2 e 3)	Semana 4 (RVR) Semana 12 (EVR) 24 semanas pós-tratamento (SVR)	Qualquer vírus em 24 semanas	24 semanas

eRVR = resposta virológica rápida estendida, se não detectável em todos os pontos de tempo; *RVR* = resposta virológica rápida, se não detectável; *EVR* = resposta virológica precoce, se não detectável; *SVR* = resposta virológica sustentada.
*Regras de futilidade: Se atendidas, o tratamento deve ser descontinuado.
†Telaprevir é administrado somente durante as primeiras 12 semanas de terapia; o restante do curso de tratamento é completado com interferonpeguilado e ribavirina somente. Boceprevir é administrado iniciando na quarta semana de terapia e interrompido em 28, 36 ou 48 semanas de terapia, dependendo da resposta virológica.

8. Quais características pré-tratamento predizem uma resposta favorável à terapia antiviral?

- Genótipo CC interleucina (IL) 28b.
- Infecção por genótipo 2 ou 3.
- Baixa carga viral (inferior a 400.000 UI/mL).
- Biópsia de fígado com pouca ou nenhuma fibrose.
- Menos de 40 anos de idade no momento do tratamento.
- Baixo peso corporal, sem evidência da síndrome metabólica.
- Etnia – pacientes negros têm menor probabilidade de responder que os brancos.

Descobriu-se que polimorfismos próximos da região IL28b do cromossomo 19 são os mais fortes preditores pré-tratamento da resposta virológica à terapia com IFN peguilado e ribavirina. É mais provável que os pacientes com polimorfismo favorável CC eliminem espontaneamente a infecção da hepatite C aguda e respondam à terapia à base de IFN, comparados àqueles com os genótipos TT ou CT menos favoráveis. Os polimorfismos IL28b têm variabilidade geográfica e étnica. O genótipo CC favorável é mais comum em asiáticos, seguidos dos europeus e, depois, dos caucasianos. O genótipo TT desfavorável predomina em negros. O efeito preditivo negativo de um polimorfismo CT ou TT em resposta à terapia pode ser parcialmente superado, com terapias mais potentes. As vantagens de um genótipo CC são muito maiores em pacientes tratados com IFN peguilado e ribavirina comparados àqueles tratados com IFN peguilado, ribavirina e um antiviral de ação direta, como telaprevir ou boceprevir. À medida que terapias novas, mais potentes, são desenvolvidas, a importância do genótipo IL28b, assim como a dos outros fatores preditivos listados previamente, diminui.

9. Como a resposta à terapia antiviral é avaliada?

Como o objetivo da terapia é a cura da virologia, a resposta à terapia é avaliada medindo-se a carga viral em diferentes pontos (veja Tabela 15-3). O ensaio usado para medir a carga viral deve ser sensível, capaz de quantificar a viremia até pelo menos 25 UI/mL e detectar vírus mesmo em níveis mais baixos. O momento exato dos testes de virologia depende do tratamento usado (veja Tabela 15-3). Ao tratar infecções do genótipo 1 com terapia antiviral tripla, o *clearance* rápido e sustentado do vírus é conhecido como *resposta virológica rápida estendida (eRVR)* e correlaciona-se com maiores taxas de cura. Pacientes que alcançam a eRVR geralmente são capazes de se submeter à terapia de curta duração (24 a 28 semanas). Pacientes com *clearance* viral retardado têm taxas mais baixas de cura e necessitam de terapia mais longa (até 48 semanas) para obter a cura. Os regimes de tratamento também têm regras de futilidade – pontos no tempo em que a presença de vírus indica falha da terapia e exige a interrupção do tratamento (veja Tabela 15-3). Pacientes cujo tratamento com IFN peguilado e ribavirina falhou em tentativas prévias geralmente são tratados por 48 semanas independentemente da resposta inicial.

Infecções pelos genótipos 2 a 6 do HCV são tratadas atualmente com IFN peguilado e ribavirina. A rápida resposta virológica é definida como vírus não detectável em 4 semanas de terapia, enquanto a resposta virológica inicial é definida como vírus não detectável em 12 semanas (veja Tabela 15-3).

Independentemente do genótipo, depois de concluído o tratamento, repetem-se os testes virológicos 24 semanas depois. Se nesse ponto o vírus continuar a ser negativo, o paciente atingiu a SVR e é considerado curado.

10. Qual é a eficácia da terapia atual para a infecção da hepatite C?

As taxas de cura da terapia de resposta virológica variam, dependendo do regime de tratamento usado, do genótipo do HCV, e se o paciente nunca foi submetido a tratamento ou houve falha nas tentativas anteriores da terapia. Em geral, para a infecção pelo genótipo 1 não submetida a tratamento anterior, as taxas de cura vão de 68 a 75% com a terapia antiviral tripla.

A resposta é menos provável naqueles cujo tratamento anterior falhou e dependerá do tipo de resposta anterior ocorrida. Para aqueles que eliminaram o vírus durante o tratamento e, em seguida, recidivaram após a terapia prévia com IFN peguilado e ribavirina, a resposta ao retratamento com terapia tripla excede 80%. Em contrapartida, aqueles que obtiveram uma resposta parcial ao tratamento inicial (queda de > 2_{log} na carga viral após 12 semanas de terapia) têm uma taxa de cura de aproximadamente 60% com retratamento. Finalmente, aqueles que obtiveram pouca resposta à terapia inicial têm chance de cura de 30% quando retratado com terapia tripla.

Entre as infecções pelos genótipos 2 e 3, as taxas de cura variam entre 65 e 85% quando tratados com IFN peguilado e ribavirina. A resposta à terapia é melhor na infecção pelo genótipo 2 do que pelo genótipo 3. Independentemente do genótipo, a presença de cirrose diminui a probabilidade de resposta à terapia.

11. Quais são os efeitos colaterais da terapia com IFN? Como o paciente deve ser monitorado?

O IFN suprime a medula óssea, resultando potencialmente em leucopenia ou trombocitopenia. Hemograma completo é monitorado periodicamente, e a dose é ajustada, se necessário. Outros efeitos colaterais que podem diminuir a qualidade de vida incluem os sintomas semelhantes aos da gripe, cefaleias, febre, depressão, ansiedade, disfunção sexual, perda de cabelo, insônia e fadiga. A administração e a pré-injeção de acetaminofeno ou ibuprofeno podem reduzir os sintomas do tipo de gripe.

A depressão requer cuidadoso monitoramento. Pacientes com história de grave depressão ou ideação suicida ou tentativas de suicídio não devem ser tratados com IFN, a não ser que estejam sob os cuidados de um profissional de saúde mental. Pacientes que necessitaram de terapia farmacológica para depressão leve no passado podem-se beneficiar com o início de antidepressivos antes do tratamento com IFN. Os inibidores seletivos de recaptação de serotonina geralmente são bem-sucedidos em reverter a depressão moderada associada ao IFN. A depressão grave é uma indicação para a imediata suspensão da terapia e para consulta psiquiátrica emergencial. O cuidadoso monitoramento da ideação suicida é obrigatório em todos os pacientes, mesmo aqueles sem história anterior de depressão.

O hipotireoidismo é um efeito colateral irreversível de IFN. Os níveis do hormônio estimulador da tireoide devem ser determinados antes do início da terapia e a intervalos regulares durante o tratamento. O IFN é contraindicado durante a gravidez.

12. Quais são os efeitos colaterais da terapia com ribavirina? Como o paciente deve ser monitorado?

Ribavirina pode causar hemólise e levar rapidamente à anemia sintomática. Uma redução para 10 g/dL ou menos na hemoglobina, se associada a sintomas, deve incitar a redução da dose de ribavirina. Se a hemoglobina diminuir para 8,5 g/dL ou menos, a descontinuação temporária da ribavirina é recomendável (Figura 15-2). Para pacientes com doença cardíaca isquêmica conhecida, recomenda-se um monitoramento muito mais cuidadoso, com redução ou descontinuação da terapia, se a hemoglobina diminuir mais de 2 g/dL, em comparação ao basal.

Outros efeitos colaterais da ribavirina incluem erupção cutânea, dispneia, náusea, inflamação da garganta, tosse e glossite. A erupção cutânea pode ser grave e exigir a descontinuação da medicação. Os outros efeitos colaterais geralmente não são de risco de vida, podendo ser tratados sintomaticamente.

Como a ribavirina é teratogênica, deve-se recomendar a homens e mulheres a prática eficaz da contracepção durante a terapia e por 6 meses após seu término.

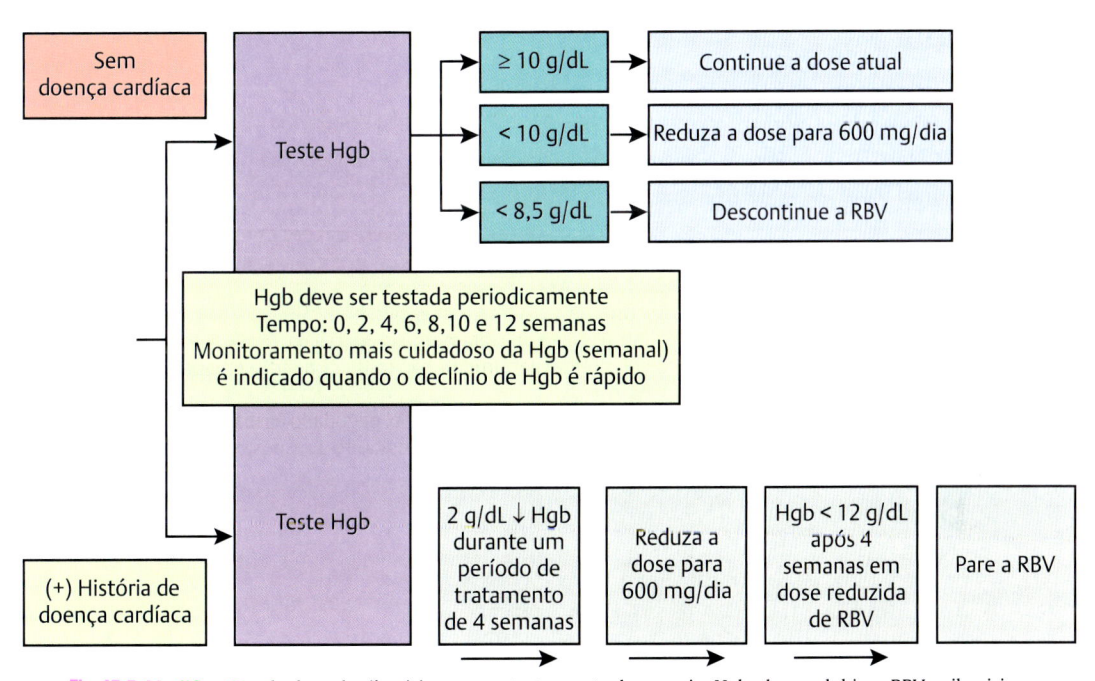

Fig. 15-2. Modificações da dose de ribavirina para o tratamento de anemia. *Hgb* = hemoglobina; *RBV* = ribavirina.

13. Quais são os efeitos colaterais de telaprevir e boceprevir?

Telaprevir agrava a anemia causada pela ribavirina, provavelmente por aumentar supressão da medula óssea do IFN, levando a uma resposta diminuída da medula óssea à hemólise. Como resultado, uma rápida e significativa queda na hemoglobina muitas vezes é vista precocemente durante a terapia, níveis mínimos de hemoglobina geralmente ocorrem na 12ª semana de terapia. Os níveis de hemoglobina devem ser monitorados cada 7 a 14 dias inicialmente e se utilizar a redução da dose de ribavirina para controlar a anemia. A diminuição da hemoglobina abaixo de 10 g/dL requer redução da dose de ribavirina para 600 mg ao dia, e um nível de hemoglobina abaixo de 8,5 g/dL pode exigir a temporária descontinuação da ribavirina. Quando a dose de ribavirina está reduzida em resposta à anemia, não há diminuição nas taxas de resposta sustentada. A dose de telaprevir nunca é reduzida para controlar os efeitos colaterais.

A erupção cutânea é outro efeito colateral comum do telaprevir, e pode ser grave. A erupção cutânea ou prurido se desenvolve em mais de 50% dos pacientes tratados, porém na maioria, ela é leve e não requer a descontinuação do fármaco. Nos casos leves, o tratamento consiste em esteroides tópicos e anti-histamínicos sistêmicos; corticosteroides sistêmicos não devem ser usados. Em menos de 10% desenvolve-se uma erupção cutânea grave, envolvendo mais de 50% da superfície corporal e requer a descontinuação do telaprevir. Se os sintomas sistêmicos estiverem ausentes, IFN e ribavirina devem ser continuados, e o paciente o deve ser cuidadosamente monitorado. Em menos de 5% dos pacientes, a descontinuação das três medicações é necessária para os pacientes com erupção cutânea grave ou séria. Casos raros de eventos sérios de erupção cutânea, como reação medicamentosa com eosinofilia e sintomas sistêmicos ou síndrome de Stevens-Johnson, foram descritos, incluindo relatos de mortes secundárias a reações cutâneas. A probabilidade de eventos cutâneos sérios pode ser diminuída por meio de cuidadoso monitoramento do paciente, depois que a erupção cutânea se desenvolver, e imediata descontinuação de telaprevir em pacientes com grave erupção cutânea.

Outros efeitos colaterais decorrentes do telaprevir, que raramente levam à descontinuação da terapia, incluem sintomas gastrointestinais, como náusea e diarreia, bem como desconforto anorretal. Estes podem ser controlados com facilidade com a terapia sintomática.

Os efeitos colaterais do boceprevir consistem principalmente em anemia e disgeusia ou alterações no paladar. A anemia com a terapia com boceprevir é similar em termos de início e gravidade àquela observada com o telaprevir, e é tratada da mesma maneira. A disgeusia não tem um tratamento específico; embora possa contribuir para a perda de peso durante a terapia, raramente ela leva à interrupção do tratamento. A terapia com boceprevir não está associada a aumento da incidência de problemas de pele. Como o telaprevir, a dose de boceprevir nunca é reduzida para controlar os efeitos colaterais.

Tanto o telaprevir quanto o boceprevir são metabolizados pelo citocromo P450 3A4/5. Isto leva a frequentes interações com outros medicamentos. Embora apenas alguns fármacos sejam contraindicados em combinação com o telaprevir ou boceprevir (Tabela 15-4), os níveis sanguíneos de muitos outros podem ser afetados. A consulta a um farmacêutico é recomendada no caso de pacientes sob múltiplos medicamentos.

Tabela 15-4. Fármacos Contraindicados durante o Tratamento com Telaprevir ou Boceprevir

FÁRMACO	EFEITO
Alfuzosina	Níveis elevados de alfuzosina
Lovastatina	Níveis elevados de lovastatina
Sinvastatina	Níveis elevados de sinvastatina
Rifampina	Níveis baixos de telaprevir ou boceprevir
Derivados de *ergot*	Níveis elevados de derivados do *ergot*
Erva-de-são-joão	Níveis baixos de telaprevir ou boceprevir
Pimozida	Níveis elevados de pimozida
Midazolam oral	Níveis elevados de midazolam
Sildenafil ou tadalafil para o tratamento de hipertensão pulmonar	Níveis elevados de sildenafil ou tadalafil
Carbamazepina*	Níveis baixos de boceprevir
Fenobarbital*	Níveis baixos de boceprevir
Fenitoína*	Níveis baixos de boceprevir
Drospirenona†	Risco de hipercalemia com boceprevir

*Contraindicado somente com boceprevir, mas também baixos níveis sanguíneos de telaprevir.
†Contraindicado somente com boceprevir.

14. Quais são as contraindicações à terapia com IFN?
- IFN não deve ser usado em pacientes que já têm leucopenia ou trombocitopenia por causa do potencial para supressão de medula óssea. Não é recomendado para pacientes com cirrose descompensada porque é menos efetivo, podendo agravar a doença hepática.
- Pacientes com depressão grave, história de ideação suicida ou tentativa de suicídio ou psicose, ou transtornos da personalidade não devem ser tratados ou só receber tratamento sob o cuidadoso monitoramento de um psiquiatra. Pacientes com depressão maníaca não se dão bem com a terapia de IFN e não devem ser tratados, a não ser que a condição psiquiátrica esteja bem controlada e eles estejam sob os cuidados de um psiquiatra.
- Doenças autoimunes, como artrite reumatoide, sarcoidose e lúpus eritematoso sistêmico, representam uma relativa contraindicação à terapia. Psoríase pode-se agravar durante a terapia.
- A terapia com o IFN não deve ser administrada durante a gravidez. Se a infecção de hepatite C for diagnosticada durante a gravidez, o tratamento deve ser iniciado somente após a conclusão do parto e da amamentação.
- Para os pacientes com condições comórbidas avançadas não deve ser oferecida terapia antiviral para hepatite C. A infecção da hepatite C progride lentamente com o tempo. Se o paciente tiver uma expectativa de vida inferior a 5 a 10 anos, tratando a infecção de hepatite C, será menos provável que seja um benefício.
- Pacientes que receberam transplante de órgão que não seja o fígado não deve receber IFN, pois é maior o risco de rejeição.

15. Quais são as contraindicações à terapia com ribavirina?
Como a ribavirina deve ser usada com IFN, todas as contraindicações ao IFN se aplicam ao tratamento com ribavirina. Além disso, há contraindicações específicas à ribavirina:
- Gravidez é uma contraindicação absoluta por causa do potencial teratogênico.

- Anemia e hemoglobinopatias devem ser consideradas contraindicações relativas. Deve-se ter extremo cuidado ao tratar tais pacientes. Em geral, mulheres com hemoglobina inferior a 12 g/dL ou homens com hemoglobina inferior a 13 g/dL antes da terapia estão em alto risco de desenvolver anemia grave durante a terapia.
- Pacientes com conhecida doença cardíaca isquêmica devem ser tratados com cautela e serem cuidadosamente monitorados.
- Pacientes com insuficiência renal não devem ser tratados com ribavirina por ser comum o desenvolvimento de hemólise grave, de longa duração potencialmente fatal.

16. Quais são as contraindicações ao telaprevir e boceprevir?

Como o telaprevir ou o boceprevir devem ser usados com IFN e ribavirina, todas as contraindicações ao IFN e ribavirina se aplicam ao tratamento com esses agentes. Por outro lado, há bem poucas contraindicações específicas ao telaprevir ou boceprevir.
- Telaprevir ou boceprevir deve ser usado junto com ribavirina e IFN. Se ribavirina ou IFN for permanentemente descontinuado, telaprevir ou boceprevir também deve ser descontinuado.
- Telaprevir ou boceprevir não deve ser usado em conjunto com medicações que representam severo potencial de interação fármaco a fármaco (veja Tabela 15-4).
- Como os padrões de resistência ao telaprevir e boceprevir são similares, os pacientes que falharam em responder a um agente não devem ser tratados com o outro, uma vez que é provável a falha no retratamento.

17. Há quaisquer considerações específicas referentes à contracepção ao uso de telaprevir ou boceprevir?

Sim. Tanto o telaprevir quanto o boceprevir reduzem os níveis sanguíneos dos contraceptivos com base hormonal e diminuir sua eficácia. Como resultado, as pacientes em idade reprodutiva devem usar duas formas de contracepção não hormonal enquanto tomam telaprevir ou boceprevir. Os testes periódicos para gravidez são recomendados durante o tratamento com ribavirina e por 6 meses após conclusão da terapia.

18. Os pacientes com cirrose secundária à infecção da hepatite C devem ser tratados com terapia antiviral?

Os pacientes com cirrose compensada (níveis normais de albumina e bilirrubina; tempo de protrombina normal; e sem ascite, encefalopatia ou história de sangramento variceal) são excelentes candidatos à terapia antiviral. Depois de desenvolver insuficiência hepática, ou as complicações da hipertensão portal se tornarem clinicamente evidentes, a terapia antiviral é relativamente contraindicada. A avaliação para transplante de fígado é a melhor opção para tais pacientes.

Para os pacientes com doença compensada, a principal preocupação durante a terapia antiviral é o agravamento de leucopenia preexistente ou trombocitopenia causada por hiperesplenismo. Leucopenia é tratada com reduções da dose de IFN. Trombocitopenia geralmente responde ao eltrombopag, um agonista do receptor de trombopoietina oral, ou redução da dose do IFN. A redução da dose de IFN pode diminuir a eficácia da terapia; por essa razão, o uso de eltrombopag é preferido.

19. Os pacientes com coinfecção HCV-HIV devem receber terapia antiviral para a infecção da hepatite C?

A coinfecção com HIV e HCV resulta em acentuada aceleração da progressão da doença hepática. Com o advento de novos agentes antirretrovirais, mais efetivos, os pacientes infectados por HIV estão vivendo por mais tempo, e um número maior está desenvolvendo a doença hepática em estágio final decorrente da infecção por HCV. Por essa razão, pacientes coinfectados por HIV e HCV devem ser considerados candidatos à terapia antiviral contra o HCV.

É mais provável que a terapia anti-HCV seja efetiva, se o paciente estiver sendo posto sob terapia antirretroviral pela primeira vez, a carga viral HIV é controlada, e a contagem de CD4 é reconstituída. Em geral, é menos provável que os pacientes com contagem de CD4 inferior a 250/mm^3 respondam à terapia antiviral para HCV.

A terapia anti-HCV em pacientes recebendo medicações anti-HIV é complicada por supressão cumulativa de medula óssea, assim como por outros efeitos colaterais gastrointestinais. Interações entre ribavirina e vários agentes antirretrovirais podem aumentar o risco de acidose láctica; a coterapia com didanosina ou estavudina mais ribavirina é fortemente desencorajante por causa do risco maior de acidose láctica. Zidovudina, embora não seja contraindicada quando usada com IFN e ribavirina, aumentará a supressão da medula óssea, assim como a necessidade de terapia com fator de crescimento para corrigir anemia e leucopenia. O cuidadoso monitoramento das contagens sanguíneas e dos exames bioquímicos é necessário. A redução da dose de ribavirina (800 mg ao dia) é recomendada quando se tratam pacientes coinfectados com HIV para diminuir a incidência de anemia grave. Neste momento, o uso de boceprevir ou telaprevir não é aprovado pela FDA para o tratamento de coinfecção HCV-HIV. Há significativas interações fármaco a fármaco entre esses agentes e muitos fármacos antirretrovirais.

20. Como devem ser tratados os pacientes com coinfecção de HCV-HBV?

Como a maioria dos pacientes com coinfecção de HCV-HBV tem infecção quiescente de hepatite B, a terapia antiviral precisa ser direcionada somente no HCV. Se a infecção ativa das hepatites B e C estiverem presentes, evidenciada por um RNA HCV positivo, o alto nível de viremia no ensaio de reação em cadeia da polimerase do DNA HBV, o paciente deve ser tratado com a dose recomendada de IFN para hepatite B em conjunto com ribavirina e agentes de ação direta contra hepatite C, se indicado. Um episódio de hepatite pode ocorrer quando se tratam pacientes com infecção da hepatite B. Alternativamente, a adição de um análogo nucleosídico ou nucleotídico ativo contra infecção da hepatite B pode ser considerada (veja Capítulo 16).

21. Como devem ser monitorados os pacientes que eliminaram o HCV?

Pacientes que permanecem negativos para o vírus por 24 semanas após o término da terapia antiviral alcançaram uma SVR24 e podem ser considerados curados. Embora haja uma chance de 1% de recidiva, o repetido monitoramento do RNA HCV além de 24 semanas pós-tratamento não é. Os pacientes devem ser informados de que permanecerão anticorpo-positivos para HCV por muitos anos, provavelmente por toda a vida; portanto os testes apenas para RNA HCV determinarão se há uma recaída ou reinfecção. Igualmente, os pacientes devem ser advertidos de que não estão imunes contra a hepatite C, e a reexposição pode levar à reinfecção.

Pacientes com cirrose que alcançam a cura após o tratamento devem ser claramente informados de que o risco de carcinoma hepatocelular permanece inalterado por, pelo menos, os 5 a 7 anos subsequentes à cura. O contínuo monitoramento cada 6 meses para carcinoma hepatocelular é obrigatório. Embora seja improvável a probabilidade de progressão da cirrose ou desenvolvimento de novas complicações relacionadas com a hipertensão portal após a cura, recomenda-se o apropriado monitoramento.

BIBLIOGRAFIA

1. Castera L. Noninvasive methods to assess liver disease in patients with hepatitis B or C. Gastroenterology 2012;142:1293-302.
2. Chou R, Wasson N. Blood tests to diagnose fibrosis or cirrhosis in patients with chronic hepatitis C virus infection: a systematic review. Ann Intern Med 2013;158:807-20.
3. European Association for the Study of the Liver. EASL clinical practice guidelines: management of hepatitis C virus infection. J Hepatol 2011;55:245-64.
4. Ghany MC, Neslon DR, Strader DB et al. An update of genotype 1 chronic hepatitis C virus infection: 2011 practice guideline by the American Association for the Study of Liver Diseases. Hepatology 2011;54:1433-44.
5. Jacobson IM, Cacoub P, Dal Maso L et al. Manifestations of chronic hepatitis C virus infection beyond the liver. Clin Gastroenterol Hepatol 2010;8:1017-29.
6. Jacobson IM, Pawlotsky JM, Afdhal NH. A practical guide for the use of boceprevir and telaprevir for the treatment of hepatitis C. J Viral Hepat 2012;19(Suppl. 2):1-26.
7. Jesudian AB, De Jong YP, Jacobson IM. Emerging therapeutic targets for hepatitis C virus infection. Clin Gastroenterol Hepatol 2013;11:612-9.
8. Lange CM, Zeuzem S. IL28b single nucleotide polymorphisms in the treatment of hepatitis C. J Hepatol 2011;55:692-701.
9. Maheshwari A, Thuluvath PJ. Management of acute hepatitis C. Clin Liver Dis 2011;14:169-76.
10. Mangia A. Individualizing treatment duration in hepatitis C virus genotype 2/3 infected patients. Liver Int 2011;31:36-41.
11. McHutchison JG, Dusheiko G, Shiffman ML et al. Eltrombopag for thrombocytopenia in patients with cirrhosis associated with hepatitis C. N Engl J Med 2007;357:2227-36.
12. Ng V, Saab S. Effects of a sustained virologic response on outcomes of patients with chronic hepatitis C. Clin Gastroenterol Hepatol 2011;9:923-30.
13. Sulkowski M, Pol S, Mallolas J et al. Boceprevir plus placebo with pegylated interferon alfa-2b and ribavirin for treatment of hepatitis C virus genotype 1 in patients with HIV: a randomized, double-blind, controlled phase 2 trial. Lancet Infect Dis 2013;13:597-605.
14. Sulkowski MS, Sherman KE, Dieterich DT et al. Combination therapy with telaprevir for chronic hepatitis C virus genotype 1 in patients with HIV. Ann Intern Med 2013;159:86-96.
15. Talal AH, LaFleur J, Hoop R et al. Absolute and relative contraindications to pegylated interferon or ribavirin in the US general patient population with chronic hepatitis C: results from a US database of over 45,000 HCV-infected evaluated patients. Aliment Pharmacol Ther 2013;37:473-81.

Websites

Centers for Disease Control and Prevention. Hepatitis C information for health professionals. http://www.cdc.gov/hepatitis/HCV/index.htm [Acessado em 22/09/2014].

U.S. Department of Veterans Affairs. Viral hepatitis. http://www.hepatitis.va.gov/provider/hcv/index.asp [Acessado em 22/09/2014].

TERAPIA ANTIVIRAL PARA HEPATITE B

Jorge L. Herrera, MD

1. A terapia antiviral é recomendada para hepatite B aguda?

Não. A hepatite B aguda, definida como um teste positivo para o antígeno de superfície da hepatite B (HBsAg) e a presença de hepatite B *core* (núcleo) anticorpo-imunoglobulina M (HBcAb-IgM; Tabela 16-1), é uma doença autolimitada em mais de 95% dos adultos e resolve-se sem terapia antiviral específica dentro de 3 a 6 meses após o início dos sintomas clínicos. Por essa razão, são oferecidos somente cuidados de suporte a pacientes com infecção aguda da hepatite B. A terapia antiviral é considerada apenas para pacientes com hepatite B crônica (teste positivo para HBsAg por mais de 6 meses). Para pacientes com hepatite B aguda grave com evidência de disfunção hepática, como coagulopatia ou encefalopatia, a terapia antiviral pode ser considerada; nesta situação, recomenda-se consultar um especialista.

2. Todos os pacientes com hepatite B crônica beneficiam-se com a terapia?

Não. Somente os pacientes com viremia detectável e evidência de vigência de necrose hepática, como níveis elevados de enzima hepática ou biópsia do fígado, demonstrando inflamação ativa ou fibrose, mais provavelmente irão se beneficiar com a terapia (Figura 16-1). Os candidatos típicos à terapia antiviral têm altos níveis de DNA do vírus da hepatite B (HBV) nos ensaios de reação em cadeia da polimerase (PCR) (mais de 2.000 a 20.000 UI/mL). Em contrapartida, os pacientes em fase replicativa baixa da infecção da hepatite B crônica, caracterizada por níveis normais de enzimas hepáticas, HBeAg negativo, HBeAb positivo e níveis baixos ou não detectáveis (< 2.000 UI/mL) de HBV-DNA por PCR, não necessitam de terapia antiviral, mas devem ser monitorados para evidência de reativação da doença (veja Tabela 16-1).

Tabela 16-1. Terapia Antiviral para Pacientes com Infecção Crônica da Hepatite B

PADRÃO SOROLÓGICO	INTERPRETAÇÃO	CURSO DE AÇÃO
HBsAg-positivo, HBcAb-IgM-positivo	Hepatite aguda B	Observe; provavelmente a resolução ocorrerá em 90-95% dos adultos
HBsAg-positivo > 6 meses, HBeAg-positivo, HBeAb-negativo, HBV-DNA > 20.000 UI/mL, nível elevado de ALT	Infecção crônica pelo vírus *wild*	Inicie a terapia antiviral
HBsAg-positivo > 6 meses, HBeAg-negativo, HBeAb-positivo, ALT normal, HBV-DNA-negativo ou baixo nível de viremia (< 2.000 IU/mL)	Estágio replicativo baixo	Observe
HBsAg-positivo > 6 meses, HBeAg-negativo, HBeAb-positivo, HBV-DNA > 2.000 UI/mL, nível, elevado de ALT	Infecção crônica por mutante de HBeAg	Inicie a terapia antiviral
HBsAg-positivo > 6 meses, HBeAg-positivo, HBeAb-negativo, níveis > 200.000 UI/mL de HBV-DNA, níveis normais de ALT, sem inflamação ou fibrose na biópsia, idade < 30 anos	Fase imunotolerante da infecção crônica da hepatite B	Observe, não trate até o paciente entrar no estágio crônico da infecção

ALT = alanina aminotransferase; HBcAb-IgM = anticorpo *core* (núcleo) da hepatite B-imunoglobulina M; HBeAb = anticorpo *e* da hepatite B; HBeAg = antígeno *e* da hepatite B; HBsAg = antígeno de superfície da hepatite B; HBV-DNA = DNA do vírus da hepatite B por reação em cadeia da polimerase; UI = unidades internacionais.

3. Como o HBV-DNA por ensaio de PCR deve ser usado para tomar decisões de terapia?

A infecção da hepatite B quase nunca é erradicada totalmente. Em vez disto, pode ser controlada com medicações. O tratamento é indicado quando a carga viral é alta e há evidência de dano hepático vigente. Os baixos níveis de HBV-DNA na ausência de inflamação não estão associados à doença hepática progressiva e não necessitam de terapia. O limite superior dos níveis de HBV-DNA que estão associados de modo consistente à doença inativa não foi claramente estabelecido, mas geralmente há um consenso de que o tratamento não é necessário quando os níveis virais não são detectáveis ou estão consistentemente abaixo de 2.000 UI/mL, associados a níveis normais de alanina aminotransferase (ALT) ou biópsia hepática que não mostra inflamação. É importante notar que, em alguns casos, particularmente em doença HBeAg-negativa, os níveis virais podem flutuar com o tempo, e múltiplas medições podem ser necessárias para confirmar que os níveis permanecem abaixo de 2.000 UI/mL. Em pacientes com doença hepática avançada, particularmente cirrose descompensada, o tratamento deverá ser considerado se for notado qualquer vírus detectável, independentemente de ser ou não um resultado baixo da medição.

E, mais importante, a decisão de iniciar a terapia não se deve basear apenas na carga viral, mas também requer a evidência de dano hepático vigente (ALT elevada ou biópsia hepática mostrando inflamação ou fibrose). Pacientes jovens (< 30 anos) no estágio imunotolerante da infecção da hepatite B, caracterizada por cargas virais muito altas (> 200.000 UI), antígeno e positivo, níveis normais de ALT e biópsia hepática normal, tipicamente não são tratados com agentes antivirais apesar dos altos níveis de viremia (veja Tabela 16-1).

4. A biópsia hepática é necessária antes de se iniciar a terapia?

A biópsia hepática não é necessária para estabelecer o diagnóstico de infecção da hepatite B; no entanto, é uma importante ferramenta para determinar a gravidade e a atividade da doença. As decisões de tratamento são diferentes para pacientes com fibrose avançada e cirrose, quando comparados àqueles com doença histológica leve. O risco de câncer de fígado e a intensidade da vigilância deste câncer seriam maiores para os pacientes com cirrose. A detecção de cirrose na biópsia de fígado seleciona um grupo de pacientes que requer observação mais cuidadosa, assim como triagem para varizes esofágicas. Uma biópsia de fígado também é importante para pacientes que têm alta carga viral (> 2.000 UI/mL), mas enzimas hepáticas normais. A presença de inflamação ou fibrose na biópsia é um forte indicador de que a terapia deve ser considerada. O papel da biópsia do fígado na decisão de tratar infecção por HBV é mostrado na Figura 16-1.

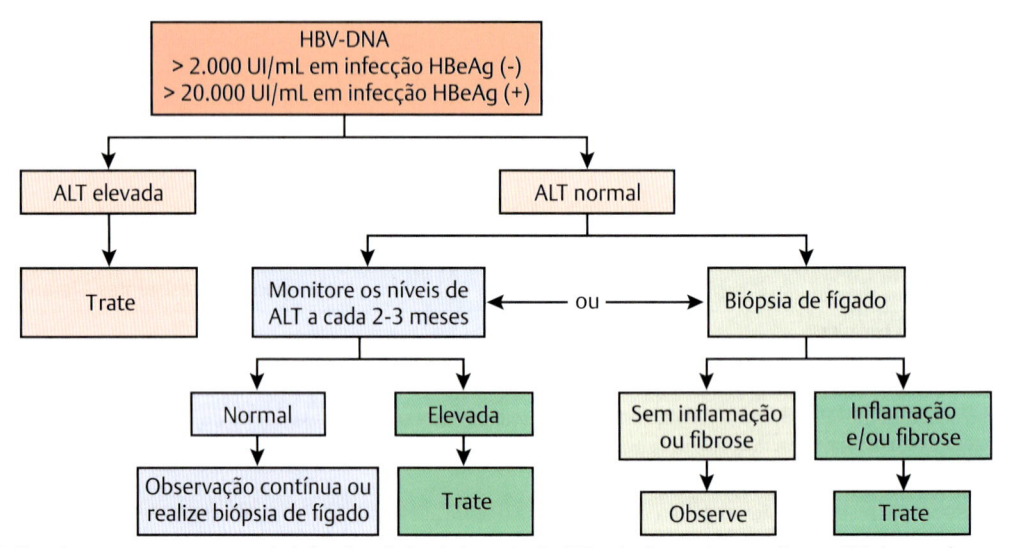

Fig. 16-1. Algoritmo para o tratamento da infecção crônica da hepatite B. *ALT* = alanina aminotransferase; *HBeAg* = antígeno *e* da hepatite B; *HBV* = vírus da hepatite B.

5. Qual é o papel da hepatite B e do antígeno na determinação da necessidade de tratamento?

A hepatite B e o antígeno têm sido tradicionalmente considerados um marcador de alta replicação viral. Embora isto seja verdadeiro para o HBV "wild", um grande número de pacientes está infectado com as formas mutadas do HBV que não produzem antígeno *e* apesar dos altos níveis de replicação viral. Assim, embora o antígeno *e* positivo seja um marcador de alta carga viral, um antígeno *e* negativo nem sempre indica uma baixa carga viral. Os vírus mutantes e seu antígeno *e* não se replicam de modo tão eficiente quanto a cepa do antígeno *wild e* positiva; por essa razão, os níveis virais em pacientes antígeno *e*-negativos são tipicamente mais baixos e flutuam mais do que em infecções antígeno *e*-positivas. Por causa dessas diferenças, o nível de HBV-DNA, e não o estado de antígeno *e*, é usado para determinar a necessidade de terapia. Porém, como os antígenos mutantes *e*-negativos se replicam com menos eficiência, utiliza-se um limiar mais baixo para determinar a necessidade de terapia nesses casos. Para infecções de antígeno *e*-positivas, um nível de HBV-DNA de mais de 20.000 UI/mL é considerado alto; em contrapartida, nas infecções por antígenos mutantes *e*-negativos, um nível superior a 2.000 UI/mL é considerado alto. Esta distinção entre pacientes antígenos *e*-negativos e antígenos *e*-positivos é controversa, e nem todas as diretrizes publicadas estão em concordância. Algumas diretrizes consideram alto um nível de HBV-DNA superior a 2.000 UI/mL independentemente do estado antígeno *e*. Um algoritmo para o tratamento da infecção da hepatite B é delineado na Figura 16-1.

6. Quais são as opções disponíveis para tratar a infecção crônica da hepatite B?

Atualmente, sete medicações foram aprovadas para o tratamento da infecção da hepatite B crônica: interferon α2b, interferon peguilado α2a, lamivudina, adefovir dipivoxil, entecavir, telbivudina e tenofovir disoproxil fumarato. Com base na potência e barreira à resistência, as diretrizes atuais recomendam que, nos pacientes que fazem tratamento pela primeira vez, devem ser usados entecavir, tenofovir ou interferon peguilado α2a; as outras medicações aprovadas ou não têm potência ou têm baixa barreira de resistência e não são consideradas ótimas escolhas para o tratamento inicial. As propriedades e dosagem dos três medicamentos preferidos para tratar a infecção da hepatite B são mostradas na Tabela 16-2.

Tabela 16-2. Medicamentos Preferidos para o Tratamento da Infecção da Hepatite B

	INTERFERON PEGUILADO α-2A	ENTECAVIR	TENOFOVIR
Potência	++	++++	++++
Soroconversão do antígeno *e* (1 ano)	≈ 30%	≈ 15-25%	≈ 15-25%
Duração do Tratamento			
Hepatite crônica HBeAg (+)	52 semanas	≥ 1 ano (até soroconversão do antígeno *e*)	≥ 1 ano (até soroconversão do antígeno *e*)
Hepatite crônica HBeAg (-)	52 semanas	Indefinido	Indefinido
Via	Subcutânea	Oral	Oral
Dose	180 mcg semanalmente	0,5 mg ao dia* de estômago vazio	300 mg ao dia sem levar em conta o alimento
Efeitos colaterais	Comuns e esperados	Incomuns, similares ao placebo	Incomuns, similares ao placebo
Resistência ao medicamento	Nenhuma relatada	< 1% por 5 anos pacientes sem tratamento anterior, até 40% após 4 anos em pacientes resistentes à lamivudina	Nenhuma resistência relatada após 5 anos em pacientes sem tratamento anterior ou em pacientes resistentes à lamivudina

HBeAg = antígeno *e* da hepatite B.
*1 mg ao dia para infecção resistente à lamivudina ou ausência de resposta anterior à dose de 0,5 mg.

Interferon é uma medicação injetável imunomoduladora e antiviral. Embora tenha um efeito antiviral relativamente fraco, ela aumenta o *clearance* do HBV, melhorando a detecção imune e o *clearance* dos hepatócitos infectados. Infelizmente, seu uso está associado a efeitos colaterais frequentes.

Entecavir é um análogo *nucleosídico* oral, e tenofovir é um análogo *nucleotídico* oral. Ambos são dosados uma vez ao dia e inibem replicação viral sem aumentar a resposta imune. Entecavir e tenofovir são muito potentes e, em pacientes que fazem o tratamento pela primeira vez, apresentam alta barreira à resistência. Após 5 anos, a resistência ao entecavir é observada em menos de 1% dos pacientes e, quanto ao tenofovir, até agora a resistência não foi documentada. O perfil do efeito colateral é excelente e similar ao placebo. Por causa da facilidade de administração e da baixa probabilidade dos efeitos colaterais, a maioria dos pacientes nos Estados Unidos é tratada com agentes orais em vez de interferon.

7. Quais são os objetivos da terapia antiviral?

Os objetivos da terapia antiviral são suprimir a replicação viral e prevenir o dano hepático. Além da supressão viral, há certos objetivos sorológicos que sinalizam para a resposta à terapia. Para os pacientes antígenos *e*-positivos no início da terapia, a indução de soroconversão do antígeno *e* (definida como a obtenção de um estado HBeAg-negativo, HBeAb-positivo) é uma etapa importante. Após alcançar a soroconversão do antígeno *e*, a terapia antiviral é continuada por 24 a 48 semanas adicionais e então pode ser descontinuada. Nesta situação, a remissão geralmente é de longa duração, mas enquanto o paciente continuar a apresentar testes positivos para HBsAg, ele estará em risco de reativação e deverá ser cuidadosamente monitorado.

Os pacientes que são virêmicos, mas antígenos *e*-negativos no início da terapia, necessitarão desta por toda a vida. Mesmo após 5 ou mais anos de níveis não detectáveis de HBV-DNA na terapia, a descontinuação da terapia antiviral resulta na reativação da doença na maioria dos pacientes. Por essa razão, quando se toma a decisão de tratar a doença antígeno *e*-negativa, o tratamento geralmente é vitalício ou até o paciente perder o HBsAg, o que é um evento raro na infecção crônica antígeno *e*-negativa.

Durante o tratamento com entecavir ou tenofovir, o *clearance* de HBsAg em pacientes antígenos *e*-positivos é incomum. Após 5 anos de terapia, somente 7 a 9% dos antígenos de superfície eliminados são considerados curados. Em contrapartida, o *clearance* do antígeno de superfície durante a terapia oral para infecção antígeno *e*-negativa é extremamente raro. Como o interferon tem efeitos imunomoduladores, a chance de eliminar antígeno de superfície é um pouco maior nos indivíduos responsivos. Entre os pacientes que experimentam substancial diminuição da carga viral durante terapia com interferon (carga viral < 2.000 UI/mL no final da terapia), aproximadamente 30% perdem o antígeno de superfície em acompanhamento de até 5 anos após completar a terapia com interferon.

8. Qual é a resposta esperada à terapia com interferon?

Como o interferon estimula a resposta imune, espera-se aumento do *clearance* do HBV durante terapia. O *clearance* do vírus é alcançado por necrose imunomediada por hepatócitos infectados. Assim, uma crise de hepatite pode ser observada durante o tratamento com interferon. A crise ocorre tipicamente logo após o início da terapia com interferon e se manifesta por níveis elevados de ALT e de aspartato aminotransferase. A crise pode ser acompanhada por icterícia, assim como por sinais e sintomas típicos de hepatite viral aguda, mas está associada à redução ou desaparecimento de HBV-DNA no sangue. À medida que os níveis de enzima hepática retornam ao normal, o ensaio de HBeAg se torna negativo, seguido da soroconversão em HBeAb-positivo. Geralmente, a resposta virológica tem longa duração, caso se alcance a soroconversão do antígeno *e*. Os preditores positivos da resposta à terapia com interferon incluem os pacientes HBeAg-positivos, baixos níveis virais, níveis elevados de ALT (> 150 UI/mL), infecção pelo genótipo A do HBV e ausência de cirrose. A soroconversão para o estado HBeAg-negativo e HBeAb-positivo ocorre em aproximadamente 30% dos pacientes tratados com interferon; a maioria dos pacientes responsivos tem uma resposta durável.

9. Qual é a resposta esperada à terapia com nucleosídeo ou nucleotídeo oral?

Ao contrário do interferon, nucleosídeos e nucleotídeos inibem a replicação viral, porém não estimulam o *clearance* imune do vírus. Por essa razão, a necrose imunomediada do hepatócito é rara, e a crise bioquímica da hepatite raramente é vista com esses agentes. Na maioria dos pacientes, o nível sérico de HBV-DNA diminui dramaticamente ou se torna indetectável logo após o início da terapia. Esta diminuição está associada à normalização dos níveis de enzima hepática. A soroconversão do estado HBeAg-positivo para HBeAg-negativo e do estado HBeAb-negativo para HBeAb-positivo durante o primeiro ano da terapia é menos comum do que a terapia com interferon. Após 4 a 5 anos de contínua terapia antiviral oral, as taxas de soroconversão de antígeno *e* ou se aproximam ou excedem aquelas vistas na terapia com interferon.

A resposta à terapia deve ser monitorada com níveis de HBV-DNA e de enzimas hepáticas. Quando tratados com entecavir ou tenofovir, a maioria dos pacientes alcançará níveis indetectáveis de HBV-DNA dentro de 24 a 48 meses. Como esses agentes têm alta barreira à resistência, uma elevação no HBV-DNA de mais de 1_{log} durante a terapia geralmente indica a não complacência em vez do surgimento de mutantes resistentes.

10. Quais são as vantagens da terapia com interferon para a infecção crônica da hepatite B?

A terapia com interferon de duração limitada (52 semanas na maioria dos casos) é bem-sucedida em 15 a 30% dos pacientes selecionados. A resposta bem-sucedida é durável, e as recidivas são raras depois da descontinuação do interferon. Depois que o HBV infecta a célula hepática, o genoma do HBV localiza-se no núcleo do hepatócito e é convertido em DNA circular covalentemente fechado. O *clearance* desse HBV-DNA é necessário para alcançar a soroconversão de HBsAg e só pode ser conseguido por lise imunomediada dos hepatócitos infectados. Casos de soroconversão do HBsAg (o estado de HBsAg se torna negativo, e o estado de HBsAb se torna positivo) foram documentados anos após se induzir a soroconversão do antígeno *e* por interferon. Finalmente, a resistência ao interferon não foi descrita.

11. Quais são as desvantagens da terapia com interferon?

A terapia com interferon está associada a efeitos colaterais significativos, incluindo a síndrome gripal, febre, depressão, insônia, irritabilidade e supressão da medula óssea (veja Capítulo 15). A crise induzida pelo interferon da hepatite pode ser grave e é particularmente perigosa em pacientes com doença hepática avançada e cirrose, que podem não ser capazes de tolerar uma crise de hepatite. Por essa razão, a terapia com interferon é relativamente contraindicada em pacientes com cirrose causada por infecção crônica por hepatite B e é absolutamente contraindicada em pacientes com cirrose descompensada secundária à infecção da hepatite B.

Outra desvantagem é a de que os pacientes com níveis persistentemente normais de enzimas hepáticas, aqueles que adquiriram a doença ao nascimento e aqueles infectados com o genótipo C ou D do HBV provavelmente não responderão à terapia com interferon.

12. Quais parâmetros predizem uma boa resposta à terapia com interferon?

Os pacientes que provavelmente responderão à terapia com interferon são caracterizados por elevadas enzimas hepáticas (ALT > 150 U/dL), baixa carga viral (HBV-DNA < $2,0 \times 10^8$ UI/mL), genótipo A do HBV, estado positivo de HBeAg, sexo feminino e aquisição da infecção durante a vida adulta. Tais pacientes têm chance de 30 a 40% de obter a soroconversão do antígeno *e* após um curso de 52 semanas de interferon. Em contrapartida, os pacientes com elevações normais ou mínimas das enzimas hepáticas têm chance inferior a 5% de alcançar remissão sustentada.

13. Quais são as vantagens da terapia com nucleosídeo e nucleotídeo oral?

Os agentes orais são tomados uma vez ao dia e são associados a efeitos colaterais que vão de mínimos a nenhum. Eles têm potente atividade antiviral e em mais de 98% dos casos atingem profunda diminuição da viremia com normalização das enzimas hepáticas. Os agentes orais podem ser usados com segurança em pacientes com doença hepática descompensada, às vezes com respostas dramáticas.

14. Quais são as desvantagens da terapia com nucleosídeo e nucleotídeo orais?

O curso do tratamento é longo; a maioria dos pacientes requer tratamento por muitos anos; e no caso da doença antígeno *e*-negativa, o tratamento geralmente é feito por toda a vida. O custo dessas medicações é significativo. Os agentes orais têm taxa mais baixa de soroconversão de HBeAg comparados ao interferon; porém, com a terapia prolongada, as taxas de soroconversão de antígeno e aproximam-se daquelas da terapia com interferon. A recidiva é comum depois que a terapia é descontinuada, particularmente na doença antígeno e-negativa. O desenvolvimento de resistência, embora rara com o entecavir e ainda não documentada com o tenofovir, é sempre uma preocupação com o uso em longo prazo.

15. Os pacientes com cirrose avançada, descompensada, secundária à hepatite B, devem receber terapia antiviral ou serem encaminhados para transplante de fígado sem um estudo da terapia?

Embora os pacientes com doença descompensada não possam ser tratados com interferon, o tratamento com análogos nucleosídicos ou nucleotídicos é benéfico e geralmente salva vidas. Em muitos desses pacientes, a evidência de grave descompensação se reverte, e os pacientes não precisam ser mais ser listados para transplante de fígado após uma resposta à terapia antiviral. Além disso, a terapia oral, quando continuada após o transplante em conjunto com imunoglobulina para hepatite B, está associada à diminuição da chance de recorrência da infecção no enxerto. Em geral, os pacientes com doença hepática grave causada pela infecção da hepatite B, além de serem listados para transplante, devem ser tratados com nucleosídeos ou nucleotídeos orais. Depois de alcançada a resposta, recomenda-se terapia vitalícia uma vez que as crises, induzidas pela descontinuação da terapia antiviral, possam ser fatais nesses pacientes.

16. Como a resposta à terapia deve ser monitorada?

Após o início da terapia, a repetição da carga viral deve ser realizada a intervalos de 3 meses. Após alcançar redução viral inferior a 2.000 UI/mL e normalização dos testes hepáticos, devem-se repetir os testes pelo menos cada 6 meses enquanto durar a terapia para documentar uma resposta sustentada. Como o desenvolvimento de resistência é muito raro, a elevação da carga viral superior a 1_{log} durante a terapia ocorre com mais frequência quando os pacientes não aderem ao regime de medicações. *Todos os antivirais nucleosídicos e nucleotídico orais são excretados por via renal, e a dosagem deve ser ajustada quando a função renal está comprometida.* Por essa razão, a função renal deve ser avaliada antes da terapia e monitorada pelo menos uma vez ao ano, ajustando-se a dose do agente antiviral oral, se a insuficiência renal estiver presente.

17. A terapia pode reverter fibrose ou cirrose?

Sim, a contínua supressão viral com terapia com nucleotídeo ou nucleosídeo oral demonstrou que reverte a fibrose e melhora os achados histológicos hepáticos em um número substancial de pacientes. Após 5 anos da terapia com tenofovir em pacientes com hepatite B antígenos e-negativos e antígenos e-positivos, a melhora histológica foi notada em 87%, e a regressão da fibrose em 51%. Dos pacientes com cirrose basal, 74% não tinham mais cirrose após 5 anos de terapia com tenofovir. Resultados similares foram demonstrados em um número menor de pacientes com a terapia prolongada com entecavir.

18. As decisões de tratamento da infecção da hepatite B são diferentes se os pacientes forem imunossuprimidos?

O sistema imune tem um papel crucial no controle da infecção da hepatite B. Os pacientes HBsAg-positivos, mas sem viremia detectável ou baixo nível de vírus, podem-se reativar imediatamente se forem imunossuprimidos. Se a imunossupressão for planejada (i. e., quimioterapia para câncer, terapia com fator de necrose antitumoral, terapia com alta dose de corticosteroide etc.), os pacientes devem ser submetidos à triagem para HBsAg. Se positiva, o início da terapia antiviral com um análogo nucleosídico ou nucleotídico é indicado mesmo que o HBV-DNA não seja detectável, e o nível de ALT seja normal. Idealmente, a terapia antiviral deve ser iniciada 2 a 4 semanas antes ou no momento da introdução do imunossupressor e continuada por pelo menos 6 a 12 meses após conclusão da imunossupressão. Os pacientes que preencheram os critérios para terapia da hepatite B antes da imunossupressão (i. e., alta carga viral, ALT elevada) devem continuar a terapia antiviral em longo prazo, mesmo após cessar a imunossupressão, até serem alcançados os objetivos tradicionais do tratamento.

19. Como a infecção por HBV deve ser tratada em pacientes coinfectados pelo vírus da imunodeficiência humana (HIV)?

A maioria dos agentes antivirais atualmente disponíveis para o tratamento de hepatite B tem atividade contra o HIV. *O início da monoterapia para HBV em pacientes com HIV conhecido ou não diagnosticado pode levar ao surgimento de mutantes resistentes ao HIV.* Todos os pacientes infectados por HBV devem ser testados para HIV. Se coinfectados por HIV, eles devem ser avaliados para terapia antirretroviral altamente ativa (HAART). As diretrizes atuais para o tratamento do HIV consideram a presença de infecção da hepatite B uma indicação para iniciar HAART. A seleção de um regime de HAART que inclua pelo menos dois fármacos ativos contra o HBV (i. e., tenofovir e entricitabina ou lamivudina) é recomendada. Pacientes coinfectados por HBV e HIV não devem receber lamivudina como o único medicamento ativo para HBV no regime HAART, pois a resistência do HBV à lamivudina desenvolve-se rapidamente.

20. A hepatite B deve ser tratada durante a gravidez?

A transmissão da infecção da hepatite B é vertical. A introdução da vacina contra hepatite B e da injeção de imunoglobulina para hepatite B para bebês nascidos de mães HBsAg-positivas diminuiu acentuadamente a transmissão vertical do HBV, mas não eliminou o risco. Uma alta carga viral materna (> 10^{6-7} cópias/mL ou > 200.000 UI/mL) foi associada a maior risco de transmissão vertical. Mesmo quando se utilizam imunizações passivas e ativas apropriadas ao nascimento, 7 a 9% das crianças nascidas de mães com alta carga viral desenvolverão infecção crônica da hepatite B. A limitada pesquisa clínica sugere que a redução da carga viral durante o último trimestre da gravidez diminui o risco de transmissão vertical.

A escolha do agente antiviral a usar durante a gravidez é difícil; nenhum dos medicamentos aprovados atualmente para tratar hepatite B foi testado formalmente durante a gravidez. O interferon peguilado é contraindicado. Lamivudina, entecavir e adefovir são classificados como fármacos de Classe C para a gravidez pela Food and Drug Administration (FDA). *Telbivudina e tenofovir são fármacos de Classe B para a gravidez*. Existe extensa experiência com a terapia com lamivudina durante a gravidez nos pacientes infectados por HIV. Essa experiência indica que a lamivudina parece segura e não está associada à maior incidência de defeitos de nascimento. Também existe significativa experiência com o uso de tenofovir. Os registros de gravidez incluem mais de 2.000 pacientes que receberam tenofovir em algum momento durante a gravidez com bons resultados. A experiência com telbivudina é mais limitada, mas também parece segura, se usada durante o último trimestre da gravidez. Nenhum desses medicamentos é aprovado pela FDA para uso na gravidez. Com base em dados limitados, tenofovir, telbivudina e lamivudina parecem seguros, mas o acompanhamento em longo prazo de crianças expostas não está disponível. Os benefícios e os riscos potenciais de iniciar a terapia antiviral durante a gravidez devem ser cuidadosamente discutidos com todas as partes envolvidas e documentados.

BIBLIOGRAFIA

1. Buster EH, Hansen BE, Lau GK *et al*. Factors that predict response of patients with Hepatitis B e antigen-positive chronic hepatitis B to peginterferon alfa. Gastroenterology 2009;137:2002-9.
2. Coppola N, Tonziello G, Pisaturo M *et al*. Reactivation of overt and occult hepatitis B infection in various immunosuppressive settings. J Med Virol 2011;83:1909-16.
3. Dusheiko G. Treatment of HBeAg positive chronic hepatitis B: interferon or nucleoside analogues. Liv Int 2013;33 (Suppl. 1): 137-50.
4. European Association for the Study of the Liver (EASL). EASL clinical practice guidelines: management of chronic hepatitis B infection. J Hepatol 2012;57:167-85.
5. Gambarin-Gelwan M. Hepatitis B in pregnancy. Clin Liver Dis 2007;11:945-63.
6. Ko HK, Wong DK, Heathcote J. Management of hepatitis B. Clin Gastroenterol Hepatol 2011;9:385-91.
7. Lampertico P, Vigano M, Colombo M. Why do I treat HBeAg-negative chronic hepatitis B patients with pegylated interferon? Liv Int 2013;33(Suppl. 1):157-63.
8. Marcellin P, Gane E, Buti M *et al*. Regression of cirrhosis during treatment with tenofovir disoproxil fumarate for chronic hepatitis B: a 5-year open label follow up study. Lancet 2013;381:468-75.
9. Martin-Carbonero L, Poveda E. Hepatitis B virus and HIV infection. Semin Liver Dis 2012;32:114-9.
10. Pan CQ, Duan ZP, Bhamidimarri KR *et al*. An algorithm for risk assessment and intervention of mother to child transmission of hepatitis B virus. Clin Gastroenterol Hepatol 2012;10:452-9.
11. Rijckborst V, Sonneveld MJ, Janssen HL. Review article: chronic hepatitis B-anti-viral or immunomodulatory therapy? Aliment Pharmacol Therapeut 2011;33:501-13.
12. Scaglione SJ, Lok AS. Effectiveness of hepatitis B treatment in clinical practice. Gastroenterology 2012;142:1360-8.
13. Singal AK, Fontana RJ. Meta-analysis: oral anti-viral agents in adults with decompensated hepatitis B virus cirrhosis. Aliment Pharmacol Therapeut 2012;35:674-89.
14. Wen WH, Chang MH, Zhao LL *et al*. Mother to infant transmission of hepatitis B virus infection: significance of maternal viral load and strategies for intervention. J Hepatol 2013;59:24-30.
15. Woo G, Tomlinson G, Nishikawa Y *et al*. Tenofovir and entecavir are the most effective antiviral agents for chronic hepatitis B: a systematic review and Bayesian meta-analyses. Gastroenterology 2010;139:1218-29.

Websites

Centers for Disease Control and Prevention. Hepatitis B information for health professionals. http://www.cdc.gov/hepatitis/HBV/ [Acessado em 22/09/2014].
Hepatitis Foundation International. http://www.hepatitisfoundation.org [Acessado em 22/09/2014].

HEPATITE AUTOIMUNE: DIAGNÓSTICO
Albert J. Czaja, MD

1. O que é hepatite autoimune (AIH)?
A AIH é uma inflamação do fígado, que não se resolve, de causa desconhecida, caracterizada pela hepatite de interface no exame histológico, autoanticorpos e hipergamaglobulinemia. Não há características específicas da doença, e a designação requer a exclusão de outras condições, incluindo hepatite viral crônica, doença de Wilson, hepatite induzida por medicamentos (geralmente, toxicidade por minociclina ou nitrofurantoína), doença hepática gordurosa alcoólica e não alcoólica, e as colangiopatias imunomediadas da cirrose biliar primária (PBC) e colangite esclerosante primária (PSC; Tabela 17-1).

2. Quais são suas principais características clínicas e laboratoriais?
A AIH afeta principalmente mulheres (71%) e ocorre em qualquer idade (geralmente antes dos 40 anos de idade). Os anticorpos do músculo liso (SMAs) e os anticorpos antinucleares (ANAs), que ocorrem isoladamente (44 e 13%, respectivamente) ou juntos (13%), são os principais achados sorológicos em norte-americanos adultos. Os anticorpos microssomais do fígado-rim tipo 1 (anti-LKM1) ocorrem em 14a 38% das crianças europeias, geralmente exclusivas de SMA e ANA, e estão presentes em 4% ou menos dos norte-americanos adultos. As anormalidades de aspartato aminotransferase (AST) e alanina aminotransferase (ALT) séricas predominam, e a hipergamaglobulinemia, especialmente o aumento do nível sérico de imunoglobulina G (IgG), é outra característica. As doenças imunes concomitantes estão presentes em 38% (especialmente tireoidite autoimune, doença de Graves ou colite ulcerativa) (Tabela 17-2).

3. Quais são os sintomas de AIH?
Os principais sintomas de AIH são fadiga e artralgia. A icterícia geralmente é indicativa de uma grave doença aguda ou de um processo crônico indolente com fibrose avançada, e ocorre em 69% desses pacientes. A AIH é assintomática à apresentação em 25a 34%, mas os sintomas surgem posteriormente em 26 a 70%. As características de colestase crônica grave (prurido e hiperpigmentação) devem redirecionar o esforço para o diagnóstico.

4. Quais são os achados histológicos característicos em AIH?
A hepatite de interface é indispensável para o diagnóstico de AIH. A placa de limitação do trato portal é rompida por um infiltrado linfocítico, que se estende para dentro do lóbulo (Figura 17-1). Plasmócitos estão presentes em 66% dos infiltrados inflamatórios, mas não são específicos nem necessários para o diagnóstico (Figura 17-2). Rosetas de hepatócitos e emperipolese (penetração de uma célula dentro e por uma célula maior) também são traços histológicos característicos. Necrose centrilobular (zona 3 de Rappaport) provavelmente representa um estágio inicial agudo ou uma lesão aguda na doença crônica (Figura 17-3). A maioria dos pacientes (78%) com necrose centrilobular tem hepatite de interface, e a cirrose pode estar presente. Colangites linfoide e pleomórfica (colangite não destrutiva) estão presentes em 7 a 9%.

5. A AIH pode ter uma apresentação aguda ou aguda grave (fulminante)?
Sim. A AIH tem uma apresentação aguda, definida como o início abrupto dos sintomas coincidente com o início ou descoberta da doença, em 25 a 75% dos pacientes. Uma apresentação aguda grave (fulminante), definida como o desenvolvimento de encefalopatia hepática dentro de 26 semanas da descoberta da doença, ocorre em 6% dos pacientes norte-americanos.

6. Quais são as características clínicas de uma apresentação aguda ou aguda grave (fulminante)?
Os sintomas podem assemelhar-se aos da hepatite aguda viral ou tóxica, e o fenótipo clássico de AIH pode ser irreconhecível. O nível sérico de IgG é normal em 25 a 39%, ANAs estão ausentes ou fracamente demonstrados em 29 a 39%, e os níveis séricos de γ-globulina são menores do que nas apresentações crônicas. Necrose hemorrágica centrilobular com infiltração linfoplasmocítica, agregados linfoides ou infiltração de plasmócitos são o principal achado histológico na AIH aguda grave (fulminante), e a tomografia computadorizada sem contraste do fígado pode revelar áreas hipoatenuadas heterogêneas em 65% (*versus* 0%-5% de insuficiência hepática aguda induzida por vírus).

7. Quais são os pacientes mais difíceis de diagnosticar?
Bebês, idosos, pacientes com apresentações aguda ou aguda grave (fulminante) e em pacientes não brancos com AIH que pode não ser suspeitada, confundida com outras doenças ou atípicas. Os pacientes com 60 anos e acima constituem 23% dos adultos com AIH, mas sua doença pode estar mascarada por doenças tireóideas, reumáticas ou outras doenças concomitantes. Esses pacientes frequentemente também têm um início agudo que pode ser erroneamente atribuído à toxicida-

Tabela 17-1. Diagnóstico Diferencial da Hepatite Autoimune e Testes Discriminativos

DIAGNÓSTICO DIFERENCIAL	AVALIAÇÕES PARA O DIAGNÓSTICO	ACHADOS DIAGNÓSTICOS
Deficiência de α_1-antitripsina	Fenotipagem	ZZ (associação mais forte) MZ, MS, SZ (provavelmente fatores comórbidos)
	Biópsia de fígado	Glóbulos intra-hepatócitos diástase-resistente PAS-positivos
Hepatite viral crônica	Testes sorológicos	HBsAg, HBV-DNA Anti-HCV, HCV RNA
	Biópsia de fígado	Hepatócitos em vidro moído Inclusões virais Agregados linfoides portais Esteatose
Hepatite induzida por medicamentos	História clínica	Exposição recente à medicação, suplementos nutricionais ou agentes herbais (especialmente, minociclina ou nitrofurantoína)
	Comportamento clínico	Reação idiossincrática aguda Resolve-se após suspensão do fármaco Sem recorrência
	Biópsia de fígado	Pouca ou nenhuma fibrose hepática Neutrófilos portais Colestase intracelular
Hemocromatose	Testes genéticos	Mutações C282Y e H63D História familiar positiva
	Estudos de ferro	Índice de saturação de transferrina > 45%
	Biópsia de fígado	Aumento do ferro por coloração Índice de ferro hepático > 1,9
Esteato-hepatite não alcoólica	Achados clínicos	Obesidade (BMI > 30 kg/m^2) Diabetes tipo 2 Hiperlipidemia
	Ultrassonografia hepática	Hiperecogenicidade
	Biópsia de fígado	Macroesteatose Corpos de Mallory-Denk Megamitocôndrias Ausência de corpos apoptóticos Hepatócitos balonados
	Testes genéticos	Gene *PNPLAS3* (investigacional)
Cirrose biliar primária	Testes sorológicos	Títulos de AMA $\geq$ 1:40 Antipiruvato desidrogenase E2
	Biópsia de fígado (veja Figura 17-5)	Colangite destrutiva (lesão ductal florida) Aumento da concentração de cobre hepático
Colangite esclerosante primária	Colangiografia (veja Figura 17-6)	Estenoses e dilatações biliares focais
	Biópsia de fígado (veja Figura 17-7)	Ductopenia Portal fibrose e edema Colangite obliterativa fibrosa (rara)
Doença de Wilson	Estudos de cobre	Ceruloplasmina baixa Nível baixo de cobre sérico Excreção elevada de cobre urinário
	Exame com lâmpada de fenda	Anéis de Kayser-Fleischer
	Biópsia hepática	Aumento da concentração hepática de cobre
	Testes genéticos	Gene *ATP7B* (cromossomo 13ql4.3) $\geq$ 200 mutações causadas por doença Mutação H1069Q

AMA = anticorpos antimitocondriais; ATP7B = polipeptídio beta transportador de cobre ATPase; BMI = índice de massa corporal; C282Y = mutação dentro do gene HFE associada à substituição de cisteína por tirosina na posição 282 do aminoácido em uma alça α_3; HBsAg = antígeno de superfície da hepatite B; HBV = vírus da hepatite B; HCV = vírus da hepatite C; H63D = mutação dentro do gene HFE associada à substituição de histidina para o aspartato na posição 63 do aminoácido 63 na alça α_1; H1069Q = mutação dentro do gene ATP7B da doença de Wilson em que a histidina é substituída por ácido glutâmico na posição 1069; HFE = gene com alto teor de ferro; PAS = ácido periódico de Schiff; PNPLAS3 = gene da proteína 3 contendo o domínio fosfolipase do tipo adiponutrina/patatina associado a acúmulo de gordura hepática; ZZ, MZ, MS e SZ = fenótipos de deficiência do principal inibidor de protease (PI) associados à deficiência de α_1-antitripsina.

Tabela 17-2. Doenças Imunomediadas Concomitantes Associadas à Hepatite Autoimune	
Colangite esclerosante autoimune	Líquen plano
Tireoidite autoimune*	Miastenia grave
Doença celíaca	Neutropenia
Anemia hemolítica *Coombs*-positiva	Pericardite
Crioglobulinemia	Neuropatia periférica
Dermatite herpetiforme	Anemia perniciosa
Eritema nodoso	Pleurite
Alveolite fibrosante	Pioderma gangrenoso
Miosite focal	Artrite reumatoide*
Gengivite	Síndrome de Sjögren
Glomerulonefrite	Sinovite*
Doença de Graves*	Lúpus eritematoso sistêmico
Púrpura trombocitopênica idiopática	Colite ulcerativa*
Diabetes insulino-dependente	Urticária
Atrofia vilosa intestinal	Vitiligo
Irite	

*Associação mais comum.

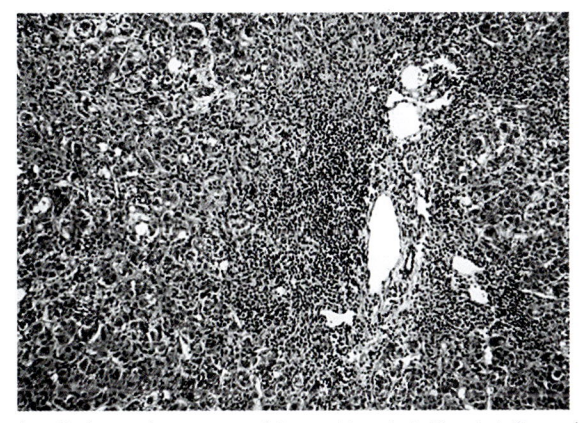

Fig. 17-1. Hepatite de interface. A placa limitante do trato portal é rompida pelo infiltrado inflamatório (hematoxilina e eosina, magnificação original 100×).

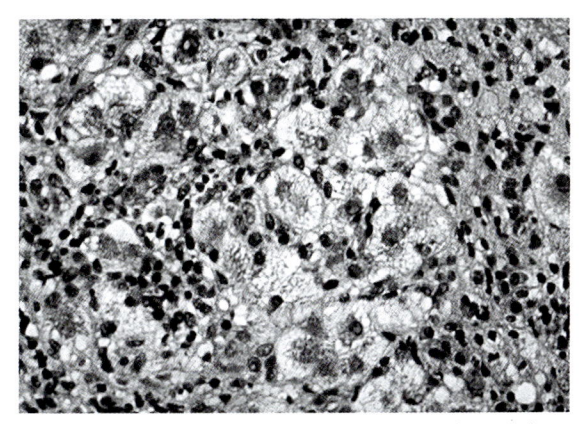

Fig. 17-2. Infiltração de plasmócitos. Plasmócitos, identificados pelos halos citoplasmáticos próximo a seu núcleo, infiltram a região periportal (hematoxilina e eosina, magnificação original 400×).

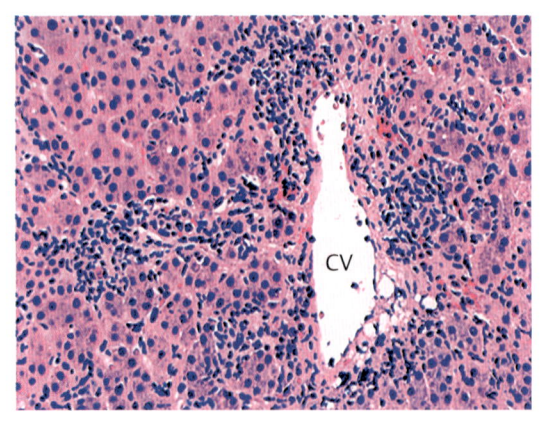

Fig. 17-3. Necrose centrilobular (zona 3). Alterações inflamatórias e degenerativas concentram-se em torno da veia central (CV) e envolvem a região 3 da zona de Rappaport ou centrilobular do tecido hepático (hematoxilina e eosina, magnificação original, 200×).

de hepática associada à polifarmácia. Pacientes não brancos podem não ser suspeitados por causa das características colestáticas proeminentes, ocorrência no sexo masculino, diferentes predileções de idade e não preenchimento dos critérios diagnósticos desenvolvidos para pacientes brancos norte-americanos e europeus.

8. Quais são os diferentes tipos de AIH?

Dois tipos predominam no jargão clínico com base em marcadores sorológicos distintivos (Tabela 17-3). Esses tipos não definem subgrupos de fator etiológico ou prognóstico diferente, e não foram endossados pelas sociedades internacionais. Eles são descritores clínicos que denotam um fenótipo clínico e mantêm a homogeneidade das populações em estudo. A *AIH tipo 1* é caracterizada por SMA ou ANA, e é a forma mais comum em todo o mundo. Anticorpos para actina (antiactina) também apoiam o diagnóstico. A *AIH tipo 2* é caracterizada por anti-LKM1 e denota principalmente pacientes jovens (2 a 14 anos de idade), brancos, europeus. Os anticorpos para citosol hepático tipo 1 (anti-LC1) também apoiam esse diagnóstico. Anti-LKM1 e anti-LC1 tipicamente não coexistem com SMA e ANA.

9. Quais são os critérios clínicos para o diagnóstico?

O *diagnóstico definitivo* requer anormalidades de AST ou ALT séricas predominantes, γ-globulina sérica ou níveis de IgG superiores a 1,5 vez o limite superior da variação normal (ULN), presença de SMA, ANA ou anti-LKMl em títulos superiores a 1:80 por imunofluorescência indireta (IIF) ou forte positividade por imunoensaio enzimático (EIA) e características histológicas de hepatite de interface com ou sem infiltração plasmocítica (Tabela 17-4). Distúrbios virais, hereditários, induzidos por medicamentos, relacionados com o álcool e os distúrbios metabólicos, devem ser excluídos. O *provável diagnóstico* é com base em achados similares, porém menos pronunciados, ou em certos achados.

10. Quais são os sistemas de pontuação para o diagnóstico de AIH?

O sistema de pontuação abrangente para o diagnóstico de AIH assegura a avaliação sistemática de todas as principais características clínicas da AIH. Ele avalia os 12 componentes clínicos e fornece 27 possíveis escores. A resposta à terapia com corticosteroide é pontuada, e o resultado do tratamento influencia o diagnóstico (Tabela 17-5). *Um sistema simplificado de pontuação para o diagnóstico* foi desenvolvido para a fácil aplicação clínica. Ele avalia somente quatro componentes clínicos e fornece sete possíveis graus (Tabela 17-6). É fundamentado na presença e nível de expressão de autoanticorpo, concentração de IgG sérica, características histológicas e marcadores virais. Não gradua resultado de tratamento.

11. Quais são os parâmetros de desempenho dos sistemas de pontuação para o diagnóstico?

O sistema de pontuação abrangente tem sensibilidade para o diagnóstico de AIH maior que o sistema de pontuação simplificado (100% *versus* 95%), mas este último tem especificidade superior (90% *versus* 73%) e previsibilidade (92% *versus* 82%). O julgamento clínico é o "padrão ouro" contra o qual é medido o desempenho, e sempre suplanta os resultados dos sistemas de pontuação. O sistema de pontuação abrangente é útil na avaliação de pacientes com características ausentes ou atípicas em que cada componente deve ser avaliado. O sistema de pontuação simplificado é útil na exclusão de AIH em pacientes que têm características imunes concomitantes. Os sistemas de pontuação não foram validados prospectivamente, e eles devem ser usados principalmente para apoiar o julgamento clínico.

12. Qual é a bateria sorológica padrão para o diagnóstico?

ANA, SMA e anti-LKM1 são os marcadores padrão para o diagnóstico de AIH (Tabela 17-7). Eles não conotam o prognóstico, e não podem ser usados para monitorar a resposta ao tratamento. ANA, SMA e anti-LKM1 têm sensibilidades de 32, 16 e 1%, respectivamente, para AIH em norte-americanos adultos, e sua acurácia diagnóstica varia de 56 a 61%. A combinação de ANA e SMA na apresentação tem sensibilidade superior (43%), especificidade (99%), previsibilidade positiva (97%), pre-

Tabela 17-3. Tipos de Hepatite Autoimune		
CARACTERÍSTICAS	**TIPO 1**	**TIPO 2**
Autoanticorpos	Musculatura lisa Núcleo Actina α-actinina (investigacional) Antígeno hepático solúvel pANCA atípico	Microsomal do fígado/rim tipo 1 Citosol hepático tipo 1 Microssomo fígado/rim tipo 3
Anticorpos específicos de órgão	Tireoide	Tireoide Células parietais Ilhas de Langerhans
Autoantígeno-alvo	Desconhecido	CYP2D6 (P450 IID6)
Associações de HLA	B8, DRB1*03, DRB1*04	DQB1*02, DRB1*07, DRB1*03, B14
Alelos de susceptibilidade	DRB1*0301, DRB1*0401 (norte-americanos e norte-europeus) Alelos DRB1*04 (Japão, China, México) DRB1*1301 (América do Sul)	DQB1*0201 (principal) DRB1*0701 DRB1*03 C4A-Q0
Idade predominante	Adulto	Infância (2-14 anos)
Início agudo	25%-75%	Possível
Início agudo grave (fulminante)	6% (pacientes norte-americanos)	Possível
Doença imune concomitante	38%	34% Colangite esclerosante autoimune (crianças)
Progressão para cirrose	36%	82%
Corticosteroide responsivo	Sim	Sim

CYP = oxigenase de função mista e citocromo; *HLA* = antígeno leucocitário humano; *LKM1* = anticorpo microssomal do fígado/rim tipo 1; *pANCA* = anticorpos citoplasmáticos antineutrófilos perinucleares.

visibilidade negativa (69%) e acurácia diagnóstica (74%) de cada marcador isoladamente. Os títulos séricos de 1:320 ou acima têm alta especificidade diagnóstica (91%-99%), mas baixa sensibilidade (29%-43%). A fraca positividade (título, 1:40) não pode ser ignorada, e alguns pacientes com AIH podem não ter os marcadores convencionais.

13. Quais são os melhores ensaios sorológicos para detectar os autoanticorpos padrão?

Ensaios com base em IIF são considerados o "padrão ouro" do diagnóstico sorológico na doença hepática, mas EIAs fundamentados nos antígenos recombinantes são menos intensivos tanto em termos de tempo, como de trabalho e menos propensos ao erro interpretativo intraobservadores do que os ensaios com base em IIF. Os antígenos reconhecidos pelos *kits* semiautomáticos de EIA podem não ser os mesmos antígenos detectados por IIF; a força da reatividade e a implicação clínica do resultado podem não se correlacionar com aquelas obtidas por IIF; e não há mecanismos para converter os resultados entre ensaios. Os EIAs estão substituindo as IIFs na maioria dos centros médicos norte-americanos.

14. Quais outros autoanticorpos podem ter implicações para diagnóstico e o prognóstico?

Múltiplos autoanticorpos foram descritos em AIH, mas nenhum foi incorporado ao algoritmo codificado para o diagnóstico. Esses marcadores sorológicos são ferramentas auxiliares para o diagnóstico (veja Tabela 17-7). *Anticorpos para antígeno hepático solúvel (anti-SLA)* têm alta especificidade (99%) para AIH, mas baixa sensibilidade (16%). Eles identificam indivíduos com doença grave que são dependentes de tratamento e têm forte associação a *DRB1*0301* (concordância, 83%) e anticorpos anti-Ro/SSA (concordância, 96%). *Os anticorpos para actina (antiactina)* são um subgrupo de SMA que reage contra a actina filamentosa (F), e eles têm maior especificidade para AIH do que SMA. Um ensaio que detecta "duplas reatividades" contra a α-actinina e a F-actina promete identificar indivíduos com grave doença clínica e histológica. *Anticorpos para citosol hepático tipo 1 (anti-LCA)* ocorrem principalmente em pacientes jovens, e eles são detectados em 32% dos pacientes com anti-LKM1. Eles foram associados à doença grave e podem ser o único marcador em 14% dos pacientes europeus com AIH. São raros em adultos norte-americanos.

Tabela 17-4. Critérios Diagnósticos Codificados para Hepatite Autoimune

TESTES DIAGNÓSTICOS	DIAGNÓSTICO DEFINITIVO	DIAGNÓSTICO PROVÁVEL
Autoanticorpos	ANA sérico, SMA ou anti-LKM1 título ≥ 1:80 (Nível de confiança incerto em EIA) AMA ausente	Títulos ≥ 1:40 Títulos negativos, mas anti-SLA, anti-LC1 ou pANCA atípico positivo
Testes bioquímicos	Níveis séricos de AST e ALT com ULN aumentados Nível sérico de AP ≤ duas vezes ULN Nível sérico normal de ceruloplasmina Fenótipo normal de α_1-antitripsina	O mesmo que o definitivo
Níveis de imunoglobulina	Níveis séricos de γ-globulina ou IgG ≥ 1,5 ULN	Qualquer valor anormal
Exame do tecido hepático	Hepatite de interface Sem lesões biliares ou granulomas Sem alterações indicando diagnóstico alternativo	O mesmo que o definitivo
Exposições tóxicas	Nenhum medicamento hepatotóxico Consumo de álcool < 25 g ao dia	Drogas e álcool anteriormente, mas não recentemente, Consumo de álcool < 50 g por dia
Marcadores virais	Sem marcadores sorológicos para hepatites A, B e C	O mesmo que o definitivo

ALT = alanina aminotransferase; AMA = anticorpos antimitocondriais; ANA = anticorpos antinucleares; AP = fosfatase alcalina; AST = aspartato aminotransferase; EIA = ensaio imunoenzimático; IgG = imunoglobulina G; LC1 = citosol hepático tipo 1; LKM1 = anticorpo microssomal do fígado-rim tipo 1; pANCA = anticorpos citoplasmáticos antineutrófilos perinucleares; SLA = antígeno hepático solúvel; SMA = anticorpos do antimúsculo liso; ULN = limite superior do normal.
*Adaptada do relatório do International Autoimmune Hepatitis Group, J Hepatol 31:92-938, 1999.

Tabela 17-5. Original Revisado do Sistema de Pontuação para o Diagnóstico de Hepatite Autoimune*

CARACTERÍSTICAS CLÍNICAS	ESCORE	CARACTERÍSTICAS CLÍNICAS	ESCORE
Sexo feminino	+2	Ingestão média de álcool < 25 g/dia > 60 g/dia	+2 −2
Razão AP: AST (ou ALT) < 1,5 1,5-3,0 > 3,0	+2 0 −2	Achados histológicos Hepatite de interface Infiltrado linfoplasmocítico Formação de roseta Alterações biliares Outras alterações atípicas Nenhum dos anteriores	+3 +1 +1 −3 −3 −5
Nível sérico ULN de γ-globulina ou IgG > 2,0 1,5-2,0 1,0-1,5 < 1,0	+3 +2 +1 0	Doença imune concomitante Outros autoanticorpos relacionados com a AIH HLA DRB1*03 ou DRB1*04	+2 +2 +1
ANA, SMA ou anti-LKM1 > 1:80 1:80 1:40 < 1:40	+3 +2 +1 0	Resposta a corticosteroides Completas Recidiva após suspensão do fármaco	+2 +3
AMA positivo	−4	Escore agregado pós-tratamento AIH definida Provável AIH	> 15 10-15
Marcadores de hepatite Positivas Negativas	−3 +3	Escore agregado pré-tratamento AIH definida Provável AIH	> 17 12-17
Exposição a fármaco hepatotóxico Positivas Negativas	−4 +1		

AIH = hepatite autoimune; ALT = alanina aminotransferase; AMA = anticorpos antimitocondriais; ANA = anticorpos antinucleares; AP = fosfatase alcalina; AST = aspartato aminotransferase; HLA = antígeno leucocitário humano; IgG = imunoglobulina G; LKM1 = anticorpo microssomal do fígado/rim tipo 1; SMA = anticorpos do antimúsculo liso; ULN = limite superior do normal.
*Adaptada do sistema de pontuação original reutilizado do International Autoimmune Hepatitis Group, J Hepatol 31:929-938, 1999.

Tabela 17-6. Sistema de Pontuação Simplificado do International Autoimmune Hepatitis Group*

CARACTERÍSTICAS	RESULTADO	PONTOS
Autoanticorpos		
Anticorpos antinucleares ou anticorpos do antimúsculo liso	≥ 1:40	+ 1
Anticorpos microssomais do fígado/rim tipo 1	≥ 1:80	+ 2
Anticorpos para antígeno hepático solúvel	≥ 1:40	+ 2
	Positivo	+ 2
Nível de Imunoglobulina		
Imunoglobulina G	> Limite superior do normal	+ 1
	> 1,1 vez o limite superior do normal	+ 2
Achados Histológicos		
Características morfológicas	Compatível com AIH	+ 1
	Típico de AIH	+ 2
Infecção viral		
Ausência de hepatite viral	Sem marcadores virais	+ 2
Escores diagnósticos	AIH definida	≥ 7
	Provável AIH	6

AIH = hepatite autoimune.
*Adaptada do sistema de pontuação simplificado do International Autoimmune Hepatitis Group, Hepatology 48:169-176, 2008.

Tabela 17-7. Autoanticorpos Associados à Hepatite Autoimune

ESPÉCIE DE AUTOANTICORPO	CARACTERÍSTICAS
Bateria Sorológica Padrão	
Anticorpos antinucleares	AIH tipo 1 Reativa a múltiplos antígenos nucleares Ausência de doença ou especificidade de órgão
Anticorpos do antimúsculo liso	AIH tipo 1 Reativos à actina (principalmente) e componentes não actínicos Frequentemente associados a ANA Ausência de doença ou especificidade de órgão
Anticorpos microssomais do fígado/rim tipo 1	AIH tipo 2 Antígeno-alvo, CYP2D6 Tipicamente não associados a ANA e SMA Podem ocorrer na hepatite C crônica
Bateria Sorológica Auxiliar	
Anticorpos para antígeno hepático solúvel	O alvo antigênico é Sep [O-fosfosserina] tRNA:Sec [selenocisteína] tRNA sintase Alta especificidade (99%), mas baixa sensibilidade (16%) para AIH Associados a *DRB1*0301* Podem indicar doença grave e recaída após tratamento Frequentemente coexistem com anti-Ro/SSA
Anticorpos para actina	Especificidade diagnóstica melhor do que SMA Associados à SMA Geralmente pacientes jovens Região imunorreativa, α-actinina Doença agressiva (se os anticorpos para α-actinina estiverem presentes) Ensaio não padronizado
Anticorpos para citosol hepático tipo 1	AIH Tipo 2 Pacientes jovens Possivelmente pior prognóstico Podem ser os únicos marcadores sorológicos de AIH Direcionados contra formiminotransferase ciclodesaminase

(Continua)

Tabela 17-7. Autoanticorpos Associados à Hepatite Autoimune *(Continuação)*	
ESPÉCIE DE AUTOANTICORPO	**CARACTERÍSTICAS**
Anticorpos citoplasmáticos antineutrófilos perinucleares atípicos	Comuns em AIH tipo 1 Ausente em AIH tipo 2 Comuns em CUC e PSC Atípicos porque são reativos contra a membrana nuclear Podem ser úteis em pacientes soronegativos
Marcadores Sorológicos Investigacionais Anticorpos para receptor de assialoglicoproteína	Marcadores genéricos de AIH Correlacionam-se com a atividade histológica Desaparecem com resolução de AIH durante o tratamento Associados à recidiva após suspensão do medicamento Promissores em EIA com base em subunidade recombinante (H1) de ASGPR

AIH = hepatite autoimune; *ANA* = anticorpo antinuclear; *anti-Ro/SSA* = anticorpos para ribonucleoproteína/antígeno A da síndrome de Sjögren; *ASGPR* = receptor de assialoglicoproteína; *CUC* = colite ulcerativa crônica; *EIA* = ensaio imunoenzimático; *PSC* = colangite esclerosante primária; *SMA* = anticorpo antimúsculo liso.

15. Quais autoanticorpos devem ser procurados se os marcadores usuais estiverem ausentes?

Os anticorpos citoplasmáticos antineutrófilos perinucleares (pANCAs) atípicos estão presentes em 49 a 92% dos pacientes com AIH que não têm anti-LKM1 (veja Tabela 17-7). Também são comuns em pacientes com colite ulcerativa crônica ou PSC. O pANCA atípico pode indicar a possibilidade de AIH em pacientes sem outros autoanticorpos. Os *anticorpos* IgA para a *transglutaminase tecidual (tTG)* ou para o *endomísio* são valiosos na exclusão da doença celíaca. A doença celíaca pode coexistir com AIH ou estar associada à doença hepática que se assemelha à AIH. Todas as apresentações de AIH podem ser mimetizadas pela doença celíaca, e este diagnóstico deve ser excluído em todos os pacientes soronegativos que se assemelham à AIH sob outros aspectos.

16. Quais autoanticorpos investigacionais são promissores como marcadores diagnósticos e prognósticos?

Os *anticorpos para o receptor assialoglicoproteico (anti-ASGPR)* estão presentes em 82% dos pacientes com SMA ou ANA, 67% dos pacientes com anti-LKM1 e 67% dos pacientes com anti-SLA (veja Tabela 17-7). Eles estão associados à atividade histológica e à propensão à recaída após a suspensão de corticosteroide. O receptor ASGPR é composto por duas subunidades (H1 e H2), e um EIA com base em H1 recombinante pode-se provar útil no monitoramento da resposta ao tratamento.

17. Qual é o significado dos anticorpos antimitocondriais (AMAs) em AIH?

Os AMAs podem estar presentes em 7 a 34% dos pacientes com AIH, e os anticorpos para a subunidade E2 do complexo piruvato desidrogenase podem ser demonstrados em 8%. Achados histológicos podem ser similares aos dos pacientes sem AMA, e o AMA pode persistir ou desaparecer na ausência de características colestáticas clínicas ou laboratoriais. A ocorrência de AMA não obriga à alteração do diagnóstico ou tratamento nesses pacientes, uma vez que intervalos de observação de até 27 anos não demonstrarem uma transição para PBC. A possibilidade de PBC ou a transição para PBC sempre deve ser considerada, e os pacientes com PBC podem ter características semelhantes às da AIH ("síndrome da sobreposição").

18. Há AIH autoanticorpo-negativa?

Sim. Trinta por cento dos adultos com hepatite criptogênica crônica preenchem os critérios diagnósticos para AIH, mas não têm autoanticorpos convencionais. Esses pacientes são semelhantes em idade, gênero, antígeno leucocitário humano (HLA) fenótipo, achados laboratoriais e características histológicas aos pacientes com AIH clássica. Eles também podem responder à terapia com corticosteroide, entrando em remissão como é comum ocorrer (83% *versus* 78%), e o fracasso do tratamento é infrequente (9% *versus* 11%). Alguns podem expressar SMA ou ANA posteriormente ou têm outros autoanticorpos (anti-SLA, anti-LC1 ou pANCA). A doença hepática gordurosa não alcoólica e a doença celíaca devem ser excluídas. O diagnóstico de pontuação do sistema abrangente (veja Tabela 17-5) pode ser útil para assegurar o diagnóstico.

19. Qual é a sequência apropriada de testes para autoanticorpos?

Todos os pacientes com hepatites aguda e crônica de causa indeterminada devem ser avaliados para ANA, SMA e anti-LKM1. Os adultos com hepatite crônica de causa indeterminada também devem ser avaliados para AMA (Figura 17-4). Os pacientes sem esses marcadores devem ser submetidos a uma segunda bateria de testes que incluem determinações de pANCA atípico, anti-SLA e anticorpos IgA para tTG ou endomísio. Os pacientes sob forte suspeita de terem doença do ducto biliar, que são AMA-negativos por IIF, devem ser avaliados por EIA para anticorpos para as subunidades E2 do complexo piruvato desidrogenase. A bateria de testes convencionais de ANA, SMA e anti-LKM1 deve ser repetida em pacientes soro-

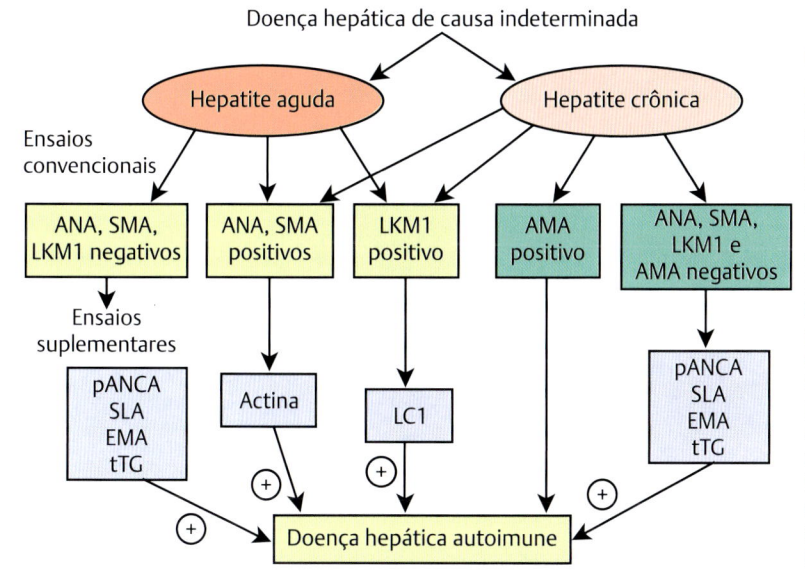

Fig. 17-4. Sequência de testes sorológicos para diagnosticar doença hepática autoimune em pacientes com hepatite aguda ou crônica de causa indeterminada. A bateria sorológica convencional inclui anticorpos antinucleares (ANA), anticorpos do antimúsculo liso (SMA), anticorpos microssomais do fígado/rim tipo 1 (LKM1) e anticorpos antimitocondriais (AMA). Testes sorológicos suplementares para confirmar ou direcionar mais o diagnóstico incluem anticorpos citoplasmáticos antineutrófilos perinucleares (pANCA) atípicos, anticorpos para antígeno hepático solúvel (SLA), anticorpos para citosol hepático tipo 1 (LC1) e anticorpos para doença celíaca, incluindo anticorpos imunoglobulina A para endométrio (EMA) e transglutaminase tecidual (tTG).

negativos, porque esses autoanticorpos podem ser expressos posteriormente. Depois de detectados, os autoanticorpos não precisam ser reavaliados.

20. Quando a AIH deve ser considerada?

A AIH deve ser considerada sempre que forem encontradas hepatite aguda, aguda grave (fulminante) ou crônica, ou se desenvolver disfunção do enxerto após transplante de fígado. A AIH recorre em pelo menos 17% dos pacientes após transplante de fígado, e se desenvolve *de novo* em 3 a 5% das crianças e adultos que são transplantados por causa de doença hepática não autoimune. A frequência da recorrência aumenta com o tempo após o transplante, afetando de 8 a 12% dos pacientes em 1 ano e de 36 a 68% após 5 anos. A agressividade da AIH não tratada e a responsividade dessa doença ao tratamento convencional com corticosteroide exigem que ela seja considerada em todos os pacientes com doença hepática aguda ou crônica de natureza indeterminada.

21. Quais são as síndromes de sobreposição da AIH?

As síndromes de sobreposição da AIH são designações populares para os pacientes com características predominantes da AIH e características colestáticas auxiliares que podem se assemelhar à PBC ou PSC. Pacientes com AIH podem ter AMA e achados histológicos da lesão do ducto biliar ou perda que sugere PBC (Figura 17-5). AMA pode estar ausente nesses pacientes e o colangiograma que sugere PSC (Figura 17-6), ou terem uma síndrome colestática, caracterizada pela ausência de AMA, colangiograma normal e características histológicas da lesão do ducto biliar ou perda (Figura 17-7). Esta última categoria provavelmente inclui os pacientes com PBC AMA-negativos e PSC de pequeno ducto. Seu principal valor é caracterizar pacientes com características predominantes de AIH que têm respostas variáveis à terapia convencional com corticosteroide.

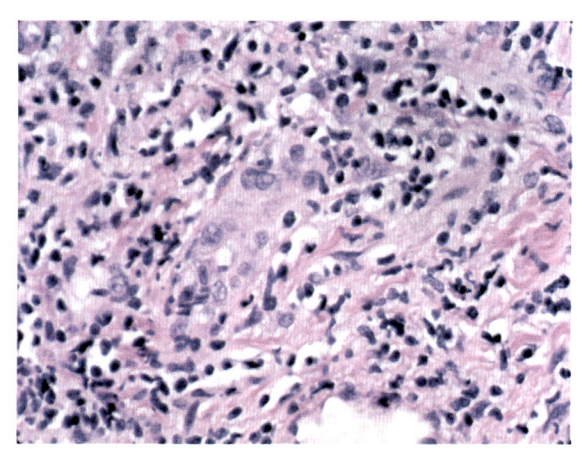

Fig. 17-5. Colangite destrutiva (lesão ductal florida). Células linfocíticas e histiocíticas inflamatórias destroem o ducto biliar. O padrão histológico sugere a possibilidade de cirrose biliar primária (hematoxilina e eosina, magnificação original 400×).

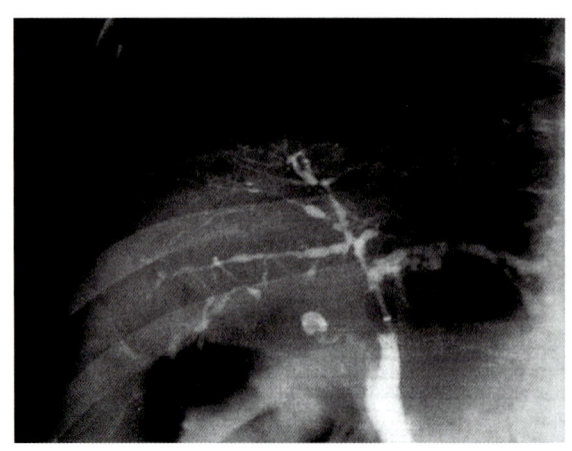

Fig. 17-6. Colangiograma retrógrado endoscópico revelando características de colangite esclerosante primária. Estenoses e dilatações biliares focais são demonstradas.

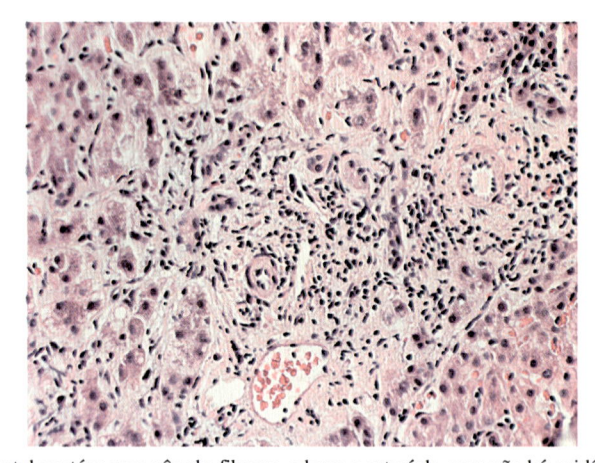

Fig. 17-7. Ductopenia. O trato portal contém uma vênula, fibrose, edema e arteríola, mas não há evidência de um ducto biliar. Colangíolos proliferam na periferia do trato portal. O padrão histológico sugere a possibilidade de colangite esclerosante primária (hematoxilina e eosina, magnificação original 200×).

22. Qual é a frequência das síndromes de sobreposição da AIH?

A frequência estimada das síndromes de sobreposição de AIH é de 14 a 20%, e as combinações de experiências relatadas indicam que as frequências de AIH com características de PBC, características de PSC e características de natureza colestática indeterminada são de 2 a 13%, 2 a 11% e 5 a 11%, respectivamente. Essas frequências são provavelmente superestimadas porque para as síndromes de sobreposição faltam critérios codificados para o diagnóstico; o diagnóstico dos sistemas de pontuação de AIH geralmente é aplicado de maneira errônea aos pacientes com PBC ou PSC para definir as sobreposições, e os pacientes com PBC ou PSC com características de AIH são equiparados aos pacientes com AIH e características de PBC ou PSC.

23. Quais são os "critérios de Paris" para a síndrome de sobreposição com PBC?

Os "critérios de Paris" caracterizam os pacientes com PBC e características sobrepostas de AIH, e foram endossados com modificação da European Association for the Study of the Liver. Todos os pacientes devem ter hepatite de interface, além de um nível de ALT sérica de cinco vezes ou mais o ULN, nível de IgG sérica de duas vezes ou mais o ULN ou SMAs. O componente de PBC deve ter duas dentre três características, incluindo nível de fosfatase alcalina sérica de duas vezes ou mais o ULN ou nível de γ-glutamil transferase de cinco vezes ou mais o ULN, AMA e lesões ductais floridas no exame histológico. Somente 1% dos pacientes com PBC preenchem esses critérios, e os indivíduos com características menos pronunciadas não se enquadram nesses critérios.

24. Quais são as advertências ao diagnosticar as síndromes de sobreposição?

A principal advertência é reconhecer que os pacientes com AIH e características de PBC ou PSC têm fenótipos e resultados diferentes dos pacientes com PBC ou PSC e as características de AIH. Cada síndrome deve ser designada por seu componente predominante. Os sistemas de pontuação para o diagnóstico de AIH não devem ser usados para definir AIH em pacientes com PBC ou PSC, uma vez que não foram validados para essa finalidade. As características de AIH não são específicas da doença. A raridade da sobreposição entre PBC e PSC sugere que a maioria das síndromes de sobreposição constitui a doença clássica com características inflamatórias não específicas semelhantes à AIH. O acréscimo de AIH a um paciente com PBC ou PSC é provavelmente presumido.

25. O diagnóstico de AIH é mais difícil em crianças?

Sim. Crianças com AIH geralmente são assintomáticas, seus marcadores sorológicos podem ser expressos fracamente, e pode-se não suspeitar de terem AIH. ANA, SMA ou anti-LKM1 em qualquer título ou nível são patológicos em crianças, sendo mais provável que as crianças expressem anti-LKM1 do que os adultos (14%-38% *versus* 4%). Testes em crianças para ANA e SMA somente podem direcionar erroneamente o diagnóstico. As crianças também podem ter *colangite esclerosante autoimune* concomitante na ausência de doença intestinal inflamatória ou características clínicas colestáticas, e esta consideração reduz o limiar da colangiografia.

26. Os medicamentos podem causar uma hepatite do tipo autoimune?

Sim. Minociclina e nitrofurantoína são os principais medicamentos que foram implicados na prática atual, respondendo por 90% de todas as hepatites do tipo autoimune induzidas por medicamentos (Tabela 17-8). Outros fármacos que foram bem documentados como causadores de lesão hepática indistinguível da AIH clássica são usados infrequentemente (di-hidralazina, halotano, metildopa) ou retirados do mercado (oxifenistatina, ácido tienílico). Numerosos outros fármacos, suplementos nutricionais, fitoterápicos e poluentes ambientais (tricloroetileno) foram propostos, e a possibilidade de lesão hepática induzida por medicamentos deve ser considerada em todos os pacientes com AIH. A frequência da hepatite do tipo autoimune induzida por medicamentos entre os pacientes com características clássicas de AIH é de 9%.

27. Como distinguir entre a hepatite do tipo autoimune induzida por medicamentos e a doença clássica?

A hepatite do tipo autoimune induzida por medicamentos é tipicamente uma reação idiossincrática aguda (66%) com baixa frequência de cirrose à apresentação (0%). Ela se resolve completamente após a descontinuação do fármaco, e não recorre, a não ser que seja novamente provocada. Suposições de que o medicamento potencializa ou desencadeia AIH latente não podem ser desconsideradas, mas tais ocorrências devem ser raras. Em contrapartida, a AIH clássica é autoperpetuante e não se resolve após a suspensão do fármaco. Apresenta baixa frequência de início agudo (16%-25%), elevada ocorrência de fibrose avançada ou cirrose à apresentação (16%-28%) bem como alta frequência de recorrência ou recaída após a retirada do corticosteroide (50%-87%). Neutrófilos portais e colestase intracelular são características histológicas que sugerem doença induzida por medicamentos.

28. Quais são as predisposições genéticas para a AIH?

A susceptibilidade à AIH em populações brancas norte-europeias e norte-americanas relaciona-se principalmente com a presença de HLA DRB1*03 e DRB1*04. HLA DRB1*03 é o principal fator de risco, e o HLA DRB1*04 é um fator de risco secundário, mas independente. Oitenta e cinco por cento dos pacientes norte-americanos brancos com AIH tipo 1 têm HLA DRB1*03, DRB1*04, ou ambos. HLA DQB1*02 é provavelmente o principal fator de susceptibilidade para AIH tipo 2, e está em estreita associação a HLA DRB1*07 e DRB1*03. HLA DRB1*13 está associado à AIH na América do Sul, especialmente em crianças. O fenótipo HLA identifica os indivíduos com predisposição para AIH, mas não prediz a doença ou a ocorrência familiar.

29. Como os alelos de susceptibilidade produzem AIH?

Cada alelo de susceptibilidade para AIH codifica uma sequência de aminoácido no sulco de ligação do antígeno da molécula HLA DR, e esta sequência influencia o reconhecimento do antígeno revelado pelo receptor do antígeno para célula T (TCR) das células T auxiliares CD4$^+$. A sequência codificada por *DRB1*0301* e *DRB1*0401* em norte-europeus e norte-americanos brancos consiste em seis aminoácidos em posições 67 a 72 da cadeia polipeptídica DRβ. Diferentes alelos de sus-

Tabela 17-8. Causas Implicadas de Hepatite Autoimune Induzida por Medicamentos

ASSOCIAÇÃO DE FÁRMACO DEFINIDO	PROVÁVEL ASSOCIAÇÃO DE FÁRMACO	SUPLEMENTOS NUTRICIONAIS E HERBAIS
Minociclina*	Atorvastatina	Cohosh-preto
Nitrofurantoína*	Clometacina	Dai-saiko-to
Di-hidralazina	Diclofenaco	Germander
Halotano[†]	Infliximabe	Hydroxycut
Metildopa[†]	Isoniazida	Ma huang
Oxifenisatina[‡]	Propiltiouracil	
Ácido tienílico[‡]		

*Com mais frequência implicada na prática clínica atual.
[†]Em grande parte substituídos por medicações alternativas.
[‡]Removido do mercado.
Adaptada de Czaja AJ: *Drug-induced autoimmune-like hepatitis*, Dig Dis Sci 56:958-976, 2011.

ceptibilidade que codificam a mesma sequência curta ou similar de aminoácidos nessa localização crítica acarretam o mesmo risco de AIH. A AIH associada a alelos que codificam sequências dissimilares de aminoácidos é provavelmente deflagrada por diferentes antígenos, que podem ser específicos de região e etnia.

30. Como os fatores regionais e étnicos afetam o fenótipo clínico da AIH?

Certas regiões podem ter antígenos autóctones que podem deflagrar a AIH, e os indivíduos dentro dessa região podem ter fenótipos clínicos não clássicos. A forte associação entre AIH e crianças a *DRB 1*1301* na América do Sul pode refletir a exposição prolongada dessas crianças aos antígenos virais, como o vírus da hepatite A. Outras regiões geográficas podem ter outros agentes etiológicos autóctones e susceptibilidades genéticas, e fenótipos podem variar entre os grupos etários dentro da mesma região e na mesma etnia. Os pacientes não brancos tendem a apresentar características colestáticas, predominância no sexo masculino e cirrose à apresentação com mais frequência do que em pacientes brancos, e os critérios diagnósticos devem ser flexíveis para acomodar essas diferenças étnicas.

31. Por que os pacientes com o mesmo HLA têm diferentes fenótipos clínicos?

Múltiplos polimorfismos genéticos que não são específicos da doença podem influenciar o fenótipo clínico de AIH. Esses polimorfismos podem influenciar as vias da citocina que afetam a ocorrência e gravidade da AIH, e a distribuição variável desses polimorfismos em diferentes indivíduos pode ser responsável pela diversidade de fenótipos. Os polimorfismos do *gene do fator de necrose tumoral alfa (TNFA*2), antígeno 4 de linfócito T citotóxico (CTLA-4) e gene Fas (TNFRSF6)* são exemplos de modificadores imunes que podem agir isoladamente, em várias combinações, ou em sinergia (epístase) com os principais impulsionadores da doença para afetar o fenótipo clínico. A distribuição desses modificadores pode variar dentro e entre os grupos étnicos.

32. A tipagem de HLA deve fazer parte do algoritmo padrão para o diagnóstico?

Não. HLA DRB1*03 e DRB1*04 são comuns em populações norte-americanas e norte-europeias brancas saudáveis, e a expectativa é de que esses HLAs ocorram coincidentemente em 19 e 16%, respectivamente, dos indivíduos normais e em pacientes com outras doenças hepáticas. Além disso, sua presença não alteraria o tratamento imediato, e a tipagem do HLA é cara. Da mesma forma, o HLA associado a diferentes tipos de AIH (HLA DRB1*C7, DQB1*02) e AIH em outras etnias e grupos etários (HLA DRB1*13) têm um valor clínico incerto e não devem ser avaliados rotineiramente.

BIBLIOGRAFIA

1. Boberg KM, Chapman RW, Hirschfield GM *et al.* Overlap syndromes: the International Autoimmune Hepatitis Group (IAIHG) position statement on a controversial issue. J Hepatol 2011;54:374-85.
2. Carpenter HA, Czaja AJ. The role of histologic evaluation in the diagnosis and management of autoimmune hepatitis and its variants. Clin Liver Dis 2002;6:685-705.
3. Czaja AJ. Acute and acure severe (fulminant) autoimmune hepatitis. Dig Dis Sci 2013;58:897-914.
4. Czaja AJ. Autoantibodies in autoimmune Tiver disease. Adv Clin Chem 2005;40:127-64.
5. Czaja AJ. Autoantibody-negative autoimmune hepatitis. Dig Dis Sci 2012;57:610-24.
6. Czaja AJ. Autoimmune hepatitis in diverse ethnic populations and geographical regions. Expert Rev Gastroenterol Hepatol 2013;7:365-85.
7. Czaja AJ. Autoimmune hepatitis. Part B: diagnosis. Expert Rev Gastroenterol Hepatol 2007;1:129-43.
8. Czaja AJ. Cryptogenic chronic hepatitis and its changing guise in adults. Dig Dis Sci 2011;56:3421-38.
9. Czaja AJ. Diagnosis and management of the overlap syndromes of autoimmune hepatitis. Can J Gastroenterol 2013;27:417-23.
10. Czaja AJ. Drug-induced autoimmune-like hepatitis. Dig Dis Sci 2011;56:958-76.
11. Czaja AJ. Performance parameters of the conventional serological markers for autoimmune hepatitis. Dig Dis Sci 2011;56:545-54.
12. Czaja AJ. Performance parameters of the diagnostic scoring systems for autoimmune hepatitis. Hepatology 2008;48:1540-8.
13. Czaja AJ. The overlap syndromes of autoimmune hepatitis. Dig Dis Sci 2013;58:326-43.
14. Czaja AJ, Manns MP. Advances in the diagnosis, pathogenesis and management of autoimmune hepatitis. Gastroenterology 2010;139:58-72.
15. Manns MP, Czaja AJ, Gorham JD *et al.* Practice guidelines of the American Association for the Study of Liver Diseases: diagnosis and management of autoimmune hepatitis. Hepatology 2010; 51:2193-213.

Websites

American College of Physicians. ACP smart medicine. http://smartmedicine.acponline.org/smartmed/content.aspx?gbosId=274 [Acessado em 22/09/2014].

Mannis MP, Czaja AJ, Gorham JD *et al.* Diagnosis and management of autoimmune hepatitis. AASLD Practice Guidelines. http://www.aasld.org/practiceguidelines/Documents/AII-12010.pdf [Acessado em 22/09/2014].

HEPATITE AUTOIMUNE: TRATAMENTO
Albert J. Czaja, MD

1. Qual é o tratamento preferido da hepatite autoimune (AIH)?

Prednisona ou prednisolona (30 mg ao dia reduzidas durante um período de indução de 4 semanas para 10 mg ao dia) em combinação com azatioprina (50 mg ao dia) é o tratamento preferido (Tabela 18-1). Prednisona ou prednisolona isoladamente (60 mg ao dia reduzidas durante um período de indução de 4 semanas para 20 mg ao dia) é preferida para os pacientes com apresentação grave aguda (fulminante), citopenia grave, pouca ou nenhuma atividade da tiopurina metiltransferase (TPMT), intolerância conhecida à azatioprina ou gravidez (Tabela 18-2). Também é preferida em pacientes submetidos a um breve tratamento experimental (≤ 6 meses). Ambos os regimes são igualmente efetivos, mas um programa de combinação tem menos efeitos colaterais relacionados com medicamentos (10 *versus* 44%).

Tabela 18-1. Regimes de Tratamento Recomendados

AJUSTES DE INTERVALO DE DOSE	TERAPIA COM FÁRMACO ÚNICO (mg ao dia)	TERAPIA COMBINADA (mg ao dia)	
	Prednisona (ou Prednisolona)	Prednisona (ou Prednisolona)	Azatioprina
Semana 1	60	30	50
Semana 2	40	20	50
Semana 3	30	15	50
Semana 4	30	15	50
Manutenção da dose diária até o objetivo	20	10	50

Tabela 18-2. Indicações para Terapia e Critérios para Seleção do Tratamento

INDICAÇÕES PARA O TRATAMENTO	CRITÉRIOS PARA SELEÇÃO DO TRATAMENTO
Urgente	Regime de Prednisona ou Prednisolona
Apresentação aguda grave (fulminante) AST ou ALT ≥ 10 vezes o normal AST ou ALT ≥ 5 vezes o normal e γ-globulina ≥ 2 vezes o ULN Achados histológicos de necrose de ponte ou multilobular Sintomas incapacitantes Progressão da doença	Apresentação aguda grave (fulminante) Citopenia grave Pouca ou nenhuma atividade da tiopurina metiltransferase Gravidez ou contemplação da gravidez Intolerância conhecida à azatioprina Em curto prazo (≤ 6 meses) tratamento trial
Não urgente	Regime de Prednisona ou Prednisolona e Azatioprina
Doença leve assintomática Sintomas leves Alterações laboratoriais leves-moderadas	Terapia preferida (menos efeitos colaterais) Mulheres na pós-menopausa Obesidade Osteopenia Diabetes frágil Hipertensão lábil Tratamento em longo prazo (> 6 meses)
Nenhuma	
Cirrose inativa ou minimamente ativa	

ALT = alanina aminotransferase; *AST* = aspartato aminotransferase; *ULN* = limite superior do normal.

2. Budesonida pode ser usado em lugar da prednisona como terapia de primeira linha?

Sim, mas a população-alvo apropriada é incerta, a durabilidade da resposta não é clara, e a frequência da resolução histológica é desconhecida (Figura 18-1). Budesonida (6-9 mg ao dia), em combinação com azatioprina (1-2 mg/kg ao dia), normalizou os níveis séricos de aminotransferase com mais frequência (47 *versus* 18%) e com menos efeitos colaterais (28 *versus* 53%) que a prednisona (40 mg ao dia reduzidos gradualmente para 10 mg ao dia) e azatioprina (1-2 mg/kg ao dia), quando administrado como terapia de primeira linha por 6 meses em estudo randomizado europeu de grande porte. O racional mais forte para o seu uso pode ser em pacientes com osteoporose, diabetes, hipertensão ou obesidade que podem ser agravados pelo tratamento com prednisona.

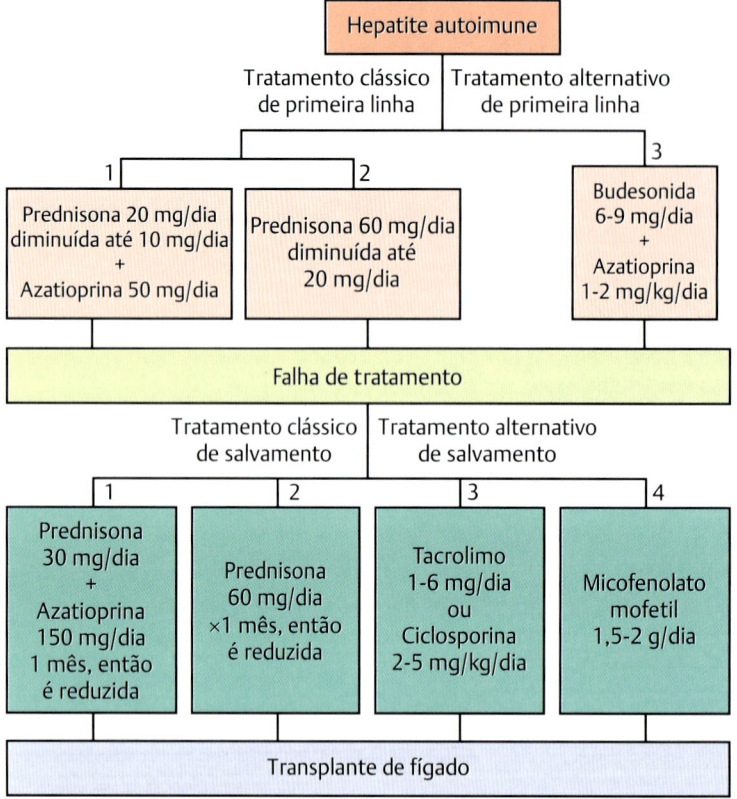

Fig. 18-1. Terapias de primeira linha e salvamento para hepatite autoimune. Prednisona, em combinação com azatioprina, é o tratamento clássico de primeira linha preferido, e uma dose mais alta de prednisona sozinha é apropriada para os pacientes com citopenia grave pré-tratamento, com atividade ausente da tiopurina metiltransferase ou intolerância à azatioprina. Budesonida, em combinação com azatioprina, pode ser considerado para pacientes selecionados (doença leve, nenhuma cirrose, sem doenças imunes concomitantes ou condições pré-mórbidas) para a terapia com prednisona. A ordem das preferências é mostrada em números. As possíveis terapias de salvamento para falha de tratamento incluem alta dose de corticosteroides, inibidores das calcineurinas e micofenolato mofetil. As preferências são apresentadas em ordem numérica.

3. Quais são as advertências ao uso de budesonida em lugar da prednisona como terapia de primeira linha?

Existem muitas incertezas, além da durabilidade da resposta e frequência da resolução histológica. Budesonida tem baixa biodisponibilidade sistêmica por causa de seu alto *clearance* (> 90%) hepático de primeira passagem, e as doenças imunomediadas concomitantes, como vasculite e sinovite, podem não ser tratadas com eficácia. Pacientes com cirrose e *clearance* hepático reduzido podem desenvolver efeitos colaterais similares àqueles associados à prednisona. A eficácia do budesonida em pacientes com doença grave, rapidamente progressiva ou potencialmente fatal, é incerta. A população-alvo apropriada pode ser os pacientes com AIH leve, não cirrótica, não complicada ou os indivíduos com condições preexistentes comórbidas que podem ser agravadas pela terapia convencional com corticosteroide.

4. Quais são as indicações para tratamento?

Todos os pacientes com AIH ativa são candidatos ao tratamento independentemente dos sintomas ou gravidade da doença (veja Tabela 18-2). Em pacientes que necessitam terapia imediata, a apresentação é aguda grave (fulminante), os sintomas são incapacitantes ou há grave atividade inflamatória avaliada pelo nível sérico de aspartato aminotransferase (AST) ou da alanina aminotransferase, concentração de γ-globulina sérica e achados histológicos (necrose em ponte ou multilobular). A mortalidade desses pacientes, se não tratados, chega a 40% dentro de 6 meses. O tratamento é menos urgente, mas ainda importante em pacientes com poucos sintomas, ou nenhum, e atividade inflamatória menos grave. O tratamento não é indicado em pacientes com cirrose inativa ou minimamente ativa.

5. Alguns pacientes podem melhorar sem terapia?

Sim. Estudos controlados e estudos retrospectivos indicaram melhora espontânea em 10 a 15% dos pacientes com AIH, e essas remissões podem ser de longa duração. Além disso, os pacientes podem ter AIH inativa com ou sem cirrose à apresentação. Esses pacientes tiveram uma AIH indolente, não suspeitada, que se tornou inativa espontaneamente (embora muitas vezes com cirrose como consequência). Tais pacientes não necessitam de tratamento uma vez que pode ser maior o risco do que benefício com a medicação (veja Tabela 18-2). Infelizmente, os pacientes que apresentam resolução espontânea não podem ser identificados de maneira confiável à apresentação.

6. Pacientes assintomáticos necessitam de tratamento?

Sim. Os pacientes assintomáticos apresentam as mesmas frequências de hepatite lobular moderada-grave (91 versus 95%), fibrose periportal (41 versus 39%), e também apresentam fibrose em ponte (41 versus 48%), no exame histológico, e de 26 a 70% dos pacientes assintomáticos se tornam sintomáticos. Além disso, os pacientes assintomáticos não tratados melhoram com menos frequência do que os pacientes sintomáticos tratados (12 versus 63%), e sua sobrevida em 10 anos é menor (67 versus 98%). A natureza flutuante e imprevisível da atividade da doença na AIH obriga à instituição do tratamento em todos os pacientes com doença ativa (veja Tabela 18-2).

7. Como age a prednisona?

A prednisona é um pró-fármaco que, dentro do fígado, é convertido em prednisolona (Figura 18-2). A prednisolona liga-se ao receptor glicocorticoide dentro do citosol. O complexo transloca-se para o núcleo, interage com genes responsivos ao glicocorticoide, reduz a produção de citocina e inibe a proliferação de linfócitos ativados. A prednisolona também inibe fator nuclear *kappa* B (NF-κB) e as vias da citocina necessárias à expansão dos plasmócitos e à produção de imunoglobulina. As ações anti-inflamatórias incluem a produção prejudicada de moléculas de adesão que atraem células inflamatórias, apoptose aumentada de linfócitos e células hepáticas estreladas, e redução da produção de colágeno hepático.

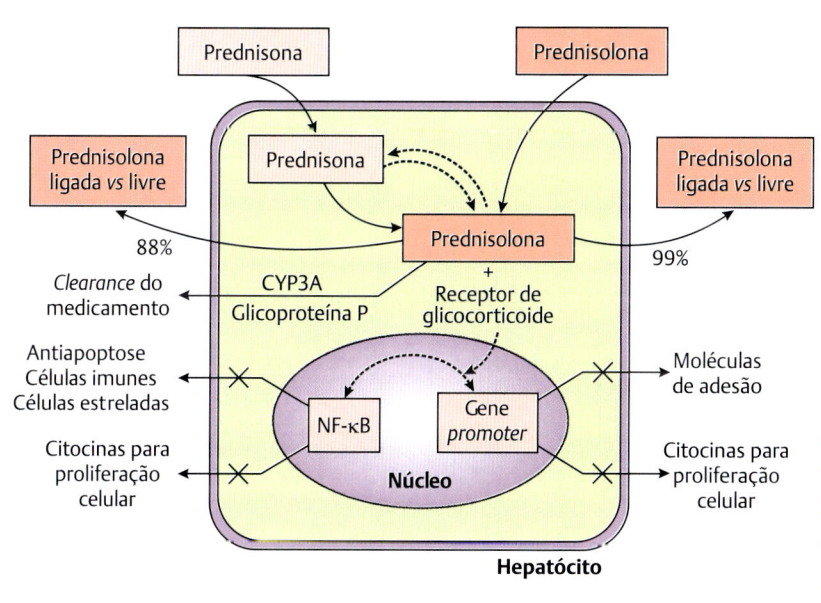

Fig. 18-2. Vias metabólicas de prednisona e prednisolona e as ações aceitas com prednisolona. Prednisona é um pró-fármaco, e a prednisolona é o metabólito ativo. A prednisolona que não é ligada à proteína (não ligada ou livre) é responsável pela eficácia do tratamento e toxicidade. Prednisolona bloqueia (X) os fatores antiapoptóticos e citocinas necessários para a proliferação do linfócito por meio da inibição do fator nuclear *kappa* B (NF-κB). Ela também bloqueia (X) a produção de adesão de moléculas necessárias para o tráfego de células e citocinas inflamatórias que modulam a proliferação celular pela inibição dos genes *promoter*. (Reproduzido com permissão de Future Drugs, LTD, London, UK de Czaja AJ. Drug choices in autoimmune hepatitis: Part A-steroids, Expert Rev Gastroenterol Hepatol 6(5):603-615, 2012.)

8. Como age a azatioprina?

A azatioprina é um pró-fármaco que é convertido em 6-mercaptopurina (6-MP) no sangue por meio de uma via não enzimática, à base de glutationa (Figura 18-3). A 6-MP é convertida no fígado para nucleotídeos de 6-tioguanina pela hipoxantina guanina fosforribosil transferase, em ácido 6-tioúrico pela xantina oxidase ou em 6-metilmercaptopurina pela TPMT. Os nucleotídeos de 6-tioguanina bloqueiam a síntese dos nucleotídeos à base de purina e limitam a proliferação de linfócitos ativados. Os nucleotídeos de 6-tioguanina podem também inibir a expressão dos genes que afetam a reatividade inflamatória e promover a apoptose de células T e B ativadas, além de reduzir o número de células *natural killer* no sangue e no tecido.

9. Quais são os pontos importantes a lembrar no início da terapia?

A azatioprina é um agente poupador de corticosteroide com um lento início de ação (≥ 3 meses) e não é um fármaco essencial. A azatioprina não deve ser administrada se houver intolerância ao medicamento, citopenia grave (leucograma inferior a 2,5 × 10/L ou contagem de plaquetas inferior a 50 × 10/L), deficiência grave de TPMT ou gravidez. Prednisona e prednisolona são igualmente efetivas, mas a prednisolona não requer conversão intra-hepática. Seu pico de concentração plasmática mais rápido (1,3 ± 0,7 hora versus 2,6 ± 1,3 horas) e maior biodisponibilidade sistêmica (99 ± 8% versus 84 ± 13%) justificam a preferência por esse medicamento em vez da prednisona para tratar AIH aguda grave (fulminante). Os corticosteroides têm meia-vida curta (3,3 ± 1,3 horas) e devem ser administrados diariamente.

10. Quais são os efeitos colaterais de terapia com prednisona?

A prednisona induz alterações cosméticas, incluindo arredondamento facial, formação de giba dorsal, estrias, ganho de peso, acne, alopecia e hirsutismo facial, em 80% após 2 anos (Tabela 18-3). Graves efeitos colaterais, incluindo osteopenia, compressão vertebral, diabetes, cataratas, instabilidade emocional, pancreatite, infecção oportunista e hipertensão, ne-

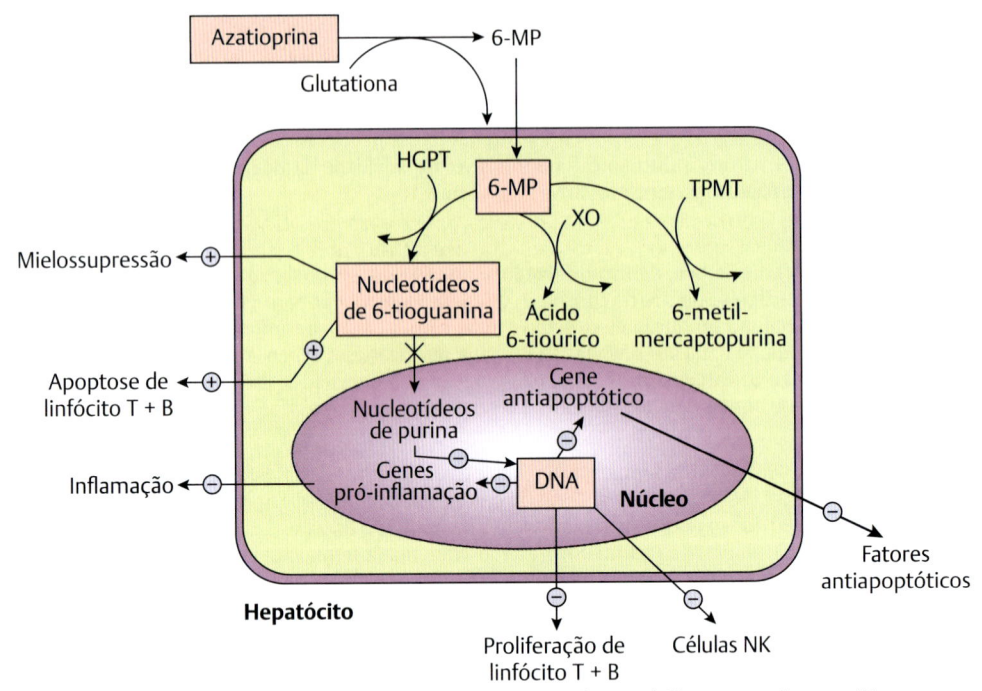

Fig. 18-3. Vias metabólicas de azatioprina e suas ações aceitas. A azatioprina é um pró-fármaco que é convertido em 6-mercaptopurina (6-MP), que por sua vez é convertida em nucleotídeos da 6-tioguanina por meio de uma via mediada pela hipoxantina guanina fosforribosil transferase (HGPT). A desintoxicação das vias é mediada pela xantina oxidase (XO) e tiopurina metiltransferase (TPMT). Os nucleotídeos 6-tioguanina podem causar mielossupressão (+), apoptose de linfócitos T e B (+) assim como inibe (-) a criação de novo DNA necessário para a proliferação de células imunes, incluindo células *natural killer* (NK), fatores antiapoptóticos e atividade inflamatória. (*Reproduzida com permissão de Future Drugs, LTD, London, UK, de Czaja AJ: Drug choices in autoimmune hepatitis: part B – nonsteroids, Expert Rev Gastroenterol Hepatol 6(5):617-635, 2012.*)

Tabela 18-3. Efeitos Colaterais Associados à Terapia com Prednisona e Azatioprina

EFEITOS COLATERAIS RELACIONADOS COM A PREDNISONA		EFEITOS COLATERAIS RELACIONADOS COM A AZATIOPRINA	
Tipo	Frequência	Tipo	Frequência
Cosmético (geralmente leve) Arredondamento facial Acne Ganho de peso Giba dorsal Estrias Hirsutismo Alopecia	80% (após 2 anos)	Hematológico (leve) Citopenia	46% (especialmente com cirrose)
Somático (grave) Osteopenia Compressão vertebral Cataratas Diabetes Instabilidade emocional Hipertensão	13% (ao término do tratamento)	Hematológico (grave) Leucopenia Trombocitopenia Insuficiência da medula óssea (rara)	6% (ao término do tratamento)
Inflamatório/neoplásico Pancreatite Infecção oportunista Malignidade	Rara	Somático (gravidade variável) Hepatite colestática Pancreatite Infecção oportunista Náusea Êmese Erupção cutânea Febre Artralgias Atrofia vilosa e má absorção	5%
		Neoplásico Tipos celulares diversos	3% (após 10 anos)

cessitam de suspensão do medicamento em 13%, e tipicamente se desenvolvem, enquanto os pacientes recebem prednisona por mais de 18 meses somente. Níveis séricos de bilirrubina acima de 1,3 mg/dL ou níveis séricos de albumina inferiores a 2,5 g/dL por mais de 5 meses aumentam a frequência dos efeitos colaterais por causa da redução dos locais de ligação dos esteroides e aumento de prednisolona livre não ligada. Os pacientes com cirrose desenvolvem efeitos colaterais com mais frequência (25 versus 8%).

11. Quais são os efeitos colaterais da terapia com azatioprina?

A azatioprina pode induzir lesão hepática colestática, náusea, êmese, erupção cutânea, pancreatite, infecção oportunista, artralgias e citopenia, incluindo grave mielossupressão (veja Tabela 18-3). Cinco por cento dos indivíduos desenvolvem reações adversas precoces (náusea, vômito, artralgias, febre, erupção cutânea ou pancreatite) que justificam a suspensão do medicamento. A frequência dos efeitos colaterais em pacientes tratados com 50 mg ao dia é de 10%, e os efeitos colaterais tipicamente melhoram após a redução da dose ou interrupção do medicamento. Citopenia ocorre em 46%, e a ocorrência de graves anormalidades hematológicas é de 6%. A probabilidade de neoplasia extra-hepática é de 3% após 10 anos, e o risco de malignidade é 1,4 vez maior que o normal.

12. Quais são os fatores que contribuem para a toxicidade da prednisona (ou prednisolona)?

A dose e duração de tratamento são mais importantes. Idade e comorbidades preexistentes, especialmente obesidade, osteoporose e cirrose, também são contribuintes. Doses de prednisona inferiores a 10 mg ao dia (dose média, 7,5 mg ao dia) podem ser bem toleradas em longo prazo (acompanhamento médio, 13,5 anos; variação, 7-43 anos), mas não as doses altas por mais de 18 meses. Mulheres na pós-menopausa mostram maior frequência cumulativa de complicações relacionadas com o medicamento (77 versus 48%) e maior ocorrência de múltiplas complicações (44 versus 13%) do que as mulheres na pre-menopausa, provavelmente por causa das comorbidades relacionadas com a idade. A cirrose pode estar associada à hiperbilirrubinemia e hipoalbuminemia prolongadas e, consequentemente, a risco aumentado de efeitos colaterais.

13. Quais são os fatores contribuintes à toxicidade da azatioprina?

A toxicidade da azatioprina relaciona-se com a integridade de suas vias de desintoxicação, o que, por sua vez, influencia a concentração de eritrócitos dos nucleotídeos da 6-tioguanina. As vias enzimáticas competidoras convertem 6-MP em metabólitos inativos de ácido 6-tioúrico pela via xantina oxidase ou 6-metil mercaptopurina pela via TPMT (veja Figura 18-3). Os fármacos que inibem a atividade xantina oxidase, como o alopurinol, ou as deficiências na atividade da TPMT podem aumentar a produção de metabólitos da 6-tioguanina e favorecem a toxicidade (e eficácia do fármaco). Pelo menos, 10 variantes de alelos estão associados à baixa atividade do TPMT, e a herança dos alelos dessa deficiência pode resultar em atividade de TPMT baixa ou ausente.

14. A toxicidade do fármaco pode ser predita?

Não. Idade avançada e a presença de condições comórbidas não são preditivas de intolerância a corticosteroide, mas são índices de precaução que obrigam a uma estratégia individualizada de tratamento. Similarmente, a ocorrência de efeitos colaterais induzidos pela azatioprina não pode ser predita de modo confiável pela medição da atividade da TPMT ou determinação do genótipo da TPMT. Pacientes com intolerância à azatioprina apresentam atividade de TPMT mais baixa que os pacientes com tolerância à azatioprina, porém a maioria daqueles com intolerância à azatioprina tem atividade normal da TPMT. Da mesma forma, os alelos associados à baixa atividade da TPMT estão presentes em somente 50% dos pacientes com intolerância à azatioprina. A citopenia pré-tratamento é o índice de precaução mais comum que afeta a tolerância à azatioprina.

15. A atividade da TPMT deve ser medida antes da terapia com azatioprina?

Sim. Há evidência insuficiente para se promulgar uma recomendação formal, porém o teste de rotina com TPMT pré-tratamento é apropriado até que estudos demonstrem o contrário (Tabela 18-4). O ensaio para a atividade da TPMT é disponibilizado de imediato, e os pacientes com atividade da TPMT próxima a zero estão em risco de mielossupressão potencialmente fatal. A atividade da TPMT está ausente em apenas 0,3% da população normal, e nem todos os indivíduos completamente deficientes desenvolvem insuficiência de medula óssea. No entanto, o teste com TPMT pré-tratamento fornece o nível mais alto de tranquilização sobre a probabilidade de uma séria consequência hematológica. Reduções moderadas na atividade da TPMT estão presentes em 6 a 16% dos indivíduos normais, e não foram associadas à séria toxicidade induzida pela azatioprina.

16. Quais medidas adjuvantes devem ser adotadas antes e após a terapia?

Todos os pacientes susceptíveis devem ser vacinados contra os vírus das hepatites A e B antes do tratamento (veja Tabela 18-4). Um regime de manutenção óssea, que consiste em cálcio (1-1,5 g ao dia), vitamina D e um programa regular de exercícios de suporte de peso, deve ser recomendado a todos os pacientes tratados com corticosteroide. A densidade óssea deve ser determinada pré-tratamento em todas as mulheres em pós-menopausa e em homens de 60 anos ou acima, e deve ser reavaliada após 1 ano de tratamento com corticosteroide. A terapia com bifosfonato deve ser instituída em todos os pacientes osteopênicos e o estado ósseo monitorado cada 2 a 3 anos em todos os pacientes durante o tratamento. Contagens de leucócitos e plaquetas devem ser determinadas a intervalos de 6 meses em todos os pacientes que recebem azatioprina.

Tabela 18-4. Estratégias de Tratamento para Reduzir os Efeitos Colaterais Relacionados com o Tratamento	
SITUAÇÃO CLÍNICA	**ESTRATÉGIA DE TRATAMENTO**
Nenhum anticorpo protetor contra a infecção pelo vírus da hepatite A ou vírus da hepatite B	Vacine contra os vírus das hepatites A e B antes do tratamento
Nunca tome azatioprina previamente	Avalie a atividade da tiopurina metiltransferase e evite a azatioprina, se a atividade enzimática estiver próxima a zero
Citopenia preexistente	Avalie a atividade da tiopurina metiltransferase e evite a azatioprina, se a atividade enzimática estiver próxima a zero Evite o tratamento com azatioprina se a contagem de leucócitos estiver abaixo de $2,5 \times 10^9$/L ou as contagens de plaquetas forem inferiores a 50×10^9/L, independentemente da atividade da tiopurina metiltransferase Monitore as contagens de leucócito e plaquetas a intervalos de 6 meses durante o tratamento Descontinue a azatioprina se as contagens de leucócitos diminuírem abaixo de $2,5 \times 10^9$/L ou as contagens de plaquetas forem inferiores a 50×10^9/L
Gravidez	Proporcione aconselhamento precoce sobre os riscos em potencial para a mãe e o feto Use prednisona em vez de azatioprina Preveja surto de atividade patológica após o parto e trate em conformidade
Osteopenia ou sua possibilidade	Institua um regime de manutenção óssea em todos os pacientes sob tratamento em longo prazo com corticosteroide (≥ 12 meses) Encoraje os suplementos de cálcio, 1 a 1,5 g ao dia, vitamina D e um programa de exercícios ativos diários Avalie a densidade óssea pré-tratamento em mulheres na pós-menopausa e em homens idosos (≥ 60 anos) e repita após 12 meses no tratamento com corticosteroide Inicie terapia com bifosfonatos, se houver osteopenia pré-tratamento Realize avaliação da densidade óssea cada 2-3 anos, em todos os pacientes sob tratamento com corticosteroide

17. A azatioprina deve ser usada durante a gravidez?

Provavelmente, mas a necessidade clínica e os riscos teóricos não justificam seu uso em AIH (veja Tabela 18-4). A azatioprina é administrada sem complicação em mulheres grávidas com AIH, doença intestinal inflamatória e transplante de fígado. Estes limitados sucessos retrospectivos devem ser contrabalançados com a classificação do fármaco em Categoria D. Malformações congênitas ocorreram na prole de camundongos tratados, e nucleotídeos de 6-tioguanina foram detectados em bebês humanos nascidos de mães tratadas. O *odds ratio* das malformações congênitas nos neonatos de mulheres tratadas com doença de Crohn é de 3,4. A azatioprina pode ser descontinuada durante a gravidez sem consequência na AIH, e o controle mantido com prednisona em dose ajustada.

18. Quais são os objetivos do tratamento?

O tratamento-padrão com corticosteroide deve ser continuado até a resolução de todos os índices laboratoriais de inflamação ativa e melhora histológica até o tecido hepático normal ou cirrose inativa (remissão), toxicidade do fármaco, falha do tratamento ou resposta incompleta. A falha do tratamento conota agravamento progressivo dos testes laboratoriais, sintomas persistentes ou recorrentes, formação de ascite ou características de encefalopatia hepática apesar da adesão à terapia. Uma resposta incompleta conota melhoras clínica e laboratorial que são insuficientes para preencher os critérios de remissão. Uma alternativa ao tratamento é indicada nesses pacientes após 3 anos de terapia contínua, porque o risco de toxicidade séria do fármaco excede a probabilidade de remissão.

19. Quando deve ser realizada a biópsia de fígado durante a terapia?

O tecido hepático deve ser examinado imediatamente antes da suspensão do tratamento após resoluções clínica e laboratorial e a qualquer momento durante o tratamento, se a doença piorar. Tipicamente, a melhora histológica retarda as resoluções clínica e laboratorial por 3 a 8 meses. A atividade histológica está presente em 36 a 45% das amostras hepáticas de pacientes com testes hepáticos normais durante o tratamento, e o exame tecidual é o único método para documentar a resolução da doença antes da suspensão do medicamento. A avaliação do tecido hepático é essencial para avaliar a falha do tratamento, especialmente para excluir doença hepática gordurosa relacionada com corticosteroide oucom síndrome colestática emergente anteriormente não reconhecida (cirrose biliar ou colangite esclerosante primária).

20. Quais são os resultados da terapia?

Testes hepáticos normais são obtidos em 66 a 91% dos pacientes tratados dentro de 2 anos, e a duração média do tratamento até a normalização dos testes é de 19 meses. A remissão clínica, laboratorial e histológica é alcançada dentro de 2 anos em 65%, e as melhoras geralmente são suficientes para tentar a retirada do medicamento após 22 a 27 meses (Figura 18-4). Treze por cento desenvolvem efeitos colaterais relacionados com o fármaco que limitam prematuramente o tratamento (toxicidade do fármaco), e obesidade intolerável ou alteração cosmética e osteoporose com compressão vertebral são as razões mais comuns para a retirada prematura do medicamento. A falha de tratamento ocorre em 9%, e há melhora, mas não resolução (resposta incompleta) em 13%.

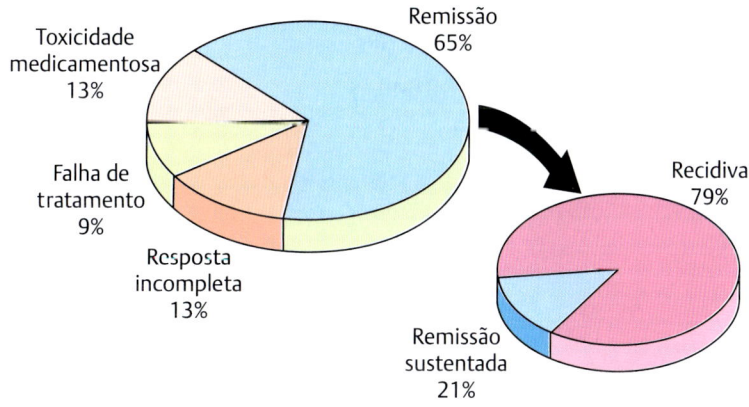

Fig. 18-4. Respostas à terapia convencional com corticosteroide.

21. A sobrevida melhora?

Sim. Três estudos clínicos controlados estabeleceram este benefício. As sobrevidas em 10 anos dos pacientes tratados, com e sem cirrose, são de 89 e 90%, respectivamente, em centros terciários de encaminhamento. A taxa de sobrevida geral em 10 anos nesses centros é de 93%, sendo comparável à dos indivíduos normais de mesma idade e sexo da mesma região geográfica (94%). Nos centros que não realizam transplantes, as sobrevidas da morte relacionadas com o fígado ou com o transplante de fígado são de 91 e 70% após 10 e 20 anos, respectivamente, e a taxa de mortalidade padronizada (SMR) para a morte de todas as causas é de 1,63.

22. O tratamento com corticosteroide previne ou reverte a fibrose?

Sim. A terapia com corticosteroide reduz a fibrose hepática em 53% de pacientes ou previne sua progressão em 26% durante um intervalo médio de observação de 5 anos. Pela supressão da atividade inflamatória, os corticosteroides eliminam os inibidores da metaloproteinase, estimulam a degradação da matriz hepática fibrótica e aumentam a apoptose das células estreladas hepáticas. Há relatos de que os corticosteroides revertem a cirrose na AIH, mas este resultado é infrequente e incerto. Cirrose ainda se desenvolve em 36%, em geral durante os estágios iniciais, mais ativos, da AIH. A incidência média anual de cirrose é de 11% durante os primeiros 3 anos de doença e de 1% em seguida.

23. Existem alguns preditores do resultado antes do tratamento?

Sim, mas têm limitada acurácia (Tabela 18-5). Um escore de, pelo menos, 12 pontos à apresentação que é derivada do Model of End-stage Liver Disease (MELD) tem uma sensibilidade de 97% e especificidade de 68% para falha de tratamento, morte decorrente de insuficiência hepática, ou necessidade de transplante de fígado. Em pacientes com o antígeno leucocitário humano (HLA) DRB1*03, a falha de tratamento ocorre com mais frequência do que naqueles com outros HLAs, enquanto os indivíduos com anticorpos para o antígeno hepático solúvel geralmente têm doença grave, recidiva após a suspensão do medicamento e apresentam dependência de tratamento. Estes achados não alteram a estratégia inicial de tratamento. A cirrose histológica à apresentação não é preditiva da resposta ao tratamento.

24. A rapidez da resposta ao tratamento tem valor prognóstico?

Sim. Os índices dinâmicos medidos durante a terapia têm maior valor prognóstico do que os índices medidos à apresentação (veja Tabela 18-5). A não melhora pré-tratamento da hiperbilirrubinemia ou a piora de qualquer teste hepático dentro

Tabela 18-5. Índices Clínicos Associados aos Resultados do Tratamento

ÍNDICE CLÍNICO	ACHADOS	IMPLICAÇÃO
Model of End-stage Liver Disease (MELD)*	Escore ≥ 12 pontos à apresentação	Sensibilidade de 97% e especificidade de 68% para falha de tratamento
United Kingdom End-stage Liver Disease (UKELD)†	Falha em melhorar o escore pré-tratamento em ≥ 2 pontos dentro de 7 dias de terapia em pacientes ictéricos	Sensibilidade de 85% e especificidade de 68% para um mau resultado
Alterações laboratoriais	Hiperbilirrubinemia que não melhora após 2 semanas de terapia em pacientes com necrose multilobular	Sensibilidade de 60%, especificidade de 96%, e previsibilidade positiva de 43% para óbito dentro de 4 meses
Rapidez de resoluções clínica, laboratorial e histológica	Falha em alcançar a resolução dentro de 12 meses de tratamento	Progressão para cirrose, 54% Necessidade de transplante de fígado, 15%
Fenótipo HLA (pacientes brancos)	HLA DRB1*03 ou DRB1*04	HLA DRB1*03: idade jovem e frequente falha de tratamento HLA DRB1*04: doenças imunes concomitantes, gênero feminino e responsividade ao tratamento
Anticorpos para antígeno hepático solúvel	Soropositividade pré-tratamento	Recidiva após suspensão do medicamento, 100% Associada ao HLA DRB1*03, 83%

HLA = antígeno leucocitário humano.
*MELD = (3,78 × Ln bilirrubina sérica [mg/dL]) + (11,2 × Ln INR) + (9,57 × Ln creatinina sérica [mg/dL]) + 6,43
†UKELD = (5,395 × INR Ln) + (1,485 × Ln creatinina) + (3,13 × Ln bilirrubina) - (81.565 × Ln sódio) + 435

de 2 semanas de terapia em pacientes com necrose multilobular prediz a morte dentro de 4 meses. A não melhora pelo escore United Kingdom End-stage Liver Disease (UKELD) em pelo menos 2 pontos em 7 dias de terapia, em pacientes ictéricos, tem sensibilidade de 85% e especificidade de 68% para um mau resultado. A falha em induzir a resolução da AIH dentro de 2 anos de tratamento está associada a maiores frequências de progressão para cirrose (54%) e necessidade de transplante de fígado (15%).

25. Quais são os fatores que influenciam a rapidez da resposta ao tratamento?

A gravidade da doença e a idade do paciente são fatores importantes. Os pacientes com doença leve respondem mais rapidamente à terapia com corticosteroide do que os pacientes com doença grave, e os pacientes idosos (idade > 60 anos) respondem mais rapidamente do que os adultos jovens (idade < 40 anos). É mais comum ocorrer a resolução dentro de 6 meses (18 versus 2%) e dentro de 24 meses (94 versus 64%) em idosos do que em adultos jovens. Pacientes idosos também têm o HLA DRB1*04 com mais frequência (47 versus 13%) e o HLA DRB1*03 com menos frequência (23 versus 58%) do que os pacientes adultos jovens.

26. Qual é o problema mais comum do tratamento?

A recidiva após a retirada do fármaco é o problema de tratamento mais comum. Cinquenta por cento dos pacientes recidivam dentro de 6 meses após o término de tratamento, e 79 a 86% recidivam dentro de 3 anos. A frequência da recaída aumenta após cada retratamento subsequente e suspensão do medicamento e diminui com a duração de uma remissão sustentada. A frequência da recidiva após uma remissão sustentada de 6 meses ou mais é de 8%, mas o risco nunca desaparece. A recidiva ocorreu em 4 a 22 anos após a suspensão do medicamento, e a propensão imprevisível à recidiva justifica a vigilância para essa possibilidade. O exame do tecido hepático não é necessário para diagnosticar a recidiva, caso ela ocorra dentro de 6 meses da retirada do fármaco, e o nível sérico de AST aumentou do normal para pelo menos três vezes a faixa do limite superior do normal (ULN).

27. Quais são as consequências da recidiva e do retratamento?

As consequências de recidiva e retratamento são a progressão para cirrose, morte decorrente de insuficiência hepática, necessidade de transplante de fígado e efeitos adversos induzidos pelo medicamento. Recidiva e retratamento repetidos apresentam morbidade e mortalidade cumulativas. Geralmente desenvolve-se cirrose (38 versus 4%, p = 0,004), é comum a morte decorrente de insuficiência hepática ou a necessidade de transplante de fígado (20 versus 0%, p = 0,008), embora os efeitos adversos induzidos pelo fármaco sejam mais frequentes (70 versus 30%, p = 0,01) em indivíduos que sofrem recidiva do que naqueles em remissão sustentada após a interrupção do medicamento. As frequências de cada complicação aumentam a cada recidiva e retratamentos subsequentes. O momento ideal para interromper essa sequência é depois do primeiro tratamento e recidiva.

28. Como deve ser tratada a recidiva?

A recidiva é tratada maximizando-se os esforços de prevenção e instituindo-se terapia de manutenção em longo prazo imediatamente após a primeira recidiva. A frequência da recidiva pode ser reduzida de 79% ou mais para apenas 28% por meio do tratamento dos pacientes até que níveis séricos normais de AST e γ-globulina, bem como tecido hepático normal estejam presentes antes da suspensão do medicamento. Caso ocorra recidiva, um regime de manutenção em longo prazo se justificará, de preferência com azatioprina (Figura 18-5). A resolução laboratorial é obtida primeiramente com a terapia convencional, e em seguida aumenta-se a dose de azatioprina para 2 mg/kg ao dia, quando a dose de prednisona é suspensa. Oitenta por cento dos pacientes podem sustentar a remissão durante 10 anos. A prednisona em dose baixa (2,5-10 mg ao dia; dose média, 7,5 mg ao dia) pode ser usada para a intolerância à azatioprina.

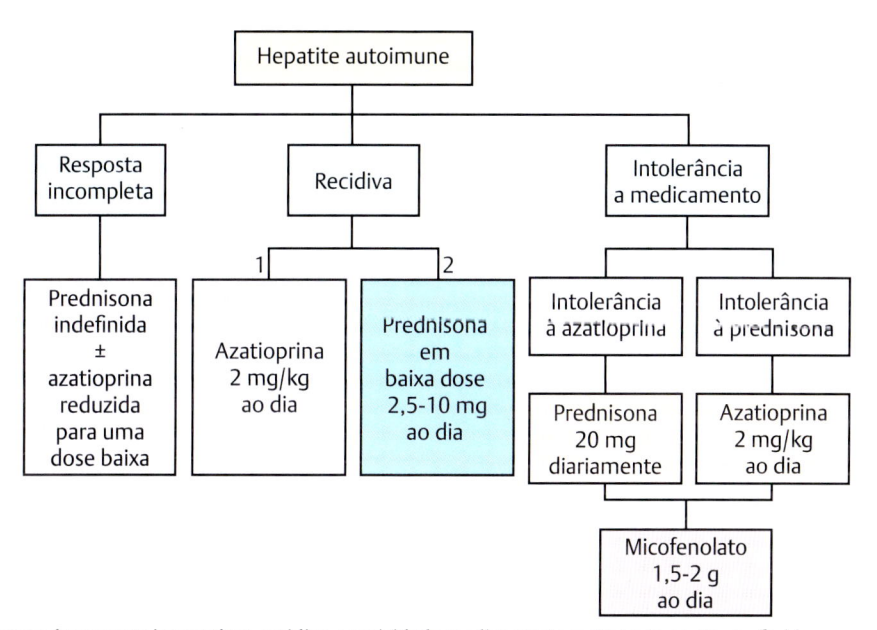

Fig. 18-5. Tratamento da resposta incompleta, recidiva e toxicidade medicamentosa. Os tratamentos preferidos para a recidiva são mostrados em ordem numérica. A prednisona em baixa dose indefinida (variação, 2,5-10 mg ao dia; dose média, 7,5 mg ao dia, pode ser considerada após recidiva inicial em pacientes com citopenia grave, gravidez ou intolerância à azatioprina.

29. Como deve ser a conduta na falha de tratamento?

Prednisona em dose alta (60 mg ao dia) ou prednisona (30 mg ao dia) em conjunto com a azatioprina (150 mg ao dia) induz a remissão clínica e laboratorial em 75% dos pacientes dentro de 2 anos (veja Figura 18-1). As doses de medicação são reduzidas a cada mês de melhora clínica e laboratorial em 10 mg de prednisona e 50 mg de azatioprina (se os pacientes estiverem recebendo terapia combinada) até se chegar às doses convencionais (prednisona, 10 mg ao dia e azatioprina, 50 mg ao dia, ou prednisona, 20 mg ao dia). Ocorre resolução histológica em 20% dos pacientes ou menos, e a maioria deles é dependente do tratamento e está em risco de progressão da doença e de complicações medicamentosas. A progressão para insuficiência hepática é uma indicação para o transplante de fígado.

30. Os inibidores da calcineurina podem ser usados para a falha de tratamento?

Sim (veja Figura 18-1). A compilação de experiências com ciclosporina como terapia de salvamento indicou uma resposta positiva de qualquer grau em 93% de 133 pacientes incluídos em 10 relatos (Tabela 18-6). A compilação das experiências com a terapia de salvamento com tacrolimo indicou uma resposta positiva de qualquer grau em 98% dos 44 pacientes incluídos em quatro relatos. Os problemas com os inibidores da calcineurina na AIH são a possibilidade de intensificação paradoxal da resposta autoimune por causa da seleção prejudicada negativa de linfócitos autorreativos, falta de orientações de dosagem e de perfil de segurança na AIH, falha desses fármacos em prevenir ou tratar AIH, que se desenvolve após transplante de fígado, e o risco de sérios efeitos colaterais, especialmente neurotoxicidade.

31. Micofenolato mofetil pode ser usado para a falha de tratamento?

Sim (veja Figura 18-1). O antagonista de próxima geração da purina, micofenolato mofetil, foi eficaz como agente de salvamento em 45% dos pacientes referidos em experiências de 11 pequenos centros únicos (veja Tabela 18-6). O fármaco parece ser mais efetivo em resgatar pacientes de intolerância à azatioprina (58%) do que da AIH refratária a corticosteroide (23%). Suas principais limitações relacionam-se com seu custo (6-7 vezes mais caro do que a azatioprina); frequência de efeitos colaterais (3 a 34%); e associação a graves anormalidades cranianas, faciais e cardíacas em neonatos humanos nascidos de mães tratadas (fármaco de Categoria D). Micofenolato mofetil é ineficaz em crianças e adultos com alterações colangiográficas da colangite esclerosante.

Tabela 18-6. Terapias Alternativas de Salvamento para Hepatite Autoimune		
AGENTE	**AÇÕES ACEITAS**	**EXPERIÊNCIA**
Ciclosporina	Inibidor da calcineurina que prejudica a liberação de linfocina e impede a expansão da célula T citotóxica	Dez relatos envolvendo 133 pacientes Resposta positiva (qualquer tipo), 93% Sérias toxicidades, incluindo neurotoxicidade. Possível autorreatividade paradoxal Ineficaz na AIH que se desenvolve após transplante de fígado Programa incerto de dosagem, mecanismos de monitoramento, perfil de segurança e resultados em longo prazo
Tacrolimo	Inibidor da calcineurina que impede a expansão da célula T citotóxica, inibe o receptor da interleucina-2 e prejudica a produção de anticorpos	Quatro relatos envolvendo 44 pacientes Resposta positiva (qualquer tipo), 98% Pode estimular a fibrogênese experimental. Programa incerto de dosagem, mecanismos de monitoramento, perfil de segurança e resultados em longo prazo
Micofenolato mofetil	Antagonista da purina que prejudica a criação de novo RNA e DNA Evita a proliferação e ativação do linfócito Independente da via de TPMT	Onze experiências clínicas, principalmente como salvamento Experiência única como fármaco de primeira linha. Eficácia de salvamento, 45% Eficácia de primeira linha (com prednisona), 88% Retirada do corticosteroide, 60% Eficácia para intolerância à azatioprina, 58% Eficácia para doença refratária a esteroide, 23% Teratogenicidade (fármaco de Categoria D) Efeitos colaterais, 3-34% 6-7 vezes mais caro que a azatioprina Programa incerto de dosagem mecanismos, monitoramento, perfil de segurança e resultados em longo prazo

AIH = hepatite autoimune; DNA = ácido desoxirribonucleico; RNA = ácido ribonucleico; TPMT = tiopurina metiltransferase.

32. O transplante de fígado é efetivo na AIH?

Sim (veja Figura 18-1). A sobrevida em 5 anos após transplante de fígado é de 75 a 79% em adultos e de até 86% em crianças. Os pacientes transplantados por AIH sofrem rejeição aguda mais frequentemente do que naqueles transplantados por outras doenças hepáticas, e a AIH recorre em 8 a 68%, dependendo da extensão do acompanhamento após o procedimento. A falha do enxerto ocorre em 13%, e de 13 a 23% dos pacientes são submetidos a retransplante. A sobrevida atuarial em 5 anos para a AIH recorrente varia de 89 a 100%. Dez por cento dos pacientes com AIH, em que o tratamento convencional falha, necessitam de transplante, enquanto aqueles refratários a esteroides com escore MELD superior a 16 pontos, descompensação aguda, sintomas intratáveis, intolerância ao tratamento ou câncer de fígado inicial são candidatos ao procedimento.

33. Qual é a melhor estratégia para os pacientes com toxicidade medicamentosa ou resposta incompleta?

Para a toxicidade medicamentosa, a dose da medicação implicada é reduzida ao nível mais baixo possível ou suspensa (veja Figura 18-5). A atividade da doença é controlada pela medicação (prednisona ou azatioprina) que foi tolerada, e a dose é ajustada para suprimir a inflamação. Micofenolato mofetil foi usado para intolerância à azatioprina, mas seus efeitos colaterais são similares aos da azatioprina, incluindo citopenia. Deve ser evitado em pacientes com acentuada citopenia ou na gravidez. Para a resposta incompleta, a medicação é reduzida ao nível mais baixo possível para prevenir os sintomas e suprimir a atividade histológica refletida por um nível sérico de AST mantido três vezes ou mais o ULN. Os pacientes inadequadamente controlados podem necessitar de transplante de fígado.

34. O carcinoma hepatocelular ocorre?

Sim. A frequência de carcinoma hepatocelular em pacientes com AIH e cirrose varia de 1 a 9%, e a incidência é de 1,1 a 1,9% ao ano. A taxa de incidência padronizada do carcinoma hepatocelular em pacientes suecos com AIH é de 23,3 (intervalo de confiança de 95%, 7,5-54,3), e a SMR de malignidade hepatobiliar de pacientes na Nova Zelândia é de 42,3 (intervalo de confiança de 95%, 20,3-77,9). A cirrose é um requisito para o carcinoma hepatocelular na AIH, e a duração média da cirrose no carcinoma hepatocelular varia de 12-195 meses (intervalo médio, 102 meses). A taxa de risco para o carcinoma hepatocelular em pacientes com cirrose com duração de 10 anos ou mais é de 8,4 (intervalo de confiança de 95%, 1,69-41,9).

35. Os pacientes devem ser submetidos à vigilância para carcinoma hepatocelular?

Sim. A vigilância não foi formalmente endossada como custo-efetiva, mas é recomendada nas diretrizes para o tratamento da AIH em indivíduos saudáveis sob outros aspectos. Os pacientes com cirrose por 10 anos ou mais, terapia imunossupressiva por 3 anos ou mais, e piora nos testes laboratoriais durante o tratamento com corticosteroide, estão em risco maior, mas a vigilância deve incluir todos os pacientes com AIH e cirrose. A ultrassonografia hepática a cada 6 meses é a base da vigilância. A determinação do nível de alfafetoproteína sérica aumenta a frequência de detecção tumoral em 9%, mas também aumenta a frequência de achados falso-positivos em 2,4 vezes e diminui o valor preditivo positivo em 2,2 vezes. Seu valor aditivo permanece controverso.

36. Como são tratadas as síndromes de sobreposição da AIH?

A terapia convencional com corticosteroide em combinação com ácido ursodesoxicólico (13-15 mg/kg ao dia) foi endossada pelos pacientes que preenchiam os "critérios de Paris" para AIH com características de sobreposição de cirrose biliar primária e pelos pacientes com AIH e alterações colangiográficas de colangite esclerosante primária (Figura 18-6). Os pacientes com AIH e síndrome colestática indeterminada podem ser tratados com corticosteroides em combinação com ácido ursodesoxicólico, ácido ursodesoxicólico isoladamente (13-15 mg/kg ao dia) ou terapia convencional com corticosteroide, dependendo da força do componente colestática. Todas as terapias são empíricas, e as recomendações não são fortemente com base em evidência.

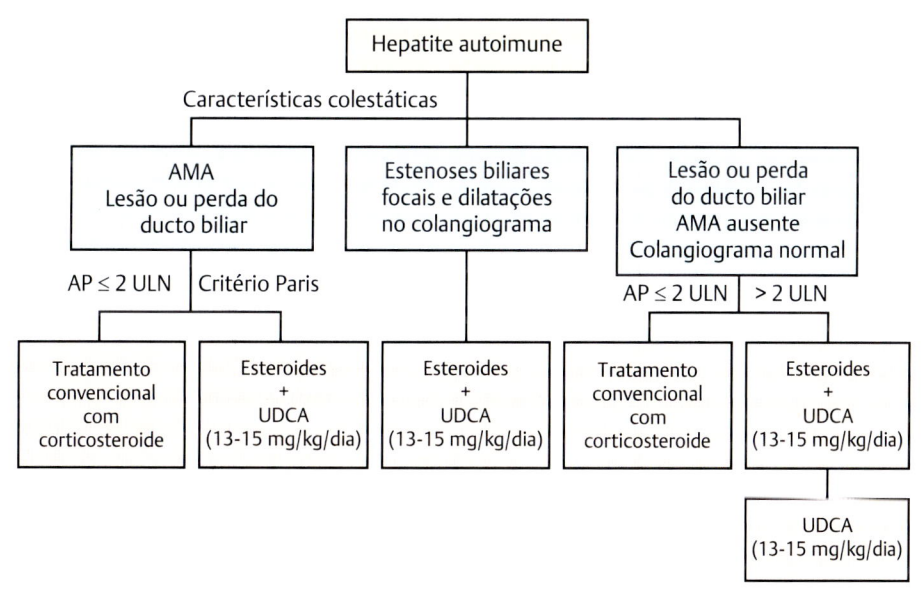

Fig. 18-6. Algoritmo de tratamento para síndromes de sobreposição de hepatite autoimune. A hepatite autoimune pode ter características colestáticas que podem se assemelhar aos fenótipos clínicos de cirrose biliar primária (PBC) ou colangite esclerosante primária (PSC). Alguns pacientes podem ter um fenótipo colestático indeterminado que pode se assemelhar ao anticorpo antimitocondrial (AMA)-PBC negativo ou PSC com ducto pequeno. Os pacientes com AMA, evidência histológica de lesão ou a perda do ducto biliar, bem como o nível de fosfatase alcalina (AP) sérica = duas vezes o limite superior da variação normal (ULN) podem responder à terapia convencional com corticosteroide, enquanto os pacientes que preenchem os critérios de Paris com lesões ductais floridas e AP sérica ≤ duas vezes o ULN são candidatos à terapia convencional com corticosteroide combinado com ácido ursodesoxicólico (UDCA) (13-15 mg/kg ao dia). Este regime de combinação também é recomendado para pacientes com estenoses e dilatações biliares focais no colangiograma que se assemelham à PSC. Os indivíduos com síndrome colestática indeterminada não contam com recomendações formais, e sua terapia empírica deve ser direcionada pela força e natureza das características colestáticas e pelas semelhanças com PBC ou PSC.

37. Quais são as novas terapias promissoras?

As intervenções moleculares e direcionadas às células são promissoras para a AIH principalmente por causa dos sucessos já alcançados em modelos animais e humanos com outras doenças imunomediadas (Tabela 18-7). Elas constituem oportunidades investigacionais na AIH que ainda não surgiram na prática clínica. Anticorpos monoclonais contra os componentes-chave das vias da citocina, moléculas recombinantes que refreiam a imunorreatividade e as manipulações de células T reguladoras e células T *natural killer* de uma maneira específica da doença são exemplos dessas novas intervenções promissoras (Figura 18-7).

Tabela 18-7. Novas Terapias Promissoras com Base em Intervenções Moleculares Específicas do Local e Manipulações Celulares

TERAPIA	AÇÃO PRINCIPAL	EXPERIÊNCIA
CTLA-4 recombinante fundido com imunoglobulina	Bloqueia a ligação de B7 a CD28 e impede a ativação da célula CD4 T auxiliar	Aprovada para uso na artrite reumatoide Bem-sucedida na prevenção de rejeição após transplante de medula óssea incompatível Eficaz em modelo animal de PBC Não experimentado na AIH
Anticorpos monoclonais para CD3	Direciona-se ao receptor de antígeno da célula T e induz a apoptose dos linfócitos T citotóxicos	Eficaz em modelos animais e humanos com diabetes Não experimentado na AIH
Anticorpos monoclonais para CD20	Direciona-se aos linfócitos B e evita a expansão clonal de plasmócitos e a produção de anticorpos	Eficaz na crioglobulinemia e pequenas séries sobre AIH
Transferência adotiva de células T reguladoras	Reabastece e fortalece a resposta da célula T reguladora e promove vias de citocina anti-inflamatória	Eficaz em modelo animal de AIH experimental
Estimulação ajustada de antígeno glicolipídico das células T *natural killer*	Estimula as vias de citocina estimulatórias e inibitórias favoráveis de maneira específica da doença	Bem-sucedida em modelos animais de lúpus eritematoso, sinovite induzida por colágeno e diabetes Não tentada na AIH experimental

AIH = hepatite autoimune; *CTLA*-4 = antígeno 4 de linfócito T citotóxico; *PBC* = cirrose biliar primária.

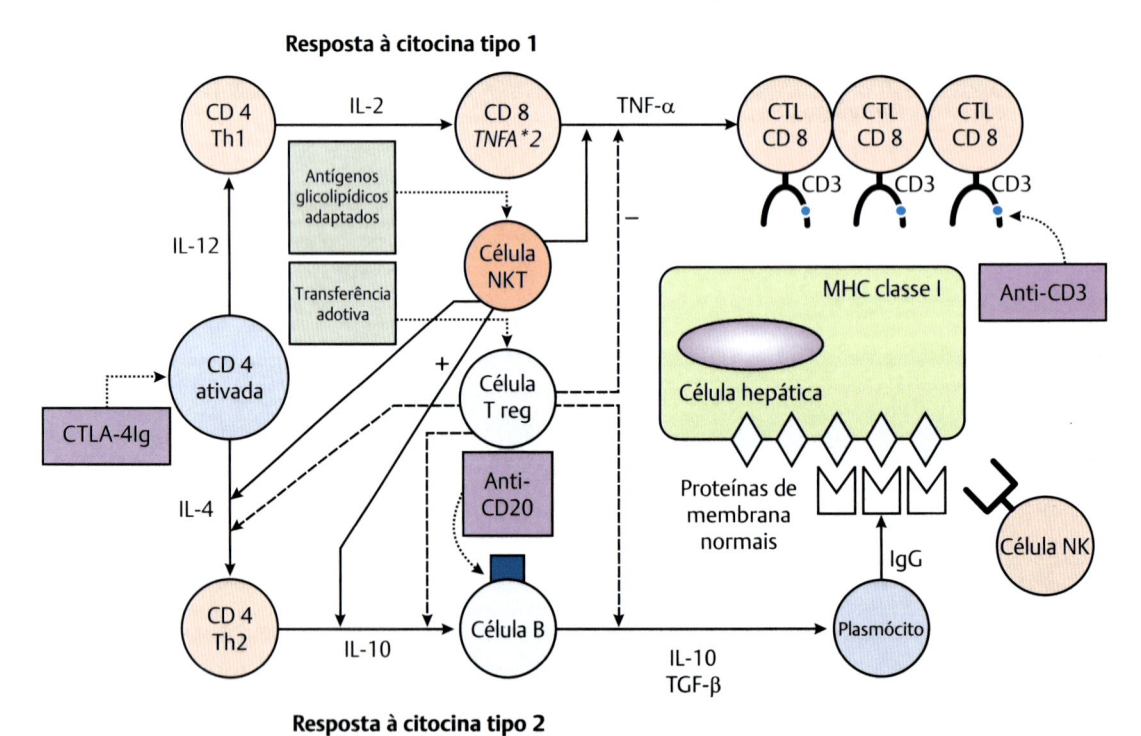

Fig. 18-7. Intervenções molecular e celular factíveis para investigação na hepatite autoimune. Anticorpos monoclonais podem ser direcionados contra CD3 (anti-CD3) dentro do receptor de antígeno da célula T dos linfócitos T citotóxicos CD8 (CTL), que infiltram o fígado e induzem sua apoptose, ou contra CD20 (anti-CD20) expresso em linfócitos B e inibem a produção de anticorpo, e uma lesão de hepatócito, mediada por célula e dependente do anticorpo, por células *natural killer* (NK). A imunoglobulina recombinante fundida com antígeno 4 de linfócito T citotóxico (CTLA-4Ig) pode bloquear o segundo sinal coestimulador necessário para a ativação do linfócito T e prejudicar a resposta autorreativa. As manipulações de células T reguladoras (células T Reg) por meio da transferência adotiva ou das células T *natural killer* (célula NKT) por meio de antígenos glicolipídicos adaptados podem inibir (-) as vias da citocina citotóxica mediada por fator de necrose tumoral alfa (TNF-α) e estimulam as vias da citocina anti-inflamatória (+) mediada por interleucina 10 (IL-10) e fator transformador de crescimento beta (TGF-β). Estas intervenções tiveram êxito em modelos animais e humanos com diversas doenças imunomediadas, incluindo hepatite autoimune.

Bibliografia

1. Czaja AJ. Advances in the current treatment of autoimmune hepatitis. Dig Dis Sci 2012;57:1996-2010.
2. Czaja AJ. Diagnosis and management of the overlap syndromes of autoimmune hepatitis. Can J Gastroenterol 2013;27:417-23.
3. Czaja AJ. Drug choices in autoimmune hepatitis: part A-steroids. Expert Rev Gastroenterol Hepatol 2012;6:603-15.
4. Czaja AJ. Drug choices in autoimmune hepatitis: part B-nonsteroids. Expert Rev Gastroenterol Hepatol 2012;6:617-35.
5. Czaja AJ. Emerging opportunities for site-specific molecular and cellular interventions in autoimmune hepatitis. Dig Dis Sei 2010;55:2712-26.
6. Czaja AJ. Hepatocellular cancer and other malignancies in autoimmune hepatitis. Dig Dis Sci 2013;58:1459-76.
7. Czaja AJ. Management of recalcitrant autoimmune hepatitis. Curr Hepatitis Rep 2013;12:66-77.
8. Czaja AJ. Nonstandard drugs and feasible new interventions for autoimmune hepatitis. Part- I. Inflamm Allergy Drug Targets 2012;11:337-50.
9. Czaja AJ. Nonstandard drugs and feasible new interventions for autoimmune hepatitis. Part-II. Inflamm Allergy Drug Targets 2012;11:351-63.
10. Czaja AJ. Promising pharmacological, molecular and cellular treatments of autoimmune hepatitis. Curr Pharm Des 2011;17:3120-40.
11. Czaja AJ. Review article: the management of autoimmune hepatitis beyond consensus guidelines. Aliment Pharmacol Ther 2013;38:343-64.
12. Czaja AJ. Safety issues in the management of autoimmune hepatitis. Exp Opin Drug Saf 2008;7:319-33.
13. Gleeson D, Heneghan MA. British Society of Gastroenterology (ESG) guidelines for management of autoimmune hepatitis. Gut 2011;60:1611-29.
14. Heneghan MA, Allan ML, Bornstein JD *et al.* Utility of thiopurine methyltransferase genotyping and phenotyping, and measurement of azathioprine metabolites in the management of patients with autoimmune hepatitis. J Hepatol 2006;45:584-91.
15. Manns MP, Czaja AJ, Gorham JD *et al.* Practice guidelines of the American Association for the Study of Liver Diseases: diagnosis and management of autoimmune hepatitis. Hepatology 2010;51:2193-213.
16. Manns MP, Woynarowski M, Kreisel W *et al.* Budesonide induces remission more effectively than prednisone in a controlled trial of patients with autoimmune hepatitis. Gastroenterology 2010;139:1198-206.
17. Montano-Loza AJ, Carpenter HA, Czaja AJ. Consequences of treatment withdrawal in type 1 autoimmune hepatitis. Liver Int 2007;27:507-15.
18. Montano-Loza AJ, Carpenter HA, Czaja AJ. Features associated with treatment failure in type 1 autoimmune hepatitis and predictive value of the model of end stage liver disease. Hepatology 2007;46:1138-45.
19. Selvarajah V, Montano-Loza AJ, Czaja AJ. Systematic review: managing suboptimal treatment responses in autoimmune hepatitis with conventional and nonstandard drugs. Aliment Pharmacol Ther 2012;36:691-707.
20. Yeoman AD, Westbrook RH, Zen Y *et al.* Early predictors of corticosteroid treatment failure in icteric presentations of autoimmune hepatitis. Hepatology 2011;53:926-34.

Websites

American College of Physicians. ACP smart medicine. http://smartmedicine.acponline.org/smartmed/content.aspx?gbosId=274 [Acessado em 22/09/2014].

Mannis MP, Czaja AJ, Gorham JD *et al.* Diagnosis and management of autoimmune hepatitis. AASLD Practice Guidelines. http:/www.aasld.orgipracticeguidelines/Documents/AIH2010.pdf [Acessado em 22/09/2014].

CAPÍTULO 19

CIRROSE BILIAR PRIMÁRIA E COLANGITE ESCLEROSANTE PRIMÁRIA

John E. Eaton, MD ▪ *Jayant A. Talwakar, MD, MPH* ▪ *Nicholas F. LaRusso, MD*

1. Defina cirrose biliar primária (PBC) e colangite esclerosante primária (PSC).
PBC e PSC são colangiopatias idiopáticas crônicas. A PBC afeta principalmente mulheres na sexta década de vida e se caracteriza pela destruição dos ductos biliares interlobular e septal. A PSC afeta principalmente homens na quinta década de vida. A PSC clássica (ducto grande) se caracteriza por inflamação difusa e fibrose dos ductos biliares intra-hepáticos e/ou extra-hepáticos. Tanto a PBC quanto a PSC podem eventualmente progredir para doença hepática em estágio final, necessitando de consideração para transplante de fígado.

2. PBC é um distúrbio autoimune?
A causa de base da PBC é desconhecida. As evidências de um fator etiológico autoimune incluem o seguinte:
- Frequente associação a outras doenças autoimunes, como síndrome de Sjögren; artrite reumatoide; escleroderma e a síndrome que consiste em calcinose, fenômeno de Raynaud, doença esofágica, esclerodactilia e telangiectasia (CREST); tireoidite; líquen plano; lúpus discoide e penfigoide.
- Presença de autoanticorpos séricos circulantes, como os anticorpos antimitocondriais (AMA), anticorpo antinuclear (ANA), anticorpo de antimúsculo liso (ASMA), antígeno nuclear extraível, fator reumatoide, anticorpos específicos da tireoide e níveis séricos elevados de imunoglobulina M (IgM).
- Características histológicas, incluindo colangite linfoplasmocítica com expansão do trato portal, indicativas de destruição imunológica do ducto biliar.
- Maior prevalência de autoanticorpos séricos circulantes em parentes de pacientes com PBC.
- Aumento da frequência dos antígenos do complexo de histocompatibilidade principal de classe II na PBC.

3. A PSC é um distúrbio autoimune?
As evidências de apoio a uma origem imunogênica da PSC incluem o seguinte:
- Prevalência de 70 a 80% de doença intestinal inflamatória em pacientes com PSC na Europa e América do Norte.
- Maior incidência de PSC e colite ulcerativa crônica (CUC) em famílias dos pacientes com PSC.
- Evidência de desregulação do sistema imune, incluindo aumento dos níveis séricos de IgM, autoanticorpos séricos, como ANA, ASMA e anticorpo citoplasmático antineutrófilo periférico (pANCA) e imunocomplexos circulantes.
- Aumento da frequência de antígenos leucocitários humanos (HLA) B8, DR3a e DR4.
- Expressão aberrante do antígeno HLA de classe II nas células epiteliais do ducto biliar.

4. Quais são as características clínicas de PBC e PSC?
As apresentações clínicas de PBC e PSC podem ser similares, apesar de algumas características demográficas e clínicas diferirem. De 85 a 90% dos pacientes com PBC são mulheres que se apresentam da quarta à sexta década de vida, enquanto até 70% dos pacientes com PSC são homens com idade aproximada de 40 anos ao diagnóstico. Apesar de uma frequência maior da doença assintomática ou subclínica, mais de 40% dos pacientes afetados com qualquer condição geralmente se apresentam com início gradual de fadiga e prurido. A fadiga pode ser problemática, e é importante avaliar para outras causas deste sintoma, como efeitos colaterais da medicação, hipotireoidismo ou depressão. Dor no quadrante superior direito e anorexia também podem ser observadas ao diagnóstico. Embora incomum, a esteatorreia na PBC e na PSC geralmente se deve à má absorção de sal biliar. Entretanto, outros fatores etiológicos de má absorção podem incluir insuficiência pancreática exócrina, coexistindo com doença celíaca ou supercrescimento bacteriano. A icterícia como manifestação primária de PBC é incomum, mas está fortemente associada à presença de doença histológica avançada. Na PSC, o desenvolvimento de colangite bacteriana, caracterizada por febre recorrente, dor no quadrante superior direito e icterícia, pode ocorrer. Uma história de cirurgia biliar reconstrutiva prévia, presença de estenoses biliares extra-hepáticas dominantes ou o desenvolvimento de um colangiocarcinoma sobreposto também podem ser responsáveis. Os sintomas de doença hepática em estágio final, com sangramento gastrointestinal, ascite e encefalopatia, ocorrem na fase tardia no curso de ambas as doenças.

5. Quais são os achados comuns do exame físico?
O exame físico pode revelar icterícia e escoriações decorrentes de prurido em ambos os distúrbios. Xantelasmas (lesões elevadas sobre as pálpebras por deposição de colesterol) e xantomas (lesões sobre as superfícies extensoras) são vistos ocasionalmente nos estágios finais de ambas as doenças, particularmente na PBC. Hiperpigmentação, especialmente nas áreas expostas ao sol, e vitiligo podem estar presentes. Muitas vezes, o fígado está aumentado de tamanho e firme à palpação. O baço também pode estar palpável, caso tenha se desenvolvido a hipertensão portal da doença avançada. Caracte-

rísticas da doença hepática em estágio final, incluindo consunção muscular e angiomas araneiformes, aparecem nos estágios avançados de ambas as doenças.

6. Quais são as doenças associadas à PBC?
Até 80% dos pacientes com PBC também têm doenças extra-hepáticas autoimunes coexistentes. *A doença extra-hepática autoimune mais comum é síndrome sicca (de Sjögren).* Entre outras condições descritas em associaçãoà PBC estão tireoidite autoimune, escleroderma/CREST, artrite reumatoide, dermatomiosite, doença mista do tecido conectivo, lúpus eritematoso sistêmico, acidose tubular renal e fibrose pulmonar idiopática.

7. Quais são as doenças associadas à PSC?
CUC e, menos frequentemente, colite de Crohn estão presentes em, pelo menos, 70 a 80% dos pacientes com PSC. *Em contrapartida, apenas 5% dos pacientes com doença intestinal inflamatória terão PSC concomitante.* Consequentemente, pacientes com doença intestinal inflamatória conhecida devem ser avaliados para PSC se forem detectadas anormalidades nos testes hepáticos. Além disso, os pacientes com PSC devem-se submeter à colonoscopia no momento do diagnóstico independentemente da presença de doença intestinal inflamatória concomitante ou sintomas de doença intestinal inflamatória. CUC pode-se desenvolver mesmo após transplante de fígado, da mesma forma que a PSC pode se desenvolver após colectomia.

8. Qual é a diferença entre a CUC associada à PSC e a CUC não associada à PSC?
Várias observações sugeriram que a PSC-CUC seja um fenótipo diferente, comparado aos da CUC isoladamente. Por exemplo, pacientes com PSC-CUC tendem a ter pancolite com mínima inflamação endoscópica. Também foram observados na PSC-CUC um risco maior de câncer colorretal, pouchite, varizes periestomais após proctocolectomia com ileostomia, menos inflamação retal e ileíte de refluxo.

9. Quais são as anormalidades bioquímicas importantes associadas à PBC e PSC?
Em ambos os distúrbios, a fosfatase alcalina sérica geralmente está elevada pelo menos três a quatro vezes o limite superior do normal com elevações leves a moderadas da alanina aminotransferase (ALT) e aspartato aminotransferase (AST). Elevações de ALT ou AST acima de quatro a cinco vezes o limite superior do normal são raras na PSC e PBC, mas podem ser vistas se um processo concomitante estiver presente (hepatite autoimune [AIH], obstrução biliar aguda). Na PBC, valores totais da bilirrubina sérica geralmente estão dentro dos limites normais ao diagnóstico. Na PSC, os valores de bilirrubina sérica estão modestamente aumentados em até 50% dos pacientes no momento do diagnóstico. Testes refletindo a função hepática sintética, incluindo albumina sérica e tempo de protrombina (PT), permanecem normais, a não ser que doença hepática avançada esteja presente. Os níveis séricos de IgM estão elevados em 90% dos pacientes com PBC. Com base no uso disseminado de bioquímica sanguínea automatizada, número crescente de pacientes assintomáticos está sendo diagnosticado com PBC e PSC.

10. Qual é o perfil lipídico em pacientes com PBC? Eles estão em risco maior de desenvolver doença arterial coronariana?
Os níveis séricos de colesterol geralmente estão elevados na PBC. Nos estágios da doença, os aumentos do colesterol da lipoproteína de alta densidade (HDL) excedem aqueles da lipoproteína de baixa densidade (LDL) e da lipoproteína de densidade muito baixa. Com a progressão da doença hepática, a concentração de HDL diminui, enquanto as concentrações de LDL se tornam acentuadamente elevadas. Um risco aumentado de doença aterosclerótica não foi demonstrado em pacientes com hiperlipidemia persistente em associação à PBC.

11. Quais são os autoanticorpos séricos associados à PBC?
AMA sérico é encontrado em até 95% dos pacientes com PBC. Embora seja considerado não específico de órgão, assim como não específico de espécie, o AMA sérico é detectado geralmente por ensaio imunoenzimático. No entanto, os anticorpos direcionados contra um grupo específico de antígenos na *membrana mitocondrial interna (antígenos M2) estão presentes em 98% dos pacientes com PBC.* Estes subtipos de AMA sérico aumentam a sensibilidade e a especificidade na detecção da doença.

Outros subtipos de AMA relacionados com a PBC reagem com antígenos na membrana mitocondrial externa. Anti-M4 ocorre em associação a anti-M2 em pacientes com síndromes de sobreposição de AIH e PBC. Anti-M8, quando presente com anti-M2, pode estar associado a um curso mais rápido de progressão da doença em pacientes selecionados. Anti-M9 é observado com e sem anti-M2 e pode ser útil no diagnóstico do estágio inicial da PBC.

12. Quais são os autoanticorpos séricos associados à PSC?
Na PSC, o AMA sérico é raro e, se presente, é visto geralmente em títulos muito baixos. Porém, títulos detectáveis de ANA, ASMA sérica e anticorpos antitireoperoxidase foram encontrados em até 70% dos pacientes com PSC. *Observou-se pANCA em até 65% dos pacientes com PSC.* A falta de especificidade dos autoanticorpos limita seu uso na avaliação diagnóstica de PSC, e seu uso para o diagnóstico não é recomendado rotineiramente. Um pequeno subgrupo de pacientes diagnosticados com PSC com base nas estenoses biliares vistas na colangiografia podede fato ter colangite imunoassociada ou pancreatite autoimune com estenoses biliares concomitantes. Portanto, recomenda-se a medição de IgG4 sérica em todos os pacientes com PSC.

13. Quais são as características colangiográficas da árvore biliar na PSC?

A avaliação da árvore biliar na PSC por colangiografia pode revelar estenoses difusas dos ductos intra-hepáticos e extra-hepáticos com dilatação sacular das áreas intervenientes. Estas anormalidades resultam na aparência característica de *colar de contas* com a PSC. Ocorrem envolvimentos intra-hepático e hilar exclusivos em apenas 20% dos pacientes. Causas secundárias de colangite esclerosante, como colangite isquêmica ou biliopatia hipertensiva portal, podem mimetizar os achados colangiográficos de PSC. Tradicionalmente, a colangiografia retrógrada endoscópica (ERC) é usada para diagnosticar PSC. No entanto, a colangiografia por ressonância magnética (MRC) também tem um excelente desempenho diagnóstico, e é mais custo-efetiva além de evitar a radiação, quando comparada à ERC. Portanto, a MRC é a modalidade preferida de imagens diagnósticas (Figura 19-1).

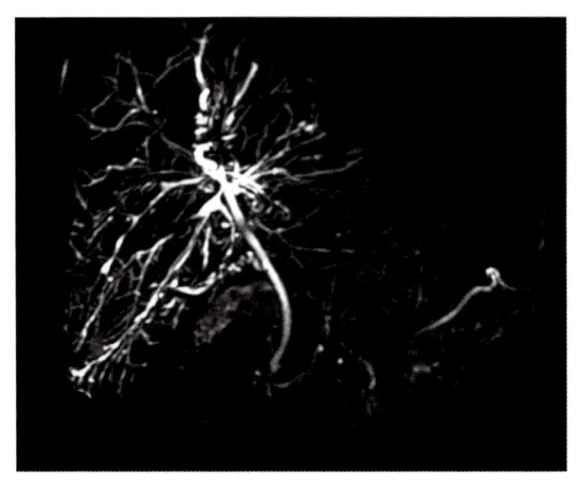

Fig. 19-1. Colangiograma por ressonância magnética exibindo características clássicas da colangite esclerosante primária, incluindo estenoses e dilatação intra-hepáticas difusas.

14. É importante avaliar a árvore biliar na PBC?

Na PBC, um exame ultrassonográfico da árvore biliar geralmente é adequado para excluir a presença de obstrução biliar extra-hepática. Porém, em pacientes com características atípicas, como sexo masculino, soronegatividade de AMA ou doença intestinal inflamatória associada, um colangiograma deve ser considerado para distinguir PBC de PSC e de outros distúrbios que causam obstrução biliar.

15. Quais são as características histológicas hepáticas de PBC e PSC?

As anormalidades histológicas na biópsia hepática são altamente características de PBC e PSC nos estágios iniciais da doença. Na PBC, o achado diagnóstico é descrito como uma *lesão ductal florida*, que revela a destruição do ducto biliar e formação de granuloma. Um intenso infiltrado celular inflamatório linfoplasmocítico nos tratos portais é acompanhado de degeneração segmentar dos ductos biliares interlobulares (também denominada *colangite destrutiva não supurativa crônica*) (Figura 19-2).

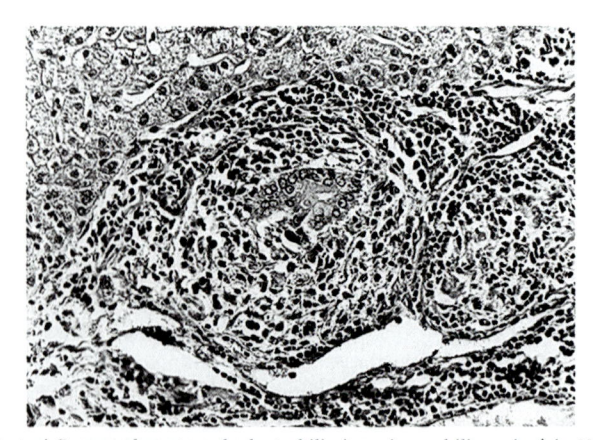

Fig. 19-2. Lesão ductal florida (destruição granulomatosa do ducto biliar) na cirrose biliar primária. Um granuloma malformado circunda e destrói o ducto biliar de maneira excêntrica.

As alterações histológicas iniciais na PSC incluem o alargamento dos tratos portais por edema, aumento de fibroses portal e periportal, além da proliferação de ductos biliares interlobulares. A anormalidade morfológica diagnóstica na PSC é chamada de *colangite obliterativa fibrosa*, que leva à perda completa dos ductos biliares septais interlobulares e adjacentes à corda fibrosa, assim como à deposição de tecido conectivo (Figura 19-3). Esta característica histológica, porém, ocorre em apenas 10% dos casos conhecidos. Os achados histológicos da doença hepática em estágio final para PBC e PSC são caracterizados por escassez de ductos biliares e cirrose biliar.

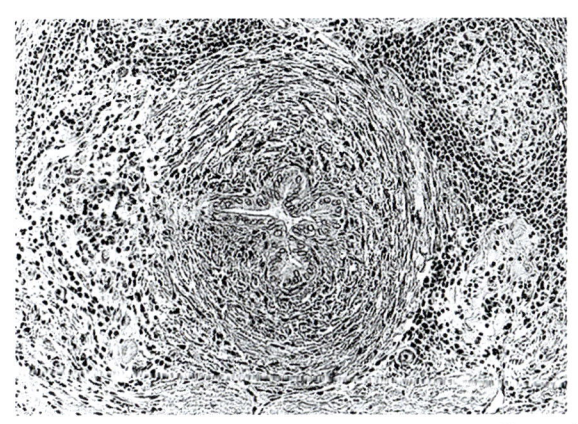

Fig. 19-3. Colangite obliterativa fibrosa na PSC. O ducto biliar interlobular mostra um colar fibroso típico, e o epitélio parece não danificado.

16. Os pacientes assintomáticos com PBC têm expectativa de vida normal?

A maioria dos pacientes com PBC experimenta um curso clínico progressivo, resultando em cirrose eventual. Pacientes assintomáticos têm sobrevida média mais longa que os pacientes sintomáticos. No entanto, observa-se uma sobrevida média reduzida em pacientes assintomáticos com PBC, comparados a populações saudáveis de mesma idade e sexo. As estimativas de sobrevida média geral sem transplante de fígado variam entre 10 e 12 anos a partir do momento do diagnóstico; a doença histológica avançada concede uma sobrevida média que se aproxima de 8 anos.

17. Os pacientes assintomáticos com PSC têm expectativa de vida normal?

Os pacientes assintomáticos terão uma sobrevida reduzida, comparados aos controles normais. De fato, quase um quarto dos pacientes que eram assintomáticos no momento do diagnóstico desenvolverá sintomas clínicos após 5 anos. O tempo médio de sobrevida até a morte ou o transplante de fígado é de 12 a 20 anos para todos os pacientes com PSC, independentemente de sintomas, e aproximadamente de 9 anos para aqueles com sintomas à apresentação.

18. Qual é o papel dos modelos matemáticos na estimativa da sobrevida na PBC e PSC?

O desenvolvimento de modelos matemáticos para PBC e PSC melhorou a capacidade de predição das taxas de progressão da doença e da sobrevida sem transplante de fígado. Eles são úteis para o desenvolvimento de objetivos na falha de tratamento e para se planejarem estudos terapêuticos.

Um modelo prognóstico para a PBC, desenvolvido na Clínica Mayo, conta com bilirrubina sérica total, albumina, PT, presença ou ausência de edema periférico, uso de diuréticos e idade do paciente. Uma revisão do modelo de PSC da Clínica Mayo inclui variáveis, como idade do paciente, bilirrubina sérica total, albumina, AST e história de sangramento variceal. Resultados similares sobre o prognóstico também foram observados com o uso do Model for End-stage Liver Disease (MELD). O escore MELD é usado para a alocação de pacientes para transplante de fígado.

19. Descreva a relação entre fosfatase alcalina e a história natural de PSC.

Vários estudos sugeriram que as melhoras na fosfatase alcalina sérica com o tempo estão associadas a melhores resultados. Por exemplo, a melhora persistente da fosfatase alcalina para menos de, ou igual a, 1,5 vez o limite superior do normal (espontaneamente ou com o tratamento) estava associada à redução no desenvolvimento de colangiocarcinoma e objetivos relacionados com o fígado, incluindo as mortes relacionadas com o fígado. Essas observações parecem ocorrer com mais frequência em pacientes com PSC intra-hepática isoladamente, mas podem ocorrer na PSC difusa. Estudos adicionais são necessários para verificar essas observações iniciais.

20. Quais são as deficiências vitamínicas associadas à PBC e PSC?

Pacientes com PBC e PSC são suscetíveis a deficiências de vitaminas lipossolúveis, especialmente nos estágios avançados da doença. A ocorrência de diminuição da acuidade visual à noite pode ser atribuída à deficiência de vitamina A. A deficiência de vitamina D ocorre geralmente em associação à acentuada esteatorreia, que é relacionada com a redução da concentração de ácido biliar no intestino delgado. Outros fatores que podem contribuir para a má absorção podem incluir insuficiência pancreática, supercrescimento bacteriano ou doença celíaca. O prolongamento do PT sérico está associado à deficiência de vitamina K (ou piora da função hepática sintética). Se a bilirrubina estiver acima de 2 mg/dL, deverá ser a verificação anual das vitaminas A, D e K. Finalmente, a deficiência de vitamina E ocorre com pouca frequência, mas quando presente resulta em anormalidades neurológicas que afetam as colunas espinais posteriores, levando à arreflexia, perda de propriocepção e ataxia.

21. Que doença óssea está associada à PBC e PSC?

A doença óssea metabólica (*i. e.*, osteodistrofia hepática), que pode levar a fraturas patológicas incapacitantes, é uma complicação séria da PBC e PSC. As manifestações clínicas incluem osteopenia, osteoporose e fratura. A dor óssea intensa em um quadro agudo ou crônico, relacionada com a necrose avascular, pode ocorrer na PBC e PSC.

22. Descreva os fatores de risco de osteoporose na PBC e PSC.

Os pacientes com PBC têm probabilidade oito vezes maior de desenvolver osteoporose, em comparação aos controles de mesmo sexo. Os fatores de risco de osteoporose incluem idade avançada, baixo índice de massa corporal, história anterior de fraturas e doença histológica avançada. Tanto a deficiência de vitamina D quanto o tabagismo são implicados como fatores de risco de doença óssea metabólica. Os fatores de risco adicionais descritos na população em geral incluem o uso de glicocorticoides, excessiva ingestão alcoólica, tabagismo ou um genitor que sofreu uma fratura. As elevações na bilirrubina sérica também estão correlacionadas com a taxa de perda óssea em pacientes com PBC. Osteoporose tem sido relatada em até 15% dos pacientes com PSC, o que é um aumento de vinte e quatro vezes em comparação à população-controle equiparável. Além da idade avançada e um índice de massa corporal mais baixo, uma duração de 19 anos ou mais da doença intestinal inflamatória foi identificada como um fator de risco de osteoporose em pacientes com PSC. No momento, testes basais e a triagem regular de acompanhamento com imagens de densidade óssea cada 2 a 3 anos devem ser realizados em pacientes com PBC e PSC.

23. Quais são as complicações hepatobiliares não malignas relacionadas com a PSC?

- Colangite pode ocorrer em 15% dos indivíduos com PSC. Isto se dá tipicamente após a manipulação biliar endoscópica (rara na era dos antibióticos profiláticos) ou secundária a estenoses obstrutivas, malignidade ou cálculos.
- As estriuturas dominantes são definidas como estenose de 1 mm ou menores no ducto hepático ou de 1,5 mm ou menores no ducto biliar comum. Elas são relatadas em até 50% dos pacientes com PSC e estão associadas a sintomas em 10 a 30% dos indivíduos. Quando encontradas, devem levantar imediatamente a suspeita de presença de colangiocarcinoma. Se uma estritura dominante for detectada na MRC, isto deverá incentivar uma ERC para avaliar a malignidade subjacente e paliação de quaisquer lesões obstrutivas. Quando forem encontradas, a hibridização por fluorescência *in situ* poderá detectar anormalidades cromossomais (como a polissomia) nos *brushings* biliares e auxiliar no diagnóstico de colangiocarcinoma. A análise citológica biliar convencional também é realizada rotineiramente.
- Colelitíase, coledocolitíase e hepatolitíase são comuns em pacientes com PSC. Por exemplo, em quase 25% dos pacientes com PSC, descobriu-se a colelitíase concomitante, enquanto a hepatolitíase é observada em 10 a 20% dos casos.
- Cirrose e hipertensão portal podem acabar se desenvolvendo como resultado de colestase progressiva e fibrose, o que pode levar a mais complicações, como ascite, encefalopatia hepática e varizes.

24. Quais são as malignidades associadas à PSC e como deve ser feita a triagem dos pacientes?

- Colangiocarcinoma pode ocorrer em 5 a 10% dos pacientes com PSC. O risco dessa malignidade é quase 400 vezes mais alto na PSC comparado ao da população em geral. Quase um quarto dos casos é diagnosticado no momento do diagnóstico ou dentro dos primeiros 2 anos após a apresentação dos pacientes. A American Association for the Study of Liver Diseases (AASLD) não recomenda a triagem de rotina para colangiocarcinoma. Apesar disto, alguns profissionais defendem uma abordagem pragmática à triagem que envolve a aquisição anual de imagens de ressonância magnética/MRCP e medição de CA 19-9 sérico, seguida de ERC se for detectada uma estritura dominante ou elevação de CA 19-9.
- *O câncer de vesícula biliar foi encontrado em aproximadamente 50% dos pacientes com PSC com detecção de lesão de massa concomitante da vesícula biliar nas imagens. Consequentemente, recomenda-se uma ultrassonografia anual para detectar pólipos na vesícula biliar.* Ainda que seja pequeno o conhecimento sobre a história natural dos pólipos da vesícula biliar, particularmente dos pólipos pequenos, a AASLD não recomenda que os pacientes sejam submetidos à colecistectomia depois de detectada uma lesão da vesícula biliar. O carcinoma hepatocelular pode-se desenvolver em indivíduos com cirrose. A real prevalência desse carcinoma na PSC não foi bem descrita. No entanto, indivíduos com cirrose devem ser inscritos em um programa de triagem de 6 meses à base de ultrassonografia.
- O câncer colorretal está fortemente associado à PSC e doença intestinal inflamatória concomitante. Comparado aos pacientes com CUC isoladamente, aqueles com PSC-CUC têm um risco dez vezes maior de câncer colorretal. Além disso, os pacientes com doença de Crohn colônica também podem estar em maior risco. E, importante, pode-se desenvolver uma neoplasia colorretal logo após o diagnóstico das duas condições. Além disso, os pacientes permanecem em risco após um transplante de fígado. Portanto, após o diagnóstico de PSC, os indivíduos devem ser submetidos à colonoscopia de vigilância, e se for detectada doença intestinal inflamatória, eles deverão continuar a colonoscopia com biópsias de vigilância cada 1 a 2 anos. A vigilância deve continuar após o transplante de fígado.

25. Como se pode estabelecer o diagnóstico de colangiocarcinoma nos pacientes com PSC?

A presença de uma lesão de massa com intensificação venosa retardada é indicativa de colangiocarcinoma. O estabelecimento de um diagnóstico de colangiocarcinoma hilar pode ser difícil, uma vez que uma lesão de massa óbvia nem sempre esteja presente. Os pacientes sem lesão de massa óbvia também devem ser tratados para colangiocarcinoma se uma estenose de aparência maligna for encontrada particularmente na situação de um nível de CA 19-9 superior a 129 U/mL, ou se biópsia ou exame citológico forem positivos para adenocarcinoma. A presença de polissomia cromossomal detectada por hibridização por fluorescência *in situ* também deve levantar a preocupação sobre um colangiocarcinoma.

26. Qual é o diagnóstico diferencial de PBC e PSC?
O diagnóstico diferencial de PBC e PSC inclui outras causas de colestase crônica, incluindo obstrução biliar extra-hepática causada por coledocolitíase, estrituras iatrogênicas e tumores. Embora a ultrassonografia ou a tomografia computadorizada possa sugerir a presença de dilatação biliar, é necessária a realização de colangiografia para se fazer um diagnóstico definitivo de PSC. A colestase induzida por medicamento, secundária a fenotiazínicos, estrógenos, azóis e uma série de outros fármacos, também deve ser considerada como diagnóstico alternativo.

27. O que é PBC AMA-negativa?
Os pacientes podem ter as características clínicas e histológicas típicas de PBC, mas são AMA-negativos. Isto pode ocorrer em aproximadamente 5% dos pacientes com PBC. Os pacientes AMA-negativos devem ser submetidos à colangiografia, devendo-se selecionar testes laboratoriais para descartar outra causa de colestase. Se o colangiograma estiver normal, os pacientes devem fazer biópsia de fígado para estabelecer o diagnóstico. A história natural e a resposta ao ácido ursodesoxicólico (UDCA) são similares à dos pacientes com PBC AMA-positiva.

28. O que se entende por síndromes de sobreposição ou variante em PBC e PSC?
A presença de características compatíveis com AIH e PBC é definida como síndrome de sobreposição ou síndrome variante. Tanto o ANA quanto o AMA séricos estão presentes com títulos aumentados em testes sorológicos. A necrose linfocítica fragmentária e coexistente com inflamação portal com destruição do ducto biliar é vista com frequência. Este grupo parece se beneficiar de monoterapia com UDCA, tratamento imunossupressivo ou uma combinação de ambos os tratamentos, além do UDCA. Com o uso de critérios estritos, menos de 20% dos pacientes com PBC realmente têm evidência objetiva de síndrome de sobreposição com AIH. Dados recentes confirmam que os pacientes com PBC típica podem desenvolver AIH anos depois, apesar de uma terapia bem-sucedida com UDCA.

Ocorre sobreposição similar na PSC e AIH em populações adultas e pediátricas. Embora a real prevalência da sobreposição seja desconhecida, estima-se que menos de 5% dos pacientes com PSC terão evidência objetiva de uma síndrome de sobreposição com AIH. Em AIH-PSC, muitas vezes as estenoses biliares multifocais e a dilatação típica de PSC são acompanhadas das lesões histológicas vistas na AIH. Em pacientes com características de AIH e doença intestinal inflamatória, ou naqueles que são irresponsivos à imunossupressão, deve-se considerar um colangiograma para excluir PSC. Da mesma forma, transaminases acima de cinco vezes o limite superior em pacientes com PSC podem ser sugestivas de AIH-PSC. O prognóstico de AIH-PSC parece ser mais favorável que o da PSC clássica, mas é pior quando comparado ao prognóstico de AIH pura. Os pacientes com a síndrome de sobreposição AIH-PSC podem-se beneficiar de terapia imunossuppressiva.

29. O que se entende por *PSC de ducto pequeno*?
A PSC de ducto pequeno é definida pela presença de anormalidades no teste para fígado colestático crônico, achados hepáticos histológicos compatíveis com PSC e uma árvore biliar normal por colangiografia. A maioria dos pacientes também tem diagnóstico concomitante de doença intestinal inflamatória. Aproximadamente 20% dos pacientes progredirão para PSC clássica em um período de 10 anos. Comparados à PSC clássica, a PSC de ducto pequeno está associada a uma sobrevida mais longa e a menor risco de colangiocarcinoma.

30. Descreva o tratamento de prurido em pacientes com PBC e PSC.
A colestiramina alivia o prurido associado à PBC e PSC por reduzir os níveis séricos do ácido biliar em pacientes com colestase. Além disso, ela aumenta a excreção intestinal de ácidos biliares, impedindo sua absorção. É administrada em doses de 4 g (misturada com líquidos) com as refeições ou após o café da manhã em uma dose diária total de 12 a 16 g. A colestiramina deve ser administrada 1,5 hora antes ou depois de outras medicações para evitar ligação não específica e diminuição da absorção intestinal. Depois da remissão do prurido, a dosagem deverá ser reduzida para a quantidade mínima que mantenha o alívio.

Rifampina em dosagem de 300 a 600 mg/dia também é eficaz para aliviar o prurido causado pela indução ou inibição da enzima p450 de captação do ácido biliar. Há relatos de benefício empírico com a gabapentina, e esta pode ser útil quando a disfunção hepática impede o uso seguro de rifampina.

Para os casos refratários, pode-se considerar sertralina 100 mg ao dia ou naltrexona 50 mg ao dia. No quadro de estrituras dominantes, a descompressão endoscópica pode melhorar a colestase e aliviar o prurido. O prurido intratável é uma indicação para o transplante de fígado, que resulta em alívio sintomático.

31. Como a osteoporose é tratada em pacientes com PBC e PSC?
O tratamento da osteoporose inclui exercício, suplementação adequada de cálcio e vitamina D, além de um bifosfonato. Os bifosfonatos são considerados agentes de primeira linha para o tratamento de osteoporose. Alendronato demonstrou melhorar a massa óssea em pacientes com PBC. Para indivíduos com varizes esofágicas, deve ser usado um bifosfonato parenteral.

32. Descreva o tratamento da deficiência de vitamina lipossolúvel em PBC e PSC.

Problemas com a visão noturna, causados pela deficiência de vitamina A, podem ser aliviados com a terapia de reposição oral. Níveis séricos diminuídos podem ser corrigidos com a administração oral de vitamina A (25.000 a 50.000 unidades) duas ou três vezes por semana. Como a captação excessiva de vitamina A tem sido associada à hepatotoxicidade, os níveis séricos devem ser monitorados frequentemente. Em pacientes com baixos níveis de vitamina E, pode ser instituída terapia de reposição oral com 400 unidades/dia. Se os níveis de PT melhorarem após um estudo com vitamina K hidrossolúvel (5 a 10 mg/dia por 1 semana), os pacientes devem ser mantidos nesse regime indefinidamente. O prolongamento do PT pode estar associado à insuficiência hepática em casos não responsivos ao tratamento. A deficiência grave de vitamina D (menos de 20 ng/mL) deve ser reposta com vitamina D 50.000 UI uma a três vezes por semana. Deve-se obter a repetição do nível de vitamina D após 8 semanas de terapia de alta dose e, caso seja repetida, os pacientes devem ser mantidos em seguida com 800 a 1.000 UI ao dia.

33. Descreva o tratamento de colangite bacteriana na PSC.

A colangite bacteriana na PSC deve ser tratada com antibióticos de amplo espectro parenteral. A administração de ciprofloxacina resulta em altas concentrações biliares e tem ampla cobertura de Gram-negativos e Gram-positivos. Resultados similares podem ser observados com outras fluoroquinolonas, como norfloxacina e levofloxacina. A terapia profilática com a terapia com fluoroquinolona oral pode reduzir a frequência de colangite recorrente, embora nenhum estudo controlado tenha sido realizado para apoiar essa conclusão.

34. Quais são as opções terapêuticas para estrituras biliares em PSC?

A dilatação do balão de estrituras dominantes por abordagens trans-hepáticas ou endoscópicas pode aliviar a obstrução biliar na PSC. A dilatação do balão é mais eficaz em pacientes com elevações agudas do nível de bilirrubina total sérica ou início recente de colangite bacteriana. Parece ser menos eficaz em pacientes com icterícia de longa duração ou história de colangite bacteriana recorrente. Embora alguns estudos sugiram aumento do risco de complicações após a colocação de *stent* biliar, este achado não foi observado de forma consistente. Portanto, *stents* biliares temporários devem ser usados para estenoses refratárias à dilatação por balão. Um breve curso (5-7 dias) de antibióticos orais após dilatação ou colocação de *stent* também pode reduzir o risco de colangite pós-procedimento. Para estrituras relacionadas com o colangiocarcinoma, pode-se fazer uso de *stents* metálicos expansíveis como tratamento paliativo.

35. Quais agentes médicos foram tentados para o tratamento de PBC?

Uma série de tratamentos potenciais para PBC foi avaliada até o momento com o objetivo primário de estabilizar ou interromper a progressão da doença. Agentes farmacológicos, como colchicina, corticosteroides, ciclosporina, azatioprina, metotrexato e micofenolato mofetil, demonstraram benefício clínico marginal e efeitos adversos significativos. Em cinco dos maiores estudos clínicos randomizados, controlados por placebo, o UDCA em dosagens de 13 a 15 mg/kg/dia está associado a uma redução de risco estimada de 30% no momento da falha de um tratamento ou transplante de fígado, comparado à terapia inativa ou a placebo. Além disso, existem vários estudos de coorte documentando maior sobrevida em curto e médio prazos para pacientes com PBC de estágio inicial, responsivos ao UDCA comparados à população em geral. Além de iniciar o UDCA, a base do tratamento de pacientes com PBC envolve o reconhecimento precoce e o tratamento das condições comórbidas (Figura 19-4).

36. Quais pacientes com PBC têm menos probabilidade de responder ao UDCA?

Idade e gênero estão associados à resposta ao UDCA. Por exemplo, é menos provável que homens, em vez das mulheres, sejam responsivos (72% *versus* 80%, respectivamente). Além disso, aqueles que se apresentam em idade avançada (mais de 70 anos) têm uma taxa de resposta de 90% comparada à taxa de resposta de 50% em pacientes que foram diagnosticados em idade jovem (menos de 30 anos). Indivíduos que apresentaram melhoras em suas bioquímicas de fígado também têm mais probabilidade de responderem ao UDCA. De fato, existem vários critérios com base principalmente nas bioquímicas de fígado para avaliar a resposta ao UDCA. Um dos critérios validados amplamente são os critérios de Paris. Após 1 ano de tratamento, os indivíduos que atenderam os critérios de Paris (nível de fosfatase alcalina $\leq 3 \times$ limite superior do normal, junto com o nível de AST $\leq 2 \times$ limite superior do normal e nível normal de bilirrubina) tiveram uma sobrevida de 10 anos livre de transplante de 90%. Além disso, os pacientes com cirrose têm menos probabilidade de obter benefício com o UDCA.

37. Quais agentes médicos foram tentados para o tratamento de PSC?

Em razão da natureza variável da progressão da doença, o desenvolvimento de estudos clínicos randomizados para a avaliação de terapias médicas na PSC é difícil. Como consequência potencial, nenhum tratamento eficaz identificado está disponível. Como na PBC, o uso de agentes farmacológicos, como *d*-penicilamina, colchicina, corticosteroides e agentes imunossupressivos, como micofenolato mofetil, não conferiu um benefício clínico significativo. O UDCA em doses-padrão (13 a 15 mg/kg/dia) parece melhorar os parâmetros bioquímicos, mas sem a observação de um efeito significativo nos achados histológicos ou na sobrevida. Embora se tenha observado que doses altas de UDCA (20 a 30 mg/kg/dia) melhoram os escores bioquímicos, colangiográficos e de risco da Mayo em duas investigações-piloto, um grande estudo prospectivo randomizado, controlado, duplo-cego, na Europa, falhou em confirmar esses resultados iniciais. Os resultados de um estudo norte-americano, usando doses de UDCA até mais altas, também, falharam em demonstrar benefício para a sobrevida e levantaram preocupações sobre a segurança nessa população.

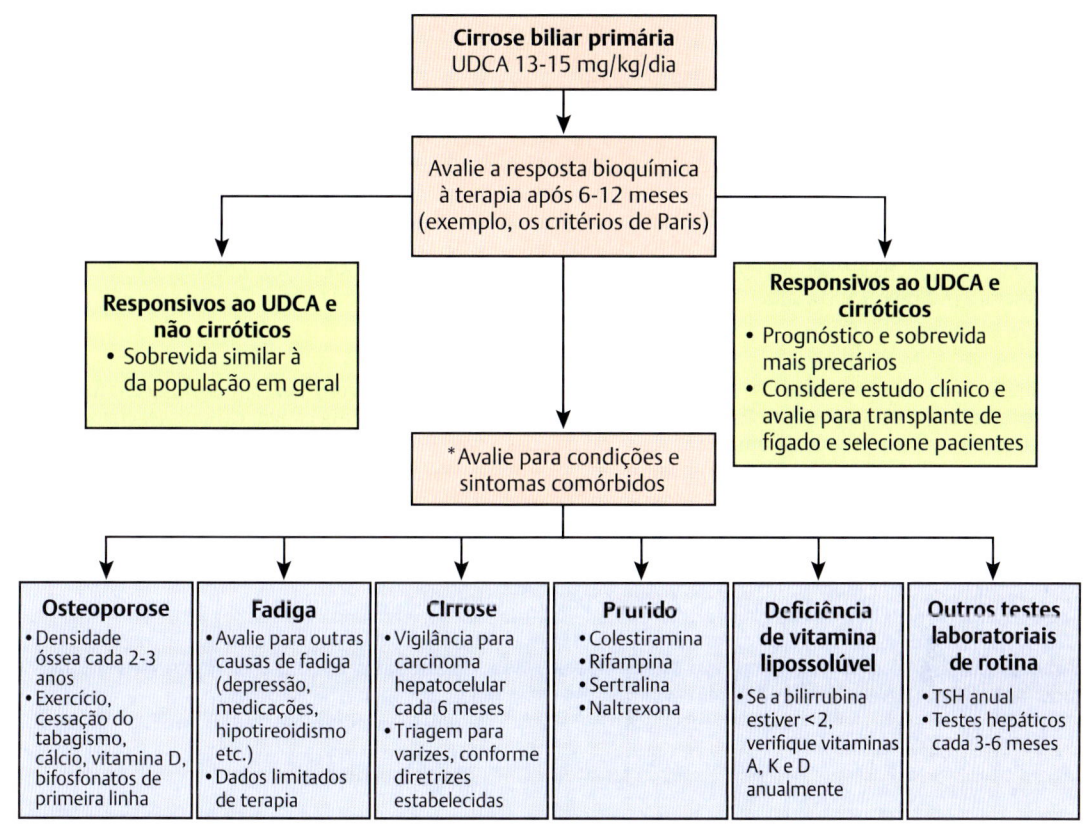

CAPÍTULO 19 ■ CIRROSE BILIAR PRIMÁRIA E COLANGITE ESCLEROSANTE PRIMÁRIA

```
                    ┌─────────────────────────┐
                    │  Cirrose biliar primária│
                    │    UDCA 13-15 mg/kg/dia │
                    └───────────┬─────────────┘
                                ▼
                    ┌─────────────────────────┐
                    │ Avalie a resposta bioquímica│
                    │ à terapia após 6-12 meses  │
                    │ (exemplo, os critérios de Paris)│
                    └─────────────────────────┘
```

Responsivos ao UDCA e não cirróticos
- Sobrevida similar à da população em geral

Responsivos ao UDCA e cirróticos
- Prognóstico e sobrevida mais precários
- Considere estudo clínico e avalie para transplante de fígado e selecione pacientes

*Avalie para condições e sintomas comórbidos

Osteoporose
- Densidade óssea cada 2-3 anos
- Exercício, cessação do tabagismo, cálcio, vitamina D, bifosfonatos de primeira linha

Fadiga
- Avalie para outras causas de fadiga (depressão, medicações, hipotireoidismo etc.)
- Dados limitados de terapia

Cirrose
- Vigilância para carcinoma hepatocelular cada 6 meses
- Triagem para varizes, conforme diretrizes estabelecidas

Prurido
- Colestiramina
- Rifampina
- Sertralina
- Naltrexona

Deficiência de vitamina lipossolúvel
- Se a bilirrubina estiver < 2, verifique vitaminas A, K e D anualmente

Outros testes laboratoriais de rotina
- TSH anual
- Testes hepáticos cada 3-6 meses

*Pacientes com sintomas refratários ou doença hepática em estágio final devem ser avaliados para transplante de fígado.

Fig. 19-4. Visão geral do tratamento da PBC. *TSH* = hormônio estimulador da tireoide; *UDCA* = ácido ursodesoxicólico.

38. Os pacientes com PSC devem receber UDCA para prevenir neoplasia colorretal?

A prática de usar UDCA para prevenir neoplasia colorretal não é apoiada por evidência de boa qualidade, e vários estudos relataram resultados inconsistentes. As diretrizes de 2010 da AASLD fazem recomendações contra o uso de UDCA como agente quimiopreventivo. No entanto, uma metanálise recente sugere que doses baixas de UDCA podem trazer benefício na prevenção de neoplasia colorretal avançada.

39. Qual é o papel do transplante de fígado na PBC e PSC?

O tratamento de escolha para pacientes com PBC e PSC em estágio final é o transplante de fígado, que confere taxas de sobrevida em 5 e 10 anos de 85 e 70%, respectivamente. Além do aumento da sobrevida, melhoras na qualidade de vida relacionadas com a saúde após transplante de fígado para pacientes com PBC e PSC foram documentadas.

Os fatores que influenciam a consideração para transplante de fígado são a deterioração da função sintética hepática, o desenvolvimento de condições comórbidas (p. ex., carcinoma hepatocelular), sintomas intratáveis e diminuição da qualidade de vida. Um protocolo especializado, envolvendo radiação de braquiterapia com feixes externo e interno, combinado com quimioterapia e subsequente estadiamento por laparoscopia e transplante de fígado, produziu excelentes resultados para pacientes selecionados com colangiocarcinoma peri-hilar em estágio inicial, associado à PSC.

O escore MELD ajuda a priorizar pacientes em lista de transplante de doador falecido. No entanto, os pacientes com sintomas intratáveis e qualidade de vida diminuída podem ter um escore MELD relativamente baixo. Portanto, os pacientes podem procurar um transplante de fígado de doador vivo. De fato, a PSC é a principal indicação para o transplante de fígado de doador vivo para sintomas intratáveis, como a colangite recorrente. No entanto, a colangite recorrente não é associada à maior mortalidade na lista de espera.

40. A PBC e a PSC recorrem após o transplante de fígado?

Há declínio dos níveis séricos de AMA, e, então, eles aumentam para os níveis basais na maioria dos pacientes com PBC após transplante de fígado. A incidência cumulativa de PBC recorrente está entre 15 e 30% durante 10 anos com base em critérios clínicos e histológicos estritos. Nenhum efeito significativo na sobrevida, porém, é associado à doença histológica recorrente. A imunossupressão à base de tacrolimo é associada a um menor tempo para a recorrência do que a terapia à base de ciclosporina. Embora dados iniciais sugiram um papel potencialmente útil para o UDCA na redução da progressão da doença em receptores de transplante de fígado com PBC recorrente em estágio inicial, são necessários estudos adicionais para verificar essa observação inicial.

A PSC recorrente é relatada; entretanto, sua real prevalência depende do estabelecimento de critérios diagnósticos bem definidos e do rigor na exclusão de pacientes com estrituras biliares isquêmicas crônicas que podem ser causadas pela rejeição ductopênica crônica, incompatibilidade ABO, tempo prolongado de isquemia fria, infecção por citomegalovírus e trombose da artéria hepática. Todavia, os dados sugerem que aproximadamente 20 a 30% dos pacientes transplantados por PSC desenvolverão doença recorrente por um período de 10 anos, e em alguns desses indivíduos será necessária a consideração do retransplante hepático.

41. Quais são as complicações em PSC de pacientes após transplante de fígado?

Os pacientes com PSC parecem ter maior incidência da rejeição ductopênica crônica e formação de estrituras isquêmicas do ducto biliar. Um defeito mesentérico pode ser criado durante a reconstrução biliar que tipicamente é uma coledocojejunostomia em Y de Roux. Portanto, é rara a formação de hérnias internas, quando o intestino atravessa esse defeito.

BIBLIOGRAFIA

1. Al Mamari S, Djordjevic J, Halliday JS et al. Improvement of serum alkaline phosphatase to < 1.5 upper limit of normal predicts better outcome and reduced risk of cholangiocarcinoma in primary sclerosing cholangitis. J Hepatol 2013;58:329-34.
2. Angulo P, Grandison GA, Fong DG et al. Bone disease in patients with primary sclerosing cholangitis. Gastroenterology 2011;140:180-8.
3. Baldursdottir TR, Bergmann OM, Jonasson JG et al. The epidemiology and natural history of primary biliary cirrhosis: a nationwide population-based study. Eur J Gastroenterol Hepatol 2012;24:824-30.
4. Bangarulingam SY, Bjornsson E, Enders F et al. Long-term outcomes of positive fluorescence in situ hybridization tests in primary sclerosing cholangitis. Hepatology 2010;51:174-80.
5. Boonstra K, Weersma RL, van Erpecum KJ et al. Population-based epidemiology, malignancy risk and outcome of primary sclerosing cholangitis. Hepatology 2013; http://dx.doi.org/10.1002/hep.26565.
6. Brandt DJ, MacCarty RL, Charboneau JW et al. Gallbladder disease in patients with primary sclerosing cholangitis. Am J Roentgenol 1988;150:571-4.
7. Carbone M, Mells GF, Pells G et al. Sex and age are determinants of the clinical phenotype of primary biliary cirrhosis and response to ursodeoxycholic acid. Gastroenterology 2013;144:560-9.
8. Corpechot C, Abenavoli L, Rabahi N et al. Biochemical response to ursodeoxycholic acid and long-term prognosis in primary biliary cirrhosis. Hepatology 2008;48:871-7.
9. Darwish Murad S, Kim WR, Harnois DM et al. Efficacy of neoadjuvant chemoradiation, followed by liver transplantation, for perihilar cholangiocarcinoma at 12 US centers. Gastroenterology 2012;143:88-98.
10. Dave M, Elmunzer BJ, Dwamena BA et al. Primary sclerosing cholangitis: meta-analysis of diagnostic performance of MR cholangiopancreatography. Radiology 2010;256:387-96.
11. Eaton JE, Talwalkar JA, Lazaridis KN et al. Pathogenesis of primary sclerosing cholangitis and advances in diagnosis and management. Gastroenterology 2013;145:521-36.
12. Hirschfield GM, Heathcote EJ, Gershwin ME. Pathogenesis of cholestatic liver disease and therapeutic approaches. Gastroenterology 2010;139:1481-96.
13. Razumilava N, Gores GJ, Lindor KD. Cancer surveillance in patients with primary sclerosing cholangitis. Hepatology 2011;54:1842-52.
14. Selmi C, Bowlus CL, Gershwin ME et al. Primary biliary cirrhosis. Lancet 2011;377:1600-9.
15. Shi J, Wu C, Lin Y et al. Long-term effects of mid-dose ursodeoxycholic acid in primary biliary cirrhosis: a meta-analysis of randomized controlled trials. Am J Gastroenterol 2006;101:1529-38.
16. Singh S, Khanna S, Pardi DS et al. Effect of ursodeoxycholic acid use on the risk of colorectal neoplasia in patients with primary sclerosing cholangitis and inflammatory bowel disease: a systematic review and meta-analysis. Inflamm Bowel Dis 2013;19:1631-8.
17. Talwalkar JA, Angulo P, Johnson CD et al. Cost-minimization analysis of MRC versus ERCP for the diagnosis of primary sclerosing cholangitis. Hepatology 2004;40:39-45.
18. Wariaghli G, Allali F, El Maghraoui A et al. Osteoporosis in patients with primary biliary cirrhosis. Eur J Gastroenterol Hepatol 2010;22:1397-401.

Website
American Association for the Study of Liver Diseases. http://www.aasld.org/[Acessado em 22/09/2014].

VACINAÇÕES E IMUNOPROFILAXIA NOS DISTÚRBIOS GASTROINTESTINAIS E HEPÁTICOS

Henry A. Horton, MD ▪ Hayoon Kim, MD ▪ Gil Y. Melmed, MD, MS

CAPÍTULO 20

1. O que é imunização?

O sistema imune do corpo é estimulado por patógenos (bactéria ou vírus). Isto, por sua vez, causa uma resposta imunológica pela geração de células B de memória que produzem anticorpos, o que fornece proteção variada contra o patógeno no futuro. As imunizações permitem a exposição controlada aos patógenos ou proteínas que induzem essas respostas protetoras do anticorpo e ajudam a controlar significativamente a disseminação de doenças infecciosas desde sua introdução.

2. Quais são os dois principais tipos de vacinas?

As vacinas inativadas, também conhecidas como *vacinas mortas* são aquelas em que o patógeno estimula a produção do anticorpo deflagrando uma resposta imunológica. Vacinas mortas não se reproduzem e, portanto, não podem causar infecção no hospedeiro.

Vacinas atenuadas, também conhecidas como *vacinas vivas*, são feitas de patógenos que foram incapacitados de causar doença ativa. Ainda são capazes de estimular a produção de anticorpos, resultando na proteção contra a doença, mas em pacientes com imunidade comprometida, teoricamente isto pode resultar em infecção pelo patógeno que é introduzido na vacina.

3. Compare o programa de imunização recomendado por vacina e grupo etário em conformidade com as diretrizes do Centers for Disease Control and Prevention (CDC) em adultos e pacientes a outras condições médicas.

Ver a Figura 20-1 e a Figura 20-2.

Estas recomendações devem ser lidas com as notas de rodapé a seguir

VACINA ▼ / GRUPO ETÁRIO ►	19-21 anos	22-26 anos	27-49 anos	50-59 anos	60-64 anos	≥ 65 anos
Influenza[2,*]	1 dose anualmente					
Tétano, difteria, coqueluche (Td/Tdap)[3,*]	Substitua o reforço de Td por dose única de Tdap; em seguida reforce com Td cada 10 anos					
Varicela[4,*]	2 doses					
Papilomavírus humano (HPV) Sexo feminino[3,*]	3 doses					
Papilomavírus humano (HPV) Sexo masculino[5,*]	3 doses					
Zóster[6]					1 dose	
Sarampo, caxumba, rubéola (MMR)[7,*]	1 ou 2 doses					
Polissacarídeo pneumocócico (PPSV23)[8,9]			1 ou 2 doses			1 dose
Conjugada pneumocócica 13 valente (PCV13)[10]	1 dose					
Meningocócica[11,*]	1 ou mais doses					
Hepatite A[12,*]	2 doses					
Hepatite B[13,*]	3 doses					

*Coberto pelo *Vaccine Injury Compensation Program*.

- (amarelo) Para todas as pessoas nesta categoria que atendem os requisitos de idade e que não têm documentação de vacinação ou sem evidência de infecção anterior; a vacina para zóster é recomendada independentemente de episódio anterior de zóster
- (lilás) Recomendado se algum outro fator de risco estiver presente com base em indicações médica, ocupacional, de estilo de vida ou outra
- (branco) Sem recomendações

Relate todas as reações clinicamente significativas pós-vacinação ao *Vaccine Adverse Event Reporting System* (VAERS). Formulários de relatos e instruções sobre o preenchimento estão disponíveis em www.vaers.hhs.gov ou pelo telefone 800-822-7967.
Informações sobre como preencher uma reclamação do *Vaccine Injury Compensation Program* estão disponíveis em www.hrsa.gov/vaccinecompensation ou pelo telefone 800-338-2382. Para preencher uma reclamação sobre a vacina, contate o U.S. Court of Federal Claims 717 Madison Place, N.W. Washington. D.C. 20005, telefone, 202 357-6400.
Informações adicionais sobre as vacinas nesse programa, extensão dos dados disponíveis e contraindicações para a vacinação também estão disponíveis em www.cdc.gov/vaccines ou em CDC-INFO Contact Center em 800-CDC-INFO (800-232-4636) em inglês e espanhol, das 8 às 20 horas, de segunda a sexta-feira, excluindo os feriados. O uso de marcas registradas e fontes comerciais é apenas para identificação e não implica aprovação pelo U.S. Department of Health and Human Services.

As recomendações neste programa foram aprovadas pelo Centers for Disease Control and Prevention (CDC) Advisory Committee on Immunization Practices (ACIP), American Academy of Family Physicians (AAFP), American College of Physicians IACP), American College of Obstetricians and Gynecologists (ACOG) e American College of Nurse Midwives (ACNM).

Fig. 20-1. Programa recomendado de imunização de adultos por vacina e grupo etário. (http://www.cdc.gov/vaccines/schedules/hcp/adult.html ([Acessado em 22 de setembro de 2014]).

VACINA ▼ / GRUPO ETÁRIO ▶	Gravidez	Condições de imunocomprometimento (excluindo o vírus da imunodeficiência humana [HIV])[4,6,7,10,15]	Infecção por HIV Contagem de CD4 + linfócito[T,4,6,7,10,14,16] < 200 células/μL	Infecção por HIV Contagem de CD4 + linfócito[T,4,6,7,10,14,16] ≥ 200 células/μL	Homens que fazem sexo com homens (MSM)	Doença cardíaca crônica, doença pulmonar crônica, alcoolismo crônico	Asplenia (incluindo esplenectomia eletiva e deficiências persistentes de componente de complemento)[10,14]	Doença hepática crônica	Insuficiência renal, doença renal em estágio final, receptor de hemodiálise	Diabetes	Profissional de saúde
Influenza[2,*]	1 dose IIV anualmente	1 dose IIV anualmente	1 dose IIV anualmente	1 dose IIV ou LAIV anualmente	1 dose IIV anualmente	1 dose IIV anualmente	1 dose IIV anualmente	1 dose IIV anualmente	1 dose IIV anualmente	1 dose IIV anualmente	1 dose II ou LAIV anualmente
Tétano, difteria, coqueluche (Td/Tdap)[3,*]	1 dose Tdap cada gravidez	Substitua um reforço Td por dose única de Tdap, em seguida, um reforço cada 10 anos									
Varicela[4,*]	Contraindicada	Contraindicada	Contraindicada	2 doses	2 doses	2 doses	2 doses	2 doses	2 doses	2 doses	2 doses
Papilomavírus humano (HPV) Sexo feminino[5,*]		3 doses até os 26 anos	3 doses até os 26 anos	3 doses até os 26 anos		3 doses até os 26 anos	3 doses até os 26 anos	3 doses até os 26 anos	3 doses até os 26 anos	3 doses até os 26 anos	3 doses até os 26 anos
Papilomavírus humano (HPV) Sexo masculino[5,*]		3 doses até os 26 anos	3 doses até os 26 anos	3 doses até os 26 anos		3 doses até os 21 anos	3 doses até os 21 anos	3 doses até os 21 anos	3 doses até os 21 anos	3 doses até os 21 anos	3 doses até os 21 anos
Zóster[6]	Contraindicado	Contraindicado	Contraindicado		1 dose	1 dose	1 dose	1 dose	1 dose	1 dose	1 dose
Sarampo, caxumba, rubéola (MMR)[7,*]	Contraindicado	Contraindicado	Contraindicado	1 ou 2 doses	1 ou 2 doses	1 ou 2 doses	1 ou 2 doses	1 ou 2 doses	1 ou 2 doses	1 ou 2 doses	1 ou 2 doses
Polissacarídeo pneumocócico (PPSV23)[8,9]						1 ou 2 doses	1 ou 2 doses	1 ou 2 doses	1 ou 2 doses	1 ou 2 doses	
Conjugada pneumocócica 13 valente (PCV13)[10]		1 dose	1 dose	1 dose			1 dose		1 dose		
Meningocócica[11,*]		1 ou mais doses	1 ou mais doses	1 ou mais doses	1 ou mais doses	1 ou mais doses	1 ou mais doses	1 ou mais doses	1 ou mais doses	1 ou mais doses	1 ou mais doses
Hepatite A[12,*]		2 doses	2 doses	2 doses	2 doses	2 doses	2 doses	2 doses	2 doses	2 doses	2 doses
Hepatite B[13,*]		3 doses	3 doses	3 doses	3 doses	3 doses	3 doses	3 doses	3 doses	3 doses	3 doses

*Coberto pelo Vaccine Injury Compensation Program. IIV, Vacina inativada para influenza; LAIV, vacina viva atenuada para influenza.

- Para todas as pessoas nesta categoria que atendemos requisitos de idade e que não têm documentação de vacinação ou sem evidência de infecção anterior; a vacina para zóster é recomendada independentemente de episódio anterior de zóster
- Recomendado se algum outro fator de risco estiver presente com base em recomendações médica, ocupacional, de estilo de vida ou outra
- Sem recomendações

Estes programas indicam os grupos etários recomendados e indicações médicas para as quais a administração de vacinas atualmente autorizadas geralmente é indicada para adultos de 19 anos e acima, em 1 de janeiro de 2013. Para todas as vacinas recomendadas pelo *Adult Immunization Schedule*: uma série de vacina não precisa ser reiniciada independentemente do tempo transcorrido entre as doses. Vacinas autorizadas combinadas podem ser usadas sempre que quaisquer componentes ou combinação sejam indicados e quando os outros componentes da vacina não sejam contraindicados. Para recomendações detalhadas sobre todas as vacinas, incluindo aquelas usadas principalmente por viajantes ou que são emitidas durante o ano, consulte os folhetos inseridos na embalagem do fabricante e as alegações completas do *Advisory Commitment on Immunization Practices* (www.cdc.gov/vaccines/pubs/acip-list.html). O uso de marcas registradas e fontes comerciais destina-se à identificação*, somente, e não implica em endossos do U.S. Department of Health and Human Services.

Fig. 20-2. Vacinações recomendadas com base em indicações médicas. *(http://www.cdc.gov/vaccines/schedules/hcp/adult.html ([Acessado em 22 de setembro de 2014]).*

4. Quem deve receber imunização contra hepatite A?

- Viajantes ou indivíduos que vivem em países onde a hepatite A é endêmica, incluindo as Américas Central e do Sul, África e grandes partes da Ásia.
- Homens que têm contato sexual com outros homens.
- Usuários de drogas ilícitas injetáveis ou não.
- Indivíduos com distúrbios do fator de coagulação, como hemofilia.
- Todas as crianças com mais de 12 meses de idade.
- Indivíduos que vivem com alguém com a infecção da hepatite A.
- Militares na ativa.
- Pacientes com doença hepática crônica de qualquer causa.

5. Quanto tempo leva, após um indivíduo receber a vacina para hepatite A, que se possa considerá-lo protegido contra a infecção?

Um indivíduo é considerado protegido após 4 semanas da vacinação. Há alguma evidência de proteção em certos indivíduos dentro de 2 a 4 semanas, mas atualmente 4 semanas é o período de tempo recomendado antes de um indivíduo ser considerado protegido contra a hepatite A. Isto terá implicações se o indivíduo planeja viajar para uma área endêmica de vírus da hepatite A (HAV) dentro de 4 semanas e não estiver imunizado. Estima-se que a proteção após a vacinação tenha duração de 25 anos nos indivíduos vacinados quando adultos e até 20 anos naqueles vacinados quando crianças.

6. Se um indivíduo que nunca contraiu HAV viajar para uma área endêmica e não recebeu a vacina previamente o que ele deverá fazer?

Ele deve receber imunoprofilaxia com imunoglobulina (Ig) anti-HAV. Isto confere proteção imediata, e dura por até 5 meses. Além disto, estes indivíduos também devem receber a vacina contra HAV com a compreensão de que ela não poderá "reagir" de imediato.

7. Quais são as recomendações para a profilaxia pós-exposição para hepatite A?

- Crianças com menos de 12 meses de idade devem receber Ig. Recomenda-se que a Ig seja administrada dentro de 2 semanas da exposição à hepatite A.
- Indivíduos saudáveis dos 12 meses aos 40 anos de idade devem receber dose única da vacina com antígeno único da hepatite A em dose apropriada para a idade. Descobriu-se que é tão eficaz quanto a Ig, o que previamente era apenas a única maneira recomendada para proteger os indivíduos expostos à hepatite A antes de 2007.
- Para adultos com mais de 40 anos, a Ig é preferida, uma vez que há falta de dados de desempenho da vacina nesse grupo etário e geralmente há mais manifestações graves de hepatite A em adultos idosos, particularmente naqueles com mais de 75 anos. Se a Ig não estiver disponível, pode-se usar a vacina.
- Para os imunocomprometidos ou que têm doença hepática crônica, a Ig é recomendada.
- Para aqueles com alergia à vacina, a Ig é recomendada.

8. Quem deve receber vacinação para hepatite B?
- Todas as crianças/jovens com menos de 18 anos.
- Pacientes com doença hepática crônica.
- Viajantes para, ou indivíduos que vivem em, países onde a hepatite B é endêmica (particularmente o sudeste da Ásia, África subsaariana, partes do Oriente Médio e o Caribe, onde as taxas de prevalência excedem os 8%).
- Homens que fazem sexo com outros homens.
- Usuários de drogas ilícitas.
- Indivíduos que vivem, ou têm contato sexual, com alguém com infecção da hepatite B.
- Profissionais de saúde (se estiver lendo este capítulo, então isto provavelmente se aplicará a você).
- Pessoas sexualmente ativas que não estão em um relacionamento mutuamente monogâmico.
- Indivíduos com infecção pelo vírus da imunodeficiência humana (HIV).
- Pacientes em diálise.
- Diabéticos entre 19 e 59 anos de idades.
- Quem desejar.

9. Quem não deve receber as vacinas para hepatite A ou B?
O bom senso dita que os seguintes indivíduos não devem ser vacinados:
- Indivíduos que estão moderada ou gravemente enfermos.
- Indivíduos alérgicos a qualquer componente da vacina ou que tiveram anteriormente uma reação alérgica séria à vacina.

10. Quais são os programas recomendados para vacinação para hepatite B?
A recomendação mais comum é administrar uma série de três doses da vacina para hepatite B. Administre a primeira dose, quando indicado. Dê a segunda dose 1 mês após a primeira dose, e a terceira dose aproximadamente 5 meses após a segunda. Programas alternados foram aprovados para vacinas combinadas e populações especiais, como os indivíduos com cirrose que podem se beneficiar de uma dose dupla da vacina para HBV nos intervalos normalmente programados.

11. O que deve ser feito pós-exposição ao vírus da hepatite B (HBV)?
Depois da exposição ao HBV, deve-se administrar à pessoa profilaxia apropriada o mais cedo possível, preferivelmente dentro de 24 horas. Ela pode prevenir efetivamente a infecção. A base da imunoprofilaxia pós-exposição é a vacina para hepatite B, mas em certas circunstâncias a adição da imunoglobulina da hepatite B (HBIg) proporcionará maior proteção e ela deverá ser administrada o mais cedo possível, dentro de 14 dias da exposição.

12. Qual é a estratégia recomendada para bebês nascidos de mães com HBV?
- Bebês cujas mães são positivas para o antígeno de superfície da hepatite B devem receber HBIg e a primeira dose da vacina para hepatite B dentro de 12 horas do nascimento.
- Se o estado de hepatite B da mãe não for conhecido, devem ser obtidas suas sorologias para hepatite B, e o bebê deve receber a vacina para hepatite B *sem* HBIg dentro de 12 horas do nascimento. Se for confirmado que a mãe é positiva para antígeno de superfície da hepatite B, então se deve administrar HBIg nesse momento (Figura 20-3).

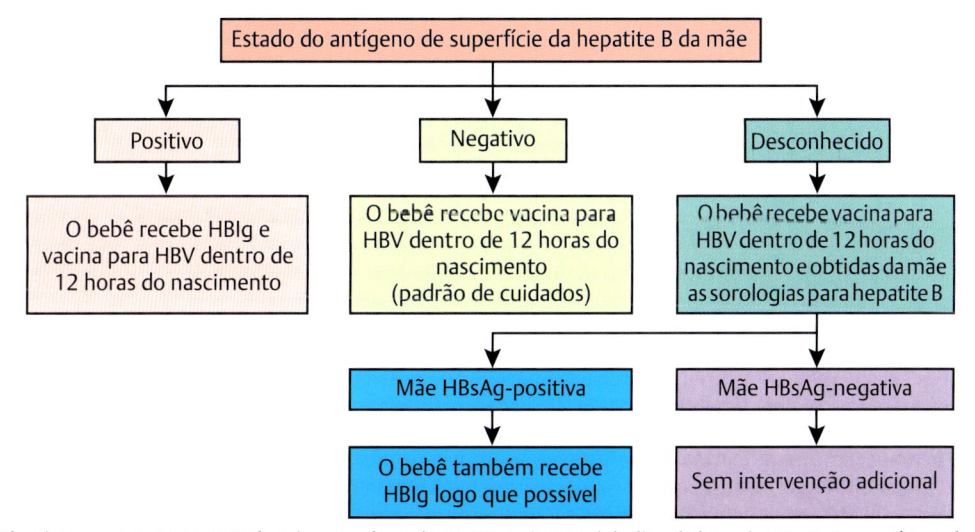

Fig. 20-3. Algoritmo para o tratamento de mães com hepatite B. *HBIg* = imunoglobulina da hepatite B; *HBsAg* = antígeno de superfície da hepatite B; *HBV* = vacina para hepatite B.

13. Se houver interrupção entre as doses da vacina para hepatite B, será necessário reiniciar a série da vacina?
Não, a série não precisa ser reiniciada. Se a série da vacina for interrompida após a primeira dose, a segunda dose deverá ser administrada o mais breve possível. A segunda e a terceira dose devem ser separadas por um intervalo de, pelo menos, 8 semanas. Se somente a terceira dose estiver atrasada, ela deverá ser administrada o mais cedo possível.

14. Doses de reforço da vacina para hepatite B são recomendadas?
Doses de reforço da vacina para hepatite B são recomendadas somente em pacientes sob diálise com níveis de anticorpo de superfície da hepatite B inferiores a 10 mUI/mL e outras pessoas imunocomprometidas (p. ex., em infectado por HIV, receptores de transplante, receptores de quimioterapia). Para uma pessoa com um sistema imune normal, que recebeu vacinação prévia, doses de reforço não são recomendadas.

15. Por que os pacientes com cirrose hepática são suscetíveis à infecção?
O fígado tem um papel-chave na resposta imune inata porque ele encontra os patógenos ingeridos do intestino via circulação proveniente do sistema da veia porta. Os pacientes cirróticos têm fígado fibrótico e em mau funcionamento com disfunção do sistema reticuloendotelial (células de Kupffer no fígado, macrófagos e monócitos) assim como granulócitos (neutrófilos, eosinófilos e basófilos). Há estudos demonstrando maior permeabilidade do intestino às bactérias e toxinas associadas em pacientes com cirrose, levando a infecções espontâneas. Há geralmente um extenso desvio da circulação venosa para longe do fígado nos pacientes com cirrose, comprometendo, assim, a capacidade de *clearance* após as infecções.

16. Quais infecções bacterianas preveníveis por vacina representam um risco maior para os pacientes com cirrose?
- Pneumonia pneumocócica em até 15% dos pacientes.
- Bacteriemia após instrumentação.
- Meningite com altas taxas de mortalidade.

17. Por que a vacinação contra hepatites A e B é fortemente recomendada em pacientes com cirrose?
- Um fígado cirrótico não pode suportar qualquer outra lesão (*i. e.*, infecção) sem o sério risco de descompensação e insuficiência hepática.
- Pacientes cirróticos que desenvolvem infecção aguda da hepatite A estão em risco significativamente aumentado de insuficiência hepática e risco muito mais alto de morte, comparados aos pacientes sem doença hepática.
- Quando pacientes com cirrose desenvolvem infecções agudas da hepatite B, mais frequentemente têm manifestações graves, incluindo encefalopatia, ascite, hipoprotrombinemia e insuficiência hepática aguda.

18. Quando devem ser administradas as vacinações contra hepatites A e B aos pacientes cirróticos?
Tanto para a hepatite A quanto para a B recomenda-se que sejam administradas vacinações no início do curso da doença. Os pacientes têm uma resposta imune melhor às vacinas quando elas são administradas logo após o desenvolvimento de cirrose, quando comparados àqueles que a recebem nos estágios avançados da doença. Os pacientes devem receber as duas doses-padrão da vacina para hepatite A e três doses da vacina para hepatite B, segundo as diretrizes normais, se estiverem nos estágios iniciais da doença hepática crônica, embora os pacientes com doença mais avançada (*i. e.*, cirrose) se beneficiem de uma dose dupla da vacina contra HBV em intervalos-padrão.

19. Os pacientes com cirrose devem receber vacinação contra o vírus da *influenza*?
Sim. A vacina para *influenza* é recomendada para pacientes com cirrose. Além disso, estudos demonstraram aumento da descompensação hepática em pacientes com cirrose avançada que desenvolvem infecções da *influenza*.

20. Quando deve ser administrada a vacina pneumocócica aos pacientes com cirrose?
Os pacientes com cirrose devem receber a vacina pneumocócica o mais próximo possível do momento do diagnóstico, independentemente da idade. Além dos indivíduos com mais de 65 anos, as infecções pneumocócicas são mais prevalentes em pacientes com cirrose e em outros com doença hepática crônica. Em pacientes com alcoolismo concomitante e cirrose hepática, seu risco de morte por pneumonia pneumocócica, meningite ou bacteriemia é muito maior.

21. Que outras vacinações os pacientes com cirrose devem receber?
Os pacientes com cirrose devem receber as imunizações-padrão que são aplicáveis a uma população sob outros aspectos saudável. Isto inclui imunizações de reforço rotineiras de difteria e tétano cada 10 anos, e outras vacinas apropriadas à idade. Em geral, vacinas mortas ou não vivas são preferidas às vacinas vivas, quando possível.

22. Os pacientes com doença intestinal inflamatória (IBD; doença de Crohn e colite ulcerativa) são mais suscetíveis às infecções preveníveis com vacina? Em caso positivo, por quê?
Sim. Várias infecções, incluindo herpes-zóster, papilomavírus humano (HPV), pneumonia e infecção aguda por HBV, são mais comuns em pacientes com IBD e podem ser particularmente perigosas, sobretudo em indivíduos que estão sob terapias imunossupressivas.

Os pacientes com IBD são mais suscetíveis a infecções, incluindo infecções preveníveis por vacina, por duas razões primárias. Primeira, IBD caracteriza-se por desregulação do sistema imune, que é ativado de maneira inadequada por bactérias comensais intestinais, resultando em resposta imune intestinal anormal. Segunda, os pacientes são tratados frequentemente com medicações imunossupressivas em curto e longo prazos, ou seja, glicocorticoides; moduladores imunológicos (incluindo azatioprina, 6-mercaptopurina e metotrexato) e inibidores do fator de necrose tumoral alfa (TNF-α), como

Infliximabe (Remicade), adalimumabe (Humira), golimumabe (Simponi) e certolizumabe (Cimzia). As infecções são os eventos adversos comuns mais sérios associados a essas terapias.

23. Qual é o melhor momento para tratar de questões referentes ao estado de vacinação em pacientes com IBD?
O melhor momento para abordar as vacinações é logo após ser feito o diagnóstico, idealmente antes de iniciar as medicações imunossupressivas, que podem embotar as respostas às vacinas, mas devem ser programadas idealmente antes do início da terapia imunossupressiva.

24. Quais são as vacinas recomendadas na IBD independentemente da imunossupressão?
Em geral, todas as vacinas *mortas, ou não vivas*, devem ser administradas de acordo com as diretrizes de rotina. Estas incluem o seguinte:
- Vacina inativada para *influenza* (idealmente antes da imunossupressão).
- Vacina ou reforço para tétano (como parte de tétano-difteria, tétano-difteria-coqueluche ou difteria-tétano-coqueluche).
- Vacina para HPV.
- Vacina meningocócica.
- Vacina para hepatite A.
- Vacina para hepatite B.
- Pneumococo (idealmente antes da imunossupressão).
- Coqueluche (idealmente antes da imunossupressão).

25. Quais são as vacinas atualmente contraindicadas em pacientes com IBD que estão sob terapias imunossupressivas, como corticosteroides, imunomoduladores e terapias anti-TNF?
Em geral, todas as vacinas *vivas* são contraindicadas. Estas incluem o seguinte:
- Vacina viva, atenuada, para *influenza* (vacina intranasal).
- Vacina para varicela-zóster (geralmente).
- Herpes-zóster (geralmente).
- Vacina para febre amarela.
- Vacina para sarampo-caxumba-rubéola (MMR).
- Vacina viva tifoide oral.
- Vacina com bacilo Calmette-Guerin (BCG) para tuberculose (não é administrada nos Estados Unidos).
- Vacina viva oral para pólio (não é mais usada nos Estados Unidos).
- Vacina para antraz.
- Vacina para varíola.

26. Que vacinas vivas podem ser consideradas em pacientes com IBD sob terapias imunossupressivas em circunstâncias especiais?
Ainda que geralmente sejam contraindicadas, certas vacinas vivas (varicela e zóster) podem ser consideradas em pacientes com IBD que não podem descontinuar tratamentos imunossupressivos. Considerações especiais se justificam quando o risco de infecção natural contrabalança os riscos da vacina. As circunstâncias clínicas em que o risco de infecção natural para varicela e zóster está aumentado incluem ocupações, como professores de pré-escola e profissionais da saúde.

Algumas considerações são necessárias para pacientes com varicela-zóster (catapora) e herpes-zóster. Adultos e crianças com IBD que podem estar imunossuprimidos que adquirem a infecção da varicela podem desenvolver ampla disseminação do vírus da varicela-zóster, que pode ser fatal. Tendo em vista que as vacinas para varicela e zóster são vacinas de vírus vivos atenuados (a vacina para zóster é uma forma concentrada da vacina para varicela), geralmente são consideradas contraindicadas em pacientes imunocomprometidos. No entanto, segundo o U.S. ACIP, os pacientes sob tratamentos de baixa dose para imunossupressão, como a terapia com esteroide (menos de 20 mg/dia), podem receber a vacina. O mesmo é verdadeiro para aqueles sob baixas doses de metotrexato, azatioprina ou 6-mercaptopurina. Dados recentes também sugerem que a vacina para zóster é segura em pacientes sob terapias anti-TNF, sendo menos provável que aqueles pacientes idosos que recebem vacinação para zóster enquanto sob terapias anti-TNF desenvolvam a infecção zóster do que suas contrapartes não vacinadas.

27. Os contatos familiares dos pacientes imunossuprimidos com IBD recebem vacinas vivas?
Sim. Eles devem receber vacinas vivas, incluindo MMR, rotavírus e varicela. No entanto, se o receptor de uma vacina para varicela desenvolver uma erupção cutânea, eles devem evitar o contato direto com o indivíduo imunossuprimido até a erupção cutânea se resolver. Recomenda-se que os contatos da família não recebam a vacina viva para *influenza*, por existir o risco teórico de transmissão do vírus vivo, e uma vacina morta alternativa (injetável) encontra-se disponível.

28. A vacina para febre amarela deve ser administrada a um paciente com IBD sob imunossupressão que viajará para uma área endêmica?
Não. É uma vacina viva, atenuada, e sérios efeitos adversos foram notados, como encefalite e falência de sistemas múltiplos de órgãos. Idealmente, a viagem para essas áreas endêmicas (incluindo a África subsaariana e partes da América do Sul) deve ser evitada por pacientes que não podem receber a vacina com segurança. Se a viagem para essas áreas for absolutamente necessária, os pacientes devem ser aconselhados sobre os riscos da doença e prevenção de picadas de mosquitos, que são os vetores de transmissão da doença. Eles também precisarão de um pedido formal de vacinação por parte de um especialista médico sobre viagens.

29. Os pacientes com IBD sob imunossupressão têm resposta imune adequada às vacinações?
Nem todos. Vários estudos demonstraram que os pacientes que estão sob terapias combinadas (azatioprina ou 6-mercaptopurina junto com um inibidor de TNF) têm respostas imunológicas significativamente diminuídas a várias vacinas, comparados àqueles que não estão sob combinações de imunossupressivos. Portanto, os pacientes devem ser direcionados para vacinação logo após o diagnóstico, antes de ser iniciada a imunossupressão, sempre que possível.

30. Mulheres com IBD devem receber a vacina para HPV? Em caso positivo, por quê?
Sim. Mulheres com IBD apresentam taxas mais altas de displasia cervical e sorotipos de HPV causadores de câncer, particularmente se sob imunossupressão por mais de 6 meses. A vacina é recomendada para mulheres e homens nas idades de 9 a 26 anos.

31. Bebês nascidos de mães que receberam agentes anti-TNF durante a gravidez recebem suas vacinações usuais da infância?
Na maioria das vezes, sim, com a notável exceção de que nenhuma vacina deve ser administrada durante os primeiros 6 meses de vida em recém-nascidos cujas mães receberam terapia anti-TNF durante a gravidez. Muitas terapias anti-TNF são com anticorpos monoclonais, que podem ser ativamente transportados pela placenta, particularmente durante o terceiro trimestre, de tal forma que as concentrações do fármaco ao nascimento podem ser mais altas no recém-nascido do que na mãe. Nos Estados Unidos, a única vacina viva durante esse período inicial de 6 meses é a vacina para rotavírus, embora em outros países possa haver vacinas vivas adicionais (como a vacina BCG) que deve ser recusada em razão de preocupações com a disseminação da infecção por vacinas vivas.

Os autores gostariam de agradecer às contribuições dos Doutores Maria Sjögren e Joseph Cheatham, que foram os autores deste capítulo na edição anterior.

BIBLIOGRAFIA
1. Bridges CB, Woods L, Coyne-Beasley T et al. Advisory Committee on Immunization Practices (ACIP) recommended immunization schedule for adults aged 19 years and older-United States. MMWR 2013;(Suppl. 62):9-16.
2. Centers for Disease Control and Prevention. Update: prevention of hepatitis A after exposure to hepatitis A virus and in international travelers: updated recommendations of the Advisory Committee on Immunization Practices (ACIP). MMWR 2007;19:1080-4.
3. Centers for Disease Control and Prevention. Vaccines and immunizations, http://www.cdc.gov/vaccines/[Acessado em 22/09/2014].
4. Chow J, Golan Y. Vaccination of solid-organ transplantation candidates. Clin Infect Dis 2009;49:1550-3.
5. Dezfoli S, Melmed GY. Vaccination issues in patients with inflammatory bowel disease receiving immunosuppression. Gastroenterol Hepatol 2012;8:504-12.
6. Duchini A, Goss JA, Karpen S, Pockros PJ. Vaccinations for adult solid-organ transplant recipients: current recommendations and protocols. Clin Microbiol Rev 2003;16:357-64.
7. Duchini A, Hendry RM, Nyberg LM et al. Immune response to influenza vaccine in adult liver transplant recipients. Liver Transpl 2001;7:311.
8. Harpaz R, Ortega-Sanchez IR, Seward JF. Advisory Committee on Immunization Practices (ACIP) Centers for Disease Control and Prevention (CDC). Prevention of herpes zoster: recommendations of the Advisory Committee on Immunization Practices (ACIP). MMWR Recomm Rep 2008;57:1-30.
9. Leber B, Spindelboeck W, Stadlbauer V. Infectious complication of acute and chronic liver disease. Semin Respir Crit Care Med 2012;33:80-95.
10. Leise MD, Talwalkar JA. Immunizations in chronic liver disease: what should be done and what is the evidence. Curr Gastroenterol Rep 2013;15(1):300.
11. Mast EE, Weinbaum CM, Fiore AE et al. Advisory Committee on Immunization Practices (ACIP) Centers for Disease Control and Prevention(CDC). A comprehensive immunization strategy to eliminate transmission of hepatitis B virus infection in the United States: recommendations of the Advisory Committee on Immunization Practices (ACIP) Part II: immunization of adults. MMWR Recomm Rep 2006 Dec 8;55(RR-16):1-33.
12. Melmed GY, Agarwal N, Frenck RW et al. Immunosuppression impairs response to pneumococcal polysaccharide vaccination in patients with inflammatory bowel disease. Am J Gastroenterol 2010;105:148-51.
13. Melmed GY, Ippoliti AF, Papadakis KA et al. Patients with inflammatory bowel disease are at risk for vaccine-preventable illnesses. Am J Gastroenterol 2006;101:1834-40.
14. Melmed GY. Vaccination strategies in patients on immunosuppression and biologics. Inflamm Bowel Dis 2009;15(9):1410-6.
15. Sands BE, Cuffari C, Katz J et al. Guidelines for immunizations in patients with inflammatory bowel disease. Inflamm Bowel Dis 2004;10:677-92.
16. Sjogren MH, Cheatham JG. Hepatitis vaccines and immunoprophylaxis. In: GI/Liver secrets plus. 4th ed. Mosby; 2010. p. 151-7.
17. Soesman NM, Rimmelzwaan GF, Nieuwkeep NJ et al. Efficacy of influenza vaccination in adult liver transplant recipients. J Med Virol 2000;61:85.
18. Wasan SK, Baker SE, Skolnik PR, Farraye FA. A practical guide to vaccinating the inflammatory bowel disease patient. Am J Gastroenterol 2010;105:1231-8.
19. Zhang J, Xie F, Delzell E et al. Association between vaccination for herpes zoster and risk of herpes zoster infection among older patients with selected immune-mediated diseases. JAMA 2012;308(1):43-9.

Websites
Centers for Disease Control and Prevention. Vaccines and immunizations. www.cdc.gov/vaccines/[Acessado em 22/09/2014].

GRAVIDEZ E DOENÇA HEPÁTICA

Devina Bhasin, MD ■ Roshan Shrestha, MD

CAPÍTULO 21

ALTERAÇÕES ANATÔMICAS E FISIOLÓGICAS NORMAIS DURANTE A GRAVIDEZ

1. Quais são as adaptações hepáticas estruturais e funcionais durante a gravidez?

O tamanho do fígado e as características histológicas não se alteram. O volume sanguíneo materno e o débito cardíaco aumenta significativamente, sem um aumento correspondente no fluxo sanguíneo hepático, com uma redução líquida no fluxo sanguíneo fracional para o fígado. Um útero que aumenta de tamanho torna o retorno venoso pela veia cava inferior progressivamente mais difícil próximo ao termo da gravidez. O sangue é desviado via sistema ázigo com possível desenvolvimento de varizes esofágicas.

2. A função hepática se altera durante a gravidez?

A função hepática permanece normal durante a gravidez, mas a variação normal dos valores laboratoriais se altera por causa das mudanças hormonais e do aumento do volume sanguíneo com subsequente hemodiluição. Aspartato aminotransferase (AST), alanina aminotransferase (ALT), γ-glutamil transpeptidase (GGTP), bilirrubina e protrombina permanecem dentro dos limites normais. A fosfatase alcalina (AP) total está elevada. A placenta é uma fonte importante de AP; os níveis voltam ao normal dentro de 20 dias após o parto. O estrógeno aumenta a síntese de fibrinogênio, assim como outras proteínas de coagulação (fatores VII, VIII, IX e X). Também são atribuídas aos efeitos do estrógeno as elevações significativas nas concentrações séricas das principais classes lipídicas (triglicérides, colesterol e lipoproteínas de baixa densidade e densidade muito baixa). Estes níveis podem ser de duas vezes o limite normal das mulheres não grávidas de mesma idade. A albumina sérica diminui ligeiramente, contribuindo para um declínio de aproximadamente 20% na concentração sérica de proteína. As concentrações plasmáticas de outras proteínas séricas (ceruloplasmina, corticosteroides, testosterona, proteína de ligação sérica para a tiroxina), assim como a vitamina D e o folato, também aumentam durante a gravidez.

DOENÇAS DURANTE A GRAVIDEZ

- Ocorrência coincidente de doença hepática (hepatite viral, hepatite alcoólica, doença calculosa biliar, hepatite autoimune).
- Colestase intra-hepática da gravidez (IHCP).
- Fígado gorduroso agudo da gravidez (AFLP).
- Hemólise, enzimas elevadas hepáticas e baixa contagem plaquetária (síndrome HELLP).

3. A idade gestacional pode fazer a diferenciação entre as várias doenças hepáticas na gravidez?

Sim. A hiperêmese da gravidez apresenta-se no primeiro trimestre da gravidez. As pacientes têm náusea intensa e vômito e em aproximadamente metade ocorrem elevações associadas de bilirrubina, AST ou ALT. Colestase da gravidez, hepatite viral e anormalidades químicas hepáticas causadas por colelitíase podem-se apresentar em qualquer ponto na gestação, do primeiro ao terceiro trimestre. AFLP e a doença hepática pré-eclâmptica (HELLP, infarto hepático e ruptura hepática) são especificamente encontrados no terceiro trimestre da gravidez. Tanto o herpes-vírus simples quanto o vírus da hepatite E são exacerbados na gravidez e geralmente se apresentam no terceiro trimestre. A apresentação pode ser uma leve elevação nas transaminases ou grave insuficiência hepática. A síndrome Budd-Chiari apresenta-se da segunda metade da gravidez até 3 meses pós-parto.

OCORRÊNCIA COINCIDENTE

4. Podemos assumir a presença de doença hepática crônica em uma paciente grávida com angiomas e eritema palmar no exame físico e pequenas varizes esofágicas detectadas endoscopicamente?

Não. Angiomas araneiformes e o eritema palmar são comuns e aparecem em aproximadamente dois terços das mulheres grávidas sem doença hepática. Pequenas varizes esofágicas estão presentes em aproximadamente 50% das mulheres grávidas saudáveis sem doença hepática por causa do fluxo aumentado no sistema ázigo.

5. Qual é a causa mais comum de icterícia na gravidez?

A hepatite viral é a causa mais comum de icterícia durante a gravidez.

6. Qual é a gravidade do curso da hepatite viral adquirida durante a gravidez?
- O curso das hepatites A, B, e C é similar em pacientes grávidas e não grávidas.
- O curso da hepatite E é diferente na gravidez. É fulminante em até 20% das pacientes, comparadas a menos de 1% das mulheres não grávidas. A taxa de fatalidade é de 1,5% durante o primeiro trimestre, 8,5% durante segundo trimestre e de até 21% durante o terceiro trimestre, em comparação a 0,5 a 4% em mulheres não grávidas. Complicações fetais e mortes neonatais são maiores, se a infecção for adquirida no terceiro trimestre da gravidez.
- A hepatite por herpes simples pode ser fulminante na gravidez e estar associada a altas taxas de mortalidade.

As pacientes apresentam-se no terceiro trimestre com febre, sintomas sistêmicos e possivelmente erupção cutânea vesicular. Pneumonite ou encefalite associada pode estar presente. Biópsia hepática é característica, mostrando necrose e corpos de inclusão em hepatócitos viáveis, juntamente com alguns infiltrados inflamatórios ou nenhum. A resposta à terapia com aciclovir é imediata; não é necessária para o parto imediato do bebê.

7. Quais sinais e sintomas sugerem o diagnóstico de síndrome de Budd-Chiari?
A tríade clínica de início súbito de dor abdominal, hepatomegalia e ascites, próximo ao termo ou logo após o parto. O fluido ascítico mostra um alto conteúdo de proteína em aproximadamente metade dos casos. A biópsia tipicamente mostra hemorragia centrilobular e necrose, juntamente com dilatação sinusoidal e extravasamento de eritrócitos dentro do espaço de Disse. A cintilografia hepática e a tomografia computadorizada (CT) tipicamente mostram hipertrofia compensatória do lobo caudado, resultando de sua drenagem separada dentro da veia cava inferior. A análise Doppler dos vasos portais e hepáticos e as imagens por ressonância magnética (MRI) estabelecem a oclusão da veia hepática.

8. O nível sérico de ceruloplasmina é um bom marcador diagnóstico em mulheres grávidas a termo com suspeita de terem doença de Wilson?
Não. Os níveis de ceruloplasmina aumentam gradualmente durante a gravidez, alcançando o máximo a termo. Por causa disto, em uma paciente com doença de Wilson que geralmente tem um baixo nível de ceruloplasmina, o nível pode aumentar enganosamente dentro da variação normal (maior que 20 mg/dL) durante a gravidez.

9. Podemos manter uma mulher com doença de Wilson sob terapia durante a gravidez?
Absolutamente sim. A terapia deve continuar durante a gravidez; caso contrário a mãe estará em risco de episódios hemolíticos associados à insuficiência hepática fulminante. Agentes aprovados pela U.S. Food and Drug Administration (FDA) são D-penicilamina, trientina e zinco. A evidência indica que penicilamina e trientina (cobre tecidual-agentes quelantes) são teratogênicas em estudos com animais, e há relatos de efeitos da penicilamina em humanos, incluindo a síndrome da *cutis laxa* ou micrognatia, orelhas de inserção baixa e outras anormalidades. Segundo o consenso atual, penicilamina e trientina são seguras em doses de 0,75 a 1 g/dia durante os primeiros dois trimestres; a dosagem deve ser reduzida para 0,5 g/dia durante o último trimestre e em mães em amamentação. A terapia com zinco é uma alternativa atraente com um mecanismo diferente de ação; ela induz a síntese de metalotioneína, que sequestra o cobre nos enterócitos, bloqueando sua absorção. Nenhum efeito teratogênico foi relatado em animais ou humanos. As doses recomendadas são: 50 mg três vezes/dia para as pacientes com valores de cobre urinário em 24 horas maiores que 0,1 mg, e de 25 mg três vezes/dia para as pacientes com valores de cobre urinários mais baixos. O cuidadoso monitoramento dos níveis de cobre e zinco urinários é sugerido; a dose de zinco deve ser ajustada em conformidade.

COLESTASE INTRA-HEPÁTICA DA GRAVIDEZ

10. Qual é o distúrbio hepático mais comum exclusivo da gravidez?
A IHCP é o distúrbio mais comum exclusivo da gravidez.

11. Qual é a principal manifestação clínica de IHCP?
Prurido intenso com início no segundo ou, com mais frequência, terceiro trimestre (mais de 70% dos casos).

12. Quais são as alterações bioquímicas notadas na IHCP?
Os ácidos biliares séricos, geralmente medidos como colilglicina, aumentam de 10 a 100 vezes. Os níveis séricos de AP sobem de 7 a 10 vezes, junto com uma modesta elevação dos níveis séricos de 5'-nucleotidase (confirmando a fonte hepática de AP). AST, ALT e bilirrubina direta também se elevam. Nenhuma evidência de hemólise é encontrada. A GGTP geralmente é normal, assim como o tempo de protrombina (PT) e relação normalizada internacional (INR).

13. Qual é o curso clínico e bioquímico esperado após o parto em pacientes com IHCP?
O prurido deve melhorar imediatamente após o parto (dentro de 24 horas). A icterícia é rara e, se presente, pode persistir por dias. As anormalidades bioquímicas podem persistir por meses.

14. Qual é uma causa possível de sangramento anormal em uma mulher pós-parto previamente diagnosticada com IHCP? Qual é o tratamento?
A má absorção de vitaminas lipossolúveis, incluindo vitamina K, especialmente em pacientes tratadas com colestiramina para prurido. A INR é corrigida com a administração parenteral de vitamina K.

15. Qual é o efeito de IHCP no feto?
O desconforto fetal que necessita de secção cesariana se desenvolve em aproximadamente 30 a 60% dos casos. Ocorre a prematuridade em aproximadamente 50% dos casos, e morte fetal em até 9% das gravidezes afetadas. Todos esses efeitos são mais prováveis se o distúrbio começar no início da gravidez.

16. Qual é a terapia para IHCP?
O alívio do prurido é o principal objetivo. Os agentes terapêuticos incluem:
- Ácido ursodesoxicólico, 15 mg/kg/dia; até 24 mg/kg/dia estudado com bons resultados.
- Colestiramina, 4 g quatro ou cinco vezes/dia (resina de ligação ao ácido biliar).
- Cloridrato de hidroxizina (Atarax) ou pamoato (Vistaril) (anti-histamínicos); Atarax 25 a 50 mg cada 6 horas, se necessário, Vistaril 15 a 30 mg cada 6 horas, se necessário.
- Fenobarbital, 100 mg/dia (colerético e sedativo de ação central).
- Fototerapia com luz ultravioleta B direcionada por um dermatologista.

A vitamina K antes do parto é altamente recomendada para minimizar o risco de hemorragia pós-parto. Mãe e feto devem ser observados cuidadosamente. A indução eletiva é recomendada em 36 semanas (casos graves) ou 38 semanas (média de casos), se os pulmões fetais estiverem maduros.

17. A IHCP pode recorrer?
Sim. Aproximadamente 40 a 70% das gravidezes subsequentes mostram evidência de leve colestase intra-hepática. O mesmo padrão pode ser visto com o uso de contraceptivos contendo estrógeno.

18. Quais sinais e sintomas atípicos tornam duvidoso o diagnóstico de IHCP?
Febre, hepatoesplenomegalia, dor, icterícia precedendo, ou sem prurido, e prurido após parto, ou antes, de 21 semanas de gravidez, especialmente com gravidez única, deve incentivar a busca de um diagnóstico alternativo.

19. Quais alterações bioquímicas sugerem um diagnóstico alternativo?
- Níveis normais de AST e ALT.
- AP e GGTP elevadas (i. e., doença biliar).
- Hiperbilirrubinemia predominantemente não conjugada (i. e., hemólise).

FÍGADO GORDUROSO AGUDO DA GRAVIDEZ

20. Quais são as características clínicas e laboratoriais de AFLP?
O AFLP é um distúrbio raro com uma incidência de 1 em 13.000 a 1 em 16.000 gravidezes. O início ocorre na segunda metade da gravidez, geralmente durante o terceiro trimestre, embora haja relatos ocasionais de início no pós-parto. As manifestações clínicas incluem náusea e vômito, icterícia, mal-estar, sede e alteração do estado mental. Os casos graves progridem rapidamente para hipoglicemia, coagulação intravascular disseminada (DIG), insuficiência renal, coma e morte. Sinais de pré-eclâmpsia coexistente podem estar presentes, como pressão arterial moderadamente aumentada, proteinúria e hiperuricemia. As anormalidades laboratoriais consistem em elevações moderadas de AST e ALT (geralmente menos de 1.000), hiperbilirrubinemia conjugada, PT elevado, produtos da divisão da fibrina e D-dímeros, junto com baixa contagem plaquetária, níveis elevados de amônia e ácido úrico sérico e leucocitose. A hipoglicemia é um sinal de extrema gravidade; os níveis de glicose sanguínea devem ser monitorados cuidadosamente.

21. Como diagnosticamos e tratamos o AFLP?
É crucial uma alta suspeita clínica para o reconhecimento precoce e um tratamento apropriado. Sugere-se o AFLP pela insuficiência hepática no termo ou próximo ao termo da gravidez, ou logo após parto na ausência de fatores de risco ou de achados sorológicos sugestivos de hepatite viral. A sede, um sintoma do diabetes insípido subjacente resistente à vasopressina, é característica do AFLP e da síndrome HELLP. A biópsia de fígado, se viável, é diagnóstica no contexto clínico apropriado. O tratamento consiste na admissão ao hospital, o cuidadoso monitoramento por uma equipe multidisciplinar (hepatologista, especialista em medicina materno-fetal, especialista em cuidados intensivos) e parto imediato. Recuperação geralmente é completa, embora possa ser retardada em pacientes com significativas complicações clínicas antes do parto (p. ex., DIG, insuficiência renal, infecções).

22. A biópsia é patognomônica de AFLP?
A biópsia é confirmatória, mas não é patognomônica ou indispensável para fazer o diagnóstico. Os achados histológicos são caracterizados por infiltração gordurosa microvesicular, principalmente em zonas centrilobulares. Em geral, as arquiteturas lobular e trabecular são preservadas, e os infiltrados inflamatórios e a necrose celular, se presentes, são leves. O AFLP é um distúrbio sistêmico. Alterações gordurosas similares foram notadas em células acinares pancreáticas e células epiteliais tubulares dos rins. A mesma esteatose microvesicular proeminente é vista em outras condições, como síndrome de Reye, toxicidade do valproato sódico, doença jamaicana do vômito e defeitos congênitos das enzimas do ciclo da ureia ou betaoxidação dos ácidos graxos.

23. Descreva a patogênese do AFLP.

A patogênese permanece pouco clara. Em alguns casos, o feto tem uma deficiência isolada de 3-hidroxilacil-CoA desidrogenase de cadeia longa (LCHAD), que leva a um distúrbio de oxidação do ácido graxo mitocondrial. O padrão de herança é recessivo e envolve uma mutação de ácido glutâmico em glutamina no resíduo 474 do aminoácido (Glu474Gln) em pelo menos um alelo. Levanta-se a hipótese de que, na presença dessa mutação em fetos homozigotos ou heterozigotos compostos, metabólitos de ácido graxo de cadeia longa produzidos pelo feto ou placenta acumulam-se na mãe e são altamente tóxicos para o fígado materno. A mãe é fenotipicamente normal; seu genótipo não se correlaciona com o desenvolvimento de AFLP.

24. Qual é o resultado em uma criança cuja mãe tem AFLP?

As taxas anteriormente relatadas de mortalidade fetal de 75 a 90% foram significativamente reduzidas pela melhor percepção, diagnóstico precoce, disponibilidade de unidades de cuidados intensivos neonatais e instituição de cuidadoso monitoramento e tratamento dietético ao longo da infância. Em gravidezes associadas a defeitos de LCHAD, as crianças são apresentadas na idade média de 7,6 meses (variação, 0-60 meses) com disfunção hepática aguda (incidência de 79%). Elas podem apresentar hipoglicemia hipocetótica, hipotonia, hepatomegalia, encefalopatia hepática, altos níveis de transaminase e fígado gorduroso. A condição pode progredir rapidamente para o coma e morte. Alimentações frequentes com uma dieta de baixo teor de gordura, em que as gorduras são triglicérides de cadeia média, previnem a disfunção hepática hipoglicêmica hipocetótica. De acordo com estudos recentes, 67% das crianças tratadas com modificação dietética estão vivas, e a maioria frequenta a escola.

25. O AFLP recorre em gravidezes subsequentes?

Nos casos associados a defeitos de LCHAD, o distúrbio é recessivo, afetando um em quatro fetos. A taxa de recorrência de doença hepática materna é de 15 a 25%.

26. Os testes genéticos são indicados em mulheres diagnosticadas com AFLP?

Todas as mulheres com AFLP, assim como seus parceiros e filhos, devem ser aconselhadas a submeter-se a testes moleculares para o diagnóstico. Os testes para Glu474Gln somente na mãe não são suficientes para descartar a deficiência de LCHAD no feto ou outros membros da família.

HEMÓLISE, ENZIMAS HEPÁTICAS ELEVADAS E PLAQUETAS BAIXAS

27. Qual é o espectro do envolvimento hepático na pré-eclâmpsia?

O envolvimento hepático na pré-eclâmpsia varia desde subclínico, com evidência na biópsia de deposição de fibrinogênio junto com sinusoides hepáticos, até vários, distúrbios possivelmente graves. Em pacientes com síndrome HELLP, a principal queixa é a dor abdominal, que geralmente se apresenta na segunda metade da gestação, mas pode ocorrer em até 7 dias após o parto (quase 30% das mulheres afetadas). O infarto hepático é outra rara manifestação do envolvimento hepático na pré-eclâmpsia. As pacientes se apresentam no terceiro trimestre ou logo após o parto com febre inexplicada, leucocitose, dor abdominal ou torácica, e aminotransferases extremamente elevadas (acima de 3.000). O diagnóstico depende da visualização dos infartos hepáticos em imagens de CT com contraste ou MRI. Hematomas subcapsulares e ruptura hepática são complicações potencialmente fatais com altas taxas de morbidade e mortalidade. Um alto índice de suspeita e a aquisição precoce de imagens por CT permitem o diagnóstico e a imediata intervenção.

28. Qual é a frequência da síndrome HELLP?

A incidência da síndrome HELLP é de 0,2 a 0,6% em todas as gravidezes e de 4 a 12% em pacientes pré-eclâmpticas. A incidência é mais alta em mulheres multíparas, brancas e idosas, mas a média etária de ocorrência é de cerca de 25 anos.

29. Descreva a incidência e o prognóstico da hemorragia intra-hepática espontânea.

A hemorragia intra-hepática e subcapsular espontânea ocorre em aproximadamente 1 a 2% das pacientes com pré-eclâmpsia, com uma incidência estimada de 1 em 45.000 nascidos vivos. O prognóstico melhora com conscientização, diagnóstico precoce por meio de estudos por imagens e tratamento cirúrgico agressivo. Recentes taxas de mortalidade materna relatadas variam de 33 a 49%. A mortalidade fetal permanece alta (60%).

30. Quais achados tipicamente levam ao diagnóstico de síndrome HELLP?

O diagnóstico depende da evidência laboratorial típica do envolvimento do fígado com trombocitopenia associada. Nem todas as pacientes têm hipertensão clínica ou proteinúria à apresentação. As anormalidades no teste hepático são hepatocelulares. A função hepática é normal. Trombocitopenia está presente, e geralmente inferior a 100.000/mm^3. A hemólise é leve, com achados microangiopáticos no esfregaço periférico. A biópsia é característica, mas pode ser extremamente arriscada e não é necessária para o diagnóstico. Ela mostra hemorragia periportal, deposição de fibrina e necrose, possivelmente com esteatose ou deposição de fibrinogênio juntamente com sinusoides com necrose parenquimal focal. Uma biópsia normal não exclui o diagnóstico, porque o envolvimento pode ser irregular.

31. Qual é o tratamento para a doença hepática pré-eclâmptica grave?

A prioridade inicial é estabilizar a mãe com a administração de fluidos intravenosos, correção de qualquer coagulopatia concomitante, administração de magnésio para profilaxia da convulsão, e tratar a hipertensão grave. A aquisição precoce de imagens hepáticas é indicada para descartar infartos ou hematomas. O estado funcional fetal deve ser determinado. O resultado fetal relaciona-se principalmente com a idade gestacional. Além de 34 semanas de gestação, com evidência de maturidade do pulmão fetal, o parto é a terapia recomendada. Se os pulmões fetais estiverem imaturos, o feto poderá nascer 48 horas após a administração de duas doses de esteroides. O parto deve ser tentado imediatamente com evidência de desconforto fetal ou materno. Em casos de hematoma subcapsular roto, são necessárias transfusões massivas e intervenção cirúrgica imediata. Em casos em a intervenção cirúrgica não é possível e há sinais e sintomas de insuficiência hepática aguda, o transplante de fígado deve ser considerado para a sobrevivência. O transplante de fígado está sendo realizado normalmente sob a categoria urgente de "estado 1," conferindo, assim, uma prioridade máxima para as ofertas de órgão, e tanto os resultados do enxerto quanto da sobrevida da paciente têm sido excelentes.

32. A síndrome HELLP recorre em gravidezes subsequentes?
Possivelmente. Estudos relatam riscos de recorrência de apenas 3,4% e que chegam a 25%.

33. Quais informações ajudam a diferenciar AFLP de HELLP?
À apresentação, pode ser difícil diferenciar entre AFLP e HELLP. A hipertensão geralmente, mas não invariavelmente, está associada à síndrome HELLP. As pacientes com HELLP têm hiperbilirrubinemia leve, predominantemente não conjugada, causada por hemólise, junto com grave trombocitopenia, mas sem valores laboratoriais sugestivos de insuficiência hepática. As anormalidades laboratoriais são significativamente mais graves no AFLP; a evidência de insuficiência hepática sintética manifesta-se como PT prolongado e hipoglicemia significativa nos estágios avançados. O fibrinogênio é baixo, e a amônia é elevada. A biópsia mostra esteatose microvesicular, predominantemente na zona central, em pacientes com AFLP, enquanto as pacientes com HELLP mostram predominantemente deposição de fibrina periportal, necrose e hemorragia.

34. A triagem prospectiva é necessária em gravidezes complicadas por AFLP ou HELLP?
De 15 a 20% das gravidezes complicadas por AFLP e menos de 2% das gravidezes complicadas pela síndrome HELLP estão associadas à deficiência fetal de LCHAD. Deve-se fazer a triagem dos recém-nascidos prospectivamente ao nascimento em todas as gravidezes complicadas por AFLP. Homozigosidade e heterozigosidade por Glu474Gln indicariam a necessidade de evitar o jejum prolongado e a substituição dos ácidos graxos dietéticos de cadeia longa por ácidos graxos de cadeia média. Pais e médicos devem ser educados quanto ao risco de crises metabólicas e morte súbita, além de serem instruídos sobre a necessidade de intervenção precoce com glicose intravenosa durante episódios de vômito, letargia e até doenças menores.

Resultados recentes não justificam a triagem de rotina de recém-nascidos nas gravidezes complicadas pela síndrome HELLP. Testes moleculares para o diagnóstico, porém, devem ser considerados em mulheres com síndrome HELLP recorrente em gravidezes múltiplas.

CUIDADOS DE PACIENTES COM DOENÇA HEPÁTICA PREEXISTENTE

Antes e Durante a Gravidez
- Contracepção.
- Tratamento da doença hepática de base.
- Tratamento de hipertensão portal.
- Tratamento no quadro de transplante.
- Prevenção de transmissão vertical.

Contracepção

35. Quais são os métodos de contracepção disponíveis para pacientes com doença hepática?
Pacientes com doença hepática avançada ou não tratada geralmente sofrem de amenorreia e infertilidade. Se a melhora clínica levar à restauração da fertilidade, múltiplos métodos de contracepção estão disponíveis, incluindo métodos de barreira e dispositivos intrauterinos. A ligação tubária pode ser usada em mulheres que completaram suas famílias. Agentes contraceptivos à base de estrógeno são geralmente contraindicados, especialmente para as pacientes com doença hepática aguda, mas os contraceptivos de progestina são alternativas seguras. As combinações de contraceptivos são absolutamente contraindicadas em pacientes que, com o uso anterior, tiveram icterícia colestática de gravidez ou icterícia, e a Organização Mundial de Saúde os lista na categoria de fármacos tipo 4 para as pacientes com cirrose descompensada de qualquer causa. Numerosas formulações e sistemas de parto estão disponíveis.

TRATAMENTO DA DOENÇA HEPÁTICA DE BASE

36. Como devem ser tratadas as pacientes com doença hepática preexistente, se ocorrer gravidez?
As pacientes são tratadas melhor por uma equipe multidisciplinar que inclua um especialista em medicina materno-fetal, perinatologista e hepatologista. Elas estão em risco aumentado de complicações maternas juntamente com maior incidência de perda fetal e prematuridade. Em geral, as pacientes devem ser mantidas em uma terapia anterior que teve êxito em controlar a doença hepática e em restaurar a fertilidade. As mulheres com hepatite autoimune devem continuar sob corticosteroides somente ou em combinação com azatioprina, que não é teratogênica em doses-padrão. As pacientes com doença de Wilson devem continuar sob o agente anticobre. As pacientes com hipertensão portal devem-se submeter à endoscopia basal. Se nunca tiveram sangramento e estiverem presentes varizes médias ou grandes, essas pacientes esta-

rão em risco maior de hemorragia variceal durante a gravidez. A profilaxia primária com um betabloqueador não seletivo ou mononitrato de isossorbida deve ser instituída. O feto deverá ser monitorado para detecção de bradicardia ou retardo de crescimento, se a mãe for mantida sob betabloqueadores. O sangramento variceal é tratado com segurança com a ligação variceal em banda ou escleroterapia. Octreotida em doses habituais é seguro na gravidez, se necessário. A realização de *shunts* portocavais cirúrgicos para pacientes com função hepática bem preservada, se possível. A colocação de um *shunt* portossistêmico intra-hepático transjugular e a esplenectomia (em pacientes com massiva esplenomegalia, varizes e trombocitopenia) também foram relatadas.

TRATAMENTO DE HIPERTENSÃO PORTAL

37. Quais são os efeitos da gravidez na mãe com hipertensão portal?
A taxa de morbidade é de 30 a 50% por causa do possível início de encefalopatia hepática, peritonite bacteriana espontânea e progressiva insuficiência hepática. A incidência de hemorragia variceal é de 19 a 45%, especialmente no segundo trimestre e durante o parto. A hemorragia pós-parto é vista em 7 a 10% das mulheres, mais frequentemente naquelas com hipertensão portal cirrótica; trombocitopenia tem papel importante. A taxa de mortalidade dessas complicações é de 4 a 7% em não cirróticas, e de 10 a 18% em pacientes cirróticas com hipertensão portal. Dados referentes a esse tópico originam-se principalmente de séries de caso, e são poucos os dados adquiridos prospectivamente.

38. Qual é o efeito da hipertensão portal materna na gravidez?
As taxas de aborto espontâneo em pacientes com cirrose variam de 15 a 20%. A maioria dos casos ocorre no primeiro trimestre. É interessante notar que as pacientes com hipertensão portal extra-hepáticas e aquelas com cirrose bem compensada, submetidas à colocação cirúrgica de *shunt* antes da concepção, têm taxas de aborto similares às da população em geral. A incidência do término prematuro da gravidez no segundo e terceiro trimestres é similar em todos os grupos anteriormente mencionados. As taxas de mortalidade fetal são de aproximadamente 50%, se a mãe necessitar de intervenção cirúrgica de emergência para hemorragia variceal. As taxas de mortalidade perinatal das mães cirróticas chegam a ser de 11 a 18% por causa do parto prematuro, natimorto e morte neonatal, mas são similares às da população em geral em pacientes não cirróticas com hipertensão portal e às daquelas submetidas a procedimentos descompressivos portais cirúrgicos anteriores.

TRATAMENTO NO QUADRO DE TRANSPLANTE ORTOTÓPICO DE FÍGADO

39. Quando a receptora de um transplante de fígado pode procurar ativamente a concepção?
Um período de espera de pelo menos 1 ano é aconselhável. Os casos clínicos sugerem que a concepção próxima à data do transplante pode resultar em aumento da morbidade e mortalidade maternas e fetais. A contracepção deverá ser instituída antes de reassumirem as relações sexuais, de preferência com o uso de métodos de barreira.

40. A gravidez é possível após transplante de fígado?
A gravidez se tornará possível depois do retorno dos ciclos menstruais normais. Em mulheres com doença hepática crônica, na maioria das vezes, a amenorreia pré-transplante se resolve em aproximadamente 3 a 10 meses após o transplante de fígado.

41. Quais são as possíveis complicações das gravidezes que ocorrem após transplante de fígado?
As possíveis complicações englobam complicações hipertensivas, parto pré-termo, infecção e restrição do crescimento fetal. Os agentes imunossupressivos usados, como ciclosporina e tacrolimo, causam hipertensão e insuficiência renal, assim como comprometimento dos sistemas de transporte de aminoácidos placentários, levando à restrição de crescimento fetal. A infecção por citomegalovírus (CMV) pode causar anomalias congênitas e doença hepática, se a mãe foi infectada no início da gravidez. O risco de infecção por CMV é maior imediatamente após o transplante ou em caso de aumento da imunossupressão causado por episódios de rejeição. A rejeição é uma complicação rara; somente cerca de 10% das gravidezes relatadas foram complicadas por rejeição comprovada por biópsia.

42. O que é recomendado no tratamento de uma gravidez que ocorre após transplante de fígado?
O tratamento da gravidez de alto risco por um especialista em medicina materno-fetal é preferido. A imunossupressão deve ser continuada com um cuidadoso monitoramento dos níveis sanguíneos. Os testes de função hepática normais devem ser avaliados de maneira agressiva. A biópsia hepática percutânea não é contraindicada, mas deve ser realizada sob orientação ultrassonográfica. O monitoramento materno e fetal da infecção por CMV é indicado. Imunoglobulinas quantitativas do CMV ou a detecção de viremia por CMV e virúria na mãe são testes adequados, e até a análise do fluido amniótico pode ser usada, se houver suspeita de infecção fetal. Os partos devem ser por secção cesariana, se estiverem presentes lesões ativas do herpes simples. Antibióticos profiláticos devem ser usados nos partos em geral.

43. Quais são os dados de segurança da gravidez referentes a agentes imunossupressivos de manutenção usados no transplante ortotópico de fígado?
- Categoria B (sem evidência de risco em humanos): prednisona.
- Categoria C (os riscos não podem ser descartados): ciclosporina, tacrolimo (FK506), rapamicina (Sirolimus), OKT3, globulina antitimocítica, globulina antilinfocítica.

- Categoria D (evidência de risco): azatioprina.
- Categoria D com advertência de "caixa preta" (alto risco: mutagênico/teratogênico): micofenolato mofetil (CellCept, Myfortic). É recomendável que qualquer mulher grávida, ou que deseje engravidar, mude para azatioprina.

44. A amamentação é permitida após o parto em um receptor de transplante de fígado?
Nesse momento, acredita-se que a amamentação deve ser desencorajada. Uma mulher à qual foram administrados medicamentos imunossupressivos não deve amamentar. Inibidores da calcineurina podem causar imunossupressão e nefrotoxicidade, e nenhuma recomendação pode ser feita nesse momento no que se refere a regimes à base de azatioprina, porque a experiência existente é extremamente limitada. O fabricante recomenda contra a amamentação em mães às quais se administrou terapia com interferon, ribavirina, ganciclovir ou lamivudina. Nenhuma recomendação específica pode ser feita referente ao foscarnet. Não há dados disponíveis referentes à excreção de ácido ursodesoxicólico no leite materno.

45. Os agentes imunossupressivos são seguros durante a gravidez?
Corticosteroides, azatioprina, ciclosporina, tacrolimo e OKT3 não têm potencial teratogênico aparente. Todos podem contribuir para os baixos pesos ao nascimento e prematuridade fetal. Tacrolimo cruza a placenta e pode contribuir para a hipercalemia perinatal transitória e para o comprometimento renal leve, reversível. Não existem relatos de perda de aloenxerto como resultado da gravidez no grupo de 35 pacientes tratadas com tacrolimo na Universidade de Pittsburgh. Os registros de Filadélfia à base de ciclosporina relatam uma taxa de rejeição de aloenxerto de 17% e uma taxa de perda de enxerto de 5,7% em 35 pacientes que tomaram ciclosporina durante a gestação e no período pós-parto. Micofenolato mofetil não deve ser usado durante a gravidez por causa de maiores riscos de defeitos de nascimento e de aborto. As pacientes devem fazer um teste de gravidez imediatamente antes de iniciar micofenolato mofetil e outro teste de gravidez 8 a 10 dias depois. Os testes de gravidez devem ser repetidos durante as visitas rotineiras de acompanhamento. As pacientes devem ser aconselhadas a fazer um controle de natalidade aceitável durante a terapia com micofenolato mofetil, e a continuar esse controle por 6 semanas após descontinuação da terapia. Uma avaliação de risco e uma estratégia de mitigação foram exigidas pela FDA para minimizar os riscos associados ao uso de micofenolato mofetil na população em idade reprodutiva.

PREVENÇÃO DA TRANSMISSÃO VERTICAL

46. Como se deve prevenir a transmissão vertical da hepatite viral A?
A infecção materna pelo vírus da hepatite A (HAV) não está associada à perda fetal ou a efeitos teratogênicos. A transmissão vertical do HAV é rara. Não existem restrições referentes à amamentação. A imunização passiva pode ser realizada com imunoglobulina para profilaxia urgente pós-exposição. A vacina para HAV é segura e é recomendada para mulheres grávidas em risco de adquirir a doença, como as mulheres que viajam para áreas endêmicas.

47. Como se pode prevenir a transmissão vertical da hepatite viral B?
O vírus da hepatite B (HBV) pode ser transmitido verticalmente. Se a mãe adquirir o HBV no primeiro trimestre da gravidez, há um risco de 10% de que o bebê tenha um teste positivo para o antígeno de superfície da hepatite B (HBsAg) ao nascimento. A porcentagem aumenta dramaticamente para 80 a 90%, caso se desenvolva infecção materna aguda durante o terceiro trimestre. Em mães com hepatite B crônica e teste positivo para antígeno e da hepatite B (HBeAg), 90% dos neonatos desenvolvem hepatite B crônica sem profilaxia. Se a mãe tiver hepatite B crônica negativa para HBeAg e HBeAb, 40% dos neonatos desenvolvem infecção da hepatite B crônica sem profilaxia. A taxa diminui para menos de 5%, se a mãe for HBeAg-negativa e HBeAb-positiva. O teste de HBsAg sérico anteparto é obrigatório. Neonatos de mães HBsAg-positivas ou de mães com estado desconhecido de HBsAg são tratados com hiperimunoglobulina de HBV humano, 0,5 mL, por via intramuscular, no parto. Ao mesmo tempo, recebem a primeira dose da vacina para HBV. A segunda dose é administrada com 1 mês de idade e a terceira dose aos 6 meses de idade. Se a mãe for HBsAg-negativa, a criança deverá ser vacinada apenas com o regime de três doses, com a primeira inoculação ao nascimento. O regime tem eficácia aproximada de 85% na prevenção da hepatite B crônica em neonatos e é ineficaz nos casos de transmissão transplacentária hematogênica, que é observada em aproximadamente 15% das gravidezes como resultado de pequenas lacerações na placenta. As imunizações ativa e passiva ao nascimento também reduzem a possibilidade de transmissão viral pela amamentação. A vacinação para hepatite B é segura em mulheres grávidas. Lamivudina e tenofovir são fármacos de classes C e B, respectivamente, na gravidez. Tenofovir dispõe de uma barreira mais alta à resistência e pode ser uma opção melhor para mães que podem necessitar terapia antiviral em longo prazo no pós-parto. As recomendações gerais são para oferecer profilaxia contra a transmissão vertical às mulheres que apresentem alta carga viral, iniciando em 4 a 8 semanas antes do parto para permitir o adequado declínio da carga viral de HBV.

48. Qual é o risco de transmissão vertical da hepatite C viral?
O risco de transmissão perinatal é de aproximadamente 2% para bebês de mulheres soropositivas para antivírus da hepatite C (HCV). Quando uma mulher grávida for HCV-RNA-positiva no parto, este risco aumenta para 4 a 7%. Níveis mais altos de HCV-RNA parecem estar associados a aumento de risco. Níveis de RNA de 1 milhão de cópias/mL estão supostamente associados a taxas de transmissão vertical que chegam a 50%. A transmissão do HCV aumenta até 20% em mulheres coinfectadas por HCV e vírus da imunodeficiência humana (HIV). Atualmente não há dados para determinar se a terapia antiviral reduz a transmissão perinatal. A terapia com imunoglobulina é ineficaz. A taxa de infecção é similar em primeiros e segundos filhos.

49. É possível prevenir a transmissão vertical das hepatites D e G virais?
A transmissão perinatal do vírus da hepatite D (HDV) é rara. Não existem casos documentados de transmissão vertical de HDV nos Estados Unidos. Não há dados clínicos disponíveis sobre a infecção da hepatite G durante a gravidez, e nenhum

estudo sobre a transmissão vertical foi realizado. Pela falta de dados sobre o HDV, recomendações referentes à amamentação são desconhecidas.

50. Permite-se que mulheres infectadas por HCV amamentem?

Deve-se informar às mulheres infectadas por HCV que a transmissão da hepatite C via amamentação não foi documentada. Os estudos atuais disponíveis mostram que a taxa média de infecção é de 4%, similar à de bebês amamentados e alimentados com mamadeira. Segundo o Centers for Disease Control and Prevention e a declaração de consenso de 1997 do National Institutes of Health (NIH), "A amamentação não é contraindicada para mães HCV-positivas", e "a transmissão materna para o bebê da infecção por HCV pelo leite não foi documentada." Não se verificou um risco significativo de transmissão pela amamentação, a não ser quando estava presente significativa coinfecção por HIV.

51. O modo de parto influencia a transmissão de hepatite C?

Os dados atuais são limitados, mas indicam que as taxas de infecção são similares em bebês nascidos por parto natural e cesariano. Não existem estudos prospectivos avaliando o uso de secção cesariana eletiva para prevenção da transmissão do HCV da mãe para o bebê. No entanto, pode-se reduzir o risco de transmissão para o bebê, evitando-se o monitoramento do couro cabeludo fetal e o parto prolongado após a ruptura das membranas.

52. Como pode ser diagnosticada a infecção perinatal por HCV?

Os bebês adquirem passivamente os anticorpos maternos que podem persistir por meses. Os anticorpos anti-HCV após os 15 meses de idade ou HCV-RNA-positivos, que podem ser detectados já com 1 ou 2 meses de idade, são diagnósticos da transmissão perinatal do HCV. Uma recente conferência de consenso do NIH recomenda que os bebês nascidos de mães HCV-positivas sejam testados para infecção HCV por meio de testes HCV-RNA em duas ocasiões entre as idades de 2 e 6 meses e/ou sejam submetidos a testes para anti-HCV após 15 meses de idade. A positividade anti-HCV antes dos 15 meses de idade pode-se dever à transferência transplacentária do anticorpo anti-HCV materno.

Bibliografia

1. Armenti VT, Herrine SK, Radomski JS et al. Pregnancy after liver transplantation. Liver Transpl 2000;6:671-85.
2. Barton JR, Sibai BM. HELLP and the liver diseases of preeclampsia. Clin Liver Dis 1999;3:31-49.
3. Brewer GJ, Johnson VD, Dick RD et al. Treatment of Wilson's disease with zinc. XVII: Treatment during pregnancy. Hepatology 2000;31:364-70.
4. Carr DB, Larson AM, Schmucker BC et al. Maternal hemodynamics and pregnancy outcome in women with prior orthotopic liver transplantation. Liver Transpl 2000;6:213-21.
5. Connoly TJ, Zuckerman AL. Contraception in the patient with liver disease. Semin Perinatol 1998;22:78-182.
6. European Pediatric Hepatitis C Virus Network. Effects of mode of delivery and infant feeding on the risk of mother-to-child transmission of hepatitis C virus. Br J Obstet Gynaecol 2001;108:371-7.
7. Everson GT. Liver problems in pregnancy: distinguishing normal from abnormal hepatic changes. Medscape Womens Health 1998;3:3.
8. Ibdah JA, Yang Z, Bennett MJ. Liver disease in pregnancy and fetal fatty acid oxidation defects. Mol Genet Metab 2000;71:182-9.
9. Jain A, Venkataramanan R, Fung JJ et al. Pregnancy after liver transplantation under tacrolimus. Transplantation 1997;64:559-65.
10. Misra S, Sanyal AJ. Pregnancy in a patient with portal hypertension. Clin Liver Dis 1999;3:147-63.
11. National Institutes of Health. Consensus development conference statement: management of hepatitis C. Bethesda, MD: National Institutes of Health; 2002.
12. Oral contraceptives. an update on health benefits and risks. J Am Pharm Assoc 2001;41:875-86.
13. Polywka S, Schröter M, Feucht H-H et al. Low risk of vertical transmission of hepatitis C virus by breast milk. Clin Infect Dis 1999;29:1327-9.
14. Reinus JF, Leikin EL. Viral hepatitis in pregnancy. Clin Liver Dis 1999;3:115-31.
15. Riely CA. Contraception and pregnancy after liver transplantation. Liver Transpl 2001;7(Suppl. 1):S74-S76.
16. Riely CA, Fallon HJ. Liver diseases. In: Burrow GN, Duffy TB, editors. Medical complications during pregnancy, 5th ed. Philadelphia: WB Saunders; 1999. p. 269-94.
17. Rinaldo P, Raymond K, Al-Odaib A et al. Clinical and biochemical features of fatty acid oxidation disorders. Curr Opin Pediatr 1998;10:615-21.
18. Sandhu BS, Sanyal AJ. Pregnancy and liver disease. Gastroenterol Clin North Am 2003;32:407-36.
19. Sheikh RA, Yasmeen S, Pauly MP et al. Spontaneous intrahepatic hemorrhage and hepatic rupture in the HELLP syndrome. J Clin Gastroenterol 1999;28:323-8.
20. Van Nunen AB, De Man RA, Heijtink RA et al. Lamivudine in the last 4 weeks of pregnancy to prevent perinatal transmission in highly viremic chronic hepatitis B patients. J Hepatol 2000;32:1040-1.
21. World Health Organization. Hepatitis B and breastfeeding. J Int Assoc Physicians AIDS Care 1998;4:20-1.
22. Yang Z, Yamada J, Zhao Y et al. Prospective screening for pediatric mitochondrial trifunctional protein defects in pregnancies complicated by liver disease. JAMA 2002;288:2163-6.
23. Zanetti AR, Ferroni P, Magliano EM et al. Perinatal transmission of the hepatitis B virus and of the HBV-associated delta agent from mothers to offspring in Northern Italy. J Med Virol 1982;9:139-48.

Websites

American Association for the Study of Liver Diseases. http://www.aasld.org [Acessado em 22/09/2014].
American Liver Foundation. http://www.liverfoundation.org [Acessado em 22/09/2014].

MANIFESTAÇÕES REUMATOLÓGICAS DAS DOENÇAS HEPATOBILIARES

Sterling G. West, MD, MACP, FACR

CAPÍTULO 22

HEPATITE VIRAL

1. **Com que frequência a hepatite viral está associada a manifestações reumáticas?**
   Aproximadamente 25% dos pacientes com antigenemia para hepatite B desenvolvem uma síndrome reumática. Até 50% dos pacientes com hepatite C desenvolvem uma manifestação autoimune. Artralgias transitórias podem ocorrer em 10% dos pacientes durante infecção aguda da hepatite A viral.

2. **Quais são as manifestações reumatológicas extra-hepáticas mais comuns da infecção da hepatite B?**
   - Síndrome de poliartrite aguda-dermatite.
   - Poliarterite nodosa (PAN).
   - Glomerulonefrite membranosa ou membranoproliferativa.
   - Crioglobulinemia – geralmente associada à hepatite C; apenas 5% de todas as crioglobulinemias essenciais mistas se devem à hepatite B somente.

3. **Descreva as características clínicas da síndrome de poliartrite-dermatite associada à infecção da hepatite B.**
   No período prodrômico pré-ictérico da infecção aguda da hepatite B, 10 a 25% dos pacientes desenvolvem uma poliartrite aguda, grave e simétrica, envolvendo as pequenas (dedos) e grandes (joelhos, tornozelos) articulações. Classicamente, uma erupção urticarial em geral (40%) acompanha a artrite. Tanto a artrite quanto a erupção cutânea podem preceder o início de icterícia ou elevação das enzimas associadas ao fígado por vários dias. A artrite melhora com medicamentos anti-inflamatórios não esteroides e geralmente cede logo após o início da icterícia. Pacientes que desenvolvem viremia da hepatite B crônica podem ter artralgias ou artrite recorrentes subsequentemente. Esta síndrome é causada por deposição de antígeno de superfície da hepatite B (HBsAg)-imunocomplexos do antígeno de superfície da hepatite B circulantes nas articulações e na pele.

4. **Qual é a apresentação típica da PAN associada à hepatite B?**
   Até 10% de todos os pacientes com PAN apresentam achados sorológicos positivos da hepatite B e evidência de replicação viral (HBeAg, vírus da hepatite B [HBV] DNA). Podem apresentar-se com uma combinação de febre, artrite, mononeurite múltipla, dor abdominal, doença renal ou doença cardíaca. Embora as enzimas associadas ao fígado possam ser anormais, hepatite sintomática não é uma característica proeminente.

5. **Como é diagnosticada a PAN associada à antigenemia da hepatite B?**
   O diagnóstico é feito com base em uma apresentação clínica consistente juntamente com um angiograma abdominal ou renal mostrando aneurismas vasculares e vasos sanguíneos com aparência de saca-rolhas (Figura 22-1). O padrão ouro é a biópsia tecidual mostrando vasculite de vaso médio.

6. **Qual é o tratamento da PAN associada à hepatite B?**
   Os pacientes tipicamente estão muito doentes e morrerão sem uma terapia agressiva. Agentes antivirais e plasmaférese para a remoção de imunocomplexos são usados precocemente para controlar os sintomas agudos e a antigenemia. Corticosteroides (30 mg/dia) também são usados precocemente para controlar a inflamação. Depois que o processo agudo é controlado, os corticosteroides são reduzidos gradualmente (em geral durante 2 a 3 semanas) porque, sozinhos ou em combinação com medicamentos citotóxicos, podem aumentar a replicação viral. Ciclofosfamida deve ser evitada. Pacientes com mais de 50 anos de idade e aqueles com insuficiência renal ou envolvimento dos sistemas cardíaco, gastrointestinal ou nervoso central têm o pior prognóstico. A taxa geral de sobrevida em 5 anos é de 50 a 70%.

7. **Quais são os distúrbios autoimunes mais comuns relacionados com o vírus da hepatite C (HCV)?**
   - Crioglobulinemia mista (tipos II e III) (40-60% dos pacientes com HCV têm crioglobulinas, mas apenas 5% desenvolvem vasculite).
   - Vasculite do tipo PAN sistêmica (< 1% dos pacientes com HCV).
   - Glomerulonefrite membranoproliferativa.

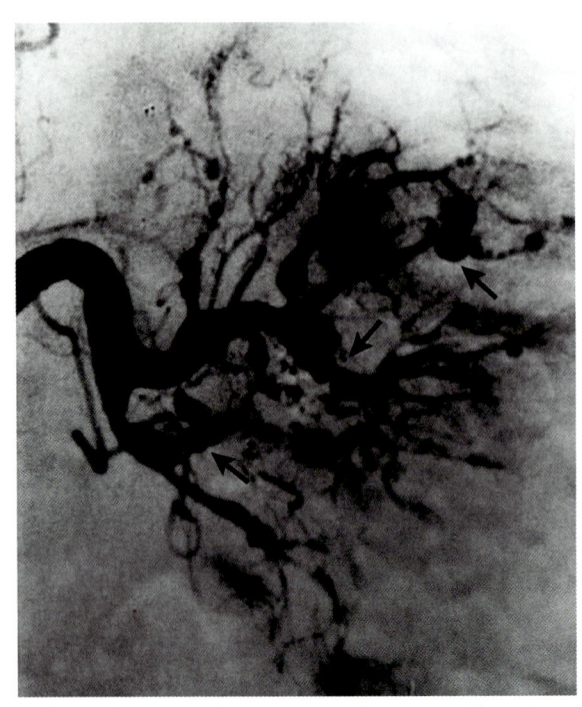

Fig. 22-1. Angiograma renal mostrando aneurismas vasculares em um paciente com poliarterite nodosa associada à hepatite B (*setas*).

- Poliartrite não erosiva (2-20%) – Pacientes com a infecção aguda da hepatite C podem ter poliartrite aguda (geralmente transitória) que se assemelha à artrite reumatoide (RA) com envolvimento simétrico das mãos, punhos, ombros, joelhos e quadris. Embora esses pacientes frequentemente sejam positivos para fator reumatoide (RF) decorrente de crioglobulinemia, eles não têm anticorpos antipeptídeos citrulinados anticíclicos. Outros pacientes têm monoartrite intermitente ou oligoartrite afetando articulações grandes e médias.
- Produção de autoanticorpos (40-65%) – RF, anticorpos antinucleares (ANAs), anticorpos anticardiolipina, anticorpos do antimúsculo liso, anticorpo microssomal antifígado-rim 1 e anticorpos antitireóideos.
- Síndrome do tipo de Sjögren – com olhos e boca secos (5-19%) – causada por sialadenite linfocítica. Os anticorpos anti-SS-A(Ro) e anti-SS-B(La) são negativos.
- Trombocitopenia autoimune, miastenia grave e sarcoidose raramente são associadas à infecção por HCV ou à sua terapia.

8. Qual é a relação entre a hepatite viral e a crioglobulinemia?

Aproximadamente 80 a 90% dos pacientes com crioglobulinemia essencial mista (tipos II e III) são positivos para hepatite C. O RNA viral da hepatite C está concentrado em até 1.000 vezes no crioprecipitado. Os pacientes infectados por hepatite C são propensos a desenvolver doenças autoimunes e linfoproliferativas (risco 35 × maior). Isto se deve à predileção do HCV em se ligar aos linfócitos B via CD81. Esta ligação diminui o limiar de ativação por essas células, facilitando a produção de autoanticorpos e crioglobulinemia. Além disso, o HCV pode infectar as células B, causando a recombinação do proto-oncogene, *bcl-2*, que inibe a apoptose, levando a uma sobrevida estendida do linfócito. Isto resulta em crioglobulinemia e transformação neoplásica (linfomas não Hodgkin de células B).

9. Descreva as características clínicas típicas da crioglobulinemia associadas à infecção da hepatite C.

A crioglobulina é uma imunoglobulina que se precipita a temperaturas inferiores a 37°C e se dissolve novamente com o reaquecimento. Elas se precipitam nos vasos sanguíneos nos pacientes, causando inflamação e uma variedade de sintomas. Os pacientes apresentam-se com uma combinação de febre, artrite (que pode ser confundida com RA), doença renal, parestesias decorrentes de neuropatia periférica e uma erupção cutânea petequial predominantemente na extremidade inferior, RF positivo e baixos níveis de complemento (especialmente C4). A hepatite não é uma característica proeminente. Os pacientes foram tratados com sucesso com corticosteroides combinados, combinação do inibidor de Peg-interferon α-2b/ribavirina/protease e plasmaférese. Recentemente, rituximabe (anti-CD20) tem sido usado com sucesso para depletar a população de células B que fabricam crioglobulinas.

AUTOIMUNE E OUTRAS DOENÇAS HEPÁTICAS

10. O que é hepatite lupoide?

A hepatite lupoide agora é chamada de *hepatite autoimune (AIH) tipo I (clássica)*. A AIH tipo I pode ocorrer em todos os grupos etários, mas a maioria dos pacientes é jovem e predominantemente do sexo feminino (70-80%). Muitos pacientes têm manifestações clínicas (artralgias [50%]) e laboratoriais que podem se assemelhar ao lúpus eritematoso sistêmico (SLE). Os pacientes geralmente são ANAs-positivos (40-60%), têm anticorpos contra o antígeno do antimúsculo liso (90%) geralmente com especificidade contra actina F, hipergamaglobulinemia (imunoglobulina G [IgG]) e, ocasionalmente, células de lúpus eritematoso. Não têm anticorpos anti-dsDNA. A AIH tipo I é descrita em pacientes com SLE, síndrome de Sjögren, doença mista do tecido conectivo e esclerose sistêmica limitada. Os pacientes com AIH tipo I podem ter outros autoanticorpos, como anticorpos citoplasmáticos antineutrófilos perinucleares atípicos.

11. Em que grau a AIH tipo I é similar ao SLE?

Ver Tabela 22-1.

Tabela 22-1. Comparação entre AIH Tipo I e SLE

	SLE	AIH TIPO I
Mulheres jovens	+	+
Poliartrite	+	+
Febre	+	+
Erupção cutânea	+	+
Nefrite	+	–
Doença do sistema nervoso central	+	–
Fotossensibilidade	+	–
Úlceras orais	+	–
ANA	99%	40-60%
Células do LE	70%	Incomum
Gamopatia policlonal	+	+
Anticorpos anti-Smith	25%	0
+ Anti-dsDNA	70%	Raro
+ Antiactina F	Raro	60-95%

AIH = hepatite autoimune; *ANA* = anticorpo antinuclear; *LE* = lúpus eritematoso; *SLE* = lúpus eritematoso sistêmico.

12. Qual é a diferença entre os anticorpos anti-Sm e anti-SM?

Os anticorpos anti-Sm são anticorpos contra o antígeno Smith, que é um epítopo nas pequenas proteínas ribonucleares nucleares. São altamente diagnósticos de SLE. O anticorpo anti-SM é um anticorpo contra o antígeno de músculo liso (que geralmente é a actina F). É altamente diagnóstico de AIH tipo I (Tabela 22-2).

Tabela 22-2. Anticorpos Anti-Sm *versus* Anti-SM

	SLE	AIH TIPO I
Anticorpos anti-Smith (Sm)	Sim	Não
Anticorpos do antimúsculo liso (SM)	Não	Sim

AIH = hepatite autoimune; *SLE* = lúpus eritematoso sistêmico.

13. Liste as doenças autoimunes comuns associadas à cirrose biliar primária (PBC).

Aproximadamente 50% dos pacientes com PBC têm uma ou mais doenças autoimunes adicionais. Os distúrbios a seguir são vistos com mais frequência:
- Ceratoconjuntivite seca (principalmente secundária à síndrome de Sjögren) – 25 a 30%.
- Tireoidite autoimune (doença de Hashimoto) – 20%.
- Doença de Raynaud – 20%.
- RA – 8 a 10%.

Tabela 22-3. Artrite PBC versus RA		
	ARTRITE PBC	**RA**
Frequência em pacientes	10% desenvolvem RA	1-10% desenvolvem PBC
Nº de articulações*	Poliarticular	Poliarticular
Simetria	Simétrica	Simétrica
Inflamatória	Sim	Sim
Fator reumatoide	Às vezes	Sim (85%)
Erosões na radiografia	Rara	Comum

PBC = cirrose biliar primária; *RA* = artrite reumatoide.
*PBC pode envolver as articulações interfalangianas distais dos dedos da mão, enquanto a RA não envolve essas articulações.

- Esclerose sistêmica limitada (calcinose, fenômeno de Raynaud, doença esofágica e telangiectasia [CREST]) ocorre em 4 a 8% dos pacientes com PBC e precede a PBC em 14 anos em média.
- Outras: anemia perniciosa (4%), doença celíaca, SLE (1.5%), polimiosite.

14. **Compare e contraste a artrite que pode ocorrer com PBC e RA.**
    Ver Tabela 22-3.

15. **Quais são as outras manifestações musculoesqueléticas que podem ocorrer em pacientes com PBC?**
    - Osteomalacia causada por má absorção da vitamina D lipossolúvel (baixo nível de 25-OH vitamina D).
    - Osteoporose causada por acidose tubular renal.
    - Osteoartropatia hipertrófica.

16. **Quais autoanticorpos ocorrem geralmente em pacientes com PBC?**
    O anticorpo mais comum e diagnóstico é o anticorpo antimitocondrial (AMA) visto em 80 a 90% dos pacientes com PBC. Este anticorpo é direcionado contra várias enzimas mitocondriais, com mais frequência o componente E2 do complexo piruvato desidrogenase.
    Aproximadamente 60% dos pacientes têm um ou mais autoanticorpos além do AMA incluindo:
    - ANAs – 20 a 50%.
    - Anticorpos antifosfolipídicos (geralmente IgM) – 15 a 20%.
    - Anticorpos anticentrômero –15 a 20%.
    A maioria dos pacientes também tem manifestações da variante CREST da esclerose sistêmica limitada.

17. **Com que frequência ocorre artrite em pacientes com hemocromatose hereditária (HHC)?**
    Aproximadamente 40 a 75% dos pacientes têm artrite degenerativa não inflamatória, com mais frequência envolvendo a segunda e terceira articulações metacarpofalangianas (MCP), interfalangianas proximais (PIP), punhos, quadris, joelhos e tornozelos. É importante notar que esta artropatia pode ser a queixa de apresentação (30 a 50%) dos pacientes com hemocromatose e geralmente é diagnosticada erroneamente como RA soronegativo em homens jovens.

18. **Descreva as características radiográficas sugestivas de artropatia hemocromatótica (HA).**
    As características radiográficas sugestivas incluem esclerose subcondral, formação de cisto, estreitamento irregular do espaço articular, condrocalcinose e formação de osteófito compatível com artrite degenerativa das articulações envolvidas. O principal achado são as alterações degenerativas nas articulações MCP (tipicamente segunda e terceira) com osteófitos em gancho (Figura 22-2). Este achado é importante, porque as articulações MCP e os punhos raramente desenvolvem doença articular degenerativa sem uma causa de base como hemocromatose.

19. **Qual é a relação entre doença do depósito de pirofosfato de cálcio e hemocromatose?**
    A condrocalcinose da fibrocartilagem triangular no lado ulnar do punho e a cartilagem hialina dos joelhos é vista em 20 a 50% dos pacientes com hemocromatose. Cristais de pirofosfato de cálcio podem-se depositar dentro das articulações, causando crises sobrepostas de artrite inflamatória (i. e., pseudogota).

20. **Discuta a genética de HHC.**
    A HHC está entre os distúrbios genéticos mais comuns em brancos de descendência norte-europeia. Há quatro tipos de HHC, e todos são relacionados com mutações genéticas. A HHC clássica (tipo 1) é o tipo mais comum (80%). É autossômica recessiva e associada à mutação do gene *HFE* no cromossomo 6 que codifica para uma proteína envolvida na regulação da absorção de ferro. Entre 80 e 90% dos pacientes são homozigotos para a mesma mutação (C282Y) desse gene. A frequência de homozigotos na população branca é de 0,3 a 0,5%, e a frequência de portador é de 7 a 10% (i. e., heterozigotos). No entanto, nem todos os pacientes homozigotos para essa mutação HFE desenvolvem manifestações clínicas de sobrecarga de ferro (28% dos homozigotos do sexo masculino e 1% do sexo feminino durante 12 anos). Portanto, outros genes assim como os fatores ambientais (álcool etc.) podem ter um papel na modificação da expressão fenotípica da sobrecarga de ferro.

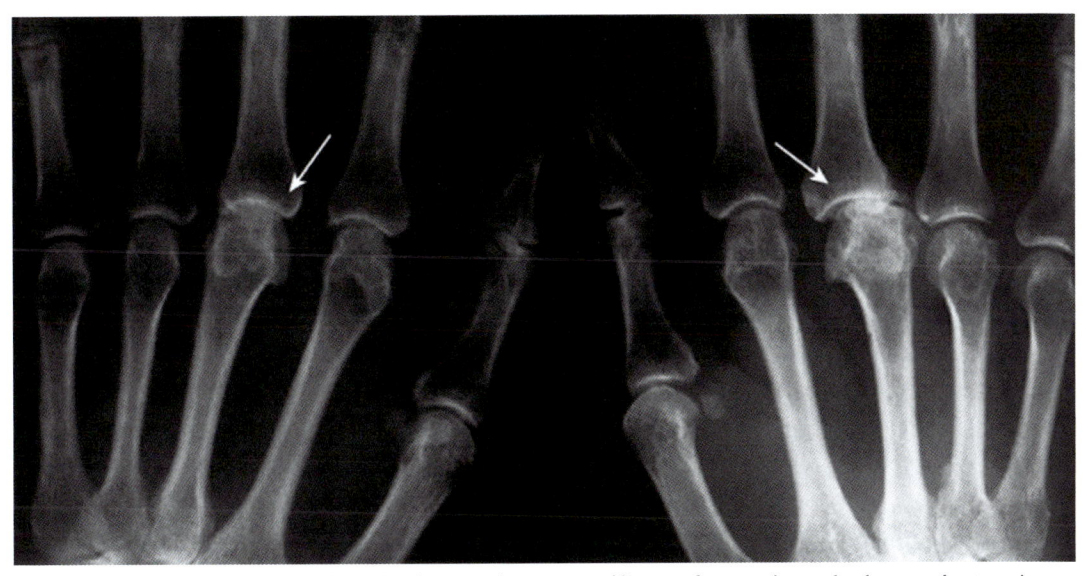

Fig. 22-2. Radiografias das mãos mostrando artrite degenerativa com osteófitos em formato de gancho da segunda e terceira articulações metacarpofalangianas em um paciente com hemocromatose (setas).

21. **Compare e contraste as características de HA e RA.**
    Ver Tabela 22-4.

22. **Qual é a eficácia da flebotomia em interromper a progressão de HA?**
    A flebotomia não interrompe a progressão da artropatia.

23. **Qual é a correlação entre a gravidade da artropatia e a gravidade da doença hepática na hemocromatose?**
    Não há correlação.

24. **Por que a hemocromatose causa artrite degenerativa?**
    A artropatia caracteriza-se por deposição de hemossiderina na sinóvia e condrócitos. A presença de ferro nessas células pode levar a aumento da produção de enzimas destrutivas (p. ex., metaloproteinases da matriz), geração de radicais livres ou deposição de cristal que causa dano à cartilagem. Outros mecanismos também são possíveis; a via precisa pela qual a sobrecarga de ferro leva à lesão tecidual não foi totalmente estabelecida.

25. **Que outros problemas musculoesqueléticos podem ocorrer em pacientes hemocromatose?**
    - Osteoporose causada por disfunção gonadal decorrente de insuficiência da hipofisária causada pelo estado de sobrecarga de ferro (hormônio foliculoestimulante [FSH], hormônio luteinizante e testosterona baixos).
    - Osteomalacia causada por deficiência de vitamina D resultante de doença hepática (nível baixo de 25-OH vitamina D).
    - Osteoartropatia hipertrófica – cirrose de qualquer causa, incluindo hemocromatose, pode estar associada à reação periosteal envolvendo as diáfises dos ossos longos.

Tabela 22-4. Comparação entre Artropatia Hemocromatótica e Artrite Reumatoide

	ARTROPATIA HEMOCROMATÓTICA	ARTRITE REUMATOIDE
Sexo	M > F (10:1)	F > M (3:1)
Idade de início	> 35 anos	Todas as idades
Articulações	Poliarticular	Poliarticular
Simetria	Simétrica	Simétrica
Sinais e sintomas inflamatórios	Somente, se ocorrer crise de pseudogota	Sim
Fator reumatoide	Negativo	Positivo (85%)
Gene	HFE (90%)	HLA DR4 (70%)
Fluido sinovial	Não inflamatória	Inflamatória
Radiografias	Alterações degenerativas	Doença erosiva inflamatória

F = sexo feminino; HFE = gene da hemocromatose; HLA = antígeno leucocitário humano; M = sexo masculino.

Bibliografia

1. Alexander J, Kowdley KV. HFE-associated hereditary hemochromatosis. Genet Med 2009;11:307-13.
2. Allen KJ, Gurrin LC, Constantine CC, et al. Iron-overload-related disease in HFE hereditary hemochromatosis. N Engl J Med 2008;358:221-30.
3. Agmon-Levin N, Shapira Y, Selmi C, et al. A comprehensive evaluation of serum autoantibodies in primary biliary cirrhosis. J Autoimmun 2010;34:55-8.
4. Cacoub P, Delluc A, Saadoun D, et al. Anti-CD20 monoclonal antibody (rituximab) treatment for cryoglobulinemic vasculitis: where do we stand? Ann Rheum Dis 2008;67:283-7.
5. Carroll GJ, Breidahl WH, Olynyk JK. Characteristics of the arthropathy described in hereditary hemochromatosis. Arthritis Care Res 2012;64:9-14.
6. Czaja AJ. Autoantibodies in autoimmune liver disease. Adv Clin Chem 2005;40:127-64.
7. Guillevin L, Mahr A, Callard P, et al. Hepatitis B virus-associated polyarteritis nodosa: clinical characteristics, outcome, and impact of treatment in 115 patients. Medicine (Baltimore) 2005;84:313-22.
8. Iannuzzella F, Vaglio A, Garini G. Management of hepatitis C virus-related mixed cryoglobulinemia. Am J Med 2010;123:400-8.
9. Krawitt EL. Autoimmune hepatitis. N Engl J Med 2006;354:54-66.
10. Manns MP, Cjaza AJ, Gorham JD, et al. 2010 Diagnosis and management of autoimmune hepatitis. Hepatology 2010;51:2193-213.
11. Vaughn BP, Doherty GA, Gautam S, et al. Screening for tuberculosis and hepatitis B prior to initiation of anti tumor necrosis therapy. Inflamm Bowel Dis 2012;18:1057-63.
12. Watt FE, James OFW, Jones DEJ. Patterns of autoimmunity in primary biliary cirrhosis patients and their families: a population-based cohort study. Q J Med 2004;97:397-406.
13. Zignego AL, Ferri C, Pileri SA, et al. Extrahepatic manifestations of hepatitis C virus infection: a general overview and guidelines for a clinical approach. Dig Liver Dis 2007;39:2-17.

AVALIAÇÃO DAS MASSAS HEPÁTICAS FOCAIS

Mark W. Russo, MD, MPH, FACG ▪ *Roshan Shrestha, MD*

1. Descreva o exame minucioso inicial para um paciente com uma massa hepática.

Quando avaliar um paciente com uma massa hepática, uma das questões-chave é determinar se a massa é benigna ou maligna. Geralmente isto pode ser determinado pela obtenção de uma história acurada e exame físico. Uma história de malignidade pode sugerir doença metastática, particularmente por câncer de mama e cólon, enquanto uma história de cirrose sugere carcinoma hepatocelular (HCC). Os fatores de risco para hepatite viral B ou C crônica ou história de cirrose aumentam a possibilidade de um processo maligno primário. Hepatomegalia ou esplenomegalia, dor abdominal ou estigmas de doença hepática crônica, como eritema palmar, angiomas araneiformes ou ginecomastia, podem estar presentes. Adenoma hepático pode estar associado a contraceptivos orais ou esteroides anabólicos.

Enzimas associadas ao fígado, com exceção da γ-glutamil transpeptidase, geralmente são normais no caso de tumores hepáticos benignos. Os níveis séricos de fosfatase alcalina geralmente estão elevados com metástases hepáticas, mas nem todos os casos, e a bilirrubina total pode estar elevada, se a massa estiver causando obstrução do sistema biliar. O aumento das transaminases séricas pode significar hepatite crônica ou cirrose. Os achados sorológicos positivos de hepatite B ou C ou estudos sobre o ferro podem identificar uma causa subjacente de disfunção hepática ou cirrose (Tabela 23-1).

Tabela 23-1. Diagnóstico Diferencial de Massas Hepáticas Focais em Adultos

BENIGNAS	MALIGNAS
Tumores Epiteliais	
Adenoma hepático	Carcinoma hepatocelular
Adenoma do ducto biliar	Colangiocarcinoma
Cistadenoma biliar	Cistadenocarcinoma biliar
Tumores Mesenquimais	
Hemangioma cavernoso	Angiossarcoma
	Linfoma hepático primário
Outras Lesões	
Hiperplasia nodular focal	Tumores metastáticos
Abscesso hepático	
Nódulos macrogenerativos na cirrose	
Infiltração gordurosa focal	
Cisto hepático simples	

Modificada de Kew MC: Tumors of the liver. In Zakim D, Boyer TD, editors: Hepatology: a textbook of liver disease, ed 2, Philadelphia, 1990, WB Saunders, pp 1206-1239.

2. Quais marcadores tumorais são úteis na avaliação de lesões hepáticas focais?

A α-fetoproteína (AFP) sérica e o antígeno associado ao carboidrato e antígeno carboidrato 19 (CA 19-9) são marcadores da malignidade hepática primária e são usados quando estudos radiográficos indicam uma neoplasia focal que se origina no fígado. O antígeno carcinoembrionário é usado para medir adenocarcinomas, particularmente o câncer de cólon.

Embora tenha suas limitações, a AFP é o melhor marcador amplamente disponibilizado para o diagnóstico de HCC além de ter um papel nos programas de triagem de populações em risco. *Os níveis de AFP acima de 200 ng/mL são altamente sugestivos de HCC, enquanto as elevações menores podem-se dever à hepatite crônica benigna e podem não indicar a presença de HCC.* Um valor de corte universalmente aceito para AFP no diagnóstico de HCC não foi estabelecido, e níveis acima de 200 ng/mL têm especificidade superior a 90% para a HCC. *Nem todos os hepatomas secretam AFP, e aproximadamente um terço dos pacientes tem um valor normal de AFP, especialmente quando o tumor tem menos de 2 cm.* É útil acompanhar os níveis de AFP após o tratamento para HCC e eles devem diminuir ou normalizar-se com o tratamento bem-sucedido. Outros marcadores tumorais que foram estudados para a detecção de HCC, incluindo AFP-L 3% e des-gama-carboxi protrombina (DCP). Relatam-se sensibilidade e especificidade de AFP-L 3% e DCP para HCC de 56 e 90% e de 87 e 85%, respectivamente.

O CA 19-9 é usado no diagnóstico de colangiocarcinoma, uma malignidade que se origina nos ductos biliares. Níveis de CA 19-9 acima de 100 U/mL são encontrados em mais de 50% dos pacientes, e os valores superiores a 1.000 sugerem irressecabilidade. Este marcador é mais sensível em pacientes com colangite esclerosante primária, um fator de risco para colangiocarcinoma. Elevações significativas falso-positivas de CA 19-9 podem ocorrer com a colangite bacteriana. O CA 19-9 também serve como um marcador tumoral para o carcinoma pancreático. Embora amplamente usado, não foi comprovado que o CA 19-9 seja benéfico para a triagem para colangiocarcinoma e, quando elevado, pode criar ansiedade indevida por ser inespecífico.

3. Quais são as modalidades de imagens usadas na detecção e caracterização de massas hepáticas focais?

Avanços recentes nas imagens por tomografia computadorizada (CT) e ressonância magnética (MRI) permitem a avaliação detalhada das lesões hepáticas focais. Estes estudos por imagens suplantaram, sobretudo, os protocolos à base de medicina nuclear anteriormente usados para a caracterização de massas hepáticas.

A CT trifásica, que agora se encontra amplamente disponível, oferece melhora substancial em imagens hepáticas por causa de seu rápido tempo de escaneamento ao prender a respiração uma única vez. Essa característica elimina o movimento respiratório e permite que a injeção de contraste seja visualizada nas fases de perfusão não intensificada, arterial (inicialmente) e venosa portal. Lesões que derivam seu suprimento vascular da artéria hepática, como HCC e metástases hipervasculares, são proeminentes durante a fase arterial. A fase venosa ou portal da CT helicoidal fornece intensificação máxima do parênquima hepático normal e otimiza a detecção de lesões, como metástases hipovasculares, colônicas, gástricas e pancreáticas. A CT pode ser preferida em pacientes com cirrose que sejam claustrofóbicos ou não possam prender a respiração para a MRI, ou em pacientes com ascite que cria movimento do fígado e artefato na MRI.

O escaneamento por MRI passou por refinamentos similares, com imagens ponderadas em T1, com o paciente prendendo a respiração, e em sequências ponderadas em T2 *fast* (turbo) *spin-echo* que eliminam os artefatos de movimento e fazem uso de agentes de contraste de maneira análoga à CT trifásica. A MRI contrastada com gadolínio deve ser considerada em pacientes com contraindicações à CT à base de iodo, como alergias ao contraste ou insuficiência renal. A MRI também tem o benefício de obter imagens da árvore biliar (colangiopancreatografia por ressonância magnética [MRCP]) em pacientes com suspeita de tumores do trato biliar ou obstrução biliar. A MRI pode ser degradada em pacientes que não podem prender a respiração ou se mover por causa da claustrofobia. A fibrose sistêmica nefrogênica (NSF) é uma condição séria rara associada a agentes de contraste à base de gadolínio associada à insuficiência renal. Assim, embora a MRI possa ser preferida à CT em pacientes com insuficiência renal, deve-se ter o cuidado de evitar NSF, que pode ser fatal.

A ultrassonografia intensificada por contraste é estudada fora dos Estados Unidos como uma modalidade para distinguir lesões benignas de malignas. Essa modalidade pode diminuir custos e exposição à radiação, mas não está amplamente disponível nos Estados Unidos.

Muitas massas hepáticas focais são encontradas incidentalmente no exame ultrassonográfico do abdome. Embora a ultrassonografia do fígado geralmente não possa caracterizar completamente a lesão, ele tem um papel na verificação de cistos hepáticos simples, que podem ter padrões radiográficos inespecíficos em CT ou MRI. Os cistos hepáticos são comuns e se apresentam em até 10% da população. Mais de cinco cistos hepáticos ou cistos com septações justificam investigação adicional, porque o paciente pode ter doença hepática policística ou cistadenoma biliar. Veja no Capítulo 69, Imagens GI Não Invasivas, uma discussão abrangente das opções de aquisição de imagens e exemplos para a avaliação de lesões hepáticas (Tabela 23-2).

Tabela 23-2. CT *versus* MRI para Avaliação de Massa Hepática

Que teste deve ser solicitado para avaliar massa hepática?		
	CT	**MRI**
Paciente claustrofóbico	X	
GFR estimada 30-40 mL/min		X
Ascite	X	
Corpo estranho magnetizado	X	
Distingue adenoma de FNH		X
Suspeita de extravasamento de bile		X (com MRCP)*

CT = tomografia computadorizada; FNH = hiperplasia nodular focal; GFR = taxa de filtração glomerular; MRCP = colangiopancreatografia por ressonância magnética; MRI = imagens por ressonância magnética.
*Imagem hepatobiliar com ácido iminodiacético é um estudo por imagens nucleares que também é um excelente teste diagnóstico, caso se suspeite fortemente de extravasamento de bile, mas não avalia o parênquima hepático.

4. Qual é a causa benigna mais comum de uma lesão hepática focal?

Hemangiomas cavernosos constituem o tumor hepático benigno mais comum, que ocorre em até 20% da população. Eles ocorrem em todos os grupos etários, mais comumente em mulheres, como massa solitária (60%) ou múltiplas massas assintomáticas. A maioria tem menos de 3 cm e geralmente ocorre no segmento posterior do lobo hepático direito. O termo *hemangioma gigante* é usado, algumas vezes, quando o tamanho excede 5 cm. Ocasionalmente, os hemangiomas são grandes o suficiente para causar dor abdominal e, se comprimirem o órgão suspeito ou outros órgãos, podem necessitar de ressecção. No entanto, até para o hemangioma gigante, o risco do crescimento do tumor ou de sangramento é mínimo e não justifica remoção cirúrgica, a não ser que o paciente seja significativamente sintomático. Microscopicamente, os hemangiomas consistem em sinusoides vasculares repletos de sangue separados por septos de tecido conectivo.

5. Por que o uso de contraceptivo oral é importante no diagnóstico diferencial de massas hepáticas focais?

A maioria dos casos de adenomas hepáticos relaciona-se diretamente com o uso de contraceptivos orais (OCPs). Este tumor benigno raramente foi visto antes dos agentes contraceptivos orais entrarem em uso comum nos anos 1960. O risco correlaciona-se com a duração do uso e com idade acima de 30 anos. Adenomas hepáticos ocorrem com mais frequência em mulheres jovens e de meia-idade, com uma incidência de 3 a 4 por 100.000. É infrequente o desenvolvimento de adenomas em homens, embora existam relatos de casos que ocorreram com o uso de esteroide anabólico.

Os adenomas hepáticos são tumores carnosos bem demarcados, com proeminente vasculatura superficial. Microscopicamente, consistem em lâminas uniformes de hepatócitos normais ou pequenos sem ductos biliares, tratos portais ou veias centrais.

6. Por que a ressecção cirúrgica de adenomas hepáticos é recomendada?

A ruptura espontânea e a hemorragia intra-abdominal podem ocorrer em até 30% dos pacientes com adenoma hepático, especialmente durante a menstruação ou gravidez. A HCC também pode-se desenvolver dentro de adenomas, especialmente adenomas com mais de 10 cm. Aproximadamente 50% dos pacientes com adenomas têm dor abdominal, às vezes, como resultado de sangramento dentro do adenoma. Sabe-se que os adenomas regridem com a descontinuação de contraceptivos, que devem ser recomendados, mas a ressecção cirúrgica continua a ser o tratamento de escolha. A ablação é outra modalidade usada para tratar adenoma, particularmente em pacientes que não são bons candidatos à cirurgia.

7. O que é hiperplasia nodular focal (FNH)?

A FNH é uma massa redonda, não encapsulada, que geralmente exibe uma cicatriz vascular central. Septos fibrosos irradiam-se da cicatriz como os raios de uma roda. Os hepatócitos são arranjados em nódulos ou cordões entre os septos, e a massa inclui os dúctulos biliares, células de Kupffer e células inflamatórias crônicas. A FNH é considerada o resultado de uma resposta hiperplásica a um fluxo sanguíneo aumentado secundário a malformações vasculares.

A FNH é o segundo tumor hepático benigno mais comum. Mais de 90% ocorrem em mulheres e geralmente são diagnosticados entre 20 e 60 anos de idade. Os contraceptivos orais mais provavelmente não estão ligados como agentes causadores de FNH; no entanto, os OCPs podem ter um papel em seu crescimento, e, portanto, alguns especialistas recomendam a descontinuação dos OCPs em mulheres em caso de ser diagnosticada com FNH.

8. Liste as diferenças entre adenomas hepáticos e FNH.

Ver Tabela 23-3.

Tabela 23-3. Características de Adenoma Hepático e Hiperplasia Nodular Focal

	ADENOMA HEPÁTICO	HIPERPLASIA NODULAR FOCAL
Tamanho (média)	5-10 cm	< 5 cm
Células de Kupffer	Não	Sim
Cicatriz central	Rara	Comum
Sintomas	Comum	Raro (apenas nas lesões grandes)
Complicações	Sangramento, malignidade	Lesões raras podem aumentar de tamanho
Tratamento	Ressecção cirúrgica	Ressecção não é necessária
	Ablação	
	Parar OCPs	
Imagem do fígado com enxofre-coloide	Defeito frio	Captação positiva em 60-70%

OCP = contraceptivo oral.

9. Qual é a malignidade mais frequente no fígado?

A doença metastática para o fígado é muito mais comum do que os tumores hepáticos primários nos Estados Unidos e Europa. É mais provável que os cânceres que surgem no cólon, estômago, pâncreas, mama, pulmão e melanoma metastatizam-se para o fígado. Neoplasias esofágicas, renais e geniturinárias também devem ser consideradas quando se procura pelo local primário. Tumores neuroendócrinos podem metastatizar-se para o fígado. Múltiplos defeitos no fígado sugerem um processo metastático: somente 2% apresentam-se como lesões solitárias. O envolvimento de ambos os lobos é mais comum; 20% são confinados ao lobo direito somente, e 3% ao lobo esquerdo.

10. Qual é o câncer de fígado primário mais comum?

O HCC é, de longe, a malignidade mais comum que se origina no fígado, responsável por aproximadamente 80% dos cânceres de fígado primários. A incidência nos Estados Unidos varia de 2 a 3 casos por 100.000 e dobrou durante as duas últimas décadas. O recente aumento do HCC nos Estados Unidos durante a década passada é diretamente atribuível ao aumento da incidência da hepatite C. A localização geográfica influencia tanto a idade de pico da ocorrência (> 55 anos nos Estados Unidos) e a razão de incidência homens-mulheres. As áreas de alta incidência na Ásia e África, relacionadas com a hepatite B, têm média etária mais jovem de início e maior predominância no sexo masculino. No mundo todo, é mais provável o desenvolvimento de HCC em homens do que em mulheres por um fator de 4:1. O HCC ocorre geralmente em um fígado cirrótico; aproximadamente 80% dos pacientes diagnosticados com HCC têm cirrose (Box 23-1).

Box 23-1. Critérios para Imagens de Carcinoma Hepatocelular	
Imagens características de HCC na CT intensificada por contraste ou MRI que são diagnósticas de HCC e biópsia da lesão não são necessárias para estabelecer o diagnóstico	
Para lesões > 1 cm e < 2 cm	Aumento da intensificação com contraste na fase arterial tardia E Wash out durante fase venosa portal E Intensificação da margem periférica em fases retardadas OU Aumento da intensificação por contraste na fase arterial tardia e crescimento de 50% do diâmetro dentro de 6 meses
Para lesões ≥ 2 cm	Aumento da intensificação por contraste na fase arterial tardia e wash out na fase de retardo/venosa portal ou intensificação tardia da cápsula OU Aumento da intensificação por contraste na fase arterial tardia e crescimento de 50% no diâmetro dentro de 6 meses

CT = tomografia computadorizada; HCC = carcinoma hepatocelular; MRI = imagens por ressonância magnética.

11. Descreva as várias formas de apresentação de HCC.

Nodular: Mais comum; múltiplos nódulos de tamanhos variáveis disseminados por todo o fígado.
Solitária (ou massiva): Ocorre em pacientes jovens; massa solitária grande, geralmente no lobo direito.
Difusa: Rara; difícil de detectar em imagens; infiltração disseminada de minúsculos focos tumorais.

O HCC fibrolamelar é uma variante histológica que raramente ocorre em mulheres jovens na ausência de cirrose. Esta variante caracteriza-se pelo aumento de fibrose estromal, hepatócitos de células vítreas eosinofílicas e ausência de inflamação subjacente ou fibrose. O prognóstico é melhor do que o HCC associado à cirrose.

12. Que tipos de cirrose com mais frequência estão associados ao HCC?

Estudos de necrópsia indicam que de 20 a 40% dos pacientes que morrem de cirrose têm HCC. Os fatores etiológicos da cirrose com mais frequência relacionados com o HCC, em ordem decrescente de risco, são os seguintes:
1. Hepatite crônica C (mais de 5 anos, 7% dos pacientes com cirrose por HCV desenvolvem HCC).
2. Cirrose alcoólica (o álcool potencializa o risco carcinogênico na cirrose viral).
3. Esteato-hepatite não alcoólica em 1 a 3% durante 10 a 15 anos.
4. Hepatite B crônica (mesmo na ausência de cirrose).
5. Hemocromatose.
6. Deficiência de α-1-antitripsina.

13. Quais achados clínicos e laboratoriais devem levantar a suspeita de HCC?

A maioria dos pacientes com HCC é assintomática, e as lesões são detectadas na triagem. Caso se desenvolvam sintomas, são relacionados com a dor abdominal decorrente de hemorragia ou síndromes paraneoplásicas. Os achados clínicos podem incluir:
1. Dor abdominal recente ou perda de peso.
2. Hepatomegalia.
3. Ruído hepático.
4. Hemoperitônio agudo.

5. Fluido ascítico sanguinolento.
6. Febre persistente.
7. Aumento súbito da fosfatase alcalina sérica.
8. Relação crescente entre aspartato aminotransferase e alanina aminotransferase.
9. Policitemia ou persistente leucocitose.
10. Hipoglicemia.
11. Hipercalcemia.
12. Hipercolesterolemia

Os achados nos itens 9 a 12 são síndromes paraneoplásicas associadas ao HCC.

14. Qual tumor hepático primário ocorre em adultos jovens sem cirrose de base?

A variante fibrolamelar de HCC é um subtipo distintivo, de crescimento lento de neoplasia hepática, que ocorre em média aos 26 anos de idade. Os pacientes raramente têm história de doença hepática anterior. Ao contrário do HCC típico, homens e mulheres são igualmente afetados. Os tumores fibrolamelares geralmente se apresentam com dor abdominal causada por uma grande massa solitária, com mais frequência no lobo esquerdo (75%). O nível de AFP é normal.

O termo *fibrolamelar* caracteriza a aparência microscópica dessa lesão: camadas finas de fibrose separam os hepatócitos neoplásicos. Uma cicatriz fibrosa central pode ser vista em estudos por imagens. Como os pacientes não têm cirrose com essa variante, o reconhecimento dessa variante é importante, porque quase metade é ressecável no momento do diagnóstico.

15. Quais fatores predispõem ao desenvolvimento de colangiocarcinoma?

Colangiocarcinomas, responsáveis por aproximadamente 10% dos cânceres de fígado primários, surgem como adenocarcinomas do epitélio do ducto biliar. Icterícia é a apresentação clínica mais frequente deste tumor. Fatores de risco para colangiocarcinoma incluem:
- Colangite esclerosante primária.
- Infestação por fascíola hepática.
- Colite ulcerativa crônica.
- Doenças císticas congênitas do fígado, cistos de colédocos.

Apenas aproximadamente 25% dos colangiocarcinomas ocorrem no quadro de cirrose. No entanto, em mais da metade dos casos, não é encontrada uma doença hepática de base nos pacientes com colangiocarcinoma. Embora não existam testes de triagem comprovados para colangiocarcinoma sérico, o CA 19-9 é usado frequentemente na triagem de colangiocarcinoma nos pacientes com PSC.

16. O que é tumor de Klatskin?

Colangiocarcinomas na bifurcação hilar dos ductos hepáticos são referidos como *tumores de Klatskin*.

Colangiocarcinomas periféricos (ou intra-hepáticos) e extra-hepáticos do ducto biliar são outros subtipos. A intensificação retardada do tumor na CT após contraste intravenoso (IV) é notada em aproximadamente 75% dos colangiocarcinomas intra-hepáticos. A reação desmoplásica característica que acompanha estes tumores geralmente os torna pouco visíveis em estudos por imagens e dificulta o diagnóstico na biópsia. O diagnóstico pode necessitar de colangiopancreatografia endoscópica retrógrada com escovações de uma estritura de aparência maligna com o exame citológico ou a análise por hibridização fluorescente *in situ*, ultrassonografia endoscópica com biópsia, ou ambos. A tecnologia de colangioscopia, desenvolvida recentemente, é muito útil para fazer o diagnóstico por visualização direta e aquisição de tecido por biópsia com pinça para exame histológico. A ressecção é a base do tratamento, mas infelizmente a maioria das lesões é irressecável. Em algumas circunstâncias, o transplante de fígado pode ser uma opção de tratamento. Casos cuidadosamente selecionados de colangiocarcinoma hilar submetidos à quimiorradiação neoadjuvante e laparoscopia de estadiamento antes do transplante têm sobrevida aceitável pós-transplante. Infelizmente, a maioria é irressecável quando diagnosticada e, portanto, requer drenagem paliativa da icterícia obstrutiva por meio de métodos endoscópicos, percutâneos ou cirúrgicos.

17. Quando deve ser considerado o transplante de fígado em pacientes com HCC?

Os pacientes que preenchem os critérios de Milan devem ser considerados para transplante; em algumas regiões do país, os pacientes que preenchem os critérios da University of California-San Francisco devem ser considerados (Tabela 23-4).

Tabela 23-4. Critérios para Transplante de Fígado para Carcinoma Hepatocelular

CRITÉRIOS DE MILAN	UCSF
Lesão solitária ≤ 5 cm Ou Três ou alguns nódulos de 1-3 cm de diâmetro E Nenhuma invasão vascular macroscópica ou doença extra-hepática	Lesão solitária ≤ 6,5 cm Ou Três ou algumas lesões com a maior lesão ≤ 4,5 cm e diâmetro cumulativo ≤ 8 cm E Nenhuma invasão vascular macroscópica ou doença extra-hepática

UCSF = University of California-San Francisco.

18. Quando se deve considerar a ressecção em pacientes com HCC?

O HCC é ressecável em apenas aproximadamente 10% dos pacientes nos Estados Unidos, porque a cirrose subjacente com hipertensão portal e a disfunção sintética hepática impedem a ressecção. As taxas de sobrevida em cinco anos com o tratamento cirúrgico variam entre 17 e 40%. A maioria dos pacientes sucumbe na recorrência intra-hepática do tumor. A natureza multifocal da carcinogênese do HCC explica esse mau prognóstico. Os critérios de seleção para a ressecabilidade do HCC incluem:
- Cirrose de Child-Pugh de classe A.
- Lesão solitária com menos de 5 cm.
- Ausência de significativa hipertensão portal definida como um gradiente de pressão em cunha hepático inferior a 10 mm Hg.
- Ausência de invasão vascular ou disseminação extra-hepática.

19. Quais são as outras terapias disponíveis para o tratamento de HCC?

A ablação por radiofrequência e micro-ondas é uma aplicação direta de energia térmica por meios percutâneos ou cirúrgicos, que destrói áreas irressecáveis de HCC. A ablação por radiofrequência é superior à injeção percutânea de etanol por diminuição das taxas de recorrência local e intensificação direcionada da necrose tecidual, embora o uso de ambas as modalidades seja comum.

A quimioembolização transarterial (TACE) envolve a administração seletiva de quimioterapia, seguida de embolização, dentro do ramo da artéria hepática que alimenta o tumor. A TACE confere uma vantagem à sobrevida, em comparação à terapia de suporte. É usada frequentemente para retardar a progressão do tumor em pacientes à espera de um transplante de fígado.

Outra modalidade usada para tratar HCC é a radioembolização, que introduz ítrio 90 pelo suprimento do sangue da artéria hepática. Esta modalidade pode ser usada para tumores grandes demais para a TACE ou em pacientes com trombose da veia portal que não sejam candidatos à TACE. No entanto, não existem estudos clínicos randomizados demonstrando benefício à sobrevida com a radioembolização, e é uma terapia cara.

Sorafenibe, administrado duas vezes ao dia por via oral, é o único quimioterápico sistêmico que se comprovou como uma vantagem para a sobrevida em estudos clínicos randomizados. Os estudos demonstraram uma vantagem de 12 semanas à sobrevida, em comparação ao placebo em pacientes com HCC irressecáveis e cirrose.

20. Em quais pacientes deve ser feita a triagem para HCC? Descreva uma estratégia típica de triagem.

A triagem deve ser feita nos pacientes com cirrose, especialmente naqueles em alto risco de HCC. A triagem é realizada rotineiramente nas pessoas com cirrose de indução viral (hepatites B e C) e cirrose relacionada com a doença hepática metabólica.

Medições em série da AFP e estudos ultrassonográficos hepáticos são usados com mais frequência como ferramentas de triagem. *Os intervalos ideais de triagem não estão estabelecidos, mas níveis de AFP e ultrassonografia cada 6 meses são uma prática comum.* Embora a vigilância possa não ter um efeito definido sobre a taxa de mortalidade, havendo apenas um estudo randomizado demonstrando uma vantagem para a sobrevida (estudo de Zhang), ela permite que mais tumores sejam tratáveis com ressecção curativa. Outros biomarcadores recentes, como AFP L 3% (fração reativa da AFP com a aglutinina *Lens culinaris*), DCP, oferecem melhora marginal em combinação com AFP.

21. Que anormalidade tecidual benigna pode simular uma massa hepática focal?

A infiltração gordurosa focal pode parecer similar à das lesões hepáticas focais descritas anteriormente. O fígado gorduroso focal é visto muitas vezes em alcoolismo, obesidade, diabetes melito, desnutrição, excesso ou terapia de corticosteroide e síndrome da imunodeficiência adquirida. Imagens de MRI podem ser necessárias para a total caracterização dessa entidade. Um aspecto interessante de gordura focal é o seu rápido desaparecimento depois de corrigido o processo de doença.

22. Quais são as novas técnicas de imagens que estão em desenvolvimento para avaliar massas hepáticas focais?

A angiografia por βMRI, que permite a rápida aquisição de sequências arteriais e venosas, demonstrou ser promissora na detecção de pequenos HCCs omitidos no escaneamento por CT trifásica.

A tomografia por emissão de pósitrons (PET) está sendo estudada atualmente para melhorar a difícil detecção do colangiocarcinoma. As imagens de PET também estão tendo um papel cada vez maior na detecção de metástases hepáticas do câncer colorretal, quando a ressecção do fígado é contemplada.

A ultrassonografia endoscópica com aspiração com agulha fina (FNA) também é referida como auxiliar no diagnóstico de colangiocarcinoma suspeitado, quando outros métodos de amostragem tecidual, como o exame citológico intraductal, falharam em fornecer um diagnóstico.

23. Por que a biópsia com agulha fina de massas hepáticas é controversa?

O estabelecimento do diagnóstico de uma massa hepática focal por meio de exame citológico com FNA é mais problemático do que se pensa, por causa de sutis diferenças histopatológicas entre hepatócitos normais e lesões benignas ou até mesmo hepatomas bem diferenciados. A literatura revela uma ampla gama de sensibilidade para o diagnóstico com base em FNA de lesões hepáticas primárias. Os estudos mais otimistas relatam sensibilidades e especificidades superiores a 90%. Hemangiomas, FNH e HCC parecem ser mais difíceis de diagnosticar de maneira acurada por FNA; a sensibilidade varia entre 60 e 70% em muitas séries. Protocolos rigorosos, que fazem uso de dois ou mais estudos de imagens para caracterizar uma lesão benigna, podem ter acurácia e sensibilidade que atingem de 80 a 90%. Quando há suspeita de HCC, o uso de MRI, CT e angiografia (em casos selecionados) pode confirmar o diagnóstico em mais de 95% dos pacientes sem o uso de FNA.

Outra controvérsia sobre o uso de FNA em HCC é o risco de disseminação tumoral pelo trato da agulha bem como para a circulação, um risco que pode chegar a 5%. Com o uso crescente do transplante de fígado no tratamento de HCC, esta complicação pode ter graves consequências.

A FNA tem um papel dominante no quadro de suspeita de doença metastática para o fígado e de cânceres primários inoperáveis. Quando a ressecção cirúrgica de uma lesão, com base nos achados clínicos e de imagens, for considerada necessária, geralmente a biópsia pré-operatória não é defendida.

24. O que deve ser feito quando são encontradas pequenas lesões hepáticas incidentais?

Lesões com menos de 1 cm são achados incidentais comuns em imagens do fígado. Na vasta maioria dos casos, elas representam entidades benignas, como pequenos cistos ou hemangiomas. Seu pequeno tamanho se torna uma caracterização adicional por meio de outros estudos radiográficos ou biópsia percutânea problemática e geralmente impossível.

Cistos hepáticos simples, de parede fina, independentemente do tamanho, não necessitam de acompanhamento adicional quando definitivamente documentados por ultrassonografia. Por outro lado, o acompanhamento clínico pela repetição do estudo por imagens em 6 meses é recomendado. Isto proporciona a verificação de que a lesão não aumentou de tamanho. O crescimento em intervalos de tais lesões deve incentivar um exame minucioso adicional.

25. Delineie uma abordagem lógica à avaliação de uma massa hepática focal.

O exame minucioso de uma massa hepática focal deve ocorrer no contexto de um diagnóstico diferencial cuidadosamente considerado. Sintomas associados, presença de doença hepática de base ou de malignidade extra-hepática, exposições ocupacionais e a medicamentos, além de anormalidades laboratoriais devem ser avaliados antes de se proceder a outros estudos radiográficos. É provável que as lesões sintomáticas e aquelas notadas incidentalmente tenham diferentes fatores etiológicos. Idade e sexo do paciente são indícios importantes. A cirrose requer uma abordagem modificada pela maior probabilidade de HCC. Veja no Capítulo 69, Imagem GI Não Invasiva, uma discussão abrangente das opções de aquisição de imagens e exemplos para a avaliação de lesões hepáticas (Box 23-2).

Box 23-2. Avaliação de Lesões Hepáticas

Lesões Incidentais	Cirrose ou Fatores de Risco por Colangiocarcinoma
Pequenas lesões < 1 cm → repita o estudo em 6 meses Cistos simples → verifique com ultrassonografia Hemangiomas → CT trifásica com contraste → imagens de hemácias marcadas com 99Tc (para lesões > 2 cm) ou MRI contrastada com gadolínio FNH → CT trifásica com contraste de gadolínio MRI →? biópsia Adenoma hepático → história de OCPs → descarte hemangioma e FNH → ressecção (delineada anteriormente)	HCC → AFP → CT trifásica → MRI com contraste ou angiografia por MRI Colangiocarcinoma → CA 19-9 → com CT trifásica com retardo de fase → MRCP, ERCP com colangioscopia para exame citológico, FISH e biópsia, e imagens PET
Lesões Sintomáticas	**História de Malignidade**
Adenoma hepático → história de OCPs → descarte hemangioma/FNH → ressecção Abscesso hepático → sepse → ultrassonografia → CT trifásico (intensificação da margem)	Metástases → CT trifásica com contraste → se a ressecção for considerada → imagem PET (para descartar metástase múltipla)

AFP = α-fetoproteína; CA = antígeno carboidrato; CT = tomografia computadorizada; ERCP = colangiopancreatografia retrógrada endoscópica; FISH = hibridização fluorescente *in situ*; FNH = hiperplasia nodular focal; HCC = carcinoma hepatocelular; MRCP = colangiopancreatografia por ressonância magnética; MRI = imagens por ressonância magnética; OCP = contraceptivo oral; PET = tomografia por emissão de pósitrons.

BIBLIOGRAFIA

1. Bioulac-Sage P, Balabaud C, Zucman-Rossi J. Focal nodular hyperplasia, hepatocellular adenomas: past, present, future. Gastroenterol Clin Biol 2010;34:355-8.
2. De Groen PC, Gores GJ, LaRusso NF et al. Biliary tract cancers. N Engl J Med 1999;341:1368-78.
3. Durazo FA, Blatt LM, Corey WG, Lin JH, Han S, Saab S et al. Des-gamma-carboxyprothrombin, alpha-fetoprotein and AFP-L3 in patients with chronic hepatitis, cirrhosis and hepatocellular carcinoma. J Gastroenterol Hepatol 2008;23:1521-8.
4. Ekstedt M, Franzen LE, Mathiesen UL et al. Long term follow up of patients with NAFLD and elevated liver enzymes. Hepatology 2006;44:802-5.
5. El-Serag HB. Epidemiology of hepatocellular carcinoma in the USA. Hepatol Res 2007;37(Suppl. 2):S8&-S94.
6. Kerlin P, Davis GL, McGill DB et al. Hepatic adenoma and focal nodular hyperplasia: clinical, pathologic, and radiologic features. Gastroenterology 1983;84:994-1002.
7. Lanka B, Jang HJ, Kim TK et al. Impact of contrast-enhanced ultrasonography in a tertiary clinical practice. J Ultrasound Med 2007;26:1703-14.
8. Mergo PJ, Ros PR. Benign lesions of the liver. Radiol Clin North Am 1998;36:319-31.
9. Mot E, Kaspa RT, Sheiner P et al. Treatment of hepatocellular carcinoma associated with cirrhosis in the era of liver transplantation. Ann Intern Med 1998;129:643-53.
10. Panjala C, Nguyen JH, Al-Hajjaj AN et al. Impact of neoadjuvant chemoradiation on the tumor burden before liver transplantation for unresectable cholangiocarcinoma. Liver Transpl 2012;18:594-601.

11. Patel AH, Harnois DM, Klee GG *et al.* The utility of CA 19-9 in the diagnosis of cholangiocarcinoma in patients without primary sclerosing cholangitis. Am J Gastroenterol 2000;95:204-7.
12. Peng YC, Chan CS, Chen GH. The effectiveness of serum a-fetoprotein levei in anti-HCV positive patients for screening hepatocellular carcinoma. Hepatogastroenterology 1999;46:3208-11.
13. Pomfret EA, Washburn K, Wald C *et al.* Report of a national conference on liver allocation in patients with hepatocellular carcinoma in the United States. Liver Transpl 2010;16:262-78.
14. Rebouissou S, Bioulac-Sage P, Zucman-Rossi J. Molecular pathogenesis of focal nodular hyperplasia and hepatocellular adenoma. J Hepatol 2008;48:163-70.
15. Reddy KR, Schiff ER. Approach to a liver mass. Semin Liver Dis 1993;13:423-35.
16. Schwartz JM, Outwater EK. Approach to the patient with a focal liver lesion. In: Rose BD, editor. UpToDate. Wellesley, MA: UpToDate; 2004.
17. Takamori R, Wong LL, Dang C, Wong L. Needle-tract implantation from hepatocellular cancer: is needle biopsy of the liver always necessary? Liver Transpl 2000;6:67-72.
18. Torzilli G, Minagawa M, Takayama T *et al.* Accurate preoperative evaluation of liver mass lesions without fine-needle biopsy. Hepatology 1999;30:889-93.
19. Weimann A, Ringe B, Klempnauer J *et al.* Benign liver tumors: differential diagnosis and indications for surgery. World J Surg 1997;21:983-91.
20. Vallis C, Ruiz S, Martinez L, Leiva D. Radiological diagnosis and staging of hilar cholangiocarcinoma. World J Gastrointest Oncol 2013;15:115-26.

DOENÇA HEPÁTICA INDUZIDA POR DROGAS

Cemal Yazici, MD ▪ Mark W. Russo, MD, MPH, FACG ▪ Herbert L. Bonkovsky, MD

1. **Qual a frequência da doença hepática induzida por drogas?**
   A lesão hepática induzida por drogas (DILI) decorrente de uma única medicação é de incidência altamente variável. No entanto, entre a maioria das drogas que podem causar DILI, a incidência está entre 1/10.000 e 1/1.000.000.

   A DILI é um dos motivos mais comuns para que uma droga aprovada seja retirada do mercado. Os antibióticos são a classe mais comum de agentes que causam DILI. Entre os casos de insuficiência hepática aguda (ALF) nos Estados Unidos, foi encontrado que 52% eram causados por DILI. A DILI representava 15% dos transplantes hepáticos por causa de ALF entre 1990 e 2002 nos Estados Unidos.

   Durante 6 meses de *follow-up* dos casos de DILI, 10 a 15% dos pacientes tinham anormalidades laboratoriais persistentes, sugestivas de evolução da doença para DILI crônica. Destes, 8% morreram; a causa da morte estava relacionada com o fígado em 44% daqueles que morreram no espaço de 6 meses desde o início da DILI.

2. **Quais são os principais moduladores da DILI?**
   A. A droga (dose, duração, classe).
   B. O hospedeiro (idade, gênero, índice de massa corporal [BMI], genética e fatores imunológicos).
   C. O ambiente (dieta, outras toxinas, antioxidantes, probióticos).

3. **Como é avaliada a causalidade?**
   O teorema de Bayes faz a estimativa da probabilidade global de um evento adverso ocorrer em um indivíduo particular numa situação particular, considerando a probabilidade deste evento ocorrer em um grupo de indivíduos com exposição semelhante.

   Com base no grau de certeza de uma interação causal, são usados diferentes termos para descrever a força da relação, como, sem dúvida, muito provável, provável, possível e improvável.

   Foram propostos diversos instrumentos para avaliar a probabilidade de DILI. O mais amplamente utilizado é o método Roussel-Uclaf de avaliação da causalidade (RUCAM), em que é atribuído um escore numérico a cada uma das diversas características demográficas e clínicas. Quanto maior o escore, maior a probabilidade de que uma determinada droga seja a causa da lesão hepática. No entanto, existem muitas dificuldades e incertezas na aplicação da RUCAM, e ela em geral não é utilizada na prática diária.

4. **Quais são os padrões da DILI e como eles são distinguidos bioquimicamente?**
   A. Hepatocelular (HC).
   B. Colestático (CL).
   C. Misto.
   D. Esteatótico.
      1. Microvesicular.
      2. Micromacrovesicular misto.
   Ver Tabela 24-1.

5. **Descreva a associação cronológica entre a exposição à droga, curso típico e tipos de lesão.**
   A lesão hepática CL ou HC ocorre tipicamente 5 a 90 dias após a exposição inicial ao agente causativo.
   Com a retirada da droga, a resolução clínica e bioquímica geralmente ocorre da seguinte forma:
   - A lesão HC se resolve dentro de 8 a 30 dias em mais de 50% dos casos.
   - A lesão CL se resolve dentro de 60 a 90 dias.
   - A lesão mista geralmente segue um curso mais prolongado do que a HC, porém menos prolongado do que a CL.
   - A esteatose microvesicular tem um curso semelhante à lesão HC.
   - A lesão micromacrovesicular mista possui um curso mais variável do que a esteatose microvesicular.

   A persistência de bioquímica hepática anormal além destes intervalos sugere uma causa coexistente ou independente de doença hepática (p. ex., doença hepática viral ou autoimune, cirrose biliar primária [PBC]) ou colangite esclerosante primária [PSC]. Entretanto, DILI crônica, definida como características laboratoriais, de imagem ou histopatológicas anormais da lesão hepática aos 6 meses ou mais após o início da DILI, ocorre em 10 a 15% dos sujeitos com DILI aguda.

Tabela 24-1. Características Bioquímicas entre os Diferentes Padrões de DILI

	ALT, AST SÉRICA (× ULN)	ALP SÉRICA (× ULN)	BILIRRUBINA SÉRICA (× ULN)	VALOR R*
Hepatocelular	> 5	< 2	TB e DB, variável	> 5
Colestática	< 5	> 2	TB e DB > 2	< 2
Mista	> 3	> 2	TB e DB > 2	2-5
Esteatótica	5-25	1-3	TB e DB, variável	> 5
Microvesicular	1-5	1-3	TB e DB, variável	2-5
Micromacrovesicular				

*R é definido como a relação de ALT/ULN sérica de ALT dividida por ALP/ULN sérica de ALP, com concentrações de ALT e ALP em unidades por litro. Por consenso e convenção geral, em DILI hepatocelular, R é > 5. Em DILI colestática, R é < 2 e em DILI mista, 2 < R < 5.
ALP = fosfatase alcalina; ALT = alanina aminotransferase; AST = aspartato aminotransferase; DB = bilirrubina de reação direta; DILI = lesão hepática induzida por drogas; TB = bilirrubina total; ULN = limite superior do normal.
Os padrões das lesões são tipicamente distinguidos por níveis séricos de ALT, AST, ALP, bilirrubina total, bilirrubina de reação direta e o assim chamado valor R.

6. Qual é o diagnóstico diferencial de DILI?

É necessário um alto índice de desconfiança para prevenir a demora no diagnóstico de DILI. Uma história detalhada, exame físico completo e avaliação dos estudos laboratoriais e por imagem são extremamente importantes. O diagnóstico de DILI requer a exclusão de outras possibilidades etiológicas, como doenças virais, autoimunes e cardiovasculares; exposição a outras toxinas (álcool, toxinas industriais etc..); transtornos hereditários; cálculos biliares; PBC; PSC e causas malignas. A retirada do agente agressor e a observação cuidadosa frequentemente fornecem evidências circunstanciais adequadas para o diagnóstico. Deve ser considerada uma biópsia do fígado quando a descontinuação da medicação não for seguida de pronta melhora, se a causa da doença hepática permanecer em questão, se houver várias causas possíveis ou quando a gravidade exigir intervenção terapêutica (transplante hepático, corticosteroides). Os fatores etiológicos virais potenciais importantes de serem excluídos são hepatites A-E, citomegalovírus e vírus do herpes simples. A hepatite autoimune é uma das condições mais comuns e é difícil de diferenciar de DILI.

7. Descreva fenômenos imunoalérgicos e lesão semelhante à hepatite autoimune.

Determinadas drogas ou seus metabólitos podem-se ligar às proteínas hospedeiras e produzir antígenos, que são reconhecidos como estanhos pelas hospedeiras. Isto pode resultar na geração de respostas ao linfócito T ou B pelos sistemas imunológicos das hospedeiras. Os hepatócitos, que desempenham um papel essencial no metabolismo das drogas, também podem apresentar tais neoantígenos. Isto pode levar ao desenvolvimento de lesão hepática semelhante à hepatite autoimune. Embora muitas drogas possam dar origem à hepatite semelhante à autoimune, foi identificado que diversas drogas desencadeiam tais reações com frequências relativas maiores. Estas drogas incluem hidralazina, metildopa, minociclina, nitrofurantoína e agentes do fator de necrose antitumoral alfa, como infliximabe e etanercepte.

8. Quais são as variáveis que influenciam a suscetibilidade à DILI?

- Idade: As drogas podem ter efeitos diferentes dependendo da idade do hospedeiro. Por exemplo, o ácido acetilsalicílico (ASA) e o ácido valproico podem afetar indivíduos mais jovens com maior frequência, enquanto que acetaminofeno, isoniazida e halotano afetam indivíduos mais velhos mais frequentemente.
- Gênero: As mulheres são mais suscetíveis à DILI, provavelmente por causa de BMI mais baixo e da suscetibilidade subjacente à hepatite autoimune.
- Indutores de enzimas hepáticas: Substâncias (fenobarbital, fenitoína, etanol, fumaça de cigarro e suco de *grapefruit*) que induzem o sistema hepático do citocromo P-450 podem alterar o metabolismo da droga e potencializar a hepatotoxicidade.
- Interações droga a droga: As interações droga a droga desempenham um papel significativo, já que os resultados ou produtos finais destas reações podem aumentar a lesão hepática. O ácido valproico aumenta a colestase induzida pela clorpromazina. Rifampina potencializa a hepatotoxicidade da isoniazida. A ingestão crônica de álcool intensifica a hepatotoxicidade do acetaminofeno e isoniazida.
- Desnutrição: Baixos níveis de glutationa (GSH) potencializam a hepatotoxicidade do acetaminofeno e, talvez, também a toxicidade causada por outras substâncias químicas para as quais a conjugação com GSH está envolvida na desintoxicação.
- Associação genética: Amoxicilina-ácido clavulânico é a droga mais estudada em termos de associação genética. Certos haplótipos do antígeno leucocitário humano (HLA), como DRB1* 1501, *15 e *0602, foram identificados como influenciando o risco de DILI causada por esta combinação de drogas. A associação mais significativa foi observada para o haplótipo HLA-A* 201-B* 0702-DRB* 1501-DQB 1* 0602 (razão de probabilidade 13-20). Outras medicações com associações significativas com HLA incluem abacavir, flucoxacilina (DRB1* 5701, OR = 80,6), isoniazida (INH), lapatinib, lumiracoxibe, ticlopidina e ximelagatran.
- Rota de administração: A hepatotoxicidade da tetraciclina ocorre principalmente após administração parenteral, que raramente é usada hoje em dia.

9. Nomeie as duas causas mais comuns de DILI.
- Acetaminofeno.
- Amoxicilina-ácido clavulânico.

10. De que forma o acetaminofeno é tóxico para o fígado?
O acetaminofeno é toxico para o fígado quando ingerido em doses excessivas (mais de 7,5 g por dia); os depósitos de HC GSH são esgotados, e o caminho protetivo-desintoxicante no fígado (formação de conjugados mercapturados não tóxicos de *N-acetil-p-benzoquinona-imina* [NAPQI]) é sobrecarregado. O acúmulo do metabólito tóxico NAPQI é responsável pela lesão hepática e resulta em necrose centrilobular HC severa. Acetaminofeno é a causa mais comum de ALF induzida por droga e a segunda causa mais comum de morte por envenenamento nos Estados Unidos. Os mitocôndrios são um alvo inicial, mas a NAPQI também forma aductos para as proteínas hepáticas no citosol, microssomos, núcleos e membranas plasmáticas.

11. Em que dose o acetaminofeno é tóxico?
O acetaminofeno é hepatotóxico em pacientes não alcoólatras em doses únicas maiores do que 7,5 g. Os alcoólatras crônicos estão em risco maior de lesão com acetaminofeno em razão da indução alcoólica do sistema do citocromo P450 2E1, que aumenta a formação de NAPQI e a concomitante desnutrição com baixos níveis de GSH, um protetor intracelular normalmente encontrado em altas concentrações nos hepatócitos.

12. Como é tratada a toxicidade do acetaminofeno?
O nomograma de Rumack-Mattew ajuda a predizer a probabilidade de lesão hepática por acetaminofeno e a direcionar a terapia. O antídoto para *overdose* de acetaminofeno é N-acetilcisteína (NAC). A dose oral usual de NAC é 140 mg/kg, seguida de 17 doses de manutenção de 70 mg/kg cada 4 horas. NAC também pode ser administrada por via intravenosa por 48 horas com igual ou melhor eficácia do que a rota oral. Embora exista controvérsia quanto à duração do tratamento com NAC, os especialistas recomendam a continuação de NAC por, pelo menos, 72 horas. Se não houver melhora clínica ou bioquímica, a duração do tratamento pode ser estendida ainda mais. Será administrada ipeca, se o tempo de ingestão puder ser verificado como sendo de menos de 4 horas. Carvão ativado tipicamente não é administrado, pois pode interferir na absorção da NAC administrada por via oral.

13. Qual é a diferença entre lesão hepática intrínseca e idiossincrática?
- Lesão hepática intrínseca (previsível): Acetaminofeno é a causa mais comum de lesão hepática intrínseca, agindo pelos mecanismos já descritos. Produz lesão hepática em virtualmente todos os animais que consomem doses tóxicas, embora exista variabilidade nas doses necessárias.
- Lesão hepática idiossincrática (imprevisível): Ocorrem reações idiossincráticas quando uma droga causa DILI (imprevisível) não relacionada com a droga. As reações idiossincráticas podem ou não ser acompanhadas por manifestações imunoalérgicas, como febre, eosinofilia periférica, erupção cutânea e artralgias.

14. Quais as drogas que foram reportadas como causa de hepatite crônica e cirrose?
Raramente drogas estão associadas a uma lesão hepática crônica. Exemplos de agentes mais frequentemente apontados incluem metotrexato (MTX), metildopa, nitrofurantoína e diclofenaco. MTX pode estar associado ao desenvolvimento de cirrose, especialmente no contexto do uso crônico de álcool.

15. Quais medicações estão comumente associadas a padrões de DILI?
Ver Tabela 24-2.

16. Descreva corpos de Mallory-Denk, peliose hepática e fosfolipidose.
Corpos de Mallory-Denk são inclusões hialinas citoplasmáticas nos hepatócitos e podem-se desenvolver como resultado de esteato-hepatite alcoólica ou não alcoólica.

Peliose hepática é a presença de cavidades císticas preenchidas por sangue (lesões vasculares) distribuídas aleatoriamente pelo parênquima hepático.

Fosfolipidose é o acúmulo excessivo de fosfolipídios nas células, que podem ser vistos como macrófagos esponjosos ou vacúolos citoplasmáticos ao microscópio óptico, ou inclusões lamelares ou corpos mieloides ao microscópio eletrônico.

Ver Tabela 24-3.

17. Quais são as três neoplasias hepáticas mais comuns induzidas por drogas?
- Carcinoma HC: Esteroides androgênicos, esteroides estrogênicos, óxido de tório (Thorotrast), cloreto de vinila.
- Angiossarcoma: Óxido de tório (Thorotrast), cloreto de vinila, arsênico, esteroides androgênicos.
- Adenoma hepático*: Esteroides estrogênicos, esteroides androgênicos.

---

*Antes da disponibilização dos contraceptivos orais, os adenomas hepáticos eram raros. Estima-se que após 5 anos de uso de contraceptivo oral, o risco relativo de desenvolvimento de adenoma hepático aumente em 116 vezes. Os adenomas hepáticos frequentemente regridem quando o estrogênio exógeno é removido e podem reincidir durante a gravidez. Existem relatos de que os esteroides anabólicos também causam adenomas hepáticos. Os adenomas hepáticos geralmente são assintomáticos, mas podem estar associados à plenitude abdominal, dor, hepatomegalia e hemorragia.

Tabela 24-2. Medicações Comumente Associadas a Padrões de DILI

HEPATOCELULAR	COLESTÁTICA	MISTA	ESTEATÓTICA MICROVESICULAR MISTA MICROMACROVESICULAR
Estatina	Alopurinol	Amitriptilina	Aflatoxina β1; FIAU
Isoniazida	Amitriptilina	Amoxicilina	Amiodarona; halotano
	Esteroides anabólicos	Ampicilina	L-Asparaginase metotrexato
	Androgênios	Captopril	Aspirina; minociclina
	Azatioprina	Carbamazepina	Clorofórmio; mitomicina
	Captopril	Cimetidina	Cocaína; tamoxifeno
	Carbamazepina	Flutamida	Coumadin; tetra/tricloroetileno
	Estrogênios	Ibuprofeno	Deferoxamina; tetraciclinas
	Contraceptivos orais	Imipramina	Didanosina; ácido valproico
	Fenitoína	Naproxeno	Etanol
		Nitrofurantoína	
		Fenilbutazona	
		Quinidina	
		Ranitidina	
		Sulfonamidas	
		Sulindac	
		Síndrome do óleo tóxico	
		TMP-SMT	

DILI = lesão hepática induzida por drogas; FIAU = fialuridina; SMT = sulfametrol; TMP = trimetoprim.

Tabela 24-3. Drogas e Substâncias Químicas Associadas a Corpos de Mallory-Denk, Peliose Hepática e Fosfolipidose

CORPOS DE MALLORY-DENK	PELIOSE HEPÁTICA	FOSFOLIPIDOSE
Amiodarona	Esteroides anabólicos;	Drogas anfifílicas; Cloroquina; Mepacrina
Dietilestilbestrol	Glicocorticoides	Amantadina; Clorfeniramina; Prometazina
Dietilaminoetoxihexestrol	Arsênico; medroxiprogesterona	Amicacina; Clorpromazina; Propranolol
Etanol	Azatioprina; Tamoxifeno	Amiodarona; Desipramina; TMP-SMT
Glicocorticoides	OCP (esteroides); Tioguanina	Amitriptilina; Gentamicina; Tioridazina
Griseofulvina	Danazol; Torotraste	Cloranfenicol; Imipramina; Trimipramina
Nifedipina	Dietilestilbestrol; Cloreto vinílico	Clorciclizina; Iprindol; Tripelenamina
Tamoxifeno	Estrona; Excesso de vitamina A	Clorimipramina; Cetoconazol

OCP = pílula contraceptiva oral; SMT = sulfametrol; TMP = trimetoprim.

18. Quais as drogas que são comumente citadas como causadoras de granulomas hepáticos?

Alopurinol	Nitrofurantoína	Diazepam
Quinidina	Ouro	Sulfonamidas
Penicilina	Contraceptivos orais	Fenitoína
Óleo mineral	Tolbutamida	Quinina
Diltiazem	Isoniazida	Oxacilina
Fenilbutazona	Clorpromazina	

19. **Como as drogas anti-inflamatórias não esteroides afetam a DILI?**
    - Aspirina: Os fatores de risco incluem dose alta, transtornos do tecido conectivo (artrite reumatoide [RA], lúpus sistêmico eritematoso) e o uso em crianças com doença febril, síndrome de Reye (provavelmente relacionada com defeitos ou deficiências congênitas nas enzimas mitocondriais).
    - Sulindac: DILI causada por sulindac se apresenta tipicamente com características de reação de hipersensibilidade (febre, erupções cutâneas, prurido e hepatomegalia). Pode causar pancreatite, necrose HC massiva, desenvolvimento da síndrome de Stevens-Johnson e morte.
    - Diclofenaco: O espectro da lesão vai desde lesão HC até um padrão de lesão hepática autoimune. A lesão hepática relacionada com o diclofenaco é mais frequentemente vista em mulheres mais velhas com osteoartrite. Esteroides podem ser úteis em casos severos.
    - Ibuprofeno: Ibuprofeno raramente é causa de DILI e raramente causa DILI severa.
    - Celecoxib (Celebrex): O padrão de lesão hepática varia desde HC até CL. Uma história de alergia a sulfa é comum entre estes pacientes. A reexposição pode causar recorrência, e as características sugerem uma base etiológica de hipersensibilidade imune e alérgica.

20. **Como os pacientes que estão recebendo MTX de longa duração devem ser monitorados para hepatite crônica e cirrose?**
    - MTX é um antifolato e agente antimetabólito, amplamente usado como agente antineoplásico e imunossupressor.
    - É uma droga antirreumática modificadora de doença, usada amplamente na psoríase, RA e outras doenças imunes.
    - Acredita-se que MTX cause lesão hepática por toxicidade direta pela inibição da síntese do RNA e DNA no fígado e causando retenção celular.
    - Se os níveis de aminotransferase se elevarem e permanecerem três vezes acima do limite superior do normal (ULN), devem ser considerados o monitoramento intensivo e a interrupção da terapia.
    Ver as Tabelas 24-4 e 24-5.

Tabela 24-4. Fatores de Risco para Lesão Hepática induzida por Metotrexato e Recomendações

FATORES DE RISCO	RECOMENDAÇÕES
Doença hepática preexistente (especialmente doença hepática gordurosa)	Obter biópsia do fígado antes de iniciar o tratamento
Uso pesado de álcool	Monitorar enzimas do fígado a cada mês por 6 meses, então cada 3 meses
Obesidade	Evitar álcool e tomar suplementos de ácido fólico
Diabetes melito	Encorajar a perda de peso
Dose cumulativa > 1.500 mg, > 2 anos de tratamento, dosagem diária	Obter controle ótimo dos níveis de glicose no sangue Não existe antídoto para hepatotoxicidade induzida por MTX; a cessação da droga leva à melhora Monitora de perto enzimas hepáticas durante tratamento em longo prazo Prescrever suplementação de ácido fólico uma vez por semana

MTX = Metotrexato.

Tabela 24-5. Classificação Histopatológica de Roenigk de Lesão Hepática Induzida por Metotrexato

GRAU	INFILTRAÇÃO GORDUROSA	VARIABILIDADE NUCLEAR	INFLAMAÇÃO PORTAL	FIBROSE
Grau I	Nenhuma ou mínima	Nenhuma ou mínima	Nenhuma ou mínima	Nenhuma
Grau II	Moderada à severa	Moderada à severa	Moderada à severa	Nenhuma
Grau IIIa	Pode estar presente ou ausente	Pode estar presente ou ausente	Pode estar presente ou ausente	Mínima
Grau IIIb	Pode estar presente ou ausente	Pode estar presente ou ausente	Pode estar presente ou ausente	Moderada à severa
Grau IV	Pode estar presente ou ausente	Pode estar presente ou ausente	Pode estar presente ou ausente	Cirrose

21. **Quais são as recomendações para mudança da terapia com MTX com base em achados da biópsia do fígado?**

Graus	Recomendações
I	Pode continuar a terapia; repetir biópsia depois de 1 a 1,5 g de dose cumulativa.
II	Pode continuar a terapia; repetir biópsia depois de 1 a 1,5 g de dose cumulativa.
IIIA	Pode continuar a terapia; repetir biópsia em 6 meses.
IIIB	Descontinuar MTX; casos excepcionais precisam de acompanhamento histológico atento.
IV	Descontinuar MTX; casos excepcionais precisam de acompanhamento histológico atento.

22. Quais as medicações usadas para o tratamento de transtornos endócrinos comuns que podem causar DILI?

Ver Tabela 24-6.

Tabela 24-6. DILI e Medicações Usadas para o Tratamento de Transtornos Endócrinos Comuns

DROGAS	MECANISMO DA LESÃO: DESTAQUES	RECOMENDAÇÕES DO CURSO
Agentes Diabéticos **TZDs** Troglitazona	Agonistas dos receptores-γ ativados por proliferadores peroxissomais Troglitazona é o primeiro agente desta classe Foi removida do mercado em 2000 após relatos de hepatotoxicidades severas e mortes	Evitar se linha de base sérica em ALT > 2,5 × ULN Monitorar o nível de ALT cada 2 meses no primeiro ano Interromper se ALT ficar > 3 × ULN ou o paciente apresentar sinais de lesão hepática
Rosiglitazona/Pioglitazona **Sulfonilureias** Clorpropamida, glipizida, gliburida, tolazamida, tolbutamida aceto-hexamida	Hepatotoxicidade é muito menos comum Pode causar lesão mista, colestática ou hepatocelular Acredita-se que seja responsável pela reação de hipersensibilidade	Usar com cautela em pacientes com história de hipersensibilidade a sulfonamida ou hepatotoxicidade Um novo desafio pode causar recorrência
Biguanidas Metformina	Raramente causam lesão hepática induzida por drogas A metformina é segura se forem feitos ajustes da dose na deficiência renal-hepática, cirurgia e estudos com contraste	Resolve rapidamente depois que o agente é interrompido Foram reportadas lesões crônicas A recuperação é rápida quando a metformina é interrompida
Derivativos Esteroides **Esteroides anabólicos** Metiltestosterona, metandrostenolona, oximetolona, danazol, fluoximesterona, stanazol, noretandronolona, oxandrolona **Contraceptivos Orais** **Tamoxifeno**	Causam colestase ou lesão hepática canalicular A alquilação da posição C-17 da testosterona tornou viáveis os esteroides anabólicos na forma oral Induzem os genes estimulados por androgênios e promovem o crescimento e desenvolvimento celular Estrogênios e OCPs inibem a secreção da bilirrubina e ácido biliar pelos efeitos do estrogênio nos receptores que modulam os metabolismos biliares Pode causar lesão hepática, fígado gorduroso, esteato hepatite e cirrose Acredita-se que a lesão hepática se deve a uma reação idiossincrática aos metabólitos do tamoxifeno Apresenta-se como lesão colestática, mista ou hepatocelular	Aumentar o uso *off-label* para melhorar o desempenho atlético Esteroides androgênicos devem ser descontinuados, caso se desenvolva lesão hepática A lesão hepática é geralmente reversível, porém foram relatadas mortes
Derivados da Tioureia **PTU** Metimazol	PTU tipicamente resulta em lesão hepática hepatocelular A lesão hepática por metimazol é tipicamente colestática	Hepatotoxicidade por PTU pode levar à ALF e causar morte ou necessidade de transplante hepático Metimazol causa lesão autolimitada

ALF = insuficiência hepática aguda; *ALT* = alanina aminotransferase; *OCP* = pílula contraceptiva oral; *PTU* = propiltiouracil; *TZD* = tiazolidinedionas; *ULN* = limite superior do normal.

23. Quais as drogas cardiovasculares que estão comumente associadas à DILI?
Ver Tabela 24-7.

Tabela 24-7. Drogas Cardiovasculares Comuns e DILI

DROGAS	CARACTERÍSTICAS DA LESÃO	DESTAQUES E RECOMENDAÇÕES
Inibidores da ACE	Lesão hepática aguda é rara = tipicamente colestática Reação idiossincrática a um dos metabólitos	Melhora rápida depois que a droga é interrompida
Antiarrítmicos		
Amiodarona	Pode causar uma lesão hepática de amplo espectro Os metabólitos podem formar inclusões intralisossomais, uma característica da fosfolipidose Pode causar esteatose hepática e corpos de Mallory-Denk	Monitorar os níveis de ALT se dose > 400 mg/dia Reduzir a dose ou interromper se ALT > 3 × ULN Realizar uma biópsia do fígado se as elevações persistirem
Procainamida	A lesão hepática se deve à reação de hipersensibilidade Pode resultar em formação de granulomas. Causa lesão hepática colestática	Resultados em "reação semelhante ao lúpus" mais frequente do que hepatotoxicidade
Quinidina	A hepatotoxicidade se deve a uma reação de hipersensibilidade Tipicamente colestática ou mista	Assemelha-se à lesão hepática de quinidina Pode causar interações medicamentosas complexas
Bloqueadores dos Canais de Cálcio		
Diltiazem	Provavelmente causada por hipersensibilidade O padrão da lesão é hepatocelular ou colestático	Lesão hepática é rara, geralmente leve e reversível
Nifedipina	Provavelmente causada pela formação de metabólitos tóxicos Geralmente hepatocelular ou mista	Pode resultar em esteatose e degeneração hialina de Mallory
Verapamil	É provavelmente uma reação de hipersensibilidade Lesão hepatocelular, mista ou colestática	
Diuréticos	Não houve séries de casos que sugiram hepatotoxicidade entre esta classe Considerada segura	Ticrinafeno, um diurético uricosúrico, foi removido do mercado americano, em 1979, por causa da hepatite aguda e crônica
Hidralazina	É metabolizada para o ducto imunológico, o que resulta na síndrome autoimune semelhante à hepatite Resulta em lesão hepatocelular, colestática ou granulomatosa	
α-metildopa	Intermediários metabólicos tóxicos atuam como epítopos antigênicos em hospedeiros suscetíveis Pode causar hepatite aguda-crônica, hepatite colestática, insuficiência hepática fulminante e cirrose Tipicamente hepatocelular, raramente mista ou colestática	Uma lesão hepática autoimune Novo desafio pode levar à rápida recorrência de lesão hepática e pode resultar em morte As mulheres parecem ser mais suscetíveis Pode imitar hepatite lupoide autoimune
Anti-Hiperlipidêmicos		
Fenofibratos	Lesão tipicamente hepatocelular, mas são relatados padrões mistos e colestáticos A lesão parece ser imunológica e pode resultar em hepatite semelhante ao tipo autoimune	As enzimas hepáticas geralmente se normalizam, mas lesão hepática crônica e fibrose foram reportadas em pacientes que foram mantidos em terapia apesar das evidências de lesão hepática
Niacina (ácido nicotínico)	Primariamente hepatocelular; ocasionalmente ocorre lesão colestática A lesão é dose-dependente e secundária à reação tóxica intrínseca causada por altos níveis séricos de niacina	Toxicidade é comum com a forma de liberação sustentada As enzimas hepáticas devem ser monitoradas Deve ser descontinuada se as enzimas estiverem elevadas
Estatinas (inibidores da HMG-CoA redutase)	DILI séria é rara Uso seguro, mesmo em pacientes com doença hepática crônica Atuam como epítopos nos alvos celulares em hospedeiros suscetíveis Os padrões da lesão são aproximadamente igualmente divididos entre lesão hepatocelular e colestática/mista	Pode ocasionalmente apresentar um fenótipo autoimune Especialistas recomendam evitar estatinas somente em cirróticos descompensados ou pacientes com insuficiência hepática aguda ou lesão hepática causada pelo uso de estatina

ACE = enzima conversora de angiotensina; ALT = alanina aminotransferase; Co-A = coenzima A; DILI = lesão hepática induzida por drogas; HMG = 3-hidroxi-3-metilglutatil; ULN = limite superior do normal.

24. Quais são os agentes antimicrobianos comumente usados que demonstraram causar lesão hepática?
Ver Tabela 24-8.

Tabela 24-8. Agentes Antimicrobianos Comumente Usados Causadores de Lesão Hepática

ANTIBACTERIANOS	DESTAQUES
Tetraciclinas	
Tetraciclina	A lesão hepática é encontrada com alto uso IV; é extremamente rara com tetraciclinas orais em dose baixa
	A lesão é decorrente da inibição de oxidação do ácido graxo mitocondrial e pode causar esteatose microvesicular
Minociclina	Pode causar hepatite autoimune aguda e crônica, com ANA e ASMA positivos
Macrólidos	
Eritromicina	DILI é predominantemente colestática por causa de uma reação imunoalérgica idiossincrática; raramente é fatal e a recuperação pode levar algumas semanas
	Eritromicina e claritromicina são inibidores potentes de CYP3A e podem causar reações medicamentosas adversas, especialmente com agentes imunossupressores, como tracolimo e ciclosporina A
Claritromicina, Azitromicina e Roxitromicina	Lesão hepática é menos frequente, mas ocorre
Penicilinas	Hepatotoxicidade é rara e se deve à reação idiossincrática com características imunes
	Pode causar HC, lesão colestática, mista ou granulomatosa
Amoxicilina-Ácido Clavulânico	
	Estas são a causa mais comum de DILI relacionada com antibióticos. A doença causada é tipicamente colestática, mas pode ser mista
	A hepatotoxicidade é provavelmente imunoalérgica na origem e é pior com o uso concomitante de medicação hepatotóxica, sugerindo também interações droga a droga
	É mais comum em homens mais velhos e pacientes com certos tipos de HLA
	A lesão pode ser severa, foram relatadas mortes, e o novo desafio pode resultar em recorrência
	Amoxicilina isoladamente tem menos probabilidade de causar DILI, embora seja possível
Sulfonamidas	
Pirimetamina-Sulfadoxina Sulfassalazina TMP/SMX	A DILI é idiossincrática e geralmente reflete hipersensibilidade a medicações derivadas da sulfa
	O padrão da lesão é geralmente misto, mas pode ser HC ou também colestático
	A DILI pode fazer parte de uma reação de hipersensibilidade sistêmica, como DRESS
	É resolvida rapidamente com a descontinuação. Deve ser evitado novo desafio
	Usadas no tratamento de toxoplasmose e em alguns casos de malária resistente
	Comumente usadas para tratar doença intestinal inflamatória
	Causa maior incidência de reações alérgicas (≈20%) em pacientes infectados com HIV
	A lesão varia em severidade desde uma apresentação assintomática até insuficiência hepática aguda
Outros antimicrobianos	
Rifampina	A hepatotoxicidade se deve a produtos metabólicos idiossincráticos. Tem maior probabilidade de afetar pacientes com doença hepática subjacente. Pode induzir enzimas metabolizadoras da droga. As medicações atuais (OCP, anticoagulantes, antirretrovirais, ciclosporina, benzodiazepinas e macrólidos) devem ser monitoradas
Nitrofurantoína	Pode produzir radicais livres oxidativos e resultar em lesão do tipo autoimune, relatada especialmente em mulheres mais velhas. (Isto pode ocorrer porque são principalmente as mulheres mais velhas que tomam a droga para suprimir UTIs)
	Pode causar síndrome semelhante à hepatite aguda ou crônica; o padrão da lesão é geralmente HC
	A severidade varia desde leves elevações nas enzimas hepáticas até lesão fulminante e morte
	É esperada recuperação completa; um novo desafio pode causar recorrência e deve ser evitado
Cloranfenicol	Foram relatados casos raros de colestase e icterícia
Antifúngicos	
Griseofulvina	Raramente causa DILI, porém a droga pode precipitar ataques de porfiria aguda intermitente
	É um inibidor competitivo potente de CYP3A hepático que pode levar a reações adversas à droga
Cetoconazol	A DILI é decorrente da formação de um metabólito de N-deacetil que é convertido num dialdeído tóxico
	Lesão geralmente HC, mas também pode ser mista e colestática. A recuperação é lenta; foram relatadas insuficiência hepática aguda e morte. Um novo desafio deve ser evitado
Flucitosina	Raramente causa lesão hepática clinicamente aparente. Seu uso é muito limitado, e a DILI parece estar relacionada com a dose

ANA = anticorpos nucleares; *ASMA* = anticorpos antimúsculo liso; *DILI* = lesão hepática induzida por drogas; *DRESS* = reação a drogas com eosinofilia e sintomas sistêmicos; *HC* = hepatocelular; *HLA* = antígeno leucocitário humano; *IV* = intravenoso; *OCP* = pílula contraceptiva oral; *SMX* = sulfametoxazol; *TMP* = trimetoprim; *UTI* = infecção do trato urinário.

25. Quem está em risco de toxicidade hepática decorrente de terapia com INH?

INH causa reação hepática idiossincrática levando à hepatite crônica explícita. Ela é a segunda droga mais comum responsável por ALF que requer transplante hepático nos Estados Unidos. Acredita-se que o mecanismo molecular envolva a formação de acetilisoniazida, que é hidrolisada para monoacetil hidrazina e depois ativada para metabólitos tóxicos. Os fatores de risco incluem idade avançada, *status* de acetilador lento resultante de variantes genéticas, possivelmente uso de álcool, cirrose, raça asiática, desnutrição, hepatite crônica B ou C subjacente e uso em combinação com rifampicina e pirazinamida. O início é insidioso e clinicamente se assemelha à hepatite viral aguda. Embora geralmente seja autolimitada, 10% dos casos são graves e podem levar à ALF, o que resulta em morte ou requer transplante hepático.

26. Como é prevenida a toxicidade de INH?

As recomendações atuais incluem o rastreio de pacientes para abuso de etanol e doença hepática ou renal preexistente. A presença de doença hepática crônica não é uma contraindicação absoluta para o uso de INH, porém as indicações devem ser examinadas, e a terapia monitorada mais de perto. Se o paciente estiver tomando INH unicamente, testes laboratoriais da linha de base para todos, exceto os adultos mais saudáveis e mais jovens (< 35 anos) não infectados com o vírus da imunodeficiência humana, além de monitoramento adicional com intervalos mensais.

Se o paciente também estiver tomando rifampicina ou pirazinamida, monitorar as enzimas hepáticas duas vezes por semana durante 2 semanas, cada 2 semanas até 2 meses e depois mensalmente. Interromper INH se a alanina aminotransferase (ALT) estiver mais de três vezes o ULN com sintomas, ou mais de cinco vezes o ULN sem sintomas.

27. Quais as drogas recreativas comumente usadas que estão associadas à hepatotoxicidade?

- Cocaína: Pacientes com toxicidade por cocaína podem apresentar icterícia ou fadiga e mal-estar generalizado. A toxicidade por cocaína também pode causar coagulopatia, rabdomiólise e coagulação intravascular disseminada (DIC). Considera-se que o mecanismo de hepatotoxicidade se deve à conversão para um metabólito tóxico. O fenótipo clínico é geralmente necrose hepática aguda. A biópsia do fígado tipicamente apresenta necrose na zona III e alteração gordurosa, sugerindo isquemia relacionada. Geralmente ela é autolimitada, mas foram relatadas mortes resultantes principalmente dos seus principais efeitos sistêmicos. A lesão hepática pode ser multifatorial e inclui doença hepática viral coexistente (hepatites B, C e delta) e uso de acetaminofeno ou álcool. NAC geralmente causa lesão semelhante à hepatotoxicidade do acetaminofeno.
- 3,4-metileno dioximetanfetamina (MDMA, Ecstasy): MDMA é uma anfetamina sintética perigosa comumente usada para abuso. É um potente estimulante do sistema nervoso central que causa euforia e aumenta as habilidades cognitivas. As anfetaminas sofrem metabolismo extensivo pelo sistema hepático P450, e a lesão é considerada secundária à geração de metabólitos tóxicos. A lesão hepática é geralmente HC e pode ser suficientemente grave para causar ALF e morte. Inicialmente considerado de pouca toxicidade, o Ecstasy pode causar vários efeitos sistêmicos, incluindo arritmias cardíacas, DIC, insuficiência renal aguda e hipertermia.

28. Quais os agentes anestésicos que estão associados à lesão HC?

A hepatotoxicidade clinicamente significativa é encontrada somente com os agentes halogenados voláteis. O halotano tem maior propensão a causar hepatotoxicidade comparado a agentes halogenados que foram desenvolvidos posteriormente, como enflurano, isoflurano, desflurano e sevoflurano. A lesão hepática geralmente consiste em necrose centrilobular, mas também foram reportados padrões CL. Mulheres obesas entre 40 e 60 anos de idade estão em maior risco; uma pequena porcentagem de pacientes pode desenvolver insuficiência hepática fulminante, requerendo transplante hepático.

- Halotano. Uma lesão hepática severa por halotano é rara, aproximadamente 1 em 15.000 após exposição inicial, e aproximadamente 1 em 1.000 após exposições repetidas. Suspeita-se que a lesão hepática seja imunoalérgica, causada pela criação de intermediários reativos. Os fatores de risco incluem exposição prévia a anestésicos halogenados e uma história de hepatite por halotano ou febre inexplicável e erupção cutânea após anestesia com agentes halogenados. Outros fatores de risco são hipotensão, idade avançada, obesidade e uso concomitante de indutores do CYP2E1. Os fatores prognósticos de maus resultados incluem um período de latência curto desde a exposição até a icterícia, obesidade, mais de 40 anos de idade, encefalopatia hepática e prolongação do tempo de protrombina. Corticosteroides e transfusões de sangue não são úteis, e a taxa de mortalidade da hepatite fulminante por halotano é de aproximadamente 80% sem transplante hepático.

29. De que forma a fenitoína causa DILI?

A fenitoína pode causar hepatite alérgica, colestase, doença hepática granulomatosa e insuficiência hepática fulminante. A formação do metabólito óxido de areno reativo pela formação da o-quinona leva à ativação de haptenos e ativação imune. Os sintomas sistêmicos incluem febre, mal-estar, linfadenopatia, esplenomegalia e erupções cutâneas. As enzimas hepáticas estão aumentadas de duas a cem vezes (ALT > aspartato aminotransferase), e os níveis de fosfatase alcalina de duas a oito vezes. Pode causar leucocitose e linfócitos atípicos que sugerem mononucleose e eosinofilia, porém síndrome semelhante a lúpus e pseudolinfoma é rara. A cessação da droga leva à resolução da toxicidade na maioria dos casos. Caso se desenvolva insuficiência hepática, a proporção entre casos/mortes pode chegar até 40%. Por causa da reatividade cruzada, carbamazepina, oxcarbazepina e fosfenitoína devem ser evitadas.

30. Terapias com ervas podem causar lesão hepática?

A composição dos remédios de ervas é variável e desregulada. Alguns possuem o potencial de causar lesão hepática. Pacientes com doença hepática preexistente devem ser extremamente cautelosos e consultar seus médicos.

O cardo mariano (*Silybum marianum*) não demonstrou causar elevações das enzimas hepáticas ou lesão hepática aguda clinicamente aparente e tem sido usado há séculos por pacientes com doença hepática subjacente. Muitos pacientes com doença hepática se automedicam com cardo mariano. Estudos humanos em pacientes com doença hepática crônica têm sido promissores, porém inconclusivos. Uma forma purificada intravenosa de silibinina está sendo usada na Europa para o tratamento de envenenamento pelo cogumelo *Amanita phalloides*.

As ervas potencialmente hepatotóxicas incluem as seguintes:
- Quadro semelhante à hepatite autoimune: Syo-saiko-to, Ma-huang, germander.
- Quadro semelhante à hepatite aguda: Germander, maior celandine, chaparral, Jin Bu Huan, kava kava, Hydrocut, LipoKinetix.
- Síndrome semelhante à hepatite crônica: Germander, Jin Bu Huan, He Shou Wu, valeriana.
- Hepatite severa: Syo-saiko-to, chaparral, maior celandine, HerbaLife.
- Insuficiência hepática fulminante ou morte: Cogumelos (geralmente *Amanita phalloides*), atractylis gummifera, chaparral, germander, kava kava, germander, skullcap.
- Doença veno-oclusiva: Alcaloides pirrolizidínicos (confrei, senecio).

BIBLIOGRAFIA

1. Andrade RJ, Lucena MI, Fernández MC *et al.* Drug-induced liver injury: an analysis of 461 incidences submitted to the Spanish registry over a 10-year period. Gastroenterology 2005;129:512-21.
2. Bhardwaj SS, Chalasani N. Lipid lowering agents that cause drug-induced hepatotoxicity. Clin Liver Dis 2007;11:597-613.
3. Bonkovsky HL, Jones DP, Russo MW, Steven I, Shedlofsky SI. Drug-induced liver injury. In: Boyer TD, Manns MP, Sanyal AJ, editors. Zakim and Boyer's hepatology: a textbook of liver disease. 6th ed. Philadelphia: Saunders Elsevier; 2012. p. 417-61.
4. Bromer MQ, Black M. Acetaminophen hepatotoxicity. Clin Liver Dis 2003;7:351-67.
5. Chalasani N, Fontana RJ, Bonkovsky HL *et al.* Drug-induced liver injury network (DILIN): causes, clinical features, and outcomes from a prospective study of drug-induced liver injury in the United States. Gastroenterology 2008;135(6):1924-34, 1934.e1-1934.e4.
6. Chang CY, Schiano TD. Review article: drug hepatotoxicity. Aliment Pharmacol Ther 2007;25:1135-51.
7. Cunha BA. Antibiotic therapy: antibiotic side effects. Med Clin North Am 2001;85:149-85.
8. Gunawan BK, Kaplowitz N. Mechanisms of drug-induced liver disease. Clin Liver Dis 2007;11:459-75.
9. Hussaini SH, Farrington EA. Idiosyncratic drug-induced liver injury: an overview. Expet Opin Drug Saf 2007;6:673-84.
10. Junaidi O, Di Bisceglie A. Aging liver and hepatitis. Clin Geriatr Med 2007;23:889-903.
11. Lee WM. Drug induced hepatotoxicity. N Engl J Med 2003;349:474-85.
12. Lewis JH. "Hy's law," "the Rezulin Rule," and other predictors of severe drug-induced hepatotoxicity. Pharmacoepidemiol Drug Saf 2006;15:221-9.
13. Maddrey WC. Drug-induced hepatotoxicity. J Clin Gastroenterol 2005;39(Suppl. 2):583-589.
14. Nathwani RA, Kaplowitz N. Drug hepatotoxicity. Clin Liver Dis 2006;10:207-17.
15. Ostapowicz G, Fontana RJ, Schiodt FV *et al.* Results of a prospective study of acute liver failure at 17 tertiary care centers in the United States. Ann Intern Med 2002;137:947-54.
16. Russo MW, Galanko JA, Shrestha R, Fried MW *et al.* Liver transplantation for acute liver failure from drug induced liver injury in the United States. Liver Transpl 2004;10:1018-23.
17. Russo MW, Scobey M, Bonkovsky H. Drug induced liver injury associated with statins. Semin Liver Dis 2009;29:412-22.
18. Seeff LB. Herbal hepatotoxicity. Clin Liver Dis 2007;11:577-96.
19. Teoh NC, Farrell GC. Hepatotoxicity associated with non-steroidal anti-inflammatory drugs. Clin Liver Dis 2003;7:401-13.
20. Tolman KG, Chandramouli J. Hepatotoxicity of the thiazolidinediones. Clin Liver Dis 2003;7:369-79.
21. Tostmann A, Boeree MJ, Aarnoutse RE *et al.* Antituberculosis drug-induced hepatotoxicity: concise up-to-date review. J Gastroenterol Hepatol 2008;23:192-202.
22. Urban TJ, Shen Y, Stolz A *et al.,* on behalf of the Drug-Induced Liver Injury Network, DILIGEN, EUDRAGENE, the Spanish DILI Registry, and the International Serious Adverse Events Consortium. Limited contribution of common genetic variants to risk for liver injury due to a variety of drugs. Pharmacogenet Genomics 2012;22(11):784-95.
23. West SG. Methotrexate hepatotoxicity. Rheum Dis Clin North Am 1997;23:883-915.
24. Yew WW, Leung CC. Antituberculosis drugs and hepatotoxicity. Respirology 2006;11:699-707.
25. Zapater P, Moreu R, Horga JF. The diagnosis of drug-induced liver disease. Curr Clin Pharmacol 2006;1:207-17.
26. Zimmerman H. Hepatotoxicity: the adverse effects of drugs and other chemicals on the liver. 2nd ed. Philadelphia: Lippincott Williams & Wilkins; 1999.

Websites

National Library of Medicine. LiverTox: clinical and research information on drug-induced liver injury. http://www.livertox.nih.gov [Acessado em 22/09/2014].

DOENÇA HEPÁTICA ALCOÓLICA, ALCOOLISMO E SÍNDROME DE ABSTINÊNCIA ALCOÓLICA

Clark Kulig, MD

CAPÍTULO 25

1. Quais são os fatores epidemiológicos do uso e abuso de álcool, alcoolismo e doença hepática alcoólica (ALD)?

Mais de 50% dos adultos americanos usam álcool. Mais de 70% do consumo anual americano de álcool é usado por apenas 10% da população e, destes, aproximadamente três quartos são homens. *Onze por cento dos homens e 4% das mulheres, ou um total de mais de 6% dos americanos, são alcoólatras*; muitos mais abusam de álcool. Aproximadamente 15 a 30% dos alcoólatras que continuam a beber diariamente desenvolvem cirrose. A cirrose alcoólica representa 28 a 50% do total de mortes por cirrose com uma taxa ajustada para a idade de 3,8 por 100.000 na população.

2. Alcoolismo é o mesmo que ALD?

Não. ALD inclui dano físico ao fígado na forma de inflamação, esteatose e cicatrização, enquanto que dependência de álcool, ou alcoolismo, é um diagnóstico comportamental que inclui sintomas físicos (abstinência ou tolerância) e componentes comportamentais (beber apesar das consequências conhecidas ou sintomas de perda do controle).

3. Todos os alcoólatras têm ALD?

Geralmente, sim. O termo *alcoolismo* é sinônimo de *dependência de álcool* e inclui componentes físicos de sintomas de abstinência e tolerância que estão de um modo geral relacionados com uma quantidade de ingestão de álcool que causa pelo menos esteato-hepatite leve, e às vezes fibrose hepática com o passar do tempo.

4. Todos os pacientes com ALD são alcoólatras?

Frequentemente não são. ALD pode estar associada a consumo excessivo de álcool intermitente que pode ser classificada mais como abuso de álcool do que dependência. Além disso, o uso crônico diário de álcool pode ocorrer sem sintomas de dependência de álcool, mas ainda está associado à inflamação hepática, esteatose e até mesmo cicatrização avançada com o passar do tempo.

5. Como o fígado metaboliza o etanol?

A maior parte do metabolismo do etanol ocorre no fígado. Após a ingestão, o etanol é absorvido do estômago e intestino delgado proximal e avança pela circulação mesentérica até o fígado (Figura 25-1).

METABOLISMO DO ÁLCOOL

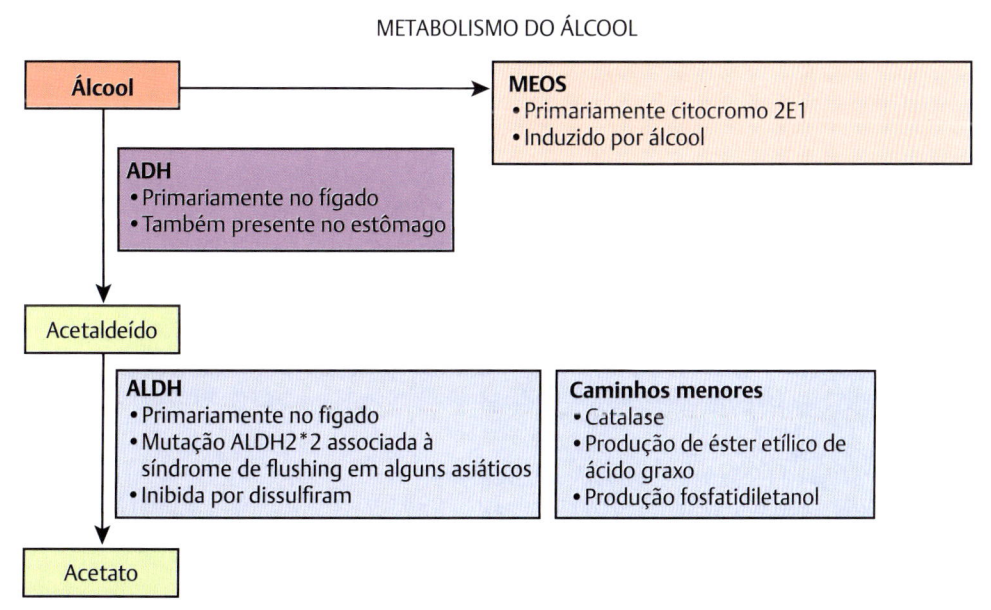

Álcool

MEOS
- Primariamente citocromo 2E1
- Induzido por álcool

ADH
- Primariamente no fígado
- Também presente no estômago

Acetaldeído

ALDH
- Primariamente no fígado
- Mutação ALDH2*2 associada à síndrome de flushing em alguns asiáticos
- Inibida por dissulfiram

Caminhos menores
- Catalase
- Produção de éster etílico de ácido graxo
- Produção fosfatidiletanol

Acetato

Fig. 25-1. Metabolismo do álcool. *ADH* = álcool desidrogenase; *ALDH* = aldeído desidrogenase; *MEOS* = sistema microssomal de oxidação do etanol.

6. Qual é a patogênese de ALD?

A patogênese de ALD não é bem estabelecida, mas há múltiplas vias fisiopatológicas que provavelmente contribuem (Figura 25-2).

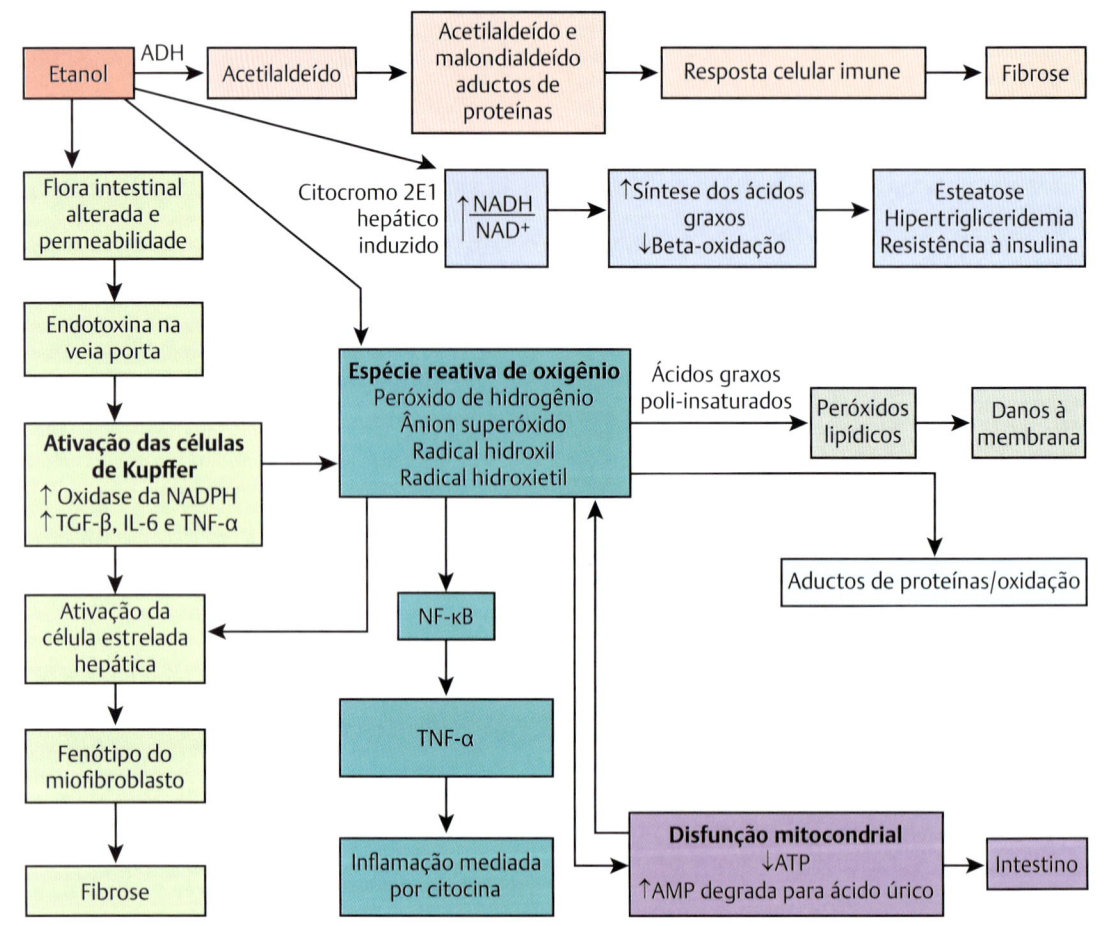

Fig. 25-2. Hepatotoxicidade alcoólica. *ADH* = álcool desidrogenase; *AMP* = adenosina monofosfato; *ATP* = adenosina trifosfato; *IL* = interleucina; *NAD* = nicotinamida adenina dinucleotídeo; *NADH* = nicotinamida adenina dinucleotídeo e hidrogênio; *NADPH* = nicotinamida adenina dinucleotídeo fosfato; *NF-κB* = fator nuclear kappa B; *TGF* = fator transformador de crescimento; *TNF* = fator de necrose tumoral.

7. Qual é a história natural da ALD?

Como os pacientes alcoólatras compõem uma população heterogênea, a prevalência de lesão hepática associada ao uso de álcool varia de pessoa para pessoa, e nem sempre é observada uma correlação direta da doença hepática avançada com o consumo excessivo de álcool. Os fatores genéticos são importantes; gêmeos monozigóticos apresentam um aumento triplicado de alcoolismo em ambos, se comparados a gêmeos dizigóticos ou fraternos. Em geral, existe uma correlação direta entre o consumo de etanol e a subsequente mortalidade relacionada com o fígado. Pacientes com metamorfose gordurosa do fígado sob a ação do álcool têm maior probabilidade de progredir para cirrose em último estágio com o consumo continuado de etanol do que aqueles que não têm alteração gordurosa dos hepatócitos. O fígado gorduroso também está relacionado com o aumento na mortalidade por todos os tipos de causas. *Daqueles que consomem álcool em excesso diariamente por mais de 12 anos, mais de 20% desenvolverão cirrose.* Os fatores de risco para desenvolvimento de ALD estão listados na Tabela 25-1.

8. Qual é a fisiopatologia da síndrome de abstinência alcoólica?

A ingestão crônica de etanol reforça o efeito do ácido γ-aminobutírico nos receptores cerebrais, resultando no decréscimo da excitabilidade cerebral. Com a retirada abrupta do etanol, desenvolve-se hiperexcitabilidade do cérebro, produzindo os sintomas de abstinência.

9. Quais os diferentes tipos histológicos de ALD?

Podem ser observadas diversas manifestações morfológicas do consumo de álcool, embora alguns pacientes com alcoolismo crônico não tenham evidência histológica de lesão hepática, quando é feita a biópsia do fígado. Veja o Capítulo 32 para uma gama de achados histológicos encontrados na lesão hepática induzida por álcool etílico (ETOH).

CAPÍTULO 25 ▪ DOENÇA HEPÁTICA ALCOÓLICA, ALCOOLISMO E SÍNDROME DE ABSTINÊNCIA ALCOÓLICA

Tabela 25-1. Fatores de Risco para Doença Hepática Alcoólica

FATOR DE RISCO	QUALIFICADOR	RISCO RELATIVO
Quantidade de álcool etílico (ETOH)		
Homens	80 g/dia × 10 + anos	1,1 ↑↑↑
Mulheres	40 g/dia × 10 + anos	↑↑↑
Padrão de consumo	Contínuo > periódico	1,2 ↑↑
Desnutrição		1,3 ↑↑
Etnia	Hispânico e negro americano > branco americano	1,4 ↑
Genética	Gene AHD japonês ALDH2*2	1,5 ↑↑
Obesidade	Alto conteúdo de gordura Calorias vazias de ETOH	1,6 ↑↑
Infecção pelo HIV	PCR positiva, replicador viral	1,7 ↑↑↑
Hemocromatose	Gene homozigoto	1,8 ↑↑↑
Idade > 65 anos	Varia com saúde geral e nutrição	1,9 ↑

ETOH = álcool etílico; HCV = vírus da hepatite C; PCR = reação em cadeia da polimerase.

- *Metamorfose gordurosa* no fígado é o achado histológico mais comum e a manifestação mais precoce após a ingestão de etanol. O acúmulo de gordura nos hepatócitos pode-se desenvolver em 2 dias de consumo excessivo de etanol e desaparecer em 2 semanas de cessação. A metamorfose gordurosa é macrovesicular com grandes gotículas de gordura que deslocam o núcleo dos hepatócitos centrilobulares. O achado de fígado gorduroso no alcoólatra pode ser um indicador para o risco futuro de desenvolvimento de cirrose alcoólica, caso continue a ingestão de etanol (Figura 25-3).

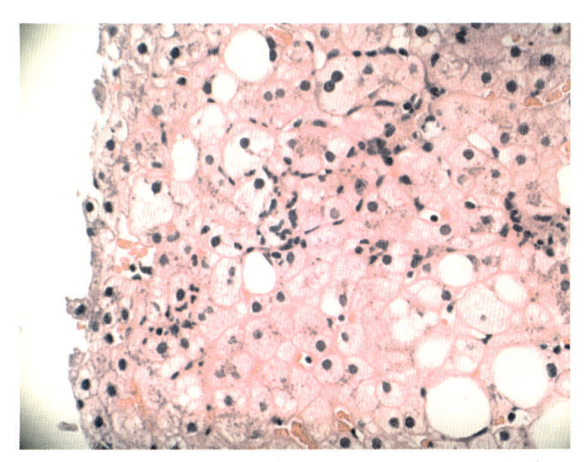

Fig. 25-3. Aparência histopatológica da esteato-hepatite alcoólica.

- *Esteatose microvesicular* ou degeneração alcoólica esponjosa é uma complicação pouco frequente do consumo de álcool. Ela parece ser uma consequência da disfunção mitocondrial decorrente do etanol, desenvolvendo-se principalmente dentro dos hepatócitos centrilobulares, e resulta em hiperbilirrubinemia, encefalopatia hepática e morte.
- *Hepatite alcoólica* ocorre em aproximadamente 10 a 20% dos alcoólatras crônicos e é o caminho para o desenvolvimento de cirrose na maioria dos pacientes com ingestão alcoólica crônica. O diagnóstico é estabelecido por uma história típica de consumo diário continuado de etanol, achados laboratoriais apropriados e achados histológicos hepáticos que incluem necrose hepatocelular centrilobular, inflamação leucocitária polimorfonuclear e a presença de degeneração hialina de Mallory (veja a Figura 25-3 e o Capítulo 32).
- *Cirrose alcoólica* segue a hepatite alcoólica e se desenvolve como cirrose micronodular. Com a cessação da ingestão de etanol, muitos pacientes terão uma transformação para cirrose macronodular (nódulos regenerativos maiores). A hepatite alcoólica pode coexistir com cirrose naqueles que continuam a consumir etanol. A cirrose alcoólica também é uma lesão predisponente para carcinoma hepatocelular (HCC).

10. Em que aspectos ALD difere da doença hepática gordurosa não alcoólica (NAFLD)?

NAFLD não pode ser diferenciada histologicamente de ALD. A prevalência de NAFLD entre os adultos americanos é estimada em mais de 30% em vários estudos. As manifestações histológicas da NAFLD não são discerníveis da ALD, e o seu diagnóstico depende da exclusão de ingestão significativa de etanol. A maioria utiliza um critério de consumo alcoólico de menos de 20 g diárias para estabelecer o diagnóstico de NAFLD, mas de um ponto de vista clínico prático, muito frequentemente as duas existem concomitantemente. A identificação de degeneração hialina de Mallory na biópsia do fígado não é específica da hepatite alcoólica e pode ser vista na NAFLD, como também em outras doenças hepáticas.

11. Quais são os achados clínicos no paciente com ALD?

A concentração de aspartato aminotransferase (AST) frequentemente é 2 × > do que a de alanina aminotransferase (ALT). Estes achados são inespecíficos e podem ser encontrados em qualquer doença hepática crônica. A contratura de Dupuytren e rinofima (*gin blossom*) está mais intimamente associada à herança escandinava e rosácea, respectivamente.

12. Quais são os achados laboratoriais em pacientes com ALD?

- Aspartato aminotransferase (AST) é frequentemente mais de duas vezes a concentração de alanina aminotransferase (ALT).
- Hipoalbuminemia e hipergamaglobulinemia (frequentemente com elevação de IgG e IgA).
- Níveis de ferritina até 5.000 ng/mL podem ocorrer como um reagente em fase aguda na hepatite alcoólica.
- Ácido úrico e triglicerídeos estão elevados.
- A relação internacional normalizada (INR) é elevada em razão da produção hepática prejudicada de fatores de coagulação e dieta pobre em vitamina K.
- Hemólise (sugerida por ↑ LDH, reticulocitose, haptoglobina e células em forma de capacete e acantócitos no esfregaço periférico).
- Hepatite alcoólica é uma doença colestática com fosfatase alcalina, γ-glutamil transpeptidase e níveis séricos de bilirrubina.
- O volume corpuscular médio pode ser elevado por causa da deficiência nutricional (ácido fólico ou Vitamina B_{12}) ou pelo efeito do álcool nas membranas celulares.
- Leucocitose de 12.000 a 14.000 µL é comum em hepatite alcoólica, e podem ocorrer reações leucemoides de 30.000 a 50.000 µL.
- Trombocitopenia (< 125.000) pode estar relacionada com hipertensão portal com esplenomegalia, função reduzida da medula óssea e produção reduzida de trombopoietina hepática, e confirma cirrose.
- Todos os testes anteriormente discutidos são relativamente inespecíficos, porém fornecem apoio adicional para o diagnóstico de ALD.
- Os testes de sangue, respiração e urina para álcool são semelhantes em termos de sensibilidade; o período de detecção é geralmente 8 horas ou menos.
- Etil glicoronídeo na urina é clinicamente disponível, muito específico e confirma ingestão recente de álcool com um período de detecção maior do que o teste de alcoolemia padrão.

13. Como o exame radiográfico auxilia na avaliação do paciente com ALD?

Os achados no exame radiográfico no fígado na ALD são inespecíficos. As alterações do fígado gorduroso são comuns, especialmente a hiperecogenicidade observada por ultrassonografia (US), mas indistinguível etiologicamente de outras causas de doença hepática gordurosa. Achados de uma veia porta aumentada, esplenomegalia, uma veia umbilical recanalizada e um fígado nodular aumentam a suspeita de cirrose e hipertensão portal em geral, mas não são específicos para ALD. O leitor deve consultar o Capítulo 69 para uma discussão detalhada do exame de imagem gastrointestinal (GI) não invasivo.

14. Quais são as características clínicas da hepatite alcoólica?

Icterícia, hepatomegalia macia palpável, febre, encefalopatia hepática e, às vezes, sopro sistólico hepático. ALD crônica na forma de esteato-hepatite leve pode ter sintomatologia mínima ou ausente e apenas leves elevações da aminotransferase. Reduções nos androgênios podem levar padrão feminino protetivo, atrofia testicular e ginecomastia quando está presente cirrose. Evidências de hipertensão portal, como esplenomegalia e até mesmo varizes esofágicas, podem retroceder se a esteato-hepatite severa melhorar e houve cicatrização hepática mínima. Telangiectasias em aranha são comuns na região superior do tórax naqueles com cirrose.

15. Quais síndromes podem-se apresentar de forma semelhante à hepatite alcoólica e como podem ser distinguidas?

Coledocolitíase aguda com ou sem colangite infecciosa pode-se apresentar de forma muito parecida com a hepatite alcoólica, mas é frequentemente acompanhada por evidências de obstrução biliar no exame por imagem (dilatação biliar e, frequentemente, visualização de cálculos por US ou colangiopancreatografia por ressonância magnética [MRCP]). Hepatite aguda (e hepatite aguda sobreposta à crônica) relacionada com uma ampla variedade de fatores etiológicos pode-se apresentar de uma forma muito semelhante à hepatite alcoólica. Hepatite viral aguda pode ser diagnosticada sorologicamente (hepatite A IgM, citomegalovírus IgM, Ag de superfície e IgM antinúcleo da hepatite B). Infecção por hepatites B e C aguda no espaço de 8 semanas de exposição potencial deve ser avaliada com teste quantitativo do DNA e RNA naqueles com alta suspeição no pré-teste (novo parceiro sexual recente ou uso de droga intravenosa [IV]). Hepatite associada a toxinas pode ser diagnosticada a partir da história (medicação nova recentemente) e testagem laboratorial (concentração de acetaminofen, teste de creatinina quinase para hepatite por estatinas). Crises (elevações da aminotransferase) de NAFLD crônica raramente se manifestam sintomaticamente, e ALT é frequentemente mais elevada do que AST. Doenças hepáticas crônicas, como hemocromatose, α1-antitripsina, hepatite associada à doença celíaca e cirrose biliar primária, geralmente, não têm bioquímica aguda dramática ou doença sintomática, como é visto na hepatite alcoólica. A doença de Wilson aguda está frequentemente associada a baixos níveis de ceruloplasmina e fosfatase alcalina, anemia hemolítica e altas concentrações de cobre urinário de 24 horas. US com Doppler pode diagnosticar síndrome de Budd-Chiari aguda (trombose de veia hepática). Abscessos e tumores hepáticos são frequentemente diagnosticados na apresentação por US e mais caracterizados via tomografia computadorizada (CT) ou imagem por ressonância magnética (MRI). A hepatite autoimune frequentemente tem achados sorológicos positivos (anticorpos antinucleares [Ab], Ab músculo antiliso, IgG elevada).

16. É necessário biópsia do fígado para diagnosticar ou manejar ALD?

ALD pode geralmente ser diagnosticada pela história combinada, exame físico e dados laboratoriais, frequentemente excluindo outros diagnósticos. Quando é necessário biópsia do fígado, a rota jugular interna pode ter um risco mais baixo de hemorragia. Uma biópsia do fígado para avaliar o estágio da fibrose no contexto de hepatite alcoólica conhecida raramente altera o manejo (abstinência, otimização da nutrição, prednisolona) no cenário agudo, mas a detecção de cirrose dita a necessidade de rastreio para varizes esofágicas e hepatoma. Deve ser considerada biópsia do fígado se os testes hepáticos continuarem a flutuar apesar da suspeita de abstinência alcoólica e não houver outro fator etiológico claro. *Muitos clínicos preferem plaquetas de mais de 80.000 mm³ e uma INR de menos de 1,6 para biópsia do fígado.*

17. Quais os sinais e sintomas da síndrome de abstinência alcoólica e quando eles ocorrem?

Os sinais e sintomas de abstinência de ETOH podem ser divididos em quatro intervalos de tempo, conforme descrito na Tabela 25-2.

Tabela 25-2. Sinais, Sintomas e Tempo de Abstinência Alcoólica

SINTOMAS DE ABSTINÊNCIA ALCOÓLICA	TEMPO DESDE A CESSAÇÃO ATÉ INÍCIO DOS SINTOMAS	PÉROLAS
Insônia, tremedeira, ansiedade leve, incômodo GI, cefaleia, diaforese, palpitação, anorexia	6 a 12 h	
Alucinações alcoólicas: visuais, auditivas ou táteis	12 a 24 h	Estes sintomas geralmente se resolvem em 48 h
Convulsões por abstinência: tipo tônico-clônicas generalizadas Difícil de tratar; evitar medicações que reduzam o limiar convulsivo	24 a 48 h	Não se engane; podem ocorrer convulsões até mesmo 2 h após a cessação do álcool
Delirium tremens: alucinações (predominantemente visuais), desorientação, taquicardia, hipertensão, febre de baixo grau, agitação, diaforese	48 a 72 h	Estes sintomas têm seu pico com 5 dias

GI = gastrointestinal.

18. Como um paciente é rastreado para alcoolismo durante uma visita ao consultório?

O diagnóstico de dependência do álcool pode ser com base nos critérios do *Manual Diagnóstico e Estatístico de Doenças Mentais*, quarta edição, revisado, com achados positivos em pelo menos três das sete categorias, incluindo tolerância, abstinência, consumo maior de etanol ao longo do tempo, ter um desejo de reduzir o consumo de etanol, tempo gasto na obtenção de álcool, abandonar atividades importantes para beber etanol e continuar bebendo apesar do conhecimento dos prejuízos pessoais. O questionário mnemônico CAGE é um teste rápido e simples que pode ajudar a identificar dependência alcoólica. Ele inclui quatro perguntas (Figura 25-4) e possui uma especificidade de 76% e uma sensibilidade de 93% para a identificação do beber excessivo e uma especificidade de 77% e uma sensibilidade de 91% para a identificação de alcoolismo, quando duas ou mais perguntas são respondidas afirmativamente.

19. Quais os componentes principais da terapia para ALD?

Abstinência do álcool é a terapia mais óbvia e geralmente o mais difícil de alcançar. Frequentemente é mais provável atingir a abstinência entre aqueles com abuso de álcool e especialmente dependência quando é usado um programa especializado em abuso de substância (psiquiatria ou psicologia) ou comportamental (programas de reabilitação e prevenção de recaída com internação ou ambulatoriais, ou Alcoólicos Anônimos). Os profissionais de saúde que fornecem apoio nutricional têm mais controle em termos de auxílio na recuperação. Prednisolona e pentoxifilina são terapias farmacológicas para hepatite alcoólica que melhoram a sobrevivência em coortes bem selecionadas.

SUSPEITA CLÍNICA DE DOENÇA HEPÁTICA ALCOÓLICA

≥ 2 Perguntas positivas no CAGE
- Você já sentiu que precisava (cut) reduzir a sua ingestão alcoólica?
- As pessoas já o perturbaram (Annoyed) criticando o seu hábito de beber?
- Você já se sentiu culpado (Guilty) por beber?
- Você já sentiu que precisava de uma bebida como primeira coisa pela manhã (Eye-opener) para estabilizar seus nervos ou se livrar de uma ressaca?

→ **Encaminhamento para abuso/dependência de álcool**
- Diagnóstico comportamental formal
- Outro abuso/dependência de droga?
- Aconselhamento/aulas para prevenção de recaída
- Programa de monitoramento
- Opções de aconselhamento para a família/amigos

Sintomas de abstinência presentes
- Tremedeira, náusea
- Taquicardia, hipertensão
- Alucinações, convulsões

→ **Terapia para síndrome de abstinência**
- Hidratação
- Tiamina, IV depois PO
- Benzodiazepinas
- Otimizar nutrição

Hepatite alcoólica (diagnóstico clínico)
- Ingestão substancial de álcool presente
- Leucocitose/dor no RUQ frequentemente presente
- AST >2x ALT
- Exames laboratoriais negativos para outra doença crônica
- Considerar biópsia do fígado

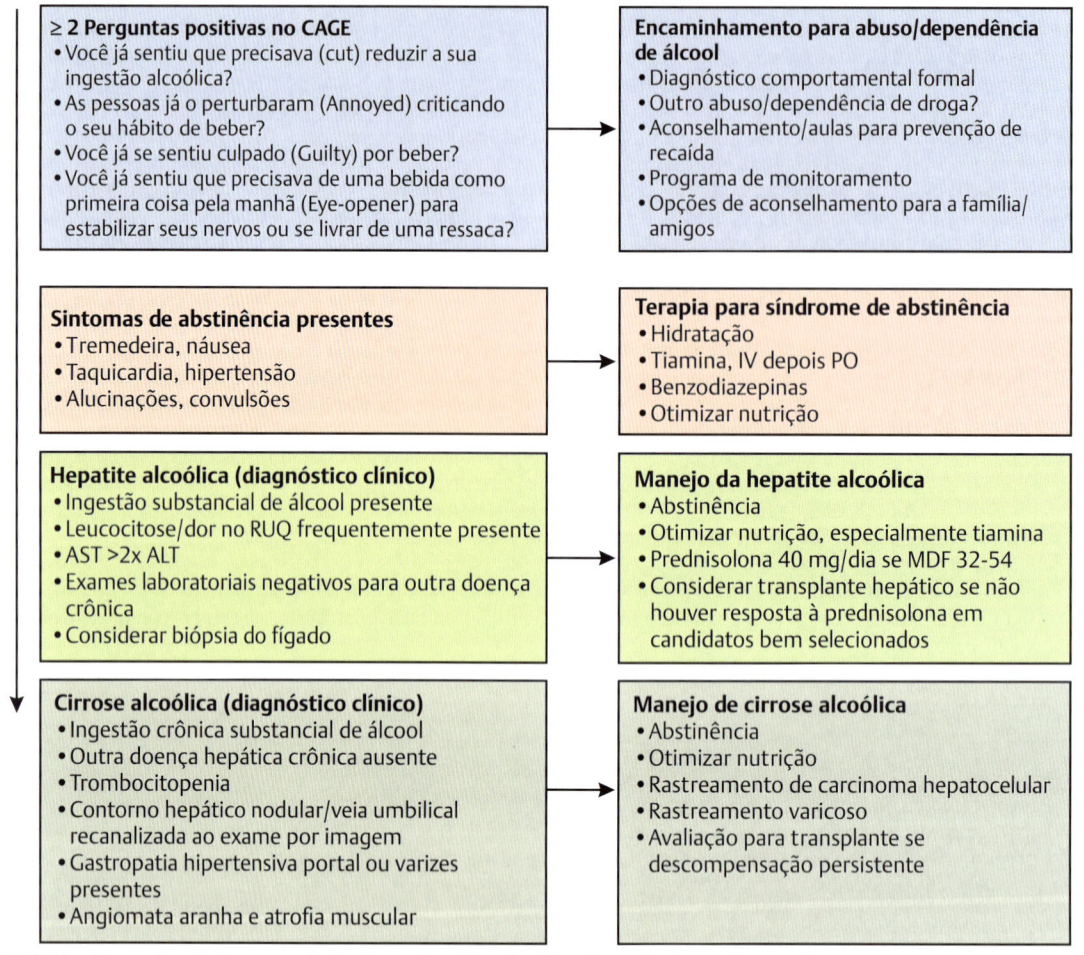

→ **Manejo da hepatite alcoólica**
- Abstinência
- Otimizar nutrição, especialmente tiamina
- Prednisolona 40 mg/dia se MDF 32-54
- Considerar transplante hepático se não houver resposta à prednisolona em candidatos bem selecionados

Cirrose alcoólica (diagnóstico clínico)
- Ingestão crônica substancial de álcool
- Outra doença hepática crônica ausente
- Trombocitopenia
- Contorno hepático nodular/veia umbilical recanalizada ao exame por imagem
- Gastropatia hipertensiva portal ou varizes presentes
- Angiomata aranha e atrofia muscular

→ **Manejo de cirrose alcoólica**
- Abstinência
- Otimizar nutrição
- Rastreamento de carcinoma hepatocelular
- Rastreamento varicoso
- Avaliação para transplante se descompensação persistente

Fig. 25-4. Algoritmo: diagnóstico e terapia da doença hepática alcoólica. *ALT* = alanina aminotransferase; *AST* = aspartato aminotransferase; *IV* = intravenoso; *MDF* = função discriminante de Maddrey; *PO* = por via oral; *RUQ* = quadrante superior direito.

20. Qual é o tratamento para ALD? (Veja a Figura 25-4.)

O Passo 1 é de cuidados de apoio:
- Abstinência de ETOH.
- Programas para transtorno relacionado com o uso de substância.
- Nutrição.
- Suplementos vitamínicos: folato e tiamina.

O Passo 2 é a identificação de hepatite alcoólica aguda de alto risco:
- Os níveis de INR de bilirrubina e protrombina são preditivos dos resultados.
- O paciente com hepatite alcoólica e um nível de bilirrubina de menos de 5 mg/dL geralmente se sai bem.
- O escore da função discriminante de Maddrey **(MDF)** pode ser usado para avaliar o risco de morte por hepatite alcoólica e para determinar quando devem ser usados corticosteroides para aqueles com doença clínica severa.

    MDF = bilirrubina (mg/dL) + 4,6 × (tempo de protrombina [em segundos] − o controle)

    MDF < 32, mortalidade associada de 15% em 2 meses, prednisolona não indicada.
    MDF ≥ 32, mortalidade associada de 50% em 2 meses, prednisolona indicada, 40 mg/dia × 28 dias.
    MDF > 54, mortalidade **aumentada** com terapia com prednisolona.

A administração de corticosteroides pode melhorar a sobrevivência em 30 dias naqueles com MDF entre 32 e 54 e aqueles com encefalopatia espontânea na presença de hepatite alcoólica.

21. Quais pacientes com hepatite alcoólica estão muito doentes para terapia com prednisolona?

Pacientes com hemorragia GI, insuficiência renal e infecção bacteriana ativa foram em geral excluídas dos principais ensaios de esteroides para hepatite alcoólica. Além disso, pacientes com uma MDF de mais de 54 tiveram maior mortalidade com terapia esteroide em um estudo.

22. Pentoxifilina é útil para esteato-hepatite alcoólica?

Sim. Foi demonstrado benefício na sobrevivência, e está associada a uma menor incidência de síndrome hepatorrenal. A terapia com prednisolona pode ser mais benéfica, já que a terapia combinada não produziu benefícios em comparação à terapia unicamente com prednisolona.

23. Como a desintoxicação alcoólica é mais bem manejada?

O manejo da desintoxicação reduzirá as complicações e melhorará a reabilitação do alcoólatra. A desintoxicação inclui iniciar a abstinência do álcool, tratar os sintomas de abstinência e manter o tratamento para abstinência para prevenir recidiva. Dentre aqueles que estão atravessando a abstinência do álcool, aproximadamente 10 a 20% vão requerer tratamento hospitalar. Você deve considerar hospitalização para todo o paciente com história prévia de abstinência alcoólica severa, crises anteriores durante a abstinência, doença médica ou psiquiátrica concomitante e ausência de apoio confiável em casa.

24. Quais são os passos usuais dados no tratamento hospitalar de abstinência alcoólica?

O **Passo 1** são os cuidados de apoio:
- Oferecer um quarto silencioso, luz suave e cuidados de apoio.
- Oferecer líquidos IV para tratar e prevenir desidratação.
- Corrigir o distúrbio eletrolítico (redução de potássio, glicose, fósforo e magnésio).
- Oferecer tiamina parenteral, 100 mg, e depois diariamente.
- Oferecer tiamina IV antes da glicose para prevenir delírio de Wernicke, já que a tiamina oral é mal absorvida.
- Oferecer ácido fólico para tratar e prevenir desnutrição.
- Oferecer antieméticos para náusea.
- Oferecer bloqueadores ácidos para perturbação GI.

O **Passo 2** é o tratamento dos sintomas de abstinência (tremedeira, alucinações, agitação e hiperatividade autonômica):
- Drogas benzodiazepínicas reduzem a severidade dos sintomas de abstinência.
- Considerar tirotoxicose, envenenamento anticolinérgico, excesso de anfetaminas ou cocaína e abstinência de outras drogas.
- As drogas com uma meia-vida mais longa ($T_{1/2}$) são clordiazepóxido e alazopram (usar com cautela em idosos).
- Drogas com um $T_{1/2}$ mais curto são lorazepam e oxazepam (depuração renal, portanto, mais seguras em insuficiência hepática).

O **Passo 3** é a administração de outros tratamentos:
- Para crises, dar diazepam, fenitoína ou carbamazepina.
- Para agitação ou alucinações, dar haloperidol.
- Para taquicardia, dar bloqueadores-β ou clonidina.

Um programa de dose fixa de benzodiazepinas diariamente ou regimes desencadeadores de sintomas podem ser usados. A escala de Avaliação da Abstinência do Álcool do Instituto Clínico é um guia útil de desencadeadores de sintomas para o uso de benzodiazepinas para pacientes com escores acima de 10.

O uso de regimes desencadeadores de sintomas frequentemente resulta em menos dose total da droga do que os regimes padrão ou fixos da terapia da abstinência. Com o tempo, as doses de benzodiazepina devem ser reduzidas, à medida que os sintomas de abstinência melhoram.

25. Quais os tratamentos que ajudam em longo prazo para dependência alcoólica?

A abstinência em longo prazo deve incluir encaminhamento para uma clínica especializada em transtorno associado ao uso de substância, pois é necessária terapia cognitiva e comportamental para manter a abstinência do etanol. Aqueles indivíduos com desintoxicação repetida frequentemente têm desejo alcoólico aumentado o que aumenta a severidade de episódios de abstinência posteriores. É comum recidiva, e podem ser usados agentes farmacológicos para encorajar a abstinência. Disulfiram é um inibidor acetaldeído desidrogenase que previne o metabolismo do acetaldeído e aumenta os níveis circulantes de acetaldeído para produzir sintomas de ruborização, vertigem e vômitos, caso seja consumido etanol. Esta terapia aversiva pode ajudar a reduzir a ingestão de etanol na parte inicial da abstinência, dando tempo para que a terapia comportamental ocorra. Acamprosato e naltrexona não foram muito eficazes, e naltrexona tem um alerta de tarja preta e NÃO deve ser usada em hepatite aguda. Baclofeno, topiramato e ondansetrona estão sendo estudados. Em geral, apesar da desintoxicação adequada, apenas aproximadamente um terço dos pacientes é abstinente ou tem consumo limitado de etanol com 1 ano de *follow-up*.

26. Dissulfiram é seguro no contexto da ALD?

Dissulfiram é seguro se monitorado adequadamente com testes laboratoriais e breves visitas clínicas (aproximadamente cada 2 semanas). A síndrome hepática idiossincrática por dissulfiram pode ser diagnosticada cedo, se os níveis de bilirrubina estiverem aumentando. A droga pode ser descontinuada, e o risco de insuficiência hepática pode ser evitado. Infelizmente, o uso de dissulfiram (frequentemente encorajado por protocolos do sistema judicial) frequentemente não é monitorado adequadamente, e este autor viu três casos de insuficiência hepática por dissulfiram em 2 anos. Ainda não foi amplamente estudado se dissulfiram é seguro, quando outros tipos de doença hepática (vírus da hepatite C [HCV], NAFLD) estão presentes juntamente com ALD.

27. O paciente com ALD em fase terminal pode-se submeter a transplante de fígado?

Pacientes com abstinência de longa data e cirrose alcoólica descompensada (HCC, hemorragia varicosa, encefalopatia ou ascite) são bons candidatos para transplante de fígado. Seus resultados são similares aos de pacientes com outras formas de doença hepática em fase terminal e melhores do que os portadores do HCV. Alcoolismo contínuo é a razão mais comum para não ser considerado um candidato a transplante de fígado. Geralmente é recomendado um período de abstinência do etanol de 6 meses antes do transplante de fígado, associado a uma cuidadosa avaliação de fatores que possam predizer recidiva. Para aqueles que negam alcoolismo, a retomada pós-transplante do etanol é mais provável. Recaída no alcoolismo durante o tempo de espera do transplante é uma contraindicação para transplante de fígado. Após o transplante de fígado, os pacientes transplantados decorrentes de cirrose alcoólica precisam de apoio continuado para prevenir a retomada do alcoolismo. A abstinência deve permanecer como o objetivo dos cuidados, e é recomendado o envolvimento permanente com uma clínica especializada em transtorno associado ao uso de substâncias. Apesar dos melhores esforços, mais de 20% dos pacientes transplantados decorrente de cirrose alcoólica retornam ao consumo excessivo de etanol que consuma perda do enxerto em 5% dos transplantados.

28. Pacientes com hepatite alcoólica aguda podem ser considerados para transplante hepático?
Raramente. Mathurin e colegas relataram um grande benefício de sobrevivência aos 3 anos para uma coorte selecionada que não respondeu a prednisolona. No entanto, menos de 2% dos considerados para o estudo foram transplantados. Apenas os pacientes com apoio social adequado, sem descompensações prévias de hepatite alcoólica, e aqueles que assinaram um contrato se comprometendo a não usar álcool foram incluídos. Dos 26 pacientes transplantados, um estava bebendo ocasionalmente, e dois estavam usando álcool diariamente, e não houve disfunção no enxerto.

29. Como pacientes com hepatite alcoólica podem ser avaliados quanto à resposta à terapia esteroide?
Sintomaticamente, a recuperação frequentemente está correlacionada com os pacientes se sentirem melhor, comerem melhor, terem atividade mental e se movimentarem melhor. É vista resposta bioquímica com melhoras na INR, creatinina e bilirrubina e, portanto, no escore do Modelo para Doença Hepática Terminal (MELD). O Modelo de Lille (www.lillemodel.com) (tempo de protrombina, albumina, função renal, bilirrubina nos dias 0 e 7, e idade) foi usado para entender a resposta à prednisolona. O escore de Lille varia de 0 a 1; escores acima de 0,45 após 1 semana de terapia indicam uma ausência de resposta aos esteroides.

30. Qual é o prognóstico de pacientes com ALD?
O prognóstico do paciente com fígado gorduroso que interrompe o consumo de etanol é excelente. Entretanto, aqueles que continuam a beber têm maior probabilidade de progredir para cirrose. A hepatite alcoólica possui uma ampla variação de mortalidade de 15 a 55%, dependendo da severidade da doença hepática. A hepatite alcoólica pode continuar a progredir durante as primeiras semanas ou meses após a abstinência, juntamente com a reação leucemoide. Os pacientes com encefalopatia têm um resultado insatisfatório, assim como aqueles com uma MDF superior a 32. Para os portadores de cirrose alcoólica, a sobrevivência em 5 e 10 anos é de 23 e 7% respectivamente. Para aqueles que mantêm a abstinência e não possuem evidência de hipertensão portal, pode ocorrer uma expectativa de vida similar à dos controles com a mesma idade. O escore no MELD alcoólico foi derivado do estudo de uma coorte de 73 pacientes com 16 mortes, e é muito fácil de usar (http://www.mayoclinic.org/meld/mayomodel7.html). *Os escores no MELD alcoólico de 27, 34 e 40 correlacionam-se aproximadamente com 50, 75 e 90% de mortalidade aos 90 dias.*

31. Qual a porcentagem de bebedores pesados que desenvolvem cirrose?
Vários estudos encontraram que 10 a 20% daqueles que usam cronicamente pelo menos 50 g de álcool diariamente por mais de 5 anos desenvolverão cirrose.

32. Entre aqueles que bebem pesado, quem tem mais probabilidade de desenvolver cirrose?
A quantidade de álcool ao longo do tempo é o principal fator de risco para o desenvolvimento de cirrose, mas ter outro tipo de doença hepática crônica (HCV, NAFLD, hemocromatose) é outro fator de risco importante. As mulheres parecem ter um risco mais elevado de cirrose por quantidade de álcool usado, o que provavelmente está relacionado com o tamanho corporal menor e geralmente uma porcentagem mais elevada de gordura corporal, o que equivale a um menor volume de distribuição. A dose, ou uso diário *versus* esporádico e se é consumido alimento junto com álcool também parecem ser fatores de risco. Foram encontradas taxas mais elevadas dos *genótipos TT e TG do gene da interleucina-2 na posição -330 T > G* nos indivíduos com cirrose. Além disso, a deleção de um polimorfismo fator nuclear kappa B1 pode ter um risco mais elevado de desenvolvimento de ALD.

33. Quais as formas de descompensação hepática que podem ocorrer com cirrose alcoólica?
Os indivíduos com cirrose alcoólica, assim como aqueles com cirrose associada à maioria dos outros fatores etiológicos, estão em risco de desenvolver HCC, ascite, icterícia, varizes esofágicas, encefalopatia hepática e síndrome hepatorrenal.

34. Cirrose alcoólica predispõe um paciente ao desenvolvimento de HCC?
A cirrose alcoólica está associada ao desenvolvimento de HCC com um intervalo médio de 4 a 5 anos após seu diagnóstico. A combinação de obesidade, vírus da hepatite B ou infecção por HCV e cirrose alcoólica podem-se somar ao risco de desenvolvimento de HCC. HCC é menos comum naqueles pacientes com ALD sem cirrose.

35. Como devo rastrear pacientes com cirrose alcoólica para HCC?
Pacientes com cirrose alcoólica devem ser rastreados com frequência para HCC se estiverem abstinentes e forem candidatos à terapia para HCC (Sorafenibe, quimioembolização, ablação por radiofrequência, transplante). O rastreamento com US cada 6 a 12 meses é adequado. A α-Fetoproteína (AFP) também é adequada nestes intervalos, com a ressalva de que AFP

tem um fraco valor preditivo negativo em geral, mas um bom valor preditivo positivo, se o valor for maior do que 200 ng/mL. Muitos centros de transplante de fígado alternam entre exames com imagem transversal (CT ou MRI) e US cada 6 meses em pacientes que são bons candidatos à terapia para HCC.

O autor gostaria de reconhecer a contribuição do Dr. Rowen Zetterman, que foi o autor deste capítulo na edição anterior, bem como os Drs. David Kaneshiro e Aruna Dash, que contribuíram para os dados da histologia.

BIBLIOGRAFIA

1. Akriviadis E, Botla R, Briggs W et al. Pentoxifyiline improves short-term survival in severe acute alcoholic hepatitis: a double-blind, placebo-controlled trial. Gastroenterology 2000;119:1637-48.
2. Dey A, Cederbaum AI. Alcohol and oxidative liver injury. Hepatology 2006;43(2):S63-74.
3. Freiberg MS, Vasan RS, Cabral HJ et al. Alcohol consumption and the prevalence of the metabolic syndrome in the U.S.: a cross-sectional analysis of data from the Third National Health and Nutrition Examination Survey. Diabetes Care 2004;27:2954-9.
4. Kim WR, Brown Jr RS, Terrault NA et al. Burden of liver disease in the United States: summary of a workshop. Hepatology 2002;36:227-42.
5. Kosten TR, O'Connor PG. Management of drug and alcohol withdrawal. N Engl J Med 2003;348:1786-95.
6. Lille Model, www.lillemodel.com/score.asp [Acessado em 22/09/2014].
7. Maddrey WC, Boitnott JK, Bedine MS et al. Corticosteroid therapy of alcoholic hepatitis. Gastroenterology 1978;75:193-9.
8. Mathurin P, Mendenhall CL, Carithers Jr RL et al. Corticosteroids improve short-term survival in patients with severe alcoholic hepatitis (AH): Individual data analysis of the last three randomized placebo controlled double blind trials of corticosteroids in severe alcoholic hepatitis. J Hepatol 2002;36:480-7.
9. Mathurin P, Louvet A, Duhamel A et al. Prednisolone with vs without pentoxifylline and survival of patients with severe alcoholic hepatitis: a randomized clinical trial. JAMA 2013;310(10):1033-41.
10. Mathurin P, Moreno C, Didier S. Early liver transplantation for severe alcoholic hepatitis. N Engl J Med 2011;365:1790-800.
11. MELD Score and 90-Day Mortality Rate for Alcoholic Hepatitis. http://www.mayoclinic.org/meld/mayomodel7.html [Acessado em 22/09/2014].
12. Mendenhall C, Roselle GA, Garstide P et al. Relationship of protein calorie malnutrition to alcoholic liver disease: a reexamination of data from two Veterans Administration Cooperative studies. Alcohol Clin Exp Res 1995;19:636-41.
13. McCullough A, O'Shea, Dasarathy S. Diagnosis and management of alcoholic liver disease. J Dig Dis 2011;12:257-62.
14. Pfitzmann R, Schwenzer J, Rayes N et al. Long-term survival and predictors of relapse after orthotopic liver transplantation for alcoholic liver disease. Liver Transpl 2007;13:197-205.
15. Raynard B, Balian A, Fallik D et al. Risk factors of fibrosis in alcohol-induced liver disease. Hepatology 2002;35:635-8.
16. Schwartz JM, Reinus JF. Prevalence and natural history of alcoholic liver disease. Clin Liver Dis 2012;16:659-66.
17. Seth D, Haber PS, Syn W et al. Pathogenesis of alcohol liver disease: Classical concepts and recent advances. J Gastroenterol Hepatol 2011;26:1089-105.
18. Sullivan JT, Sykora K, Schneiderman J et al. Assessment of alcohol withdrawal: the revised Clinical Institute Withdrawal Assessment for Alcohol scale (CIWA-Ar). Br J Addict 1989;84:1353-7.
19. Woo GA, O'Brien C. Long-term management of alcoholic liver disease. Clin Liver Dis 2012;16(4):763-81.
20. Zakhari S, Li T-K. Determinants of alcohol use and abuse: impact of quantity and frequency patterns on liver disease. Hepatology 2007;46.2032-9.

CAPÍTULO 26
DOENÇA HEPÁTICA VASCULAR
Dawn M. Torres, MD ■ *Angelo H. Paredes, MD*

HISTÓRICO

1. Quais os vasos que se abastecem de sangue e são responsáveis pela distribuição de oxigênio até o fígado?

A veia porta é responsável por aproximadamente 70% do total do fluxo sanguíneo hepático e fornece menos da metade do oxigênio necessário. Embora com menos conteúdo de oxigênio, a veia porta transporta nutrientes intestinais, drogas e mediadores inflamatórios diretamente para o fígado após a absorção intestinal. A artéria hepática (ramificação da artéria celíaca via artéria hepaticoduodenal) responde por aproximadamente 30% do fluxo hepático aferente, mas por mais de 50% do oxigênio. Artéria hepática supre a maior parte do oxigênio da árvore biliar.

2. Nomeie os vasos que compõem a veia porta.

As vênulas drenam o sangue dos capilares intestinais e esplênicos e formam as veias mesentéricas superiores e inferiores e a veia esplênica. Estas veias se juntam para formar a veia porta que posteriormente se divide em tributárias que por fim se ramificam em capilares fenestrados (sinusoides) do fígado.

3. Como ocorre o fluxo sanguíneo ao nível do microscópio no fígado?

O sangue circula em um gradiente de pressão desde a vênula portal e arteríola hepática (derivadas da veia portal e artéria hepática, respectivamente) pelos sinusoides. As células endoteliais fenestradas se alinham a estes sinusoides. Elas suprem folhas de hepatócritos antes de drenarem para a vênula central.

4. Quantos segmentos anatômicos compõem o fígado?

Existem oito segmentos no fígado definidos pelo seu fluxo sanguíneo aferente e eferente (Figura 26-1).

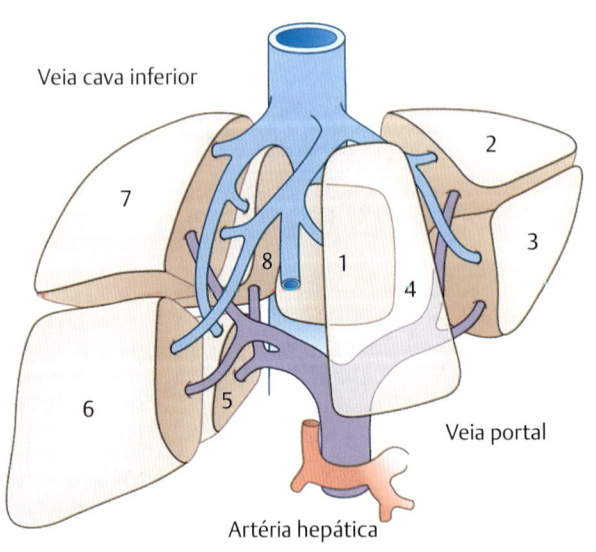

Fig. 26-1. Anatomia vascular e cirúrgica do fígado. De acordo com Couinaud, existem oito segmentos funcionais no fígado, que recebem suprimento de sangue pela veia porta e artéria hepática. A drenagem eferente ocorre pelas veias hepáticas direita, média e esquerda. O lobo caudado (segmento 1) possui um escoamento separado e direto para o interior da veia cava pelas veias hepáticas dorsais.

5. O que é único em relação ao lobo caudado?

O lobo caudado é o segmento um e unicamente drena diretamente para a veia cava inferior (IVC) pelas veias hepáticas dorsais (HVs).

6. Descreva as três "zonas" do lóbulo hepático no que diz respeito ao fluxo sanguíneo.

Os hepatócitos podem ser definidos pela sua proximidade à tríade portal ou às vênulas centrais. A Zona 1 inclui hepatócitos que circundam o trato portal. Estes hepatócitos recebem a maior parte do sangue oxigenado, mas também são os primeiros expostos às toxinas. A Zona 2 inclui hepatócitos encontrados na área intermediária entre as áreas periportal e perivenular. A Zona 3 é composta pelos hepatócitos perivenulares que são os mais suscetíveis à lesão hipóxica mediada (Figura 26-2).

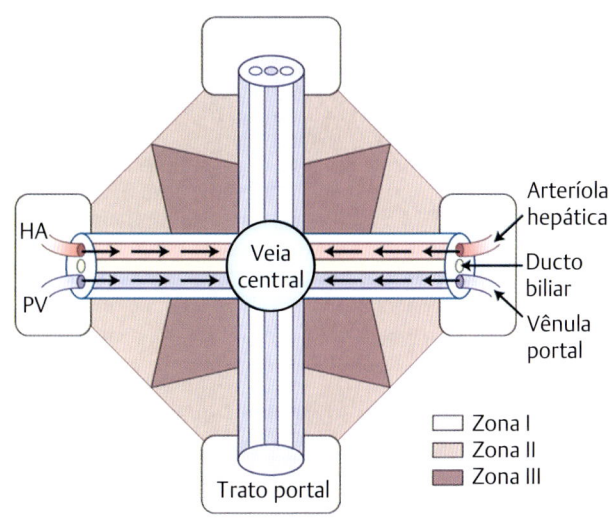

Fig. 26-2. Lobo hepático de Rappaport com hepatócitos portais (zona 1), sinusoidais (zona II) e pericentrais (zona III).

SÍNDROME DE BUDD-CHIARI

7. O que é a síndrome de Budd-Chiari (BCS) e quais os vasos sanguíneos que estão envolvidos?

A BCS é qualquer processo patológico que resulta na interrupção ou decréscimo do fluxo sanguíneo normal para fora do fígado. Isto comumente envolve trombose completa ou parcial de uma ou todas as três HVs principais (direita, média e esquerda) ou HVs pequenas. Na Ásia, a obstrução da IVC pura ou obstrução de IVC-HV combinadas é mais comumente diagnosticada.

8. Quais as causas secundárias da BCS?

Veja o Box 26-1.

Box 26-1. Causas Secundárias da Síndrome de Budd-Chiari

Tumores Hepáticos Primários Localizados Centralmente

- Carcinoma hepatocelular
- Nódulos grandes de hiperplasia nodular focal
- Doença hepática policística
- Hemangiossarcoma hepático primário
- Hemangioendotelioma epitelioide

Tumores Extra-Hepáticos

- Adenocarcinoma renal
- Adenocarcinoma suprarrenal
- Sarcoma da IVC
- Mixoma atrial direito

Outras Causas

- Torção da HV após ressecção hepática ou transplante de fígado
- Cistos parasíticos ou não parasíticos

Trauma Abdominal Fechado

- Hematoma intra-abdominal
- Trombose na IVC relacionada com trauma
- Herniação por um diafragma rompido

Disfunção Cardíaca

- Insuficiência cardíaca direita com insuficiência tricúspide severa
- Pericardite constritiva

HV = veia hepática; *IVC* = veia cava inferior.

---

9. Quais as características clínicas da BCS?

Um diagnóstico de BCS deve ser considerado em pacientes com dor no quadrante superior direito (RUQ), disfunção hepática inexplicável e ascite. O conteúdo das proteínas da ascite de mais de 3 g/dL gradiente de concentração albumínica soro-ascite de 1,1 g/dL ou mais são sugestivos de BCS, doença cardíaca ou doença pericárdica.

10. O que é obstrução membranosa da veia cava inferior (MOVC)?

A MOVC é uma causa congênita de BCS vista principalmente na Ásia e África. É uma obstrução primária da IVC com uma teia membranosa que tipicamente ocorre na IVC proximal à entrada da HV direita. Uma condição hipercoagulável concomitante é menos comum, embora geralmente se desenvolva a organização de trombos no local da obstrução.

11. Em que aspectos a história natural da MVOC difere da BCS?
A MOVC foi associada a carcinoma hepatocelular (HCC), o que é menos comum na BCS clássica. A MOVC é mais receptiva à angioplastia ou *stent* do que outras causas de BCS.

12. O que é Janus quinase2 (JAK2)?
A JAK2 é uma tirosina quinase encontrada somente nas células hematopoiéticas genitoras. As mutações em JAK2 estão fortemente implicadas na patogênese de transtornos mieloproliferativos (MPDs); são encontradas em aproximadamente 90% dos pacientes com policitemia vera e 50% dos pacientes com trombocitopenia essencial e mielofibrose idiopática.

13. Qual é o papel das mutações em *JAK2* e outros estados hipercoaguláveis na BCS?
Foram descritas mutações em 26 a 59% dos pacientes com BCS. Inúmeros casos de BCS classificados como *idiopáticos* não atendem os critérios para MPD, mas possuem mutações em JAK2. Cerca de 50% dos casos de BCS terão MPD subjacente, e mais de 75% terão uma condição hipercoagulável concomitante.

14. Qual é a demografia típica de um paciente com BCS fulminante ou aguda?
A BCS aguda corresponde a 20 a 30% dos casos e é mais comumente vista em mulheres, particularmente durante a gravidez, o que é considerado um estado fisiológico hipercoagulável.

15. Descreva a apresentação típica da BCS aguda.
Os pacientes apresentam dor no RUQ, hepatomegalia, icterícia, ascite e altos níveis de aminotransferase sérica (> 1.000 U/L). A fosfatase alcalina sérica está frequentemente na faixa de 300 a 400 IU/L, e os níveis de bilirrubina sérica estão geralmente abaixo de 7 mg/dL. Uma rápida deterioração da função hepática e a encefalopatia e insuficiência renal resultantes são vistas em casos fulminantes. Estes requerem intervenção imediata para revascularização em um esforço para prevenir a necessidade de transplante de fígado, embora a apresentação clínica dependa da localização do trombo, estágio e rapidez da evolução (Figura 26-3).

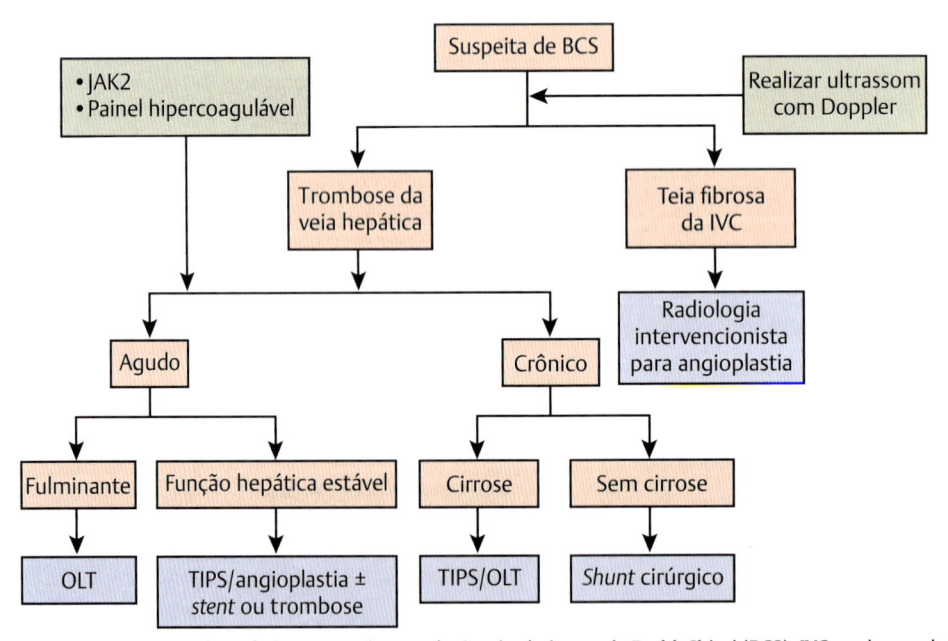

Fig. 26-3. Algoritmo proposto para diagnóstico e manejo terapêutico da síndrome de Budd-Chiari (BCS). *IVC* = veia cava inferior; *JAK2* = Janus quinase 2; *OLT* = transplante ortotópico de fígado; *TIPS* = *shunt* portossistêmico intra-hepático transjugular.

16. Em que aspectos a apresentação da BCS crônica difere da BCS aguda?
A apresentação clínica varia de insuficiência hepática assintomática até fulminante, com a apresentação mais comum envolvendo manifestações de hipertensão portal. A maioria dos pacientes apresenta sintomas, como ascite ou edema nas extremidades inferiores, que evoluem por 3 a 6 meses. Os níveis no teste bioquímico do fígado podem ser levemente a acentuadamente elevados em um padrão hepatocelular ou misto.

17. Qual a frequência de pacientes com BCS assintomática?
A BCS assintomática representa até 20% dos casos. Frequentemente ocorre demora no diagnóstico de BCS, porque a condição é incomum, e os sintomas podem ser inespecíficos.

18. Quando deve ser realizada uma biópsia do fígado para BCS?
A biópsia do fígado deve ser reservada para casos em que ultrassonografia com Doppler, imagem por ressonância magnética (MRI) ou exame de tomografia computadorizada (CT) não demonstraram fluxo venoso do trato hepático obstruído.

19. Quais as características histológicas da BCS?
As características histológicas hepáticas predominantes incluem congestão centrilobular, hemorragia, dilatação sinusoidal e necrose celular não inflamatória. Em diagnósticos demorados, desenvolve-se fibrose nas áreas centrilobulares e até certo ponto nas áreas periportais.

20. Por que a BCS resulta num lobo caudado massivo?
A hipertrofia do lobo caudado é encontrada em 75% dos pacientes com BCS por causa da drenagem venosa separada até a IVC que não é afetada pela obstrução das HVs.

21. Qual é o padrão ouro para avaliação da BCS?
Venografia hepática tem sido o padrão ouro para a avaliação das HVs, porém outras modalidades radiográficas não invasivas são geralmente adequadas para diagnóstico. Venografia está agora tipicamente reservada para diagnosticar casos difíceis e para a delineação precisa de lesões obstrutivas antes de ser planejado o tratamento.

22. Qual a modalidade radiográfica de escolha se você suspeitar de BCS?
A ultrassonografia (US) é considerada a modalidade de escolha inicial de exame por imagem com uma sensibilidade e especificidade de mais de 80%. A US com Doppler fornece informações sobre a patência dos vasos e direção do fluxo sanguíneo. Fluxo venoso hepático ausente ou invertido é considerado diagnóstico para BCS. MRI com contraste melhorado e CT com contraste também podem diagnosticar BCS, além de fornecer evidências indiretas, como lobo caudado aumentado ou padrão de perfusão alterado na sua relação com o lobo caudado e obstrução do fluxo venoso (Figura 26-4).

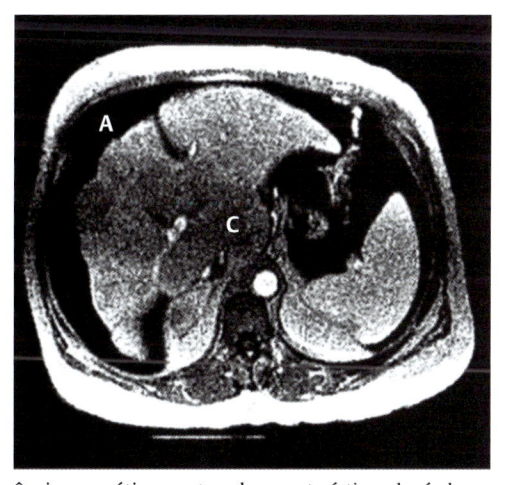

Fig. 26-4. Exame de imagem por ressonância magnética mostrando características da síndrome de Budd-Chiari, incluindo hepatomegalia com hipertrofia do lobo caudado, ascite e esplenomegalia. **A**, Ascite; **C**, lobo caudado.

23. Qual o papel do manejo médico?
O objetivo é prevenir maior necrose hepática usando anticoagulantes e abrandar a retenção de líquidos com o uso de diuréticos e uma dieta com baixo teor de sódio. A terapia médica é considerada bem-sucedida, se a ascite for controlada, e os estudos bioquímicos do fígado melhorarem, embora esta abordagem seja bem-sucedida somente numa minoria dos pacientes.

24. Quais pacientes precisam de anticoagulação com ou sem trombolíticos?
A terapia anticoagulante indefinida é considerada em pacientes com um transtorno hipercoagulável subjacente. Agentes trombolíticos podem ser considerados em pacientes com uma forte suspeita clínica de BCS aguda ou subaguda e sem contraindicações para o uso de agentes trombolíticos.

25. Qual o papel do *shunt* portossistêmico intra-hepático transjugular (TIPS)?
O papel do TIPS é descomprimir os segmentos hepáticos congestionados criando um escoamento venoso alternativo. TIPS é útil para o tratamento da obstrução combinada da veia hepática e IVC e pode ser eficaz em pacientes com BCS fulminante à espera de transplante de fígado. Em BCS crônica, TIPS é uma ponte efetiva para o transplante de fígado naqueles pacientes com ascite refratária ou hemorragia varicosa. A disfunção do TIPS que requer revisão foi reduzida pelo uso de *stents* recobertos com politetrafluoroetileno.

26. Quais estados hipercoaguláveis subjacentes podem ser curados com um transplante de fígado?
O transplante de fígado curará definitivamente um estado hipercoagulável subjacente causado pela proteína C, proteína S ou deficiência de antitrombina. Pacientes com outros estados hipercoaguláveis subjacentes requerem anticoagulação em longo prazo.

27. Quais são os resultados em longo prazo para pacientes transplantados para BCS?
O prognóstico após transplante para BCS é bom com taxas de sobrevivência reportadas aos 5 anos de 75 a 95%, embora exista um risco aumentado de trombose na artéria hepática e veia porta (PVT), além de BCS recorrente. Pacientes com discrasias sanguíneas, como policitemia rubra vera, requerem tratamento com hidroxiureia e aspirina para reduzir complicações em longo prazo após o transplante, embora ainda exista um risco de progressão e transformação leucêmica.

TROMBOSE DA VEIA PORTA

28. Qual é o trabalho inicial em um paciente com PVT recentemente diagnosticada?
O trabalho inicial inclui a procura de fatores de risco locais, inflamatórios ou gerais. A identificação de um fator de risco local não deve excluir a avaliação para um fator protrombótico sistêmico, porque 36% dos pacientes também têm um transtorno protrombótico geral (Box 26-2).

Box 26-2. Fatores de Risco e Condições Associadas à PVT

Fatores de Risco Locais
- Cirrose
- Trauma
- Lesões malignas focais

Lesões Inflamatórias
- Doença de Crohn
- Pancreatite
- Úlceras duodenais

Fatores de Risco Gerais
- Transtorno mieloproliferativo
- Estado hipercoagulável

29. Como se apresentam os pacientes com PVT aguda?
As principais características clínicas incluem início abrupto de dor abdominal ou lombar e uma resposta inflamatória sistêmica, frequentemente com febre na ausência de uma infecção. Trombos parciais podem estar associados a sintomas menores.

30. Quais achados radiográficos estão associados à PVT?
US com Doppler mostra a ausência de fluxo dentro da veia porta ou suas ramificações. CT pode oferecer informações adicionais referentes à extensão do trombo, à presença de malignidade relacionada ou lesões inflamatórias.

31. Qual a frequência com que ocorre infarto intestinal com PVT aguda e como ele se apresenta?
Foi reportado infarto intestinal em 2 a 28% dos pacientes com PVT aguda, com 20a 60% de mortalidade. Suspeitar do diagnóstico em pacientes com dor intensa persistente apesar de adequada anticoagulação, hematoquezia, *guarding* ou insuficiência de múltiplos órgãos com acidose metabólica.

32. Qual a duração da terapia de anticoagulação?
A duração recomendada para terapia de anticoagulação é de 3 a 6 meses para PVT aguda. Deve ser considerada terapia de longa duração para condições protrombóticas permanentes.

33. Quais os resultados esperados com terapia de anticoagulação da PVT aguda?
A recanalização espontânea ocorre infrequentemente. Entre os pacientes tratados com 6 meses de anticoagulação, 50% tiveram recanalização completa, 40% tiveram parcial, e 10%, nenhuma recanalização. Foram reportadas complicações importantes no tratamento com anticoagulantes orais em < 5%.

34. Como se apresentam os pacientes com PVT crônica (também conhecida como *transformação cavernosa da veia porta* [cavernoma da veia porta])?
A apresentação clínica está relacionada com a hipertensão portal com hemorragia gastrointestinal recorrente, encefalopatia hepática subclínica e ascite.

35. Na cirrose, com que frequência ocorre PVT?
A incidência de PVT aumenta com a severidade da doença hepática: menos de 1% em cirrose compensada, e 8 a 25% em prováveis candidatos a transplante. As características clínicas são inespecíficas; a maioria dos casos é identificada por US de rotina durante o acompanhamento de HCC. Deve ser considerada invasão tumoral da veia porta pelo HCC em todos os pacientes com cirrose e PVT nova.

36. Em que aspectos o tratamento de PVT crônica difere de PVT aguda?
Deve ser considerada anticoagulação em pacientes com condições protrombóticas permanentes, embora deva ser estabelecido o risco de hemorragia pelas varizes esofágicas. A anticoagulação deve ser adiada até depois de ser instituída profilaxia primária adequada para hemorragia varicosa.

SÍNDROME DA OBSTRUÇÃO SINUSOIDAL

37. Qual é a patogênese por trás da síndrome da obstrução sinusoidal (SOS; também conhecida como *doença hepática veno-oclusiva* [VOD])?
SOS é causada por obstrução circulatória no nível da sinusoidal secundária à lesão do epitélio periventricular, levando à obstrução sinusoidal congestiva. A oclusão da veia central ocorre mais comumente em casos severos.

38. Quais os fatores de risco para o desenvolvimento de SOS?
- Quimioterapia em altas doses: ciclofosfamida, oxaliplatina, gemtuzumab ozogamicina.
- Transplante de células estaminais hematopoiéticas (taxa de incidência próxima a 25%).
- Irradiação hepática ou embolização com microsferas de resina de ítrio-90.
- Azatioprina, 6-tioguanina, tacrolimo.
- Consumo de plantas contendo alcaloides de pirrolizidina, tipicamente em chás de ervas.

39. Quais as características clínicas da SOS?
A apresentação pode não incluir sintomas; sintomas inespecíficos, como ganho de peso, ascite, dor no RUQ e hepatomegalia; ou, em casos severos, disfunção hepática aguda, levando à falência múltipla de órgãos e morte.

40. Como é feito o diagnóstico de SOS?
A SOS é considerada um diagnóstico clínico com base na exposição a uma condição predisponente (medicações, transplante de células estaminais), além de ganho de peso, dor no RUQ, hepatomegalia e icterícia na ausência de outras causas, como sepse ou insuficiência renal ou cardíaca. Uma biópsia hepática transvenosa com gradiente de pressão venosa hepática elevada de mais de 10 mm Hg no contexto clínico apropriado é altamente sugestiva de SOS, embora a doença possa ser irregular e a biópsia do fígado pode ser falsamente negativa.

41. Qual é o tratamento para SOS?
Terapia de apoio com diuréticos para manejar a retenção de líquidos é o aspecto fundamental do tratamento. Trombólise não é recomendada. Ensaios experimentais com defibrotide para profilaxia e tratamento produziram resultados variados, assim como TIPS e transplante de fígado.

TELANGIECTASIA HEMORRÁGICA HEREDITÁRIA

42. O que é telangiectasia hemorrágica hereditária (HHT; síndrome de Rendu-Osler-Weber) e que gene está envolvido?
A HHT é um transtorno vascular multissistêmico autossômico dominante raro (1-2/10.000) que afeta o fígado de formas variadas, particularmente com HHT tipo 2. As malformações vasculares resultam de uma mutação no gene receptor da ativinaquinase1 que codifica para proteínas transmembrana envolvidas no caminho sinalizador do fator transformador de crescimento-β.

43. Como as malformações vasculares levam à hipertensão portal pré-sinusoidal?
Malformações vasculares microscópicas e macroscópicas ocorrem com *shunts* arteriovenosos e portovenosos diretos que aumentam progressivamente. A hipertensão portal se desenvolve a partir da hipertensão sinusoidal crônica secundária ao aumento no fluxo sanguíneo e aumento da deposição de tecido fibroso nos níveis portal e periportal.

44. Descreva as apresentações clínicas na doença hepática da HHT declarada.
- Insuficiência cardíaca de alto débito causada por *shunting* intra-hepático do sangue.
- Hipertensão portal geralmente com ascite.
- Doença biliar causada por isquemia da árvore biliar, o que pode levar à colestase severa com ou sem colangite recorrente.

PELIOSE HEPÁTICA

45. O que é peliose hepática?
Peliose hepática é um transtorno raro, caracterizado pela destruição focal dos hepatócitos e células endoteliais sinusoidais, levando a espaços císticos múltiplos preenchidos com sangue dentro do fígado. Os pacientes são geralmente assintomáticos, mas hemorragia intra-abdominal fatal ou insuficiência hepática podem ocorrer raramente.

46. Que fatores foram associados à patogênese da peliose hepática?
- Infecção com a espécie *Bartonella* na peliose associada à síndrome da deficiência imune adquirida.
- Malignidades hematológicas.
- Uso de esteroides anabólicos.
- Drogas imunossupressivas e contraceptivos orais.

HEPATITE ISQUÊMICA

47. Quais são os achados característicos da hepatite isquêmica (fígado de choque).
Existe um crescimento massivo nos níveis de aspartato aminotransferase (AST), alanina aminotransferase (ALT), bilirrubina, tempo de protrombina (PT) e lactato desidrogenase (LDH) após um episódio de hipotensão sistêmica ou débito cardíaco reduzido. Depois de corrigida a instabilidade hemodinâmica, os valores retornam ao normal em 7 a 10 dias.

48. Quais os resultados em longo prazo da hepatite isquêmica?
Os pacientes tendem a ser mais velhos, do sexo masculino e agudamente doentes no contexto de cuidados intensivos. A maioria das mortes é atribuída a choque séptico, choque cardiogênico ou parada cardíaca. Insuficiência hepática fulminante é rara e parece estar restrita a pacientes com insuficiência cardíaca congestiva e cirrose cardíaca de longa data.

HEPATOPATIA CONGESTIVA

49. O que é hepatopatia congestiva?
Hepatopatia congestiva é uma lesão hepática crônica atribuída a um espectro de condições cardiovasculares, levando ao aumento da pressão venosa central.

50. Quais as características histopatológicas que se relacionam com o achado de "fígado em noz moscada"?
Hipertensão venosa hepática leva à hemorragia venosa central, ingurgitamento sinusoidal e fibrose das vênulas hepáticas terminais. A aparência de noz moscada reflete os padrões alternantes da hemorragia e necrose na zona 3.

DIVERSOS

51. Como a vasculite poliarterite nodosa (PAN) se manifesta como doença hepática?
A PAN é uma vasculite necrosante sistêmica com deposição complexa imune em artérias de tamanho pequeno e médio, resultando em infarto hepático, abscesso e colecistite em casos severos. O diagnóstico é confirmado quando uma biópsia do tecido revela arterite necrosante.

52. Qual é o tumor vascular mais comum do fígado?
Hemangiomas cavernosos são tumores benignos com uma prevalência geral de 2 a 20%, encontrados mais comumente em mulheres. As lesões com menos de 5 cm são geralmente assintomáticas, lesões com mais de 5 cm podem causar dor abdominal, e aquelas com mais de 10 cm estão em risco de ruptura com hemorragia ou podem levar à coagulação intravascular disseminada (síndrome de Kasabach-Merritt). MRI é a modalidade diagnóstica de escolha. O tratamento com ressecção cirúrgica ou transplante de fígado é reservado para tumores grandes.

Os autores gostariam de agradecer às contribuições do Dr. Marcello Kugelmas, que foi o autor deste capítulo em sua edição anterior.

BIBLIOGRAFIA
1. http://www.aasld.org/practiceguidelines/Documents/Bookmarked%20Practice%20Guidelines/VascularDisordersLiver.pdf. Clinical practice guidelines: vascular disorders of the liver. 2009.
2. Bornhauser M, Storer B, Slattery JT et al. Condi.tioning with fludarabine and targeted busulfan for transplantation of allogeneic hematopoietic stem cells. Blood 2003;102:820-6.
3. Briere JB. Budd-Chiari syndrome and portal vein thrombosis associated with myeloproliferative disorders: diagnosis and management. Semin Thromb Hemost 2006;32:208-18.
4. Buscarini E, Danesino C, Olivieri C et al. Liver involvement in hereditary haemorrhagic telangiectasia or Rendu-Osler-Weber disease. Dig Liver Dis 2005;37:635-45.
5. Condat B, Pessione F, Hillaire S et al. Current outcome of portal vein thrombosis in adults: risk and benefit of anticoagulant therapy. Gastroenterology 2001;120:490-7.
6. Condat B, Pencreach E, Maloisel F et al. Recent portal or mesenteric venous thrombosis: increased recognition and frequent recanalization on anticoagulation therapy. Hepatology 2000;32:466-70.
7. Darwish Murad S, Plessier A, Hernandez-Guerra M et al. Etiology, management, and outcome of the Budd-Chiari syndrome. Ann Intern Med 2009;151:167-75.
8. Garcia-Tsao G. Liver involvement in hereditary hemorrhagic telangiectasia. J Hepatol 2007;46:499-507.
9. Guttmacher AE, Maruchuk DA, White Jr. RI. Hereditary hemorrhagic telangiectasia. N Engl J Med 1995;333:918-24.
10. Joshi D, Saha S, Bernal W et al. Haemodynamic response to abdominal decompression in acute Budd-Chiari syndrome. Liver Int 2011;31:1171-8.
11. Kamath PS. Budd-Chiari syndrome: radiologic findings. Liver Transpl 2006;12:S21-2.
12. Kew MC, Hodkinson HJ. Membranous obstruction of the inferior vena cava and its causal relation to hepatocellular carcinoma. Liver Int 2006;26:1-7.

13. Patel RK, Lea NC, Heneghan MA et al. Prevalence of the activating JAK2 tyrosine kinase mutation V617F in the Budd-Chiari syndrome. Gastroenterology 2006;130:2031-8.
14. Perello A, Garcia-Pagan JC, Gilabert R et al. TIPS is a useful long-term derivative therapy for patients with Budd-Chiari syndrome uncontrolled by medical therapy. Hepatology 2002;35:132-9.
15. Plessier A, Darwish-Murad S, Hernandez-Guerra M et al. Acute portal vein thrombosis unrelated to cirrhosis: a prospective multicenter follow-up study. Hepatology 2009;51:210-8.
16. Qi X, Yang Z, Bai M et al. Meta-analysis: the significance of screening for JAK2V617F mutation in Budd-Chiari syndrome and portal venous system thrombosis. Aliment Pharmacol Ther 2011;33:1087-103.
17. Rautou PE, Moucari R, Cazals-Hatem D et al. Leveis and initial course of serum alanine aminotransferase can predict outcome of patients with Budd-Chiari syndrome. Clin Gastroenterol Hepatol 2009;7:1230-5.
18. Srinivasan P, Rela M, Prachalias A et al. Liver transplantation for the Budd-Chiari syndrome. Transplantation 2002;73:973-7.
19. Turnes J, Garcia-Pagan JC, Gonzalez M et al. Portal hypertension-related complications after acute portal vein thrombosis: impact of early anticoagulation. Clin Gastroenterol Hepatol 2008;6:1412-7.
20. Valla DC. Budd-Chiari syndrome and veno-occlusive disease/sinusoidal obstruction syndrome. Gut 2008;57:1469-78.

CAPÍTULO 27

DOENÇA HEPÁTICA GORDUROSA NÃO ALCOÓLICA E ESTEATO-HEPATITE NÃO ALCOÓLICA

Dawn M. Torres, MD ■ *Stephen A. Harrison, MD*

1. Qual a diferença entre doença hepática gordurosa não alcoólica (NAFLD) e esteato-hepatite não alcoólica (NASH)?

A NAFLD é uma classificação geral para um grupo de doenças marcadas pelo excesso de acúmulo de gordura intra-hepática (esteatose), geralmente como consequência de resistência à insulina sem uso significativo de álcool (~2-3 drinquesao dia para um homem ou ~1-2 drinquesao dia para uma mulher). NASH é um subgrupo da NAFLD, que além da esteatose hepática, tem evidências histológicas de lesão hepatocítica para incluir inflamação lobular, degeneração baloniforme, com ou sem hialinose de Mallory ou fibrose variável.

2. Em que aspectos a história natural de pacientes com fígado gorduroso difere daqueles com NASH?

Enquanto o fígado gorduroso isolado (a maioria dos pacientes com NAFLD) tem geralmente um prognóstico favorável com baixo risco de progressão para cirrose, o curso clínico de pacientes com NASH é mais variável. Estudos da história natural de pacientes com NASH sugerem:
- Um terço dos pacientes com NASH apresenta progressão da doença (fibrose).
- Um terço tem regressão da doença.
- Um terço tem doença estável por um período de 5 a 10 anos.

3. Como a mortalidade de um paciente com NAFLD pode ser comparada à população em geral?

Mortalidade por todo o tipo de causas, incidência de câncer (sobretudo, carcinoma hepatocelular [HCC]) e diabetes melito tipo 2 são mais elevados em pacientes com NAFLD. A mortalidade associada ao fígado é comparável à população em geral para aqueles com NAFLD que não têm NASH, enquanto que aqueles com NASH têm mortalidade aumentada associada ao fígado.

4. Como se apresentam os pacientes com NAFLD?

Observa-se que pacientes com NAFLD frequentemente têm aminotransferases séricas elevadas no exame de sangue, o que sugere um encaminhamento para a gastroenterologia. A grande maioria destes pacientes é assintomática, embora uma fração pequena, mas clinicamente considerável dos pacientes se queixe de desconforto no quadrante superior direito. Este sintoma, que pode variar em sua apresentação de uma dor incômoda até uma dor severa aguda, tem sido atribuído a inchaço capsular no contexto de hepatomegalia, embora nem sempre esteja associado a aumento do fígado e não esteja correlacionado com a severidade da doença. A fosfatase alcalina é menos frequentemente elevada, mas pode ser elevada, particularmente em mulheres.

5. O que o exame sorológico de pacientes com NAFLD mostra?

O exame sorológico é tipicamente negativo com níveis normais de ceruplasmina e α_1-antitripsina e painéis negativos de hepatite viral. Anticorpos antinucleares e anticorpos dos músculos antilisos podem ser positivos em até um terço dos casos. Como marcador de inflamação, a ferritina sérica pode estar elevada em pacientes com NAFLD. Níveis de ferritina mais de 1,5 vez o limite superior do normal predizem achados histológicos de NAFLD mais avançada, embora estudos adicionais para avaliar os marcadores genéticos de hemocromatose hereditária ou sobrecarga hepática de ferro (pela biópsia do fígado) também devam ser considerados.

6. Descreva o paciente com NAFLD típico.

A maioria dos pacientes é adulta de meia-idade com sobrepeso, embora a doença possa se apresentar na infância com uma incidência crescente secundária ao número crescente de crianças obesas. Existe uma distribuição uniforme entre homens e mulheres. A maioria dos pacientes já satisfez os critérios para a síndrome metabólica com pelo menos três dos seguintes:
- Aumento na circunferência da cintura (homens, mais de 1 m; mulheres, mais de 89 cm).
- Triglicerídeos séricos em jejum de 150 mg/dL.
- Lipoproteína de alta densidade de 40 mg/dL em homens ou 50 mg/dL em mulheres.
- Pressão sanguínea sistólica de 130 mm Hg.
- Pressão sanguínea diastólica de 85 mm Hg.
- Glicemia de jejum de 100 mg/dL.

7. Qual é a prevalência de NAFLD e NASH?

Embora seja desconhecida a exata prevalência de NAFLD, ela é facilmente a doença hepática crônica mais comum nos países desenvolvidos. Estudos da prevalência sugerem que 30 a 40% da população americana tem NAFLD. Taxas de prevalência um pouco mais baixas de 18 a 25% foram observadas em populações de não americanos. É encontrada prevalência mais elevada em pacientes diabéticos tipo 2, em que a prevalência de NAFLD foi documentada na faixa de 70 a 75%.

Em razão da falta de dados histológicos na maioria dos estudos de prevalência, as taxas de NASH dentro da população mais ampla com NAFLD são incertas, embora dados de necrópsia sugiram uma prevalência geral de NASH de 3 a 6%. Um estudo de prevalência de texanos de meia-idade demonstrou uma prevalência maior de NASH de 12%, e entre pacientes com obesidade mórbida que se submeteram à cirurgia bariátrica, foram demonstradas taxas de prevalência de 91% para NAFLD, e 37% para NASH.

8. Certas populações étnicas estão em maior risco de NAFLD ou NASH?
Evidências preliminares sugerem um aumento na prevalência em populações hispânicas e uma prevalência mais baixa em indivíduos afro-americanos, apesar das taxas similares de condições comórbidas. Populações asiáticas também demonstraram ter doença mais avançada em um índice de massa corporal mais baixo do que suas contrapartidas brancas.

9. Como você pode distinguir entre NAFLD e NASH?
A resposta sucinta para isto é biópsia do fígado – ela continua a ser o padrão ouro e é o único teste que pode fornecer evidências bem definidas de esteato-hepatite. Estudos de imagem, como ultrassonografia (US), tomografia computadorizada e imagem por ressonância magnética (MRI), são muito bons para diagnosticar esteatose com mais de 95% de sensibilidade e 80% de especificidade, embora a precisão da US esteja reduzida em obesos mórbidos. Contudo, estes estudos não conseguem distinguir NASH de fígado gorduroso isolado.

10. Quais os marcadores não invasivos disponíveis para o diagnóstico de NASH ou fibrose?
Veja o Box 27-1. Os avanços recentes que podem se revelar úteis são US e elastografia transitória por MRI, que são promissoras na identificação não invasiva de fibrose avançada (estágios 3 e 4).

Box 27-1. Marcadores Não Invasivos para Diagnosticar NASH ou Fibrose Avançada

Testes Laboratoriais
- APRI (índice da relação AST/plaquetas) ≥ 1,5 (fibrose significativa)
- Relação AST/ALT ≥ 0,8
- Citoqueratina 18 ≥ 246 (NASH, sensibilidade 75%, especificidade 81%)

Sistemas de Escores
- Escore BARD
- Escore FIB-4 ≥ 2,67 (80% PPV para fibrose)
- Fibrômetro ≥ 0,715
- Escore de fibrose para NAFLD > 0,676 alta probabilidade de fibrose, < -1,455 baixa probabilidade
- Fibrotest
- EsteatoTest

- NashTest
- FibroSpect II

Estudos Radiológicos
- Exame por imagem convencional (para esteatose, não NASH ou fibrose)
- US
- CT
- MRI
- Técnicas mais recentes:
- ARFI
   - Elastografia transitória
   - Elastografia por MR
   - Microbolhas

ALT = alanina aminotransferase; APRI = índice da relação AST/plaquetas; ARFI = imagem da força de impulso de radiação acústica; AST = aspartato aminotransferase; BARD = BMI, relação AST/ALT, presença de diabetes; CT = tomografia computadorizada; FIB-4 = escore de fibrose 4 usa 4 variáveis-idade, AST, ALT, plaquetas; MRI = exame de imagem por ressonância magnética; NAFLD = doença hepática gordurosa não alcoólica; NASH = esteato-hepatite não alcoólica; PPV = valor preditivo positivo; US = ultrassonografia.

Os biomarcadores séricos também são intrigantes, mas não estão prontos para uso na prática clínica. Vários centros de pesquisa desenvolveram sistemas de classificação que usam uma combinação de biomarcadores séricos, exames laboratoriais básicos ou índices clínicos num esforço para predizer a presença de NASH ou fibrose avançada. Nenhum sistema de classificação se mostrou universalmente aplicável na prática clínica. Os indicadores sugestivos de doença avançada que podem influenciar os clínicos para biópsia do fígado incluem relação de aspartato aminotransferase/alanina aminotransferase de mais de 0,8, presença de diabetes, obesidade mórbida ou mais de 50 anos de idade (Figura 27-1).

11. Como é determinada a severidade da doença em pacientes com NASH?
Características histológicas hepáticas são o indicador definitivo do grau de lesão hepática. Os substitutos imperfeitos usados em ensaios de pesquisa ou na prática clínica incluem aminotransferases séricas, insulina de jejum e glicose sérica.

O sistema de classificação de Brunt é o sistema predominante usado para avaliar achados histológicos hepáticos em que o grau é definido pelo grau de esteatose e inflamação, e o estágio está com base no grau de fibrose (Box 27-2).

12. Existem outras causas de fígado gorduroso além de resistência à insulina, obesidade e síndrome metabólica?
A esteato-hepatite induzida por álcool é indistinguível de NASH na biópsia do fígado, porém uma história de consumo de álcool durante a vida de mais de 20 g/dia em homens ou mais de 10 g/dia em mulheres confirma o álcool como a causa primária da doença hepática do paciente. Uma combinação de ingestão menor de álcool, até mesmo 40 g/semana, com resistência à insulina coexistente, também pode levar à esteato-hepatite. Outras causas comparativamente raras de esteatose hepática com ou sem esteato-hepatite são descritas na Tabela 27-1. Embora estas condições componham menos de 5% dos casos de esteatose hepática ou esteato-hepatite, é importante que elas sejam reconhecidas por causa de seu tratamento específico e único.

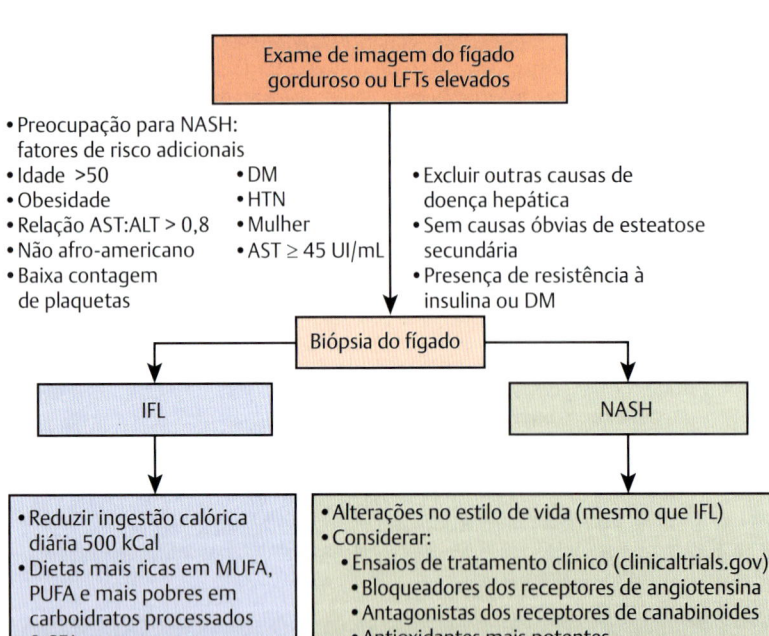

Fig. 27-1. Algoritmo de NAFLD, doença hepática gordurosa não alcoólica.

Exame de imagem do fígado gorduroso ou LFTs elevados

- Preocupação para NASH: fatores de risco adicionais
  - Idade >50
  - Obesidade
  - Relação AST:ALT > 0,8
  - Não afro-americano
  - Baixa contagem de plaquetas
  - DM
  - HTN
  - Mulher
  - AST ≥ 45 UI/mL

- Excluir outras causas de doença hepática
- Sem causas óbvias de esteatose secundária
- Presença de resistência à insulina ou DM

Biópsia do fígado

→ **IFL**
- Reduzir ingestão calórica diária 500 kCal
- Dietas mais ricas em MUFA, PUFA e mais pobres em carboidratos processados & SFA
- Exercícios 4x por semana: Queimar 400 kCal a cada vez

→ **NASH**
- Alterações no estilo de vida (mesmo que IFL)
- Considerar:
  - Ensaios de tratamento clínico (clinicaltrials.gov)
  - Bloqueadores dos receptores de angiotensina
  - Antagonistas dos receptores de canabinoides
  - Antioxidantes mais potentes
- TZDs +/- metformina em pts com fibrose avançada se estilos de vida Δs falham
- Cirurgia bariátrica: Bypass gástrico em Y de Roux ou banda gástrica (com condições comórbidas)

ALT = alanina aminotransferase; AST = aspartato aminotransferase; DM = diabetes melito; HTN = hipertensão; IFL = fígado gorduroso isolado; LFT = teste da função hepática; MUFA = ácido graxo monoinsaturado; NASH = esteato-hepatite não alcoólica; pts = pacientes; PUFA = ácido graxo poli-insaturado; SFA = ácido graxo saturado; TZD = tiazolidinedionas.

Box 27-2. Classificação de Brunt

Grau 1	Até 66% de esteatose, balonamento mínimo de hepatócitos predominantemente na zona 3, PMNs dispersos, possivelmente linfócitos intra-acinares sem ou com leve inflamação portal
Grau 2	Esteatose de 33-66%, PMNs mais proeminentes, balonamento óbvio de hepatócitos; inflamação crônica portal e intra-acinar leve-moderada também presente
Grau 3	Esteatose acentuada, balonamento acentuado, inflamação intra-acinar com PMNs associados a balonamento de hepatócitos, inflamação portal crônica leve-moderada
Estágio 1	Fibrose perisisinusoidal/pericelular na zona 3 em grau leve-moderado
Estágio 2	Fibrose perissinusoidal/pericelular na zona 3 com fibrose periportal focal ou extensa
Estágio 3	Fibrose perissinusoidal/pericelular na zona 3 e fibrose portal em ponte
Estágio 4	Cirrose

PMN = neutrófilos polimorfonucleares.

13. Qual a relação entre esteatose hepática e infecção pelo vírus da hepatite C (HCV)?

A infecção por HCV está associada à esteatose hepática, particularmente em infecção com genótipo 3, embora mesmo desenvolvidos do genótipo 1 tenham demonstrado promover o acúmulo de triglicerídeos nos hepatócitos. Na infecção com genótipo 3, o sucesso da erradicação da infecção por HCV resulta em redução acentuada na esteatose hepática, sugerindo envolvimento viral direto neste processo. NAFLD preexistente não relacionado com infecção por HCV primária também possui implicações importantes para a severidade da doença e pressagia o desenvolvimento de fibrose hepática avançada.

14. Qual a causa (patogênese) de NAFLD, em particular NASH?

Acredita-se que a resistência à insulina seja o denominador comum em um caminho intricado de múltiplas etapas que inicia pelo acúmulo de triglicerídeos nos hepatócitos e termina com a ativação de células estreladas que promovem a deposição do colágeno e o desenvolvimento de fibrose. As etapas intermediárias envolvem estresse oxidativo com elevação nos níveis de citocinas pró-inflamatórias, redução nos níveis de citocinas citoprotetoras, disfunção mitocondrial, estresse no retículo endoplasmático, autodigestão celular e endoxinas moleculares, levando à apoptose, bem como fatores genéticos que promovem esteatose hepática, necroinflamação e fibrinogênese. Deficiência de vitamina D e o microbioma intestinal humano são áreas mais recentes em investigação quanto ao seu papel na patogênese de NAFLD.

Tabela 27-1. Causas de Esteatose Hepática ou Esteato-hepatite	
CAUSA	**COMENTÁRIOS**
Drogas	
Associadas à Esteato-hepatite	
Tamoxifeno (e outros agonistas do estrogênio)	Esteatose (mais frequentemente) e raramente
Amiodarona	esteato-hepatite
Bloqueadores dos canais de cálcio	Pode ocorrer com aminotransferases séricas normais
Glicocorticoides	Três meses em tratamento até 4 anos após o término
Metotrexato	1 a 3% dos pacientes
Irinotecano	Geralmente reverte com a descontinuação da droga
Oxaliplatina	Casos raros de cirrose ou insuficiência hepática aguda
	Associação controversa
	Mediada por ↑ triglicerídeos séricos e glicose
	Esteato-hepatite pseudoalcoólica
	Esteato-hepatite associada à quimioterapia
Associadas à Esteatose	
Ácido valproico	
Ibuprofeno	
Aspirina	
Tetraciclina	
Zidovudina/didanosina/estavudina	
Cirurgia	
Bypass jejunal-ileal	
Derivação biliopancreática	
Ressecção extensa do intestino delgado	
Diversos	
Nutrição parenteral total	Diverticulite jejunal
Crescimento bacteriano excessivo	
Abetalipoproteinemia	
Vírus da hepatite C	

15. Como você trata pacientes com fígado gorduroso isolado (isto é, pacientes com NAFLD sem evidências histológicas de NASH)?

Como estes pacientes não estão em risco aumentado de doença hepática crônica (isto é, cirrose e câncer de fígado), alterações no estilo de vida são o pilar fundamental da terapia. Acredita-se que a redução moderada da ingestão calórica de aproximadamente 500 calorias ao dia, juntamente com exercícios planejados para gastar 400 kCal quatro vezes por semana, seja adequada para produzir melhora bioquímica e histológica, embora não existam estudos bem desenhados e em grande escala. A modificação dos fatores de risco cardiovasculares é essencial, já que os pacientes com NAFLD têm um risco aumentado para eventos cardiovasculares.

16. Qual é o tratamento ideal de pacientes com NASH comprovada por biópsia?

Nenhum tratamento demonstrou ser universalmente eficaz e aplicável a todos os pacientes no tratamento de NASH. Os tratamentos são tipicamente agrupados em intervenções no estilo de vida, terapias farmacológicas ou intervenções cirúrgicas.

17. Descreva a abordagem ideal de modificação no estilo de vida para pacientes com NASH.

As intervenções no estilo de vida incluem redução calórica e aumento no nível de atividade similar ao recomendado para pacientes com fígado gorduroso isolado. Também existem evidências que apoiam uma modificação na composição da dieta, como dietas com baixo índice glicêmico com ingestão reduzida de frutose e ácido graxo saturado. O aumento na ingestão de ácidos graxos ômega-3 também pode ser benéfico.

O regime ideal de treinamento físico não foi estabelecido, e tanto um treinamento de resistência quanto cardiovascular parece ser benéfico. Exercícios de treinamento aeróbico ou resistência três a quatro vezes por semana durante 30 a 45 minutos de uma intensidade moderada parecem ser uma recomendação razoável. Embora estas intervenções sejam seguras e eficazes, elas são difíceis de manter durante longos períodos, além de serem difíceis de aplicar à prática clínica.

18. Qual é o papel do café e NAFLD?

O café cafeinado é composto de vários componentes bioativos com efeitos favoráveis em doenças hepáticas crônicas, como HCV, em que estudos associaram seu consumo à redução da fibrose hepática em pacientes. Um estudo transversal recente encontrou uma relação inversa entre a quantidade consumida de café cafeinado e fibrose hepática em pacientes com NASH. O uso regular diário moderado de café cafeinado pode ser considerado um adjunto adequado a um plano de tratamento multidisciplinar para pacientes com NAFLD. (Segure o creme e açúcar!)

19. Quais as terapias médicas aprovadas pela Administração de Drogas e de Alimentos (FDA) que existem para NASH?

Não existem terapias médicas aprovadas pela FDA. A farmacoterapia é atraente como tratamento, uma vez que muitos destes pacientes já estejam tomando medicações para hipertensão ou hiperlipidemia coexistente.

Inúmeros agentes, incluindo antioxidantes, agentes citoprotetores, medicações para redução de lipídios, agentes para perda de peso e medicações para diabéticos, foram todos avaliados apresentando resultados variados. Vitamina E e as tiazolidinedionas, em particular pioglitazona, foram as mais estudadas e apresentaram alguns efeitos benéficos em achados histológicos de NASH.

20. Qual é o papel da pioglitazona no tratamento de NASH?

A pioglitazona pode ser considerada em pacientes com NASH que são diabéticos ou têm achados histológicos avançados, pois demonstrou de um modo geral melhorar a esteatose hepática, necroinflamação e, em certos casos, fibrose. Os pacientes devem ser orientados quanto aos efeitos colaterais, que incluem ganho de peso (~2-5 kg após 1 ano de terapia), edema periférico, exacerbação de insuficiência cardíaca congestiva, osteoporose e possivelmente taxas aumentadas de câncer de bexiga. Os benefícios histológicos parecem não se manter com a cessação da medicação.

21. Qual é o papel da vitamina E no tratamento de NASH?

A vitamina E antioxidante foi estudada na NASH adulta com resultados benéficos de um modo geral. Uma dose de 800 IU uma vez por dia demonstrou melhoras significativas na esteatose hepática e inflamação da lobulação, mas não fibrose, embora outro ensaio menor tenha sugerido melhora da fibrose com o tratamento. Embora depois de considerada uma terapia completamente benigna, foi reportado recentemente que a vitamina E aumenta o risco cardiovascular, mortalidade por todo o tipo de causas e as taxas de câncer de próstata. Não obstante estes efeitos potencialmente negativos, as diretrizes da sociedade tríplice [AASLD (Associação Americana para o Estudo das Doenças Hepáticas), AGA (Associação de Gastroenterologia Americana), ACG (Colégio Americano de Gastroenterologia)] recomendam atualmente a vitamina E em pacientes não diabéticos com NASH comprovada por biópsia.

22. Quais as terapias potenciais futuras para NASH?

Medicações para perda de peso, outras medicações para diabéticos, como análogos da incretina (p. ex., exenatida), bloqueadores do receptor de angiotensina, o ácido obeticólico agonista do hormônio nuclear e pentoxifilina são algumas das medicações que atualmente estão sendo usadas em NASH.

23. Qual é o papel da cirurgia bariátrica como tratamento para NASH?

Estudos em pacientes que se submeteram à cirurgia bariátrica para obesidade mórbida sugeriram que a perda de peso cirúrgica pode melhorar os achados histológicos de NASH. Os primeiros estudos em pacientes submetidos à derivação biliopancreática mostraram alguma preocupação com a piora da fibrose hepática, mas a vasta maioria dos estudos usando *bypass* gástrico em Y de Roux ou colocação de banda laparoscópica demonstrou melhora significativa em achados histológicos hepáticos, até mesmo com resolução total da esteato-hepatite relatada. Estes estudos fornecem fortes evidências de que a cirurgia bariátrica em pacientes com obesidade mórbida melhora a esteato-hepatite. Estes procedimentos invasivos podem ser considerados para aqueles com condições comórbidas que justificariam os riscos de um procedimento cirúrgico invasivo.

24. Quantos pacientes diagnosticados com NASH continuam precisando de transplante de fígado?

Cirrose descompensada ou HCC causada por NASH é atualmente a terceira indicação mais comum para transplante de fígado nos Estados Unidos, mas espera-se que seja a principal indicação para transplante de fígado até 2020.

Vinte por cento de todos os pacientes com NAFLD têm NASH. Destes pacientes com NASH, ~11 desenvolvem cirrose e por um período variável de tempo, desde meses até 7 anos, 31% daqueles com cirrose descompensam ou desenvolvem HCC.

25. Qual é o papel da esteatose hepática em doadores para transplante de fígado?

Até 30% de todos os fígados avaliados para transplante apresentam alguma esteatose. Fígados de doadores com 30% de esteatose são considerados aceitáveis, fígados de doadores com 30 a 60% de esteatose são considerados com cautela e fígados de doadores com mais de 60% de esteatose são considerados impróprios por muitos centros de transplante. Dois estudos recentes revelaram que esteatose moderada e até mesmo severa apresenta mortalidade em curto e longo prazos comparável a pacientes com esteatose ausente ou leve, embora com permanência mais longa na unidade de cuidados intensivos.

26. NAFLD ou NASH recorrem após transplante de fígado?

A maioria dos dados referentes à NASH pós-transplante está limitada a relatos ou séries de casos de recorrência de NASH preexistente ou esteato-hepatite de novo. O desenvolvimento de NAFLD ou NASH após transplante ortópico de fígado (OLT) é provavelmente multifatorial, com alguma contribuição de fatores metabólicos do hospedeiro e alguma das medicações imunossupressoras pós-transplante, como prednisona e tacrolimo, que promovem o desenvolvimento de diabetes. Dados retrospectivos de 68 pacientes com OLT acompanhados durante uma média de 28 ± 18 meses mostraram que 18% dos pacientes desenvolveram NAFLD de novo, e 9% dos pacientes desenvolveram NASH de novo.

Bibliografia

1. American Association for the Study of Liver Disease. AASLD practice guidelines 2012. Available at http://www.aasld.org/practiceguidelines/Documents/NonalcoholicFattyLiverDisease2012_25762_ftp.pdf.
2. Adams LA, Sanderson S, Lindor KD. The histological course of nonalcoholic fatty liver disease: a longitudinal study of 103 patients with sequential liver biopsies. J Hepatol 2005;42:132-8.
3. Belfort R, Harrison SA, Brown K et al. A placebo controlled trial of pioglitazone in subjects with nonalcoholic steatohepatitis. N Engl J Med 2006;355:2297-307.
4. Brunt EM. Nonalcoholic steatohepatitis: definition and pathology. Semin Liver Dis 2001;21:3-16.
5. Chalasani C, Younossi Z, Lavine JE et al. The diagnosis and management of non-alcoholic fatty liver disease: practice guideline by the American Association for the Study of Liver Diseases, American College of Gastroenterology, and the American Gastroenterological Association. Hepatology 2012;55:2005-23.
6. Ekstedt M, Franzen LE, Mathiesen UL et al. Long-term follow-up of patients with NAFLD and elevated liver enzymes. Hepatology 2006;44:865-73.
7. Harrison SA, Day CP. Benefits of lifestyle modification in NAFLD. Gut 2007;56:1760-9.
8. Kowdley KV, Belt P, Wilson LA et al. Serum ferritin is an independent predictor of histologic severity and advanced fibrosis in patients with nonalcoholic fatty liver disease. Hepatology 2012;55:77-85.
9. Kwok RM, Torres DM, Harrison SA. Vitamin D and NAFLD: is it more than just an association? Hepatology 2013;58(3):1166-74.
10. Machado M, Marques-Vidal P, Cortez-Pinto H. 2006 Hepatic histology in obese patients undergoing bariatric surgery. J Hepatol 2006;45:600-6.
11. Molloy JW, Calcagno CJ, Williams CD et al. Association of coffee and caffeine consumption with fatty liver disease, nonalcoholic steatohepatitis and degree of hepatic fibrosis. Hepatology 2012;55:429-36.
12. McCormack L, Petrowsky H, Jochum W et al. Use of severely steatotic grafts in liver transplantation: a matched case control study. Ann Surg 2007;246:940-8.
13. Nikeghbalian S, Nejatollahi SMR, Salahi H et al. Does donor's fatty liver change impact on early mortality and outcome of liver transplantation? Transplant Proc 2007;39:1181-3.
14. Soderberg C, Stal P, Askling J et al. Decreased survival of subjects with elevated liver function tests during a 28-year follow-up period. Hepatology 2010;51:595-602.
15. Stravitz RT, Sanyal AJ. Drug-induced steatohepatitis. Clin Liver Dis 2003;7:435-51.
16. Torres DM, Harrison SA. Diagnosis and therapy of nonalcoholic steatohepatitis. Gastroenterology 2008;134:1682-98.
17. Torres DM, Williams CD, Harrison SA. Features, diagnosis, and treatment of nonalcoholic fatty liver disease. Clin Gastroenterol Hepatol 2010;10:837-58.
18. Wanless IR, Lentz JS. Fatty liver hepatitis (steatohepatitis) and obesity: an autopsy study with analysis of risk factors. Hepatology 1990;12:1106-10.
19. Williams CD, Stengel J, Asike MI et al. Prevalence of nonalcoholic fatty liver disease and nonalcoholic steatohepatitis among a largely middle-aged population utilizing ultrasound and liver biopsy: a prospective study. Gastroenterology 2011;140:124-31.
20. Zivkovic AM, German JB, Sanyal AJ. Comparative review of diets for the metabolic syndrome: implications for non-alcoholic fatty liver disease. Am J Clin Nutr 2007;86:285-300.

TRANSPLANTE HEPÁTICO

Stevan A. Gonzalez, MD, MS ▪ *James F. Trotter, MD*

1. Qual é a base atual para priorização de pacientes para transplante cadavérico?
A prioridade para transplante hepático é atualmente determinada pelo escore do Modelo para Doença Hepática em Estágio Final (MELD), que incorpora creatinina sérica (Cr), bilirrubina (bili) e relação internacional normalizada (INR) à seguinte equação matemática preditiva de *sobrevivência em 90 dias*:

$$\text{Escore MELD} = (0{,}957 \times \ln[\text{Cr mg/dL}] + 0{,}378 \times \ln[\text{bili mg/dL}] + 1{,}12 \times \ln[\text{INR}] + 0{,}643) \times 10$$

Um escore MELD prediz mortalidade em 90 dias, e, assim, pacientes com altos escores MELD têm uma prioridade mais alta para transplante. Pacientes com um escore MELD abaixo de 9 têm apenas uma taxa de mortalidade de 2% em 90 dias, enquanto que pacientes com um escore MELD acima de 40 têm uma taxa de mortalidade de 71%. A alocação do fígado com base nos escores MELD difere em dois aspectos importantes do sistema anterior:
A. Medidas subjetivas, como o grau de ascite e encefalopatia, não são incluídas.
B. O tempo na lista de espera desempenha um papel menor, servindo apenas para desempate entre pacientes com o mesmo escore. Alguns candidatos a transplante têm um risco aumentado de mortalidade que não está refletido no escore MELD. Isto ocorre em pacientes com carcinoma hepatocelular (HCC) e numa pequena proporção de pacientes que têm síndrome hepatopulmonar ou hipertensão portopulmonar. Nestes indivíduos, pontos de exceção no MELD podem ser concedidos com base em práticas regionais. Para aumentar a disponibilidade do órgão para pacientes doentes em estado crítico, mudanças recentes na política de alocação de órgãos ampliaram a área geográfica de aquisição de órgãos para pacientes com escores MELD acima de 35. O objetivo desta nova política é reduzir a taxa de mortalidade na lista de espera para aqueles pacientes doentes.

2. Para pacientes com doença hepática crônica, quando é o momento apropriado de encaminhar para transplante de fígado?
A decisão de listar um paciente para transplante reside em última análise no julgamento e experiência dos médicos do centro de transplantes. Em geral, os pacientes devem ser considerados para entrar na lista se tiverem um escore MELD acima de 15, ou complicações com perigo de vida de doença hepática em estágio terminal, incluindo ascite, encefalopatia, hemorragia hipertensiva portal, icterícia, perda de peso significativa ou HCC. Transtornos médicos coexistentes, como doença arterial coronariana, doença pulmonar obstrutiva crônica, cardiomiopatia ou hipertensão pulmonar, podem comprometer o sucesso do transplante de fígado, especialmente em adultos idosos. Consequentemente, pacientes com condições comórbidas precisam ser avaliados para determinar a sua candidatura ao transplante. Não há vantagem em listar precocemente os pacientes para transplante de fígado, porque o tempo de espera não mais determina a prioridade para transplante.

3. Quais pacientes com HCC são considerados e priorizados para transplante?
A sobrevivência em longo prazo para pacientes cuidadosamente selecionados com HCC é semelhante à de pacientes que se submetem a transplante por causas não malignas. A Rede Unida para o Compartilhamento de Órgãos (UNOS) requer estadiamento cuidadoso dos candidatos com HCC para determinar a extensão da doença maligna. A extensão da doença hepática é avaliada com tomografia abdominal computadorizada (CT), e a CT de tórax (e varredura óssea em alguns centros) é usada para determinar a presença de hepatoma metastático. Os receptores de transplante de fígado que preenchem os **critérios de Milan** têm os mesmos 3 a 4 anos de sobrevivência atuarial que pacientes sem malignidade, com uma taxa de sobrevivência de 4 anos de 85%:
A. Um tumor de 5 cm ou menos; ou três tumores ou menos, cada um com menos de 3 cm.
B. Sem envolvimento macrovascular.
C. Sem evidência radiológica de doença extra-hepática.

Os pacientes que preenchem os critérios de Milan recebem uma alta prioridade para transplante com 22 pontos. É dado um aumento de 10% aos pacientes para cada 3 meses na lista de espera. Na maioria dos centros, tais pacientes são transplantados em poucos meses antes de o HCC progredir.

Embora controversos, estudos recentes propuseram a ampliação dos critérios de seleção atuais para pacientes com HCC. Por exemplo, **os critérios da Universidade da Califórnia-São Francisco** incluem:
A. Um tumor com menos de 6,5 cm.
B. Três tumores, no máximo, com nenhum maior do que 4,5 cm.
C. Tamanho cumulativo do tumor menor do que 8 cm.

Foi reportado que o uso deste conjunto de critérios na alocação de fígados para HCC tem uma taxa de sobrevivência de 75% em 5 anos pós-transplante. Estes critérios, no entanto, não são usados atualmente pela UNOS para priorizar pacientes para transplante.

4. Qual é o risco de HCC em pacientes com hepatite C e como isto influenciou as tendências em transplante de fígado?

A hepatite C crônica é atualmente o fator de risco mais comum para HCC nos Estados Unidos e representa mais da metade dos casos de HCC. A infecção por hepatite C está associada *a um risco vinte vezes maior de HCC e um risco anual de 5% por ano em pacientes com hepatite C e cirrose*. A incidência de HCC triplicou nos Estados Unidos durante as 3 últimas décadas, com uma grande proporção desta tendência sendo atribuída à hepatite C. Embora o número global de transplantes de fígado realizados para hepatite C pareça ter atingido um platô, o número de transplantes para HCC aumentou acentuadamente, com a maioria dos casos atribuídaà infecção por hepatite C. Em contraste, os transplantes de fígado são realizados menos frequentemente para hepatite B crônica, provavelmente como resultado da terapia antiviral mais eficaz.

5. Dada a alta taxa de mortalidade em lista de espera, o transplante de fígado com doador vivo (LDLT) é uma opção?

Sim. Aproximadamente 10% dos pacientes listados para transplante de fígado nos Estados Unidos morrem a cada ano esperando um órgão doador compatível. O LDLT foi desenvolvido em resposta à escassez de órgãos de doadores mortos (DD) e à mortalidade na lista de espera. Além disso, um número igual é removido da lista como "muito doente para transplante". Atualmente, os transplantes com doador vivo constituem 3% de todos os transplantes. A maioria dos LDLTs de adulto para adulto nos Estados Unidos usa o lobo hepático direito. A vantagem mais importante do LDLT é uma redução no tempo de espera para o receptor e risco mais baixo de morrer na lista de espera. As desvantagens do LDLT incluem risco para o doador (risco de morte e morbidade) e o risco de que os receptores do LDLT tenham mais complicações biliares do que os receptores de órgãos cadavéricos.

6. Quem são os receptores potenciais para LDLT?

Os receptores mais apropriados são os candidatos ideais para transplante de fígado com necessidade urgente de transplante que estão em risco substancial de morrer antes do transplante com DD, isto é, doença hepática descompensada ou HCC.

O candidato receptor de LDLT se submete à mesma avaliação que o receptor de DD. LDLT pode estar associado a uma vantagem de sobrevivência significativa em vez de esperar por transplantes de fígado com DD; contudo, candidatos com HCC que têm baixos escores MELD (< 15) podem não se beneficiar com LDLT. Pacientes com múltiplas condições coexistentes, cirurgia abdominal importante prévia ou trombose extensa da veia mesentérica têm risco aumentado de complicações pós-operatórias e podem não ser indicados para LDLT.

7. Liste as doenças para as quais é realizado transplante de fígado.

A. Insuficiência hepática aguda (ALF) (8%) – o Alfabeto:
  A:Acetaminofeno, Hepatite **a**utoimune, toxina do cogumelo ***Amanita***.
  B: Hepatite **B**, síndrome de **B**udd-Chiari.
  C:Criptogênica.
  D:Drogas (acetaminofeno, isoniazida, dissulfiram, outras).
  E:Esotérica (doença de Wilson).
  F: Infiltração gordurosa (***Fatty***) (síndrome de Reye, fígado gorduroso agudo da gravidez).

B. Doença hepática crônica (82%):
  - Hepatite viral crônica (hepatite C, hepatite B).
  - Doença hepática alcoólica.
  - Cirrose criptogênica.
  - Hepatite autoimune.
  - Cirrose biliar primária.
  - Colangite esclerosante primária.
  - Esteato-hepatite não alcoólica (NASH).
  - Síndrome de Budd-Chiari.
  - Cirrose induzida por droga (metotrexato, amiodarona).
  - Sarcoidose.
  - Doença hepática policística.

C. Doença hepática congênita e metabólica (8%):
  - Hemocromatose.
  - Doença de Wilson.
  - Deficiência de α1-antitripsina.
  - Fibrose cística.
  - Amiloidose.

D. Outras (2%):
  - Hepatoblastoma.
  - Hemangioendotelioma.
  - Tumor carcinoide metastático.
  - Retransplante.

A indicação mais comum para transplante de fígado é hepatite crônica C, seguida por doença hepática alcoólica, seguida por NASH. Com a prevalência crescente de NASH, ela brevemente ultrapassará a doença hepática alcoólica como a segunda indicação mais comum para transplante de fígado.

8. Qual é a definição de *insuficiência hepática aguda* (insuficiência hepática fulminante)?

Ocorrem aproximadamente 2.500 casos de ALF nos Estados Unidos cada ano. *Insuficiência hepática aguda* é definida por um declínio agudo na função hepática, caracterizado por icterícia, coagulopatia (INR > 1,5) e encefalopatia, ocorrendo dentro de 8 semanas do início da doença na ausência de doença hepática preexistente. Os pacientes tipicamente apresentam letargia e icterícia progressiva por vários dias. *As causas mais comuns de insuficiência hepática aguda nos Estados Unidos, em ordem descendente, são acetaminofeno (46%), indeterminada (14%), induzida por drogas (11%), hepatite B (6%), hepatite autoimune (6%), isquemia (4%), hepatite A (3%) e outras (9%).*

Por causa da rápida progressão de ALF, os pacientes requerem pronto encaminhamento para um centro de transplantes de fígado. Os pacientes podem progredir de encefalopatia leve para coma no espaço de horas. A sobrevivência dos pacientes varia de acordo com os fatores etiológicos de ALF, em que a hepatotoxicidade do acetaminofeno está mais provavelmente associada à recuperação espontânea (65%); no entanto, isto ocorre em menos da metade do total dos pacientes quando são contabilizados outros fatores etiológicos. As duas causas mais comuns de morte são edema cerebral e infecção. A sobrevivência após o transplante para ALF varia de 70 a 80%, dependendo da causa etiológica. Ferramentas para prognóstico, como os critérios do King's College, são úteis na identificação de pacientes com o risco mais alto de morte e que se beneficiariam do transplante hepático urgente. Os critérios do King's College predizem alto risco de mortalidade com base em ALF por acetaminofeno *versus* não associada a acetaminofeno:

Os seguintes critérios identificam **ALF ASSOCIADA AO ACETAMINOFENO:**
- pH< 7,30.
- Tempo de protrombina (PT) > 100 segundos (INR > 6,5), creatinina sérica > 3,4 mg/dL e encefalopatia grau 3 ou mais.

Os seguintes critérios identificam **ALF NÃO ASSOCIADA AO ACETAMINOFENO:**
- PT > 100 segundos (INR) ou quaisquer três dos seguintes:
  - Menos de 10 anos de idade ou mais de 40 anos.
  - Fatores etiológicos: hepatite não A, não B; halotano; reação a drogas.
  - Duração de mais de 7 dias de icterícia antes do início de encefalopatia.
  - PT mais de 50 segundos (INR > 3,5).
  - Bilirrubina sérica mais de 18 mg/dL.

9. Uma mulher de 21 anos é hospitalizada após uma *overdose* de acetaminofeno. Como é determinado se ela deve ser encaminhada para transplante hepático?

A causa mais comum de ALF é acetaminofeno. A ingestão aguda de acetaminofeno pode causar lesão hepática severa pelo metabólito tóxico, *N*-acetil-p-benzoquinona imina, um metabólito do sistema do citocromo P450. A ingestão crônica de álcool pode resultar na indução do sistema do citocromo P450 e uma redução na quantidade de acetaminofeno necessária para causar hepatotoxicidade. *Sem tratamento, um nível de acetaminofeno de mais de 300 mcg/mL às 4 horas ou mais de 45 mcg/mL às 15 horas está associado a um risco de 90% de hepatotoxicidade.* Se os pacientes se apresentam dentro de 4 horas da ingestão, o carvão ativado pode reduzir a absorção do acetaminofeno. *N*-acetilcisteína (NAC, Mucomyst), um precursor da glutationa, deve ser administrada em todos os casos de suspeita de *overdose* de acetaminofeno, independente da dose ou tempo de ingestão do acetaminofeno. A administração precoce de NAC é recomendada não só em pacientes com hepatotoxicidade por acetaminofeno, mas também deve ser dada em casos de ALF não associada a acetaminofeno com encefalopatia grau 1 ou 2, em que ela está associada a um benefício de sobrevivência significativo.

10. Infecção pelo vírus da imunodeficiência adquirida (HIV) é uma contraindicação para transplante de fígado?

Não. Embora infecção pelo HIV fosse anteriormente uma contraindicação para transplantes de fígado, o advento da terapia antirretroviral altamente ativa (HAART) alterou o processo de seleção entre os pacientes infectados. Os critérios de seleção para pacientes com HIV estão em desenvolvimento, mas incluem:
- Paciente em tratamento com HAART.
- Contagem de CD4 de 100 a 200 mm^3 ou mais.
- Ausência de infecções ou malignidades relacionadas com o HIV.

Em candidatos infectados pelo HIV que satisfazem estes critérios, a sobrevivência após transplante de fígado é comparável a pacientes não infectados com HIV; no entanto, indivíduos coinfectados com o vírus da hepatite C (HCV) e HIV têm taxas de sobrevivência pós-transplante significativamente mais baixas. Portanto, alguns centros não irão considerar esses pacientes coinfectados para transplante de fígado. A seleção cuidadosa do receptor e doador é importante na otimização dos resultados nesta população.

11. O transplante de fígado é uma opção de manejo eficaz para colangiocarcinoma?

Na maioria dos casos, colangiocarcinoma permanece sendo uma contraindicação relativa para transplante de fígado; contudo, alguns centros de transplante reportaram resultados aceitáveis em indivíduos selecionados. Os transplantes de fígado são mais comumente realizados em casos irressecáveis de colangiocarcinoma peri-hilar em estágio inicial (tamanho do tumor < 3 cm, sem metástases) em que protocolos envolvendo quimioterapia neoadjuvante seguida de transplante de fígado estão associados a taxas de sobrevivência sem recorrência de 68%. Em casos de colangiocarcinoma intra-hepático, o transplante de fígado geralmente não é realizado em razão de taxas muito altas de recorrência.

12. Quais condições são consideradas contraindicações para transplante de fígado?

A decisão de realizar um transplante de fígado em um paciente específico está fundamentada no julgamento e experiência dos médicos do centro de transplantes.

As contraindicações absolutas incluem:
- Malignidade extra-hepática (excluindo carcinoma das células escamosas da pele).
- Sepse ou infecção ativa não controlada.
- Uso ativo de álcool ou droga ilícita.
- Fatores psicossociais que impedem a recuperação após o transplante.
- Doença cardiopulmonar não controlada (doença arterial coronariana, insuficiência cardíaca congestiva, doença valvular, hipertensão pulmonar, doença pulmonar restritiva e doença pulmonar obstrutiva crônica severa).

As contraindicações relativas incluem:
- Idade avançada (≥ 65 anos).
- Obesidade.
- Trombose da veia porta ou veia mesentérica.
- Colangiocarcinoma (veja discussão anterior).
- Doença psiquiátrica.
- Fraco apoio social.
- Infecção pelo HIV (veja discussão anterior).

Existem dados recentes de que receptores selecionados de transplante de fígado com doença hepática alcoólica que não satisfizeram o critério padrão de abstinência (> 6 meses) têm resultados idênticos aos de outros pacientes. Entretanto, esta prática não foi amplamente adotada nos Estados Unidos.

13. Um candidato a transplante de fígado desenvolve insuficiência renal agravada. Em que momento deve ser considerado um transplante simultâneo de fígado e de rim (SLK)?

A inclusão da creatinina no escore MELD associou a disfunção renal à priorização de candidatos a transplante de fígado. Em consequência, a proporção de receptores de fígado com insuficiência renal aguda e crônica aumentou desde a instituição da alocação hepática com base em MELD. A função renal de alguns receptores é tão deficiente que eles precisam de um transplante renal simultâneo no momento do transplante de fígado para proporcionar função renal suficiente para sobrevivência em longo prazo quantificável. De fato, o número de transplantes SLK tem aumentado nos últimos anos. Realizar um transplante renal em receptores de transplante de fígado selecionados pode ter um efeito importante na sobrevivência pós-transplante e na qualidade de vida. Os critérios propostos para considerar SLK em candidatos a transplante de fígado incluem:

Lesão renal aguda persistente de ≥ 4 mais um dos seguintes: aumento triplicado na creatinina a partir da linha de base, creatinina de 4 mg/dL ou mais com aumento agudo de 0,5 mg/dL ou mais, necessidade de terapia de substituição renal (RRT), taxa estimada de filtração glomerular (GFR) 35 mL/min ou menos.

Doença renal crônica de ≥ 3 meses mais um dos seguintes: GFR estimada de 40 mL/min ou menos, proteinúria de 2 g/dia ou mais, biópsia do rim com mais do que 30% de glomerulosclerose ou mais de 30% de fibrose intersticial, doença metabólica.

14. Candidatos a transplante de fígado com síndrome hepatorrenal (HRS) precisam de transplante de rim?

HRS ocorre em pacientes com cirrose e ascite, em consequência de hipovolemia efetiva e hipoperfusão renal no contexto de uma circulação hiperdinâmica, redução no débito cardíaco e vasoconstrição renal severa. Dois tipos de HRS são definidos da seguinte forma:

HRS tipo 1: Duplicação rápida da creatinina na linha de base até um nível acima de 2,5 mg/dL no espaço de 2 semanas, tipicamente ocorrendo após um evento precipitante.

HRS tipo 2: Progressão lenta com creatinina de 1,5 a 2,5 mg/dL, tipicamente associada à ascite refratária.

Critérios diagnósticos adicionais incluem:
- Sem melhora na creatinina para 1,5 mg/dL ou menos após 48 horas de retirada do diurético e expansão do volume com albumina intravenosa.
- Sem choque, exposição a medicações nefrotóxicas, ou evidência de doença renal parenquimal (proteinúria > 500 mg/dia, hematúria > 50 hemácias por campo de alta potência, exame de imagem renal anormal).

Embora HSR tipo 1 esteja associada à insuficiência renal progressiva, à necessidade de RRT e a um risco de mortalidade muito alto (sobrevivência média de 1 mês), a disfunção renal associada é potencialmente reversível após o transplante de fígado. Dados sugerem que a maioria dos indivíduos que se submetem a transplante de fígado em 4 a 6 semanas do início de HRS tipo 1 irá recuperar a função renal e pode não precisar de um transplante renal.

15. Quais características do perfil psicossocial de um paciente sugerem um bom prognóstico para abstinência continuada do álcool antes do transplante de fígado?

Para pacientes com uma história de abuso de álcool, a maioria dos centros exige um período de abstinência (pelo menos 6 a 12 meses) e uma avaliação por um profissional especializado em abuso de substância antes do transplante. O reconhecimento do alcoolismo pelo paciente e membros da sua família é especialmente importante, e os pacientes demonstram isto pela adesão a um programa de reabilitação do álcool. As características associadas a uma baixa taxa de reincidência incluem ausência de abuso de substância comórbida, boa função social e ausência de uma história familiar de abuso do álcool.

16. Quais fatores medidos no receptor antes do transplante estão correlacionados com a sobrevivência pós-operatória reduzida?

Relatos sugeriram que fatores clínicos pré-transplante, como escore Child-Pugh e MELD, não são bons preditores de sobrevivência após o transplante, embora os receptores com um escore MELD alto imediatamente anterior ao transplante possam ter sobrevivência pós-transplante reduzida. As características do receptor pré-transplante associadas a um risco aumentado de morte relacionada com o fígado mais de 1 ano após o transplante incluem necessidade de retransplante, insuficiência renal e diabetes. Fatores adicionais pré-transplante associados à reduzida sobrevivência geral pós-transplante incluem idade avançada e malignidade hepática (HCC ou colangiocarcinoma). Infecção pelo HIV prejudica o paciente significativamente em longo prazo e o aloenxerto decorrente de HCV recorrente no fígado transplantado.

17. Quais os imunossupressores usados no transplante de fígado? Quais são seus mecanismos de ação e efeitos colaterais?

Ver Tabela 28-1.

Tabela 28-1. Mecanismo de Ação e Efeitos Colaterais dos Imunossupressores

DROGA	MECANISMO DE AÇÃO	TOXICIDADES
Tracolimo	Inibidor da calcineurina: suprime IL-2-dependente Proliferação de células T	Insuficiência renal, neurológica, diabetes melito, diarreia
Ciclosporina	O mesmo que tracolimo	Hipertensão, insuficiência renal, neurológica, hiperlipidemia, hirsutismo
Azatioprina	Inibe a proliferação de células T e B interferindo na síntese da purina	Depressão da medula óssea, hepatotoxicidade, dispepsia
Micofenolato de mofetila Ácido micofenólico	Inibição seletiva da proliferação de células T e B interferindo na síntese da purina	Depressão da medula óssea, diarreia, dispepsia
Corticosteroides	Inibidores da citocina (IL-1, IL-2, IL-6, TNF e IFN-γ)	Diabetes melito, obesidade, hipertensão, osteopenia, infecção, labilidade emocional
Sirolimo Everolimo	Inibidor de mTOR: inibe a transdução de sinal dos receptores de IL-2, reduzindo a proliferação das células T e B	Neutropenia, trombocitopenia, pneumonite, hiperlipidemia, trombose arterial hepática*
Daclizumab/ Basiliximab/ Timoglobulina	Anticorpo monoclonal que bloqueia o receptor de IL-2, inibindo a ativação das células T	Reações de hipersensibilidade com basiliximab

IFN = interferon; IL = interleucina; mTOR = alvo da rapamicina em mamíferos; TNF = fator necrosante tumoral.
*Sirolimo está associado a um "tarja preta" decorrente da trombose arterial hepática.

18. Qual é o regime imunossupressor típico?

O regime imunossupressor específico varia de centro para centro. A terapia imunossupressora atual geralmente envolve dois ou três agentes para prevenir rejeição do aloenxerto no período pós-operatório imediato. Tipicamente, isto envolve a combinação de um inibidor da calcineurina (CNI), como tacrolimo (TAC, FK506) ou ciclosporina com um ou mais outros agentes. Atualmente mais de 90% dos receptores de transplante de fígado recebem TAC, e o restante ciclosporina. Um agente secundário, como micofenolato de mofetila (MMF), ácido micofenólico (MPA) ou azatioprina, é usado com um CNI. Estes agentes operam por diferentes mecanismos para aumentar o efeito imunossupressor, ao mesmo tempo minimizando o efeito colateral nefrotóxico dos CNIs. Ciclosporina e TAC previnem a ativação das células T pela inibição da calcineurina, uma fosfatase dependente do cálcio envolvida na transdução do sinal intracelular. Azatioprina, MMF e MPA previnem a expansão das células T e B ativadas. Azatioprina é uma purina análoga que se torna metabolizada para seu componente ativo, 6-mercaptopurina, e depois inibe a síntese do DNA e RNA, particularmente em células T de proliferação rápida. MMF e MPA são inibidores não competitivos de uma enzima necessária para a síntese da guanina, um nucleotídeo da purina.

Corticosteroides são usados como terapia de primeira linha em imunossupressão em muitos centros. No entanto, existem crescentes evidências de que corticosteroides para manutenção em longo prazo podem não ser necessários para prevenir rejeição. Assim sendo, a maioria dos receptores de transplante de fígado é liberada completamente de corticosteroides alguns meses após a cirurgia. O regime mais comum no período pós-operatório imediato é TAC com MMF ou MPA com um curso curto (semanas a meses) de corticosteroides. Recentemente, a Administração dos Alimentos e das Drogas aprovou uma droga, everolimo, que está numa nova classe de imunossupressão (inibidores do alvo da rapamicina em mamíferos [mTOR]). Sirolimo, outro inibidor de mTOR, não está aprovado em transplante de fígado, porém é administrado aos receptores de fígado com uma frequência limitada.

A alocação de fígado com base no escore MELD afetou a administração de imunossupressão. A inclusão da creatinina como um determinante no escore MELD aumentou a prioridade e o número de receptores de transplante de fígado com insuficiência renal. Em consequência, os regimes imunossupressores pós-transplante são configurados para minimizar a nefrotoxicidade. Uma estratégia é reduzir ou evitar a exposição o CNI imediatamente após a cirurgia. Muitos centros introduziram o uso de globulina antitimocítica de coelho como terapia de indução. Outras estratégias para reduzir a exposição ao CNI incluem anticorpos receptores da interleucina-2, como daclizumab ou basiliximab, inibidores de mTOR, como sirolimo ou everolimo, ou doses crescentes de MMF ou MPA. Em receptores que desenvolvem insuficiência renal posteriormente em seu curso pós-transplante, os CNIs são comumente reduzidos na dose ou retirados e depois substituídos ou complementados com inibidores de mTOR, MMF ou MPA.

19. Um paciente que fez transplante de fígado teve uma crise convulsiva tipo grande mal 36 horas pós-transplante. O nível de ciclosporina está dentro dos limites aceitáveis. O paciente está num estado pós-ictal, mas não tem déficits neurológicos focais óbvios. Que fatores contribuem para um risco aumentado de crises convulsivas pós-transplante?

Tanto a ciclosporina quanto TAC estão associados à neurotoxicidade, incluindo tremor, crises convulsivas, parestesias, ataxia e delírio. Os efeitos colaterais neurológicos são geralmente reversíveis com uma redução na dosagem ou descontinuação da droga.

20. Eritromicina afeta a terapia imunossupressora?

Ciclosporina e TAC são metabolizados pelo sistema do citocromo P450-3A4. As medicações que inibem P450-3A4 elevam a ciclosporina e os níveis de TAC e colocam o paciente em risco para toxicidade e superimunossupressão. Medicações que induzem P450-3A4 baixam os níveis e aumentam o risco de rejeição ou requerem doses mais altas do imunossupressor. Se estas medicações forem necessárias, o ajuste da dose e o monitoramento da ciclosporina e TAC podem ser necessários (Box 28-1).

Box 28-1. Medicações Que Comumente Interagem com Ciclosporina e TAC

Aumentam os Níveis de Ciclosporina/Tacrolimo	Reduzem os Níveis de Ciclosporina/Tacrolimo
Eritromicina	Fenitoína
Claritromicina	Carbamazepina
Cetoconazol	Fenobarbital
Fluconazol	Rifampina
Itraconazol	
Verapamil	
Diltiazem	
Amiodarona	
Teleprevir/boceprevir	

21. Quais os achados histológicos de rejeição aguda *versus* hepatite C pós-transplante na biópsia de fígado?

A diferenciação entre hepatite C recorrente e rejeição celular aguda é uma das áreas mais problemáticas em transplante clínico. Em muitos casos, os achados histológicos na biópsia do fígado são inconclusivos na diferenciação destes dois transtornos. *As características histológicas de rejeição celular aguda incluem*:
- Infiltrado celular misto (incluindo eosinófilos) na tríade portal.
- Inflamação dos ductos biliares apresentando-se como apoptose ou linfócitos intraepiteliais.
- Endotelite da veia central ou porta.

Pode ser difícil distinguir Hepatite C recorrente de rejeição. Os achados histológicos podem demonstrar um infiltrado linfocítico predominante nas áreas portais em vez de infiltrado celular misto de rejeição. Outros achados histológicos de HCV incluem inflamação parenquimal focal, presença de corpos acidofílicos e vacuolização do epitélio biliar. Em contraste, inflamação no ducto biliar e inflamação endotelial venosa são características mais proeminentes na rejeição.

22. Descreva as outras complicações pós-transplante manifestadas por enzimas hepáticas elevadas.

A trombose arterial hepática permanece sendo uma complicação séria após o transplante. A apresentação clínica pode ser variável, mas geralmente está associada a aminotransferases elevadas. Outros sinais incluem decréscimo no débito biliar, elevação persistente no PT, bilirrubina ou bacteriemia. A cessação do fluxo do sangue arterial hepático preferencialmente causa dano isquêmico à árvore biliar, resultando em ruptura da árvore biliar e o desenvolvimento de bilomas, vazamento de bile e, por fim, estenose. O tratamento da trombose arterial hepática inicial pode ser responsivo à abordagem radiológica intervencionista, mas geralmente justifica intervenção cirúrgica. Em trombose arterial hepática, geralmente é necessário retransplante para que haja sucesso nos resultados em longo prazo.

No período inicial pós-transplante, pode-se apresentar trombose na veia portal com sinais de disfunção no enxerto, o que requer imediata revascularização ou retransplante. Trombose tardia pode ser bem tolerada ou levar à disfunção do enxerto ou hipertensão portal. Foi usada angioplastia com balão, colocação de *stent* e infusão trombolítica para restabelecer a circulação portal.

Os vazamentos ou estenoses biliares podem ser assintomáticos, mas também podem levarà icterícia, bacteriemia ou sepse. Pode ocorrer vazamento biliar na anastomose biliar e dentro do fígado como consequência da destruição do ducto biliar. Dano isquêmico decorrente de trombose da artéria hepática pode ser um fator contribuinte.

Medicações também podem causar enzimas hepáticas elevadas. Pode ocorrer um padrão colestático com ciclosporina, TAC, azatioprina, drogas com sulfa e vários antibióticos. Pode ocorrer um padrão hepatocelular com azatioprina, drogas anti-inflamatórias não esteroides e alguns antibióticos.

A infecção oportunista mais comum do aloenxerto hepático é infecção por citomegalovírus (CMV), e a infecção pode-se apresentar como enzimas hepáticas elevadas, febre, citopenias ou letargia.

Uma doença invasiva nos tecidos pode causar complicações com perigo de vida, quando o fígado, pulmões ou o trato intestinal estão envolvidos. O período mais comum para doença por CMV é de 4 a 12 semanas após o transplante. Com níveis de imunossupressão geralmente mais baixos e profilaxia eficaz, a ocorrência de doença por CMV em receptores de transplante de fígado está reduzindo para menos de 5% em alguns centros (Figura 28-1).

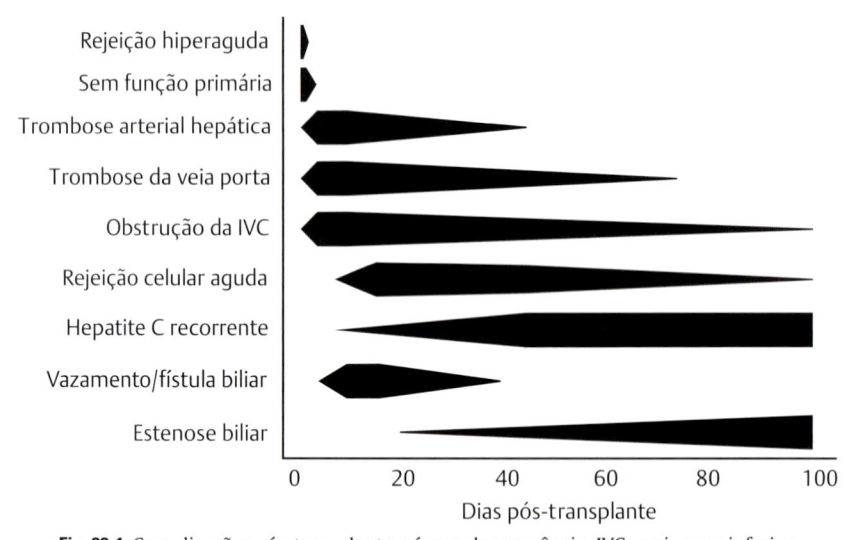

Fig. 28-1. Complicações pós-transplante e época de ocorrência. *IVC* = veia cava inferior.

23. Quais as características clínicas, bioquímicas e histológicas da rejeição crônica?

A rejeição crônica do aloenxerto é geralmente caracterizada por uma elevação insidiosa, porém progressiva na fosfatase alcalina e bilirrubina. Os pacientes são geralmente assintomáticos, e a função sintética permanece intacta até os últimos estágios. A patogênese desta síndrome permanece indefinida, mas as evidências favorecem a perda dos ductos biliares e o desenvolvimento de arteriopatia obstrutiva nas pequenas artérias hepáticas. Os achados histológicos incluem um parênquima de aparência normal com poucos infiltrados mononucleares nas áreas portais, mas ausência de ductos biliares em quase todas as tríades portais. Posteriormente no curso, os pacientes desenvolvem estenoses e dilatações nos ductos biliares maiores, semelhante à colangite esclerosante primária. Nestes casos, o curso clínico pode ser complicado por ataques recorrentes de sepse biliar. O diagnóstico diferencial neste estágio inclui trombose arterial hepática, colangite por CMV, estenose anastomótica da árvore biliar e colangite esclerosante primária recorrente.

Rejeição crônica é muito incomum e geralmente ocorre em receptores de transplante de fígado que não aderem à sua terapia imunossupressora. O processo frequentemente progride até falência do enxerto, mas relatos recentes indicam que 20 a 30% dos pacientes podem responder à terapia imunossupressora adicional. Pacientes com insuficiência hepática progressiva causada por rejeição crônica podem precisar de avaliação para retransplante.

24. Com que frequência é preciso realizar um segundo transplante de fígado e por que razões os retransplantes são realizados?

Menos de 10% dos transplantes de fígado realizados nos Estados Unidos são retransplantes. Os retransplantes precoces são geralmente realizados para a não função primária e trombose arterial hepática. Técnicas cirúrgicas aperfeiçoadas reduziram a taxa de transplante precoce. Retransplantes tardios podem ocorrer em função de recorrência da doença original ou rejeição crônica. Pode ocorrer doença recorrente dentro de 5 a 10 anos em receptores com hepatite autoimune (36-68%), colangite esclerosante primária (20-25%) e cirrose biliar primária (21-37%). Hepatite C recorrente ocorre em todos os receptores de transplante com viremia no momento do transplante. Em contraste, a incidência de hepatite B recorrente declinou para menos de 10% com o uso de imunoglobulina para hepatite B pós-transplante (HBIg) e análogos de nucleosídeo e nucleotídeo. A viabilização de análogos de nucleosídeo e nucleotídeo cada vez mais potentes com uma alta barreira à resistência, como entecavir ou tenofovir, levou a taxas de recorrência desprezíveis e pode reduzir a necessidade de HBIg completa.

25. É recomendado retransplante para hepatite C recorrente?

A hepatite C crônica permanece sendo a indicação mais comum para transplante de fígado nos Estados Unidos. A prevalência de infecção por HCV em pacientes submetidos a retransplante aumentou significativamente desde 1990. Como a hepatite C recorrente causa falência do enxerto em um número crescente de pacientes, o retransplante está sendo considerado mais frequentemente. Entretanto, o retransplante para pacientes com falência do enxerto causada por hepatite C recorrente é controverso por *três razões*:

1. As taxas de sobrevivência em longo prazo para retransplante de receptores com falência do enxerto causado por HCV são de apenas 50%.
2. A escassez crítica de fígados de DD força os clínicos a selecionarem pacientes com a melhor chance de sobrevivência após o transplante.
3. Os receptores de fígado que desenvolvem falência do enxerto por HCV recorrente têm mais comorbidades do que na época do seu primeiro transplante. Eles são mais velhos e podem ter sofrido os efeitos colaterais da exposição prolongada a imunossupressores, a saber, diabetes, hipertensão e insuficiência renal.

Embora infecção por HCV tenha inicialmente sido considerada um preditor independente de mortalidade após retransplante, relatos posteriores descreveram taxas de sobrevivência similares em receptores com HCV e sem HCV, provavelmente atribuídas ao aperfeiçoamento na seleção do paciente e do doador. Contudo, a sobrevivência após retransplante para hepatite C colestática é muito baixa. Consequentemente, a maioria dos centros de transplante não oferecerá retransplante para pacientes com perda do enxerto causada por HCV recorrente ou oferecerá em menor escala.

26. Descreva as complicações metabólicas em longo prazo que ocorrem no receptor de transplante de fígado.

Embora os pacientes experimentem uma melhora dramática na sua qualidade de vida após transplante de fígado, eles estão em risco de complicações associadas ao uso de regimes imunossupressores. As complicações metabólicas mais comuns incluem diabetes, hipertensão e insuficiência renal. Pode ocorrer diabetes causada por corticosteroides ou CNI após o transplante. Hipertensão é comum com ciclosporina e TAC, e a insuficiência renal associada pode exacerbar este problema. Hiperlipidemia causada por corticosteroides, sirolimo e ciclosporina também ocorre após transplante. Embora as complicações metabólicas possam ser melhoradas por uma redução na imunossupressão, hiperlipidemia persistente ou diabetes requerem tratamento agressivo. Todos estes fatores podem colocar os pacientes em maior risco para doença cardiovascular ou cerebrovascular, e os pacientes devem receber aconselhamento em relação à dieta apropriada, exercícios e cessação do tabagismo. Frequentemente ocorre insuficiência renal após transplante de fígado e é mais frequente em pacientes que recebem ciclosporina do que TAC. *Até 28% dos pacientes desenvolvem doença renal da fase final (ESRD) 10 anos após o transplante.* Outros fatores de risco para o desenvolvimento de ESRD incluem idade avançada, hipertensão, diabetes, hepatite C, doença renal anterior ao transplante de fígado e insuficiência renal aguda pós-operatória.

Os pacientes podem estar em risco de *osteoporose* associada ao uso de corticosteroides, particularmente se eles receberam esteroides em quantidade significativa antes do transplante. Um baixo limiar para a medida da densidade óssea antes do transplante é apropriado em populações de alto risco, como pacientes com doença hepática colestática. Os pacientes em risco devem consultar um endocrinologista para uma avaliação da terapia apropriada, que pode incluir cálcio, suplementação de vitamina D e outros agentes.

27. Com que frequência a doença hepática gordurosa não alcoólica (NAFLD) recorre após transplante de fígado?

NAFLD é cada vez mais reconhecida como a principal causa de doença hepática crônica levando à cirrose. A maioria dos pacientes com cirrose criptogenética que satisfazem os critérios de síndrome metabólica (obesidade abdominal, diabetes, hiperlipidemia e hipertensão) e em outros aspectos não têm uma causa identificável de doença hepática crônica provavelmente têm NAFLD subjacente. *Como pode ocorrer síndrome metabólica pós-transplante em até 50% dos receptores* de transplante de um modo geral, o desenvolvimento de NAFLD pós-transplante é uma preocupação, particularmente naqueles com possível NAFLD pré-transplante. A taxa de recorrência de NAFLD após transplante de fígado foi relatada em 40 a 70%. Embora uma grande proporção destes pacientes também demonstre NASH, não está claro se isto pode levar à falência do enxerto ou a um decréscimo na sobrevivência. O desenvolvimento de NAFLD de novo pode ocorrer em até um terço dos receptores de transplante, embora a prevalência de NASH neste grupo possa ser muito mais baixa em menos de 5%.

28. Os receptores de transplante de fígado estão em risco aumentado de desenvolver câncer?

A imunossupressão aumenta significativamente o *risco de malignidade, o que complica aproximadamente 15%* dos transplantes de fígado. A malignidade mais comum após transplante de fígado é o carcinoma de células escamosas da pele. Portanto, os pacientes devem evitar exposição à luz ultravioleta e usar roupas protetoras e filtro solar se participarem de atividades que levem à exposição solar.

Ocorre transtorno linfoproliferativo pós-transplante (PTLD) em 1% dos pacientes após transplante de fígado. A maioria é linfoma não Hodgkin tipo células B grandes causado por infecção pelo vírus Epstein-Barr (EBV) no contexto de imunossupressão crônica. Os dois fatores de risco mais importantes para PTLD são o grau de imunossupressão e não compatibilidade do doador com EBV (receptor EBV para imunoglobulina G negativo e doador EBV para IgG positivo). A apresentação clínica é variável e inclui febre, linfadenopatia, perda de peso ou envolvimento de órgãos. O envolvimento extranodal é comum no trato gastrointestinal, fígado, pulmões e medula óssea. O tratamento é uma acentuada redução na imunossupressão ou o uso de agentes antivirais, o que pode resultar na completa resolução da doença. Também é necessário encaminhamento para consulta oncológica para consideração de quimioterapia ou radiação, o que é necessário para muitos pacientes.

29. Que fatores contribuem para doença metabólica óssea após transplante?

Doenças hepáticas crônicas, particularmente doenças hepáticas colestáticas, estão associadas à osteopenia. Originalmente, acreditava-se que a patogênese estivesse relacionada com a redução no fluxo dos sais biliares e má absorção da vitamina D, mas os níveis plasmáticos de vitamina D são normais. Em vez disso, estes pacientes parecem ter inibição da formação óssea e reabsorção óssea baixa ou normal. Antes do transplante, estes pacientes podem já ter perda óssea significativa. Após o transplante, os glicocorticoides pioram a condição e colocam os pacientes em risco de fraturas. Um estudo mediu a densidade óssea de 20 mulheres com cirrose biliar primária. Aos 3 meses após o transplante, sua densidade óssea declinou para uma taxa média de 18,1% por ano. O nadir na densidade óssea parecia ocorrer dentro dos primeiros 6 meses. Quando o uso de glicocorticoides decresceu, a densidade óssea melhorou e por fim ultrapassou a densidade pré-transplante aos 2 anos.

BIBLIOGRAFIA

1. Angeli P, Gines P. Hepatorenal syndrome, MELD score and liver transplantation: an evolving issue with relevant implications for clinical practice. J Hepatol 2012;57:1135-40.
2. Berg CL, Merion RM, Shearon TH et al. Liver transplant recipient survival benefit with living donation in the model for endstage liver disease allocation era. Hepatology 2011;54:1313-21.
3. Carbone M, Neuberger J. Liver transplantation in PBC and PSC: indications and disease recurrence. Clin Res Hepatol Gastroenterol 2011;35:446-54.
4. Cholongitas E, Goulis J, Akriviadis E et al. Hepatitis B immunoglobulin and/or nucleos(t)ide analogues for prophylaxis against hepatitis b virus recurrence after liver transplantation: a systematic review. Liver Transpl 2011;17:1176-90.
5. Czaja AJ. Diagnosis, pathogenesis, and treatment of autoimmune hepatitis after liver transplantation. Dig Dis Sci 2012;57:2248-66.
6. Darwish Murad S, Kim WR, Harnois DM et al. Efficacy of neoadjuvant chemoradiation, followed by liver transplantation, for perihilar cholangiocarcinoma at 12 US centers. Gastroenterology 2012;143:88-98.e83, quiz e14.
7. Davis GL, Alter MJ, El-Serag H et al. Aging of hepatitis C virus (HCV)-infected persons in the United States: a multiple cohort model of HCV prevalence and disease progression. Gastroenterology 2010;138:513-21.
8. Dureja P, Mellinger J, Agni R et al. NAFLD recurrence in liver transplant recipients. Transplantation 2011;91:684-9.
9. El-Serag HB. Epidemiology of viral hepatitis and hepatocellular carcinoma. Gastroenterology 2012;142:1264-73.
10. El-Serag HB. Hepatocellular carcinoma. N Engl J Med 2011;365:1118-27.
11. Gordon FD, Kwo P, Ghalib R et al. Peginterferon-alpha-2b and ribavirin for hepatitis C recurrence postorthotopic liver transplantation. J Clin Gastroenterol 2012;46:700-8.
12. Lee WM, Hynan LS, Rossaro L et al. Itravenous N-acetylcysteine improves transplant-free survival in early stage non-acetaminophen acute liver failure. Gastroenterology 2009;137:856-64,864 e851.
13. Massoud O, Wiesner RH. The use of sirolimus should be restricted in liver transplantation. J Hepatol 2012;56:288-90.
14. Mathurin P, Moreno C, Samuel D et al. Early liver transplantation for severe alcoholic hepatitis. N Engl J Med 2011;365:1790-800.
15. Nadim MK, Sung RS, Davis CL et al. Simultaneous liver-kidney transplantation summit: current state and future directions. Am J Transplant 2012;12:2901-8.
16. Pagadala M, Dasarathy S, Eghtesad B et al. Posttransplant metabolic syndrome: an epidemic waiting to happen. Liver Transpl 2009;15:1662-70.
17. Perrillo R, Buti M, Durand F et al. Entecavir and hepatitis B immune globulin in patients undergoing liver transplantation for chronic hepatitis B. Liver Transpl 2013;19:887-95.
18. Razumilava N, Gores GJ. Classification, diagnosis, and management of cholangiocarcinoma. Clin Gastroenterol Hepatol 2013;11:13-21.e11, quiz e13-14.
19. Terrault NA, Roland ME, Schiano T et al. Outcomes of liver transplant recipients with hepatitis C and human immunodeficiency virus coinfection. Liver Transpl 2012;18:716-26.
20. Verna EC, Abdelmessih R, Salomao MA et al. Cholestatic hepatitis C following liver transplantation: an outcome-based histological definition, clinical predictors, and prognosis. Liver Transpl 2013;19:78-88.
21. Watt KD, Pedersen RA, Kremers WK et al. Evolution of causes and risk factors for mortality post-liver transplant: results of the NIDDK long-term follow-up study. Am J Transplant 2010;10:1420-7.
22. Wiesner RH, Fung JJ. Present state of immunosuppressive therapy in liver transplant recipients. Liver Transpl 2011;17(Suppl. 3):S1-9.

Websites

MELD Score. http://www.mdcalc.com/meld-score-model-for-end-stage-liver-disease-12-and-older/[Acessado em 22/09/2014].

ASCITE
Philip S. Ge, MD ▪ Carlos Guarner, MD, PhD ▪ Bruce A. Runyon, MD

1. Quais as causas mais comuns de ascite?

Ascite é o acúmulo de líquido dentro da cavidade peritoneal. Mais de 80% dos pacientes com ascite têm doença hepática crônica descompensada. No entanto, é importante conhecer as outras possíveis causas de ascite, porque o tratamento e o prognóstico podem ser muito diferentes. Em geral, as causas mais comuns de ascite são cirrose, insuficiência cardíaca, carcinomatose peritoneal, hepatite alcoólica e insuficiência hepática fulminante. O diagnóstico diferencial de ascite pode ser classificado de acordo com a sua fisiopatologia (Tabela 29-1).

Tabela 29-1. Diagnóstico Diferencial de Ascite Classificado de acordo com a Fisiopatologia

MECANISMO	DIAGNÓSTICO DIFERENCIAL
Hipertensão portal	Cirrose Hepatite alcoólica Insuficiência hepática aguda Oclusão da veia hepática (síndrome de Budd-Chiari) Insuficiência cardíaca Pericardite constritiva Ascite associada à diálise
Hipoalbunemia	Síndrome nefrótica Desnutrição Enteropatia perdedora de proteína
Doença peritoneal	Ascite maligna Peritonite tuberculosa Peritonite fúngica Diálise peritoneal Gastroenterite eosinofílica Peritonite granulomatosa causada pelo amido
Diversos	Ascite quilosa Ascite pancreática Mixedema Hemoperitônio

2. Uma exploração diagnóstica deve ser realizada rotineiramente em todos os pacientes com ascite no momento de admissão ao hospital?

É diagnosticado ascite quando grandes quantidades de líquidos estão presentes na cavidade peritoneal. Se o exame clínico não for definitivo na detecção ou exclusao de ascite, ultrassonografia pode ser útil e fornecer informações sobre a causa da ascite. Paracentese abdominal é segura, rápida e econômica. A análise do líquido ascítico via paracentese abdominal fornece dados importantes para diferenciação das causas de ascite e para avaliação de peritonite bacteriana espontânea (SBP).

Ascite na insuficiência cardíaca pode simular ascite em cirrose, e a distinção entre as duas entidades pode ser desafiadora. A medida do peptídeo natriurético cerebral no plasma (BNP) ou pró-hormônio N-terminal de BNP pode ser usada para distinguir ascite causada por cirrose de ascite resultante de insuficiência cardíaca. Contudo, isto não exclui a necessidade de paracentese, já que os pacientes podem ter ascite no contexto de ambos, insuficiência cardíaca e cirrose.

A paracentese diagnóstica é um passo essencial e insubstituível na avaliação de novo início de ascite. O retardo na paracentese diagnóstica abdominal leva a um sério retardo no diagnóstico e no tratamento adequado. Como regra, a paracentese diagnóstica abdominal deve ser realizada:
- No momento da detecção de novo início de ascite.
- No momento da internação em todos os pacientes com ascite.

- Quando houver evidência de descompensação clínica, como SBP, peritonite bacteriana secundária, encefalopatia hepática, hemorragia gastrointestinal ou deterioração da função renal.

3. Como deve ser realizada uma paracentese diagnóstica?

Embora a paracentese seja simples e segura, devem ser tomadas precauções para evitar complicações. O abdome deve ser desinfetado com uma solução de iodo ou similar, e o médico deve usar luvas esterilizadas durante todo o procedimento. A agulha deve ser inserida numa área que seja maciça à percussão. Um ponto no **quadrante inferior esquerdo** na amplitude de dois dedos cefálico a partir da espinha ilíaca anterossuperior e na amplitude de dois dedos medial a este ponto parece ser o melhor local para inserção da agulha. Como o panículo é menos espesso nesta área, a agulha atravessa menos tecido. Punções terapêuticas nos quadrantes inferiores drenam mais líquido do que punções na linha mediana. *Pacientes usando lactulose tendem a ter ceco distendido* e, portanto, o quadrante inferior esquerdo é preferido ao quadrante inferior direito. As cicatrizes devem ser evitadas, pois frequentemente são pontos de vasos colaterais e intestino aderente. Entre 30 e 50 mL de ácido ascítico devem ser retirados para análise.

4. Que testes devem ser solicitados rotineiramente no líquido ascítico?

A análise do líquido ascítico é útil para o diagnóstico diferencial de ascite. No entanto, não é necessário solicitar todos os testes em cada amostra. **A contagem de células com diferencial é o teste mais importante realizado no líquido ascítico porque fornece informação imediata sobre possível infecção bacteriana.** Uma contagem absoluta de neutrófilos de 250 células/mm³ ou mais (contagem total de glóbulos brancos x% de células polimorfonucleares [PMN]) fornece evidências presumíveis de infecção bacteriana do líquido ascítico e justifica o início de antibióticos empíricos. Uma contagem elevada de glóbulos brancos com uma predominância de linfócitos sugere carcinomatose peritoneal ou peritonite tuberculosa.

O líquido ascítico deve ser cultivado pela inoculação de frasco de cultura à beira do leito. A sensibilidade deste método é maior do que enviar um tubo ou seringa de líquido para laboratório na detecção de crescimento bacteriano. Deve ser solicitada cultura específica para tuberculose quando houver suspeita de peritonite tuberculosa e quando a contagem de glóbulos brancos ascíticos for elevada com uma predominância linfocítica. A coloração Gram de líquido ascítico geralmente não demonstra bactérias em pacientes com cirrose e SBP precoce, mas pode ser útil na identificação de pacientes com perfuração no intestino, em que são vistos múltiplos tipos de bactérias.

A concentração albumínica do líquido ascítico permite o cálculo do gradiente de albumina soro-ascite (SAAG) para classificar amostras nas categorias de alto ou baixo gradiente (veja a Pergunta 6). A concentração total de proteína do líquido ascítico é útil para a determinação de quais pacientes estão em alto risco de desenvolver SBP (proteína total < 1 g/dL) e na diferenciação de peritonite bacteriana secundária. A medida da glicose e lactato desidrogenase (LDH) no líquido ascítico se revelou útil para fazer esta distinção (veja a Pergunta 11). A atividade da amilase do líquido ascítico é acentuadamente elevada em ascite pancreática e perfuração do intestino em ascite e pode ser considerada quando houver suspeita clínica de tais situações. O exame citológico do líquido ascítico é útil na detecção de ascite maligna, quando o peritônio está envolvido no processo maligno. Infelizmente, o exame citológico do líquido ascítico não é útil na detecção de carcinoma hepatocelular, que raramente tem metástases no peritônio.

Pacientes com ascite refratária são atualmente submetidos à paracentese de grande volume repetida na clínica ambulatorial. A incidência de infecção no líquido ascítico ou bacterascite é muito baixa nestes pacientes. Portanto, é aceitável obter uma contagem celular e diferencial em todas as amostras de líquido ascítico no contexto clínico da paracentese e cultura apenas em amostras de líquido ascítico de pacientes ambulatoriais sintomáticos (isto é, dor abdominal ou febre) e quando o líquido é de aparência turva.

5. Deve ser realizado um diagnóstico de toracocentese em paciente com cirrose e hidrotórax pleural?

Hidrotórax pleural é definido como o acúmulo de líquido ascítico no espaço pleural em um paciente com cirrose, em quem uma causa cardíaca, pulmonar ou pleural foi excluída. Aproximadamente 5 a 10% dos pacientes com cirrose e ascite desenvolvem hidrotórax hepático, principalmente no lado direito (quase 70% dos casos), mas também pode ser no lado esquerdo ou bilateral. Quase 10% dos pacientes com cirrose hospitalizados com hidrotórax hepático têm um empiema bacteriano espontâneo, e 40% destes episódios não estão associados à SBP. Em consequência, **uma toracocentese diagnóstica em pacientes com cirrose com ascite pode ser útil para avaliar outras causas de efusão pleural em situações selecionadas** e diagnosticar empiema bacteriano espontâneo em pacientes com cirrose com suspeita de uma infecção bacteriana e estudos negativos de amostras de líquido ascítico, sangue e urina. *A inserção de sonda torácica é contraindicada em pacientes com hidrotórax hepático e pode levar à rápida deterioração clínica.*

6. Por que é útil medir SAAG?

SAAG é mais útil do que a concentração de proteína total de líquido ascítico na classificação de ascite. Este gradiente está fisiologicamente com base no equilíbrio oncótico-hidrostático e está relacionado diretamente com a pressão portal. SAAG é calculado pela subtração da concentração de albumina de líquido ascítico da concentração de albumina do soro obtida no mesmo dia:

Pacientes com gradientes de 1,1 g/dL ou mais têm hipertensão portal, enquanto que pacientes com gradientes abaixo de 1,1 g/dL não têm hipertensão portal.

7. **Quais são as causas de alto SAAG (isto é, ≥ 1,1 g/dL)?**
A causa mais comum de alto SAAG é cirrose, mas qualquer causa de **hipertensão portal** leva a um alto gradiente (Tabela 29-2). Ascite mista é decorrente de múltiplas causas concorrentes, incluindo pelo menos uma que causa hipertensão portal (isto é, cirrose e peritonite tuberculosa).

Tabela 29-2. Classificação de Ascite com Base em SAAG

SAAG	DIAGNÓSTICO DIFERENCIAL
Alto (SAAG ≥ 1,1 g/dL)	Cirrose Insuficiência cardíaca Hepatite alcoólica Insuficiência hepática aguda Metástases hepáticas massivas Oclusão das veias hepáticas (síndrome de Budd-Chiari) Pericardite constritiva Trombose da veia porta Mixedema Fígado gorduroso da gravidez Ascite mista
Baixo (SAAG < 1,1 g/dL)	Carcinomatose peritoneal Peritonite tuberculosa Pancreatite Ascite biliar Síndrome nefrótica Serosite Obstrução ou infarto intestinal

SAAG = gradiente de albumina soro-ascite.

$$SAAG = albumina_{soro} - albumina_{ascite}$$

8. **Quais são as causas de baixo SAAG (isto é, < 1,1 d/dL)?**
Ascite de baixo gradiente é encontrada na **ausência de hipertensão portal** e geralmente se deve à doença peritoneal (veja a Tabela 29-2). A causa mais comum é carcinomatose peritoneal.

9. **Quais são as variantes de infecção do líquido ascítico?**
Infecção do líquido ascítico pode ser espontânea ou secundária a uma fonte de infecção intra-abdominal tratável cirurgicamente. Mais de 90% das infecções do líquido ascítico em pacientes com cirrose são espontâneas. De acordo com as características da cultura do líquido ascítico e contagem de PMN, quatro diferentes variantes de infecção do líquido ascítico foram descritas em pacientes com cirrose:
- **SBP** é definida como uma infecção do líquido ascítico com contagem de PMN de 250 células/mm³ ou mais e cultura positiva (geralmente para um único organismo).
- **Ascite neutrocítica com cultura negativa** é definida como uma contagem de PMN no líquido ascítico de 250 células/mm³ ou mais com uma cultura negativa.
- **Bacterascite** é definida como uma contagem de PMN no líquido ascítico de menos de 250 células/mm³ com uma cultura positiva para um único organismo.
- **Bacterascite polimicrobiana** é definida como um líquido ascítico com contagem de PMN menor do que 250 células/mm³ com uma cultura positiva para mais de um organismo. Esta condição pode ser causada por perfuração do intestino pela agulha durante a tentativa de paracentese.

10. **Qual é o critério diagnóstico de empiema bacteriano espontâneo?**
O critério diagnóstico atual de empiema bacteriano espontâneo é uma cultura de líquido pleural positiva com uma contagem de PMN no líquido pleural de 250 células/μL ou mais e a exclusão de infecções parapneumônicas. Empiema bacteriano espontâneo com cultura negativa é definido quando o paciente tem uma cultura do líquido pleural negativa e uma contagem de PMN de 500 células/μL ou mais sem uma infecção parapneumônica.

11. **Como você diferencia peritonite espontânea de secundária?**
É importante diferenciar peritonite espontânea de secundária em pacientes com cirrose, porque o tratamento para SBP é médico, enquanto que o tratamento para peritonite secundária é geralmente cirúrgico. Embora a peritonite secundária represente menos de 10% das infecções no líquido ascítico, ela deve ser considerada em qualquer paciente com ascite neutrocítica (contagem de PMN ≥ 250 células/μL). A análise do líquido ascítico é útil na diferenciação das duas entidades. De-

ve-se suspeitar de peritonite bacteriana secundária, quando a análise do líquido ascítico apresentar dois ou três dos seguintes critérios (critérios de Runyon):
- Proteína total mais de 1 g/dL.
- Glicose menos de 50 mg/dL.
- LDH mais de 225 mU/mL (ou mais do que o limite superior do normal para o soro).

Estes critérios foram validados recentemente e demonstram ter uma sensibilidade de 66,6% e especificidade de 89,7%. Quando combinada com a presença de uma cultura do líquido ascítico polimicrobiano, a especificidade aumentou para 95,6%. A maioria das culturas de líquido ascítico em pacientes com peritonite bacteriana secundaria é polimicrobiana, enquanto que em pacientes com SBP a infecção é geralmente monomicrobiana. Pacientes com suspeita de peritonite secundária com base na análise do líquido ascítico devem ser avaliados prontamente por tomografia abdominal e consulta cirúrgica precoce.

Em pacientes com peritonite secundária sem perfuração, estes critérios não são tão úteis; no entanto, a contagem de células PMN após 48 horas de tratamento aumentará além do valor pré-tratamento, e a cultura do líquido ascítico permanecerá positiva. Por outro lado, a contagem de células PMN no líquido ascítico decresce rapidamente em pacientes apropriadamente tratados com SBP, e a cultura do líquido ascítico torna-se negativa. A determinação do antígeno carcinoembrionário no líquido ascítico e dos níveis de fosfatase alcalina (> 5 ng/mL e/ou > 240 U/L, respectivamente) pode ser útil para diagnosticar peritonite bacteriana secundária, causada por perfuração intestinal oculta (maior especificidade do que os critérios de Runyon em um estudo).

12. Quem está em alto risco de desenvolver SBP?
Ver Box 29-1.

Box 29-1. Fatores de Risco para o Desenvolvimento de Peritonite Bacteriana Espontânea

- Hospitalização com hemorragia gastrointestinal
- Cirrose e proteína total no líquido ascítico < 1,5 g/dL e doença hepática avançada, especialmente:
  - Hiperbilirrubinemia (> 3,2 mg/dL)
  - Trombocitopenia (< 98.000 células/mm^3)
  - Escore de Child-Pugh $\geq$ 9
- Hiponatremia ($\leq$ 130 mEq/L)
- Disfunção renal (creatinina sérica $\geq$ 1,2 mg/dL ou nitrogênio ureico no sangue $\geq$ 25 mg/dL)
- Pacientes com cirrose que sobreviveram a um episódio de SBP
- Insuficiência hepática fulminante

SBP = peritonite bacteriana espontânea.

---

13. Qual é a patogênese da SBP?
Bactérias Gram-negativas são os agentes causadores mais comuns isolados em infecções bacterianas em pacientes com cirrose. Assim sendo, foi sugerido que o intestino deve ser a fonte das bactérias. A passagem direta das bactérias para o sangue portal ou líquido ascítico não foi documentada em pacientes com cirrose, se a mucosa intestinal não perdeu a sua integridade. A translocação bacteriana, definida como a passagem de bactérias viáveis do trato gastrointestinal para os linfonodos mesentéricos, foi demonstrada em um modelo experimental de ratos com cirrose e ascite e em pacientes com cirrose que se submeteram à laparotomia. De fato, foi observada identidade genética entre as bactérias isoladas no intestino, linfonodos mesentéricos e líquido ascítico nos ratos com cirrose. O exagerado crescimento bacteriano intestinal parece ser o mecanismo principal da translocação bacteriana em ratos cirróticos. A redução da quantidade de flora intestinal demonstrou reduzir a incidência de translocação bacteriana e SBP. Um estudo experimental observou que os ratos com cirrose e dano oxidativo intestinal severo no íleo e ceco têm maior incidência de translocação bacteriana, sugerindo um possível papel das alterações mucosais funcionais na patogênese de SBP. Deficiências imunes, especialmente atividade diminuída do sistema reticuloendotelial e baixos níveis de complemento sérico, levam à bacteriemia frequente e prolongada em pacientes com cirrose e à colonização de fluidos corporais, como o líquido ascítico. O desenvolvimento de uma infecção bacteriana depende da capacidade do líquido ascítico de matar as bactérias. *In vitro*, a capacidade do líquido ascítico de matar as bactérias (isto é, atividade opsônica) está relacionada diretamente com a concentração de proteína total e C3 do líquido ascítico. Pacientes com cirrose e baixa atividade opsônica do líquido ascítico têm baixo C3, proteína total baixa e assim uma incidência maior de SBP. Em contraste, pacientes com alta atividade opsônica do fluido ascítico têm C3 alto e proteína total alta; assim, a colonização bacteriana pode-se resolver espontaneamente.

14. Qual o teste que fornece informações precoces sobre possível infecção no líquido ascítico?
A decisão de iniciar tratamento empírico com antibióticos deve ser tomada o mais breve possível, porque a taxa de sobrevivência depende do diagnóstico e tratamento precoces. A coloração de Gram é positiva em apenas 5 a 10% dos pacientes, e a cultura bacteriana do líquido ascítico leva pelo menos 12 horas para demonstrar crescimento. **A contagem de neutrófilos no líquido ascítico é altamente sensível na detecção de infecção bacteriana do líquido peritoneal**. Uma contagem absoluta de neutrófilos de 250 células/mm^3 ou mais justifica o tratamento empírico com antibióticos.

15. Qual é o tratamento de escolha para suspeita de SBP?
Cefalosporinas de terceira geração, como cefotaxima, abrangem a maior parte da flora responsável por SBP e demonstraram em ensaios randomizados serem superiores à combinação usada anteriormente de ampicilina e gentamicina

com menos complicações de nefrotoxicidade ou superinfecção. **Cefotaxima ou uma cefalosporina similar devem ser iniciadas quando houver suspeita de SBP. A cefotaxima deve ser dosada em 2 g por via intravenosa cada 8 horas.** Um curso curto de terapia (5 dias) demonstrou ser tão eficaz quanto um curso longo (10 dias). A cefotaxima é preferida em comparação a cefalosporinas de terceira geração por causa de sua penetração superior no líquido ascítico; a ceftriaxona pode ser usada como alternativa numa dose de 1,5 g/kg no momento do diagnóstico de SBP e 1 g/kg no terceiro dia de tratamento. Estudos demonstraram que este regime reduz a incidência de comprometimento renal e morte. Albumina deve ser considerada especialmente em pacientes com SBP e nitrogênio ureico sanguíneo (BUN) de mais de 30 mg/dL, creatinina sérica de mais de 1 mg/dL ou bilirrubina sérica total de mais de 4 mg/dL (Figura 29-1). Se tiver se desenvolvido comprometimento renal, deve-se considerar o tratamento com uma combinação de midodrina e octeotride (veja as Perguntas 31 e 40).

Em pacientes para quem uma cefalosporina de terceira geração não é uma opção viável decorrente de alergia à medicação, podem ser consideradas as fluoroquinolonas. Um curso de ciprofloxacina 200 mg intravenosa duas vezes ao dia durante 2 dias, seguida de ciprofloxacina oral (500 mg duas vezes ao dia por 5 dias) demonstrou ser um tratamento eficaz de SBP. Outro estudo mostrou que os pacientes com SBP não complicada (isto é, sem choque, íleo, hemorragia gastrointestinal ou encefalopatia hepática) podem ser tratados com segurança com ofloxacina oral (400 mg duas vezes ao dia). Em geral, fluoroquinolonas oral ou intravenosa não devem ser usadas como tratamento empírico de pacientes que estão tomando uma fluoroquinolona oral para profilaxia de SBP; nestas situações, o organismo infectado já pode ser resistente a fluoroquinolonas, embora a cefotaxima pareça ainda ser eficaz em tais pacientes. Antibióticos nefrotóxicos, como aminoglicosídeos, devem ser evitados, pois pacientes com cirrose e SBP já têm rins subperfundidos com risco aumentado de lesão.

Quando tratados rapidamente, os pacientes com SBP tendem a melhorar também rapidamente. Em paciente que estão respondendo insuficientemente a antibióticos intravenosos, é justificado teste urgente de suscetibilidade às culturas de líquido ascítico.

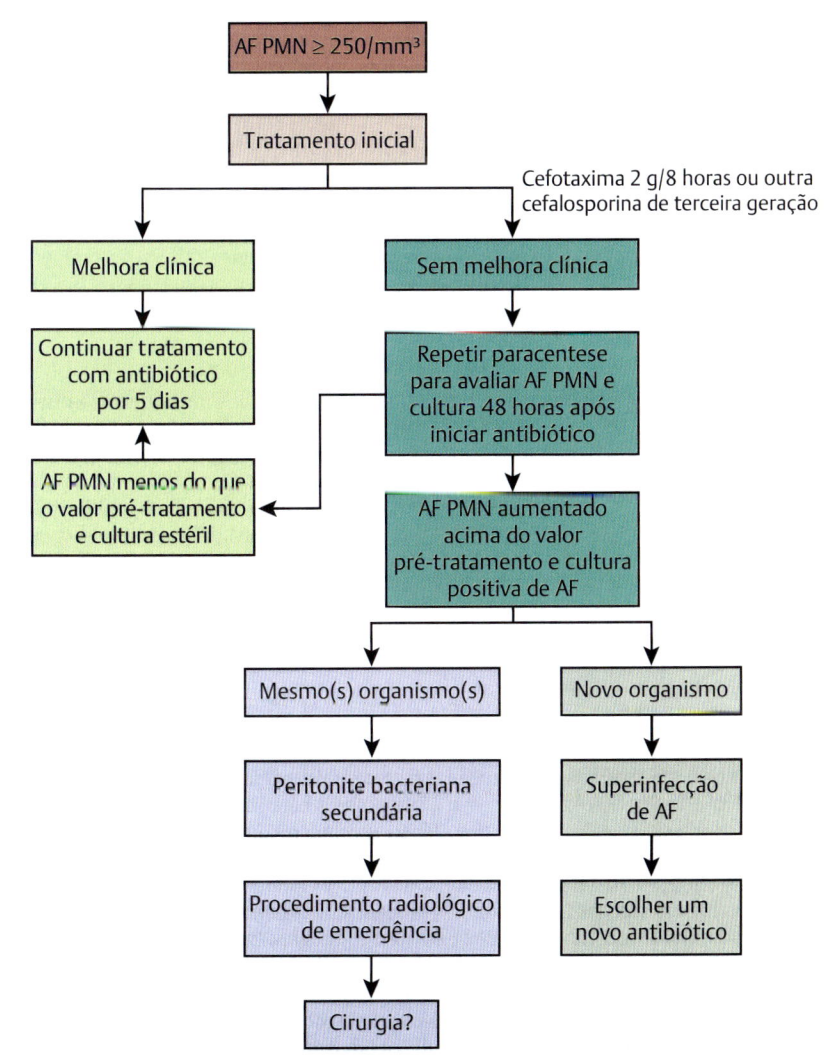

Fig. 29-1. Manejo da peritonite bacteriana espontânea. *AF* = líquido ascético; *PMN* = polimorfonuclear (células).

16. Qual é o tratamento de escolha para SBP nosocomial ou resistente à cefalosporina?

À medida que as cefalosporinas são cada vez mais usadas em pacientes com SBP e outras infecções bacterianas adquiridas na comunidade, e para profilaxia de infecções bacterianas em hemorragia gastrointestinal, existe uma incidência crescente de SBP com bactérias resistentes a cefalosporinas de terceira geração. Isto foi demonstrado em um estudo recente dos fatores de risco para resistência à ceftriaxona e seu efeito na mortalidade em SBP adquirida na comunidade *versus* nosocomial. Levando-se em conta estas preocupações, carbapenemas devem ser recomendadas como terapia de primeira linha de SBP nosocomial ou quando os pacientes tratados com cefalosporinas de terceira geração não respondem adequadamente nas primeiras 24 horas de tratamento.

17. Quando deve ser iniciado tratamento com antibióticos em um paciente com cirrose e suspeita de infecção no líquido ascítico?

O tratamento empírico com antibióticos deve ser iniciado **o mais rápido possível** para melhorar as taxas de sobrevivência. A prescrição deve dizer "primeira dose imediata" para evitar a possibilidade de que a primeira dose seja ciclada somente no turno seguinte da enfermagem ou no próximo ciclo de 8 horas. É importante realizar imediatamente culturas bacterianas do líquido ascítico, sangue, urina e escarro, bem como a contagem de células no líquido ascítico e diagnóstico diferencial, quando um paciente hospitalizado com ascite desenvolve sinais clínicos de possível SBP (febre, dor abdominal, encefalopatia) ou apresenta deterioração nos parâmetros clínicos ou laboratoriais. O líquido ascítico e a urina devem ser analisados quando pacientes com cirrose e ascite são admitidos no hospital. Um alto nível de suspeita de infecção bacteriana é apropriado, porque esta é uma causa reversível de deterioração e uma causa frequente de morte em pacientes com cirrose. Antibióticos empíricos devem ser iniciados imediatamente após a realização de culturas e análise do líquido ascítico sempre que:

- Houver suspeita de infecção bacteriana com base em dor abdominal ou febre.
- Neutrófilos no líquido ascítico são 250 células/mm³ ou mais (veja a Figura 29-1).

Estudos na literatura pulmonar e de cuidados críticos fizeram referência à estratégia da terapia precoce direcionada para o objetivo para o tratamento de sepse severa e choque séptico. Uma das suas premissas principais é o início precoce de antibióticos, idealmente dentro da primeira hora. As diretrizes da Campanha de Sobrevivência à Sepse continuam a afirmar o conceito de "hora de ouro", durante a qual **antibióticos intravenosos devem ser iniciados o mais rápido possível e sempre dentro da primeira hora** de reconhecimento de sepse severa e choque séptico. Estes conceitos se aplicam à SBP.

18. A contagem de células PMN no líquido ascítico deve ser monitorada durante o tratamento de SBP?

A cultura do líquido ascítico fica negativa depois de uma dose única de 2 g de cefotaxima em 86% dos pacientes com SBP. A contagem de neutrófilos também decresce rapidamente até os valores normais durante a terapia em 90%. É incomum superinfecção ou recorrência precoce após o tratamento com cefalosporinas de terceira geração. A repetição da paracentese não é necessária, se o contexto for típico (cirrose avançada), for cultivado um organismo e o paciente tiver a resposta dramática usual ao tratamento.

19. Bacterascite representa uma infecção peritoneal real? Ela deve ser tratada?

Estudos documentaram a história natural em curto prazo da bacterascite não neutrocítica monomicrobiana. Uma repetição da paracentese de pacientes com bacterascite antes de iniciar terapia com antibióticos mostrou quem em 62 a 86%, o episódio de bacterascite se resolveu espontaneamente. Todos os pacientes que progrediram para SBP tiveram sintomas de infecção bacteriana na época da primeira manobra. Estes dados demonstram que bacterascite é um processo dinâmico; sua evolução depende de vários fatores, incluindo defesas sistêmicas e do líquido ascítico, bem como virulência do organismo. De acordo com estes estudos, os pacientes sintomáticos com bacterascite devem ser tratados com antibióticos. Os pacientes assintomáticos não precisam receber tratamento com antibióticos, mas devem ser reavaliados com uma segunda manobra. Se a contagem de PMN for 250/mm³ ou mais, os antibióticos devem ser iniciados.

20. O que representa a presença de DNA bacteriano no sangue e líquido ascítico em pacientes com cirrose?

Técnicas biológicas moleculares demonstraram a presença de DNA bacteriano no sangue e líquido ascítico tanto nos pacientes quanto nos ratos com cirrose e ascite. Em 30% dos pacientes com cirrose e ascite, pode ser detectado DNA bacteriano apesar de uma cultura negativa e contagem de PMN normal no líquido ascítico. A presença de DNA bacteriano representa episódios de translocação bacteriana, como foi demonstrado em ratos com cirrose. Estes pacientes têm uma resposta sistêmica da citocina semelhante ao observado em pacientes com SBP, e a sua presença foi relacionada com a baixa taxa de sobrevivência. São necessários mais estudos para determinar se estes pacientes requerem tratamento com antibióticos ou profilaxia.

21. Quais subgrupos de pacientes com doença hepática devem receber profilaxia contra infecção bacteriana?

Como bactérias entéricas aeróbicas Gram-negativas são os agentes causativos mais frequentes isolados em infecções bacterianas na cirrose e porque a translocação bacteriana parece ser uma etapa importante na patogênese, a inibição das bactérias intestinais Gram-negativas deve ser um método eficaz de prevenção de infecções bacterianas. Pacientes com doença hepática que estão em alto risco de desenvolver infecção bacteriana ou SBP devem ser considerados para descontaminação intestinal seletiva (SID). SID consiste na inibição da flora Gram-negativa do intestino com a preservação de *Coccus* Gram-positivos e bactérias anaeróbicas. A preservação dos anaeróbios é importante na prevenção da colonização intestinal, crescimento excessivo e subsequente translocação das bactérias patogênicas. Vários ensaios mos-

traram que SID com norfloxacina oral é altamente eficaz na prevenção de infecções bacterianas e SBP em pacientes com cirrose e:
- Hemorragia gastrointestinal (cefriaxona 1 g/dia ou norfloxacina 400 mg duas vezes ao dia ou ceftri) ou
- Episódios anteriores de SBP (norfloxacina 400 mg/dia).
- Baixa proteína no líquido ascítico (norfloxacina 400 mg/dia) e
- Insuficiência hepática fulminante (norfloxacina 400 mg/dia).

Foi usada terapia em longo prazo com antibióticos na prevenção do primeiro episódio de SBP, bem como recorrências. O tratamento profilático em longo prazo reduz a incidência de SBP em ambas as condições, porém aumenta o aparecimento de bactérias resistentes à quinolona e infecções. A profilaxia secundária é em geral bem aceita, especialmente em pacientes à espera de transplante de fígado. A profilaxia primária em longo prazo foi avaliada em pacientes com doença hepática avançada, como aqueles com proteína total no líquido ascítico (menos de 1,5 g/dL) e contagem alta de bilirrubina sérica (mais de 3 mg/dL) ou contagem baixa de plaquetas (menos de 98.000 células/mm³), hiponatremia (menos de 130 mEq/L) ou função renal comprometida (nível sérico de creatinina 1,2 mg/dL ou mais, nível de BUN 25 mg/dL ou mais). A profilaxia primária com norfloxacina teve um grande efeito no curso clínico destes pacientes porque reduziu a incidência de SBP, o desenvolvimento de síndrome hepatorrenal e melhora na sobrevivência.

22. Existem tratamentos profiláticos alternativos com quinolonas para prevenir infecções bacterianas na cirrose?

Sulfametazol-trimetoprim (1 comprimido em dose dupla diariamente) é uma alternativa razoável para quinolonas orais nos Estados Unidos, pois é genérico e frequentemente barato. A profilaxia com quinolonas orais ou sulfametazol-trimetoprim promove infecções causadas por bacilos Gram-negativos resistentes; isto reduz a eficácia do tratamento preventivo, especialmente em pacientes submetidos à profilaxia de longa duração. Será importante desenvolver drogas alternativas para prevenir infecções bacterianas na cirrose.

Em pacientes admitidos no hospital com hemorragia gastrointestinal e doença hepática severa, um ensaio randomizado controlado demonstrou que ceftriaxona parenteral (1 g diariamente por 7 dias) é mais eficaz do que norfloxacina oral (400 mg duas vezes ao dia) na prevenção de SBP nesta população.

23. Qual é o tratamento de empiema bacteriano espontâneo?

Estudos microbiológicos do líquido pleural demonstraram que bactérias Gram-negativas estão presentes em quase 50% dos pacientes com empiema bacteriano espontâneo. Portanto, pacientes com empiema bacteriano espontâneo devem ser tratados com antibióticos de amplo espectro como nos pacientes com SBP. Sonda torácica não é necessária e deve ser evitada. Os pacientes que sobrevivem a empiema bacteriano espontâneo devem ser avaliados para transplante de fígado.

24. Por que é importante conhecer o saldo de sódio em pacientes com cirrose e ascite?

A formação de ascite na cirrose é decorrente da retenção renal de sódio e água. O objetivo do tratamento médico de ascite em pacientes com cirrose é mobilizar o líquido ascítico, criando um saldo líquido negativo de sódio. Este objetivo é atingido pela redução da ingestão de sódio na dieta e aumentando a excreção urinária de sódio. Portanto, o conhecimento da excreção urinária de sódio permite que o clínico planeje o tratamento inicial. Além disso, a excreção urinária de sódio é um indicador prognóstico facilmente determinado. Pacientes com cirrose e uma excreção urinária de sódio de menos de 10 mEq/dia têm uma taxa de 20% de sobrevivência em 2 anos, enquanto que aqueles com excreção de sódio de mais de 10 mEq/dia têm uma taxa de 60% em 2 anos.

25. Descreva o tratamento inicial de pacientes com cirrose e ascite.

Pacientes com cirrose e ascite devem ser tratados inicialmente por restrição na dieta de sódio (50-88 mEq/dia) e com diuréticos. Uma restrição mais severa da ingestão de sódio pode piorar anorexia e desnutrição. A restrição de água geralmente não será necessária se a concentração de sódio for maior do que 120 mEq/L. Em 15 a 20% dos pacientes, pode ser obtido um saldo negativo de sódio com a restrição de sódio na dieta na ausência de diuréticos. Contudo, como 80 a 85% dos pacientes precisam de diuréticos, é aconselhável iniciar diuréticos em todos os pacientes. **A dose inicial de diuréticos deve ser 100 mg de espironolactona e 40 mg de furosemida** – ambas as drogas ministradas por via oral em dose única matinal. Se o peso corporal não diminuir ou a excreção urinária de sódio não aumentar depois de 2 a 3 dias de tratamento, a dose dos dois diuréticos deve ser aumentada progressivamente, geralmente em aumentos simultâneos de 100 mg/dia e 40 mg/dia, respectivamente. O monitoramento serial da excreção urinária de sódio e do peso diário é a melhor maneira de determinar a dose ideal dos diuréticos. As doses devem ser aumentadas até que seja obtido um saldo negativo de sódio (isto é, concentração de sódio urinário aleatória ou localizada > concentração de potássio) com a perda de peso correspondente. As doses máximas de espironolactona e furosemida são 400 mg e 160 mg ao dia, respectivamente. Depois que a ascite foi mobilizada, a dosagem diurética deve ser ajustada individualmente para manter o paciente livre de ascite ou pelo menos confortável com o volume de líquido. Alguns pacientes se tornam encefalopáticos, se a sua ascite estiver totalmente controlada; portanto, os benefícios de doses mais elevadas de diurético devem ser cuidadosamente avaliados em comparação ao risco de encefalopatia. Pacientes com ascite tensa devem ser tratados inicialmente com uma paracentese terapêutica de 4 L ou mais (Figura 29-2).

26. O que é ascite refratária?

Ascite refratária é uma resposta inadequada à dieta com restrição de sódio e a tratamento com alta dose de diuréticos (400 mg/dia de espironolactona e 160 mg/dia de furosemida). Esta resposta inadequada é manifestada pela ausência de perda

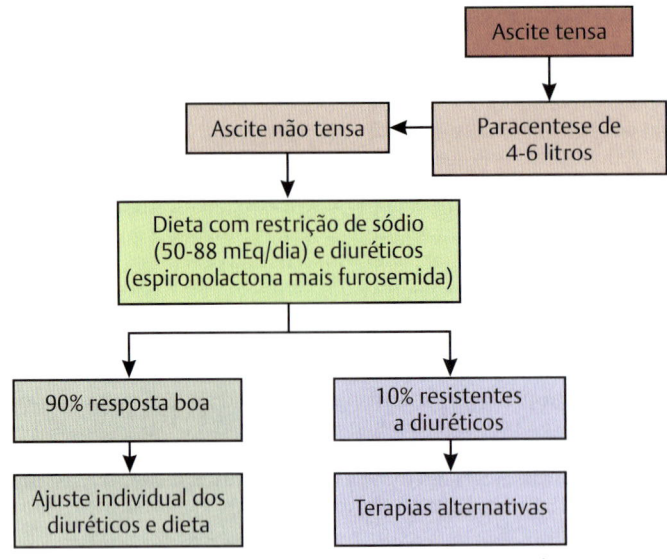

```
        ┌─────────────────┐
        │   Ascite tensa  │
        └────────┬────────┘
                 ▼
        ┌─────────────────┐
        │ Paracentese de  │
        │   4-6 litros    │
        └────────┬────────┘
                 ▼
     ┌──────────────────────┐
     │   Ascite não tensa   │
     └──────────┬───────────┘
                ▼
  ┌────────────────────────────────┐
  │ Dieta com restrição de sódio   │
  │ (50-88 mEq/dia) e diuréticos   │
  │ (espironolactona mais furosemida)│
  └────────────┬───────────────────┘
       ┌───────┴────────┐
       ▼                ▼
 ┌─────────────┐  ┌──────────────┐
 │90% resposta │  │10% resistentes│
 │    boa      │  │ a diuréticos  │
 └──────┬──────┘  └───────┬──────┘
        ▼                 ▼
 ┌─────────────┐   ┌──────────────┐
 │Ajuste indiv.│   │   Terapias   │
 │diuréticos/  │   │ alternativas │
 │    dieta    │   │              │
 └─────────────┘   └──────────────┘
```

Fig. 29-2. Manejo inicial de ascite em pacientes com cirrose.

de peso (menos de 0,8 kg por 4 dias) ou o desenvolvimento de complicações dos diuréticos, como encefalopatia hepática, comprometimento renal, hiponatremia ou hipocalemia ou hipercalemia. Ingestão excessiva de sódio, infecção bacteriana, hemorragia gastrointestinal oculta e ingestão de inibidores da prostaglandina (p. ex., aspirina ou drogas anti-inflamatórias não esteroides) devem ser excluídas antes de classificar os pacientes como refratários. A recorrência de ascite precoce (em 4 semanas após a mobilização inicial) também é considerada ascite refratária. Menos de 10% dos pacientes com cirrose são refratários à terapia médica padrão. Este grupo deve ser avaliado para outras opções terapêuticas, como o transplante de fígado, paracentese ambulatorial crônica (geralmente cada 2 semanas), *shunt* peritoneovenoso ou *shunt* portossistêmico intra-hepático transjugular (TIPS).

27. Qual é a relação entre pressão arterial e sobrevivência em pacientes com cirrose e ascite?

A correlação entre pressão sanguínea e sobrevivência em pacientes com cirrose foi sugerida em múltiplos estudos. Em uma análise da sobrevivência de pacientes com cirrose e ascite, **a pressão arterial média revelou-se como um preditor independente de sobrevivência.** A pressão arterial média abaixo de 82 mm Hg era a variável mais fortemente correlacionada com a sobrevivência reduzida; a taxa de probabilidade de sobrevivência de pacientes com pressão arterial média abaixo de 82 mm Hg era de aproximadamente 20% aos 24 meses e 0% aos 48 meses, em contraste com aproximadamente 70% aos 24 meses e 50% aos 48 meses entre pacientes com pressão arterial média de mais de 82 mm Hg.

A cirrose é um processo clínico dinâmico, e existem diferenças hemodinâmicas significativas entre cirrose precoce e cirrose tardia. Mais profundamente, decréscimos no volume sanguíneo da artéria efetivo resultam na estimulação progressiva do sistema nervoso simpático e declínio na reserva cardíaca compensatória. Ao longo do tempo, a cirrose cura efetivamente a hipertensão. Idealmente, os pacientes devem ser acompanhados do perto com o monitoramento caseiro da pressão arterial e frequentes visitas clínicas para minimizar o risco de medicações anti-hipertensivas, incluindo betabloqueadores usados para profilaxia primária e secundária de hemorragia varicosa.

28. Como as medicações anti-hipertensivas devem ser manejadas em pacientes com cirrose e ascite?

Os betabloqueadores são usados nas profilaxias primária e secundária de hemorragia varicosa em pacientes com cirrose. No entanto, os betabloqueadores podem ser eficazes somente dentro de uma janela clínica particular de doença hepática avançada. Em cirrose inicial, os betabloqueadores são ineficazes por causa de um estado circulatório hiperdinâmico esplâncnico e sistêmico mais leve. Em cirrose avançada com ascite refratária, existe uma regulação ascendente máxima do sistema nervoso simpático e do sistema renina-angiotensina-aldosterona. Ao mesmo tempo, a reserva cardíaca compensatória está comprometida, e o sistema circulatório é incapaz de maior entrada cardíaca durante situações de aumento no estresse fisiológico, resultando na redução das pressões arteriais médias, redução na perfusão dos órgãos vitais, azotemia e risco aumentado de síndrome hepatorrenal e dano ao órgão-alvo.

Um pequeno estudo observacional prospectivo dos mesmos investigadores que apresentaram o mundo hepático ao uso de betabloqueadores para profilaxia de hemorragia varicosa mostrou que o uso de betabloqueadores em pacientes com ascite refratária pode ser associado à baixa taxa de sobrevivência, sugerindo que os betabloqueadores devem ser contraindicados nesta subclasse de pacientes. Em geral, os **betabloqueadores devem ser reduzidos e descontinuados naqueles pacientes que desenvolvem ascite refratária, piorando a hipotensão ou piorando a azotemia.** A ligação das varizes com banda endoscópica pode ser considerada como tratamento substituto para prevenir hemorragia varicosa. Também deve ser levado em consideração agentes, como midodrina, que aumentam o débito cardíaco e a pressão arterial.

Estudos que investigam os efeitos dos inibidores da enzima conversora da angiotensina (ACE) e bloqueadores dos receptores da angiotensina (ARBs) em pacientes com cirrose demonstraram igualmente resultados piores em cirrose avançada e ascite. As diretrizes mais recentes recomendam contra o uso de inibidores da ACE e ARBs em pacientes com ascite em razão da preocupação com hipotensão e insuficiência renal.

29. Quais pacientes devem ser tratados com paracentese de grande volume?

A paracentese de grande volume é um procedimento antigo, mas eficaz para mobilizar o líquido ascítico em pacientes com cirrose. O interesse neste procedimento foi renovado na última década. Foi demonstrado que a paracentese terapêutica não só é segura, como também pode ter efeitos benéficos adicionais no estado hemodinâmico de pacientes com ascite tensa. Contudo, paracentese repetida de grande volume causa o esgotamento das proteínas e teoricamente pode predispor a SBP. **Portanto, a paracentese terapêutica não deve ser usada como um tratamento de rotina de todos os pacientes com cirrose e ascite e deve ser reservada para o tratamento de pacientes com ascite tensa ou refratária.**

30. Quais tratamentos devem ser considerados para prevenir disfunção circulatória induzida por paracentese após paracentese de grande volume?

A disfunção circulatória induzida por paracentese, definida como um aumento na atividade da renina plasmática de mais de 50% do valor pré-paracentese até um nível de mais de 4 ng/mL/h, é observada com uma incidência mais elevada em pacientes com cirrose não submetidos à expansão de volume ou tratados com expansores não albumínicos após uma paracentese de grande volume. Estudos observaram que o desenvolvimento de disfunção circulatória induzida por paracentese, que pode ser clinicamente silenciosa, está associado a um prognóstico pior em longo prazo.

Os expansores de volume que incluem a albumina foram introduzidos para evitar perturbações hemodinâmicas teóricas que podem se desenvolver em pacientes com cirrose após paracentese terapêutica de 5 L ou mais de líquido ascítico. Como a infusão de albumina é cara, tratamentos alternativos foram amplamente investigados, incluindo coloides artificiais e vasoconstritores. Uma metanálise recente incluiu 17 ensaios clínicos, e 1.225 pacientes no total demonstraram que **a albumina era superior a estes tratamentos alternativos na redução da disfunção circulatória induzida por paracentese, hiponatremia e mortalidade geral.**

Os betabloqueadores devem ser descontinuados quando os pacientes são tratados com paracentese de grande volume, de acordo com um estudo transversal recente, em que pacientes que receberam propranolol experimentaram uma redução significativa na pressão arterial média e desenvolvimento de disfunção circulatória induzida por paracenteses após paracentese de grande volume. Após a descontinuação dos betabloqueadores, a incidência de disfunção circulatória induzida por paracentese foi reduzida significativamente.

31. Descreva o papel da midodrina no manejo de cirrose com ascite refratária e síndrome hepatorrenal.

A midodrina, um agonista adrenérgico dos receptores alfa 1, demonstrou ter um efeito preferencial na circulação esplâncnica, e a sua administração aguda melhora em geral a hemodinâmica sistêmica, a função renal e a excreção de sódio em pacientes não azotêmicos com ascite. A terapia com midodrina produz um aumento significativo no volume urinário, na excreção urinária de sódio e na pressão arterial média, com decréscimo na atividade da renina plasmática e na mortalidade em geral. Em outras palavras, **a midodrina parece melhorar a hemodinâmica sistêmica sem causar disfunção renal ou hepática.** A combinação de octeotride e midodrina também foi demonstrada como um tratamento importante para a síndrome hepatorrenal tipo 1.

32. Existe atualmente alguma indicação para *shunt* peritoneovenoso?

O *shunt* peritoneovenoso foi originalmente introduzido para o tratamento de pacientes com cirrose e ascite refratária. A obstrução do *shunt*, especialmente na extremidade venosa apesar da colocação de uma ponta de titânio, é a complicação principal e requer a colocação de um novo *shunt*. Além disso, o *shunt* peritoneovenoso não reduz a mortalidade durante a hospitalização inicial e não melhora a sobrevivência em longo prazo em pacientes com cirrose. Portanto, *shunts* peritoneovenosos devem ser considerados somente em pacientes com cirrose e ascite refratária que não são candidatos a transplante de fígado ou TIPS e em quem a paracentese de grande volume é difícil.

Recentemente, foi desenvolvida uma bomba implantada em que o líquido ascítico é removido da cavidade peritoneal e bombeado para dentro da bexiga, onde é eliminado com a micção normal. O estudo mostrou que o sistema de bombeamento removia 90% da ascite e reduzia significativamente o número médio de paracenteses de grande volume por mês. São necessários estudos adicionais para comparar esta opção terapêutica emergente em comparação à paracentese de grande volume padrão.

33. Quais pacientes com cirrose e ascite devem ser considerados para TIPS?

TIPS é uma técnica radiológica intervencionista que consiste na criação de uma fístula entre uma veia hepática e uma veia porta e depois a colocação de um *stent* de metal expansível na fístula dilatada com balão para manter a patência. Esta técnica foi introduzida para tratar pacientes com hemorragia varicosa recorrente, reduzindo a pressão portal. Os resultados iniciais mostraram que TIPS podia ser útil no tratamento de pacientes com cirrose com ascite refratária. Entretanto, a incidência de disfunção do *shunt* ainda é muito alta. Dois ensaios realizados em pacientes com ascite refratária demonstraram que TIPS mais terapia médica é superior à terapia médica isoladamente (diuréticos mais paracentese total, quando necessário) para o controle da ascite, mas não melhora a sobrevivência, tempo de hospitalização e a qualidade de vida. A incidência de encefalopatia hepática foi mais alta no grupo com TIPS, mas outras complicações da cirrose, como hemorragia varicosa ou insuficiência renal aguda, foram semelhantes nos dois grupos. Em um estudo, o custo do grupo com TIPS foi significativamente mais alto do que no grupo com terapia médica. Estes dados sugerem que TIPS deve ser reservada como uma terapia de segunda linha ou como uma ponte para o transplante de fígado, especialmente nesses pacientes com relativa função do fígado preservado. Uma preocupação adicional sobre TIPS é a alta incidência de disfunção de TIPS que requer frequentes avaliações de ultrassonografia e reintervenções. A recente introdução de *stents* cobertos com politetrafluoroetileno melhora a patência do *shunt* e reduz a incidência de disfunção de TIPS e episódios de encefalopatias.

34. Quais pacientes com cirrose e ascite devem ser avaliados para transplante de fígado?

Ascite é a complicação mais frequente de pacientes com cirrose e geralmente está associada à função hepática deficiente no escore do Modelo para Doença Hepática Terminal (MELD). A probabilidade de sobrevivência depois do primeiro início de ascite foi estimada em 50 e 20% após o *follow-up*, respectivamente. O prognóstico é ainda pior em pacientes com ascite resistente a diuréticos; a taxa de sobrevivência com 1 ano é de 25%. Como a taxa de sobrevivência com 1 ano após transplante de fígado está acima de 75%, **os pacientes com cirrose que desenvolvem ascite devem ser considerados para transplante de fígado.** Depois que o líquido se torna resistente a diuréticos, a consideração de transplante se torna ainda mais urgente. Contudo, alguns pacientes alcoólatras com ascite refratária podem-se tornar sensíveis a diuréticos depois de meses de abstinência do álcool.

35. Qual é o tratamento para hidrotórax hepático?

O tratamento inicial de hidrotórax hepático é o mesmo que para ascite: restrição do sal, diuréticos e paracentese de grande volume, se o paciente tiver ascite. Toracocentese tem uma alta incidência de complicações em pacientes com cirrose (10% desenvolvem pneumotórax) e deve ser evitada, se não for necessária para aliviar os sintomas pulmonares. Os pacientes com hidrotórax hepático refratário recorrente devem ser avaliados cuidadosamente. Pleurodese é geralmente ineficaz. O reparo cirúrgico de defeitos diafragmáticos deve ser realizado com o uso de um videotoracoscópio e pode ser útil para pacientes selecionados. O uso de TIPS parece ser uma boa opção para pacientes com hidrotórax hepático refratário e escore de Child-Pugh menor que 12 e escore MELD menor que 18. **A inserção de sonda torácica é contraindicada em pacientes com hidrotórax hepático e pode levar à rápida deterioração clínica, TIPS urgente ou transplante e à morte.**

36. O que é a hiponatremia dilucional em pacientes com cirrose?

Hiponatremia dilucional é uma complicação frequente da cirrose associada à alta morbidade e mortalidade e mau prognóstico. A probabilidade de sobrevivência em 1 ano após o desenvolvimento de hiponatremia dilucional foi de 25,6% em um estudo recente. Hiponatremia dilucional é definida como sódio sérico inferior a 130 mEq/L na presença de um volume de líquido extracelular expandido, conforme indicado pela presença de ascite ou edema. Isto se deve principalmente a uma retenção renal de água severa secundária a uma secreção osmótica aumentada de vasopressina.

37. Qual é o tratamento para hiponatremia dilucional?

A base do tratamento da hiponatremia dilucional é a restrição de líquidos (1 a 1,5 L/dia) e a descontinuação de diuréticos, se o paciente tiver sintomas, como encefalopatia ou hiponatremia extremamente severa (menos de 120-125 mEq/L). Pacientes com cirrose geralmente não têm sintomas de hiponatremia até que o sódio sérico deles cai para menos de 110 mEq/L ou se o declínio no sódio sérico é extremamente rápido. Investigações iniciais dos agonistas dos receptores V2 de vasopressina (vaptanos) apresentaram eficácia no aumento do sódio sérico em curto e longo prazos em pacientes com cirrose e hiponatremia apesar do tratamento com diuréticos. No entanto, a correção da hiponatremia não pareceu se correlacionar com resultados clínicos mais importantes. A Administração dos Alimentos e das Drogas emitiu uma tarja preta alertando para o tolvaptano, pois pode ocorrer a correção rápida de hiponatremia, resultando em dismielinização osmótica potencialmente fatal. Satavaptan foi avaliado especificamente para determinar a sua eficácia no tratamento de ascite e não demonstrou ser clinicamente benéfico no manejo de longa duração da ascite, o que aumentava a mortalidade comparada ao placebo. Portanto, **vaptanos não são recomendados atualmente** por causa dos riscos potenciais da falta de evidências em resultados clinicamente significativos.

38. O que é síndrome hepatorrenal?

A síndrome hepatorrenal ocorre em pacientes com insuficiência hepática avançada e hipertensão portal. É uma insuficiência renal funcional causada por vasoconstrição interna resultante de vasodilatação arterial na circulação esplâncnica e ativação reflexa severa dos sistemas vasoconstritores endógeno. De acordo com os resultados clínicos, a síndrome hepatorrenal pode ser dividida em dois tipos:
- A *síndrome hepatorrenal tipo I* é caracterizada por uma redução rápida e progressiva da função renal, definida por uma duplicação da creatinina sérica inicial até um nível superior a 2,5 mg/dL ou uma redução em 50% na eliminação inicial de creatinina em 24 horas até um nível abaixo de 20 mL/min em menos de 2 semanas. A apresentação clínica é insuficiência renal aguda.
- Na *síndrome hepatorrenal tipo II*, a insuficiência renal não tem um curso progressivo tão rápido. Estes pacientes desenvolvem um quadro clínico de ascite refratária.

39. Quais são os critérios da síndrome hepatorrenal?

Ver Box 29-2.

40. Descreva o tratamento de pacientes com síndrome hepatorrenal.

Transplante de fígado é atualmente o tratamento de escolha em pacientes com síndrome hepatorrenal. A taxa de mortalidade de pacientes não tratados com síndrome hepatorrenal tipo I é de quase 100% em menos de 2 meses. Tratamentos, como hemodiálise, *shunt* peritoneovenoso, infusão de albumina e infusão de dopamina, foram avaliados e apresentaram benefício apenas transitório ou nenhum benefício. Estudos recorrentes mostraram que a síndrome hepatorrenal pode ser revertida pela administração de drogas vasoconstritoras, como octreotida e midodrina, ornipressina, terlipressina ou no-

> **Box 29-2.** Critérios Diagnósticos para Síndrome Hepatorrenal
>
> - Cirrose com ascite
> - Creatinina sérica maior do que 133 μmol/L (1,5 mg/dL)
> - Sem melhora na creatinina sérica (redução a um nível de 133 μmol/L) após pelo menos 2 dias com retirada de diurético e expansão do volume com albumina (dosagem recomendada de albumina é 1 g/kg de peso corporal por dia até um máximo de 100 g/dia)
> - Ausência de choque
> - Sem tratamento atual ou recente com drogas nefrotóxicas
> - Ausência de doença renal parenquimal conforme indicado por proteinúria maior do que 500 mg/dia, micro-hematúria (mais de 50 hemácias por campo de alta potência) ou ultrassonografia renal anormal

repinefrina, com infusão de albumina ou outros expansores de volume. Vários ensaios demonstraram que a terlipressina associada à infusão de albumina é um tratamento eficaz em pacientes com síndrome hepatorrenal tipo I, melhorando a função renal. Estes agentes permitem que alguns pacientes sobrevivam tempo suficiente para se submeterem a transplante de fígado. No entanto, a terlipressina não está disponível nos Estados Unidos.

Nos Estados Unidos, (1) **octreotida e midodrina** ou (2) norepinefrina (se o paciente estiver em cuidados intensivos e não estiver tomando medicações orais) são as opções para tratamento da síndrome hepatorrenal. Octreotida é mais bem ministrada como uma infusão contínua de 50 mcg/h, mas pode ser dado subcutaneamente, iniciando com uma dose de 100 mcg seguida em 8 horas por 200 mcg, depois 200 mcg cada 8 horas. A midodrina é dada por via oral com uma dose de 7,5 mg seguida em 8 horas por uma dose de 10 mg, depois em 8 horas 12,5 mg cada 8 horas. O objetivo é aumentar a pressão sanguínea arterial média para 15 mm Hg. Embora a publicação original não inclusse o uso de mais do que 12,5 mg, 15 mg cada 8 horas podem ser usados quando necessário. Se a pressão sanguínea sistólica se elevar acima de 140 mm Hg, a dose pode ser reduzida. Entretanto, a hipertensão neste tratamento é tão rara que coloca em questão o diagnóstico de síndrome hepatorrenal, pois geralmente a pressão sanguínea sistólica está na faixa de 70 a 80 mm Hg no contexto da síndrome hepatorrenal. A albumina é geralmente dada a uma dose de 25 g diariamente durante o tratamento com octreotida e midodrina. Norepinefrina é administrada por infusão contínua a uma dosagem inicial de 0,1 mcg/kg/min e aumentada cada 4 horas em 0,05 mcg/kg/min, se a pressão arterial média não aumentar pelo menos 10 mm Hg. A inserção de TIPS parece ser outra opção para o tratamento temporário da síndrome hepatorrenal, especialmente em pacientes com função hepática preservada.

41. É possível prevenir síndrome hepatorrenal?

A mortalidade em curto prazo de pacientes com síndrome hepatorrenal tipo I é de quase 100% nos 2 meses seguintes. Uma alta proporção dos episódios de síndrome hepatorrenal tipo I têm um fator precipitante. Portanto, a prevenção deste fator é provavelmente o melhor tratamento da síndrome hepatorrenal tipo I. Em um estudo, a infusão de albumina (1,5 g/kg do peso corporal no primeiro dia mais 1 g/kg do peso corporal no terceiro dia) em pacientes com ascite e SBP reduziu a incidência de síndrome hepatorrenal tipo I de 33% para 10% e aumentou a sobrevivência. Este efeito benéfico foi especialmente observado naqueles pacientes com bilirrubina sérica de mais de 4 mg/dL, creatinina de mais de 1 mg/dL ou BUN de mais de 30 mg/dL. A profilaxia primária em longo prazo de SBP com norfloxacina em pacientes com cirrose com doença hepática avançada reduziu a probabilidade de desenvolvimento de síndrome hepatorrenal em 1 ano de 41% para 28% e aumentou a sobrevivência em 1 ano de 48% para 60%.

BIBLIOGRAFIA

1. Akriviadis EA, Runyon BA. Utility of an algorithm in differentiating spontaneous from secondary bacterial peritonitis. Gastroenterology 1990;98:127-33.
2. Angeli P, Volpin R., Gerunda G et al. Reversal of type 1 hepatorenal syndrome with the administration of midodrine and octreotide. Hepatology 1999;29:1690-7.
3. Ariza X, Castellote J, Lora-Tamayo J et al. Risk factors for resistance to ceftriaxone and its impact on mortality in community, healthcare and nosocomial spontaneous bacterial peritonitis. J Hepatol 2012;56:825-32.
4. Bernardi M, Caraceni P, Navickis RJ et al. Albumin infusion in patients undergoing large-volume paracentesis: a meta-analysis of randomized trials. Hepatology 2012;55:1172-81.
5. Chiva M, Guarner C, Peralta C et al. Intestinal oxidative mucosal damage and bacterial translocation in cirrhotic rats. Eur J Gastroenterol Hepatol 2003;15:145-59.
6. European Association for the Study of the Liver. EASL clinical practice guidelines on the management of ascites, spontaneous bacterial peritonitis, and hepatorenal syndrome in cirrhosis. J Hepatol 2010;53:397-417.
7. Fernandez J, Navasa M, Planas R et al. Primary prophylaxis of spontaneous bacterial peritonitis delays hepatorenal syndrome and improves survival in cirrhosis. Gastroenterology 2007;133:818-24.
8. Fernandez J, Ruiz del Arbol L, Gomez C et al. Norfloxacin versus ceftriaxone in the prevention of bacterial infections in patients with advanced cirrhosis and hemorrhage. Gastroenterology 2006;131:1049-56.
9. Guarner C, Sola R, Soriano G et al. Risk of a first community-acquired spontaneous bacterial peritonitis in cirrhotics with low ascitic fluid protein levels. Gastroenterology 1999;117:414-9.
10. Krag A, Wiest R, Albillos A et al. The window hypothesis: haemodynamic and non-haemodynamic effects of beta-blockers improve survival of patients with cirrhosis during a window in the disease. Gut 2012;61:967-9.
11. Planas R, Montoliu S, Balleste B et al. Natural history of patients hospitalized for the management of cirrhotic ascites. Clin Gastroenterol Hepatol 2006;4:1385-94.
12. Poca M, Concepcion M, Casas M et al. Role of albumin treatment in patients with spontaneous bacterial peritonitis. Clin Gastroenterol Hepatol 2012;10:209-15.
13. Ricart E, Soriano G, Novella MT et al. Amoxicillin-clavulanic acid versus cefotaxime in the therapy of bacterial infections in cirrhotic patients. J Hepatol 2000;32:596-602.

14. Rossle M, Ochs A, Gulberg V *et al.* A comparison of paracentesis and transjugular intrahepatic portosystemic shunting in patients with ascites. N Engl J Med 2000;342:1701-7.
15. Runyon BA. Low-protein-concentration ascitic fluid is predisposed to spontaneous bacterial peritonitis. Gastroenterology 1986;91:1343-6.
16. Runyon BA. Introduction to the revised American Association for the Study of Liver Diseases Practice Guideline management of adult patients with ascites due to cirrhosis 2012. Hepatology 2013;57:1651-3.
17. Runyon BA, Montano AA, Akriviadis EA *et al.* The serum-ascites albumin gradient is superior to the exudate-transudate concept in the differential diagnosis of ascites. Ann Intern Med 1992;117:215-20.
18. Salerno F, Gerbes A, Gines P *et al.* Diagnosis, prevention and treatment of hepatorenal syndrome in cirrhosis. Gut 2007;56:1310-6.
19. Sanyal AJ, Boyer T, Garcia-Tsao G *et al.* A randomized, prospective, double-blind, placebo-controlled trial of terlipressin for type 1 hepatorenal syndrome. Gastroenterology 2008;134:1360-8.
20. Singh V, Dhungana SP, Singh B *et al.* Midodrine in patients with cirrhosis and refractory or recurrent ascites: a randomized pilot study. J Hepatol 2012;56:348-54.

Websites

Runyon BA. Management of adult patients with ascites due to cirrhosis: update 2012. AASLD Practice Guideline. http://www.aasld.org/practiceguidelines/Documents/ascitesupdate 2013.pdf [Acessado em 22/09/2014].

ABSCESSO HEPÁTICO

Jorge L. Herrera, MD ■ *Christopher D. Knudsen, DO*

CAPÍTULO 30

1. Quais as duas categorias principais de abscesso hepático?
Existem dois tipos de abscesso hepático, piogênico e amebiano. Os abscessos piogênicos são formados a partir de infecções envolvendo bactérias Gram-negativas ou Gram-positivas aeróbicas e anaeróbicas ou infecções fúngicas. Os abscessos amebianos resultam de infecção com *Entamoeba histolytica*. A diferenciação entre os dois tipos de abscesso é importante porque o manejo do tratamento difere dramaticamente.

2. Descreva as características clínicas do abscesso hepático piogênico.
Historicamente os pacientes eram indivíduos mais jovens; no entanto, nos últimos anos tem ocorrido uma mudança para pacientes do sexo masculino com mais idade. A prevalência também tem aumentado em consequência da maior instrumentação do trato biliar e números mais elevados de diabetes e transplante de fígado, ambos os quais são fatores de risco. Os achados clínicos são inespecíficos e consistem em febre de baixo grau, mal-estar, anorexia, perda de peso e dor no quadrante superior direito. *A febre em baixo grau pode estar ausente em até 30% dos casos.* Apenas 37% apresentam os achados clássicos de febre e sensibilidade no quadrante superior direito, reforçando a natureza inespecífica dos sinais e sintomas. Irritação diafragmática pode resultar em dor referida no ombro direito, tosse ou soluço. Por causa da apresentação subaguda, a duração média dos sintomas antes da hospitalização é de, aproximadamente, 26 dias.

3. Quais as características clínicas do abscesso hepático amebiano?
O abscesso amebiano é 10 vezes mais comum em homens do que em mulheres. Dentro dos Estados Unidos, afeta predominantemente jovens migrantes hispânicos do sexo masculino provenientes de áreas afetadas ou viajantes de países em desenvolvimento. Também existe uma prevalência mais elevada no Oeste e no Sul dos Estados Unidos. Os sintomas geralmente se desenvolvem rapidamente, tipicamente em 2 a 4 semanas após a infecção. Febre se encontra presente em 85% das vezes. A dor abdominal é tipicamente bem localizada no quadrante superior direito. Se houver envolvimento da superfície diafragmática do fígado, isto pode conduzirà dor pleural no lado direito, referida como dor no ombro, tosse ou soluço. Os sintomas gastrointestinais ocorrem em 10, a 30% dos pacientes e incluem náusea, vômitos, cólicas abdominais, distensão, diarreia e constipação. Entretanto, abscesso hepático e disenteria amebiana concomitantes são incomuns.

4. Quais as características laboratoriais distintivas em pacientes com abscesso hepático?
Os resultados dos testes laboratoriais de rotina não são diagnósticos para abscesso hepático piogênico ou amebiano. Leucocitose, anemia normocítica e taxas elevadas de proteína C reativa e sedimentação de eritrócitos são comuns. Mais de 90% dos pacientes têm uma elevação mais pronunciada na fosfatase alcalina comparada a aspartato aminotransferase e alanina aminotransferase. É encontrada hiperbilirrubinemia com envolvimento biliar, sendo menos comum naqueles indivíduos com abscesso criptogênico. Hipoalbuminemia é comum, e um valor de menos de 2 g/dL indica um mau prognóstico. As hemoculturas são positivas em menos de 50% dos pacientes com abscesso piogênico, e 75 a 90% dos aspirados dos abscessos são positivos para bactérias.

5. Quais são as origens mais comuns de abscesso hepático piogênico?
Doença do trato biliar é a origem mais comum de abscesso hepático piogênico, representando 35% dos casos. A maioria dos abscessos relacionados com a doença biliar resulta de colangite ou colecistite aguda. Isto pode ocorrer por infecções espalhadas no fígado provenientes do ducto biliar ou ao longo de um vaso penetrante. Os abscessos também surgem como uma complicação tardia de esfincterotomia endoscópica ou anastomose biliar-intestinal cirúrgica. Tumores malignos do pâncreas, ducto biliar comum e ampola correspondem a 10 a 20% dos abscessos hepáticos que se originam na árvore biliar. A invasão parasitária da árvore biliar por nematelminto ou fasciolose também pode levar à infecção biliar e abscesso hepático. Os abscessos que ocorrem por uma origem biliar tendem a ser múltiplos e de tamanho pequeno, envolvendo os dois lobos do fígado.

Menos comumente, pode ocorrer abscesso piogênico como uma complicação da bacteriemia por semeadura bacteriana pela veia porta por causa da doença abdominal subjacente. As doenças abdominais associadas são diverticulite, apendicite, malignidade gastrointestinal e doença inflamatória intestinal, que correspondem a 30% dos abscessos hepáticos piogênicos. Até 40% dos casos de abscesso hepático piogênico não têm uma origem óbvia da infecção e são definidos como *criptogênicos*. A doença abdominal causa semeadura pela veia porta, resultando em abscesso que envolve o lobo direito do fígado, porque a maior parte do fluxo da veia porta passa pelo lobo direito. Aproximadamente 15% dos abscessos hepáticos surgem pela extensão direta de uma fonte contígua, como um abscesso subfrênico ou empiema da vesícula biliar. A infecção piogênica pode ser transportada até o fígado no fluxo do sangue arterial hepático proveniente de infecções localizadas distantes, como endocardite ou doença dentária severa.

6. Liste os organismos que comumente causam abscesso hepático piogênico.

Inúmeras bactérias foram identificadas como causadoras de abscessos hepáticos. Atualmente as mais comuns são organismos Gram-negativos que ocorrem em 50 a 70% das vezes. *Escherichia coli*, que já foi a bactéria aeróbica Gram-negativa mais comum cultivada, foi agora superada pela *Klebsiella pneumoniae* com maior prevalência tanto em países asiáticos, quanto ocidentais, mais comumente naqueles com diabetes subjacente ou complicações metastáticas. Os organismos Gram-positivos aeróbicos correspondem a, aproximadamente, 25% das infecções, e até 50% dos casos são causados por anaeróbios. Entretanto, relatos sugerem que os aeróbios estão se tornando uma causa mais comum de abscesso do que os anaeróbios (Tabela 30-1). Abscessos fúngicos também foram encontrados em indivíduos imunocomprometidos e com malignidades hematológicas.

Tabela 30-1. Bacteriologia de Abscessos Hepáticos Piogênicos

AERÓBIOS GRAM-NEGATIVOS (50-70%)	AERÓBIOS GRAM-POSITIVOS (25%)	ANAERÓBIOS (40-50%)
Escherichia coli	*Streptococcus faecalis*	*Fusobacterium nucleatum*
Klebsiella sp.	β *Streptococci*	*Bacteroides* sp.
Proteus sp.	α *Streptococci*	*Bacteroides fragilis*
Enterobacter sp.	*Staphylococci*	*Peptostreptococcus* sp.
Serratia sp.	*Streptococcus milleri*	*Actinomyces* sp.
Morganella sp.	*Clostridium* sp.	
Actinobacter sp.		
Pseudomonas sp.		

7. Culturas negativas de um aspirado de abscesso indicam um abscesso não piogênico?

Embora as culturas aspiradas sejam geralmente positivas em 75 a 90% das vezes, pode ocorrer uma cultura negativa com manejo impróprio ou terapia anterior com antibiótico. Técnicas adequadas de coleta e cultura são importantes para o crescimento de organismos anaeróbicos. O material da cultura deve ser transportado imediatamente até o laboratório na mesma seringa usada para aspiração para evitar exposição ao ar. Nunca submeta esfregaço para cultura de abscesso hepático. Todo o material aspirado deve ser cultivado para organismos aeróbicos, anaeróbicos e microaerofílicos. É comum que seja necessária uma semana ou mais para que organismos anaeróbicos possam ser identificados por meio de cultura. Por esta razão, uma coloração Gram-positiva do aspirado é de importância fundamental.

8. Qual é a patogênese do abscesso amebiano?

A ingestão de cistos de *Entamoeba histolytica* de alimento ou água com contaminação fecal dá início à infecção. Então ocorre a eliminação do cisto no lúmen intestinal produzindo trofozoítos que usam lecitina específica de galactose e N-acetil-D-galactosamina (Gal/GalNAc) para aderir à camada de mucina colônica, levando à colonização. Aproximadamente 90% das vezes os trofozoítos se agregam na camada de mucina intestinal e formam novos cistos, resultando numa infecção assintomática autolimitada. No entanto, 10% das vezes a lecitina específica de Gal/GalNAc causa lise do epitélio colônico e invasão do cólon por trofozoítos. A colite é, então, agravada pela ativação do sistema imunológico do hospedeiro levando à regulação ascendente do fator nuclear kappa B, linfocinas e neutrófilos. A invasão do epitélio intestinal leva à disseminação hematogênica e eventual abscesso hepático em menos de 1% das vezes.

9. Quais anormalidades podem ser detectadas em estudos radiológicos padrão de pacientes com abscesso hepático?

Uma radiografia do tórax pode ser anormal em 50 a 80% dos pacientes com abscesso hepático. Atelectasia do lobo inferior direito, efusão pleural direita e um hemidiafragma direito elevado podem ser indícios da presença de um abscesso hepático. A perfuração do abscesso de um fígado piogênico na cavidade torácica pode resultar em empiema. Radiografias abdominais simples demonstram ar dentro das cavidades do abscesso em 10 a 20% dos casos. Também pode ser visto deslocamento gástrico causado pela expansão do fígado. Estas características não são sensíveis para o diagnóstico de abscesso hepático.

10. Quais estudos de imagem devem ser obtidos na avaliação de uma suspeita de abscesso hepático?

- Ultrassonografia (US).
- Tomografia computadorizada (CT).
- Imagem por ressonância magnética (MRI).

Os resultados dos exames de imagem são semelhantes para abscessos piogênico e amebiano, com US e CT sendo as modalidades iniciais de exame de imagem mais comumente utilizadas. US é não invasiva, é prontamente acessível e altamente precisa, com uma sensibilidade de 80 a 90%. Esta é a modalidade preferida para distinguir lesões sólidas de císticas e na maioria dos pacientes é mais precisa do que a varredura de CT para visualização da árvore biliar. US, no entanto, depende do operador, e a sua precisão pode ser afetada pelo *habitus* do paciente ou gás suprajacente. CT também é muito sensível, e os abscessos são geralmente descritos como hipodensos. Uma borda de realce do contraste pode ser vista em menos de

20% dos casos. A CT também é capaz de detectar gás no abscesso e a localização do abscesso em relação às estruturas adjacentes. Também fornece a avaliação não só do fígado, mas de toda a cavidade peritoneal, que pode fornecer informações sobre as lesões primárias que causam o abscesso hepático. MRI não acrescenta muito à sensibilidade do rastreamento da CT. Os abscessos têm baixa intensidade de sinal nas imagens ponderadas em T1 e alta intensidade de sinal nas imagens ponderadas em T2 com aprimoramento usando gadolínio, porque o abscesso hepático piogênico absorve avidamente o gálio. Os abscessos amebianos, no entanto, tendem a concentrar gálio somente na periferia da cavidade do abscesso. Em geral, cintilografia é a menos útil das modalidades de rastreamento.

11. Quais áreas do fígado são geralmente afetadas por abscesso hepático?

Lobo direito apenas	60% dos pacientes
Ambos os lobos	20-30% dos pacientes
Lobo esquerdo apenas	5-20% dos pacientes

12. Como a localização, tamanho e número de abscessos hepáticos podem ajudar a determinar a origem?
- Abscessos hepáticos piogênicos (a origem determina a localização e distribuição):
  - Origem biliar tende a apresentar envolvimento lobar bilateral.
  - Embolia séptica tende a ser solitária, predominantemente encontrada no lobo direito (o fluxo da veia porta preferencialmente supre o lobo hepático direito maior).
  - Origem contígua tende a ser solitária e localizada em apenas um lobo.
- *Abscessos hepáticos amebianos tendem a ser solitários, grandes e são preferencialmente encontrados no lobo direito.* Com colite amebiana, a ameba rompe o sistema venoso mesentérico pelo ceco e cólon direito. O lobo direito do fígado é muito maior do que o esquerdo e recebe a maioria do fluxo sanguíneo mesentérico-portal, daí a predileção do abscesso amebiano em se localizar no lobo direito. Abscessos localizados na cúpula do fígado ou complicados por uma fístula broncopleural são de origem tipicamente amebiana.

13. Quando um abscesso hepático deve ser aspirado?
- *Abscessos hepáticos devem ser aspirados se forem considerados piogênicos e não amebianos.* Pacientes com abscessos múltiplos, doença biliar coexistente ou um processo inflamatório intra-abdominal têm maior probabilidade de ter um abscesso piogênico. Em tais pacientes, aspiração sob orientação de US com coloração de Gram e cultura ajudam a orientar a escolha do antibiótico.
- Deve ser considerada aspiração de abscessos amebianos diante das seguintes circunstâncias:
  - Quando abscesso piogênico ou infecção secundária de um abscesso amebiano não podem ser excluídos.
  - Quando o paciente não responde depois de 5 a 7 dias de terapia adequada para abscesso hepático amebiano.
  - Quando o abscesso é muito grande, geralmente com mais de 5 cm, ou está no lobo esquerdo, que são riscos para ruptura e dor severa.

14. Em que situação um abscesso hepático amebiano deve ser tratado por drenagem cirúrgica?
Quando o abscesso amebiano está localizado no lobo esquerdo do fígado, inacessível à drenagem com agulha, ou se não houver uma resposta dramática à terapia dentro de 24 a 48 horas, deve ser realizada drenagem cirúrgica. As complicações do abscesso amebiano no lobo esquerdo, como o tamponamento cardíaco, estão associadas à alta mortalidade e requerem pronta intervenção para prevenir a sua ocorrência. Drenagem laparoscópica é a abordagem preferida porque demonstrou ter um tempo de cirurgia mais curto, menos perda sanguínea, maior rapidez na recuperação e permanência mais curta no hospital quando comparada à drenagem cirúrgica aberta.

15. A aspiração de um abscesso hepático amebiano produz material diagnóstico na maioria dos pacientes?
anos, e um resultado positivo pode indicar infecção anterior. Os títulos de GDP geralmente ficam negativos 6 meses depois da infecção, e este é o teste de escolha para pacientes de áreas endêmicas com exposição anterior à amebíase. Um título alto de GDP em um paciente com abscesso hepático sugere um abscesso amebiano, mesmo que o paciente tenha uma história anterior de amebíase invasiva. Em geral, a escolha de testes sorológicos depende da disponibilidade e de considerações epidemiológicas.

16. Com que frequência a árvore biliar está envolvida em pacientes com abscesso hepático amebiano?
A bile é letal para amebas; assim, infecção da vesícula biliar e ductos biliares não ocorrem. Em pacientes com um grande abscesso amebiano ou piogênico, a compressão do sistema biliar pode resultar em icterícia, mas ocorre colangite somente com infecção bacteriana secundária.

17. Como pode ser confirmado o diagnóstico de um abscesso amebiano?
Abscessos amebianos são mais bem diferenciados de abscessos piogênicos por testes sorológicos:

Ensaio de hemaglutinação indireta (IHA)	Difusão de precipitinas em gel (GDP)
Imunofluorescência indireta	Fixação do complemento (CF)
Contraimunoeletroforese	Aglutinação em látex
Imunoeletroforese	Ensaio imunoabsorvente ligado à enzima

Os testes sorológicos são positivos somente em pacientes com amebíase invasiva, como abscesso hepático ou colite amebiana. Eles são negativos em portadores assintomáticos. Com exceção de CF, estes testes são altamente sensíveis (95-99%). O IHA é extremamente sensível, e um teste negativo exclui o diagnóstico; um título maior que 1:512 está presente em quase todos os pacientes com doença invasiva. IHA, no entanto, permanece positivo por muitos anos, e um resultado positivo pode indicar infecção anterior. Os títulos de GDP geralmente ficam negativos 6 meses depois da infecção, e este é o teste de escolha para pacientes de áreas endêmicas com exposição anterior à amebíase. Um título alto de GDP em um paciente com abscesso hepático sugere um abscesso amebiano, mesmo que o paciente tenha uma história anterior de amebíase invasiva. Em geral, a escolha de testes sorológicos depende da disponibilidade e de considerações epidemiológicas.

18. Descreva o tratamento para abscesso hepático piogênico.

Uma combinação de antibióticos sistêmicos e drenagem percutânea passou a ser o tratamento de escolha para o manejo de abscesso hepático piogênico. O tratamento está fundamentado no tamanho do abscesso. Abscessos com menos de 3 a 5 cm podem ser tratados com antibióticos unicamente. A cobertura antibiótica precisa abranger anaeróbios, aeróbios Gram-negativos e enterococos. Aminoglicosídeo e ampicilina devem ser dados quando houver suspeita de uma origem biliar, e uma cefalosporina de terceira ou quarta geração mais metronidazol ou clindamicina devem ser usados para abranger anaeróbios, se houver suspeita de uma origem colônica. Vancomicina é uma boa opção para a cobertura de enterococos. Os antibióticos intravenosos (IV) devem ser continuados por pelo menos 2 semanas e depois por via oral por até 6 semanas. Se o abscesso for maior do que 3 a 5 cm ou o paciente não estiver respondendo aos antibióticos, deve ser feita drenagem percutânea. A drenagem percutânea guiada por imagem demonstrou ser igualmente eficaz, com drenagem contínua com cateter ou aspiração intermitente com agulha. Deve ser considerada a drenagem cirúrgica a qualquer paciente sem resposta clínica depois de 4 a 7 dias de drenagem, múltiplos abscessos grandes ou loculados, abscessos rompidos ou doença intra-abdominal (Figura 30-1). A combinação de drenagem percutânea com antibióticos IV resulta numa taxa de cura de 76%, comparada a 65% para antibióticos isoladamente, e 61% para cirurgia unicamente. A recorrência é mais comum naqueles com doença biliar subjacente comparada àqueles que têm diabetes ou causa criptogênica.

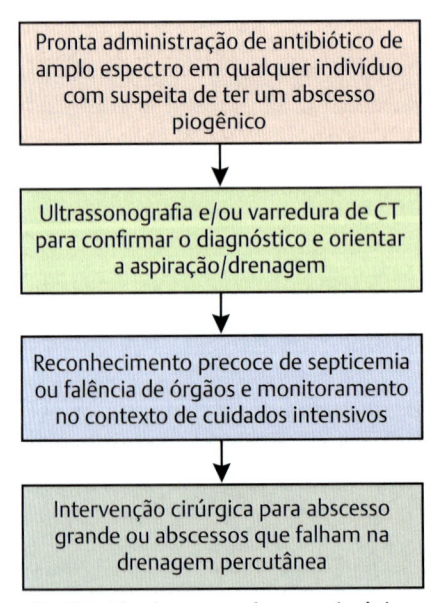

Fig. 30-1. Algoritmo para abscesso piogênico.

19. Descreva o tratamento para abscesso hepático amebiano.

A única medicação que se mostrou eficaz para amebíase extraintestinal é metronidazol. A dosagem é de 750 mg tid por 10 dias. A resposta ao tratamento ocorre dentro de 96 horas. Persistem parasitas no intestino 40 a 60% das vezes naqueles que recebem metronidazol, razão pela qual, após o tratamento com metronidazol, os pacientes devem receber um amebicida luminal oral como iodoquinol 650 mg tid por 20 dias, furoato de diloxanida 500 mg tid por 10 dias ou paromomicina 25 a 35 mg/kg tid por 7 a 10 dias para prevenir recorrência. Metronidazol e paromomicina não devem ser dados juntos, porque diarreia é um efeito colateral comum da paromomicina, tornando difícil avaliar a resposta do paciente à terapia. Deve ser considerada a drenagem do abscesso em pacientes que não têm resposta clínica à terapia medicamentosa dentro de 5 a 7 dias ou aqueles com um alto risco de ruptura, definido pelo tamanho da cavidade com mais de 5 cm ou lesões no lobo esquerdo. A drenagem cirúrgica é feita somente quando o abscesso é inacessível à drenagem com agulha, ou não é visto nenhum benefício depois de 4 a 5 dias de terapia médica e drenagem percutânea combinadas.

20. Liste as complicações potenciais de abscesso hepático piogênico.

Pacientes não tratados, com abscesso hepático piogênico têm uma taxa de mortalidade de 100%. As complicações potenciais incluem ruptura na cavidade peritoneal, levando a abscesso subfrênico, peri-hepático ou sub-hepático ou peritonite. Também pode ocorrer ruptura no espaço pleural, levando a empiema, enquanto que ruptura no pericárdio pode levar à pericardite e tamponamento. Pode ocorrer embolia séptica metastática em 10% dos casos, envolvendo os pulmões, cérebro e olhos.

21. Liste as complicações potenciais de abscesso hepático amebiano.

As complicações de abscesso hepático amebiano são semelhantes às do abscesso hepático piogênico. Em razão da grande proximidade do diafragma, pode ocorrer ruptura no espaço pleural, o que pode levar a empiema. Isto pode então se espalhar mais, produzindo abscesso pulmonar ou fistula broncopleural. Como são vistos abscessos principalmente no lobo direito, a extensão pericárdica somente é vista em 1 a 2% dos casos e está associada a pacientes que têm envolvimento do lobo esquerdo. Uma efusão pericárdica serosa pode indicar ruptura iminente. Ocasionalmente pericardite constritiva se segueà pericardite amebiana supurativa. Abscesso cerebral por disseminação hematogênica também foi reportado.

22. Qual é o prognóstico para pacientes com abscesso hepático?

O prognóstico depende de rapidez do diagnóstico e da doença subjacente. Pacientes com abscesso hepático amebiano geralmente têm bons resultados com tratamento apropriado, e as taxas de morbidade e mortalidade são de 4,5 e 2,2%, respectivamente, em séries recentes. A resposta ao tratamento é imediata e dramática. A cura do abscesso leva à cicatriz residual no tecido associada à retração subcapsular. Ocasionalmente, em pacientes com abscesso grande, pode persistir uma cavidade residual rodeada por tecido fibroconectivo.

A taxa de mortalidade associada a abscesso hepático piogênico foi reduzida para 5 a 10% com o pronto reconhecimento e terapia antibiótica adequada e é mais elevada em pacientes com abscessos múltiplos. A mortalidade é altamente dependente do processo da doença subjacente. A morbidade permanece alta em 50%, principalmente por causa da complexidade da terapia e da necessidade de drenagem prolongada.

23. Vacina contra amebíase é viável?

A vacinação seria benéfica na melhoria da saúde, especialmente em crianças de países em desenvolvimento. A imunidade humana demonstrou estar ligada à imunoglobulina A intestinal contra lecitina específica de Gal/GalNac. A estrutura da população clonal de *E. histolytica* e, especificamente, o alto grau de conservação da sequência da lecitina específica de Gal/GalNAcsugerem que uma vacina poderia ser amplamente protetiva. Contudo, o desenvolvimento foi prejudicado porque infecção natural não resulta em imunidade em longo prazo.

BIBLIOGRAFIA

1. Akgun Y, Tacyildiz IH, Celik Y. Amebic liver abscess: changing trends over 20 years. World J Surg 1999;23:102-6.
2. Block MA. Abscesses of the liver (other than amebic). In: Haubrich WS, Schaffner F, Berk JE, editors. Bockus gastroenterology. 5th ed. Philadelphia: WB Saunders; 1995. p. 2405-27.
3. Chen W, Chen CH, Chiu KL et al. Clinical outcome and prognostic factors of patients with pyogenic liver abscess requiring intensive care. Crit Care Med 2008;36:1184-8.
4. Cheng H, Chang W et al. Long-term outcome of pyogenic liver abscess factors related with abscess recurrence. J Clin Gastroenterol 2008;42:1110-5.
5. Chou FF, Sheen-chen SM, Chen YS et al. Single and multiple pyogenic liver abscesses: clinical course, etiology and results of treatment. World J Surg 1997;21:384-9.
6. Chung RT, Friedman LS. Liver abscess and bacterial, parasitic, fungal and granulomatous liver disease. In: Slesisenger MH, Fordtran JS, editors. Gastrointestinal disease: pathophysiology, diagnosis, management. 7th ed. Philadelphia: WB Saunders; 2002. p. 1343-73.
7. Chung YFA, Tan YM et al. Management of pyogenic liver abscesses–percuraneous or open drainage? Singapore Med J 2007;48:1158-65.
8. Congly S, Aziz A et al. Amoebic liver abscess in USA: a population-based study of incidence, temporal trends and mortality. Liver Int 2011;31:1191-8.
9. Derici H, Tansug T, Reyhan E et al. Acute intraperitoneal rupture of hydatid cysts. World J Surg 2006;30:1879-83.
10. Felice C, Di Perri G et al. Outcome of hepatic amebic abscesses managed with three different therapeutic strategies. Dig Dis Sci 1992;37:240-7.
11. Ferraioli G, Garlashelli A, Zanaboni D et al. Percutaneous and surgical treatment of pyogenic liver abscesses: observation over a 21-year period in 148 patients. Dig Liver Dis 2008;40:697-8.
12. Foo N, Chen K et al. Characteristics of pyogenic liver abscess patients with and without diabetes mellitus. Am J Gastroenterol 2010;105:328-35.
13. Haque R, Houston CD et al. Amebiasis. N Engl J Med 2003;348:1565-72.
14. Heneghan H, Healy N et al. Modern management of pyogenic hepatic abscess: a case series and review of the literature. BMC Res Notes 2011;4:80.
15. Kim A, Chung R. Bacterial, parasitic, and fungal infections of the liver, including liver abscess. In: Slesisenger MH, Fordtran JS, editors: Gastrointestinal and liver disease. 9th ed. Philadelphia: WB Saunders; 2010. p. 1351-69.
16. Lederman ER, Crum NF et al. Pyogenic liver abscess with a focus on *Klebsiella* pneumonia as a primary pathogen: an emerging disease with unique clinical characteristics. Am J Gastroenterol 2005;100:322-31.
17. Lodhi S, Sarwari A et al. Features distinguishing amoebic from pyogenic liver abscess: a review of 577 adult cases. Trop Med Int Health 2004;9:718-23.

18. Meddings L, Myers R *et al*. A population-based study of pyogenic liver abscesses in the United States: incidence, mortality, and temporal trends. Am J Gastroenterol 2010;105:117-24.
19. Monroe LS. Gastrointestinal parasites. In: Jaubrich WS, Schaffner F, Berk JE, editors. Bockus gastroenterology. 5th ed. Philadelphia: WB Saunders; 1995. p. 3123-34.
20. Ng FH, Wong WM, Wong BC *et al*. Sequential intravenous/oral antibiotic vs. continuous intravenous antibiotic in the treatment of pyogenic liver abscess. Aliment Pharmacol Ther 2002;16:1083-90.
21. Rajak CL, Guptá S, Jain S *et al*. Percutaneous treatment of liver abscesses: needle aspiration versus catheter drainage. ARJ Am J Roentgenol 1998;170:1035-9.
22. Setto RK, Rockey DC. Pyogenic liver abscess: changes in etiology, management and outcome. Medicine 1996;75:99-113.
23. Tan YM, Chung AY, Chow PK *et al*. An appraisal of surgical and percutaneous drainage for pyogenic liver abscesses larger than 5 cm. Ann Surg 2005;241:485-90.
24. Yu S, Ho S *et al*. Treatment of pyogenic liver abscess: prospective randomized comparison of catheter drainage and needle aspiration. Hepatology 2004;39:932-8.

Websites

American Association for the Study of Liver Diseases. http://www.aasld.org/[Acessado em 22/09/2014].

FORMAS HEREDITÁRIAS DE DOENÇA HEPÁTICA
Bruce R. Bacon, MD

HEMOCROMATOSE

1. Como classificamos os vários transtornos decorrentes do acúmulo de ferro?
Uma forma usual de classificar as síndromes de acúmulo de ferro é distinguir entre hemocromatose hereditária (HH), secundária pela sobrecarga de ferro e sobrecarga parenteral de ferro.
- *HH* resulta de um aumento na absorção de ferro pelo intestino, com deposição preferencial de ferro nas células parenquimais do fígado, coração, pâncreas e outras glândulas endócrinas. A maior parte da HH (aproximadamente 85 a 90%) é encontrada em pacientes que são homozigotos para a mutação C282Y encontrada em *HFE*, o gene para hemocromatose. Durante os últimos anos, no entanto, foram encontradas mutações em outros genes que podem levar à sobrecarga de ferro. Estas incluem mutações nos receptores de transferrina 2 (TfR2), ferroportina, hemojuvelina e hepcidina.
- Na *sobrecarga de ferro secundária*, algum outro estímulo faz com que o trato intestinal absorva quantidades aumentadas de ferro. Aqui, o aumento na absorção de ferro é causado por um transtorno subjacente em vez de um defeito herdado na regulação da absorção de ferro. Os exemplos incluem várias anemias causadas por eritropoiese ineficaz (p. ex., talassemia, anemia aplásica, aplasia de células vermelhas e alguns pacientes com anemia falciforme), doença hepática crônica e, raramente, ingestão excessiva de ferro medicinal.
- Na *sobrecarga parenteral de ferro*, os pacientes receberam quantidades excessivas de ferro, como transfusões de hemácias ou ferro-dextrano ministrado parentalmente. Em pacientes com anemias hipoplásicas severas, pode ser necessária a transfusão de hemácias. Com o passar do tempo, os pacientes ficam significativamente sobrecarregados de ferro. Infelizmente, alguns médicos prescrevem injeções de ferro-dextrano para pacientes com anemia que não é decorrente de deficiência de ferro; tais pacientes podem vir a ter sobrecarga de ferro. A sobrecarga parenteral de ferro é sempre iatrogênica e deve ser evitada ou minimizada. Em pacientes que precisam verdadeiramente de repetidas transfusões de hemácias (na ausência de perda de sangue), pode ser iniciado um programa de quelação com deferoxamina para prevenir o acúmulo tóxico de excesso de ferro.

2. O que são sobrecarga de ferro neonatal e sobrecarga de ferro africana?
- A *sobrecarga de ferro neonatal* é uma condição rara que está provavelmente relacionada com um defeito hepático intrauterino mediado imune. Os bebês nascem com modesto acréscimo no ferro hepático e muitos pacientes se desenvolvem muito pouco; o transplante de fígado pode-lhes salvar a vida.
- A *sobrecarga de ferro africana*, anteriormente denominada *Hemossiderose de Bantu*, era considerada um transtorno em que quantidades excessivas de ferro eram ingeridas por bebidas alcoólicas preparadas em barris de ferro. Estudos recentes sugeriram que este transtorno tem um componente genético, e alguns pacientes têm mutações na ferroportina. Assim sendo, pacientes negros podem estar em risco de desenvolver sobrecarga de ferro por causa de uma doença herdada.

3. Qual a quantidade de ferro geralmente é absorvida ao dia?
Uma dieta ocidental típica contém aproximadamente 10 a 20 mg de ferro, que geralmente é encontrado em componentes contendo heme. A absorção diária de ferro normal é aproximadamente 1 a 2 mg, representando aproximadamente uma eficiência de absorção de 10%. Pacientes com deficiência de ferro, HH ou eritropoiese ineficaz absorvem quantidades elevadas de ferro (até 3 a 6 mg/dia).

4. Onde normalmente é encontrado ferro no corpo?
O adulto normal do sexo masculino contém aproximadamente 4 g de quantidade total de ferro no corpo, que é aproximadamente dividida entre 2,5 g de ferro na hemoglobina das hemácias circulantes, 1 g de ferro nos pontos de armazenamento no sistema reticuloendotelial do baço e medula óssea e no sistema parenquimal e reticuloendotelial do fígado, e 200 a 400 mg na mioglobina da musculatura esquelética.

Além disso, todas as células contêm um pouco de ferro, porque os mitocôndrios contêm ferro heme, que é a porção central dos citocromos envolvidos no transporte de elétrons, e nos grupos de sulfato ferroso, que também estão envolvidos no transporte de elétrons. O ferro é ligado à transferrina nos compartimentos intravasculares e extravasculares. Reservas de ferro no interior das células são encontradas na ferritina e, quando esta quantidade aumenta, na hemossiderina. A ferritina sérica é proporcional às reservas de ferro total no corpo em pacientes com deficiência de ferro ou HH não complicada e é bioquimicamente diferente da ferritina localizada nos tecidos.

5. Discuta o defeito genético em pacientes com HH.
Em 1996, o gene responsável pela hemocromatose foi identificado e denominado *HFE*. *HFE* codifica uma proteína semelhante a um complexo principal de histocompatibilidade (MHC) tipo 1 que abarca a membrana com uma cauda intracito-

plasmática curta, uma região transmembrana e três lobos extracelulares alfa. Uma única mutação de sentido trocado resulta na perda de uma cisteína na posição 282 do aminoácido com substituição por uma tirosina (C282Y), o que leva ao rompimento de uma ponte dissulfeto e assim à falta de uma dobra crítica na alça alfa$_1$. Em consequência, *HFE* não consegue interagir com a β$_2$- microglobulina (β$_2$-M), que é necessária para a função das proteínas do MHC classe 1.

Em 1997, foi demonstrado que o complexo *HFE*/β$_2$-M se liga ao receptor da transferrina e é necessário para a absorção do ferro às células mediadas pelo receptor da transferrina. Esta observação associou *HFE* a uma proteína do metabolismo do ferro. A homozigosidade de C282Y é encontrada em aproximadamente 85 a 90% dos pacientes com hemocromatose. Uma segunda mutação, por meio da qual uma histidina na posição 63 do aminoácido é substituída por um aspartato (H63D), é comum, porém menos importante na homeostase celular do ferro. Foi caracterizada uma terceira mutação por meio da qual uma serina é substituída por uma cisteína na posição 65 do aminoácido (S65C). Assim como H63D, S65C tem pouco efeito no excesso de ferro a menos que esteja presente como um composto heterozigoto com a mutação C282Y. Descobertas adicionais mostram que a hepcidina, um peptídeo de 25 aminoácidos, é deficiente em pacientes com hemocromatose e é considerada como o hormônio regulador do ferro. Assim, em pacientes com mutações em *HFE* e naqueles com mutações em TfR2, hemojuvelina e hepcidina, existe uma deficiência na produção de hepcidina pelo fígado. A hepcidina em quantidades normais interfere na atividade da ferroportina na superfície basolateral do enterócito, impedindo a absorção do ferro. Assim, quando existe uma deficiência de hepcidina, existe um aumento na absorção de ferro apesar de os indivíduos estarem de fato com sobrecarga de ferro.

6. Quais são as manifestações tóxicas usuais da sobrecarga de ferro?

Na sobrecarga de ferro crônica, um aumento no estresse oxidante resulta na peroxidação lipídica em componentes da célula contendo lipídios, como as membranas organelas. Este processo causa danos às organelas. Lesão ou morte hepatocelular ocorrerá por fagocitose pelas células de Kupffer. As células de Kupffer carregadas de ferro são ativadas, produzindo citocinas profibrogênicas, como o fator transformador de crescimento β$_1$, que, por sua vez, ativa as células hepáticas estreladas. As células hepáticas estreladas são responsáveis pelo aumento na síntese de colágeno e fibrogênese hepática.

7. Quais os sintomas mais comuns em pacientes com HH?

Atualmente, a maioria dos pacientes é identificada por estudos de ferro anormais nos painéis de rastreamento do perfil químico de rotina ou pelo rastreamento dos membros da família de um paciente conhecido. Quando identificados desta maneira, os pacientes tipicamente não têm sintomas ou achados físicos. No entanto, é útil ter conhecimento dos sintomas que pacientes com HH mais estabelecida podem apresentar. Tipicamente, eles são inespecíficos e incluem fadiga, mal-estar e letargia. Outros sintomas mais específicos do órgão são artralgias e sintomas relacionados com complicações de doença hepática crônica, diabetes e insuficiência cardíaca congestiva.

8. Descreva os achados físicos mais comuns em pacientes com HH.

A forma pela qual os pacientes chegam à atenção médica determina se eles têm achados físicos. Atualmente, a maioria dos pacientes não tem sintomas e achados ao diagnóstico. Assim sendo, pacientes identificados pelos testes de rastreamento não possuem achados físicos anormais. Em contraste, os achados físicos em pacientes com doença avançada podem incluir pigmentação acinzentada ou "bronzeada" da pele, tipicamente nas áreas expostas ao sol; hepatomegalia com ou sem cirrose; artropatia com inchaço e sensibilidade nas articulações do segundo e terceiro metacarpofalangianos; e outros achados relacionados com complicações de doença hepática crônica.

9. Como é estabelecido o diagnóstico de hemocromatose?

Pacientes com estudos do ferro anormais no rastreamento do exame de sangue, qualquer um dos sintomas e achados físicos de hemocromatose ou uma história familiar de hemocromatose devem ter estudos sanguíneos do metabolismo do ferro repetidos ou realizados pela primeira vez. Estes estudos incluem ferro sérico, capacidade total do ferro ligado (TIBC) ou transferrina e ferritina sérica. A saturação da transferrina (TS) deve ser calculada a partir da relação do ferro com TIBC ou transferrina. Se a TS for maior do que 45% ou se a ferritina sérica for elevada, deve ser fortemente considerada a possibilidade de hemocromatose, especialmente em pacientes sem evidências de outra doença hepática (p. ex., hepatite viral crônica, doença hepática alcoólica, esteato-hepatite não alcoólica), que sabidamente tem estudos do ferro anormais na ausência de sobrecarga de ferro significativa.

Se os estudos do ferro forem anormais, deve ser realizada análise da mutação de *HFE*. Se os pacientes forem homozigotos para a mutação C282Y ou heterozigotos compostos (C282Y/D63D) e tiverem menos de 40 anos, ou naqueles com enzimas hepáticas normais (alanina aminotransferase e aspartato aminotransferase) e um nível de ferritina de menos de 1.000 ng/mL, não será necessária avaliação adicional. Os planos para flebotomia terapêutica podem ser iniciados. Em pacientes com mais de 40 anos ou com enzimas hepáticas anormais ou ferritina acentuadamente elevada (mais de 1.000 ng/mL), o passo seguinte será realizar uma biópsia hepática percutânea para obter tecido para exame histológico de rotina, incluindo coloração azul prussiano de Perl para depósito de ferro e determinação bioquímica da concentração hepática de ferro (HIC). O principal objetivo de realizar uma biópsia do fígado nestes indivíduos é determinar o grau de fibrose, porque o aumento de fibrose foi associado a níveis de ferritina acentuadamente elevados e enzimas hepáticas elevadas. Além disso, pode ser obtida a determinação bioquímica de HIC e, então, a partir de HIC, o índice hepático de ferro (HII) pode ser calculado. O cálculo de HII era mais importante no passado do que é agora, porque temos os testes genéticos.

10. Existem testes genéticos disponíveis para a determinação de causas de HH não associadas a HFE?

Sim. Laboratórios de diagnóstico do DNA desenvolveram ensaios para hemojuvelina, hepcidina, ferroportina e receptor 2 de transferrina, além da análise da mutação em HFE.

11. Como ocorrem comumente os estudos de ferro anormal em outros tipos de doenças hepáticas?

Em vários estudos, aproximadamente 30 a 50% dos pacientes com hepatite viral crônica, doença hepática alcoólica e esteato-hepatite não alcoólica têm estudos do ferro sérico anormais. As anormalidades nos estudos do ferro sérico na ausência de HH são mais comumente vistas em doenças hepáticas hepatocelulares do que colestáticas. Geralmente a ferritina sérica é anormal. Em geral, uma elevação na TS é muito mais específica para HH. Assim, se a ferritina sérica for elevada, e a TS for normal, outra forma de doença hepática pode ser responsável. Em contraste, se a ferritina sérica for normal, e a TS for elevada, o diagnóstico provável será hemocromatose, particularmente em pacientes jovens. A diferenciação de HH na presença de outras doenças hepáticas é agora muito mais fácil com o uso de testes genéticos (análise da mutação em *HFE* para C282Y e H63D).

12. Tomografia computadorizada (CT) ou imagem por ressonância magnética (MRI) são úteis no diagnóstico de hemocromatose?

Em pacientes massivamente sobrecarregados de ferro, CT e MRI mostram o fígado branco ou preto, respectivamente, condizente com os tipos de alterações associadas à deposição elevada de ferro. Assim, em pacientes com alta sobrecarga de ferro, o diagnóstico é geralmente aparente sem testes de imagem, e em casos mais leves ou mais sutis, eles não têm utilidade. CT ou MRI são úteis somente no paciente que provavelmente tem sobrecarga de ferro moderada à severa, mas para quem uma biópsia de fígado for insegura ou recusada. Repetimos, este problema é menos comum com o advento dos testes genéticos.

13. Na biópsia do fígado, qual é a distribuição celular ou lobular típica do ferro em HH?

Em HH precoce em pessoas jovens, o ferro é encontrado inteiramente nos hepatócitos numa distribuição periportal (zona 1). Na sobrecarga maior de ferro em pacientes mais velhos, o ferro ainda é predominantemente hepatocelular, mas pode ser encontrado algum ferro nas células de Kupffer e células nos ductos biliares. O gradiente periportal-pericentral (zona 1-zona 3) é mantido, mas pode ser menos distinto em pacientes com maior sobrecarga. Quando os pacientes desenvolvem cirrose, o padrão é tipicamente micronodular, e os nódulos regenerativos podem mostrar coloração de ferro menos intensa.

14. Qual é a utilidade de HIC?

Como os testes genéticos se tornaram prontamente acessíveis, a biópsia do fígado e determinações de HIC e HII são menos importantes. No entanto, sempre que é realizada uma biópsia do fígado em um paciente com suspeita de HH, a HIC quantitativa deve ser obtida. Em pacientes sintomáticos, HIC é tipicamente maior do que 10.000 mcg/g. O limiar da concentração de ferro para o desenvolvimento de fibrose é de aproximadamente 22.000 mcg/g. Concentrações mais baixas de ferro podem ser encontradas em HH cirrótica com uma toxina coexistente, como álcool ou vírus da hepatite C ou B. Pessoas jovens com HH precoce podem ter elevações apenas moderadas em HI. No passado, as discrepâncias na concentração de HIC com a idade foram clarificadas pelo uso de HII.

15. Como HII é usado no diagnóstico de HH?

O HII, introduzido em 1986, está com base na observação de que HIC aumenta progressivamente com a idade em pacientes com HH homozigoto. Em contraste, em pacientes com sobrecarga de ferro secundária ou em heterozigotos, não existe aumento progressivo no ferro com o passar do tempo. Portanto, considera-se que HII distingue pacientes com HH homozigoto de pacientes com sobrecarga de ferro secundária e heterozigotos. O HII é calculado pela divisão de HIC (em µmol/g) pela idade do paciente (em anos). Um valor maior do que 1,9 foi considerado correspondente a HH homozigoto. Com o advento dos testes genéticos, aprendemos que muitos C282Y homozigotos não têm expressão fenotípica até um grau que causaria HII elevado e não têm depósitos de ferro elevados. Assim, HII não é mais o padrão ouro para o diagnóstico de HH. HII não é útil em pacientes com sobrecarga parenteral de ferro.

16. Como você trata um paciente com HH?

O tratamento de HH é relativamente simples e inclui flebotomia uma a duas vezes por semana de 1 unidade de todo o sangue. Cada unidade de sangue contém aproximadamente 200 a 250 mg de ferro, dependendo da hemoglobina. Portanto, um paciente que apresenta HH sintomática e que tem até 20 g de armazenamento excessivo de ferro requer a remoção de mais de 80 unidades de sangue, o que leva aproximadamente 2 anos com um ritmo de 1 unidade de sangue por semana. Os pacientes precisam estar cientes de que este tratamento pode ser tedioso e prolongado. Alguns pacientes não conseguem tolerar a remoção de 1 unidade de sangue por semana, e ocasionalmente os cronogramas são adaptados para remover somente ½ unidade quinzenalmente. Em contraste, pacientes jovens que têm apenas uma carga leve de ferro, os depósitos de ferro podem ser esgotados rapidamente com apenas 10 a 20 flebotomias. O objetivo do tratamento inicial com flebotomia é reduzir os depósitos de ferro nos tecidos, não criar deficiência de ferro. Depois que a ferritina é menos de 50 ng/mL e TS é menos de 50%, a maior parte dos depósitos excessivos de ferro foi esgotada com sucesso, e a maioria dos pacientes pode entrar num regime de flebotomia de manutenção (1 unidade de sangue removida cada 2 a 3 meses).

17. Que tipo de resposta ao tratamento você pode esperar?

Muitos pacientes se sentem melhor depois de iniciar terapia com flebotomia, mesmo que fossem assintomáticos antes do tratamento. O nível de energia pode melhorar, com menos fadiga e menos dor abdominal. As enzimas hepáticas tipicamente melhoram depois que os depósitos de ferro foram esgotados. O tamanho hepático aumentado diminui. A função cardíaca melhora, e aproximadamente 50% dos pacientes com intolerância à glicose são manejados com mais facilidade. Infelizmente, cirrose avançada, artropatia e hipogonadismo não melhoram com flebotomia.

18. Qual é o prognóstico para um paciente com hemocromatose?
Os pacientes que são diagnosticados e tratados antes do desenvolvimento de cirrose podem esperar uma vida normal. As causas mais comuns de morte em hemocromatose são complicações de doença hepática crônica e câncer hepatocelular. Os pacientes que são diagnosticados e tratados cedo não devem experimentar nenhuma destas complicações.

19. Como hemocromatose é um transtorno herdado, qual é a responsabilidade do médico com os membros da família depois que um paciente foi identificado?
Depois que um paciente foi completamente identificado, deve ser oferecido a todos os parentes de primeiro grau um rastreamento com testes genéticos (análise da mutação em HFE para C282Y e H63D) e testes para TS e ferritina. Se a testagem genética mostrar que o parente é um homozigoto C282Y ou um heterozigoto composto (C282Y/H63D) e tiver estudos do ferro anormais, é confirmada HH. Pode não ser necessária uma biópsia do fígado. Estudos dos antígenos leucocitários humanos não são mais realizados.

20. Deve ser feito rastreamento da população em geral para avaliar a presença de hemocromatose?
Com o advento dos testes genéticos, foi sugerido que HH é uma boa doença para rastreamento na população. Isto se deu porque a testagem genética estava disponível, a expressão fenotípica era fácil de determinar, havia um longo período de latência entre o diagnóstico e as manifestações da doença, e o tratamento é eficaz e seguro. Foram realizados vários estudos populacionais em grande escala e demonstraram que aproximadamente metade dos homozigotos C282Y tem evidências de expressão fenotípica com depósitos de ferro elevados. Assim sendo, o interesse no rastreamento na população diminuiu, porque muitas pessoas seriam identificadas com um transtorno genético que não se desenvolveria em sobrecarga de ferro.

DEFICIÊNCIA DE α_1-ANTITRIPSINA

21. Qual é a função da α_1-antitripsina (α_1-AT) em pessoas sadias?
A α_1-AT é uma inibidora das proteases sintetizada no fígado. Ela é responsável pela inibição da tripsina, colagenase, elastase e proteases dos neutrófilos polimorfonucleares. Em pacientes com deficiência de α_1-AT, a função destas proteases é sem oposição. No pulmão, isto pode levar a uma diminuição progressiva na elastina e desenvolvimento prematuro de enfisema. O fígado falha em secretar α_1-AT, e são encontrados agregados da proteína defeituosa, levando por meios pouco claros ao desenvolvimento de cirrose. Foram identificados mais de 75 alelos inibidores de protease (Pi). Pi MM é normal, e Pi ZZ resulta nos níveis mais baixos de α_1-AT.

22. O quanto é comum deficiência de α_1-AT?
Deficiência de α_1-AT ocorre em, aproximadamente, 1 em cada 2.000 pessoas.

23. Onde está localizado o gene anormal?
O gene está localizado no cromossomo 14 e resulta na substituição de um único aminoácido (substituição do ácido glutâmico por lisina na posição 342), o que causa uma deficiência no ácido siálico.

24. Qual é a natureza do defeito que causa deficiência de α_1-AT?
A deficiência de α_1-AT é um defeito secretor na proteína. Normalmente, esta proteína é translocada até o lúmen do retículo endoplasmático, interage com proteínas acompanhantes, dobra adequadamente, é transportada até o complexo de Golgi e depois é exportada para fora da célula. Em pacientes com deficiência de α_1-AT, a estrutura da proteína é anormal por causa da deficiência de ácido siálico, e a dobra adequadamente no retículo endoplasmático ocorre para apenas 10 a 20% das moléculas, com a falha resultante em exportar pelo complexo de Golgi e o acúmulo dentro dos hepatócitos. Em um estudo sueco detalhado, a deficiência de α_1-AT do tipo Pi ZZ causou cirrose em apenas aproximadamente 12% dos pacientes. Doença pulmonar obstrutiva crônica estava presente em 75% dos pacientes, e destes, 59% foram classificados como tendo enfisema primário. Não se sabe por que alguns pacientes com baixos níveis de α_1-AT desenvolvem doença hepática ou pulmonar e outros não.

25. Descreva os sintomas comuns e os achados físicos da deficiência de α_1-AT
Adultos com envolvimento hepático podem não ter nenhum sintoma até desenvolverem sinais e sintomas de doença hepática crônica. Igualmente, crianças podem não ter problemas específicos até desenvolverem complicações em razão da doença hepática crônica. Em adultos com doença pulmonar, os achados típicos incluem enfisema prematuro, que pode ser acentuadamente exacerbado pelo tabagismo.

26. Como é estabelecido o diagnóstico de deficiência de α_1-AT?
É aconselhável solicitar exame dos níveis de α_1-AT e fenótipo em todos os pacientes avaliados para doença hepática crônica, porque nenhuma apresentação clínica sugere o diagnóstico (com exceção de enfisema prematuro). Certos estados heterozigotos podem resultar em doença hepática crônica; por exemplo, pacientes SZ e ZZ podem desenvolver cirrose. Os heterozigotos MZ geralmente não desenvolvem doença a menos que tenham alguma outra condição hepática, como doença hepática alcoólica ou hepatite viral crônica. Existem, no entanto, pacientes ocasionais que têm doença hepática significativa e não são identificadas outras anormalidades além de heterozigosidade MZ. Doença hepática resultante de outras causas pode progredir mais rapidamente.

27. Qual coloração histopatológica é usada para diagnosticar deficiência de α_1-AT?

Ácido periódico de Schiff (PAS) com diástase. PAS tinge o glicogênio e glóbulos α_1-AT de avermelhado-púrpura escuro, e diástase digere o glicogênio. Assim, quando é usada uma coloração em PAS-glicogênio, o glicogênio foi removido pela diástase, e os únicos glóbulos que colorem positivamente são aqueles resultantes de α_1-AT. Na cirrose, estes glóbulos caracteristicamente ocorrem na periferia dos nódulos e podem ser vistos em múltiplos tamanhos dentro dos hepatócitos. Coloração imuno-histoquímica também pode ser usada para detectar glóbulos de α_1-AT, e o microscópio eletrônico pode mostrar glóbulos característicos capturados no aparato de Golgi.

28. Como é tratada a deficiência de α_1-AT?

O único tratamento para doença hepática relacionada com α_1-AT é o manejo sintomático das complicações e transplante de fígado. Com transplante de fígado, o fenótipo se transforma naquele do fígado transplantado.

29. Qual é o prognóstico para pacientes com deficiência de α_1-AT? Deve ser realizado rastreamento na família?

O prognóstico depende inteiramente da severidade da doença pulmonar ou hepática subjacente. Tipicamente, pacientes que têm doença pulmonar não têm doença hepática, e aqueles que têm doença hepática não têm doença pulmonar, embora em alguns pacientes os dois órgãos estejam severamente envolvidos. Em pacientes com cirrose descompensada, o prognóstico está relacionado em grande parte com a disponibilidade de órgãos para transplante de fígado. Pacientes com transplante tipicamente evoluem bem. O rastreamento da família deve ser realizado com os níveis de α_1-AT e fenótipo. Este rastreamento é principalmente para informação prognóstica; uma terapia para doença hepática, além do transplante de fígado, não está disponível.

DOENÇA DE WILSON

30. O quanto é comum a doença de Wilson?

A doença de Wilson tem uma prevalência estimada de 1 em cada 30.000 pessoas.

31. Onde está localizado o gene da doença de Wilson?

O gene anormal responsável pela doença de Wilson, um transtorno autossômico recessivo, está localizado no cromossomo 13 e recentemente foi clonado. O gene tem homologia para o gene da doença de Menkes, que também resulta em transtorno do metabolismo do cobre. O gene da doença de Wilson (denominado *ATP7B*) codifica adenosina trifosfatase tipo P, que é uma proteína de transporte do cobre que abrange a membrana. A localização exata desta proteína dentro dos hepatócitos não está definida, porém ela mais provavelmente causa um defeito na transferência do cobre lisossômico hepatocelular para a bile. Este defeito resulta no acúmulo gradual de cobre nos tecidos com subsequente hepatotoxicidade. Infelizmente, existem mais de 60 mutações no gene da doença de Wilson, e o teste genético tem utilidade limitada.

32. Qual é a idade usual de início da doença de Wilson?

A doença de Wilson é caracteristicamente uma doença de adolescentes e jovens adultos. Não foram vistas manifestações clínicas antes dos 5 anos de idade. Aos 15 anos, quase metade dos pacientes tem algumas manifestações clínicas da doença. Casos raros da doença de Wilson foram identificados em pacientes aos 40 ou 50 anos de idade e até mesmo aos 80 anos.

33. Quais sistemas orgânicos estão envolvidos na doença de Wilson?

O fígado está uniformemente envolvido. Todos os pacientes com anormalidades neurológicas causadas pela doença de Wilson têm envolvimento hepático. A doença de Wilson também pode afetar os olhos, rins, articulações e hemácias. Assim sendo, os pacientes podem ter cirrose, déficits neurológicos com tremor e movimentos coreicos, manifestações oftalmológicas, como os anéis de Kayser-Fleischer, problemas psiquiátricos, nefrolitíase, artropatia e anemia hemolítica.

34. Quais são os diferentes tipos de manifestações hepáticas na doença de Wilson?

O paciente típico que apresenta sintomas da doença de Wilson já tem cirrose. No entanto, os pacientes podem apresentar hepatite crônica, e em todas as pessoas jovens com hepatite crônica deve ser realizado um nível de ceruloplasmina sérica como um teste de rastreio para doença de Wilson. Raramente, os pacientes apresentam insuficiência hepática fulminante, que é uniformemente fatal sem um transplante de fígado bem-sucedido. Finalmente, os pacientes podem apresentar no início da doença esteatose hepática. Como é feito com hepatite crônica, os pacientes jovens com fígado gorduroso devem ser rastreados para doença de Wilson.

35. Como é estabelecido o diagnóstico de doença de Wilson?

A avaliação inicial deve incluir a medida da ceruloplasmina sérica e, se anormal, um nível do cobre urinário de 24 horas. Aproximadamente 85 a 90% dos pacientes têm níveis inferiores de ceruloplasmina sérica, mas um nível normal não exclui o transtorno. Se a ceruloplasmina estiver reduzida ou o nível de cobre urinário de 24 horas estiver elevado, deve ser realizada uma biópsia de fígado para interpretação histológica e determinação quantitativa do cobre. As alterações histológicas incluem esteatose hepática, hepatite crônica ou cirrose. A coloração histoquímica para cobre com rodamina não é particularmente sensível. Geralmente, na doença de Wilson estabelecida as concentrações de cobre hepático são maiores do que 250 mcg/g (peso seco) e podem atingir até 3.000 mcg/g. Embora concentrações elevadas de cobre hepático possam ocorrer em outras doenças hepáticas colestáticas, a apresentação clínica possibilita uma fácil diferenciação entre a doença de Wilson e cirrose biliar primária, obstrução biliar extra-hepática e colestase intra-hepática da infância.

36. Quais formas de tratamento estão disponíveis para pacientes com doença de Wilson?

O tratamento principal tem sido droga quelante do cobre D-penicilamina. Como a D-penicilamina está frequentemente associada a efeitos colaterais, também tem sido usada trientina. A trientina é igualmente eficaz e provavelmente tem menos efeitos colaterais. Também já foi usada terapia de manutenção com suplementação dietética de zinco. Transtornos neurológicos podem melhorar com a terapia. Pacientes que apresentam complicações de doença hepática crônica ou com insuficiência hepática fulminante devem ser rapidamente considerados para transplante ortotópico de fígado.

37. É necessário realizar rastreamento da família na doença de Wilson?

A doença de Wilson é um transtorno autossômico recessivo e deve ser rastreado em todos os parentes de primeiro grau. Se o nível de ceruloplasmina for reduzido, deve ser obtido um nível de cobre urinário de 24 horas, seguido por uma biópsia do fígado para exame histológico e determinação quantitativa do cobre. A testagem genética pode ser valiosa para o rastreamento familiar, se a genotipagem tiver sido feita no probando e estiver disponível para os membros da família.

38. Compare doença de Wilson com HH.

Ambos os transtornos envolvem metabolismo de metal anormal e são herdados como transtornos autossômicos recessivos. O mecanismo de lesão ao tecido está provavelmente relacionado com estresse oxidante induzido por metal nos dois transtornos. Em HH, o gene está no cromossomo 6, enquanto que na doença de Wilson o gene anormal está no cromossomo 13. HH ocorre em aproximadamente 1 em cada 250 pessoas, porém a doença de Wilson ocorre somente em aproximadamente 1 em cada 30.000. O defeito herdado em HH causa um aumento na absorção de ferro pelo intestino, com o fígado sendo um receptor passivo do excesso de ferro; em contraste, o defeito herdado na doença de Wilson se encontra no fígado, resultando em redução na excreção hepática de cobre com deposição excessiva e subsequente toxicidade. Embora o fígado seja afetado tanto na doença de Wilson quanto em HH, os outros órgãos afetados são variáveis. Na hemocromatose, coração, pâncreas, articulações, pele e órgãos endócrinos são afetados; na doença de Wilson, o cérebro, olhos, hemácias, rins e ossos são afetados. Os dois transtornos são completamente tratáveis, se o diagnóstico for feito prontamente antes do desenvolvimento de complicações em estágio terminal.

    O leitor é referido para o Capítulo 32, onde exemplos histológicos da maioria das formas hereditárias da doença hepática neste capítulo podem ser revistos.

BIBILOGRAFIA

1. Bacon BR. Genetic, metabolic, and infiltrative diseases affecting the liver. In: Fauci AS, Braunwald E, Kasper DL, editors. Harrison's principies of internal medicine. 17th ed. New York: McGraw-Hill; 2008. p. 1980-3.
2. Bacon BR, Adams PC, Kowdley KV et al. Diagnosis and management of hemochromatosis: 2011 practice guideline by the American Association for the Study of Liver Diseases. Hepatology 2011;54:328-43.
3. Bacon BR, Britton RS. Clinical penetrance of hereditary hemochromatosis. N Engl J Med 2008;358:291-2.
4. Bacon BR, Olynyk JK, Brunt EM et al. HFE genotype in patients with hemochromatosis and other liver diseases. Ann Intern Med 1999;130:953-62.
5. Bacon BR, Powell LW, Adams PC et al. Molecular medicine and hemochromatosis: at the crossroads. Gastroenterology 1999;116:193-207.
6. Bassett ML, Halliday JW, Powell LW. Value of hepatic iron measurements in early hemochromatosis and determination of the critical iron level associated with fibrosis. Hepatology 1986;6:24-9.
7. Crystal RG. α_1-Antitrypsin deficiency, emphysema, and liver disease: genetics and strategies for therapy. J Clin Invest 1990;85:1343-52.
8. Edwards CQ, Griffen LM, Goldgar D et al. Prevalence of hemochromatosis among 11,065 presumably healthy blood donors. N Engl J Med 1988;318:1355-62.
9. Eriksson S, Calson J, Veley R. Risk of cirrhosis and primary liver cancer in alpha l-antitrypsin deficiency. N Engl J Med 1986;314:736-9.
10. Feder JN, Gnirke A, Thomas W. A novel MHC class I-like gene is mutated in patients with hereditary haemochromatosis. Nat Genet 1996;13:399-408.
11. Fleming RE, Bacon BR. Orchestration of iron homeostasis. N Engl J Med 2005;352:1741-4.
12. Hill GM, Brewer GJ, Prasad AS et al. Treatment of Wilson disease with zinc. I: oral zinc therapy regimens. Hepatology 1987;7:522-8.
13. Hodges JR, Millward-Sadler GH, Barbatis C et al. Heterozygous MZ alpha l-antitrypsin deficiency in adults with chronic active hepatitis and cryptogenic cirrhosis. N Engl J Med 1981;304:557-60.
14. Larsson C. Natural history and life expectancy in severe alpha l-antitrypsin deficiency, Pi Z. Acta Med Scand 1978;204:345-51.
15. Niederau C, Fischer R, Sonnenberg A et al. Survival and causes of death in cirrhotic and noncirrhotic patients with primary hemochromatosis. N Engl J Med 1985;313:1256-62.
16. Perlmutter DH. The cellular basis for liver injury in α_1-antitrypsin deficiency. Hepatology 1991;13:172-85.
17. Roberts EA, Schilsky ML. Diagnosis and treatment of Wilson disease: an update (AASLD Practice Guideline). Hepatology 2008;47:2089-111.
18. Scheinberg IH, Jaffe ME, Sternlieb I. The use of trientine in preventing the effects of interrupting penicillamine therapy in Wilson disease. N Engl J Med 1987;317:209-13.
19. Schilsky ML. Identification of the Wilson disease gene: clues for disease pathogenesis and the potential for molecular diagnosis. Hepatology 1994;20:529-33.
20. Sternlieb I. Perspectives on Wilson disease. Hepatology 1990;12:1234-9.

21. Stremmel W, Meyerrose KW, Niederau C *et al.* Wilson disease: clinical presentation, treatment, and survival. Ann Intern Med 1991;15:720-6.
22. Teckman JH. Liver disease in alpha-1 antitrypsin deficiency: current understanding and future therapy. COPD 2013;1:35-45.

Website

American Association for the Study of Liver Diseases. http://www.aasld.org [Acessado em 22/09/2014].

CAPÍTULO 32
HISTOPATOLOGIA DO FÍGADO
Kiyoko Oshima, MD

BIÓPSIA DO FÍGADO

1. Explique o papel da biópsia do fígado.
- Diagnóstico: A biópsia é particularmente útil em pacientes com características clínicas atípicas e transtornos coexistentes, como esteatose e vírus da hepatite C. As indicações incluem testes hepáticos anormais de causa desconhecida, doenças parenquimais múltiplas, febre de causa desconhecida e anormalidades focais e difusas num estudo de imagem indicando condições, como amiloidose ou doenças granulomatosas.
- Prognóstico: A avaliação de fibrose para predizer o prognóstico é de particular importância na avaliação do risco de complicações, incluindo carcinoma hepatocelular (HCC).
- Tratamento: Desenvolver planos de tratamento com base na análise histológica. Por exemplo, a biópsia do fígado é frequentemente obtida para verificar o controle da inflamação antes da redução da dose de esteroide ou descontinuação da terapia de imunossupressão para hepatite autoimune.

2. Que tipo de teste pré-biópsia e manejo de medicação são necessários antes da biópsia do fígado?
- Hemograma completo, incluindo contagem de plaquetas, tempo de protrombina e relação internacional normalizada.
- A medicação antiplaquetas deve ser descontinuada 7 a 10 dias antes da biópsia. Varfarina deve ser descontinuada no mínimo 5 dias antes da biópsia do fígado.

3. Quais são as contraindicações para biópsia do fígado?
- Absoluta: Paciente não cooperativo, coagulopatia severa, infecção do leito hepático, obstrução biliar extra-hepática.
- Relativa: Ascite, obesidade mórbida, possível lesão vascular, amiloidose, doença hidática.

4. Descreva a adequação da biópsia de fígado.
O número adequado de tratos portais é mais de 11, e a exigência mínima é mais de 5 tratos portais. A precisão do grau e estágio é reduzida em biópsias com menos de 2,0 cm de comprimento. Embora uma amostra para biópsia com 1,5 cm possa ser adequada para avaliar muitas doenças hepáticas, uma amostra pequena pode resultar em falha no reconhecimento de cirrose de até 20%.

ACHADOS PATOLÓGICOS, HISTOLÓGICOS E BÁSICOS

5. Descreva a histologia normal do fígado.
Ver Figura 32-1.

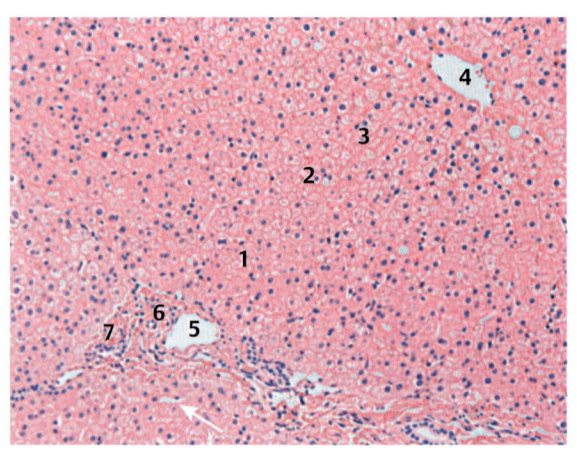

Fig. 32-1. Fotomicrografia do fígado normal. **1.** Zona 1, **2.** Zona 2, **3.** Zona 3, **4.** Veia central, **5.** Veia porta, **6.** Artéria hepática, **7.** Ducto biliar, *Seta*, Sinusoide. Coloração de hematoxilina e eosina.

6. Que tipos de alterações você pode ver como evidência de lesão dos hepatócitos no fígado?

- Corpo acidófilo (corpo de Councilman): O Dr. Councilman descreveu pela primeira vez corpos acidófilos em um paciente com febre amarela. Os hepatócitos apresentam citoplasma acidofílico, e os núcleos são picnóticos ou apoptóticos. As causas incluem hepatite viral, drogas, toxinas e esteato-hepatite (Figura 32-2A).
- Degeneração das células balonadas: A citoqueratina forma uma rede de apoio filamentosa dentro dos hepatócitos. A lesão dos filamentos intermediários nos hepatócitos cria inchaço e aumenta em volume com tufos de material citoplasmático. As causas incluem esteato-hepatite, hepatite aguda e isquemia (ver Figura 32-2B).
- Corpo de Mallory-Denk (hialino de Mallory): Cadeias intracitoplasmáticas eosinofílicas irregulares semelhantes à corda representam agregados de filamentos intermediários de citoqueratina (citoqueratinas 8 e 18). As causas incluem esteato-hepatite, drogas (amiodarona etc.), colestase crônica e doença de Wilson (ver Figura 32-2B).
- Degeneração plumosa: A lesão nos hepatócitos se deve ao sal biliar. Os hepatócitos apresentam citoplasma reticular (ver Figura 32-2C).

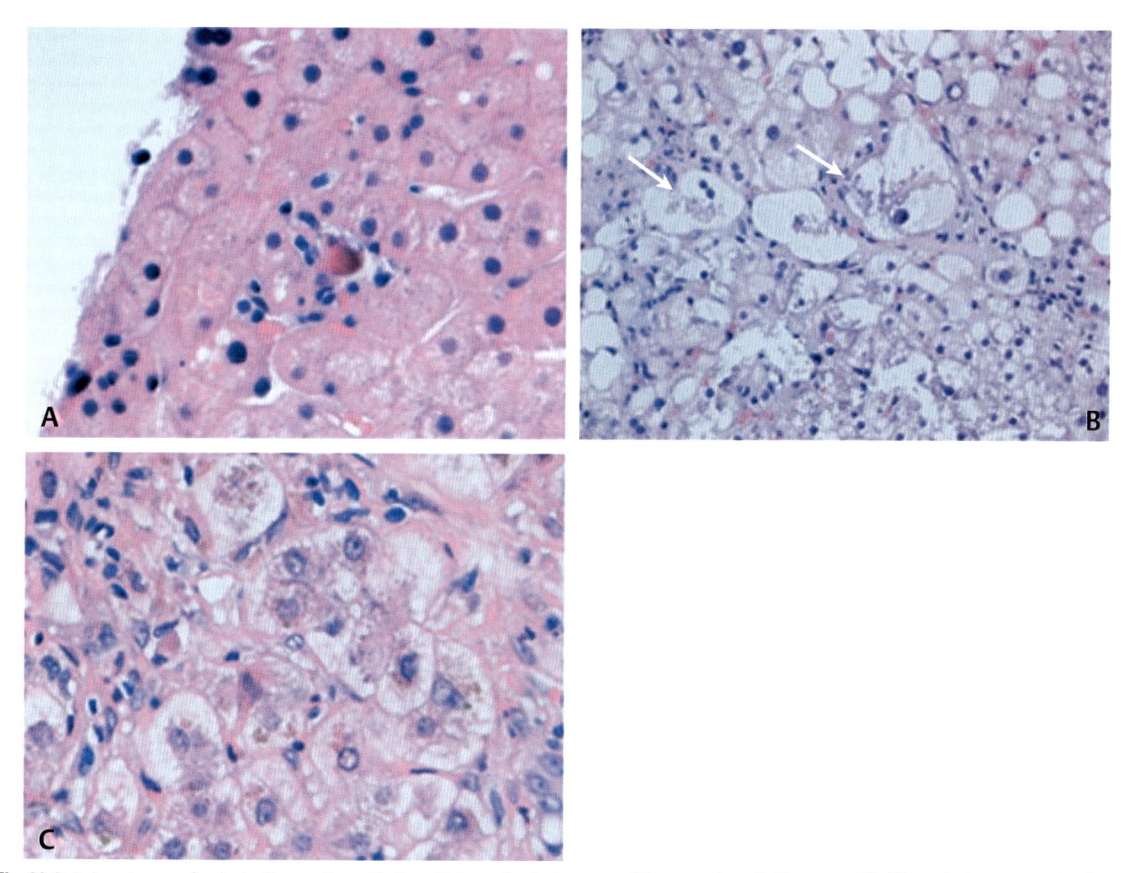

Fig. 32-2. Fotomicrografia de lesão nos hepatócitos. Coloração de hematoxilina e eosina. **A**, Corpos acidofílicos. **B**, Degeneração das células balonadas com corpo de Mallory-Denk (*setas*). **C**, Degeneração plumosa. É observado pigmento biliar nos hepatócitos. Degeneração das células balonadas e degeneração plumosa são parecidas entre si, e às vezes são indistinguíveis.

7. Quais padrões histológicos de necrose são vistos nas células hepáticas?

- Necrose de célula unitária.
- Atividade na interface (necrose fragmentada): Necrose de hepatócitos individuais na placa limitante resulta em fibroses portal e periportal. As causas incluem hepatite viral, hepatite autoimune e drogas (Figura 32-3A).
- Necrose zonal: Necrose na zona 3 (necrose centrilobular) é vista em isquemia e drogas (acetaminofeno) (ver Figura 32-3B).
- Necrose em ponte: As causas para necrose entre central-central e portal-portal incluem hepatite autoimune severa, isquemia, vírus e drogas. Resulta em fibrose significativa e cirrose.

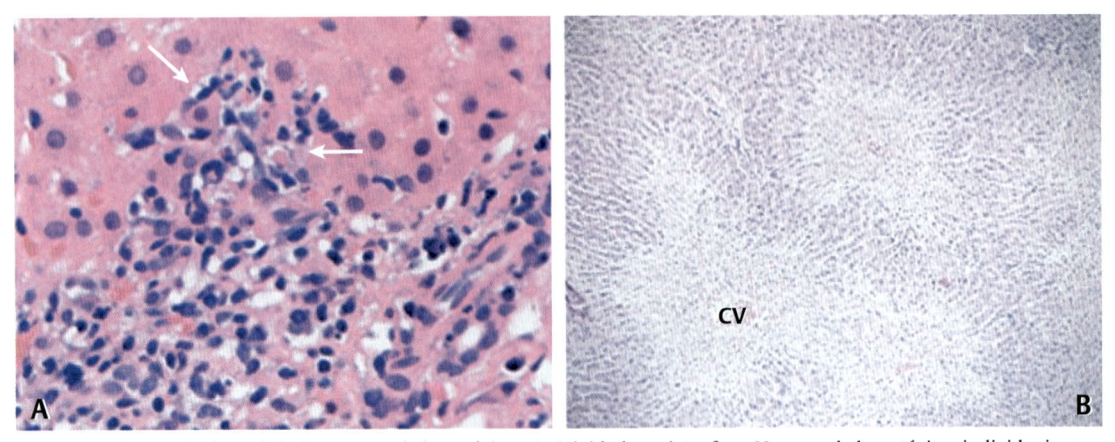

Fig. 32-3. Fotomicrografia do padrão de necrose de hepatócitos. **A**, Atividade na interface. Necrose de hepatócitos individuais na placa limitante (*seta*). **B**, Necrose na zona 3 (necrose centrilobular). É visualizada necrose zonal em torno da veia central.

8. Que tipo de material anormal pode-se acumular no citoplasma de hepatócitos e qual é a causa?
- Esteatose: Acúmulo de lipídios, principalmente triglicerídeos, nos hepatócitos. Normalmente esteatose é vista em menos de 5% dos hepatócitos. As causas incluem etanol, obesidade, diabetes e drogas (Figura 32-4A).
- Ferro: As causas incluem hemocromatose, transfusões frequentes e hemólise (ver Figura 32-4B).

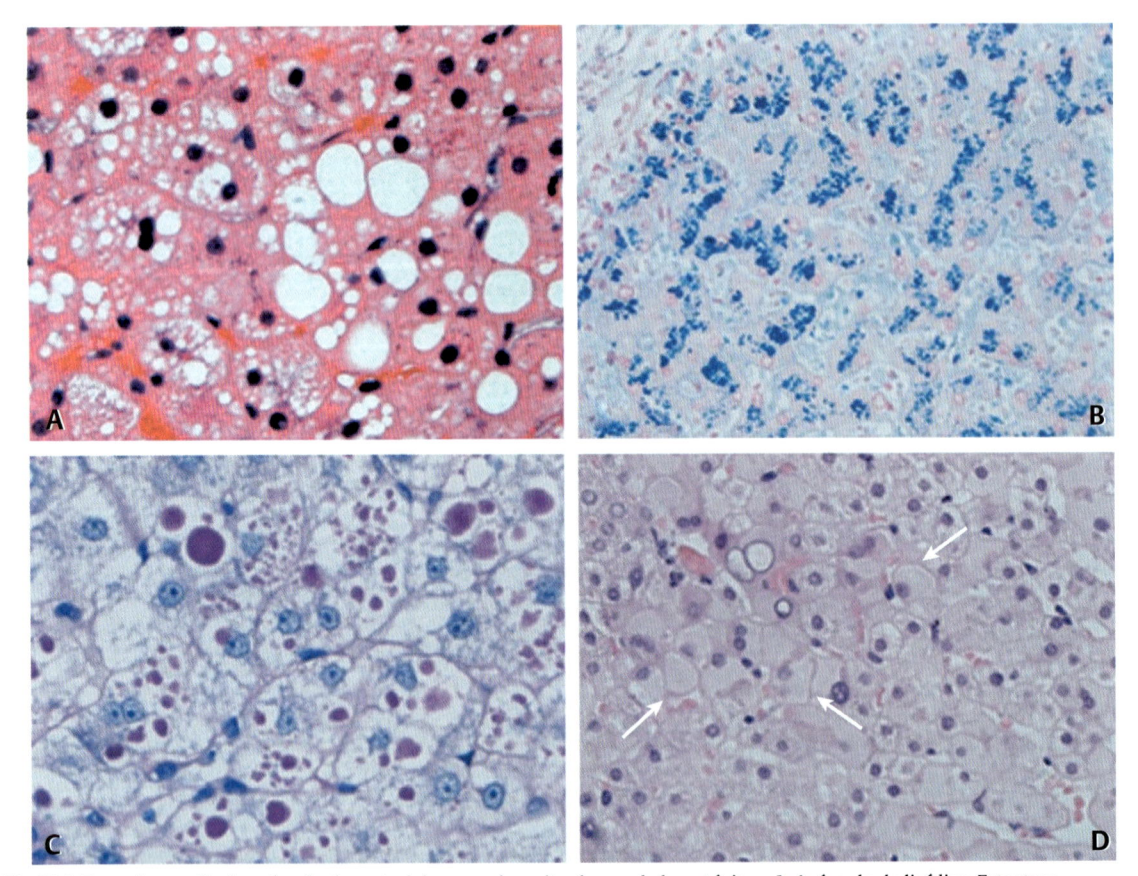

Fig. 32-4. Fotomicrografia do acúmulo de material anormal no citoplasma de hepatócitos. **A**, Acúmulo de lipídios. Esteatose microvesicular (*lado esquerdo*) e esteatose macrovesicular (*lado direito*). Coloração de hematoxilina e eosina. **B**, Acúmulo de ferro nos hepatócitos visto na hemocromatose. Coloração de ferro. **C**, Glóbulos de α_1-antitripsina. Acúmulo de proteína anormal nos hepatócitos. Coloração pelo ácido periódico Schiff com diástase. **D**, Hepatócitos em vidro fosco. Acúmulo de partículas virais do vírus da hepatite B (*seta*). Coloração de hematoxilina e eosina.

- Cobre: As causas incluem doença de Wilson e colestase crônica, porque a bile é a única rota de excreção para o cobre.
- Glóbulos de α_1-antitripsina: Acúmulo de proteína anormal. Glóbulos citoplasmáticos positivos para ácido periódico de Schiff (PAS) e ácido periódico de Schiff com diástase (PASD) estão presentes em hepatócitos na zona 1 (ver Figura 32-4C).
- Hepatócitos em vidro fosco: A causa é uma partícula viral do vírus da hepatite B, visto apenas na hepatite crônica (ver Figura 32-4D).

9. **Que tipos de células inflamatórias podem ser vistas na biópsia do fígado e que tipos de fatores etiológicos são suspeitos?**
   - Neutrófilos: Esteato-hepatite (alcoólica e não alcoólica), hepatite cirúrgica (marginação de neutrófilos durante a cirurgia), toxicidade de drogas.
   - Eosinófilos: Toxicidade de drogas, infecção parasitária, hepatite autoimune.
   - Células plasmáticas: Hepatite autoimune.
   - Linfócitos: Hepatite viral, drogas.

10. **Que tipo de pigmento pode ser visto no fígado?**
    - Hemossiderina: Pigmento marrom dourado visto na zona 1, restos da degeneração de glóbulos vermelhos.
    - Lipofuscina: Grânulos marrons vistos na zona 3; pigmento "desgastado", comumente visto em pacientes adultos mais velhos; atividade lisossômica aumentada.
    - Bile: Pigmento amarelo-esverdeado visto na zona 3; a bile não está presente no fígado normal.

11. **Que tipo de inclusões nucleares podem ser vistas nos hepatócitos?**
    - Núcleos glicogenados: É visto acúmulo de glicogênio. As causas incluem esteato-hepatite, diabetes e doença de Wilson (Figura 32-5A).
    - Citomegalovírus: É vista inclusão intranuclear com aspecto de olho de coruja (ver Figura 32-5B).
    - Herpes simples: Células multinucleadas com inclusões intranucleares são diagnósticas (ver Figura 32-5C).
    - Vírus da hepatite D: É vista inclusão nuclear granulada. Hepatite D é uma coinfecção com hepatite B.
    - Adenovírus: São vistas inclusões borradas.

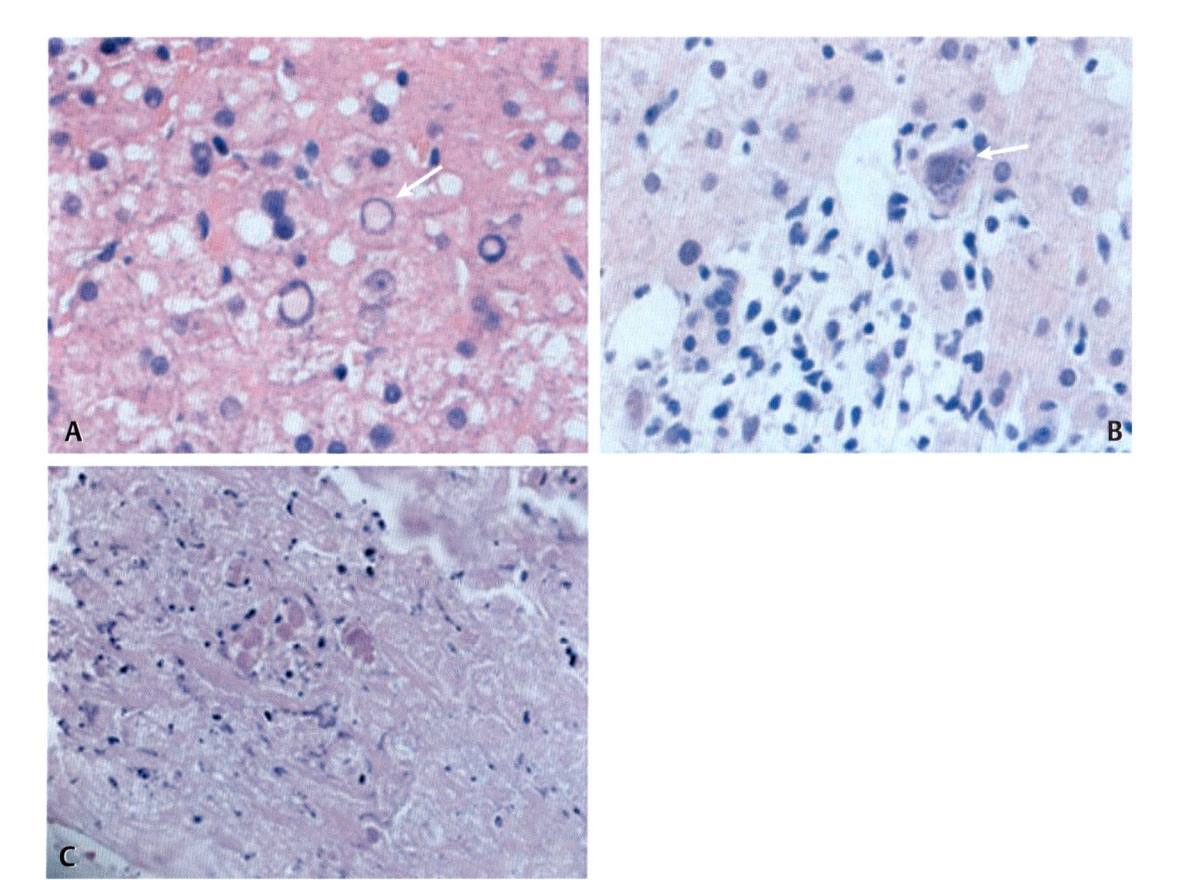

Fig. 32-5. Fotomicrografia de inclusões nucleares nos hepatócitos. **A**, Núcleos glicogenados. Acúmulo de glicogênio nos núcleos. **B**, Citomegalovírus. Inclusão viral nuclear (*seta*). **C**, Herpes simples. Célula multinucleada com inclusões virais moldadas no plano de fundo da necrose dos hepatócitos.

12. Que tipos de colorações especiais são comumente usadas para biópsia do fígado?
- Coloração tricromo de Masson destaca fibrose.
- Coloração para reticulina destaca placas hepáticas e é útil para avaliar alteração na arquitetura hepática, como necrose massiva dos hepatócitos e perda da estrutura da reticulina em HCC.
- Coloração PAS destaca o glicogênio nos hepatócitos e glóbulos de α_1-antitripsina nos hepatócitos periportais. Quando é usada coloração PASD, o glicogênio foi removido por diástase, e os únicos glóbulos de coloração positiva são glóbulos α_1-antitripsina.
- Coloração de ferro de Perls mostra distribuição e quantidade da sobrecarga de ferro.
- Coloração rodamina detecta acúmulo de cobre.
- Coloração vermelho do Congo detecta amiloide.
- Coloração óleo vermelho confirma esteatose microvesicular. É necessário tecido novo e é útil para o diagnóstico de fígado gorduroso agudo da gravidez.

ALTERAÇÕES GORDUROSAS E ESTEATO-HEPATITE

13. Qual é a diferença entre fígado gorduroso e esteato-hepatite?
Esteatose indica acúmulo de lipídios nos hepatócitos. Esteato-hepatite se refere a uma constelação histológica de achados com evidências de modos adicionais de lesão dos hepatócitos, como degeneração por balonização, corpos de Mallory-Denk ou necroinflamação.

14. O que é esteatose macrovesicular e esteatose microvesicular (ver Figura 32-4A)?
- Macrovesicular: Os hepatócitos são dilatados com uma única gota, que desloca o núcleo.
- Microvesicular: Os hepatócitos são preenchidos com pequenas gotas, mas o núcleo está localizado no centro.

15. O exame histológico consegue distinguir entre hepatite alcoólica e hepatite não alcoólica?
Na verdade, não. A hepatite alcoólica apresenta mais neutrófilos e hialinos de Mallory, e ocasionalmente a distinção entre as duas é possível.

16. Como a cicatrização progride com esteato-hepatite (Figura 32-6)?
A fibrose inicia na veia pericentral com fibrose em cerca de galinheiro ao longo dos sinusoides. Por outro lado, a progressão da hepatite viral inicia nos tratos portais.

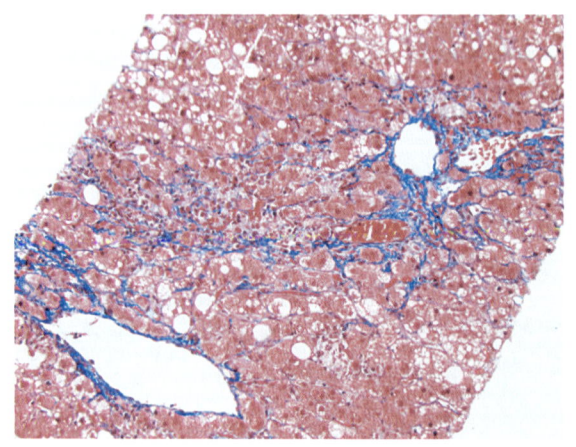

Fig. 32-6. Fotomicrografia de fibrose sinusoidal vista na esteato-hepatite.

17. Como é classificada a esteato-hepatite não alcoólica (NASH)?
Como o processo da doença incluindo resposta necroinflamatória, o tipo de lesão do hepatócito e fibrose é claramente diferente entre esteato-hepatite e hepatite viral, dois sistemas, o sistema de Brunt e o sistema de classificação da Rede de Pesquisa Clínica (CRN) para NASH, foram desenvolvidos para avaliar a atividade e fibrose particularmente para NASH. A classificação está fundamentada no grau de esteatose, balonização hepatocelular e inflamação lobular. A CRN foi desenvolvida para incluir as populações adulta e pediátrica.

HEPATITE CRÔNICA

18. Quais as características histológicas típicas da hepatite crônica?
A hepatite crônica é um processo necroinflamatório em que hepatócitos em vez de ductos biliares são predominantemente lesionados. As células inflamatórias são compostas de linfócitos e células plasmáticas, e a inflamação é predominante-

mente nos tratos portais com evidência de atividade na interface. Hepatite viral, hepatite autoimune, doença de Wilson e deficiência de α1-antitripsina apresentam o padrão da hepatite crônica.

19. **Quais as características histológicas vistas na hepatite autoimune?**
    As características histológicas da hepatite autoimune podem ser variadas. Os achados histológicos clássicos incluem inflamação crônica portal e lobular com atividade dominante na interface de células plasmáticas associada à necrose intermitente. Pode ser vista a formação de roseta hepática e necrose em ponte. As variantes incluem casos sem dominância de células plasmáticas, hepatite aguda e cirrose inesperada.

20. **Quais características histológicas são vistas na hepatite C crônica?**
    Estão presentes agregados linfoides e atividade de interface de leve à moderada. A atividade lobular é leve e consiste em necrose intermitente com 1 a 2 células mononucleares e corpos acidófilos. Os ductos biliares apresentam infiltrado linfocítico.

21. **Quais características histológicas são vistas na hepatite B crônica?**
    A hepatite B crônica apresenta hepatócitos em vidro fosco, o que reflete o acúmulo de antígeno da hepatite B dentro do retículo endoplasmático dos hepatócitos.

22. **Qual é o objetivo de graduar e estagiar os sistemas para hepatite crônica e que tipos de sistemas existem?**
    O objetivo é assegurar que as mesmas lesões estejam sendo avaliadas e recebam peso diagnóstico similar independente dos observadores. Vários sistemas (escala do índice de atividade histológica de Kendoll (HAI), escala HAI de Ishak modificada, sistema de Scheuer, sistema Metavir e Batts e Ludwig) estão disponíveis, mas todas as avaliações estão com base na inflamação crônica portal, atividade de interface, lesão necroinflamatória lobular e fibrose.

23. **Como a hepatite crônica é classificada e graduada?**
    O sistema de Batts e Ludwig é o sistema mais simples e amplamente utilizado.
    - Classificação da atividade inflamatória:
      - Grau 1 (Atividade mínima): Inflamação portal leve, mas escassa atividade de interface e sem necrose lobular.
      - Grau 2 (Atividade leve): Inflamação portal leve, atividade de interface e escassa necrose lobular.
      - Grau 3 (Atividade moderada): Inflamação portal moderada, atividade de interface e necrose lobular intermitente.
      - Grau 4 (Atividade severa): Acentuada inflamação portal, vigorosa atividade de interface, necrose intermitente considerável e área de necrose confluente.
    - Estagiamento de fibrose:
      - Estágio 1 (Fibrose portal): Expansão portal fibrosa.
      - Estágio 2 (Fibrose periportal): Septo periportal ou portal-portal raro.
      - Estágio 3 (Fibrose septal/em ponte): Septo fibroso com distorção na arquitetura.
      - Estágio 4 (Cirrose): Cirrose.

LESÃO POR DROGAS

24. **Que tipo de padrão histológico é visto em lesão hepática relacionada com drogas?**
    Ver Tabela 32-1.

Tabela 32-1. Padrão Histológico de Lesão Hepática Relacionada com Drogas

ACHADOS HISTOLÓGICOS	EXEMPLOS DE AGENTES ASSOCIADOS
Necrose massiva	Isoniazida, fenitoína
Necrose na zona 3	Acetaminofeno
Inflamação lobular e necrose	Isoniazida, fenitoína
Alterações gordurosas	Metotrexato, corticosteroides, nutrição parenteral total, etanol
Granulomas	Alopurinol, sulfonamidas, fenilbutazona
Corpos de Mallory	Amiodarona, etanol
Colestase sem inflamação	Esteroide anabólico, contraceptivo oral, ciclosporina A
Colestase com inflamação	Inúmeros antibióticos
Peliose hepática	Esteroides anabólicos
Síndrome de obstrução sinusoidal	Quimioterapia em alta dose
Adenoma hepático	Contraceptivos orais, esteroides anabólicos

DOENÇA DOS DUCTOS BILIARES

25. Quais são as características histológicas de obstrução biliar (Figura 32-7)?

A biópsia mostra colestase centrilobular, proliferação de ductos biliares associada a infiltrado neutrofílico e edema do trato portal. Os neutrófilos em torno dos ductos biliares estão relacionados com a interleucina-8 expressos pelas células tubulares, nãocom a infecção.

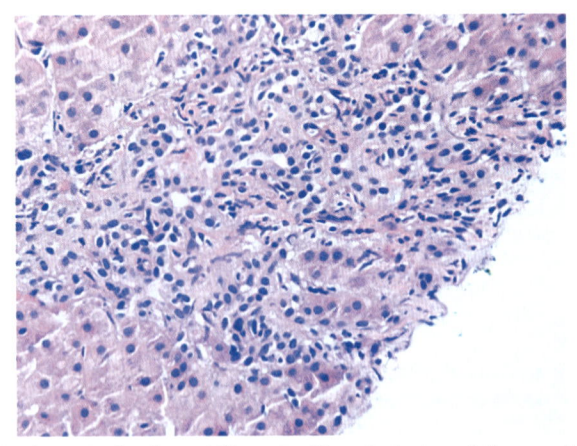

Fig. 32-7. Fotomicrografia de obstrução dos ductos biliares. Proliferação do ducto biliar associado a células inflamatórias.

26. Quais são as características histológicas da cirrose biliar primária (PBC) (Figura 32-8)?

A PBC afeta os ductos biliares pequenos. Lesão no ducto biliar florido (colangite destrutiva não supurativa) é diagnóstica para PBC. É caracterizada por dano epitelial biliar, destruição da membrana basal e infiltrado linfoplasmocítico. Granulomas não caseosos são vistos em até 25% dos casos.

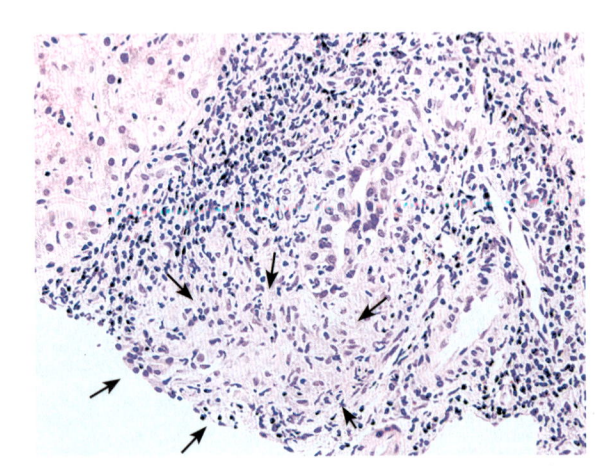

Fig. 32-8. Fotomicrografia de cirrose biliar primária. Ducto biliar florido com granulomas não caseosos (*seta*).

27. Quais são as características histológicas da colangite esclerosante primária (PSC) (Figura 32-9)?

PSC pode afetar os ductos biliares intra e extra-hepáticos, mas com mais frequência afeta os ductos biliares médios a grandes. Fibrose em casca de cebola acompanhada por um número reduzido de ductos biliares é diagnóstica; no entanto, ela pode estar presente em menos de 40 das biópsias de fígado. Os achados mais comuns na biópsia são fibrose inespecífica com inflamação dos tratos portais e escassez de ductos biliares normais ou o mesmo achado histológico de obstrução dos ductos biliares extra-hepáticos. Estudos de imagem confirmam o diagnóstico de PSC.

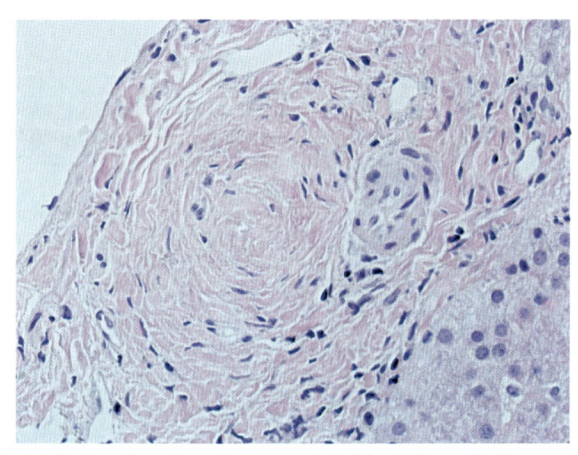

Fig. 32-9. Fotomicrografia de colangite esclerosante primária. Obliteração fibrosa dos ductos biliares.

28. O que é PSC de ducto pequeno?
Este subgrupo de PSC afeta apenas os ductos biliares pequenos. A colangiografia é normal, e somente a biópsia do fígado pode confirmar o diagnóstico.

29. O que é síndrome de sobreposição?
São vistas em um paciente as características clínicas e histológicas de mais de um processo autoimune. A sobreposição mais comum é hepatite autoimune com PBC ou com PSC.

INFLAMAÇÃO GRANULOMATOSA

30. O que é um granuloma (Figura 32-10)?
Um granuloma é uma coleção de histiócitos epitelioides.

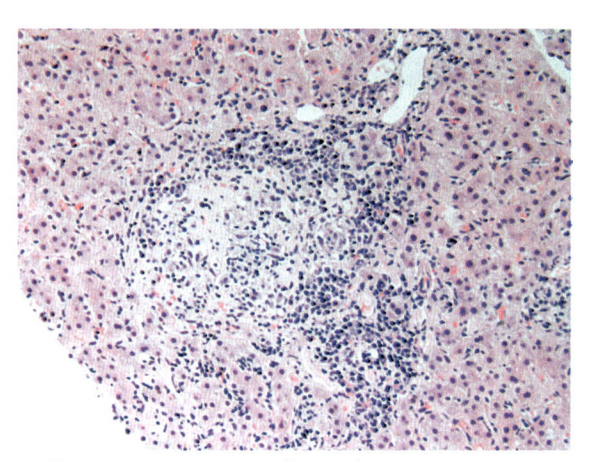

Fig. 32-10. Fotomicrografia de granulomas no trato portal.

31. O que causa granulomas no fígado?
- Infecção: *Mycobacterium avium*, tuberculose, esquistossomose, infecção fúngica.
- Relacionados com drogas: Alopurinol, quinidina, penicilina, isoniazida, oxacilina.
- Sarcoidose.
- PBC.
- Doença inflamatória extra-hepática: doença granulomatosa crônica, doença inflamatória intestinal.
- Neoplasia: Doença de Hodgkin.
- Substância estranha.

DOENÇA HEPÁTICA HERDADA

32. O padrão de acumulação de ferro ajuda a determinar a causa?
Sim. O acúmulo de ferro nos hepatócitos indica hemocromatose genética, doença hepática alcoólica e porfiria cutânea tardia. O acúmulo de ferro nas células de Kupffer indica transfusões múltiplas ou anemia hemolítica.

33. Descreva as características histológicas da doença de Wilson.
A biópsia mostra inflamação portal variável, esteatose, núcleos periportais glicogenados, depósito de cobre moderado a acentuado e a presença de corpos de Mallory-Denk nas células hepáticas periportais. O teste quantitativo de cobre do fígado é útil para confirmar o diagnóstico.

34. Quais são as características da deficiência de α_1-antitripsina na biópsia do fígado?
Estão presentes glóbulos PAS positivos resistentes à diástase dentro dos hepatócitos periportais. Pode ser vista na congestão ou hipóxia. É necessária correlação clínica com eletroforese.

DOENÇA VASCULAR

35. O paciente com hipertensão portal sempre tem cirrose?
Não. Os pacientes com hiperplasia regenerativa nodular, hipertensão portal idiopática e esclerose hepatoportal têm hipertensão portal sem cirrose.

NEOPLASIA

36. Discuta o papel da biópsia no diagnóstico de tumores hepáticos primários.
HCC pode ser diagnosticado por estudo de imagem somente se forem satisfeitos certos critérios de imagem. Quando a tomografia computadorizada multidetector de quatro fases ou ressonância magnética dinâmica com contraste (MRI) mostra hipervascularidade arterial e *washout* venoso ou em fase retardada em massas com 2 cm ou mais, o diagnóstico de HCC é confirmado. Quando os estudos de imagem são inconclusivos, é necessária biópsia do fígado para confirmar o diagnóstico.

37. Discuta o papel da biópsia de fígado no diagnóstico de neoplasia metastática.
As biópsias podem confirmar metástase de um tumor primário conhecido. Algumas biópsias mostram um tumor que é provavelmente metastático, mas para o qual nenhum tumor primário é conhecido. Em tais casos, podem ser realizadas várias colorações imuno-histoquímicas no tecido da biópsia para ajudar a orientar melhor o trabalho.

TRANSPLANTE

38. Quais são as principais características histológicas de rejeição aguda e como elas são classificadas pelo esquema de Banff?
Inflamação portal, endotelite e lesão no ducto biliar são as três características histológicas principais. O esquema de Banff usa dois comportamentos. O primeiro é uma avaliação global do grau de rejeição global (indeterminado, leve, moderado, severo). O segundo componente envolve a classificação das três características principais de rejeição de aloenxerto aguda numa escala de 0 (ausente), 1 (leve), 2 (moderada), 3 (severa) para produzir um índice de atividade de rejeição global. O escore máximo é $3 \times 3 = 9$.

39. Descreva o papel da biópsia de fígado no primeiro ano depois do transplante?
As causas comuns de enzimas hepáticas anormais depois do transplante incluem rejeição aguda, hepatite viral recorrente, rejeição crônica, esteato-hepatite e outra doença recorrente (PBC, PSC, hepatite autoimune). A biópsia do fígado é útil para diferenciar o diagnóstico.

40. Qual é o achado histológico de rejeição crônica?
Rejeição crônica ocorre frequentemente como uma consequência de episódios repetidos de rejeição aguda que não são responsivos à imunossupressão. A principal anormalidade histológica é perda de ductos biliares pequenos ou vasculopatia obliterativa, afetando artérias grandes e médias. A primeira pode ser diagnosticada por biópsia, enquanto que a última pode requerer o exame de um explante. A ductopenia é caracterizada pela perda do ducto biliar em mais de 50% dos tratos portais e é diagnosticada por uma única biópsia ou uma série de biópsias.

41. Qual é o achado histológico de doença do enxerto *versus* hospedeiro (GVHD) aguda e crônica?
A GVHD aguda é caracterizada por lesões degenerativas nos ductos biliares com inflamação mononuclear. Pode ser encontrada colestase.

BIBLIOGRAFIA

1. Batts KP, Ludwig J. Chronic hepatitis: an update on terminology and reporting. Am J Surg Pathol 1995;19(12):1409-17.
2. Bruix J, Sherman M. Management of hepatocellular carcinoma: an update. Hepatology 2011;53(3):1020-2.
3. Brunt EM. Grading and staging the histopathological lesions of chronic hepatitis: the Knodell histology activity index and beyond. Hepatology 2000;31:241-6.

4. Brunt EM, Janney CG, Di Biscerglie AM, Tetri BA, Bacon BR. Nonalcoholic steatohepatitis: a proposal for grading and staging the histologic lesions. Am J Gastroenterol 1999;94(9):2467-74.
5. Burt A, Portmann B, Farrell L. MacSween's pathology of the liver. 6th ed. New York: Churchill Livingstone, Elsevier; 2007.
6. Demetris AJ et al. Banff schema for grading living allograft rejection: an international consensus document. Hepatology 1997;25(3):658-63.
7. Demetris AJ et al. Update of the international Banff scheme for liver allograft rejection: working recommendations for the histopathologic staging and reporting of chronic rejection: an international panel. Hepatology 2000;31:792-9.
8. Kanel GC, Korula J. Atlas of liver pathology. 3rd ed. St Louis: Elsevier; 2011.
9. Kleiner DE, Brunt EM, Van Natta M et al. Design and validation of a histological scoring system for nonalcoholic fatty liver disease. Hepatology 2005;41:1313-21.
10. Kumar V, Abbas AK, Fausto N, Aster J. Robbins and Cotran pathologic basis of disease. 8th ed. Philadelphia: Saunders, Elsevier; 2010.
11. Rockey DC, Caldwell SH, Goodman ZD et al. Liver biopsy. Hepatology 2009;49:1017-35.

Website

Transplant Pathology Internet Services. http://tpis.upmc.com/[Acessado em 22/09/2014].

CAPÍTULO 33
DOENÇA CÍSTICA HEPATOBILIAR
Joshua Friedman, MD, PhD ▪ Marianne Augustine, MD

DOENÇA HEPÁTICA CÍSTICA

1. Descreva as cinco principais classes e subtipos de cistos congênitos dos ductos biliares.
Ver Figura 33-1 e Tabela 33-1.

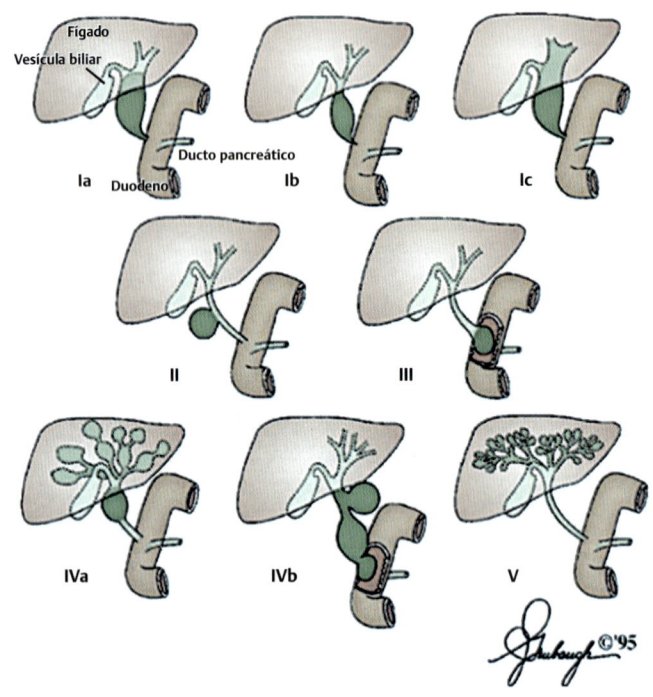

Fig. 33-1. Classificação dos cistos dos ductos biliares.

Tabela 33-1. Envolvimentos Intra-Hepático e Extra-Hepático de acordo com a Classificação de Todani			
CLASSIFICAÇÃO DE TODANI DOS CISTOS DOS DUCTOS BILIARES	**TIPO**	**INTRA-HEPÁTICO**	**EXTRA-HEPÁTICO**
Tipo Ia: dilatação do ducto biliar extra-hepático cístico*	1a		✓
Tipo Ib: dilatação do ducto biliar extra-hepático segmental*	1b		✓
Tipo Ic: dilatação do ducto biliar fusiforme, difusa ou cilíndrica*	1c		✓
Tipo II: divertículos do ducto extra-hepático	2		✓
Tipo III: coledococele	3		✓
Tipo IVa: múltiplos cistos do ducto intra-hepático e extra-hepático†	4a	✓	✓
Tipo IVb: múltiplos cistos do ducto extra-hepático	4b		✓
Tipo V: cistos do ducto intra-hepático, também associados à doença de Caroli	5	✓	

*O tipo I é o tipo de ocorrência mais comum (80-90%).
†Geralmente associados a uma junção pancreatobiliar anormal.

2. Descreva a apresentação clínica típica de um cisto dos ductos biliares.

A apresentação clínica clássica de um cisto dos ductos biliares é a tríade de dor abdominal, icterícia e massa abdominal. Ocorre mais comumente em bebês e crianças do que em adultos. Um ou dois sintomas podem estar presentes. Outros sintomas que se apresentam incluem colangite ou pancreatite. Cistos dos ductos biliares também podem ser um achado acidental.

3. Compare as principais características da doença de Caroli e a síndrome de Caroli.

Tanto a doença de Caroli quanto a síndrome de Caroli são caracterizadas por:
- Dilatações císticas congênitas dos ductos biliares intra-hepáticos, sem envolvimento dos ductos biliares extra-hepáticos.
- Dilatação difusa ou segmental.
- Risco aumentado de colangiocarcinoma.

A doença de Caroli é uma condição rara, caracterizada por dilatação cística dos ductos biliares intra-hepáticos maiores. Ela pode ser segmental. Está associada à estase biliar, que pode causar cálculos intra-hepáticos e colangite recorrentes. Fibrose hepática e suas sequelas não estão presentes.

A síndrome de Caroli é uma condição autossômica recessiva que é mais comum do que a doença de Caroli. Pode ocorrer dilatação cística dos ductos intra-hepáticos grandes e pequenos. Fibrose hepática está sempre presente, o que pode levar à hipertensão portal. O exame histológico geralmente revela malformação da placa ductal. A síndrome de Caroli existe ao longo de um espectro com fibrose hepática congênita e doença renal policística autossômica recessiva (ARPKD). Todas as três estão associadas a mutações no gene PKHD1 (Tabela 33-2). O espectro clínico de ARPKD é amplamente variado. Existe uma taxa de mortalidade de 30 a 50% no período neonatal, geralmente resultante de doença renal severa. Entretanto, muitos sobrevivem até a idade adulta.

O tratamento é específico para o paciente, dependendo do padrão da doença. O ácido ursodesoxicólico ajuda a prevenir coledocolitíase, e são usados antibióticos para tratar colangite. Muitos pacientes são submetidos à colangiopancreatografia retrógrada endoscópica (ERCP) para remoção de cálculos e colocação de *stent* nos ductos. Pode ser realizada ressecção hepática parcial, se a doença estiver isolada em um lobo do fígado. Pode ser considerado transplante de fígado em casos selecionados.

Tabela 33-2. Genes Associados a Cistos dos Ductos Biliares			
DOENÇA HEPÁTICA	**GENE**	**PROTEÍNA**	**DOENÇA RENAL ASSOCIADA**
Fibrose hepática congênita Síndrome de Caroli	PKHD1	fibrocistina/poliductina	ARPKD
PLD autossômica	PKD1/2	policistina-1 e 2	ARPKD
PLD isolada	SEC63/ PRKCSH	sec-63/hepatocistina	Nenhuma
PLD	NPHP1-8	nefrocistinas	Doença renal medular cística

ADPKD = doença renal policística autossômica dominante; *ARPKD* = doença renal policística autossômica recessiva; *PLD* = doença hepática policística.

4. Qual é a incidência de malignidade dentro de um cisto congênito dos ductos biliares?

A incidência reportada de malignidade dentro de um cisto congênito dos ductos biliares varia de 10 a 30%. Isto pode ser uma superestimação porque a real incidência de doença de cistos dos ductos biliares é desconhecida. Foi relatada malignidade em todos os tipos de cistos dos ductos biliares, e a probabilidade de malignidade aumenta com a idade do paciente na apresentação. Acredita-se que o refluxo pancreatobiliar causa inflamação e por fim displasia em pacientes com ductos biliares congênitos.

Colangiocarcinoma é a complicação mais séria da doença congênita dos ductos biliares. Detecção precoce é a melhor medida preventiva. Colangite esclerosante primária (PSC) representa 30% do colangiocarcinoma. Quando PSC é o diagnóstico subjacente, é obtida uma ultrassonografia e CA 19-9 sérico anualmente em não cirróticos e a cada 6 meses em cirróticos.

5. Descreva o tratamento preferido para pacientes com doença de cistos dos ductos biliares.

O tratamento é em grande parte de apoio. Para cistos coledocianos, o tratamento preferido é excisão cirúrgica completa com hepatoenterostomia. A excisão completa reduz significativamente, mas não elimina os riscos de desenvolvimento de malignidade dos ductos biliares, estenose e colangite. Pacientes sintomáticos com doença de cistos dos ductos biliares intra-hepáticos podem precisar de ressecção segmental ou transplante de fígado.

6. Qual é o papel da colangiopancreatografia em pacientes com doença de cistos nos ductos biliares?

A colangiopancreatografia permite a visualização da árvore biliar. Pacientes com cistos dos ductos biliares extra-hepáticos têm uma incidência aumentada de junção pancreatobiliar anômala.

A colangiopancreatografia direta – percutânea, endoscópica ou intraoperatória – possibilita a identificação definitiva da inserção do ducto pancreático, o que pode ser importante no planejamento cirúrgico. Além disso, a colangiografia consegue distinguir múltiplos cistos dos ductos biliares intra-hepáticos de múltiplos cistos hepáticos, que podem parecer semelhantes na tomografia computadorizada (CT).

A colangiopancreatografia por ressonância magnética é útil e menos invasiva na caracterização da junção pancreatobiliar e tem menos riscos associados.

A ERCP deve ser realizada com cautela em pacientes com suspeita de doença de Caroli ou síndrome de Caroli por causa do risco aumentado de colangite recorrente e sepse. ERCP continua sendo um instrumento útil para o manejo de colangite aguda causada por cálculos do ducto biliar.

7. Forneça um diagnóstico diferencial para uma lesão hepática cística.

É importante diferenciar entre um cisto simples *versus* complexo.

Cistos hepáticos simples são coleções de líquido benigno geralmente circundado por um epitélio colunar fino e frequentemente não requerem tratamento, enquanto que cistos de aparência complexa são mais preocupantes para infecção ou malignidade.

- Cisto hepático simples.
- Infeccioso (abscesso, piogênico, amebiano, cisto *Echinococcus*).
- Doença hepática policística (PLD).
- Neoplasia (cistadenoma biliar, hamartoma, carcinoma hepatocelular, hemangioma cavernoso).
- Pseudocisto.
- Hematoma.
- Biloma.

8. Qual é a significância de um cisto hepático simples?

Muitos cistos hepáticos simples são solitários e assintomáticos e frequentemente são encontrados acidentalmente em exames diagnósticos por imagem. Eles também estão associados à doença cística em outros órgãos e não há transmissão genética. Não é necessário tratamento para um cisto hepático simples.

Os sintomas relacionados com cistos incluem dor abdominal, aumento na circunferência abdominal e icterícia obstrutiva. No caso do desenvolvimento de sintomas, destelhamento cirúrgico laparoscópico do cisto simples é a terapia de primeira linha. Não é recomendada drenagem percutânea, pois o líquido irá se acumular novamente. Também não é recomendado um dreno temporário por causa do risco de infecção.

9. Descreva as características ultrassonográficas, por CT e ressonância magnética (MRI) de um cisto hepático simples.

À **ultrassonografia**, um cisto hepático simples possui uma borda lisa com o parênquima circundante sem uma parede apreciável ou ecos internos. A falha em satisfazer algum destes critérios aumenta a probabilidade de um diagnóstico alternativo, como infecção cística, cisto hidático ou doença de cisto biliar.

Na **CT**, um cisto hepático simples aparece como uma lesão com paredes finas que não se destaca com agentes de contraste iodado intravenoso. A densidade da lesão é a da água.

Em rastreios com MRI ponderados em T1, os cistos aparecem com uma lesão homogênea de muito baixa intensidade. Nos rastreios ponderados em T2, eles podem aparecer como uma lesão discreta de alta intensidade.

10. Qual neoplasia cística hepatobiliar com potencial maligno pode ser confundida com um cisto simples, PLD ou cisto hidático?

Cistadenoma hepatobiliar é uma neoplasia rara que tem paredes espessas irregulares e divisões internas, distinguindo-a de um cisto simples. Dor abdominal é o sintoma mais comum. Estes cistos são recobertos pelo epitélio biliar e têm um alto potencial para transformação em cistadenocarcinoma. O tratamento de escolha é ressecção cirúrgica de toda a neoplasia.

11. Qual doença está comumente associada à PLD?

A PLD é caracterizada por inúmeros cistos de vários tamanhos espalhados por todo o parênquima hepático. Metade dos casos de PLD envolve cistos solitários.

Existem duas formas:
- Uma forma está associada à doença renal policística autossômica dominante (ADPKD). Mais de 75% de todos os pacientes com ADPKD também têm PLD. Também existem fortes associações entre ADPKD e aneurismas saculares intracranianos (aneurismas em forma de baga, 5-7%), prolapso da válvula mitral e divertículos colônicos.
- A segunda forma é ADPLD. Pacientes com ADPLD não têm doença renal, mas também podem ter um risco elevado de aneurismas intracranianos.

Alguns autores recomendam que os pacientes com PLD de qualquer tipo sejam rastreados para aneurismas intracranianos por ressonância magnética ou angiografia por CT (ver Tabela 33-2).

12. Quais são os fatores de risco para PLD em pacientes com ADPKD?

PLD é a manifestação extrarrenal mais comum de ADPKD. A presença e a severidade de PLD em pacientes com ADPKD aumentam com a idade, sexo feminino, número e frequência de gravidezes e severidade da doença renal.

13. Descreva as manifestações clínicas de PLD.

As complicações comuns de PLD estão relacionadas com o efeito de massa. A compressão de estruturas adjacentes por grandes cistos pode causar dor crônica, anorexia, dispneia ou icterícia obstrutiva. Raramente ocorre infecção hepática cística, mas está associada à morbidade significativa. Um diagnóstico definitivo de infecção cística geralmente requer CT percutânea ou aspiração com agulha fina guiada por ultrassom.

14. Como a presença de cistos hepáticos afeta a função hepática?

A função hepática geralmente não é afetada pelos cistos hepáticos. Na ausência de complicações, os níveis de aminotransferase sérica, bilirrubina e fosfatase alcalina tipicamente estão dentro da variação normal ou apenas ligeiramente elevados. Em pacientes com ARPKD e ADPKD, anormalidades na química sérica geralmente refletem o grau da disfunção renal.

15. Quais são as opções de tratamento para pacientes com PLD sintomática?

Tipicamente, cistos com um diâmetro de mais de 5 cm podem ser tratados. Cistos hepáticos sintomáticos podem ser tratados percutânea ou cirurgicamente. Aspiração cutânea por ultrassom simples ou guiada por CT resulta em reacumulação rápida do líquido cístico. A taxa de recorrência de cistos é grandemente reduzida pela instilação de um agente esclerosante, como etanol, no momento da aspiração. A esclerose percutânea de um cisto hepático é contraindicada quando o cisto se comunica com o sistema biliar ou a cavidade peritoneal. As opções cirúrgicas incluem fenestração laparoscópica ou aberta do cisto.

Cistos infectados não se resolvem com terapia sistemática com antibióticos isoladamente. A administração de antibióticos deve ser combinada com drenagem percutânea ou cirúrgica.

Pacientes com sintomas intratáveis que fracassaram em outras terapias podem ser candidatos a transplante hepático ortotópico isolado ou transplante combinado de fígado e rim se eles forem dependentes de diálise.

16. O que é equinococose?

Equinococose é uma infecção parasitária causada pela tênia *Echinococcus*. Há quatro espécies de *Echinococcus* que causam doença humana:
- *E. granulosus* (equinococose cística).
- E. oligarthus.
- *E. vogeli* (equinococose policística).
- *E. multilocularis* (equinococose alveolar).

E. oligarthus e *E. vogeli* são encontradas nas Américas Central e do Sul. *E. multilocularis* é encontrada nas regiões árticas do planeta, incluindo o Alasca. *E. granulosus* tem uma distribuição por todo o mundo. Os tipos císticos e policísticos de equinococose formam cistos grandes cheios de líquido que não invadem o tecido adjacente. Em contraste, a equinococose alveolar é caracterizada pelo crescimento exógeno, infiltração local no tecido e expansão metastática.

17. Descreva o ciclo vital usual de *E. granulosus*.

E. granulosus é uma pequena tênia responsável pela equinococose cística, medindo aproximadamente 2 a 8 mm. O verme adulto vive no lúmen intestinal do hospedeiro, como um cão ou uma raposa. Os ovos são expelidos e deixam o hospedeiro nas fezes. Os ovos são ingeridos por comida ou água contaminada por hospedeiros intermediários, como carneiros, bovinos, ovelhas e porcos. Os ovos ingeridos eclodem no duodeno, e as larvas penetram na mucosa intestinal para serem transportadas pelo sistema circulatório até os leitos capilares de órgãos distantes.

O hospedeiro intermediário cria o cisto hidático produzindo fibrose circundante. Novos escólices brotam da parede interna do cisto. Com o tempo, cistos filhos podem-se formar dentro do cisto original. Quando as vísceras infectadas são comidas pelo predador, os escólices se desenvolvem em vermes adultos.

18. Onde e como *E. granulosus* infecta os humanos?

Infecção humana por *E. granulosus* é a mais comum das zoonoses *Equinococcus* e ocorre em todo o mundo. É um problema significativo de saúde pública nas Américas Central e do Sul, China, países Mediterrâneos e Oriente Médio, Europa Oriental e a Federação Russa. As infecções humanas ocorrem mais comumente em áreas de criação de ovelhas e gado onde cães auxiliam no pastoreio. Os cães comem as vísceras infectadas e excretam ovos infectados nas suas fezes. Os humanos geralmente são infectados como hospedeiros intermediários quando ingerem comida ou água contaminada com fezes ou ovos. Mais da metade de todas as infecções humanas envolvem o fígado. Outros locais comuns para cistos equinococos são os pulmões, baço, rins, coração, ossos e cérebro (Figura 33-2).

19. Descreva a apresentação clínica típica da equinococose hepática cística.

Os pacientes podem abrigar a infecção durante anos até apresentarem uma massa abdominal palpável ou outros sintomas. O diâmetro do cisto hidático geralmente aumenta 1 a 5 cm por ano. Os sintomas de equinococose hepática cística estão relacionados principalmentecom o efeito de massa do cisto em crescimento: dor abdominal decorrente da distensão da cápsula hepática, icterícia pela compressão do ducto biliar ou hipertensão portal por obstrução da veia porta. Aproximadamente 20% dos pacientes têm cistos que rompem na árvore biliar e podem ter sintomas semelhantes aos de coledocolitíase ou colangite. A ruptura de um cisto na cavidade peritoneal pode causar uma resposta antigênica intensa, resultando em eosinofilia, espasmo brônquico ou choque anafilático.

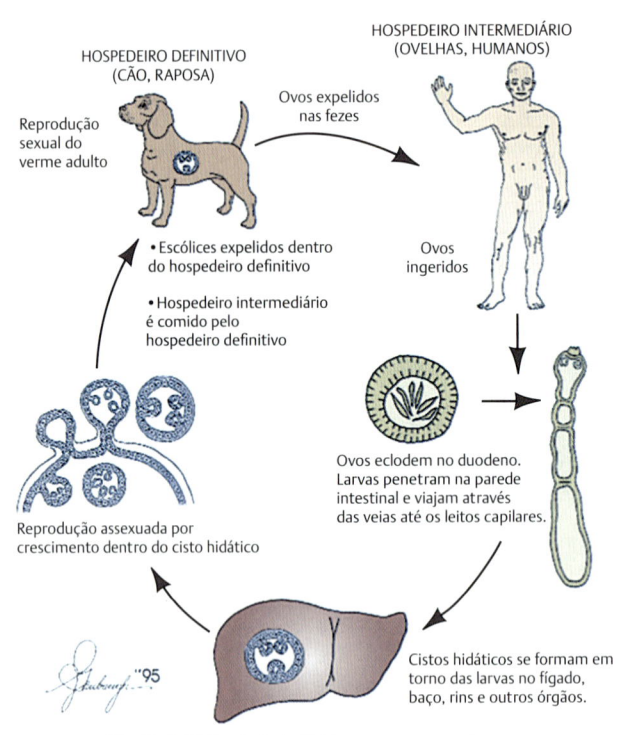

Fig. 33-2. Ciclo vital do *Echinococcus granulosus*.

20. Como é diagnosticada a equinococose cística?

A confirmação de um diagnóstico de equinococose cística envolve diagnóstico por imagem e testes sorológicos. Exames por CT podem mostrar um cisto hidático como uma lesão claramente definida, de baixa densidade com septações irradiadas. A presença de uma borda calcificada de cistos filhos salienta a especificidade dos achados da CT. Quando examinado por ultrassonografia, o cisto hidático aparece como uma massa complexa com múltiplos ecos internos de fragmentos e septações. Ensaio imunossorvente ligados à enzima ou ensaios sorológicos de hemaglutinina indireta para anticorpos equinococais são positivos em aproximadamente 85 a 90% dos pacientes. A recuperação dos escólices de um cisto hidático suspeito por aspiração com agulha percutânea é diagnóstica, mas esta técnica deve ser usada com cautela por causa do risco de vazamento de escólices dentro da cavidade peritoneal.

21. Quais as opções de tratamento para equinococose hepática cística?

O tratamento ideal de equinococose cística hepática depende da *expertise* local e das características do paciente individual. A ressecção cirúrgica do cisto geralmente é o método preferido de terapia para cistos grandes ou infectados. Drenagem percutânea do cisto e irrigação com um agente escolicida (punção, aspiração, injeção, reaspiração)são uma terapia alternativa segura e eficaz para pacientes com cistos não complicados ou para aqueles que não são candidatos cirúrgicos. O tratamento com albendazol no período de peritratamento reduz a taxa de recorrência de ambas as técnicas.

ERCP pré-tratamento ajuda a excluir a comunicação do cisto com o sistema biliar ou do ducto pancreático. Fístulas biliares pós-operatórias persistentes podem ser diagnosticadas e tratadas por ERCP com esfincterotomia endoscópica.

BIBLIOGRAFIA

1. Bayraktar Y. Clinical characteristics of Caroli's disease. World J Gastroenterol 2007;13:1930-3.
2. Bergmann C, Senderek J, Küpper F et al. PKHD1 mutations in autosomal recessive polycystic kidney disease (ARPKD). Hum Mutat 2004;23:453-63.
3. Budke CM, Deplazes P, Torgerson PR. Global socioeconomic impact of cystic echinococcosis. Emerg Infect Dis 2006;12:296-303.
4. Everson G. Polycystic liver disease. Gastroenterol Hepatol 2008;4:179-81.
5. Garcea G, Pattenden CJ, Stephenson J et al. Nine-year single-center experience with nonparasitic liver cysts: diagnosis and management. Dig Dis Sci 2007;52:185-91.
6. Habib S, Shakil O, Couto OF et al. Caroli's disease and orthotopic liver transplantation. Liver Transpl 2006;12:416-21.
7. Housett C. Cystic liver diseases. Genetics and cell biology. Gastroenterol Clin Biol 29:861-9.
8. Jablonska B. Biliary cysts: etiology, diagnosis and management. World J Gastroenterol 2012;18:4801-10.
9. Drenth J, Chrispijn M, Nagorney D, Kamath P, Torres V. Medical and surgical treatment options for polycystic liver diseases. Hepatology 2010;52:2223-30.
10. Kassahun WT, Kahn T, Wittekind C et al. Caroli's disease: liver resection and liver transplantation: experience in 33 patients. Surgery 2005;138:888-98.
11. Mabrut JY, Partensky C, Jaeck D et al. Congenital intrahepatic bile duct dilation is a potentially curable disease: long-term results of a multi-institutional study. Ann Surg 2007;246:236-45.

12. Millwala F, Segev DL, Thuluvath PJ. Caroli's diseases and outcomes after liver transplantation. Liver Transpl 2008;14:11-7.
13. Park DH, Kim MH, Lee SK *et al.* Can MRCP replace the diagnostic role of ERCP for patients with choledochal cysts? Gastrointest Endosc 2005;62:360-6.
14. Russell RT, Pinson CW. Surgical management of polycystic liver disease. World J Gastroenterol 13:5052-9.
15. Soreide K, Soreide JA. Bile duct cyst as precursor to biliary tract cancer. Ann Surg Oncol 2007;14:1200-11.
16. Tappe D, Stich A, Frosch M. Emergence of polycystic neotropical echinococcosis. Emerg Infect Dis 2008;14:292-7.
17. Thomas KT, Welch D, Trueblood A *et al.* Effective treatment of biliary cystadenoma. Ann Surg 2005;241:769-75.
18. Todani T, Watanabe Y, Narusue M *et al.* Congenital bile duct cysts: classification, operative procedures, and review of thirty-seven cases including cancer arising from choledochal cyst. Am J Surg 1977;134:263-9.
19. Ulrich F, Pratschke J, Pascher A *et al.* Long-term outcome of liver resection and transplantation for Caroli's disease and syndrome. Ann Surg 2008;247:357.
20. Wen J. Congenital hepatic fibrosis in autosomal recessive polycystic kidney disease. Clin Trans Sci 2011;4:460-5.

DOENÇAS DA VESÍCULA BILIAR: CÁLCULOS, CRISTAIS E LAMA

Cynthia W. Ko, MD, MS ▪ Sum P. Lee, MD, PhD

1. Qual a prevalência de cálculos biliares nas populações ocidentais?
Dez a vinte por cento dos adultos em países ocidentais têm cálculos biliares. Os cálculos biliares nas populações ocidentais são mais comumente compostos de colesterol.

2. Quais são os diferentes tipos de cálculos biliares por composição química?
Os tipos comuns de cálculos biliares por composição química são colesterol e bilirrubinato de cálcio. Os cálculos de bilirrubinato de cálcio podem ser caracterizados como cálculos de pigmento marrom ou preto. Os cálculos de pigmento marrom têm uma consistência macia semelhante à argila e são encontrados nos ductos intra-hepáticos e extra-hepáticos, mas não na vesícula biliar. Os cálculos de pigmento preto se formam na vesícula biliar a partir da precipitação da bilirrubina. Eles frequentemente contêm sais de cálcio e podem ser radiopacos.

3. Nomeie quatro fatores fisiopatológicos associados à formação de cálculos biliares de colesterol.
- Supersaturação da bile com colesterol: A quantidade de colesterol secretada pelo fígado na bile excede a capacidade solubilizante dos ácidos biliares e fosfolipídios na bile.
- Nucleação: Cristais de colesterol se precipitam da bile supersaturada, o que geralmente ocorre na vesícula biliar.
- Estase biliar: A estase da bile na vesícula biliar concentra bile, acelerando a nucleação dos cristais e prejudicando o esvaziamento dos cristais no duodeno.
- Absorção intensificada do colesterol intestinal: O aumento na absorção do colesterol intestinal aumenta o reservatório de colesterol em todo o corpo.

4. Quais são os fatores de risco para cálculos biliares de colesterol?
Os fortes fatores de risco para cálculos biliares incluem idade, sexo feminino, raça e etnia (índio americano, hispânico), aumento no índice de massa corporal e rápida perda de peso. Baixos níveis de atividade física também predispõem a cálculos biliares, assim como dietas com alto teor de carboidratos ou baixo teor de proteínas vegetais ou fibras. A gravidez é uma época de formação acelerada de cálculos biliares, e paridade é um forte fator de risco para cálculos biliares. As medicações que incluem progesteronas, contraceptivos orais e terapia de reposição de estrogênio também estão associadas a cálculos biliares.

5. Quais condições clínicas estão associadas a cálculos de pigmento marrom ou preto?
- Os cálculos de pigmento marrom são mais comuns nas populações asiáticas, estão associados à colonização da bile por bactérias ou parasitas e podem apresentar colangite piogênica aguda.
- Os cálculos de pigmento preto estão associados à hemólise crônica, nutrição parenteral total de longa duração e cirrose.

6. Qual é a significância de lama biliar?
A lama biliar é composta de precipitados microscópicos de colesterol e bilirrubinato de cálcio e representa os primeiros estágios da formação dos cálculos biliares. A lama pode causar sintomas idênticos aos dos cálculos biliares.

7. Descreva as características da cólica biliar não complicada.
A cólica biliar é caracterizada por dor episódica severa no epigástrio ou quadrante superior direito. A dor pode ocorrer pós-prandial, mas frequentemente não tem fatores desencadeantes. A dor pode se irradiar para o ombro direito e estar associada à náusea e vômitos. Uma dor que dura mais de 6 horas deve alertar para a consideração de complicações por cálculos biliares, como colangite e colecistite.

8. Qual é o melhor exame de imagem para detecção de cálculos na vesícula biliar?
A ultrassonografia transabdominal pode diagnosticar cálculos biliares com sensibilidade e especificidade de mais de 90% (Figura 34-1). À ultrassonografia, os cálculos biliares aparecem como ecos de alta amplitude com sombra pós-acústica (Figura 34-2A). Ultrassonografia também é a modalidade mais sensível para diagnóstico de lama biliar (ver Figura 34-2B), que aparece como material ecogênico móvel sem sombra pós-acústica.

9. Pacientes com cálculos assintomáticos devem-se submeter à colecistectomia?
O risco de desenvolvimento de sintomas relacionados com cálculos biliares é estimado em 2 a 4% por ano. Em pacientes com cálculos na vesícula biliar, as complicações geralmente ocorrem após o desenvolvimento de cólica biliar não complicada, portanto, a colecistectomia profilática não é indicada (Figura 34-3).

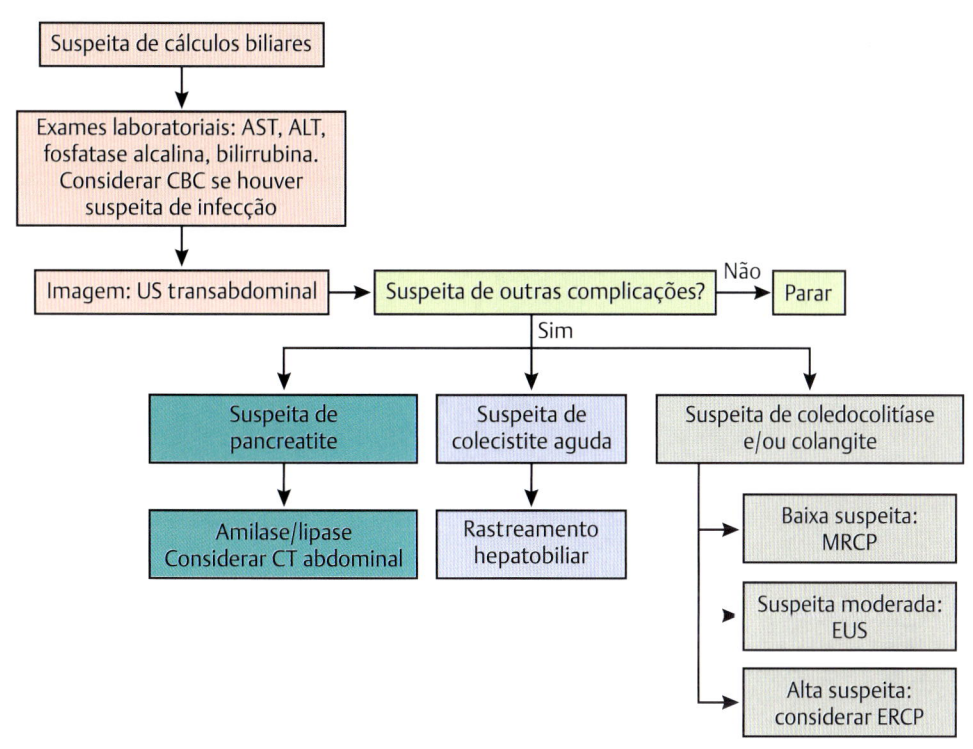

Fig. 34-1. Algoritmo para diagnóstico de suspeita de cálculos biliares e suas complicações. *ALT* = alanina aminotransferase; *AST* = aspartato aminotransferase; *CBC* = hemograma completo; *CT* = tomografia computadorizada; *ERCP* = colangiopancreatografia retrógrada endoscópica; *EUS* = ultrassom endoscópico; *MRCP* = colangiopancreatografia por ressonância magnética.

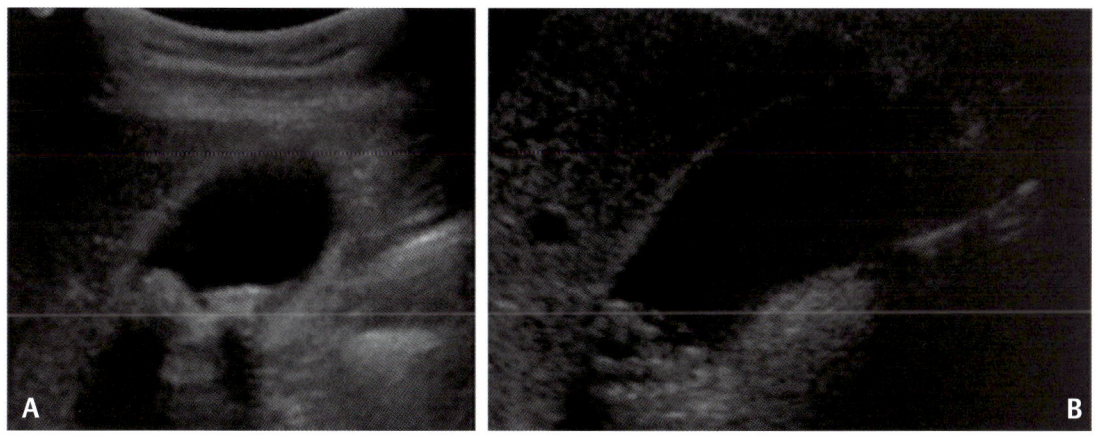

Fig. 34-2. Exame de ultrassom, mostrando cálculos biliares (A), que aparecem como ecos de alta amplitude dentro da vesícula biliar com sombra pós-acústica. A lama biliar aparece como ecos de baixa amplitude sem sombra pós-acústica (B).

10. Qual é o tratamento de escolha para pacientes com cálculos sintomáticos?

Depois que se desenvolvem complicações, colecistectomia laparoscópica é o tratamento de escolha (ver Figura 34-3). Pacientes com cálculos no ducto biliar comum estão em alto risco de complicações e devem se submeter à colecistectomia e extração de cálculos. Cálculos do ducto biliar comum podem ser removidos no momento da cirurgia ou com colangiopancreatografia retrógrada endoscópica (ERCP). Pacientes selecionados com cólica biliar não complicada podem ser tratados com dissolução oral dos ácidos biliares.

11. As características dos sintomas podem predizer a resposta à colecistectomia?

Os pacientes com maior probabilidade de responder à colecistectomia são aqueles com início recente dos sintomas, episódios discretos de dor e sem refluxo gastroesofágico concomitante ou síndrome do intestino irritável. Pacientes com dor menos severa ou episódios de dor que duram menos de 30 minutos têm menor probabilidade de responder à colecistectomia.

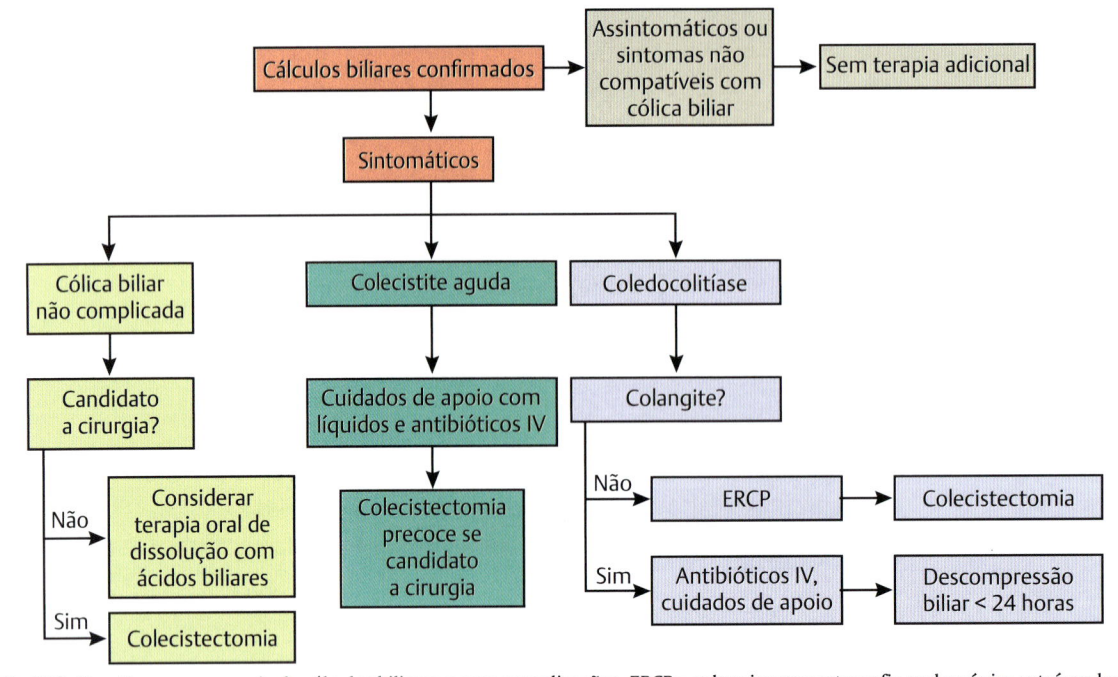

Fig. 34-3. Algoritmo para manejo de cálculos biliares e suas complicações. *ERCP* = colangiopancreatografia endoscópica retrógrada; *IV* = intravenoso.

12. Quais as complicações comuns da colecistectomia?
As complicações sérias da colecistectomia incluem vazamento de bile, o que pode exigir cirurgia corretiva em 0,1 a 0,3%. O risco de lesão importante no intestino ou nos vasos sanguíneos é estimado em 0,02%. Peritonite, hemorragia pós-operatória e abscessos intra-abdominais ocorrem em menos de 0,5% dos casos. A taxa global de mortalidade pós-operatória varia entre 0 e 0,3%.

13. Quais opções de tratamento estão disponíveis para pacientes que não querem se submeter à colecistectomia?
Como a colecistectomia laparoscópica é geralmente segura e eficiente, este é o método de tratamento preferido para aqueles que são pacientes cirúrgicos adequados. Em pacientes selecionados, os cálculos podem ser tratados com terapia oral de dissolução com ácidos biliares, como o ácido ursodesoxicólico. Cálculos comuns do ducto biliar podem ser removidos endoscopicamente via ERCP.

14. Quem é candidato à terapia oral de dissolução com ácidos biliares?
Os candidatos à terapia oral de dissolução com ácidos biliares incluem pacientes com cálculos pequenos (< 1 cm) não calcificados, compostos principalmente de colesterol. O ducto cístico deve ser patente, e a vesícula biliar funcional. O tratamento frequentemente requer vários meses para a dissolução completa. Taxas de recorrência de até 10% por ano são possíveis.

15. Como deve ser manejada uma mulher grávida com cálculos biliares sintomáticos ou complicados?
Colecistectomia laparoscópica pode ser realizada com segurança no segundo trimestre, mas é relativamente contraindicada no primeiro e terceiro trimestres. As mulheres podem em geral ser manejadas com cuidados de apoio, com particular atenção à nutrição adequada. Se necessário, ERCP pode ser realizada com segurança com o uso de técnicas como blindagem fetal e auxílio de anestesia para sedação.

16. Quais testes de imagem são úteis para o diagnóstico de cálculos dos ductos biliares?
Colangiopancreatografia por ressonância magnética (MRCP, Figura 34-4) e ultrassonografia endoscópica (EUS) são testes úteis, menos invasivos, com mais de 90% de sensibilidade e especificidade para o diagnóstico de cálculos dos ductos biliares comparadas à ERCP. Estas modalidades são comumente usadas para confirmar a presença de cálculos comuns nos ductos biliares antes de realizar ERCP (ver Figura 34-1).

17. Quais são os sintomas de colecistite aguda?
Pacientes com colecistite aguda tipicamente têm dor abdominal epigástrica ou no quadrante superior direito que dura mais de 3 horas. Febre de baixo grau, náusea e vômitos são comuns. Sinal de Murphy, uma pausa inspiratória durante a palpação do quadrante superior direito, pode estar presente. Icterícia pode estar presente em 15 a 20%. Na ultrassonografia ou tomografia computadorizada (CT) abdominal, os pacientes terão uma parede espessada da vesícula biliar com líquido pericolecístico. A cintilografia hepatobiliar apresentará ausência de enchimento da vesícula biliar, refletindo obstrução dos ductos císticos.

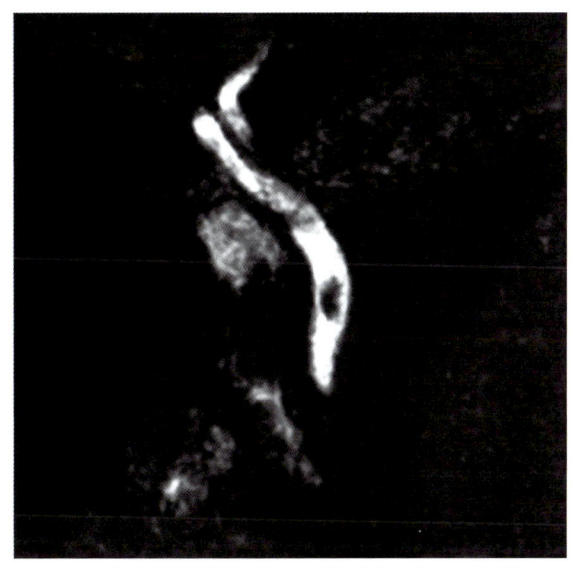

Fig. 34-4. Colangiopancreatografia por ressonância magnética mostrando defeito de preenchimento no ducto biliar comum distal, compatível com um cálculo biliar retido.

18. Como devem ser manejados pacientes com colecistite aguda?
Pacientes com colecistite aguda devem ser hospitalizados para cuidados de apoio, recebendo antibióticos abrangendo organismos Gram-negativos e anaeróbios. A colecistectomia prévia (dentro de 7 dias da apresentação) está associada a menor tempo de hospitalização em comparação a tratamento tardio (1 a 2 meses). A colecistectomia prévia normalmente pode ser concluída laparoscopicamente, mas possui taxas mais elevadas de conversão para procedimentos abertos do que em pacientes com cálculos biliares não complicados. A colecistectomia tardia está associada a risco aumentado de complicações biliares recorrentes.

19. Liste os pontos principais no manejo de colangite aguda.
- Líquidos intravenosos.
- Antibióticos visando a organismos Gram-negativos e espécies de *Enterococcus*.
- Descompressão biliar dentro de 24 horas da apresentação clínica. ERCP é o método preferido para descompressão biliar. Colangiografia percutânea é um método alternativo de drenagem, caso a drenagem endoscópica não esteja disponível ou não seja tecnicamente viável.

20. Discuta as complicações pela migração dos cálculos biliares.
Ocorre íleo biliar quando grandes cálculos erodem pela parede vesícula biliar entrando no trato gastrointestinal, onde podem causar obstrução. Mais frequentemente, os cálculos impactam o íleo. Pneumobilia é um achado radiológico comum. Os cálculos biliares também podem erodir no estômago e obstruir o piloro (síndrome de Bouveret). Fístulas colecistocolônicas podem causar diarreia decorrente da má absorção dos sais biliares.

21. O que é a síndrome de Mirizzi?
A síndrome de Mirizzi ocorre quando um cálculo fica impactado no gargalo da vesícula biliar ou ducto cístico, causando compressão extrínseca do ducto biliar comum.

22. Qual é o diagnóstico diferencial para pólipos da vesícula biliar?
Pólipos de colesterol é o tipo mais comum de pólipos da vesícula biliar, seguidos por adenomiomatoses, adenomas ou adenocarcinomas. CT e EUS podem ajudar a diferenciar lesões benignas e malignas. Os adenocarcinomas têm maior probabilidade de serem sésseis e de ter mais de 1 cm. Em candidatos apropriados com pólipos de mais de 1 cm, é recomendada colecistectomia por causa do potencial de malignidade. Pólipos menores podem ser acompanhados por ultrassonografia periódica.

23. Qual é a significância clínica de uma baixa fração de ejeção da vesícula biliar?
Dismotilidade da vesícula biliar, definida como uma fração de ejeção da vesícula biliar de menos de 35%, é frequentemente a suspeita em pacientes com dor do tipo biliar, mas com ultrassonografia normal. A dismotilidade da vesícula biliar pode ser diagnosticada por cintilografia hepatobiliar com infusão de colecistocinina. O manejo de pacientes com dismotilidade da vesícula biliar é controverso. Os sintomas de dor do tipo biliar irão se resolver em até 80% sem tratamento. Por outro lado, os sintomas frequentemente não se resolvem após colecistectomia. Desta forma, são necessários estudos adicionais para compreender a significância clínica da dismotilidade biliar e o papel da colecistectomia no tratamento deste transtorno.

24. O que é uma vesícula biliar de porcelana?

A vesícula biliar de porcelana é caracterizada por calcificação intramural da parede da vesícula biliar. O diagnóstico pode ser feito por radiografia abdominal simples, ultrassonografia ou CT abdominal. É recomendada colecistectomia profilática para prevenir o desenvolvimento de carcinoma, que pode ocorrer em mais de 30% dos casos.

Bibliografia

1. ASGE Standards of Practice Committee, Andersen MA, Fisher L, Jain R *et al.* Complications of ERCP. Gastrointest Endosc 2012;75:467-73.
2. ASGE Standards of Practice Committee, Maple JT, Ben-Menachem T, Andersen MA *et al.* The role of endoscopy in the evaluation of suspected choledocholithiasis. Gastrointest Endosc 2010;71:1-9.
3. DiCiaula A, Wang DQ, Wang HH, Bonfrate L, Portincasa P. Targets for current pharmacological therapy in cholesterol gallstone disease. Gastroenterol Clin North Am 2010;39:356-64.
4. Gore RM, Thakrar KH, Newmark GM *et al.* Gallbladder imaging. Gastroenterol Clin North Am 2010;39:265-87.
5. Gurusamy KS, Samraj K. Early versus delayed laparoscopic cholecystectomy for acute cholecystitis. Cochrane Database Syst Rev 2006;(4), CD005440.
6. Hansel SL, DiBiase JK. Functional gallbladder disorder: gallbladder dyskinesia. Gastroenterol Clin North Am 2010;39:369-79.
7. Petros MS, Savides TJ. Systematic review of endoscopic ultrasonography versus endoscopic retrograde cholangiopancreatography for suspected choledocholithiasis. Br J Surg 2009;96:967-75.
8. Thistle JL, Longstreth GE, Romero Y *et al.* Factors that predict relief from upper abdominal pain after cholecystectomy. Clin Gastroenterol Hepatol 2011;9:891-6.

ERCP MAIS DISFUNÇÃO DO ESFÍNCTER DE ODDI
Raj J. Shah, MD, FASGE, AGAF

1. Quais as indicações estabelecidas para colangiopancreatografia endoscópica retrógrada (ERCP)?
ERCP é realizada com o uso de um duodenoscópio. Este endoscópio possui uma visão lateral e um canal de trabalho de 4,2 mm de diâmetro, o que permite a introdução de equipamentos para esfincterotomia, passagem de balões e cateteres e a inserção de *stent*. As indicações podem ser divididas em razões biliares e pancreáticas. As biliares incluem a remoção de cálculos do ducto biliar comum, o diagnóstico de estenose maligna pelo exame citológico com escova ou biópsia com fórceps, tratamento e paliação de estenose biliar benigna e maligna, respectivamente, e a remoção de lesões ampulares neoplásicas. As indicações adicionais incluem o tratamento de vazamento biliar e dor abdominal compatível com disfunção do esfíncter de Oddi. As indicações pancreáticas incluem a remoção de cálculos do ducto pancreático, *stent* da estenose do ducto pancreático, avaliação de pancreatite aguda recorrente e do vazamento do ducto pancreático e pseudocistos.

2. Quais são as complicações comuns da ERCP?
As complicações são hemorragia pós-esfincterectomia; colangite; perfuração nas papilas decorrente da esfincterotomia ou dentro do duodeno pela passagem do duodenoscópio; e pancreatite que pode estar associada a fatores relacionados com o paciente (p. ex., mulheres jovens estão em risco maior do que homens mais velhos) e técnicos, como canulação difícil do ducto biliar e mais de uma canulação inadvertida do ducto pancreático. Suspeita de disfunção do esfíncter de Oddi é um fator de risco independente para o desenvolvimento de pancreatite pós-ERCP (PEP) e varia de 15 a 30%.

3. Descreva o equipamento e técnicas de ERCP usadas para canulação do ducto biliar.
Isto frequentemente está com base na preferência do endoscopista e inclui o uso de cânulas, esfincterótomos e fios-guia. Os tamanhos dos fios-guia variam de 0,46 cm a 0,89 cm. As pontas das cânulas e esfincterótomos variam de 4,5 F a 5,5 F. Pode ser encontrado um acesso difícil ao ducto biliar por razões relacionadas com alterações na posição do duodenoscópio ou anatomia ampular. Nestes casos, são usadas as técnicas avançadas de ERCP, que incluem a técnica do "fio duplo" que inclui avançar o fio-guia para dentro do ducto pancreático e introduzir um segundo fio-guia lado a lado para tentar o acesso ao ducto biliar. Técnicas adicionais incluem *stent* transpancreático seguido de acesso biliar, septotomia transpancreática e papilotomia com *needleknife* pré-corte.

4. Quando é realizada colangioscopia e pancreatoscopia durante ERCP?
Esta tecnologia envolve endoscópios em miniatura ou cateteres ópticos de aproximadamente 10 F de tamanho (≈ 3,3 mm) que podem ser passados diretamente pelo ducto respectivo para visualização. Isto permite a inspeção de achados patológicos, como estenose para avaliação e biópsia, além de permitir litotripsia intraductal com litotripsia eletro-hidráulica ou litotripsia a *laser* para cálculos biliares e do ducto pancreático difíceis de remover.

5. Os *stents* usados durante a ERCP podem ser feitos de metal ou plástico. Como se decide o tipo a ser colocado?
Para estenoses biliares benignas, frequentemente são usados múltiplos *stents* de plástico (variando em tamanho de 7 F a 10 F) de uma forma seriada durante o curso de vários meses para resolver as estenoses. Frequentemente, são inseridos *stents* de metal para a paliação de icterícia obstrutiva maligna. Eles têm a vantagem de se expandir até diâmetros maiores (8 mm a 10 mm comparados a 2 a 3 mm de diâmetros para *stents* plásticos) e estão disponíveis com um revestimento que permite remoção. Aqueles que têm uma malha descoberta geralmente não são removíveis. *Stents* de metal e plásticos podem ocluir com o tempo e podem ser substituídos, ou então um novo *stent* pode ser inserido dentro do existente, respectivamente.

6. Em pacientes que apresentam pancreatite de origem biliar, quando é indicada ERCP?
Ensaios controlados randomizados demonstraram que o maior benefício da ERCP no contexto de pancreatite biliar aguda é quando existe uma obstrução do ducto biliar comum por um cálculo ou se existem sinais suspeitos de obstrução com base numa bilirrubina elevada (bilirrubina total de mais de 3,5) ou exame de imagem, como ultrassonografia ou colangiopancreatografia por ressonância magnética (MRCP) que sugere que um cálculo do ducto biliar está presente. Testes da função hepática (LFTs) melhorada ou dor abdominal reduzida indicam que o cálculo passou espontaneamente ou que ocorreu um efeito de "válvula balão" dentro do ducto. Assim, os parâmetros clínicos e bioquímicos são frequentemente acompanhados para ajudar a determinar quando ou se ERCP é indicada. Quando não existe uma suspeita clínica de cálculo do ducto biliar persistente, deve ser realizada colecistectomia com ou sem colangiografia intraoperatória em candidatos apropriados na fase de convalescença.

7. Quando MRCP deve ser usada em vez de ERCP em pacientes com suspeita de cálculos do ducto biliar?
MRCP é usada quando existe um baixo índice de suspeita clínica de cálculos do ducto biliar. Se o índice clínico for alto (bilirrubina elevada ou ultrassonografia com ducto biliar dilatado, mas sem cálculos), ERCP deve ser o procedimento de esco-

lha. As limitações da MRCP incluem a detecção de cálculos menores (menos de 5 mm) e cálculos distais perto da ampola. Para suspeita clínica baixa ou moderada, quando disponível, deve ser considerada ultrassonografia endoscópica (EUS), que tem alta precisão para a detecção de cálculos do ducto biliar e lama sem os riscos associados à ERCP. Deve ser realizada imediatamente antes da ERCP potencial e durante a mesma sessão endoscópica.

8. Quais são os sinais e sintomas de colangite ascendente?
- A tríade de Charcot inclui icterícia, dor abdominal no quadrante superior direito (RUQ) e febre.
- Pêntade de Reynold inclui estes três, além de estado mental alterado e hipotensão, que são indicativos de sepse.

Colangite ascendente é a única indicação clara para ERCP de emergência. Se o paciente com colangite ascendente for hemodinamicamente instável e não puder receber sedação ou anestesia para ERCP, poderá ser necessária drenagem biliar trans-hepática percutânea.

9. Em pacientes com anatomia gastroduodenal cirurgicamente alterada, pode ser realizada ERCP?
Com a crescente incidência de obesidade, a cirurgia de *bypass* gástrico em Y de Roux está se tornando mais comum. Estes pacientes representam um desafio por causa das alças de Roux mais longas (variando de 100-200 cm) antes de atingir jejuno-jejunostomia com posterior necessidade de intubar a alça aferente ou pancreaticobiliar. As alternativas para esta anatomia incluem acesso laparoscópico do estômago excluído e ERCP transabdominal, que tem uma taxa de sucesso técnico maior, mas está associada à maior morbidade. Outra anatomia cirúrgica alterada, como Billroth 2, hepatojejunostomia em Y de Roux e reconstrução pós-Whipple, está associada a taxas mais elevadas de sucesso. A maioria das alças de Roux mais longas requer o uso de enteroscopia assistida por *overtube* para obter acesso à anastomose papilar, biliar ou pancreatoentérica.

10. O que é esfíncter de Oddi?
O esfíncter de Oddi é uma bainha fibromuscular que circunda a porção terminal do ducto biliar comum, ducto pancreático principal (Wirsung) e canal comum na segunda porção do duodeno. Ele é composto por musculatura lisa. Existem três esfíncteres interconectados: colédoco, pancreático e ampular (Figura 35-1). Ruggero Oddi, quando estudante de medicina, publicou as primeiras observações morfológicas do esfíncter, em 1887.

11. Como funciona o esfíncter de Oddi?
- Regula os sucos biliar e pancreático no interior do duodeno.
- Reduz o refluxo duodenal nos ductos pancreáticos e biliares.
- Contrai tonicamente durante o período interdigestivo para promover o enchimento da vesícula biliar.
- Contrai fasicamente no período digestivo para promover o fluxo da bile no duodeno.

A atividade do esfíncter de Oddi é aumentada pela estimulação colinérgica. Substâncias endógenas também controlam o esfíncter – a motilina aumenta a intensidade das contrações do esfíncter. A colecistocinina (CCK) é induzida pela ingestão alimentar e estimula a contração da vesícula biliar e a relaxação do esfíncter. O peptídeo intestinal vasoativo (VIP) e óxido nítrico promovem a relaxação do esfíncter.

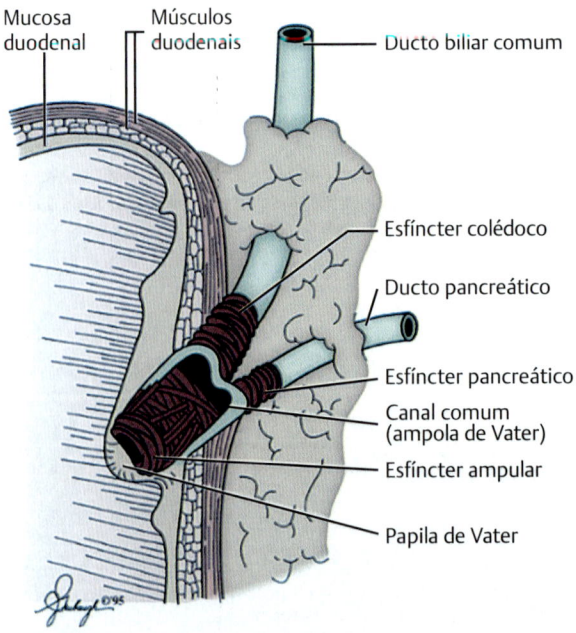

Fig. 35-1. Esfíncter de Oddi.

12. O que é disfunção do esfíncter de Oddi (SOD)?

SOD é um transtorno benigno caracterizado por uma obstrução funcional ou estrutural no nível do esfíncter de Oddi. Existe a suspeita em pacientes que apresentam dor abdominal superior sugestiva de uma origem biliar ou pancreática. Medidas objetivas, como elevações transitórias nas enzimas hepáticas ou pancreáticas e dilatação ductal no exame de imagem não invasivo, em vez das características de dor abdominal isolada, estão agora se tornando necessárias para apoiar a suspeita clínica e para a consideração de ERCP.

13. Descreva os achados fisiopatológicos potenciais de SOD.

Duas anormalidades podem levar à SOD, e ambas podem-se apresentar em um único paciente. Uma é uma anormalidade motora primária do esfíncter, denominada *discinesia biliar* ou *espasmo* (pressão elevada). A outra é fibrose ou inflamação, mais provavelmente por causa da passagem recorrente de cálculos biliares e microlitíase. Os sintomas podem ser mais pronunciados após colecistectomia em razão da perda da capacidade de descomprimir a elevada pressão biliar quando a vesícula biliar se distende. Além do mais, foi postulado que colecistectomia pode interromper os caminhos neuroinibitórios que normalmente causam relaxação do esfíncter em resposta à pressão biliar aumentada. Entretanto, SOD também é identificada em pacientes com uma vesícula biliar intacta.

14. Nomeie os sintomas típicos de SOD.

Os sintomas de SOD podem ser de natureza biliar ou pancreática. A dor está localizada no epigástrio ou RUQ com radiação para as costas ou a região infraescapular direita e pode estar relacionada com a refeição. Ela é episódica ou contínua com exacerbações periódicas. Frequentemente coexistem sintomas compatíveis com a síndrome do intestino irritável ou dispepsia não ulcerosa. Outra manifestação é pancreatite aguda *idiopática* em consequência da hipertensão do esfíncter. Outras anormalidades estruturais, como costocondrite, úlcera, doença de refluxo gastroesofágico, malignidade, cálculos biliares e pancreatite crônica, devem ser excluídas antes de ser realizado o diagnóstico de SOD.

15. Quem está em risco de SOD?

Mulheres em sua terceira até quinta década da vida estão em risco; a predominância feminina é de 90%. Os sintomas frequentemente se tornam aparentes após colecistectomia (daí a antiga denominação de *síndrome pós-colecistectomia*), mas em muitos casos os pacientes terão passado por colecistectomia empírica para dor que era considerada originária da vesícula biliar. O que é mais importante, o diagnóstico de SOD pode ser feito inapropriadamente. Um estudo controlado sugeriu que a hipersensibilidade somatossensorial dos neurônios nociceptivos periféricos na área da dor referida (p. ex., RUQ) em paciente com SOD biliar pode explicar a dor persistente.

16. Qual avaliação diagnóstica deve ser considerada em um paciente que apresenta sintomas sugestivos de SOD?

Uma história completa e exame físico frequentemente determinarão quais testes diagnósticos são necessários antes de ser feito o diagnóstico de SOD. O exame físico durante uma crise de dor frequentemente revela um paciente sem aparência tóxica com sensibilidade no epigástrio ou RUQ. Devem ser obtidas enzimas hepáticas e pancreáticas durante ou logo após uma crise de dor. O exame de imagem com ultrassonografia ou tomografia computadorizada (CT) é realizado para excluir colelitíase, pancreatite crônica ou outros achados patológicos intra-abdominais. Se náusea e vômitos forem as características predominantes, então poderão ser considerados estudos de esvaziamento gástrico. Se estiverem aparentes sintomas dispépticos ou do tipo refluxo, será sensato um estudo do pH esofágico de 24 horas ou endoscopia superior.

17. Quando você deve considerar ERCP com manometria do esfíncter de Oddi (SOM)?

Deve ser considerada SOM naqueles com sintomas que são significativamente perturbadores da qualidade de vida dos pacientes, quando um diagnóstico alternativo não é identificado e após ensaios de medicação terapêutica fracassados. Como frequentemente existe uma sobreposição com dismotilidade ou sintomas, como os da síndrome do intestino irritável, antiespasmódicos, antidepressivos de baixa dose ou inibidores seletivos da recaptação da serotonina (SSRIs) devem ser tentados inicialmente. Uma dor que requer narcóticos pode sugerir uma necessidade de estudos manométricos; no entanto, estas medicações interferem nas medidas precisas da pressão. Idealmente, deve ser realizada manometria antes de os pacientes se tornarem dependentes de narcóticos.

18. O que é a classificação de Milwaukee?

A categorização padrão de SOD é a classificação de Milwaukee (também conhecida como *Geenan-Hogan*), que é geralmente aplicada no paciente pós-colecistectomia. A classificação é realizada antes da SOM e é preditiva da frequência de SOM anormal e resposta sintomática à esfincterotomia. Atualmente são usados os critérios modificados de Milwaukee (menos rígidos do que os critérios originais de Milwaukee). Os valores laboratoriais anormais durante um episódio de dor devem normalizar na ausência de dor para serem compatíveis com obstrução transitória do fluxo de saída e SOD. Os esquemas são semelhantes para ambos os tipos, biliar e pancreático (Tabela 35-1 e Tabela 35-2).

A Tabela 35-3 exibe os resultados de estudos em que os pacientes foram estratificados em tipos de SOD antes de SOM. A coluna da direita dá a porcentagem daqueles que tinham hipertensão no esfíncter biliar. Em geral, acredita-se que os pacientes com SOD tipos I e II têm maior probabilidade de ter uma obstrução estrutural do fluxo de saída (isto é, estenose) *versus* pacientes com SOD tipo III, que têm maior probabilidade de ter um problema funcional com o esfíncter.

Tabela 35-1. Classificação de Milwaukee Modificada: Biliar	
TIPO SOD	**CARACTERÍSTICAS CLÍNICAS E BIOQUÍMICAS**
Tipo I	Dor tipo biliar, ALT/AST/Alk Phos > 1,1 × ULN, ducto biliar > 10 mm
Tipo II	Dor tipo biliar e ALT/AST/Alk Phos > 1,1 × ULN ou ducto biliar > 10 mm
Tipo III	Dor tipo biliar apenas

ALT = alanina aminotransferase; AST = aspartato aminotransferase; Alk Phos = fosfatase alcalina; SOD = disfunção do esfíncter de Oddi; ULN = limite superior do normal.

Tabela 35-2. Classificação de Milwaukee Modificada: Pancreática	
TIPO SOD	**CARACTERÍSTICAS CLÍNICAS E BIOQUÍMICAS**
Tipo I	Dor tipo pancreática e amilase/lipase > ULN e ducto pancreático dilatado*
Tipo II	Dor tipo pancreática e amilase/lipase > ULN ou ducto pancreático dilatado*
Tipo III	Dor tipo pancreática apenas

SOD = disfunção do esfíncter de Oddi; ULN = limite superior do normal.
*Ducto pancreático > 6 mm na cabeça e > 5 mm no corpo do pâncreas.

Tabela 35-3. Porcentagem de Pacientes em Pacientes com SOD (Tipos I, II, III) com Pressão Elevada do Esfíncter Basal	
SUSPEITA DE TIPO SOD BILIAR	**PRESSÃO ELEVADA DO ESFÍNCTER BASAL**
I	> 90%
II	55 a 65%
III	25 a 60%

SOD = disfunção do esfíncter de Oddi.
De Sherman S: What is the role of ERCP in the setting of abdominal pain of pancreatic or biliary origin (suspected sphincter of Oddi dysfunction)? Gatrointest Endosc 56(Suppl):S258-266, 2002.

19. Quais pacientes com suspeita de SOD mais se beneficiam com ERCP?

Com base na classificação modificada de Milwaukee, pacientes com SOD tipos I e II têm maior probabilidade de se beneficiarem com esfincterotomia (Tabela 35-4). É digno de nota que a manometria não é preditiva de pacientes responsivos para o Tipo 1 (também denominado estenose papilar) e assim é recomendada esfincterectomia empírica nestes pacientes que claramente satisfazem os critérios objetivos estabelecidos. Os resultados do Ensaio Clínico do Efeito da Esfincterotomia Endoscópica na Suspeita de Disfunção do Esfíncter de Oddi na Incapacidade Relacionada com a Dor Após Colecistectomia (EPISOD) não mostraram redução na deficiência decorrente da dor após ERCP com manometria e esfincterotomia *versus* simulação entre pacientes com SOD do tipo III. Os achados do EPISOD não apoiam o uso de ERCP e esfincterotomia em pacientes com SOD do tipo III.

Tabela 35-4. Taxa de Resposta de Esfincterotomia Endoscópica (ES)		
TIPO SOD	**ALÍVIO DA DOR POR ES SE SOM ANORMAL**	**ALÍVIO DA DOR POR ES SE SOM NORMAL**
I	> 90%	> 90%
II	85%	35%
III	NS	NS

SOD = disfunção do esfíncter de Oddi; SOM = manometria do esfíncter de Oddi; NS = não significativo.

20. Existem medicações para tratar pacientes com suspeita de SOD?

SOD, especialmente casos mais leves, pode ser tratada medicamente. Uma dieta com baixo teor de gordura para reduzir a estimulação pancreatobiliar pode melhorar os sintomas. A melhora, no entanto, também pode estar relacionada com a dismotilidade concomitante do trato intestinal superior, já que a gordura aumenta o tempo de enchimento gástrico. A terapia farmacológica também foi investigada. Medicações que reduzem a pressão do esfíncter (como bloqueadores dos canais de cálcio e nitratos) demonstraram reduzir os sintomas em alguns pacientes. Contudo, o tratamento é frequentemente prejudicado pelos efeitos colaterais. Agentes antiespasmódicos também podem ser úteis.

21. Agentes farmacológicos podem causar SOD clínica?

Sim. Entre as substâncias mais notáveis estão os opiáceos. Foi documentado um aumento da pressão no ducto biliar após a administração de fentanil e morfina. Alguns pacientes experimentarão dor do tipo biliar após o uso destes agentes. Além disso, SOD foi documentada em uma série de dependentes de ópio do sexo masculino. Foi teorizado que o uso de ópio com longa duração leva à hipertensão do esfíncter e manutenção da disfunção.

22. Em pacientes com SOD, quando o ducto pancreático deve receber *stent*?

Em pacientes submetidos à esfincterectomia biliar para SOD, o *stent* pancreático profilático no contexto de hipertensão do esfíncter pancreático reduz a incidência de PEP comparado àqueles que não receberam um *stent* (7 *versus* 26%). Além do mais, o *stent* reduz PEP em pacientes com suspeita de SOD e resultados normais na manometria biductal (2,4 *versus* 9%). O *stent* do ducto pancreático também deve ser realizado em pacientes submetidos à esfincterotomia pancreática e considerado naqueles com uma história de PEP. Uma metanálise de estudos que compararam *stent versus* sem *stent* e incluíram pacientes em alto risco de desenvolvimento de PEP mostrou uma redução nas taxas de pancreatite (5,8 *versus* 15,5%; razão de probabilidade, 3,2; intervalo de confiança de 95%, 1,6 a 6,4) com o uso de *stents* pancreáticos. Em geral, no entanto, o critério e *expertise* do endoscopista são necessários na determinação da adequação de *stent* pancreático, pois fatores técnicos podem impedir a sua colocação, e os pacientes que têm uma tentativa fracassada de *stent* pancreático estão em risco mais elevado de desenvolvimento de PEP.

23. Que medicação pode ser usada para reduzir o risco de PEP?

Uma metanálise de quatro ensaios controlados randomizados encontrou que o uso de drogas anti-inflamatórias não esteroides (NSAIDs) administradas pelo reto pareciam reduzir o risco de PEP. Em um jornal de referência, *New England Journal of Medicine*, um estudo multicêntrico controlado com placebo, duplo-cego, randomizado, prospectivo demonstrou que o uso de indometacina retal em pacientes de alto risco é superior ao placebo na redução de PEP. Um total de 602 pacientes foi arrolado e concluíram o *follow-up*. A maioria dos pacientes (82%) tinha uma suspeita clínica de SOD. PEP se desenvolveu em 27 dos 295 pacientes (9,2%) no grupo da indometacina e em 52 dos 307 pacientes (16,9%) no grupo com placebo (p = 0,005). Houve o desenvolvimento de pancreatite moderada à severa em 13 pacientes (4,4%) no grupo com indometacina e em 27 pacientes (8,8%) no grupo com placebo (p = 0,03).

BIBLIOGRAFIA

1. Cotton P, Durkalski V, Romagnuolo J et al. Results of the EPISOD multi-center sham-controlled trial of sphincterotomy in patients with suspected sphincter of Oddi dysfunction Type III. Meeting of the American College of Gastroenterology, San Diego, CA. 2013.
2. Dumonceau JM, Tringali A, Blero D et al. Biliary stenting: indications, choice of stents and results: European Society of Gastrointestinal Endoscopy (ESGE) clinical guideline. Endoscopy 2012;44(3):277-98.
3. Elmunzer BJ, Scheiman JM, Lehman GA et al. US cooperative for outcomes research in endoscopy: a randomized trial of rectal indomethacin to prevent post-ERCP pancreatitis. N Engl J Med 2012;366(15):1414-22.
4. Elmunzer BJ, Waljee AK, Elta GH et al. A meta-analysis of rectal NSAIDs in the prevention of post-ERCP pancreatitis. Gut 2008;57:1262-7.
5. Freeman ML, DiSario JA, Nelson DB et al. Risk factors for post-ERCP pancreatitis: a prospective, multicenter study. Gastrointest Endosc 2001;54:425-34.
6. Kawakami H, Maguchi H, Mukai T et al. A multicenter, prospective, randomized study of selective bile duct cannulation performed by multiple endoscopists: the BIDMEN study. Gastrointest Endosc 2012;75(2):362-72.
7. Kurucsai G, Joó I, Fejes R et al. Somatosensory hypersensitivity in the referred pain area in patients with chronic biliary pain and a sphincter of Oddi dysfunction: new aspects of an almost forgotten pathogenetic mechanism. Am J Gastroenterol 2008; (103):2717-25.
8. Moon JH, Cho YD, Cha SW et al. The detection of bile duct stones in suspected biliary pancreatitis: comparison of MRCP, ERCP, and intraductal US. Am J Gastroenterol 2005;100(5):1051-7.
9. Park S, Watkins JL, Fogel EL et al. Long-term outcome of endoscopic dual pancreatobiliary sphincterotomy in patients with manometry-documented sphincter of Oddi dysfunction and normal pancreatogram. Gastrointest Endosc 2003;57:481-91.
10. Petrov MS, van Santvoort HC, Besselink MG et al. Early endoscopic retrograde cholangiopancreatography versus conservative management in acute biliary pancreatitis without cholangitis: a meta-analysis of randomized trials. Ann Surg 2008;247(2):250-7.
11. Piraka C, Shah RJ, Awadallah NS, Langer DA, Chen YK. Transpapillary cholangioscopy-directed lithotripsy in patients with difficult bile duct stones. Clin Gastroenterol Hepatol 2007;5(11):1333-8.
12. Shah RJ, Adler DG, Conway JD, Diehl DL, Farraye FA, Kantsevoy SV et al. ASGE Technology SER: cholangiopancreatoscopy. Gastrointest Endosc 2008;68(3):411-21.
13. Shah RJ, Langer DA, Antillon MR, Chen YK. Cholangioscopy and cholangioscopic forceps biopsy in patients with indeterminate pancreaticobiliary pathology. Clin Gastroenterol Hepatol 2006;4(2):219-25.
14. Shah RJ, Smolkin M, Ross AS et al. A multi-center, U.S. experience of single balloon, double balloon, and rotational overtube enteroscopy-assisted ERCP in long limb surgical bypass patients. Gastrointest Endosc 2013;77(4):593-600.
15. Shah RJ, Somogyi L, Chuttani R, Croffie J, DiSario J, Liu J et al. ASGE Technology SER: ERCP short-wire systems. Gastrointest Endosc 2007;66(4):650-7.
16. Sharma SS. Sphincter of Oddi dysfunction in patients addicted to opium: an unrecognized entity. Gastrointest Endosc 2002;55:427-30.
17. Singh P, Das A, Isenberg G et al. Does prophylactic stent placement reduce the risk of post-ERCP acute pancreatitis? A meta-analysis of controlled trials. Gastrointest Endosc 2004;60:544-50.
18. Tarnasky PR, Palesch YY, Cunningham JT et al. Pancreatic stenting prevents pancreatitis after biliary sphincterotomy in patients with sphincter of Oddi dysfunction. Gastroenterology 1998;115:1518-24.

19. Toouli J, Roberts-Thomson IC, Kellow J et al. Manometry based randomized trial of endoscopic sphincterotomy for sphincter of Oddi dysfunction. Gut 2000;46:98-102.
20. Wu YV, Linehan DC. Bile duct injuries in the era of laparoscopic cholecystectomy. Surg Clin N Am 2010;90(4):787-802.
21. Cotton PB, Durkalski V, Romagnuolo J, Pauis Q, Fogel E, Tarnasky P et al. Effect of endoscopic sphincterotomy for suspected sphincter of Oddi dysfunction on pain-related disability following cholecystectomy: the EPISOD randomized clinical trial. JAMA 2014;311(20):2101-9.

Parte IV ▪ Distúrbios Pancreáticos

CAPÍTULO 36

PANCREATITE AGUDA
Enrique Molina, MD ▪ Jamie S. Barkin, MD

1. O quanto é comum a pancreatite aguda (AP)?
A AP foi responsável por aproximadamente 300.000 internações hospitalares nos Estados Unidos, em 2012, e é o diagnóstico mais frequente em gastroenterologia para internação hospitalar. A duração média da hospitalização é de 5 dias. A maioria dos casos de AP é leve e classificada como pancreatite edematosa (80%). Quando AP é complicada por necrose (20%), o curso clínico é mais severo, com mortalidade geral de aproximadamente 15%.

2. Quais as causas mais comuns de AP?
Cálculos biliares e álcool são as causas mais comuns de AP nos Estados Unidos e em todo o mundo (Figura 36-1). Durante os últimos 20 anos, a taxa padronizada pela idade para a incidência de pancreatite foi 16 por 100.000 pessoas/ano em homens e 10,2 por 100.000 pessoas/ano em mulheres.

Pancreatite induzida por álcool é a causa mais comum em homens, representando aproximadamente 50% dos casos (incidência mundial de 7,9 por 100.000 pessoas), seguida por pancreatite decorrente de cálculos biliares, com 25% dos casos (incidência mundial de 3,5 por 100.000 pessoas).

Em mulheres, pancreatite por cálculos biliares é a causa mais comum, representando 50% dos casos (incidência mundial de 4,8 por 100.000 pessoas/ano), seguida por pancreatite idiopática e induzida por álcool.

AP idiopática, um diagnóstico de exclusão, está em terceiro lugar como a causa mais comum de AP em homens (incidência mundial de 3,8 por 100.000 pessoas/ano) e a segunda causa mais comum em mulheres (incidência mundial de 1,9 por 100.000 pessoas/ano). Aproximadamente 10% dos casos idiopáticos são secundários à microlitíase quando acompanhados com ultrassonografia abdominal ou outro tipo de estudo por imagem. Estudos prévios apresentaram uma incidência maior de microlitíase, variando de 50 a 75% dos casos idiopáticos. Assim sendo, em pacientes com pancreatite idiopática recorrente, pode ser considerada colecistectomia eletiva.

% GLOBAL DA ETIOLOGIA DE PANCREATITE AGUDA

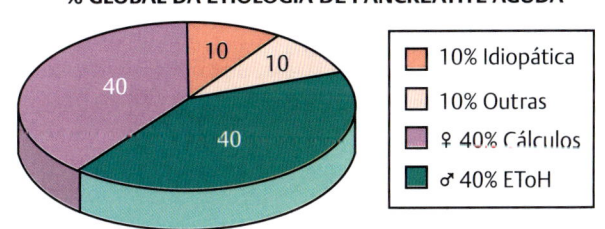

- 10% Idiopática
- 10% Outras
- ♀ 40% Cálculos
- ♂ 40% EToH

Fig. 36-1. Causas mais comuns de pancreatite aguda.

3. Qual é o acrônimo útil para lembrar as muitas causas de AP?
"GET SMASHED"
G (*gallstones*): Cálculos biliares, microlitíase e lama biliar.
E (*ethanol*): Etanol, colangiopancreatografia retrógrada endoscópica (ERCP).
T (*toxins*) 3Ts: Toxinas (organofosfatos, metanol, picada de escorpião), tumores (pancreatite primária ou metastática), trauma (geralmente fechado, por guidão de bicicleta, volante de automóvel ou cirurgia).
S (*steroids*): Esteroides e úlceras.
M (*mumps*): Caxumba e outras infecções (parasíticas, virais, bacterianas).
A (*autoimune*): Autoimune (pancreatite autoimune, doença relacionada com a imunoglobulina. (G4[IgG4], doença celíaca, vasculite).
S (*stenosis*):Estenose: disfunção do esfíncter de Oddi e estenose papilar.
H 3 Hs: Hipertrigliceridemia, hipercalcemia, hipotermia.
E (*genetic*): Genética: fibrose cística (CFTR), pancreatite hereditária (PRSS1), outros.
D (*drugs*): Drogas: (azatioprina, 6-mercaptopurina, estrogênio, drogas contra o vírus da imunodeficiência humana (HIV), tetraciclina, sulfa, furosemida).

4. Quais drogas foram relatadas como causadoras de AP?
Pancreatite induzida por droga é a causa de até 2% dos pacientes com AP e pode ocorrer imediatamente após a iniciação da droga ou pode demorar meses; deve ser considerada como um fator etiológico potencial de AP em todos os pacientes. A base de dados da Organização Mundial de Saúde (WHO) lista 525 drogas diferentes suspeitas de causar AP como efeito colateral.

A causalidade para muitas dessas drogas permanece indefinida e para apenas 37 dessas 525 drogas foi estabelecida uma causalidade definida (Tabela 36-1). A prova definitiva da causalidade é definida pela classificação da WHO se os sintomas voltarem a ocorrer após um novo desafio. Muitas novas drogas foram lançadas, e para várias delas existem casos relatando episódios de pancreatite induzida por droga.

Estudos classificaram as drogas dependendo do seu peso de evidência publicado e da apresentação clínica da pancreatite depois que o paciente foi exposto ao agente. Esta classificação é a seguinte:
- Classe 1: drogas com desafio positivo (1A: excluindo outras causas de pancreatite; 1B: não excluindo outras causas de AP, por exemplo, álcool).
- Classe 2: drogas com mais de quatro casos relatados na literatura.
- Classes 3 e 4: sem dados consistentes para relacionar a droga com AP.

Tabela 36-1. 37 Drogas com Associação Definida à Pancreatite

DIDANOSINA	← MAIS COMUM A MENOS COMUM →			SINVASTATINA
Asparaginase	Estrogênios	Sulindac	Fenformina	Bortezomib
Azatioprina	Opiáceos	Furosemida	Hidroclorotiazida	Capecitabina
Ácido valproico	Tetraciclina	Lamivudina	Interferon 2α	Cimetidina
Antimoniais pentavalentes	Citarabina	Octreotida	Cisplatina	Metronidazol
Pentamidina	Esteroides	Carbamazepina	Eritromicina	Olanzapina
Mesalamina	Trimetoprim/Sulfametoxazol	Acetaminofeno	Itraconazol	Tamoxifeno
Mercaptopurina	Sulfassalazina	Enalapril	Metildopa	Oxifenbutazona

De Nietsche C, et al: Pancreatite induzida por droga, Curr Gastroenterol Rep 14(2):131-138, 2012.

5. Como a gravidez está associada à AP?

A AP na gravidez é uma condição rara, com uma prevalência de aproximadamente 0,001%. Colelitíase ou microlitíase está presente em 50 a 90% dos casos. Outras causas incluem hiperlipidemia e medicações. A maioria dos episódios ocorre após o segundo trimestre e tem um prognóstico geral favorável. Os episódios de AP no primeiro trimestre estão associados a um risco de perda fetal de aproximadamente 20%, mas é preferível realizar cirurgia depois do primeiro trimestre. Em pacientes com AP biliar que foram manejados conservadoramente, a taxa de recorrência foi de até 50% *versus* sem recorrência naquelas com AP biliar que se submeteram à colecistectomia. Portanto, estas pacientes devem passar por colecistectomia depois do parto, caso a paciente possa esperar com segurança. Os endoscopistas podem usar proteção para raios X em pacientes grávidas.

6. Quais agentes infecciosos foram implicados nas causas de AP?

Embora exista discussão quanto a esta associação por causa da falta de evidências sólidas, um grande número de relatos de casos sugere uma possível relação entre agentes infecciosos e pancreatite. Estes incluem:
- Vírus: Caxumba, vírus de coxsackie, citomegalovírus e varicela-zóster, herpes simples, Epstein-Barr, vírus das hepatites A e B, hepatite E, influenza A e B.
- Bactérias: *Mycoplasma, Legionella, Leptospira, Salmonella, Mycobacterium tuberculosis, Brucella.*
- Fungos: *Aspergilus, Candida albicans.*
- Parasitas: *Toxoplasma, Cryptosporidium, Ascaris, Clonorchis sinensis,* fascíola hepática, teníase.

7. Como as infecções parasíticas causadas por *Clonorchis sinensis* e *Ascaris lumbricoides* causam AP?

Estas infecções parasíticas causam obstrução biliar-pancreática. Os parasitas migram para o trato pancreatobiliar e podem causar AP pelo bloqueio do ducto pancreático principal, obstruindo a drenagem das secreções pancreáticas.

8. Existe maior incidência de AP em pacientes com HIV e síndrome da imunodeficiência adquirida (AIDS)?

Sim. *Até 10% dos pacientes com infecção por HIV ou AIDS desenvolvem AP.* A causa é geralmente multifatorial, com drogas e infecções sendo as mais comuns. As drogas prováveis incluem didanosina, trimetoprim e sulfametazol e pentamidina. As infecções mais prováveis causadoras de AP são *citomegalovírus, Criptosporidium* e *Toxoplasma.*

Foram descritas anormalidades do metabolismo lipídico em pacientes infectados com HIV que recebem um inibidor de protease, incluindo hipertrigliceridemia e hipercolesterolemia, o que pode conduzir à AP.

9. Trauma fechado no pâncreas causa AP?

Trauma penetrante (p. ex., ferimento de projétil ou punhalada) pode causar danos ao parênquima pancreático e pode prejudicar o sistema ductal e resultar em AP.

No entanto, a causa mais comum de trauma que resulta em pancreatite é o trauma fechado, causado pela compressão do pâncreas contra a coluna vertebral. Isto é comumente causado por acidentes com veículo automotor com a compressão do pâncreas pelo volante ou cinto de segurança, e é geralmente visto em adultos. Uma lesão no abdome causada pelo guidão de uma bicicleta pode causar trauma pancreático em crianças e adultos.

Um trauma que causa AP pode variar de lesão leve à severa, e esta última pode incluir transecção da glândula. A não ruptura do ducto pancreático causa AP, enquanto que a ruptura aguda do ducto pancreático pode resultar em ascite pancreática. A lesão pode causar estenose no ducto pancreático com resultante pancreatite crônica.

10. O que é pâncreas *divisum*? Ele está associado à maior incidência de AP recorrente?

Pâncreas *divisum* é uma anomalia congênita comum dos ductos pancreáticos vista em brancos (7%), mas rara entre negros e asiáticos. Ela ocorre quando os ductos pancreáticos dorsal e ventral não se fundem em um único ducto pancreático. Cada um dos ductos, então, tem um local de drenagem duodenal separado, com a drenagem do ducto ventral sendo para o interior da papila maior e a drenagem do ducto dorsal para si mesmo ou a papila acessória (papila menor). Em pacientes com pâncreas *divisum*, a maior parte do pâncreas exócrino drena por um ducto pancreático acessório e por uma papila acessória frequentemente menor e hipoplásica, induzindo a elevação da pressão no ducto dorsal pancreático. Relatos recentes sugeriram que fatores genéticos, como CFTR, CLADN-2, PRSS1 ou SPINK1, podem ter um papel como cofator no desenvolvimento de AP e pancreatite crônica associada a *divisum* pancreático e outras anormalidades anatômicas.

11. Qual a relação entre hipertrigliceridemia e AP?

Hipertrigliceridemia pode causar AP em até 3% dos pacientes. Ela é uma causa mais comum de AP do que hipercalcemia. *Níveis de triglicerídeos séricos mais altos do que 800 mg/dL* são geralmente necessários para induzir um episódio de AP. O consumo excessivo de álcool e terapia estrogênica pode impulsionar agudamente hipertrigliceridemia moderada na variação de 800 a 1.000 mg/dL. Estes níveis precisam ser determinados quando os pacientes estão tomando suas medicações usuais e ingerindo uma dieta regular (não quando estão em jejum, o que resulta em níveis reduzidos). As opções de tratamento são restrição de gordura e agentes redutores de lipídios para reduzir a recorrência depois que o episódio inicial de AP se resolveu. Mesmo os pacientes que passam por transplante de pâncreas com uma história de hiperlipidemia têm uma alta incidência de AP depois do transplante. Outra modalidade de tratamento adjuvante é plasmaférese.

12. Qual a relação entre hipercalcemia e AP?

Hipercalcemia de qualquer causa (hiperparatireoidismo ou paraneoplásica) pode aumentar o risco de um episódio de AP. Ocorre um aumento de dez vezes no risco de AP em pacientes com hiperparatireoidismo primário comparado à população normal. Os possíveis mecanismos são a ativação do cálcio de tripsinogênio para tripsina dentro do pâncreas.

13. Como é feito o diagnóstico de AP?

O diagnóstico de AP está fundamentado na avaliação clínica, análise bioquímica e avaliação radiológica (Box 36-1). O diagnóstico requer que a presença de dois dos três critérios seja positiva.

Dor Abdominal: A maioria dos pacientes com AP experimenta dor epigástrica que se irradia para as costas (40 a 70%) com náusea e vômitos. Até 30 a 40% dos pacientes não exibem a apresentação clínica clássica de dor ou a apresentação da sua dor é ocultada por outros sintomas clínicos, como estado mental alterado ou insuficiência do sistema multiorgânico.

Testes Laboratoriais: O diagnóstico de AP requer que amilase/lipase sérica seja três vezes o limite superior do normal (ULN); níveis mais do que cinco vezes o ULN são mais específicos de uma origem pancreática. Outras enzimas pancreáticas testadas no soro ou urina podem ser usadas para diagnóstico; entretanto, estes testes não estão amplamente disponibilizados. Estes testes incluem isoamilase pancreática, fosfolipase A2, elastase 1, tripsogênio-1, tripsogênio-2 e tripsogênio-3, procalcitonina, proteína ativada por tripsogênio, peptídeo ativador da carboxipeptidase B, complexo tripsina-2-alfa 1 antitripsina e DNA circulante. Estes não parecem ser mais sensíveis do que a amilase ou lipase.

Box 36-1. Critérios Diagnósticos de Pancreatite Aguda (Conselho de Atlanta 2012 Revisado)

O diagnóstico clínico de AP requer dois ou três critérios:
1. Amilase ou lipase sérica $\geq 3 \times$ ULN
2. Dor abdominal fortemente sugestiva de AP (epigástrica e irradiando para as costas)
3. Achados característicos de AP ao exame de imagem, com a modalidade de imagem com CT melhor e mais universalmente disponível

AP = pancreatite aguda; *BUN* = nitrogênio ureico sanguíneo; *CT* = tomografia computadorizada; *ULN* = limite superior do normal.
De Banks PA, Acute Pancreatitis Classification Working Group: Classification of acute pancreatitis, 2012; revision of the Atlanta classification and definitions by International consensus, Gut 63:102-111, 2012.

Imagem Radiológica: Tomografia computadorizada realçada por contraste (CECT) é o teste melhor e mais prontamente disponível para avaliar o pâncreas. Ele é mais bem usado quando o diagnóstico e a causa de AP são incertos ou quando a AP é severa ou complicada por infecção. CECT é mais segura após hidratação efetiva e mais precisa para estimar o grau de necrose pancreática (PNec) depois de 48 a 72 horas. Ultrassonografia é um excelente teste por imagem para cálculos biliares, mas frequentemente limitado no exame do pâncreas por causa da obesidade ou artefato de gás do íleo frequentemente visto com AP. Um exame de imagem por ressonância magnética com gadolínio é necessário na avaliação da severidade da pancreatite, mas frequentemente é impraticável em pacientes com pancreatite severa. A ultrassonografia endoscópica (EUS) está ganhando popularidade para investigar suspeita de microlitíase, ducto biliar comum (CBD) e cálculos biliares, e terapeuticamente para amostrar ou drenar necrose com descolamento de parede ou outras coleções líquidas.

14. Como a amilase sérica se compara à lipase sérica no diagnóstico de AP?
A amilase sérica tipicamente aumenta em 6 a 12 horas do início da AP e declina gradualmente durante a primeira semana. Por outro lado, a lipase sérica aumenta em 24 horas do início da AP e permanece elevada no soro por um período mais longo do que a amilase sérica, desta forma, tornando a sua sensibilidade mais elevada em comparação à amilase sérica. Os níveis de amilase sérica podem estar falsamente elevados em diversas condições não pancreáticas (ver Pergunta 15). A amilase sérica total é 40% de origem pancreática e 60% de fontes extrapancreáticas. Assim, alguns estudos apresentaram especificidade superior de lipase sérica comparada à amilase sérica no diagnóstico de AP; a combinação das enzimas não melhora a precisão diagnóstica. O fracionamento da amilase sérica elevada em isoamilase do tipo pancreático e isoamilase do tipo salivar pode ajudar no diagnóstico de AP e exclui uma origem pancreática.

15. Quais são as causas de hiperamilasemia e hiperlipasemia?
- Hiperamilasemia: AP, pseudocisto pancreático, pancreatite crônica, carcinoma pancreático, doença do trato biliar, aumento na permeabilidade do intestino delgado causado por perfuração, infarto, obstrução, apendicite aguda, gravidez ectópica.
    - Outros: insuficiência renal, parotidite, macroamilasemia, malignidade com produção de amilase ectópica, salpingite, infecção por HIV, cirrose, acidose ou cetoacidose.
- Hiperlipasemia: AP, pseudocisto pancreático, pancreatite crônica, carcinoma pancreático, doença do trato biliar, aumento na permeabilidade do intestino delgado (perfuração, infarto, obstrução), apendicite aguda.
    - Outros: insuficiência renal, cetoacidose, macrolipasemia, infecção por HIV.

16. O que é macroamilasemia e macrolipasemia?
Nestas condições patológicas, a lipase e a amilase são ligadas a imunoglobulinas séricas (IgA e IgG) ou polissacarídeos, que resultam numa macromolécula que não é facilmente excretada pelos rins. A fraca liberação renal resulta em níveis aumentados destas enzimas séricas. O diagnóstico é feito pela medida dos níveis de amilase ou lipase no soro, bem como na urina. Em macroamilasemia e macrolipasemia, os níveis séricos são elevados, mas os níveis urinários são baixos ou indetectáveis. Estas condições foram associadas à doença celíaca, HIV, doença inflamatória intestinal e sarcoidose.

17. Que causa de AP deve ser suspeita em pacientes que apresentam níveis de amilase sérica normais?
- Apresentação retardada (a amilase já voltou ao normal).
- Pancreatite alcoólica se apresentando como AP sobreposta à pancreatite crônica (glândula queimada).
- Hipertrigliceridemia severa (triglicerídeos altos podem interferir na medida da amilase).

18. A magnitude da hiperamilasemia ou hiperlipasemia se correlaciona com a severidade da AP?
Não. Os níveis de amilase e lipase não se correlacionam com a severidade da AP ou o seu prognóstico. Medidas seriadas em pacientes com AP não são úteis para ter o prognóstico ou para alterar o manejo; portanto, se forem elevadas inicialmente, não há necessidade de acompanhar os níveis.

19. Qual é o marcador sérico mais confiável para o diagnóstico de AP biliar?
O valor preditivo positivo do valor da alanina aminotransferase (ALT) de mais de 150U/L é 95%. Pode ser usada uma combinação dos níveis aumentados de fosfatase alcalina, bilirrubina total, bilirrubina direta, amilase e lipase na predição de pancreatite biliar como um valor preditivo positivo de 80%.

20. Como é classificada a AP?
A classificação de Atlanta (2012) revisada divide a AP em doenças leve, moderada e severa.
- AP leve: Sem insuficiência orgânica e sem complicações locais ou sistêmicas; está associada a um curso autolimitado.
- AP moderada: A insuficiência orgânica se resolve em 48 horas, ou complicações locais ou sistêmicas sem insuficiência orgânica persistente.
- AP severa: Consiste em insuficiência única ou multiorgânica persistente por mais de 48 horas. Estes pacientes geralmente têm uma ou mais complicações locais e estão em risco aumentado de morte.

O nível de severidade e sobrevivência pode ser previsto pelos escores clínicos (ver a Pergunta 21), incluindo os critérios de Ranson e o escore da Avaliação de Fisiologia Aguda e Doença Crônica (APACHE II).

O simpósio de Atlanta recomenda avaliar os seguintes sistemas orgânicos para definir a insuficiência orgânica:
- Cardiovascular: Choque (pressão arterial sistólica menor do que 90 mm Hg).
- Respiratório: Insuficiência pulmonar (PaO_2/FiO_2 menos de 400).
- Renal: Insuficiência renal (creatinina sérica maior do que 1,4 mg/dL).

21. Quais sistemas de classificação prognóstica são usados para avaliar a severidade de AP?

As classificações prognósticas clínicas mais amplamente usadas incluem os critérios de Ranson, os critérios prognósticos de Glasgow, o sistema de classificação APACHE II e o índice de severidade por tomografia computadorizada (CT) de Balthazar; o acréscimo mais recente é o índice de severidade em AP à beira do leito (BISAP). Existem muitas aplicações livres e calculadores *online* que podem ser usados para todos esses sistemas classificatórios (p. ex., http://www.mdcalc.com/ e http://medcalc3000.com/BISAPScore.htm).

- Critérios de Ranson: Consiste em 11 índices medidos em dois estágios no tempo (na internação e 48 horas após a internação). Os critérios de Ranson são limitados pela demora necessária de 48 horas para avaliar 6 das 11 variáveis. O escore total está correlacionado com AP severa, PNec e mortalidade.
- Critérios prognósticos de Glasgow: Estes critérios reduzem os 11 índices usados nos critérios de Ranson a 8. Eles são usados para obtenção do prognóstico de AP induzida por cálculos biliares. As limitações dos critérios de Glasgow são que ele usa unidades SI (não usadas nos Estados Unidos) e só é determinado depois 48 horas da internação.
- Sistema de classificação APACHE II: Este sistema de classificação pode ser usado em qualquer momento após a internação. Esta classificação usa parâmetros etários e fisiológicos agudos que são comumente usados apenas na unidade de cuidados intensivos. Um escore 8 ou mais está associado à alta mortalidade. Ele tem uma exatidão de aproximadamente 90%.

Pacientes com pancreatite e maus resultados geralmente têm síndrome da resposta inflamatória sistêmica (SIRS). *Os critérios da SIRS consistem* nos seguintes e podem ser determinados a qualquer momento durante a internação do paciente:
- Frequência cardíaca maior do que 90 batidas/min.
- Temperatura acima de 38°C ou menor que 36°C.
- Frequência respiratória maior do que 20 respirações/min ou $PaCO_2$ menos do que 32 mm Hg.
- Glóbulos brancos mais do que 12.000 células/mL ou menos do que 4.000 células/mL ou mais do que 10% em formas de banda.

- O índice de severidade de Balthazar é um sistema de classificação com base em achados CECT de inflamação, presença de coleções e grau de necrose. Ele diferencia a AP em pancreatite intersticial e pancreatite necrosante. Em geral, a pancreatite intersticial (edema intersticial e inflamação) está associada à doença leve com uma taxa de mortalidade de aproximadamente 1%. Por outro lado, pancreatite necrosante (necrose focal ou difusa) está associada à doença severa, precisando de um manejo mais intensivo e tendo uma taxa de mortalidade de 10% em pacientes com necrose estéril e até 30% em pacientes com necrose infectada. Nos sobreviventes, a presença de PNec predizia um resultado mais severo (complicação maior, hospitalização mais longa e morte). O índice de severidade com CT menor que 2 está associado a uma baixa morbidade e mortalidade. Por outro lado, um escore maior que 5 é 17 vezes mais provável de predizer hospitalização prolongada e 10 vezes mais provável de predizer a necessidade de desbridamento cirúrgico da necrose, e o paciente tem probabilidade 8 vezes maior de morrer.
- BISAP é um novo sistema de classificação prognóstica mais simples tão preciso quanto o APACHE II e os critérios de Ranson para prognóstico em AP. O BISAP é aplicável dentro das primeiras 24 horas da apresentação. Ele usa cinco critérios, para os quais é dado um ponto se estiver presente; estes incluem nitrogênio ureico sanguíneo (BUN > 25 mg/dL), estado mental alterado (escala de coma de Glasgow < 15), > 60 anos de idade, presença de SIRS e presença de efusões pleurais. Pacientes com um escore 0 tinham uma taxa de mortalidade menor do que 1%, enquanto que pacientes com um escore de 3 ou mais tinham uma taxa de mortalidade de aproximadamente 15% (Tabela 36-2).

Tabela 36.2. Escores de BISAP

CRITÉRIOS	PONTOS
BUN > 25 mg/dL	1
Estado mental prejudicado	1
Presença de SIRS (≥ dois critérios)	1
Idade > 60 anos	1
Presença de uma efusão pleural	1

BISAP = índice de severidade à beira do leito em pancreatite aguda; *BUN* = nitrogênio ureico sanguíneo; *SIRS* = síndrome da resposta inflamatória sistêmica.

22. Qual é o papel dos marcadores séricos na avaliação da severidade da AP?

Vários marcadores séricos podem em teoria ser usados para prognóstico e nos possibilitam distinguir entre pancreatites leve e severa; contudo, os dados são muito limitados. Estes marcadores são o peptídeo ativador de tripsinogênio, elastase leucocitária polimorfonuclear, interleucina (IL) 6, IL-10, IL-8, fator necrosante tumoral, fator ativador plaquetário, procal-

citonina, antitrombina III, substância P, proteína C reativa e hematócritos (hemoconcentração). Somente dois são clinicamente úteis:
   A. Proteína C reativa foi usada na Europa com bons níveis de precisão na predição de pancreatite severa depois de 48 horas da hospitalização, mas não na admissão.
   B. Os níveis de 44 dos hematócritos (hemoconcentração) na admissão e a falha na sua redução em 24 horas podem ser preditivos de AP necrosante e insuficiência orgânica. Isto é especialmente útil quando combinado com BUN elevado na admissão. Ambos devem decrescer com hidratação adequada.

23. Quais são outros indicadores prognósticos em AP?
A mortalidade durante a primeira semana de AP resulta de SIRS (ver a Pergunta 21). AP induzida por álcool foi associada a risco aumentado de pancreatite necrosante e à necessidade de ventilação artificial. Um intervalo de menos de 24 horas entre o início dos sintomas e a admissão ao hospital, assim como recuperação ou preservação da sensibilidade na apresentação, está associado à maior severidade da AP. Um fator prognóstico adicional é um índice de massa corporal elevado. Indivíduos obesos tendem a ter AP severa com morbidade e mortalidade associadas aumentadas na comparação a pacientes não obesos. A presença de adiposidade visceral e circunferência aumentada da cintura são maus fatores prognósticos.

24. Quais as principais complicações sistêmicas da AP?
- Insuficiência respiratória. A síndrome de sofrimento respiratório é encontrada em 20% dos pacientes com pancreatite aguda severa. Pode ocorrer efusão do exsudato pleural, esquerda mais frequente do que direita, com o diagnóstico feito pelo achado de altos níveis de amilase no líquido pleural, mais do que no soro.
- Insuficiência renal: Hipoperfusão renal leva à necrose tubular aguda.
- Choque: Choque é causado por líquidos no terceiro espaço, vasodilatação periférica e função ventricular esquerda deprimida.
- Hiperglicemia: A deficiência de insulina causada por necrose das células de ilhotas ou hiperglucagonemia resulta em hiperglicemia.
- Coagulação intravascular disseminada: O valor da antitrombina III de 69% na admissão foi o melhor valor de corte para predizer resultado fatal, tendo uma sensibilidade de 81% e especificidade de 86%.
- Necrose gordurosa: Nódulos vermelhos macios na pele (tecido subcutâneo) sugerem necrose gordurosa. Isto é causado por lipase circulante elevada, o que também pode afetar o peritônio, mediastino, ossos, pericárdio, pleura e articulações; estas últimas podem simular artrite aguda.
- Retinopatia (doença de Purtscher): Retinopatia é uma complicação muito rara causada pela oclusão da artéria da retina posterior com granulócitos agregados.
- Encefalopatia: A encefalopatia é manifestada por vários estágios que variam desde agitação e desorientação até alucinações e coma.

25. Quando existe suspeita de PNec?
A infecção da PNec geralmente ocorre 5 a 14 dias após o início da doença (tempo médio de 8 dias). A característica da PNec infectada é a ausência de melhora, febre contínua, taquicardia, hipotensão, leucocitose e agravamento da dor abdominal. Neste caso, deve ser realizada CECT para diagnosticar e localizar a área de necrose e realizar aspiração com agulha fina (coloração e cultura de Gram) para determinar se a necrose é estéril ou se está infectada. Se for encontrada PNec infectada, e o paciente estiver estável, são iniciados antibióticos de acordo com o organismo e a sensibilidade. A presença de bolhas de gás dentro do pâncreas ou no retroperitônio sugere a presença de infecção pancreática.

26. Qual é o organismo mais comum isolado em PNec infectada?
PNec infectada é geralmente causada por um único organismo (80%). A infecção resulta da translocação bacteriana da flora intestinal via difusão hematogênica, biliar e linfática com colonização do tecido necrótico pancreático. Os organismos mais comumente isolados são *Escherechia coli* (50%), *Enterococcus* sp., *Staphylococcus* sp., *Klebsiela* sp., *Proteus* sp., *Pseudomonas* sp., *Streptococcus faecalis* e *Bacteroides* sp. (e, raramente, *Candida* sp.).

O tratamento médico depende da estabilidade do paciente. Se o paciente estiver instável, terapia de desbridamento é a opção – esta é a situação clínica usual. No entanto, se o paciente estiver estável, o ajustamento da cobertura antibióticacom base na sensibilidade do aspirado é uma decisão alternativa no manejo inicial. Se o paciente não melhorar, é indicado desbridamento.

27. Como é tratada AP?
As primeiras 24 horas da AP são referidas como as "horas de ouro", uma oportunidade de minimizar a morbidade e mortalidade pela manutenção da microcirculação do pâncreas e intestino. A ressuscitação agressiva com fluidos deve iniciar no serviço de emergência com 1 a 2 litros de solução de Ringer com lactato e depois continuada numa taxa de 150 a 300 mL/h por via intravenosa continuamente durante as primeiras 24 horas (aproximadamente 2 a 3 mL/kg/h, ajustada pelo exame físico e condições comórbidas preexistentes) e depois titulada com base no débito urinário ou alteração em BUN e hematócritos. A solução de Ringer com lactato é uma solução alcalinizante que contém cálcio e demonstrou ser mais eficaz na redução de SIRS e mortalidade do que as soluções salinas. Em casos de AP associada à hipercalcemia, deve ser evitada solução de Ringer com lactato.

AP leve é tratada com cuidados gerais de apoio, conforme descrito anteriormente. Pode ser colocada uma sonda nasogástrica para íleo com distensão ou náusea com vômitos. Em AP não há uma função para antibióticos profiláticos.

AP severa tem uma morbidade e mortalidade mais altas. Assim sendo, devem ser prestados cuidados de apoio em um ambiente monitorado (unidade de cuidados intensivos), sendo dada especial atenção ao desenvolvimento de complicações sistêmicas e à restauração e monitoramento do estado do volume. Em pacientes com PNec, **não há uma função para o uso de antibióticos profiláticos**, pois eles podem promover o desenvolvimento de organismos resistentes ou superinfecção fúngica.

Se a PNec estiver infectada e for necessário desbridamento, a abordagem padrão tem sido o desbridamento cirúrgico aberto. Adiar o procedimento para 30 dias depois do início da pancreatite, se o paciente estiver estável. Esta abordagem foi associada a menos mortalidade, porém a um maior uso de antibióticos em longo prazo, infecção pancreática fúngica e bactérias resistentes a antibióticos em comparação ao desbridamento imediato (ver a Pergunta 26).

As novas alternativas para desbridamento cirúrgico aberto incluem uma abordagem laparoscópica como desbridamento retroperitoneal assistido por vídeo e desbridamento transperitoneal. Mais recentemente, a necrosectomia endoscópica demonstrou ser segura e eficiente. Ela está associada a uma taxa de resolução definitiva de 76%, uma taxa de mortalidade de 5% e uma taxa de morbidade de 30% (média de quatro sessões endoscópicas).

28. Quando e por que rota o apoio nutricional deve ser iniciado em pacientes com AP?

A retomada da nutrição enteral deve ser o objetivo no tratamento de AP. Ela deve ser iniciada tão logo o paciente consiga comer e não tenha náuseas, vômitos ou evidências de íleo abdominal. Em AP leve, não há uma função para alimentação parenteral ou alimentos enterais nasojejunais porque os pacientes tendem a iniciar a ingestão oral 1 semana após o início da doença. Se existe uma previsão de que a alimentação não será retomada por um período de 5 a 7 dias, outras fontes de nutrição devem ser consideradas. A nutrição parenteral total (TPN) está associada a infecções nas vias de acesso e aumento da permeabilidade intestinal. Existem fortes evidências de que o uso de nutrição enteral é mais benéfico do que TPN, pois preserva a função e a integridade intestinal e reduz a translocação bacteriana (reduzindo a infecção pancreática). Ela pode ser ministrada por alimentação por sonda nasojejunal; contudo, a inserção pós-pilórica de uma sonda de alimentação não é necessariamente exigida. Além disso, a nutrição enteral é mais barata do que a da TPN. O transporte de fórmulas elementares ou semielementares para o duodeno demonstrou aumentar os estímulos pancreáticos em 50%. Além disso, um pequeno estudo randomizado não apresentou diferença na morbidade e mortalidade entre o transporte nasogástrico da nutrição (fórmulas com baixo teor de gordura semielementares) *versus* transporte nasojejunal. Se for eleita TPN, acrescentar emulsões de gordura por via intravenosa (IV) quando usar TPN é geralmente seguro e bem tolerado, desde que os triglicerídeos na linha de base estejam abaixo de 400 mg/dL e não haja história prévia de hiperlipidemia. O uso de glutamina IV pode ser benéfico na redução de complicações em pacientes com AP.

29. Quando deve ser realizada ERCP em AP biliar?

Deve ser realizada ERCP com esfincterotomia de emergência após a admissão quando:
- Existem evidências de colangite aguda no contexto de pancreatite biliar aguda.
- Existem evidências de um cálculo persistente no CBD demonstrado por características radiológicas ou clínicas, como icterícia persistente, testes de função hepática elevada ou CBD dilatado na ultrassonografia abdominal. O melhor preditor clínico a mostrar cálculo persistente no CBD é um nível sérico de bilirrubina total maior do que 1,35 no segundo dia de hospitalização (sensibilidade, 90%; especificidade, 63%). Colangiopancreatografia por ressonância magnética (MRCP) pode ser usada para determinar a presença de coledocolitíase, com a vantagem de que ela é não invasiva. Tem sido preconizada ultrassonografia endoscópica antes de ERCP porque ela pode diagnosticar coledocolitíase com confiabilidade, evitando ERCP desnecessária em pacientes sem cálculos no trato biliar.
- Alguns autores acreditam que pacientes com pancreatite biliar severa ou com previsão de ser severa (controverso) devem-se submeter à ERCP.
- É recomendado *stent* do ducto pancreático para reduzir a incidência de complicações (7,7% *versus* 31,9%) em pacientes que passam por ERCP de emergência para coledocolitíase com pancreatite biliar aguda que se submeteram a uma esfincterotomia difícil.

O uso rotineiro de ERCP pré-laparoscópica para pancreatite biliar presumida não é justificado. Neste caso, é indicado MRCP ou EUS pré-operatória.

Pacientes sem evidência de coledocolitíase ou com testes de função hepática normais ou evidência de um cálculo pequeno pré-operatório devem fazer um colangiograma intraoperatório no momento da colecistectomia laparoscópica com exploração do ducto biliar, se necessário remover um cálculo. Se um cálculo não puder ser removido, é indicada ERCP pós-operatória, geralmente com sucesso.

30. Os pacientes devem-se submeter à colecistectomia depois de um episódio de AP biliar?

Sim. Existe um risco de 20% de complicações biliares recorrentes, como AP, colecistite ou colangite que ocorrem em 6 a 8 semanas do episódio inicial de AP biliar. Estas complicações recorrentes estão associadas a um aumento nas reinternações hospitalares e de permanência no hospital.

31. Quando deve ser realizada uma colecistectomia em pacientes com AP biliar?

Em pacientes com pancreatite biliar leve, colecistectomia laparoscópica é considerada segura na primeira semana da hospitalização índice. Estudos demonstraram que dar alta para o paciente se submeter a uma colecistectomia laparoscópica eletiva resulta em 20% destes pacientes passando por eventos adversos que requerem reinternação antes da cirurgia agendada, o que geralmente é planejado para 6 semanas após o episódio inicial de AP.

No caso de AP biliar severa, a colecistectomia laparoscópica deve ser adiada até depois de 1 semana do episódio inicial, permitindo que o paciente se recupere do episódio agudo.

Em pacientes com doenças comórbidas que não podem se submeter à colecistectomia, uma esfincterotomia endoscópica pode ser uma boa opção para prevenir outros episódios de AP biliar.

32. Pacientes com alcoolismo e colelitíase coexistentes devem se submeterà colecistectomia para prevenir outros ataques de AP?

Não. Colecistectomia não impede outros ataques de AP em pacientes com alcoolismo coexistente; nestes pacientes, a doença segue o padrão da pancreatite relacionada com uso de álcool. A abstinência alcoólica é imperativa, mas não garante a prevenção de recaída ou pancreatite crônica. Quando os marcadores séricos sugerem passagem de cálculo, deve ser considerada uma colecistectomia com biópsia do fígado e colangiograma intraoperatório.

33. O que são coleções de líquido pancreático agudo?

Coleções de líquido pancreático agudo são acúmulos de líquido resultantes de inflamação pancreática. Ocorrem em até 57% dos pacientes com AP severa. Elas não possuem comunicação com o ducto pancreático e não têm uma parede de confinamento definida. O nível do seu conteúdo enzimático pancreático é baixo e em sua maioria as coleções melhoram espontaneamente em 6 semanas com manejo conservador. Uma minoria destas coleções de líquidos pode desenvolver uma verdadeira cápsula não epitelizada que progride para a formação de um pseudocisto.

34. O que são pseudocistos?

Pseudocistos são coleções de fluidos pancreáticos que possuem alto conteúdo de enzimas pancreáticas, associados a alterações no ducto pancreático e se comunicam inicialmente com o ducto pancreático. Geralmente se desenvolvem entre 4 e 6 semanas após o início da AP. Sua cápsula não possui um revestimento epitelial (daí seu nome). Eles podem ocorrer em qualquer parte do pâncreas ou área peripancreática, porém mais comumente estão localizados no corpo-cauda do pâncreas.

35. Quando se deve suspeitar de pseudocisto?

Deve-se suspeitar de um pseudocisto em um paciente após um episódio de AP que exibe:
- Sem melhora da AP.
- Elevação persistente nos níveis de amilase e lipase.
- Desenvolvimento de uma massa epigástrica.
- Dor abdominal persistente depois de melhora clínica do episódio agudo.

36. Quais são as indicações para drenagem de pseudocisto?

As indicações para drenagem de pseudocisto são:
- Sintomático (dor e inchaço abdominal).
- Aumento progressivo (alguns especialistas acreditam que se ele for maior do que 6 cm ou estiver presente por mais de 6 semanas, deve ser considerada drenagem).
- Presença de suspeita de complicações (ascite pancreática infectada, hemorrágica, compressão abdominal extrínseca nos órgãos ou obstrução).
- Suspeita de malignidade ou se o diagnóstico de um pseudocisto estiver em questão.

37. Como são drenados os pseudocistos pancreáticos?

Os pseudocistos que satisfazem os critérios para drenagem podem ser tratados radiologicamente, endoscopicamente ou cirurgicamente, dependendo da sua localização, tamanho e relação com os ductos pancreáticos, além da experiência do médico na realização do procedimento.
- Pseudocistos assintomáticos ou pequenos (menos de 6 cm) geralmente são tratados de forma conservadora e acompanhados por ultrassonografia abdominal.
- Drenagem cirúrgica é o padrão ouro.
- Pode ser feita drenagem radiológica via drenagem com cateter percutâneo guiado por CT. Este procedimento é principalmente reservado para pacientes de alto risco que não podem se submeter à cirurgia ou que têm um pseudocisto imaturo ou pseudocistos infectados.
- Pode ser realizada drenagem endoscópica orientada por EUS quando o pseudocisto for aderente ao estômago ou ao duodeno. Ela pode ser feita com a criação de uma cistogastrostomia ou uma cistoduodenostomia ou pela inserção de um *stent* via ampola até o PD e dentro da cavidade do pseudocisto.

38. Quais são as complicações possíveis de um pseudocisto pancreático não tratado?
- Infecção: Diagnóstico feito por aspiração do pseudocisto; pode ser tratada com drenagem.
- Ascite pancreática: Pode ocorrer vazamento de conteúdo do pseudocisto ou ducto pancreático para dentro da cavidade abdominal. A aspiração com análise do líquido ascítico (níveis altos de amilase e de proteína) pode ser diagnóstica, e a colocação de um *stent* no ducto pancreático é um tratamento de escolha, combinado com o uso de octreotida; nada por via oral e TPN melhoram os resultados. Se isto falhar, deve ser considerada uma abordagem cirúrgica.
- Formação de fistulas: Geralmente ocorre após a drenagem externa dos pseudocistos.
- Ruptura: Secundária a uma ruptura do pseudocisto na cavidade abdominal ou torácica. Manifesta-se como abdome agudo ou efusão pleural. Abordagem cirúrgica é o tratamento de escolha.

- Hemorragia: Hemorragia é a complicação com maior risco de vida. Ocorre quando o pseudocisto corrói um vaso adjacente (pseudoaneurisma); o sangue fica confinado no cisto ao contrário da drenagem espontânea para o intestino via ducto pancreático ou pela formação de uma fistula, assim chamado *hemosuccus pancreaticus*. Deve-se suspeitar desta condição em pacientes com AP e sangramento gastrointestinal ou que têm um decréscimo agudo inexplicável nos hematócritos com dor abdominal. Este diagnóstico pode ser feito por CT abdominal e deve ser tratado com embolização do vaso.
- Obstrução: Pseudocistos podem causar obstrução de (1) sistema biliar (especialmente o CBD quando localizado na cabeça do pâncreas), (2) vasos (veia cava inferior, veia porta), (3) obstrução intestinal duodenal e (4) obstrução do sistema urinário.
- Icterícia: Pode ser decorrente do pseudocisto fechando o CBD.

BIBLIOGRAFIA

1. Georgios I. Papachristou, Venkata Muddana *et al.* Comparison of BISAP, Ranson's, APACHE-II, and CTSI scores in predicting organ failure, complications, and mortality in acute pancreatitis. Am J Gastroenterol 2010;105:435-41. http://dx.doi.org/10.1038/ajg.2009.622.
2. Arvanitakis M, Dehaye M, De Maertelaere V *et al.* Computed tomography and magnetic resonance imaging in the assessment of acute pancreatitis. Gastroenterology 2004;126:715-23.
3. Badalow N, Baradarian R, Iswara K *et al.* Drug induced pancreatitis: an evidence-based review. Clin Gastroenterol Hepatol 2007;5:648-61, quiz 644.
4. Balthazar EJ. CT diagnosis and staging of acute pancreatitis. Radiol Clin North Am 1989;27:19-37.
5. Banks PA, Freeman ML. Practice guidelines in acute pancreatitis. Am J Gastroenterol 2006;101:2379-400.
6. Bertin C *et al.* Am J Gastroenterol 2012;107:311-7.
7. Besselink MG, Verwer TJ, Schoenmaeckers EJ *et al.* Timing of surgical intervention in necrotizing pancreatitis. Arch Surg 2007;142:1194-201.
8. Brown A, Orav J, Banks PA. Hemoconcentration is an early marker for organ failure and necrotizing pancreatitis. Pancreas 2000;20:367-72.
9. Dellinger RP, Tellado JM, Soto NE *et al.* Early antibiotic treatment for severe acute necrotizing pancreatitis: Randomized double blind, placebo-controlled study. Ann Surg 2007;245:674-83.
10. Eatock FC, Chong P, Menezes N *et al.* A randomized study of early nasogastric versus nasojejunal feeding in severe acute pancreatitis. Am J Gastroenterol 2005;100:432-9.
11. Felderbauer P, Karakas E, Fendrich V *et al.* Pancreatitis risk in primary hyperparathyroidism: relation to mutations in the SPINK1 trypsin inhibitor (N345) and the cystic fibrosis gene. Am J Gastroenterol 2008;103(2):368-74.
12. Fosmark C, Baillie J. AGA Institute technical review on acute pancreatitis. Gastroenterology 2007;132(5):2022-44.
13. Galasso PJ, Litin SC, O'Brien JF. The macroenzymes: a clinical review. Mayo Clin Proc 1993;68:349-54.
14. Garg PK, Tandon RK, Madan K. Is biliary microlithiasis a significant cause of idiopathic recurrent acute pancreatitis? A long-term follow up study. Clin Gastroenterol Hepatol 2007;5:75-9.
15. Grochowiecki T, Szmidt J, Galazka Z *et al.* Do high levels of serum triglycerides in pancreas graft recipients before transplantation promote graft pancreatitis? Transplant Proc 2003;35:2339-40.
16. Hernandez A, Petrov MS, Brooks DC *et al.* Acute pancreatitis and pregnancy: a 10 year single center experience. J Gastrointest Surg 2007;11:1623-7.
17. Isenmann R, Runzi M, Kron M *et al.* German antibiotics in severe acute pancreatitis study group: prophylactic antibiotic treatment in patients with predicted severe acute pancreatitis: a placebo-control double blind trial. Gastroenterology 2004;126:997-1004.
18. Kingsnorth A, O'Reilly D. Acute pancreatitis. Br Med J 2006;332:1072-6.
19. Lankisch PG, Karimi M, Bruns A *et al.* Time trends in incidence of acute pancreatitis in Luneburg: a population-based study. In: Presented at the 38th annual meeting of the American Pancreatic Association, Chicago, IL; 2007.
20. Lankisch PG, Lowenfels AB, Maisonneuve P. What is the risk of alcoholic pancreatitis in heavy drinkers? Pancreas 2002;25:411-2.
21. Levy P, Boruchowicz A, Hastier P *et al.* Diagnostic criteria in predicting a biliary origin of acute pancreatitis in the era of endoscopic ultrasound: multicentre prospective evaluation of 213 patients. Pancreatology 2005;5:450-6.
22. Maeda K, Hirota M, Ichihara A *et al.* Applicability of disseminated intravascular coagulation parameters in the assessment of the severity of acute pancreatitis. Pancreas 2006;32:87-92.
23. Marik PE, Zaloga GP. Meta-analysis of parenteral nutrition versus enteral nutrition in patients with acute pancreatitis. Br Med J 2004,328.1407.
24. Matos C, Bali MA, Delhaye M *et al.* Magnetic resonance imaging in the detection of pancreatitis and pancreatic neoplasms. Best Pract Res Clin Gastroenterol 2006;20:157-78.
25. McCullough L, Sutherland F, Preshaw R *et al.* Gallstone pancreatitis: does discharge the patient and readmission for choiecystectomy affect outcome? J Hepatobiliary Pancreat Surg 2003;5:96-9.
26. Mofidi R, Duff MD, Wigmore SJ *et al.* Association between early systemic inflammatory response, severity of multiorgan dysfunction and death in acute pancreatitis. Br J Surg 2006;93:738-44.
27. O'Keefe SJ, Lee RB, Anderson FP *et al.* Physiological effects of enteral and parenteral feeding on pancreatobiliary secretion in humans. Am J Physiol 2005;289:G181-7.
28. Oria A, Cimmino D, Ocampo C *et al.* Early endoscopic intervention versus early conservative management in patients with acute gallstone pancreatitis and biliopancreatic obstruction: a randomized clinical trial. Ann Surg 2007;245:10-7.
29. Pamuklar E, Semelka RC. MR imaging of the pancreas. Magn Reson Imaging Clin N Am 2005;13:313-30.
30. Rana SS, Bhasin DK, Nanda M *et al.* Parasitic infestations of the biliary tract. Curr Gastroenterol Rep 2007;9:156-64.
31. Rettally C, Skarda S, Garza MA *et al.* The usefulness of laboratory tests in the early assessment of severity of acute pancreatitis. Crit Rev Clin Lab Sci 2003;40:117-49.

32. Schiphorst AH, Besselink MG, Boerma D et al. Timing of cholecystectomy after endoscopic sphincterotomy for common bile duct stones. Surg Endosc 2008;22(9):2046-50.
33. Sharma VK, Howden CW. Metaanalysis of randomized controlled trials of endoscopic retrograde cholangiography and endoscopic sphincterotomy for the treatment of acute biliary pancreatitis. Am J Gastroenterol 1999;94:3211-4.
34. Urbach DR, Khajanchee YS, Jobe BA et al. Cost-effective management of common bile duct stones: a decision analysis of the use of endoscopic retrograde cholangiopancreatography (ERCP) intraoperative cholangiography, and laparoscopic bile duct exploration. Surg Endosc 2001;15:4-13.
35. Werner J, Feuerback S, Uhl W et al. Management of acute pancreatitis: from surgery to interventional intensive care. Gut 2005;54:426-36.
36. Whitcomb D. Acute pancreatitis. N Engl J Med 2006;354:2142-50.
37. Working Party of the British Society of Gastroenterology, Association of Surgeons of Great Britain and Ireland, Pancreatic Society of Great Britain and Ireland, Association of Upper GI Surgeons of Great Britain and Ireland. UK guidelines for the management of acute pancreatitis. Gut 2005;54(Suppl. 3):iiil-9.
38. Yadav D, Agarwal N, Pitchimoni CS. A critical evaluation laboratory tests in acute pancreatitis. Am J Gastroenterol 2002;97:1309-18.
39. Yadav D, Lowenfels AB. The epiderniology of pancreatitis and pancreatic cancer. Gastroenterology 2003;144:1252-61.
40. Yadav D, Pitchumoni CS. Issues in hyperlipidemic pancreatitis. J Clin Gastroenterol 2013;36:54-62.
41. Simeone DM, Pandol SJ. Special Edition The pancreas: biology, disease and therapy. Gastroenterology 2013;144(6):1163-326.

PANCREATITE CRÔNICA
Enrique Molina, MD ▪ *Jamie S. Barkin, MD*

1. Qual é o sistema de classificação usado para pancreatite crônica (CP)?
CP é uma condição inflamatória e fibrótica irreversível que leva a prejuízos nas funções exócrina e endócrina do órgão. A classificação mais usada de CP é a classificação de Marseilles-Rome modificada por Sarles; esta classificação divide a CP em quatro grupos, com base nas características epidemiológicas, biologia molecular e características morfológicas (Tabela 37-1).

Tabela 37-1. Classificação de Marseilles-Rome

TIPO	CARACTERÍSTICAS	EXEMPLO
CP calcificante (litogênica)	Fibrose irregular Tampões proteicos intraductais Cálculos intraductais Lesão ductal	Abuso de ETOH é a causa principal
CP obstrutiva	Alterações glandulares Fibrose uniforme Dilatação ductal Atrofia acinar Melhora com a remoção da obstrução do ducto pancreático	Causas comuns • Estenose ductal benigna • Tumor intraductal
CP inflamatória	Infiltração celular mononuclear Destruição parenquimal exócrina Fibrose difusa Atrofia	Doenças autoimunes associadas: • Colangite esclerosante primária • Síndrome de Sjögren • Pancreatite autoimune
Fibrose pancreática assintomática	Fibrose perilobular difusa silenciosa	CP idiopática senil

CP, pancreatite crônica.
(De Sarles H, Adler G, Dani R et al. A classificação da pancreatite de Marseilles-Rome 1988. Scandinavian J Gastroenterol 1989;24:641-642.)

2. Qual é a causa mais comum de CP em adultos?
A causa mais comum de CP apresenta variação com base na cultura e localização geográfica. Em sociedades ocidentais, o abuso de álcool compreende 70% de todos os casos de CP, enquanto que no sul da Índia, 70% de todos os casos são provenientes de pancreatite tropical. A prevalência de outros fatores etiológicos nos Estados Unidos é demonstrada na Figura 37-1.

É necessário um limiar de consumo de álcool etílico (ETOH) maior do que 5 drinques por dia durante 5 a 10 anos antes que seja evidente um risco associado de pancreatite. Além do mais, somente 5% dos alcoolistas desenvolvem CP, e apenas 10% dos cirróticos alcoolistas desenvolvem CP. O Estudo Norte-Americano de Pancreatite 2 identificou que variantes genéticas comuns nos *loci* CLDN2 e PRSS1-PRSS2 alteram o risco de pancreatite relacionada com o uso de álcool e pancreatite esporádica. O genótipo CLND2 ligado ao cromossomo × homozigoto (ou hemizigoto masculino) confere o maior risco para interação com consumo de álcool e pancreatite. A frequência 4 ou 5:1 masculino/feminino de CP ETOH pode ser parcialmente explicada pela frequência hemizigótica de CLDN2 de 0,26 em homens *versus* frequência homozigótica de 0,07 em mulheres. Estes novos achados apoiam ainda mais a noção de que uma CP é a consequência de múltiplos "hits" lesivos e predisposições à lesão. Estes "hits" incluem interação complexa entre eventos de pancreatite aguda da sentinela e caminhos imunes e genéticos (Figura 37-2).

3. Quais as outras causas de CP?
O sistema de classificação **TIGAR-O** lista causas possíveis de CP:

Tóxica metabólica: Alcoólica, fumar tabaco, hipercalcemia, hiperlipidemia, insuficiência renal crônica.
Idiopática: Tropical e causa desconhecida.

DESCRIÇÃO ESTIMADA US%

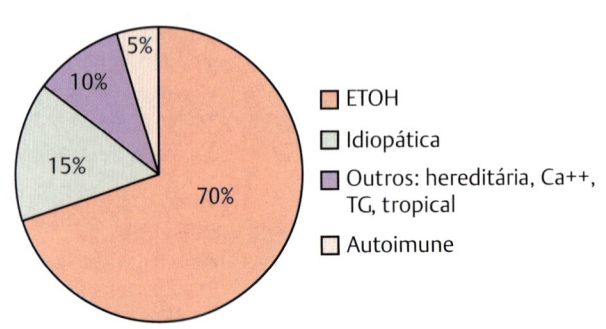

- ETOH — 70%
- Idiopática — 15%
- Outros: hereditária, Ca++, TG, tropical — 10%
- Autoimune — 5%

Fig. 37-1. Fatores etiológicos de pancreatite crônica. *Ca* = cálcio; *ETOH* = álcool etílico; *TG* = triglicerídeos.

ETIOLOGIA DA PANCREATITE (AGUDA E CRÔNICA)

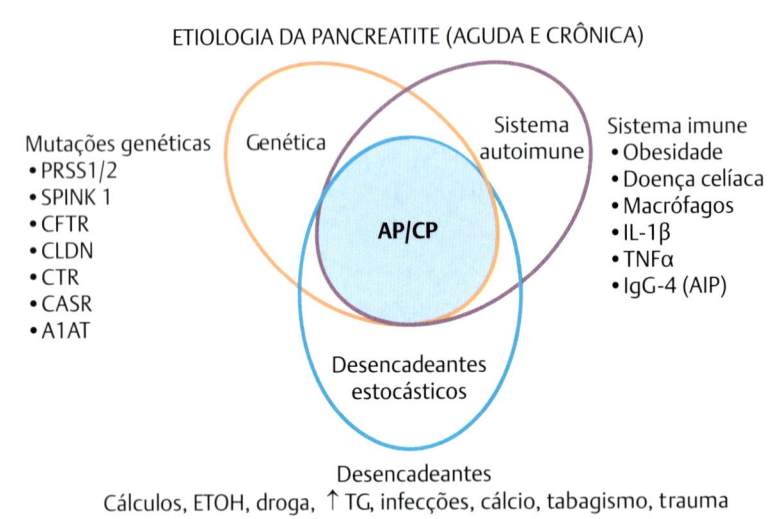

Mutações genéticas
- PRSS1/2
- SPINK 1
- CFTR
- CLDN
- CTR
- CASR
- A1AT

Genética

Sistema autoimune

Sistema imune
- Obesidade
- Doença celíaca
- Macrófagos
- IL-1β
- TNFα
- IgG-4 (AIP)

AP/CP

Desencadeantes estocásticos

Desencadeantes
Cálculos, ETOH, droga, ↑ TG, infecções, cálcio, tabagismo, trauma

Fig. 37-2. Fatores etiológicos de pancreatites aguda e crônica; *AP* = pancreatite aguda; *CP* = pancreatite crônica; *ETOH* = álcool etílico; *Ig* = imunoglobulina; *IL* = interleucina; *TNF* = fator tumoral necrosante.

Genética: Dominante autossômica, tripsinogênio catiônico de PRSS1-PRSS2, genes autossômicos recessivos/modificadores, mutações em CFTR, associada ao cromossomo X, claudina (CLDN)2, mutações em SPINK1, quimotripsina-C (CTRC), CASR, outras.
Autoimune: Tipos 1 e 2.
Pancreatite aguda **r**ecorrente e severa: Pós-necrótica (pancreatite aguda severa), doenças vasculares ou isquemia, exposição pós-radiação.
Obstrutiva: Pâncreas *divisum* (controverso), disfunção do esfíncter de Oddi (controverso), obstrução ductal (tumores, pós-traumática).

4. O que é pancreatite autoimune?

Pancreatite autoimune é a forma mais recentemente descrita de CP. É também conhecida como *pancreatite esclerosante*, *pancreatite linfoplasmocítica* ou *CP tumefacta idiopática*. Caracteriza-se pela presença de autoanticorpos, níveis aumentados de imunoglobulina sérica, níveis elevados de Ig4 no soro (geralmente acima de 140 mg/dL) e uma resposta à administração de corticosteroides (existe uma taxa de recorrência de aproximadamente 41% na descontinuação de esteroides). O paciente normalmente apresenta uma massa abdominal e icterícia com queixas de dor abdominal. O exame por imagem mostra um aumento difuso ou focal do pâncreas com estreitamento do ducto pancreático. Relatos patológicos mostram infiltrado linfoplasmático. Este tipo de CP foi associado a outros transtornos autoimunes, como colangite esclerosante primária, hepatite autoimune, cirrose biliar primária, doença de Sjögren e esclerodermia (Tabela 37-2).

Os critérios HISORt propostos pela Clínica Mayo incluem a presença de um ou mais dos seguintes: (H) exame histológico sugestivo de pancreatite autoimune; (I) exame pancreático por imagem sugestivo de pancreatite autoimune; (S) achados sorológicos, com uma IgG4 mais de duas vezes o limite superior do normal; (O) envolvimento de outro órgão, como a glândula parótida ou lacrimal, linfadenopatia mediastinal ou fibrose retroperitoneal; e (Rt) resposta a tratamento esteroide de manifestações pancreáticas e extrapancreáticas.

Tabela 37-2. Pancreatite Autoimune

	AIP TIPO 1 (100% JAPÃO, 80% US)	AIP TIPO 2 (PREDOMINANTE NA EUROPA)
Achados histológicos	Pancreatite esclerosante linfoplasmocítica	Pancreatite idiopática ducto-cêntrica
Diagnóstico não invasivo	Possível > 70% dos casos	O diagnóstico definitivo requer exame histológico
Idade média (anos)	70	50
Apresentação	Icterícia obstrutiva 75% Pancreatite aguda 15%	Icterícia obstrutiva 50% Pancreatite aguda ≈ 33%
Imagem	Inchaço difuso 40% Características focais 40%	Características focais ≈ 85%
Associação a IgG4	IgG4 ↑↑ no soro e coloração tecidual de IgG4 positiva	Não associado a IgG4
Envolvimento de outros órgãos	Múltiplo	Nenhum
IBD associada	2-6%	16%
Responde a esteroides	Sim	Sim
Resultado em longo prazo	Recaídas frequentes	Sem recaídas

AIP = pancreatite autoimune; IBD = doença inflamatória intestinal; Ig = imunoglobulina; US = Estados Unidos.
De Sah RP, Chari ST. Pancreatite autoimune: uma atualização sobre classificação, diagnóstico, história natural e manejo. Curr Gastroenterol Rep. 2012;14(2):95-105.

5. O que é pancreatite tropical ou nutricional?

Pancreatite tropical é a forma mais comum de CP de causa desconhecida que afeta pessoas em áreas da Índia e países próximos à linha do Equador, como Indonésia, Brasil e África. Em alguns pacientes foi encontrada uma mutação no gene *SPINK1*. Ela se apresenta em crianças e adultos jovens com dor abdominal, desnutrição severa, ducto pancreático dilatado com grandes cálculos ductais e insuficiência exócrina-endócrina com desenvolvimento de diabetes melito. Ela pode resultar de desnutrição calórica-proteica e está associada a deficiências nutricionais de antioxidantes, como zinco, cobre, selênio.

6. O que é CP obstrutiva?

Qualquer tipo de obstrução do ducto pancreático, seja ela maligna ou benigna, pode levar à CP. As causas incluem estenose por trauma, cálculos calcificados, estenose papilar, pseudocistos e tumores malignos. A remoção da obstrução pode reverter parte dos danos pancreáticos e preservar a função do órgão.

Pâncreas *divisum* pode produzir uma obstrução relativa do fluxo na papila menor e foi associado ao desenvolvimento de CP. Pode haver necessidade de mutações genéticas como um cofator no desenvolvimento de pancreatite.

7. O que é pancreatite hereditária?

Pancreatite hereditária é um transtorno autossômico dominante com uma alta penetrância na faixa de 80% que corresponde a menos de 1% de todos os casos de CP. Ela afeta igualmente ambos os sexos e se apresenta com episódios de pancreatite aguda recorrente em crianças entre 10 e 12 anos de idade que então desenvolvem CP. Os pacientes com esta condição têm predisposição ao desenvolvimento de câncer pancreático com uma incidência de aproximadamente 40% até os 70 anos. Na pancreatite hereditária, as anormalidades genéticas incluem mutações no gene do tripsogênio catiônico (PRSS1) e inibidor da tripsina secretória pancreática (SPINK1); genes reguladores de condutância transmembrana em fibrose cística (CFTR) foram confirmados como importantes fatores de risco para CP. Mutações na quimotripsina C (CTRC) e genes CASR são considerados fatores de menor risco para o desenvolvimento de CP. A mutação em PRSS1 é o único tipo autossômico dominante de pancreatite hereditária. Estes estudos genéticos devem ser oferecidos a pacientes jovens com pancreatite recorrente, especialmente aqueles com uma história familiar de doença pancreática.

8. Como a fibrose cística (CF) está associada à CP?

CF é o defeito recessivo autossômico mais comum em pacientes brancos. Pacientes com CF além de doença sinopulmonar comumente têm insuficiência pancreática exócrina na faixa de 85%. CF se deve a mutações no gene CFTR (foram identificados mais de 1.000 polimorfismos genéticos diferentes no CFTR). Mutações no gene CFTR causam o transporte perturbado de cloreto ou outros íons afetados por CFTR, como sódio e bicarbonato, o que leva a secreções pancreáticas espessas e viscosas, resultando em obstrução do ducto pancreático e destruição das células acinares com posterior fibrose e pancreatite. Pode ocorrer pancreatite com ou sem outras manifestações de CF associadas, e as manifestações da doença dependem da presença de modificadores adicionais genéticos ou ambientais da doença. Ela deve ser considerada em pacientes com pancreatite que têm problemas pulmonares e também em homens jovens que tiveram uma história de dificuldade na concepção.

9. O que é CP idiopática?
CP idiopática não pode ser relacionada com o abuso de álcool ou outras condições previamente descritas. Ela representa 10 a 30% dos casos de CP.

10. Qual é o sintoma mais comum presente em CP?
Dor abdominal é o sintoma mais comum que ocorre em até 80% dos pacientes. A dor é descrita como epigástrica que irradia para as costas, é incômoda e constante; piora 15 a 30 minutos após as refeições e melhora ao sentar ou inclinar-se para a frente, e frequentemente está associada à náusea e vômitos. Contudo, a dor abdominal pode estar ausente em até 23% dos pacientes com CP.

11. Quais são as causas de perda de peso em pacientes com CP?
As causas de perda de peso incluem:
- Insuficiência pancreática exócrina com má absorção de proteínas, carboidratos e gordura (precisa ter mais de 90% de não funcionamento do pâncreas).
- Diabetes melito não controlada.
- Redução na ingestão calórica resultante de medo de aumento da dor abdominal (sitofobia).
- Saciedade precoce causada por retardo no esvaziamento gástrico ou obstrução do esvaziamento gástrico-obstrução duodenal.

12. Esteatorreia é um sintoma precoce de CP?
Não. Esteatorreia ocorre quando mais de 90% da função exócrina é prejudicada ou insuficiente. Significa doença avançada. Ocorre antes da deficiência proteica porque a lipólise diminui mais rápido do que a proteólise. Manifesta-se como fezes moles com odor fétido e gordurosas, e deficiência de vitaminas lipossolúveis (A, D, E, K).

Sintomas precoces de CP são inespecíficos e incluem inchaço, dor e desconforto abdominal e mudanças nos hábitos intestinais.

13. Diabetes melito é uma manifestação precoce de CP?
Não. Diabetes melito ocorre tarde no curso de CP. Até 70% dos pacientes com CP desenvolverão diabetes melito. Aqueles com doença calcificante crônica têm maior probabilidade de desenvolver diabetes comparados àqueles pacientes com doença não calcificante. A diabetes é causada pela destruição das células beta-produtoras de insulina pela CP, e, diferente dos pacientes com diabetes tipo 1, as células alfas que produzem glucagon também são destruídas, resultando em episódios frequentes de hipoglicemia espontânea. Pacientes com diabetes causada por CP sofrem de retinopatia e neuropatia nos mesmos níveis comparados a outros tipos de diabetes. Por outro lado, cetoacidose diabética e nefropatia são incomuns.

14. Medidas das enzimas pancreáticas séricas são úteis no diagnóstico de CP?
Fibrose pancreática resulta na destruição da célula acinar com posterior redução na produção de amilase e lipase. Estas enzimas não são úteis no diagnóstico de CP. Os níveis podem estar elevados, normais ou reduzidos apesar dos sintomas clínicos de dor. Não existe um teste sensível ou específico para o diagnóstico de CP; entretanto, baixos níveis de tripsinogênio ou elastase fecal podem sugerir CP.

15. O que sugerem níveis elevados de bilirrubina e fosfatase alcalina no paciente com CP?
Níveis elevados de bilirrubina ou fosfatase alcalina no contexto de CP sugerem obstrução biliar causada por compressão da porção intrapancreática do ducto biliar secundária à fibrose, massa pancreática ou carcinoma e edema do órgão. Além disso, enzimas elevadas podem ser causadas pela ingestão de álcool ou outras drogas hepatotóxicas.

16. Qual teste especializado mede diretamente a função pancreática exócrina?
As secreções pancreáticas exócrinas são normalmente elevadas no bicarbonato (pH = 7,8 a 8). O *teste de estimulação com secretina*, com ou sem a administração de colecistoquinina, mede o volume destas secreções pancreáticas e a concentração de bicarbonato depois da injeção de secretina. Este é um teste invasivo que precisa da colocação de um cateter duodenal (tubo de Dreiling) para coletar as secreções. Em razão de sua complexidade, este teste não está amplamente à disposição e tem uma sensibilidade de 75 a 95%. Ele é mais sensível para o diagnóstico de doença avançada (Tabela 37-3). Foram desenvolvidos métodos endoscópicos, que são comparáveis ao teste padrão de estimulação com secretina; isto envolve aspiração das secreções pancreáticas pelo canal de sucção do endoscópio e medidas dos níveis de bicarbonato.

Tabela 37-3. Teste de Estimulação com Secretina

NIVEL DE BICARBONATO	RESULTADOS
< 50 mEq/L	Condizente com pancreatite crônica
50 a 75 mEq/L	Indeterminados
> 75 mEq/L	Normais

17. Que condições podem estar associadas a um teste de estimulação com secretina falso-positiva?

Diabetes melito primária, espru celíaco e gastrectomia à Billroth II podem resultar em testes falso-positivos de estimulação com secretina. Pacientes na fase de recuperação de um episódio de pancreatite aguda também podem ter resultados falso-positivos.

18. Quais testes indiretos da função pancreática exócrina são usados?

Testes indiretos medem as enzimas pancreáticas no soro e fezes ou os metabólitos das enzimas no soro, urina ou respiração depois de um composto administrado por via oral. Como estes estudos medem o nível da má digestão pancreática, quanto mais avançada a doença, mais sensível será a medida. A função exócrina é significativamente prejudicada depois que 90% da capacidade secretória do órgão é destruída. Assim sendo, estes estudos não são sensíveis na doença pancreática precoce.

Alguns destes estudos são:
- Tripsina sérica: Muito baixa (20 ng/mL) em pacientes com CP avançada e esteatorreia.
- Quimotripsina fecal.
- Elastase fecal: Mais estável e mais fácil de usar do que o teste de quimotripsina nas fezes.
- Tese de absorção de [14C]-oleína.
- Determinação da gordura fecal: teste fecal quantitativo de 72 horas coletado depois que o paciente segue uma dieta por 3 dias que contém 100 g/dia de gordura.
- Testes respiratórios: Substratos marcados que são digeridos pelas enzimas pancreáticas foram propostos para testes respiratórios e atualmente estão em estudo.

19. Radiografias abdominais simples são úteis no diagnóstico de CP?

Sim. O achado de calcificações pancreáticas difusas em radiografias abdominais simples é específico para CP. Isto é visto em 30 a 40% dos pacientes com CP. Não são vistas calcificações nos primeiros estágios da doença, portanto, a utilidade da radiografia abdominal é principalmente na doença avançada. A deposição de cálcio é mais comum com pacientes relacionados com o uso de álcool nos Estados Unidos e pacientes com pancreatite tropical na Índia.

20. Quais as outras modalidades por imagem que são usadas no diagnóstico de CP?

- Ultrassonografia (US) transabdominal.
- Tomografia computadorizada (CT).
- Imagem por ressonância magnética (MRI).

Todos estes estudos são capazes de mostrar dilatação do ducto pancreático, calcificações, defeitos no enchimento no ducto pancreático e pseudocistos. US tem sensibilidade de 60a 70% e especificidade de 80 a 90%. CT tem 10 a 20% mais sensibilidade do que US com especificidade similar. MRI mostra mais detalhes na avaliação do ducto pancreático.

21. Qual é o papel da colangiopancreatografia retrógrada endoscópica (ERCP) no diagnóstico de CP?

ERCP era anteriormente o teste de escolha para visualizar anormalidades no ducto pancreático em pacientes com CP moderada à avançada. Ela é considerada o padrão ouro na avaliação do pâncreas com uma sensibilidade de 90% e uma especificidade de 100%. Entretanto, é um procedimento invasivo e arriscado (complicações de 5% e mortalidade de 0,1%). Com o desenvolvimento de novas tecnologias, como a colangiopancreatografia retrógrada magnética (MRCP) e ultrassonografia endoscópica (EUS), o papel da ERCP ficou limitado a um papel terapêutico. Achados em ERCP sugestivos de CP incluem a característica de colar de pérolas ou *cadeia de lagos* do ducto pancreático principal, ramos laterais ectásicos de defeitos de enchimento intraductal. Além disso, podem ser úteis na diferenciação da CP de adenocarcinoma pancreático, com o adenoma apresentando uma estenose dominante e CP apresentando alterações ductulares com múltiplas áreas de estenose, dilatação, ductos com ramos irregulares e cálculos intraductais. Na pancreatite autoimune, o ducto pancreático principal é estreitado com áreas de estenose, em oposição à CP, com um ducto dilatado com áreas de estenose.

22. O que é o sistema de Classificação de Cambridge de CP com base em achados com ERCP?

Ver Tabela 37-4.

Tabela 37-4. Sistema de Classificação de Cambridge de Pancreatite Crônica em ERCP

GRAU	DUCTO PANCREÁTICO	RAMOS LATERAIS
Normal	Normal	Normal
Ambíguo	Normal	< 3 Anormal
Leve	Normal	≥ 3 Anormal
Moderado	Anormal	≥ 3 Anormal
Acentuado	Anormal + um ou mais dos seguintes: Cavidade grande (> 10 mm) Obstrução ductal Dilatação ductal severa ou irregularidades Defeitos no enchimento intraductal ou cálculos	≥ 3 Anormal

ERCP = colangiopancreatografia retrógrada endoscópica.

23. Qual é o papel da EUS no diagnóstico de CP?

EUS possibilita excelente visualização do ducto pancreático e do parênquima. CP pode ser diagnosticada com base em achados ductais anormais ou achados parenquimais anormais ver a Pergunta 24). É necessário um mínimo de três critérios para diagnosticar CP. Estudos comparando ERCP à EUS apresentaram boa correlação dos achados em pacientes com CP. Em CP leve, EUS pode mostrar anormalidades não vistas em ERCP ou em teste funcional. Novas técnicas de imagem, como EUS com contraste e elastografia, parecem promissores para a avaliação de CP, câncer pancreático e pancreatite autoimune.

24. Quais são os critérios de EUS para o diagnóstico de CP?

Ver Tabela 37-5.

Tabela 37-5. Pancreatite Crônica (Critérios para Ultrassonografia Endoscópica)*

Achados ductais	Ducto principal dilatado Ramos laterais dilatados Irregularidades nos ductos Margens dos ductos hiperecoicas Cálculos/calcificações
Achados parenquimais	Focos hiperecoicos Filamentos hiperecoicos Lobularidade glandular Cavidades císticas

*Quanto mais achados, mais provável será a exatidão do diagnóstico de pancreatite crônica.

25. Qual é o papel da MRCP no diagnóstico de CP?

MRCP é um estudo inicial excelente para a avaliação de CP por ser um teste não invasivo e por avaliar tanto o parênquima quanto os ductos pancreáticos. Estudos mostram boa correlação dos achados ductulares obtidos em MRCP com os obtidos em ERCP. MRCP visualiza a anatomia ductular, incluindo estenoses, e é capaz de identificar cistos não conectados ao sistema ductular. Suas limitações são a incapacidade de avaliar áreas onde o ducto pancreático é pequeno (cauda pancreática ou ramos laterais). MRCP realçada com secretina pode ajudar a caracterizar doença pancreática sutil ao melhorar a imagem da anatomia do ducto pancreático. No entanto, isto acrescenta um custo significativo ao estudo.

26. Qual é a complicação mais comum de CP?

A complicação mais comum de CP é o desenvolvimento de pseudocistos, o que ocorre em 20 a 40% dos pacientes. Deve-se suspeitar de pseudocistos em pacientes com CP estável que têm:
- Dor abdominal ou dorsal persistente.
- Desenvolvimento de uma massa epigástrica que pode causar sintomas obstrutivos, como náusea, vômitos e icterícia.
    Pseudocistos podem ser:
- Agudos (resolução em 6 semanas) ou
- Crônicos (sem autorresolução e persistindo por mais de 6 semanas).

27. Como são tratados os pseudocistos?

Pseudocistos assintomáticos ou aqueles que não aumentam de tamanho (geralmente menos de 6 cm) são em geral tratados de forma conservadora e acompanhados com US abdominal. Os pseudocistos que satisfazem os critérios para drenagem podem ser tratados radiologicamente, endoscopicamente ou cirurgicamente, dependendo da localização, tamanho, experiência do médico que realiza o procedimento e relação com os ductos pancreáticos.

Cirurgia é o padrão ouro. Ela é realizada em pacientes que tiveram:
- Falha na drenagem percutânea ou endoscópica (aumenta a morbidade).
- Pseudocistos múltiplos ou grandes.
- Complicações, como fístulas, hemorragia, pseudocistos próximos à ampola ou obstrução do ducto pancreático.
- Alta suspeita de malignidade.

Radiologia pode ser realizada via drenagem com cateter percutâneo: este procedimento é principalmente reservado para pacientes de alto risco que não podem se submeter à cirurgia, para pseudocistos imaturos e para coleção de líquidos infectados.

Drenagem endoscópica pode ser realizada com o apoio de EUS quando a parede do pseudocisto tiver tido tempo suficiente para amadurecer e for aderente ao estômago ou duodeno. Pode ser realizada com a criação de uma cistogastrostomia ou uma cistoduodenostomia ou com a inserção de um *stent* via ampola pelo ducto pancreático até a cavidade do pseudocisto.

28. Quais são as outras complicações de CP?
- *Obstrução do ducto biliar comum distal (CBD)* ocorre em 5 a 10% dos pacientes com CP. A compressão da porção intrapancreática do CBD na cabeça do pâncreas por edema, fibrose ou pseudocisto causa icterícia, dor, ductos dilatados e potencialmente colangite. Se não tratada, pode levar à cirrose biliar.
- *Diabetes melito* é uma complicação tardia e ocorre em até um terço dos pacientes com CP.
- *Obstrução duodenal* ocorre em 5% dos pacientes com CP. A compressão externa do duodeno pelo pâncreas pode causar náusea, vômitos, perda de peso, obstrução do escoamento gástrico e plenitude gástrica pós-prandial.
- *Fístulas pancreáticas externas* ocorrem após drenagem cirúrgica ou percutânea de um pseudocisto ou parede da necrose.
- *Fístulas pancreáticas internas* ocorrem espontaneamente após ruptura do ducto pancreático ou vazamento do pseudocisto.
- *Pseudoaneurismas* são erosões dos pseudocistos na veia esplênica causando hemossuco pancreático.
- *Trombose da veia esplênica* se deve à inflamação pancreática e obstrução por pseudocisto no pâncreas com a subsequente formação de varizes gástricas.
- Pacientes com CP têm uma predisposição para *adenocarcinoma pancreático* de 4% durante toda a vida.

29. Como a obstrução do CBD distal é diagnosticada e tratada?
Deve-se suspeitar de obstrução do CBD distal no contexto de CP com fosfatase alcalina elevada em um achado precoce. Posteriormente, pode ocorrer icterícia ou colangite ascendente. Elas são causadas por inflamação, fibrose ou formação de pseudocistos na cabeça do pâncreas. Estudos por imagem, como MRCP, podem demonstrar estreitamento do CBD distal em forma de diminuição gradual, estenose em bico de pássaro ou estreitamento em ampulheta.

As opções de tratamento em casos sem complicações (colangite, cirrose biliar secundária) incluem observação dos pacientes por pelo menos 2 meses com testes seriais da função hepática (LFTs). Se for encontrada alguma complicação ou LFTs elevados persistentes, justifica-se a descompressão cirúrgica. *Stent* biliar endoscópico é frequentemente escolhido como tratamento de primeira linha para estreitamentos do CBD; no entanto, ele fornece alívio temporário e precisa de trocas frequentes do *stent* proveniente de bloqueio ou migração. O *bypass* biliar cirúrgico com colecistojejunostomia ou coledocojejunostomia oferece melhores resultados em longo prazo do que terapia endoscópica e, portanto, é preferido para pacientes mais jovens. Se pseudocisto for a causa de obstrução biliar, a abordagem inicial deve ser a descompressão do pseudocisto, e se não for receptivo à drenagem endoscópica, então a descompressão biliar cirúrgica pode ser combinada com cistojejunostomia.

30. Como é diagnosticada e tratada obstrução duodenal?
Suspeita-se de obstrução duodenal no contexto de saciedade precoce e inchaço abdominal pós-prandial ou diagnóstico de obstrução do esvaziamento gástrico. Ela é mais bem diagnosticada por séries gastrointestinais superiores. O tratamento inclui terapia de apoio inicial; no entanto, uma obstrução persistente justifica abordagem cirúrgica, geralmente gastrojejunostomia. Se obstrução biliar também estiver presente, *bypass* biliar é feito e pode ser combinado com pancreatojejunostomia, se estiver presente dor persistente resultante de obstrução do ducto pancreático. Se o paciente não for um bom candidato cirúrgico, uma opção é a colocação endoscópica de um *stent* duodenal.

31. Como são tratadas as fístulas pancreáticas?
A abordagem geral para o tratamento de fístulas pancreáticas inclui a redução das secreções pancreáticas com análogo de somatostatina (octreotida 50 a 250 mcg subcutâneo de 8 em 8 horas) e mantendo o pâncreas em repouso usando nutrição parenteral total com nada por via oral. Esta abordagem dura várias semanas, e às vezes é necessária uma intervenção mais invasiva.

Outras abordagens são colocação com ERCP de um *stent* no ducto pancreático se o ponto de perturbação pancreática for identificado, ou descompressão cirúrgica ou ressecção, se houver persistência da fístula depois que falhou o tratamento médico.

Caso se desenvolva ascite pancreática ou efusão pleural pancreática, paracentese de grande volume com diuréticos ou toracentese com diuréticos, respectivamente, pode ser um tipo de tratamento adicional.

32. Como é diagnosticada ascite pancreática ou efusão pleural pancreática?
É preciso que haja um alto índice de suspeição clínica. O diagnóstico é feito pelo exame do líquido obtido da paracentese ou toracentese, que tem tipicamente uma concentração elevada de amilase (nível normal da amilase < 150 IU/L, mas é geralmente > 1.000 IU/L), lipase e albumina de mais de 3 g/dL. O gradiente de albumina soro-ascite é menos de 1,1 g/dL.

33. Por que a presença de varizes gástricas na ausência de varizes esofágicas sugere CP?
A veia esplênica viaja acima do corpo e cauda do pâncreas. Inflamação crônica com CP pode levar à trombose da veia esplênica em aproximadamente 12% dos pacientes. A trombose da veia esplênica leva à hipertensão venosa intraesplênica, esplenomegalia e a formação colateral de varizes gástricas pelas veias gástricas curtas. Embora possa ocorrer hemorragia gastrointestinal massiva das varizes gástricas causada por CP, esta é uma ocorrência incomum. Esplenectomia é o tratamento de escolha se persistir o sangramento.

34. Sinais de deficiência de vitamina solúvel em gordura são altamente sugestivos de CP?
Não. Embora a absorção de vitaminas solúveis em gordura (A, D, E e K) seja reduzida em CP, manifestações clínicas de deficiência destas vitaminas são incomuns. No entanto, CP de longa duração pode estar associada à deficiência de vitamina D e deficiência de outras vitaminas solúveis em gordura.

35. Pacientes com CP são predispostos à nefrolitíase?
Sim. Pacientes com esteatorreia têm altas concentrações de ácidos graxos de cadeia longa no cólon que se ligam ao cálcio intraluminal pela formação de sabões de cálcio insolúvel. Com menos cálcio no lúmen para se ligar ao oxalato, mais oxalato é absorvido, o que aumenta a concentração na corrente sanguínea e posteriormente nos rins, produzindo oxalúria e nefrolitíase.

36. Como hiperoxalúria deve ser tratada em pacientes com CP?
Hiperoxalúria é tratada com reposição de enzimas pancreáticas, dieta com baixo teor de oxalato, dieta com baixa concentração de triglicerídeos de cadeia longa e aumento da ingestão de cálcio (3 g/dia) ou alumínio na forma de antiácidos (3,5 g/dia).

37. Pacientes com CP podem desenvolver má absorção de vitamina B_{12}?
Sim. As proteases pancreáticas geralmente destroem as proteínas ligadoras da cobalamina e permitem que a vitamina B_{12} se ligue ao fator intrínseco. Na insuficiência pancreática, a vitamina B_{12}, em vez de se ligar ao fator intrínseco, se liga competitivamente à proteína ligadora da cobalamina, o que reduz a absorção da vitamina no íleo terminal. Pode ocorrer má absorção da vitamina B_{12} em 40% dos pacientes com CP por causa da falta de proteases pancreáticas. O tratamento de escolha é a suplementação das enzimas pancreáticas.

38. Como é tratada esteatorreia por CP?
Esteatorreia ocorre quando menos de 10% do pâncreas exócrino é funcional. A principal modalidade terapêutica no tratamento de esteatorreia é a reposição das enzimas pancreáticas.

A reposição das enzimas pancreáticas consiste em lipase para prevenir gordura e outras enzimas pancreáticas para tratar a má assimilação. A dose inicial é de 30.000 IU ou mais a cada refeição. Ela é dada durante a refeição para assegurar a combinação adequada com as refeições ou lanches. As enzimas pancreáticas tendem a ser neutralizadas pelo ácido. Elas estão disponíveis em duas formas: forma não entérica (facilmente neutralizadas pelo ácido gástrico, apropriadas para pacientes acloridricos ou Billroth II) e entérica, que melhora a eficácia na presença do ácido gástrico. No entanto, a lipase só é liberada das esferas revestidas depois que o pH for maior que 5, o que ocorre nos segmentos distais do intestino em alguns pacientes com insuficiência pancreática exócrina. Assim sendo, inibidores da bomba de prótons precisam ser dados concomitantemente.

Modificações na dieta são um último recurso e consistem, primeiro, em restrição da ingestão de gordura para menos de 20 g/dia e dando triglicerídeos de cadeia média (MCT), que não precisam de lipase, ou sais biliares para sua degradação e posterior absorção. Estes MCTs são dados depois do fracasso do tratamento com restrição da ingestão de gordura e enzimas pancreáticas.

39. Quais são as modalidades não cirúrgicas para o controle da dor em CP?
Dor abdominal é o sintoma mais comum de CP. É importante considerar inicialmente modificações no estilo de vida como a cessação do uso de álcool e do tabagismo; pequenas refeições com baixo teor de gordura; e o uso de analgésicos não narcóticos (como amitriptilina e pregabalina). No caso de estas medidas não funcionarem, geralmente é necessária uma abordagem gradual.

Com dor abdominal persistente, a abordagem pode ser dividida entre tratamentos médico e cirúrgico (a ser discutido na Pergunta 41).

O tratamento médico para dor persistente inclui:
- A *suplementação de enzimas pancreáticas* pode reduzir a dor abdominal com a diminuição da estimulação do pâncreas e redução da distensão abdominal e diarreia associada à má assimilação. No caso de dor crônica, a melhor forma de enzimas pancreáticas é aquela com alto conteúdo de protease e não revestida em vez da forma com alto nível de lipase e revestida entérica usada para esteatorreia.
- *Somatostatina* numa dose de 200 mcg subcutânea de 8 em 8 horas também reduz a dor de CP. No entanto, ela não se mostrou eficaz em um estudo-controle randomizado.
- *Analgésicos narcóticos* podem ser necessários em pacientes com controle inadequado com as medidas anteriores; entretanto, se persistir a dor, a adição a drogas é um risco significativo.
- O *bloqueio do plexo celíaco* por álcool ou esteroides tem eficácia limitada na redução da dor; ele dura entre 2 e 6 meses, e são necessárias repetidas sessões.
- Dose única de radiação com feixe externo mostrou melhorar a dor.

40. A endoscopia desempenha um papel no controle da dor em CP?
A endoscopia pode ter um papel no manejo da dor em pacientes com CP que têm uma obstrução ductal por um estreitamento dominante ou um cálculo ou cálculos obstrutivos no ducto pancreático. Nenhum estudo randomizado com boa força estatística foi realizado para demonstrar a eficácia do manejo endoscópico da dor em CP. Alguns estudos pequenos mostraram que esfincterotomia endoscópica com dilatação do estreitamento pancreático e a colocação de *stent* no ducto pancreático alivia a dor atual associada à CP. Outros estudos mostraram melhora da dor depois da remoção de cálculos pancreáticos com a combinação de esfincterotomia do ducto pancreático, litotripsia extracorpórea e extração de cálculos.

41. Qual é o papel da cirurgia no controle da dor em CP?

A cirurgia é reservada para aqueles pacientes com dor persistente apesar do tratamento médico. O papel da cirurgia é descomprimir a pressão no interior do pâncreas. Estes são procedimentos tecnicamente difíceis; no entanto, pode ser obtido alívio da dor em 80% dos pacientes.

Várias modalidades cirúrgicas são comumente usadas:

- Pancreatojejunostomia lateral (procedimento de Puestow modificado) é preferida em pacientes com obstrução do ducto distal na cabeça do pâncreas.
- Pancreatoduodenectomia com preservação do piloro ou "procedimento de Whipple" com antrectomia é usada em pacientes com doença glandular difusa.
- A ressecção parcial do pâncreas é preferida para pacientes com doença localizada do ducto pequeno geralmente na cauda do pâncreas.
- Ressecção da cabeça pancreática com preservação do duodeno tem indicações similares às do procedimento de Whipple.
- Um procedimento de denervação com esplancnicectomia toracoscópica tem uma alta taxa de resposta; no entanto, o alívio da dor frequentemente é incompleto.

Múltiplos estudos mostraram que cirurgias com a preservação do órgão são melhores para se conseguir o controle da dor, provavelmente decorrente da doença menos extensa (avançada), mas não há alteração entre procedimentos referentes à preservação das funções endócrina e exócrina. Apesar da cirurgia, a pancreatite continua sua progressão. Vários estudos demonstraram que a abordagem cirúrgica é superior à terapia endoscópica para alívio da dor.

Bibliografia

1. Applebaum SE, O'Connell JA, Aston CE et al. Motivations and concerns of patients with access to genetic testing for hereditary pancreatitis. Am J Gastroenterol 2001;96:1610-7.
2. Brown A, Hughes M, Tenner S et al. Does pancreatic enzyme supplementation reduce pain in patients with chronic pancreatitis? A meta-analysis. Am J Gastroenterol 1997;92:2032-5.
3. Catalano MF, Lahoti S, Geenen JE et al. Prospective evaluation of endoscopic ultrasonography, endoscopic retrograde pancreatography, and secretin test in the diagnosis of chronic pancreatitis. Gastrointest Endosc 1998;48:11-7.
4. Choudari CP, Lehman GA, Sherman S. Pancreatitis and cystic fibrosis gene mutations. Gastroenterol Clin North Am 1999;28:543-9.
5. Chowdhury RS, Forsmark CE. Review article: pancreatic function testing. Aliment Pharmacol Ther 2003;17:733.
6. Cohn JA, Friedman KJ, Noone PG et al. Relation between mutations of the cystic fibrosis gene and idiopathic pancreatitis. N Engl J Med 1998;339:653-8.
7. Gress F, Schmitt C, Sherman S et al. Endoscopic ultrasound-guided celiac plexus block for managing abdominal pain associated with chronic pancreatitis: a prospective single center experience. Am J Gastroenterol 2001;96:409-16.
8. Hamano H, Kawa S, Horiuchi A et al. High serum IgG concentrations in patients with sclerosing pancreatitis. N Engl J Med 2001;344:732-8.
9. Kloppel G, Luttges J, Lohr M et al. Autoimmune pancreatitis: pathologicai, clinical, and immunological features. Pancreas 2003;27:14.
10. Kozarek RA, Ball TJ, Patterson DJ et al. Endoscopic pancreatic duct sphincterotomy: indications, technique, and analysis of results. Gastrointest Endosc 1994;40:592-8.
11. Kozarek RA, Jiranek GC, Traverso LW. Endoscopic treatment of pancreatic ascites. Am J Surg 1994;168:223-6.
12. Lin Y, Tamakoshi A, Matsuno S et al. Nationwide epidemiological survey of chronic pancreatitis in Japan. J Gastroenterol 2000;35:136.
13. Lowenfels AB, Maisonneuve P, Lankisch PG. Chronic pancreatitis and other risk factors for pancreatic cancer. Gastroenterol Clin North Am 1999;28:673-85.
14. Malka D, Hammel P, Sauvanet A et al. Risk factors for diabetes mellitus in chronic pancreatitis. Gastroenterology 2000;119:1324.
15. Rebours V, Boutron-Rualt MC, Schnee M et al. Risk of pancreatic adenocarcinoma in patients with hereditary pancreatitis: a national exhaustive series. Am J Gastroenterol 2008;103:111.
16. Sarles H, Adler G et al. The pancreatitis classification of Marseilles-Rome 1988. Scand J Gastroenterol 1989;24:641-2.
17. Schneider A, Suman A, Rossi L et al. SPINK1/PSTI mutations are associated with tropical pancreatitis and type II diabetes mellitus in Bangladesh. Gastroenterology 2002;123(4):1026-30.
18. Scolapio JS, Malhi-Chowla N, Ukleja A. Nutritional supplementation in patients with acute and chronic pancreatitis. Gastroenterol Clin North Am 1999;28:695-707.
19. Shea JC, Bishop MD, Parker EM et al. An enteral therapy containing medium-chain triglycerides and hydrolysed peptides reduces postprandial pain associated with chronic pancreatitis. Pancreatology 2003;3:36-40.
20. Sossenheimer MJ, Aston CE, Preston RA et al. Clinicai characteristic of hereditary pancreatitis in a large family, based on high risk haplotype. Am J Gastroenterol 1997;92:1113-6.
21. Strate T, Bachmann K, Busch P et al. Resection vs drainage in treatment of chronic pancreatitis: long term results of a randomized trial. Gastroenterology 2008;134:1406-11.
22. Whitcomb DC. The spectrum of complications of hereditary pancreatitis: is this model for future gene therapy? Gastroenterol Clin North Am 1999;28:525-41.
23. Yoshida K, Toki F, Takeuchi T et al. Chronic pancreatitis caused by an autoimmune abnormality: proposal of the concept of autoimmune pancreatitis. Dig Dis Sci 1995;40:1561-8.
24. The pancreas: Biology, disease and therapy. Gastroenterology 2013;144:1163-326 [special issue].

CAPÍTULO 38

CÂNCER PANCREÁTICO

Shajan Peter, MD ▪ *Ji Young Bang, MD, MPH* ▪ *Shyam Varadarajulu, MD*

1. Qual é a frequência de câncer pancreático (PC)?

A taxa de incidência global anual de PC é de, aproximadamente, 8 por 100.000 pessoas por ano. Nos Estados Unidos, de um número estimado de 45.220 pessoas que são diagnosticadas com PC anualmente, aproximadamente 38.460 morrerão por causa da progressão da doença. O risco ao longo da vida de desenvolvimento de PC é de 1,47% (1 em 68 em homens e mulheres), e esta é a quarta causa mais comum de mortes relacionadas com câncer depois de câncer de pulmão, próstata e colorretal.

2. Quais são os tipos mais comuns de neoplasias pancreáticas?

Adenocarcinoma é o tipo mais comum de neoplasia pancreática com quase 90% proveniente do epitélio ductal. As neoplasias pancreáticas restantes consistem em tumores neuroendócrinos, cistadenocarcinomas, carcinoma das células acinares e linfomas.

3. Onde estão localizados os cânceres no pâncreas?

Sessenta a setenta por cento dos cânceres estão localizados na cabeça, a 10% no corpo e 10 a 15% na cauda do pâncreas (Figura 38-1). O tamanho do câncer na cabeça oscila de 2,5 a 3,5 cm, comparado a 5 a 7 cm para os localizados no corpo e na cauda.

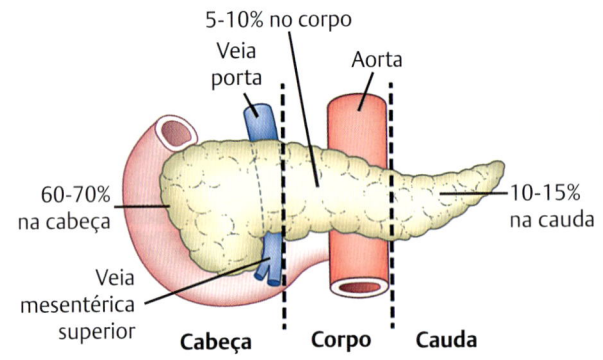

Fig. 38-1. Distribuição e localização do câncer pancreático. Tumores da cabeça do pâncreas são aqueles que surgem à direita da confluência da veia mesentérica superior e veia porta. Tumores do corpo do pâncreas são definidos como aqueles que surgem entre a borda esquerda da confluência da veia mesentérica superior e veia porta e a borda esquerda da aorta. Tumores da cauda do pâncreas são aqueles que surgem à esquerda da borda esquerda da aorta. (*Adaptada com permissão do AJCC cancer staging handbook, ed 7, Chicago, 2010, American Joint Committee on Cancer. 2010.*)

4. Quais são as apresentações clínicas de PC?

Icterícia causada pela obstrução biliar é a apresentação mais comum (> 50%) entre pacientes com câncer na cabeça do pâncreas (Tabela 38-1). Pode não se desenvolver icterícia ou ser uma apresentação tardia em câncer localizado no corpo ou cauda do pâncreas. Também pode indicar doença metastática avançada do fígado. Dor abdominal localizada no abdome superior ou região média ou superior das costas pode ser um sintoma importante e apontar para invasão das artérias celíacas ou mesentéricas superiores. Podem ser encontrados outros sintomas, como náusea, perda de peso, fezes flutuan-

Tabela 38-1. Apresentações Clínicas em Câncer Pancreático

SINTOMA	PORCENTAGEM
Dor abdominal	78-82
Anorexia, saciedade precoce	62-64
Icterícia	56-80
Perda de peso	66-84
Diabetes	97
Dor nas costas	48

tes e dispepsia. Diabetes melito tipo 2 de novo início ou apresentação com pancreatite aguda deve chamar a atenção para PC. O envolvimento de tumor avançado do duodeno pode resultar em obstrução do escoamento gástrico. As manifestações menos comuns incluem paniculite e depressão.

5. Como são nomeados os sinais clínicos em PC?

Sinal de Courvoisier é uma vesícula biliar distendida palpável no quadrante superior direito em um paciente com icterícia resultante de obstrução do ducto biliar secundária à PC. No entanto, este achado não é específico de PC. Pacientes com colangiocarcinoma distal ou uma massa ampular podem-se apresentar igualmente. *Síndrome de Trousseau* é uma manifestação de PC como trombose venal superficial ou profunda.

6. Quais são os fatores de risco identificáveis para PC?

O tabagismo está firmemente associado à PC, com os fumantes atuais tendo uma razão de probabilidade (OR) de 2,2 comparados aos não fumantes para o desenvolvimento de PC. Esta OR decresce para 1,2 para ex-fumantes, e o risco se torna equivalente ao dos não fumantes 10 a 20 anos depois da cessação do tabagismo. Um estudo examinando vários genes desintoxicantes mediadores da degradação do tabaco identificou que variantes nos genes, como CYP1B1-4390-GG e uridina 5'difosfo-glucoronosiltransferase (*UGT*), reduziam o risco de PC, enquanto que variantes nas glutationa-S-transferases (*GSTM1*) aumentavam o risco. Existem evidências de que fatores relativos à dieta, como o consumo de carne vermelha ou processada, especialmente quando cozida em altas temperaturas, e produtos lácteos aumentam o risco de PC. Além disso, ao contrário do que se pensava anteriormente, parece não haver efeito protetivo pelo consumo de frutas frescas e vegetais, café e ingestão de álcool. A obesidade (índice de massa corporal > 30) está associada a um risco relativo de 1,19 para desenvolvimento de PC.

7. Qual é a associação entre diabetes e PC?

Pacientes com diabetes de longa data (4 anos ou mais) têm um risco aumentado em 1,5 vezes de desenvolvimento de PC. Além disso, diabetes gestacional apresenta um risco de desenvolvimento de PC em idade avançada. Por outro lado, o risco de PC é alto com diabetes de novo início (cinco a oito vezes), sugerindo uma associação bidirecional. Também existem indícios crescentes de que PC pode causar diabetes melito paraneoplásica ou intolerância à glicose, e isto pode-se manifestar em alguns meses a até 2 a 3 anos antes da apresentação de PC. A diabetes melhora após ressecção cirúrgica do PC. É interessante observar que agentes hipoglicêmicos orais, como a metformina, parecem ter uma relação protetiva.

8. Existe risco de desenvolvimento de PC em pacientes com pancreatite crônica?

O risco compartilhado relativo para desenvolvimento de PC entre pacientes com pancreatite crônica é 13,3 e é estimado que seja 2% por década. O risco ao longo da vida de desenvolvimento de PC em pacientes com pancreatite hereditária (mutação autossômica dominante do tripsogênio) é de 40 a 55%.

9. Qual é a associação de PC a síndromes de câncer hereditário?

Mutações germinativas estão associadas a um risco aumentado de PC; em particular, mutações no gene BRAC2 respondem pela proporção mais alta de casos conhecidos entre as síndromes de câncer hereditário. Embora a identificação de mais de um parente de primeiro grau (FDR) com PC signifique um risco substancial de desenvolvimento de PC, a ligação genética precisa permanece desconhecida. Pancreatite hereditária e defeito enzimático da triptase acarretam um risco potente de neoplasia pancreática até os 70 anos em mais de 40% dos casos. A síndrome de Peutz-Jeghers (PJS) é uma síndrome de polipose autossômica dominante, em que são encontrados pólipos hamartomatosos no trato gastrointestinal, mas o risco de neoplasia é maior fora do lúmen gastrointestinal (isto é, na tireoide, mamas, gônadas e especialmente no pâncreas). A síndrome mola-melanoma múltiplo atípico familiar é caracterizada por mais de 50 nevos displásicos e melanomas malignos em dois ou mais parentes de primeiro ou segundo grau. Outras condições associadas a risco aumentado de PC estão listadas na Tabela 38-2.

10. Quais são os marcadores séricos disponíveis para a detecção precoce de PC?

Não existe um marcador que tenha demonstrado ser ideal para a detecção de PC. Um antígeno carboidrato (CA 19-9) tem sido amplamente utilizado. Usando um corte de 37U/mL, a sensibilidade e especificidade para detecção de PC são 86 e 87% respectivamente, e isto aumenta para 97 e 98% em níveis de mais de 200 U/mL. Níveis de mais de 1.000 U/mL podem estar associados à doença avançada. É importante mencionar que são observados valores altos sugestivos de diagnóstico falso-positivo em pacientes com icterícia e níveis mais elevados de bilirrubina. CA 19-9 pode ser útil como um fator prognóstico independente para sobrevivência e no monitoramento da resposta ao tratamento. Poucos outros marcadores foram estudados, com precisão variável (Tabela 38-3).

11. Quais são os precursores de PC?

Existem três precursores conhecidos (Tabela 38-4) de PC:
- Neoplasias mucinosas papilares intraductais (IPMNs).
- Neoplasias císticas mucinosas (MCNs) e
- Neoplasias intraepiteliais pancreáticas.

Estas últimas podem causar doença multifocal não invasiva e são mais comuns em pacientes com uma forte história familiar. Estas lesões podem causar obstrução dos ductos pequenos, resultando em atrofia multifocal do pâncreas. Varredura com tomografia computadorizada (CT) e ultrassonografia endoscópica (EUS) são modalidades complementares para diag-

Tabela 38-2. Associação entre Câncer Pancreático e Síndromes Hereditárias

DOENÇA ASSOCIADA	ANORMALIDADE GENÉTICA	RISCO RELATIVO	RISCO AOS 70 ANOS DE IDADE (%)
Sem história	Nenhuma	1	0,5
Um FDR com PC	?	2,3	1,15
Três FDRs com PC	?	32	16
Câncer pancreático familiar	BRACA2, PALB2, ATM	2 FDR: 6,4 > 3 FDR: 32	2 FDR: 8-12 > 3 FDR: 16-38
Síndrome de Peutz-Jeghers	LKB1	132	36
Mola-melanoma múltiplo atípico familiar	CDKN2A/CDK4	20-34	17
Síndrome de Li-Fraumeni	TP53	2	< 5
Síndrome hereditária mama-ovário	BRAC1, BRAC2	2 3,5-10	1 5
Pancreatite crônica hereditária	PRSS1, SPHINK1	50-80	25-40
Fibrose cística	CFTR	5,3	< 5
Síndrome não polipose hereditária	hMSH2, hMLH1, hPMS1	1,3	< 5
Polipose adenomatosa familial	APC	4,6	< 5

FDR = parente de primeiro grau.

Tabela 38-3. Marcadores Tumorais em Câncer Pancreático

MARCADOR SÉRICO	SENSIBILIDADE (%)	ESPECIFICIDADE (%)
CA 19-9	70-90	90
CEA	16-92	49-93
CA 50	65-90	58-73
CA 125	45-60	76-86
TIMP-1	60-99	50-90

CA = antígeno carboidrato; CEA = antígeno carcinoembriogênico; TIMP-1 = metaloproteases 1 no tecido.

nosticar estas lesões. Entretanto, imagem, exame citológico e exame sorológico são limitados na sua capacidade de predizer com precisão o potencial maligno e, portanto, é importante um rastreamento frequente. Em geral, MCNs são manejadas por ressecção e são examinadas para focos de câncer invasivo que prenuncia um mau prognóstico. IPMN no ducto principal (diâmetro ductal ≥ 10 mm) em pacientes jovens ou naqueles com características de alto risco ao exame de imagem, como nódulos murais, massas focais ou um grande componente cístico unilocular, deve ser ressecada.

12. **Quais são as anormalidades bioquímicas comuns em pacientes com PC?**
    Pacientes com obstrução biliar ou doença metastática podem apresentar bilirrubina sérica e fosfatase alcalina elevadas. Pode ser vista contagem elevada de glóbulos brancos em pacientes com colangite. A amilase sérica é elevada em somente 5% dos pacientes. É observada hiperglicemia em pacientes com diabetes com novo início.

13. **Quais modalidades de imagem são usadas para diagnosticar PC?**
    Ultrassonografia transabdominal tem uma sensibilidade de 70% para a detecção de tumores e tem um papel limitado no diagnóstico. A sensibilidade geral da CT com multidetectores (MDCT) para PC é de 86 a 97% para tumores de qualquer tamanho, porém a sensibilidade é de apenas 77% para lesões menores (< 2 cm) (Figura 38-2). A sensibilidade da imagem por ressonância magnética (MRI) e tomografia por emissão de pósitrons integrados (PET-CT) é de 84 e 73,7%, respectivamente. Embora a colangiopancreatografia retrógrada endoscópica (ERCP) com escovação biliar tenha um baixo resultado diagnóstico de 25 a 60%, a precisão diagnóstica de aspiração por agulha fina guiada por EUS (EUS-FNA) ultrapassa 85 a 90% (Figura 38-3). Modalidades de imagem mais recentes, como colangioscopia, tomografia de coerência óptica, imagem confocal e EUS melhorada por contraste, ainda estão sendo investigadas e podem melhorar a exatidão diagnóstica geral.

Tabela 38-4. Características Comuns de Lesões Pancreáticas Precursoras para Câncer Pancreático

TIPO DE LESÃO PRECURSORA	IDADE (ANOS)	GÊNERO	COMUNICAÇÃO CISTO-DUCTO	TAMANHO DO CISTO (CM)	LOCALIZAÇÃO	CEA	MUCINA DA AMPOLA	MULTIFOCAL	RISCO DE MALIGNIDADE
MCN	40-50	Feminino > Masculino	Geralmente não conectado	1-3	Corpo e cauda do pâncreas	↑ 80%	Não	Raro	18%
IPMN	Década de 1960	Masculino = Feminino	Conectado a MD ou BD	<1	Cabeça > cauda do pâncreas	↑ 80%	Sim	20-30%	65% (MD) 40% (BD)
PanIN	↑ Com a idade	Masculino = Feminino	N/A	Microscópico	Cabeça > cauda do pâncreas	N/A	Não	Frequente	Alto grau: desconhecido Baixo grau < 1%

BD = ducto em ramo; *CEA* = antígeno carcinoembriogênico; *IPMN* = neoplasia mucinosa papilar intraductal; *MCN* = neoplasia cística mucinosa; *MD* = ducto principal; *PanIN* = neoplasia pancreática intraepitelial.

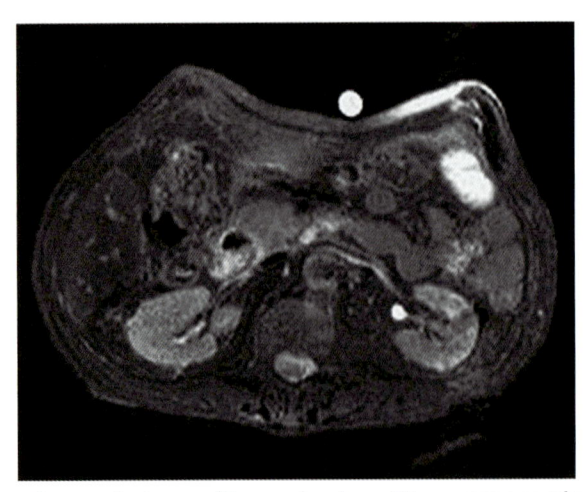

Fig. 38-2. Imagem de ressonância magnética ponderada em T2 com massa na cabeça pancreática.

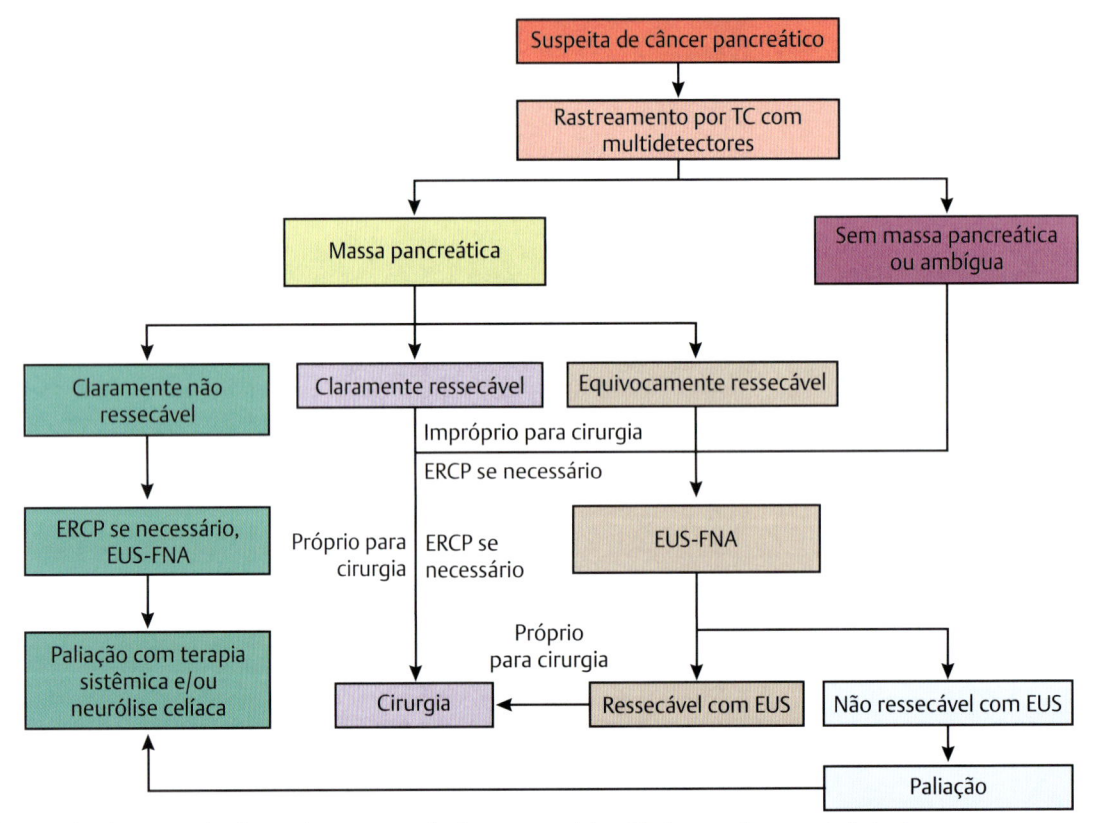

Fig. 38-3. Algoritmo para abordagem de tratamento de câncer pancreático. *CT* = tomografia computadorizada; *ERCP* = colangiopancreatografia retrógrada endoscópica; *EUS* = ultrassom endoscópico; *FNA* = aspiração por agulha fina. (*Adaptada com permissão de Mohammad Al-Haddad, John DeWitt: EUS in pancreatic tumors. In Endosonography, ed 2, St Louis, 2011, WB Saunders, pp 148-165.*)

14. Como a EUS influenciou o manejo de pacientes com PC?

EUS é uma modalidade importante para o diagnóstico e estadiamento de PC. Ela é superior ao rastreamento com CT para estadiamento do tumor e é mais sensível para detectar invasão do sistema venoso portal e sua confluência quando comparada a rastreamento com CT (que é superior para avaliar o envolvimento arterial) (Figura 38-4). EUS-FNA de tumores pancreáticos tem uma sensibilidade de 85% e especificidade de aproximadamente 100%. O diagnóstico parece ser maximizado pela presença de uma interpretação citopatológica *in situ*. Tumores com menos de 2 cm são mais bem identificados e focalizados por EUS. EUS também pode ser usada para a colocação de marcadores fiduciais para melhor focalização do tumor durante a radioterapia e neurólise de plexo celíaco para alívio da dor.

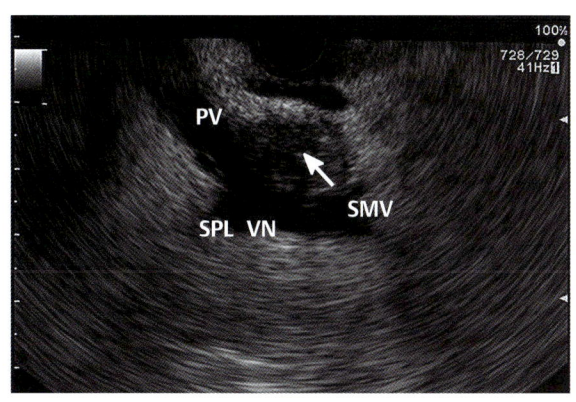

Fig. 38-4. Massa hipoecoica na cabeça do pâncreas medindo 3 × 2 cm e invadindo a confluência da veia porta. Aspiração endoscópica por agulha fina guiada por ultrassom da massa revelada do adenocarcinoma. *PV* = veia porta; *SPL VN* = veia esplênica; *SMV* = veia mesentérica superior.

15. O que é sinal de duplo ducto em PC?

O sinal de duplo ducto, observado na ERCP, demonstra a presença de estenose do ducto biliar comum distal e ducto pancreático na cabeça do pâncreas (Figura 38-5). Em pacientes com icterícia obstrutiva ou uma massa pancreática, o sinal de duplo ducto tem uma especificidade de 85% na predição de PC.

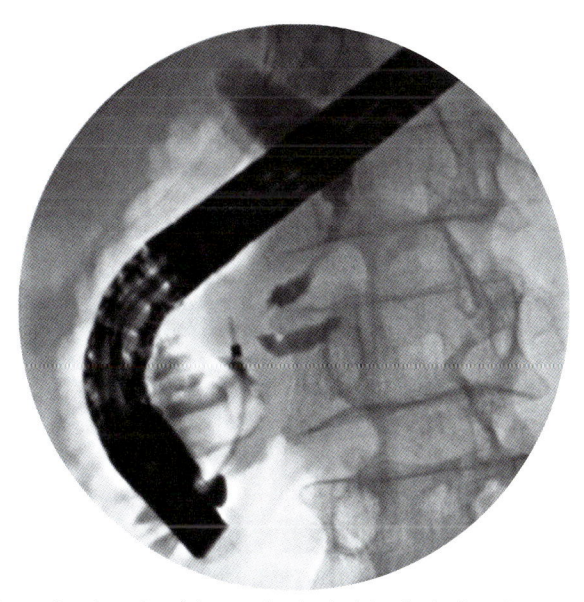

Fig. 38-5. Colangiopancreatografia retrógrada endoscópica revelando sinal de "duplo ducto" em um paciente com adenocarcinoma.

16. Quais são os outros diagnósticos diferenciais para PC?

No cenário da pancreatite crônica, pode ser difícil distinguir PC de pancreatite crônica. A suspeita clínica e o exame de imagem com amostragem do tecido podem possibilitar esta diferenciação. Pancreatite autoimune (AIP) pode simular PC, apresentando características clínicas semelhantes, como icterícia, perda de peso e níveis elevados de Ca 19-9. Um achado de níveis aumentados de imunoglobulina sérica (IgG4) com envolvimento pancreático difuso na CT apoia um diagnóstico de AIP.

17. Quais são os grupos de alto risco que podem se beneficiar com rastreamento?

O Consórcio Internacional para Rastreamento do Câncer de Pâncreas recomenda EUS e/ou MRI e colangiopancreatografia por ressonância magnética para o rastreamento de indivíduos de alto risco, que são definidos como:

- FDRs de pacientes com PC com pelo menos dois FDRs afetados.
- Portadores de mutações em p16 ou BRACA2 com um FDR afetado.
- Pacientes com PJS.
- Pacientes com síndrome de Lynch (câncer colorretal hereditário não polipose) e 1 ou mais FDRs afetados.

No entanto, não existe consenso sobre a idade para iniciar o rastreamento ou os intervalos do rastreamento.

Tabela 38-5. Classificação do AJCC para Câncer Pancreático (2010)

Tumor Primário (T)
TX   O tumor primário não pode ser avaliado
T0   Sem evidências de tumor primário
Tis   Carcinoma *in situ**
T1   Tumor limitado ao pâncreas, 2 cm ou menos na maior dimensão
T2   Tumor limitado ao pâncreas, mais de 2 cm na maior dimensão
T3   O tumor se estende para além do pâncreas, mas sem envolvimento do eixo celíaco ou a artéria mesentérica superior
T4   Tumor envolve o eixo celíaco ou a artéria mesentérica superior (tumor primário irressecável)

Linfonodos Regionais (N)
NX   Os linfonodos regionais não podem ser avaliados
N0   Sem metástase nos linfonodos regionais
N1   Metástase nos linfonodos regionais

Metástases Distantes (M)
M0   Sem metástases distantes
M1   Metástases distantes

Agrupamento em Estágios
Estágio 0 Tis N0 M0 Localizado dentro do pâncreas
Estágio IA T1 N0 M0 Localizado dentro do pâncreas
Estágio IB T2 N0 M0 Localizado dentro do pâncreas
Estágio IIA T3 N0 M0 Localmente invasivo, ressecável
Estágio IIB T1, 2 ou 3 N1 M0 Localmente invasivo, ressecável
Estágio III T4 Qualquer N M0 Localmente avançado, irressecável
Estágio IV Qualquer T N M1 Metástases distantes

*Também inclui a classificação de *PanIn III*.

18. Como PC é estadiada?

O estadiamento exato do PC é importante, pois somente 20% dos pacientes são ressecáveis no momento do diagnóstico. O Comitê Conjunto Americano para Estadiamento do Câncer é o sistema mais comumente usado e está com base no estadiamento tumor-nódulo-metástase (Tabela 38-5). Os tumores são classificados como doença *ressecável, ressecável limítrofe, localmente avançada ou irressecável*.

19. Quais são as modalidades de estadiamento para PC?

A modalidade mais comumente usada para o diagnóstico e estadiamento de PC é MDCT, que tem um alto valor preditivo positivo para irressecabilidade. Contudo, MDCT tem uma sensibilidade menor de 25 a 50% para a predição de ressecabilidade. Técnicas mais recentes de imagens de TC tridimensionais são muito precisas na detecção de invasão vascular: envolvimento do eixo celíaco (CA), artéria mesentérica superior (SMA) e artéria hepática comum. O uso de rastreamento com MRI ou CT-PET com fluorodesoxiglucose pode ajudar a identificar lesões menores não vistas por CT. EUS é não só útil na obtenção de tecido, como também pode identificar lesões menores não vistas por CT e, portanto, é uma técnica complementar. Como existe 5 a 15% de chance de não serem vistas metástases ocultas ao exame de imagem por CT, a laparoscopia diagnóstica (não realizada rotineiramente) pode ajudar a identificar estes implantes (p. ex., peritoneal, capsular ou serosal).

20. Quais são as características da CT de irressectabilidade?

PC é considerado irressecável quando estão presentes características de invasão do tumor, como ausência de planos de gordura no território da SMA; envolvimento da veia cava inferior, aorta ou artéria celíaca; 180 graus ou mais de revestimento circunferencial; oclusão do sistema venoso portal da SMV; ou se estão presentes metástases distantes (p. ex., envolvimento de órgãos sólidos ou linfonodos fora da zona de ressecção e peritônio).

21. Quimioterapia é eficaz para pacientes com PC avançado?

A quimioterapia tradicional com 5-fluorouracil (5-FU) e ácido folínico tem uma taxa global de resposta de menos de 10% sem efeito na qualidade de vida ou sobrevivência. Gencitabina é preferida a 5-FU por causa de seu perfil de toxicidade favorável, embora os resultados gerais sejam semelhantes. Para doença avançada ou metastática, ácido folínico, 5-FU, irinotecan e oxaliplatina se mostraram promissores, com uma melhora no tempo médio de sobrevivência de 11 meses.

22. Qual é a sobrevivência média depois do diagnóstico de PC avançado?

PC está associado a uma taxa de sobrevivência de 5% em 5 anos e um tempo médio de sobrevivência de 6 meses a partir do momento do diagnóstico. Ressecção cirúrgica é o único tratamento curativo para PC. No entanto, somente 15 a 20% dos pacientes são potencialmente ressecáveis no momento do diagnóstico. Após ressecção cirúrgica, a sobrevivência média é aumentada em 25-30 meses, e quando combinada com quimioterapia adjuvante, pode-se obter 5 anos de sobrevivência em mais de 20% dos pacientes. Entretanto, a sobrevivência média para pacientes com PC irressecável da cabeça e corpo é menos de 1 ano, e, para aqueles com envolvimento da cauda pancreática, a sobrevivência é menos de 3 meses.

23. Quais são os fatores para mau prognóstico de PC?
Os fatores para mau prognóstico incluem apresentação em estágio posterior, ressecção R1 (margens de ressecção grosseiramente negativas, mas microscopicamente positivas), invasão perineural ou vascular, *status* de mau desempenho, baixa albumina sérica, metástases no fígado e níveis elevados de CA 19-9. Os fatores de mau prognóstico molecular incluem genes supressores de tumor mutado, como SMAD4 e TP53.

24. Quais são os procedimentos cirúrgicos para câncer ressecável na cabeça pancreática?
Ressecção de Whipple (pancreatoduodenectomia) é o procedimento cirúrgico padrão para câncer ressecável localizado na cabeça do pâncreas. Envolve uma gastrectomia parcial (ressecção do antro), colecistectomia e remoção em bloco da cabeça do pâncreas, ducto biliar comum distal, duodeno e linfonodos regionais. O procedimento geralmente envolve três anastomoses: pancreatojejunostomia, hepatojejunostomia e gastrojejunostomia (Figura 38-3). Pode ser realizada pancreatoduodenectomia com preservação do piloro para manter um piloro funcional pela preservação do estômago. Estudos em longo prazo comparando os dois procedimentos mostram resultados cirúrgicos similares.

25. Qual é o procedimento cirúrgico adotado para câncer no corpo e cauda do pâncreas?
Pancreatectomia distal é o procedimento de escolha para PC no corpo e cauda; o pâncreas é ressecado a partir dos vasos mesentéricos superiores. Uma esplenectomia também é realizada convencionalmente.

26. Existe um papel para terapia neoadjuvante?
Não existe um papel claro para terapia neoadjuvante em PC ressecável. Uma metanálise recente mostrou que terapia com quimiorradiação pré-operatória pode ser benéfica para pacientes com tumores irressecáveis e que reduzir o tamanho do tumor possibilita a ressecção em até 30% dos pacientes.

27. Existe um papel para drenagem endoscópica pré-operatória de rotina para obstrução biliar maligna?
Atualmente não existem evidências sugerindo que drenagem biliar pré-operatória de rotina melhore os resultados cirúrgicos. No entanto, ela pode ser reservada para pacientes ressecáveis com icterícia e retardo significativo na cirurgia, aqueles que apresentam colangite aguda ou pacientes ressecáveis fronteiriços submetidos à terapia com quimiorradiação neoadjuvante.

28. Quais são as estratégias endoscópicas terapêuticas em PC?
A colocação de *stent* biliar endoscópico para icterícia obstrutiva permanece como método principal de drenagem biliar em pacientes com PC irressecável. A colocação de *stents* de metal autoexpansíveis é preferível em relação a *stents* plásticos em pacientes com expectativa de vida mais longa. Em pacientes com obstrução gastroduodenal por uma grande massa pancreática, a colocação endoscópica de um *stent* expansível transpassando o estreitamento alivia a obstrução. Neurólise do plexo celíaco guiada por EUS é feita para aliviar dor existente e também retardar o início da dor em pacientes assintomáticos. Isto é feito pela injeção da combinação de anestésico local (p. ex., bupivacaína) e álcool altamente concentrado (50%) no nível do CA. Pode-se esperar redução da dor em 60 a 75% dos pacientes em 2 semanas do procedimento.

29. Quais são outras considerações paliativas em PC?
Conforme descrito anteriormente, a endoscopia ajuda na paliação da icterícia obstrutiva, prurido intratável, tratamento de colangite e alívio da obstrução duodenal. Se não for possível tratamento endoscópico, a colocação de um cateter ou *stent* para drenagem biliar trans-hepática percutânea pode ser realizada por um radiologista intervencionista. Se as duas modalidades falharem, pode ser indicado *bypass* cirúrgico, como colecistojejunostomia ou hepatojejunostomia para drenagem biliar ou gastrojejunostomia para obstrução duodenal. Outras considerações incluem o manejo convencional da dor usando narcóticos, tratamento da má absorção ou esteatorreia com suplementação de enzimas pancreáticas e tratamento de hiperglicemia usando medicações hipoglicêmicas orais ou insulina.

BIBLIOGRAFIA
1. AJCC cancer staging handbook. Chicago: American Joint Committee on Cancer; 2010.
2. Brentnall TA. Management strategies for patients with hereditary pancreatic cancer. Curr Treat Options Oncol 2005;6:437-45.
3. Brugge WR, Lauwers GY, Shani D *et al.* Cystic neoplasms of the pancreas. N Engl J Med 2004;351:1218-26.
4. Cote GA, Smith J, Sherman S, Kelly K. Technologies for imaging the normal and diseased pancreas. Gastroenterology 2013;144(6):1262-71.
5. Fong ZV, Winter JM. Biomarkers in pancreatic cancer: diagnostic, prognostic, and predictive. Cancer J 2012;18(6):530-8.
6. Hawes RH, Fockens P. EUS in pancreatic tumors. Philadelphia: Saunders; 2011 p. 148-65.
7. Jemal A, Siegel R, Xu J, Ward E. Cancer statistics, 2010. CA Cancer J Clin 2010;60(5):277-300.
8. Paulson AS, Tran Cao HS, Tempero MA, Lowy AM. Therapeutic advances in pancreatic cancer. Gastroenterology 2013;144(6):1316-26.
9. Puli SR, Reddy JB, Bechtold ML *et al.* EUS-guided celiac plexus neurolysis for pain due to chronic pancreatitis or pancreatic cancer pain: a meta-analysis and systematic review. Dig Dis Sci 2009;54:2330-7.
10. Sharma C, Eltawil KM, Renfrew PD *et al.* Advances in diagnosis, treatment and palliation of pancreatic carcinoma: 1990-2010. World J Gastroenterol 2011;17:867-97.
11. Shin EJ, Canto MI. Pancreatic cancer screening. Gastroenterol Clin North Am 2012;41(1):143-57.

12. Varadarajulu S, Eloubeidi MA. The role of endoscopic ultrasonography in the evaluation of pancreatico-biliary cancer. Surg Clin North Am 2010;90:251-63.
13. Vincent A, Herman J, Schulick R, Hruban RH, Goggins M. Pancreatic cancer. Lancet 2011;378(9791):607-20.
14. Werner J, Combs SE, Springfeld C, Hartwig W, Hackert T, Büchler MW. Advanced-stage pancreatic cancer: therapy options. Nat Rev Clin Oncol 2013;10(6):323-33.
15. Yadav D, Lowenfels AB. The epidemiology of pancreatitis and pancreatic cancer. Gastroenterology 2013;144(6):1252-61.

Website

National Comprehensive Cancer Network. www.nccn.org [Acessado em 22/09/2014].

LESÕES CÍSTICAS DO PÂNCREAS
Brenda Hoffman, MD ▪ Jason R. Roberts, MD

1. O que são lesões císticas pancreáticas (PCLs)?
Um verdadeiro cisto pancreático é uma coleção repleta de líquido recoberta por um epitélio. Pseudocistos pancreáticos são coleções repletas de líquido encapsuladas por uma parede inflamatória resultante de pancreatite. Neoplasias pancreáticas sólidas podem conter componentes císticos internos, conforme visto em tumores neuroendócrinos pancreáticos e adenocarcinoma. Cistos mucinosos são recobertos por células estromais do tipo ovariano que secretam mucina.

2. Qual é a importância clínica das PCLs?
Os cistos pancreáticos podem ser malignos, pré-malignos, benignos sem risco de transformação maligna ou podem ser uma fonte de sintomas. O manejo varia muito, desde ressecção cirúrgica até observação sem a necessidade de testes adicionais.

3. Qual a frequência das PCLs?
PCLs são um achado incidental cada vez mais comum no exame de imagem do corpo, com uma prevalência de 2,3% em séries de tomografia computadorizada (CT) e 2,4 a 13,5% em séries de imagem por ressonância magnética (MRI). A melhor resolução de rastreadores multidetectores por CT e MRI permite a identificação de cistos menores (< 1-2 cm). O potencial maligno para alguns cistos requer que todas essas lesões sejam mais bem avaliadas com a supervisão de exames por imagem, análise do líquido cístico ou ressecção cirúrgica para diagnóstico histopatológico.

4. Qual é o diagnóstico diferencial para PCLs?
O diagnóstico diferencial para PCLs é amplo e inclui lesões benignas sem potencial maligno, aqueles com potencial maligno e aqueles que são malignos (Tabela 39-1). Amplamente, cistos mucinosos têm potencial maligno, enquanto que cistos não mucinosos não têm. Noventa por cento das PCLs são benignas, a maioria das quais são pseudocistos.

Tabela 39-1. Diagnóstico Diferencial para Lesões Císticas Pancreáticas de acordo com o Potencial Maligno

BENIGNA	PRÉ-MALIGNA	MALIGNA
Pseudocisto	Neoplasia mucinosa papilar intraductal	Adenocarcinoma ductal com alteração cística
Cistadenoma seroso	Cistadenoma mucinoso	Tumor neuroendócrino com alteração cística
Linfangioma cístico		
Cisto linfoepitelial		Tumor pseudopapilar sólido
Cisto de retenção		

5. Quais sintomas estão associados a cistos pancreáticos?
Dor abdominal é a indicação mais comum para exame de imagem do corpo resultando no achado de cistos pancreáticos. É provável que a maioria destes cistos seja assintomática e de achados verdadeiramente acidentais, especialmente cistos pequenos (< 1-2 cm). Cistos únicos ou múltiplos no contexto de pancreatite aguda recente ou uma exacerbação aguda de pancreatite crônica são mais provavelmente pseudocistos. Pseudocistos grandes podem-se apresentar como massa abdominal palpável ou causam obstrução do esvaziamento gástrico relacionados com sintomas, como náusea, vômitos e saciedade precoce. Os pseudocistos também podem ficar infectados levando à febre e leucocitose. Cistos na cabeça do pâncreas podem causar obstrução biliar pela compressão extrínseca ou por invasão do ducto biliar extra-hepático.

6. Quais são as opções de tratamento para cistos pancreáticos?
O manejo de cistos pancreáticos tem sido historicamente ressecção cirúrgica, com a localização da lesão ditando o tipo de intervenção cirúrgica. Cistos na cabeça do pâncreas requerem uma pancreatoduodenectomia (procedimento de Whipple). Localizações no corpo ou cauda são removidas com uma pancreatectomia distal. Alguns cistos podem ser receptivos à enucleação, que é uma abordagem de preservação do órgão. A ressecção possibilita o tratamento dos sintomas relacionados com cistos, além do diagnóstico histopatológico. Pseudocistos pancreáticos podem ser ressecados cirurgicamente ou drenados por técnicas cirúrgicas, endoscópicas ou percutâneas. Ablação do cisto é uma terapia mais recente que visa a destruir o revestimento epitelial em cistos mucinosos com álcool ou quimioterapia, mas somente é oferecida em poucos centros selecionados.

7. Qual é a taxa de malignidade em cistos pancreáticos?
Aproximadamente 23% das lesões císticas tratadas com ressecção com base em critérios radiográficos e clínicos preocupantes contêm pelo menos carcinoma *in situ* e 52% tinham potencial maligno (neoplasia mucinosa papilar intraductal [IPMN], adenoma cístico mucinoso [MCA], pseudotumor sólido). Vinte e cinco por cento das IPMNs envolvem o ducto principal, e mais de 60% são malignas. Cinquenta e sete das IMPNs são ductos em ramo, e mais de 25% são malignas. Em MCAs ressecados, 13% tinham displasia de alto grau, e 4% tinham carcinoma invasivo.

8. Defina um *pseudocisto pancreático*.
Pseudocisto pancreático é uma coleção de líquidos encapsulados por uma parede bem definida. Uma coleção de líquidos pancreáticos aguda leva pelo menos 4 semanas para maturar e se transformar em pseudocisto. A maioria dos pseudocistos se resolve com o tempo; no entanto, quando existe comunicação com o ducto pancreático, eles frequentemente aumentam ou persistem como pseudocistos crônicos, causando sintomas como plenitude ou dor abdominal, saciedade precoce e obstrução do esvaziamento gástrico.

9. Quando você trata pseudocistos pancreáticos?
Pseudocistos que estão aumentando de tamanho, infectados ou causando sintomas, como dor ou obstrução do esvaziamento gástrico, requerem drenagem. Pseudocistos hemorrágicos são uma circunstância única e podem requerer tratamentos cirúrgico e angiográfico combinados em razão do envolvimento vascular potencial.

10. Como são tratados pseudocistos pancreáticos?
A drenagem do cisto no lúmen gastrointestinal se tornou a intervenção preferida com um bom sucesso técnico e clínico. É criada uma cistogastrostomia ou cistoduodenostomia endoscopicamente ou cirurgicamente. Cada uma das técnicas é eficaz, com a especialidade do local ditando o procedimento de escolha. Procedimentos de drenagem retardada de qualquer método (> 4 semanas) estão associados a melhores resultados. Pancreatografia por ressonância magnética ou pancreatografia retrógrada endoscópica (ERCP) são estudos úteis para determinar se o ducto pancreático se comunica com um pseudocisto. ERCP com *stent* do ducto pancreático transpapilar é terapêutica em casos em que existe comunicação entre o pseudocisto e o ducto pancreático como terapia primária ou adjuvante para drenagem transluminal.

11. Quais são as características dos MCAs?
- A predominância é 95% do sexo feminino.
- Localização no corpo e cauda do pâncreas em 95%.
- Classicamente contêm calcificação na parede.
- Aparecem septações internas com uma cápsula externa.
- A lesão é unifocal.
- O ducto pancreático é geralmente normal sem comunicação.
- Apresenta-se na quarta e quinta décadas.

12. Quais são as características das IMPNs?
- A ocorrência é igual em homens e mulheres.
- Ocorre envolvimento do ducto pancreático principal se o tamanho do ducto for maior do que 5 mm e sem a presença de obstrução.
- Ocorre variante do ducto em ramo se houver ramos laterais císticos se comunicando com o ducto pancreático.
- Ocorrem variantes mistas quando as duas características estão presentes.
- O envolvimento do ducto em ramo é frequentemente multifocal.
- Apresentam-se na sexta e sétima décadas de vida.

13. Qual é o processo de avaliação para PCLs que não se acredita serem pseudocistos?
Quando a história clínica e o exame de imagem não são compatíveis com um pseudocisto, justifica-se uma avaliação mais aprofundada. Se são vistas características de alto risco na CT ou MRI e o paciente for um candidato cirúrgico, é recomendada ressecção (Figura 39-1). Um cisto sem características de alto risco, mas com características preocupantes pode ser mais bem caracterizado por ultrassonografia endoscópica com aspiração por agulha fina. A análise do líquido cístico é 80% precisa na diferenciação de cistos mucinosos *versus* não mucinosos, quando os níveis de antígeno carcinoembrionário (CEA) no líquido estão acima de 192 ng/mL. Os níveis de CEA no líquido do cisto não são diagnósticos para displasia de alto grau ou malignidade. Embora o exame citológico do líquido seja altamente específico, ele é menos do que 50% sensível na detecção de malignidade.

14. Quais são as características de alto risco dos cistos pancreáticos?
- Icterícia obstrutiva com um cisto na cabeça pancreática.
- Componente cístico sólido realçado.
- Ducto pancreático principal maior do que 10 mm.

15. Quais são as características preocupantes dos cistos pancreáticos?
- Ducto pancreático principal com 5 a 9 mm.
- Componente cístico sólido não realçado.
- Parede cística espessada ou realçada.
- Transição no diâmetro do ducto com atrofia na glândula distal.
- Pancreatite aguda.

Fluxograma

Lesão cística pancreática na CT de fase tripla

- **Características de alto risco presentes**: Componente sólido realçado, diâmetro do ducto pancreático ≥ 10 mm, icterícia associada a lesão na cabeça pancreática
  - Sim → **Ressecção cirúrgica**
  - Não ↓
- **Características preocupantes presentes**: Componente sólido não realçado, parede espessada/realçada, diâmetro do ducto pancreático 5-9 mm, alteração no calibre do ducto pancreático com atrofia parenquimal, pancreatite
  - Sim → **EUS com FNA**: Componente sólido definido / IPMN no ducto principal (ducto ≥ 5 mm) / células malignas na citologia (líquido ou FNA do nódulo)
    - Sim → Ressecção cirúrgica
    - Não ↓
  - Não ↓
- **Qual é o tamanho do cisto maior?**
  - **< 1 cm**: CT ou MRI 2-3 anos
  - **1-2 cm**: CT ou MRI anualmente
  - **2-3 cm**: EUS com FNA 3-6 meses / Alternar EUS/MRI anualmente / Considerar cirurgia em pacientes apropriados
  - **> 3 cm**: Alternar EUS/MRI a cada 3-6 meses / Considerar cirurgia em pacientes apropriados

Características de pseudocisto no exame de imagem? E Pancreatite clínica aguda ou crônica?
- Sim → **Pseudocisto**

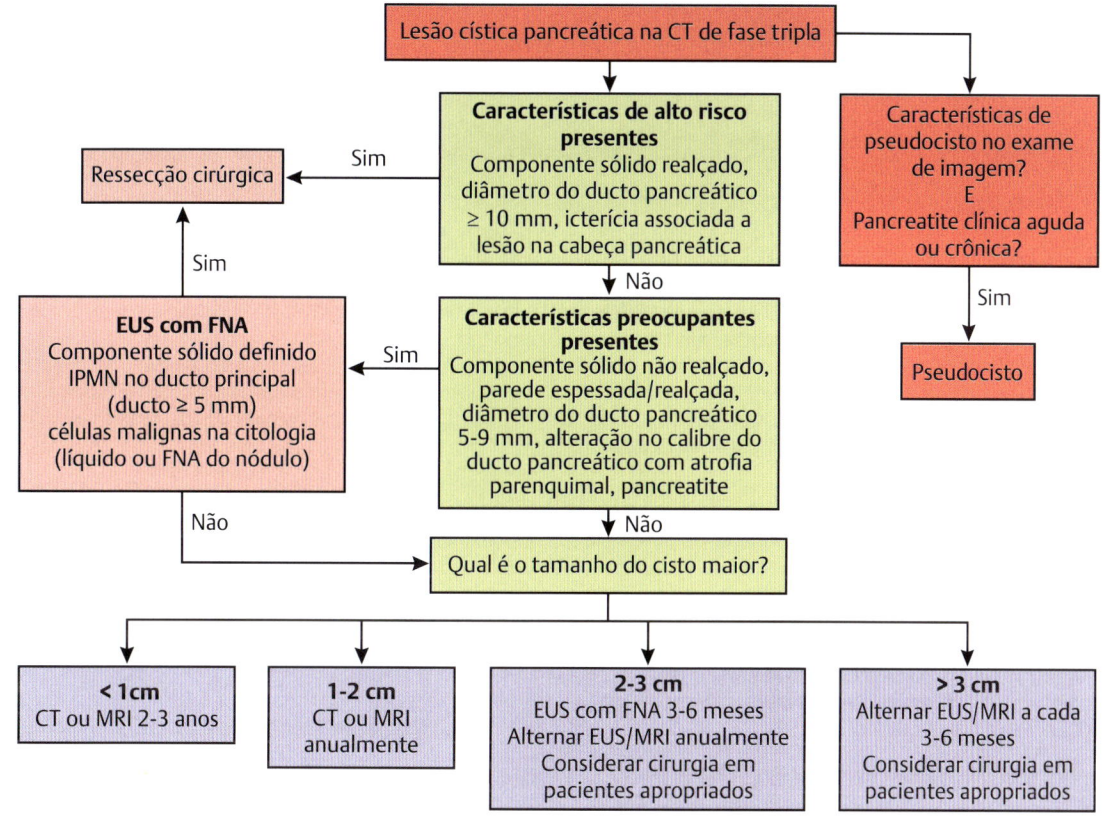

Fig. 39-1. Abordagem algorítmica de lesões císticas pancreáticas identificadas em tomografia computadorizada (CT) de fase tripla. *EUS* = ultrassom endoscópico; *FNA* = aspiração por agulha fina; *IPMN* = neoplasia mucinosa papilar intraductal; *MRI* = imagem por ressonância magnética.

16. Como a análise molecular do líquido cístico é usada na diferenciação e estratificação do risco de cistos pancreáticos?

Foram identificados inúmeros alvos moleculares que auxiliam na determinação das características histológicas do cisto (mucinoso vs. não mucinoso) ou que predizem displasia de alto grau ou carcinoma. Mutação genética de KRAS, perda da heterozigosidade e quantidade de DNA são os testes comerciais disponíveis atualmente usados para diagnosticar um cisto mucinoso, quando o nível de CEA é indeterminado (5-192 ng/mL) ou existe líquido insuficiente para produzir um nível de CEA. A presença de mutação no GNAS foi demonstrada em IPMNs e não MCAs, tornando-o um teste potencialmente útil para distinguir IPMNs do ducto em ramo de MCAs. O papel da análise molecular do líquido cístico na avaliação de PCLs ainda não está determinado, já que são necessários estudos multicêntricos maiores.

BIBLIOGRAFIA

1. Al-Haddad M, DeWitt J, Sherman S et al. Performance characteristics of molecular (DNA) analysis for the diagnosis of mucinous pancreatic cysts. Gastrointest Endosc 2013;1-9.
2. Bhutani M, Gupta V et al. Pancreatic cyst fluid analysis—a review. J Gastrointestin Liver Dis 2011;20(2):175-80.
3. Brugge W, Lewandrowski K, Lee-Lewandrowski E. and the investigators of the CPC study. Diagnosis of pancreatic cystic neoplasms: a report of the cooperative pancreatic cyst study. Gastroenterology 2004;126:1330-6.
4. Gaujoux S. Brennan M. Gonen M et al. Cystic lesions of the pancreas: changes in the presentation and management of 1,424 patients at a single institution over a 15-year time period. J Am Coll Surg 2011;212:590-600.
5. Law J, Hrubanb R, Lennona A. Management of pancreatic cysts: a multidisciplinary approach. Curr Opin Gastroenterol 2013;29(5):509-16.
6. Ngamruengphong S, Bartel M, Raimondo M. Cyst carcinoembryonic antigen in differentiating pancreatic cysts: a meta-analysis. Dig Liver Dis 2013;45(11):920-6.
7. Parra-Herran C, Garcia M, Herrera L, Bejarano P. Cystic lesions of the pancreas: clinical and pathologic review of cases in a five year period. J Pancreas 2010;11(4):358-64.
8. Tanaka M, Fernandez-del Castillo C, Adsay V et al. International consensus guidelines 2012 for the management of IPMN and MCN of the pancreas. Pancreatology 2012;12:183-97.
9. Turner B, Brugge W. Pancreatic cystic lesions: when to watch, when to operate, and when to ignore. Curr Gastroenterol Rep 2010;12:98-105.

Parte V ▪ Distúrbios do Intestino Delgado e do Intestino Grosso

CAPÍTULO 40

DOENÇA CELÍACA

Daniel A. Leffler, MD, MS ▪ Rohini R. Vanga, MBBS, MD

1. Como se manifesta a doença celíaca (CD)?

CD é um transtorno imunológico sistêmico que afeta sistemas de multiórgãos em indivíduos predispostos geneticamente desencadeados pela ingestão de produtos contendo glúten, como trigo, centeio ou cevada.

CD tem um amplo espectro clínico que oscila desde sintomas gastrointestinais e extraintestinais até um estado completamente assintomático. Ela frequentemente se manifesta como diarreia crônica, perda de peso, inchaço e gases, distensão e desconforto abdominal em até 40 a 50% dos adultos. Entretanto, pelo menos metade dos pacientes tem apenas manifestações extraintestinais ou atípicas de CD (Box 40-1).

Box 40-1. Manifestações Extraintestinais ou Atípicas de Doença Celíaca

Comuns
- Deficiência de ferro +/- anemia
- Fadiga crônica
- Osteopenia e osteoporose
- Testes da função hepática (enzimas) elevados

Menos Comuns
- Constipação

- Sintomas neurológicos psiquiátricos (cefaleia, depressão, ansiedade, neuropatia periférica, ataxia, epilepsia com e sem calcificações cerebrais)
- Dermatite herpetiforme
- Hipoproteinemia
- Infertilidade
- Reconhecimento incidental durante EGD para outras indicações

EGD = esofagogastroduodenoscopia.

---

2. Quais populações estão em risco de CD?

CD é uma das condições crônicas mais comuns que afetam a humanidade, com uma prevalência mundial de aproximadamente 1%. CD só é incomum entre populações indígenas da África subsaariana e Ásia Oriental (Tabela 40-1).

Tabela 40-1. Risco de Doença Celíaca

CONDIÇÃO OU POPULAÇÃO ESPECÍFICA	PREVALÊNCIA ESTIMADA
América do Norte e descendente europeu	1%
Parentes de primeiro grau de pessoas com doença celíaca	10-15%
Diabetes tipo I	3-16%
Tireoidite de Hashimoto	5%
Síndrome de Down	10%*
Síndrome de Turner	9%
Deficiência de IgA	9%
Esofagite eosinofílica (pediátrica)	5-10%[†]
Doença hepática autoimune, síndrome de Sjögren, nefropatia por IgA	↑

Ig = imunoglobulina.
*Book L, Hart A, Black J, Feolo M, Zone JJ, Neuhausen SL: Prevalence and clinical characteristics of celiac disease in Downs syndrome in a US study, *Am J Med Genet* 98(1):70-74, 2001.
[†]Pellicano R, et al: 2013 update on celiac disease and eosinophilic esophagitis, *Nutrients* 5:3329-3339, 2013; Leslie C, Mews C, Charles A, Ravikumara M: Celiac disease and eosinophilic esophagitis: a true association, *J Pediatr Gastroenterol Nutr* 50(4):397-399, 2010.

3. Como é diagnosticada CD?
Uma abordagem gradual auxilia no diagnóstico de CD (Figura 40-1).

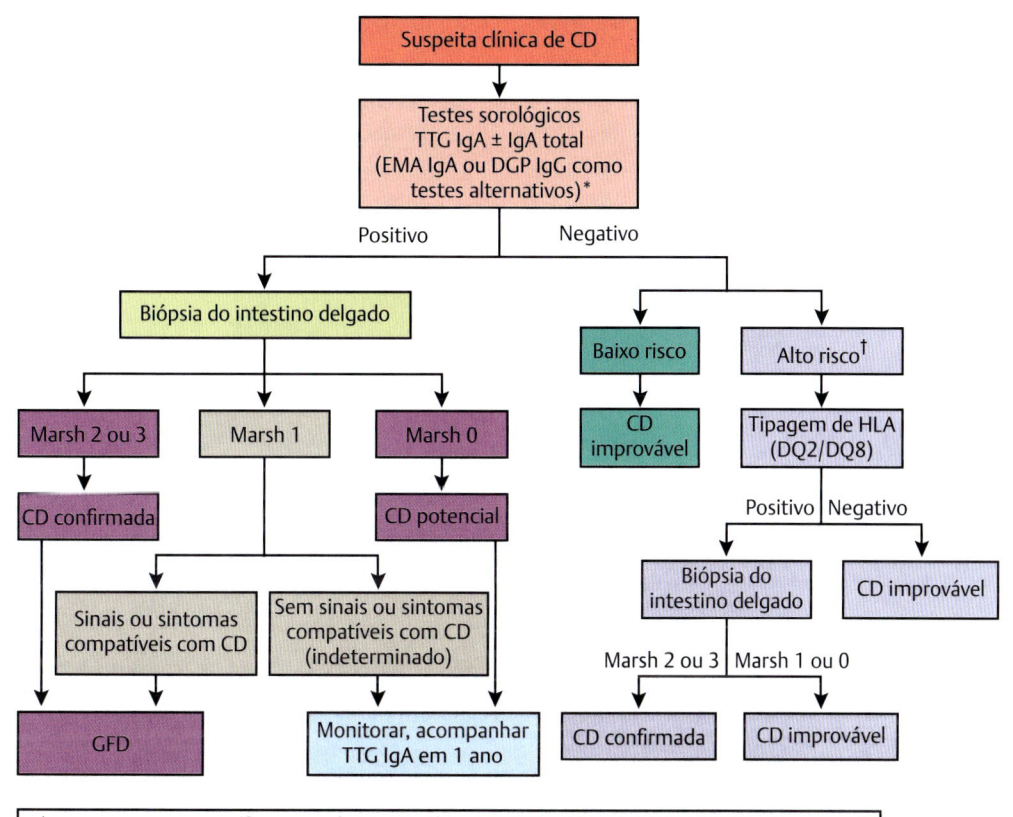

Fluxograma:

- Suspeita clínica de CD
  - Testes sorológicos TTG IgA ± IgA total (EMA IgA ou DGP IgG como testes alternativos)*
    - **Positivo** → Biópsia do intestino delgado
      - Marsh 2 ou 3 → CD confirmada → Sinais ou sintomas compatíveis com CD → GFD
      - Marsh 1 → CD potencial
        - Sinais ou sintomas compatíveis com CD → GFD
        - Sem sinais ou sintomas compatíveis com CD (indeterminado) → Monitorar, acompanhar TTG IgA em 1 ano
      - Marsh 0 → Sem sinais ou sintomas compatíveis com CD (indeterminado) → Monitorar, acompanhar TTG IgA em 1 ano
    - **Negativo**
      - Baixo risco → CD improvável
      - Alto risco† → Tipagem de HLA (DQ2/DQ8)
        - Positivo → Biópsia do intestino delgado
          - Marsh 2 ou 3 → CD confirmada
          - Marsh 1 ou 0 → CD improvável
        - Negativo → CD improvável

*EMA IgA – 98% específico, considerar quando TTG IgA for positivo fronteiriço. DGP IgG 90% específico; útil em pacientes com deficiência de IgA e em crianças com menos de 2 anos.

†Anemia, perda de peso, diarreia crônica ou osteoporose inexplicável; história familiar de CD; doenças autoimunes coexistentes.

Fig. 40-1. Algoritmo diagnóstico para doença celíaca. *CD* = doença celíaca; *DGP* = peptídeo gliadina desaminado; *EMA* = anticorpo endomisial; *HLA* = antígeno leucocitário humano; *GFD* = dieta sem glúten; *Ig* = imunoglobulina; *TTG* = transglutaminase tecidual.

Testes sorológicos é o passo inicial para diagnosticar CD. O ensaio de anticorpos de imunoglobulina A (IgA) para a transglutaminase tecidual (TTG) sérica é maior do que 95% sensível e específico para rastreamento de CD em indivíduos com níveis de IgA normais, e deve ser o teste inicial de escolha na maioria das situações. O ensaio de anticorpos IgG para gliadina desaminada sérica tem mais de 90% de sensibilidade e especificidade e é útil no contexto de deficiência de IgA, quando IgA TTG é negativa. O anticorpo IgA antiedomísio é moderadamente sensível e altamente específico para CD não tratada e é mais útil quando IgA TTG é positiva fronteiriça. A aparência macroscópica da mucosa intestinal pode sugerir CD (Figura 40-2), mas não é sensível ou específica. *Biópsia do intestino delgado (tipicamente 4-6 biópsias da segunda porção do duodeno e duas do bulbo duodenal)* continua sendo o padrão ouro para confirmar CD. Atrofia vilosa com aumento dos linfócitos intraepiteliais (Marsh III) é a lesão patológica característica em CD (Figura 40-3).

4. Quais são as complicações potenciais de CD?
- CD não tratada pode levar a aminotransferases assintomaticamente elevadas em 40 a 50% dos casos. Uma dieta sem glúten (GFD) estrita levará à redução nos níveis de aminotransferase na maioria dos indivíduos. Em poucos casos é vista progressão para insuficiência hepática e cirrose apesar de uma GFD estrita, especialmente quando hepatite autoimune, cirrose biliar primária ou colangite esclerosante primária coexistem.
- Osteoporose é outra complicação potencial de CD não reconhecida ou não tratada. É comum densidade óssea reduzida em pacientes com CD, e existe um risco aumentado de fraturas.

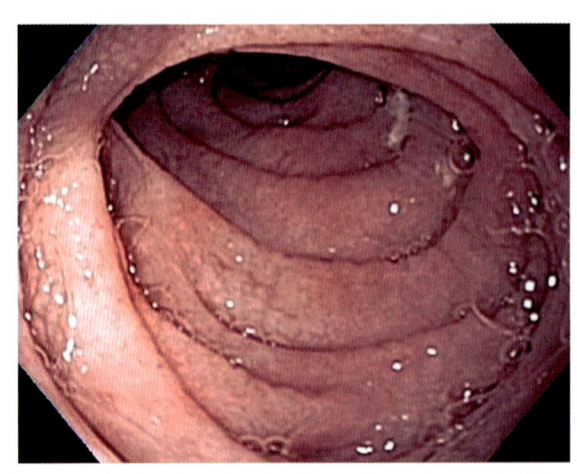

Fig. 40-2. Aparência endoscópica da mucosa duodenal mostrando a forma de concha característica na doença celíaca.

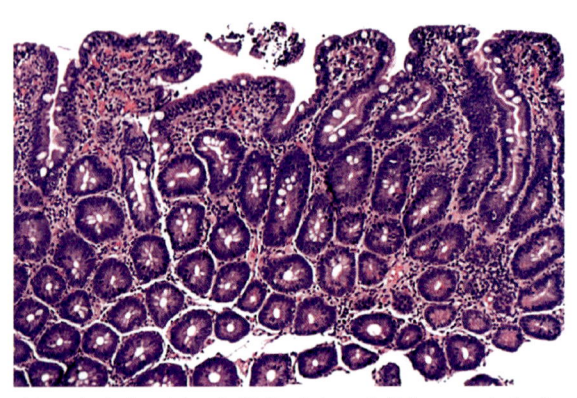

Fig. 40-3. Embotamento viloso com hiperplasia da cripta e linfócitos intraepiteliais aumentados (padrão de ponta pesada) na doença celíaca. (*Adaptada de McNally PR: GI/liver secrets plus, ed 4, Philadelphia, 2010, Mosby, imagens coloridas online.*)

- CD está associada à infertilidade nas mulheres. O rastreamento de mulheres com infertilidade inexplicável detecta CD não diagnosticada. A fertilidade melhora com GFD.
- Pacientes com CD estão em maior risco de mortalidade, adenocarcinoma do intestino delgado e linfoma das células T associado à enteropatia (EATCL).

5. Como CD é tratada? Existem outras opções de manejo além de uma GFD?

Evitar glúten ao longo da vida é o único tratamento atualmente disponível para CD. Embora o consumo zero de glúten seja o tratamento ideal para CD, é difícil evitar um grau mínimo de contaminação com glúten (glúten oculto). Consultar com um dietista registrado, especializado em GFD, é importante para a educação do paciente, facilitação da adaptação à nova dieta e para minimizar a exposição ao glúten oculto. A participação em um grupo de apoio a celíacos é outra fonte para ampliar o conhecimento sobre as várias opções disponíveis para GFD. Medicações imunossupressoras, como corticosteroides (budesonida ou prednisona), mesalamina ou 6-mercaptopurina, são ocasionalmente necessárias como terapia adjuvante em raras circunstâncias, como crise celíaca ou CD refratária (RCD); no entanto, nestes casos é recomendado encaminhamento a um centro com especialidade em CD. Agentes terapêuticos não dietéticos, como acetato de larazotida (regulador das junções intercelulares e antagonista da zonulina) e glutinases, estão atualmente em investigação em ensaios clínicos de fase 2.

6. De quais consequências comuns de uma GFD estrita um médico de cuidados primários ou gastroenterologista precisa ter conhecimento?

É não só importante seguir uma GFD estrita, mas também manter uma GFD saudável e balanceada. Caso contrário, isto poderá levar a ganho de peso indesejado, constipação e deficiências nutricionais. Muitos alimentos comerciais sem glúten são preparados principalmente com arroz branco, milho, batata e tapioca, que são ricos em carboidratos, têm baixo teor de fibras e tendem a ter pouco valor nutricional.

- Em média, indivíduos com CD ao diagnóstico têm índice de massa corporal (BMI) mais baixo do que a população em geral. Entretanto, CD pode ser vista em pessoas de todas as classes de peso. Por causa de uma combinação das diferentes escolhas de alimentos e de uma melhor absorção, o BMI frequentemente aumenta com GFD, especialmente naqueles

que seguem fielmente a GFD. O colesterol total e as lipoproteínas de baixa densidade também podem aumentar. Deve ser feito aconselhamento para manutenção do peso como parte integrante da educação alimentar celíaca.
- Constipação é outro problema comumente encontrado por pacientes em GFD, predominantemente decorrente do baixo conteúdo de fibras da maioria dos alimentos sem glúten. O aumento de fibras na dieta juntamente com a adequada ingestão de líquidos é o primeiro e o melhor tratamento para constipação.
- Produtos com farinha de trigo são enriquecidos com ferro e vitaminas B, ao contrário da maioria dos produtos sem glúten. Uma GFD saudável contém frutas e vegetais, grãos integrais e fibras, proteína magra, laticínios com baixo teor de gordura, fontes de cálcio e vitamina D e gorduras saudáveis. Suplementos nutricionais, incluindo multivitaminas, cálcio e vitamina D, também devem ser recomendados para a maioria dos pacientes.

7. Como a "suspeita" de CD pode ser avaliada em pacientes que já estão em GFD?

Sintomas ou resposta de sintoma a uma GFD isolada não devem ser usados para diagnosticar CD. Teste sorológico específico para doença celíaca e biópsia intestinal também não são confiáveis para diagnosticar ou excluir CD em pacientes que já aderiram a GFD, pois é esperado que estes testes se normalizem com tempo suficiente de tratamento. Em casos com possível CD que já estão em GFD, o teste do antígeno leucocitário humano (HLA) DQ2/DQ8 deve ser realizado primeiro. Este teste tem um alto valor preditivo negativo de mais de 99% e ajuda a excluir CD. Se o teste genético retornar aos resultados positivos para DQ2, DQ8 ou ambos, o próximo passo será um desafio formal de glúten de 2 a 4 semanas seguido por biópsias duodenais múltiplas e teste sorológico para doença celíaca.

8. O que é CD não responsiva (NRCD) e como é manejada?

A maioria dos indivíduos com CD tem melhora substancial com a eliminação do glúten da sua dieta. No entanto, 7 a 30% dos pacientes com CD têm sintomas persistentes, sinais ou anormalidades laboratoriais típicas de CD, apesar de estarem em GFD por 6 a 12 meses. Isto é conhecido como *NRCD* e se deve a uma variedade de fatores etiológicos. Exposição inadvertida ao glúten é a causa mais comum, representando 35 a 50% dos casos de NRCD. Quando os sintomas não melhoram ou quando recorrem, deve ser realizada uma abordagem sistemática para identificar e tratar a causa específica (Figura 40-4). O passo principal é reconfirmar o diagnóstico inicial de CD examinando os achados histológicos e sorológicos do intestino delgado obtidos no momento do diagnóstico. Deve ser considerada uma endoscopia, se o diagnóstico foi unicamente com base na testagem sorológica para doença celíaca. Isto também ajudará o médico a avaliar a cura intestinal e outras condições que podem causar achados histológicos similares.

9. Descreva RCD.

RCD é definida por sintomas e sinais de má absorção persistente ou recorrente com atrofia vilosa apesar de uma GFD estrita por mais de 12 meses na ausência de outras causas de CD tratada não responsiva e linfoma explícito. RCD é incomum, afetando 1 a 2% dos pacientes com CD. RCD tipo I é identificada por infiltração linfocitária intraepitelial **policlonal** na mucosa do intestino delgado, semelhante à vista em CD não tratada. RCD tipo II é reconhecida por linfócitos-T em CD3 positivas aberrantes **monoclonais** que não têm expressão de CD8. O tratamento tradicional de RCD tipos I e II consiste em corticosteroides sistêmicos ou budesonida ou agentes imunossupressores, como azatioprina. RCD tipo II tem um prognóstico menos favorável por causa do risco de transformação maligna em EATCL.

10. Qual é o diagnóstico diferencial de atrofia vilosa do duodeno ou enteropatia não celíaca (NCE)?

Outras doenças além de CD podem causar atrofia vilosa. A presença de atrofia vilosa com teste do gene HLA-DQ2/DQ8 associado à CD ou achados sorológicos celíacos negativos numa dieta contendo glúten, além da ausência de melhora histológica com uma GFD sugerem fortemente NCE.

As condições associadas à NCE incluem:
- Enteropatia na síndrome da imunodeficiência adquirida (AIDS).
- Enteropatia autoimune.
- Imunodeficiência variável comum.
- Espru colagenoso.
- Doença de Crohn.
- Enteropatia induzida por droga (p. ex., olmesartan (Benicar), metotrexato, azatioprina).
- Enterite eosinofílica.
- Doença do enxerto *versus* hospedeiro
- Espru associado à hipogamaglobulinemia.
- Enterite infecciosa (giardíase).
- Linfoma intestinal.
- Desnutrição.
- Crescimento bacteriano excessivo no intestino delgado.
- Espru tropical.
- Doença de Whipple.

Fluxograma

CD não responsiva → **Revisar diagnóstico original**

Evidências apoiadoras
- Confirmação de achados de histologia no intestino delgado compatíveis com doença celíaca
- Achados sorológicos positivos de TTG, DPG ou EMA em alguns durante o curso clínico
- Presença de HLA-DQ2 ou DQ8
- Dermatite herpetiforme confirmada por biópsia
- Resposta clínica e/ou histológica a GFD
- História familiar de CD
- Presença de transtornos autoimunes associados

Revisar diagnóstico original →
- **CD confirmada** → Revisão da dieta e/ou sorologias celíacas
- **Sem doença celíaca** → Avaliar para outros fatores etiológicos*†

Revisão da dieta e/ou sorologias celíacas →
- **Contaminação com glúten** → Educação em GFD por dietista especializado e monitorar o progresso
- **Dieta sem glúten** → Biópsias do intestino delgado (± biópsias do cólon se diarreia persistente)

Biópsias do intestino delgado →
- **Atrofia vilosa** → Excluir outros fatores etiológicos ou atrofia vilosa* → **CD refratária**
- **Sem atrofia vilosa** → Considerar fatores etiológicos alternativos para sintomas persistentes†

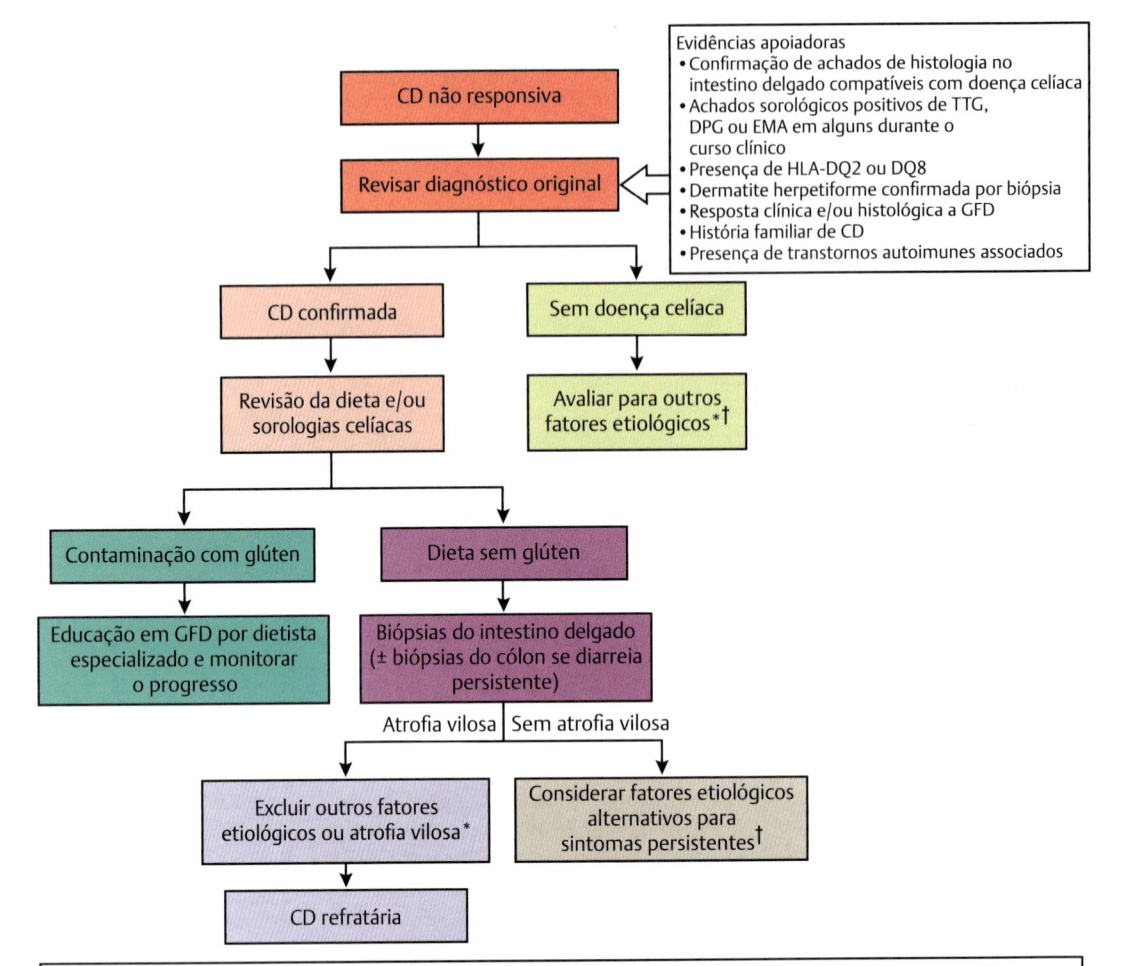

*Enteropatia autoimune, imunodeficiência combinada variável, espru colagenoso, SIBO, espru tropical, enterite eosinofílica e duodenite péptica

†Síndrome do intestino irritável, SIBO, intolerâncias alimentares, enterite eosinofílica, colite microscópica e doença de Crohn

Fig. 40-4. Uma abordagem para a investigação de doença celíaca não responsiva. *CD* = doença celíaca; *DGP* = peptídeo gliadina desaminada; *EMA* = anticorpo antiendomísio; *flu* = *follow-up*; *GFD* = dieta sem glúten; *HLA* = antígeno leucocitário humano; *SIBO* = crescimento bacteriano excessivo no intestino delgado; *TTG* = transglutaminase tecidual. (*Adaptada de Rubio-Tapia A, Hill ID, Kelly CP et al: ACG clinical guidelines: diagnosis and management of celiac, Am J Gastroenterol 108(5):656-676, 2013.*)

BIBLIOGRAFIA

1. Kelly CP, Green PU, Murray JA et al. Larazotide Acetate Celiac Disease Study Group. Larazotide acetate in patients with coeliac disease undergoing a gluten challenge: a randomised placebo-controlled study. Aliment Pharmacol Ther 2013;37(2):252-62.
2. Leffler DA, Kelly CP, Abdallah HZ et al. A randomized, double-blind study of larazotide acetate to prevent the activation of celiac disease during gluten challenge. Am J Gastroenterol 2012;107(10):1554-62.
3. Nasr I, Leffler DA, Ciclitira PJ. Management of celiac disease. Gastrointest Endosc Clin N Am 2012;22(4):695-704.
4. Rubio-Tapia A, Herman ML, Ludvigsson JF et al. Severe spruelike enteropathy associated with olmesartan. Mayo Clin Proc 2012;87(8):732-8.
5. Rubio-Tapia A, Hill ID, Kelly CP et al. ACG clinical guidelines: diagnosis and management of celiac disease. Am J Gastroenterol 2013;108(5):656-76.
6. Tio M, Cox MR, Eslick GD. Meta-analysis: coeliac disease and the risk of all-cause mortality, any malignancy and lymphoid malignancy. Aliment Pharmacol Ther 2012;35(5):540-51.
7. Ziegler TR, Fernandez-Estivariz C, Gu LH et al. Severe villus atrophy and chronic malabsorption induced by azathioprine. Gastroenterology 2003;124:1950-7.

Website

CeliacNow (nutrition for celiac disease). www.celiacnow.org [Acessado em 22/09/2014].
NIH Consensus Development Conference on Celiac Disease. http://consensus.nih.gov/2004/2004celiacdisease118html.htm [Acessado em 22/09/2014].

DOENÇA DE CROHN

Bret A. Lashner, MD ▪ *Aaron Brzezinski, MD*

DIAGNÓSTICO

1. Quais são os sintomas usuais e sinais sugestivos da doença de Crohn?

Os sintomas da doença de Crohn são determinados pelo local e tipo de envolvimento (isto é, inflamatório, estenosante ou fistulizante). O local mais comum de envolvimento é a ileocolite (aproximadamente 45% dos pacientes). Estes pacientes apresentam diarreia e dor abdominal geralmente insidiosa no quadrante inferior direito, frequentemente desencadeada ou agravada após as refeições, e pode estar associada a uma massa inflamatória macia no quadrante inferior direito e perda de peso. A diarreia é geralmente não sanguinolenta, e este pode ser um dos sinais na história clínica que ajuda a diferenciar doença de Crohn ileocolônica de colite ulcerativa, em que a diarreia sanguinolenta é quase universal. Os pacientes frequentemente têm febre, perda de peso, fístulas ou fissuras perianais e manifestações extraintestinais, como estomatite aftosa, artrite e eritema nodoso. Pacientes com doença de Crohn colônica isolada (aproximadamente 30% dos pacientes) geralmente apresentam diarreia, dor abdominal, hematoquezia e perda de peso.

Pólipos cutâneos perianais são muito comuns e por vezes são confundidos com hemorroidas externas, e somente depois que estes são removidos e o curso é complicado por uma ferida que não cicatriza é que o diagnóstico de doença de Crohn é contemplado. Por vezes, os sintomas principais estão relacionados com fístula ou abscesso perianal, muito embora a maioria destes pacientes tenha outras áreas de envolvimento pela doença de Crohn. Podem-se desenvolver fístulas desde o intestino até outros órgãos, como a bexiga ou outros segmentos do intestino, ou até para a cavidade peritoneal. A doença de Crohn gastroduodenal (aproximadamente 5% dos pacientes) é menos comum e pode imitar úlcera péptica complicada com dor abdominal, saciedade gástrica precoce ou sintomas de obstrução duodenal.

Pacientes com doença estenosante apresentarão sintomas obstrutivos relacionados com o local do estreitamento. Frequentemente existe dor abdominal com cólica, distensão, vômitos e obstipação. Com a ausência de um componente inflamatório da doença, geralmente é necessário cirurgia em vez de tratamento anti-inflamatório.

2. Como é estabelecido o diagnóstico da doença de Crohn?

O diagnóstico da doença de Crohn é estabelecido pela história, exame físico, endoscopia, biópsias, radiografias e testes laboratoriais. A doença de Crohn se apresenta mais comumente entre 15 e 25 anos de idade. Este diagnóstico deve ser suspeitado em pacientes com diarreia crônica, encontrando ulcerações intestinais características e excluindo diagnósticos alternativos. As ulcerações da doença de Crohn podem ser aftoides (Figura 41-1), mas também podem ser profundas, ser-

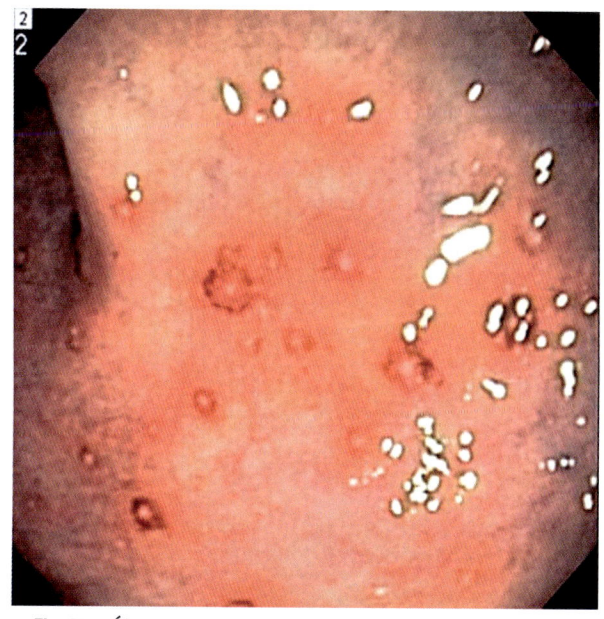

Fig. 41-1. Úlceras aftoides em um paciente com colite de Crohn.

piginosas e claramente demarcadas ao longo do eixo longitudinal do intestino (Figura 41-2). Áreas poupadas (normal), aparência de paralelepípedo e reto poupado são achados característicos. Enema de bário com contraste de ar, séries do intestino delgado com ou sem um pneumocólon peroral, enterografia por tomografia computadorizada ou colonoscopia podem demonstrar estas lesões típicas. Numa série do intestino delgado, a doença de Crohn frequentemente leva à separação das alças intestinais, um íleo terminal ulcerado e estreitado e em casos avançados, o assim chamado *sinal em colar* (Figura 41-3). As biópsias das áreas envolvidas têm distorção na arquitetura e um infiltrado inflamatório crônico, e em aproximadamente 10 a 30% dos casos de colite de Crohn existem granulomas não caseosos que geralmente são diagnósticos. Lesões típicas da doença de Crohn também podem ser vistas no trato gastrointestinal superior.

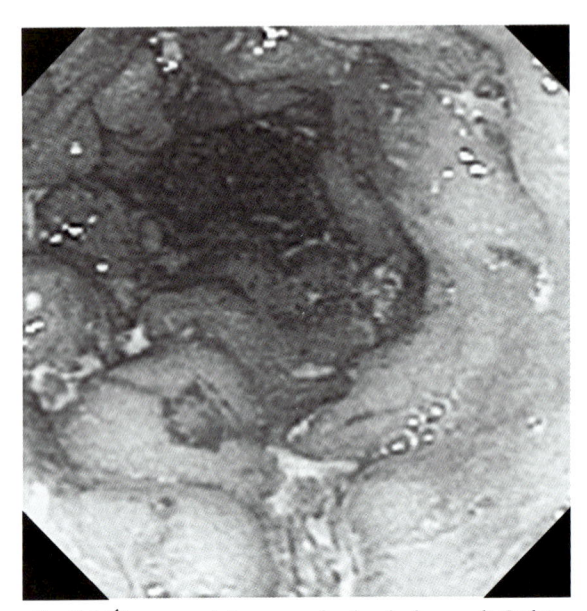

Fig. 41-2. Úlceras serpiginosas profundas da doença de Crohn.

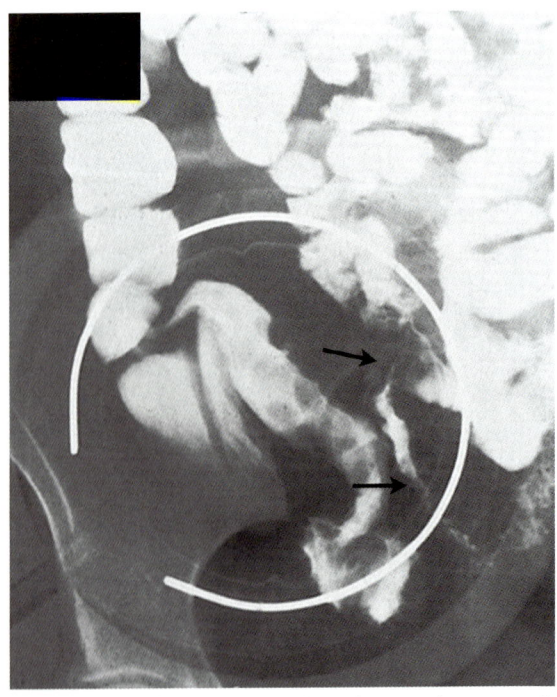

Fig. 41-3. *Sinal em colar* de uma série do intestino delgado em pacientes com doença de Crohn.

3. Quais doenças podem imitar os sintomas e sinais da doença de Crohn?

O diagnóstico diferencial da doença de Crohn é extenso. Os mais comuns imitadores da colite de Crohn são colite ulcerativa (Tabela 41-1), colite isquêmica, diverticulite ou câncer colorretal. Para ileíte de Crohn, infecção com *Yersinia enterocolitica* ou *Mycobacterium tuberculosis* pode imitar doença de Crohn. Em pacientes imunossuprimidos, infecções virais, como citomegalovírus (CMV), podem ser confundidas com uma recidiva da doença de Crohn. Outras doenças importantes no diagnóstico diferencial da doença de Crohn incluem a síndrome do intestino irritável, linfoma intestinal, doença celíaca, enteropatia por radiação e enteropatia induzida por droga anti-inflamatória não esteroide.

Tabela 41-1. Algumas Características Distintivas da Colite Ulcerativa e Doença de Crohn

	COLITE ULCERATIVA	DOENÇA DE CROHN
Sangramento retal	Usual	Às vezes
Massa abdominal	Rara	Frequente
Dor abdominal	Às vezes	Frequente
Doença perianal	Extremamente rara	5 a 10%
Sintomas gastrointestinais superiores	Nunca	Ocasional
Fumar cigarro	Muito rara (< 10%)	Comum (> 50%)
Desnutrição	Às vezes	Comum
Febre de baixo grau	Às vezes	Frequente
Doença retal	Usual	Às vezes
Doença contínua	Usual	Às vezes
Granulomas	Nunca	10%
Abscessos em cripta	Comum	Rara
Úlceras discretas	Rara	Comum
Úlceras aftoides	Rara	Comum
Lesões com cálculos	Nunca	Comum
Lesões entremeadas	Rara	Comum
Envolvimento ileal	Rara, ileíte por contracorrente	Usual
Fístulas	Muito rara	Comum
Câncer	Rara	Muito rara
Lesões entremeadas microscópicas	Rara	Comum
Inflamação transmural	Nunca	Comum

4. Quais testes sorológicos podem ajudar a estabelecer o diagnóstico?

Achados clínicos, endoscópicos e histológicos podem estabelecer o diagnóstico e diferenciar entre doença de Crohn e colite ulcerativa em 85 a 90% dos pacientes. Nos restantes 10 a 15% dos pacientes, intitulados como colite *indeterminada*, a testagem sorológica pode ser útil. Um anticorpo anti-*Saccharomyces cerevisae* positivo e um anticorpo citoplasmático antineutrófilo perinuclear negativo são mais compatíveis com doença de Crohn, enquanto que o inverso é compatível com colite ulcerativa. Testes mais recentes que examinam os achados sorológicos, além de mutações genéticas e marcadores inflamatórios, podem aumentar a sensibilidade dessa testagem.

FATORES ETIOLÓGICOS

5. Fumar cigarro está associado à doença de Crohn?

A doença de Crohn é mais comum entre fumantes de cigarro. Um total de 50% dos pacientes com doença de Crohn fuma pelo menos cinco cigarros ao dia, comparados a aproximadamente 25% na população adulta em geral. Além disso, fumar cigarro está associado a resultados adversos, como recorrência precoce, complicações mais severas e maior probabilidade de repetição da cirurgia. Pacientes com doença de Crohn *devem ser fortemente encorajados a parar de fumar*!

6. Quais agentes infecciosos podem ser responsáveis pela doença de Crohn?

Mycobacterium avium paratuberculosis (MAP) causa doença de Johne, uma inflamação granulomatosa do íleo terminal e outras partes do intestino, em ruminantes. Em um pequeno número de pacientes com doença de Crohn, hibridização *in situ* e reação em cadeia da polimerase de amostras ressecadas encontraram MAP e outras micobactérias atípicas. Entretanto, não foi determinada uma relação causal, e o tratamento para essas infecções é eficaz somente em alguns pacientes. Foram propostos outros agentes infecciosos, como o vírus do sarampo ou a vacina contra o sarampo, porém as evidências são inconclusivas, e não foi estabelecida uma associação etiológica. É possível que um agente infeccioso, como *Clostridium difficile*, CMV, ou um agente viral, possa desencadear uma resposta imune anormal pelo sistema imune intestinal inato.

7. Existe uma predisposição genética para o desenvolvimento da doença de Crohn?

A principal teoria sobre a patogênese da doença de Crohn é que em um indivíduo predisposto geneticamente, um agente ambiental (isto é, infecção, substância da dieta que entra na corrente sanguínea por um intestino permeável ou um componente da fumaça do cigarro) desencadeia uma resposta inflamatória descontrolada. A incidência da doença de Crohn pode ser ascendente de 10 por 100.000 em determinadas populações. A doença de Crohn ocorre em mais de um membro da família de primeiro ou segundo grau em aproximadamente 20% dos casos. Crianças cujo genitor tem doença de Crohn têm um risco durante a vida de aproximadamente 3% de desenvolver doença de Crohn. Cônjuges de pacientes com doença de Crohn raramente desenvolvem doença de Crohn. A predisposição genética ocorre a partir de inúmeras mutações genéticas importantes em proteínas regulatórias essenciais para inflamação intestinal. Estudos de ligações genéticas entre parentes com doença intestinal inflamatória levaram à descoberta da mutação do NOD-2/CARD-15 no cromossomo 16 (*IBD-1*). Dependendo da população estudada, esta mutação pode ser vista em até 30% dos pacientes com doença de Crohn; no entanto, ela também é vista em pacientes sem doença de Crohn, e no Japão esta mutação só é encontrada raramente em pacientes com doença de Crohn. Na população branca europeia e americana, a presença desta mutação parece predizer doença estenótica envolvendo o íleo terminal. Já existem atualmente mais de 70 mutações de genes de suscetibilidade para doença de Crohn. Além de NOD-2, mutações no gene de autofagia ATG16LI é o gene de suscetibilidade mais importante. É digno de nota que mutações no gene receptor da interleucina-23 (IL-23R) no cromossomo 1 demonstraram ser protetivas para o desenvolvimento da doença de Crohn.

HISTÓRIA NATURAL

8. A mortalidade é aumentada em pacientes com doença de Crohn?

Pacientes com doença de Crohn, em geral, não têm maior mortalidade comparada a controles da mesma idade e sexo. Algumas complicações da doença de Crohn, como malignidade, síndrome do intestino curto, estados de hipercoagulação e colangite esclerosante primária, têm uma mortalidade aumentada. Felizmente, estas complicações são raras.

9. Existem fatores que predizem uma intensificação na atividade da doença de Crohn?

Fumar cigarro é o fator de risco clínico mais importante para recorrência sintomática. Os fumantes têm uma recorrência pelo menos duas vezes mais alta do que entre não fumantes. O efeito do uso de contraceptivos orais na taxa de recorrência é controverso. Embora o uso de contraceptivos orais não esteja associado a um aumento na taxa de recorrência, existe um efeito sinérgico entre fumar e o uso de contraceptivos orais; os efeitos combinados são maiores do que a soma dos efeitos individuais. Outros fatores de risco importantes para recorrência sintomática são infecções intestinais ou o uso de drogas anti-inflamatórias não esteroides.

10. O comportamento da doença prediz a sua história natural?

De acordo com o seu comportamento, a doença de Crohn tem sido classificada como doença inflamatória, estenosante ou fistulizante. A doença do tipo inflamatório é caracterizada por ulcerações intestinais, e os principais sintomas são diarreia, dor abdominal e massa inflamatória e, quando for severamente ativa, febre e perda de peso. A doença do tipo inflamatório responde melhor à terapia anti-inflamatória, particularmente corticosteroides e infliximabe, mas a recorrência é regra em vez de exceção. A história natural da doença do tipo inflamatório é agressiva, com recorrência precoce. A doença do tipo estenosante, por outro lado, tem um curso mais indolente que não responde bem à terapia anti-inflamatória. Embora toda a doença de Crohn comece como inflamação, o achado patológico predominante em pacientes com doença estenosante é fibrose extensa na lâmina própria. Cirurgia é a melhor opção terapêutica em pacientes com doença estenosante, e a necessidade de uma segunda cirurgia é menor do que com outros tipos de doença de Crohn. A doença do tipo fistulizante é caracterizada por fístulas enterocutâneas ou enteroentéricas. As fístulas ocorrem em áreas de inflamação e frequentemente se originam em um segmento do intestino proximal a um estreitamento. Após o sucesso de uma terapia médica ou cirúrgica para fístulas, a recorrência é comum. A maioria dos pacientes com doença inflamatória ou fistulizante se beneficiará com terapia médica de manutenção para minimizar o risco de recorrência.

Embora em muitos pacientes com doença de Crohn seja necessária cirurgia, isto não significa cura. A recorrência endoscópica após uma ressecção cirúrgica do íleo terminal e cólon proximal é de virtualmente 100%. É interessante observar que a recorrência pós-cirúrgica frequentemente tem um comportamento semelhante ao comportamento pré-cirúrgico. Pacientes com doença inflamatória frequentemente apresentam doença do tipo inflamatório pós-operatório, e pacientes com doença restritiva recorrem com comportamento similar. Para minimizar o risco de uma segunda ou terceira cirurgia, geralmente é necessária a terapia de manutenção em longo prazo.

11. Pacientes com doença de Crohn têm um risco excessivo de câncer?

Câncer do intestino delgado na doença de Crohn é um fenômeno raramente reportado; menos de 100 casos foram reportados na literatura. No entanto, estudos epidemiológicos sugeriram que o risco de câncer do intestino delgado na doença de Crohn é grandemente elevado. O câncer do intestino delgado na doença de Crohn segue a mesma distribuição que a doença de Crohn (íleo > jejuno > duodeno), que é exatamente oposta à distribuição do câncer esporádico do intestino delgado. Alças excluídas e fístulas crônicas são fatores de risco para câncer do intestino delgado na doença de Crohn. Assim como a colite ulcerativa, o câncer colorretal é aumentado em pacientes com doença de Crohn colônica extensa (isto é, pelo menos um terço do cólon é envolvido com inflamação). Câncer colorretal na doença de Crohn ocorre perto de áreas de inflamação. Como em pacientes com colite ulcerativa, os pacientes com colite de Crohn extensa devem ter supervisão de rotina por colonoscopia com biópsias extensas para identificar a lesão benigna, mas pré-maligna, de displasia. O risco de câncer em pacientes com displasia no cólon é tão alto que geralmente é recomendada a cirurgia para minimizar esse risco.

12. Quais são as manifestações extraintestinais da doença de Crohn?

As manifestações extraintestinais da doença de Crohn são semelhantes às vistas na colite ulcerativa. Uma artrite poliarticular não deformante é a manifestação extraintestinal mais comum, ocorrendo em aproximadamente 20% dos pacientes; a artrite responde ao tratamento dos sintomas intestinais. Colangite esclerosante primária é menos comum em pacientes com doença de Crohn do que em pacientes com colite ulcerativa; ela segue um curso independente da atividade da doença e não responde à terapia anti-inflamatória direcionada para o intestino, incluindo cirurgia. Eritema nodoso, pioderma gangrenoso, ireíte, uveíte, pancreatite, nefrolitíase, colelitíase, amiloidose, osteoporose e espondilte anquilosante são todas manifestações extraintestinais da doença de Crohn. Nefrolitíase mais frequentemente é decorrente de cálculos de oxalato. Pacientes com doença de Crohn com má absorção de gordura têm ligação preferencial de cálcio luminal aos ácidos graxos em vez de oxalato e o subsequente aumento na absorção do oxalato da dieta com formação de cálculos.

TRATAMENTO

13. Quais preparações do ácido 5-aminossalicílico (5-ASA) são eficazes no tratamento de pacientes com Doença de Crohn?

Agentes de 5-ASA foram usados por muitos anos para tratar pacientes com doença inflamatória intestinal, principalmente colite ulcerativa. Todos são aprovados pela Administração de Alimentos e Medicamentos (FDA) para colite ulcerativa, e nenhum é aprovado para doença de Crohn. A resposta a 5-ASA na doença de Crohn na indução e manutenção da remissão é menor do que na colite ulcerativa. 5-ASA é um agente tópico e não uma medicação sistêmica; portanto, precisa ser transportado até o local da inflamação. Sulfassalazina requer clivagem bacteriana da ligação diazo entre sulfapiridina e 5-ASA para que 5-ASA tenha um efeito anti-inflamatório local. Como estão presentes bactérias em número suficiente somente no intestino grosso, sulfassalazina é eficaz somente em pacientes com colite de Crohn. Outros compostos orais de 5-ASA que têm liberação colônica de 5-ASA são mesalamina (Asacol-HD, Delzicol, Lialda, Pentasa, Apriso), olsalazina de sódio (Dipentum) e balsalazida (Colazal). Pentasa e Apriso são cápsulas com esferas revestidas de etilcelulose que liberam 5-ASA por todos os intestinos grosso e delgado. Teoricamente, Pentasa e Apriso devem ser mais eficazes em pacientes com doença de Crohn com doença extensa do intestino delgado. 5-ASA também está disponível na forma de supositórios ou enemas para pacientes com proctite ou envolvimento até o cólon sigmoide. Os agentes 5-ASA são usados somente em pacientes com doença ativa levemente a moderadamente ativa; seu papel na manutenção da remissão da doença de Crohn é discutível.

14. Devem ser usados esteroides na doença de Crohn?

Esteroides são eficientes no tratamento da doença de Crohn do tipo inflamatório, com aproximadamente 85% dos pacientes apresentando resolução parcial ou completa dos sintomas. Entretanto, o uso em longo prazo não é recomendado por causa de muitos efeitos adversos, como osteoporose, diabetes, catarata e doença dependente de esteroides, só para citar alguns. Esteroides não são eficazes na doença de Crohn estenosante e na verdade podem piorar em pacientes com fístulas, especialmente se a infecção localizada não for drenada adequadamente.

Budesonida é um esteroide potente com uma taxa muito alta de metabolismo de primeira passagem de 85 a 90%. Assim sendo, os efeitos colaterais sistêmicos são grandemente diminuídos, mas não inteiramente eliminados. A preparação disponível nos Estados Unidos entrega a medicação no íleo distal e ceco em pacientes que não passaram por ressecção do intestino delgado. Budesonida se mostrou eficaz para indução da remissão em pacientes com doença de Crohn moderadamente ativa e foi aprovado para manutenção da remissão. É aconselhável prescrever suplementação de cálcio e vitamina D para pacientes que estão tomando esteroides, independente da rota de administração.

15. Qual é o papel da terapia imunossupressora na doença de Crohn?

Azatioprina e 6-mercaptopurina são comumente usadas em pacientes com doença de Crohn. Ambas são análogas da purina que interferem na síntese do DNA de células com divisão rápida como os linfócitos e macrófagos. Como estas drogas não têm um efeito clínico por 2 a 3 meses ou mais, elas são primariamente usadas na manutenção da remissão na doença de Crohn do tipo inflamatório e fistulizante, e podem ser ministradas por 4 anos ou mais. Os efeitos adversos importantes incluem pancreatite, alergia e leucopenia. A contagem de glóbulos brancos nos testes da função hepática precisa ser checada periodicamente. Existem duas estratégias principais para iniciar estas medicações; tradicionalmente, a medicação era iniciada numa dose baixa, e a dose era aumentada de acordo com a velocidade com que os glóbulos brancos reduziam.

A opção preferida é iniciar a dose com base no peso corporal e a atividade enzimática da tiopurina metiltransferase (TPMT): uma dose completa para pacientes com a atividade da enzima TPMT normal e uma dose reduzida para pacientes com atividade da enzima TPMT intermediária. Terapias alternativas são exploradas em pacientes com atividade da TPMT baixa ou ausente. Seja qual for o regime escolhido, é muito importante monitorar os testes hepáticos e os glóbulos brancos regularmente. Os não respondedores podem ter medidos os níveis do metabólito ativo, 6-tioguanina (6-TG), para ver se a falta de resposta se deve à falta de adesão a um regime médico (nível de 6-TG 0), subdosagem (nível de 6-TG de menor do que 230 pmol/8 × 10^8 de glóbulos vermelhos) ou à verdadeira falta de resposta (nível de 6-TG maior do que 230 pmol/8 × 10^8 de glóbulos vermelhos).

16. Quais terapias biológicas são eficazes para pacientes com doença de Crohn?

Infliximabe (Remicade) é um anticorpo quimérico humano-murino da imunoglobulina G_1 do fator de necrose tumoral (TNF) que, quando infundido por via intravenosa, se liga ao TNF solúvel e ao TNF nas membranas da superfície das células inflamatórias, causando fixação do complemento e lise celular. Ele foi aprovado para uso como terapia de indução e manutenção na doença de Crohn do tipo inflamatório e doença de Crohn fistulizante. Em ensaios clínicos randomizados, 48% dos pacientes com doença do tipo inflamatório e 55% dos pacientes com doença fistulizante atingiram remissão completa, cifras significativamente mais altas do que para os pacientes tratados com placebo. Os efeitos colaterais durante a infusão, como náusea, cefaleia e faringite, podem ser atenuados com desaceleração da infusão.

Desde a sua aprovação pela FDA, em 1998, foi adquirida muita experiência com o uso de infliximabe. Aprendemos que a taxa de resposta em longo prazo é de 60 a 70% e que, com o uso continuado a cada 8 semanas, os pacientes frequentemente mantêm a remissão. Tuberculose, infecções oportunistas e, em menor grau, neoplasias foram as principais complicações do seu uso, e a análise de 500 pacientes na Clínica Mayo revelou uma taxa de mortalidade de 1% entre pacientes que receberam infliximabe. Com o uso crônico, ou uso intermitente, os pacientes podem formar anticorpos anti-infliximabe, que podem reduzir a sua eficácia.

Adalimumabe (Humira) é um anticorpo anti-TNF totalmente humano que é aprovado para terapia de indução e manutenção para doença de Crohn. Ele é administrado como injeção subcutânea de 40 mg cada 2 semanas após uma dose de indução de 160 mg na semana 0 e 80 mg na semana 2. A sua eficácia e as toxicidades são muito semelhantes às do infliximabe. Certolizumabe (Cimzia) é um fragmento peguilado Fab de um anticorpo anti-TNF humanizado. A sua eficácia e toxicidade são semelhantes às do infliximabe e adalimumabe, e é administrado como injeção subcutânea mensalmente. Natalizumabe (Tysabri), um anticorpo anti-integrina, é outro agente biológico aprovado para uso na doença de Crohn. Sua eficácia parece ser similar a de outros agentes biológicos, e a taxa de infecções oportunistas pode ser mais baixa. Natalizumabe foi associado à leucoencefalopatia multifocal progressiva, fazendo com que o seu uso fosse restringido a pacientes inscritos em um registro internacional.

17. Quais medicações são eficazes na manutenção da remissão?

Pacientes que têm um alto risco de recorrência após uma remissão induzida medicamente ou cirurgicamente devem ser considerados para medicações de manutenção. Fumantes, pacientes que tiveram mais de uma cirurgia e pacientes com doença do tipo inflamatório ou fistulizante têm risco mais elevado de recorrência. A terapia em longo prazo com azatioprina ou 6-mercaptopurina tem excelentes efeitos de manutenção, assim como o metotrexato. Agentes 5-ASA têm um menor efeito de manutenção. Budesonida é aprovada para manutenção, assim como infliximabe, adalimumabe, certolizumabe e natalizumabe. Todas as medicações de manutenção eficaz estão associadas à cicatrização mucosal, um desfecho terapêutico associado a taxas reduzidas de cirurgia e de hospitalização. Esteroides não induzem cicatrização mucosal.

18. Quais são as indicações para cirurgia na Doença de Crohn?

O adágio *uma chance de corte é uma chance de cura* não se aplica à doença de Crohn porque cirurgia não é uma cura para a doença de Crohn. O principal objetivo da cirurgia é tratar o problema mais importante, ao mesmo tempo preservando o máximo possível do intestino. Amplas margens de ressecção não estão associadas à redução na recorrência e devem ser evitadas. As indicações para cirurgia incluem doença do tipo inflamatório ativa refratária à terapia médica, dependência de prednisona, estreitamentos intestinais, fístulas, abscessos, retardo do crescimento, hemorragia, perfuração, doença anorretal severa, displasia e câncer. Além da ressecção e drenagem do abscesso, existe experiência considerável com estrituroplastia (abertura de um estreitamento sem remoção do intestino) e cirurgia de avanço da aba (remoção de uma fístula perirretal avançando a mucosa normal sobre o osso interno). Uma estreita relação de trabalho entre o internista ou gastroenterologista e o cirurgião colorretal é extremamente importante para controle da doença e redução da morbidade. Além disso, doença recorrente é muito comum, e medicações de manutenção pós-operatória devem ser fortemente consideradas em pacientes de alto risco.

19. Qual regime terapêutico é mais frequentemente eficaz para doença de Crohn do tipo restritivo?

Geralmente, doença de Crohn do tipo restritivo requer cirurgia. Terapia anti-inflamatória provavelmente não aliviará os sintomas. Os objetivos da cirurgia são aliviar os sintomas e preservar o comprimento do intestino. No entanto, a cirurgia oferecida não precisa ser uma ressecção. Estrituroplastias dos segmentos estreitados do intestino delgado ou anastomose podem proporcionar alívio em longo prazo dos sintomas obstrutivos. No tipo mais comum de estrituroplastia, é feita uma incisão no eixo longitudinal de um estreitamento curto que é suturada perpendicularmente. Antes de realizar uma estrituroplastia, o cirurgião envia uma secção congelada para excluir carcinoma no local do estreitamento. Em alguns pacientes, a dilatação com balão endoscópico no local de uma anastomose ileólica alivia os sintomas, retardando a necessidade de cirurgia. Não existem evidências de que injeção de esteroides no local anastomótico no momento da dilatação com balão seja eficaz.

20. Qual o regime terapêutico mais frequentemente eficaz para doença de Crohn do tipo inflamatório?

A doença de Crohn do tipo inflamatório deve responder aos agentes anti-inflamatórios. Agentes 5-ASA geralmente são experimentados primeiro por causa de sua toxicidade limitada; no entanto, a sua eficácia é limitada. Antibióticos, como ciprofloxacina ou metronidazol, são eficazes, particularmente em pacientes com doença do cólon e perianal. Geralmente são experimentados esteroides a seguir por causa do início de ação relativamente rápido. Azatioprina/6-mercaptopurina e metotrexato são geralmente reservados para doença inflamatória dependente de esteroides e para manutenção da remissão. Todos os agentes biológicos disponíveis – infliximabe, adalimumabe, certolizumabe e natalizumabe – são indicados para doença de Crohn do tipo inflamatório. Com exceção de natalizumabe, que deve ser usado como monoterapia, existe maior eficácia quando os agentes biológicos são combinados com terapia imunossupressora.

21. Qual é o regime terapêutico mais frequentemente eficiente para doença de Crohn fistulizante?

Uma avaliação do grau de atividade mucosal é um determinante importante da terapia para doença de Crohn fistulizante. Quando a doença ativa está presente, a terapia anti-inflamatória com agentes 5-ASA, azatioprina, 6-mercaptopurina ou agentes biológicos pode ser extremamente útil. Em fístulas perianais, geralmente são necessários tratamentos médico e cirúrgico combinados. A sepse deve ser adequadamente drenada, e a colocação de suturas Seton sem corte pode facilitar a drenagem contínua e promover cicatrização. Antibióticos, azatioprina, 6-mercaptopurina ou infliximabe é geralmente benéfico. Se a doença mucosal for quiescente, então será apropriada terapia cirúrgica com procedimento de avanço da aba.

22. Quando deve ser usado apoio nutricional em pacientes com a doença de Crohn?

O apoio nutricional deve ser usado como terapia primária ou adjuvante para doença de Crohn. É interessante observar que o descanso do intestino e nutrição parenteral total (TPN) irão melhorar enormemente a maioria dos pacientes com doença do tipo inflamatório ou fistulizante. A nutrição enteral é quase tão eficaz quando os esteroides na indução de remissão na doença de Crohn do tipo inflamatório, mas tem muito menos efeitos colaterais. Infelizmente, quando é introduzido alimento, os sintomas e sinais de doença ativa retornam rapidamente. O apoio nutricional também é eficaz em crianças com doença de Crohn e com retardo do crescimento. Por causa dos custos e da morbidade da TPN, a TPN de longa duração deve ser reservada para pacientes com síndrome do intestino curto ou doença do intestino delgado extensa.

23. Qual é a ação clínica apropriada para pacientes com doença de Crohn que inicialmente respondem a infliximabe, mas com o tempo exibem perda de resposta (LOR)?

O primeiro passo é reavaliar para outra causa de diarreia, incluindo infecção entérica adquirida na comunidade, C. difficile, patógenos oportunistas e progressão da doença de Crohn incluindo estreitamento e fístulas.

Em pacientes que inicialmente responderam a infliximabe e depois perderam a resposta, a testagem do nível de infliximabe e anticorpos para infliximabe pode ajudar a guiar a terapia. Se os anticorpos para infliximabe forem positivos, trocar para outro agente anti-TNF, como adalimumabe ou certolizumabe, pode ser eficaz porque os anticorpos para infliximabe não têm reação cruzada com estes outros agentes. Em pacientes sem anticorpos para infliximabe e baixos níveis de infliximabe, aumentar a dose, encurtando o intervalo de infusão, frequentemente é útil. Em pacientes sem anticorpos para infliximabe e altos níveis de infliximabe, e inflamação ativa ainda está presente, a troca para um agente com um mecanismo de ação diferente, como natalizumabe, deve ajudar.

24. Pacientes com doença de Crohn restritiva ileal que requer ressecção cirúrgica devem ser colocados em terapia pós-operatória para prevenir recaída?

Sim. Doença de Crohn é um transtorno com recaída crônica. Evidências histológicas de inflamação recorrente na anastomose cirúrgica são evidentes em semanas após a cirurgia, e achados endoscópicos são frequentemente vistos durante exames de supervisão após um ano de cirurgia. Ainda estão em andamento estudos para determinar os melhores agentes a serem usados para prevenir recaída pós-operatória de Crohn, mas parece que agentes anti-TNF iniciados aproximadamente 4 semanas após a cirurgia são úteis na prevenção de recaída anastomótica e precisam de cirurgia em longo prazo.

BIBLIOGRAFIA

1. Afif W, Loftus Jr EV, Fabion WA. Clinical utility of measuring infliximab and human anti-chimeric antibody concentrations in patients with inflammatory bowel disease. Am J Gastroenterol 2010;105:1133-9.
2. Ananthakrishnan AN, Guzman-Perez R, Gainer V et al. Predictors of severe outcomes associated with Clostridium difficile infection in patients with inflammatory bowel disease. Aliment Pharmacol Ther 2012;35:789-95.
3. Brant SR, Picco MF, Achkar JP et al. Defining complex contributions of NOD2/CARD15 gene mutations, age at onset, and tobacco use in Crohn's disease phenotypes. Inflamm Bowel Dis 2003;9:281-9.
4. Bousvaros A, Antonioli DA, Colletti RB et al. Differentiating ulcerative colitis from Crohn's disease in children and young adults. J Pediatr Gastroenterol Nutr 2007;44:653-74.
5. Bruining DH, Loftus Jr. EV, Ehman EC et al. Computer tomography enterography detects intestinal wall changes and effects of treatment in patients with Crohn's disease. Clin Gastroenterol Hepatol 2011;9:679-83.
6. Columbel JF, Loftus EV, Tremaine WJ et al. The safety profile of infliximab in patients with Crohn's disease: the Mayo clinic experience in 500 patients. Gastroenterology 2004;126:19-31.
7. Colombel JF, Sandborn WJ, Rutgeerts P et al. Adalimumab for maintenance of clinical response and remission in patients with Crohn's disease: the CHARM trial. Gastroenterology 2007;132:52-65.
8. Colombel JF, Sandborn WJ, Reinisch W et al. Infliximab, azathioprine, or combination therapy for Crohn's disease. N Engl J Med 2010;362:1383-95.
9. Cosnes J, Cattan S, Blain A et al. Long-term evolution of disease behavior of Crohn's disease. Inflamm Bowel Dis 2002;8:244-50.

10. Dubinsky MC, Lamothe S, Yang HY et al. Pharmacogenomics and metabolite measurement for 6-mercaptopurine therapy in inflammatory bowel disease. Gastroenterology 2000;118:705-13.
11. Dubinsky MC, Wang D, Picomell Y et al. IL-23 receptor (IL-23R) gene protects against pediatric Crohn's disease. Inflamm Bowel Dis 2007;13:511-5.
12. Fazio VW, Marchetti F, Church JM et al. Effect of resection margins on recurrence of Crohn's disease of the small bowel: a randomized controlled trial. Ann Surg 1996;224:563-71.
13. Feagan BG, Fedorak RN, Irvine EJ et al. A comparison of methotrexate with placebo for the maintenance of remission in Crohn's disease. North American Crohn Study Group Investigators. N Engl J Med 2000;342:1627-32.
14. Hugot JP, Chamaillard M, Zouali H et al. Association of NOD2 leucine-rich repeat variants with susceptibility to Crohn's disease. Nature 2001;411:599-603.
15. Lichtenstein GR, Targan SR, Dubinsky MC et al. Combination of genetic and quantitative serologic immune markers are associated with complicated Crohn's disease behaviour. Inflamm Bowel Dis 2011;17:2488-96.
16. Munkholm P, Langholz E, Davidsen M et al. Intestinal cancer risk and mortality in patients with Crohn's disease. Gastroenterology 1993;105:1716-23.
17. Ogura Y, Bonen DK, Inohara N et al. A frameshift mutation in NOD2 is associated with susceptibility to Crohn's disease. Nature 2001;411:603-6.
18. Osterman MT. Mucosal healing in inflammatory bowel disease. J Clin Gastroenterol 2013;47:212-21.
19. Present DH, Rutgeerts P, Targan S et al. Infliximab for the treatment of fistulas in patients with Crohn's disease. N Engl J Med 1999;340:1398-405.
20. Schreiber S, Khaliq-Kareemi M, Lawrance IC et al. Maintenance therapy with certolizumab pegol for Crohn's disease. N Engl J Med 2007;357:239-50.
21. Tursi A, Elisei W, Giorgette GM et al. Factors influencing mucosal healing in Crohn's disase during infliximab treatment. Hepatogastroenterology 2013;60:1041-6.
22. Targan SR, Feagan BG, Fedorak RN et al. Natalizumab for the treatment of active Crohn's disease: results of the ENCORE Trial. Gastroenterology 2007;132:1672-83.
23. Targan SR, Hoenir SB, Van Deventer SCH et al. A short-term study of chimeric monoclonal antibody cA2 to TNF-alpha for Crohn's disease. N Engl J Med 1997;337:1029-35.
24. Timmer A, Sutherland LR, Martin F et al. Oral contraceptive use and smoking are risk factors for relapse in Crohn's disease. Gastroenterology 1998;114:1143-50.
25. Valentine JF, Sninsky CA. Prevention and treatment of osteoporosis in patients with inflammatory bowel disease. Am J Gastroenterol 1999;94:878-83.

COLITE ULCERATIVA

Ramona O. Rajapakse, MD, FRCP (UK) ▪ *Burton I. Korelitz, MD, MACG*

1. O que é colite ulcerativa (UC)?
UC é uma doença inflamatória crônica do cólon. Difere da doença de Crohn do cólon, em que a inflamação é em grande parte restrita à mucosa e envolve apenas o cólon. O segmento retal está quase sempre envolvido, enquanto que na doença de Crohn do cólon, o reto é geralmente poupado.

2. Defina *ileíte de refluxo*.
Ileíte de refluxo refere-se a alguns casos graves de UC que envolvem o íleo terminal, bem como o cólon proximal. A aparência endoscópica, histológica e radiológica da ileíte de refluxo é igual àquela da UC.

Quando úlceras lineares profundas e estenoses são observadas no íleo, ileíte de Crohn é o diagnóstico mais provável.

3. O que é colite indeterminada?
À medida que mais informações são adquiridas sobre a patogênese da UC e da doença de Crohn, a distinção entre estas doenças pode muitas vezes ser indistinta. Em aproximadamente 7% dos pacientes, quando o processo inflamatório é limitado ao cólon (sem envolvimento ileal), os achados endoscópico, histológico ou radiológico são insuficientemente distintos para separar as duas doenças. A colite é, então, referida como *indeterminada*. Outros pacientes carregam o diagnóstico de UC por muitos anos até que uma mudança nos sinais e sintomas, consistente com a doença de Crohn, influencie uma mudança no diagnóstico. Em alguns pacientes, o diagnóstico de doença de Crohn do cólon é reconhecido apenas após a colectomia e o desenvolvimento de ileíte recorrente na ileostomia ou bolsa ileoanal realizada para o que era considerado ser UC.

4. Por que é importante diferenciar a UC da doença de Crohn?
O tratamento médico das duas doenças se sobrepõe, mas a UC é geralmente curável por colectomia total (o que acarreta o risco de bolsite), enquanto que a doença de Crohn nunca pode ser considerada curada por ressecção. Portanto, o diagnóstico correto é de extrema importância.

5. O que causa UC?
Embora a causa de UC seja desconhecida, parece ser causada por uma resposta imune intestinal anormal a um antígeno externo em um indivíduo geneticamente predisposto. O risco relativo de desenvolvimento de UC em um irmão é de 8 a 15% e para CD é de 25 a 42%. A probabilidade de desenvolver CD em um parente de um paciente com UC dobra, e há um risco quatro vezes maior de UC em um parente de um paciente com CD. Durante a última década, houve avanços consideráveis no conhecimento da genética da doença inflamatória intestinal (IBD). Dos mais de 60 *loci* de suscetibilidade confirmados para a IBD, até o momento, 21 foram confirmados apenas na UC, e outros 26 foram identificados na UC e CD. O principal fator de risco é um histórico familiar positivo. Aproximadamente 15% dos pacientes com IBD apresentam um parente de primeiro grau com a doença, mas a associação familiar é menos na UC do que na doença de Crohn. Similarmente, a incidência de IBD em parentes de primeiro grau de pacientes com IBD é 30 a 100 vezes mais elevada do que na população em geral.

A causa tecnicamente permanece desconhecida, embora pesquisas tenham mostrado a presença de contribuições genéticas, ambientais e imunológicas. A exata relação ambiental para UC ainda não foi identificado. Antígenos dietéticos e bactérias foram propostos como possíveis desencadeadores, porém não há evidências que suporte estas teorias. A incidência de UC é significativamente mais elevada em não fumantes do que em fumantes, e mais elevada em ex-fumantes do que em não fumantes, sustentando um efeito protetor do tabagismo. Ainda não foi totalmente estabelecido se esse efeito protetor é secundário à nicotina ou a outros constituintes do cigarro.

6. Quem adquire UC?
Na maioria dos pacientes, a UC tem início na segunda ou terceira década de vida. No entanto, pode haver um segundo pico na quinta ou sexta década, embora este pico possa ser falso, ocorrendo por causa de outros tipos de colite que mimetizam a UC. A doença foi descrita em todas as nacionalidades e grupos étnicos, porém é mais comum em brancos do que em não brancos. Também é mais comum em judeus do que não judeus. A relação hereditária é apoiada por estudos de base populacional.

7. Quais são os sinais e sintomas da UC?
O sintoma predominante no início da UC é diarreia com ou sem sangue nas fezes. Quando a inflamação está confinada ao reto (proctite), o sangue pode ser observado na superfície das fezes; outros sintomas incluem tenesmo, urgência, dor retal e passagem de muco sem diarreia.

Outras distribuições da UC são: proctossigmoidite; doença no lado esquerdo, que se estende mais proximal à flexura esplênica ou cólon transverso distal; e colite extensa, que envolve qualquer comprimento proximal à porção média do cólon transverso e, frequentemente, todo o cólon. A inflamação é quase sempre confluente e frequentemente envolve o reto quando não tratada com medicação por enema. O íleo terminal pode estar envolvido com inflamação, se houver envolvimento cecal, e a doença for grave.

A colite mais extensa pode ser acompanhada por sintomas sistêmicos, como perda de peso e mal-estar, além de diarreia sanguinolenta. Embora a dor não seja um aspecto dominante, os pacientes podem-se queixar de cólica abdominal abrandada pela evacuação e podem apresentar sensibilidade abdominal, geralmente localizada no quadrante inferior esquerdo. Ocasionalmente, os pacientes podem apresentar constipação secundária ao espasmo anal; secreção anal pode ser revelada por uma anamnese minuciosa. Embora os pacientes possam apresentar manifestações extraintestinais independentes dos sintomas intestinais, normalmente estes sintomas estão associados à gravidade da doença intestinal primária.

8. Como os pacientes com UC são classificados?

Truelove e Witts dividiram os pacientes naqueles com doença grave, moderada e leve com base nos sintomas, achados físicos e valores laboratoriais. Na classificação de Montreal da UC, esta é dividida em três tipos: E1, proctite; E2, colite esquerda (distal à flexura esplênica); e E3, pancolite. A classificação de Montreal divide a gravidade da UC desde assintomática até grave (S0-S3). O sistema da Clínica Mayo utiliza a frequência das fezes, presença de sangramento, aspecto endoscópico e a avaliação global do médico para chegar a um número para a atividade da doença. A pontuação varia de 0 a 12, com pontuações mais elevadas representando uma doença mais grave. Adicionamos a essa lista a gravidade dos aspectos endoscópicos e radiológicos. Uma radiografia simples do abdome exibindo qualquer grau de dilatação do cólon, ou ulceração e edema da mucosa contornada por ar (mesmo na ausência de dilatação), reflete uma crise grave. Embora o aspecto endoscópico nem sempre se correlacione com os sintomas clínicos, a presença de doença grave da mucosa indica a necessidade de um manejo mais agressivo (Tabela 42-1).

Tabela 42-1. Guia Clínico para a Gravidade da Colite Ulcerativa

Leve	Menos de 4 evacuações diárias, com ou sem sangue, sem distúrbios sistêmicos e uma ESR normal
Moderada	Mais de 4 evacuações diárias, porém com mínimo distúrbio sistêmico
Grave	Mais de 6 evacuações diárias com sangue e distúrbio sistêmico, demonstrado por febre, taquicardia, anemia ou ESR > 30

ESR = velocidade de sedimentação de eritrócitos.

9. Como as manifestações extraintestinais da UC são classificadas?

Embora a UC envolva primariamente o intestino, pode estar associada a manifestações em outros órgãos. Estas manifestações são divididas naquelas que coincidem com a atividade da doença intestinal e naquelas que ocorrem independentemente da doença intestinal (Tabela 42-2).

Tabela 42-2. Manifestações Extracolônicas da Colite Ulcerativa

MANIFESTAÇÃO EXTRACOLÔNICA	COINCIDE COM A ATIVIDADE DA COLITE
Artrite colítica	Sim
Espondilite anquilosante	Não
Pioderma gangrenoso	Sim
Eritema nodoso	Sim
Colangite esclerosante primária	Não
Uveíte	Frequentemente, mas nem sempre
Episclerite	Frequentemente, nem sempre

10. O que é artrite colítica?

Artrite colítica é uma artrite migratória que afeta os joelhos, quadris, tornozelos, pulsos e cotovelos. Geralmente, o envolvimento articular é assimétrico e não bilateral. Esta condição responde bem aos corticosteroides.

11. Descreva a associação entre a UC e a espondilite anquilosante.
Embora a espondilite anquilosante esteja mais comumente associada à doença de Crohn do que à UC, pacientes com UC apresentam um risco trinta vezes maior de desenvolver espondilite anquilosante, e este risco não está associado à atividade da colite. Muitos pacientes que apresentam sacroileíte isoladamente são assintomáticos, e o diagnóstico é estabelecido com radiografias.

12. Discuta as complicações hepáticas da UC.
As complicações hepáticas incluem fígado gorduroso, pericolangite, hepatite crônica ativa, cirrose e colangite esclerosante primária. Embora a maioria dos pacientes com colangite esclerosante tenha UC, somente alguns com UC desenvolvem colangite esclerosante, e estes casos de colite são geralmente leves. A colangite esclerosante é geralmente suspeita com os achados de qualquer nível anormalmente elevado de fosfatase alcalina ou enzima γ-glutamil transferase. A colangite esclerosante pode algumas vezes melhorar com terapia por ácido ursodesoxicólico (Actigall). Pacientes com colangite esclerosante e UC apresentam um maior risco de desenvolver câncer de cólon do que aqueles sem essas doenças. Além disso, esses pacientes também correm o risco de desenvolver colangiocarcinoma. Colestiramina pode ajudar no alívio do prurido associado à doença, porém a única cura é por transplante hepático.

13. Quais são as complicações oculares da UC?
As complicações oculares incluem uveíte, irite e esclerite. Uveíte causa dor ocular, fotofobia e embaçamento da visão, necessitando de intervenção imediata a fim de prevenir um comprometimento visual permanente. A uveíte geralmente responde ao tratamento com corticosteroides tópicos, porém esteroides sistêmicos são algumas vezes necessários.

14. Descreva a associação entre a UC e os eventos tromboembólicos.
Pacientes com IBD apresentam um maior risco de eventos tromboembólicos, geralmente trombose venosa profunda das extremidades inferiores. Após uma busca por outras causas de um estado hipercoagulável, o paciente deve receber terapia padrão para trombose.

15. Como o médico deve avaliar um paciente com UC?
O tratamento da UC depende da gravidade e localização da atividade da doença, que são avaliadas de forma mais apropriada por uma anamnese minuciosa, com ênfase na duração e gravidade dos sintomas, e pelo exame clínico, seguido por uma avaliação endoscópica para determinar a extensão e gravidade do envolvimento da mucosa. Embora a sigmoidoscopia flexível possa indicar a gravidade da doença, uma colonoscopia completa é essencial para determinar a extensão e a gravidade. Um histórico de viagem recente e uso de antibiótico e anti-inflamatório não esteroide (NSAID) devem ser pesquisados. Avaliações laboratoriais devem incluir hemograma, bioquímica sérica e exames de fezes para pesquisa de ovos e parasitas, bem como de *Clostridium difficile*. Infecções por *C. difficile* têm sido relatadas com maior frequência nos últimos anos. Se houver uma suspeita alta, múltiplos exames de fezes devem ser realizados, visto que resultados falso-negativos são comuns.

Estas avaliações devem fornecer uma indicação da gravidade e extensão da doença (p. ex., proctite, doença no lado esquerdo ou pancolite), que irão afetar a escolha do tratamento (Tabela 42-1). Alguns estudos sugerem que a calprotectina fecal pode ser um marcador adequado do grau de inflamação, porém esta não é utilizada rotineiramente. Quando a doença é grave, uma radiografia simples do abdome deve ser realizada com o paciente deitado e na posição vertical para identificar a profundidade da ulceração e a presença de um megacólon tóxico precoce ou avançado, quel pode ser suspeito pela presença de hiper-ressonância em qualquer um dos segmentos do abdome. A prova sorológica de anticorpo anticitoplasma de neutrófilos com padrão perinuclear (pANCA) tem baixa sensibilidade e, portanto, não pode ser utilizado para o diagnóstico de UC. O anticorpo anti-*Saccharomyces cerevisiae* (ASCA) e um pANCA negativo não possuem um papel no diagnóstico primário da UC, porém podem ser úteis na diferenciação entre UC e colite de Crohn. Se a gravidade da doença for leve à moderada, a terapia clínica pode ser iniciada em regime ambulatorial. Entretanto, se a doença for grave de acordo com os critérios previamente descritos, a internação hospitalar deve ser considerada.

16. Quais são os produtos ácido 5-aminossalicílico (5-ASA)?
A sulfassalazina, o primeiro produto 5-ASA, tem sido utilizada com sucesso por muitos anos no tratamento de UC leve à moderada. A sulfassalazina está ligada à sulfapiridina por uma ligação diazo que é quebrada por bactérias colônicas. A fração ativa é a 5-ASA. Os efeitos colaterais mais comumente causados pela sulfa incluem náusea, vômito, febre e uma erupção cutânea, todos dos quais são atribuídos primariamente à sulfapiridina, que é apenas um carreador. Também pode causar agranulocitose, anemia hemolítica autoimune, deficiência de ácido fólico e infertilidade decorrente de alterações na contagem e características morfológicas dos espermatozoides. Preparações mais modernas, contendo apenas o 5-ASA (mesalamina), são transportadas ou liberadas no intestino delgado. A mesalamina está atualmente disponível na forma de enema de 4 g/60 mL (Rowasa), supositório e em formulações orais (Asacol, Delzicol, Pentasa, Dipentum, Colazal, Apriso e Lialda) (Tabela 42-3).

17. Como eu trato a proctite e a proctossigmoidite?
Para a proctite ulcerativa leve à moderada, a terapia tópica pode ser suficiente. Quando a doença for limitada à região anorretal, um supositório Canasa pode ser usado uma ou duas vezes ao dia. Espuma de hidrocortisona (Cortifoam) ou enemas de hidrocortisona (Cortenema) também podem ser utilizados isoladamente ou alternados com o produto do 5-ASA. Na proctossigmoidite, o enema de mesalamina, utilizado isoladamente ou alternado com um enema de hidrocortisona, é eficaz. Somente o enema de mesalamina, não o Cortenema, possui valor de manutenção. O paciente deve deitar-se do lado esquerdo por, no mínimo, 20 minutos após a introdução do enema, a fim de assegurar uma liberação adequada à área afetada. Em alguns casos, quando o tenesmo é grave, o enema é mais facilmente introduzido na posição genupeitoral, tirando vantagem da gravidade descendente. Ocasionalmente, a terapia oral pode funcionar melhor do que os enemas e supositórios; em outros casos, uma combinação é necessária.

Tabela 42-3. Produtos do 5-ASA			
5-ASA	**MOLÉCULA CARREADORA**	**LIBERAÇÃO**	**SÍTIO DE ATIVIDADE**
Asacol	Eudragit-S	pH > 7	Íleo terminal e cólon
Pentasa	Grânulos de etilcelulose, tempo de liberação	pH > 6	Intestino delgado e cólon
Olsalazina	Ligação azo	Bactéria	Cólon (íleo com supercrescimento bacteriano)
Sulfassalazina	Sulfapiridina	Bactéria	Cólon (íleo com supercrescimento bacteriano)
Lialda	Matriz	Cólon pH > 6,8	Cólon
Apriso	INTELLICOR liberação tardia e prolongada	pH ≥ 6	Cólon
Colazal	Ligação di-azo	Cólon	Cólon
Dipentum	Dímero	Cólon esquerdo	Cólon esquerdo

5-ASA = ácido 5-aminossalicílico.

18. Como o médico deve tratar uma exacerbação da UC?

Quando a doença se estende mais proximalmente, terapias orais são necessárias além da, ou em vez da terapia tópica. Terapias tópicas são geralmente mais eficazes do que a terapia oral na doença distal, e uma combinação de ambas é mais eficaz do que o uso de cada uma isoladamente. A escolha de produtos orais do 5-ASA é determinada pela extensão do envolvimento. Pentasa (4 g), Asacol (3,2 g), Delzicol, Colazal (6,75 g), Lialda ou Apriso pode ser utilizado na colite universal, e Dipentum (1 g) na colite esquerda. Formulações com múltiplas matrizes possibilitam um regime de uma dose diária com eficácia similar. A dose do Asacol pode ser titulada dentro dos limites de tolerabilidade até um máximo de 4,8 g/dia. Não é claro se doses mais elevadas das três terapias aumentariam a eficácia. Budesonida MMX (Uceris) é eficaz para UC leve à moderada, e uma dose diária de 9 mg é administrada oralmente durante 8 semanas. Na ausência de resolução da doença durante terapia com 5-ASA ou Budesonida MMX, ou quando a doença é moderada à severa no diagnóstico, um curto ciclo de corticosteroides orais deve ser prescrito para o controle da doença. A dose oral máxima eficaz de prednisona é de 60 mg diárias. A dose pode ser reduzida para 40 mg/dia após 2 a 7 dias, caso a doença esteja controlada. A fórmula para posterior redução da dose de prednisona é individualizada. As drogas de 5-ASA devem ser fornecidas concomitantemente com a prednisona. A prednisona e outros corticosteroides não são drogas de manutenção.

19. O que devo fazer se a doença for grave?

A doença grave requer internação hospitalar para a administração intravenosa de corticosteroides (talvez infliximabe [Remicade]) e fluidos. Os pacientes devem ser monitorados cuidadosamente por exame físico, exames laboratoriais e radiografias simples do abdome. A UC grave pode progredir para megacólon tóxico ou perfuração. A UC grave é tratada com corticosteroides intravenosos, antibióticos, uma sonda intestinal ligada à sucção, rolamento de um lado ao outro e para as posições de supina e prona e, ocasionalmente, sondas anais. Se essas manobras não forem bem-sucedidas, uma colectomia subtotal deve ser considerada, de preferência antes que uma perfuração ocorra. Se o cólon estiver dilatado, e a superfície mucosa for irregular nas radiografias abdominais, um colega cirurgião deve ser envolvido nas decisões de tratamento.

Na ausência de resposta aos corticosteroides intravenosos, deve-se considerar o uso de ciclosporina intravenosa, infliximabe ou cirurgia, de acordo com a urgência da situação clínica e experiência local no tratamento dessa complicação mais grave. Uma rápida deterioração na condição clínica justifica uma intervenção cirúrgica precoce, com ileostomia e colectomia subtotal. Se houver tempo para um ensaio de ciclosporina, esta deve ser administrada apenas por médicos com extensa experiência em seu uso. A ciclosporina é administrada a uma dose de 4 mg/kg/dia por infusão intravenosa contínua, com monitoração constante da pressão arterial, função renal, eletrólitos e níveis sanguíneos da droga. A terapia com ciclosporina não deve ser iniciada se o colesterol sérico for baixo, por causa do maior risco de convulsões. Bactrim é administrado concomitantemente para prevenir pneumonia por *Pneumocystis carinii*. A falta de resposta dentro de um período de 3 dias pressagia um prognóstico desfavorável para terapia clínica. Existem dados emergentes de que o infliximabe é superior à ciclosporina, podendo ser tão útil na UC grave quanto é na doença de Crohn grave quando a terapia com esteroides intravenosos é malsucedida. O infliximabe apresenta a vantagem de possuir uma menor toxicidade de curta duração do que a ciclosporina e de ser adequado para a terapia de manutenção. Uma intervenção médica precoce nas mãos de um especialista pode reduzir de forma significativa o número de pacientes gravemente enfermos que vão para cirurgia.

20. Defina *megacólon tóxico*.

Megacólon tóxico é definido como uma crise grave de colite, com dilatação total ou segmentar do cólon (diâmetro do cólon transverso geralmente maior que 5 a 6 cm). Pode ser reconhecido por radiografias simples exibindo o cólon contornado

por ar (não após a endoscopia), mesmo quando o diâmetro é inferior a 5 cm. Megacólon é considerado tóxico quando dois ou mais dos seguintes critérios são positivos além do cólon persistentemente contornado por ar:
- Taquicardia com uma frequência de pulso superior a 100 batimentos/min.
- Temperatura superior a 38,5°C.
- Leucocitose superior a 10.000 células/mm³.
- Hipoalbuminemia inferior a 3 g/dL.

21. Como a recidiva é prevenida?

A terapia de manutenção deve ser iniciada simultaneamente ou logo após o tratamento da fase aguda. Para doença leve à moderada, um produto do 5-ASA, administrado por via oral, tópica, ou ambas, pode ser suficiente. Em nossa experiência, isto será verdadeiro em apenas 20 a 30% dos pacientes. Para doença mais grave ou recorrente, um medicamento imunossupressor, como a 6-mercaptopurina (6-MP)/azatioprina (AZA) ou o infliximabe (fator de necrose antitumoral [TNF]) é mais eficaz. A 6-MP deve ser iniciada a uma dose de 50 mg/dia, e o paciente deve ser acompanhado de perto com hemogramas semanais durante as primeiras 3 semanas e, após, em menor frequência. Os níveis de tiopurina metiltransferase (TPMT) podem ser verificados antes do início da terapia. Baixos níveis da enzima conferem um maior risco de leucopenia. Se a dose inicial for bem tolerada, e a contagem de leucócitos estiver normal, a dose pode ser gradualmente elevada, se clinicamente necessário. Reações tóxicas precoces a estes medicamentos incluem leucopenia, pancreatite (3%), hepatite, transaminite sem hepatite, erupção cutânea e febre. A ocorrência de pancreatite ou hepatite geralmente impede o uso posterior da mesma droga. Pacientes com reações alérgicas podem ser cuidadosamente dessensibilizados ao medicamento causal ou sua alternativa (6-MP versus AZA). Altos níveis dos metabólitos da 6-MP 6-metilmercaptopurina e 6-tioguanina ou baixos níveis de TPMT podem predizer quais pacientes desenvolverão toxicidade.

O infliximabe, um anti-TNF estabelecido para doença de Crohn, é atualmente aprovado pela *U.S. Food and Drug Admnistration* para tratamento da UC. O exame sorológico para hepatite B e um derivado proteico purificado devem ser verificados antes do início da terapia. A terapia de indução consiste em infusões IV de 5 mg/kg nas semanas 0, 2 e 6, seguido por infusões de manutenção cada 2 meses. A dose de manutenção é de 5 mg/kg IV. Se o paciente apresentar sintomas episódicos antes de 2 meses, os níveis séricos de infliximabe, bem como o de anticorpos contra o componente quimérico (anticorpo antiquimérico humano), podem ser verificados. A dose de infliximabe pode ser elevada para 7,5 mg/kg ou 10 mg/kg, com ou sem pré-medicação com difenidramina (Benadryl), acetaminofeno (Tylenol) ou esteroides. Existe uma preocupação de que a terapia combinada com 6-MP/AZA e infliximabe possa aumentar o risco de infecções e linfomas nessa população de pacientes. Até que dados adicionais estejam disponíveis, o uso de terapia combinada *versus* terapia isolada deve ser decidido com base na gravidade e fragilidade da doença, bem como na preferência do paciente e do médico.

22. Existem terapias adjuvantes para UC?

Probióticos são definidos como suplemento alimentar microbiano vivo que beneficia o hospedeiro humano. O probiótico mais amplamente estudado é o VSL#3, que é uma combinação de *Lactobacillus*, *Bifidobacterium* e *Streptococcus*. Foi demonstrado que VSL#3 reduz a incidência do primeiro episódio de bolsite quando usado imediatamente após a proctocolectomia total e anastomose ileoanal com bolsa ileal. Também pode ser útil na terapia de manutenção para bolsite após o alcance da remissão por antibióticos. A evidência dos benefícios na UC ativa ou crônica é menos convincente, porém pode ser útil quando usado como uma terapia adjuvante.

Cápsulas de ômega 3 em altas doses também podem ser úteis na UC crônica pelo fornecimento de ácidos graxos de cadeia curta, que são tróficos aos colonócitos. Multivitamínicos não são necessários se o paciente possuir uma dieta bem balanceada. Suplementos orais de ferro podem causar constipação e distensão. Suplementos orais de potássio podem ser irritantes ao trato gastrointestinal, e suplementos de magnésio causam diarreia, que é indesejável.

23. Com que frequência os pacientes devem ser submetidos a uma colonoscopia de vigilância?

As recomendações atuais são as seguintes: para pacientes com colite esquerda, a vigilância deve iniciar 10 anos após o início da colite. Para pacientes com colite universal, a vigilância deve iniciar 8 anos após a colite. Três amostras de biópsia devem ser obtidas a cada 10 cm em todo o cólon. A probabilidade de detectar displasia na mucosa lisa aumenta com o número de biópsias aleatórias obtidas. Para alcançar uma taxa de detecção superior a 90%, mais de 33 biópsias devem ser obtidas. Além disso, qualquer área estreitada, elevada e polipoide, ou aquelas com formato ou textura incomum, deve ser biopsiada. A colonoscopia de vigilância deve ser repetida anualmente para doença universal e, talvez, com menor frequência para a doença esquerda. As variáveis que influenciam o risco de displasia e câncer de cólon são a duração a doença, a extensão da doença e a gravidade (cronicidade) da doença. É provável que a persistência de inflamação histológica deva ser incluída como um fator de risco.

Técnicas recentes, como a cromoendoscopia e a imagem em banda estreita (NBI), possibilitam uma melhor visualização da mucosa anormal. Na cromoendoscopia, o cólon é pulverizado com índigo carmim ou com azul de metileno, o que possibilita a biópsia direcionada das áreas anormais. A NBI é mais adequada na diferenciação entre pseudocistos e pólipos adenomatosos. A endoscopia com magnificação é uma técnica mais moderna, que também pode facilitar as biópsias direcionadas. Embora essas técnicas possibilitem a obtenção de biópsias direcionadas, seus papéis na vigilância de rotina da UC ainda não foram determinados.

24. O que deve ser feito se um pólipo ou uma displasia for encontrada?

Pólipos evidentes devem ser removidos, e a área adjacente ao pólipo biopsiada. Se a área estiver livre de alterações pré-malignas (indicando um pólipo adenomatoso), nenhum outro procedimento precisa ser realizado, exceto pela vigilância usual. No entanto, se displasia for encontrada, a colectomia é o tratamento de escolha. Displasia é uma lesão pré-maligna, classificada como de *alto grau, baixo grau* ou *indefinida*. Embora seja consenso geral que a displasia de alto grau em qualquer local do cólon justifique uma proctocolectomia, o consenso é menor com respeito ao tratamento da displasia de baixo grau. O diagnóstico da displasia de baixo grau pode ser desafiador, quando as amostras de biópsia são obtidas de áreas de intensa inflamação. O tratamento intensivo da doença pode levar ao reconhecimento de que o diagnóstico da displasia não foi preciso. Amostras de biópsia devem ser obtidas preferencialmente da mucosa lisa sem inflamação. Se uma recomendação de colectomia depender do diagnóstico de displasia, um segundo especialista em patologia gastrointestinal deve revisar as lâminas de biópsia antes que uma decisão final seja tomada.

Em nossa experiência, quando displasia ou câncer envolve o segmento retal, uma ileostomia com colectomia deve ser favorecida com relação a uma anastomose ileoanal com bolsa ileal.

25. A vigilância é eficaz?
Estudos demonstraram que até 42% dos pacientes com UC e displasia de alto grau já possuem câncer ou desenvolvem câncer em um curto período de tempo. A presença de displasia de baixo grau também é preditiva de câncer: 19% dos pacientes desenvolvem câncer de cólon ou podem até ter câncer no momento do diagnóstico. O achado de ausência de displasia é preditivo de um resultado favorável em curto prazo. Estudos de resultados e de casos controlados demonstraram que o câncer em pacientes participando em um programa de vigilância é detectado em um estágio mais precoce e, portanto, em um estágio mais favorável. Pacientes que são submetidos à triagem apresentam taxas de sobrevivência mais elevadas e menores taxas de mortalidade associadas ao câncer.

26. Existe um papel para a quimioprevenção na UC?
Existe alguma evidência que o uso prolongado de mesalamina é capaz de reduzir o risco de câncer de cólon nestes pacientes. Também há evidências de que o tratamento com as drogas imunossupressoras 6-MP é mais provável de reduzir o risco de câncer de cólon do que aumentá-lo. O ácido ursodesoxicólico também pode ser útil na redução do risco de câncer de cólon na subpopulação de pacientes com colangite esclerosante primária.

Estudos adicionais são necessários para esclarecer essas questões. É provável que a terapia de manutenção seja eficaz principalmente em razão da supressão da inflamação e que as biópsias de vigilância sejam tão importantes para o reconhecimento microscópico da inflamação quanto para o reconhecimento de displasia.

27. A dieta é importante no tratamento da UC?
Não há evidências que sugerem que uma dieta seja benéfica em pacientes com UC. Salvo a recomendação de que pacientes intolerantes à lactose devam evitar alimentos contendo lactose, nenhuma restrição dietética específica é necessária.

28. O estresse exacerba a UC?
Pode haver uma associação entre o estresse e a exacerbação da UC, porém nenhuma função causal foi estabelecida. Até agora, nenhum estudo comprovou qualquer papel dos estresses psicológicos, tipos de personalidade ou doença psiquiátrica clínica na causalidade ou exacerbação da UC. Entretanto, um agente ansiolítico ou um antidepressivo pode ser útil, se a enfermidade crônica causar depressão.

Ocasionalmente, a adição de um agente ansiolítico ou de um antidepressivo pode ser a etapa final necessária para controlar a UC.

Tal como com qualquer enfermidade crônica, a abordagem de tratamento deve ser multifacetada e incluir equipes de médicos e cirurgiões especialistas, um psicofarmacologista e pessoal auxiliar capacitado.

29. Como a menstruação afeta a UC?
Informações dispersas suplementam nossa experiência de que os sintomas da UC e da doença de Crohn são agravados ou provocados pré-menstrualmente e, em alguns casos, durante todo o período menstrual. Ocasionalmente, um curso de 2 a 3 dias de esteroides é necessário.

30. Os pacientes com UC apresentam problemas com a fertilidade e gravidez?
Ao considerar os efeitos da UC sobre a gravidez e vice-versa, dois aspectos são importantes: o efeito da própria doença e o efeito dos medicamentos utilizados para tratar a doença. Aparentemente, a doença bem controlada não possui efeitos nocivos sobre a fertilidade ou gravidez. No entanto, se a doença for ativa em qualquer período da gravidez, a incidência de perda fetal pode ser aumentada. Portanto, é importante manter o controle da doença antes e durante a gravidez.

Mesalamina (5-ASA) tem um longo histórico de segurança na gravidez. A segurança do uso de corticosteroides durante a gravidez também foi comprovada. Com respeito aos imunossupressores 6-MP e AZA, dados provenientes da literatura de transplantes sugerem segurança durante a gravidez. Um estudo abordando o tratamento da UC e doença de Crohn com imunossupressores concluiu que estes são seguros e não precisam ser descontinuados durante a gravidez. Entretanto, em nossa experiência, esses medicamentos podem causar perda fetal quando utilizados por mulheres antes da gravidez, e uma maior incidência de anormalidades congênitas e abortos espontâneos quando utilizados por homens em um período de até 3 meses da concepção. Consequentemente, sugerimos aos pacientes a descontinuação dessas drogas, se clinicamente possível, pelo menos 3 meses antes da concepção planejada. Se uma mulher estiver em remissão, os imunossupressores podem ser descontinuados sem expectativa de uma recorrência precoce. Se a doença for ativa, a gravidez deve ser adiada. Sulfassalazina causa defeitos nas características morfológicas e na motilidade dos espermatozoides. Este efeito é reversível em 3 meses, se a droga for descontinuada. A sulfassalazina deve ser substituída por um dos produtos mais recentes da 5-ASA em pacientes do sexo masculino que estejam planejando começar uma família.

31. Quais medicamentos são contraindicados em pacientes com UC?

Evidência sugere que os NSAIDs podem precipitar exacerbações da doença e, em alguns casos, pode até serem implicados no início da doença. Os NSAIDs mais comumente utilizados incluem aspirina, ibuprofeno e naproxeno. Essas drogas devem ser evitadas em pacientes com UC.

Terapia anticoagulante com varfarina pode resultar em maior sangramento em pacientes com doença ativa e diarreia sanguinolenta. Ironicamente, foi relatado que a terapia com heparina melhora a atividade da doença em alguns pacientes. Embora a terapia com heparina não seja um procedimento padrão, pode ser útil quando a anticoagulação é necessária para pacientes com UC ativa. Quanto possível, os derivados de opioides devem ser evitados em pacientes com qualquer tipo de colite por causa da tendência que estas drogas têm em causar dilatação tóxica do cólon.

32. Quais são as opções cirúrgicas para o tratamento da UC?

Quando o tratamento clínico falha, ou ocorrem complicações como perfuração ou displasia, a colectomia subtotal com ileostomia ou bolsa ileoanal é o procedimento de escolha. Muitos pacientes se sentem assustados com a possibilidade de ter uma ileostomia, porém a instrução sobre o procedimento pode aliviar seus medos. Felizmente, um grande número de pacientes com ileostomias se acostumam a elas e continuam a levar uma vida normal.

A bolsa ileoanal é uma possível alternativa. Essa técnica consiste em uma alça ileal dupla, que é modelada em uma bolsa, grampeada ao coto retal e despojada de sua mucosa, preservando, desse modo, o esfíncter anal. As desvantagens da bolsa incluem inflamação recorrente ou bolsite, evacuações frequentes, incontinência noturna e a necessidade contínua de endoscopia de vigilância. A bolsite responde bem ao metronidazol, à ciprofloxacina ou ao bismuto, empregados isoladamente ou em combinação. Esses fármacos podem ser utilizados para tratar a enfermidade aguda, bem como terapia de manutenção para prevenir recorrência. Probióticos também podem ser utilizados (ver anteriormente). Em alguns casos, produtos da 5-ASA, esteroides, imunossupressores ou biológicos podem ser necessários. Bolsite refratária pode requerer excisão da bolsa e, posteriormente, substituição de uma ileostomia.

BIBLIOGRAFIA

1. Adler DJ, Korelitz BI. The therapeutic efficacy of 6-mercaptopurine in refractory ulcerative colitis. Am J Gastroenterol 1990;85:717-22.
2. Francella, Dyan A, Bodian C et al. The safety of 6-mercaptopurine for childbearing patients with inflammatory bowel disease: a retrospective cohort study. Gastroenterology 2003;124:9-17.
3. Korelitz BI. Expert opinion: experience with 6-mercaptopurine in the treatment of inflammatory bowel disease. World J Gastroenterol 2013 May 28;19(20):2979-84.
4. Korelitz BI, Present DH. 6-Mercaptopurine/Azathioprine remains an important contributor in managing Crohn's disease. Journal of Crohn's and Colitis - 24 January 2014 (http://dx.doi.org/10.1016/j.crohns.2013.12.024)
5. Korelitz BI, Sultan K, Kothari M et al. Histological healing favors lower risk of colon carcinoma in extensive ulcerative colitis. World J Gastroenterol 2014 May 7;20(17):4980-6.
6. Lichtiger S, Present DH, Kornbluth A et al. Cyclosporine in severe ulcerative colitis refractory to steroid therapy. N Engl J Med 1994;330:1841-5.
7. Marshall JK, Irvine EJ. Rectal aminosalicylate therapy for distal ulcerative colitis: a meta-analysis. Aliment Pharmacol Ther 1995;9:293-300.
8. Orholm M, Munkholm P, Langholz E et al. Familial occurrence of inflammatory bowel disease. N Engl J Med 1991;324:84-8.
9. Pemberton JH, Kelly KA, Beart RW et al. Ileal pouch-anal anastomosis for chronic ulcerative colitis: long-term results. Ann Surg 1987;206:504-13.
10. Rajapakse RO, Korelitz BI, Zlatanic J et al. Outcome of pregnancies when fathers are treated with 6-mercaptopurine for inflammatory bowel disease. Am J Gastroenterol 2000;95:684-8.
11. Sandborn WJ. Pouchitis following ileal pouch-anal anastomosis: definition, pathogenesis and treatment. Gastroenterology 1994;107:1856-60.
12. Sutherland LR, May GR, Shaffer EA. Sulfasalazine revisited: a meta-analysis of 5-aminosalicylic acid in the treatment of ulcerative colitis. Ann Intern Med 1993;118:340-9.
13. Truelove SC, Witts LJ. Cortisone in ulcerative colitis: final report on a therapeutic trial. Br Med J 1955;2:1041-8.
14. Winawer SJ, Fletcher RH, Miller L et al. Colorectal cancer screening: clinical guidelines and rationale. Gastroenterology 1997;112:594-642.
15. Woolrich AJ, DaSilva MD, Korelitz BI. Surveillance in the routine management of ulcerative colitis: predictive value of low-grade dysplasia. Gastroenterology 1992;103:431-8.
16. Zlatanic J, Korelitz BI, Rajapakse R et al. Complications of pregnancy and child development after cessation of treatment with 6-mercaptopurine for inflammatory bowel disease. J Clin Gastroenterol 2003;36:303-9.

Websites

Crohn's and Colitis Foundation of American. http://www.ccfa.org [Acessado em 22/09/2014].
National Institute of Diabetes and Digestive and Kidney Disease. http://www.niddk.nih.gov [Acessado em 22/09/2014].

CAPÍTULO 43
DOENÇA GASTROINTESTINAL EOSINOFÍLICA E ESOFAGITE EOSINOFÍLICA

Shahan Fernando, MD ▪ *Glenn T. Furuta, MD*

1. Como a *doença gastrointestinal eosinofílica* (EGID) é definida?
EGID é um termo global que descreve um grupo heterogêneo cada vez mais reconhecido de doenças gastrointestinais (GI) encontradas em crianças e adultos. É caracterizada por sintomas GI crônicos e inespecíficos, e uma intensa resposta inflamatória eosinofílica, que é encontrada em diversos tecidos em todo o trato GI. A EGID pode-se manifestar como gastroenterite eosinofílica, colite ou como a bem estudada esofagite eosinofílica (EoE). Outras causas de eosinofilia precisam ser descartadas antes de estabelecer o diagnóstico de EGID.

2. O que é EoE?
EoE é a forma mais comum de EGID. É um distúrbio clinicopatológico atualmente reconhecido como uma causa principal de dor abdominal, vômito e problemas alimentares em crianças pequenas, e impactação alimentar e disfagia em adultos. A EoE é um processo inflamatório crônico e induzido por alérgenos, que é definida pelos sintomas de disfunção esofágica e eosinofilia da mucosa.

3. Qual é a incidência de EGID e EoE?
EGID é um distúrbio raro, com uma incidência estimada provavelmente inferior a 1 em cada 100.000 indivíduos. Alguns estudos epidemiológicos retrospectivos foram publicados, com o número de pacientes variando de 8 a 59, que foram diagnosticados ao longo de um período de até 37 anos. A incidência de EoE, por outro lado, continua a aumentar, com estimativas de até 40 em cada 100.000 indivíduos. A grande maioria dos pacientes com EoE é de indivíduos brancos do sexo masculino, porém ambas as patologias têm uma ampla distribuição étnica e geográfica.

4. Qual é o papel do eosinófilo na patogênese da EGID e EoE?
Acredita-se que a EGID e a EoE sejam mediadas por alérgenos, com respostas inflamatórias de citocinas Th-2 que se desenvolvem em indivíduos geneticamente suscetíveis e estão associadas à eosinofilia GI. Com a exceção do esôfago, os eosinófilos são leucócitos residentes proeminentes na mucosa intestinal, cuja função exata na saúde ainda é incerta. Embora a patogênese exata seja incerta e seu estudo seja tipicamente limitado a biópsias por punção da mucosa superficial, considera-se que a EGID é estimulada pela exposição a um alérgeno ambiental ou alimentar que leva à quimioatração e recrutamento de eosinófilos adicionais ao trato GI. A exata função dos eosinófilos no trato GI é desconhecida, porém vários estudos básicos sustentam a função na apresentação de antígenos e como células efetoras que podem liberar inúmeros grânulos citotóxicos, citocinas, quimiocinas, fatores de transformação do crescimento, mediadores lipídicos e neuromediadores.

Estudos de arranjo genômico e associação genômica ampla identificaram diversas moléculas fundamentais fortemente associadas à EoE, incluindo: linfopoietina estromal tímica, eotaxina-3, interleucina (IL)-13 e IL-5. Suscetibilidade hereditária também foi relatada em, aproximadamente, 10% dos pacientes com EGID.

5. Quais são algumas das características clínicas da EGID e da EoE?
As primeiras descrições das EGIDs envolvendo o trato GI distal até o esôfago classificaram a doença com base na profundidade identificada de eosinofilia dentro da parede intestinal. O subtipo mucoso pode ser classificado como sangramento, diarreia e dor; o subtipo muscular como obstrução intestinal parcial ou completa; e o subtipo seroso como distensão abdominal (Tabela 43-1). Estudos recentes sugerem uma mudança na forma mucosa da doença. Até 75% dos pacientes relatarão um histórico pessoal de atopia, incluindo eczema, alergias alimentares, alergias sazonais ou asma. Adicionalmente, eosinofilia periférica pode ocorrer em até 80% dos pacientes com EGID, porém é variável e também pode ocorrer secundariamente a outras doenças alérgicas comórbidas, tornando essa característica um marcador não confiável da atividade da doença.

Pacientes com EoE podem apresentar uma variedade de sinais e sintomas de disfunção esofágica, de acordo com a idade do indivíduo (Tabela 43-1). Crianças pequenas, por causa do nível de desenvolvimento, são incapazes de articular sintomas de disfagia e, em vez, apresentam-se com sintomas de dificuldades alimentares. Muitos desses sintomas são similares àqueles da doença de refluxo gastroesofágico, porém não respondem às terapias antirrefluxo clínicas e cirúrgicas padrão. Frequentemente, perguntas adicionais podem ser necessárias durante a anamnese.

6. Qual é a história natural da EGID e EoE?
Em razão da incidência relativamente baixa e sintomas GI confusos, geralmente há um atraso no diagnóstico da EGID e EoE, que pode algumas vezes levar 3 a 4 anos. Com base nos estudos atuais e experiências clínicas, a história natural da EGID pode incluir um de três padrões: os pacientes podem sofrer de uma ocorrência única, um curso recorrente ou

Tabela 43-1. Aspectos Clínicos da EGID e EoE

	EGID		EoE
Mucosa	Dor abdominal Anemia Diarreia Sangramento GI Náusea Enteropatia perdedora de proteínas Vômito Perda de peso	Crianças	Dor abdominal Dor torácica Sufocamento, engasgo Tosse Apetite reduzido Disfagia (p. ex., alimento parado na garganta) Dificuldades alimentares Regurgitação Dificuldade para dormir Dor de garganta Perda de peso
Muscular	Dor abdominal Obstrução da saída gástrica Dismotilidade intestinal Pancreatite Obstrução do intestino delgado	Adultos	Disfagia Impactação alimentar Dor retroesternal
Serosa	Ascite eosinofílica Peritonite eosinofílica Distensão severa		

EGID = doença gastrointestinal eosinofílica; EoE = esofagite eosinofílica; GI = gastrointestinal.

uma doença crônica. Além disso, existem diversos fenótipos potenciais com base na profundidade do envolvimento intestinal.

Três questões relacionadas com a história natural da EoE se tornaram aparentes, por causa de amplas experiências clínicas. Primeiro, a EoE é uma doença crônica em que a maioria dos pacientes responde às terapias clínicas padrão. Segundo, complicações associadas à EoE incluem impactações alimentares, estreitamento esofágico e disfunção alimentar. Quem, como e em quem esses sintomas se desenvolvem é incerto. Terceiro, aparentemente não existe qualquer potencial pré-maligno, porém estudos em longo prazo da história natural são necessários para avaliar essa questão. Finalmente, pode haver outros fenótipos da EoE com base na presença ou ausência de resposta à dieta de eliminação e esteroides tópicos.

7. Como a EGID e a EoE são diagnosticadas?

Como já mencionado, a EGID é caracterizada por sintomas GI inespecíficos associados a uma intensa eosinofilia intestinal. O que é considerado um número "anormal" de eosinófilos intestinais ainda é incerto, sendo uma questão que deveria ser discutida entre os médicos e patologistas nas instituições locais. O estabelecimento do diagnóstico de EoE é mais fácil, visto que diretrizes diagnósticas foram estabelecidas (Box 43-1).

Box 43-1. Critérios Diagnósticos da Esofagite Eosinofílica

- Os sintomas estão relacionados com a disfunção esofágica
- A biópsia do esôfago demonstra inflamação predominantemente eosinofílica, com um pico de ≥ 15 eosinófilos por campo de grande aumento
- Eosinofilia isolada na mucosa esofágica persiste após um ensaio com inibidores da bomba de prótons
- Causas secundárias de eosinofilia esofágica são excluídas
- Uma resposta ao tratamento suporta, mas não é necessária, o diagnóstico

Qualquer paciente com suspeita de EGID deve ser submetido a uma avaliação completa para excluir outras causas de eosinofilia intestinal. Não existem sinais patognomônicos ou exames sanguíneos que definam a EGID ou a EoE. De acordo com o órgão intestinal específico envolvido e seus sintomas associados, há várias abordagens.

Anamnese e Exame Físico

- Obter um histórico abrangente, incluindo histórico social e familiar, que descreva com exatidão todos os sintomas GI e extraintestinais. Este inclui o tempo de início, duração, progresso, fatores agravantes e aliviantes, sintomas associados (p. ex., perda de peso), respostas à prévia terapia clínica, história de viagens e histórico familiar de EGIDs, impacções alimentares e dilatações esofágicas. Analisar o crescimento e desenvolvimento normal.
- Indagar sobre sinais atópicos ou sintomas relacionados com reações GI, cutâneas ou respiratórias a antígenos alimentares ou ambientais.

- Realizar um exame clínico completo, com particular atenção ao peso e à altura, estigmas de doenças atópicas e sinais de EGIDs secundárias (p. ex., erupção cutânea, artrite, lesões orais, doença perianal).

Testes Laboratoriais
- Avaliação geral: obter um hemograma completo com contagem diferencial de leucócitos, imunoglobulina E total, velocidade de sedimentação globular, e exame de fezes para avaliação infecciosa (p. ex., ovos e parasitas, *Helicobacter pylori*).
- Avaliação avançada: na presença de ascite, realizar paracentese com contagens celular e diferencial. Na presença de hipereosinofilia, realizar análise de medula óssea, ecocardiograma, dosagem de vitamina B_{12} e triptase, análise genética para mutação em FIPL1-PDGFRA, e biópsia e avaliação de outros tecidos envolvidos.
- Avaliação de alergias: é recomendável encaminhar a um alergista experiente na avaliação de alergia alimentar não mediada por IgE, visto que a limitação não justificada de alimentos pode resultar em subnutrição.

Endoscopia e Exame Histopatológico
- De acordo com a localização dos sintomas GI, uma endoscopia do intestino superior ou colonoscopia com biópsias é essencial para o diagnóstico da EGID (Figura 43-1).
- A EoE pode estar associada a diversos achados endoscópicos graves, como edema de mucosa, sulcos, anéis fixos, exsudatos, aparência de papel crepom, diâmetro luminal reduzido e estenoses (Figura 43-2). No entanto, uma aparência normal da mucosa não descarta a EGID ou a EoE.
- *Múltiplas* biópsias de punção da mucosa devem ser obtidas por causa da captura limitada que é alcançada por esta técnica, e também porque as EGIDs e a EoE podem ter uma distribuição "irregular". Nos casos em que um envolvimento mais profundo seja suspeito, uma biópsia cirúrgica de espessura total pode ser indicada.

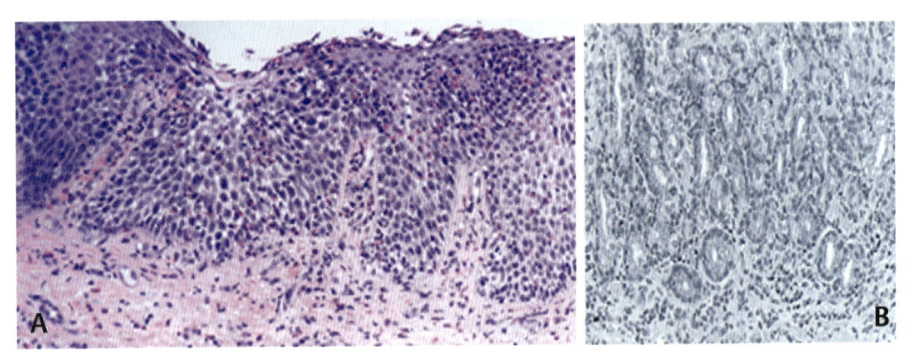

Fig. 43-1. A, Biópsia de esôfago demonstrando EoE. **B,** Biópsia de antro gástrico demonstrando gastroenterite eosinofílica.

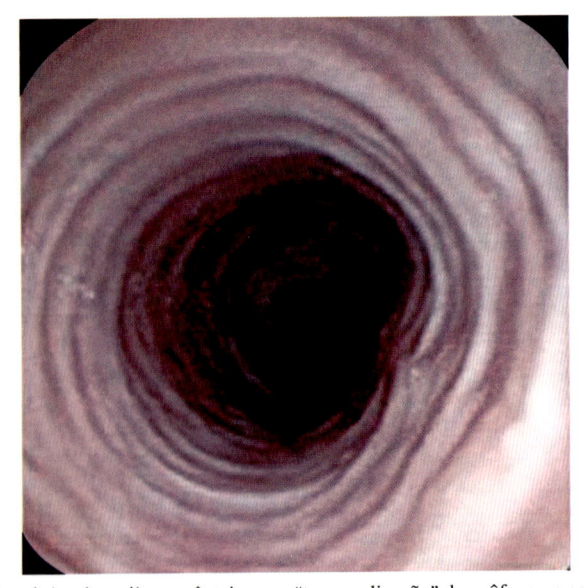

Fig. 43-2. Visão endoscópica de anéis concêntricos ou "traquealização" do esôfago na esofagite eosinofílica.

Avaliação Radiológica
- Esofagograma com bário é útil na avaliação de pacientes com disfasia e podem-se demonstrar irregularidades na mucosa, estreitamento do lúmen ou estenoses que podem não ser evidentes durante a endoscopia (Figura 43-3).
- Os exames com contraste do trato GI superior e a tomografia computadorizada com contraste entérico podem demonstrar irregularidades na mucosa ou evidência de obstrução nas áreas afetadas pela EGID. Essas técnicas também podem ser usadas para descartar outros fatores etiológicos, como má rotação e doenças intestinais inflamatórias.
- Ultrassonografia abdominal pode ajudar a identificar ascite.

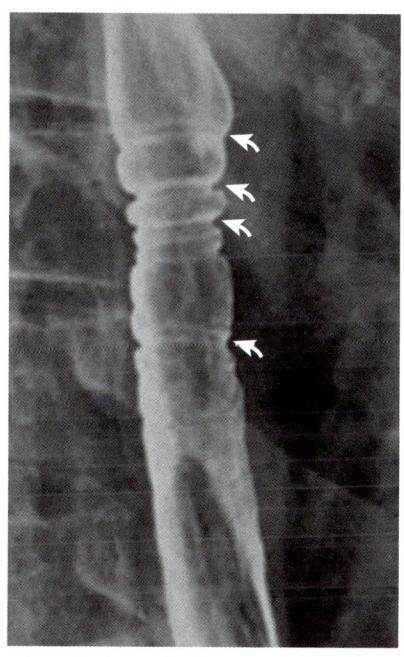

Fig. 43-3. Exame com contraste do trato gastrointestinal superior demonstrando múltiplos anéis no esôfago proximal na esofagite eosinofílica.

8. O que é a síndrome hipereosinofílica (HES)?

HES é um grupo heterogêneo de distúrbios, inicialmente definido por eosinofilia periférica persistente superior a 1.500 células/μL em um período mínimo de 6 meses, evidência de lesão ou disfunção de órgãos induzida por eosinófilos, e exclusão de outras causas secundárias de eosinofilia. Recentes descrições modificaram essa definição para eliminar o período de espera prolongado que pode retardar o tratamento, e demonstraram que a HES inclui diversos subtipos, como resumido em um relatório de consenso de 2006. Sua prevalência é desconhecida, porém tende a afetar desde indivíduos jovens até indivíduos de meia-idade, com uma predileção pelo sexo masculino. Um diagnóstico de HES deve sempre ser considerado em pacientes com EGID, altas contagens de eosinófilos periféricos, e sinais ou sintomas extraintestinais que podem estar relacionados com a eosinofilia.

9. Qual é o diagnóstico diferencial da eosinofilia intestinal?

O diagnóstico diferencial da EGID e EoE inclui uma gama de doenças que também se manifestam por sintomas GI e inflamação predominantemente eosinofílica, e são coletivamente conhecidas como *distúrbios GI secundários associados a eosinófilos*. A Tabela 43-2 ilustra a amplitude dessas doenças secundárias e a importância em avaliar pacientes com eosinófilos na biópsia intestinal ou com qualquer forma de inflamação intestinal associada a uma eosinofilia periférica.

10. Quais são os tratamentos atuais e estratégias de controle para a EGID e EoE?

Por causa de sua baixa prevalência = há uma carência de estudos prospectivos multicêntricos relacionados com o tratamento da EGID. As atuais estratégias de controle potencial, com base em estudos retrospectivos e relatos de casos, incluem uma avaliação formal de alergias, modificação alimentar, esteroides tópicos e sistêmicos, e dilatação endoscópica ou ressecção cirúrgica (ou seja, terapias endoscópicas e cirúrgicas) (Figura 43-4). Existe um número limitado de dados que suporta o uso de rotina de inibidores de leucotrienos e estabilizadores de mastócitos, e terapias biológicas, como anticorpos anti-IL5 e anti-IgE, permanecem nesse momento apenas como instrumento de pesquisa.

Os objetivos terapêuticos finais incluem a normalização do crescimento e desenvolvimento de crianças, minimização de sintomas, equilíbrio entre os riscos e benefícios do tratamento com a qualidade de vida e, quando possível, normaliza-

Tabela 43-2. Diagnóstico Diferencial da Eosinofilia Intestinal

EGID PRIMÁRIA	OUTRAS CAUSAS DE EOSINOFILIA INTESTINAL
Esofagite eosinofílica	Acalasia Doença celíaca Doença do tecido conectivo (p. ex., esclerodermia) Doença de Crohn Hipersensibilidade a drogas Gastroenterite Eosinofílica GERD Doença do enxerto *versus* hospedeiro Síndrome hipereosinofílica Iatrogênica (p. ex., medicamentos) Infecção Leiomiomatose Pênfigo PPI – eosinofilia esofágica responsiva
Gastroenterite eosinofílica	Doença celíaca Doenças do tecido conectivo (p. ex., esclerodermia) Síndrome hipereosinofílica Iatrogênica (p. ex., medicamentos) Infecção Doença inflamatória intestinal Pólipos fibroides inflamatórios, polipose Vasculite (p. ex., síndrome de Churg-Strauss)
Colite eosinofílica	Doença celíaca Doenças do tecido conectivo (p. ex., esclerodermia) Gastroenterite eosinofílica Síndrome hipereosinofílica Iatrogênica (p. ex., medicamentos) Infecção Doença inflamatória intestinal Pólipos juvenis, polipose, adenomas Vasculite (p. ex., síndrome de Churg-Strauss)

EGID = doença gastrointestinal eosinofílica; GERD = doença do refluxo gastroesofágico; PPI = inibidor da bomba de prótons.

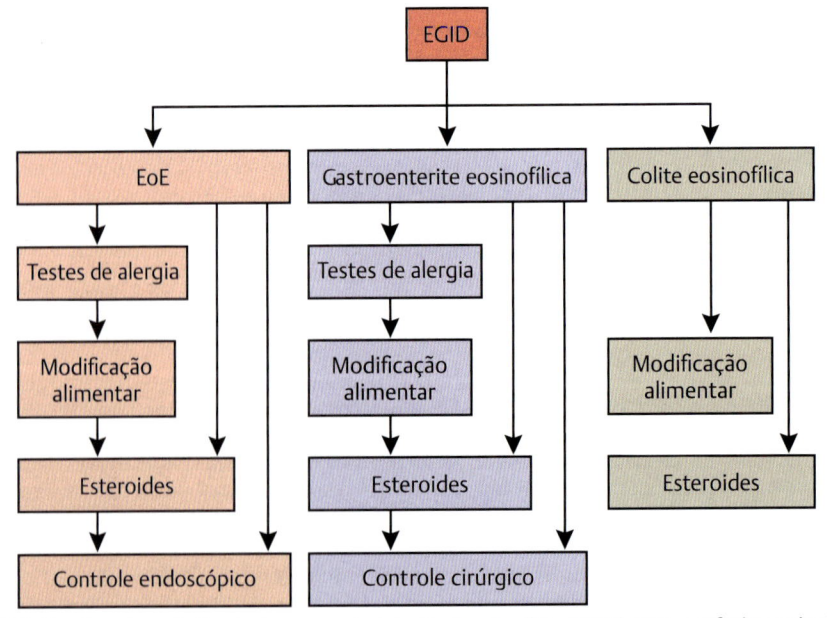

Fig. 43-4. Algoritmo terapêutico da doença gastrointestinal eosinofílica (EGID). EoE = esofagite eosinofílica.

ção dos achados na mucosa. As estratégias terapêuticas específicas devem ser ajustadas ao indivíduo, levando em consideração fatores, como extensão da doença, gravidade dos sintomas, custo e adesão ao tratamento.

Modificação Alimentar
- Dieta elementar (ou seja, fórmula com base em aminoácidos).
- Eliminação direcionada de alimentos com base em testes de alergia.
- Eliminação empírica de seis alimentos, incluindo leite, soja, ovos, trigo, nozes, moluscos.

Esteroides
- Tópicos (p. ex., fluticasona, budesonida).
- Sistêmicos (p. ex., prednisona, metilprednisolona).

Intervenções Terapêuticas
- Dilatação endoscópica (preferencialmente após o pré-tratamento com esteroides) para estenoses esofágicas na EoE.
- Ressecção cirúrgica da porção intestinal afetada na gastroenterite eosinofílica.

Os autores gostariam de agradecer às contribuições do Dr. Seth A. Gross e Dr. Sami R. Achem, que foram os autores deste capítulo na edição anterior. Este trabalho foi financiado pelo NIH 1K24DK100303 (GT Furuta).

BIBLIOGRAFIA

1. Aceves S, Hirano I, Furuta GT, et al. Eosinophilic gastrointestinal diseases-clinically diverse and histopathologically confounding. Semin Immunopathol 2012;34(5):715-31.
2. Chang JY, Choung RS, Lee RM, et al. A shift in the clinical spectrum of eosinophilic gastroenteritis toward the mucosal disease type. YCGH 2010;8(8):669-75, quiz e88.
3. Chusid MJ, Dale DC, West BC, et al. The hypereosinophilic syndrome: analysis of fourteen cases with review of the literature. Medicine 1975;54(1):1-27.
4. DeBrosse CW, Case JW, Putnam PE, et al. Quantity and distribution of eosinophils in the gastrointestinal tract of children. Pediatr Dev Pathol 2006;9(3):210-8.
5. Fleischer DM, Atkins D. Evaluation of the patient with suspected eosinophilic gastrointestinal disease. Immunol Allergy Clin North Am 2009;29(1):53-63.
6. Gotlib J. World Health Organization-defined eosinophilic disorders: 2012 update on diagnosis, risk stratification, and management. Am J Hematol 2012;87(9):903-14.
7. Khan S, Orenstein SR, et al. Eosinophilic disorders of the gastrointestinal tract. In: Feldman M, editor. Sleisenger and Fordtran's gastrointestinal and liver disease. Philadelphia: WB Saunders; 2010. p. 425-36.
8. Klein NC, Hargrove RL, Sleisenger MH, et al. Eosinophilic gastroenteritis. Medicine 1970;49(4):299-319.
9. Liacouras C, Furuta GT, Hirano I, et al. Eosinophilic esophagitis: updated consensus recommendations for children and adults. J Allergy Clin Immunol 2011;128(1):3-20.e6.
10. Lowichik A, Weinberg AG. A quantitative evaluation of mucosal eosinophils in the pediatric gastrointestinal tract. Mod Pathol 1996;9(2):110-4.
11. Lucendo AJ. Eosinophilic diseases of the gastrointestinal tract. Scand J Gastroenterol 2010;45(9):1013-21.
12. Lucendo AJ, Arias A. Eosinophilic gastroenteritis: an update. Expert Rev Gastroenterol Hepatol 2012;6(5):591-601.
13. Masterson JC, Furuta GT, Lee JJ. Update on clinical and immunological features of eosinophilic gastrointestinal diseases. Curr Opin Gastroenterol 2011;27(6):515-22.
14. Mukkada VA, Haas A, Maune NC, et al. Feeding dysfunction in children with eosinophilic gastrointestinal diseases. Pediatrics 2010;126(3):e672-7.
15. Rothenberg ME. Eosinophilic gastrointestinal disorders (EGID). J Allergy Clin Immunol 2004;113(1):11-28.
16. Rothenberg ME, Hogan SP. The eosinophil. Annu Rev Immunol 2006;24(1):147-74.
17. Soon IS, Butzner JD, Kaplan GG, et al. Incidence and prevalence of eosinophilic esophagitis in children. J Pediatr Gastroenterol Nutr 2013;57(1):72-80.
18. Straumann A, Simon H-U. Eosinophilic esophagitis: escalating epidemiology? J Allergy Clin Immunol 2005;115(2):418-9.
19. Talley NJ, Shorter RG, Phillips SF, et al. Eosinophilic gastroenteritis: a clinicopathological study of patients with disease of the mucosa, muscle layer, and subserosal disease. Gut 1990;31:54-8.
20. Valent P, Klion AD, Horny H-P, et al. Contemporary consensus proposal on criteria and classification of eosinophilic disorders and related syndromes. J Allergy Clin Immunol 2012;130(3):607-9.

Websites

The American Partnership for Eosinophilic Disorders. http://apfed.org/drupal/drupal/index.php [Accessed September 22, 2014].

CAPÍTULO 44

SUPERCRESCIMENTO BACTERIANO NO INTESTINO DELGADO

Catherine S. Manolakis, MD ▪ *Travis J. Rutland, MD* ▪ *Jack A. Di Palma, MD*

1. **Defina *supercrescimento bacteriano no intestino delgado (SIBO)*.**
   Cultura bacteriana derivada de amostras obtidas no lúmen do intestino delgado, contendo:
   - Contagem bacteriana total superior a 10^5 unidades formadoras de colônias (CFU)/mL.
   - Contagem bacteriana específica superior a 10^3 CFU/mL (bactérias coliformes geralmente são encontradas somente no cólon).

2. **Qual é a presença usual de bactérias no trato gastrointestinal?**
   - Cavidade oral: 200 espécies.
   - Estômago inferior a 10^3.
   - Duodeno e jejuno proximal: 10^{2-3}/mL.
   - Íleo: 10^8/mL.
   - Cólon: 10^{10-11}/mL.

   O tipo de espécie que coloniza o intestino delgado muda no supercrescimento bacteriano. No indivíduo saudável, as bactérias do intestino delgado se assemelham à flora orofaríngea, com bactérias Gram-positivas e facultativas, que conseguem sobreviver sob condições aeróbias e anaeróbias. No supercrescimento, as bactérias são, em grande parte, Gram-negativas, como a *Escherichia coli*; bactérias anaeróbias, incluindo *Clostridia* e *Bacteroides* sp., também predominam (Figura 44-1).

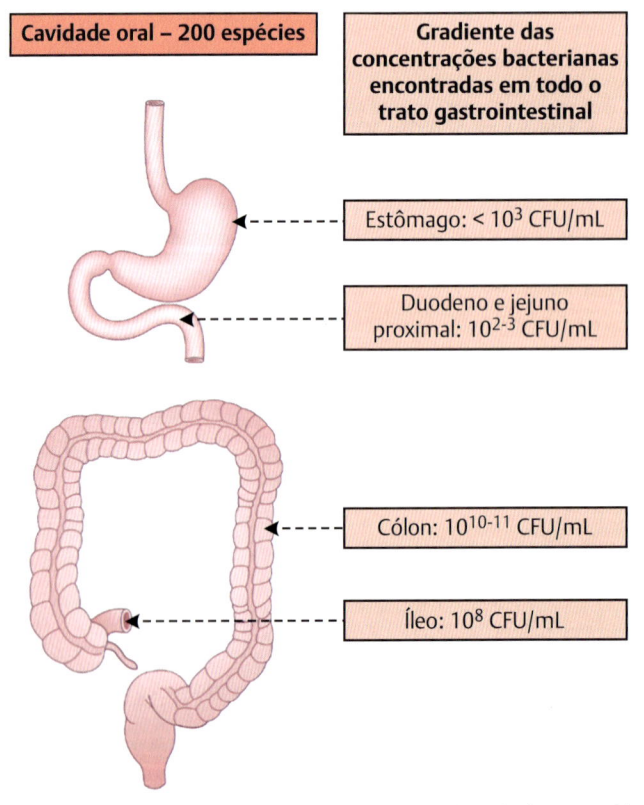

Fig. 44-1. Gradiente das concentrações bacterianas encontradas em todo o trato gastrointestinal. *CFU* = unidades formadoras de colônias.

3. **Quais os mecanismos de defesa naturais contra o SIBO?**
   - Peristalse.
   - Ácido gástrico.
   - Ácidos biliares.

- Atividade das enzimas pancreáticas.
- Motilidade do intestino delgado (complexo motor migratório).
- Válvula ileocecal.

4. Quais fatores influenciam a proliferação bacteriana no intestino delgado?
- Lesões estruturais.
- Anatomia alterada cirurgicamente.
- Motilidade.
- Carga bacteriana excessiva.
- Deficiência nas defesas do hospedeiro.

5. Quais tipos de anormalidades predispõem o supercrescimento bacteriano?
Obstrução da saída dos conteúdos luminais pode ocorrer no sítio de anastomose cirúrgica, ou na presença de membranas, aderências ou estenoses. Derivações cirúrgicas e alças cegas ou criação de reservatórios, como a ileostomia continente, predispõem ao SIBO. A técnica de derivação jejunoileal, que, anos atrás, era um procedimento cirúrgico popular para obesidade mórbida, criava um segmento longo de intestino desviado e era frequentemente complicada pelo supercrescimento. Divertículos e complicações são frequentemente colonizados por bactérias colônicas, resultando em supercrescimento. Existe uma maior prevalência de SIBO em distúrbios que podem resultar em falha intestinal. Há uma frequente associação entre a SIBO e a doença de Crohn, especialmente entre aqueles submetidos a uma cirurgia (Tabela 44-1).

Tabela 44-1. Anormalidades Fisiológicas e Supercrescimento

Anormalidades anatômicas	Anastomose cirúrgica, membranas, aderências, estenoses, diverticulite do intestino delgado, alça cega, criação de reservatórios, infecção entérica aguda
Comunicações anormais	Fístula gastrocólica, fístula enterocólica, ressecção da válvula ileocecal
Transtorno de motilidade	Esclerodermia, diabetes melito, pseudo-obstrução, uso de opioides, medicamentos que alteram a motilidade, acloridria, enterite por radiação, síndrome do intestino irritável
Secreção reduzida de ácidos	Medicamentos, gastrite atrófica, vagotomia
Diversos mecanismos	Doença de Crohn, doença celíaca, artrite reumatoide, obesidade mórbida, cirrose, pancreatite crônica, doença renal crônica, fibrose cística, acromegalia, isquemia focal segmentar

6. Como os distúrbios de motilidade causam supercrescimento bacteriano?
O trânsito tardio dos conteúdos intestinais resulta em estase. O supercrescimento complica as síndromes de pseudo-obstrução intestinal. O complexo motor migratório, "*limpador intestinal*", quando rompido, está associado ao supercrescimento bacteriano. Íleo paralítico resulta em proliferação bacteriana. Em estudos anteriores, o SIBO foi identificado em 62,5% dos pacientes com esclerodermia. Qualquer condição que cause alteração da motilidade, como diabetes e síndrome do intestino irritável ou medicamentos, predispõe ao supercrescimento.

7. Como uma carga bacteriana excessiva pode ser transportada ao intestino delgado?
Ausência ou incompetência da válvula ileocecal e fístula entérica podem transportar bactérias colônicas ao intestino delgado em quantidades que excedem a capacidade de eliminação.

8. Quais deficiências na defesa do hospedeiro são importantes para o desenvolvimento de SIBO?
- Supressão ácida por cirurgia ou medicamentos (após sugestões iniciais de que o uso de inibidores das bombas de prótons constituía um fator de risco para o SIBO, estudos recentes não encontraram uma associação).
- Distúrbios hipoclorídricos, como anemia perniciosa.
- Imunodeficiências, particularmente a ausência de imunoglobulina A secretora.
- Desnutrição, que pode reduzir a acidez gástrica e a função imune.
- Cirrose, que pode resultar em motilidade anormal e supercrescimento, com incidência elevada de peritonite bacteriana espontânea.

9. Quais são os sintomas do supercrescimento bacteriano?
As manifestações clínicas variam. Diarreia, anorexia, náusea, perda de peso e anemia são os sintomas cardinais, porém a natureza da anormalidade do intestino delgado influencia na apresentação. Pacientes obstruídos por estenose podem apresentar distensão e dor. Supercrescimento nos divertículos do intestino delgado pode apresentar-se insidiosamente com desarranjos metabólicos. Supercrescimento bacteriano causa desarranjos da mucosa do intestino delgado, com defeitos na borda em escova e desconjugação dos ácidos biliares, comumente resultando em baixos níveis de B_{12}, deficiência de ferro e vitaminas e má absorção de gordura.

10. Qual é o diagnóstico diferencial do supercrescimento bacteriano?
O diagnóstico diferencial inclui: síndrome do intestino irritável, doença celíaca, doença de Whipple, colite microscópica, infecção por *Clostridium difficile* adquirida na comunidade, hiper e hipotireoidismo e efeitos adversos aos medicamentos.

11. Por que os pacientes com supercrescimento bacteriano desenvolvem anemia?

A anemia pode ser megaloblástica e macrocítica como resultado da deficiência de cobalamina. Anemia microcítica decorrente de deficiência de ferro é causada principalmente pela perda de sangue ou lesão ao intestino delgado não provocada pelo supercrescimento bacteriano. Bactérias anaeróbicas competem com o hospedeiro para a captação do complexo cobalamina-fator intrínseco, predispondo à deficiência de vitamina B_{12}. Considerando que as bactérias luminais consomem cobalamina, o ácido fólico é um produto da fermentação bacteriana. Portanto, uma importante observação clínica no SIBO é o achado de baixos níveis de B_{12} e altos níveis de folato.

12. Quais são as outras deficiências de micronutrientes clinicamente importantes?

Além das deficiências de ferro, cálcio e cobalamina, outras deficiências de micronutrientes incluem deficiências de vitaminas hidrossolúveis (p. ex., tiamina e nicotinamida) e absorção reduzida de vitaminas lipossolúveis (vitaminas A, D, E e K). A má absorção de elementos de traço ainda não foi cuidadosamente estudada nas síndromes de supercrescimento.

13. Como o SIBO é diagnosticado?

O padrão ouro para o diagnóstico é a aspiração e cultura de fluidos do intestino delgado. Um número superior a 10^5 CFU/mL do aspirado duodenal (ou > 10^3 CFU/mL da flora colônica normal em um aspirado de intestino delgado) é diagnóstico. Ver Tabela 44-2 para uma abordagem diagnóstica.

Tabela 44-2. Diagnóstico do Supercrescimento Bacteriano no Intestino Delgado

Histórico	Cirurgia prévia, idade mais avançada, condições médicas ou medicamentos associados à motilidade alterada, evidência de má absorção ou desnutrição, como a doença metabólica óssea, cegueira noturna, fácil formação de hematomas, tetania
Exame	Evidência de doença sistêmica: perda de peso, desnutrição e má absorção
Valores laboratoriais	Hemoglobina (reduzida), volume corpuscular médio (elevado), vitamina B_{12} (reduzida), ácido fólico (elevado), gordura fecal (elevada)
Testes	Ácido ^{14}C-glicocólico (elevado), ^{14}C-D-xilose (reduzido), teste do hidrogênio com glicose ou lactulose, aspirado jejunal para contagem de colônias bacterianas e identificação de cepas

14. Quais testes podem ser utilizados?

- Intubação jejunal para aspiração, com contagem de colônias bacterianas e identificação do corado, pode fornecer um diagnóstico definitivo ao demonstrar contagens jejunais superiores a 10^5 CFU/mL. Há um risco de potencial contaminação por bactérias orofaríngeas que contaminam o canal de biópsia dos endoscópios utilizados para a obtenção de amostras para cultura do intestino delgado. Além disso, o supercrescimento bacteriano pode ser focal e, portanto, não detectado por uma única aspiração. Visto que o teste é incômodo, alguns clínicos se baseiam em testes indiretos. Intubação jejunal pode ser realizada endoscopicamente, e cateteres protegidos podem ser usados para a obtenção de aspirados mais confiáveis.
- Testes respiratórios radiomarcados, usando ácido glicocólico ou xilose, têm sido utilizados para o diagnóstico do supercrescimento. O ácido glicocólico é liberado por desconjugação bacteriana de ácidos biliares radiomarcados. A xilose é catabolizada por bactérias aeróbias Gram-negativas e absorvida no intestino delgado proximal. Estes métodos não estão universalmente disponíveis.
- O teste respiratório do hidrogênio, com o paciente em jejum, mostra-se elevado em pacientes com supercrescimento, e elevações precoces após o desafio com glicose ou lactulose refletem a fermentação do substrato no intestino delgado por concentrações anormais de bactérias. O diagnóstico é sugerido quando o nível de H_2 exalado aumenta mais de 10 partes por milhão do que a linha de base no jejum em duas amostras consecutivas ou quando o nível de hidrogênio respiratório excede 20 partes por milhão, particularmente quando isto ocorre nos primeiros 20 minutos após o desafio. Um segundo pico associado a fermentações colônicas ajuda a sustentar o diagnóstico. Aproximadamente 15 a 27% da população não produz hidrogênio após o desafio com glicose ou lactulose, produzindo, em vez, metano. A dosagem isolada de hidrogênio subestimará de modo significativo a prevalência de SIBO nessa população. Dosagens combinadas de hidrogênio e gás metano ($H_2 + 2 \times CH_4$) permitirão a detecção daqueles que abrigam a *Methanobrevibacter smithii* (Figura 44-2).

Em geral, os *testes respiratórios de hidrogênio* são alternativas atrativas aos testes de intubação para o supercrescimento bacteriano. Os testes de hidrogênio, embora simples, baratos, acessíveis e não radioativos, apresentam sensibilidade e especificidade limitada.

15. E com relação a outros métodos de ensaio?

A quantificação da excreção urinária de indicam, metabólitos de fármacos e ácido para-aminobenzoico conjugado não diferencia o supercrescimento de outros tipos de má absorção. Uma abordagem alternativa a ser considerada é um ensaio terapêutico de antibióticos. A maioria dos pacientes com SIBO exibe uma resposta assintomática dentro de um período de 1 semana do início da terapia.

16. Qual é o tratamento para SIBO?

- Correção da condição subjacente:
  - Cirurgia.
  - Agentes procinéticos (eritromicina e tegaserod).

Resposta de H2 ao Desafio com Lactulose

Elevação no jejum, elevação precoce

Segundo pico

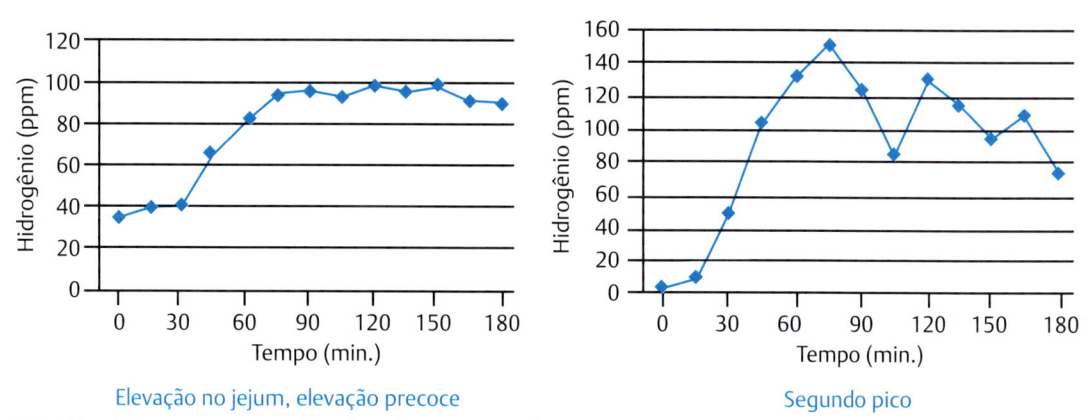

Fig. 44-2. Hidrogênio em partes por milhão (ppm) representa o gás hidrogênio mensurado mais 2 vezes e metano mensurado. A elevação no jejum é definida como superior a 10 ppm. Uma elevação precoce é superior a 10 ppm em 2 amostras consecutivas, ou superior a 20 ppm, particularmente nos primeiros 20 minutos após o desafio. Um segundo pico reflete fermentação no cólon.

- Nutrição:
  - Dieta sem lactose e pobre em resíduos.
  - Aumento calórico.
  - Suplementação com micronutrientes (B_{12}, vitaminas lipossolúveis, elementos de traço).
- Antibióticos.
- Probióticos.
- Agentes procinéticos.

17. Quais são os agentes antibióticos utilizados no tratamento do SIBO?
- Amoxicilina-ácido clavulânico (500 mg, 3 vezes ao dia).
- Ciprofloxacina (250 mg, duas vezes ao dia).
- Cloranfenicol (250 mg, 4 vezes ao dia).
- Doxiciclina (100 mg, 2 vezes ao dia).
- Metronidazol (250 mg, 3 vezes ao dia).
- Neomicina (500 mg, 4 vezes ao dia).
- Norfloxacina (800 mg ao dia).
- Trimetoprim-sulfametoxazol (1 comprimido extraforte, duas vezes ao dia).
- Rifaximina (400-550 mg 3 vezes ao dia).

Rifaximina parece ter um efeito superior. Um histórico de alergia à penicilina deve ser considerado durante a escolha de antibióticos.

18. Os agentes procinéticos ajudam?
A cirurgia é muitas vezes impraticável ou inaceitável, e os agentes procinéticos podem ajudar a aliviar a estase e aumentar o fluxo de saída de conteúdo do intestino delgado. No entanto, agentes estimulatórios padrão não são muito eficazes. Em doses altas, a octreotida, um análogo de ação prolongada da somatostatina, pode causar esteatorreia, porém, em doses baixas, promove motilidade em sujeitos normais e em pacientes com baixa motilidade intestinal (ou seja, esclerodermia).

19. Por quanto tempo o SIBO deve ser tratado com antibióticos?
O objetivo da antibioticoterapia não é a erradicação da flora bacteriana, mas sim a modificação do ambiente bacteriano de forma que resulte em uma melhora sintomática. Em geral, um curso de 7 a 14 dias de antibióticos pode melhorar os sintomas por vários meses em 46 a 90% dos pacientes e resultar em testes respiratórios negativos em 20 a 75%. Após conclusão da terapia, os sintomas devem ser reavaliados. Alguns pacientes podem necessitar de terapia estendida, cursos contínuos ou esquemas rotativos de antibióticos. Antibioticoterapia prolongada posa um risco significativo, incluindo resistência e enterocolite (Figura 44-3).

20. Prebióticos podem ser usados para tratar SIBO?
Prebióticos são alimentos fermentáveis e não digeríveis que estimulam o crescimento e atividade de bactérias colônicas endógenas, preferencialmente *Lactobacillus* e *Bifidobacterium*. Existe uma quantidade muito pequena de dados relacionados com seu uso clínico.

21. Probióticos podem ser usados para tratar SIBO?
Poucos estudos examinaram a terapia com probióticos no SIBO. *Saccharomyces boulardi* é um probiótico com eficácia comprovada contra o supercrescimento bacteriano em crianças; no entanto, falhou em demonstrar eficácia em adultos. Em um estudo cruzado duplo-cego, o *Lactobacillus fermentum* falhou em demonstrar uma vantagem sobre o placebo.

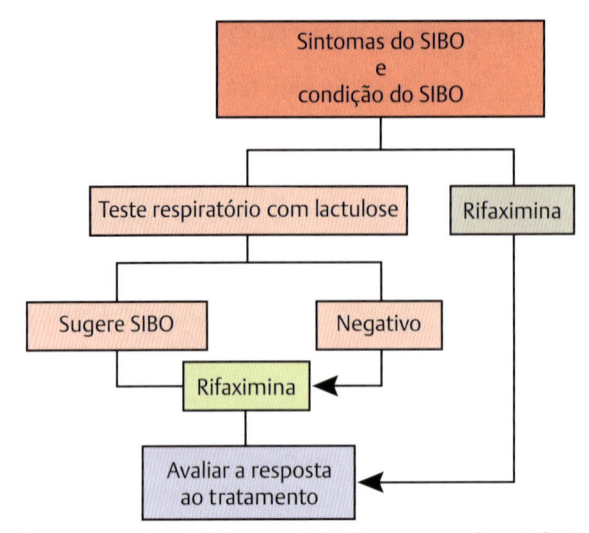

Fig. 44-3. Algoritmo para avaliar a resposta à antibioticoterapia. *SIBO* = supercrescimento bacteriano no intestino delgado.

Bibliografia

1. Knudsen CD, Di Palma JA. Carbohydrate challenge tests: do you need to measure methane? South Med J 2012;105:251-3.
2. Lauritano EC, Gabrielli M, Lupascu A, et al. Rifaximin dose-finding study for the treatment of small intestinal bacterial overgrowth. Aliment Pharmacol Ther 2005;22:31-5.
3. Melcher EA, Levitt MD, Slavin JL. Methane production and bowel function parameters in healthy subjects on low and high fiber diets. Nutr Cancer 1991;16:85-92.
4. New York Times Health Guide. Small bowel bacterial overgrowth. http://health.nytimes.com/health/guides/disease/small-bowel-bacterial-overgrowth/overview.html [Accessed September 22,2014].
5. O'Mahony S, Shanahan F. Enteric microbiota and small intestinal bacterial overgrowth. In: Feldman M, editor. Sleisenger and Fordtran's gastrointestinal and liver disease. 9th ed. Philadelphia: WB Saunders; 2010. p. 1769-78.
6. Pimentel Lin HC. Eradication of small bowel bacterial overgrowth reduces symptoms of irritable bowel syndrome. Am J Gastroenterol 2000;95:3503-6.
7. Quigley EM, Quera R. Small intestinal bacterial overgrowth: roles of antibiotics, prebiotics, and probiotics. Gastroenterology 2006;130:S78–S90.
8. Riordan SM, McIver CJ, Wakefield D, et al. Small intestinal bacterial overgrowth in the symptomatic elderly. Am J Gastroenterol 1997;92:47-51.
9. Rose S, Young MA, Reynolds JC. Gastrointestinal manifestations of scleroderma. Gastroenterol Clin North Am 1998;27:63-594.
10. Ratuapli SK, Ellington TG, O'Neill MT, et al. Proton pump inhibitor use does not predispose to small intestinal bacterial overgrowth. Am J Gastroenterol 2012;107:730-5.
11. Scarpellini E, Gabrielli EM, Lauritano CE, et al. High dosage rifaximin for the treatment of small intestinal bacterial overgrowth. Aliment Pharmacol Ther 2007;25:781-6.
12. Shanahan F. The host-microbe interface within the gut. Best Pract Res Clin Gastroenterol 2002;16:915-31.
13. Soudah HC, Hasler WL, Owyang C. Effect of octreotide on intestinal motility and bacterial overgrowth in scleroderma. N Engl J Med 1991;325:1461-7.

Parte VI ▪ Distúrbios do Cólon

DISTÚRBIOS DO CÓLON E CÂNCER DE CÓLON
Carole Macaron, MD ▪ Carol Ann Burke, MD

1. **Quais são as taxas de incidência e mortalidade do câncer colorretal (CRC)?**
   Nos Estados Unidos, o CRC é o segundo câncer mais comumente diagnosticado em homens e mulheres. De acordo com os dados fornecidos pelos registros de câncer de base populacional de Vigilância, Epidemiologia e Resultados Finais (SEER), a taxa de incidência ajustada por idade durante o período de 2006 a 2010 foi de 52,2 por 100.000 homens e 39,3 por 100.000 mulheres por ano. O número projetado de novos casos, em 2013, é de 142.820, com 50.830 mortes antecipadas, representando uma estimativa de 9% de novos casos de câncer e mortes em homens e mulheres.
   A taxa de mortalidade ajustada por idade do CRC entre 2006 e 2010 foi de 19,6 por 100.000 homens e 13,9 por 100.000 mulheres por ano.

2. **Nos últimos anos, qual é a tendência na incidência de CRC e nas taxas de mortalidade nos Estados Unidos?**
   Houve uma redução anual de 2,6% em homens e 2,1% em mulheres nas taxas de incidência de CRC estabelecidas a partir de dados mais recentes (2005-2009); as reduções foram em grande parte atribuídas aos aumentos no uso de rastreio de CRC e remoção de pólipos colorretais.
   Também há uma constante redução anual de 2,5 a 3% na mortalidade provocada pelo CRC.

3. **Qual é o efeito da etnia sobre a incidência e mortalidade do CRC?**
   Apesar dos progressos no rastreio e tratamento, estudos demonstram que as disparidades raciais persistem na incidência de mortalidade de CRC. Homens negros apresentam a maior incidência (65,1 *versus* 52,8 por 100.000) e mortalidade ajustada por idade (29,8 *versus* 19,8 por 100.000), quando comparados aos homens brancos.

4. **Descreva as vias moleculares que resultam em CRC.**
   Foram reconhecidas três formas distintas de instabilidade genômica, e estas constituem três vias moleculares diferentes da carcinogênese do cólon.
   - Instabilidade cromossômica é a via mais comum para o câncer de cólon, sendo responsável por 80% dos casos. A instabilidade genômica resultante é caracterizada pela perda de heterozigosidade secundária à perda de uma cópia selvagem de um gene supressor de tumor, como o APC. A lesão precursora do câncer de cólon nessa via é o adenoma.
   - A via de instabilidade de microssatélites (MSI) ocorre por causa da inativação de um gene de reparo do emparelhamento errôneo (MMR) (*MLH1, MSH2, PMS2* e *MSH6*). A perda da função do gene MMR causa incapacidade de reparo do DNA nas sequências repetitivas de DNA conhecidas como *microssatélites*. O pólipo serrado séssil (SSP) é o precursor do câncer de cólon com alta MSI.
   - A via do fenótipo metilador de ilhas CpG (CIMP) causa, aproximadamente, 20% dos CRCs. A neoplasia serrada é o precursor desses cânceres.

5. **Liste os fatores ambientais implicados no desenvolvimento de CRC esporádico.**
   Evidências provenientes de estudos publicados sugerem uma associação entre CRC e tabagismo, consumo excessivo de bebidas alcoólicas, obesidade e consumo de carne vermelha e processada. De modo contrário, a atividade física e o consumo de frutas e verduras estão associados a um risco reduzido de CRC. Em uma metanálise recente, Johnson e colegas quantificaram o papel de diferentes fatores de risco ambientais sobre o desenvolvimento de CRC (Tabela 45-1).

Tabela 45-1. Fatores Ambientais Implicados no Desenvolvimento de CRC e Respectivos Riscos Relativos

FATOR DE RISCO	NÍVEL DE EXPOSIÇÃO	RISCO RELATIVO (INTERVALO DE CONFIANÇA DE 95%)
Tabagismo	30 *vs.* 0 maço por ano	1,26 (1,17-1,36)
Álcool	20 *vs.* 0 dose/semana	1,26 (0,68- 2,32)
Índice de massa corporal	30 *vs.* 22 kg/m^2	1,10 (1,08-1,12)
Carne vermelha	5 *vs.* 0 porção/semana	1,13 (1,09-1,16)
Frutas	3 *vs.* 0 porção/dia	0,84 (0,75-0,96)
Verduras	5 *vs.* 0 porção/dia	0,86 (0,78-0,94)
Histórico familiar de câncer colorretal	Sim *vs.* não	1,8 (1,61-2,02)

6. Qual é o risco de CRC em pacientes com doença inflamatória intestinal e em pacientes com colangite esclerosante primária (PSC)?

O risco de CRC é significativamente elevado. Uma vez que a PSC seja diagnosticada, um rastreio do cólon deve ser imediatamente iniciado (ver Capítulo 19 e Capítulo 62).

7. Qual é a diferença entre CRC sincrônico e metacrônico?

CRC sincrônico é definido pela presença de mais de um tumor no diagnóstico. CRC metacrônico é definido pelo subsequente desenvolvimento de outro tumor colorretal primário no seguimento.

8. Quais são as manifestações clínicas do CRC?

A apresentação mais comum do CRC é dor abdominal (observada em 44% dos pacientes). No entanto, o CRC pode apresentar uma variedade de sintomas: alterações dos hábitos intestinais, hematoquezia ou melena, fraqueza, anemia por deficiência de ferro e perda de peso, bacteriemia por *Streptococcus bovis*, fístula enteroentérica e diverticulite são outras apresentações incomuns do CRC. Além disso, 6% dos adenocarcinomas metastáticos de origem desconhecida ocorrem por causa do CRC.

Tumores de cólon esquerdos são mais prováveis de manifestar sintomas obstrutivos do que os tumores de cólon direitos. Câncer de cólon direito é mais provável de se manifestar em um estágio avançado em razão da grande capacidade do ceco e cólon ascendente.

9. Como o CRC é patologicamente estadiado?

A classificação de Dukes é o primeiro sistema de estadiamento de CRC, que foi proposto por Cuthbert Esquire Dukes, um patologista escocês. A classificação de Dukes dividia o estadiamento em três estágios. O quarto estágio foi adicionado posteriormente para representar a doença metastática (Tabela 45-2).

Tabela 45-2. Classificação de Dukes

ESTÁGIO DE DUKES	PROFUNDIDADE DA INVASÃO	SOBREVIDA LIVRE DE CÂNCER EM 5 ANOS
A	Tumor penetra na mucosa e submucosa, mas não penetra na muscular própria	95-100%
B	Tumor penetra na muscular própria, e pode invadir a serosa e a gordura pericólica	80-85%
C	Ocorre qualquer grau de invasão e metástase para um linfonodo regional	50-70%
D	Ocorre metástase distante	5-15%

Atualmente, o CRC é classificado com o sistema de estadiamento TNM (tumor-linfonodo-metástase), que se baseia na extensão do tumor primário (T), na presença de envolvimento linfonodal locorregional (N) e na presença de doença metastática (M). O estadiamento TNM é resumido nas Tabelas 45-3 e 45-4.

Tabela 45-3. Classificação TNM

ESTÁGIO T	ESTÁGIO N	ESTÁGIO M
T0: Ausência de tumor Tis: Adenocarcinoma *in situ* (tumor limitado à mucosa) T1: Tumor invade a submucosa, mas não a muscular própria T2: Tumor invade a muscular própria T3: Tumor atravessa a muscular própria, alcançando a subserosa ou os tecidos extramurais não cobertos por peritônio T4: Tumor invade outros órgãos (T4a) ou perfura o peritônio visceral (T4b)	Nx: Linfonodo não pode ser avaliado N0: Ausência de envolvimento dos linfonodos N1: Metástase em 1 a 3 linfonodos regionais N2: Metástase em 4 ou mais linfonodos regionais	Mx: Metástase distante não pode ser avaliada M0: Ausência de metástase distante M1: Presença de metástase distante Vale destacar que o envolvimento de linfonodos não regionais (ou seja, ilíaco comum, ilíaco externo, para-aórtico e supraclavicular) é considerado uma metástase distante

TNM = tumor-linfonodo-metástase.

Tabela 45-4. Estágios TNM e Taxas de Sobrevida em 5 Anos

ESTÁGIOS TNM		SOBREVIDA EM 5 ANOS
Estágio I	T1-2, N0, M0	93,2%
Estágio IIA	T3, N0, M0	84,7%
Estágio IIB	T4, N0, M0	72,2%
Estágio IIIA	T1-2, N1, M0	83,4%
Estágio IIIB	T3-4, N1, M0	64,1%
Estágio IIIC	T1-4, N2, M0	44,3%
Estágio IV	qualquer T, qualquer N, M1	8,1%

TNM = tumor-linfonodo-metástase.

10. Diferencie a estabilidade de microssatélites (MSS) da instabilidade de microssatélites: baixa (MSI-L) e alta (MSI-H)

Defeitos nos genes MMR, geralmente provocados por metilação do promotor, porém também causados por mutações, como na síndrome de Lynch, resultam em deficiência ou disfunção no sistema MMR que acarreta alterações no comprimento dos elementos repetitivos de DNA no tecido tumoral. Estas alterações são chamadas de *MSI*. Tumores com MSI podem ser classificados como MSI-H ou MSI-L, de acordo com o número de marcadores de DNA que exibe instabilidade. Com o uso de um painel de cinco marcadores, os tumores MSI-H são aqueles que possuem dois ou mais dos cinco marcadores exibindo instabilidade, e MSI-L quando apenas um dos cinco marcadores exibe instabilidade. Tumores sem instabilidade dos marcadores de DNA são chamados *MSS*.

11. Quais são as implicações prognósticas dos tumores MSI-H?

Na maioria dos estudos, os tumores MSI-H foram associados a vantagens significativas quando comparados aos tumores MSS. Tumores MSI-H estão associados a um benefício de sobrevida independente do estágio tumoral, são menos prováveis de metastatizar para linfonodos regionais ou órgãos distantes e apresentam menores taxas de mortalidade por câncer de cólon.

12. Qual é o papel do antígeno carcinoembrionário (CEA) no rastreio, diagnóstico, prognóstico e vigilância do CRC?

A molécula de adesão celular 5 relacionada com o CEA, ou CEACAM5 (também chamada de CEA), é uma glicoproteína de alto peso molecular que pertence à superfamília das imunoglobulinas. A Conferência de Consenso do *National Institutes of Health* e o Painel de Especialistas da *American Society of Clinical Oncology* não recomendam o uso de CEA para o rastreio ou diagnóstico do CRC, por causa de sua baixa sensibilidade e especificidade. Uma dosagem do nível de CEA é recomendada no pré-operatório. Se o nível for alto antes da cirurgia, espera-se que normalize após uma cirurgia bem-sucedida de remoção de todo o tecido tumoral. Um nível crescente de CEA indica progressão ou recorrência do câncer.

13. Como o CRC é clinicamente estadiado?

Pacientes com câncer de cólon invasivo requerem um estadiamento completo, incluindo:
- Hemograma completo, perfil bioquímico, CEA.
- Tomografia computadorizada (CT) do tórax, abdome e pelve.
- Colonoscopia com biópsia tumoral.

De acordo com o *National Comprehensive Cancer Network* (NCCN), uma tomografia por emissão de pósitrons (PET) não é rotineiramente indicada na avaliação basal na ausência de doença metastática sincrônica. Se lesões suspeitas forem observadas na CT ou na imagem por ressonância magnética, então uma PET pode ser apropriada para adicional delineamento.

14. Quais são as opções terapêuticas para câncer de cólon localizado?

Cirurgia é o tratamento de escolha e oferece a melhor chance de cura em longo prazo. Visto que os linfonodos mesentéricos pericólicos são o sítio inicial de disseminação metastática, recomenda-se uma ressecção em monobloco do tumor primário, com margens adequadas e remoção de linfonodos regionais. A ressecção deve incluir o tumor e 5 cm de margens teciduais normais em cada lado do tumor. De acordo com as diretrizes em oncologia da NCCN, um mínimo de 12 linfonodos deve ser examinado para estabelecer claramente um cólon de câncer de estágio II (T3-4, N0).

15. Quando uma colectomia assistida por laparoscopia pode ser considerada?

De acordo com as diretrizes da NCCN, uma abordagem laparoscópica pode ser utilizada com base nos seguintes critérios:
- Experiência do cirurgião em cirurgias colorretais laparoscópicas.
- Ausência de doença no reto.
- Ausência de aderências abdominais proibitivas.
- Ausência de doença local avançada ou metastática.
- Ausência de obstrução intestinal aguda ou perfuração provocada pelo câncer.

16. Em qual intervalo de tempo uma colonoscopia de seguimento deve ser realizada após a ressecção cirúrgica curativa do câncer de cólon?

De acordo com a *American Cancer Society* e a *Multi-Society Task Force* (MSTF) em Câncer de Cólon, os pacientes com câncer de cólon devem ser submetidos a uma colonoscopia perioperatória de alta qualidade para descartar a presença de neoplasia sincrônica. No caso de um câncer obstrutivo, a colonoscopia deve ser realizada 3 a 6 meses após a cirurgia se nenhuma metástase irressecável tenha sido encontrada durante a cirurgia. A colonoscopia de vigilância subsequente deve ser realizada 1 ano após a ressecção cirúrgica ou após a colonoscopia inicial feita para limpar o cólon de lesões sincrônicas. Se uma colonoscopia normal for repetida em 3 anos, então repeti-la após 5 anos.

17. Quais são os sítios mais frequentes de recidiva após ressecção cirúrgica de câncer de cólon?

Após ressecção cirúrgica, os locais mais frequentes de recidiva são:
- Fígado (33%).
- Pulmões (22%).
- Local (cólon, anastomose) ou regional (21%).
- Sítios intra-abdominais (18%).

Cânceres retais apresentam mais recidivas locais e menor envolvimento de linfonodos retroperitoneais quando comparados ao câncer de cólon.

18. Em qual idade se inicia o rastreio de CRC em indivíduos de médio risco?

O *American College of Gastroenterology* (ACG) recomenda que o rastreio comece aos 50 anos de idade em homens e mulheres de médio risco (grau 1B), exceto por pacientes negros, em quem se recomenda que o rastreio seja iniciado aos 45 anos de idade (grau 2C).

19. Quando o rastreio e a vigilância de CRC são suspensos?

O *United States Preventative Services Task Force* recomenda que o rastreio não seja continuado após os 85 anos de idade, visto que o risco excede o benefício (grau D). O rastreio não é recomendado (grau C) em pacientes de 75 a 85 anos de idade, mas deve ser individualizado com base nos benefícios, riscos, comorbidades e expectativa de vida.

20. Quais são as opções recomendadas para o rastreio de CRC?

Os testes de rastreio podem ser divididos em testes de prevenção de câncer e testes de detecção de câncer (Tabela 45-5). Os testes de prevenção de câncer têm o potencial de identificar câncer e pólipos. Os testes de detecção de câncer têm baixa sensibilidade para detecção de pólipos, porém são primariamente eficazes no diagnóstico de CRC.

Tabela 45-5. Testes de Prevenção e Detecção de Câncer

TESTES DE PREVENÇÃO DE CÂNCER	TESTES DE DETECÇÃO DE CÂNCER
Colonoscopia cada 10 anos	Exame anual de FOBT de alta sensibilidade com FIT ou FOBT com base em Guáiaco
Sigmoidoscopia flexível cada 5-10 anos	
Colonografia por CT cada 5 anos (não recomendado pelo USPSTF)	DNA fecal cada 3 anos (não recomendado pelo USPSTF)

CT = tomografia computadorizada; *FIT* = teste imunoquímico fecal; *FOBT* = pesquisa de sangue oculto nas fezes; *USPSTF* = U.S. Preventive Services Task Force.

O ACG recomenda a realização de colonoscopia cada 10 anos como o teste de prevenção de câncer de eleição, e o teste imunoquímico fecal (FIT) anual para detecção de sangramento oculto, como o teste de detecção de câncer de eleição.

21. Quais são as recomendações do ACG para rastreio e vigilância de CRC em indivíduos com histórico familiar de CRC?

Ver a Tabela 45-6.

Tabela 45-6. Recomendações do ACG para Rastreio e Vigilância de CRC em Indivíduos com Histórico Familiar de CRC

RASTREIO DO HISTÓRICO FAMILIAR	RECOMENDAÇÃO
Um único parente de primeiro grau com CRC ou adenoma avançado (adenoma ≥ 1 cm ou displasia de alto grau ou componente viloso) em uma idade ≥ 60 anos	Colonoscopia cada 10 anos, começando aos 50 anos de idade
Um único parente de primeiro grau com CRC ou adenoma avançado diagnosticado em uma idade < 60 anos ou dois parentes de segundo grau com CRC ou adenomas avançados em qualquer idade	Colonoscopia cada 5 anos, começando aos 40 anos, ou 10 anos mais jovem do que a idade no diagnóstico do parente mais jovem afetado

ACG = American College of Gastroenterology; *CRC* = cancer colorretal.

22. Como um exame de sangue fecal identifica sangue nas fezes?

As pesquisas de sangue oculto nas fezes (FOBTs) são testes de rastreio de CRC com base nas fezes, e que são destinados a detectar sangue oculto perdido por causa de neoplasias colorretais. Existem dois tipos principais de FOBTs: o FOBTcom base em Guáiaco (gFOBT) e o FIT. O gFOBT detecta sangue pela atividade pseudoperoxidase do heme ou hemoglobina, que converte o guáiaco incolor em uma cor azul. O FIT é um anticorpo que reage com a globina humana.

23. Compare a precisão diagnóstica do gFOBT a do FIT.

Múltiplos estudos compararam diferentes tipos de FITs com a Hemoccult SENSA (um gFOBT altamente sensível). Não existe uma superioridade evidente no desempenho geral do teste entre o gFOBT altamente sensível e o FIT.

Digno de nota, três grandes ensaios randomizados controlados (RCTs) com gFOBT demonstraram uma redução significativa de 15% para 33% na mortalidade de CRC. **Nenhum FIT foi estudado em um RCT.** Em um recente estudo realizado por Allison *et al.*, a sensibilidade do FIT e gFOBT foi de 81,8 e 64,3%, respectivamente. Em termos de especificidade, o FIT tende a ser superior ao gFOBT, com uma especificidade de 97% para câncer distal.

24. Compare o desempenho da colonografia por CT (CTC) a da colonoscopia.

Estudos não randomizados controlados demonstraram que o rendimento para neoplasia avançada foi similar entre os pacientes rastreados com CTC (3,2%) ou colonoscopia (3,4%), com uma taxa de encaminhamento de 7,9% para colonoscopia de seguimento após CTC. Somente dados randomizados limitados estão disponíveis em pacientes rastreados, com achados inconsistentes. Um recente estudo randomizado de grande porte (estudo SIGGAR), realizado em pacientes sintomáticos, demonstrou que o rendimento para CRC ou pólipos grandes foi idêntico na CTC e colonoscopia, com uma taxa de falha muito baixa (1 de 29 no grupo CTC). Entretanto, a taxa de encaminhamento para colonoscopia após uma CTC foi inesperadamente alta (30%), um fato que acarreta altas implicações de custo.

25. Qual é o benefício da colonoscopia?

Nenhum ensaio clínico randomizado comprovando que a colonoscopia de rastreio reduz a mortalidade de câncer foi publicado. No *National Polyp Study*, foi demonstrado que a polipectomia colonoscópica reduz a incidência de CRC em 66% do esperado, de acordo com dados do SEER, Mayo Clinic e St. Mark. O benefício da polipectomia colonoscópica sobre a mortalidade foi comprovado apenas 10 anos depois. Quando comparada aos óbitos esperados por CRC na população em geral, a polipectomia colonoscópica reduziu a mortalidade de CRC em 53%.

26. Existe uma diferença no benefício da colonoscopia nos cólons esquerdo e direito?

Recentes estudos demonstraram que a redução na mortalidade por CRC após uma colonoscopia varia de acordo com o sítio do câncer, com menor proteção na redução da mortalidade na CRC proximal. Foi sugerido que as diferenças biológicas entre a CRC proximal e distal (maior proporção de CIMP, DNA MSI e mutações no BRAF no **cólon proximal**) e a maior proporção de pólipos planos no cólon proximal podem afetar a capacidade de detecção e ressecção endoscópica dos precursores cancerígenos potenciais.

27. O que é CRC de intervalo?

Cânceres de intervalo são CRCs que se desenvolvem após a avaliação inicial e antes da próxima colonoscopia recomendada. Um estudo recente, que utilizou dados agrupados de oito estudos norte-americanos prospectivos de grande porte, constatou que 0,6% dos indivíduos desenvolveram câncer de intervalo dentro de um período de 4 anos após a colonoscopia completa e remoção de adenomas na colonoscopia inicial. Nesta série, as lesões não detectadas (52%) e as lesões incompletamente resseccionadas (19%) representam 70% dos cânceres de intervalo. Outros estudos de coorte descobriram que a proporção de pacientes diagnosticados com CRC, e submetidos à colonoscopia 6 a 36 meses antes do diagnóstico, é de até 9%.

28. Quais são as diferentes lesões serrilhadas?

Lesões colorretais serrilhadas incluem pólipos hiperplásicos (HPs), SSPs e adenomas serrilhados tradicionais (TSAs). HPs são as lesões serrilhadas mais comuns, com uma prevalência de 20 a 40%. Uma proliferação simétrica e contínua normal na base das criptas define o HP. SSPs são menos comuns do que HPs, sendo encontrados em, aproximadamente, 2% das colonoscopias de triagem. SSPs expressam uma proliferação celular anormal, caracterizada por uma zona proliferativa distante da base da cripta e mais próxima à superfície, além de uma dilatação em forma de "L" ou "bota" da base da cripta. TSAs são raros e geralmente localizados no lado esquerdo. A presença de atipia nuclear é o marco do TSA.

29. Existe o relato de algum agente quimiopreventivo que diminua o risco da recidiva de adenoma?

Ver a Tabela 45-7.

Tabela 45-7. Agentes Quimiopreventivos

AGENTE	EVIDÊNCIA	PERFIL DE EFEITOS COLATERAIS	RECOMENDAÇÃO (OPINIÃO DE ESPECIALISTAS)
Aspirina	RCT Redução de 35% na recidiva de adenoma avançado	Sangramento maior (3/1.000 homens de meia-idade tomando aspirina em baixa dosagem) AVE hemorrágico (1/10.000 usuários)	NÃO recomendado
Inibidores da COX2 (celecoxibe)	RCT Redução de 50% na recidiva de adenoma avançado	Aumento de 60% nas complicações cardiovasculares Aumento de 40% nas taxas de mortalidade por todas as causas	NÃO recomendado
Ácido fólico	RCT Ausência de redução na recidiva de adenoma avançado	Risco elevado de câncer não colorretal, principalmente câncer de próstata Pode aumentar o número de adenomas	NÃO recomendado
Cálcio	RCT Redução de 15% na recidiva de adenoma	Cálculos renais Aumento na mortalidade cardiovascular (RR de 1,24 [1,07, 1,45])	Pode ser considerado em pacientes com risco elevado de adenomas, histórico familiar de CRC

COX = ciclo-oxigenase; *CRC* = câncer colorretal; *RCT* = ensaio randomizado controlado; *RR* = risco relativo.

30. **De acordo com a atualização do consenso da U.S. MSTF do CRC, quais são as recomendações para a colonoscopia de vigilância em pacientes com histórico de pólipos adenomatosos e risco médio na avaliação inicial?**
    Ver a Tabela 45-8.

Tabela 45-8. Recomendações da U.S. MSTF da Colonoscopia de Vigilância em Pacientes com Histórico de Pólipos Adenomatosos e Risco Médio na Avaliação Inicial

ACHADOS MAIS AVANÇADOS NA COLONOSCOPIA INICIAL	INTERVALO (Y) DE VIGILÂNCIA RECOMENDADO
1-2 adenoma tubular pequeno (≤ 10 mm)	5-10
3-10 adenomas tubulares, presença de aspectos vilosos ou HGD, tamanho ≥ 10 mm	3
> 10 adenomas	< 3 (considerar a presença de síndrome genética)

MSTF = Multi-Society Task Force.

31. **De acordo com a atualização do consenso da U.S. MSTF do CRC, quais são as recomendações para a colonoscopia de vigilância em pacientes com histórico de pólipos serrilhados?**
    Ver a Tabela 45-9.

Tabela 45-9. Recomendações da U.S. MSTF para Colonoscopia de Vigilância em Pacientes com Histórico de Pólipos Serrilhados

LESÕES SERRILHADAS MAIS AVANÇADAS NA COLONOSCOPIA INICIAL	INTERVALO (Y) DE VIGILÂNCIA RECOMENDADO
Pólipos hiperplásicos pequenos (≤ 10 mm) no reto ou sigmoide	10
Pólipos serrilhados sésseis < 10 mm sem displasia	5
Pólipos serrilhados sésseis ≥ 10 mm	3
Pólipos serrilhados sésseis com displasia	3
Adenoma serrilhado tradicional	3
Síndrome da polipose serrilhada	1

MSTF = Multi-Society Task Force.

32. Liste as síndromes hereditárias de polipose com suas respectivas mutações genéticas e modo de herança.
Ver a Tabela 45-10.

Tabela 45-10. Síndrome Hereditária de Polipose

SÍNDROME	PÓLIPOS	MUTAÇÃO GENÉTICA	MODO DE HERANÇA
Síndrome da Polipose Adenomatosa			
FAP clássica	Adenomas colônicos (geralmente milhares) Adenoma duodenal Pólipos gástricos de glândulas fúndicas Adenomas de intestino delgado	APC	Autossômico dominante
FAP atenuada	Adenoma colônico (< 500, proximal) Adenomas duodenais/periampulares Pólipos gástricos de glândulas fúndicas	APC	Autossômico dominante
Polipose associada ao MYH	Adenomas colônicos (5-100, início em idade mais avançada, tipicamente no final da quarta década de vida); outras características extracolônicas da FAP	MYH	Autossômico recessivo
Síndromes de Polipose Hamartomatosa			
Síndrome da polipose juvenil	Múltiplos pólipos juvenis no: Cólon/reto (98%) Estômago (14%) – mais comumente com mutações no SMAD4 Duodeno/jejuno/íleo (7%)	SmaD 4 BMPR1A	Autossômico dominante
Síndrome de Peutz-Jeghers	Múltiplos pólipos gastrointestinais: Estômago (24%) Intestino delgado (96%) Cólon (27%) Reto (24%)	STK11 (também chamado de LKB1)	Autossômico dominante
Síndrome de Cowden	Hamartomas em todo o trato gastrointestinal: Esôfago (66%) Estômago (75%) Duodeno (37%) Cólon (66%)	PTEN	Autossômico dominante
Síndrome de polipose hereditária mista	Pólipos mistos juvenis-adenomatosos, pólipos adenomatosos, pólipos hiperplásicos, adenomas serrilhados, pólipos mistos hiperplásicos-adenomatosos	SCG5	Autossômico dominante

FAP = polipose adenomatosa familial.

33. O que é a síndrome de polipose serrilhada?
A síndrome da polipose serrilhada costumava ser chamada de *síndrome de polipose hiperplásica*. Esta síndrome é caracterizada pela presença de pólipos serrilhados misturados com adenomas por todo o cólon, com pólipos maiores no cólon proximal. O risco de CRC foi relatado em até 50%. Os critérios da Organização Mundial de Saúde foram sugeridos para auxiliar no diagnóstico:
- Pelo menos 5 pólipos serrilhados proximais ao sigmoide, com dois ou mais sendo de tamanho igual ou superior a 10 mm.
- Qualquer número de pólipos serrilhados proximais ao cólon sigmoide em pacientes com um parente de primeiro grau com HPs.
- Mais de 20 pólipos serrilhados de qualquer tamanho, distribuídos ao longo de todo o cólon.

34. O que é síndrome de Lynch?
Síndrome de Lynch é uma doença hereditária autossômica dominante, causada por uma mutação germinativa nos genes MMR ou no gene Epcam. A síndrome de Lynch resulta em CRC e cânceres extracolônicos.

35. O que é câncer colorretal hereditário sem polipose (HNPCC)?
O termo *HNPCC* é utilizado para descrever indivíduos que atendem os critérios de Amsterdam I. Este termo não deve ser usado indistintamente com a síndrome de Lynch, que é definida como evidência de disfunção do gene MMR.

36. O que é CRC familiar tipo X?

O termo *CRC familiar tipo X* foi sugerido para o grupo de pacientes que atendem os critérios clínicos de Amsterdam I para HNPCC, porém sem evidência de deficiência de MMR por mutação genética ou tumor. Estes indivíduos apresentam um menor risco cumulativo de CRC ao longo da vida quando comparado a pacientes com a síndrome de Lynch, bem como ausência de aumento no risco de câncer extraintestinal.

37. Qual é a assinatura molecular dos cânceres associados à síndrome de Lynch?

A síndrome de Lynch é causada por uma mutação germinativa em um dos diversos genes MMR do DNA: *MSH2* (39%), MLH1 (32%), MSH6 (15%) e PMS2 (14%). Em múltiplos pacientes em que a síndrome de Lynch é suspeita, e nenhuma mutação germinativa é encontrada nos genes MMR, uma deleção germinativa heterozigota foi identificada nos dois últimos éxons do gene EPCAM. Tais deleções afetam a terminação 3' do gene EPCAM, provocando silenciamento de seu gene vizinho MSH2 e causando a síndrome de Lynch.

38. Liste os cânceres associados à síndrome de Lynch.

Pacientes com a síndrome de Lynch correm um maior risco de câncer de cólon, bem como de câncer endometrial, ovariano, gástrico, urotelial, do intestino delgado, biliar e pancreático, neoplasia de glândulas sebáceas e cânceres cerebrais (geralmente glioblastoma). O risco de câncer em pacientes com síndrome de Lynch varia de acordo com a mutação genética.

Foi constatado que portadores de mutação no MSH6 apresentam um menor risco de câncer. Os riscos de cânceres ovariano e endometrial são mais elevados naqueles com mutações no gene MLH1 e MSH2.

39. Quais são as recomendações de rastreio para pacientes com síndrome de Lynch?

Há fortes evidências de que a realização frequente de colonoscopia e polipectomia diminui a incidência e mortalidade de CRC em indivíduos com síndrome de Lynch. Uma análise recente sobre as causas de óbito na síndrome de Lynch mostrou que uma grande proporção (61%) de óbitos por câncer está agora associada ao câncer não colorretal e não endometrial.

Infelizmente, não há dados que sustentem um benefício do rastreio para cânceres extracolônicos. Diversas diretrizes recomendaram um rastreio para a síndrome de Lynch por sítio do câncer. As recomendações da NCCN estão resumidas na Tabela 45-11.

Tabela 45-11. Recomendações de Rastreio da NCCN para Pacientes com Síndrome de Lynch

SÍTIO DO CÂNCER	IDADE PARA INÍCIO DO RASTREIO	EXAME	INTERVALO
Cólon e reto	20-25	Colonoscopia	1-2 anos
Útero, ovários TAH e BSO profiláticas devem ser consideradas	30-35 Após gravidez	Ultrassonografia transvaginal, biópsia endometrial	1 ano
Estômago	30-35	EGD Rastreio para a presença de *H. pylori* em todos os portadores após a idade de 25 anos	3-5 anos
Trato urinário	25-30	Urinálise	1 ano

BSO = salpingo-ooforectomia bilateral; EGD = esofagogastroduodenoscopia; TAH = histerectomia abdominal total.

40. Quais são as manifestações extracolônicas da polipose adenomatosa familiar (FAP) ou da polipose associada ao MUTYH (MAP)?

Além da polipose colorretal, os pacientes com FAP ou MAP podem desenvolver uma variedade de manifestações extracolônicas benignas ou malignas.

As manifestações extracolônicas benignas são as seguintes:
- Lesões cutâneas: Cistos sebáceos ou epidermoides, lipomas, fibromas.
- Osteomas.
- Anormalidades dentárias: Dentes não irrompidos ou dentes supranumerários.
- Hipertrofia congênita do epitélio pigmentar da retina.
- Angiofibroma nasofaríngeo.

As malignidades extracolônicas são as seguintes:
- Tumores desmoides (15%).
- Duodeno (3-5%).
- Câncer da tireoide (2%).
- Tumor cerebral (geralmente meduloblastoma) (2%).
- Pâncreas (1,7%).
- Hepatoblastoma (1,6%).
- Câncer gástrico (0,6%)

41. Quais são as recomendações de rastreio para pacientes com FAP?
Ver a Tabela 45-12.

Tabela 45-12. Recomendações de Rastreio para Pacientes com FAP

CÂNCER	IDADE DE INÍCIO DO RASTREIO	MÉTODO DE RASTREIO	INTERVALO DE RASTREIO
Cólon	10-12	Colonoscopia	1 ano
Duodenal ou periampular	20-25	EGD com visão lateral para exame da papila duodenal	1-3 anos
Tireoide	10-12	Ultrassonografia	1 ano
Gástrico	20-25	EGD	1-3 anos
Cerebral	Primeira década	Exame físico anual, possível MRI do cérebro em famílias afetadas	1 ano

EGD = esofagogastroduodenoscopia; *FAP* = polipose adenomatosa familiar; *MRI* = imagem por ressonância magnética.

42. Qual é o tratamento cirúrgico para FAP?
A colectomia ainda é a pedra fundamental para a prevenção do câncer na FAP. As opções cirúrgicas incluem:
- Colectomia subtotal com anastomose ileorretal.
- Colectomia total com anastomose bolsa ileal-anal (IPAA).

A colectomia subtotal é um procedimento de estágio único, com menor comorbidade do que a colectomia total com IPAA. Logo que a cirurgia é realizada, um risco de câncer retal ou de bolsa ileal persiste. Recomenda-se a realização anual de vigilância com sigmoidoscopia flexível.

43. Existe um procedimento auxiliar à colonoscopia para diminuir a carga de pólipos em pacientes com FAP?
Múltiplos agentes quimiopreventivos foram estudados em pacientes com FAP.

Em um RCT (ensaio CAPP1), o tratamento com alta dose de aspirina (600 mg por dia) não diminuiu o sítio e a contagem de pólipos, quando comparado ao tratamento com placebo.

Foi demonstrado em vários estudos que a droga anti-inflamatória não esteroide sulindac reduz o tamanho (redução de 65%) e número (redução de 56%) do adenoma colorretal em pacientes com FAP.

O inibidor da ciclo-oxigenase-2 celecoxibe reduz em 31% a carga de adenomas em pacientes com FAP com cólon intacto ou após a cirurgia. Também foi associado a uma redução de 14 a 31% na carga de polipose duodenal.

Ácido eicosapentaenoico ou óleo de peixe foi estudado em pacientes com FAP. Em um RCT, após 6 meses de tratamento, houve uma redução de 22,4% no número de pólipos e redução de 29,8% no tamanho dos pólipos no grupo tratado com óleo de peixe, quando comparado ao grupo tratado com placebo.

44. A aspirina previne CRC em pacientes com síndrome de Lynch?
O ensaio CAPP2 designou aleatoriamente 1.009 pacientes com síndrome de Lynch ao tratamento com 600 mg de aspirina de liberação entérica *versus* placebo por 2 a 4 anos. A carga total do adenoma na fase final do tratamento ficou inalterada entre os dois braços. No entanto, quando o primeiro recrutamento alcançou 10 anos de seguimento, uma análise secundária revelou uma redução significativa em CRC entre os pacientes tratados com aspirina (risco de redução de 44%). Dados sobre os efeitos colaterais do tratamento não foram fornecidos. Atualmente, os pacientes com síndrome de Lynch devem ser informados sobre os dados atuais.

BIBLIOGRAFIA

1. Allison JE, Sakoda LC, Levin TR et al. Screening for colorectal neoplasms with new fecal occult blood tests: update on performance characteristics. J Natl Cancer Inst 2007;99(19):1462 70.
2. Arber N, Eagle CJ, Spicak J et al. Celecoxib for the prevention of colorectal adenomatous polyps. N Engl J Med 2006;355 (9):885-95.
3. Atkin W, Dadswell E, Wooldrage K et al. Computed tomography colonography versus colonoscopy for investigation of patients with symptoms suggestive of colorectal cancer (SIGGAR): a multicentre randomised trial. Lancet 2013;381(9873):1194-202.
4. Baron JA, Beach M, Mandel JS et al. Calcium supplements for the prevention of colorectal adenomas. calcium polyp prevention study group. N Engl J Med 1999;340(2):101-7.
5. Baron JA, Cole BF, Sandler RS et al. A randomized trial of aspirin to prevent colorectal adenomas. N Engl J Med 2003;348 (10):891-9.
6. Baxter NN, Goldwasser MA, Paszat LF et al. Association of colonoscopy and death from colorectal cancer. Ann Intern Med 2009;150(1):1-8.
7. Bonadona V, Bonaiti B, Olschwang S et al. Cancer risks associated with germline mutations in MLH1, MSH2, and MSH6 genes in Lynch syndrome. JAMA 2011;305(22):2304-10.
8. Burn J, Bishop DT, Mecklin JP et al. Effect of aspirin or resistant starch on colorectal neoplasia in the lynch syndrome. N Engl J Med 2008;359(24):2567-78.

9. Burn J, Gerdes AM, Macrae F et al. Long-term effect of aspirin on cancer risk in carriers of hereditary colorectal cancer: an analysis from the CAPP2 randomised controlled trial. Lancet 2011;378(9809):2081-7.
10. Cole BF, Baron JA, Sandler RS et al. Folic acid for the prevention of colorectal adenomas: a randomized clinical trial. JAMA 2007;297(21):2351-9.
11. Desch CE, Benson III AB, Somerfield MR et al. Colorectal cancer surveillance: 2005 update of an American Society of Clinical Oncology Practice Guideline. J Clin Oncol 2005;23(33):8512-9.
12. Engstrom PF, Arnoletti JP, Benson AB et al. NCCN clinical practice guidelines in oncology: colon cancer. J Nati Compr Canc Netw 2009;7(8):778-831.
13. Galandiuk S, Wieand HS, Moertel CG et al. Patterns of recurrence after curative resection of carcinoma of the colon and rectum. Surg Gynecol Obstet 1992;174(1):27-32.
14. Giardiello FM, Hamilton SR, Krush AJ et al. Treatment of colonic and rectal adenomas with sulindac in familial adenomatous polyposis. N Engl J Med 1993;328(18):1313-6.
15. Gryfe R, Kim H, Hsieh ET et al. Tumor microsatellite instability and clinical outcome in young patients with colorectal cancer. N Engl J Med 2000;342(2):69-77.
16. Hawkins NJ, Ward RL. Sporadic colorectal cancers with microsatellite instability and their possible origin in hyperplastic polyps and serrated adenomas. J Natl Cancer Inst 2001;93(17):1307-13.
17. Johnson CM, Wei C, Ensor JE et al. Meta-analyses of colorectal cancer risk factors. Cancer Causes Control 2013;24(6):1207-22.
18. Kim DH, Pickhardt PJ, Taylor AJ et al. CT colonography versus colonoscopy for the detection of advanced neoplasia. N Engl J Med 2007;357(14):1403-12.
19. Lash RH, Genta RM, Schuler CM. Sessile serrated adenomas: prevalence of dysplasia and carcinoma in 2139 patients. J Clin Pathol 2010;63(8):681-6.
20. Levin B, Lieberman DA, McFarland B et al. Screening and surveillance for the early detection of colorectal cancer and adenomatous polyps, 2008: a joint guideline from the American Cancer Society, the US multi-society task force on colorectal cancer, and the American College of Radiology. CA Cancer J Clin 2008;58(3):130-60.
21. Lieberman DA, Rex DK, Winawer SJ et al. Guidelines for colonoscopy surveillance after screening and polypectomy: a consensus update by the US multi-society task force on colorectal cancer. Gastroenterology 2012;143(3):844-57.
22. Lindor NM, Rabe K, Petersen GM et al. Lower cancer incidence in Amsterdam-I criteria families without mismatch repair deficiency: familial colorectal cancer type X. JAMA 2005;293(16):1979-85.
23. Markowitz SD, Bertagnolli MM. Molecular origins of cancer: molecular basis of colorectal cancer. N Engl J Med 2009;361(25):2449-60.
24. Ogino S, Nosho K, Kirkner GJ et al. CpG island methylator phenotype, microsatellite instability, BRAF mutation and clinical outcome in colon cancer. Gut 2009;58(1):90-6.
25. Phillips RK, Wallace MH, Lynch PM et al. A randomised, double blind, placebo controlled study of celecoxib, a selective cyclooxygenase 2 inhibitor, on duodenal polyposis in familial adenomatous polyposis. Gut 2002;50(6):857-60.
26. Power DG, Gloglowski E, Lipkin SM. Clinical genetics of hereditary colorectal cancer. Hematol Oncol Clin North Am 2010;24(5):837-59.
27. Rex DK, Johnson DA, Anderson JC et al. American College of Gastroenterology guidelines for colorectal cancer screening 2009 [corrected]. Am J Gastroenterol 2009;104(3):739-50.
28. Robertson DJ, Lieberman DA, Winawer SJ et al. Colorectal cancers soon after colonoscopy: a pooled multicohort analysis. Gut 2014 Jun;63(6):949-56.
29. Siegel R, Naishadham D, Jemal A. Cancer statistics, 2013. CA Cancer J Clin 2013;63(1):11-30.
30. Singh H, Nugent Z, Demers AA et al. The reduction in colorectal cancer mortality after colonoscopy varies by site of the cancer. Gastroenterology 2010;139(4):1128-37.
31. Speights VO, Johnson MW, Stoltenberg PH et al. Colorectal cancer: current trends in initial clinical manifestations. South Med J 1991;84(5):575-8.
32. Steinbach G, Lynch PM, Phillips RK et al. The effect of celecoxib, a cyclooxygenase-2 inhibitor, in familial adenomatous polyposis. N Engl J Med 2000;342(26):1946-52.
33. Torlakovic E, Skovlund E, Snover DC et al. Morphologic reappraisal of serrated colorectal polyps. Am J Surg Pathol 2003;27(1):65-81.
34. West NJ, Clark SK, Phillips RK et al. Eicosapentaenoic acid reduces rectal polyp number and size in familial adenomatous polyposis. Gut 2010;59(7):918-25.
35. Winawer SJ, Zauber AG, Ho MN et al. Prevention of colorectal cancer by colonoscopic polypectomy. the national polyp study workgroup. N Engl J Med 1993;329(27):1977-81.
36. Zauber AG, Winawer SJ, O'Brien MJ et al. Colonoscopic polypectomy and long-term prevention of colorectal-cancer deaths. N Engl J Med 2012;366(8):687-96.

CONSTIPAÇÃO E INCONTINÊNCIA FECAL

Reena V. Chokshi, MD ▪ *Suzanne Rose, MD, MSEd*

1. Como a constipação é definida?

Constipação é um distúrbio sintomaticamente definido que inclui uma variedade de queixas dos pacientes, como evacuações infrequentes, passagem de fezes endurecidas, esforço defecatório e sensação de evacuação incompleta.
Constipação pode ser classificada como aguda ou crônica, e os fatores etiológicos podem ser primários ou secundários. Por causa da heterogeneidade deste sintoma, o consenso de Roma desenvolveu critérios específicos para constipação crônica (Tabela 46-1A). Note a diferença entre esses critérios e aqueles da síndrome do intestino irritável com predominante constipação (IBS-C, Tabela 46-1B), a última necessitando do sintoma de dor como a queixa principal.

Tabela 46-1. Critérios de Roma III para Constipação Funcional e Síndrome do Intestino Irritável com Constipação Predominante

A. CONSTIPAÇÃO FUNCIONAL	B. SÍNDROME DO INTESTINO IRRITÁVEL COM CONSTIPAÇÃO PREDOMINANTE
Dois ou mais dos seguintes critérios devem estar presentes por ≥ 3 meses, com início sintomático pelo menos 6 meses antes do diagnóstico: 1. Deve incluir dois ou mais dos seguintes: • Menos de três evacuações por semana • Esforço defecatório em ≥ 25% das defecações • Fezes endurecidas ou fragmentadas em ≥ 25% das defecações • Sensação de obstrução anorretal ou bloqueio ocorrendo com ≥ 25% das defecações • Sensação de evacuação incompleta em ≥ 25% das defecações • Manipulação manual para permitir a passagem de fezes em ≥ 25% das defecações 2. Ausência de diarreia sem laxativos 3. Critérios inadequados para o diagnóstico de síndrome do intestino irritável com constipação predominante	Sintomas devem estar presentes por ≥ 3 meses, com início sintomático pelo menos 6 meses antes do diagnóstico: Dor ou desconforto abdominal recorrente ocorrendo pelo menos 3 dias por mês, com dois ou mais dos seguintes: 1. Melhora com defecação 2. Início associado a uma alteração na frequência das evacuações 3. Início associado a uma alteração na aparência ou formato das fezes Pelo menos 25% das fezes devem ser consideradas duras ou fragmentadas para o diagnóstico de constipação

Adaptada de Longstreth GL et al. Functional bowel disorders. Gastroenterol 2006;130:1480-1491, com permissão, Rome Foundation.

2. Qual é a diferença entre constipação primária e secundária?

Constipação secundária é causada por outras condições, incluindo distúrbios metabólicos, endócrinos e neurológicos (Tabela 46-2). Causas secundárias devem ser consideradas antes de diagnosticar um paciente com constipação.

Tabela 46-2. Causas de Constipação Secundária

CATEGORIA	EXEMPLOS
Causada por medicamentos	Analgésicos (especialmente opioides), anticolinérgicos, antidiarreicos, diuréticos de alça e tiazídicos, anti-histamínicos, antidepressivos, antipsicóticos, anticonvulsivantes, antiácidos (contendo cálcio ou alumínio), bloqueadores dos canais de cálcio, suplementos de ferro
Estrutural	Neoplasia colorretal, estenose, compressão externa, prolapso retal, retocele
Metabólica	Hipercalcemia, hipocalemia, hipomagnesemia, doença renal crônica, desidratação

(Continua)

Tabela 46-2. Causas de Constipação Secundária *(Continuação)*	
CATEGORIA	**EXEMPLOS**
Endócrina	Diabetes melito, hipotireoidismo, hiperparatireoidismo, pan-hipopituitarismo, gravidez, feocromocitoma
Neurogênica	AVE, lesão da medula espinal, doença de Parkinson, esclerose múltipla, demência, neuropatia autonômica, doença de Hirschsprung, pseudo-obstrução colônica
Miopática	Esclerodermia, distrofia miotônica, amiloidose
Outra	Depressão, anorexia, inatividade física

3. Identifique a prevalência e o impacto da constipação.

Estudos norte-americanos estimam que 2 a 27% da população sofrem de constipação. Essa ampla gama provavelmente resulta da heterogeneidade da definição, sendo que a maioria relata uma prevalência de 12 a 19%. A constipação posa um encargo econômico significativo, por custos diretos e indiretos (p. ex., perda de trabalho). Além disso, pacientes com o sintoma relatam uma qualidade de vida reduzida e aumento na ocorrência de distúrbios psiquiátricos, como depressão e ansiedade.

4. Quais populações correm um maior risco de constipação?

Os fatores de risco para constipação são especificados na Tabela 46-3.

Tabela 46-3. Fatores de Risco para Constipação	
Demográfico	Idade avançada Sexo feminino Baixo nível socioeconômico Baixa renda ou educação Etnia não branca
Estilo de Vida	Desidratação Imobilidade Viagem Dieta pobre em fibras (controverso)
Médico	Recente cirurgia abdominal ou pélvica Enfermidade crítica Desnutrição Polifarmácia

5. Quais são as causas potenciais da constipação aguda?

Pacientes com constipação aguda devem ser avaliados para causas, como obstrução intestinal mecânica, obstrução do intestino delgado e pseudo-obstrução colônica.

6. Quais são os subtipos da constipação primária?

A constipação primária pode ser subdividida em constipação de trânsito normal, constipação de trânsito lento, distúrbios defecatórios e IBS-C. É importante observar, entretanto, que existe uma sobreposição significativa de subtipos.

7. Descreva a motilidade colônica normal.

O controle neural do cólon é mediado pelos sistemas nervosos autônomo e entérico, bem como pelas células intestinais de Cajal, que atuam como células marca-passo. Transtornos motores podem ser causados por disfunção dos nervos, dos músculos lisos ou de qualquer sinal químico entre eles. Contrações no cólon podem ser não propagadas, pulsos segmentares, ou podem ser propagadas pelo cólon. Contrações propagadas de alta amplitude são responsáveis pelos movimentos de massa que geralmente ocorrem após o despertar ou após as refeições. O termo *reflexo gastrocólico* se refere ao aumento pós-prandial na atividade motora colônica. O tempo médio do trânsito colônico é de, aproximadamente, 36 horas.

8. Descreva os mecanismos normais de defecação.

Os principais músculos envolvidos na defecação são o músculo puborretal e os esfíncteres anais interno e externo (Figura 46-1). O tônus basal é fornecido primariamente pelo esfíncter anal interno (aproximadamente 80%). O puborretal mantém a contração tônica em repouso. Quando fezes estão presentes na cúpula anal, o esfíncter anal interno relaxa por um reflexo conhecido como o reflexo inibitório retoanal (RAIR), e o esfíncter anal externo contrai durante a ocorrência de mecanismos voluntários mediados pelo nervo pudendo. O puborretal relaxa durante o processo de defecação, facilitando um endireitamento do ângulo anorretal e subsequente descida do assoalho pélvico. O relaxamento voluntário do esfíncter anal externo, geralmente em adição a um aumento na pressão abdominal, permite a passagem das fezes.

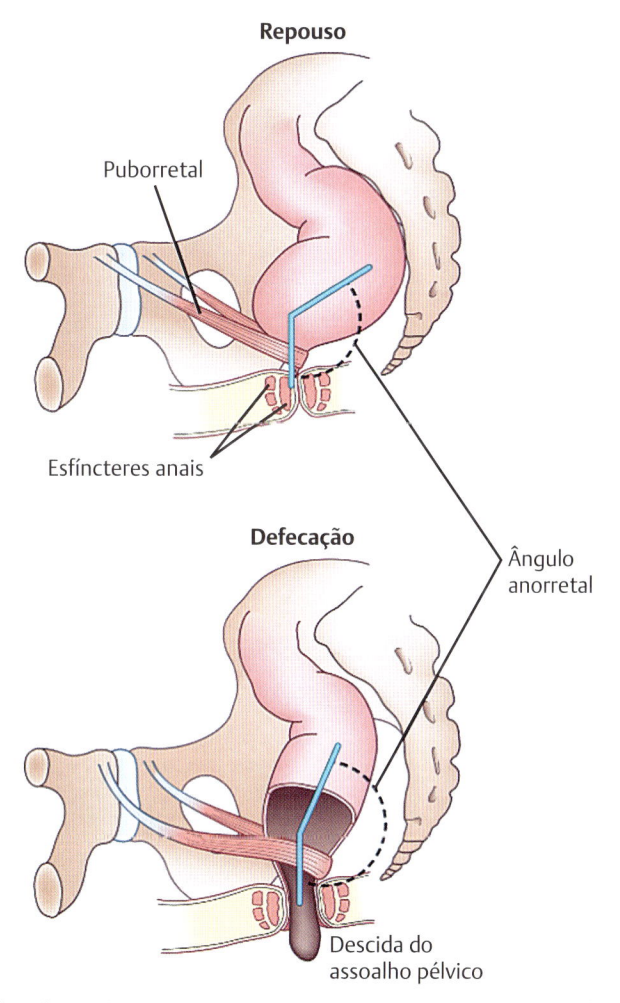

Fig. 46-1. Em repouso, o músculo puborretal atua como um estilingue, produzindo tração anterior tônica sobre o reto. Isto cria o ângulo anorretal (entre 80 e 110 graus) que inibe as passagens involuntária e espontânea das fezes. Durante a defecação, os músculos do puborretal, o assoalho pélvico e esfíncter anal externo relaxam. De forma sincrônica, o ângulo anorretal endireita cerca de 15 graus, o períneo desce de 1,0 a 3,5 cm, e o esfíncter externo relaxa, resultando na passagem de fezes.

9. O que é dissinergia do assoalho pélvico?

Dissinergia do assoalho pélvico refere-se a um distúrbio defecatório, em que há relaxamento inadequado ou contração paradoxal dos músculos anorretais durante a tentativa de evacuar. Em dois terços dos casos, este processo parece ser um distúrbio adquirido que pode se originar a partir de várias causas, incluindo esforço defecatório excessivo, gravidez e estresse psicológico. Pacientes com defecação dissinérgica também podem sofrer de trânsito tardio. É importante investigar qualquer forma de disfunção defecatória antes de avaliar o trânsito colônico.

10. O que é uma retocele?

Uma retocele é uma protuberância anterior do reto causada por uma fraqueza da parede fascial que separa o reto da vagina. A presença de uma retocele, enterocele ou descida perineal excessiva pode resultar em sintomas de defecação obstrutiva.

11. Quais são as perguntas importantes a serem feitas para um paciente com constipação?

Uma anamnese detalhada deve revelar o início e duração dos sintomas, a frequência das evacuações e consistência das fezes, a presença de anseio para defecar, sensações de evacuação incompleta e a necessidade de esforço defecatório ou manobras manuais para desimpactação. Perguntar sobre outras queixas gastrointestinais (GI), como náusea e vômito, dor abdominal ou anal, disfagia, sangue nas fezes e perda de peso. Uma revisão minuciosa dos sistemas é necessária para avaliar possíveis causas secundárias de constipação. As medicações do paciente, incluindo medicamentos isentos de prescrição e suplementos alimentares, devem ser revisadas. Em um cenário apropriado e com um plano que apoie o paciente, a solicitação de um histórico de abuso também pode ser importante.

12. O que é a Escala de Bristol para Consistência de Fezes?
A Escala de Bristol para Consistência de Fezes é um método validado que avalia a consistência das fezes em pacientes com constipação (Figura 46-2). Os pacientes são solicitados a classificar a qualidade de suas fezes de acordo com as imagens fornecidas. Escala de Bristol para Consistência de Fezes está correlacionada com o tempo de trânsito das fezes em pacientes constipados, sendo um componente fundamental do histórico de defecação.

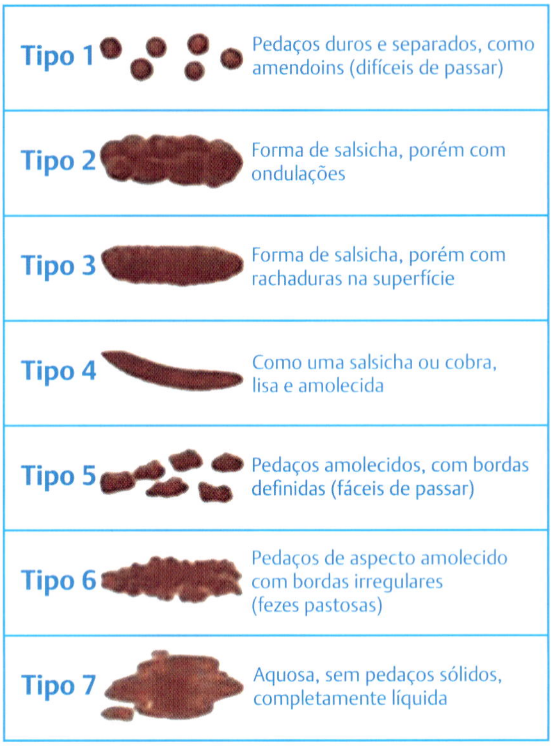

Tipo 1	Pedaços duros e separados, como amendoins (difíceis de passar)
Tipo 2	Forma de salsicha, porém com ondulações
Tipo 3	Forma de salsicha, porém com rachaduras na superfície
Tipo 4	Como uma salsicha ou cobra, lisa e amolecida
Tipo 5	Pedaços amolecidos, com bordas definidas (fáceis de passar)
Tipo 6	Pedaços de aspecto amolecido com bordas irregulares (fezes pastosas)
Tipo 7	Aquosa, sem pedaços sólidos, completamente líquida

Fig. 46-2. Escala de Bristol para consistência de fezes. *(Fonte: Lewis SJ, Heaton KW. Stool form scale as a useful guide to intestinal transit time. Scand J Gastroenterol 1997;32:920-924.)*

13. Quais características importantes no exame físico devem ser avaliadas em pacientes com constipação?
Um exame sistêmico completo, incluindo exames abdominal e neurológico, deve ser realizado para ajudar a descartar causas secundárias de constipação. Os exames retais perineal e digital devem ser detalhados, como descrito na Tabela 46-4.

Tabela 46-4. Componentes de Exames Retal Perineal e Digital Detalhados	
Perineal	Inspeção • Cicatrizes, fístula, ulcerações, trauma, abscessos, acrocórdones, hemorroidas externas Observação dinâmica (visualização com o paciente em repouso e forçando para baixo) • Descida perineal Sensação • Reflexo anocutâneo
Exame retal digital	Avaliação da dor • Presença de ulcerações, fissuras, espasmo do músculo do assoalho pélvico Tônus esfincteriano (em repouso e com pressão e força para baixo) • Fraqueza, contração paradoxal, prolapso retal Palpação da cúpula retal (em repouso e com pressão e força para baixo) • Impactação fecal, hemorroidas, retocele, massa, estenose anal, descida perineal

14. Quais exames laboratoriais devem ser realizados em um paciente com constipação?

A constipação isolada não requer exames laboratoriais específicos. Na verdade, na ausência de sinais e sintomas alarmantes, recomenda-se proceder ao tratamento. Aspectos alarmantes incluem alteração recente ou repentina nos hábitos intestinais, sangramento GI, perda de peso, anemia, sintomas obstrutivos ou histórico familiar de câncer colorretal. Na presença de alta suspeita de uma causa secundária de constipação, os exames laboratoriais devem ser direcionados para os transtornos suspeitos.

15. Quais pacientes com constipação devem ser submetidos a uma colonoscopia?

A colonoscopia deve ser reservada para pacientes com presença de aspectos alarmantes. O rastreio colonoscópico de câncer deve sempre ser considerado como uma questão separada.

16. O que é manometria anorretal (ARM) e como esta é usada?

ARM é um teste que mede as pressões e a organização dos músculos do assoalho pélvico que controlam a defecação. Durante o procedimento, uma sonda com um balão fixado é introduzida no reto do paciente. O paciente é, então, solicitado para realizar movimentos de compressão, como se estivesse tentando segurar a evacuação e, então, de força, como se estivesse tentando defecar. A insuflação graduada do balão ajuda a avaliar a sensação retal, bem como o RAIR. A ARM ajuda a avaliar a presença de dissinergia do assoalho pélvico e é atualmente considerada um teste de primeira linha para pacientes com constipação refratária a medicamentos.

17. O que é o teste de expulsão do balão?

O teste de expulsão do balão é comumente realizado em conjunto com a ARM e envolve a insuflação de um balão no reto com 50 mL de água, ou o uso de um dispositivo especial e, então, o paciente é solicitado a imitar a defecação em uma cadeira apropriada. Foi demonstrado que o atraso na expulsão do balão é altamente específico para dissinergia.

18. Qual achado importante deve ser observado na ARM em um paciente com doença de Hirschsprung?

Pacientes com a doença de Hirschsprung não possuem RAIR. Este importante reflexo permite o relaxamento do esfíncter anal interno na presença de fezes na cúpula retal. Embora seja um achado incomum, a doença de Hirschsprung é um diagnóstico importante, visto que o tratamento é primariamente cirúrgico.

19. Quais outros testes podem ser realizados em um paciente com constipação?

Os testes usados para constipação são detalhados na Tabela 46-5.

Tabela 46-5. Testes Usados na Avaliação de Constipação

TESTE	FINALIDADE E USO
Manometria anorretal	Avalia as pressões dos esfíncteres anais interno e externo no repouso e na compressão Verifica a presença de padrões de defecação dissinérgica Verifica a presença do reflexo inibitório retoanal Avalia a sensação e complacência retal É o teste de primeira linha para constipação refratária
Teste de expulsão do balão	Avalia o tempo necessário para expelir do reto um balão de 50 mL Altamente específico para a identificação de defecação dissinérgica, porém valores normais não a excluem Frequentemente utilizado em conjunto com a manometria anorretal
Radiografia abdominal	Mais adequada em um cenário agudo para avaliar a presença de íleo ou obstrução
Estudo do trânsito colônico (Sitzmarks)	Avalia o atraso no trânsito colônico pelo uso de marcadores radiopacos ingeridos É o exame mais comumente utilizado para avaliar o trânsito colônico
Cápsula de motilidade sem fio	Avalia o trânsito colônico pelo uso de uma cápsula ingerida que mede a temperatura, pH e pressão adjacente Também fornece uma avaliação do trânsito do estômago e intestino delgado para ajudar na avaliação de distúrbios globais de motilidade
Cintilografia colônica	Avalia o atraso no trânsito colônico pelo uso de material radiomarcado ingerido
Defecografia padrão ou por MR	Fornece uma avaliação dinâmica do assoalho pélvico durante a defecação pelo uso de bário e fluoroscopia ou MRI Verifica a presença de anormalidades estruturais, incluindo retocele e prolapso retal, bem como disfunção do assoalho pélvico Na avaliação de disfunção do assoalho pélvico, frequentemente utilizado quando prévios exames são conflitantes ou inconclusivos
Manometria colônica e barostato	Avalia a atividade motora colônica Avalia a sensação e o tônus colônico Verifica a presença de neuropatia e miopatia colônica Realizada apenas em centros altamente especializados

MR = ressonância magnética; *IRM* = imagem por ressonância magnética.

20. Descreva algumas modificações na dieta e estilo de vida que os pacientes com constipação podem adotar para melhorar seus sintomas.

Pacientes com constipação leve podem-se beneficiar do aumento de fibras na dieta e da ingestão de líquidos. Além disso, eles devem ser encorajados a permitir tempo suficiente para a evacuação. Embora o aumento de atividades físicas seja encorajado, há pouca evidência que suporte sua recomendação no tratamento de constipação.

21. Qual é o uso apropriado de suplementos de fibras?

Os pacientes devem ser orientados a aumentar a ingestão de fibras para 25 a 35 g/dia. Este aumento deve ser gradual, entretanto, para evitar distensão abdominal e flatulência. Além disso, os pacientes devem manter uma hidratação adequada durante todo dia. As exceções para uma recomendação de dieta rica em fibras incluem os pacientes com inércia colônica verdadeira e aqueles com síndrome de reservatório terminal, ou problemas com megarreto e impactação. Estes pacientes podem-se beneficiar de uma dieta pobre em fibras.

22. Descreva os possíveis tratamentos farmacológicos para constipação.

Múltiplas terapias farmacológicas estão disponíveis e são detalhadas na Tabela 46-6.

Tabela 46-6. Medicamentos Atualmente Utilizados para o Tratamento de Constipação

CATEGORIA	EXEMPLOS	MECANISMO DE AÇÃO
Laxantes de volume, fibra alimentar	*Psyllium*, metilcelulose, farelo de trigo, policarbofil de cálcio	Aumenta o peso das fezes; acelera o trânsito
Laxantes osmóticos	PEG 3350, lactulose, sorbitol, hidróxido de magnésio	Aumenta a quantidade de líquido no lúmen intestinal; o magnésio também diminui o tempo de trânsito colônico
Laxantes emolientes	Ducosato sódico	Afeta a qualidade da superfície, possibilitando uma maior interação entre a água e as fezes
Laxantes estimulantes	Bisacodil, glicerina, sene, cascara	Estimula as terminações nervosas para promover contrações intestinais; pode ter um efeito inibitório na absorção de água; a glicerina fornece estímulo local do reto para promover defecação
Emolientes	Óleo mineral	Lubrifica as fezes
Enemas	Água encanada, fosfato, espuma de sabão, óleo mineral	Lavagem e distensão do cólon; induz a evacuação
Probióticos	*Bifidobacterium, Lactobacillus*	Pode ajudar a alterar a flora intestinal; alguns estudos sugerem um aumento no trânsito colônico
Secretagogos	Lubiprostone, linaclotide	Estimula os canais de cloro intestinais para promover secreção de fluidos e uma maior motilidade
Agonistas dos receptores de serotonina	Prucalopride	Aumenta a motilidade colônica por estimulação seletiva dos receptores de 5-HT4 (não aprovado nos Estados Unidos)
Antagonistas dos receptores de opioides	Metilnaltrexona, alvimopam	Bloqueia os efeitos de receptores opioides periféricos sem diminuir as propriedades analgésicas; indicado apenas para usos específicos
Inibidores do transportador do ácido biliar ileal	Elobixibat	Bloqueia a circulação entero-hepática do ácido biliar, acelerando o trânsito e o amolecimento das fezes (ainda em investigação)

23. Quais terapias não farmacológicas podem ser utilizadas para tratar a constipação?

Biofeedback é uma forma de treinamento comportamental com base na teoria do condicionamento operante, em que os pacientes são ensinados como exercitar seus músculos anorretais. Este tratamento é utilizado com maior frequência naqueles com distúrbios do assoalho pélvico e demonstrou benefícios em até 70% dos pacientes. Terapias de estimulação nervosa, envolvendo os nervos sacral e tibial posterior, também demonstraram vantagens em estudos iniciais.

24. Quando um encaminhamento para um gastroenterologista deve ser considerado em um paciente com constipação?

A Figura 46-3 representa uma abordagem com base em algoritmo para a avaliação de constipação em adultos. A avaliação inicial geralmente ocorre no consultório do clínico geral. O encaminhamento pode ser justificado em casos mais refratários ou quando exames especializados, como colonoscopia ou ARM, são indicados.

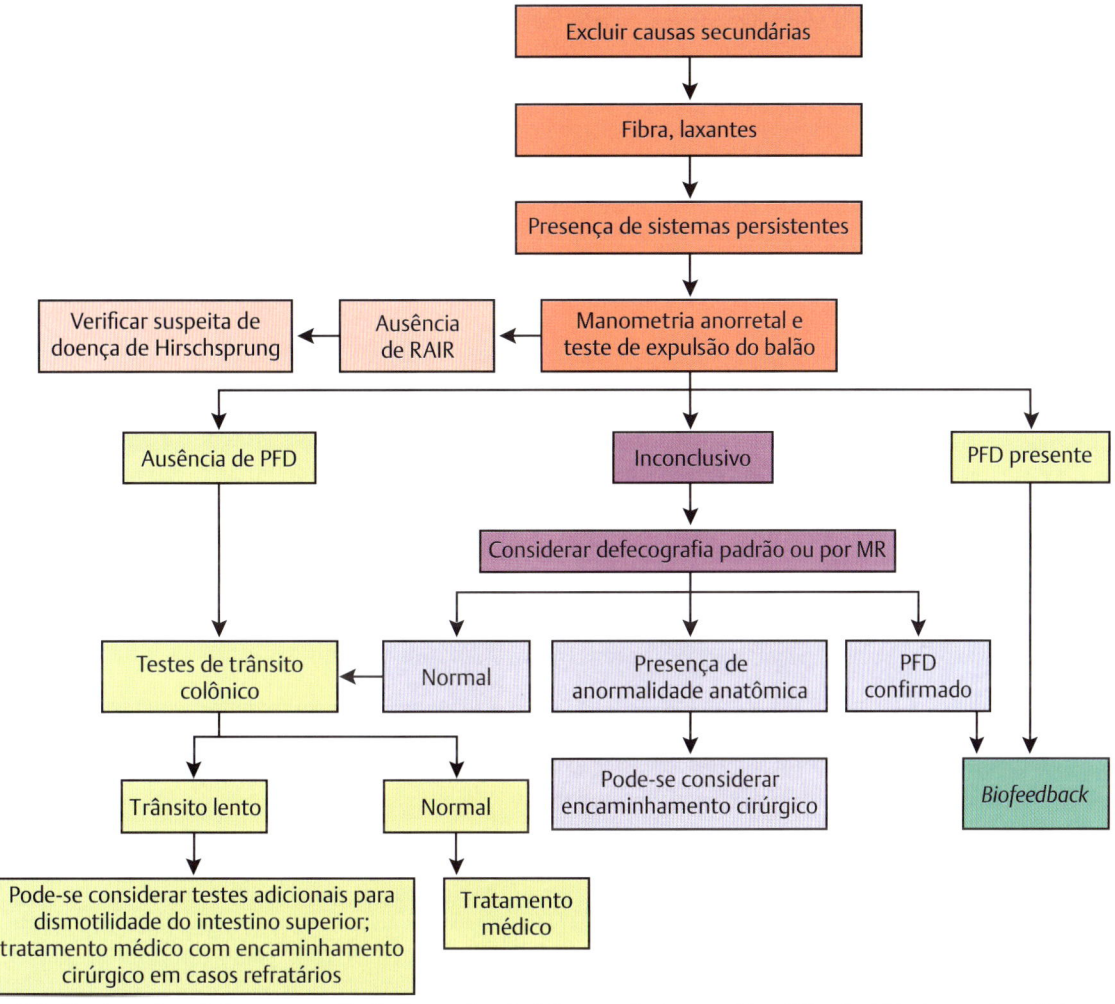

Fig. 46-3. Algoritmo diagnóstico para a avaliação de constipação. *MR*, ressonância magnética; *PFD* = distúrbio do assoalho pélvico; *RAIR* = reflexo inibitório retoanal. *(Adaptada de Bharucha AE et al. American Gastroenterological Association Medical Position Statement on Constipation. Gastroenterol 2013;144(1):211-217).*

25. Quando o encaminhamento cirúrgico deve ser considerado em um paciente com constipação?
O encaminhamento cirúrgico é raramente necessário e deve ser reservado para pacientes com sintomas refratários e que já tenham sido passados por um gastroenterologista, ou aqueles com inércia colônica, doença de Hirschsprung ou anormalidades anatômicas.

26. Quais são as possíveis complicações da constipação?
As complicações podem incluir hemorroidas, fissuras anais, impactação fecal, prolapso retal e úlceras estercorais entre outras.

27. Como a incontinência fecal é definida?
Incontinência fecal é o vazamento ou passagem involuntária, recorrente de fezes ou gás da região anorretal.

28. O que causa incontinência fecal?
O funcionamento normal requer um sistema neuromuscular intacto e a capacidade de sentir e responder apropriadamente à defecação iminente. Distúrbios primários do sistema nervoso central, como AVE e esclerose múltipla, podem causar incontinência, apesar da presença de um esfíncter intacto. Sensação comprometida da região anorretal pode diminuir a capacidade de sentir um reto cheio, como pode ocorrer em pacientes com neuropatia diabética ou pudenda. Complacência retal diminuída, ocasionalmente observada em pacientes com doença inflamatória intestinal ou proctite por radiação, pode provocar incontinência associada à urgência e frequência. De modo contrário, a incontinência também pode ser provocada por uma complacência retal aumentada com sensação diminuída, como na impactação fecal e megarreto. Dano muscular decorrente de uma lesão direta aos esfíncteres anais, como trauma obstétrico, ou em distúrbios do músculo liso, como a esclerodermia, pode diminuir a zona de alta pressão necessária para manter a continência. Comprometimento cognitivo e mobilidade reduzida são causas frequentes em pacientes mais velhos. Finalmente, diarreia massiva pode sobrecarregar o mecanismo normal de continência.

29. Qual é a prevalência e o efeito da incontinência fecal?

A prevalência geral para adultos na comunidade é de, aproximadamente, 8%, com uma faixa de 2 a 15% entre os grupos etários. Estudos epidemiológicos geralmente descrevem uma maior prevalência em um determinado subgrupo, como residentes de casas de repouso. Estudos mais antigos descreveram um maior risco em mulheres; no entanto, dados mais recentes sugerem que este aumento é encontrado apenas em grupos etários específicos. A frequente natureza embaraçosa deste sintoma pode acarretar um efeito prejudicial nas vidas pessoal e profissional do paciente.

30. Quais populações correm um maior risco de sofrer incontinência fecal?

Taxas elevadas são observadas em adultos mais velhos e populações institucionalizadas. Além disso, a incontinência fecal pode frequentemente ser vista em distúrbios neurológicos, diabetes melito ou mobilidade reduzida. Embora não seja um fator de risco tanto quanto uma associação, pacientes com incontinência urinária frequentemente também apresentam incontinência fecal. Considera-se que a obesidade aumenta o risco, porém essa associação não foi encontrada em todos os estudos. Finalmente, partos traumáticos (p. ex., episiotomia, fórceps) aumentam o risco em mulheres.

31. Quais são as perguntas importantes a serem feitas para um paciente com incontinência fecal?

Pacientes com incontinência nem sempre se sentem confortáveis em mencionar seus problemas e, portanto, você deve perguntar diretamente se eles já tiveram perda involuntária de fezes. Uma vez que isto seja estabelecido, deve-se perguntar aos pacientes sobre as sensações de urgência para defecar, passagem de fezes sólidas ou líquidas, consciência dos episódios, duração e frequência e presença de tenesmo e sintomas noturnos. Um histórico adicional com relação à diarreia deve ser obtido. Finalmente, deve-se perguntar aos pacientes sobre queixas urinárias ou sexuais, visto que muitas das causas de incontinência fecal podem afetar todo o assoalho pélvico. Uma anamnese detalhada, incluindo histórico de diabetes, doença neurológica, prévio trauma ou cirurgia anorretal, e um completo histórico obstétrico devem ser obtidos. Faça perguntas específicas sobre partos prévios, incluindo o tipo, uso de fórceps, duração do trabalho de parto, tamanho do bebê e a necessidade de uma episiotomia. Finalmente, os medicamentos devem ser revisados, incluindo medicamentos isentos de prescrição e suplementos alimentares, como sorbitol (um laxante osmótico).

32. Em um exame físico, quais são as características importantes que devem ser procuradas em pacientes com incontinência fecal?

O exame geral deve incluir uma avaliação de déficits cognitivos e outros déficits neurológicos, bem como de sinais de endocrinopatias e condições inflamatórias sistêmicas. Como em pacientes constipados, um exame perineal e digital retal detalhado deve ser realizado (Tabela 46-4). Atenção deve ser dada à identificação de anormalidades anatômicas, como prolapso retal.

33. Quais exames laboratoriais devem ser realizados em um paciente com incontinência fecal?

Não existem exames laboratoriais que precisam ser realizados rotineiramente nesses pacientes. As causas de diarreia devem ser buscadas, quando apropriado.

34. Quais outros exames podem ser realizados em um paciente com incontinência fecal?

Similar à constipação, a ARM e a defecografia padrão ou por ressonância magnética podem ser utilizadas na avaliação de incontinência fecal (Tabela 46-5). Além disso, endoscopia pode ser útil para a detecção de inflamação ou para avaliar causas de diarreia. Ultrassonografia endoanal é utilizada para identificar defeitos anatômicos dos esfíncteres anais. A eletromiografia de agulha é capaz de detectar denervação ou outra lesão neurogênica. O teste de latência motora terminal do nervo pudendo (PNTML) é capaz de avaliar lesão nervosa pela mensuração do tempo entre o estímulo da porção terminal do nervo e a contração do esfíncter anal. O teste de PNTML deve ser considerado antes da cirurgia por causa dos resultados cirúrgicos menos favoráveis no cenário de neuropatia.

35. Cite alguns tratamentos farmacológicos para incontinência fecal.

Suplementação com fibras pode ajudar no volume das fezes. Antidiarreicos, loperamida e atropina e difenoxilato, desaceleram o trânsito intestinal. Antidepressivos tricíclicos podem causar o efeito colateral de constipação e, consequentemente, podem ser usados na incontinência para esse efeito.

36. Quais terapias não farmacológicas podem ser utilizadas para tratar a incontinência fecal?

Micção programada e outras técnicas comportamentais podem ser úteis. O *biofeedback* tem mostrado um efeito benéfico em, aproximadamente, 70% dos pacientes com distúrbios do assoalho pélvico. Injeção de agentes de volume, como dextranomer no ácido hialurônico estabilizado, ainda se encontra na fase inicial, porém tem demonstrado resultados promissores. Terapia utilizando estimulação do nervo sacral (SNS) ou estimulação percutânea do nervo tibial pode ser oferecida, similar a pacientes com constipação. Na SNS, os pacientes começam com um estimulador temporário e, na presença de resultados positivos, um estimulador permanente pode ser colocado. Estudos sobre ablação por radiofrequência são fundamentados na premissa de que lesões térmicas criadas em músculos abaixo da mucosa ajudam no remodelamento e tensionamento durante a cicatrização. Os resultados são conflitantes com alguns resultados promissores em curto e longo prazos, sendo necessária a realização de estudos de maior porte e de um ensaio clínico randomizado e controlado por simulação. Finalmente, tampões foram tentados, porém são pouco tolerados, e o tamanho dos estudos é muito pequeno para indicar eficácia.

37. Quando o encaminhamento cirúrgico deve ser feito em um paciente com incontinência fecal?

O encaminhamento à cirurgia deve ser usado em pacientes refratários ou naqueles com defeitos anatômicos, como uma ruptura do esfíncter anal externo. Infelizmente, existem poucos ensaios controlados randomizados comparando as várias técnicas cirúrgicas às alternativas não cirúrgicas, e os resultados em longo prazo podem variar. As opções cirúrgicas disponíveis aos pacientes são descritas na Tabela 46-7.

Tabela 46-7. Opções Cirúrgicas para o Tratamento de Incontinência Fecal

PROCEDIMENTO	DESCRIÇÃO E USOS
Esfincteroplastia	Reconstrução do esfíncter anal Utilizado especificamente naqueles com defeitos esfincterianos distintos
Graciloplastia dinâmica	Transposição do músculo grácil ao redor do canal anal, em combinação com estimulação elétrica do músculo Utilizada para aumentar o tônus esfincteriano
Esfíncter anal artificial	Finalidades similares às da graciloplastia dinâmica, com o uso de um dispositivo artificial
Plastia dos elevadores anteriores	Une os dois lados do músculo elevador do ânus para melhorar a função do assoalho pélvico Geralmente realizada em conjunto com outros procedimentos
Reparo total e pós-anal do assoalho pélvico	Reparo pós-natal envolve a plicatura de vários músculos do assoalho pélvico para melhorar a função geral; raramente realizado O reparo total combina o reparo pós-natal com a plastia dos elevadores anteriores
Reforço retal	Cria uma bolsa ileorretal laterolateral Aumenta a capacidade e complacência retal
Derivação fecal	Cria um estoma para sintomas severos e debilitantes, ou infecções recorrentes em áreas de ruptura cutânea
Enema anterógrado de continência	Irriga o cólon com enemas de grande volume por um sítio de ostomia Primariamente usado em crianças, porém pode ser usado em adultos com incontinência por transbordamento causada por constipação

38. Descreva algumas preocupações particulares referentes à incontinência fecal em adultos mais velhos.

Incontinência fecal é comum em adultos mais velhos e pode ser secundária à diarreia ou constipação. Impactação fecal com transbordamento deve ser descartada. A cognição exerce um papel na continência; portanto, demência em pacientes mais velhos pode ser um fator contribuinte para a incontinência. Naqueles com comprometimento cognitivo, terapias que requerem participação ativa, como o *biofeedback*, podem ser mais difíceis. Além disso, a mobilidade limitada em alguns pacientes mais velhos pode tornar a incontinência particularmente difícil de tratar. Finalmente, o tratamento de úlceras de decúbito e da pele perianal em pacientes acamados é essencial para evitar infecção.

Os autores gostariam de agradecer às contribuições da Dra. Christina Tennyson, que foi a autora deste capítulo na edição anterior.

Bibliografia

1. Bassotti G, Iantorno G, Fiorella S et al. Colonic motility in man: features in normal subjects and in patients with chronic idiopathic constipation. Am J Gastroenterol 1999;94:1760-70.
2. Bharucha AE. Management of fecal incontinence. Gastroenterol Hepatol 2008;4(11):807-17.
3. Bharucha AE, Dom SD, Lembo A et al. American Gastroenterological Association medical position statement on constipation. Gastroenterology 2013;144(1):211-7.
4. Bharucha AE, Pemberton JH, Locke III GR. American Gastroenterological Association technical review on constipation. Gastroenterology 2013;144:218-38.
5. Brown SR, Wadhawsin H, Nelson RL. Surgery for faecal incontinence in adults. Cochrane Database Syst Rev 2010 Sep 8;(9): CD001757. 0;http://dx.doi.org/10.1002/14651858.CD001757.pub3.
6. Chokshi RV. Constipation. In: Gyawali CP, editor. The Washington manual gastroenterology subspecialty consult. 3rd ed. Philadelphia: Lippincott Williams & Wilkins; 2012. p. 33-40.
7. Costilla VC, Foxx-Orenstein AE, Mayer AP et al. Office-based management of fecal incontinence. Gastroenterol Hepatol 2013;9(7):423-33.
8. Ditah I, Devaki P, Luma HN et al. Prevalence, trends, and risk factors for fecal incontinence in US adults, 2005-2010. Clin Gastroenterol Hepatol 2013; http://dx.doi.org/10.1016/j.cgh.2013.07.020.
9. Higgins PDR, Johanson JF. Epidemiology of constipation in North America: a systematic review. Am J Gastroenterol 2004;99:750-9.
10. Oras B, Magge S, Bloom A et al. Motility disorders of the colon and rectum. Curr Opin Gastroenterol 2013;29(1):66-71.
11. Lembo A, Camilleri M. Chronic constipation. N Engl J Med 2003;349(14):1360-8.
12. National Digestive Diseases Information Clearinghouse (NDDIC). Available at: http://digestive.niddk.nih.gov [Accessed September 22,2014].
13. Rao SS. Advances in diagnostic assessment of fecal incontinence and dyssynergic defecation. Clin Gastroenterol Hepatol 2010;8(11):910-9.
14. Rose S. Constipation: a practical approach to diagnosis and treatment. New York: Springer; 2014.
15. Whitehead WE, Borrud L, Goode PS et al. Fecal incontinence in US adults: epidemiology and risk factors. Gastroenterology 2009;137(2):512-7.

CAPÍTULO 47

DIVERTICULITE
Luca Stocchi, MD

1. Qual é a apresentação clínica da diverticulite colônica?
A apresentação clínica típica da diverticulite do sigmoide aguda consiste em dor abdominal no quadrante inferior esquerdo associada à febre e leucocitose. O exame físico revela sensibilidade à pressão no quadrante inferior esquerdo, que pode estar associada a espasmos. A apresentação clínica da diverticulite também pode ser atípica e, ocasionalmente, limitada a uma dor abdominal branda.

2. Qual é a faixa de gravidade nas apresentações clínicas da diverticulite do sigmoide?
A diverticulite do sigmoide possui uma apresentação bastante variável. Pode variar desde uma doença não complicada e leve, sensível ao tratamento ambulatorial, até uma perfuração aguda e potencialmente fatal do cólon sigmoide associada a uma peritonite fecal, que necessita de tratamento cirúrgico de emergência.

3. Qual é o diagnóstico diferencial?
O diagnóstico diferencial inclui a síndrome do intestino irritável, doença inflamatória intestinal, doença urológica, apendicite, colite isquêmica e neoplasia colônica (Tabela 47-1). Um diagnóstico de diverticulite exclusivamente com base em

Tabela 47-1. Abordagem Diagnóstica para Diverticulite Aguda

ANAMNESE E EXAME FÍSICO		
• Sensibilidade no quadrante inferior esquerdo e dor abdominal incessante • Febre • Leucocitose		
Diagnóstico diferencial		
PACIENTES IDOSOS	**PACIENTES DE MEIA-IDADE E JOVENS**	**OUTROS**
Isquemia Carcinoma Volvo Obstrução Proctossigmoidite Úlcera penetrante Nefrolitíase/urossepse	Apendicite Salpingite Doença inflamatória intestinal Úlcera penetrante Urossepse	Amebíase Doença vascular do colágeno Colite infecciosa Pós-irradiação Prostatite IBS
QUALIFICADORES		
Extremos de idade (mais virulento) Descendência asiática (sintomas no lado direito) Fármacos imunossupressores e insuficiência renal crônica (exame abdominal insensível)		
AVALIAÇÕES		
Radiografias simples	Primeiro passo inicial adequado. Pode exibir íleo, obstrução, efeito de massa, isquemia, perfuração	
CT	Muito útil para estadiar o grau de complicações e avaliar a presença de outras doenças. Deve ser considerada em todos os casos de suspeita de diverticulite	
Ultrassonografia	Pode ser um exame não invasivo seguro e útil para avaliar a diverticulite aguda. Mais de 20% dos exames são subótimos por causa dos gases intestinais; altamente dependente do operador	
Enema com contraste	Normalmente não é mais utilizado como um teste diagnóstico de rotina. No entanto, pode ser útil em casos selecionados de estenose, fístula e doença perfurante, quando o resultado de outros exames é incerto	
Endoscopia	Uma colonoscopia total durante um ataque de diverticulite aguda é geralmente contraindicada. Entretanto, uma sigmoidoscopia flexível cuidadosa com mínima insuflação de ar pode ser útil, quando o diagnóstico for duvidoso (sangramento retal, anemia) para excluir isquemia intestinal, doença de Crohn, carcinoma e outras possibilidades	

Adaptada de Freeman SR, McNally PR: Diverticulitis. Med Clin North Am 77:1152, 1993.

sinais e sintomas é frequentemente impreciso e requer confirmação por tomografia computadorizada (CT) do abdome e pelve. Uma colonoscopia total deve ser realizada 6 a 8 semanas após a resolução do episódio.

4. Quais são as modalidades de imagem utilizadas para diagnosticar diverticulite?

A base do exame imagiológico para diverticulite do sigmoide é a CT. Outros testes podem ser úteis em casos individuais para corroborar o diagnóstico (Tabela 47-1).

5. Como a diverticulite do sigmoide é classificada?

A classificação cirúrgica mais amplamente conhecida da diverticulite do sigmoide continua sendo a classificação de Hinchey (Tabela 47-2). Hinchey III e Hinchey IV indicam peritonite difusa, que está associada a uma morbidade significativa e uma mortalidade de, aproximadamente, 20%. É importante destacar que a classificação de Hinchey foi originalmente estabelecida com base em achados intraoperatórios e, portanto, não é completamente aplicável aos casos de diverticulite do sigmoide que não necessitam de cirurgia, que representam a maioria.

Tabela 47-2. Classificação de Hinchey da Diverticulite do Sigmoide

	CLASSIFICAÇÃO DE HINCHEY
Estágio I	Abscesso pericólico confinado pelo mesentério do cólon
Estágio II	Abscesso pélvico secundário a uma perfuração local de um abscesso pericólico
Estágio III	Peritonite generalizada provocada pela ruptura do abscesso pericólico/pélvico dentro da cavidade peritoneal geral
Estágio IV	Peritonite fecal secundária à perfuração livre de um divertículo

6. Qual é a classificação de Ambrosetti e porque é importante?

A classificação de Ambrosetti é com base em critérios tomográficos que podem predizer a severidade da diverticulite. De acordo com os critérios de Ambrosetti, a diverticulite severa está associada a um risco superior a 50% de uma cirurgia subsequente (Tabela 47-3, Figuras 47-1 e 47-2).

Tabela 47-3. Classificação de Ambrosetti da Diverticulite do Sigmoide

DIVERTICULITE MODERADA	DIVERTICULITE SEVERA
Espessamento localizado (> 5 mm) da parede do sigmoide Inflamação da gordura pericólica	Diverticulite moderada associada a um dos seguintes: Abscesso Ar extraluminal Contraste extraluminal

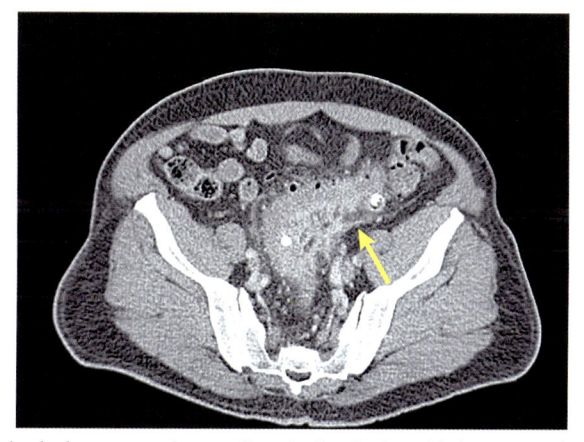

Fig. 47-1. Tomografia computadorizada demonstrando uma diverticulite do sigmoide leve, segundo a classificação de Ambrosetti. A *seta grande* demonstra diverticulite do sigmoide com tensão e espessamento colônico. *(Fonte: Stocchi L. Current indications and role of surgery in the management of sigmoid diverticulitis. World J Gastroenterol 2010;16:804-817.)*

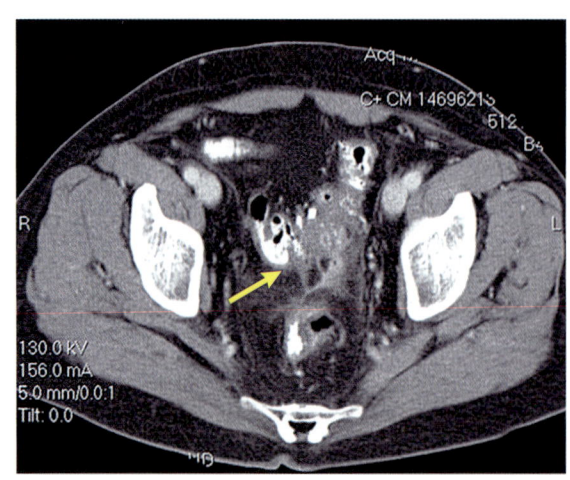

Fig. 47-2. Tomografia computadorizada demonstrando uma diverticulite do sigmoide severa, segundo a classificação de Ambrosetti. A *seta* aponta para um foco de extravasamento de meio de contraste e uma pequena quantidade de ar extraluminal. *(Reproduzida com permissão de Stocchi L. Current indications and role of surgery in the management of sigmoid diverticulitis. World J Gastroenterol 2010 Feb 21;16(7):804-817.)*

7. Como uma diverticulite não complicada deve ser tratada?

A base do tratamento é o uso de antibióticos de amplo espectro. Em pacientes sem sintomas graves ou comorbidades significativas, um tratamento ambulatorial é aceitável. Por outro lado, pacientes com sintomas mais severos, idade mais avançada, comorbidades, preocupações sobre a complacência ou imunossupressão concomitante devem de preferência ser internados.

8. Quais são as opções de antibioticoterapia para o tratamento ambulatorial da diverticulite do sigmoide?

As possíveis opções de tratamento incluem penicilina de amplo espectro, uma combinação de fluoroquinolona, cefalosporina ou trimetoprim-sulfametoxazol com metronidazol e clindamicina (Tabela 47-4). A duração do tratamento é geralmente de 10 a 14 dias.

Tabela 47-4. Opções de Antibióticos no Tratamento da Diverticulite do Sigmoide

OPÇÕES AMBULATORIAIS DE ANTIBIOTICOTERAPIA	OPÇÕES DE ANTIBIOTICOTERAPIA PARA PACIENTES INTERNADOS
Fluoroquinolona + Agente Antianaeróbico	**Fluoroquinolona + Agente Antianaeróbico**
Ciprofloxacina 500 mg VO cada 12 horas **mais** Metronidazol 500 mg VO cada 6-8 horas	Ciprofloxacina 400 mg IV cada 12 horas ou levofloxacina 500 mg IV + metronidazol 500 mg IV cada 6 ou 8 horas
Penicilinas	**Penicilinas**
Amoxicilina-clavulânico 875/125 mg VO cada 12 horas	Ampicilina-sulbactam 3 g IV cada 6 horas
	Piperacilina-tazobactam 3,375 g IV cada 6 horas
Cefalosporinas	**Cefalosporinas**
Cefalexina 500 mg VO cada 12 horas **mais** metronidazol 500 mg VO cada 6-8 horas	Ceftriaxona 1 g IV cada 12 horas
Outros	**Carbapenens**
Trimetoprim-sulfametoxazol 800/160 mg VO cada 6 horas + metronidazol 500 mg VO cada 6-8 horas	Imipenem-cilastatina 500 mg IV cada 6 horas
Clindamicina 450 mg VO cada 6 horas	Meropenem 1 g IV cada 8 horas
	Ertapenem 1 g IV cada 12 horas

9. Como um paciente internado deve ser tratado?

As orientações para pacientes internados por causa de uma diverticulite aguda do sigmoide devem incluir nada por via oral e reidratação com fluidos intravenosos, ao mesmo tempo em que recebem antibióticos intravenosos. Com respeito aos antibióticos, os possíveis agentes incluem cefalosporinas ou penicilinas de amplo espectro. A combinação de uma fluoroquinolona e metronidazol é uma alternativa amplamente utilizada, particularmente em pacientes alérgicos à penicilina. Alternativas raramente utilizadas, porém aceitáveis, especialmente no paciente gravemente enfermo, incluem os carbapenens (Tabela 47-4).

10. Qual é o histórico natural da diverticulite após o primeiro ataque de doença não complicada?

A grande maioria dos pacientes hospitalizados obtém melhora de suas condições durante as primeiras 48 horas após internação. No entanto, aproximadamente 10 a 15% exibem deterioração clínica com necessidade de cirurgia durante o mesmo tempo de internação. Exames clínicos seriados e monitoramento dos valores laboratoriais são cruciais para identificar rapidamente os pacientes que não respondem ao tratamento clínico. Quando o paciente se recupera do primeiro episódio de doença não complicada após tratamento conservador, até um terço pode sofrer de diverticulite recorrente após 10 anos.

11. Existem recomendações alimentares específicas para pacientes que sofrem um ataque de diverticulite do sigmoide?

Embora não haja uma boa evidência objetiva que suporte as mudanças nos hábitos alimentares, a maioria recomenda a instituição de uma dieta rica em fibras. Sementes e amendoins não são prejudiciais para pacientes com prévia diverticulite.

12. A diverticulite pode ser tratada com agentes anti-inflamatórios?

Foi sugerido que pelo menos alguns casos de diverticulite são na verdade a manifestação de um subtipo particular de distúrbio inflamatório intestinal e que poderiam se beneficiar do tratamento com agentes anti-inflamatórios (mesalamina).

13. Quais são as indicações atuais para cirurgia na diverticulite do sigmoide não complicada, e estas evoluíram ao longo do tempo?

Cada caso deve ser individualizado. Ataques severos recorrentes de diverticulite que ocorrem em curtos intervalos devem ser considerados para cirurgia. Ataques brandos de diverticulite recorrente que ocorrem em longos intervalos podem ser tratados de forma expectante e não requerem intervenção cirúrgica após o segundo episódio.

14. Existem locais incomuns de diverticulite colônica?

A diverticulite pode ocorrer no cólon descendente, em vez do sigmoide. Neste caso, é importante planejar uma colectomia esquerda formal, em vez de uma sigmoidectomia. Diverticulite do cólon transverso é raro. Por outro lado, diverticulite do ceco ou cólon direito é mais comum e possui uma apresentação clínica similar à apendicite aguda. Uma CT é geralmente útil para esclarecer o diagnóstico. A prevalência de diverticulite direita é maior nos países asiáticos. Independentemente de sua localização específica, a diverticulite colônica não complicada deve ser inicialmente tratada com antibióticos. As indicações para cirurgia são similares àquelas da diverticulite do sigmoide.

15. Quais são os fatores de risco implicados na recidiva da doença após um ataque de diverticulite?

- Envolvimento de uma porção superior a 5 cm do cólon.
- Abscesso retroperitoneal.
- Classificação de Ambrosetti severa.
- Histórico familiar de diverticulite.
- Doença em idade precoce.

16. Quais são as complicações mais importantes da diverticulite do sigmoide?

Estenose, fístula, abscesso e peritonite são as complicações mais importantes da diverticulite do sigmoide. É geralmente aceito que o sangramento não está associado a uma inflamação colônica aguda. Fleimão foi mencionado como um exemplo de diverticulite complicada, porém permanece uma definição um tanto arbitrária. Embora a estenose possa necessitar de cirurgia decorrente da obstrução aguda do intestino grosso, a cirurgia também pode ser indicada na ausência de sintomas obstrutivos quando uma malignidade não pode ser descartada com segurança como causa de estenose do sigmoide (Figura 47-3). Mais raramente, a inflamação do sigmoide pode-se estender para o retroperitônio e causar obstrução ureteral, mais comumente no lado esquerdo.

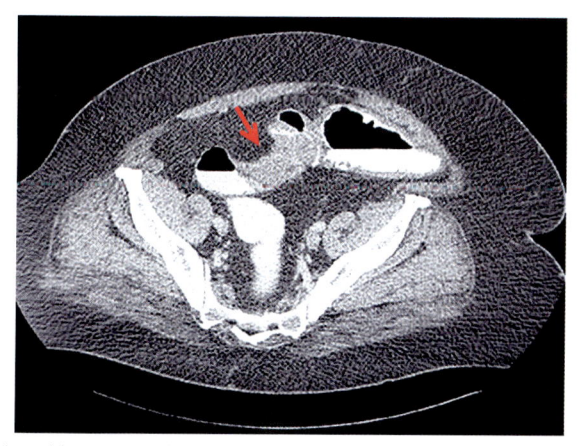

Fig. 47-3. Estenose do sigmoide. Tomografia computadorizada demonstrando uma estenose do sigmoide (*seta*).

17. Quais são os órgãos-alvo da diverticulite do sigmoide fistulizante complicada?

Todos os órgãos adjacentes ao cólon sigmoide podem-se tornar um alvo de fístula: bexiga urinária (Figura 47-4), vagina, intestino delgado (Figura 47-5), útero e pele (Figura 47-6). Uma prévia histerectomia aumenta o risco de fístula colo-vaginal relacionada com a diverticulite.

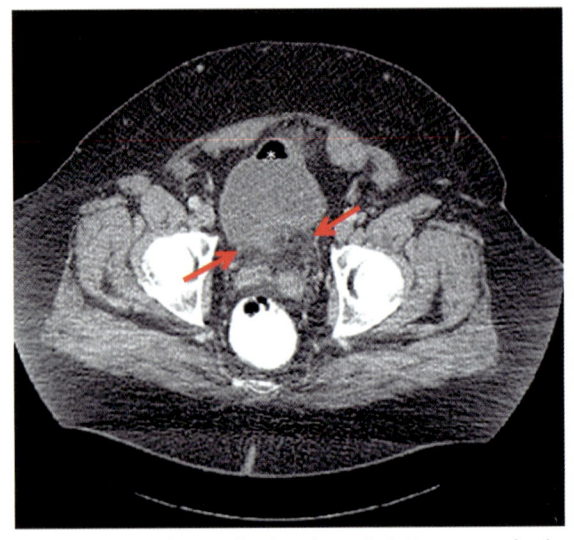

Fig. 47-4. Tomografia computadorizada demonstrando uma fístula colo-vesical. Note o ar na bexiga urinária (*) e a inflamação colo-vesicular (*setas*).

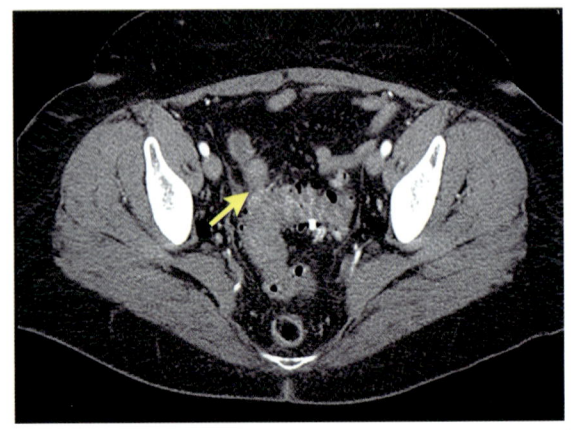

Fig. 47-5. Tomografia computadorizada demonstrando uma fístula colo-entérica (*seta*).

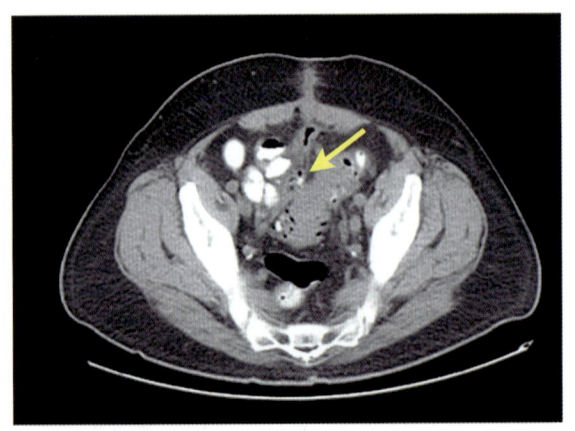

Fig. 47-6. Fístula colo-cutânea. *(Cortesia de Ravi Pokala Kiran, MD.)*

18. Quais são os princípios gerais de tratamento da diverticulite complicada?

A base do tratamento da diverticulite complicada permanece a cirurgia, a menos que o paciente possua comorbidades proibitivas. Na maioria dos casos, os pacientes com doença complicada devem ser inicialmente tratados de modo conservador e receber alta hospitalar, após do qual uma cirurgia eletiva deve ser planejada.

Entretanto, uma diverticulite complicada causando obstrução aguda do intestino grosso ou peritonite difusa deve ser tratada com cirurgia imediata.

19. Qual é o tratamento do abscesso diverticular?

Um abscesso diverticular deve ser inicialmente abordado com drenagem percutânea, quando tecnicamente possível (Figura 47-7), guiada por CT, seguido por uma ressecção eletiva do sigmoide. A drenagem percutânea é difícil em abscessos com diâmetro inferior a 3 cm, e estes são tratados tipicamente apenas com antibióticos. Áreas de estudo em desenvolvimento estão avaliando o papel dos antibióticos e da drenagem percutânea usados isoladamente no tratamento de casos selecionados de abscesso diverticular, sem uma cirurgia eletiva subsequente. Neste momento, estas abordagens não podem ser consideradas procedimento padrão.

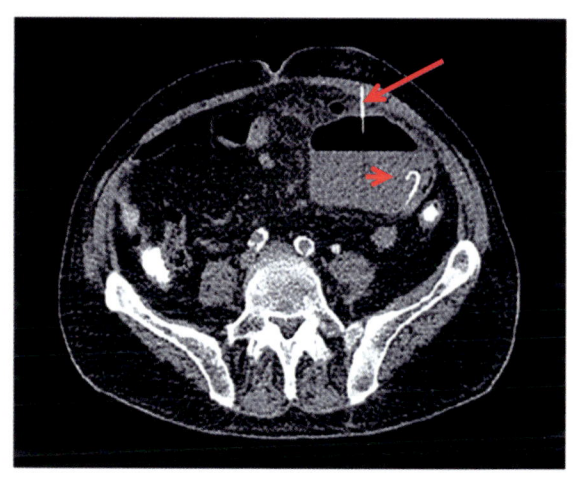

Fig. 47-7. Tomografia computadorizada demonstrando drenagem percutânea por cateter (*setas*) do abscesso diverticular.

20. Quais são as opções terapêuticas nos pacientes com peritonite causada por diverticulite perfurada?

Pacientes com peritonite fecal difusa (Hinchey IV) são frequentemente tratados com ressecção do sigmoide e criação de uma colostomia término-descendente associada a um coto retal, uma operação referida como um *procedimento de Hartmann*. Quando o nível de contaminação peritoneal é menos grave, como no caso de peritonite difusa purulenta, é geralmente preferível realizar uma ressecção sigmoide restaurativa associada à anastomose colorretal e derivação do estoma proximal, normalmente por meio de uma derivação por ileostomia em alça. A criação de uma derivação por ileostomia está associada a uma probabilidade muito mais elevada de eventualmente desfazer o estoma. Por outro lado, uma colostomia criada durante um procedimento de Hartmann se torna permanente em aproximadamente um terço dos pacientes, geralmente por causa das comorbidades do paciente.

21. Existem opções cirúrgicas alternativas no tratamento de peritonite purulenta?

Uma adição mais recente ao arsenal de opções de tratamento da peritonite purulenta difusa e alguns casos de abscessos abdominopélvicos rompidos é a lavagem intraperitoneal laparoscópica, com ou sem fechamento via sutura laparoscópica do sítio de perfuração e drenagem abdominal. Estudos adicionais são necessários para uma avaliação completa do potencial dessa abordagem.

22. Qual é o tratamento cirúrgico eletivo da diverticulite do sigmoide?

O tratamento cirúrgico da diverticulite do sigmoide consiste na ressecção de todo o cólon sigmoide, com anastomose colorretal. A cirurgia laparoscópica está associada a uma recuperação pós-operatória mais rápida e, de acordo com alguns estudos, redução da morbidade pós-operatória e custos hospitalares.

23. Pacientes com menos de 40 anos de idade devem ser submetidos à cirurgia após o primeiro episódio de diverticulite do sigmoide não complicada?

A literatura sugere que a doença em pacientes mais jovens é mais grave na apresentação inicial, tanto clinicamente como na imagem por CT, o que também está associado a um maior risco de recidiva. No entanto, não há uma indicação definitiva de que a abordagem não cirúrgica tradicional esteja associada a eventos adversos nessa população de pacientes. Atualmente, há insuficiente evidência para a recomendação de cirurgia após o primeiro episódio de diverticulite em indivíduos mais jovens.

24. Pacientes imunocomprometidos devem ser tratados de forma diferente?

Há evidências indicando que pacientes imunocomprometidos tendem a sofrer uma recidiva da doença caracterizada por aumento da virulência, incluindo o risco de doença perfurante causando peritonite. É, portanto, recomendado que os pacientes recebendo medicamentos imunossupressores, incluindo esteroides, sejam submetidos à cirurgia eletiva após um ataque de doença não complicada. Outros subgrupos de pacientes que podem se beneficiar da cirurgia eletiva após o primeiro ataque de doença não complicada incluem indivíduos com insuficiência renal crônica e com doença vascular do colágeno.

25. Qual a taxa de recidiva após cirurgia?

A taxa de recidiva relatada após a cirurgia varia de 3 a 13%, devendo ser inferior a 5% se a cirurgia for realizada apropriadamente. Sob esse aspecto, o fator mais crucial associado à diverticulite recorrente após a cirurgia é uma remoção incompleta do sigmoide.

BIBLIOGRAFIA

1. Ambrosetti P, Gervaz P, Fossung-Wiblishauser A. Sigmoid diverticulitis in 2011: Many questions; few answers. Colorectal Dis 2012;14(8):e439-46.
2. Afshar S, Kurer MA. Laparoscopic peritoneal lavage for perforated sigmoid diverticulitis. Colorectal Dis 2012;14(2):135-42.
3. Chapman J, Davies M, Wolff B et al. Complicated diverticulitis: is it time to rethink the rules? Ann Surg 2005;242(4):576-81.
4. Constantinides VA, Heriot A, Remzi F et al. Operative strategies for diverticular peritonitis: a decision analysis between primary resection and anastomosis versus Hartmann's procedures. Ann Surg 2007;245(1):94-103.
5. Freeman HJ. Segmental colitis associated with diverticulosis syndrome. World J Gastroenterol 2008;14(42):6442-3.
6. Hall JF, Roberts PL, Ricciardi R et al. Long-term follow-up after an initial episode of diverticulitis: what are the predictors of recurrence? Dis Colon Rectum 2011;54(3):283-8.
7. Klarenbeek BR, Samuels M, van der Wal MA et al. Indications for elective sigmoid resection in diverticular disease. Ann Surg 2010;251(4):670-4.
8. Reshef A, Stocchi L, Kiran RP et al. Case-matched comparison of perioperative outcomes after surgical treatment of sigmoid diverticulitis in solid organ transplant recipients versus immunocompetent patients. Colorectal Dis 2012;14(12):1546-52.
9. Salem L, Flum DR. Primary anastomosis or Hartmann's procedure for patients with diverticular peritonitis? A systematic review. Dis Colon Rectum 2004;47(11):1953-64.
10. Stocchi L. Current indications and role of surgery in the management of sigmoid diverticulitis. World J Gastroenterol 2010;16(7):804-17.
11. Boynton W, Floch M. New strategies for the management of diverticular disease: insights for the clinician. Therap Adv Gastroenterol 2013;6(3):205-13.

Websites

Rafferty J, Shellito P, Hyman NH, Buie WD. Practice parameters for sigmoid diverticulitis. Dis *Col Rectum* 2006;49:939-944. Accessed September 22,2014, from http://www.fascrs.org/files/pp_sigmoid.pdf.
Society of Surgery of the Alimentary Tract. SSAT patient care guidelines: Surgical treatment of diverticulitis. Accessed September 22,2014, from http://www.ssat.com/cgi-bin/divert.cgi.
The Association of Coloproctology of Great Britain and Ireland (ACPGBI). Accessed September 22,2014, from http://www.acpgbi.org.uk.

DOENÇAS DO APÊNDICE
Kevin Rothchild, MD ▪ Jonathan A. Schoen, MD

1. Descreva a anatomia do apêndice. O apêndice possui uma função em humanos?
O apêndice vermiforme (do latim *vermiform* ou forma de verme, e *appendere*, pendurar) geralmente possui um comprimento de 6 a 9 cm e se origina na convergência das três tênias colônicas na base do ceco. É atualmente considerado um órgão imunológico que participa ativamente na secreção de imunoglobulinas (Ig), particularmente a IgA. Alguns teorizam que o apêndice também pode agir como uma "casa segura" para a flora intestinal normal após períodos de infecção aguda.

2. Qual é a suposta causa de apendicite em adultos ou crianças?
Concreções intestinais em torno da matéria fecal, fecalomas (em adultos) ou tecido linfoide hipertrofiado causando obstrução do lúmen (em crianças), são os fatores etiológicos dominantes. Fecalomas são encontrados em, aproximadamente, 90% dos casos de apendicite gangrenosa rompida. A obstrução luminal causa distensão do apêndice por causa de uma secreção mucosa contínua e supercrescimento bacteriano local. Por fim, a pressão venosa é aumentada, ocorrendo áreas de infarto da parede e invasão bacteriana.

3. Quais são os sinais e sintomas da apendicite?
Distensão aguda do apêndice inicialmente estimula as fibras aferentes viscerais, produzindo dor indefinida, maçante e difusa na porção mediana do abdome (periumbilical) ou no epigastro inferior. Febre baixa, anorexia, náusea e vômito podem ocorrer após o início da dor. O processo inflamatório subsequentemente envolve a serosa do apêndice e, por sua vez, o peritônio parietal, produzindo o característico desvio da dor para o quadrante inferior direito.

4. Quais são os achados laboratoriais?
Leucocitose leve (10.000 a 18.000/mm^3) está geralmente presente na apendicite precoce não complicada. A proteína C reativa também está elevada, com uma sensibilidade de 93% e uma especificidade de 80%.

5. Onde e o que é o ponto de McBurney?
Charles McBurney foi um cirurgião americano nascido, em 1845. Ele apresentou sua obra na área de forte dor abdominal durante a apendicite, em 1899. Seu ponto de máxima sensibilidade está localizado sobre uma região nos dois terços distais ao longo de um eixo desenhado do umbigo até a espinha ilíaca anterossuperior.

6. O que são os sinais do psoas e obturador?
O sinal do *psoas* é a irritação do músculo psoas (dor com a extensão do quadril direito). O sinal do *obturador* se refere à irritação do músculo obturador interno (dor com a rotação interna do quadril direito flexionado) na presença de um apêndice retrocecal inflamado.

7. O que é o sinal de Rovsing?
Palpação do quadrante inferior esquerdo geralmente resulta em dor no quadrante inferior direito na apendicite aguda.

8. O pico de incidência da apendicite aguda ocorre em qual faixa etária?
O pico de incidência ocorre entre 15 e 19 anos de idade.

9. O risco de perfuração do apêndice é mais elevado em quais faixas etárias?
Embora a incidência geral não seja tão comum como na adolescência, a perfuração do apêndice é mais elevada em crianças (com menos de 5 anos de idade) e adultos mais velhos (ou seja, naqueles com dificuldade de buscar atenção médica imediata). Em alguns estudos, as taxas de perfuração alcançam 75%. Aqueles com diabetes e os pacientes imunodeprimidos também apresentam um risco geral mais elevado para complicações.

10. Qual é a taxa de mortalidade cirúrgica para apendicite não perfurada e para apendicite perfurada?
A taxa de mortalidade é inferior a 0,1% para apendicite não perfurada e de até 3% para apendicite perfurada. Em adultos mais velhos, a taxa de mortalidade para apendicite perfurada pode ser de até 15%.

11. Liste o diagnóstico diferencial para dor no quadrante inferior direito em mulheres e crianças.

A lista é consideravelmente mais longa para mulheres do que para homens. A lista inclui gravidez ectópica, abscesso tubo-ovariano, doença inflamatória pélvica (PID), Mittelshmerz, torção de ovário, hérnia encarcerada, estenose ou abscesso de Crohn, diverticulite, diverticulite de Meckel, tumor carcinoide, colite infecciosa, colecistite e úlcera péptica. O sinal de Valentino se refere à dor secundária ao acúmulo de suco gástrico ou biliar no quadrante inferior direito provocado por uma úlcera duodenal perfurada. Em crianças, gastroenterite, adenite mesentérica e ileíte terminal podem ser difíceis de diferenciar da apendicite.

12. O que é divertículo de Meckel?

Um divertículo de Meckel é um remanescente embrionário do ducto onfalomesentérico. Derivado de tecidos pluripotentes, pode conter mucosa gástrica ectópica ou, menos comumente, mucosa pancreática ectópica. Localizado no lado antimesentérico do íleo, o divertículo de Meckel geralmente segue a regra dos dois: é encontrado em 2% da população, em até 2 pés da válvula ileocecal, e 2% desenvolverá sintomas. Inicialmente descrito, em 1699, o divertículo de Meckel foi posteriormente nomeado por Johann Freidrich Meckel, em 1809.

13. Qual é uma taxa de incidência aceitável para apendicectomia negativa? Essa taxa mudou com o uso crescente de ultrassonografia e tomografia computadorizada (CT)?

Uma taxa de exploração negativa de 10 a 15% tem sido o padrão consagrado do tratamento cirúrgico. Ao contrário de alguns estudos epidemiológicos anteriores de grande escala, que não exibiram diferença nas taxas de apendicectomia negativa (NAR) com o uso disseminado de CT pré-operatória, os estudos mais recentes de uma única instituição constataram melhoras, com NARs inferiores a 2%.

14. Quais outras condições podem mimetizar a apendicite aguda?

Embora diversos processos abdominais possam ter apresentações similares, a diverticulite aguda de um cólon sigmoide redundante (ou seja, do lado direito) ou o próprio ceco podem-se apresentar com dor no quadrante inferior direito, febre e leucocitose. Tiflite, ou enterocolite neutropênica, é uma condição mais comumente observada em pacientes imunocomprometidos sendo submetidos à quimioterapia, e envolve uma ruptura da barreira mucosa e necrose da parede intestinal, geralmente no ceco. Linfadenite mesentérica é um processo inflamatório autolimitante que envolve os linfonodos da região ileocecal e é frequentemente exibida em uma população com menos de 15 anos de idade.

15. Quais aspectos da PID podem ajudar a diferenciá-la da apendicite?

Febre alta, sensibilidade ao movimento cervical (sinal chandelier), secreção cervical, dor relacionada com a menstruação e tendência com a dor bilateral podem frequentemente diferenciar a PID da apendicite.

16. Qual é o tumor mais comum do apêndice? Descreva seu tratamento.

Carcinoide é o tumor mais comum do apêndice, e o apêndice é o sítio mais comum de tumores carcinoides. A maioria dos estudos de grande porte relata uma incidência de 0,2 a 0,3 em amostras de apendicectomia. Uma apendicectomia simples é apropriada para tumores distais inferiores a 1 cm. Se o tumor for superior a 2 cm ou tenha invadido o mesoapêndice ou a base do ceco, uma hemicolectomia direita formal é indicada. Para tumores entre 1 e 2 cm que não envolvem a base do apêndice, fatores, como invasão linfovascular e atividade mitótica, influenciam nas decisões médicas, e tais casos devem ser encaminhados a um centro terciário.

É importante observar que nem todos os tumores carcinoides são malignos. O tumor *maligno* mais comum é o adenocarcinoma mucinoso, que representa mais de 60% de todas as malignidades do apêndice.

Uma *mucocele* é o segundo tumor do apêndice mais comumente encontrado, em que um apêndice distendido é secundário à obstrução do orifício apendicular por material mucoide. Cistos inferiores a 2 cm são quase sempre benignos, enquanto que tumores maiores podem abrigar malignidade. Ruptura destes cistos pode disseminar células epiteliais no fluido mucoide em todo o peritônio, ou pseudomixoma peritoneal de origem apendicular.

17. Qual é o tratamento apropriado para apendicite tardia ou perfurada que se apresenta como um fleimão ou abscesso?

Drenagem guiada por imagem (geralmente guiada por CT) é indicada na presença de um abscesso estabelecido, desde que o paciente não tenha evidências de peritonite difusa ou septicemia não controlada. Embora a apendicectomia tardia (após 6-8 semanas) nem sempre seja necessária, as taxas de apendicite recorrente podem alcançar 20%, e, portanto, muitos cirurgiões preferem realizar uma cirurgia eletiva.

18. Qual é a complicação mais comum da apendicectomia?

Infecção da ferida cirúrgica é a complicação cirúrgica mais comum após a apendicectomia. No cenário de perfuração ou abscesso, as bordas da ferida podem ser deixadas abertas, pois um fechamento primário tardio prevenirá essa complicação. A abordagem laparoscópica reduziu significativamente a incidência dessa complicação, embora as taxas de abscesso intra-abdominal permaneçam inalteradas.

19. Em qual população de pacientes a ultrassonografia é particularmente útil no estabelecimento do diagnóstico de apendicite aguda?

A ultrassonografia pode ser particularmente útil em pacientes pediátricos, bem como em gestantes, em que a CT é geralmente evitada. Além disso, a ultrassonografia é adequada para delinear quaisquer anormalidades ginecológicas. Na ultrassonografia, uma estrutura tubular dolorosa, não compressível e distendida (superior a 8 mm), indica apendicite, com uma sensibilidade relatada de 84 a 94% e especificidade de 92%.

20. O que é o escore de Alvarado e este é útil no diagnóstico?
Desenvolvido a mais de 20 anos atrás, o escore de Alvarado apresentou uma maior utilidade na última década. É um sistema de estratificação do risco em 10 pontos, em que os pontos são com base em achados, como anorexia e dor no quadrante direito inferior, bem como em exames laboratoriais, como leucocitose e desvio à esquerda de leucócitos (ver o calculador *online* na página http://www.mdcalc.com/alvarado-escore-for-acute-appendicitis. Acessado em 22/09/2014). Embora os escores de 7 a 10 indiquem uma taxa de 93% de apendicite, estes tendem a superestimar as taxas de apendicite em mulheres e demonstraram inconsistências em crianças. Seu melhor uso pode ser na exclusão de apendicite naqueles com baixos escores (menos que 4).

21. Quando a apendicectomia laparoscópica é apropriada?
A apendicectomia laparoscópica foi relatada pela primeira vez, em 1983, e, desde então, seu uso tem constantemente aumentado. Ainda que possa existir um viés no uso de laparoscopia na apendicite menos avançada, as taxas de mortalidade e tempo de internação são similares ou melhores. Também há uma melhoria nos aspectos estéticos, dor pós-operatória e taxas de infecção da ferida cirúrgica. Embora os estudos iniciais realizados no início dos anos 1990 expressaram preocupação em relação a uma maior formação de abscesso intra-abdominal, dados mais recentes não demonstraram diferenças. Na crescente população obesa, a laparoscopia diminuiu as taxas de morbidade geral quando comparada à técnica aberta.

22. Durante uma exploração abdominal para dor no quadrante inferior direito, a remoção de um apêndice normal é um procedimento apropriado em pacientes com doença de Crohn?
Sim. Mesmo se a base do apêndice e a área adjacente do ceco estiverem livres de doença, uma apendicectomia deve ser realizada no cenário de doença de Crohn. Se uma fístula enterocutânea se desenvolver no pós-operatório, é quase sempre o resultado de um íleo terminal afetado e não de um coto apendicular.

23. Uma apendicectomia durante a gravidez é um procedimento seguro? A apendicectomia laparoscópica é segura?
Apendicite aguda é a doença extrauterina com necessidade de cirurgia mais frequentemente encontrada durante a gravidez. O apêndice se desloca superiormente sobre a crista ilíaca direita em torno do quarto mês de gravidez. Sensibilidade abdominal é menos localizada, pois o apêndice inflamado não se encontra próximo do peritônio parietal. Estes fatores, combinados com a leucocitose da gravidez e o uso limitado de CT, podem dificultar o diagnóstico clínico. A perda fetal aumenta de 5% na apendicite simples para 28% se houver perfuração; portanto, uma intervenção precoce é a regra na suspeita de apendicite.

Apendicectomia laparoscópica tem sido extensivamente utilizada durante a gravidez. Embora haja uma insuficiência de ensaios prospectivos, a apendicectomia laparoscópica é geralmente aceita como segura durante todos os trimestres da gravidez; no entanto, existe controvérsia com relação ao possível aumento de risco de perda fetal ou trabalho de parto prematuro (até 9% com as técnicas aberta e laparoscópica).

A redução da pressão do pneumoperitônio para 10 a 12 mm Hg, com o uso de decúbito lateral esquerdo para diminuir a pressão provocada pelo útero gravídico sobre a veia cava e uma técnica de Hassan aberta são opções amplamente aceitas para diminuir o risco cirúrgico.

24. Se um tumor ovariano for descoberto durante a exploração laparoscópica ou aberta, quais passos devem ser tomados?
O apêndice normal deve ser removido após a realização de lavagens peritoneais, que são examinadas para achados citológicos do tumor. A massa ovariana em si não deve ser tocada ou biopsiada. O câncer ovariano é estadiado com uma técnica rigorosa que deve ser realizada em um procedimento posterior.

25. A terapia não cirúrgica tem algum papel no tratamento da apendicite aguda?
O tratamento de apendicite apenas com antibióticos não é uma prática comum na América do Norte. Estudos europeus demonstraram algum sucesso, porém documentaram altas taxas de recidiva (até 40%) e altos custos. A apendicectomia de "intervalo" é mais frequentemente observada após resolução do abscesso contido ou inflamação por meio de antibióticos (com ou sem drenagem por cateter) em pacientes após perfuração.

26. O que é "apendicite do coto"?
Coto apendicular é uma entidade rara, porém cada vez mais reconhecida, em que pacientes que tiveram seus apêndices removidos desenvolvem dor tardia no quadrante inferior direito (dias a anos após a cirurgia) e leucocitose similar à apresentação inicial. A entidade está associada a uma pequena porção do lúmen apendicular deixado no local durante a cirurgia. Uma recente metanálise não exibiu diferença nas taxas de ocorrência entre a laparoscopia e o procedimento aberto. Um alto índice de suspeita é geralmente necessário para o estabelecimento do diagnóstico, e o tratamento varia de antibioticoterapia à excisão cirúrgica.

27. O que é o procedimento de Mitrofanoff?
Uma apendicovesicostomia de Mitrofanoff é um procedimento realizado para prevenir a necessidade de cateterização uretral naqueles com bexiga neurogênica (como pacientes com espinha bífida). O apêndice é removido de suas inserções ao ceco ao mesmo tempo em que o suprimento sanguíneo é mantido; em seguida, uma extremidade é suturada na bexiga urinária, e a outra extremidade é suturada na pele para formar um estoma, geralmente próximo ao umbigo.

BIBLIOGRAFIA

1. Affleck DG, Handrahan DL, Egger MJ et al. The laparoscopic management of appendicitis and cholelithiasis in pregnancy. Am J Surg 1999;178:523-9.
2. Bollinger RR, Barbas AS, Bush EL et al. Biofilms in the large bowel suggest an apparent function of the human vermiform appendix. J Theor Biol 2007;8:32.
3. Carr NJ. The pathology of acute appendicitis. Ann Diagn Pathol 2007;4:46-58.
4. Collins DC. 71,000 human appendix specimens: a final report summarizing 40 years of study. Am J Proctol 1963;14:365-81.
5. Flum D, Morris A. Misdiagnosis of appendicitis and the use of diagnostic imaging. J Am Coll Surg 2005;6:933-9.
6. Leff DR. Inflammation of the residual appendix stump: a systematic review. Colorectal Dis 2010;14:282-93.
7. Martin JP, Connor PD, Charles K. Meckel's diverticulum. Am Fam Physician 2000;61:1037-42.
8. McBurney C. Experience with early operative interference in cases of disease of the vermiform appendix. N Y Med J 1889;50:676-84.
9. McCusker M, Cote TR et al. Primary malignant neoplasms of the appendix: a population-based study from the surveillance, epidemiology and end-results program, 1973-1998. Cancer 2002;94:3307.
10. Mingin, Baskin LS. Surgical management of the neurogenic bladder 'and bowel. Int Braz J Urol 2003;29:53-61.
11. Ohle R et al. The Alvarado Score for predicting acute appendicitis: a systematic review. BMC Med 2011;5:139.
12. Raja AS, Wright C. Negative appendectomy rate in the era of CT: an 18-year perspective. Radiology 2010;256:460-5.
13. Shankar S, Sardi A. Neoplasms of the appendix, current treatment guidelines. Hematol Oncol Clin North Am 2012;26:1261-90.
14. Temple LK, Litwin DE, McLeod RS. A meta-analysis of laparoscopic versus open appendectomy in patients suspected of having acute appendicitis. Can J Surg 1999;42:377-83.
15. Wilasrusmee C, Sukrat B et al. Systematic review and meta-analysis of safety of laparoscopic vs open appendicectomy for suspected appendicitis in pregnancy. Br J Surg 2012;99:1470-9.

COLITE: PSEUDOMEMBRANOSA, MICROSCÓPICA E POR RADIAÇÃO

Stephen M. Vindigni, MD, MPH ▪ *Jill M. Watanabe, MD, MPH* ▪ *Christina M. Surawicz, MD*

COLITE PSEUDOMEMBRANOSA

1. O que é *Clostridium difficile*?

Isolado pela primeira vez, em 1935, e nomeado por seu isolamento difícil a partir das fezes de crianças, o *Bacillus difficile* é uma bactéria anaeróbica, Gram-positiva, formadora de esporos e produtora de toxinas que se espalha pela via fecal-oral. Na década de 1970, esse bacilo foi renomeado *Clostridium difficile*, e suas toxinas foram implicadas como uma das principais causas de diarreia e como a causa da colite pseudomembranosa (PMC). Infecção por *C. difficile* (CDI) tem sido historicamente precipitada pela utilização de antibióticos de amplo espectro que perturbam a microbiota intestinal normal que possibilita o crescimento exagerado de *C. difficile*. Há uma crescente prevalência de casos esporádicos e adquiridos na comunidade que ocorrem em hospedeiros saudáveis, sem exposição prévia a antibióticos. Embora alguns adultos saudáveis sejam portadores assintomáticos, pacientes com CDI podem vivenciar uma gama de sintomas, que variam desde um ciclo de autolimitado de diarreia até PMC. Casos graves de CDI podem causar íleo e megacólon tóxicos, necessitando de cirurgia, internação na Unidade de Terapia Intensiva (UTI) e podem resultar em morte.

2. Como CDI é definida?

Embora 20 a 30% das pessoas que tomam antibióticos desenvolvam diarreia, apenas 10 a 20% desses casos são causados por *C. difficile*. CDI tem sido definida como três ou mais fezes não formadas ou aguadas, durante 1 a 2 dias, com detecção associada de toxinas *C. difficile* nas fezes ou por cultura de *C. difficile* toxigênico.

3. O que causa PMC?

A PMC ocorre por causa do crescimento excessivo de *C. difficile*, que provoca a doença pela produção de duas toxinas, A e B. Cepas de *C. difficile* que não produzem toxinas não são patogênicas. As toxinas A e B causam danos na mucosa e inflamação do cólon ao perturbar o citoesqueleto da actina das células epiteliais intestinais, enquanto desencadeiam uma cascata inflamatória. O exsudado inflamatório, visto no cólon, é chamado uma *pseudomembrana*, como aquele visto na infecção da difteria. Embora seja um sinal de CDI grave, pseudomembranas também podem, às vezes, ser vistas com colite isquêmica.

4. Quais são os fatores de risco para CDI?

Os fatores de risco comuns para CDI incluem a exposição aos antibióticos (geralmente nos dois meses anteriores), hospitalização recente (especialmente pacientes cirúrgicos, pacientes internados em UTI e pacientes pós-transplante), idade superior a 65 anos, comorbidades e imunossupressão. Outros fatores de risco incluem procedimentos invasivos (com maior risco para procedimentos gastrointestinais [GI]), insuficiência renal, quimioterapia e residir durante muito tempo em instalações de cuidados. Há também relatos de CDI grave em populações que previamente representavam baixo risco, como mulheres grávidas. Fatores de risco mais recentes incluem a presença de doença inflamatória do intestino e usar diariamente um inibidor de bomba de prótons (PPI). Ambientes hospitalares continuam a ser um importante reservatório, em parte, porque os esporos do bacilo anaeróbio *C. difficile* podem sobreviver por até cinco meses. De 20 a 30% dos pacientes hospitalizados estão colonizados com *C. difficile*, e dois terços desses pacientes hospitalizados infectados têm sido, historicamente, portadores assintomáticos.

5. Quais antibióticos estão mais comumente implicados?

Clindamicina e cefalosporinas (especialmente de terceira geração) têm sido mais comumente associadas à CDI no passado, seguidas por penicilinas de espectro expandido. Mais recentemente, fluoroquinolonas têm sido implicadas como um significativo fator de risco. CDI pode ocorrer com qualquer antibiótico, mesmo antibióticos pré-operatórios em dose única.

6. Por que algumas pessoas desenvolvem diarreia por *C. difficile* e outras são simplesmente colonizadas?

Até 15% dos adultos saudáveis são portadores de *C. difficile* sem sintomas; em recém-nascidos e lactentes saudáveis, a taxa de transporte é de até 84%. Estudos de pacientes com colonização por *C. difficile* têm demonstrado que os níveis séricos de anticorpo imunoglobulina (Ig) G contra a toxina A têm sido associados à proteção contra expressão da doença e à prevenção de recorrências.

7. Como as características epidemiológicas da CDI mudaram?

Desde o início dos anos 2000, a morbidade e a mortalidade por CDI têm aumentado com epidemias relatadas nos Estados Unidos, Canadá, Europa e Japão. Os Centros dos EUA para Controle e Prevenção de Doenças relataram um aumento nas contas hospitalares atribuído à CDI; foram 82 mil casos relatados de CDI, em 1996, 178 mil casos relatados, em 2003, e 250 mil casos relatados, em 2005. Um estudo de 2008 mostrou uma taxa de prevalência de CDI de 13,1 por 1.000 pacientes internados. Há também evidências que sugerem que a gravidade da CDI está aumentando com internações, colectomias e mortalidade mais frequentes. Mortalidade relacionada com *C. difficile* listada nos obituários nos Estados Unidos subiu de 5,7 mortes por milhão, em 1999, para 23,7 mortes por milhão, em 2004. Em uma avaliação dos dados norte-americanos até 2007, CDI foi a causa mais comum de morte associada à gastroenterite (18,7 por milhão). Além dessa epidemia de CDI, agora, os casos estão sendo reportados em pacientes de baixo risco na comunidade.

8. Qual a explicação para a mudança das características epidemiológicas da CDI?

A mudança nos achados epidemiológicos de CDI tem sido atribuída, em parte, à evolução de uma cepa hipervirulenta, chamada *BI/NAP1/027* (análise de endonuclease de restrição grupo BI, North American Pulsed Field tipo 1, reação em cadeia de polimerase ribotipo 027). Esta cepa tem uma deleção de gene, o que explica o aumento da produção de toxinas. Com o aparecimento dessa cepa, os casos têm sido mais graves. Juntamente com este aumento na produção de toxinas, a cepa tem a resistência às fluoroquinolonas e clindamicina. Outras cepas hipervirulentas foram identificadas.

9. Quais fatores são possíveis de mediar a gravidade da CDI?

As cepas resistentes à fluoroquinolonas B1/NAP1/027 foram associadas a maiores concentrações de toxinas A e B in vitro. A cepa B1/NAP1/027 também carrega dois genes de interesse. O primeiro gene, tcdC, tem uma supressão do bar base 18; essa mutação torna o gene tcdC ineficaz na inibição da produção de toxinas A e B, o que pode explicar sua patogenicidade. O segundo gene codifica uma toxina binária *C. difficile* (CDT) semelhante à toxina iota encontrada em *Clostridium perfringens*, mas não se sabe se contribui para a patogenicidade. Além disso, os pacientes imunocomprometidos costumam ter doença mais grave. Outra consideração é o efeito da CDI no rompimento da microbiota intestinal. O microbioma intestinal compõe um ecossistema complexo e interdependente responsável pela digestão dos alimentos, ativação do sistema imune, produção de vitamina e proteção contra bactérias invasoras não nativas, conhecido como *resistência à colonização*. A alteração deste microbioma provavelmente contribui para os sintomas dos pacientes.

10. Como é feito o diagnóstico de CDI?

O diagnóstico de CDI tornou-se cada vez mais rápido, conforme novas modalidades de testes tornaram-se disponíveis (Tabela 49-1). Testes de amplificação de ácidos nucleicos, como reação em cadeia da polimerase (PCR) para toxinas de genes de *C. difficile*, agora, são superiores a testes de imunoensaio enzimático (EIA) previamente utilizados. Enquanto testes EIA são, em geral, específicos, eles não devem ser testes individuais. Teste de glutamato desidrogenase (GDH) ve-

Tabela 49-1. Testes Disponíveis para o Diagnóstico de CDI

TESTE	SENSIBILIDADE	ESPECIFICIDADE	COMENTÁRIOS
PCR	Alta	Alta	Muito específico e sensível Rápido, porém mais caro Repetir PCR no prazo de 7 dias é de baixo rendimento
GDH	Alta	Baixa	Bom teste de triagem Caso negativo, nenhum teste adicional é necessário Caso positivo, requer teste de confirmação para toxina, muitas vezes com PCR
Ensaio de citotoxina tecidual B	Alta	Alta	O padrão-ouro para o teste de referência laboratorial (detecta até 10 pg de toxina), mas é caro e raramente usado clinicamente Requer conhecimento técnico. Os resultados não ficam prontos em menos de 24-48 horas
Imunoensaio enzimático toxina A	Moderada	Moderada	Antes da PCR, este teste era o mais amplamente utilizado Rápido e barato Não detecta toxinas das cepas A-/B+
Imunoensaio enzimático toxinas A e B	Moderada	Alta	Detecta toxinas das cepas A-/B+ A toxina B é mais potente do que a toxina A e pode causar doença na ausência da toxina A
Cultura de fezes	Moderada	Moderada	Portadores testam positivo Resultados disponíveis em 72 horas Não diferencia cepas patogênicas de não patogênicas, portanto, não é útil para diagnóstico. Cultura toxigênica de fezes é útil na avaliação de epidemias e como teste laboratorial de referência.
Endoscopia	Baixa	Moderada	Baixa sensibilidade, mas a presença de pseudomembranas sugere fortemente *C. difficile*, também pode ser visto com isquemia.

GDH = glutamato desidrogenase; *PCR* = reação em cadeia da polimerase.

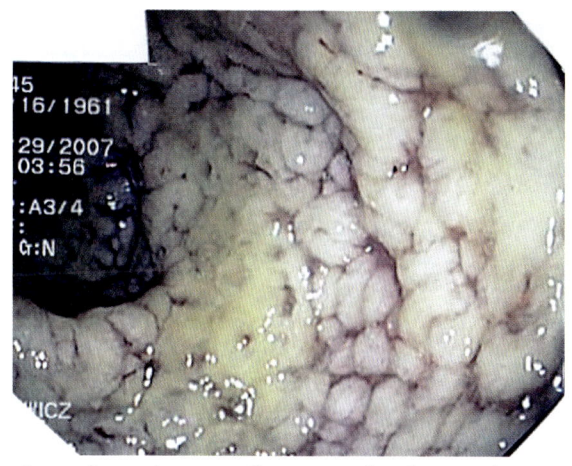

Fig. 49-1. Os achados endoscópicos de pseudomembranas confluentes no cólon de um paciente com colite pseudomembranosa. *(Reproduzida de Knight CL, Surawicz CM. Clostridium difficile infection. Med Clin N Am 2013;97:523-536, com permissão de Elsevier.)*

rifica a existência de GDH, um antígeno *Clostridium*, mas não é específico para *C. difficile*; portanto, este teste pode ser usado como triagem, porém um teste positivo requer confirmação adicional de presença da toxina *C. difficile*, geralmente com PCR. Como o transporte de *C. difficile* é maior em pacientes que usam antibióticos, apenas fezes de pacientes com diarreia devem ser testadas para *C. difficile*. A repetição do teste deve ser desencorajada já que um teste negativo é positivo em menos de 5% do tempo em testes de uma segunda coleta de fezes. Além disso, como testes de diagnóstico podem permanecer positivos por até um mês, um teste de cura geralmente não é aconselhável. Independentemente da modalidade de testes, se o paciente apresentar doença grave e a preocupação com CDI for alta, terapia antibiótica empírica deve ser iniciada.

11. Quais são os achados típicos na colonoscopia?

A colonoscopia pode ser normal ou mostrar colite não específica. Com doença grave, a mucosa do cólon tem placas branco-amareladas cremosas (pseudomembranas) (Figura 49-1). Estudos histológicos mostram que a pseudomembrana geralmente surge a partir de um ponto de ulceração superficial, acompanhada de inflamação aguda e crônica da lâmina própria. A pseudomembrana é composta por fibrina, mucina, detritos de células epiteliais descamadas da mucosa e células polimorfonucleares.

12. Quais são as características de CDI grave?

CDI grave é definida como hipoalbuminemia (< 3 g/dL), distensão ou sensibilidade abdominal e/ou leucocitose (> 15.000). Existem vários sistemas de pontuação que visam a avaliar a gravidade clínica dos casos de CDI, embora nenhum tenha sido muito útil na prática diária além de reconhecer os fatores discutidos anteriormente, que, muitas vezes, se correlacionam com a gravidade.

13. Quais são as características do CDI grave e complicado?

Os pacientes com CDI grave e complicada estão gravemente doentes. As características clínicas podem incluir febre, leucocitose ou leucopenia grave (muitas vezes com > 35.000 ou < 2.000 de leucócitos), hipoalbuminemia e distensão abdominal. Os pacientes podem estar em choque, com hipotensão com um lactato sérico elevado de mais de 2,2 mmol/L. Marcadores inflamatórios, como a proteína C reativa, podem estar elevados. Íleo também pode estar presente. Colite grave pode resultar em megacólon tóxico e progredir para perfuração do cólon e morte com falência de múltiplos órgãos. Esses pacientes devem ser tratados com altas doses de vancomicina oral e metronidazol intravenoso (IV). Consulta cirúrgica de urgência é indicada.

14. Quando o tratamento é indicado? Quais antibióticos são usados?

Antibióticos envolvidos devem ser interrompidos, se possível. A suspeita clínica deve levar ao tratamento empírico nos pacientes com doença grave, enquanto se aguardam os resultados dos testes. Três medicamentos são usados no tratamento: metronidazol, vancomicina e fidaxomicina. O metronidazol tem sido a primeira linha no passado, por causa do baixo custo e da preocupação de que o uso de vancomicina oral possa promover a emergência de enterococos resistentes à vancomicina em pacientes hospitalizados. Historicamente, a eficácia do metronidazol tem sido igual à da vancomicina; no entanto, relatos de falha no tratamento com metronidazol têm aumentado para 22 a 38% durante os últimos anos. Em casos graves de CDI, é recomendado o uso de vancomicina oral por causa de sua eficácia mais rápida e maiores taxas de cura (97 vs. 76%). Ciclos de tratamento típicos são de 10 a 14 dias. A Food and Drug Admnistration (FDA) aprovou também a fidaxomicina, um antibiótico mal absorvido, para o tratamento de CDI leve à moderada. Embora semelhante em eficácia à vancomicina, é mais cara. Os casos mais graves, muitas vezes, requerem um tratamento adicional com metronidazol IV, bem como enemas de vancomicina. Pacientes com doença grave e complicada, que não respondem à terapia médica máxima, podem necessitar de consulta cirúrgica com opções cirúrgicas que incluem colectomia total ou ileostomia em alça com lavagem do cólon com vancomicina no pós-operatório. Para um resumo dos tratamentos para CDI, consulte a Tabela 49-2.

Tabela 49-2. Opções de Tratamento para Infecção por *Clostridium difficile*		
CDI	**MEDICAMENTOS E DOSAGENS**	**COMENTÁRIO**
Leve-moderada	Metronidazol 500 mg VO tid × 10 dias	Barato; evitar na gravidez e amamentação. Mudar para vancomicina se não houver resposta ao metronidazol em 72 horas
Grave	Vancomicina 125 mg VO qid × 10 dias	Pode aumentar para 250 mg qid se responder mal
Complicada	Metronidazol 500 mg IV tid e vancomicina 500 mg VO qid +/- Enemas de vancomicina 500 mg qid	Pacientes com íleo, cirurgia abdominal recente, incapaz de VO. Os pacientes que podem tolerar VO devem receber +/- enemas de vancomicina, 500 mg alimentação enteral qid, se possível
Recorrente	Repetir metronidazol ou regime de pulso de vancomicina	Considerar FMT após 3 recorrências

FMT = transplante de microbiota fecal; *IV* = intravenoso; *VO* = via oral; *qid* = quatro vezes ao dia; *tid* = três vezes ao dia.

15. Quando deve-se esperar uma resposta ao tratamento?
A resposta ao tratamento geralmente ocorre dentro de 3 a 5 dias. Não utilizar antidiarreicos, porque o número de fezes deve ser monitorado para determinar a resposta ao tratamento. Não há evidência para apoiar os testes laboratoriais para cura; portanto, isto não deve ser feito. EIA de toxinas A e B pode permanecer positivo por até 30 dias, inclusive em pacientes com o desaparecimento dos sintomas; falsos- positivos podem complicar ainda mais o atendimento ao paciente.

16. Que outras opções de tratamento estão em desenvolvimento e investigação?
Outros antibióticos e tratamentos têm sido experimentados, mas não se comprovou se são bem-sucedidos em estudos randomizados controlados e não são aprovados pela FDA para o tratamento de CDI. Estes incluem tigeciclina, nitazoxanida e IV Ig. Alguns relatos de caso mostram benefício de rifaximina como adjuvante da vancomicina, mas não é um tratamento aprovado pela FDA. Transplante da microbiota fecal, ou a infusão de fezes a partir de um doador saudável para um receptor com CDI, não é um tratamento estabelecido nos casos iniciais de CDI, mas mostrou benefício em CDI recorrente.

17. O que é CDI recorrente e como é tratada?
Apesar da terapia, *cerca de 10 a 20% dos pacientes têm recorrência de CDI*, possivelmente por causa de esporos persistentes, apesar da eliminação inicial das bactérias *C. difficile*. Inicialmente, os mesmos tratamentos devem ser testados com metronidazol ou vancomicina em doses-padrão. Alguns pacientes se beneficiam de um regime pulsado de vancomicina, como 125 mg por via oral quatro vezes ao dia durante 10 dias, em seguida, 125 mg todos os dias cada 3 dias durante 10 doses. Além disso, pesquisas sobre anticorpos monoclonais contra toxinas A e B têm demonstrado resultados promissores.

18. Qual é a função do transplante de microbiota fecal (FMT) para CDI recorrente?
Embora o objetivo da CDI tenha sido focar na erradicação do patógeno com o tratamento antibiótico, o objetivo do FMT é restabelecer o microbioma normal diversificado dentro do intestino grosso. Estudos têm demonstrado que pacientes com CDI diminuíram a diversidade do microbioma com menos bactérias *Bacteroidetes* e *Firmicutes* em comparação aos hospedeiros normais. Em vez disso, os pacientes com CDI recorrente têm níveis elevados de *Proteobacteria* e *Verrucomicrobia*. Esses resultados suportam a hipótese de que a CDI resulta da microbiota intestinal alterada, que FMT pretende restaurar. FMT restabelece a população de bactérias de forma relativamente rápida, e o efeito persiste. FMT é visto como um sucesso, se o paciente não apresentar recorrência de CDI no prazo de oito semanas. Vários estudos e revisões sistemáticas têm descrito elevados níveis de sucesso com FMT, com taxas de resposta de até 98%.

19. Como podemos controlar epidemias de *C. difficile* em hospitais?
CDI é uma das principais causas de doença GI de associação hospitalar com custos significativos para o sistema de saúde estimados em $3,2 bilhões, anualmente. Prevenção da CDI envolve o uso criterioso de antibióticos, bem como controle ambiental vigilante. Uma vez diagnosticados, os pacientes com CDI devem ser isolados em quartos com banheiros individuais até a diarreia passar. Precauções de contato entérico devem ser iniciadas; esporos de *C. difficile* foram cultivados a partir de banheiros dos pacientes, penicos, estetoscópios e medidores de pressão arterial. Depois que os pacientes saem de seus quartos de isolamento, este local deve ser limpo com uma solução de 10% de alvejante. Esporos de *Clostridia* não são vulneráveis ao álcool; portanto, lavar as mãos com água e sabão e utilizar equipamento descartável ajudam a prevenir a transmissão de *C. difficile* em ambientes de cuidados de saúde. Além disso, há pesquisas em andamento para determinar potenciais vacinas contra *C. difficile*.

COLITE MICROSCÓPICA

20. O que é colite microscópica (MC)?

MC é uma síndrome clínica caracterizada por diarreia crônica, sem sangue e aquosa com mucosa colônica de aparência grosseiramente normal, mas com características histológicas anormais. O primeiro caso foi relatado, em 1976, quando uma mulher com diarreia crônica e uma avaliação GI endoscópica normal demonstrou uma biópsia retal anormal com uma banda de colágeno subepitelial engrossada e um leve aumento dos linfócitos na lâmina própria. Esta entidade foi, então, nomeada colite colagenosa (CC). Os relatórios subsequentes identificaram achados semelhantes em outros pacientes com diarreia crônica, mas sem a banda de colágeno engrossada. Esta entidade clínica foi nomeada colite linfocítica (LC). Desde os primeiros relatos de caso, a MC tem sido mais amplamente reconhecida e pode ser responsável por 10 a 20% dos pacientes com diarreias crônica e aquosa. Até o presente momento, CC e LC são consideradas entidades clínicas distintas, porém relacionadas.

21. Quais são as características dos dois tipos de MC (CC e LC)?

Ver Tabela 49-3 e Figura 49-2.

Tabela 49-3. Características de Contrastante para Colite Colagenosa e Linfocítica

CARATERÍSTICA	COLITE COLAGENOSA	COLITE LINFOCÍTICA
Incidência de gênero (mulher:homem)	7,5-15:1	2-3:1
Idade média de início	51 anos	43 anos
Achados Histológicos		
IELs	Sim	Sim (> 20 IELs por 100 células epiteliais)
Achatamento ou descolamento da superfície epitelial	Sim	Sim
Banda de colágeno subepitelial > 10 mícrons	Sim	Não

IEL, aumento de linfócitos intraepiteliais.

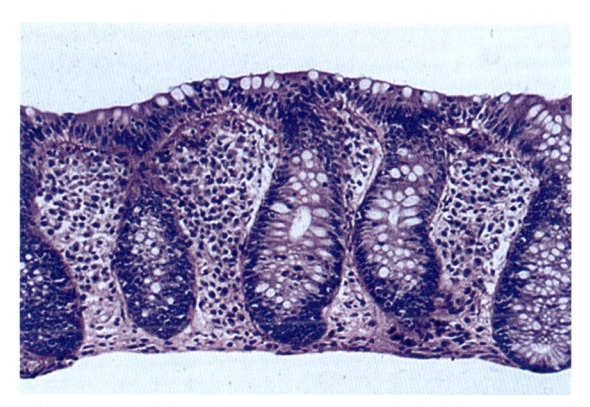

Fig. 49-2. Demonstração histológica de colite linfocítica; observar o aumento dos linfócitos intraepiteliais no epitélio de superfície e nas criptas.

22. Quais são as características clínicas da MC?

Os sintomas clínicos mais comuns são a diarreia crônica, sem sangue (95%), perda de peso (91%), dor abdominal (40%), urgência (29%) e diarreia noturna (22%). Esses sintomas podem ser graves em alguns pacientes. Clinicamente, LC e CC são indistinguíveis, embora os sintomas tendem a ser piores em pacientes com CC.

23. Como os pacientes com MC são diferenciados dos pacientes com a síndrome do intestino irritável (IBS)?

O padrão ouro é a biópsia colorretal, que é normal em pacientes com IBS. Há uma considerável sobreposição de sintomas entre MC e IBS. A doença celíaca e intolerância à lactose também podem apresentar sintomas semelhantes e devem ser descartadas. Estudos têm mostrado que até 33% dos pacientes com CC ou LC comprovada por biópsia terão um diagnóstico prévio de IBS e que até metade dos pacientes diagnosticados com MC também atenderá os critérios diagnósticos para IBS.

24. Existem testes laboratoriais ou estudos de imagens que podem ajudar a estabelecer o diagnóstico de MC?

Exames laboratoriais e de imagem radiográfica geralmente não são diagnósticos; portanto, não existe nenhuma função para exames de imagem no diagnóstico de MC. Leucócitos fecais podem estar presentes, mas as culturas de fezes são tipicamente negativas. Níveis de proteína C mreativa e taxas de sedimentação de eritrócitos podem estar elevados; anemia pode estar presente. Enemas de bário e colonoscopia normalmente são normais, mas podem mostrar alterações sutis na mucosa.

25. Quão comum é MC?
A incidência de MC tem aumentado durante as últimas duas décadas. Estudos mostram taxas de incidência de CC de 2,6 a 10,8 por 100 mil pessoas e taxas de incidência de LC de 2,2 a 14 por 100 mil pessoas. Casos foram identificados nos Estados Unidos, Europa, Canadá, África, Ásia, Austrália e América Latina, sugerindo distribuição mundial. A maior incidência tem sido nos países do Norte (Estados Unidos, Dinamarca, Canadá), sugerindo um gradiente norte-sul, embora isso não seja uniformemente consistente. Além disso, MC tende a ser mais comum em adultos mais velhos, com uma idade média de diagnóstico de 65 anos de idade. No geral, MC é mais comum em mulheres. Pelo menos parte dessa incidência aumentada é atribuída à conscientização clínica melhorada.

26. Quais partes do cólon são mais comumente afetadas?
MC envolve o cólon de forma descontínua, e o envolvimento irregular do cólon com aparência normal necessita de um mínimo de quatro biópsias para determinar o diagnóstico de MC. Em um estudo anterior, o maior rendimento foi de biópsias do cólon transverso. A maioria dos casos pode ser diagnosticado por biópsias feitas dentro do intervalo de sigmoidoscopia flexível; colonoscopia com biópsia do cólon direito pode ser necessária para detectar 10% dos pacientes com achados histopatológicos isolados do lado direito.

27. Quais agentes estão associados à patogênese da MC?
Acredita-se que medicamentos anti-inflamatórios não esteroides (NSAIDs) *são um fator patogênico importante*, embora sua função nesta associação não esteja clara. Um estudo de caso-controle mostrou que pacientes com CC eram três vezes mais propensos a tomar NSAIDs. LC tem sido associado à utilização de sertralina. *Outros potenciais medicamentos associados ao desenvolvimento de MC incluem aspirina, acarbose, clozapina, entacapona, flavonoides, PPIs (especialmente lansoprazol), ranitidina e ticlopidina*. Muitos desses medicamentos têm um efeito adverso de diarreia crônica; portanto, atribuir um medicamento como causa da MC é mais desafiador. Embora a contribuição dos fatores ambientais não esteja clara, o tabagismo tem sido associadoà MC, inclusive com o desenvolvimento da doença 10 anos mais cedo do que em não tabagistas. Em um estudo, o tabagismo anterior ou atual teve uma razão de chance de 2,4 para CC e 1,6 para a LC.

28. Existem doenças associadas em pacientes com MC?
Uma ampla variedade de condições associadas é descrita em relatórios de caso, incluindo *doença da tireoide, doença celíaca, diabetes, artrite reumatoide, asma e alergias e em até 40 a 50% dos pacientes com MC*. Se um paciente com doença celíaca tratada com uma dieta isenta de glúten continuar a ter sintomas diarreicos, colonoscopia deve ser considerada para avaliação de MC simultânea.

29. Qual é o histórico natural da MC?
O histórico natural não é conhecido. Muitas vezes, a doença é insidiosa, mas pode ter início agudo em até 40% dos pacientes. Em um estudo, 505 pacientes com MC vivenciaram o desaparecimento dos sintomas após três anos. No entanto, até 30% dos pacientes tratados para MC sofrerão de diarreia persistente 10 anos após o diagnóstico. O curso clínico pode ser complicado pela resposta do paciente à medicação. Não há aumento no risco de malignidade associada à MC; no entanto, há relatos de perfuração colônica que se acreditava estar relacionada com rupturas da mucosa vistas durante a colonoscopia.

30. Quais são as opções de tratamento?
Inicialmente, os pacientes com MC podem fazer mudanças na dieta (evitar cafeína, álcool e produtos lácteos) e interromper quaisquer medicamentos que tenham sido associados à MC. Alguns pacientes se beneficiam de agentes antidiarreicos (loperamida) ou em colestiramina sozinha. Uma metanálise mostrou que a budesonida oral (9 mg por dia) durante 6 a 8 semanas tem sido eficaz na diminuição desses sintomas em 81% dos pacientes com CC; no entanto, os sintomas se repetiram em 60 a 80% dos pacientes com a interrupção da budesonida. Esses pacientes responderam à repetição do tratamento com budesonida e, frequentemente, necessitam de lento decréscimo subsequente. A budesonida também demonstrou ser eficaz no tratamento de LC. Não existem alternativascom base em evidências para budesonida. Subsalicilato de bismuto e mesalamina-sulfassalazina têm demonstrado eficácia em alguns estudos. Em estudos, os probióticos não ofereceram vantagem sobre o placebo. Alguns pacientes necessitam de imunossupressores mais fortes, como metotrexato, 6-mercaptopurina ou azatioprina; há pesquisas em andamento para determinar a utilidade da terapia antifator de necrose tumoral com infliximabe e adalimumabe. Em casos raros, os pacientes podem necessitar de cirurgia, como ileostomia ou colectomia de desvio, por doenças grave e refratária.

COLITE POR RADIAÇÃO

31. O que é colite por radiação?
Colite por radiação refere-se a alterações induzidas por radiação na mucosa do cólon e do reto. Geralmente, colite por radiação é um processo crônico, isquêmico provocado por endarterite obliterante, em contraste com a inflamação aguda observada em outros tipos de colite.

32. Qual é parte do trato GI é mais comumente lesionada pela radiação?

Lesões do cólon provocadas pela radiação ocorrem após o tratamento de câncer retal, do colo do útero, do útero, da próstata, da bexiga e dos testículos. Como, dentre esses cânceres, o de próstata é o mais comum, a maioria dos dados foi obtida neste grupo de pacientes. O movimento peristáltico do intestino delgado para dentro e para fora do campo de radiação diminui o grau de lesão no intestino delgado. O cólon, especialmente o retossigmoide, é altamente suscetível de lesão por radiação, porque é imóvel. Braquiterapia ou radioterapia interna pode entregar radiação de alta energia para os tecidos mais focados e, portanto, causar menos danos ao cólon do que radiação de feixe externo. Tumores na área pélvica muitas vezes requerem doses mais elevadas de radiação e resultam em maior risco de danos ao cólon.

33. O que pode ser feito para evitar os danos da radiação?

A extensão da colite por radiação depende da dose de radiação acumulada, tamanho da fração, técnica de aplicação da radiação, quantidade de tecido exposto e presença de outros tratamentos, como cirurgia ou quimioterapia. Desses listados, dose de radiação parece o fator mais significativo. Os danos da radiação podem ser reduzidos pela limitação da dosagem e da área de exposição enquanto protege os tecidos adjacentes. Além disso, a amifostina demonstrou reduzir a incidência de colite por radiação ao eliminar radicais livres produzidos durante o tratamento.

34. Quais sintomas estão associados à radiação?

Os sintomas iniciais da exposição à radiação são náuseas e vômitos. Tipicamente, diarreia desenvolve-se cinco dias mais tarde. Perda das defesas da mucosa aumenta o risco de desenvolver sepse. Lesão aguda por radiação do cólon ocorre, tipicamente, em seis semanas e é manifestada por diarreia, secreção de muco, tenesmo e, raramente, hemorragia. Esses sintomas são autolimitados e normalmente desaparecem em 2 a 6 meses sem tratamento. Sintomas crônicos da colite por radiação e proctite (ou proctopatia crônica por radiação) podem ocorrer de 9 a 12 meses após a terapia de radiação, mas podem ser adiadas por décadas após a exposição inicial à radiação. Os principais sintomas associados à lesão crônica do cólon e do reto incluem diarreia, defecação obstruída, dor retal e hemorragia retal. Colite grave por radiação pode-se manifestar com necrose intestinal, perfuração, desenvolvimento de fístula e sangramento retal descontrolado.

35. Quais são os efeitos da radiação localizada no cólon?

A colonoscopia pode ser normal ou pode apresentar telangiectasias, palidez e mucosa friável. Alterações precoces ou agudas incluem danos microscópicos de células epiteliais vasculares e da mucosa, que podem ser assintomáticos para o paciente. Uma característica histológica comum é a presença de fibroblastos atípicos. Mudanças tardias geralmente envolvem fibrose com endarterite obliterante, resultando em isquemia crônica, formação de estreitamento e sangramento.

36. Como colite por radiação e proctite podem ser gerenciadas?

Existem dados limitados sobre o tratamento adequado para colite por radiação e proctite. Medicamentos usados para tratar a colite por radiação e a proctite incluem sucralfato oral e retal, esteroides, compostos ácidos 5-acetilsalicílico, oxigênio hiperbárico e antibióticos, como metronidazol. Amaciadores de fezes também são recomendados, pois o esforço pode fazer as telangiectasias sangrarem.

37. Quais são as terapias endoscópicas para hemorragia crônica?

O principal objetivo da terapia endoscópica é tratar telangiectasias, que são a fonte mais comum de hemorragia retal. Coagulador por plasma de argônio, sonda aquecedora e cautério bipolar foram utilizados. Cirurgiões colorretais podem aplicar formaldeído, também conhecido como cauterização química, para controlar a hemorragia. Os pacientes devem receber transfusão de sangue, conforme necessário, e tomar ferro oral.

38. Como são tratados os estreitamentos intestinais crônicos e induzidos por radiação?

Os pacientes com sintomas obstrutivos muitas vezes se beneficiam do uso de amaciadores de fezes. Dilatação com balão dos estreitamentos pode ser necessário. Pacientes com estreitamentos longos ou angulados podem-se beneficiar da cirurgia já que essas lesões são mais propensas a perfurar com os procedimentos de dilatação. Estreitamentos recorrentes podem ser tratados com injeções de esteroides. *Stents* colônicos também foram utilizados, mas aumentam o risco de perfuração do intestino.

BIBLIOGRAFIA

1. Babb RR. Radiation proctitis: a review. Am J Gastroenterol 1996;91:1309-11.
2. Bartlett JG. Historical perspectives on studies of *Clostridium difficile* and C. *difficile* infection. Clin Infect Dis 2008;46(Suppl 1):S4–S11.
3. Borody TJ, Khoruts A. Fecal microbiota transplantation and emerging applications. Nat Rev Gastroenterol Hepatol 2011 Dec 20;9 (2):88-96. <http://www.ncbi.nlm.nih.gov/pubmed/22183182>.
4. Brandt LJ, Aroniadis OC, Mellow M *et al*. Long-term follow-up of colonoscopic fecal microbiota transplant for recurrent Clostridium difficile infection. Am J Gastroenterol 2012;107(7):1079-87.
5. Chande N, McDonald JW, Macdonald JK. Interventions for treating collagenous colitis, Cochrane Database Syst Rev 2008 Apr 16;(2):CD003575. <http://www.ncbi.nlm. nih.gov.offcampus.lib.washington.edu/pubmed/18425892>.
6. Chande N, McDonald JW, Macdonald JK. Interventions for treating lymphocytic colitis, Cochrane Database Syst Rev 2008 Apr 16;(2):CD006096. <http://www.ncbi. nlm.nih.gov.offcampus.lib.washington.edu/pubmed/18425936>.
7. Chang JY, Antonopoulos DA, Kalra A *et al*. Decreased diversity of the fecal Microbiome in recurrent *Clostridium difficile*-associated diarrhea. J Infect Dis 2008;197(3):435-8.
8. Freeman HJ. Collagenous mucosal inflammatory diseases of the gastrointestinal tract. Gastroenterology 2005;129:338-50.

9. Hall AJ, Curns AT, McDonald LC *et al.* The roles of *Clostridium difficile* and norovirus among gastroenteritis-associated deaths in the United States, 1999-2007. Clin Infect Dis 2012;55(2):216-23.
10. Kuipers EJ, Surawicz CM. Clostridium difficile infection. Lancet 2008;371:1486-8.
11. Madisch A, Miehlke S, Lindner M, Bethke B, Stolte M. Clinical course of collagenous colitis over a period of 10 years. Z Gastroenterol 2006;44:971-4.
12. McDonald LC, Killgore GE, Thompson A *et al.* An epidemic, toxin gene-variant strain of *Clostridium difficile*. N Engl J Med 2005;353:2433-41.
13. McFarland LV. Update on the changing epidemiology of *Clostridium* difficile-associated disease. Nat Clin Pract Gastroenterol Hepatol 2008;5:40-8.
14. Münch A, Aust D, Bohr J *et al.* Microscopic colitis: current status, present and future challenges. J Crohns Colitis 2012;6:932-45.
15. Nielsen OH, Vainer B, Rask-Madsen J. Non-IBD and noninfectious colitis. Nat Clin Pract Gastroenterol Hepatol 2008;5:28-39.
16. Nyhlin N, Bohr J, Eriksson S, Tysk C. Microscopic colitis: A common and an easily overlooked cause of chronic diarrhoea. Eur J Intern Med 2008;19:181-6.
17. Qadeer M, Vargo J. Approaches to the prevention and management of radiation colitis. Curr Gastroenterol Rep 2008;10:507-13.
18. Razavi B, Apisarnthanarak A, Mundy LM. Clostridium difficile: emergence of hypervirulence and fluoroquinolone resistance. Infection 2007;35:300-7.
19. Shen EP, Surawicz CM. The changing face of *Clostridium difficile:* what treatment options remain? Am J Gastroenterol 2007;102:2789-92.
20. Shiraishi M, Hiroyasu S, Ishimine T *et al.* Radiation enterocolitis: overview of the past 15 years. World J Surg 1998;22:491-3.
21. Sunenshine RH, McDonald LC. *Clostridium* difficile-associated disease: new challenges from an established pathogen. Cleve Clin J Med 2006;73:187-97.
22. Surawicz CM. Probiotics, antibiotic-associated diarrhoea and Clostridium difficile diarrhoea in humans. Best Pract Res Clin Gastroenterol 2003;17:775-83.
23. Surawicz CM *et al.* Guidelines for diagnosis, treatment, and prevention of *Clostridium difficile* infections. Am J Gastroenterol 2013;108(4):478-98.
24. Van Nood E, Vrieze A, Nieuwdorp M *et al.* Duodenal infusion of donor feces for recurrent *Clostridium difficile.* N Engl J Med 2012;368(5):407-15.
25. Vindigni SM, Broussard EK, Surawicz CM. Alteration of the intestinal microbiome: fecal microbiota transplant and probiotics for *Clostridium difficile* and beyond, Expert Rev Gastroenterol Hepatol 2013 Sep;7(7):615-28.
<http://www.ncbi.nlm.nih.gov/pubmed/24070153>.

Parte VII ■ Sintomas e Condições Gerais

HEMORRAGIA GASTROINTESTINAL SUPERIOR

Davinder Sandhu, MBBCh, FRCP ■ *Lisa Strate, MD, MPH*

CAPÍTULO 50

1. Quais são as principais origens de sangramento gastrointestinal superior (UGI)?

A origem mais comum de sangramento UGI é úlcera péptica, que corresponde a 30 a 60% dos casos, seguida por varizes esofágicas, que correspondem a 10 a 15% dos casos. Outras origens menos comuns incluem esofagite, angiodisplasia, lacerações de Mallory-Weiss, câncer, varizes gástricas, gastropatia hipertensiva portal, lesões de Dieulafoy e fístulas aortoentéricas.

2. Quais são os sinais, sintomas e fatores de risco de sangramento UGI?

Pacientes com sangramento UGI tipicamente apresentam melena (fezes pretas ou escuras), embora melena seja vista ocasionalmente em pacientes com sangramento colônico do lado direito. Hematêmese ou êmese semelhante à borra de café também é uma apresentação comum de sangramento UGI. Pacientes com sangramento UGI massivo apresentam hematoquezia juntamente com instabilidade hemodinâmica que pode ser confundida com sangramento GI inferior. A Tabela 50-1 resume características importantes apresentadas em pacientes com sangramento UGI.

Tabela 50-1. Fatores de Risco, Sintomas e Sinais de Sangramento UGI

FATORES DE RISCO	HISTÓRIA	EXAME
Medicamentos (aspirina, NSAIDs, corticosteroides) Estresse (trauma, queimaduras, lesão no CNS) Abuso de álcool Doença hepática crônica Infecção por *Helicobacter pylori*	Melena Hematêmese Hematoquezia Tontura Síncope Refluxo ácido (esofagite) Dispepsia Vômito antes do episódio de sangramento (laceração de Mallory-Weiss) Reparo de aneurisma aórtico (fístula aortoentérica) Sangramento UGI anterior	Ortostase Taquicardia Hipotensão Melena ou hematoquezia ao exame retal Aspirado por tubo nasogástrico positivo para sangue ou "borra de café" Sensibilidade abdominal Estigma de doença hepática crônica

CNS = sistema nervoso central; NSAID = droga anti-inflamatória não esteroide; UGI = gastrointestinal superior.

3. Qual é o papel da aspirina e das drogas anti-inflamatórias não esteroides(NSAIDs) no sangramento UGI?

O uso regular de aspirina comum e NSAIDs aumenta o risco de sangramento gastrointestinal (GI) maior (o risco relativo para aspirina é 1,4). O risco de sangramento está altamente relacionado com a dose, porém mesmo aspirina em baixa dose pode resultar em sangramento GI. Os fatores de risco para sangramento UGI relacionado com NSAIDs incluem mais de 65 anos de idade; uma história de úlcera péptica e o uso concomitante de inibidores P2Y12 plaquetários, anticoagulantes ou corticosteroides.

4. Como podemos distinguir um sangramento UGI de um sangramento GI inferior em um paciente que apresenta sangue pelo reto?

A característica mais sugestiva de sangramento UGI em vez de sangramento GI inferior é fezes melênicas ao exame retal (risco relativo [LR] 25). Outras características sugestivas de sangramento UGI em vez de sangramento GI inferior incluem uma relação nitrogênioureico/creatinina no sangue de mais de 30 (LR 7,5) e um relato de melena (5,1-5,9). Hematoquezia (fezes vermelhas ou marrons) geralmente indica um sangramento GI inferior, e a presença de coágulos sanguíneos nas fezes diminui a probabilidade de um sangramento UGI (LR 0,05). Pacientes com hematoquezia de origem UGI apresentam comprometimento hemodinâmico.

5. Quando se deve suspeitar de um sangramento por varizes?

Os fatores de risco para doença hepática crônica (p. ex., uso excessivo de álcool, hepatite viral), estigmata de doença hepática crônica ao exame físico (p. ex., angioma aranha, eritema palmar, icterícia) e hematêmese, com hematoquezia e comprometimento hemodinâmico, tornam mais provável um sangramento por varizes. É importante lembrar que pacientes com cirrose estão em risco de sangramento por origens não varicosas, o que coletivamente corresponde a, aproximadamente, 50% dos sangramentos UGI em pacientes com cirrose.

6. Como a quantidade da perda aguda de sangue pode ser estimada clinicamente?

Podem produzir fezes melênicas 50 mL de sangue. A perda aguda de 500 mL de sangue não resultará em alterações fisiológicas detectáveis. Uma perda de sangue leve à moderada (500-1.000 mL) resulta em taquicardia em repouso, enquanto que a perda de 1.000 mL produzirá alterações ortostáticas. A perda de 2.000 mL ou mais de sangue produzirá choque. O hematócrito no momento da apresentação pode não refletir a perda sanguínea. Uma queda no hematócrito é vista ao longo do tempo com ressuscitação com fluidos ou reposição do volume com fluido extravascular.

7. Quais são os primeiros passos no manejo de um paciente com sangramento UGI?

A avaliação e ressuscitação do paciente são os primeiros passos no manejo de sangramento UGI. Os pacientes devem receber dois cateteres intravenosos (IV) periféricos de grande calibre ou uma linha venosa central, se indicado. Pacientes com sangramento ativo ou instabilidade hemodinâmica devem receber reposição de volume, inicialmente com cristaloide para estabilizar a pressão sanguínea e a frequência cardíaca. Devem ser obtidos exames laboratoriais incluindo um hemograma completo, creatinina e nitrogênio ureico no sangue, tempo de protrombina e tempo de tromboplastina parcial. Pacientes com sangramento ativo devem ser tipados e testados quanto à compatibilidade para transfusão de concentrados de hemácias. Anormalidades da coagulação e anemia precisam de correção em certos pacientes (ver Pergunta 8).

8. Qual é o alvo da hemoglobina em pacientes com sangramento UGI?

O alvo da hemoglobina em sangramento UGI é incerto. No entanto, uma estratégia restritiva de transfusão (quando hemoglobina < 7 g/dL) comparada a uma estratégia liberal de transfusão (quando hemoglobina < 9 g/dL) recentemente demonstrou aumentar as taxas de novo sangramento e a mortalidade em pacientes com sangramento por úlcera péptica ou sangramento por varizes com cirrose Child-Pugh A ou B que se submeteram à endoscopia superior de emergência com tratamento endoscópico. No entanto, pacientes com sangramento intenso, resultando em choque, e pacientes com doença comórbida significativa, particularmente doença cardiovascular, cerebrovascular ou vascular periférica, devem receber transfusão mais agressiva (alvo da hemoglobina 9 g/dL).

9. Qual é o INR alvo e a contagem de plaquetas em pacientes com sangramento UGI?

Convencionalmente, um INR alvo de menos de 1,5 a 2 e uma contagem de plaquetas de mais de 50.000 são recomendados antes da endoscopia. No entanto, as diretrizes recomendam que a endoscopia não deve ser retardada para a correção de coagulopatia.

10. Deve ser colocada uma sonda nasogástrica (NG) em pacientes com suspeita de sangramento UGI?

Uma lavagem NG sanguinolenta aumenta a probabilidade de sangramento severo ou de se encontrar sangramento ativo ou um vaso visível sem sangramento no momento da endoscopia. No entanto, em geral não é necessária lavagem NG para o diagnóstico, prognóstico ou visualização, além de ser muito desconfortável para os pacientes. Assim sendo, ela não é rotineiramente recomendada em pacientes com suspeita de sangramento UGI.

11. Quais características na apresentação podem ser usadas para predizer a severidade do sangramento UGI?

Foram desenvolvidos inúmeros sistemas de escores para predizer a probabilidade de resultados adversos e a necessidade de intervenção. Os mais comumente usados são o escore de Blatchford (Tabela 50-2), o escore de Rockall (Tabela 50-3) e o escore AIMS65 (Tabela 50-4). Estes escores podem ser usados para triar os pacientes para os níveis de cuidados apropriados, incluindo endoscopia urgente e alta precoce. Em geral, quanto maior o número de fatores de risco, maior o risco de resultados adversos.

Tabela 50-2. Escore de Blatchford

PARÂMETROS CLÍNICOS NA APRESENTAÇÃO	ESCORE
Pressão Arterial Sistólica (mm Hg)	
≥ 110	0
100 a 109	1
90 a 99	2
< 90	3
Nitrogênio Ureico no Sangue (mg/dL)	
< 18	0
18 a 22	2
22 a 28	3
28 a 69	4
> 70	6

Tabela 50-2. Escore de Blatchford *(Continuação)*

PARÂMETROS CLÍNICOS NA APRESENTAÇÃO	ESCORE
Hemoglobina para Homens (g/dL)	
≥ 13	0
12 a 12,9	1
10 a 11,9	3
< 10	6
Hemoglobina para Mulheres (g/dL)	
≥ 12	0
10 a 11,9	1
< 10	6
Outras Variáveis na Apresentação	
Pulso > 100	1
Melena	1
Síncope	2
Doença hepática	2
Insuficiência cardíaca	2
Escore Máximo	**23**

O risco da necessidade de intervenção endoscópica aumenta com um escore mais elevado. Um escore de Blatchford igual a zero foi associado a uma baixa probabilidade da necessidade de intervenção endoscopica urgente.
Adaptada de Blatchford O, et al. A risk escore to predict need for treatment for upper-gastrointestinal haemorrhage. Lancet 2000;356:1318-1321.

Tabela 50-3. Escore de Rockall

VARIÁVEL	ESCORE
Idade (anos)	
< 60	0
60 a 79	1
> 80	2
Choque	
Frequência cardíaca e pressão sanguínea normais	0
Frequência cardíaca > 100 bpm	1
Pressão arterial sistólica < 100 mm Hg	2
Doença Coexistente	
Sem doença importante	0
Doença cardíaca isquêmica, insuficiência cardíaca congestiva	2
Insuficiência renal, insuficiência hepática, câncer metastático, outra doença importante	3
Diagnóstico Endoscópico	
Sem lesão observada, laceração de Mallory-Weiss (sem estigma)	0
Lesão não maligna	1
Câncer do trato GI superior	2
Estigma Endoscópico de Hemorragia Recente	
Úlcera de base limpa, ponto pigmentado plano	0
Sangue no trato GI superior, sangramento ativo, vaso visível, coágulo	2
Escore Máximo	**11**

bpm = batimentos por minuto; *GI* = gastrointestinal.
O escore clínico de Rockall inclui idade, choque e doença coexistente. O escore de Rockall completo inclui o escore clínico de Rockall mais o escore endoscópico. Pacientes com um escore clínico de Rockall igual a 0 ou um escore de Rockall completo ou menor ou igual a 2 são considerados de baixo risco para ressangramento ou morte.
Adaptada de Rockall TA, et al. Risk assessment after acute upper gastrointestinal haemorrhage. Gut 1996;38:316-321.

Tabela 50-4. Escore AIMS65

FATOR DE RISCO	ESCORE
Albumina < 3 mg/dL	1
INR > 1,5	1
Estado mental alterado	1
SBP < 90 mm Hg	1
Idade > 65 anos	1
Escore máximo	5

INR = relação internacional normalizada; *SBP* = pressão arterial sistólica.
À medida que o número de fatores de risco se acumula, aumentam a duração da hospitalização, custos e mortalidade (p. ex., sem fatores de risco: 0,3% de mortalidade; um fator de risco: 1%; dois fatores de risco: 3%; três fatores de risco: 9%; quatro fatores de risco: 15%; e cinco fatores de risco: 25%).
Adaptada de Saltzman JR, et al. A simple risk escore accurately predicts in-hospital mortality, length of stay, and cost in acute upper GI bleeding. Gastrointest Endosc 2011;74(6):1215-1224.

12. Como os pacientes devem ser preparados para uma esofagogastroduodenoscopia (EGD)?

Depois de realizada a estabilização e ressuscitação inicial (ver Perguntas 7 e 8), devem ser consideradas intubação e sedação profunda em pacientes com estado mental alterado, hematêmese copiosa, suspeita de sangramento por varizes ou dependência de álcool. O paciente não deve tomar nada por via oral. É obtido consentimento informado pelo endoscopista antes do procedimento. No contexto de sangramento substancial, eritromicina pode ser infundida 30 minutos antes da EGD para melhorar a visualização.

13. Com que rapidez deve ser realizada EGD?

A endoscopia deve ser realizada dentro de 24 horas da admissão, depois da estabilização hemodinâmica e ressuscitação. Poderá ser necessária endoscopia mais urgente (dentro de 12 horas) em pacientes com significativa perda contínua de sangue, como aqueles com um aspirado NG com sangue, pressão arterial sistólica (SBP) abaixo de 100 mm Hg, pulso mais rápido do que 100 bpm ou um escore de Blatchford maior ou igual a 12.

14. Como os achados na endoscopia guiam a estratificação do risco e o tratamento?

Os achados endoscópicos desempenham um papel importante na avaliação e manejo do paciente. Estigma de hemorragia recente descreve o aparecimento de uma úlcera no momento da endoscopia. O sistema de classificação mais comumente usado para úlceras pépticas é a classificação de Forest, que classifica o estigma endoscópico de acordo com o risco de novo sangramento e mortalidade (Tabela 50-5).

Tabela 50-5. Classificação de Forrest das Úlceras Pépticas

CLASSIFICAÇÃO DE FORREST	DESCRIÇÃO DO ESTIGMA ENDOSCÓPICO	TRATAMENTO	TAXA DE RESSANGRAMENTO SEM TERAPIA ENDOSCÓPICA	MORTALIDADE SEM TERAPIA ENDOSCÓPICA
IA	Esguichos de sangue	PPI IV bolo + infusão, tratamento endoscópico	70%	11%
IB	Gotejamento de sangue	PPI IV bolo + infusão, tratamento endoscópico	30%	
IIA	Vaso visível sem sangramento	PPI IV bolo + infusão, tratamento endoscópico	43%	11%
IIB	Coágulos aderentes	PPI IV bolo + infusão, considerar tratamento endoscópico	22%	7%
IIC	Área plana pigmentada	PPI oral	10%	3%
III	Úlcera com base limpa		5%	2%

IV = intravenoso; *PPI* = inibidor da bomba de prótons.
Adaptada de Laine L, et al. Management of patients with ulcer bleeding. Am J Gastroenterol 2012;107(3):345-360.

```
                    ┌─────────────────────────┐
                    │ Avaliação do risco clínico │
                    └─────────────────────────┘
                       │                   │
         ┌─────────────┴──┐         ┌──────┴──────────┐
         │  Alto risco    │         │   Baixo risco    │
         │ Admitir à ICU  │         │ Admitir à enfermaria │
         └────────────────┘         └──────────────────┘
                       │                   │
                       └───► Endoscopia ◄──┘
```

Fluxograma (Endoscopia):

- **Sangramento ativo ou NBVV**
  - Terapia endoscópica
  - PPI gtt x 72 horas
  → ICU x 1 dia, depois enfermaria por 2 dias

- **Coágulo:**
  - Irrigar ou remover
  - Considerar terapia
  - PPI gtt x 72 horas
  → Enfermaria por 3 dias (ICU por 1 dia se dado tratamento)

- **Área plana:**
  - Sem tratamento endoscópico
  - PPI VO qd
  → Enfermaria por 2-3 dias

- **Base limpa:**
  - Sem tratamento endoscópico
  - PPI VO qd
  → Alta em 1 dia

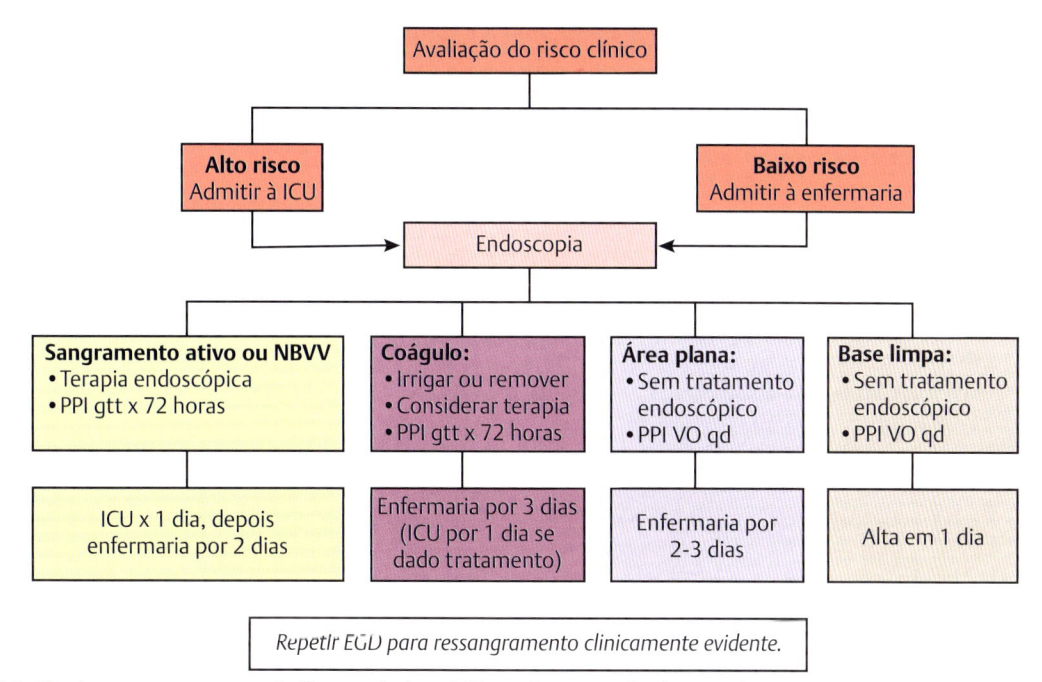

Repetir EGD para ressangramento clinicamente evidente.

Fig. 50-1. Algoritmo para tratamento de úlceras pépticas. *EGD* = esofagogastroduodenoscopia; *gtt* = gotas; *ICU* = unidade de cuidados intensivos; *NBVV* = vasos visíveis sem sangramento; *PPI* = inibidor da bomba de prótons; *VO* = por via oral, *qd* = todos os dias.

A Figura 50-1 descreve um algoritmo para o manejo de úlcera péptica de acordo com a estratificação do risco e os achados endoscópicos.

15. Qual é o manejo não endoscópico de sangramento de úlcera péptica?

Bolo e infusão IV do inibidor da bomba de prótons (PPI) pré-endoscopia reduz o número de pacientes com estigma de alto risco na endoscopia e a necessidade de tratamento endoscópico, embora não tenha sido demonstrado que reduza os resultados relacionados, incluindo ressangramento, necessidade de cirurgia e mortalidade. PPI IV pré-endoscopia provavelmente é mais benéfico em pacientes com sangramento ativo significativo ou características múltiplas de alto risco.

16. Quais são as técnicas endoscópicas para o manejo de sangramento UGI não varicoso?

Existem inúmeras modalidades endoscópicas disponíveis para o tratamento de sangramento UGI não varicoso (Tabela 50-6). Terapia com epinefrina não é eficaz como monoterapia, mas pode ser um adjuvante útil em combinação com outras modalidades. Em geral, a escolha da terapia depende do tipo e da localização da lesão e da experiência do endoscopista.

Tabela 50-6. Técnicas Endoscópicas para o Manejo de Sangramento Não Varicoso

TÉCNICA	USO
Epinefrina (1:10.000) injetada em quatro quadrantes em torno da lesão	Não eficaz como monoterapia para hemóstase; eficaz em combinação com outra técnica endoscópica
Terapia de contato térmico (sondas bipolares, sondas aquecedoras)	Reduz sangramento adicional, necessidade de cirurgia e mortalidade
Endoclipe	Reduz sangramento e a necessidade de cirurgia
Esclerosante (p. ex., álcool absoluto, 5% etanolamina)	Risco de necrose do tecido; reduz sangramento adicional, necessidade de cirurgia e mortalidade
Outras: APC, Nd: *laser* YAG, sonda térmica monopolar, trombina/cola de fibrina	Não primeira linha (dados limitados, menos disponibilidade, problemas de custos)
Hemospray	Modalidade mais recente, dados limitados sugerem utilidade em sangramento massivo para atingir o controle inicial, como um adjunto da terapia padrão em lesões de alto risco e em sangramento de tumor

APC = coagulação de plasma de argônio; *Nd:YAG* = granada de ítrio e alumínio dopado com neomídio.
Adaptada de Laine L, et al. Clin Gastroenterol Hepatol 2009;7:33-47.

17. Qual é o manejo não endoscópico de sangramento varicoso?

Se houver suspeita de um fator etiológico varicoso, deve ser iniciado octreotida em bolo (50 mcg) com subsequente infusão (50 mcg/h) para reduzir as pressões portais e o sangramento contínuo. Antibióticos (tipicamente um fluoroquinolona ou ceftriaxona se houver uma alta prevalência local de organismos resistentes à quinilona) devem ser dados por 7 dias em todos os pacientes com cirrose que apresentam sangramento UGI (varicoso ou não varicoso) para reduzir o risco de ressangramento, infecção e mortalidade. Pacientes com cirrose têm maior probabilidade de precisar de correção da coagulopatia e trombocitopenia e podem desenvolver encefalopatia hepática, que pode ser tratada com lactulose ou rifaximina.

18. Que terapia endoscópica está disponível para controlar sangramento varicoso?

Ligadura elástica endoscópica (EBL) e escleroterapia das varizes são os principais métodos para controle endoscópico de sangramento varicoso e controle do sangramento em aproximadamente 90% dos casos. EBL é o método preferido com base em menor ressangramento (26 *vs.* 44%), mortalidade (24 *vs.* 31%) e taxas de complicação (11 *vs.* 25%) quando comparada à escleroterapia. Em geral, varizes gástricas não são receptivas à ligação com banda (ver Pergunta 19). A Figura 50-2 apresenta um algoritmo para o tratamento de sangramento varicoso.

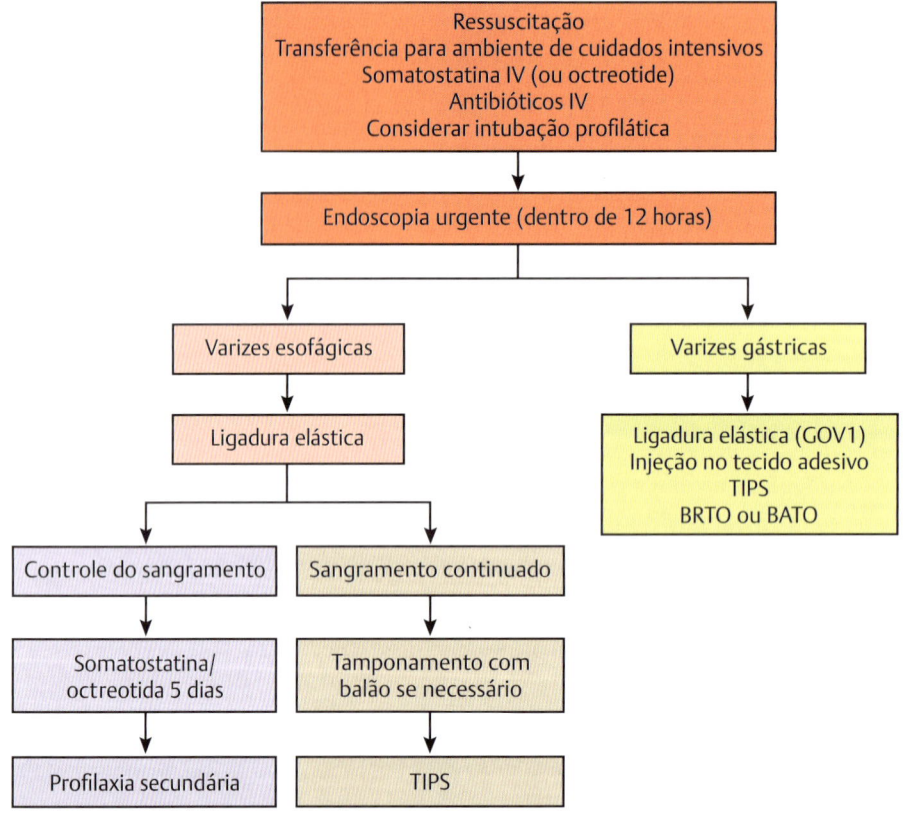

Fig. 50-2. Algoritmo para manejo de sangramento varicoso. *BATO* = obliteração transvenosa anterógrada com balão ocluído; *BRTO* = obliteração transvenosa retrógrada com balão ocluído; *GOV1* = varizes gastroesofágicas tipo 1; *TIPS* = *shunts* portossistêmicos intra-hepáticos.

19. Quais as técnicas disponíveis para terapia de salvamento em sangramento varicoso?

Tamponamento com balão é tipicamente empregado se EBL não puder ser tentada por causa da instabilidade do paciente ou se ocorrer ressangramento imediatamente depois da EBL. *Shunts* portossistêmicos intra-hepáticos transjugulares (TIPSs) são indicados no contexto de ressangramento depois da EBL ou para o manejo inicial de sangramento varicoso gástrico. Em centros experientes, TIPSs precoces para sangramento varicoso esofágico foram associados a um decréscimo no ressangramento e na mortalidade em pacientes com cirrose com classificação Child-Pugh classe C ou classe B com sangramento ativo.

20. Como é tratado sangramento varicoso gástrico?

Varizes gástricas geralmente não são receptivas à EBL ou escleroterapia (exceto aquelas que se estendem desde o esôfago até a curvatura menor; varizes GOV1). Injeção com cola de cianoacrilato é uma técnica endoscópica alternativa para varizes gástricas. Obliteração transvenosa retrógrada com balão ocluído ou anterógrada com balão ocluído ou obliteração transvenosa anterógrada com balão ocluído são procedimentos radiológicos alternativos cada vez mais usados para o manejo de sangramento varicoso gástrico em pacientes com encefalopatia hepática ou com contraindicações para TIPS na presença de um *shunt* gastrorrenal.

21. Qual é o manejo de sangramento UGI não varicoso que é refratário ao manejo endoscópico inicial?

A terapia endoscópica inicial tem sucesso na obtenção do controle permanente do sangramento em 80 a 90% dos pacientes com sangramento UGI não varicoso. Em pacientes com sangramento recorrente após terapia endoscópica, aproximadamente 70% serão controlados depois de uma segunda tentativa de terapia endoscópica. É recomendada angiografia ou cirurgia em pacientes que continuam a sangrar apesar de duas tentativas de hemóstase endoscópica. Deve ser feita consulta cirúrgica ou radiográfica em pacientes que apresentam sangramento massivo.

22. Como é manejada aspirina e NSAIDs após um episódio de sangramento de úlcera péptica?

Pacientes com sangramento de úlcera péptica devem ser testados e tratados para infecção por *Helicobacter pylori*. A erradicação da infecção deve ser documentada. Os NSAIDs devem ser interrompidos. Caso não seja possível, um coxib mais um PPI devem ser usados. Em geral, aspirina de baixa dose para prevenção secundária de doença cardiovascular deve ser retomada logo depois que o sangramento for controlado juntamente com um PPI. Aspirina para prevenção secundária deve ser interrompida na maioria dos casos. Pacientes em quem a causa de úlcera é desconhecida devem continuar com um PPI indefinidamente.

23. Quando os pacientes devem receber *follow-up* após seu episódio de sangramento UGI?

Pode ser considerada dentro de 1 a 2 semanas da alta uma consulta com um médico de prevenção primária para rastrear sangramento recorrente e reforçar o manejo médico. Úlceras gástricas, se não forem biopsiadas inicialmente na endoscopia, requerem *follow-up* com ECD em 6 a 8 semanas para assegurar a cura endoscópica completa e excluir câncer gástrico. Pacientes com varizes esofágicas são vistos para repetir EBL cada 1 a 3 semanas até as varizes serem erradicadas.

Os autores gostariam de agradeceràs contribuições do Dr. John S. Gff, que foi o autor deste capítulo na edição anterior.

BIBLIOGRAFIA

1. Alharbi A, Almadi M, Barkun A *et al*. Predictors of a variceal source among patients presenting with upper gastrointestinal bleeding. Can J Gastroenterol 2012;26(4):187-92.
2. Barkun AN, Bardou M, Kuipers EJ *et al*. International consensus recommendations on the management of patients with nonvariceal upper gastrointestinal bleeding. Ann Intern Med 2010;152(2):101-13.
3. Blatchford O, Murray WR, Blatchford M. A risk score to predict need for treatment for upper gastrointestinal hemorrhage. Lancet 2000;356:1318-21.
4. Frossard JL, Spahr L, Queneau PE *et al*. Erythromycin intravenous bolus infusion in acute upper gastrointestinal bleeding: a randomized, controlled, Gastroenterology 2002;123(1):17-23.
5. Garcia-Pagan JC, Caca K, Bureau C *et al*. Early use of TIPS in patients with cirrhosis and variceal bleeding. N Engl J Med 2010;362(25):2370-9.
6. Garcia-Tsao G, Sanyal AJ, Grace ND *et al*. Practice Guidelines Committee of the American Association for the Study of Liver Diseases. Practice Parameters Committee of the American College of Gastroenterology Prevention and management of gastroesophageal varices and variceal hemorrhage in cirrhosis. Hepatology 2007;46(3):922-38.
7. Huang ES, Strate LL, Ho WW *et al*. Long-term use of aspirin and the risk of gastrointestinal bleeding. Am J Med 2011;124(5):426-33.
8. Laine L, Jensen DM. Management of patients with ulcer bleeding. Am J Gastroenterol 2012;107(3):345-60. quiz 61, http://gi.org/guideline/management-of-patients-with-ulcer-bleeding/[Accessed September 22,2014].
9. Laine L, MQuaid KR. Endoscopic therapy for bleeding ulcers: an evidence-based approach based on meta-analyses of randomized controlled trials. Clin Gastroenterol Hepatol 2009;7:33-47.
10. Rockall TA, Devlin HB *et al*. Risk assessment after acute upper gastrointestinal hemorrhage. Gut 1996;38:316-21.
11. Saltzman JR, Tabak YP, Hyett BH *et al*. A simple risk score accurately predicts in-hospital mortality, length of stay, and cost in acute upper GI bleeding. Gastrointest Endosc 2011;74(6):1215-24.
12. Sreedharan A, Martin J, Leontiadis GI *et al*. Proton pump inhibitor treatment initiated prior to endoscopic diagnosis in upper gastrointestinal bleeding. Cochrane Database Syst Rev 2010;7, CD005415.
13. Srygley FD, Gerardo CJ, Tran T *et al*. Does this patient have a severe upper gastrointestinal bleed? JAMA 2012;307(10):1072-9.
14. Villanueva C, Colomo A, Bosch A *et al*. Transfusion strategies for acute upper gastrointestinal bleeding. N Engl J Med 2013;368(1):11-21.
15. Wolf AT, Wasan SK, Saltzman JR. Impact of anticoagulation on rebleeding following endoscopic therapy for nonvariceal upper gastrointestinal hemorrhage. Am J Gastroenterol 2007;102(2):290-6.

CAPÍTULO 51

SANGRAMENTO NO TRATO GASTROINTESTINAL INFERIOR

Joseph G. Cheatham, MD ▪ *John D. Horwhat, MD*

1. Defina sangramento gastrointestinal inferior (LGIB)
O sangramento que se origina distal ao ligamento de Treitz é considerado LGIB. Existe uma ampla variabilidade na apresentação clínica com base no volume da perda de sangue e se o sangramento é agudo ou crônico, manifesto ou oculto.

2. Qual a prevalência de LGIB?
A incidência anual de LGIB aumentou regularmente de 20 a 30 por 100.000 na população durante as 2 últimas décadas, enquanto que a hospitalização por sangramento gastrointestinal superior (UGIB) declinou em 50%.

3. Que populações apresentam um risco aumentado?
A idade é o fator de risco mais forte com uma incidência aumentada em 200 vezes entre a terceira e a nona década de vida. Esta relação é explicada pela grande proporção de LGIB originando-se de condições fisiopatológicas gastrointestinais (GI) relacionadas com a idade, como diverticulose, angiodisplasia e colite isquêmica decorrente da arteriosclerose. O alto consumo de drogas anti-inflamatórias não esteroides (NSAIDs) nesta população, incluindo inibidores da ciclo-oxigenase-2 (COX-2), agrava o risco de sangramento por divertículos e angiodisplasia.

4. Qual a mortalidade associada a LGIB?
A maioria dos casos de LGIB (65-85%) é autolimitada e não complicada; entretanto, a mortalidade pode variar de 4 até 23% se o sangramento ocorreu após a hospitalização. Pacientes com LGIB massivo que requerem 4 a 6 unidades de glóbulos vermelhos (RBCs) em 24 horas, que tiveram ressangramento depois de um período de cessação de 24 horas, ou sangraram por mais de 72 horas, estão em maior risco de morte. Tradicionalmente, pacientes que cumprem um destes critérios são considerados para cirurgia. Esta recomendação pode não ser tão forte quanto foi no passado, uma vez que estudos recentes revelem que grandes números de pacientes que satisfazem os critérios mencionados foram manejados com sucesso com cuidados não operatórios.

5. O quanto a história é importante na avaliação de um paciente com LGIB?
Ver Tabela 51-1.

Tabela 51-1. Características Clínicas e Particularidades Históricas em Casos Suspeitos de LGIB

ORIGEM DO SANGRAMENTO	APARÊNCIA DO SANGUE			VOLUME	INÍCIO DO SANGRAMENTO	ASSOCIAÇÕES SINAIS/SINTOMAS
	BRB	Castanho	Melena			
Diverticular	4+	2+	1+	4+	Agudo	Indolor, NSAIDs?
Colite (UC, Crohn)	4+	2+	1+	2+	Crônico	Diarreia, dor ABD, tenesmo
Malignidade	3+	2+	2+	1+	Crônico	Indolor, perda de peso, alterações nas fezes 147.6131
Angiodisplasia	4+	3+	1+	3+	Agudo/I	Indolor, síndrome de Heyde, radiação na próstata/cervical
Hemorroidal	4+	1+		1+	Agudo/I	Sangue em torno das fezes no tecido, gotejamento no sanitário
Isquêmica	4+	1+		1+	Agudo	Hipotensão, sangramento precedido por dor ABD
Pós-polipectomia	4+	2+		3+	Agudo	História de polipectomia há mais de 14 dias

Tabela 51-1. Características Clínicas e Particularidades Históricas em Casos Suspeitos de LGIB *(Continuação)*							
ORIGEM DO SANGRAMENTO	**APARÊNCIA DO SANGUE**			**VOLUME**	**INÍCIO DO SANGRAMENTO**	**ASSOCIAÇÕES SINAIS/SINTOMAS**
	BRB	Castanho	Melena			
Infecciosa	3+	1+		1+	Agudo S/A	Diarreia, febre, agudamente doente
Fístula aortoentérica	4+	1+		4+	Agudo	História de reparo de AAA
UGIB	1+	3+	4+	4+	Agudo	Dor abdominal, NSAIDs, + lavagem NG

AAA = aneurisma aórtico abdominal; *ABD* = abdominal; *BRB* = glóbulos vermelhos brilhantes; *I* = intermitente; *LGIB* = sangramento gastrointestinal inferior; *NG* = nasogástrico; *NSAID* = droga anti-inflamatória não esteroide; *SA* = subagudo; *UC* = colite ulcerativa; *UGIB* = sangramento gastrointestinal superior.

6. O que pode ajudar a diferenciar entre uma origem superior ou inferior de sangramento?
As características de uma origem UGI incluem:
- A história inclui úlcera prévia, doença hepática crônica ou o uso de aspirina ou NSAIDs.
- Os sintomas incluem náusea, vômitos ou hematêmese.
- O aspirado nasogástrico (NG) contém sangue ou "borra de café" (aspirado NG positivo para bile, mas negativo para sangue NÃO exclui uma origem UGI).
- Relação nitrogênio ureico/creatinina no soro sanguíneo acima de 33 é altamente sugestiva.
- Melena indica uma origem UGI (também pode ser vista em LGIB, especificamente com câncer de cólon).

As características de uma origem LGI incluem:
- A ausência de sintomas UGI ou de fatores de risco indica uma origem LGI (nem sempre é o caso; um ensaio controlado randomizado recente mostrou que os 15% dos UGIB que se apresentavam como LGIB não tinham sintomas UGI).
- Sangue vermelho brilhante ou castanho pelo reto indica uma origem LGI (embora possa ser visto em UGIB vigoroso).

7. Quais os primeiros passos a serem dados no manejo de um paciente com LGIB significativo?
- Estabilizar e ressuscitar.
- Colocar pelo menos uma linha intravenosa periférica de grande calibre (Ringer lactato ou solução salina normal).
- Avaliar o estado hemodinâmico: pressão arterial, pulso, sinais vitais ortostáticos, se estáveis.
- Suplementar oxigênio por meio de cânula nasal.
- Solicitar exames laboratoriais: hemograma completo, eletrólitos, relação internacional normalizada em pacientes com suspeita de ter uma coagulopatia (doença hepática ou fazendo uso de varfarina) e tipo e rastreio para RBCs compactados.
- Considerar transfusão de plaquetas, se o paciente estiver fazendo uso de aspirina.
- Fazer eletrocardiograma naqueles com doença cardíaca arteriosclerótica ou com mais de 50 anos.
- Realizar um exame físico:
  - Exame dos ouvidos, nariz e garganta para telangiectasias ou máculas pigmentadas podem indicar doença de Osler-Weber-Rendu, síndrome de Peutz-Jeghers ou ectasia vascular no intestino.
  - Auscultação cardíaca para estenose aórtica (síndrome de Heyde) está talvez associada à angiodisplasia do trato GI e síndrome de von Willebrand tipo IIA adquirida.
  - O exame abdominal deve avaliar os sons intestinais, ruído abdominal, sensibilidade, massas e cicatrizes cirúrgicas. Hepatoesplenomegalia, ascite ou cabeça de medusa pode indicar doença hepática crônica com hipertensão portal, sugerindo um sangramento por varizes esofágica, gástrica ou colônica.
  - Púrpura cutânea ou petéquia sugerem uma coagulopatia, enquanto que angioma em aranha ou icterícia pode ser outro indicador de doença hepática crônica.
  - Hipermobilidade articular, inchaço ou deformidade pode indicar um transtorno no tecido conectivo e possível uso de aspirina ou NSAIDs.
  - O exame digital retal é *obrigatório* para todos os pacientes com LGIB para avaliar hemorroidas com prolapso interno ou massas e para caracterizar a cor e a consistência do sangue e fezes na cavidade retal.

8. Como pode ser determinado LGIB contínuo ou recorrente?
Esta determinação pode ser desafiadora. Deve ser realizado o monitoramento frequente do hematócrito do paciente. No entanto, no começo da apresentação, o hematócrito provavelmente subestimará o grau da perda de sangue por causa da contração do volume. Por outro lado, pelos efeitos diluicionais da hidratação com cristaloide, o hematócrito pode diminuir – mesmo na ausência de sangramento ativo contínuo. Este decréscimo pode não representar hemorragia continuada. Os parâmetros hemodinâmicos devem ser monitorados para sinais de piora na depleção do volume, especialmente no contexto de ressuscitação com volume adequado.

9. Quais as causas mais comuns de LGIB?
Ver Figura 51-1 e Tabela 51-2.

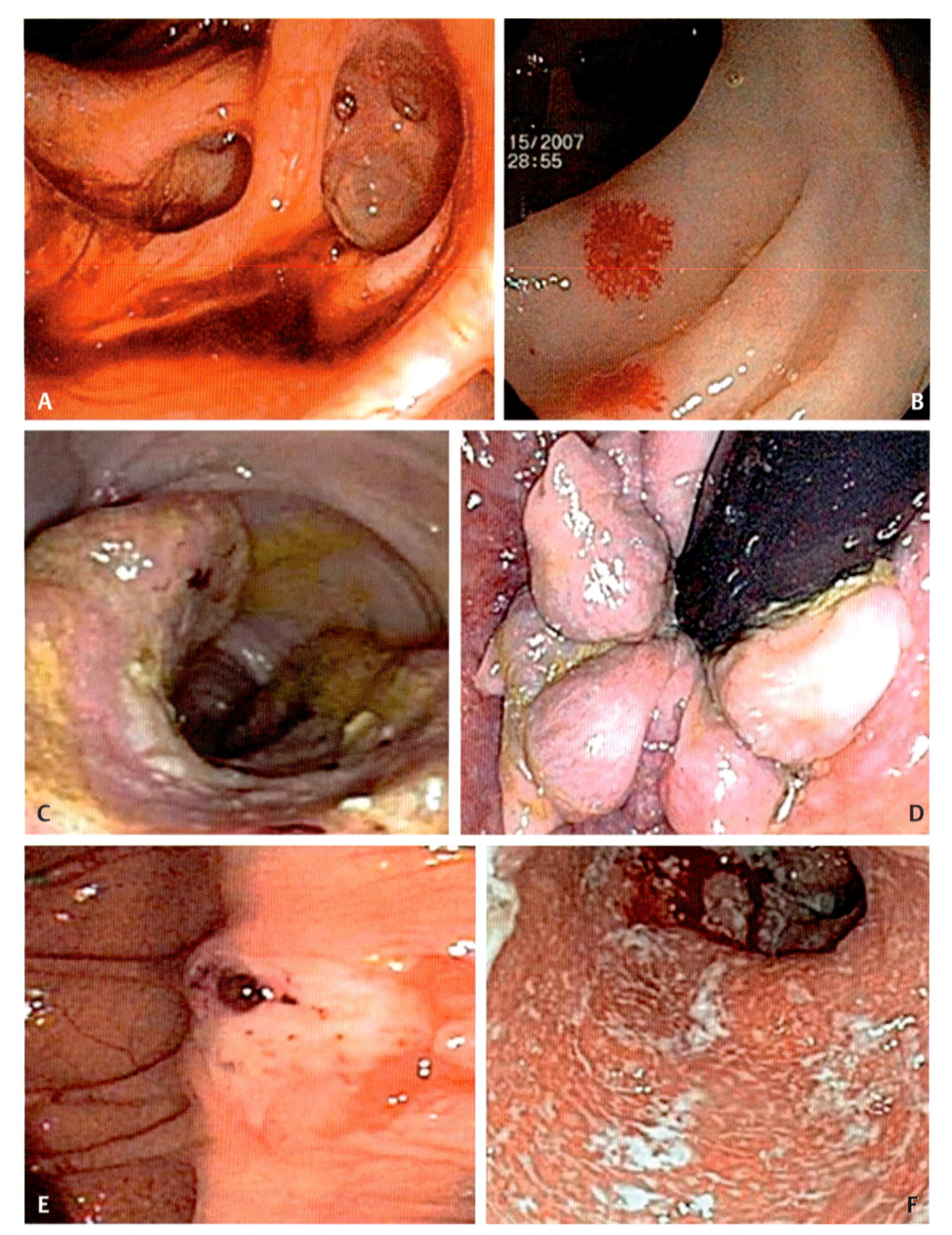

Fig. 51-1. A, Diverticulose. **B,** Angiodisplasia. **C,** Adenocarcinoma colônico. **D,** Hemorroidas internas. **E,** Sítio de polipectomia com estigma de sangramento recente. **F,** Colite ulcerativa.

10. As NSAIDs aumentam o risco de LGIB?

Vários estudos caso-controles mostram duplicação ou triplicação em LGIB com uma variedade de diferentes NSAIDs. Um grande estudo em pacientes com artrite reumatoide comparando naproxeno a rofecoxib demonstrou que o uso de inibidores seletivos de COX2 pode reduzir esta taxa em 54%. No entanto, uma análise mais recente de dados não publicados questiona diretamente este resultado otimista. Na verdade, uma redução no risco que é vista com várias NSAIDs pode estar inteiramente relacionada com a dose. Em contraste com UGIB, parece não haver redução de risco em LGIB com o uso concomitante de inibidor da bomba de prótons.

Tabela 51-2. Causas Comuns de Sangramento Gastrointestinal Inferior

ETIOLOGIA	PORCENTAGEM ESTIMADA
Diverticulose	30
Colite	15
Câncer/pólipos	13
Angiodisplasia	10
Anorretal	11
Intestino delgado	6
Nenhum local	8
Origem gastrointestinal superior	8

11. Todas as angiodisplasias causam LGIB?

Não. Angiodisplasias assintomáticas ocasionalmente são encontradas durante endoscopia de rotina. São mais comuns entre adultos mais velhos (> 50 anos). A maioria das angiodisplasias colônicas com sangramento (75%) é encontrada no cólon direito. Angiodisplasia no intestino delgado pode ocorrer em qualquer local, limitando a possibilidade de completar o tratamento endoscópico por injeção, *laser*, clipes ou técnicas térmicas. Entretanto, o tratamento endoscópico demonstrou ser eficaz e deve ser tentado se elas estiverem dentro do alcance, tiverem sangramento ativo ou forem consideradas a origem do sangramento ou anemia. Deve-se ter cautela com o tratamento endoscópico destas lesões, especialmente no cólon direito com parede fina. Octreotida em longo prazo pode ter um papel na redução da necessidade de transfusão em pacientes com múltiplas angiodisplasias do intestino delgado ou que sejam de difícil acesso.

12. Como LGIB pós-polipectomia é mais bem manejado?

Sangramento pós-polipectomia é a causa de 2 a 5% de todos os LGIB agudos. A maior parte dos sangramentos ocorre em média 5 dias após a polipectomia. A maioria dos pacientes vinha recebendo NSAIDs ou aspirina, agentes antiplaquetários, inibidores da trombina ou anticoagulantes. Como tal, plasma congelado fresco ou transfusões de plaquetas podem ser necessários juntamente com tratamento endoscópico. O tratamento endoscópico apresentou sucesso em 95% dos casos.

13. Que papel tem a colonoscopia de urgência no diagnóstico de LGIB?

Ileocolonoscopia, após um rápido preparo intestinal com polietilenoglicol, é o método diagnóstico de escolha para LGIB. Este método pode estabelecer um diagnóstico em 74 a 90% dos casos. Pequenos estudos mostraram que preparações alternativas que capitalizam as propriedades catárticas naturais do sangramento colônico severo, aumentadas com enemas com água, bombas de irrigação com jato d'água e sucção mecânica, oferecem uma avaliação rápida sem purga com alto rendimento diagnóstico e de intervenção. Até o momento, nenhum estudo demonstrou que colonoscopia de urgência melhore os resultados clínicos ou reduza os custos quando comparada à colonoscopia eletiva de rotina.

14. Qual o papel da cintilografia por medicina nuclear, enteróclise por tomografia computadorizada (CT) e ressonância magnética, angiografia por CT, angiografia de intervenção e fluxo de bário pelo intestino delgado no diagnóstico e tratamento de LGIB?

Todos eles representam testes de segunda linha depois de uma endoscopia superior e inferior não diagnóstica em um paciente hemodinamicamente estável – especialmente no contexto de sangramento contínuo.

Ver Tabela 51-3, Figuras 51-2 e 51-3.

15. Qual é a história natural de LGIB por diverticulite?

- Sangramento é uma complicação em 17% dos pacientes com doença diverticular colônica.
- **Aproximadamente 80% dos pacientes param de sangrar espontaneamente.**
  - Aproximadamente 70% não terão ressangramento e não precisarão de tratamento adicional.
  - Aproximadamente 30% terão ressangramento e precisarão de tratamento.

16. Que métodos endoscópicos estão disponíveis para homeostase?

Sangramento diverticular pode ser tratado com injeções submucosas de epinefrina diluída, com aparelhos de eletrocautério de contato ou com a colocação de clipe metálico hemostático. O uso de sucção para everter um divertículo seguido por ligação com banda ou colocação de clipe metálico hemostático também tem sido usado com segurança. Angiodisplasias podem ser tratadas com eletrocautério de contato, coagulação com plasma de argônio ou clipes metálicos. Sangramento por vasos visíveis e pós-polipectomia podem ser manejados com eletrocautério ou com clipes metálicos implantados endoscopicamente.

17. Quais as causas mais comuns de sangramento no intestino delgado?

Sangramento no intestino delgado é comumente causado por ulceração (doença de Crohn, NSAIDs), angiodisplasias e malignidade.

Tabela 51-3. Modalidades Diagnósticas para Sangramento Gastrointestinal Inferior

MODALIDADE DE IMAGEM	SÍTIO SANGRAMENTO		CAPACIDADE DETECTADA		ATIVO TERAPÊUTICA	VANTAGENS E DESVANTAGENS
	SB	Cólon	Y/N	Taxa	Y/N	
Direta						Também consegue visualizar lesões sem sangramento e detectar sangramento recente
VCE	Y	N	Y	Qualquer	N	
DBE/SBE	Y	Y	Y	Qualquer	Y	
Transversal						Consegue visualizar lesões sem sangramento e detectar sangramento mais recente
Enteróclise por CT	Y	Y	+/−	N/A	N	
Entreróclise por MR	Y	Y	+/−	N/A	N	
Localização						Consegue detectar sangramento lento ou sangramento tardio
Cintilografia	Y	Y	Y	0,05-0,1 mL/min	N	
CT-A	Y	Y	Y	0,3-1 mL/min	N	
Angiografia	Y	Y	Y	0,5-1 mL/min	Y	Precisão variável Rápida; precisa; também pode detectar sangramento recente
Radiografia						
Bário	Y	N	N	N/A	N	

CT = tomografia computadorizada; *CT-A* = angiografia por tomografia computadorizada; *DBE* = endoscopia com balão duplo; *MR* = ressonância magnética; *SB* = intestino delgado; *SBE* = endoscopia com balão único; *VCE* = endoscopia com videocápsula.

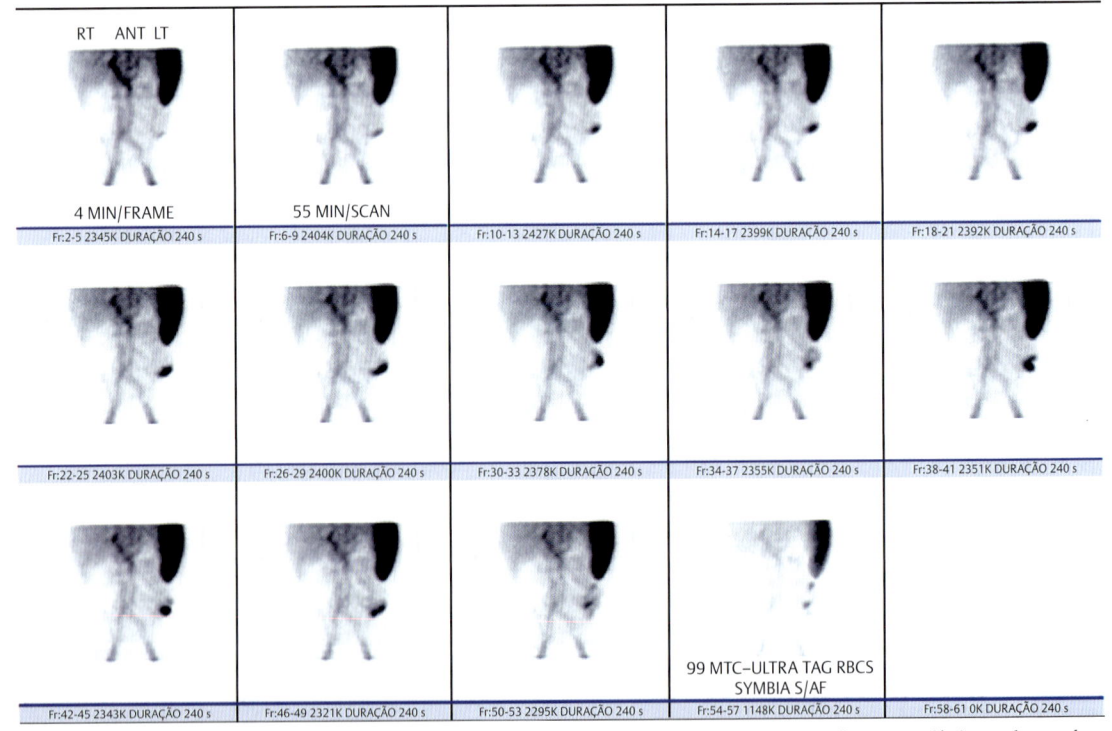

Fig. 51-2. Cintilografia com hemácias marcadas com 99 m tecnécio com hemorragia presumida na flexura esplênica ao longo do tempo. *(Cortesia CDR Grant Bonavia, MD, PhD.)*

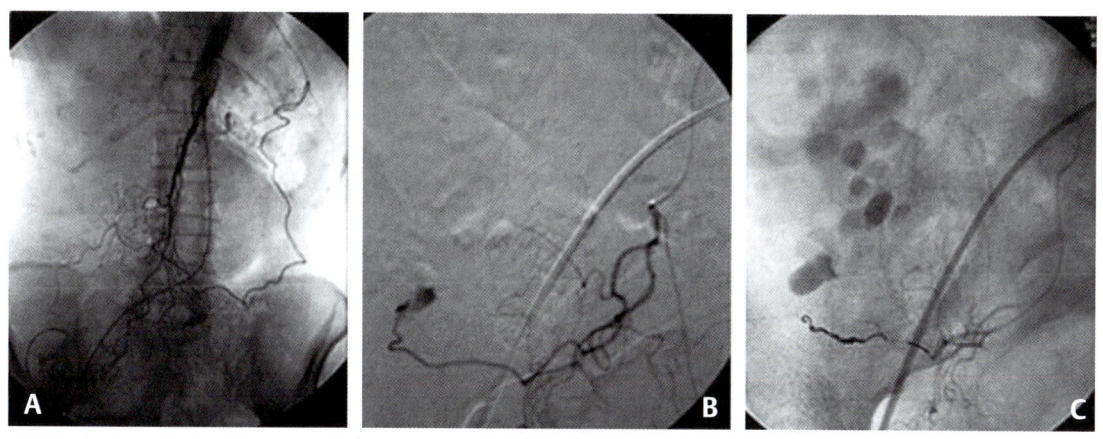

Fig. 51-3. A, Angiografia da artéria mesentérica superior com evidência de sangramento (círculo, base esquerda). **B,** Angiografia subseletiva da artéria ileocólica com (**C**) molas implantadas para embolização. *(Cortesia COL Kenneth H. Cho, MD.)*

18. Qual é o papel da cirurgia em LGIB?

É uma boa prática realizar uma consulta cirúrgica em casos de sangramento GI. Quando existir hemorragia massiva com instabilidade hemodinâmica ou sangramento recorrente apesar das tentativas com outras terapias poderá ser necessária a terapia definitiva. Caso seja necessária cirurgia, será essencial um diagnóstico preciso, porque a extensão da resseção e a consequente morbidade e mortalidade pós-operatória dependerão da localização do sangramento (intestino delgado, ceco/cólon ascendente, transversal, direito) *antes* da cirurgia (Figura 51-4).

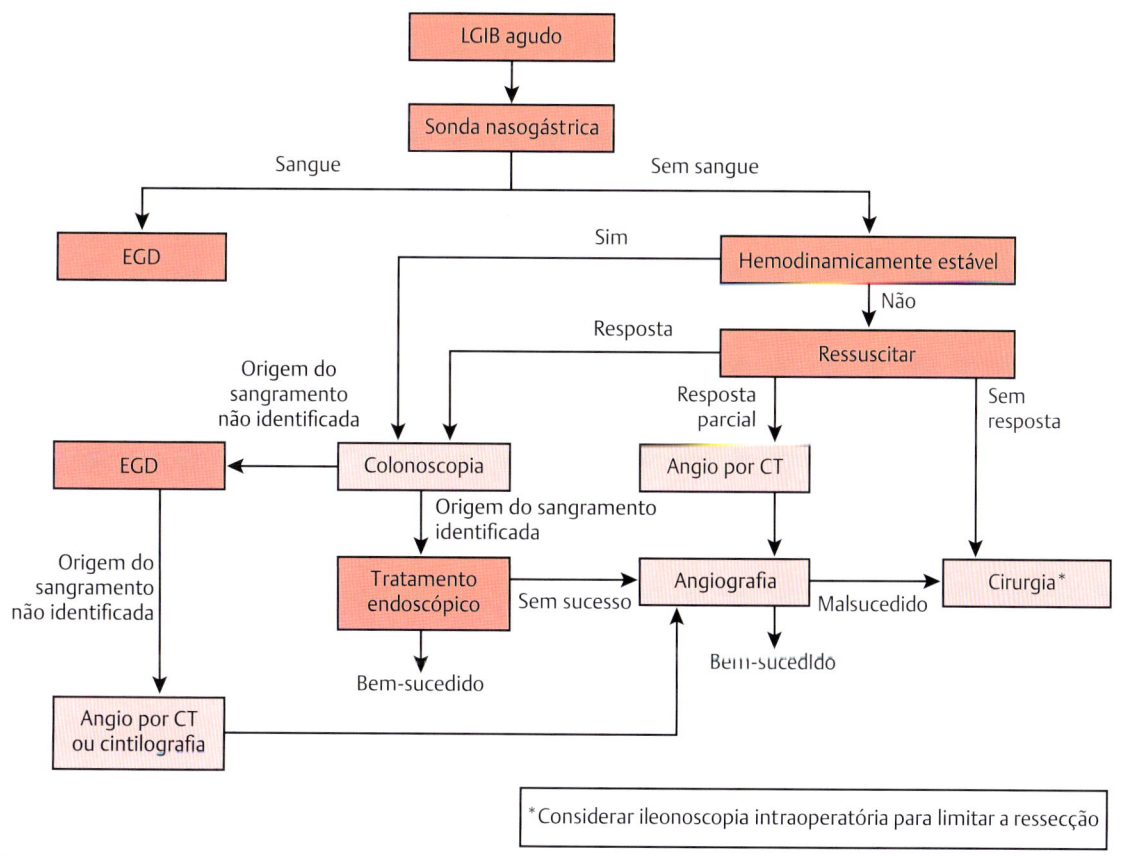

Fig. 51-4. Algoritmo para tratamento de sangramento gastrointestinal inferior. *CT* = tomografia computadorizada; *EGD* = esofagogastroduodenoscopia; *LGIB* = sangramento gastrointestinal inferior; *NG* = nasogástrico.

Bibliografia

1. Bauditz J, Lochs H. Angiogenesis and vascular malformations: Antiangiogenic drugs for treatment of gastrointestinal bleeding. World J Gastroenterol 2007;13:5979-84.
2. Chan FK, Lanas A, Scheiman J et al. Celecoxib versus omeprazole and diclofenac in patients with osteoarthritis and rheumatoid arthritis (CONDOR): A randomised trial. Lancet 2010;376:173-9.
3. Darcy MD, Ray CE, Vatakencherry G et al. ACR appropriateness criteria: Radiologic management of lower GI tract bleeding. online publication, Am Coll Radiol 2011;1-5. Available at, http://www.acr.org/Quality-Safety/Appropriateness-Criteria/%7E/media/5F9CB95C164E4DA19DCBCFBBA790BB3C.pdf.
4. Davila R, Rajan E, Faigel D et al. ASGE guideline: The role of endoscopy in the patient with lower-GI bleeding. Gastrointest Endosc 2005;62:656-60.
5. Etzel J, Williams J, Faigel D et al. Diagnostic yield of colonoscopy to evaluate melena after a non-diagnostic EGD. Gastrointest Endosc 2012;75:819-26.
6. Graham D, Jewell N, Chan F. Rofecoxib and clinically significant upper and lower gastrointestinal events revisited based on documents from recent litigation. Am J Med Sci 2011;342:356-64.
7. Green B, Rockey D. Lower gastrointestinal bleeding-Management. Gastroenterol Clin North Am 2005;34:665-78.
8. Junquera F, Saperas E, Videla S et al. Long-term efficacy of octreotide in prevention of recurrent bleeding from gastrointestinal angiodysplasia. Am J Gastroenterol 2007;102:254-60.
9. Kaltenbach T, Watson R, Soetikno R et al. 2012 Colonoscopy with clipping is useful in the diagnosis and treatment of diverticular bleeding. Clin Gastroenterol Hepatol 2012;10:131-7.
10. Laine L, Connors LG, Reicin A et al. Serious lower gastrointestinal clinical events with nonselective NSAID or Coxib use. Gastroenterology 2003;124:288-92.
11. Laine L, Shah A. Randomized trial of urgent vs. elective colonoscopy in patients hospitalized with lower GI bleeding. Am J Gastroenterol 2010;105:2636-41.
12. Longstreth G. Epidemiology and outcome of patients hospitalized with acute lower gastrointestinal hemorrhage: a population-based study. Am J Gastroenterol 1997;92:419-24.
13. Marti M, Artigas J, Soto J et al. Acute lower intestinal bleeding: Feasibility and diagnostic performance of CT angiography. Radiology 2012;262:109-16.
14. Repaka A, Atkinson M, Wong R et al. Immediate unprepared hydroflush colonoscopy for severe GI bleeding: A feasibility study. Gastrointest Endosc 2012;76:367-73.
15. Strate L. Lower GI, bleeding: Epidemiology and diagnosis. Gastroenterol Clin North Am 2005;34:643-64.
16. Yi W, Vegeler R, Sava J et al. Watch and wait: Conservative management of lower gastrointestinal bleeding. J Surg Res 2012;177:315-9.

SANGRAMENTO GASTROINTESTINAL OCULTO E OBSCURO

Mitchell S. Cappell, MD, PhD

CAPÍTULO 52

1. O que é sangramento gastrointestinal (GI) oculto e como ele difere de sangramento GI aparente?

Sangramento GI oculto é a perda microscópica de sangue do trato GI que não é manifestaou ostensivamente aparente. Ele é tipicamente detectado por um teste de guáiaco ou imunológico fetal (FIT, ver a Pergunta 5).

Sangramento GI manifestamente aparente inclui (ver os Capítulos 50 e 51):
- Hematêmese: vermelho brilhante ou em "borra de café".
- Melena.
- Sangue vermelho brilhante pelo reto.
- Fezes bordô.
- Diarreia com sangue.

2. Como sangramento GI oculto é geralmente detectado?

Sangramento GI oculto é tipicamente detectado com a obtenção de uma amostra das fezes, com esfregaço da amostra das fezes em um cartão impregnado com guáiaco e aplicando uma solução reagente no cartão. Um teste positivo é indicado pela alteração na cor do cartão impregnado que vai desde a ausência de cor até azul brilhante decorrente da presença de peroxidase (ou pseudoperoxidase) nas fezes. Até 2 a 5 mL de sangue pelo reto por dia podem produzir um teste de guáiaco positivo.

3. Quais são as dificuldades com o teste de guáiaco para sangue oculto nas fezes?

A sensibilidade de três testes de guáiaco obtida em três dias consecutivos é moderadamente alta (até 80%) para a detecção de câncer de cólon, porque cânceres de cólon tipicamente sangram intermitentemente.

A debilidade adicional do teste de guáiaco para câncer de cólon inclui:
- Precursores benignos de câncer de cólon, os pólipos adenomatososgeralmente não sangram e não são detectados pelo teste de guáiaco.
- Um teste de fezes com guáiaco positivo não consegue distinguir sangramento de câncer colônico *versus* uma origem gastrointestinal superior (UGI) (p. ex., gastrite, úlcera, esofagite).
- Sangramento microscópico do trato UGI – úlcera, gastrite, esofagite etc. – pode fazer com que o teste de guáiaco seja positivo.
- Aproximadamente 5 a 10% de todos os testes de guáiaco são falsamente positivos.

A falsa positividade pode ser decorrente da ingestão recente de frutas frescas e vegetais não cozidos, especialmente vegetais crucíferos (couve, couve-flor e brócolis) que conseguem catalisar a reação colorimétrica por causa da presença de pseudoperoxidase neste produto; ou a ingestão recente de carne vermelha, especialmente bife, que contém sangue residual de vaca ou outros mamíferos que consegue catalisar a reação, assim como o sangue humano. A ingestão recente de medicamentos contendo ferro ou bismuto (Pepto-Bismol) pode fazer com que as fezes tenham uma aparência azul-escura à preta em um teste de guáiaco falso-positivo. O uso recente de aspirina ou droga anti-inflamatória não esteroide pode causar sangramento GI microscópico. Uma amostra seca das fezes pode levar a um teste falsamente negativo, enquanto que a reidratação de uma amostra seca pode levar a um teste falsamente positivo.

4. Como os testes de guáiaco devem ser idealmente realizados para detectar sangue oculto nas fezes?

- As amostras de fezes devem ser coletadas por 3 dias consecutivos.
- O teste de guáiaco deve ser realizado numa amostra fresca (< 7 dias).
- Os espécimes secos devem ser reidratados.
- Os pacientes devem evitar comer carne vermelha e couve, couve-flor ou brócolis.
- Evitar tomar aspirina ou NSAIDs por vários dias antes do teste.

5. Qual teste para sangue oculto nas fezes é superior ao teste de guáiaco, mas não é comumente usado clinicamente?

No FIT, os anticorpos da hemoglobina humana são coletados da punção venosa de coelhos previamente expostos ao sangue humano e são associados a proteínas fluorescentes para detecção fácil. Estes anticorpos se ligam ao sangue humano (hemoglobina) nas fezes e são detectados pela sua fluorescência. O teste FIT é superior aos testes de guáiaco para detecção de câncer de cólon e pólipos adenomatosos no cólon. No Japão, pacientes com teste de rastreio FIT positivo se submetem à colonoscopia como teste diagnóstico.

Vantagens do teste FIT
- Específico para hemoglobina humana, não reconhece hemoglobina de vaca ou outro mamífero.
- Não existem resultados falso-positivos com couve, couve-flor ou brócolis (pseudoperoxidase).
- A hemoglobina liberada do sangramento do trato UGI é digerida e não é imunorreativa a FIT.

6. É clinicamente útil testar o aspirado nasogástrico (NG) para sangue oculto nas fezes?
Não. Este teste é frequentemente falso-positivo por causa do sangramento microscópico incidental por um trauma nasofaríngeo ou esofágico durante a inserção da sonda NG.

7. O que é o teste genético fecal e este teste pode ser usado para substituir o teste de guáiaco padrão de sangue oculto para rastrear câncer de cólon?
A passagem das fezes pelo cólon leva ao derramamento de quantidades microscópicas de DNA celular colônico que permanece viável nas fezes por muitos dias. Mutações genéticas presentes em quantidades microscópicas neste tecido podem ser detectadas pela reação em cadeia da polimerase de amostras das fezes. É realizada uma variedade de testes genéticos para detectar mutações genéticas associadas ao câncer de cólon, como mutação em *APC* (um marcador molecular para pólipos adenomatosos) e mutação em *BAT* (um marcador para descombinar o reparo de mutações genéticas). Este teste é atualmente investigatório como teste de rastreio para câncer de cólon e não está comercialmente disponível. A sensibilidade de um teste de DNA fecal simples é, segundo reportado, de aproximadamente 80% para câncer de cólon, porém é muito mais baixa para adenomas avançados, uma característica que atualmente limita sua aplicabilidade clínica. Mesmo assim, ele tem uma sensibilidade maior do que o teste de guáiaco para a detecção de adenomas avançados. Espera-se que a identificação futura de novas mutações genéticas na carcinogênese colônica produza testes genéticos adicionais para incluir um leque genético que aumente a sensibilidade do teste, especialmente detectar adenomas.

8. Qual é a sensibilidade e especificidade do teste com guáiaco para sangue nas fezes?
A sensibilidade do teste de guáiaco depende da marca específica usada. Vários reagentes com guáiaco estão sendo comercializados. A marca mais sensível é o teste Hemoccult II- SENSA. A sensibilidade também depende da lesão a ser detectada. Este não é um bom teste para a detecção de adenomas colônicos, porque os adenomas sangram com pouca frequência. Ele é moderadamente sensível (até 80%) na detecção de câncer de cólon quando realizado em 3 dias consecutivos para explicar sangramento intermitente por causa de câncer de cólon.

A especificidade do teste de guáiaco é de apenas aproximadamente 20 a 30% para detecção de lesões colônicas significativas. O resultado da colonoscopia realizada para um teste de guáiaco positivo é câncer de cólon em 3 a 4% dos pacientes e adenomas colônicos em 15 a 20% dos pacientes (ou mais elevado em pacientes adultos idosos).

9. Como é avaliado um paciente com um teste para sangue oculto nas fezes (FOBT) positivo?
A avaliação de um FOBT positivo depende até certo ponto da situação clínica.

Pessoas assintomáticas com FOBT positivo e anemia por deficiência de ferro requerem colonoscopia. Se a colonoscopia for negativa para uma origem de FOBT ou anemia, então deverá ser realizada esofagogastroduodenoscopia (EGD).

10. Como os pacientes com anemia por deficiência de ferro se apresentam clinicamente em termos de sintomas, sinais e anormalidades laboratoriais?
- Pica.
- Palidez.
- Fraqueza.
- Palpitações.
- Coiloníquia.
- Insuficiência cardíaca congestiva de alto débito.
- Dispneia ao esforço.
- Sintomas ortostáticos.
- Índices microcíticos, hipocrômicos para eritrócitos.
- Percentual de saturação de ferro < 16%.

11. Como devem ser avaliadas mulheres jovens menstruadas com anemia por deficiência de ferro?
A avaliação de anemia por deficiência de ferro em mulheres grávidas ou relativamente jovens menstruadas é individualizada de acordo com a apresentação clínica e as histórias menstrual e obstétrica. Deficiência de ferro durante a gravidez é comum. Em uma série de 186 mulheres menstruadas, 12% tiveram uma lesão clinicamente importante detectada por endoscopia. A causa mais comum de sangramento foi úlcera péptica em 3%, e câncer gástrico em 3%. Na análise multivariada, os preditores independentes de uma lesão significativa na endoscopia incluíam um FOBT positivo, hemoglobina abaixo de 10 g/dL e sintomas abdominais. Mulheres menstruadas apresentando anemia por deficiência de ferro que têm um FOBT positivo, anemia desproporcional à perda do sangue menstrual, sintomas abdominais, 40 anos ou mais ou têm uma história familiar de malignidade GI devem ser fortemente consideradas para endoscopia GI.

12. Com que frequência a anemia por deficiência de ferro é causada por perda crônica subjacente de sangue GI?
Aproximadamente 60% das pessoas com deficiência de ferro terão uma causa identificável detectada por EGD e colonoscopia:
- EGD demonstra 36% (11% úlcera duodenal, 5% úlcera gástrica, 3% úlcera anastomótica).
- Colonoscopia demonstra 25% (câncer foi a causa mais comum).
- As investigações diagnósticas devem sempre ser guiadas pelos sintomas e sinais.

Causas não GI que devem ser consideradas como uma causa potencial de deficiência de ferro:
- Gravidez,
- Hematúria.
- Doença celíaca.
- Sangramento menstrual.
- Deficiências nutricionais.

13. O que significam os termos *sangramento GI superior (UGIB)*, *sangramento GI inferior (LGIB)* e *sangramento GI médio (MGIB)*?

Ver a Tabela 52-1. Embora esta classificação seja aparentemente simplista, algumas vezes uma suspeita clinicamente de MGIB, com base em uma EGD negativa e uma colonoscopia negativa, revela-se como UGIB que não foi detectado em uma EGD inicial ou LGIB que não foi detectado em uma colonoscopia inicial. Este erro diagnóstico inicial pode ocorrer em até 20% dos casos de suspeita de MGIB.

Tabela 52-1. Classificação dos Termos para Sangramento Gastrointestinal

LOCALIZAÇÃO	DEFINIÇÃO	MÉTODO DE AVALIAÇÃO
UGIB	Esôfago, estômago, duodeno até o ligamento de Treitz	EGD
LGIB	Cólon desde a válvula ileocecal até o ânus	Colonoscopia (geralmente) Estudos com medicina nuclear ou arteriografia (situações especiais)
MGIB	Intestino delgado desde o ligamento de Treitz até a válvula ileocecal	Enteroscopia, por cápsula endoscópica (tipo pressão, com um balão ou balão duplo) Radiológico (enterografia por contraste)

EGD = esofagogastroduodenoscopia; *LGIB* = sangramento gastrointestinal inferior; *MGIB* = sangramento gastrointestinal médio; *UGIB* = sangramento gastrointestinal superior.

14. O que significa *sangramento GI obscuro*?

Sangramento GI obscuro, por vezes referido como *sangramento GI de origem obscura* (GIBOO), é definido como sangramento GI recorrente ou persistente sem origem identificável apesar da realização de EGD, colonoscopia e um exame radiológico do intestino delgado. O sangramento obscuro pode ser agudo e aparente ou oculto e microscópico. Sangramento GI obscuro constitui aproximadamente 5% de todos os casos de sangramento GI.

Esta definição de GIBOO está se tornando desatualizada em razão dos progressos na detecção por meio de endoscopia por cápsula ou uma variedade de técnicas endoscópicas no intestino delgado.

15. Quais os testes radiológicos disponíveis para pacientes com GIBOO e qual é seu rendimento?

- **Série do intestino delgado:** O rendimento é de aproximadamente 10%. Desvantagens: não detecta angiodisplasia, e o contraste no intestino obscurece e impede a angiografia.
- **Enteróclise:** O rendimento é de aproximadamente 15%. Desvantagens: não detecta angiodisplasia, e o contraste no intestino obscurece e impede a angiografia.
- **Enterografia por tomografia computadorizada:** O método é bom para doença de Crohn e tumores no intestino delgado. Desvantagens: não detecta angiodisplasia, e o contraste no intestino obscurece e impede a angiografia.
- **Rastreio do sangramento por meio de medicina nuclear:** Tecnécio 99 m é ligado a eritrócitos autólogos *ex-vivo* e depois reintroduzido por via intravenosa. O sangue extravasado no lúmen intestinal confirma sangramento ativo. Um sangramento GI de, no mínimo, 0,1 a 0,5 mL por minuto pode ser detectado, porém a localização é generalizada para as regiões abdominais.
- **Angiografia mesentérica:** O rendimento é de aproximadamente 20%. Primeiramente é realizado um rastreio do sangramento para confirmar se o sangramento é ativo, seguido por angiografia mesentérica. A angiografia pode ser terapêutica. Lesões com sangramento ativo podem ser estancadas por meio de embolização com espuma gel ou malha de metal implantada pelo cateter angiográfico. O risco principal da embolização terapêutica é isquemia mesentérica, que reduziu para menos de 1% com canulação superseletiva.

16. Quando um paciente é encaminhado para um centro terciário para GIBOO, é conveniente que o gastroenterologista especializado deste centro repita outra EGD ou colonoscopia antes de realizar exames especializados no intestino delgado?

Os pacientes encaminhados para um centro terciário para GIBOO geralmente repetem a EGD e colonoscopia. O rendimento na repetição da EGD é de aproximadamente 10%. As lesões comumente identificadas incluem úlceras de Cameron ou erosões dentro de uma hérnia de hiato, úlceras pépticas, angiodisplasia vascular, ectasia vascular antral gástrica e lesões de Dieulafoy. Varizes esofágicas que foram consideradas achados incidentais na primeira EGD podem ser reconhecidas como a origem do sangramento na repetição da EGD ao ser encontrado estigma de hemorragia recente nas varizes, como marcas de picadas ou estrias vermelhas. Quando não é identificada uma causa de anemia por deficiência de ferro, a mucosa duodenal de aparência normal deve ser biopsiada para excluir possível doença celíaca.

A repetição da colonoscopia é especialmente importante quando o procedimento inicial foi prejudicado pela preparação intestinal incompleta ou insuficiente. As lesões comumente identificadas na repetição da colonoscopia incluem câncer de cólon, angiodisplasia, sangramento diverticular e colite de Crohn.

17. Qual o tamanho da cápsula intestinal usada para endoscopia do intestino delgado em pacientes com GIBOO?

O teste endoscópico mais amplamente disponível e mais comumente realizado para avaliar o intestino delgado para GIBOO é a endoscopia por cápsula do intestino delgado. Esta cápsula primariamente fornece imagens do intestino delgado, mas também pode fornecer imagens limitadas do esôfago, estômago e ceco. A cápsula contém uma fonte de luz para iluminar o intestino, uma ou mais câmeras para fotografia colorida, um transmissor sem fio para transmitir as imagens eletronicamente e uma bateria para fornecer energia para essas operações eletrônicas. Geralmente é usado um gravador pelo paciente para receber as imagens transmitidas. A bateria da cápsula, em geral, permite a transmissão de imagens endoscópicas por aproximadamente 8 horas. A cápsula é engolida com água e atravessa passivamente o trato alimentar por meio da peristalse. Os pacientes fazem jejum na noite anterior ao procedimento e devem receber um preparo intestinal com polietilenoglicol 3350 líquido um pouco antes do procedimento para evacuar resíduos luminais e proporcionar uma interface clara com o líquido.

Estão disponíveis comercialmente três marcas de cápsulas para o intestino delgado. A PillCam é o modelo mais recente produzido por Given Imaging (Yoqneam, Israel), que desenvolveu o primeiro dispositivo. Ele possui uma taxa de fotogramas variável, desde dois fotogramas por segundo quando imóvel até seis fotogramas por segundo quando em movimento rápido. Outras marcas incluem a EndoCapsule, fabricada pela Olympus Corporation (Allentown, PA), e a cápsula MiRoCam, comercializada pela Medivators, Inc. (Minneapolis, MN), que recentemente foi aprovada para uso na América.

18. Quais os outros testes endoscópicos que estão disponíveis para avaliar o intestino delgado em pacientes com sangramento GI obscuro?

Vários testes endoscópicos com "endoscópio longo" permitem o diagnóstico e tratamento potencial.

- A **enteroscopia de pulsão** utiliza um enteroscópio semelhante, porém substancialmente mais longo do que um endoscópio UGI tradicional. O enteroscópio mais longo permite a intubação mais distalmente, tipicamente no interior do jejuno proximal, aproximadamente 50 cm além do ligamento de Treitz.
- **Enteroscopia em espiral** usa um *overtube* com 118 cm de comprimento com uma hélice espiral suave e elevada na sua extremidade distal (Spirus Medical Inc., Stoughton, MA) que é posicionada sobre um enteroscópio longo. O *overtube* é fixado no enteroscópio por meio de um dispositivo de acoplamento que permite a rotação do *overtube*. A ponta em espiral do *overtube* engata nas pregas circulares (dobras) durante a rotação no sentido horário, como um parafuso entrando na madeira. O enteroscópio é avançado com a rotação do *overtube* no sentido horário, que forma pregas no *overtube*. A complicação mais comum é trauma autolimitado na mucosa por espiralar sobre as dobras da mucosa. É baixa a taxa de complicações maiores, 0,4%, incluindo uma taxa de 0,3% de perfurações GI. Enteroscopia espiral não se encontra amplamente disponível.
- **Enteroscopia com duplo balão** consiste em um enteroscópio longo de 200 cm com um balão de látex na sua ponta e um *overtube* suave com 145 cm de comprimento com outro balão de látex na sua ponta e bombas para inflar os dois balões. O enteroscópio é avançado durante ciclos repetitivos de inflação e deflação dos balões individuais associadas ao avanço alternado do enteroscópio ou *overtube*. O diagnóstico produzido para a indicação de sangramento obscuro varia de 40 a 80%. A taxa de complicações maiores é de aproximadamente 0,7%, com uma taxa de 0,4% de perfuração GI.
- **Enteroscopia com balão** usa um *overtube* com 140 cm de comprimento e um enteroscópio de 200 cm de comprimento. O *overtube* é equipado com um balão inflável na sua ponta para auxiliar no avanço do endoscópio pelo intestino delgado, formando pregas do intestino delgado no *overtube*. A profundidade média de inserção no intestino delgado varia de 150 a 250 cm. A enteroscopia com balão tem um desempenho menor do que a enteroscopia com duplo balão, com um resultado diagnóstico de 40 a 65%. As complicações incluem dor abdominal, pirexia, lacerações de mucosas, pneumonia por aspiração, eventos cardiovasculares e perfuração. A taxa de perfuração GI é de aproximadamente 0,4%.

19. Quais as causas comuns de GIBOO conforme determinado pela endoscopia por cápsula?

A endoscopia por cápsula identifica uma origem para GIBOO em 56% dos casos:
- Angiodisplasia do intestino delgado em 22%.
- Úlceras no intestino delgado em 10%.
- Tumores no intestino delgado em 7%.
- Varizes no intestino delgado em 3%.
- Sangue luminal sem lesão identificável aproximadamente 8%.
- Origem esofágica ou gástrica aproximadamente 8%.
- Angiodisplasia colônica 2%.

20. Quais são as vantagens, desvantagens e contraindicações da enteroscopia por cápsula?

Vantagens
- Aproximadamente 60% produzem diagnóstico para GIBOO.
- Produção de diagnóstico muito melhor do que enteroscopia de pulsão ou radiografia.

Desvantagens
- Retenção da cápsula vista em 1% (geralmente no local da obstrução patológica):
  - Tumores.
  - Estenoses.
  - Úlceras.
  - Doença de Crohn é a causa mais comum para retenção de cápsula.

Contraindicações
- Estenose esofágica.
- Divertículo de Zenker.
- Obstrução conhecida intermitente ou parcial no intestino delgado.
- Não aprovada para uso durante a gravidez.

Em um paciente com alta probabilidade de estenose ou obstrução parcial do intestino delgado, uma cápsula de patência (Given Imaging) deve ser realizada antes da endoscopia por cápsula. A cápsula de patência é idêntica em tamanho e forma à cápsula PillCam, mas contém bário dentro de uma concha de lactose que se dissolverá dentro de 2 dias da ingestão. Uma radiografia simples é obtida 24 a 30 horas após a ingestão da cápsula de patência. A patência luminal do intestino delgado é sugerida pela passagem da cápsula para o cólon ou vaso sanitário. A endoscopia por cápsula será contraindicada, se a cápsula de patência for retida no intestino delgado por 24 a 30 horas após a ingestão.

21. O que é angiodisplasia?

Normalmente as artérias são conectadas a veias por meio de capilares intermediários. As artérias são expostas à alta pressão porque recebem o sangue bombeado do coração e possuem uma parede muscular relativamente espessa para conter o sangue sob alta pressão sem se romperem ou vazarem. Os vasos capilares muito estreitos normalmente dissipam a alta pressão no sistema arterial pela fricção para produzir uma baixa pressão no sistema venoso. As veias tipicamente possuem paredes finas porque são expostas a baixas pressões. A angiodisplasia é um tufo vascular ou um emaranhado de vasos com uma artéria alimentadora central diretamente conectada às veias sem capilares intermediários. Angiodisplasia é algumas vezes denominada *malformação arteriovenosa* para descrever esta anomalia vascular. Na angiodisplasia, as veias distais à artéria alimentadora estão expostas a pressões anormalmente altas por causa da ausência de capilares e podem ter vazamentos manifestados clinicamente como sangramento oculto ou evidente.

22. Qual a aparência da angiodisplasia na endoscopia?

Na endoscopia a angiodisplastia aparece como uma densa rede de vasos reticulares maculares (tufo vascular) que tipicamente tem 2 a 8 mm de largura e é composta de lesões vermelhas intensamente brilhantes resultantes da presença de sangue "arterializado" oxigenado dentro dos vasos diretamente supridos por uma artéria sem um capilar intermediário. Sem capilares o oxigênio ligado à hemoglobina não é liberado, e as veias não são desoxigenadas. Ocasionalmente é observada uma artéria alimentadora proeminente ou uma veia de drenagem. As angiodisplasias são diferenciadas das erosões mucosas ou hemorragias por trauma endoscópico, porque as angiodisplasias, ao contrário das lesões traumáticas, possuem uma estrutura vascular interna fina frequentemente parecida com uma rede em prisma, estrelada ou aracnoide.

23. Qual a aparência da angiodisplasia na angiografia?

A angiodisplasia aparece como um tufo vascular ou um emaranhado de vasos resultante de uma massa local de vasos irregulares, mais bem visualizada na fase arterial. Ela demonstra veias precoces e com preenchimento intenso decorrente da comunicação direta da artéria com as veias sem capilares intermediários. Tipicamente apresenta opacificação persistente além da fase venosa normal (veia com esvaziamento lento) provavelmente por causa da tortuosidade venosa (ectasia). Na angiografia, a angiodisplasia com sangramento apresenta extravasamento de sangue em que é visto que o sangue se acumula ativamente próximo ao tufo vascular. Entretanto, as angiodisplasias sangram apenas intermitentemente e demonstram extravasamento de contraste em apenas aproximadamente 10% dos casos na angiografia.

24. Quais são os fatores de risco comuns para angiodisplasia?

Angiodisplasias esporádicas ocorrem mais comumente como lesões (adquiridas) em adultos idosos. Acredita-se que elas surgem como lesões degenerativas do envelhecimento causadas por obstrução crônica, intermitente e de baixo grau das veias e capilares. Ocorrem mais comumente no ceco ou na região proximal ao cólon direito. Esta predileção é explicada pela maior tensão mural cecal por causa de seu diâmetro luminal maior, de acordo com a lei de Laplace. A exposição à maior tensão mural tende a alongar a parede do vaso, promovendo angiodisplasia.

As angiodisplasias estão algumas vezes associadas às seguintes síndromes ou doenças:
- **Telangiectasia hemorrágica hereditária (HHT):** HHT é um transtorno vascular genético causado por mutações do gene endoglina (*ENG*) (HHT tipo 1) ou o gene *ACVRLI* (HHT tipo II). Estas mutações prejudicam o crescimento e o reparo endotelial dos vasos sanguíneos, o que resulta em espaços sanguíneos tortuosos recobertos por uma camada de células endoteliais. Estas mutações provocam o estreitamento dos pequenos vasos que eventualmente criam angiodisplasia. Como estes pacientes têm uma diátese para angiodisplasia, eles podem desenvolver angiodisplasia extensa em vários órgãos, mais comumente a mucosa nasal, mucosa GI ou orofaringe e lábios. A angiodisplasia nasal pode-se apresentar como epistaxe recorrente (hemorragia nasal) difícil de tratar por causa da extensão destas lesões. A angiodisplasia orofaríngea pode ser identificada ao exame físico. As angiodisplasias GI tendem a sangrar significativamente e repetidamente em razão de sua parede vascular fina e frágil que não possui uma camada muscular. Os pacientes frequentemente apresentam a tríade clínica da telangiectasia, epistaxe recorrente e uma história familiar compatível. Os pacientes

com HHT são diferenciados de angiodisplasias esporádicas pela apresentação clínica em idade muito mais precoce, multiplicidade das lesões GI, história familiar positiva e epistaxe crônica.
- **Insuficiência renal crônica:** Pacientes com insuficiência renal crônica têm uma frequência muito mais elevada de sangramento por angiodisplasia GI do que a população em geral.
- **Doença vascular do colágeno:** Inúmeros relatos de casos associaram angiodisplasia GI à esclerodermia ou transtornos relacionados, como a síndrome de calcinose cutânea, fenômeno de Raynaud, disfunção esofágica, esclerodactilia e telangiectasia (CREST).
- **Estenose aórtica:** Embora um tanto controverso, inúmeros estudos associaram a estenose aórtica a sangramento GI crônico por angiodisplasia. O sangramento pode não refletir um risco aumentado de desenvolvimento de angiodisplasia em pacientes com estenose aórtica, mas um risco aumentado de sangramento decorrente de angiodisplasia preexistente causada pela destruição de multímeros do fator de Von Willebrand pela alta tensão de cisalhamento contra uma válvula aórtica estenótica.

25. Como angiodisplasia GI pode ser tratada na angiografia ou endoscopia para evitar ressecção cirúrgica?

As angiodisplasias que sangram ativamente, gotejam ou são provavelmente causa de sangramento GI recente ou crônico podem ser tratadas na angiografia ou endoscopia. Na angiografia, as angiodisplasias hemorrágicas são identificadas pelo extravasamento do corante. O cateter é projetado próximo à angiodisplasia pela cateterização superseletiva e molas metálicas ou espuma gel são liberados para embolizar o vaso que alimenta a angiodisplasia.

A angiodisplasia pode ser ablacionada na endoscopia pelo uso de alta energia transmitida via coagulação com plasma de argônio (APC), eletrocoagulação (p. ex., Bicap ou Gold Probe), termocoagulação (p. ex., Heater Probe) ou escleroterapia por injeção (p. ex., tetradecil sulfato de sódio). A APC tem uma alta taxa de sucesso na prevenção de ressangramento por causa da angiodisplasia.

Quando são encontradas inúmeras angiodisplasias na endoscopia realizada por sangramento GI recente, o médico deve tratar *somente* aquelas angiodisplasias que estão sangrando ativamente ou gotejando, que têm estigma de hemorragia recente (um coágulo aderente) ou são incomumente grandes. As angiodisplasias que são pequenas, sem sangramento ativo e não têm um estigma de hemorragia recente em geral não requerem terapia endoscópica.

26. Como as lesões identificadas por endoscopia por cápsula podem ser mais bem definidas antes da realização da cirurgia?

A endoscopia por cápsula frequentemente não permite uma visão ideal das lesões, porque a cápsula desce naturalmente pelo intestino delgado com a peristalse sem oportunidade de ajustar a posição para obter uma visão melhor. Assim sendo, as lesões podem ser vistas perifericamente em apenas uma videofotografia. A endoscopia por cápsula também não permite a limpeza da lente fotográfica ou a liberação do campo endoscópico para melhorar a visualização. A endoscopia por cápsula também não permite biópsia ou escovação das lesões para análise citológica ou patológica. Ela é unicamente diagnóstica e não terapêutica. Enteroscopia com balão ou duplo balão pode visualizar melhor as lesões no intestino delgado identificadas pela endoscopia por cápsula. As lesões podem ser biopsiadas ou ablacionadas na enteroscopia com duplo balão.

27. O que é divertículo de Meckel, como se apresenta clinicamente e qual é o teste tradicionalmente usado para diagnosticá-lo?

Um divertículo de Meckel é um divertículo congênito ou uma evaginação da mucosa do intestino delgado que tipicamente ocorre no íleo médio a distal, aproximadamente a 150 cm proximal da válvula ileocecal. Ele ocorre em aproximadamente 2% da população. Esta anomalia congênita é clinicamente importante por causa de sua propensão a causar sangramento GI obscuro, especialmente em crianças. O sangramento é secundário à ulceração intestinal pelo ácido secretado pela mucosa gástrica ectópica que reveste o divertículo. O sangramento tipicamente ocorre em crianças que apresentam LGIB indolor. No entanto, o divertículo de Meckel também está incluído no diagnóstico diferencial de LGIB obscuro indolor em adultos. Os pacientes geralmente apresentam fezes vermelho- escuras ou marrom.

O sangramento diverticular de Meckel é diagnosticado por uma varredura para avaliação de Meckel, em que tecnécio 99 m pertecnetato é administrado intravenosamente. A seguir é realizada cintilografia nuclear para identificar a mucosa gástrica ectópica dentro do divertículo pela ligação seletiva do tecnécio pertecnetato a ela. Uma varredura para Meckel é aproximadamente 90% sensível e 90% específica para sangramento por causa de um divertículo de Meckel em crianças, mas é menos preciso em adultos.

BIBLIOGRAFIA

1. Cappell MS. Gastrointestinal vascular malformations or neoplasms: Arterial, venous, arteriovenous and capillary. In: Yamada T, Alpers D, Kalloo AN et al., editors. Textbook of Gastroenterology. 5th ed. Chichester (West Sussex), United Kingdom: Wiley-Blackwell; 2009. p. 2785-810.
2. Cappell MS, Lebwohl O. Hereditary hemorrhagic telangiectasia. In: Lebwohl MG, Heymann WR, Berth-Jones J, Coulson I, editors. Treatment of skin disease: Comprehensive therapeutic strategies. 4th ed. London: Saunders (Elsevier); 2014. p. 301-3.
3. Kato J, Morikawa T, Kuriyama M, Yamaji Y, Wada R, Mitsushima T et al. Combination of sigmoidoscopy and a fecal immunochemical test to detect proximal colon neoplasia. Clin Gastroenterol Hepatol 2009;7(12):1341-6.
4. Kim JJ, Han A, Yan AW, Cao D, Laine L. Gastroenterologists' practice patterns for positive fecal occult blood test. J Clin Gastroenterol 2014;48(2):119-26.
5. Lepileur L, Dray X, Antonietti M et al. Factors associated with diagnosis of obscure gastrointestinal bleeding by video capsule endoscopy. Clin Gastroenterol Hepatol 2012;10(12):1376-80.

6. Lin S, Suhocki PV, Ludwig KA, Shetzline MA. Gastrointestinal bleeding in adult patients with Meckel's diverticulum: The role of technetium 99 m pertechnetate scan. South Med J 2002;95(11):1338.
7. Liu K, Kaffes AJ. Review article: The diagnosis and investigation of obscure gastrointestinal bleeding. Aliment Pharmacol Ther 2011;34(4):416-23.
8. Rockey DC, Cello JP. Evaluation of the gastrointestinal tract in patients with iron-deficiency anemia. N Engl J Med 1993;329(23):1691-5.
9. Winawer SJ, Fleisher M, Baldwin M, Sherlock P. Current status of fecal occult blood testing in screening for colorectal cancer. CA Cancer J Clin 1982;32(2):100-12.

CAPÍTULO 53

AVALIAÇÃO DE DOR ABDOMINAL AGUDA
John S. Goff, MD

1. **Apresente uma definição clínica útil de um *abdome agudo*.**
   Este cenário clínico é caracterizado pelo início abrupto de dor severa, causada por infarto, perfuração, inflamação, obstrução ou ruptura de órgão. Geralmente é necessária a intervenção cirúrgica.

2. **Quais são os quatro tipos de estímulos para dor abdominal?**
   1. Estiramento ou tensão – nocicepção visceral.
   2. Inflamação – mediada por cininas, histamina, prostaglandinas etc.
   3. Isquemia – similar à inflamação.
   4. Neoplasia – invasão nervosa.

3. **Quais são as três categorias de dor abdominal (Figura 53-1)?**
   1. *Dor visceral* ocorre quando estímulos nocivos afetam uma víscera abdominal. A dor é geralmente incômoda (câimbra, corrosiva ou queimação) e pouco localizada na linha média ventral, porque a inervação da maioria das vísceras é multissegmentada. Efeitos autonômicos secundários, como diaforese, inquietação, náusea, vômitos e palidez, são comuns.
   2. *Dor parietal* ocorre quando estímulos nocivos irritam o peritônio parietal. A dor é mais intensa e mais precisamente localizada no local da lesão. Dor parietal é suscetível de ser agravada pela tosse ou movimento.
   3. *Dor referida* é experimentada em áreas remotas do local da lesão. O local remoto da referência de dor é suprido pelo mesmo neurossegmento que o órgão envolvido; por exemplo, dor da vesícula biliar pode estar relacionada com a escápula direita, e dor pancreática pode- se irradiar para o meio das costas.

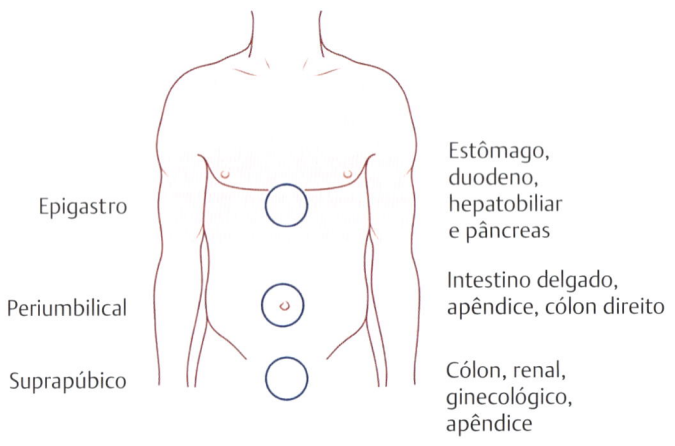

Epigastro — Estômago, duodeno, hepatobiliar e pâncreas

Periumbilical — Intestino delgado, apêndice, cólon direito

Suprapúbico — Cólon, renal, ginecológico, apêndice

Fig. 53-1. Localização da dor visceral.

4. **Como o caráter da dor abdominal auxilia na avaliação?**
   A maioria das dores tende a ser na linha média por causa das inervações bilaterais, com exceção da dor proveniente dos rins, ureteres, parede abdominal, vesícula biliar e o cólon ascendente ou descendente, que tendem a lateralizar (Tabela 53-1).

5. **Quais são as perguntas importantes a serem feitas sobre a história? (Ver a Figura 53-2 para um algoritmo da avaliação da dor abdominal aguda.)**
   - Qual é a localização da dor e ela se irradia?
   - Quais são os fatores agravantes? Quais são os efeitos de comer ou beber, atividade, posição, passagem de gases ou fezes pelo reto, ou urinação?
   - Quais são os sintomas associados? Avaliar náusea, vômitos, sem passagem de gases ou fezes, diarreia, constipação, fezes com sangue ou êmese, disúria, dismenorreia, dispareunia, febre ou calafrios.
   - Perguntas especialmente importantes sobre a história médica passada são as condições que podem silenciar os sintomas precoces de um processo abdominal agudo, como imunossupressão, diabetes, insuficiência renal crônica ou o uso de esteroides.

CAPÍTULO 53 ■ AVALIAÇÃO DE DOR ABDOMINAL AGUDA

Tabela 53-1. Classificação da Dor pelo Ritmo de Desenvolvimento

Explosiva e excruciante (instantânea)	Infarto do miocárdio Úlcera perfurada Rompimento de aneurisma Cólica biliar ou renal (passagem de uma pedra)
Rápida, severa e constante (durante minutos)	Pancreatite aguda Obstrução intestinal completa Trombo mesentérico
Dor gradual e constante (durante horas)	Colecistite aguda Diverticulite Apendicite aguda
Dor intermitente e com cólica (durante horas)	Pancreatite subaguda precoce Obstrução mecânica do intestino delgado

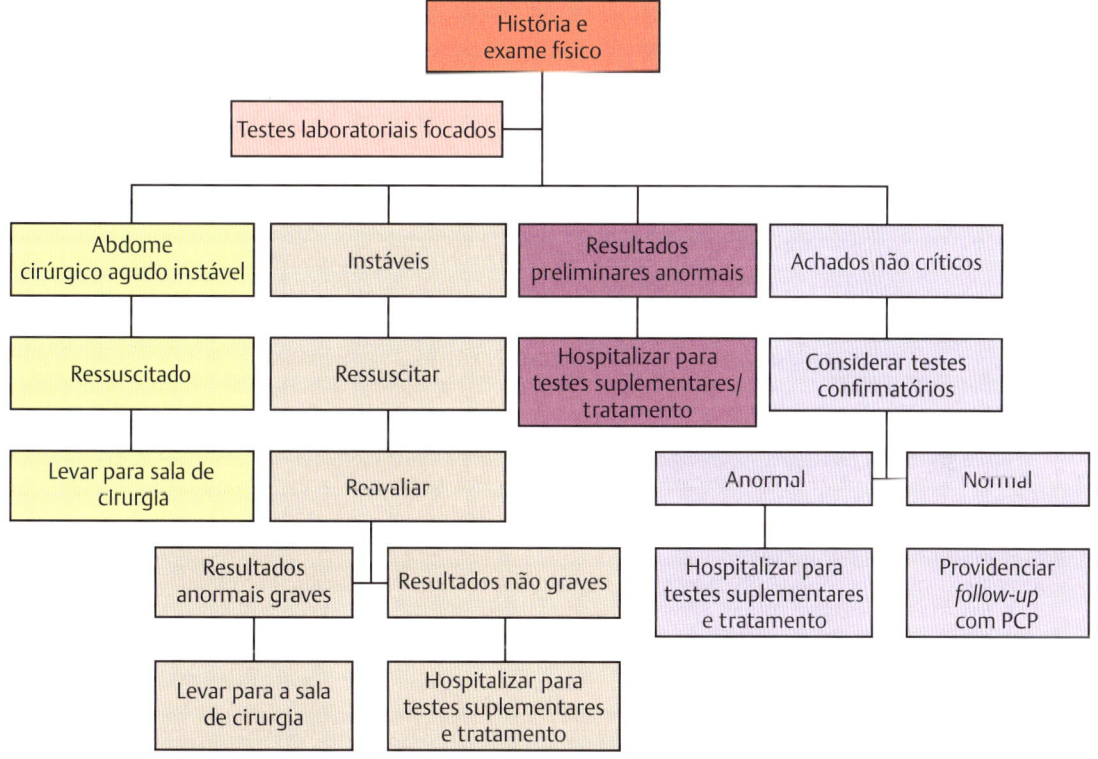

Fig. 53-2. Algoritmo para a avaliação de dor abdominal aguda. *PCP* = médico de cuidados primários.

- Obter uma história familiar das condições médicas.
- Obter uma história social de uso de droga, abuso de álcool, tabagismo e comportamento sexual.
- Obter uma história do uso de medicação, incluindo drogas de prescrição, sem prescrição e pílulas anticoncepcionais.
- Obter uma história menstrual.

6. Quais são os componentes importantes do exame físico para pacientes com dor abdominal aguda?

- *Estado geral*: O paciente está hemodinamicamente instável? Ele precisa de ressuscitação hemodinâmica imediata e laparotomia de emergência (p. ex., ruptura do baço, ruptura de tumor hepático, aneurisma, gravidez ectópica ou apoplexia mesentérica)?
- *Inspeção*: Avaliar visualmente distensão, hérnias, cicatrizes e hiperperistalse.
- *Auscultação*: Hiperperistalse sugere obstrução; ausência de peristalse (sem ruídos intestinais ouvidos durante 3 minutos) sugere peritonite (abdome silencioso); sopros sugerem a presença de um aneurisma.

- *Percussão*: Timpanismo sugere ar abdominal intraluminal ou livre.
- *Palpação*: Inicie o exame longe da área de sensibilidade e seja gentil. Dor abdominal com tosse voluntária sugere sinais peritoneais. A palpação profunda do abdome somente diminui a confiança e a cooperação do paciente. Vesícula biliar aumentada não será identificada na palpação agressiva e profunda. Parada respiratória durante palpação leve do hipocôndrio direito sugere dor da vesícula biliar (sinal de Murphy). Dor localizada sugere peritonite localizada (p. ex., apendicite, colecistite, diverticulite).
- *Exames pélvico e retal*: Estes exames devem ser realizados em *todos* os pacientes com dor abdominal. Um exame doloroso pode ser apenas sinal de apendicite pélvica, diverticulite ou condições patológicas tubo-ovarianas. O exame bimanual é essencial para excluir uma causa obstétrica ou ginecológica.
- *Teste de iliopsoas*: Com as pernas completamente estendidas em posição supina, solicita-se que o paciente erga as pernas unilateralmente. Ocorre dor quando o músculo psoas direito está inflamado (p. ex., apendicite).
- *Teste do obturador*: Este teste é realizado com a flexão da coxa do paciente em ângulo reto até o tronco e depois rotando a perna externamente. A inflamação do músculo obturador interno causa dor (p. ex., abscesso tubo-ovariano ou apendicite pélvica).

7. Que testes laboratoriais devem ser obtidos em pacientes com dor abdominal aguda?

Embora os testes laboratoriais sejam úteis na confirmação da evolução de um processo patológico, frequentemente eles não são úteis na localização da causa da dor abdominal.

- Obter um *hemograma completo*. A elevação da contagem de glóbulos brancos sugere inflamação; entretanto, a ausência de leucocitose pode ser enganadora no início do curso da doença. Um baixo hematócrito com um volume corpuscular médio (MCV) normal sugere perda sanguínea aguda, enquanto que um baixo hematócrito com um baixo MCV sugere deficiência de ferro decorrente da perda de sangue gastrointestinal (GI) crônica ou má absorção.
- *Elevações da amilase e lipase* podem sugerir pancreatite, mas amilase pode ter várias outras origens, incluindo glândulas salivares, pulmões, intestino e ovários.
- *Elevações nas enzimas hepáticas* podem ser sugestivas de causas hepatobiliares da dor. Elevações do aspartato ou alanina aminotransferase sugerem lesão hepatocítica. Elevações na fosfatase alcalina ou γ-glutamil transferase sugerem lesão canalicular ou biliar. Elevações na bilirrubina total acima de 3 mg/dL sugerem obstrução no ducto biliar comum ou colestase intra-hepática associada, porém se a elevação na bilirrubina for predominantemente não conjugada e não associada a elevações na enzima hepática, ela poderá se dever à doença de Gilbert.
- *Evidência de piúria* na urinálise sugere infecção no trato urinário, mas também pode ser vista em nefrolitíase, prostatite ou até mesmo apendicite pélvica.
- *Análise química* pode ser útil na avaliação global da saúde, hiperglicemia, acidose e distúrbios eletrolíticos do paciente.
- *Testes de gravidez* (beta gonadotrofina coriônica humana) devem ser requisitados para todas as mulheres na pré-menopausa.
- *Exame das fezes* para detectar sangue oculto pode ser útil.
- *Eletrocardiograma* é realizado em todos os pacientes com suspeita de infarto do miocárdio ou que têm mais de 50 anos.

8. Que testes radiológicos devem ser solicitados para avaliar o paciente com dor abdominal aguda?

A escolha dos testes depende da probabilidade do diagnóstico clínico pré-teste e da capacidade dos testes radiológicos para a confirmação da suspeita clínica.

- *Radiografias simples* do abdome são rápidas, prontamente disponibilizadas e podem ser realizadas à beira do leito. Podem detectar obstrução intestinal (alças intestinais dilatadas com ar/níveis de líquido), vólvulo e perfuração das vísceras (ar livre). Ocasionalmente, sugerem cálculos (≈ 20% de cálculos biliares e ≈ 80% de cálculos renais estão calcificados) ou ruptura de aneurisma aórtico (separação do cálcio na parede aórtica e efeito da massa). Cálcio na área do pâncreas sugere pancreatite como a causa da dor. Um abdome sem gases, com ar na parede do intestino, ou ar no sistema venoso portal sugere infarto intestinal ou infecção grave. Ar intra-abdominal livre é mais bem detectado com o paciente em decúbito lateral esquerdo por 10 minutos, mas uma tomografia computadorizada (CT) é mais sensível para pequenas quantidades de ar (ver o Capítulo 69).
- *Ultrassonografia* (US) do abdome é rápida, não invasiva e pode ser realizada à beira do leito. As desvantagens da US incluem a perícia variável dos operadores e exame subaproveitado no abdome obeso ou gasoso. US é excelente para a avaliação da vesícula biliar, ductos biliares, fígado, rins, apêndice e órgãos pélvicos (ver o Capítulo 69).
- *CT* do abdome proporciona uma visão detalhada da anatomia. Agentes de contraste oral e intravenoso são geralmente necessários. CT passou a ser uma extensão do exame físico e o exame radiológico mais útil do paciente com dor abdominal aguda. CT é melhor do que US para avaliação do pâncreas, mas frequentemente não possui resolução espacial para identificar cálculos biliares (ver o Capítulo 69).
- *Rastreio* com *ácido hepatoiminodiacético (HIDA)* é o teste mais preciso para colecistite aguda (ver o Capítulo 70).

9. Dor referida no abdome pode confundir. Quais são as causas extra-abdominais comuns de dor abdominal referida?

- *Torácica*: pneumonia, embolia pulmonar, pneumotórax, infarto do miocárdio ou isquemia, espasmo esofágico ou perfuração.
- *Neurogênica*: dor radicular (compressão da medula espinal pelo tumor, abscesso, compressão ou infecção por varicela-zóster), *tabes dorsalis*.

- *Metabólica*: uremia, porfiria, insuficiênciasuprarrenal aguda.
- *Hematológica*: anemia falciforme, anemia hemolítica, púrpura de Henoch-Schönlein.
- *Toxinas*: mordidas de insetos (pancreatite induzida por mordida de escorpião), envenenamento com chumbo.

10. Quais são algumas causas comuns de dor abdominal não grave?
- Adenite mesentérica.
- Síndrome do intestino irritável.
- Enterites viral e bacteriana.
- Herpes pré-eruptiva.
- Enxaqueca abdominal.
- Costocondrite.
- Refluxo gastroesofágico.

11. Liste as causas comuns de dor abdominal aguda em mulheres grávidas.
- Apendicite.
- Cistos ovarianos complicados por torção, ruptura e hemorragia.
- Gravidez ectópica.
- Problemas na vesícula biliar (colecistite acalculosa, colecistite ou coledocolitíase).

12. Quando o apêndice é encontrado inteiramente normal durante uma laparotomia realizada para apendicite presumida em uma mulher grávida, o apêndice deve ser removido?
Não. A remoção do apêndice normal triplica o risco de perda fetal.

13. Qual a causa mais comum de dor abdominal aguda em pacientes idosos?
Doença do trato biliar é responsável por 25% de todos os casos de dor abdominal aguda em pacientes idosos que necessitam de hospitalização. Obstrução intestinal e hérnia encarcerada são as causas seguintes mais comuns, seguidas por apendicite.

14. Que sintomas são úteis na avaliação de apendicite?
É completamente incomum que apendicite aguda apresente náusea, vômitos ou diarreia antes da dor abdominal. Geralmente apendicite aguda é anunciada por dor e é frequentemente seguida por anorexia, náusea e algumas vezes um único episódio de vômitos. Apendicite aguda deve ser a primeira na lista do diagnóstico diferencial em qualquer paciente com dor abdominal aguda sem história prévia de apendectomia. Um sistema de pontuação simples dos parâmetros clínicos e testes laboratoriais, o escore de Alvarado, foi validado para ser muito preditivo de apendicite aguda (Tabela 53-2).

Tabela 53-2. Escore de Alvarado

SINTOMAS	ESCORE
Migração da dor para a fossa ilíaca direita	1
Anorexia	1
Náusea e vômitos	1
SINAIS	
Temperatura elevada, > 37,3°C	1
Dor rebote	1
Sensibilidade na fossa ilíaca direita	2
ACHADOS LABORATORIAIS	
Contagem de leucócitos elevada	2
Desvio de neutrófilos para a esquerda (> 75%)	1
Total	**10**

Escore = 5-6 apendicite possível.
Escore = 7-8 apendicite provável.
Escore = 9-10 apendicite muito provável.

15. Discuta as formas atípicas de apendicite.
Quando o apêndice é de localização retrocecal ou retroileal, o apêndice inflamado é frequentemente protegido do abdome anterior. A dor é com frequência menos pronunciada, e sinais localizadores ao exame físico são incomuns. Os sintomas e sinais de apendicite em pacientes idosos são sutis. A dor é com frequência mínima, a febre é leve, e a leucocitose é incerta. É essencial um alto índice de suspeição.

16. Descreva os achados US de apendicite aguda.
O apêndice aparece como um alvo redondo com um lúmen anecoico, cercado por uma parede do apêndice espessada e hipoecoica (mais de 2 mm). Este achado com a reprodução da dor com o transdutor tem uma precisão diagnóstica de 95% e um valor preditivo negativo de 97%. Embora a avaliação de apendicite por US tenha a vantagem da portabilidade à beira do leito e a ausência de radiação, a CT tem demonstrado superior sensibilidade, precisão e valor preditivo negativo (96% *versus* 76%, 94% *versus* 83% e 94% *versus* 76%, respectivamente).

17. Quando é realizada laparotomia para apendicite presumida, qual a taxa aceitável para falso-negativo? Com que frequência é identificada outra causa neste contexto?
É relatada uma taxa de laparotomia falso-negativa de 10 a 20%. Em aproximadamente 30% dos casos, é identificada alguma outra causa de dor abdominal, como linfadenite mesentérica, divertículo de Meckel, diverticulite cecal, doença inflamatória pélvica, gravidez ectópica e ileíte.

18. Qual o melhor teste para avaliar pacientes infectados com infecção pelo vírus da imunodeficiência humana (HIV) que se queixam de dor abdominal aguda?
Em razão da variedade de causas de dor abdominal nestes pacientes, tem sido defendido que o rastreio com CT é o melhor teste.

19. Quais as características fundamentais de uma gravidez tubária rota?
- Amenorreia (período perdido ou menstruação escassa).
- Dores abdominal e pélvica.
- Massa anexa suave unilateral sensível.
- Sinais de perda de sangue sem sangue no trato GI.

20. Quais as características de obstrução intestinal aguda?
- Náusea e vômitos.
- Falha em expelir flatos.
- Cirurgia abdominal prévia ou presença de hérnia.
- Dor peristáltica (dor em cólica – a cada 10 minutos para obstrução jejunal e a cada 30 minutos para obstrução ileal).

21. Liste as características clínicas e as causas de obstrução do intestino grosso.
- A maioria dos pacientes tem mais de 50 anos de idade.
- A dor em cólica abdominal inferior tem início gradual.
- Distensão abdominal é uma característica proeminente.
- Alças do intestino dilatadas com haustrações distinguem o cólon do intestino delgado em raios X abominais ou CT (ver os Capítulos 66 e 69).
- As causas incluem neoplasia obstrutiva, diverticulite, hematoma (trauma ou distúrbio hemorrágico) e vólvulo cecal ou sigmoide.

22. Liste as características clínicas de diverticulite.
- Mais de 50 anos de idade.
- Dor abdominal inferior esquerda (frequentemente com vários dias de duração).
- Massa palpável no quadrante inferior esquerdo.
- Febre de baixa intensidade e leucocitose (note que 45% podem ter contagem normal de glóbulos brancos).

Ocorre diverticulite no lado direito em somente 1,5% dos pacientes nos países ocidentais, porém é mais comum entre os asiáticos. Até 75% destes pacientes apresentam dor no quadrante inferior direito, frequentemente mal diagnosticada como apendicite aguda.

23. Quais os achados característicos de diverticulite na CT?
Ver o Capítulo 69.
- Densidade aumentada dos tecidos moles sem gordura pericólica, secundária à inflamação (98%).
- Divertículos colônicos (84%).
- Espessamento da parede intestinal (70%).
- Massas de tecido mole representando flegmon e coleções de líquido pericólico representando abscessos (35%).
- Sensibilidade, especificidade e valores preditivos positivos e negativos de 97, 100, 100 e 98%

Nota: Em 10% dos pacientes, diverticulite não pode ser distinguida de carcinoma, e poderá haver a necessidade de ser realizado um exame endoscópico *gentil e cuidadoso*.

24. Liste as características clínicas de colecistite aguda.
- Os pacientes com frequência apresentam uma história de episódios prévios de dor abdominal mais leve.
- A dor abdominal geralmente surge após uma refeição, especialmente à noite depois de uma refeição pesada ou contendo gordura.
- Crescendos de dor tipicamente por 20 a 30 minutos e depois platôs.
- Dor que dura mais de 1 a 2 horas é geralmente acompanhada por inflamação na parede da vesícula biliar.
- Ocorre náusea associada em 90% dos pacientes; vômitos podem acompanhar o início da dor em 50% a 80% dos casos.

- É comum a irradiação da dor para as costas; a dor se irradia para a escápula direita em 10% dos casos.
- É comum febre de baixa intensidade.
- Sensibilidade no hipocôndrio direito geralmente está presente. Parada inspiratória durante palpação suave do quadrante superior direito (sinal de Murphy) sugere colecistite aguda.
- Os testes diagnósticos incluem rastreio com HIDA ou US.

25. Qual é o diagnóstico diferencial de dor no quadrante superior direito além de colecistite aguda?
- Fígado: hepatite grave com inchaço e distensão da cápsula hepática, metástases no fígado, síndrome de Fitz-Hugh Curtis, hepatopatia congestiva (trombose das veias hepáticas – síndrome de Budd-Chiari), hepatoma ou adenoma hepático com infarto ou sangramento interno.
- Pâncreas: pancreatite, pseudocisto.
- Trato GI: úlcera péptica com ou sem perfuração, apendicite aguda (retrocecal).
- Rins: pielonefrite, nefrolitíase.
- Pulmões: pneumonia, embolia pulmonar, pleurisia.
- Coração: infarto do miocárdio, pericardite.
- Varicela-zóster pré-erupção.

26. Quando um paciente se deve submeter à cirurgia para abdome agudo?
Deve ser realizada cirurgia quando, segundo o julgamento do cirurgião, um problema será identificável ou tratável por meio de intervenção cirúrgica. Não existe um substituto para o bom julgamento cirúrgico e a intuição.

27. Que condições podem resultar em um abdome agudo em pacientes infectados pelo HIV?
Pacientes com HIV podem ter qualquer uma das causas usuais de abdome agudo; devem ser considerados todos os diagnósticos não específicos para HIV. Perfuração é mais frequentemente causada por infecção por citomegalovírus (CMV) no intestino delgado distal ou cólon; esta é a causa mais comum de abdome agudo em infecção por HIV em estágio terminal. Infecção por CMV das células endoteliais vasculares provoca ulceração isquêmica e perfuração da mucosa. Linfoma e sarcoma de Kaposi associados ao HIV também podem provocar perfuração, porém este achado é raro. Colangiopatia decorrente da síndrome da imunodeficiência adquirida, papilite e pancreatite induzida por drogas (p. ex., pentamidina, sulfametoxazol-trimetoprim [Bactrim], didanosina, ritonavir) são causas únicas de dor abdominal em pacientes infectados pelo HIV.

28. Os pacientes com lúpus eritematoso sistêmico (SLE) estão em risco aumentado de catástrofe intra-abdominal?
Aproximadamente 2% dos pacientes com SLE desenvolvem vasculite associada ao lúpus, uma das complicações mais devastadoras do SLE. A taxa de mortalidade é mais do que 50%. Pequenos vasos da parede intestinal são afetados, ocasionando ulceração, hemorragia, perfuração e infarto.

29. O quanto são comuns manifestações GI severas de poliarterite nodosa (PAN)?
PAN é uma vasculite que pode ter envolvimento visceral. É encontrado sangramento GI por isquemia intestinal em 6% dos casos, perfuração intestinal em 5% e infarto intestinal em 1,4%. Colecistite acalculosa ocorre em até 17% por causa do envolvimento vasculítico direto da artéria cística e da vesícula biliar.

30. Que causas de dor abdominal aguda devem ser consideradas em usuários de drogas ilícitas?
Relatos de casos mostram que cocaína intravenosa e fumada causa isquemia mesentérica aguda ou "barriga de crack". Endocardite em abusadores de drogas parenterais pode estar associada à embolia mesentérica e a infarto intestinal.

31. Quais são algumas causas raras de dor abdominal aguda?
- Gastroenterite eosinofílica.
- Apendagite epiploica.
- Febre mediterrânea familiar.
- Angioedema hereditário.
- Doença de Addison (insuficiênciasuprarrenal aguda).
- Cetoacidose diabética.
- Porfiria.
- Crise decorrente de anemia falciforme.

O autor gostaria de agradecer a Peter R. McNally, DO, e James E. Cremins, MD, que foram os autores deste capítulo na edição anterior.

BIBLIOGRAFIA

1. Alvarado A. A practical score for the early diagnosis of acute appendicitis. Ann Emerg Med 1986;15:557-64.
2. Baker JB, Mandavia D, Swadron SP. Diagnosis of diverticulitis by bedside ultrasound in the emergency department. J Emerg Med 2006;30:327.
3. Bonkovsky HL, Siao P, Roig Z et al. Case 20-2008: A 57-year-old women with abdominal pain and weakness after gastric bypass surgery. N Engl J Med 2008;358:2813-25.
4. Bundy DG, Byerley JS, Liles AE et al. Does this child have appendicitis? JAMA 2007;298:438-51.
5. Denizbasi A, Unluer EE. The role of the emergency medical resident using the Alvarado Score in the diagnosis of acute appendicitis compared with the general surgery resident. Eur J Emerg Med 2003;10:296-301.

6. Dobbins C, Defontgalland D, Duthie G et al. The relationship of obesity to the complications of diverticular disease. Colorectal Dis 2006;8:37.
7. Ghosheh B, Salameh JR. Laparoscopic approach to acute small bowel obstruction: Review of 1061 cases. Surg Endosc 2007;21:1945-9.
8. Goh V, Halligan S, Taylor SA et al. Differentiation between diverticulitis and colorectal cancer: Quantitative CT perfusion measurements versus morphologic criteria-Initial experience. Radiology 2007;242:456.
9. Humes DJ, Simpson J. Acute appendicitis: Clinical review. Br J Med 2006;333:530-4.
10. Lyon C, Clark DC. Diagnosis of acute abdominal pain in older patients. Am Fam Physician 2006;74:1537.
11. McKay R, Shepherd J. The use of the clinical scoring system by Alvarado in the decision to perform computed tomography for acute appendicitis in the ED. Am J Emerg Med 2007;25:489-93.
12. Paulson EK, Kalady MF, Pappas TN. Suspected appendicitis. N Engl J Med 2003;348:236-42.
13. Pearigen P. Unusual causes of abdominal pain. Emerg Med Clin North Am 1996;14:593.
14. Pickuth D, Heywang-Kobrunner SH, Spielmann RP. Suspected acute appendicitis: Is ultrasonography or computed tomography the preferred technique? Eur J Surg 2000;166:315-9.
15. Silen W. Cope's early diagnosis of the acute abdomen. Oxford: Oxford University Press; 1990.
16. Strasberg SM. Acute calculous cholecystitis. N Engl J Med 2008;358:2804-11.
17. Terasawa T, Blackmore C. Bent et al. Systematic review: Computed tomography and ultrasonography to detect acute appendicitis in adults and adolescents. Ann Intern Med 2004;141:537-46.
18. Wang LT, Prentiss KA, Simon JZ et al. The use of the white blood cell count and left shift in the diagnosis of appendicitis in children. Pediatr Emerg Care 2007;23:69-76.
19. Westrom L, Mardh PA. Epidemiology and etiology and prognosis of acute salpingitis: A study of 1457 laparoscopically verified cases. In: Hobson D, Holmes KK, editors. Nongonococcal urethritis and related diseases. Washington, DC: American Society of Microbiology; 1997.
20. Zaidi E, Daly B. CT and clinical features of acute diverticulitis in an urban U.S. population: Rising frequency in young, obese adults. AJR Am J Roentgenol 2006;187:689.

Websites

www.merckmanuals.com/professional/gastrointestinal_disorder/acute_abdomen_and_surgical_gastroenterology/acute_abdominal_pain:html

Cartwright SL, Knudson MP: Evaluation of acute abdominal pain in adults. Am Fam Physician 2008;77(7)971-978. Accessed September 22,2014, from www.aafp.org/afp/2008/0401/p971.html.

www.slideshare.net/draptis/diagnosis-and-management-of-acute-abdominal-pain

AVALIAÇÃO DE DIARREIA INFECCIOSA AGUDA

Ramiro L. Gutiérrez, MD, MPH, CDR, MC (UMO), USN ▪ *Wesley R. Campbell, MD*
Scott E. Cunningham, MD, CPT(P), MC ▪ *Mark S. Riddle, MD, MPH&TM, DrPH*
Patrick E. Young, MD

EPIDEMIOLOGIA

1. O que é diarreia aguda?
O mais importante aspecto definidor de diarreia é uma alteração na frequência ou consistência dos movimentos intestinais em relação à linha de base. Para fins de pesquisa, *diarreia aguda* é definida como a produção de fezes anormalmente moles, com mais de *três episódios diários por até 14 dias*. Geralmente um aumento na produção diária de 100 mg normais para 200 mg por dia está associado à frequência excessiva de defecação. Diarreia aguda comumente resulta como parte de uma resposta à infecção entérica (embora infecções sistêmicas severas também possam estar associadas à diarreia) ou toxinas pré-formadas, ou como parte de efeitos de medicamentos, processos de má absorção e osmóticos, doença inflamatória intestinal (IBD) ou doenças vasculares.

2. Com que frequência diarreia aguda causada por infecção ocorre nos Estados Unidos?
Com base em estimativas recentes dos Centros para Controle e Prevenção de Doenças, aproximadamente 9,4 milhões de casos de infecção alimentar, com aproximadamente 56.000 hospitalizações e mais de 1.300 mortes, ocorrem anualmente nos Estados Unidos e são atribuídos a patógenos conhecidos. *Uma maioria das doenças é causada por Norovirus, Salmonella, toxinas pré-formadas e Campylobacter.* Um adicional de 38,4 milhões de doenças com 72.000 hospitalizações ocorre anualmente como consequência de patógeno não identificado.

3. Quais os organismos bacterianos que produzem toxinas pré-formadas que causam diarreia aguda?
Sintomas que ocorrem rapidamente (< 12 horas) após a ingestão e incluem náusea, vômitos ou diarreia são compatíveis com a ingestão de uma toxina pré-formada. Algumas destas toxinas termoestáveis, portanto, persistem apesar do cozimento dos alimentos. As síndromes mais comuns são causadas pela (1) enterotoxina por *Staphylococcus aureus* termoestável, (2) enterotoxinas por *Bacillus cereus* (frequentemente associada ao arroz) e (3) *Clostridium perfringers* (carnes reaquecidas como o presunto). Os sintomas são em geral autolimitados. O ponto de origem dos surtos com múltiplos casos associados a uma refeição recente é típico. Além disso, envenenamento por ciguatera e frutos do mar escombrídeos, causado por toxinas termoestáveis decorrentes da bioacumulação e deterioração, respectivamente, são comuns e podem apresentar diarreia como parte das suas síndromes.

4. O que é diarreia persistente?
Sintomas de diarreia que duram 14 dias ou mais são em geral classificados como persistentes. O diagnóstico diferencial de diarreia persistente difere um pouco de diarreia aguda ou crônica. Em termos de infecção, patógenos bacterianos entéricos, parasitas e protozoários são mais prováveis de resultar em doença persistente, e patógenos virais são menos comuns. Os seguintes organismos devem ser considerados no diagnóstico diferencial de diarreia persistente:
- Bactérias: *Campylobacter, Vibrio, Escherichia coli, Shigella, Salmonella, Clostridium difficile*, sífilis, clamídia (linfogranuloma venéreo [LGV]).
- Parasitas (helmintos): Infecção por Strongyloides pode levar à colite.
- Protozoários: *Giardia, Isospora, Cyclospora, Cryptosporidium.*
- Má absorção: Sprue tropical, sprue celíaco, intolerância à lactose.

5. Quais são as características de síndromes de diarreia não inflamatória e inflamatória?
Diarreia não inflamatória consistem uma síndrome de diarreia aquosa, sem sangue, não purulenta e frequentemente sem sinais ou sintomas sistêmicos proeminentes, como febre ou mialgias. Os fatores etiológicos específicos frequentemente não são diagnosticados, e o curso é com frequência autolimitado. Diarreia inflamatória consiste em fezes frequentes, em menor volume, mucoides ou com sangue, frequentemente associadas a tenesmo, febre e dor abdominal proeminente ou severa. Na avaliação laboratorial, *a diarreia inflamatória exibe leucócitos fecais positivos e lactoferrina positiva nas fezes*, e quase sempre envolverá o cólon (colite), quando houver folhas grandes com leucócitos presentes.

6. Que transtornos e infecções estão associados à diarreia inflamatória?
Diarreia inflamatória está geralmente associada a transtornos que causam interferência na mucosa. O comprometimento da mucosa pode ser decorrente de um processo primário (IBD) ou secundário (organismo infeccioso invasivo). Os agentes infecciosos invasivos associados à diarreia incluem *Salmonella, Shigella, Campylobacter, E. coli* entero-hemorrágica (EHEC; O157:H7), *E. coli* enteroinvasiva e outras *E. coli* produtoras de toxina Shiga (STEC), *C. difficile, E. histolytica* e *Yersinia enterocolítica*. As causas não infecciosas de diarreia inflamatória incluem colite ulcerativa, doença de Crohn, enterite por radiação, doenças isquêmicas e vasculares e diverticulite.

7. Quais os transtornos e infecções que estão associados à diarreia não inflamatória?

Diarreia não inflamatória é geralmente causada por infecção por patógenos não invasivos que geram toxinas ou usam outros meios para promover um processo secretório. Os agentes causativos incluem *Vibrio cholerae*, *E. coli* enterotoxigênica, toxinas estafilocócicas e clostridias, vírus, protozoários, *Cryptosporidium* e *Giardia*.

8. Quem está em maior risco (morbidade e mortalidade) por causa da doença diarreica aguda?

Indivíduos muito jovens, idosos e os imunocomprometidos estão em maior risco de morbidade e mortalidade decorrente da doença diarreica aguda. Outros fatores de risco incluem viagem a países em desenvolvimento, aqueles que trabalham ou frequentam creches e aqueles que estão recebendo ou recentemente receberam antibióticos, embora entre os jovens e sadios a mortalidade seja extremamente rara.

Crianças com menos de 5 anos de países em desenvolvimento, sobretudo na África Subsaariana e Ásia, sofrem desproporcionalmente de doença diarreica. Infecções diarreicas agudas e persistentes são uma fonte importante de mortalidade e morbidade pediátricas. Anualmente, 800.000 mortes pediátricas são atribuídas a doenças diarreicas.

Entretanto, a diarreia dos viajantes afeta mais de 20 milhões de pessoas por ano e é a doença mais comum que afeta os viajantes.

9. Qual o patógeno viral evitável por vacinação que é a principal causa de diarreia pediátrica em países em desenvolvimento e desenvolvidos?

Infecção por rotavírus é a principal causa de surtos e de diarreia esporádica em todo o mundo. Entre crianças e idosos, os surtos de diarreia por rotavírus resultam em morbidade e mortalidade significativas e em pesquisas recentes são a causa mais comum de diarreia moderada à severa entre bebês e crianças até 2 anos no mundo em desenvolvimento.

10. Qual a causa mais comum de surtos e casos esporádicos de gastroenterite infecciosa e diarreia aguda em países do ocidente?

Infecção por Norovirus é a causa mais comum de diarreia e gastroenterite agudas esporádicas associadas a surtos em países do ocidente. Nos Estados Unidos, estima-se que 21 milhões de casos de gastroenterite por *Norovirus* ocorram anualmente. Os *Norovirus* fazem parte da família do *Calicivirus* e se enquadram em cinco genogrupos (G.I até G.V). Embora alguns genogrupos possam infectar e estejam presentes tanto em humanos quanto em animais, a maioria dos surtos resulta da transmissão entre humanos. A maior parte das estirpes pandêmicas está relacionada com os subtipos G.II.4.

11. Que organismos têm maior probabilidade de apresentar diarreia com sangue ou disenteria aguda?

Patógenos bacterianos invasivos e, em menor grau, amebas são mais prováveis de apresentar diarreia acompanhada de febre ou disenteria. Entre os patógenos bacterianos, *Shigella* sp., *Salmonella* não tifoide, *Campylobacter* sp., STEC e variantes de EHEC são os mais comuns. *Entamoeba histolytica*, o agente da disenteria amebiana, também pode causar crises de diarreia aquosa ou com sangue com colite.

12. Quais são os subtipos diarregênicos de *E. coli*?

Existem seis subtipos de *E. coli* diarregênicos:
- *E. coli* enterotoxigênica (**ETEC**) – notável pela produção de toxinas, sejam elas termolábeis, termoestáveis ou ambos, e é a causa mais comum de diarreia dos viajantes em muitos países em desenvolvimento.
- *E. coli* e *E. coli* enteropatogênica **difusamente aderentes** – comuns em crianças com menos de 2 anos. Alta aderência ao intestino delgado.
- *E. coli* enteroinvasiva (**EIEC**) – capaz de invadir o revestimento da mucosa (aparelho secretório tipo 3); causa uma apresentação semelhante à enterocolite por *Shigella*.
- *E. coli* enteroaderente/agregativa (**EAEC**) – causa associada de diarreia crônica persistente em crianças e viajantes. É uma causa comum de diarreia dos viajantes além de ETEC.
- **EHEC** – colite e diarreia com sangue associadas e a síndrome urêmica hemolítica (HUS). Os achados patológicos são secundários à produção da toxina *Shigalike*. O sorotipo O157:H7 é o representante mais comum de EHEC. É mais comumente transmitida pelos alimentos, em particular de produtos de carne bovina contaminada. Ela é isolada em ensaio de ágar sorbitol-MacConkey e produção de toxina com imunoabsorvente ligado à enzima (não fermenta sorbitol). HUS ocorre em aproximadamente 5 a 15% dos casos pediátricos em que a terapia com antibióticos foi associada ao início de HUS.
- **STEC** – linhagens produtoras de toxina Shiga além de EHEC. Um surto recente de O104:H4, em 2011, resultou em doença principalmente em adultos e foi associado à HUS em alguns casos.

13. Quais são as características epidemiológicas e as espécies mais comumente associadas à shigelose?

Infecções por *Shigella* em países desenvolvidos, como os Estados Unidos, estão mais comumente associadas a linhagens *Shigella sonnei*. Infecções por *Shigella flexneri* são mais comuns em países em desenvolvimento e são a segunda espécie mais comum de *Shigella* isolada de pacientes nos Estados Unidos. *Shigella dysenteriae* é menos comum, mas pode causar uma infecção mais severa e disenteria epidêmica. Nos Estados Unidos, shigelose está mais comumente associada a crianças em ambientes de creches, indivíduos institucionalizados e entre homens que fazem sexo com homens. Shigelose também é uma causa importante de diarreia aquosa e disenteria entre viajantes.

14. Que classe de antibióticos deve ser evitada em diarreia aguda adquirida por um viajante ao sudeste da Ásia?

A resistência à quinilona é prevalente entre as linhagens *Campylobacter* encontradas no sudeste da Ásia e crescente em outros lugares, com aumento da incidência na Rússia, Índia e alguns países do leste europeu. A alta taxa de resistência a esta classe de antibióticos as torna uma má escolha para o tratamento empírico de diarreia dos viajantes nessas localidades. *Azitromicina* é atualmente o agente de escolha para o tratamento empírico de diarreia dos viajantes em áreas onde infecção por *Campylobacter* provavelmente será resistente. *Campylobacter* também está entre as causas mais comuns de disenteria, e a evitação de quilonas para o tratamento dessas apresentações clínicas é adequada independentemente da localização geográfica.

15. Quais agentes de diarreia aguda são mais prováveis de ser adquiridos pela ingestão de ostras cruas?

Ostras e outros organismos que se alimentam por filtração, sejam eles cultivados sejam capturados em ambientes naturais, são capazes de abrigar e concentrar patógenos entéricos. Infecções entéricas virais e bacterianas podem ser adquiridas pela ingestão de ostras cruas. Os patógenos comuns que causam preocupação incluem a espécie *Vibrio*, em particular *Vibrio parahaemolyticus*, que causa uma doença diarreica. Surtos de *Norovirus* também foram atribuídos ao consumo de ostra crua. Infecção por *Vibrio vulnificus* foi associada a estas ingestões, porém está mais associada à septicemia e fascite necrosante bolhosa em pacientes imunocomprometidos e naqueles com doença hepática ou cirrose em estágio terminal.

16. Que fatores etiológicos específicos peculiares existem para doença diarreica aguda em hospedeiros imunocomprometidos?

Ver o Capítulo 56 para uma discussão mais detalhada. Deficiência de imunoglobulina A, vírus da imunodeficiência humana (HIV) e síndrome de deficiência imune adquirida, transplante de órgão, doença reumatológica em agentes imunossupressores e quimioterapia podem predispor à infecção entérica. Estes hospedeiros são suscetíveis a causas comuns de diarreia aguda, mas também a agentes não comumente problemáticos para hospedeiros normais: *Mycobacteria*, *Cyclospora*, *Isospora*, *Cryptosporidium*, citomegalovírus (CMV) e herpes.

17. Que agentes infecciosos estão associados à doença diarreica aguda e persistente em pacientes com HIV?

O grau de imunodeficiência influencia o diagnóstico diferencial. Em geral, os mesmos patógenos vistos em moradores da comunidade imunocompetentes são encontrados entre pacientes com infecção por HIV, mas apresentações persistentes e crônicas podem ser mais comuns para estes mesmos organismos. Além disso, podem ocorrer sintomas sugestivos de doença invasiva com infecções causadas por patógenos normalmente não invasivos. Terapia antirretroviral altamente ativa e envolvimento viral direto por HIV também podem ser contribuintes comuns para diarreia.

Entre os contribuintes bacterianos, a *Salmonella* (bacteriemia não tifoidal) é especialmente preocupante e pode ser recorrente. Outros contribuintes são *Campylobacter* e *Shigella*. O complexo *Mycobacterium avium* pode estar presente mesmo sem diarreia significativa e frequentemente faz parte de uma síndrome de caquexia global.

Os contribuintes parasitários são *Cryptosporidium parvum*, *Microsporidium* (uma causa comum de diarreia crônica no HIV), *Giardia lamblia*, *Entamoeba histolytica*, *Strongyloides stercoralis*, *Isospora belli* e *Cyclospora cayetanensis*.

18. Quais as causas comuns de doença diarreica aguda entre pacientes de transplante de órgãos sólidos?

O uso de valganciclovir resultou em menos doença relacionada com o CMV. Patógenos virais adquiridos na comunidade, em particular *Norovirus*, são mais comuns. No contexto de colite, CMV continua sendo o fator etiológico mais comum. A presença de CMV na reação em cadeia da polimerase (PCR) nas biópsias nem sempre está correlacionada com agente causativo, quando o paciente está em terapia antiviral supressiva, e evidência no tecido de doença por CMV (histopatológica) é desejável.

As taxas de infecção parasítica em receptores de transplante de órgãos não são inteiramente conhecidas e são mais comuns nos países em desenvolvimento. Os sinais de infecção podem ser broncopneumonia, febre prolongada e meningite. Os caminhos para infecção incluem, de novo, reativação de infecção latente ou transmissão pelo enxerto.

19. Que agente bacteriano de diarreia aguda tem os humanos como seu reservatório mais importante e é mais provável de se propagar e causar surtos da doença a partir do contato de pessoa para pessoa?

A espécie *Shigella* (*sonnei*, *dysenteriae*, *flexneri* e *boydii*) é altamente adaptada aos hospedeiros humanos, e os humanos são o reservatório mais significativo que pode contribuir para surtos dentro de contatos próximos na família, em ambientes de cuidados infantis e pela contaminação dos alimentos. *S. dysenteriae* causa doença severa resultante da alta produção da toxina Shiga e está associada a surtos epidêmicos nos países do mundo em desenvolvimento.

20. Que apresentação e características históricas são úteis na definição dos fatores etiológicos das síndromes de diarreia aguda?

Fatores do hospedeiro (idade, estado imunológico, medicamentos, condições comórbidas), geografia e *status* socioeconômico influenciam fortemente o diagnóstico diferencial infeccioso de doença diarreica. O tipo de diarreia e a localização da apresentação são determinantes úteis. A Tabela 54-1 agrupa as síndromes diarreicas comuns com suas características epidemiológicas.

21. Qual a causa mais comum da diarreia dos viajantes?

Infecção por ETEC é a causa identificada mais comum da diarreia dos viajantes na maioria dos países do mundo. Estirpes de ETEC causam uma síndrome diarreica aquosa de gravidade variada resultante da produção de uma ou duas enterotoxinas: toxina termoestável e toxina termolábil (LT). A variante da LT está intimamente relacionada com a toxina colérica e

Tabela 54-1. Prevalência e Causas Infecciosas de Diarreia Infecciosa Comum pelo Tipo de Síndrome

APRESENTAÇÃO	PREVALÊNCIA ESTIMADA (%)	PAÍSES DESENVOLVIDOS	PAÍSES EM DESENVOLVIMENTO
Diarreia aquosa aguda	90	Viral, toxinas pré-formadas	*E. coli* enterotoxigênica, outra *E. coli* diarreiogênica, *C. jejuni*, *Salmonella*, *Shigella*
Disenteria aguda	5-10	*Shigella*, *E. coli* enteroinvasiva, *Campylobacter*	*Shigella*, *E. coli* enteroinvasiva, *C. jejuni*, *E. histolytica*
Diarreia persistente (> 2 sem.)	3-4	*E. coli* enteropatogênica, *Giardia*, *Yersinia*, *Campylobacter*	*E. coli* enteropatogênica, *Giardia*
Fezes grandes volumosas/ tipo água de arroz	1	*Salmonella*, *E. coli* enterotoxigênica	*Vibrio cholerae*, *E. coli* enterotoxigênica
Colite hemorrágica	< 1	*E. coli* entero-hemorrágica, STEC	*E. coli* êntero-hemorrágica

STEC = *E. coli* produtora de toxina Shiga.

resulta em diarreia aquosa profusa. Outra *E. coli* diarreiogênica (EAEC), infecções por *Campylobacter*, *Shigella* e *Salmonella* também são comuns. Infecções virais e parasíticas causam uma minoria dos episódios.

DIAGNÓSTICO E TRATAMENTO

22. Que testes são usados para diagnosticar diarreia infecciosa?

Embora a coleta de fezes para cultura de rotina para agentes bacterianos (*E. coli*, *Salmonella*, *Shigella* e *Campylobacter*) e microscopia (para ovos e parasitas) possam ser úteis na prática clínica, recentemente surgiram testes que são mais rápidos, mais sensíveis e menos trabalhosos. Imunoensaios enzimáticos (EIAs) para antígenos patogênicos tornaram-se os testes de escolha para muitos protozoários, vírus e alguns produtos bacterianos. A testagem para patógenos virais geralmente não é clinicamente indicada por causa da natureza autolimitada da infecção. Técnicas de PCR foram difundidas para inúmeros patógenos, e *kits* disponíveis comercialmente que realizam ensaios de PCR para múltiplos patógenos a partir de uma única amostra (PCR *multiplex*) foram aprovados recentemente pela Administração dos Alimentos e das Drogas e podem-se tornar o teste de escolha para diarreia indiferenciada (Tabela 54-2).

23. Quando devem ser colhidas fezes para cultura de rotina?

As culturas de fezes são usadas excessivamente na prática clínica e frequentemente são uma fonte de tempo e dinheiro mal empregados. As bactérias que são comumente testadas incluem *Salmonella* sp., *Campylobacter* sp., *Shigella* sp. e STEC. Elas são positivas em apenas aproximadamente 1,5 a 5% das amostras submetidas. *Culturas de fezes são clinicamente úteis em pacientes não hospitalizados que tiveram doença diarreica que durou mais de 5 dias*, casos suspeitos de disenteria ou diarreia severa ou em casos de surtos. As culturas de fezes não devem ser submetidas em pacientes que estão hospitalizados há mais de 3 dias.

24. Como é possível diferenciar IBD de diarreia infecciosa aguda?

A apresentação inicial de IBD pode às vezes ser difícil de distinguir de algumas formas de diarreia infecciosa aguda. IBD pode ser considerada em pacientes com diarreia com sangue persistente (> 7 dias) com um exame negativo para doença infecciosa e sem resposta à terapia empírica. A suspeita de IBD é aumentada em pacientes com uma história de queixas gastrointestinais (GI) recorrentes ou crônicas, em pacientes entre 20 e 30 anos de idade e naqueles com manifestações extraintestinais de IBD (úlceras aftosas, uveíte, artralgia, eritema nodoso, pioderma gangrenoso). A endoscopia inferior é indicada para ajudar a distinguir entre estes diagnósticos, embora as características endoscópicas entre IBD e diarreia infecciosa aguda sejam muito parecidas nas primeiras fases de cada doença. Marcadores inflamatórios, como a taxa de sedimentação dos eritrócitos (ESR), são inespecíficos para IBD, mas com frequência são acentuadamente elevados.

25. Quando devemos nos preocupar com uma infecção sistêmica por um patógeno não entérico em um paciente que apresenta diarreia?

A maioria dos patógenos entéricos apresenta uma síndrome clínica com predominância de diarreia, embora outros sintomas (cefaleia, mialgias, febre e indisposição) também possam estar presentes. A maioria destas infecções é autolimitada e se resolve em poucos dias. Aquelas que podem causar doença mais grave (*Shigella*, STEC, *C. difficile*) são em geral prontamente identificadas por estudos das fezes. Muitos outros agentes infecciosos não entéricos e doenças sistêmicas podem apresentar diarreia. A consideração destes fatores etiológicos é indicada quando um paciente tem diarreia persistente

Tabela 54-2. Sensibilidade e Especificidade para Testes Microbiológicos Comuns Usados na Avaliação de Diarreia Infecciosa

TESTE DAS FEZES	SENSIBILIDADE	ESPECIFICIDADE (%)
Leucócitos fecais	55-70*	63-87*
Lactoferrina	71-92*	79-100*
Ensaio de citotoxicidade para *C. difficile*	70-90	100
Ensaio da PCR para *C. difficile*	100	96
EIA para *C. difficile* (toxina A ou B)	61-94	96-99
EIA para *C. difficile* (GDH)	100	61-73
Ensaio de LAMP para *C. difficile*	98	98
EIA para *Campylobacter*	75-100	97-98
EIA para toxina Shiga	92-100	98-100
EIA para *Giardia*	94-99	100
EIA para *E. histolytica*	82	99
Ensaios *multiplex* da PCR	87-100	93-100

EIA = imunoensaio de enzima; GDH = glutamato desidrogenase; LAMP = amplificação isotérmica mediada por loop; PCR = reação em cadeia da polimerase.
*Refere-se à sensibilidade e especificidade para diarreia inflamatória.

com estudos das fezes negativos ou desenvolve sintomas que não são tipicamente vistos com síndromes diarreicas infecciosas (febre alta [> 39°], icterícia, tosse, estado mental alterado).

26. Deve ser considerada endoscopia para avaliar diarreia infecciosa aguda?

Endoscopia não deve fazer parte da avaliação de rotina de diarreia aguda, mas pode ser considerada em um número seleto de situações. Endoscopia pode ser útil para avaliar IBD em pacientes com diarreia persistente com sangue e teste negativo para doença infecciosa que não respondem à terapia empírica. Quando existe uma forte suspeita de *C. difficile* e os testes de fezes são negativos ou não estão disponíveis, sigmoidoscopia flexível pode revelar pseudomembranas características. Finalmente, endoscopia também pode ser útil para pacientes imunocomprometidos para avaliar colite por CMV, o que frequentemente requer um diagnóstico histológico.

27. Qual o melhor teste para avaliar infecção por *Clostridium difficile*?

Tradicionalmente, o diagnóstico de infecção por *C. difficile* foi fundamentado em testes de EIA e culturas toxigênicas confirmatórias ou ensaios citotóxicos. A sensibilidade limitada dos testes de EIA, juntamente com as exigências de tempo e trabalho dos testes confirmatórios, inspirou o desenvolvimento de testes mais rápidos e confiáveis. Testes de PCR se tornaram o teste de escolha em muitas instituições, já que são rápidos (poucas horas) e altamente sensíveis e específicos. *Os ensaios de amplificação isotérmica mediada por loop são ainda mais rápidos (1 hora) e mais simples do que PCR e poderão desempenhar um papel maior no diagnóstico de C. difficile no futuro.* As diretrizes de 2010 da Infection Diseases Society of America recomendam um procedimento em duas etapas com um teste inicial de EIA para glutamato desidrogenase (GDH) seguido por um ensaio confirmatório de cultura toxigênica ou ensaio de cultura celular de citotoxina B. Endoscopia é um meio insensível, invasivo e caro de diagnóstico e não deve ser empregada rotineiramente para este propósito.

28. Quando é necessário um "teste de cura" para diarreia infecciosa aguda?

Na maioria dos casos de diarreia infecciosa aguda, a resolução dos sintomas é suficiente. Não existem indicações para testes de cura com *C. difficile* em pacientes cujos sintomas se resolveram. Muitos departamentos de saúde requerem que funcionários de restaurantes com infecções por *Salmonellas* se submetam a um teste de fezes para demonstrar que não estão mais carregando a bactéria antes de voltarem a trabalhar, mas não existem orientações oficiais das sociedades acadêmicas ou do governo federal em que se basear. Os médicos devem consultar suas agências de departamento de saúde locais no que diz respeito a esta matéria.

29. Descreva os tratamentos para infecção por *C. difficile*.

O primeiro tratamento para infecção por *C. difficile* é interromper o antibiótico agressor, se possível. Caso os sintomas persistam, o tratamento dependerá do contexto clínico. Para infecções leves a moderadas, metronidazol oral (500 mg tid por 10-14 dias) continua a ser o agente de escolha. Em infecção grave (dois ou mais pontos com base nos seguintes: um ponto cada para temperatura > 38,3°C, > 60 anos de idade, albumina < 0,025 g/L, contagem de glóbulos brancos > 15×10^9 células/L; dois pontos para colite pseudomembranosa ou unidade de cuidados intensivos), vancomicina oral (125 mg qid × 10-14 dias) é justificada, uma vez que é aproximadamente 20% mais eficaz neste contexto. Para infecção severa complicada, pode ser acrescentado metronidazol intravenoso (IV) (500 mg q 8h). Vancomicina em doses mais elevadas, antibióticos alternativos (rifaximina) e transplante de microbiota fecal podem ser considerados para recaídas ou doença recorrente.

30. Qual o papel da solução de reidratação oral (ORS) para diarreia infecciosa aguda?

A ORS revolucionou o tratamento de diarreia infecciosa aguda no mundo inteiro. ORS tira proveito do fato de que o sódio e glicose são cotransportados no jejuno, um mecanismo que não é afetado pelo aumento patológico na secreção intestinal que leva a uma maior absorção de água. O uso de ORS pela Organização Mundial de Saúde demonstrou em inúmeros ensaios que reduz a morbidade em adultos e a morbidade e mortalidade em crianças. Ensaios de confronto direto mostram que a ORS é equivalente à hidratação IV para a terapia de gastroenterite aguda em crianças. Como ela reduz o volume diarreico, a baixa ORS hipo-osmolar é preferida.

31. Como ORS deve ser dosada?

A dose depende do grau de desidratação. Para desidratação leve (3-5% de redução do peso corporal), 50 mL/kg tomados em 2 a 4 horas serão apropriados. Para desidratação moderada (6-9% de redução do peso corporal), a dosagem deverá ser aumentada para 100 mL/kg tomada pelo mesmo período. Se a desidratação for mais severa do que isso, o tratamento inicial recomendado é reidratação IV seguida por ORS a 100 mL/kg em 4 horas.

32. Qual o papel dos agentes antimotilidade (AMAs) no tratamento de diarreia infecciosa aguda?

A maioria dos episódios de diarreia aguda é autolimitada, durando menos de 24 horas, e não requer AMAs. Para doenças diarreicas de maior duração, esses agentes podem diminuir a duração da diarreia total, assim melhorando a qualidade de vida. Em geral, AMAs são seguros para uso em adultos com as seguintes ressalvas: devem ser evitados, se o paciente estiver criticamente doente, tiver uma infecção conhecida ou suspeita por *C. difficile* ou *E. coli* O157:H7, febre ou disenteria. AMAs também devem ser evitados em crianças com menos de 3 anos por causa do número aumentado de eventos adversos nesta população. Quando combinados com antimicrobianos para diarreia de viajantes, AMAs podem reduzir a duração da doença de 3 a 5 dias para menos de 24 horas, particularmente para aqueles com episódios mais frequentes de diarreia pré-tratamento.

33. Os agentes antiparasitários (APAs) têm alguma função no tratamento de diarreia aguda?

Para pacientes imunocompetentes em países desenvolvidos, APAs empíricos não têm nenhuma função no manejo de diarreia aguda. Em pacientes de países em desenvolvimento ou naqueles que são imunossuprimidos, o tratamento deve ser guiado com base nos resultados da testagem, já que não existe um APA "tamanho único" (Figura 54-1).

34. Quais são as indicações para antibióticos em diarreia infecciosa aguda?

O uso de antibióticos para diarreia aguda depende em grande parte do agente infeccioso. Nos países desenvolvidos, a maioria das diarreias agudas é autolimitada e viral, tornando o uso de antibióticos questionável. Nos casos em que um patógeno particular é confirmado ou tem alta suspeita (*C. difficile*, *Giardia*, EHEC, ETEC, EIEC, *Shigella* sp., *Isospora*, *Microsporidia*, *Cyclospora*, *E. histolytica*) antibióticos são adequados. Para infecções como *Salmonella* não tifoidal, os antibióticos não agregam nenhum benefício e prolongam a remoção do patógeno. Infelizmente, a maioria dos clínicos precisa tomar decisões sobre o tratamento antes da identificação do patógeno. Assim sendo, a apresentação clínica e o patógeno suspeito direcionam a decisão. Uma fluoroquinolona empírica é adequada em adultos com diarreia inflamatória em que a suspeita não seja de STEC. A produção da toxina Shiga também pode ser prontamente descartada na maioria dos exames laboratoriais de microbiologia clínica.

35. Como o risco de HUS é afetado pelo uso de antibióticos?

Nos Estados Unidos, a maioria das HUS associadas à diarreia está relacionada com a infecção com STEC O157:H7, geralmente por carne bovina contaminada. Em várias séries, o uso de antibióticos parece aumentar o risco de HUS em crianças com menos de 10 anos. Embora os dados referentes aos adultos sejam menos claros, não existem evidências de que o uso de antibióticos reduza a duração da doença ou diminua os sintomas e, assim sendo, não devem ser usados nestes casos.

CONSEQUÊNCIAS E SEQUELAS EM LONGO PRAZO DA DOENÇA DIARREICA

36. Que sequelas foram associadas às infecções entéricas agudas?

Uma lista crescente de sequelas em longo prazo e outras sequelas tem sido associada às infecções entéricas. Foi estabelecida uma forte ligação mecanicamente, epidemiologicamente e a partir de modelos animais entre infecção entérica e fenômenos autoimunes, como a síndrome de Guillain-Barré (GBS) e artrite reativa. Durante a última década, evidências epidemiológicas de surtos e estudos de grandes coortes estabeleceram um risco aumentado de desenvolvimento de síndrome do intestino irritável e outros transtornos GI funcionais depois de infecção entérica. Mais recentemente, evidências sugerem uma ligação potencial entre infecções entéricas e o desenvolvimento ou a identificação de doença celíaca e IBDs.

37. Qual o agente bacteriano de diarreia aguda que mais provavelmente resulta em bacteriemia e focos de infecção ectópica distante?

Estirpes não tifoidais de *Salmonella* são invasivas e podem causar bacteriemia depois de infecção entérica. Entre os pacientes idosos, foi relatada endocardite ou outros focos sépticos de infecção depois de salmonelose. Infecções por *Salmonella*, sejam elas tifoidais ou não tifoidais, são situações em que é comum bacteriemia, porém a produção mais alta de cultura provém de aspirado da medula óssea.

```
                        ┌─────────────────────────────────┐
                        │ História e exame físico detalhados │
                        └─────────────────────────────────┘
```

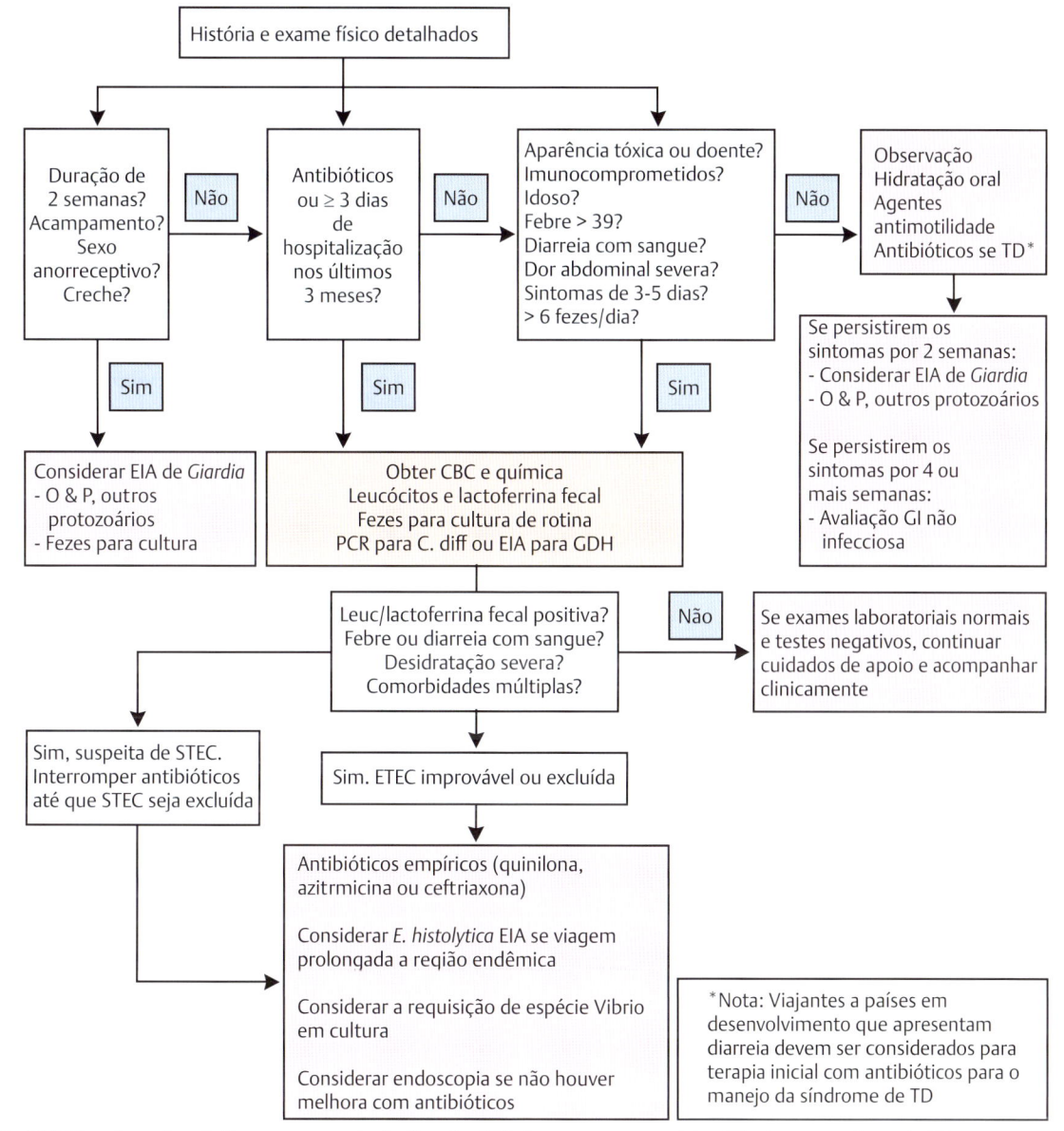

Fig. 54-1. Algoritmo diagnóstico para o manejo de diarreia. *CBC* = hemograma completo; *EIA* = imunoensaio enzimático; *GDH* = glutamato desidrogenase; *GI* = gastrointestinal; *O & P* = ovos e parasitas; *PCR* = reação em cadeia da polimerase; *STEC* = *E. coli* produtora de toxina Shiga; *TD* = diarreia dos viajantes.

Fluxograma (da esquerda para a direita, topo):

- **Duração de 2 semanas? Acampamento? Sexo anorreceptivo? Creche?**
  - Não → próxima caixa
  - Sim → Considerar EIA de *Giardia*; O & P, outros protozoários; Fezes para cultura
- **Antibióticos ou ≥ 3 dias de hospitalização nos últimos 3 meses?**
  - Não → próxima caixa
  - Sim → Obter CBC e química; Leucócitos e lactoferrina fecal; Fezes para cultura de rotina; PCR para C. diff ou EIA para GDH
- **Aparência tóxica ou doente? Imunocomprometidos? Idoso? Febre > 39? Diarreia com sangue? Dor abdominal severa? Sintomas de 3-5 dias? > 6 fezes/dia?**
  - Não → Observação; Hidratação oral; Agentes antimotilidade; Antibióticos se TD*
  - Sim → Obter CBC e química (caixa acima)
- Observação (caixa direita):
  - Se persistirem os sintomas por 2 semanas: Considerar EIA de *Giardia*; O & P, outros protozoários
  - Se persistirem os sintomas por 4 ou mais semanas: Avaliação GI não infecciosa

Após "Obter CBC e química...":
- **Leuc/lactoferrina fecal positiva? Febre ou diarreia com sangue? Desidratação severa? Comorbidades múltiplas?**
  - Não → Se exames laboratoriais normais e testes negativos, continuar cuidados de apoio e acompanhar clinicamente
  - Sim, suspeita de STEC. Interromper antibióticos até que STEC seja excluída
  - Sim. ETEC improvável ou excluída → Antibióticos empíricos (quinilona, azitrmicina ou ceftriaxona); Considerar *E. histolytica* EIA se viagem prolongada a região endêmica; Considerar a requisição de espécie Vibrio em cultura; Considerar endoscopia se não houver melhora com antibióticos

*Nota: Viajantes a países em desenvolvimento que apresentam diarreia devem ser considerados para terapia inicial com antibióticos para o manejo da síndrome de TD

38. Que infecção entérica foi associada à GBS?

Infecções respiratórias e intestinais, vacinas e outras influências imunológicas foram associadas à GBS, uma neuropatia periférica autoimune desmielinizante ou axonal que geralmente se manifesta como fraqueza ascendente progressiva e paralisia. *Infecção por Campylobacter jejuni é a infecção mais comum associada à GBS e é geralmente de um subtipo axonal.* Mimicria molecular dos lipopolissacarídeos bacterianos e expressões genéticas de gangliosídeos nos nervos periféricos parece ser um mecanismo dominante. Nos países em desenvolvimento, estima-se que um terço de todas as paralisias flácidas agudas seja GBS causada por *Campylobacter*.

39. Que patógenos entéricos estão associados à artrite reativa?

Vários patógenos bacterianos entéricos podem estar associados a síndromes de artrite autoimune pós-infecciosa. *Salmonella*, *Yersinia*, *Campylobacter* e *Shigella* estão mais comumente associadas. Mais recentemente, *E. coli* e *C. difficile* também foram associadas a síndromes de artralgia ou artrite. Além de oligoartrite assimétrica, alguns pacientes podem desenvolver conjuntivite ou erupções cutâneas (ceratoderma blenorrágico ou eritema nodoso). O manejo inclui o tratamento da infecção provocadora e a seguir o uso criterioso de terapias anti-inflamatórias (drogas anti-inflamatórias não esteroides, drogas antirreumáticas modificadoras da doença, esteroides).

40. Qual o papel desempenhado pelos prebióticos e probióticos no tratamento de diarreia aguda?

O uso de probióticos para o tratamento de diarreia aguda permanece controverso. A justificativa está com base na ideia de que os organismos probióticos competem por sítios de ligação e também podem produzir metabólitos e ácidos prejudiciais aos patógenos entéricos. As evidências a favor e contra a abordagem são difíceis de avaliar por causa da variedade de probióticos e aos tipos de formulação existentes (*Saccharomyces*, *Lactobacillus acidophilus*, *Bifidobacterium* etc.), além de fatores metodológicos. Uma revisão Cochrane publicada, em 2010, incluiu 63 estudos e demonstrou uma abreviação dos episódios diarreicos com o uso de probióticos e uma baixa probabilidade de eventos adversos.

41. O que é diarreia de Brainerd e como é diagnosticada e tratada?

Diarreia de Brainerd é uma síndrome idiopática de diarreia crônica que tem sido epidemiologiamente associada a fontes de surto. Descrita pela primeira vez, em 1986, após um surto associado ao consumo de leite cru, a maioria dos casos na literatura resultou como parte de surtos. Clinicamente, os pacientes relatam um início comum de diarreia crônica que não responde a terapias com antibióticos e com avaliações microbiológicas negativas. Um estudo endoscópico relatou que linfocitose epitelial colônica semelhante à colite colagenosa e linfocítica era mais prevalente entre os casos. Existe a suspeita de um possível fator etiológico infeccioso, porém ainda não foi corroborada. AMAs opioides podem ser usados para manejar os sintomas em um subgrupo de pacientes.

42. Quais os fatores de risco primários para intoxicação alimentar nos Estados Unidos?

Estima-se que um número limitado de combinações patógeno-alimento seja responsável pela maioria das intoxicações alimentares nos Estados Unidos. Estas incluem *Campylobacter* em aves; *Toxoplasma* em carne de porco e de gado; *Listeria* em fiambres e laticínios; *Salmonella* em aves, ovos, frutas e vegetais e alimentos complexos; e *Norovirus* em alimentos complexos.

43. Quais os conselhos apropriados aos pacientes quanto à prevenção de diarreia aguda com origens domésticas?

Alimentos crus de origem animal têm maior probabilidade de ser contaminados (p. ex., carne e aves cruas, ovos crus, leite não pasteurizado e mariscos). Frutas e vegetais consumidos crus também são motivo de preocupação. A lavagem pode reduzir, mas não eliminar a contaminação. Algumas poucas precauções simples são sugeridas para a redução do risco de intoxicação alimentar.

A. Cozinhar completamente carne, aves e ovos seguindo as recomendações de temperatura.

B. Separar: Não fazer contaminação cruzada de um alimento com outro. Evitar a contaminação cruzada com a lavagem das mãos, utensílios e tábuas de corte depois que foram tocados por carne crua e antes de tocar outro alimento. Colocar a carne cozida em uma travessa limpa, em vez de colocar de volta na que guardava uma carne crua.

C. Refrigerar: Refrigerar as sobras imediatamente se não forem ser ingeridas dentro de 4 horas.

D. Limpar: Lavar as frutas e vegetais. Enxaguar em água corrente e remover as folhas de frutas e vegetais.

E. Relatar: Relatar casos suspeitos de intoxicação alimentar ao seu departamento de saúde local. As informações fornecidas pelos cidadãos são a chave para a detecção precoce de surtos e para conhecer os riscos para os indivíduos e as populações.

BIBLIOGRAFIA

1. Allen SJ, Martinez EG, Gregorio GV, Dans LF. Probiotics for treating acute infectious diarrhoea. Cochrane Database Syst Rev 2010 Nov;10(11):CD003048. http://dx.doi.org/10.1002/14651858.CD003048.pub3.
2. American Society for Gastrointestinal Endoscopy (ASGE) Standards of Practice Committee. Shen B, Khan K, Ikenberry SO, Anderson MA, Banerjee S. The role of endoscopy in the management of patients with diarrhea. Gastrointest Endosc 2010 May;71(6):887-92. http://dx.doi.org/10.1016/j.gie.2009.11.025. Epub 2010 Mar 25.
3. Aranda-Michel J, Giannella RA. Acute diarrhea: A practical review. Am J Med 1999;106(6):670-6.
4. Atia AN, Buchman AL. Oral rehydration solutions in non-cholera diarrhea: A review. Am J Gastroenterol 2009;104 (10):2596-604, quiz 2605.
5. Batz MB, Hoffmann S et al. Ranking the disease burden of 14 pathogens in food sources in the United States using attribution data from outbreak investigations and expert elicitation. J Food Prot 2012;75(7):1278-91.
6. DuPont HL. Traveller's diarrhoea: Contemporary approaches to therapy and prevention. Drugs 2006;66(3):9.
7. Haley CC, Ong KL et al. Risk factors for sporadic shigellosis, FoodNet 2005. Foodborne Pathog Dis 2010;7(7):741-7.
8. Hannu T. Reactive arthritis. Best Pract Res Clin Rheumatol 2011;25(3):347-57.
9. Hessen MT. In the clinic. *Clostridium difficile* infection. Ann Intern Med 2010;153(7), ITC41-15; quiz ITC416.
10. Kaper JB, Nataro JP et al. Pathogenic *Escherichia coli*. Nat Rev Microbiol 2004;2(2):123-40.
11. Marshall JK, Thabane M et al. Postinfectious irritable bowel syndrome after a food-borne outbreak of acute gastroenteritis attributed to a viral pathogen. Clin Gastroenterol Hepatol 2007;5(4):457-60.
12. Marshall JK, Thabane M et al. Incidence and epidemiology of irritable bowel syndrome after a large waterborne outbreak of bacterial dysentery. Gastroenterology 2006;131(2):445-50, quiz 660.
13. Mintz ED, Weber JT et al. An outbreak of Brainerd diarrhea among travelers to the Galapagos Islands. J Infect Dis 1998; 177(4):1041-5.
14. Operario DJ, Houpt E. Defining the causes of diarrhea: Novel approaches. Curr Opin Infect Dis 2011;24(5):464-71.

15. Osterholm MT, MacDonald KL *et al*. An outbreak of a newly recognized chronic diarrhea syndrome associated with raw milk consumption. JAMA 1986;256(4):484-90.
16. Pawlowski SW, Warren CA *et al*. Diagnosis and treatment of acute or persistent diarrhea. Gastroenterology 2009; 136(6):1874-86.
17. Pfeiffer ML, DuPont HL *et al*. The patient presenting with acute dysentery—a systematic review. J Infect 2012;64(4):374-86.
18. Porter CK, Gormley R *et al*. The incidence and gastrointestinal infectious risk of functional gastrointestinal disorders in a healthy US adult population. Am J Gastroenterol 2010;106(1):130-8.
19. Porter CK, Thura N, Ranallo RT, Riddle MS *et al*. The Shigella human challenge model. Epidemiol Infect. 2013;141(2):223-32.
20. Riddle MS, Arnold S *et al*. Effect of adjunctive loperamide in combination with antibiotics on treatment outcomes in travelers' diarrhea: A systematic review and meta-analysis. Clin Infect Dis 2008;47(8):1007-14.
21. Riddle MS, Gutierrez RL *et al*. The chronic gastrointestinal consequences associated with campylobacter. Curr Gastroenterol Rep 2012;14(5):395-405.
22. Scallan E, Griffin PM *et al*. Foodborne illness acquired in the United States—Unspecified agents. Emerg Infect Dis 2011; 17(1):16-22.
23. Scallan E, Hoekstra RM *et al*. Foodborne illness acquired in the United States—Major pathogens. Emerg Infect Dis 2011; 17(1):7-15.
24. Swindells J, Brenwald N *et al*. Evaluation of diagnostic tests for *Clostridium difficile* infection. J Clin Microbiol 2010; 48(2):606-8.
25. Tarr PI, Gordon CA *et al*. Shiga-toxin-producing *Escherichia coli* and haemolytic uraemic syndrome. Lancet 2005; 365(9464):1073-86.
26. Thielman NM, Guerrant RL. Clinical practice. Acute infectious diarrhea. N Engl J Med 2004;350(1):38-47.
27. Verdu EF, Mauro M *et al*. Clinical onset of celiac disease after an episode of *Campylobacter jejuni* enteritis. Can J Gastroenterol 2007;21(7):453-5.
28. Yuki N, Hartung HP. Guillain-Barre syndrome. N Engl J Med 2012;366(24):2294-304.

Websites

American College of Gastroenterology. Acute infectious diarrhea management guideline. Accessed September 22,2014, from http://s3.gi.org/physicians/guidelines/InfectiousDiarrhea.pdf.
Centers for Disease Control and Prevention. Travelers' diarrhea. Accessed September 22,2014, from http://wwwnc.cdc.gov/travei/yellowbook/2014/chapter-2-the-pre-travel-consultation/travelers-diarrhea.

CAPÍTULO 55
DIARREIA CRÔNICA
Lawrence R. Schiller, MD

1. **Defina *diarreia crônica*.**
   Diarreia é definida como um aumento na frequência e fluidez das fezes. Para a maioria dos pacientes, *diarreia* significa a passagem de fezes moles. Embora fezes moles sejam frequentemente acompanhadas por um aumento na frequência dos movimentos intestinais, a maioria dos pacientes não classifica a passagem frequente de fezes formadas como diarreia. Como a consistência das fezes é difícil de quantificar, muitos investigadores usam a frequência da defecação como um critério quantitativo para diarreia. Segundo este padrão, a passagem de mais de dois movimentos intestinais "moles" por dia é considerada anormal (Tabela 55-1). Alguns autores também incorporam o peso das fezes na definição de diarreia. O peso normal das fezes é em média aproximadamente 80 g/dia em mulheres e 100 g/dia em homens. O limite superior do peso normal das fezes (calculado como a média mais dois desvios padrão) é aproximadamente 200g/dia. O peso normal das fezes depende da ingestão alimentar e alguns pacientes com dieta rica em fibras excedem 200 g/dia sem relatarem como sendo diarreia. Assim sendo, o peso das fezes isoladamente é um critério imperfeito para diarreia.

Tabela 55-1. Critérios para o Diagnóstico de Diarreia

CRITÉRIO	VARIAÇÃO NORMAL	DIARREIA, SE:
Frequência aumentada das fezes	3 a 14 eliminações por semana	> 2 eliminações por dia
Consistência mais líquida das fezes	Fezes formadas macias	Não formadas—moles
Aumento no peso das fezes		
Homens	0 a 240 g/24 h	> 240 g/24 h
Mulheres	0 a 180 g/24 h	> 180 g/24 h

2. **Que outro transtorno pode ser descrito como *diarreia*?**
   Ocasionalmente pacientes com incontinência fecal descrevem esse problema como *diarreia*, mesmo quando as fezes estão formadas. Os médicos devem ser cuidadosos para distinguir incontinência fecal de diarreia porque incontinência usualmente se deve a problemas com os músculos e nervos que regulam a continência e não é simplesmente a passagem de fezes incomumente volumosas ou líquidas.

3. **Qual o mecanismo básico de todas as doenças diarreicas?**
   A diarreia é causada pela absorção incompleta de líquidos dos conteúdos luminais. As fezes normais são compostas de aproximadamente 75% de água e 25% de sólidos. A saída normal de água nas fezes é de aproximadamente 60 a 80 mL por dia. Um aumento na saída de água nas fezes de 50 a 100 mL é suficiente para causar o amolecimento das fezes. Este volume representa aproximadamente 1% da carga de líquidos que entra no intestino superior por dia; assim sendo, a má absorção de apenas 1% a 2% dos líquidos que entram no intestino pode ser suficiente para causar diarreia (Figura 55-1).

4. **Que processos patológicos podem causar diarreia?**
   A quantidade excessiva de água nas fezes se deve à presença de algum soluto que osmoticamente obriga a retenção de água dentro do lúmen. Este soluto pode ser alguma substância mal absorvida, osmoticamente ativa, como íons de magnésio, ou pode ser um acúmulo de eletrólitos comuns, como sódio ou potássio, que normalmente são facilmente absorvidos pelo intestino. Quando o excesso de água nas fezes se deve à ingestão de uma substância mal absorvida, a diarreia é denominada *diarreia osmótica*. Exemplos disto incluem má absorção da lactose e diarreia induzida por laxativos osmóticos. Quando o excesso de água nas fezes se deve à presença de eletrólitos extra resultantes da redução da absorção dos eletrólitos ou da estimulação da secreção de eletrólitos, a diarreia é conhecida como *diarreia secretória*. As causas de diarreia secretória incluem infecção, particularmente infecções que produzem toxinas que reduzem a absorção intestinal de eletrólitos nos líquidos; redução da área da superfície da mucosa resultante de doença ou cirurgia; ausência de um mecanismo de transporte iônico; inflamação da mucosa; ingestão de drogas ou venenos; secretagogos endógenos como os ácidos biliares; disfunção causada pela regulação anormal pelos nervos e hormônios; e tumores produtores de secretagogos circulantes.

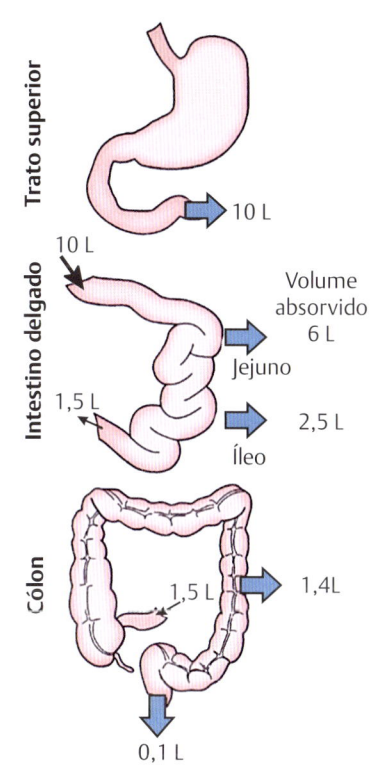

Fig. 55-1. Carga de fluidos pelo intestino. Cada dia aproximadamente 9 a 10 L de fluidos passam pelo jejuno. Isto é composto de aproximadamente 2 L de comida e bebida ingerida, 1,5 L de saliva, 2,5 L de suco gástrico, 1,5 L de bile e 2,5 L de suco pancreático. O jejuno absorve a maior parte desta carga, quando os nutrientes são absorvidos, e o íleo absorve a maior parte do restante. O cólon absorve mais de 90% da carga e fluidos que chega até ele, deixando somente 1% do líquido original que entra no jejuno excretado nas fezes. A má absorção substancial de fluidos no intestino delgado pode sobrecarregar a capacidade colônica de absorção e pode resultar em diarreia. Uma perturbação menos severa da absorção colônica pode originar diarreia por causa da falta de um segmento de absorção mais distal. Uma redução na eficiência absortiva de apenas 1% do intestino total pode resultar em diarreia.

5. Liste três classificações de doenças diarreicas.

Como o sintoma de diarreia tem um amplo diagnóstico diferencial, será útil classificar o tipo de diarreia para restringir o diagnóstico diferencial a um número de condições mais gerenciável. Três esquemas de classificação úteis incluem:
- Aguda *versus* crônica (4 semanas ou mais)
- Critérios epidemiológicos (doença dos viajantes, epidemia ou surto, síndrome da imunodeficiência adquirida [AIDS] e institucional).
- Características das fezes (aquosas, gordurosas, inflamatórias).

Fezes aquosas são tipicamente líquidas e não possuem sangue, pus ou gordura. A diarreia aquosa é subdividida em tipo secretório e osmótico, dependendo das concentrações de eletrólitos nas fezes. As fezes gordurosas têm um excesso de gordura, que pode ser demonstrado pelo teste qualitativo com a coloração de Sudão ou através da análise quantitativa de uma coleta de fezes programada para detectar gordura. As diarreias inflamatórias tipicamente contêm sangue ou pus. Se não macroscopicamente evidentes, estas características podem ser detectadas por um teste de sangue oculto nas fezes ou por meio de coloração das fezes por neutrófilos. A classificação das diarreias pelas características das fezes possibilita que o médico classifique rapidamente os diagnósticos mais prováveis e menos prováveis (Tabela 55-2). Assim sendo, este esquema é muito útil em diarreias crônicas nas quais a construção de um diagnóstico diferencial plausível pode levar à testagem mais apropriada e a um diagnóstico mais rápido.

6. Quais as causas prováveis de diarreia, de acordo com as características epidemiológicas?

Diarreia dos Viajantes
- Infecção bacteriana (principalmente aguda).
- Infecção por protozoários (p. ex., amebíase, giardíase).
- Sprue tópico.

Epidemia e Surtos
- Infecção bacteriana.
- Infecção viral (p. ex., rotavírus).

Tabela 55-2. Testes para Avaliação de Doenças Sistêmicas Associadas à Diarreia Secretória Crônica		
CATEGORIA	**CONDIÇÃO**	**TESTES DIAGNÓSTICOS**
Doenças endócrinas	Hipertireoidismo Doença de Addison Pan-hipopituitarismo Diabetes melito	Hormônio estimulador da tireoide, T4 Teste de estimulação de ACTH, cortisol Teste de estimulação de ACTH, TSH Glicose sanguínea, hemoglobina glicosilada
Síndromes de tumor endócrino	MEN-1 (síndrome de Wermer) Hiperparatireoidismo Tumores endócrinos pancreáticos Tumores da hipofisária (Também podem ter tumores suprarrenais, adenomas tireoidianos) MEN-2a (Síndrome Sipple) Câncer medular da tireoide Feocromocitoma Hiperparatireoidismo MEN-2b (o mesmo que MEN-2a + neuromas, fenótipo de Marfanoid)	Paratormônio Gastrina, VIP, insulina, glucagon Prolactina, hormônio do crescimento, ACTH Calcitonina Metanefrina urinária Paratormônio
Doenças hematológicas	Leucemia, linfoma Mieloma múltiplo	Hemograma completo Eletroforese de proteínas séricas
Transtornos do sistema imunológico	AIDS Amiloidose Imunodeficiência variável comum Deficiência de IgA	Sorologia para o HIV Biópsia das mucosas Níveis de imunoglobulina
Envenenamento com metais pesados		Rastreio de metais pesados

ACTH = hormônio adrenocorticotrófico; AIDS = síndrome da imunodeficiência adquirida; HIV = vírus da imunodeficiência humana; Ig = imunoglobulina; MEN = neoplasia endócrina múltipla; T4 = tirosina; TSH = hormônio estimulador da tireoide; VIP = polipeptídeo intestinal vasoativo.

- Infecção por protozoários (p. ex., criptosporidiose).
- Diarreia de Brainerd (diarreia secretória idiopática epidêmica).

Pacientes com AIDS
- Infecções oportunistas (p. ex., criptosporidiose, citomegalovírus, herpes, complexo *Mycobacterium avium*).
- Efeito colateral de drogas.
- Linfoma.

Pacientes Institucionalizados
- Colite mediada pela toxina *Clostridium difficile*.
- Envenenamento alimentar.
- Impactação fecal com diarreia com extravasamento.
- Alimentação por sonda.
- Efeito colateral de drogas.

7. Quais as causas prováveis de diarreia aquosa osmótica?
Laxativos osmóticos (p. ex., Mg^{2+}, PO_4^{3-}, SO_4^{2-}) e má absorção de carboidratos.

8. Liste as causas principais de diarreia aquosa secretória.
- Toxinas bacterianas.
- Má absorção do ácido biliar ileal.
- Doença intestinal inflamatória (colite ulcerativa, doença de Crohn, colite microscópica [colite linfocítica e colagenosa], diverticulite).
- Vasculite.
- Drogas e venenos.
- Abuso de laxativo estimulante.

- Motilidade ou regulação desordenada (diarreia pós-vagotomia, diarreia pós-simpatectomia, neuropatia autonômica diabética, amiloidose, síndrome do intestino irritável).
- Diarreia endócrina (hipertireoidismo, doença de Addison, gastrinoma, tumor produtor de polipeptídios intestinais vasoativos [VIPoma], somatostatinoma, síndrome carcinoide, carcinoma medular da tireoide, mastocitose).
- Outros tumores (câncer de cólon, linfoma, adenoma viloso).
- Diarreia secretória idiopática (diarreia secretória epidêmica [síndrome de Brainerd], diarreia secretória idiopática esporádica).
- Síndromes congênitas (p. ex., cloridorreia congênita).

9. Liste as causas prováveis de diarreia inflamatória.
- Doença intestinal inflamatória (colite ulcerativa, doença de Crohn, diverticulite, jejunoileíte ulcerativa).
- Doenças infecciosas (colite pseudomembranosa, infecções bacterianas invasivas [tuberculose, yersinose], infecções virais ulcerativas [citomegalovírus, herpes simples], infecções parasíticas invasivas [amebíase, strongyloides]).
- Colite isquêmica.
- Colite por radiação.
- Neoplasia (câncer de cólon, linfoma).

10. Liste as causas prováveis de diarreia gordurosa.
Síndromes de Má Absorção
- Doença da mucosa (doença celíaca, doença de Whipple).
- Crescimento bacteriano excessivo do intestino delgado.
- Isquemia mesentérica crônica.
- Síndrome do intestino delgado.
- Síndrome pós-gastrectomia.

Má Digestão
- Insuficiência pancreática exócrina.
- Ingestão de Orlistat.
- Concentração inadequada de ácido biliar luminal.

11. Resuma o esquema diagnóstico inicial para pacientes com diarreia crônica.
O esquema na Figura 55-2 está baseado na obtenção de uma história detalhada, procurando achados físicos específicos e obtendo dados laboratoriais simples para ajudar a classificar a diarreia como aquosa, gordurosa ou inflamatória. O valor da obtenção de uma coleta de fezes quantitativa (em oposição a um ponto) é debatido entre os especialistas. Uma coleta quantitativa por 48 a 72 horas permite uma melhor estimativa da excreção de líquidos, eletrólitos e gordura, mas não é absolutamente necessária para a classificação apropriada da diarreia.

12. Como distinguir entre diarreia aquosa secretória e osmótica?
A forma mais eficaz de diferenciar os tipos secretório e osmótico de diarreia aquosa é medir os eletrólitos fecais e calcular a lacuna osmótica fecal. Em muitas condições diarreicas, o sódio e o potássio juntamente com seus ânions associados são os eletrólitos dominantes na água contida nas fezes. Na diarreia secretória, existe uma falha na absorção completa dos eletrólitos ou na secreção de eletrólitos pelo intestino; sódio, potássio e seus ânions associados são responsáveis pelo volume da atividade osmótica na água contida nas fezes e pela retenção de água dentro do lúmen intestinal. Por outro lado, na diarreia osmótica a ingestão de substâncias osmoticamente ativas mal absorvidas é responsável por manter a água dentro do lúmen; a absorção de eletrólitos é normal e assim as concentrações de sódio e potássio podem ficar muito baixas (Figura 55-3). O cálculo da lacuna osmótica fecal tira proveito destas distinções para diferenciar as duas condições.

13. Como é calculada a lacuna osmótica fecal?
A lacuna osmótica fecal representa a atividade osmótica na água contida nas fezes *não* devida a eletrólitos. A soma das concentrações de sódio e potássio na água contida nas fezes é multiplicada por 2 para representar os ânions que também estão presentes e este produto é subtraído de 290 mOsm/kg, a osmolalidade aproximada dos conteúdos luminais dentro do intestino. (Este número é uma constante neste cálculo porque a permeabilidade relativamente alta da mucosa intestinal além do estômago significa que o equilíbrio osmótico com o plasma terá acontecido quando os conteúdos luminais chegarem ao reto.) Como exemplo, suponhamos que um paciente com diarreia aquosa possui uma concentração de sódio de 75 mmol/L e uma concentração de potássio de 65 mmol/L na água contida nas fezes. O seu somatório produz uma concentração de 140 mmol/L. A duplicação deste resultado para representar os ânions significa que os eletrólitos representam 280 mOsm/kg de osmolalidade da água contida nas fezes. Subtraindo isto de 290 mOsm/kg, o resultado é uma lacuna osmótica de 10 mOsm/kg. Por outro lado, se o sódio nas fezes fosse 10 mmol/L e a concentração de potássio fosse 20 mmol/L, a contribuição combinada dos cátions e ânions na água contida nas fezes seria de apenas 60 mOsm/kg, resultando numa lacuna osmótica fecal de 230 mOsm/kg. Isto representa a quantidade de alguma substância não mensurada que está contribuindo para a osmolalidade fecal, possivelmente alguma substância mal absorvida que está sendo ingerida, mas não absorvida.

14. Como é interpretada a lacuna osmótica fecal?
Lacuna osmótica fecal abaixo de 50 mOsm/kg correlaciona-se bem com diarreias secretórias causadas pela absorção incompleta de eletrólitos. Lacunas osmóticas fecais acima de 50 mOsm/kg estão associadas a diarreias osmóticas.

História

Início
- Congênita
- Abrupta
- Gradual

Padrão
- Contínuo
- Intermitente

Duração

Epidemiologia
- Viagem
- Comida
- Água

Características das fezes
- Aquosas
- Com sangue
- Gordurosas

Incontinência fecal

Dor abdominal
- Doença intestinal inflamatória
- Síndrome do intestino irritável
- Isquemia

Perda de peso
- Má absorção
- Neoplasia

Fatores agravantes
- Dieta
- Estresse

Fatores atenuantes
- Dieta
- Drogas OTC
- Drogas Rx

Avaliação prévia

Diarreia iatrogênica
- Drogas
- Radiação
- Cirurgia

Diarreia factícia
- Laxativos

Doenças sistêmicas
- Hipertireoidismo
- Diabetes melito
- Doenças vasculares do colágeno
- Síndromes tumorais
- AIDS
- Deficiências de Ig

Exame físico

Geral
- Equilíbrio de fluidos
- Nutrição

Pele
- Rubor
- Erupções
- Dermatografismo

Tireoide
- Massa

Tórax
- Chiado

Coração
- Sopro

Abdome
- Hepatomegalia
- Massa
- Ascite
- Sensibilidade

Anorretal
- Competência esfincteriana
- Teste de sangue oculto nas fezes

Extremidades
- Edema

Testes laboratoriais de rotina

Hemograma completo
- Anemia
- Leucocitose

Rastreio químico
- Estado dos fluidos/eletrólitos
- Estado nutricional
- Proteína/globulina séricas

Análise das fezes

Peso

Eletrólitos
- Lacuna osmótica

pH
- Má absorção dos carboidratos

Teste de sangue oculto nas fezes
- Sangramento

WBCs nas fezes
- Inflamação

Produção de gordura
- Mancha de Sudão
- Quantitativa

Rastreio com laxativos

Classificar

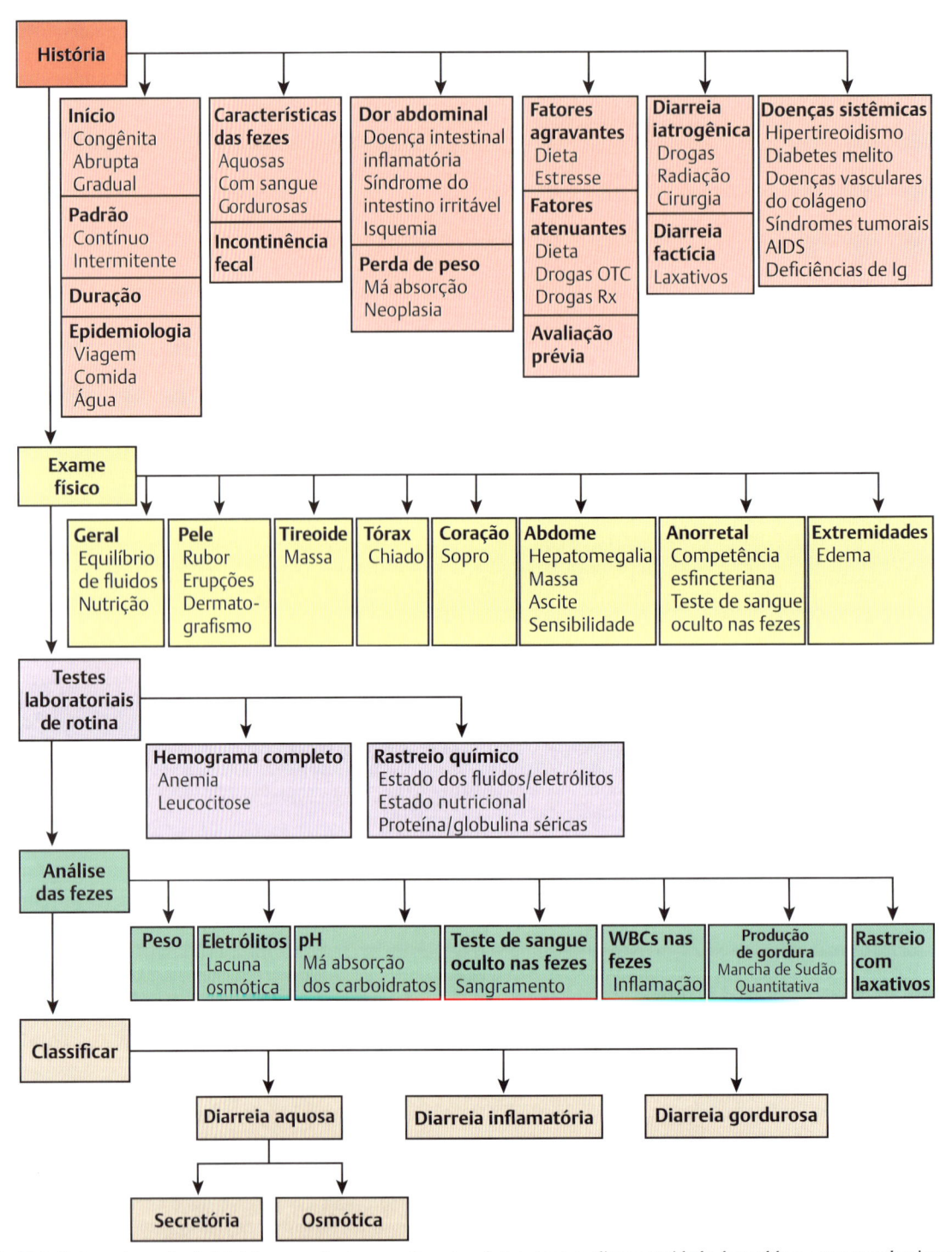

- Diarreia aquosa
  - Secretória
  - Osmótica
- Diarreia inflamatória
- Diarreia gordurosa

Fig. 55-2. O plano de avaliação inicial para pacientes com diarreia crônica visa a avaliar a gravidade do problema procurando pistas da causa e classificando a diarreia como *aquosa* (com os subtipos de diarreia osmótica e secretória), *inflamatória* ou *gordurosa*. AIDS = síndrome da imunodeficiência adquirida; Ig = imunoglobulina; OTC = sem prescrição; Rx = prescrição; WBC = glóbulos brancos. *(De Fine KD, Schiller LR. AGA technical review on the evaluation and management of chronic diarrhea. Gastroenterology 1999;116:1464-1486.)*

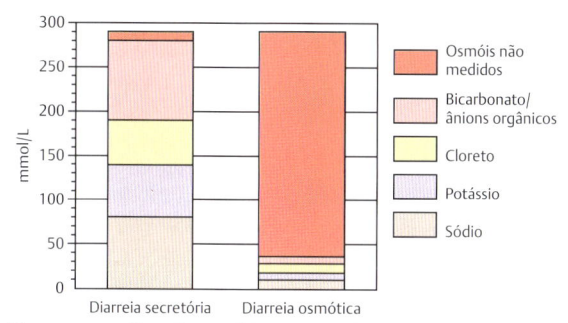

Fig. 55-3. Os padrões eletrolíticos diferem entre diarreia osmótica e secretória. Na diarreia secretória, os eletrólitos representam a maior parte da atividade osmótica da água contida nas fezes. Por outro lado, na diarreia osmótica, a absorção eletrolítica é normal e, portanto, as concentrações eletrolíticas são muito baixas; a maior parte da atividade osmótica se deve a osmóis não medidos. (As concentrações de bicarbonato são *virtuais* e não são diretamente mensuráveis na maioria das circunstâncias por causa da reação com ácidos orgânicos gerada pela fermentação pelas bactérias colônicas.)

15. Quais as precauções necessárias quando são medidas as lacunas osmóticas fecais?

Certifique-se de que as fezes não foram contaminadas com água ou urina. A diluição por água ou urina hipotônica irá reduzir falsamente as concentrações eletrolíticas e elevarão a lacuna osmótica calculada. Isto pode ser detectado por meio da medida da osmolalidade fecal; valores que são substancialmente menores do que 290 mOsm/kg indicam diluição. A contaminação com urina hipertônica também pode afetar as concentrações eletrolíticas fecais, porém é mais difícil detectar a não ser que a concentração de creatinina na água contida nas fezes seja medida ou a soma dos cátions medidos e ânions presumidos seja maior do que 290 mmol/L.

16. Como se avalia diarreia osmótica?

As diarreias osmóticas se devem tipicamente à ingestão de cátions mal absorvidos, como magnésio, ou ânions, como sulfato. Além disso, a má absorção de carboidratos, como a causada pela ingestão de lactose em um paciente com deficiência de lactase, e a ingestão de álcoois de açúcar mal absorvíveis, igual a sorbitol, pode provocar uma diarreia osmótica. A medição do pH das fezes pode ajudar a distinguir entre as diarreias osmóticas causadas por cátions e ânions mal absorvidos e aquelas causadas pela ingestão de carboidratos e álcoois de açúcar mal absorvidos. Os carboidratos e álcoois de açúcar são fermentados pelas bactérias colônicas, reduzindo o pH fecal para menos de 5 devido à produção de ácidos graxos de cadeia curta. Por outro lado, a ingestão de cátions e ânions mal absorvidos não afeta muito o pH das fezes e o pH das fezes é tipicamente 7 nestas circunstâncias. Depois que foram descobertas as fezes ácidas, verifique a dieta e investigue a ingestão de aditivos alimentares e de laxativos osmóticos. Testes específicos para magnésio e outros íons estão facilmente disponíveis para confirmar qualquer suspeita (Figura 55-4).

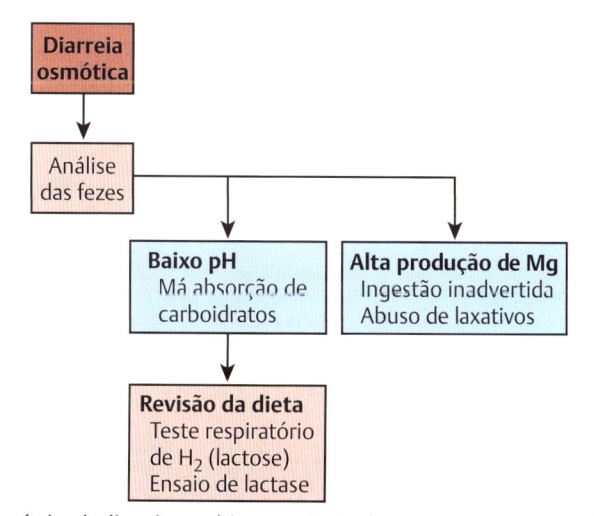

Fig. 55-4. Depois de feito um diagnóstico de diarreia osmótica, a avaliação é muito simples; apenas algumas causas são possíveis. H_2 = hidrogênio; Mg = magnésio. *(De Fine KD, Schiller LR. AGA technical review on the evaluation and management of chronic diarrhea. Gastroenterology1999;116:1464-1486.)*

17. Descreva a avaliação de diarreia secretória crônica.

Como existem muitas causas de diarreia secretória crônica, será necessária uma extensa avaliação (Figura 55-5). Casos raros de infecção devem ser excluídos por meio de cultura bacteriana e o exame das fezes para parasitas ou testes para antígenos protozoários. O abuso de laxativos estimulantes é mais bem excluído através da procura de laxativos na urina ou nas fezes. Doença estrutural e fístulas intestinais podem ser avaliadas com radiografia do intestino delgado ou por tomografia computadorizada (TC) do abdome e pélvis. O exame endoscópico do trato gastrointestinal superior e do cólon é de rotina e deve incluir biópsia da mucosa, ainda que tenha aparência normal, na busca de evidências microscópicas de doença. Doenças sistêmicas como hipertireoidismo, insuficiência adrenal e imunidade defeituosa podem ser avaliadas com testes apropriados (ver Tabela 55-2).

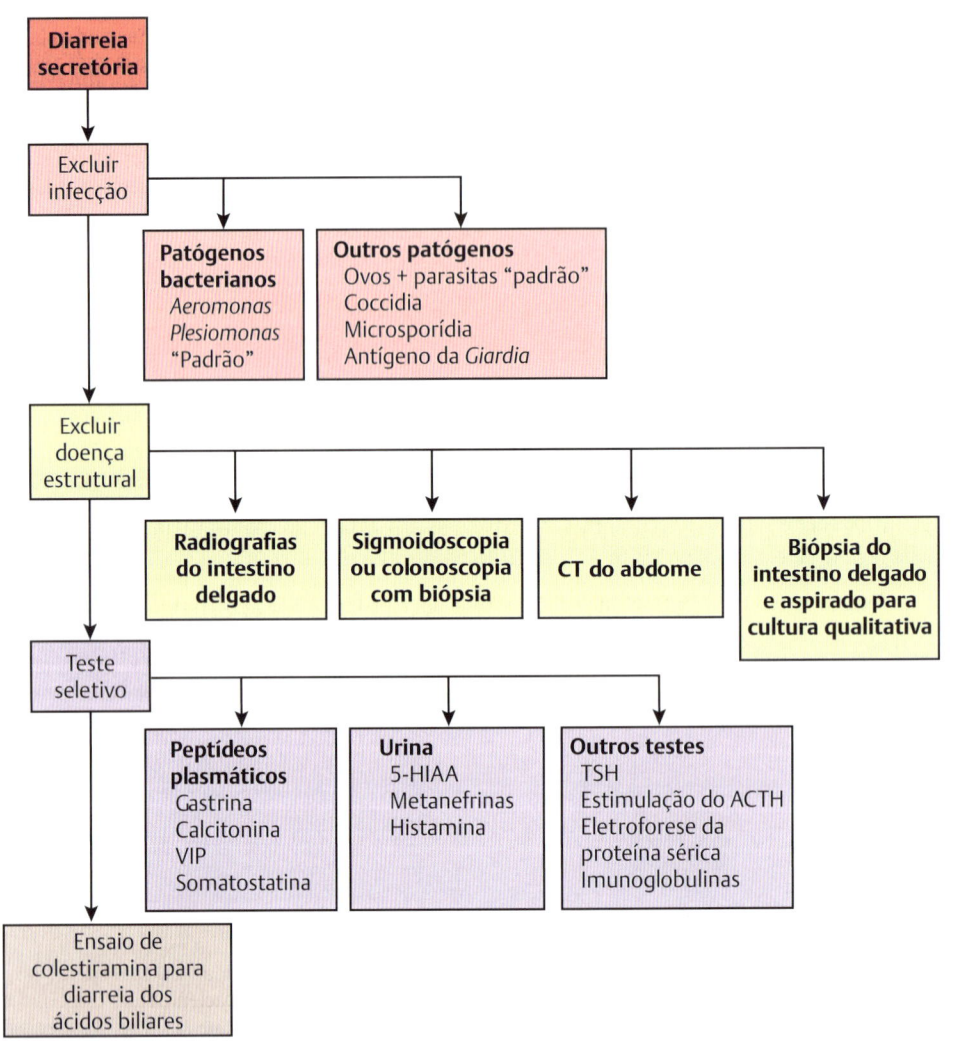

Fig. 55-5. A avaliação de diarreia secretória pode ser muito complexa. Este esquema pode ser usado para guiar a avaliação, dependendo da especificidade de cada caso. Nem todos os testes precisam ser feitos em todos os pacientes. ACTH = hormônio adrenocorticoide; CT = tomografia computadorizada; 5-HIAA = ácido 5-hidroxiindolacético; TSH = hormônio estimulador da tireoide; VIP = polipeptídeo intestinal vasoativo. *(De Fine KD, Schiller LR. AGA technical review on the evaluation and management of chronic diarrhea. Gastroenterology 1999;116:1464-1486.)*

18. Quando deve haver suspeita de tumores neuroendócrinos como causa de diarreia secretória crônica?

Tumores neuroendócrinos são causas incomuns de diarreia secretória crônica. Por exemplo, pode ser esperado um VIPoma para 10 milhões de pessoas por ano. A Tabela 5-3 lista estes tumores e seus marcadores. Devido à raridade destes tumores como causa de diarreia crônica, outras causas de diarreia secretória devem ser consideradas em primeiro lugar. Se o tumor for visualizado por CT ou se sintomas sistêmicos (p. ex., rubor) estiverem presentes, a avaliação para tumores neuroendócrinos pode ter um melhor resultado. O teste de manta para peptídeos associados ao tumor provavelmente produzirá muitos mais falso-positivos do que verdadeiro-positivos e, portanto, poderá sem muito enganador.

Tabela 55-3. Tumores Neuroendócrinos que Causam Diarreia Crônica e Seus Marcadores

SINTOMAS TÍPICOS	TUMOR	MEDIADOR E MARCADOR TUMORAL
Gastrinoma	Síndrome de Zöllinger-Ellison: tumor pancreático ou duodenal, úlcera péptica, esteatorreia, diarreia	Gastrina
VIPoma	Síndrome de Verner-Morrison: diarreia aquosa, hipocalemia, acloridria, rubor	Polipeptídeo intestinal vasoativo
Carcinoma medular de tireoide	Massa na tireoide, hipermotilidade	Calcitonina, prostaglandinas
Feocromocitoma	Massa suprarrenal, hipertensão	Polipeptídeo intestinal vasoativo, norepinefrina, epinefrina
Carcinoide	Rubor, chiado, doença cardiovascular do lado direito	Serotonina, quininas
Somatostatinoma	Diabetes melito não cetótica, esteatorreia, diabetes, cálculos biliares	Somatostatina
Glucagonoma	Erupções cutâneas (eritema necrosante migratório), diabetes leve	Glucagon
Mastocitose	Rubor, dermatografismo, náusea, vômitos, dor abdominal	Histamina

VIPoma = tumor produtor de polipeptídeos intestinais vasoativos.

19. O que é o teorema de Bayes? Como ele se relaciona com o diagnóstico de tumores secretores de peptídeos?

O teorema de Bayes vincula a prevalência do diagnóstico ao valor preditivo positivo de um teste diagnóstico. O valor preditivo positivo de um teste depende da probabilidade da condição na população a ser testada, não somente à precisão do teste. Por exemplo, tumores secretores de peptídeos são causas raras de diarreia crônica com a prevalência variando de 1 por 5.000 a 1 por 500.000 pacientes com diarreia crônica, dependendo do tipo de tumor. O teorema de Bayes pode ser expresso na seguinte fórmula simplificada:

Probabilidades pós-teste do diagnóstico = Probabilidades pré-teste × razão de probabilidade

onde a razão de probabilidade = probabilidade de resultado verdadeiro-positivo/probabilidade de resultado verdadeiro-negativo.

Como as probabilidades pré-teste de um tumor secretor de peptídeos são tão altas e a taxa de falso-positivo de ensaios de peptídeos séricos para esse diagnóstico são tão altas (aproximadamente 45%), o valor preditivo positivo para ensaios de peptídeos séricos é substancialmente menor do que 1%. Um resultado de teste anormal seria enganador mais de 99% das vezes.

20. Qual é o resultado provável em pacientes com diarreia secretória crônica em quem não se consegue chegar a um diagnóstico?

Os testes diagnósticos podem não conseguir revelar a causa da diarreia crônica em até 25% dos pacientes com diarreia crônica, dependendo do viés no encaminhamento e da extensão da avaliação.

Alguns pacientes com diarreia secretória crônica que burla uma avaliação diagnostica séria têm uma história semelhante de boa saúde prévia com o início repentino da diarreia, frequentemente acompanhada pela perda de peso aguda, mas não progressiva. Embora o início agudo sugira um processo infeccioso agudo, os pacientes têm estudos microbiológicos negativos e não respondem a antibióticos empíricos. A diarreia usualmente persiste por 12 a 30 meses e depois cede gradualmente. Esta condição pode ser esporádica ou pode ocorrer em epidemias. A forma epidêmica (diarreia de Brainerd) parece estar associada à ingestão de comida ou bebida potencialmente contaminada, mas nenhum organismo foi implicado. O manejo consiste do uso efetivo de antidiarreicos não específicos até que o processo ceda.

Em outros pacientes com diarreia secretória crônica não diagnosticada, um diagnóstico ficará evidente a tempo. Portanto, depois de concluída uma avaliação minuciosa, será preferível tratar sintomaticamente os pacientes com diarreia secretória não diagnosticada e fazer seu acompanhamento com intervalos em vez de repetir interminavelmente os testes diagnósticos.

21. Descreva a avaliação de diarreia gordurosa crônica.

Diarreia gordurosa crônica se deve à má digestão ou à má absorção. Pode ocorrer má digestão com insuficiência pancreática exócrina, com a ingestão do inibidor da lipase orsilat ou se houver uma deficiência de ácidos biliares, o que reduz a emulsificação da gordura. A má absorção tipicamente se deve a doenças das mucosas como doença celíaca, crescimento bacteriano excessivo no intestino delgado ou uma fístula ou ressecção no intestino delgado.

Insuficiência pancreática exócrina pode ser avaliada com um teste da secretina ou a medida da quimotripsina ou elastase nas fezes. Como estes testes não estão amplamente disponibilizados ou têm pouca especificidade e sensibilidade, os clínicos frequentemente recorrem a um ensaio terapêutico das enzimas pancreáticas. Se isto for feito, o paciente deverá ser tratado com uma alta dose de enzimas e o efeito deste tratamento na excreção da gordura nas fezes e os sintomas devem ser avaliados.

A deficiência de ácidos biliares é uma causa rara de má digestão e é mais bem avaliada pela medida direta da concentração dos ácidos biliares duodenais pós-prandiais. Os testes que mostram excesso de excreção dos ácidos biliares nas fezes (testes de excreção radiomarcada dos ácidos biliares ou excreção total dos ácidos biliares) não avaliam diretamente a concentração de ácidos biliares, mas se a excreção fecal dos ácidos biliares for alta, poderá ser inferida uma concentração reduzida dos ácidos biliares duodenais. Doença da mucosa pode ser avaliada com uma biópsia do intestino delgado e o crescimento bacteriano excessivo pode ser avaliado pelo teste respiratório de hidrogênio após uma carga de glicose oral ou por meio da cultura quantitativa dos conteúdos intestinais (Figura 55-6).

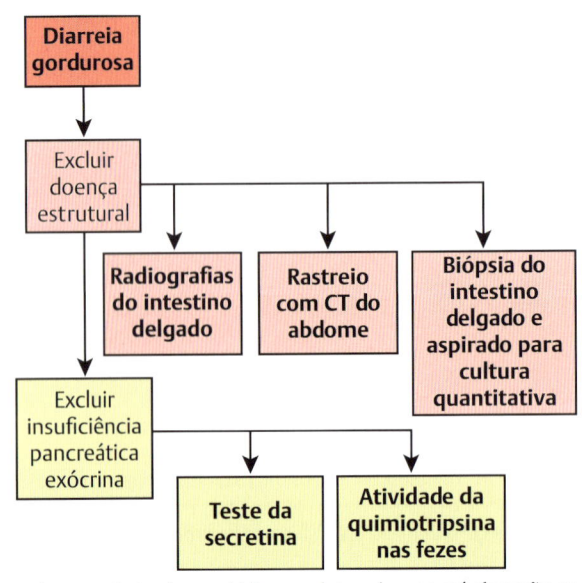

Fig. 55-6. A avaliação de diarreia gordurosa crônica é concebida para determinar se má absorção ou má digestão é a causa da excreção excessiva de gordura nas fezes. *CT* = tomografia computadorizada. *(De Fine KD, Schiller LR. AGA technical review on the evaluation and management of chronic diarrhea. Gastroenterology 1999;116:1464-1486.)*

22. Como fazer um diagnóstico de doença celíaca?

Doença celíaca é uma causa comum de diarreia gordurosa crônica, mas pode se apresentar sem diarreia. A prevalência na população nos Estados Unidos é estimada em menos de 1%. O teste sorológico para anticorpos imunoglobulina A (IgA) contra transglutaminase tecidular é o teste não invasivo preferido, mas a biópsia da mucosa do intestino delgado é o teste definitivo. Caso seja feita a testagem sorológica, os níveis de IgA devem ser medidos porque 10% dos pacientes com doença celíaca podem ter uma deficiência de IgA, o que produziria um resultado sorológico falso-negativo (ver o Capítulo 40).

23. Descreva a avaliação mais aprofundada de diarreia inflamatória crônica.

Diarreias inflamatórias podem ser devidas a doenças inflamatórias intestinais idiopáticas, tais como colite ulcerativa ou doença de Crohn; doenças infecciosas invasivas crônicas, como tuberculose ou yersinose; colite isquêmica; colite por radiação; e alguns tumores. Para classificar estes diagnósticos, os testes mais apropriados incluem colonoscopia para inspecionar a mucosa colônica visualmente, biópsia colônica para procurar evidências microscópicas de inflamação, radiografia do intestino delgado ou rastreio com CT do abdome; e culturas especiais para infecções crônicas como tuberculose ou yersinose. Na maioria dos casos, o diagnóstico será aparente depois que estes testes estiverem concluídos (Figura 55-7).

24. Como distinguir síndrome do intestino irritável de diarreia crônica?

O diagnóstico de síndrome do intestino irritável deve estar baseado na presença de dor abdominal associada à defecação e a hábitos intestinais anormais. Diarreia crônica contínua na ausência de dor não é síndrome do intestino irritável, embora possa ser de natureza funcional. Os critérios para os sintomas (critérios Rome III) foram publicados para fins clínicos e de pesquisa e incluem a presença de pelo menos 3 dias por mês de dor ou desconforto abdominal nos últimos 3 meses que está associada a pelo menos duas das três características a seguir.
A. Aliviada pela defecação.
B. Início associado a uma alteração na frequência das fezes.
C. Início associado a uma alteração na forma e aparência das fezes. O início do sintoma deve ser pelo menos 6 meses antes do diagnóstico.

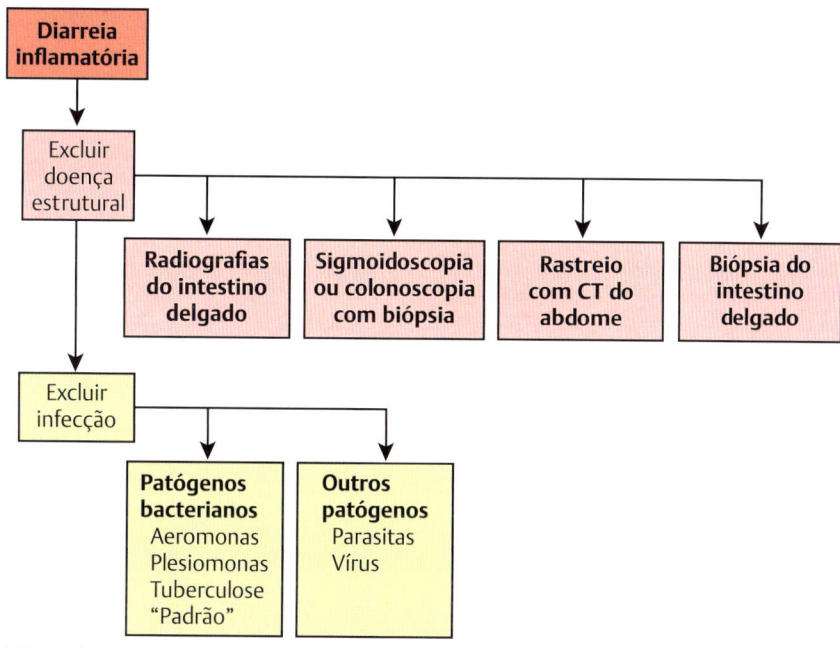

```
┌─────────────────┐
│    Diarreia     │
│  inflamatória   │
└────────┬────────┘
         │
         ▼
┌─────────────────┐
│ Excluir doença  │───────┬──────────────┬──────────────┬──────────────┐
│   estrutural    │       │              │              │              │
└────────┬────────┘       ▼              ▼              ▼              ▼
         │         ┌────────────┐ ┌────────────┐ ┌────────────┐ ┌────────────┐
         │         │Radiografias│ │Sigmoidoscopia│ Rastreio  │ │ Biópsia do │
         │         │ do intestino│ │ou colonoscopia│com CT do │ │ intestino  │
         │         │   delgado  │ │ com biópsia │ │  abdome   │ │  delgado   │
         │         └────────────┘ └────────────┘ └────────────┘ └────────────┘
         ▼
┌─────────────────┐
│    Excluir      │───────┬──────────────┐
│    infecção     │       │              │
└─────────────────┘       ▼              ▼
                  ┌────────────┐ ┌────────────┐
                  │ Patógenos  │ │   Outros   │
                  │bacterianos │ │ patógenos  │
                  │ Aeromonas  │ │ Parasitas  │
                  │Plesiomonas │ │   Vírus    │
                  │Tuberculose │ │            │
                  │  "Padrão"  │ │            │
                  └────────────┘ └────────────┘
```

Fig. 55-7. Diarreia inflamatória crônica tem um diagnóstico diferencial diverso. A avaliação estrutural com técnicas endoscópicas ou radiográficas frequentemente produz um diagnóstico. A biópsia da mucosa poderá ser necessária para confirmar o diagnóstico. CT = tomografia computadorizada. *(De Fine KD, Schiller LR. AGA technical review on the evaluation and management of chronic diarrhea. Gastroenterology 1999;116:1464-1486.)*

25. Que causas de diarreia crônica podem ser difíceis de diagnosticar?
- Incontinência fecal.
- Diarreia iatrogênica (drogas, cirurgia, radiação).
- Ingestão oculta de laxativos.
- Síndrome de colite microscópica.
- Diarreia induzida por ácidos biliares.
- Crescimento bacteriano excessivo no intestino delgado.
- Insuficiência pancreática exócrina.
- Má absorção de carboidratos.
- Tumores secretores de peptídeos.
- Diarreia secretória idiopática crônica.

Estas condições são vistas em centros de referência depois que a avaliação de rotina falhou em fornecer um diagnóstico. Em geral, os testes necessários para chegar a estes diagnósticos não são difíceis, mas não têm sido feitos porque os médicos não consideravam estes diagnósticos no diagnóstico diferencial de diarreia crônica.

26. Quais as causas comuns de diarreia iatrogênica?
A maior parte das diarreias iatrogênicas se deve à ingestão de drogas, algumas das quais podem não ser consideradas como causas comuns de diarreia. Aproximadamente dois terços das drogas listadas no *Physician's Desk Reference* mencionam diarreia como um efeito colateral possível. Portanto, os médicos devem obter uma história de todas as drogas ingeridas, incluindo medicamentos com prescrição, drogas sem prescrição e medicamentos à base de ervas (Box 55-1). Outras causas de diarreia iatrogênica incluem operações cirúrgicas, como vagotomia, gastrectomia e colecistectomia, e radioterapia, durante as quais o intestino é exposto a altas doses de radiação ionizante.

Box 55-1. Drogas Associadas à Diarreia

- Antibióticos (a maioria)
- Agentes antineoplásicos (muitos)
- Agentes anti-inflamatórios (p. ex., NSAIDs, ouro, 5-aminossalicilatos)
- Antiarrítmicos (p. ex., quinidina)
- Anti-hipertensivos (p. ex., drogas bloqueadoras dos β receptores)
- Antiácidos (p. ex., aqueles que contêm magnésio)
- Agentes redutores de ácidos (p. ex., antagonistas de receptor H_2, inibidores da bomba de prótons)
- Prostaglandina (p. ex., misoprostol)
- Vitamina e suplementos minerais
- Produtos à base de plantas

H_2 = hidrogênio; *NSAIDs* = drogas anti-inflamatórias não esteroides.

27. Que características devem sugerir ingestão oculta de laxativos?

Alguns pacientes que apresentam diarreia crônica têm diarreia como consequência do abuso de laxativos. Em geral, quatro grupos de pacientes têm este diagnóstico:
- Pacientes bulímicos: usualmente mulheres adolescentes ou jovens preocupadas com o peso corporal ou que possuem transtornos alimentares visíveis.
- Pacientes que procuram um ganho secundário: pensão por invalidez, comportamento de preocupação ou cuidados por parte de outras pessoas.
- Síndrome de Munchausen: pacientes peripatéticos que têm prazer em ser um desafio diagnóstico; podem se submeter a extensas testagens repetidamente.
- Síndrome de Polle (síndrome de Munchausen por procuração): crianças ou adultos dependentes que recebem laxativos do cuidador para que este mostre eficiência como cuidador ou para obter a simpatia de outras pessoas; podem ter uma história de um irmão que morreu com diarreia crônica.

Os laxativos podem ser detectados por meio de testes químicos das fezes ou urina. O diagnóstico deve ser confirmado antes de confrontar o paciente e uma consulta psiquiátrica deve ser disponibilizada para ajudar com o manejo adicional.

28. O que é síndrome de colite microscópica?

Colite microscópica é uma síndrome caracterizada por diarreia secretória crônica, uma aparência macroscópica normal da mucosa colônica e um padrão típico de inflamação em amostras de biópsia do cólon. Este padrão inclui alterações na superfície do epitélio (achatamento e irregularidade), linfocitose intraepitelial e um aumento na densidade das células inflamatórias na lâmina própria. Existem duas variedades. O primeiro tipo é colite colagenosa na qual a camada de colágeno subepitelial é engrossada, e o segundo tipo é colite linfocitica na qual a camada de colágeno subepitelial de espessura normal. Colite microscópica é tão comum quanto a doença de Crohn na população geral. Ocorre frequentemente em pacientes idosos e pode estar associada à incontinência fecal. Em muitos casos, um transtorno reumatológico ou autoimune pode estar presente. O tratamento é variavelmente efetivo: budesonida tem a maior evidência de eficácia; drogas que se ligam aos ácidos biliares e subsalicilato de bismuto têm alguma eficácia.

29. Defina *diarreia com ácidos biliares*.

Em pacientes com ressecção ou doença ileal, a parte do intestino delgado com transportadores de ácidos biliares com alta afinidade foi removida ou é disfuncional. Assim sendo, os ácidos biliares em excesso encontram seu caminho até o cólon. Se a concentração dos ácidos biliares nos conteúdos colônicos atingir um nível crítico de aproximadamente 3 a 5 mmol/L, a absorção de sal e água pela mucosa colônica é inibida, resultando em diarreia. Pacientes que tiveram ressecções extensas do intestino delgado (mais de 100 cm) frequentemente têm tanta entrada de fluidos no cólon que este nível crítico dos ácidos biliares não é atingido, muito embora a má absorção dos ácidos biliares possa ser extensa (Figura 55-8).

Além desta forma clássica de diarreia causada pela má absorção dos ácidos biliares, alguns investigadores especularam que a má absorção dos ácidos biliares causa diarreia crônica em alguns pacientes com um íleo intacto. Embora os testes de absorção dos ácidos biliares frequentemente sejam anormais em pacientes com diarreia idiopática, o tratamento com resinas sequestradoras dos ácidos biliares, como a cloestiramina, não é frequentemente tão eficaz neste grupo de pacientes quanto naqueles que tiveram ressecção cirúrgica do íleo.

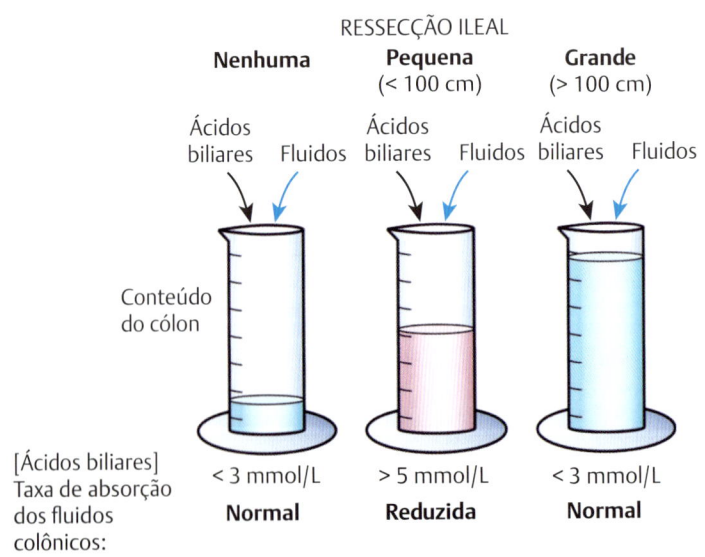

Fig. 55-8. Diarreia com ácidos biliares ocorre quando a má absorção dos ácidos biliares está ligada a fluxos relativamente baixos de fluido até o cólon. Em consequência, a concentração dos ácidos biliares no conteúdo do cólon é maior do que o limiar catártico de 3 a 5 mmol/L. Se os fluxos dos fluidos forem altos (como com a ressecção substancial do intestino delgado), a má absorção dos ácidos biliares pode ser igualmente severa, mas as concentrações dos ácidos biliares não são suficientemente altas para prejudicar a absorção pelo cólon.

30. Qual é a melhor terapia não específica para diarreia crônica?

Como a avaliação de diarreia crônica pode se estender por várias semanas e porque o diagnóstico nem sempre está próximo de ser concluído, os pacientes podem precisar de terapia sintomática. Os agentes mais efetivos são os opiáceos. Agentes antidiarreicos tradicionais, como difenoxilato e loperamida, funcionam bem em muitos pacientes, mas devem ser dados dentro de uma rotina de horários em pacientes com diarreia crônica e vez de quando necessário. Doses típicas de um ou dois comprimidos ou cápsulas destes agentes antes das refeições e na hora de dormir irão melhorar os sintomas na maioria das pessoas. Quando esta terapia for ineficaz, opiáceos mais potentes, como codeína, ópio ou morfina, põem ser usados. Com os agentes mais fortes, as doses devem ser baixas inicialmente e aumentadas gradualmente para que possa se desenvolver tolerância aos efeitos no sistema nervoso central. Felizmente, o intestino não se torna tolerante a estes agentes; assim sendo, usualmente pode-se encontrar uma dose que irá controlar os sintomas sem a produção de efeitos colaterais graves. Outros agentes que algumas vezes são usados para manejar diarreia crônica incluem clonidina, octreotida e colestiramina, mas eles tendem a ser menos eficazes do que os opiáceos e com frequência são menos bem tolerados pelos pacientes, tornando-os agentes de segunda linha na maioria das circunstâncias (Tabela 55-4).

Tabela 55-4. Terapia Não Específica para Diarreia Crônica

CLASSE DE DROGA	AGENTE	DOSAGEM
Opiáceos	Seletivo para os receptores opiáceos μ	
	Difenoxilato	2,5 a 5 mg qid
	Loperamida	2 a 4 mg qid
	Codeína	15 a 60 mg qid
	Morfina	2 a 20 mg qid
	Tintura de ópio	2 a 20 gotas qid
	Seletivo para os receptores de opiáceos δ	
	Racecadotril (acetorphan)	1,5 mg/kg tid*
	Agonista adrenérgico	
	Clonidina	0,1 a 0,3 mg tid
	Análogo da somatostatina	
	Octreotida	50 a 250 mcg tid (subcutâneo)
	Resinas ligadoras de ácidos biliares	
	Colestiramina	4 g qd a qid

qid = quatro vezes ao dia; qd = todos os dias; tid = três vezes ao dia.
*Ainda não aprovado nos Estados Unidos.

Bibliografia

1. Abraham BP, Sellin JH. Drug-induced, factitious, and idiopathic diarrhoea. Best Pract Res Clin Gastroenterol 2012;26:633-48.
2. Fan X, Sellin JH. Review article: Small intestinal bacterial overgrowth, bile acid malabsorption and gluten intolerance as possible causes of chronic watery diarrhoea. Aliment Pharmacol Ther 2009;29:1069-77.
3. Hammer HF, Hammer J. Diarrhea caused by carbohydrate malabsorption. Gastroenterol Clin North Am 2012;41:611-27.
4. Li Z, Vaziri H. Treatment of chronic diarrhea. Best Pract Res Clin Gastroenterol 2012;26:677-87.
5. Longstreth GF, Thompson WG, Chey WD et al. Functional bowel disorders. Gastroenterology 2006;130:1480-91.
6. Murray JA, Ribio-Tapia A. Diarrhoea due to small bowel diseases. Best Pract Res Clin Gastroenterol 2012;26:581-600.
7. Schiller LR. Diarrhea and malabsorption in the elderly. Gastroenterol Clin North Am 2009;38:481-502.
8. Schiller LR. Chronic idiopathic diarrhea. In: Guandalini S, Vaziri H, editors. Diarrhea: Diagnostic and therapeutic advances. New York: Humana Press, Springer Science & Business Media. pp. 311-324.
9. Schiller LR. Definitions, pathophysiology and diagnosis of chronic diarrhea. Best Pract Res Clin Gastroenterol 2012;26:551-62.
10. Schiller LR. Malabsorption. In: Bope ET, Kellerman R, editors. Conn's current therapy 2013. Philadelphia: Elsevier Saunders; 2013. p. 547-53.
11. Schiller LR, Pardi DS, Spiller R et al. Gastro 2013 APDW/WCOG Shanghai Working Party Report: Chronic diarrhea: Definition, classification, diagnosis. Journal of Gastroenterology and Hepatology 2014;29:6-25.
12. Schiller LR, Sellin JH. Diarrhea. In: Feldman M, Friedman L, Brandt LJ, editors. Sleisenger & Fordtran's gastrointestinal and liver disease. 9th ed. Philadelphia: Saunders Elsevier; 2010. p. 211-32.
13. Scott IA, Greenberg PB, Poole PJ. Cautionary tales in the clinical interpretation of studies of diagnostic tests. Intern Med J 2008;38:120-9.
14. Sellin JH. A practical approach to treating patients with chronic diarrhea. Rev Gastroenterol Disord 2007;7(Suppl. 3): S19S26.
15. Steffer KJ, Santa Ana CA, Cole JA, Fordtran JS. The practical value of comprehensive stool analysis in detecting the cause of chronic diarrhea. Gastroenterol Clin North Am 2012;41:539-60.

Websites

American College of Gastroenterology. Diarrheal diseases—Acute and chronic. Accessed September 22, 2014, from http://patients.gi.org/topics/diarrhea-acute-and-chronic/.

Binder HJ. Causes of chronic diarrhea. N Engl J Med 2006;355:236-239. Accessed September 22, 2014, from http://content.nejm.org/cgi/content/extract/355/3/236.

Centers for Disease Control and Prevention. Hygiene-related diseases: Chronic diarrhea. Accessed September 22, 2014, from http://www.cdc.gov/healthywater/hygiene/disease/chronic_diarrhea.html.

National Digestive Diseases Information Clearinghouse. Diarrhea. Accessed September 22, 2014, from http://digestive.niddk.nih.gov/ddiseases/pubs/diarrhea/.

UpToDate. Patient information: Chronic diarrhea in adults. Accessed September 22, 2014, from http://www.uptodate.com/patients/content/topic.do kopicKey=digestiv/4974.

AIDS E O TRATO GASTROINTESTINAL

C. Mel Wilcox, MD, MSPH ▪ *Klaus E. Mönkemüller, MD, PhD*

CAPÍTULO 56

1. **Descreva o curso temporal de doenças oportunistas em pacientes com infecção pelo vírus da imunodeficiência humana (HIV) e a síndrome de imunodeficiência adquirida (AIDS).**
   Existe um curso de tempo estereotipado para o desenvolvimento de processos oportunistas em pacientes com infecção pelo HIV. *O risco para estes transtornos aumenta quando a contagem de CD4 cai para menos de 200.* Para alguns processos, como tuberculose e linfoma, a apresentação pode ocorrer com uma contagem de CD4 de mais de 200. Infecção por citomegalovírus (CMV), criptosporidiase, microsporidia e complexo *Mycobacterium avium* (MAC) ocorrem quando a contagem de CD4 *está abaixo de 100 e frequentemente abaixo de 50.*

2. **Existe uma função para o esofagograma com bário em pacientes com HIV e sintomas esofágicos?**
   O esofagograma com bário tem um papel limitado em pacientes com AIDS. Considerando-se que infecções e neoplasias são a causa mais comum de doença em pacientes com imunodeficiência significativa (contagem de CD4 < 100), a inspeção endoscópica com aquisição do tecido com biópsia ou escovações é obrigatória para um diagnóstico específico. Além disso, alguns destes transtornos têm uma aparência semelhante radiograficamente, e a toxicidade pode estar associada aos tratamentos direcionados para estas infecções. Assim sendo, um diagnóstico específico é obrigatório antes que seja ministrada terapia empírica. É importante excluir transtornos da motilidade e refluxo em pacientes infectados pelo HIV sem imunodeficiência.

3. **Quais são as implicações da odinofagia em um paciente com infecção pelo HIV?**
   Odinofagia, ou deglutição dolorosa, é um sintoma incomum. Em pacientes com AIDS, isto quase sempre representa uma úlcera esofágica. Em tais pacientes, dor torácica associada pode ser uma queixa concomitante. É essencial uma endoscopia superior para que seja feito um diagnóstico específico. Raramente, esofagite por *Candida* pode resultar em odinofagia severa, porém mais tipicamente ela é mais leve, e a disfagia é proeminente.

4. **Qual é o papel da endoscopia em pacientes infectados pelo HIV com sintomas gastrointestinais (GI) superiores?**
   Pacientes com AIDS (contagem de CD4 < 200) estão em risco de infecções oportunistas e neoplasias, particularmente quando a contagem de linfócitos CD4 cai para menos de 100. Dado o amplo diagnóstico diferencial dos sintomas GI superiores nestes pacientes, geralmente deve ser realizada endoscopia superior para que todas as lesões possam ser biopsiadas para um diagnóstico definitivo.

5. **Como a terapia antirretroviral altamente ativa (HAART) alterou a incidência de transtornos GI oportunistas?**
   Desde a introdução dos inibidores da protease e HAART, em 1995, tem ocorrido um declínio constante e acentuado de todos os transtornos GI oportunistas (ODs) em pacientes com AIDS. Além disso, HAART também demonstrou tratar indiretamente muitos ODs GI. Depois que melhora a condição imune do paciente, o OD geralmente se resolve. Contudo, é obrigatório o acompanhamento cuidadoso dos pacientes que recebem HAART muito cedo, já que a sua condição pode-se descompensar em consequência da síndrome de reconstrução imune (IRIS).

6. **Qual o papel da terapia empírica para sintomas esofágicos de novo início em pacientes com infecção pelo HIV?**
   Esofagite por *Candida* é a causa mais comum de doença esofágica em pacientes com AIDS que apresentam disfagia ou odinofagia (Figura 56-1). Por causa desta alta prevalência, uma abordagem empírica de sintomas esofágicos de novo início com terapia antifúngica potente é comumente realizada e aceita. *Deve ser instituída uma dose de carga de fluconazol de 200 mg seguida por 100 mg/dia por 10 dias.* Como a esofagite por *Candida* responde rapidamente ao fluconazol, os pacientes que não melhoram sintomaticamente nos primeiros dias de tratamento devem-se submeter à avaliação endoscópica para excluir outras causas da doença (esofagite viral). Esta é a única condição para a qual existem dados suficientes que documentam a terapia empírica. Não é indicada terapia empírica para suspeita de doenças virais, fúngicas e parasíticas.

7. **Qual o papel da terapia empírica para sintomas GI superiores em pacientes infectados pelo HIV?**
   Com a evolução das terapias para o HIV e AIDS, os pacientes comumente têm contagens de CD4 acima de 200 células/mL. Nestes pacientes, um ensaio empírico de um inibidor da bomba de prótons é justificado para sintomas compatíveis com doença do refluxo gastroesofágico (GERD) ou outras queixas dispépticas. Se os sintomas não melhorarem dentro de 1 ou 2 semanas, deverá ser feita avaliação endoscópica para excluir outras causas da doença.

8. **Quais as causas mais comuns de ulceração esofágica em pacientes infectados pelo HIV?**
   As causas mais comuns são CMV e úlcera esofágica idiopática (IEU). Na endoscopia, CMV e IEU aparecem mais frequentemente como ulcerações solitárias múltiplas, grandes e bem circunscritas com aparência normal em torno da mucosa (Figura 56-2).

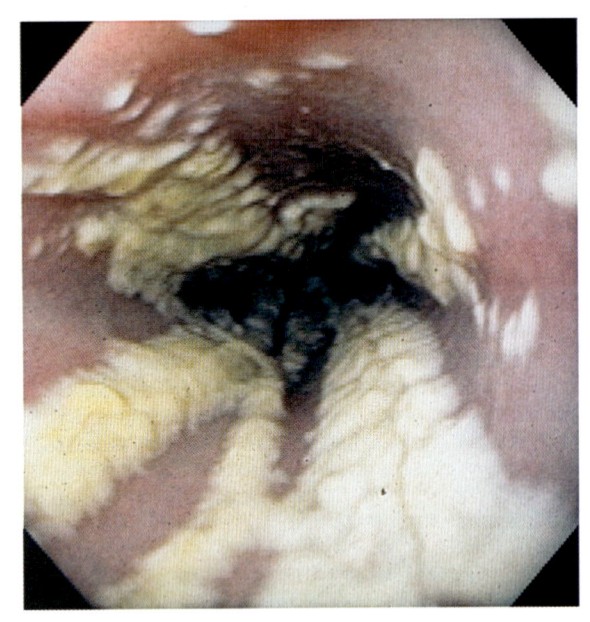

Fig. 56-1. Esofagite por *Candida*. Placas amarelas revestindo a parede esofágica são tipicamente por *Candida*. Observe que em uma porção da parede, o material foi removido, e a mucosa subjacente é normal.

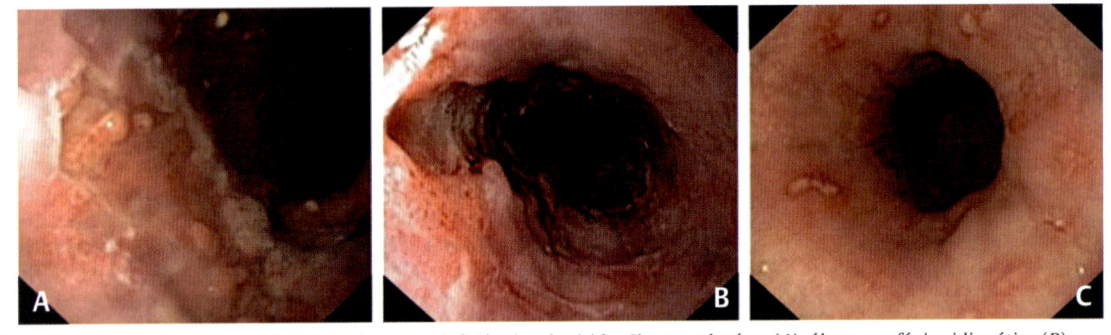

Fig. 56-2. Esofagite ulcerativa na síndrome da imunodeficiência adquirida. Citomegalovírus (A), úlcera esofágica idiopática (B) e herpes-vírus simples (C).

Herpes vírus simples (HSV) está geralmente associado a múltiplas ulcerações esofágicas pequenas e rasas, frequentemente elevadas com uma aparência de cratera de vulcão. GERD também pode apresentar ulcerações do esôfago distal geralmente envolvendo a junção gastroesofágica; estas lesões são geralmente lineares e superficiais. Neoplasias (p. ex., linfoma), parasitas (p. ex., leishmania) e infecções fúngicas (p. ex., histoplasmose e *Candida* sp.) são causas raras de úlceras esofágicas (Tabela 56-1).

Tabela 56-1. Causas Reportadas de Úlceras Esofágicas em Pacientes com AIDS

Vírus	Citomegalovírus, herpes-vírus simples tipo II, vírus Epstein-Barr, papovavírus, herpes-vírus humano 6
Fungos	*Candida* sp., *Histoplasma capsulatum*, *Cryptococcus neoformans*, mucormicose, aspergilose, *Penicillium chrysogenum*, *Exophiala jeanselmei*
Bactérias	Complexo *Mycobacterium avium*, *Mycobacterium tuberculosis*, *Bartonella henselae*, *Nocardia asteroides*, *Actinomyces israelii*
Protozoários	*Cryptosporidia*, *Leishmania donovani*, *Penumocystis carinii*
Tumores	Linfoma não Hodgkin, sarcoma de Kaposi, câncer (células escamosas e adenocarcinoma), linfoma
Induzidas por pílulas	Zalcitabina, zidovudina, outras
Doença gastroesofágica, idiopática	Úlcera esofágica idiopática

AIDS = síndrome da imunodeficiência adquirida.

9. Que técnica de biópsia deve ser usada para amostragem de uma úlcera esofágica?

O número exato de biópsias necessárias para sensibilidade e especificidade máximas não está claramente estabelecido, porém *diversos estudos sugerem a variação de 8 a 10*. É importante obter amostras para biópsia da margem da úlcera e da base da úlcera. Isto porque a biópsia da borda da úlcera revela um efeito citopático que está presente no epitélio escamoso associado ao HSV; em contrapartida, CMV reside no tecido de granulação na base da úlcera. O papel da cultura e do exame citológico para úlceras esofágicas não está estabelecido. Se todas as biópsias forem negativas para infecções virais, bacterianas, fúngicas e parasíticas, poderá ser feito um diagnóstico de IEU.

10. O que é colangiopatia relacionada com a AIDS? Como os pacientes se apresentam?

Colangiopatia relacionada com a AIDS é um espectro de anormalidades do trato biliar parecida com conlangite esclerosante que pode ser causada por um amplo leque de microrganismos e neoplasias, geralmente em pacientes com imunodeficiência avançada (contagem de CD4 < 100 células/mL). Os pacientes em geral apresentam dor epigástrica ou no quadrante superior direito, febre e mal-estar. Embora colangiopatia associada à AIDS seja uma doença colestática, icterícia e prurido são incomuns.

11. Quais as causas mais comuns de colangiopatia associada à AIDS? Como elas são diagnosticadas?

A. *Cryptosporidium parvum*
B. Microsporídia
   Enterocytozoon bieneusi
   Encephalitozoon intestinalis
   Encephalocytozoon cuniculi
C. CMV
D. MAC
E. *Cyclospora cayetanensis*
F. Linfoma não Hodgkin
G. Sarcoma de Kaposi (KS)

Apesar da sua origem infecciosa, as terapias médicas que visam à erradicação destes organismos não produziram melhora marcante na colangiopatia associada à AIDS. Por outro lado, o tratamento com HAART está associado à melhora dos sintomas e à redução na mortalidade.

12. Como colangiopatia associada à AIDS é mais bem diagnosticada?

O achado laboratorial mais comum nesta síndrome é uma fosfatase alcalina acentuadamente elevada, geralmente mais de três vezes acima dos limites do normal. Tipicamente a bilirrubina não é elevada e raramente ultrapassa 3 mg/dL, e as transaminases são apenas levemente elevadas. Em geral, estes pacientes têm um ducto biliar dilatado que é identificável na ultrassonografia abdominal.

O diagnóstico de colangiopatia associada à AIDS é mais bem estabelecido por meio de conlangiopancreatografia retrógrada. O diagnóstico é geralmente estabelecido pela obtenção de amostras para biópsia da ampola ou mucosa duodenal, biópsia do ducto biliar, amostras de aspirado biliar ou exame citológico da escovação epitelial biliar. Diversos padrões colangiográficos foram descritos, incluindo estenose papilar, colangite esclerosante, estenose papilar combinada e colangite esclerosante, doença intra-hepática isolada e longas estenoses do ducto biliar extra-hepático. O padrão mais comum é estenose papilar com colangite esclerosante intra-hepática. Esfincterotomia endoscópica é apropriada para o alívio da dor em pacientes com estenose papilar e ductos dilatados.

13. Quais as causas mais comuns de pancreatite em pacientes infectados pelo HIV?

Diversos estudos documentaram elevações crônicas e recorrentes de amilase e lipase séricas em até 50% dos pacientes com AIDS. Os medicamentos mais comuns associados à pancreatite em pacientes com AIDS são pentamidina, didanosina (ddI) e zalcitabina (ddC). Inibidores da protease frequentemente causam hiperlipidemia. Ritonavir está associado aos aumentos mais dramáticos nos triglicerídeos séricos, com 10% dos pacientes desenvolvendo hipertrigliceridemia severa. Pancreatite é mais bem descrita em pacientes com elevações nos triglicerídeos por inibidores da protease. As causas infecciosas reportadas de pancreatite incluem CMV, HSV, MAC e tuberculose. Uma causa infecciosa de pancreatite é difícil de estabelecer e requer biópsia pancreática.

14. Qual é a apresentação clínica da diarreia em pacientes com AIDS?

Quando é avaliado um paciente com diarreia infectado pelo HIV, deve ser dada atenção especial à história e ao exame físico. Enterite (diarreia de origem no intestino delgado) está associada a movimentos intestinais volumosos aquosos, inchaço abdominal, cólicas, borborigmo e náusea. A dor abdominal, se presente, tende a ser periumbilical ou difusa. O exame abdominal revela um aumento no número e na frequência dos sons intestinais, que podem ser muito agudos. Por outro lado, colite (diarreia de origem no intestino grosso) é caracterizada por movimentos frequentes do intestino delgado, com a presença de muco, pus ou sangue (disenteria). Pacientes com o envolvimento proeminente do cólon distal também têm sintomas de proctite, como tenesmo, disquesia (dor na defecação) e proctalgia (dor retal).

15. Qual é a abordagem para diarreia em pacientes infectados pelo HIV?

É importante levar em consideração as exposições do paciente. Uma história de novos medicamentos ou uma alteração em um regime atual, como antirretrovirais ou antibacterianos, é importante porque muitos inibidores da protease estão associados à diarreia, e os antibacterianos estão associados à colite por *Clostridium difficile*. Em pacientes febris, devem ser obtidas hemoculturas para bactérias comuns como as obrigatórias. Se os estudos da cultura das fezes e sangue forem negativos, o passo seguinte será a avaliação endoscópica com biópsia. Na presença de sintomas de colite, é recomendada sigmoidoscopia flexível ou colonoscopia. A Tabela 56-2 resume os estudos e testes laboratoriais usados na avaliação de diarreia em pacientes com AIDS.

Tabela 56-2. Estudos e Testes Laboratoriais Usados na Avaliação de Diarreia em AIDS

Fezes	Culturas (*Salmonella, Shigella, Campylobacter* sp.) Toxina (*Clostridium difficile*) Ovos e parasitas (*Giardia lamblia, Entamoeba histolytica, Cryptosporidium* sp.) Ácido rápido Kinyoun modificado (*Cryptosporidium* sp., *Isospora belli*) Fezes concentradas (sulfato de zinco, flutuação de sacarose Sheather) (microsporidia)
Sangue	Culturas (complexo *Mycobacterium avium, Salmonella, Campylobacter* sp.) Anticorpos (*Entamoeba histolytica*, CMV)
Fluidos gastrointestinais	Aspirado duodenal (*Giardia lamblia*, microsporidia) Microscopia eletrônica (*Cryptosporidium* sp., adenovírus)
Corantes para biópsia	Hematoxilina-eosina Gyms ou metenamina de prata (fungos) Azul de metileno azurra-fucsina básica II (microsporidia) Fita (micobactérias)
Corantes imuno-histoquímicos (CMV), métodos imunológicos	Hibridização *in situ* (CMV) Amplificação do DNA (CMV) Cultura de tecido CMV Herpes-vírus simples Micobactérias

AIDS = síndrome da imunodeficiência adquirida; CMV = citomegalovírus.

A Tabela 56-3 lista as causas infecciosas mais comuns de diarreia em pacientes com AIDS. A Tabela 56-4 lista as associações comuns entre as exposições e infecções.

Tabela 56-3. Causas Infecciosas de Diarreia em Pacientes com AIDS

VÍRUS	BACTÉRIAS	PARASITAS	FUNGOS
Citomegalovírus Astrovírus Picornavírus Coronavírus Rotavírus Herpes-vírus Adenovírus Vírus redondo pequeno HIV	*Salmonella* sp. *Shigella* sp. *Campylobacter jejuni* *Clostridium difficile* Complexo *Mycobacterium avium* *Treponema pallidum* Spirochetes *Neisseria gonorrhoeae* *Vibriocholera* *Aeromonas* sp. *Pseudomonas* sp. (?) *Staphylococcus aureus*	*Giardia lamblia* *Entamoeba histolytica* Microsporidia *Enterocytozoon bieneusi* *Encephalitozoon intestinalis* (anteriormente *Septata*) *Ciclospora cayetanensis* *Cryptosporidium* sp. *Isospora belli* *Blastocystis hominis* (?)	*Histoplasma capsulatum* *Candida albicans*

AIDS = Síndrome da imunodeficiência adquirida; HIV = vírus da imunodeficiência humana.

Tabela 56-4. Origens de Diarreia Infecciosa

AGENTE INFECCIOSO	ASSOCIAÇÃO
Clostridium difficile	Antibióticos recentes, exposições em casas de repouso ou hospitais
Cryptosporidiosis Microsporidiosis	Visita recente a uma fazenda, contato com animais de fazenda, uso de uma piscina pública
Giardia	Acampamento, água corrente
Mycobacterium avium	Contagem de CD4 abaixo de 50
Cyclospora cayeranensis	Causa comum de diarreia na América do Sul
Microsporidiose	Incomum no sul dos Estados Unidos
Rotavírus	Causa comum de diarreia na Austrália

16. Descreva as características clínicas de proctite por HSV em pacientes com AIDS.

Proctite por HSV é a causa mais comum de proctite não gonocócica em homens homossexuais sexualmente ativos. Proctite por HSV classicamente se apresenta com tenesmo, secreção retal purulenta, proctalgia severa, febre, constipação e sangramento anorretal. Linfadenopatia inguinal dolorosa é um achado quase universal. A dor tende a se distribuir na região das raízes sacrais (isto é, nádegas, região perineal e parte posterior da coxa). Em razão do envolvimento neural pelo HSV e da presença de dor severa, os pacientes podem-se queixar de impotência e dificuldade para iniciar a micção. A inspeção visual e anoscopia comumente revelam as seguintes lesões: vesículas, lesões retais pustulares ou ulcerações difusas. O HSV é um patógeno da mucosa escamosa; portanto, proctite difusa envolvendo todo o reto é rara. Em casos graves, a mucosa colunar retal e do sigmoide está envolvida. Os diagnósticos diferenciais de proctite por HSV incluem linfogranuloma venéreo (*Chlamydia trachomatis*), *Entamoeba histolytica*, *Salmonella* sp. e *Campylobacter jejuni*.

17. Qual é o procedimento endoscópico preferido para a avaliação de diarreia em pacientes com AIDS?

A vantagem da endoscopia é que ela permite a visualização direta da mucosa e a extração do tecido para exame histológico. O rendimento diagnóstico da colonoscopia em pacientes infectados com o HIV com diarreia crônica e estudos fecais negativos varia de 27 a 37%; em pacientes com AIDS, CMV é o fator etiológico identificado mais comum (Figura 56-3). Colite por CMV está geralmente presente no cólon distal; entretanto, já foi relatada colite por CMV no lado direito isolado. Portanto, se houver suspeita de CMV como a causa da diarreia, é justificada uma colonoscopia completa, especialmente se a sigmoidoscopia for negativa. Entretanto, ainda não está claro se a colonoscopia possui um rendimento maior do que a sigmoidoscopia flexível para a detecção de organismos que não sejam CMV. A avaliação com sigmoidoscopia será prudente se forem reportadas queixas abdominais no lado direito. O valor da endoscopia superior e da biópsia do intestino delgado na avaliação de diarreia crônica também foi demonstrado, embora sejam limitadas as opções de tratamento específicas para a maioria dos patógenos do intestino delgado. Alguns obteriam uma biópsia ileal no momento da colonoscopia em vez de prosseguir com endoscopia superior e biópsia. Os organismos mais comumente detectados envolvendo o intestino delgado são criptosporidiose e microsporidia.

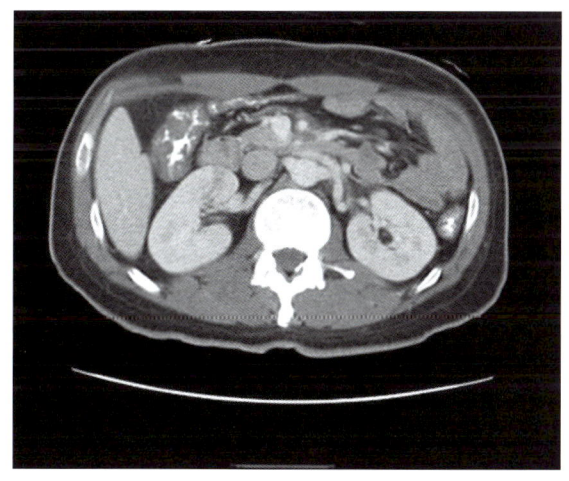

Fig. 56-3. Colite por citomegalovírus. A tomografia computadorizada abdominal mostra espessamento da parede colônica mais pronunciado no cólon direito.

18. Qual a causa mais comum de diarreia viral em pacientes com AIDS?

CMV é uma das infecções oportunistas mais comuns em pacientes com AIDS, ocorrendo no fim do curso da infecção pelo HIV quando a imunodeficiência é severa (contagem de linfócitos CD4 < 100/mm³). CMV foi identificado em amostras de biópsia da mucosa em 45% dos pacientes com AIDS e diarreia, especialmente naqueles com estudos de fezes negativos. CMV causa enterite e colite. Existem relatos de inúmeros outros patógenos virais – adenovírus, rotavírus, astrovírus, picobirnavírus e coronavírus – envolvidos no trato GI em pacientes com AIDS, porém a sua importância clínica ainda precisa ser determinada. HSV pode causar proctite que imita diarreia por causa da secreção de muco pelo reto. No entanto, HSV não causa enterocolite porque invade a mucosa escamosa, não o epitélio colunar, como o que reveste a mucosa colônica e do intestino delgado.

19. Qual são as opções de tratamento para enterocolite por CMV?

A história natural de colite por CMV é variável. Em pacientes não tratados, ela geralmente tem um curso crônico caracterizado por diarreia progressiva e perda de peso, embora ocasionalmente os sintomas e anormalidades histológicas tenham remissão espontânea. Ao contrário de retinite por CMV, para a qual fortes evidências apoiam terapia de indução seguida por terapia de manutenção por toda a vida, a duração ideal da terapia e a necessidade de terapia de manutenção em colite por CMV não estão definidas. Diretrizes de consenso recomendam 3 a 6 semanas de terapia de indução, tipicamente ganciclovir, seguida por terapia de manutenção se houver uma história de recaídas. Valganciclovir pode ser ministrado por via oral e atinge concentrações séricas similares a ganciclovir intravenoso. Os estudos para doença GI são limitados. O exame fundoscópico no momento do diagnóstico de enterocolite por CMV é obrigatório, porque a duração da terapia é consideravelmente mais longa para doenças disseminadas do que para doença limitada ao trato GI.

20. Nomeie os parasitas comuns que causam diarreia em pacientes com AIDS.

Entre os protozoários, *C. parvum* é o parasita mais comum que causa diarreia em pacientes com AIDS e foi identificado em até 11% dos pacientes sintomáticos. Embora seja uma causa de diarreia aguda, criptosporidiose é encontrada mais comumente em pacientes infectados pelo HIV com diarreia crônica. Em alguns estudos de pacientes infectados pelo HIV com diarreia crônica, microsporidias (*E. bieneusi* e *E. intestinalis*) são os patógenos mais comumente identificados. *Giardia* também é uma consideração em pacientes com diarreia, especialmente quando crônica e associada aos sintomas GI superiores de náusea e inchaço. *Isospora belli* é um patógeno GI raro em pacientes infectados pelo HIV na América do Norte, enquanto que é endêmico em muitos países em desenvolvimento, como o Haiti.

21. Estrongiloidíase é mais prevalente em infecção pelo HIV?

Strongyloides stercoralis é um parasita endêmico em áreas subtropicais por todo o mundo, incluindo o sudeste dos Estados Unidos. Não existem evidências claras de que a infecção pelo HIV predisponha a estrongiloidíase. Entretanto, pacientes com infecção pelo HIV podem ser mais propensos a desenvolver a síndrome de hiperinfecção por *Strongyloides*. Além disso, durante a terapia com HAART foi reportada uma IRIS com síndrome de hiperinfecção. Portanto, é importante ter em mente esta infecção potencialmente com risco de vida quando são avaliados pacientes com infecção pelo HIV e sintomas GI, como diarreia, dor abdominal e dispepsia. Em pacientes infectados pelo HIV com eosinofilia, a terapia empírica com ivermectina é justificada, enquanto o exame de eosinofilia está em progresso. *Strongyloides* pode infectar qualquer parte do trato GI. No entanto, o achado clássico é uma duodenite "catarral", com edema dos vilos e quantidades massivas de exsudato amarelo recobrindo a mucosa (Figura 56-4).

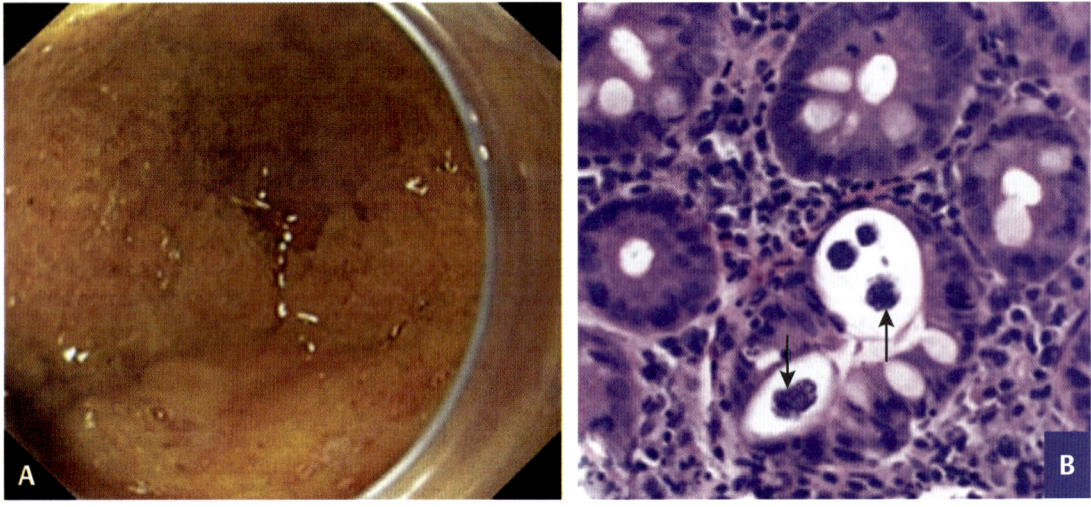

Fig. 56-4. Duodenite por *Strongyloides stercoralis* em um paciente infectado pelo HIV com síndrome de hiperinfecção. O achado duodenal clássico é uma duodenite "catarral" (*A*). O exame histológico é obrigatório na avaliação de estrongiloidíase (*B*). O sítio para biópsia preferido é sempre o duodeno.

22. Compare as características clínicas e as terapias para criptosporidiose e microsporidia.

Infecção GI por microsporidia é geralmente atribuída a duas espécies: *E. bieneusi* e *E. intestinalis*. Em geral, a doença intestinal é relativamente leve em contraste com a diarreia severa típica por criptosporidiose. Fezes moles e leve perda de peso são comuns, com sintomas colônicos tipicamente ausentes. Sangramento GI sugere outro diagnóstico, uma vez que esta infecção não cause ulceração da mucosa. Embora estudos das fezes possam estabelecer o diagnóstico, biópsias do intestino delgado, do duodeno ou do íleo, com corantes especiais são mais sensíveis. Embora não exista uma terapia antimicrobiana efetiva para *E. bieneusi*, albendazol é altamente eficaz para *E. intestinalis*. Como ocorre com infecções oportunistas na AIDS, HAART pode resultar em remissão clínica.

Criptosporidioses são causa comuns de diarreia crônica em pacientes infectados pelo HIV com imunodeficiência severa. Existem pelo menos 40 espécies de *Cryptosporidium*, porém a causa mais comum de doença humana é *Cryptosporidium muri*. A diarreia é geralmente volumosa e aquosa. Desidratação e perda de peso são comuns em pacientes com imunodeficiência avançada. A gravidade da doença está relacionada com a função imune. A doença pode crescer e abrandar, mas doença persistente e progressiva pode ser manifestada por desidratação e desequilíbrio eletrolítico. Os sintomas constitucionais são proeminentes, incluindo febre de baixo grau, mal-estar, anorexia, náusea e vômitos. Ambas as infecções melhoram com a reconstituição do sistema imunológico depois de sucesso com HAART.

23. Quais bactérias mais comumente causam diarreia em pacientes com AIDS?

Campylobacter, *Salmonella* e *Shigella* sp. e *C. difficile* são as causas mais comuns de diarreia em pacientes com AIDS. *Yersinia enterocolitica*, *Staphyolcoccus aureus* e *Aeromonas hydrophila* também foram associadas à enterocolite severa em pacientes infectados pelo HIV. Colite por *C. difficile* se tornou a causa bacteriana mais frequente de diarreia em pacientes infectados pelo HIV, talvez por causa da frequente exposição a antimicrobianos e da necessidade de hospitalização. MAC é um patógeno comum em pacientes com imunossupressão avançada (isto é, contagem de CD4 < 50 células/mm^3). Foi descrita uma incidência de 39% quando a contagem de CD4 permanece abaixo de 10/mm^3. Tuberculose é mais frequente em países em desenvolvimento e é menos provável de apresentar diarreia isolada, e pode-se apresentar em qualquer nível de disfunção imune.

24. O que é peliose hepática bacilar (BPH)?

BPH produz múltiplos espaços císticos cheios de sangue no fígado. BPH é causada por uma infecção com a bactéria *Bartonella henselae* (anteriormente *Rochalimae*) e ocorre em pacientes com AIDS avançada. Os pacientes apresentam sintomas generalizados e inespecíficos, como febre, perda de peso e mal-estar. Dor abdominal, náusea, vômitos e diarreia podem ser proeminentes. As manifestações cutâneas incluem pápulas vasculares avermelhadas que podem ser confundidas com KS. Ao exame abdominal, hepatoesplenomegalia e linfadenopatia são as características mais proeminentes. O exame histopatológico das lesões hepáticas apresenta múltiplos espaços císticos cheios de sangue dentro de áreas fibromixoides. O tratamento de escolha é eritromicina por pelo menos 4 a 6 semanas, mas doxiciclina é uma alternativa segura.

25. Quando você deve iniciar terapia para o vírus da hepatite B (HBV) no contexto do HIV?

A coinfecção de HBV-HIV representa um problema significativo em cuidados com HIV. Quando HAART melhorou o prognóstico em HIV e AIDS, foi observado um aumento significativo na morbidade e mortalidade resultante de doença hepática. HBV e HIV são adquiridos por mecanismos semelhantes e, assim sendo, a coinfecção é comum. Pacientes com coinfecção de HIV e HBV têm níveis mais elevados de HBV DNA e têm menos probabilidade de converter de hepatite B antígeno-positivo para hepatite B e anticorpo-positivo, indicando uma pior resposta à terapia para o HBV. *Pacientes com um HBV DNA maior do que 2.000 IU e F2 ou maior fibrose na biópsia devem receber tratamento para HBV*. Se um paciente tiver cirrose, ele deve ser tratado se HBV DNA for maior do que 200. Para pacientes com uma contagem de CD4 alta, monoterapia para o HBV que não é ativa contra o HIV deve ser a terapia de primeira linha. Ao iniciar HAART, o HBV também deve ser tratado com dois agentes antivirais ativos contra o HBV. Se as contagens de CD4 estiverem entre 350 e 500 células/mL, pode-se eleger tratar ambos, HIV e HBV. HAART com dois agentes ativos contra HBV deve ser usada em vez de monoterapia para o HBV nestes indivíduos.

26. Por que é importante conhecer os tratamentos para HBV que também são ativos no tratamento do HIV?

Iniciar monoterapia para HBV que também é ativo no tratamento do HIV pode resultar em resistência do HIV, potencialmente limitando as opções para HAART. Além disso, se HAART for iniciado sem o tratamento concomitante do HBV, a reconstituição imune pode resultar no aparecimento do HBV não tratado com potencial risco de vida. A Tabela 56-5 mostra tratamentos ativos contra HIV e HBV isoladamente.

Tabela 56-5. Tratamentos para Hepatite B e Atividade do HIV

TRATA HIV E HBV	TRATA HBV SEM RESISTÊNCIA A HBV
Lamivudina	Interferon/PEG-IFN
Tenofovir	Adefovir (dose de 10 mg)
Entricitabina	Telbivudina (*in vitro*)
Entecavir (*in vivo*)	

HBV = vírus da hepatite B; *HIV* = vírus da imunodeficiência humana; *PEG-IFN* = interferon peguilado.

27. Como a história natural da infecção pelo vírus da hepatite C (HCV) é alterada em pacientes com AIDS?

HCV é comum em pacientes infectados com o HIV decorrente das rotas similares de exposição. No hospedeiro normal, a progressão de infecção para cirrose demora várias décadas. Inúmeros estudos atuais sugerem que a taxa de progressão é acentuadamente acelerada em pacientes com AIDS. De fato, atualmente cirrose relacionada com a infecção por HCV é uma das causas mais comuns de morte nestes pacientes. Esta alteração na história natural sugere que o diagnóstico precoce da infecção e o tratamento para o HCV são importantes.

28. Quais são as manifestações GI de KS na AIDS?

KS é uma neoplasia vascular causada pelo HSV-8, que é muito prevalente na infecção pelo HIV, predominantemente em homens homossexuais. Pacientes infectados pelo HIV são propensos a desenvolver KS em qualquer estágio da doença. Ocorre envolvimento do trato GI em até 40% dos pacientes. Contudo, a maioria dos casos de KS do trato GI é assintomática. KS relacionada com a AIDS se manifesta mais frequentemente com doença de pele (Figura 56-5). Contudo, a manifestação cutânea pode estar ausente na KS visceral. Os sintomas de KS GI são dispepsia, diarreia, sangramento GI, perfuração e íleo resultante de obstrução tumoral (ver a Figura 56-5).

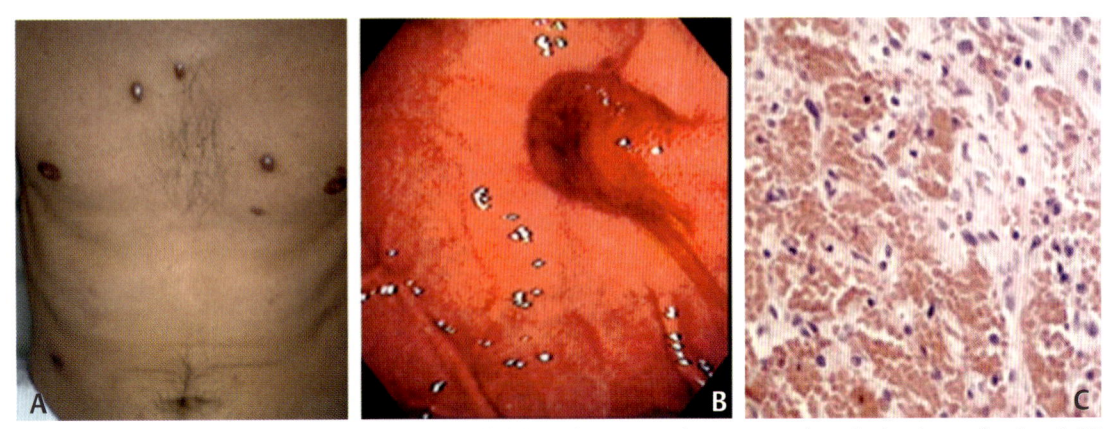

Fig. 56-5. Sarcoma de Kaposi (KS) geralmente envolve a pele (*A*). Qualquer parte do trato gastrointestinal pode ser afetada pelo KS (*B*). O exame histológico é importante para confirmar o diagnóstico (*C*).

Bibliografia

1. Blanshard C, Francis N, Gazzard BG. Investigation of chronic diarrhoea in acquired immunodeficiency syndrome: A prospective study in 155 patients. Gut 1996;39:824-32.
2. Bonacini M, Young T, Laine L. The causes of esophageal symptoms in human immunodeficiency virus infection: A prospective study of 110 patients. Arch Intern Med 1991;151:1567-72.
3. Bush ZM, Kosmiski LA. Acute pancreatitis in HIV-infected patients: Are etiologies changing since the introduction of protease inhibitor therapy? Pancreas 2003;27:e1-5.
4. Call SA, Heudebert G, Saag M et al. The changing etiology of chronic diarrhea in HIV-infected patients with CD4 cell counts less than 200 cells/mm^3. Am J Gastroenterol 2000;95:3142-6.
5. Carr A, Marriott D, Field A et al. Treatment of HIV-1-associated microsporidiosis and cryptosporidiosis with combination antiretroviral therapy. Lancet 1998;351:256-61.
6. Cello JP. Acquired immunodeficiency syndrome cholangiopathy: Spectrum of disease. Am J Med 1989;86:539.
7. Dore GJ, Marriott DJ, Hing MC et al. Disseminated microsporidiosis due to Septata *intestinalis* in nine patients infected with the human immunodeficiency virus: Response to therapy with albendazole. Clin Infect Dis 1995;21:70-6.
8. Goodgame RW. Understanding intestinal spore-forming protozoa: Cryptosporidia, microsporidia, isospora, and cyclospora. Ann Intern Med 1996;124:429-41.
9. Iser DM, Sasadeusz JJ. Current treatment of HIV/hepatitis B virus coinfection. J Gastroenterol Hepatol 2008;23:699-706.
10. Kearney DJ, Steuerwald M, Koch J et al. A prospective study of endoscopy in HIV-associated diarrhea. Am J Gastroenterol 1999;94:556-9.
11. Kulkarni S, Patsute S, Sane S et al. Enteric pathogens in HIV infected and HIV uninfected individuals with diarrhea in Pune. Trans R Soc Trop Med Hyg 2013;107:648-52.
12. Macias J, Márquez M, Téllez F et al. Risk of liver decompensations among human immunodeficiency virus/hepatitis C virus-coinfected individuals with advanced fibrosis: Implications for the timing of therapy. Clin Infect Dis 2013;57:1401-8.
13. Mohle-Boetani JC, Koehler JE, Berger TG et al. Bacillary angiomatosis and bacillary peliosis in patients infected with human immunodeficiency virus: Clinical characteristics in a case-control study. Clin Infect Dis 1996;22:794-800.
14. Mönkemüller KE, Call SA, Lazenby AJ et al. Decline in the prevalence of opportunistic gastrointestinal disorders in the era of HAART. Am J Gastroenterol 2000;95:457-62.
15. Mönkemüller KE, Wilcox CM. Diagnosis and treatment of colonic disease in AIDS. Gastrointest Endosc Clin North Am 1998;8:889.
16. Mönkemüller KE, Wilcox CM. Diagnosis and treatment of esophageal ulcers in AIDS. Semin Gastroenterol 1999;10:1.
17. Mönkemüller KE, Wilcox CM. Therapy of gastrointestinal infections in AIDS. Aliment Pharmacol Ther 1997;11:425-43.
18. Schwartz DA, Straub RA, Wilcox CM. Prospective endoscopic characterization of cytomegalovirus esophagitis in patients with AIDS. Gastrointest Endosc 1994;40:481-4.
19. Sullivan AK, Feher MD, Nelson MR et al. Marked hypertriglyceridaemia associated with ritonavir therapy. AIDS 1998;12:1392-4.
20. Wei-Fang K, Cello JP, Rogers SJ et al. Prognostic factors for survival of patients with AIDS cholangiopathy. Am J Gastroenterol 2003;98:2176-81.
21. Wilcox CM. Etiology and evaluation of diarrhea in AIDS: A global perspective at the millennium. World J Gastroenterol 2000;6:177-86.
22. Wilcox CM, Clark WS, Thompson SE. Fluconazole compared with endoscopy for human immunodeficiency virus-infected patients with esophageal symptoms. Gastroenterology 1996;110:1803-8.
23. Wilcox CM, Schwartz DA, Clark WS. Causes, response to therapy, and long-term outcome of esophageal ulcer in patients with human immunodeficiency virus infection. Ann Intern Med 1995;122:143-9.

DOENÇA ISQUÊMICA INTESTINAL

Siobhan Proksell, BS, MD ▪ *Amar R. Deshpande, MD* ▪ *Arvey I. Rogers, MD, FACP, MACG*

CAPÍTULO 57

1. O que é doença isquêmica intestinal?
A doença isquêmica intestinal é causada por hipóxia tecidual e lesão isquêmica do intestino delgado ou grosso em consequência de um decréscimo persistente no fluxo sanguíneo mesentérico, redução no conteúdo de oxigênio dos glóbulos vermelhos, ou estase venosa mesentérica. A doença isquêmica intestinal pode-se manifestar de inúmeras maneiras, como dor abdominal mediana aguda ou crônica (induzida pela refeição), vômitos, sitofobia (medo mórbido de se alimentar), perda de peso, diarreia, íleo, sangramento gastrointestinal, infarto intestinal, peritonite ou estreitamentos fibróticos.

2. Descreva a anatomia macroscópica do sistema vascular mesentérico.
Três artérias principais e duas veias principais compõem a circulação mesentérica.

Artérias	*Veias*
• Artéria celíaca	• Veia mesentérica superior (SMV)
• Artéria mesentérica superior (SMA)	• Veia mesentérica inferior (IMV)
• Artéria mesentérica inferior (IMA)	

A conexão das artérias e veias principais por capilares, arteríolas e vênulas é conhecida como *circulação esplâncnica* (Figura 57-1).

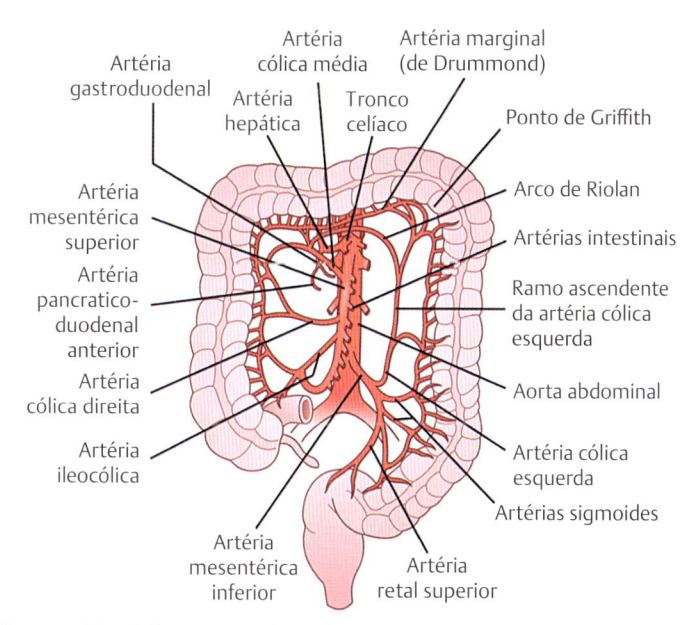

Fig. 57-1 Anatomia arterial mesentérica. Três ramos arteriais não parcados da aorta (artéria celíaca, artérias mesentéricas superior e inferior) fornecem sangue oxigenado para os intestinos delgado e grosso. Na maioria dos casos, as veias são paralelas às artérias. A veia mesentérica superior se une à veia esplênica para formar a veia porta, que entra no fígado no seu hilo. A veia mesentérica inferior se une à veia esplênica próxima à junção das veias mesentérica superior e esplênica. *(Adaptada de Rogers AI, Rosen CM. Mesenteric vascular insufficiency. In: Schiller LR, editor. Small intestine, current medicine. Philadelphia: Lange; 1997, com permissão.)*

A artéria celíaca fornece sangue para o estômago, duodeno proximal, parte do pâncreas, baço, fígado, vesícula e árvore biliares. A SMA fornece sangue para o resto do duodeno e pâncreas, todo o intestino delgado e o intestino grosso até a flexão esplênica. A IMA supre o restante do cólon e reto, com este último recebendo suprimento dual de sangue também das artérias ilíacas internas. A IMV drena para dentro da veia esplênica e a SMV e anastomose da veia esplênica para formar a veia porta. Semelhante ao suprimento de sangue arterial, existe uma drenagem venosa dual do reto para o sistema sistêmico por meio da veia cava inferior pelas veias ilíacas internas e pela IMV para a circulação portal.

3. Existe um sistema circulatório colateral extenso entre as redes vasculares sistêmica e esplâncnica. Descreva este sistema.

Os diversos canais colaterais sistêmicos esplâncnicos e interesplâncnicos que conectam as três artérias mesentéricas principais e suas ramificações se tornam aparentes no caso de oclusão de um dos ramos principais (Figura 57-2):

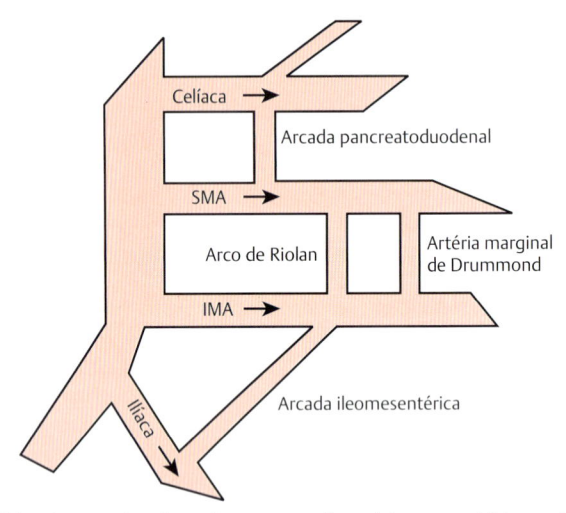

Fig. 57-2. Representação esquemática dos canais colaterais entre as três artérias mesentéricas principais. O desenvolvimento de anastomoses alternativas e o fluxo colateral tornam teoricamente possível que uma única artéria supra todas as vísceras abdominais com sangue arterial dado o suficiente tempo e oportunidade, ou seja, a oclusão gradual de um ou dois dos outros vasos arteriais importantes. Existe uma anastomose importante entre o ramo direito da artéria cólica média (desde a artéria mesentérica superior [SMA]) e a artéria cólica esquerda desde a artéria mesentérica inferior (IMA), formando a artéria mesentérica tortuosa ou o arco de Riolan. A sua demonstração por angiografia indica oclusão da SMA e IMA. A artéria marginal de Drummond é uma conexão arterial que fornece um canal contínuo de fluxo colateral pelos vasos retos até os intestinos delgado e grosso. A arcada ileomesentérica estabelece uma anastomose importante entre as circulações mesentérica e sistêmica entre a artéria hemorroidal superior, um ramo da IMA, e a artéria hipogástrica, um ramo da artéria ilíaca. (*Adaptada de Rogers AI, Rosen CM. Mesenteric vascular insufficiency. In: Schiller LR, editor. Small intestine, current medicine. Philadelphia: Lange; 1997, com permissão.*)

- A *arcada pancreaticoduodenal* supre canais colaterais entre o eixo celíaco e a SMA (as artérias pancreaticoduodenais superiores do eixo celíaco são colaterais às artérias pancreaticoduodenais inferiores da SMA).
- A *artéria marginal de Drummond*, composta de ramos da SMA e IMA, é um caminho arterial contínuo que corre paralelo a todo o cólon.
- O ramo cólico médio da SMA e o ramo cólico esquerdo da IMA são conectados pelo *arco de Riolan*.
- A IMA se conecta com a circulação sistêmica pela artéria ilíaca pela *arcada ileomesentérica*.
- Uma oclusão com desenvolvimento lento promove a abertura destes canais colaterais; assim sendo, insuficiência arterial mesentérica crônica (p. ex., angina abdominal) é incomum a não ser que exista oclusão virtualmente completa de duas das três artérias mesentéricas principais, incluindo a SMA.

4. O que significa *autorregulação*?

A autorregulação é o conceito pelo qual o fluxo sanguíneo permanece relativamente constante pela resposta das arteríolas e vênulas a mudanças na perfusão. Existe um gradiente acentuado de pressão entre a artéria e a porção proximal da arteríola. Se houver uma diminuição na perfusão arterial ou um aumento na demanda de oxigênio (como no estado pós-prandial), as arteríolas dilatam, e capilares adicionais são recrutados para impedir hipóxia no tecido. Além disso, são empregados ajustes na resistência do sistema venoso para manter um débito cardíaco adequado. Por exemplo, ocorre um aumento no tônus no contexto de hipotensão para melhorar o retorno do sangue venoso para o coração (Figura 57-3).

5. Quais são as diferentes variedades de doença isquêmica intestinal?

A doença isquêmica intestinal pode ser classificada em várias categorias com base no componente vascular afetado (arterial ou venoso), na duração da redução do fluxo sanguíneo pelo vaso (agudo ou crônico) e a causa da redução no fluxo (oclusivo ou não oclusivo).

Ela também pode ser classificada como entidades clínicas:
- Isquemia mesentérica aguda (AMI), geralmente decorrente da embolia, de trombos ouda vasoconstrição.
- Isquemia mesentérica crônica, geralmente como consequência de uma doença arteriosclerótica.
- Isquemia colônica, mais frequentemente secundária à hipoperfusão transitória (Figura 57-4).

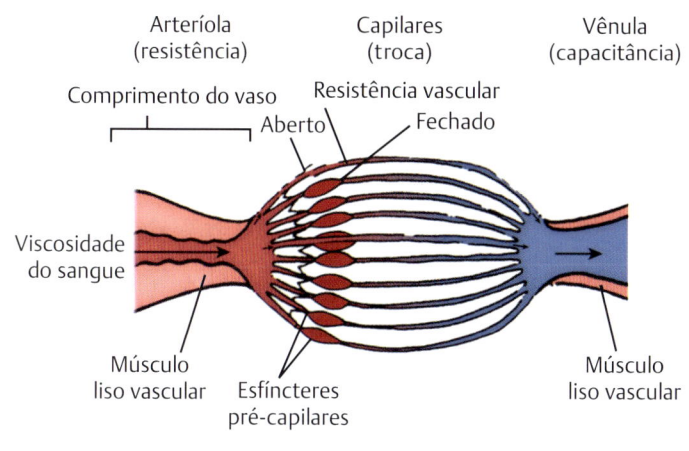

Fig. 57-3. Anatomia vascular intramural. O transporte garantido do sangue arterial rico em oxigênio para as várias camadas da parede dos intestinos delgado e grosso durante estado basal, estimulado pela refeição e estados de estresse, depende da interação entre vários fatores anatômicos e fisiológicos, incluindo a viscosidade sanguínea, saturação de oxigênio nos glóbulos vermelhos, comprimento das arteríolas e resistência ao fluxo, tônus dos esfíncteres capilares, tônus do músculo liso vascular e capacitância venosa. (*Adaptada de Rogers AI, Rosen CM. Mesenteric vascular insufficiency. In: Schiller LR, editor. Small intestine, current medicine. Philadelphia: Lange; 1997, com permissão.*)

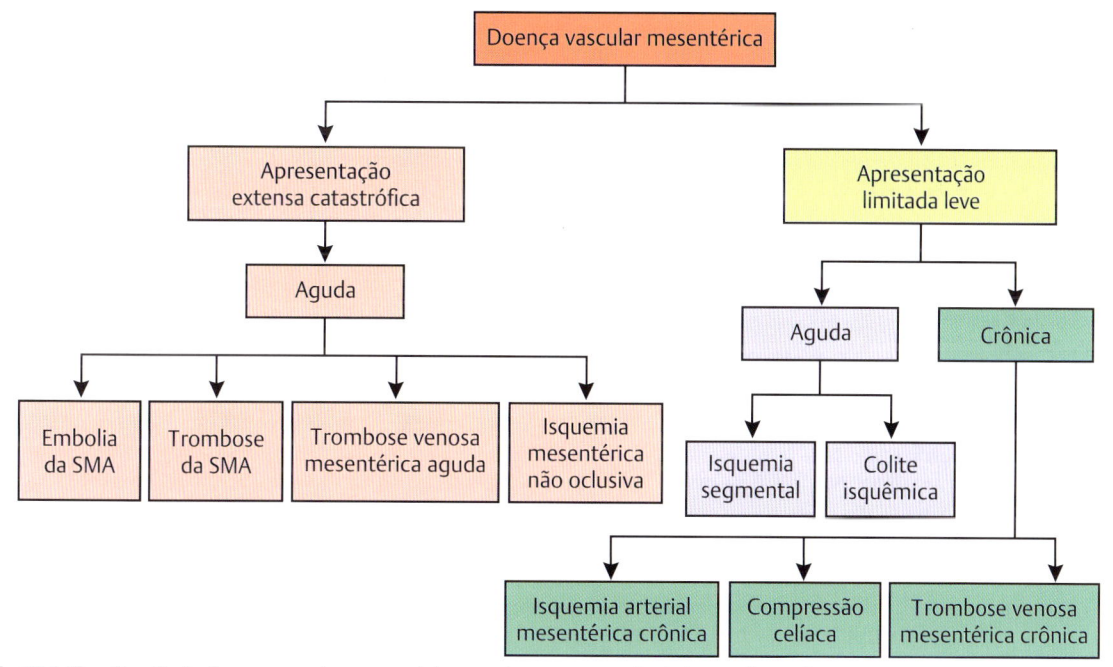

Fig. 57-4. Classificação de doença vascular mesentérica com base na extensão da isquemia resultante. Esta classificação particular, proposta por Williams, pode facilitar a avaliação e o manejo mais efetivos focando na extensão do envolvimento intestinal. SMA = artéria mesentérica superior. (*De Williams LF. Mesenteric ischemia. Surg Clin North Am 1988;68:331-353.*)

6. Que circunstâncias clínicas predispõem à doença isquêmica intestinal?

Arterial
Isquemia Mesentérica Oclusiva
- *Êmbolo*: Arritmias cardíacas, doença cardíaca valvular, infarto do miocárdio, trombo mural, mixoma atrial, angiografia, trauma.
- *Trombose*: Arteriosclerose, estados hipercoaguláveis (p. ex., gravidez, hiper-homocisteinemia, síndrome antifosfolípide, pílulas anticoncepcionais, neoplasias, policitemia vera, trombocitose essencial e hemoglobinúria paroxística noturna), aneurismas ou dissecções vasculares, vasculites.

Isquemia Mesentérica Não Oclusiva
- Arritmias cardíacas, hipoperfusão (choque cardiogênico, hipovolemia, sepse) e drogas vasoconstritoras (digoxina, cocaína).

Venosa
- Estados hipercoaguláveis (causas arteriais, mais deficiências do fator V de Leiden, proteínas C e S, ou antitrombina III), insuficiência cardíaca congestiva, choque, hipertensão portal, trombose da veia hepática (síndrome Budd-Chiari), malignidades, trauma, escleroterapia, peritonite, diverticulite, pancreatite, doença intestinal inflamatória, obstrução intestinal, estados pós-operatórios, trauma.

7. Descreva os achados patológicos de AMI oclusiva.

Isquemia intestinal resulta de hipóxia no tecido, que pode ser secundária a uma diminuição no volume sanguíneo, massa de glóbulos vermelhos, taxa do fluxo ou conteúdo de oxigênio. Quando diminui o raio de uma artéria, a resistência ao fluxo aumenta para uma potência 4. A autorregulação (ver a Pergunta 4) resulta em vasodilatação para manter o fluxo até um ponto infinito, além do qual o fluxo decresce. Exemplos de tais casos são trombos arteriais agudos ou crônicos, um êmbolo ou vasoconstrição transitória.

8. O que é angina abdominal? Qual a sua significância clínica?

Angina abdominal refere-se à dor abdominal crônica recorrente causada por uma diminuição no fluxo do sangue arterial pelas artérias mesentéricas, geralmente resultante de estenose por lesões arterioscleróticas. O estado pós-prandial pode ser considerado como um estímulo para o exercício; o alimento que entra no estômago causa um aumento na demanda de oxigênio, diminuindo assim o fluxo de sangue para os intestinos (fenômeno do roubo). Começa a ocorrer dor dentro de 30 a 90 minutos, que pode durar por até quatro horas. Inicialmente, a angina abdominal é geralmente mínima; entretanto, ela progressivamente aumenta de gravidade por semanas até meses. Hipóxia de longa duração da mucosa do intestino delgado pode causar atrofia vilosa, causando diarreia, enteropatia com perda de proteínas, esteatorreia, perda de peso e desnutrição.

9. Descreva os achados patológicos de isquemia mesentérica não oclusiva (NOMI).

NOMI ocorre, como o nome implica, sem a presença de um êmbolo ou trombo. O risco de hipoperfusão intestinal pode aumentar com choque, hipovolemia severa, diminuição no débito cardíaco e durante cirurgia torácica ou abdominal importante quando ocorre vasoconstrição da vasculatura mesentérica. Também pode ser vista em pacientes que fazem uso de digoxina ou cocaína, uma vez que estas agravem a vasoconstrição mesentérica.

10. O que devo saber sobre oclusão mesentérica *venosa* como causa de doença isquêmica intestinal?

Oclusão mesentérica venosa é uma causa rara de doença isquêmica intestinal, que requer um conhecimento dos fatores de risco associados (frequentemente um estado hipercoagulável) e um alto índice de suspeição para que seja feito um diagnóstico preciso.

Pacientes com oclusão mesentérica venosa geralmente apresentam dor abdominal severa na linha mediana desproporcional aos achados mínimos no exame físico abdominal. A dor pode ser aguda ou subaguda, ocorrendo por semanas ou meses. *O padrão ouro para o diagnóstico é uma CT abdominal com contraste, que revela evidências de oclusão venosa em mais de 90% dos pacientes.* Estes achados incluem espessamento e realce com contraste da parede intestinal (resultado do fluxo venoso retardado), SMV aumentada, trombose no lúmen da SMV e vasos colaterais proeminentes.

Se não houver sinal de infarto intestinal, os pacientes podem ser tratados de forma conservadora com anticoagulação e possivelmente trombolíticos. Se houver suspeita de infarto, deve ser realizada intervenção cirúrgica imediata para evitar isquemia irreversível e a subsequente ressecção do intestino.

11. O que é isquemia focal segmentar (segmento curto)?

Isquemia focal segmentar refere-se à isquemia que está confinada a um segmento curto do intestino porque envolve somente algumas pequenas artérias e veias. Isto ocorre por meio dos mesmos processos fisiopatológicos que causam isquemia intestinal extensa.

12. Quais são os sintomas comuns de isquemia mesentérica oclusiva?

Os sintomas apresentados mais comuns de isquemia mesentérica oclusiva variam de acordo com a causa da isquemia.
- Pacientes com **isquemia mesentérica** causada por um *êmbolo agudo ou oclusão trombótica* da SMA geralmente apresentam o início abrupto de dor severa, com cólicas na linha média do abdome. Estes pacientes também se tornam incontinentes da função intestinal por causa das contrações tônicas dos músculos lisos provocadas pela isquemia. Estas contrações causam dor severa, mas produzem poucos achados abdominais no exame físico. É importante observar que achados tardios de distensão abdominal e fezes positivas para guáiaco podem ser os únicos sinais presentes em pacientes que não conseguem se comunicar (p. ex., aqueles que estão sedados, são demenciados ou estão com o estado mental alterado).
- Pacientes com **isquemia mesentérica** causada por uma *oclusão trombótica* tendem a apresentar uma história compatível com angina mesentérica – dor abdominal pós-prandial recorrente mediana ou difusa com ou sem irradiação para as costas. Frequentemente está presente perda de peso associada como consequência de sitofobia. Além disso, os pacientes podem ter diarreia, esteatorreia ou enteropatia com perda de proteínas, o que pode complicar ainda mais a atrofia do intestino delgado cronicamente induzida pela isquemia.
- Pacientes com **doença venosa oclusiva** geralmente descrevem um início insidioso mais inespecífico de dor abdominal, diarreia e êmese. Isto ocorre quando o influxo massivo dos fluidos para a parede e o lúmen intestinal causa hipotensão sistêmica e um eventual decréscimo no fluxo arterial. Deve ser suspeitada em contextos clínicos apropriados, como sepse abdominal, hipercoagulabilidade e o uso de contraceptivos orais.

13. Quais são os achados físicos em um paciente com isquemia mesentérica?

Mais uma vez, os achados físicos associados à isquemia mesentérica variam com base nos fatores etiológicos e na duração da isquemia.
- O achado clássico de um paciente com **oclusão aguda da SMA** é dor abdominal desproporcional aos achados no exame físico. No início do curso do processo da doença o exame abdominal geralmente consiste apenas em distensão abdominal leve e ruídos intestinais normais ou hipoativos. Com a progressão da lesão isquêmica, os ruídos intestinais diminuem, o íleo se desenvolve, e a distensão abdominal piora. As fezes se tornam positivas para o teste com guáiaco; algumas vezes podem-se desenvolver fezes com sangue. O sequestro do volume é manifestado por hipotensão e taquicardia, enquanto que febre e sinais no peritônio são indicações de lesão transmural e provavelmente infarto.

- Pacientes com **doença venosa oclusiva** apresentam achados no exame físico com base na severidade e características etiológicas da isquemia: insuficiência cardíaca congestiva, massa abdominal, estigma de doença hepática crônica e hipertensão portal, ou hipercoagulabilidade.
- Deve-se suspeitar de **NOMI** (ver a Pergunta 9) no ambiente clínico correto. Os pacientes apresentam queixas iniciais que são menos dramáticas do que as dos pacientes com oclusão arterial aguda; no entanto, uma pequena proporção dos pacientes não tem dor abdominal. Os achados no exame físico variam com a duração da isquemia. Os pacientes geralmente descrevem dor abdominal crônica recorrente secundária ao comprometimento do fluxo pela SMA. Não existem achados específicos para o exame físico. É digno de nota que a maioria dos pacientes tem evidência de doença vascular periférica e também pode ter perda de peso.

14. Os achados laboratoriais realmente ajudam?

Nos primeiros estágios da isquemia mesentérica não existem valores laboratoriais anormais específicos, somente aqueles que estão associados à condição subjacente a partir da qual se desenvolve a isquemia. As anormalidades laboratoriais não específicas que se desenvolvem com o curso do processo patológico são um resultado da consequência da isquemia (isto é, hipóxia tecidual, inflamação, necrose e sequestro de volume) e incluem hemoconcentração, leucocitose e acidose láctica.

15. Quais são as considerações sobre o diagnóstico diferencial em um paciente com suspeita de AMI e como a radiografia abdominal simples ajuda a elucidar o transtorno?

Inicialmente devem ser obtidas radiografias abdominais simples na posição deitada e de pé em um paciente que se queixa de dores abdominais, a não ser que esteja claro um diagnóstico de isquemia. A Tabela 57-1 descreve os diagnósticos diferenciais e os achados associados nos raios X.

Tabela 57-1. Indícios Radiográficos para Diagnóstico

TRANSTORNO	ACHADOS EM RADIOGRAFIAS ABDOMINAIS SIMPLES
Obstrução no intestino delgado	Alças dilatadas do intestino com ou sem níveis de ar-fluido Sobreposição em degraus das alças do intestino delgado Terminação do ar no intestino delgado luminal no ponto de transição da obstrução
Pancreatite	Sinal de corte da alça sentinela do duodeno ou cólon
Vólvulo	Dilatação jejunal, sigmoide ou cecal característica (vólvulo de sigmoide – sinal do grão de café)
Sepse intra-abdominal (apendicite, diverticulite)	Ar no sistema venoso hepático ou portal (gás venoso portal)
Perfuração	Ar livre abaixo do diafragma Ar dissecante entre as alças intestinais ou visto no retroperitônio
Isquemia intestinal	Espessamento da parede intestinal, separação das alças, impressões digitais
Pneumatose intestinal e gás venoso portal	Sinais tardios e graves de infarto iminente ou franco
Colecistite enfisematosa	Ar no interior da parede da vesícula biliar, nível de ar-fluido na vesícula biliar (também causado por organismos formadores de gases)

Inúmeras modalidades de exames por imagem podem ser empregadas para elucidar melhor um diagnóstico de isquemia mesentérica, incluindo tomografia computadorizada abdominal (CT) com contraste, Doppler dos vasos mesentéricos e angiografia mesentérica. Laparoscopia e enteroscopia também podem ser indicadas no contexto clínico apropriado.

Em pacientes com infarto intestinal, as radiografias simples e CT abdominal apresentam anormalidades inespecíficas numa minoria dos casos. Angiografia é mais efetiva do que CT na identificação de oclusão arterial mesentérica ou NOMI. Se houver suspeita de doença venosa oclusiva, uma CT abdominal dinâmica com contraste poderá ser uma ferramenta diagnóstica útil.

Convém observar que deve ser evitado bário para o estudo do intestino delgado se uma CT ou angiograma com contraste estiver sendo considerado, uma vez que o bário interfira na conclusão e interpretação diagnóstica dos estudos mencionados.

16. Qual é o papel da angiografia por ressonância magnética (MRA) em pacientes com suspeita de angina abdominal?

Em pacientes com suspeita de angina abdominal, MRA pode ser útil naqueles com uma alergia severa a iodo. Foi demonstrada uma boa correlação com angiografia por CT, e a reconstrução tridimensional permite a visualização dos orifícios esplâncnicos.

Além disso, em pacientes com doença renal crônica ou função renal prejudicada, o gadolínio pode não causar a neuropatia induzida pelo contraste vista com iodo. No entanto, poderá incomumente originar fibrose nefrogênica sistêmica, que é uma condição irreversível.

17. Descreva o papel de estudos de ultrassonografia com Doppler para o diagnóstico.

Ultrassonografia com Doppler é um teste não invasivo que avalia a patência de um fluxo sanguíneo pelos vasos mesentéricos principais. Ele deve ser realizado enquanto o paciente está em jejum e posteriormente estimulado por refeição. Ele é mais útil no diagnóstico de estenose de múltiplos vasos em suspeita de angina mesentérica, demonstrando o estreitamento ou oclusão na origem de um vaso e um fluxo excessivamente turbulento.

Convém salientar que a ultrassonografia dúplex tem capacidade limitada em pacientes obesos, uma vez que as ondas do ultrassom atravessam o tecido corporal antes de produzirem uma imagem diagnóstica.

18. Qual é o papel diagnóstico da endoscopia (sigmoidoscopia, colonoscopia, enteroscopia) e laparoscopia)?

Apesar do fato de um pequeno número de relatos de casos publicados descrever achados diagnósticos de isquemia mesentérica por meio de enteroscopia, esta abordagem pode ser extremamente perigosa por causa do alto risco de perfuração intestinal. A endoscopia inferior, no entanto, demonstrou ser relativamente segura e pode auxiliar na determinação do diagnóstico de um paciente com suspeita de colite isquêmica (ver as Perguntas 24-28).

Laparoscopia, embora invasiva, também demonstrou ser uma técnica relativamente segura para auxiliar no diagnóstico e na avaliação do grau de lesão nos intestinos. Ela pode detectar facilmente lesão mesentérica em toda a espessura; no entanto, está limitada ao fato de que não identificará os primeiros estágios de isquemia potencialmente reversível porque a lesão inicia na mucosa e depois se move transmuralmente até a serosa. Além disso, quando a pressão intraperitoneal excede 20 mmHg, um nível frequentemente é atingido após insuflação durante a laparoscopia, o fluxo de sangue esplâncnico diminui.

19. Por que você deve realizar estudos mesentéricos angiográficos invasivos?

Quando o diagnóstico e o tratamento de doença isquêmica intestinal são demorados e resultam em sinais peritoneais e acidose, a taxa de mortalidade aumenta significativamente.

Angiografia é o padrão ouro para o diagnóstico de oclusão arterial mesentérica e pode ajudar a diferenciar entre fatores etiológicos embólicos e trombóticos. O corte de uma artéria importante na ausência de aumento de vasos colaterais é indicativo de uma causa embólica, enquanto que o estreitamento dos vasos com o desenvolvimento de colaterais significa trombose. Além disso, a fase venosa da angiografia pode demonstrar doença venosa oclusiva. Em NOMI, a angiografia pode demonstrar estreitamento ou espasmo dos vasos e dilatação em "rosário" arterial.

Angiografia também pode ser usada como uma modalidade terapêutica por meio da infusão de drogas vasodilatadoras ou trombolíticas e auxiliando na conclusão da angioplastia, embolectomia com balão ou colocação de *stent*. Em razão dos riscos associados à administração de agentes trombolíticos, o seu uso deve provavelmente ser limitado a maus candidatos cirúrgicos sem sinais peritoneais, àqueles em quem o evento isquêmico é considerado reversível ou de curta duração e aos centros de cuidados terciários com *expertise* técnica.

Como com todos os procedimentos, a angiografia tem riscos associados. A arteriosclerose comumente envolve a artéria femoral, que geralmente é ponto de entrada para o cateter angiográfico. Isto dificulta o acesso ao sistema mesentérico e também pode causar embolia em artérias distantes. Além do mais, contraste iodado aumenta o risco de desenvolvimento de insuficiência renal.

A angiografia é a única técnica além da cirurgia exploratória que pode estabelecer o diagnóstico e tratar doença mesentérica oclusiva e NOMI no início do curso da doença.

20. Existe algum tratamento médico para isquemia mesentérica?

Várias medidas podem ser empregadas para tratar isquemia mesentérica:
A. Manejo do processo patológico subjacente, incluindo agentes antiplaquetários para doença vascular.
B. Anticoagulação para doenças arterial trombótica e venosa oclusiva.
C. Controle adequado da dor (evitando opiáceos, pois podem diminuir a peristalse e agravar a isquemia).
D. Tratamentos teóricos: refeições leves, cessação do tabagismo, vasodilatadores e supressão da secreção dos ácidos gástricos para reduzir a demanda de oxigênio na mucosa durante as refeições.

21. Qual é o papel da angioplastia e *stent* no manejo de doença isquêmica intestinal?

Angioplastia transluminal percutânea com ou sem a colocação de *stent* pode ser considerada como uma alternativa à cirurgia em pacientes com lesões mais distais. As lesões localizadas nos orifícios aórticos das artérias mesentéricas podem não ser tão receptivas à dilatação e à angioplastia por causa do seu diâmetro fixo.

22. Quando um paciente com doença isquêmica intestinal deve ser mandado para o centro cirúrgico?

Uma suspeita clínica inicial de doença isquêmica intestinal aguda quando outros diagnósticos foram excluídos deve encaminhar para angiografia. Se os achados forem receptivos à intervenção não cirúrgica (ver a Pergunta 19) e não houver sinal de necrose intestinal, os pacientes podem ser manejados medicamente.

Os pacientes devem ser enviados para o centro cirúrgico para:
- Avaliação do grau e extensão da lesão.
- Identificação do sítio e aliviar a oclusão arterial.
- Ressecção do intestino irreversivelmente danificado (Síndrome do intestino curto é uma possível consequência da ressecção).
- Revascularização.

- As indicações para revascularização incluem sinais debilitantes típicos de angina ou evidências angiográficas de oclusão de pelo menos duas artérias mesentéricas importantes, uma delas sendo a SMA. Ainda existem controvérsias se somente a SMA deve ser ou não revascularizada.

23. O que significa *operação para um segundo olhar*?
Durante a cirurgia inicial (sendo ou não uma tentativa de revascularização), alguns intestinos podem intencionalmente ser deixados intactos, pois o *status* da sua viabilidade pode não estar claro. Os pacientes podem-se submeter a uma segunda operação 24 a 48 horas depois para avaliar a viabilidade.

24. Isquemia pode ser isolada do cólon?
Colite isquêmica é a forma mais comum de isquemia intestinal não oclusiva que ocorre em pacientes idosos com débito cardíaco deficiente por meio de um mecanismo não oclusivo. Em pacientes mais jovens, no entanto, a causa pode ser oclusiva (anemia falciforme, estados hipercoaguláveis) ou não oclusiva (uso de cocaína, vasculite, corrida de longa distância).

25. Como a colite isquêmica se apresenta clinicamente?
Colite isquêmica se apresenta mais comumente com o início repentino de cólicas, dor abdominal leve no quadrante inferior esquerdo e urgência para defecar. Além disso, os pacientes podem apresentar sangue vermelho brilhante pelo reto ou hematoquezia. A palpação do abdome sobre o segmento do intestino afetado provoca sensibilidade. Os diagnósticos diferenciais incluem colite infecciosa, diverticulite e doença inflamatória intestinal.

26. Como você confirma uma suspeita diagnóstica de colite isquêmica?
Radiografias abdominais simples podem demonstrar "impressões digitais" ao longo do segmento afetado da parede colônica, frequentemente a flexura esplênica, secundárias a edema subepitelial e hemorragia.

Se houver suspeita de colite isquêmica e não houver sinais de irritação peritoneal, o paciente deve-se submeter à colonoscopia para confirmação diagnóstica. Qualquer região do cólon pode estar envolvida, mas a característica principal é a distribuição segmentar, classicamente em áreas marcantes entre a SMA e a IMA. O reto sigmoide (20%), cólon descendente (20%), flexura esplênica (11%) e todos os três em combinação (14%) são afetados mais comumente. Uma sigmoidoscopia flexível pode ser não diagnóstica naqueles com doença mais proximal. O reto é quase sempre poupado em decorrência de seu suprimento dual de sangue pela IMA e ramos da artéria ilíaca interna.

Enema de bário é menos sensível do que colonoscopia, mas pode revelar impressões digitais. Angiografia não é indicada, pois os fatores vasculares não oclusivos predisponentes frequentemente não são demonstrados depois que a lesão isquêmica ocorreu.

27. Quais são as sequelas de colite isquêmica? Alguma coisa pode ser feita para modificar o curso da doença?
A otimização da função cardíaca é imperativa; débito cardíaco prejudicado e arritmias cardíacas devem ser corrigidos. Fatores predisponentes para vasoconstrição, a terapia com digoxina, agentes vasopressores e hipovolemia devem ser evitados, quando possível. Agentes vasodilatadores são ineficazes, porque o fluxo sanguíneo colônico inferior com frequência já retornou ao normal no momento em que a isquemia ocorreu. Recomenda-se que o paciente seja tratado com fluidos intravenosos e descanse o intestino. Um cólon distendido deve ser descomprimido colonoscopicamente por meio da colocação de uma sonda retal ou rolando o paciente de uma posição supina para as posições em decúbitos laterais direito e esquerdo. Se o evento precipitante for de natureza oclusiva, a causa subjacente deverá ser corrigida, possivelmente incluindo anticoagulação prolongada. Até o momento não existem evidências objetivas que demonstrem a eficácia dos antibióticos.

Colite isquêmica é reversível em até 70% dos casos cujos sintomas diminuem dentro de 24 a 48 horas; nestes pacientes, a cicatrização ocorre sem estreitamento em 1 a 2 semanas. Aqueles com lesão severa requerem 1 a 6 meses para cicatrizar completamente. Ocorrem danos irreversíveis em menos de 50% dos casos e podem levar a megacólon tóxico, gangrena e perfuração, colite fulminante e estreitamentos isquêmicos. Infelizmente, o curso não pode ser previsto no momento da apresentação inicial.

Colite isquêmica do lado direito isolada tem uma mortalidade maior e precisa de cirurgia, já que seus achados fisiopatológicos estão intimamente com a AMI. Portanto, o diagnóstico e o manejo de colite isquêmica do lado direito isolada refletem o de AMI.

28. Quando é indicada cirurgia em pacientes com colite isquêmica?
É indicada cirurgia em pacientes que apresentam ou desenvolvem sinais peritoneais, sangramento massivo, gangrena ou perfuração, evidência de megacólon tóxico ou colite fulminante. Ela deve ser considerada mesmo com cicatrização aparente em pacientes que têm ataques de sepse recorrente e em pacientes que não respondem a medidas conservadoras por 2 a 3 semanas. Estreitamentos sintomáticos do cólon também justificam correção cirúrgica ou endoscópica (p. ex., dilatação com balão ou colocação de *stent*).

BIBLIOGRAFIA

1. Brandt LJ, Boley SJ. AGA technical review on intestinal ischemia. Gastroenterology 2000;118:954-68.
2. Brandt LJ, Boley SJ. Sleisenger & Fordtran's gastrointestinal and liver disease. 7th ed. Philadelphia: Saunders; 2002.
3. Burns BJ, Brandt LJ. Intestinal ischemia. Gastroenterol Clin North Am 2003;32:1127-43.
4. Chang RW, Chang JB, Longo WE. Update in management of mesenteric ischemia. World J Gastroenterol 2006;2:3243-7.
5. Chang JB, Stein TA. Mesenteric ischemia: Acute and chronic. Ann Vasc Surg 2003;17:323-8.

6. Díaz Nieto R, Varcada M, Ogunbivi OA, Winslet MC. Systematic review on the treatment of ischaemic colitis. Colorectal Dis 2011;13(7):744-7.
7. Feuerstadt P. Colon ischemia: Recent insights and advances. Curr Gastroenterol Rep 2010;12:383-90.
8. Herbert GS, Steele SR. Acute and chronic mesenteric ischemia. Surg Clin North Am 2007;87:1115-34.
9. Jakribettuu VS, Levine JS. Ischemia and ischemic colitis. In: Weinstein WM, Hawkey CJ, Bosch J, editors. Clinical gastroenterology and hepatology. Mosby: Spain; 2005.
10. Kim AY, Ha HK. Evaluation of suspected mesenteric ischemia: Efficacy of radiologic studies. Radiol Clin North Am 2003;41:327-42.
11. Kougias P, El Sayed HF, Zhou W et al. Management of chronic mesenteric ischemia: The role of endovascular therapy. J Endovasc Ther 2007;14:395-405.
12. Kozuch PL. Review article: Diagnosis and management of mesenteric ischaemia with an emphasis on pharmacotherapy. Aliment Pharmacol Ther 2005;21:201-15.
13. Lefkovitz Z, Cappell MS, Lookstein R et al. Radiologic diagnosis and treatment of gastrointestinal hemorrhage and ischemia. Med Clin North Am 2002;86:1357-99.
14. Mallick IH, Yang W, Winslet MC et al. Ischemia-reperfusion injury of the intestine and protective strategies against injury. Dig Dis Sci 2004;49:1359-77.
15. Oldenburg WA, Lau LL, Rodenberg TJ et al. Acute mesenteric ischemia: A clinical review. Arch Intern Med 2004;164:1054-62.
16. Payor AD, Tucci V. Acute ischemic colitis secondary to air embolism after diving. Int J Crit Illn Inj Sci 2011;1(1):73-8.
17. Sotiriadis J, Brandt LJ, Behin DS et al. Ischemic colitis has a worse prognosis when isolated to the right side of the colon. Am J Gastroenterol 2007;102:2247-52.
18. Sreenarasimhaiah J. Chronic mesenteric ischemia. Best Pract Res Clin Gastroenterol 2005;19:283-95.
19. Sreenarasimhaiah J. Diagnosis and management of intestinal ischemic disorders. BMJ 2003;326:1372-6.
20. Van Bockel JH, Geelkerken RH, Kolkman JJ. Splanchnic vascular disorders. In: Weinstein WM, Hawkey CJ, Bosch J, editors. Clinical gastroenterology and hepatology. Mosby: Spain. pp. 479-484.
21. Williams LF. Mesenteric ischemia. Surg Clin North Am 1988;68:331-53.

NUTRIÇÃO, MÁ NUTRIÇÃO E PROBIÓTICOS

Bonnie Jortberg, PhD, RD, CDE ▪ Peter R. McNally, DO, MSRF, MACG

1. O que significa *status* nutricional?

O *status* nutricional reflete o quanto a ingestão de nutrientes contribui para a composição e função corporal em face das necessidades metabólicas existentes. Os quatro principais compartimentos corporais são água, proteína, mineral e gordura. Os três primeiros compõem a massa corporal magra (LBM); a capacidade funcional reside numa porção da LBM denominada *massa de células corporais*. Os dietistas registrados ou nutricionistas dietistas registrados concentram seus esforços na preservação ou na recuperação deste componente vital.

2. Defina *má nutrição*.

Má nutrição refere-se a estados de supernutrição (obesidade) ou subnutrição em relação às exigências corporais, resultando em disfunção.

3. Como os diferentes tipos de má nutrição afetam a função e os resultados?

- *Marasmo* é a subnutrição proteico-calórica associada a um gasto físico significativo das reservas de energia (proteínas do tecido adiposo e proteínas somáticas do músculo), mas com preservação das proteínas viscerais e séricas. Os pacientes não são edematosos e podem ter disfunção imune leve.
- *Má nutrição hipoalbuminêmica* ocorre com metabolismo estressado e é comum em pacientes hospitalizados. Eles podem ter reservas de energia e peso corporal adequados, mas têm espaço extracelular expandido, massa intracelular esgotada, edema, níveis alterados de proteína sérica e disfunção imune.
- Um estado similar de deficiência proteica relativa ocorre na *kwashiorkor* clássica, em que a provisão calórica é adequada, mas a quantidade e a qualidade da proteína não são.

4. Como é realizada uma avaliação nutricional simples?

A avaliação simples à beira do leito pode ser tão valiosa para a predição dos resultados associados à nutrição quanto os testes sofisticados da composição e função. Dois métodos populares, a Avaliação Global Subjetiva (SGA) e a Miniavaliação Nutricional, são instrumentos de avaliação nutricional validados e simples de usar. Cada um incorpora questões básicas sobre a história do peso, ingestão, sintomas gastrointestinais (GI), estado da doença, nível funcional e um exame físico para classificar os pacientes como bem nutridos, levemente ou moderadamente malnutridos ou severamente malnutridos (Figura 58-1).

Uma história do peso, estimativa da ingestão recente, exame físico breve, consideração sobre o estresse da doença e medicações e a avaliação do estado funcional e cicatrização da ferida permitem uma boa estimativa do estado nutricional. Eles predizem o risco de complicações associadas à má nutrição tão bem ou melhor do que dados laboratoriais. Ingestão deficiente por mais de 1 a 2 semanas, uma perda de peso de mais de 10% ou peso 80% abaixo do desejável justifica avaliação nutricional mais rigorosa e acompanhamento.

5. As proteínas séricas são um marcador da saúde nutricional global. Quais proteínas plasmáticas terão a taxa de *turnover* mais sensível?

Ferritina: 30 horas.
Proteína ligadora de retinol: 2 dias.
Pré-albumina: 2 a 3 dias.
Transferrina: 8 dias.
Albumina: 18 dias.

6. Quais os testes sanguíneos simples que oferecem uma avaliação nutricional *instantânea*?

Albumina sérica → anormal se < 3,5 g%

Contagem de linfócitos totais → anormal se < 1.500/mm^3

SERVIÇO DE NUTRIÇÃO DA NESTLÉ

Mini Avaliação Nutricional
MNA®

Nome: _____ Sobrenome: _____ Sexo: _____ Data: _____

Idade: _____ Peso (kg): _____ Altura (cm): _____ Número da identidade: _____

Complete a triagem colocando nos quadros os números apropriados.
Some os pontos da triagem. Caso o escore seja igual ou inferior a 11, continue com a avaliação para obter um Escore Indicador de Desnutrição.

Triagem

A Nos últimos três meses houve diminuição da ingestão alimentar devido a perda de apetite, problemas digestivos ou dificuldade para mastigar ou deglutir?
0 = perda severa do apetite
1 = perda moderada do apetite
2 = sem perda do apetite

B Perda de peso nos últimos 3 meses
0 = perda de peso superior a três quilos (6,6 lbs)
1 = não sabe informar
2 = perda de peso entre 1 e 3 quilos (2,2 e 6,6 lbs)
3 = sem perda de peso

C Mobilidade
0 = restrito ao leito ou à cadeira de rodas
1 = capaz de sair da cama/cadeira de rodas, mas não é capaz de sair de casa
2 = sai de casa

D Passou por algum estresse psicológico ou doença aguda nos últimos 3 meses
0 = sim   2 = não

E Problemas neuropsicológicos
0 = demência ou depressão graves
1 = demência leve
2 = sem problemas psicológicos

F Índice de Massa Corporal (BMI) (peso em kg)/(altura em m)^2
0 = BMI abaixo de 19
1 = BMI 19 < 21
2 = BMI 21 < 23
3 = BMI ≥ 23

Pontuação da Triagem (subtotal, máx. de 14 pontos)
12 pontos ou mais Normal – sem risco – não precisa de avaliação completa
11 pontos ou menos Possível desnutrição – continuar avaliação

Avaliação

G Vive independentemente (não em instituição geriátrica ou hospital)
0 = não   1 = sim

H Utiliza mais de 3 drogas de prescrição por dia
0 = sim   1 = não

I Lesões de pele ou escaras
0 = sim   1 = não

J Quantas refeições completas o paciente faz por dia?
0 = 1 refeição
1 = 2 refeições
2 = 3 refeições

K Marcadores de consumo selecionado de ingestão de proteína
• Pelo menos uma porção diária de leite ou derivados (leite, queijo, iogurte)?   sim ☐ não ☐
• Duas ou mais porções semanais de legumes ou ovos?   sim ☐ não ☐
• Carne, peixe ou aves todos os dias   sim ☐ não ☐
0,0 = se 0 ou 1 resposta sim
0,5 = se 2 respostas sim
1,0 = se 3 respostas sim

L Consome duas ou mais porções diárias de frutas ou vegetais?
0 = não   1 = sim

M Quantos copos de líquidos (água, suco, café, chá, leite...) são consumidos por dia?
0,0 = menos de 3 copos
0,5 = 3 a 5 copos
1,0 = mais de 5 copos

N Modo de alimentação
0 = não é capaz de se alimentar sozinho
1 = alimenta-se sozinho com alguma dificuldade
2 = alimenta-se sozinho sem dificuldade

O Visão pessoal do *status* nutricional
0 = vê a si mesmo como malnutrido
1 = não sabe dizer seu *status* nutricional
2 = acredita não ter problema nutricional

P Em comparação com outras pessoas da mesma idade, como o paciente considera o seu estado de saúde?
0,0 = não muito boa
0,5 = não sabe informar
1,0 = boa
2,0 = melhor

Q Circunferência do braço (MAC) em cm
0,0 = MAC abaixo de 21
0,5 = MAC 21 a 22
1,0 = MAC ≥ 22

R Circunferência da panturrilha (CC) em cm
0 = CC abaixo de 31   1 = CC ≥ 31

Avaliação (máx. 16 pontos)

Escore de triagem

Avaliação total (máx. 30 pontos)

Escore Indicador de Desnutrição
17 a 23,5 pontos   em risco de desnutrição
Menos de 17   pontos desnutrido

Ref.: Guigoz Y. Vellas B and Garry PJ. 1994. Mini Nutritional Assessment: A practical assessment tool for grading the nutritional state of elderly patients. Facts and Research in Gerontology. Supplement # 2:15-59. Rubenstein LZ, Harker J, Guigoz Y and Vellas B. Comprehensive Geriatric Assessment (CGA) and the MNA: An Overview of CGA, Nutritional Assessment, and Development of a Shortened Version of the MNA. In: "Mini Nutritional Assessment (MNA): Research and Practice in the Elderly". Vellas B, Garry PJ and Guigoz Y, editors. Nestlé Nutrition Workshop Series. Clinical & Performance Programme, vol. 1. Karger, Bâle, no prelo.

© Nestlé, 1994, Revisão 1998. N67200 12/99 10M

Fig. 58-1. Miniavaliação nutricional.

7. Liste os pesos desejáveis para homens e mulheres.

O índice de massa corporal (BMI) é calculado a partir do peso e da altura de uma pessoa, e é um indicador confiável da gordura corporal. Ele é usado para determinar as categorias com risco de doença com base na situação do peso.

Cálculo do BMI O BMI é calculado da mesma maneira para adultos e crianças. O cálculo está fundamentado nas seguintes fórmulas (Tabela 58-1):

As categorias da condição do peso padrão associadas aos intervalos do BMI para adultos são apresentadas na Tabela 58-2.

O BMI pode ser facilmente determinado por meio do uso de um calculador do BMI (http://www.cdc.gov/healthyweight/assessing/bmi) ou consultando uma tabela para o BMI (Figura 58-2).

O gasto de energia basal em calorias pode ser derivado da equação de Harris Benedict:

$$\text{BEE para } \male: 66 = [13,7 \times \text{peso (kg)}] + [5,0 \times \text{altura (cm)}] - [(6,8 \times \text{idade})] = \text{kcal/dia}$$

$$\text{BEE para } \female: 655 = [9,6 \times \text{peso (kg)}] + [1,8 \times \text{altura (cm)}] - [(4,7 \times \text{idade})] = \text{kcal/dia}$$

$$\text{BEE} \times \text{fator de estresse} = \text{necessidade calórica diária}$$

CAPÍTULO 58 ▪ NUTRIÇÃO, MÁ NUTRIÇÃO E PROBIÓTICOS

Tabela 58-1. Cálculo do BMI

UNIDADES DE MEDIDA	FÓRMULA E CÁLCULO
Quilogramas e metros (ou centímetros)	Fórmula: peso (kg) ÷ [altura (m)]² Com o sistema métrico, a fórmula para o BMI é o peso em quilogramas dividido pela altura em metros ao quadrado. Como a altura é comumente medida em centímetros, divida a altura em centímetros por 100 para obter a altura em metros Exemplo: Peso = 68 kg, Altura = 165 cm (1,65 m) Cálculo: 68 ÷ (1,65)² = 24,98
Libras e polegadas	Fórmula: peso (lb) ÷ [altura (in)]² × 703 Calcule o BMI dividindo o peso em libras (lb) pela altura em polegadas (in) ao quadrado e multiplicando por um fator de conversão de 703 Exemplo: Peso = 150 lb, Altura = 5'5" (65") Cálculo: [150 ÷ (65)²] × 703 = 24,96

BMI = índice de massa corporal.

Tabela 58-2. Intervalos do BMI para Adultos

BMI	CONDIÇÃO DO PESO
Abaixo de 18,5	Baixo peso
18,5-24,9	Normal
25,0-29,9	Sobrepeso
30,0 e acima	Obesidade

BMI = índice de massa corporal.
Centers for Disease Control and Prevention. How is BMI calculated and interpreted? Acessado em 22/09/2014, em http://www.cdc.gov/healthyweight/assessing/bmi/adult_bmi/ index.html#Interpreted.

Fig. 58-2. Tabela para o índice de massa corporal.

Estresse: Fator
Estresse leve: (× 1 a 1,3)
Estresse moderado: (× 1,3 a 1,4)
Estresse severo: (× 1,5)
   Ver a Tabela 58-3.

Tabela 58-3. Fórmulas Rápidas para o Cálculo das Necessidades Proteicas e Calóricas

SEVERIDADE DA DOENÇA	PROTEÍNA, G/KG/DIA	CALORIAS, KCAL/KG/DIA
Mínima	0,8	20 a 25
Moderada	1 a 1,5	25 a 30
Severa	1,5 a 2,5	30 a 35

8. Descreva os tipos de dietas orais comumente prescritas.

A dieta de líquidos claros supre os líquidos e calorias de uma forma que exige mínima digestão, estimulação e eliminação pelo trato GI. Ela fornece aproximadamente 600 calorias e 150 g de carboidrato, mas quantidades inadequadas de proteína, vitaminas e minerais. Os líquidos claros são hiperosmolares; a diluição das bebidas e a alimentação mais lenta minimizam os sintomas GI. Se forem necessários líquidos claros por mais de 3 dias, um dietista poderá auxiliar com a suplementação.

Dieta líquida total é usada frequentemente na progressão de líquidos claros para alimentos sólidos. Também pode ser usada em pacientes com problemas mastigatórios, estase gástrica ou íleo parcial. Tipicamente, a dieta fornece mais de 2.000 calorias e 70 g de proteína. Ela pode ser adequada em todos os nutrientes (exceto fibras), especialmente se for acrescentada uma suplementação rica em proteínas. Pacientes com intolerância à lactose precisam de substituições especiais. A progressão para alimentos sólidos deve ser realizada com modificações ou com suplementação, se necessário.

9. O que é uma fonte *oculta* de calorias na unidade de cuidados intensivos?

Esteja atento a quantidades significativas de calorias lipídicas provenientes do propofol, um sedativo em emulsão lipídica de 10% (1,1 kcal/mL).

10. Resuma os achados típicos na deficiência ou excesso de vários nutrientes.

Ver a Tabela 58-4.

11. Quais são as preocupações nutricionais em pacientes com a síndrome do intestino curto?

A perda da superfície do intestino coloca o paciente em maior risco de desidratação e desnutrição. O intestino delgado tem em média 600 cm de comprimento e absorve aproximadamente 10 L/dia de líquidos ingeridos e secretados. Um paciente pode tolerar uma perda substancial do intestino delgado, embora a preservação de menos de 61 cm com a válvula ileocecal e cólon intactos ou menos de 152 cm na ausência do cólon e da válvula ileocecal possa tornar impossível a sobrevivência quando for usada somente a rota enteral de nutrição. Além disso, a perda do íleo distal impede a absorção dos ácidos biliares e da vitamina B_{12}. O intestino restante, especialmente o íleo, pode adaptar a sua capacidade de absorção por vários anos, mas a doença subjacente pode dificultar este processo.

12. Descreva o manejo dos problemas nutricionais em pacientes com síndrome do intestino curto.

A terapia na fase aguda pós-cirúrgica visa à recuperação intravenosa dos líquidos e eletrólitos. Poderá ser necessária nutrição parenteral ao mesmo tempo em que a função do restante do intestino é avaliada, e ocorre a adaptação. As tentativas de alimentação oral devem incluir refeições pequenas e frequentes com limitações iniciais no consumo de líquidos e gordura. Açúcares osmolares (p. ex., sorbitol), lactose e alimentos com alto teor de oxalato devem ser evitados. Em pacientes com continuidade do intestino delgado-cólon, o aumento no uso de carboidratos complexos permite a recuperação de uma centena de calorias da produção colônica e da absorção dos ácidos graxos de cadeia curta (SCFAs). Drogas antimotilidade e supressão ácida gástrica devem ser usadas se a produção de fezes permanecer alta. Reidratação oral com líquidos contendo glicose e sódio (p. ex., bebidas esportivas) pode ajudar a prevenir desidratação. Enzimas pancreáticas, resinas ligadoras de ácidos biliares (se os ácidos biliares estiverem irritando o cólon) e injeções de octreotida podem desempenhar um papel em casos selecionados. Se as dietas orais falharem, o uso de alimentação elementar pode intensificar a absorção e o estado nutricional. Estudos da reabilitação intestinal com hormônio do crescimento e glutamina, além de transplante intestinal ou transplante intestinal-hepático combinado, estão disponíveis em centros selecionados.

13. Descreva a abordagem de suporte nutricional em pacientes com pancreatite aguda.

Pancreatite pode-se parecer com outros casos de metabolismo estressado. Se pancreatite severa impedir a retomada da ingestão de alimentos além de 4 a 5 dias, deve ser considerado suporte nutricional. A rota de alimentação permanece controversa; nem descansos intestinal e pancreático nem suporte nutricional demonstraram alterar conclusivamente o curso clínico além da melhora do estado nutricional. Vários ensaios randomizados recentes sugerem que a alimentação enteral distal (jejunal) pode ser tolerada, bem como o descanso intestinal e nutrição parenteral total (TPN), com menos complicações (Figura 58-3). A rota enteral pode ser experimentada na ausência de disfunção GI (p. ex., íleo). O gasto de energia é variável, porém mais provavelmente 20 a 30% acima do nível basal. Usar nutrição parenteral parcial ou TPN se a abordagem enteral falhar. Experimentos sugerem que nutrição parenteral, incluindo gordura intravenosa, estimula pouca secreção pancreática significativa; entretanto, todos os pacientes com pancreatite devem ser monitorados para excluir hipertrigliceridemia severa.

14. Que efeitos adversos GI podem ser encontrados em um paciente que usa suplementos à base de plantas?

Estima-se que um terço até metade da população americana usa produtos à base de plantas em forma de suplementos, e que 60 a 75% não informam os prestadores de cuidados de saúde. Como produtos à base de plantas não são regulamentados e a sua composição não é padronizada, os dados sobre toxicidade são menos claros do que os dos produtos farmacêu-

Tabela 58-4. Deficiências Vitamínicas e Minerais e Toxicidades

MICRONUTRIENTE	DEFICIÊNCIA	TOXICIDADE
Vitamina A	Hiperqueratose folicular, cegueira noturna, ressecamento da córnea, queratomalacia	Dermatite, xerose, perda de cabelo, dor articular, hiperostose, edema, hipercalcemia, hepatomegalia, pseudotumor
Vitamina D	Raquitismo, osteomalacia, hipofosfatemia, fraqueza muscular	Fadiga, cefaleia, hipercalcemia, descalcificação óssea
Vitamina E	Anemia hemolítica, miopatia, ataxia, oftalmoplegia, retinopatia, arreflexia	Rara: possível interferência com vitamina K, metabolismo do ácido araquidônico, cefaleia, miopatia
Vitamina K	Tendência a hematomas, tempo de protrombina prolongado	Infusão intravenosa rápida: possível ruborização, colapso cardiovascular
Vitamina C	Escorbuto: má cicatrização de ferida, hemorragia perifolicular, gengivite, defeitos dentários, anemia, dor articular	Diarreia; possível hiperoxalúria, uricosúria; interferência na glicose, testes de sangue oculto; boca seca, erosão dentária
Vitamina B_1 (tiamina)	Beribéri seco (polineuropatia): anorexia, baixa temperatura Beribéri úmido (insuficiência cardíaca congestiva de alto débito): acidose láctica Síndrome de Wernicke-Korsakoff: ataxia, nistagmo, perda de memória, confabulação, oftalmoplegia	Intravenosa em grande dose: anorexia, ataxia, íleo, cefaleia, irritabilidade
Vitamina B_2 (riboflavina)	Dermatite seborreica, estomatite, quilose, língua geográfica, ardência nos olhos, anemia	Nenhuma
Vitamina B_3 (niacina)	Anorexia, letargia, sensações de queimadura, glossite, cefaleia, estupor, convulsões Pelagra: diarreia, dermatite pigmentar, demência	Hiperglicemia, hiperuricemia, sintomas GI, úlcera péptica, ruborização, disfunção hepática
Vitamina B_6 (piridoxina)	Neurite periférica, seborreia, glossite, estomatite, anemia, alterações no CNS/EEG, convulsões	Dependência metabólica, neuropatia sensorial
Vitamina B_{12}	Glossite, parestesias, alterações no CNS, anemia megaloblástica, depressão, diarreia	Nenhuma
Ácido fólico	Glossite, disfunção da mucosa intestinal, anemia megaloblástica	Antagoniza drogas antiepilépticas, diminui a absorção do zinco
Biotina	Dermatite escamosa, perda de cabelo, atrofia papila, mialgia, parestesias, hipercolesterolemia	Nenhuma
Ácido pantotênico	Mal-estar, sintomas GI, cólicas, parestesias	Diarreia
Cálcio	Parestesias, tetania, convulsões, osteopenia, arritmia	Hipercalciúria, sintomas GI, letargia
Fósforo	Hemólise, fraqueza muscular, oftalmoplegia, osteomalácia	Diarreia
Magnésio	Parestesias, tetania, convulsões, arritmia	Diarreia, fraqueza muscular, arritmia
Ferro	Fadiga, dispneia, glossite, anemia, coiloníquia	Sobrecarga de ferro (hepática, cardíaca), possível dano oxidativo
Iodo	Bócio, hipotireoidismo	Bócio, hipo/hipertireoidismo

(Continua)

Tabela 58-4. Deficiências Vitamínicas e Minerais e Toxicidades *(Continuação)*		
MICRONUTRIENTE	**DEFICIÊNCIA**	**TOXICIDADE**
Zinco	Letargia, anorexia, perda do paladar/olfato, erupção cutânea, hipogonadismo, má cicatrização de ferida, imunossupressão	Metabolismo prejudicado do cobre e ferro, HDL reduzido, imunossupressão
Cobre	Anemia, neutropenia, letargia, despigmentação, fraqueza do tecido conjuntivo	Sintomas GI, danos hepáticos
Cromo	Intolerância à glicose, neuropatia, hiperlipidemia	Nenhuma
Selênio	Cardiomiopatia de Keshan, fraqueza muscular	Sintomas GI
Manganês	Possível perda de peso, dermatite, distúrbios capilares	Somente lesão por inalação
Molibdênio	Possível cefaleia, vômito, alterações no CNS	Interfere no metabolismo do cobre, possível bócio
Fluorina	Aumento de cáries dentárias	Manchas nos dentes, possível integridade/fluoroseóssea

CNS = sistema nervoso central; EEG = eletroencefalografia; GI = gastrointestinal; HDL = lipoproteínas de alta densidade.

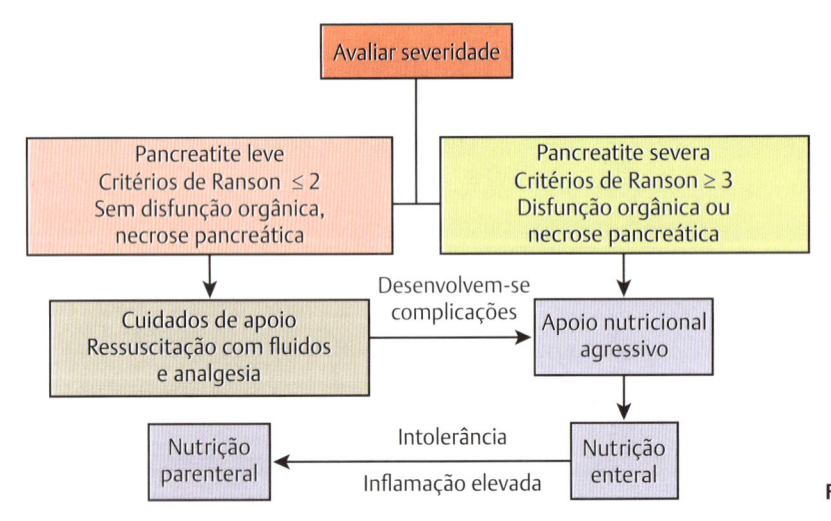

Fig. 58-3. Nutrição para pancreatite.

ticos regulamentados. No entanto, os produtos populares que podem causar efeitos GI adversos incluem palmeira anã, *Ginkgo biloba* (perturbação GI inespecífica), alho (náusea, diarreia), ginseng (náusea, diarreia), aloe (diarreia, dor abdominal) e goma de guar (obstrução). Além disso, hepatotoxicidade (desde elevação enzimática assintomática até necrose fulminante) foi documentada com germander, chaparral, senna, *Atractylis* e *Callilepis*. Foi observada hepatotoxicidade associada ao uso de valeriana, visco, solidéu e várias misturas ervais chinesas, mas aguardam uma confirmação de causa e efeito. Os alcaloides pirrolizidínicos em *Crotalaria, Senecio, Heliotropium* e confrei há tempo são implicados em casos de doença hepática veno-oclusiva.

15. Como é definida *obesidade* e o quanto ela é comum entre os residentes americanos?

BMI se tornou o padrão de medida para obesidade.

$$BMI = Peso\ (kg) \times \text{área da superfície corporal } (m^2)$$

Um BMI acima de 30 kg/m² é definido como obesidade (Tabela 58-5).

Embora o número de adultos tenha dobrado, desde 1980, o número de adultos obesos quadruplicou; aproximadamente 72 milhões de adultos nos Estados Unidos são obesos. De acordo com o Exame Nacional de Saúde e Nutrição de 2007 a 2010, entre os americanos acima de 20 anos, 154,7 milhões estão acima do peso ou são obesos: http://apps.nccd.cdc.gov/brfss/ (Acessado em 22/09/2014).

Tabela 58-5. Dados do BMI para Adultos

CATEGORIA DO BMI	BMI, KG/M²
NORMAL	18,5 A 24,9
SOBREPESO	25 A 29.9
OBESIDADE	30 A 39,9
EXTREMA	40 +

ADULTOS	1990-1998	1995	1999-2000	2000	2008	2010
Obesos	22,9%	15,9%	30,5%	20%	26,6%	37%
Sobrepeso	55,9%	35,5%	64,5%	36,7%	36,6%	30%
Extremamente obeso	2,9%		4,7%			

BMI = índice de massa corporal.

16. Em 2007, qual estado americano teve uma taxa de obesidade abaixo de 20%?

Colorado. Entretanto, os dados de 2011 mostram que nenhum estado teve uma taxa de obesidade abaixo de 20%, já que a do Colorado aumentou para 20,7%. Acesse o link que mostra a porcentagem da população de cada estado que é obesa: http://www.cdc.gov/obesity/data/adult.html (Acessado em 22/09/2014).

17. Obesidade representa um risco significativo de morte?

Sim. Nos Estados Unidos, 300.000 pessoas morrem anualmente por causa das doenças relacionadas com a obesidade:

Cardiomiopatia	Doença articular degenerativa (DJD)
Doença coronária arterial	Imobilidade
Dislipidemia	Depressão
Hipertensão	Baixa autoestima
Diabetes	Malignidade
Infertilidade	Dispneia
Fígado gorduroso	Apneia obstrutiva do sono
Trombose venosa profunda	Hipoventilação por obesidade
Cálculos biliares	Fadiga crônica
Embolia pulmonar	Estase venosa
Incontinência por estresse urinário	Doença do refluxo gastroesofágico (GERD)

18. Quais são as terapias médicas para obesidade?

A restrição dietética de calorias, mantendo a ingestão adequada de proteína, fluidos eletrólitos, minerais e vitaminas, é fundamental. Um programa de redução sensível do peso visa a redução gradual do peso pela modificação do comportamento, incluindo alterações na dieta e na atividade. Inúmeras dietas da moda alegam sucesso, mas a chave para a perda de peso é o comprometimento do paciente e a modificação total no estilo de vida. As recomendações da Força-Tarefa Americana para Serviços Preventivos de 2012 incluem o rastreamento de todos os adultos para obesidade. Os clínicos devem oferecer ou encaminhar os pacientes com um BMI de 30 kg/m² ou mais para intervenções comportamentais multicompetentes intensivas.

As intervenções comportamentais multicompetentes intensivas para adultos obesos incluem os seguintes componentes:
- Atividades de manejo comportamental, como a definição dos objetivos na perda de peso.
- Melhoria da dieta ou nutrição e aumento da atividade física.
- Abordar as barreiras à mudança.
- Automonitoramento.
- Criar estratégias para manutenção das mudanças no estilo de vida.

Para um resumo das evidências revisadas sistematicamente para a confecção destas recomendações, a declaração completa e documentação de apoio, acesse http://www.uspreventiveservicetaskforce.org/ (Acessado em 22 de setembro de 2014).

19. Quais são as opções cirúrgicas para obesidade?

A cirurgia bariátrica data da década de 1950, quando o desvio intestinal foi realizado pela primeira vez. A perda de peso total correlaciona-se com o comprimento total do intestino desviado. Desvio gástrico (GBP) é a cirurgia para perda de peso mais comum realizada nos Estados Unidos (ver o Capítulo 77). O procedimento com banda gástrica ajustável por laparoscopia é a cirurgia bariátrica mais comum na Austrália e Europa. Uma revisão sistemática recente concluiu que os resultados da perda de peso favoreciam fortemente GBP de Y-em-Roux em relação à banda gástrica ajustável por laparoscopia.

20. Quais são os critérios de consenso dos Institutos Nacionais de Saúde considerados como indicações viáveis para cirurgia bariátrica?

O fracasso de um programa maior de perda de peso mais BMI de obesidade excessiva de mais de 40 kg/m².

ou

O fracasso de um programa maior de perda de peso mais BMI de mais de 35 kg/m²

e

Comorbidades relacionadas com a obesidade.*

21. Qual é a mortalidade operatória da cirurgia GBP?

A mortalidade operatória varia de 0,3 a 1,6%, e ocorrem complicações perioperatórias em 10% dos pacientes:

Complicações Perioperatórias
- Lesão esplênica.
- Pneumonia.
- Infecção na ferida.
- Eventos trombóticos.
- Vazamento anastomótico.
- Hemorragia.
- Insuficiência pulmonar.
- Eventos cardíacos.
- Deiscência de ferida.
- Trombocitopenia.
- Sepse intra-abdominal.
- Morte.

22. Quais são os benefícios médicos da cirúrgica bariátrica?

- *Diabetes*: 83% dos pacientes com diabetes tipo 2 e 99% daqueles com intolerância à glicose mantiveram níveis normais de glicose plasmática, hemoglobina glicosilada e insulina; 88% dos diabéticos não precisam mais de medicação.
- *Cardiovasculares*: 15% dos pacientes tiveram uma redução no colesterol; 50%, uma redução nos triglicerídeos; e hipertensão tratada com prescrição foi reduzida de 58 para 14%.
- *Pulmonares*: 14% dos pacientes têm síndrome obstrutiva ou hipoventilação pré-operatória, com a maioria melhorando no pós-operatório.

23. Que deficiências nutricionais são vistas com cirurgia bariátrica?

- Má absorção da gordura.
- Deficiência de vitamina B_{12}: 37% desenvolvem deficiência de vitamina B_{12}.
- Deficiência de folato.
- Deficiência de vitamina solúvel em gordura.
- Deficiência de ferro e anemia vistas em 33 e 30%, respectivamente.

Suplementos Recomendados
- Ferro 325 mg duas vezes ao dia.
- B_{12} como parte de uma multivitamina.
- Folato como parte de uma multivitamina.
- 1.200 a 1.500 mg de cálcio em doses divididas ao longo do dia. Citrato de cálcio é mais bem absorvido em ambiente pouco ácido.

24. O número de bactérias que povoam o intestino humano é maior do que o número total de células no corpo humano?

Sim. O corpo humano médio consiste em aproximadamente 10 trilhões de células, enquanto que existem aproximadamente 10 vezes esse número de microrganismos no intestino.

25. Qual é o valor da microbiota intestinal para a existência humana?

Estima-se que existam 200 a 300 espécies colônicas de bactérias no intestino, cada uma com uma função única (Tabela 58-6).

---

*Hipertensão, diabetes melito tipo 2, DJD e doença do disco, GERD, apneia do sono, hipoventilação por obesidade, estase venosa severa, hérnias na parede abdominal e pseudotumor cerebral.

Tabela 58-6. Efeitos Comensais da Microbiota Intestinal em Humanos	
AÇÃO	EFEITO
Fermentação de carboidratos	Redução do pH colônico intraluminal
Fermentação de proteínas	Produção de NH_4 e aminas simpáticas
Síntese dos ácidos graxos livres de cadeia curta	Principal fonte de energia e nutrição para o cólon
Síntese das vitaminas K, B_1, $B6_1$ e B_{12}, ácido fólico e ácido pantotênico	Componentes essenciais para processos biológicos
Desconjugação dos sais biliares, bilirrubina, drogas e hormônios esteroides	Biotransformação e absorção
Má absorção da gordura	Regulação dos níveis plasmáticos de colesterol e triglicerídeos

26. Existe ligação entre a microbiota intestinal e obesidade?

Sim. A microbiota intestinal de ratos obesos (*ob/ob*) foi examinada e comparada a ratos do tipo selvagem (*WT/WT*); foi encontrado que animais *ob/ob* têm uma redução de 50% na abundância de *Bacteroidetes* e um aumento proporcional na espécie *Firmicutes* que são mais eficientes na extração de calorias de polissacarídeos de outra forma não digeríveis em nossa dieta, e por fim gerando SCFAs.

27. Qual é a definição de um *probiótico*?

Probiótico refere-se a suplementos alimentares constituídos de micróbios vivos que afetam beneficamente o hospedeiro, melhorando o equilíbrio microbiano intestinal e satisfazem os seguintes critérios:
- Quando ingeridos, sobrevivem e colonizam o intestino, mas desaparecem rapidamente quando descontinuados.
- São de origem humana.
- Não produzem plasmídeos.

28. Quais são alguns dos probióticos comuns?

Os probióticos são em geral derivados de quatro espécies bacterianas: *Lactobacillus*, *Bifidobacterium*, *Streptococcus* e *Escherichia coli* (Tabela 58-7).

Tabela 58-7. Probióticos Comuns			
LACTOBACILLUS (LAB)	**BIFIDOBACTERIA**	**STREPTOCOCCUS**	**ESCHERICHIA COLI**
L. acidophilus	B. bifidum	S. thermophilus	Nissle 1917
L. casei GG	B. infantis	S. lactis	Serótipo
L. rhamnosus	B. longum	S. salivarius	O6:K5:H1
L. salivarius	B. thermophilum		
L. delbrueckii	B. adolescentis		
L. reuteri			
L. brevis			
L. plantarium			

29. Os probióticos demonstraram benefícios no tratamento de transtornos GI?

Sim.

Estado da Doença	Probiótico
Doença do intestino irritável	*Bifidobacterium*, VSL#3*
Colite ulcerativa	VSL#3*
Diarreia do viajante	*Lactobacillus*, VSL#3*
Diarreia relacionada com antibiótico	*E. coli* não patológica serótipo O6:K5:H1 Nissle 1917
Diarreia recorrente por *Clostridium difficile*	*Saccharomyces boulardii*
Pouchite recorrente	VSL#3*

*VSL#3 é uma concentração de oito linhagens de bactérias.

30. Como se acredita que os probióticos exerçam efeito benéfico no intestino?
- Ações imunes
  - Reduzem o fator de necrose tumoral e interferon.
  - Induzem células T regulatórias.
  - Induzem apoptose das células T.
  - Modulação das células dendríticas.
- Atividade antimicrobiana
  - Adesão limitada.
  - Estimulam o aumento da imunoglobulina A.
  - Redução na secreção de cloreto.
- Melhoram a integridade da barreira
  - Aumentam a secreção de muco (aumento nas interleucinas 10 e 12).
  - Melhoram as junções celulares.

BIBLIOGRAFIA

1. Buddeberg-Fischer B, Klaghofer R, Sigrist S et al. Impact of psychosocial stress and symptoms on indication for bariatric surgery and outcome in morbidly obese patients. Obes Surg 2004;14:361-99.
2. Byrne TK. Complications of surgery for obesity. Surg Clin North Am 2001;81:1181-93.
3. Caba D, Ochoa JB. How many calories are necessary during critical illness? Gastrointest Endosc Clin N Am 2007;17:703-10.
4. De Legge MH, Drake LM. Nutritional assessment. Gastroenterol Clin N Am 2007;36:1-22.
5. Floch MH, Montrose DC. Use of probiotics in humans: An analysis of the literature. Gastroenterol Clin N Am 2005;34:547-70.
6. Francesco FW, Regano N, Mazzuoli S et al. Cholestasis induced by total parenteral nutrition. Clin Liver Dis 2008;12:97-110.
7. Fuller R. Probiotics in man and animais. J Appl Bacteriol 1989;66:365-78.
8. Harrison GG. Height-weight tables. Ann Intern Med 1985;103:489-94.
9. Lee WJ, Wang W, Chen TC et al. Clinical significance of central obesity in laparoscopic bariatric surgery. Obes Surg 2003;13:921-5.
10. Ley RE, Turnbaugh PJ, Klein S et al. Microbial ecology: Human gut microbes associated with obesity. Nature 2006;444:1022-3.
11. Maroo S, Lamont JT. Recurrent *Clostridium difficile* related antibiotic diarrhea. Gastroenterology 2006;130:1311-6.
12. Nisha R, Punjabi NM. Sleep apnea and metabolic dysfunction: Cause or co-relation? Sleep Med Clin 2007;2:237-50.
13. Ochoa JB, Caba D. Advances in surgical nutrition. Surg Clin N Am 2006;86:1483-93.
14. Pai MP, Paloucek FP. The origin of the "ideal" body weight equations. Ann Pharmacol 2000;34:1066-9.
15. Pinkney J, Kerrigan D. Current status of bariatric surgery in the treatment of type 2 diabetes. J Obes Rev 2004;5:69-78.
16. Quigley EM. Bacteria: A new player in gastrointestinal motility disorders-Infections, bacterial overgrowth and probiotics. Gastroenterol Clin N Am 2007;36:735-48.
17. Shen B. Managing pouchitis. Am J Gastroenterol 2007;102:S60-4.
18. Singh VP, Sharma J, Babu S, Rizwanulla AS. Role of probiotics in health and disease: A review. J Pak Med Assoc 2013;63 (2):253-7.
19. Skelton JA, DeMattia L, Miller L et al. Obesity and its therapy: From genes to community action. Pediatr Clin North Am 2006;53:777-94.
20. Tenenhaus M, Rennekampff HO. Burn surgery. Clin Plast Surg 2007;34:697-715.
21. Tice JA, Karliner L, Walsh J, Petersen AJ. Gastric banding or bypass? A systematic review comparing the two most popular bariatric procedures. Am J Med 2008;121(10):885-93.
22. Tucker ON, Szomstein S, Rosenthal RJ et al. Nutritional consequences of weight-loss surgery. Med Clin N Am 2007;91:499-514.

Websites

Centers for Disease Control and Prevention. Nutrition. Accessed September 22,2014, from www.cdc.gov/nccdphp/dnpa/nutrition/index.htm.
Centers for Disease Control and Prevention. Overweight and obesity. Accessed September 22,2014, from http://www.cdc.gov/obesity/data/.
Halls.md. Set a realistic "ideal weight" goal for your body. Accessed September 22,2014, from http://www.halls.md/ideal-weight/body.htm.
Nestle Health Science. MNA (mini nutritional assessment). Accessed September 22,2014, from http://www.nestle-nutrition.com/Clinical_Resources/Default.aspx.
Nutrition.gov. Accessed September 22,2014, from www.nutrition.gov.

PATOLOGIA DO INTESTINO DELGADO E CÓLON
Shalini Tayal, MD

INTESTINO DELGADO

1. Quais são as características morfológicas da doença celíaca?

A mucosa duodenal normal possui numerosas projeções digitiformes, ou vilosidades, conforme mostra a Figura 59-1A, enquanto que na doença celíaca a arquitetura vilosa normal é perdida (vilosidades diminuídas e hiperplasia críptica), e os linfócitos intraepiteliais (IELs) são aumentados, conforme mostra a Figura 59-1B. IELs aumentados são vistos mais na direção das pontas das vilosidades. Estes são linfócitos T que podem ser realçados por coloração imuno-histoquímica para CD3.

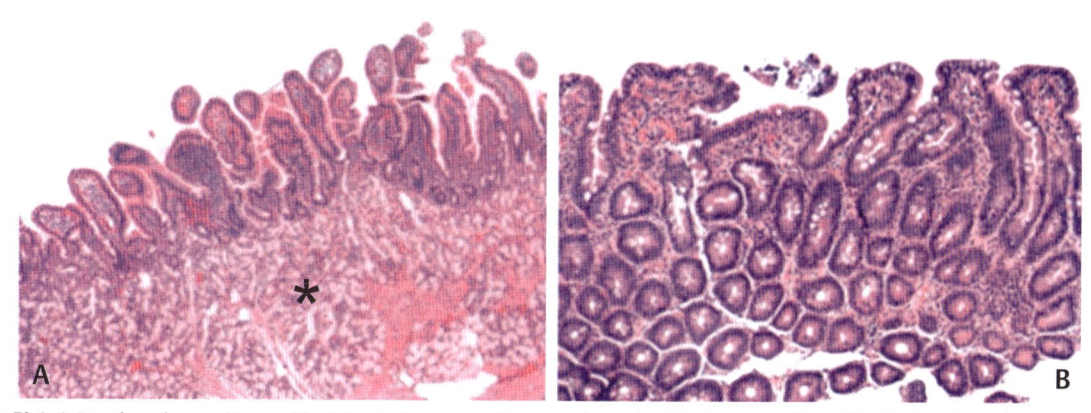

Fig. 59-1. A, Duodeno (normal) com glândulas de Brunner subjacentes (*asterisco*). **B,** Doença celíaca. Vilosidades diminuídas com hiperplasia críptica e aumento nos linfócitos intraepiteliais (padrão ponta pesada). Coloração de hematoxilina e eosina.

Os critérios de Marsh representam uma classificação morfológica que define as muitas características histológicas desta entidade. A classificação modificada (Marsh-Oberhuber) subdivide Marsh 3 em A, B e C como atrofia vilosa parcial, subtotal ou total, respectivamente. A classificação de Corazza a simplifica ainda mais em Graus A, B1 e B2, representando o tipo Marsh 1, 3a e 3c, respectivamente. A comparação e o resumo das classificações histológicas são descritos na Tabela 59-1.

Doença celíaca tratada pode apresentar arquitetura vilosa normal, mas os IELs ainda estão aumentados.

Tabela 59-1. Classificações Histológicas da Doença Celíaca

MARSH MODIFICADO (HOBERHUBER)	CRITÉRIOS HISTOLÓGICOS			CORAZZA
	IEL*	Hiperplasia Críptica	Atrofia Vilosa	
Tipo 0	Não	Não	Nao	Nenhum
Tipo 1	Sim	Não	Não	Grau A
Tipo 2	Sim	Sim	Não	
Tipo 3a	Sim	Sim	Sim (parcial)	Grau B1
Tipo 3b	Sim	Sim	Sim (subtotal)	
Tipo 3c	Sim	Sim	Sim (total)	Grau B2

IEL = linfócitos intraepiteliais.
*> 40 IEL por 100 eritrócitos para Marsh modificado (Oberhuber); > 25 IEL por 100 enterócitos para Corazza.
Adaptada de Rubio-Tapia A et al. ACG clinical guidelines: Diagnosis and management of celiac disease. *Am J Gastroenterol* 2013;108(5):656-676.

2. Qual é o diagnóstico diferencial da biópsia que mostra diminuição vilosa?
- Alergia a outras proteínas (p. ex., leite de vaca na população pediátrica).
- Dermatite herpetiforme.
- Drogas anti-inflamatórias não esteroides (NSAIDs).
- Duodenite péptica.
- Giardíase.
- Espru tropical.
- Doença de Crohn.
- Desnutrição severa.
- Supercrescimento bacteriano.
- Imunodeficiência variável comum.
- Enteropatia autoimune.
- Doença do enxerto-*versus*-hospedeiro (GVHD).
- Síndrome de Zollinger-Ellison.
- Efeito da quimioterapia.

3. Quais são as complicações do espru celíaco?
- *Espru colagenoso*: Alguns casos de espru de longa duração, irresponsivos à dieta isenta de glúten, exibem uma tabela de colágeno subepitelial espessado maior do que 10 μm juntamente como diminuição vilosa acentuada.
- *Jejunoileíte ulcerativa* é caracterizada por úlceras transversas no intestino delgado, predominantemente no jejuno.
- *Linfoma das células T associado à enteropatia* é principalmente visto em pacientes idosos com doença celíaca.
- *Carcinoma*: Foi relatada incidência aumentada de adenocarcinoma no intestino delgado e carcinoma em outros sítios GIT. Também são reportados carcinomas da orofaringe, pulmões, mamas e ovários.

4. Histologicamente, que achados sugerem duodenite péptica?
Metaplasia foveolar gástrica é vista nas vilosidades (que pode ser focal ou extensa), juntamente com lesões ativas (isto é, criptite ou abscesso críptico) e inflamação crônica aumentada na lâmina própria. Raramente, organismos de *Helicobacter* podem ser identificados em casos com metaplasia foveolar extensa. O diagnóstico diferencial inclui heterotopia gástrica.

5. Discuta algumas causas de enterite infecciosa.
- *Giardíase: Giardia lamblia* é vista como um organismo em forma de pera, que reside no intestino delgado superior (duodeno e jejuno) (Figura 59-2) e existe em duas formas – trofozoíto e cisto. A forma do trofozoíto (7 μm de largura, 14 μm de comprimento) mostra dois núcleos simétricos com nucléolos e quatro pares de flagelos. Nas secções longitudinais, aparece com um organismo curvado e longo.

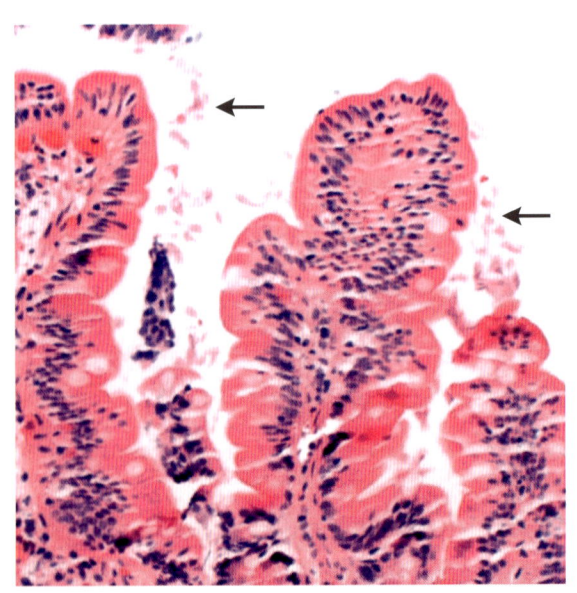

Fig. 59-2. Fotomicrografia de Giardíase. A biópsia do intestino delgado mostra formas de trofozoíto em forma de pera (*setas*) na superfície luminal. Coloração de hematoxilina e eosina. (*Cortesia da Dra. Loretta Gaido, Centro Médico de Saúde de Denver, Denver, CO.*)

- *Infecção por Mycobacterium avium intracellulare*: Esta infecção oportunista afeta tanto o intestino delgado quanto o grosso em hospedeiros imunocomprometidos em uma distribuição irregular. O exame histológico mostra numerosos histiócitos na lâmina própria (Figura 59-3A) que contêm inúmeros bacilos acidorresistentes realçados por coloração de Kinyoun (ver a Figura 59-3B). Granulomas podem não ser identificados.

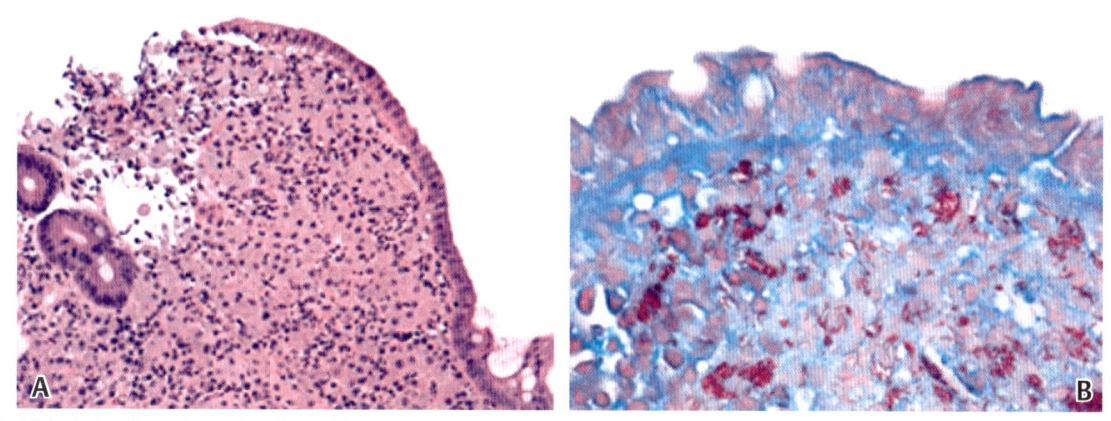

Fig. 59-3. A, *Mycobacterium avium intracellullare.* Ocorre expansão acentuada da lâmina própria por histiócitos arredondados (coloração de hematoxilina e eosina). **B,** *Mycobacterium avium intracellulare.* Bacilos acidorresistentes (bastões de coloração magenta dentro dos histiócitos) realçados por coloração de Kinyoun. Os organismos *Tropheryma whippelii* não são acidorresistentes.

- *Doença de Whipple: Tropheryma whippelii* infecta o intestino delgado, válvulas cardíacas, sistema nervoso e linfonodos. O exame histológico mostra expansão da lâmina própria por meio de bacilos com coloração de ácido Schiff periódico positivo (diástase resistente) que são negativos com coloração de bacilos acidorresistentes. A outra característica que indica infecção de Whipple são vasos linfáticos dilatados na lâmina própria causados pela obstrução dos ductos linfáticos pelos bacilos. Outros testes incluem ensaio da reação em cadeia da polimerase (PCR) e microscopia eletrônica.
- Outras infecções incluem *Cryptosporidium*, histoplasmose disseminada, *Isospora belli*, *Microsporium* sp. (*Enterocytozoon bieneusi*, *Enterocytozoon intestinalis*), *Strongyloides* e *Yersinia* sp.

Condições Mistas
- *Linfangiectasia*: Linfangiectasia primária se apresenta na faixa etária pediátrica geralmente antes dos 3 anos. A amostra da biópsia mostra vasos linfáticos dilatados na lâmina própria superficial (Figura 59-4). As causas secundárias irão mostrar achados histológicos similares e incluem processo inflamatório ou neoplásico local.

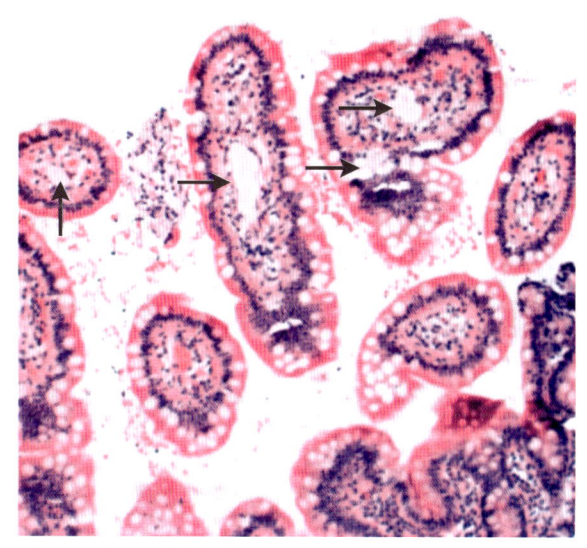

Fig. 59-4. Fotomicrografia de linfangiectasia (secundária). Biópsia do intestino delgado mostrando vilosidades com dilatação láctea (*setas*). Coloração de hematoxilina e eosina.

- *Enterite isquêmica*: Frequentemente resulta de obstrução mecânica e, histologicamente, apresenta hemorragia na lâmina própria ou hemorragia transmural com descamação da mucosa.
- *GVHD*: Os achados histológicos são graduados da seguinte forma:
  - Grau 1 – Apoptose (necrose de célula única) do epitélio críptico.
  - Grau 2 – Apoptose com abscessos crípticos.

- Grau 3 – Necrose críptica individual ou deslocamento críptico.
- Grau 4 – Desnudação da superfície total das áreas do intestino.
- *Gastroenterite eosinofílica*: A biópsia mostra *blunting* viloso com inúmeros eosinófilos na lâmina própria formando agrupamentos ou placas. Os fatores etiológicos incluem alergias alimentares, parasitas, drogas, síndrome hipereosinofílica e doença idiopática.

Neoplasias no Intestino Delgado

- *Pólipos de Peutz-Jeghers*: O intestino delgado é o sítio mais comum para pólipos na síndrome de Peutz-Jeghers. O exame histológico apresenta feixes de arborização do músculo liso na lâmina própria por infiltrado inflamatório (Figura 59-5). O epitélio sobreposto é do tipo do intestino delgado e pode apresentar hiperplasia. Ocasionalmente pode ser vista displasia nestes pólipos.

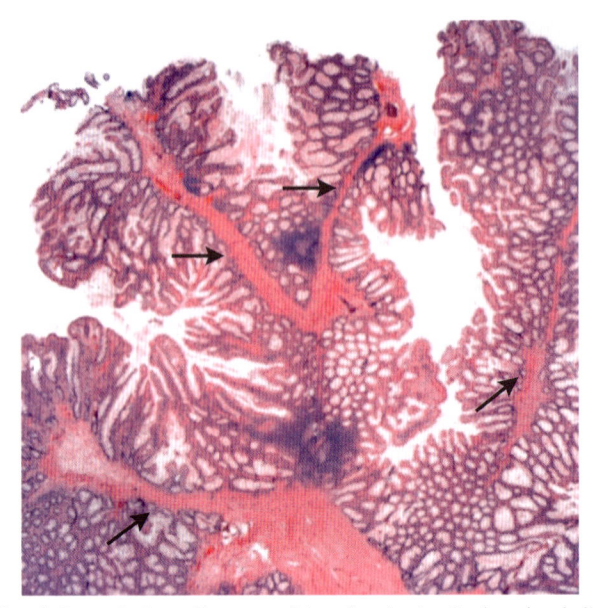

Fig. 59-5. Fotomicrografia de pólipo de Peutz-Jeghers. Observe os feixes de arborização do músculo liso (*setas*) atravessando a lâmina própria. Coloração de hematoxilina e eosina.

- *Adenomas*: O duodeno é o sítio gastrointestinal (GI) superior mais comum para um adenoma. As características morfológicas são semelhantes às que existem no cólon: são vistos padrões tubulares, tubovilosos ou vilosos. Adenomas ampulares se originam na ampola ou região periampular e são indistinguíveis entre si com base no exame morfológico.
- *Adenocarcinomas*: Adenocarcinoma primário do intestino delgado é incomum (2% dos tumores do trato GI), e o duodeno é o sítio mais comum. Geralmente, os adenocarcinomas se originam de um adenoma esporádico. O exame histológico se assemelha ao adenocarcinoma colônico. Outras predisposições incluem polipose adenomatosa familiar (FAP), câncer colorretal hereditário sem polipose (HNPCC) ou síndromes de pólipos hamartomatosos. Os fatores de risco incluem condições inflamatórias crônicas, como doença celíaca, doença de Crohn, ileostomia e enteropatia com perda de proteína.

6. Discuta os tumores neuroendócrinos.

- *Tumor carcinoide* (Figura 59-6): O duodeno é o sítio mais comum destes tumores neuroendócrinos bem diferenciados. Eles podem ser funcionais ou não funcionais na produção de hormônios. A produção de serotonina é comum em carcinoides ileais.
- Produção de gastrina é comum em carcinoides duodenais.

Colorações imuno-histoquímicas não podem ser usadas para predizer o *status* funcional do tumor. Todos os carcinoides são considerados com potencial metastático. A arquitetura histológica varia desde características morfológicas em ninho, trabeculares, em cordões ou glandulares e consiste em células com citoplasma anfofílico escasso que apresentam um padrão de cromatina com aspecto de sal e pimenta nos núcleos redondos ou ovoides com nucléolos imperceptíveis. Figuras mitóticas são raras. Células de somatostatina produtoras de gastrina e tumores produtores de serotonina têm comportamento agressivo e metastatizam.

- *Paragangliomas gangliocíticos* são geralmente lesões infiltrativas benignas e consistem em células ganglionares, células fusiformes (neurais) e células epiteliais que formam uma arquitetura trabecular, em ninhos e pseudoglandular. Tumores grandes ocasionais (mais de 2 cm) podem-se espalhar até os linfonodos.
- *Carcinoma de células pequenas* é outro extremo do espectro dos tumores neuroendócrinos. Estes são carcinomas neuroendócrinos pouco diferenciados com características morfológicas de células pequenas, necrose e aumento na atividade mitótica.

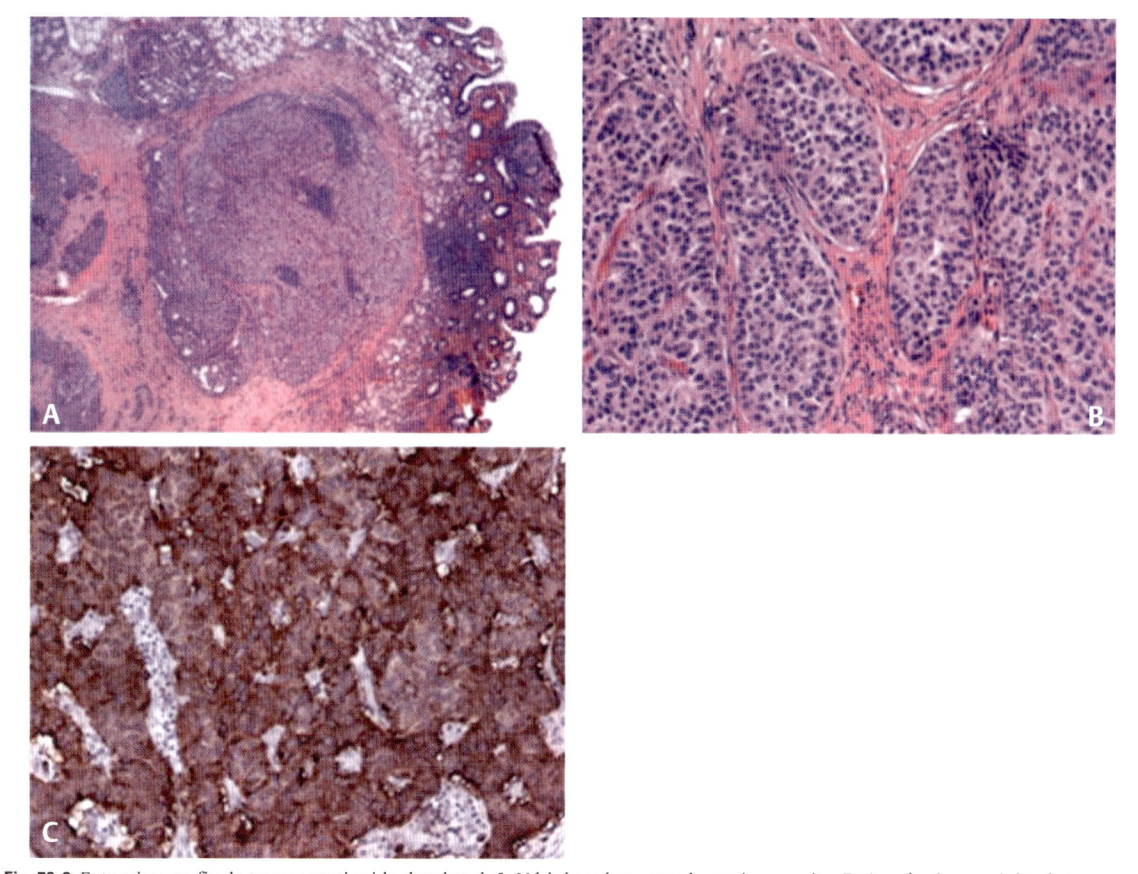

Fig. 59-6. Fotomicrografia de tumor carcinoide duodenal. **A,** Nódulo submucoso bem circunscrito. **B,** Aparência em ninho do tumor e células com núcleos redondos a ovoides e cromatina com aspecto de sal e pimenta. Coloração de hematoxilina e eosina. **C,** Mesmo caso de tumor carcinoide mostrando imunorreatividade com coloração de cromogranina.

Linfomas do Intestino Delgado
- Os linfomas do intestino delgado são menos comuns do que os linfomas gástricos e incluem linfoma da zona marginal extranodal (linfoma do tecido linfoide associado à mucosa em baixo grau [MALT], MALToma ou MALT), linfoma de células do manto, linfoma de Burkitt, doença imunoproliferativa do intestino delgado (IPSID) e linfoma das células T semelhante à enteropatia (raro).
- IPSID é vista exclusivamente em regiões do Mediterrâneo e no oriente Médio. Esta é uma variante do linfoma MALT que secreta cadeias pesadas alfa defeituosas. O infiltrado consiste em células plasmáticas com pequenos linfócitos, e a cadeia pesada alfa monoclonal pode ser demonstrada no citoplasma das células neoplásicas. A transformação em um grande linfoma de células B é frequente nos últimos estágios.

INTESTINO GROSSO

7. Quais são as características histológicas da doença inflamatória intestinal (IBD) idiopática?
- *Colite ulcerativa crônica (UC):* Grosseiramente, existe um envolvimento do cólon retossigmoide e do lado esquerdo, e a extensão proximal da doença varia. Infecções, como *Cytomegalovirus*, *Salmonella*, *Shigella* e *Clostridium difficile*, podem complicar a UC. Megacólon tóxico é uma complicação aguda fulminante da doença. Histologicamente, as características da doença aguda incluem criptite (infiltração neutrofílica no epitélio críptico), abscessos crípticos (neutrófilos nos lúmens crípticos) e erosões e úlceras na mucosa. As características de cronicidade incluem distorção arquitetônica das criptas (descolamento da cripta, criptas bífidas, em galhos), esgotamento da mucina (perda de células caliciformes), metaplasia das células de Paneth, plasmacitose basal, eosinófilos aumentados e agregados linfoides proeminentes. Estas alterações são difusas, exceto na fase de resolução, em que elas podem ser focais (não devem ser confundidas com doença de Crohn). Fibrose é incomum em UC, em contraste com a doença de Crohn. O diagnóstico diferencial, especialmente no processo agudo da doença, inclui infecção, colite isquêmica e doença de Crohn.
- *Colite quiescente*: Histologicamente, aparecem atrofia da mucosa (criptas curtas, perda de criptas e distorção das criptas), mucosas musculares espessadas e o componente inflamatório normal na lâmina própria. Pseudopólipos inflamatórios podem ser vistos em casos prolongados.

- *Ileíte de refluxo*: Alguns pacientes com pancolite demonstram ileíte de refluxo, e a amostra da biópsia mostra doença aguda sem características de cronicidade.
- *Doença de Crohn*: Amostras de biópsia do cólon mostram achados morfológicos variáveis. Alguns focos podem parecer normais, e outros mostram úlceras aftosas, criptite, distorção e perda glandular, e ocasionalmente granulomas (Figura 59-7). Inflamação transmural é característica da doença de Crohn e distingue a doença de Crohn de UC. O reto é geralmente poupado. A amostra da ressecção (feita em casos complicados) mostra envolvimento segmental com *áreas alternadas*, úlceras lineares, pedras arredondadas, estenoses, fissuras e fístulas, pseudopólipos inflamatórios, serosa com *gordura crescente* e um intestino firme semelhante a um cano resultante de fibrose. O envolvimento do íleo terminal mostra *blunting* viloso e inflamação aumentada na lâmina própria.

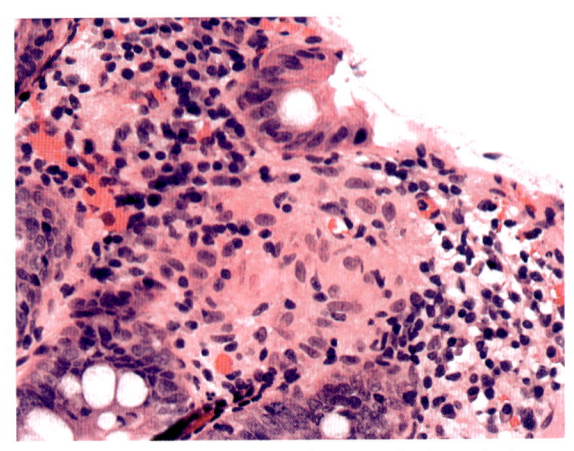

Fig. 59-7. Fotomicrografia da doença de Crohn. Um microgranuloma é visto na lâmina própria nesta biópsia do cólon transverso. Observe os histiócitos epitelioides com amplo citoplasma eosinofílico e núcleos ovoides. Coloração de hematoxilina e eosina.

8. Discuta displasia associada à colite em IBD.
- A displasia pode ser plana ou formar uma massa (lesão ou massa associada à displasia [DALM]). Displasia em UC é classificada como *negativa*, *indefinida*, *de baixo grau* ou *alto grau*.
- O diagnóstico diferencial de DALM é adenoma esporádico. A distinção entre os dois é difícil e requer uma comunicação clara entre o patologista e o endoscopista. Se lesão for isolada das áreas afetadas pela colite, então o diagnóstico será geralmente um adenoma esporádico. Uma lesão DALM apresenta focos de epitélio displásico associados a áreas de colite. O padrão da displasia pode não ser uniforme. Coloração positiva com beta-catenina pode ajudar nestes casos que são negativos para p53. Tanto DALM de alto grau quanto displasias planas de alto grau estão associadas ao risco aumentado de adenocarcinomas invasivos; geralmente é recomendada colectomia total em casos de UC.

9. Qual é o diagnóstico diferencial de colite ativa focal?
- Colite infecciosa.
- Doença de Crohn.
- UC precoce ou em resolução.
- Artefato de preparação intestinal.

10. Qual é o diagnóstico diferencial de pseudomembranas?
- *Colite pseudomembranosa* é uma complicação da colite associada a antibióticos causada por *C. difficile*. Nem todas as infecções por *C. difficile* produzem colite pseudomembranosa. Grosseiramente, são identificadas placas branco-acinzentadas de pseudomembranas. As características histológicas incluem exsudato fibrinopurulento frouxamente aderente à superfície luminal (pseudomembrana) com necrose da mucosa superficial associada.
- As características de danos causados por *colite isquêmica* incluem necrose da mucosa, hemorragia com congestão na lâmina própria, hialinização da lâmina própria, trombos de fibrina ocasionais e formação de pseudomembrana (exsudato neutrofílico-fibrinoso). Em intestino isquêmico de longa duração, são vistos depleção de mucina, alterações regenerativas, infiltrado linfoplasmático, pigmento de hemossiderina e fibrose da lâmina própria. Nestes casos, deve ser considerada vasculite sistêmica no diagnóstico diferencial.

11. Histologicamente, quais achados ajudam a diferenciar colite infecciosa e colite associada à NSAID?
- *Colite infecciosa* ao exame histológico apresenta inflamação aguda na lâmina própria com criptite, abscessos crípticos e ausência de infiltrado inflamatório crônico proeminente ou plasmacitose basal (conforme visto em IBD). As alterações arquitetônicas crônicas podem não ser pronunciadas. Os organismos causativos incluem *Escherichia coli* O157:H7, *Salmonella*, *Shigella*, *Clostridium*, *Campylobacter*, *Yersinia*, colite por citomegalovírus (Figura 59-8), colite amebiana e histoplasmose. Granulomas podem ser vistos em tuberculose, infecções por *Yersinia pseudotuberculosis* e *Chlamydia*.

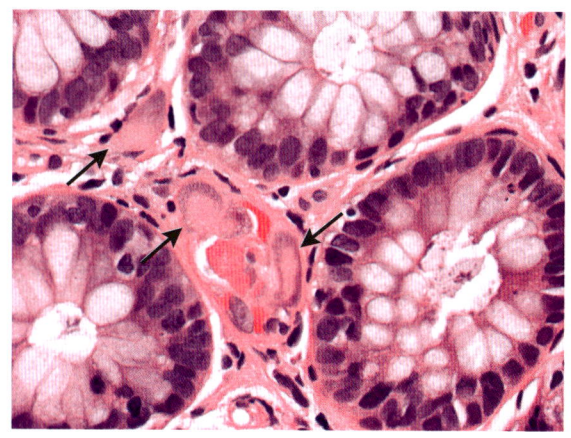

Fig. 59-8. Fotomicrografia de colite por citomegalovírus. Observe as grandes inclusões virais intranucleares eosinofílicas (*setas*). Coloração de hematoxilina e eosina.

- *Espiroquetose intestinal* (Figura 59-9) mostra organismos na superfície luminal que podem não causar uma resposta inflamatória ativa ou lesão na mucosa. Estes organismos anaeróbicos pertencem a *Brachyspira* sp.
- As alterações da *colite associada à NSAID* são irregulares, podem envolver qualquer parte do cólon e histologicamente incluem colite ativa focal, erosões e úlceras, apoptose aumentada nas criptas e estenoses no diafragma. Estenoses semelhantes ao diafragma são formadas em consequência de lesão e reparo repetidos e são vistas microscopicamente como fibrose mucosa e submucosa. Podem causar estreitamento luminal e ocasionalmente estenoses serosas. Uma faixa espessada de colágeno na camada subepitelial em casos de longa duração foi associada a NSAIDs que podem ser confundidas com colite colagenosa e requer correlação com a história clínica e achados endoscópicos.

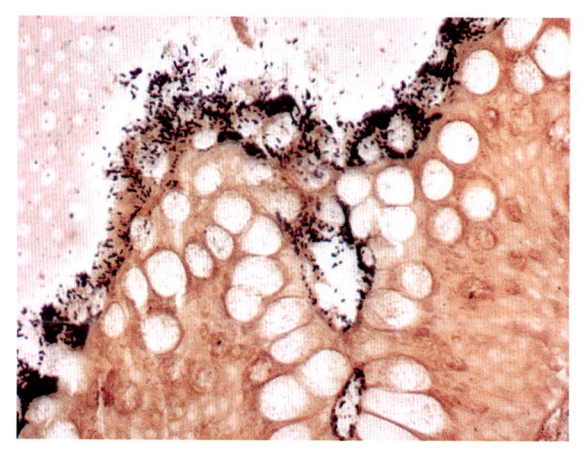

Fig. 59-9. Fotomicrografia de espiroquetose intestinal. Coloração de Steiner destaca as espiroquetas obscurecendo a borda luminal. Não foi encontrada inflamação significativa dentro das criptas ou na lâmina própria.

12. Quais são as características histológicas de colite microscópica?

- *Colite microscópica* compreende colite *colagenosa* e *linfocítica*. As duas condições se apresentam como diarreia aquosa crônica, estão associadas a doenças autoimunes e apresentam um exame endoscópico quase normal. Histologicamente, colite colagenosa (Figura 59-10A) apresenta uma faixa espessada de colágeno na camada subepitelial com bordas irregulares, é infiltrada por alguns linfócitos e eosinófilos e possui vasos dilatados. Alguns IELs podem ser vistos. A banda de colágeno pode ser realçada por coloração tricromo (Figura 59-10B). O diagnóstico diferencial também inclui colite isquêmica, lesão associada à NSAID, IBD, doença diverticular, lesão por radiação, prolapso mucoso e amiloidose.
- Colite linfocítica apresenta IELs aumentados mais na superfície epitelial. Ambas as condições apresentam inflamação crônica aumentada na lâmina própria com eosinófilos aumentados na colite colagenosa. Uma associação entre colite linfocítica e doença celíaca é bem conhecida.

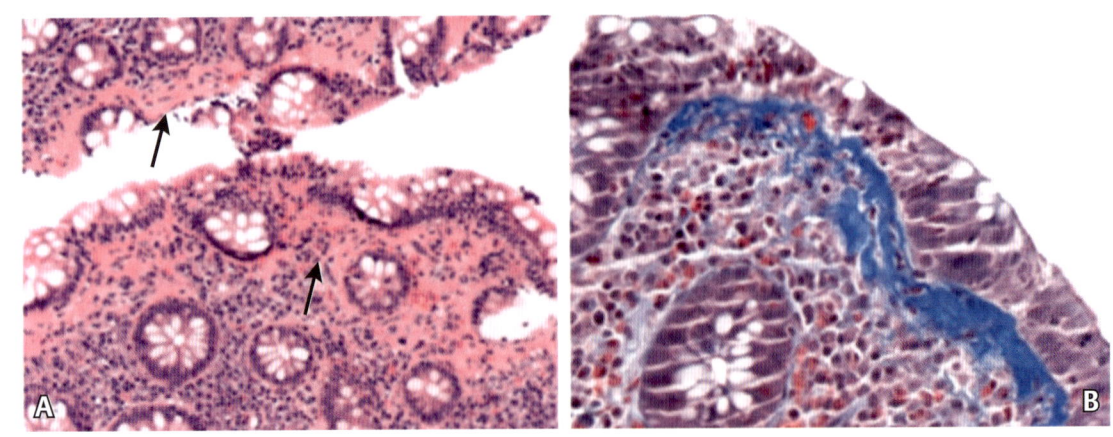

Fig. 59-10. A, Colite colagenosa. Observe a tabela com a faixa subepitelial espessada de colágeno (*setas*) com capilares aprisionados e infiltrado inflamatório. Coloração de hematoxilina e eosina. **B,** Colite colagenosa (coloração tricromo). A coloração realça a faixa espessada que apresenta bordas irregulares.

Condições Mistas
- *Síndrome do intestino irritável*: Histologicamente, as amostras da biópsia não apresentam anormalidade significativa nestes casos e parecem normais.
- *Colite por radiação*: O achado histológico imita colite isquêmica e apresenta núcleos e células aumentadas com hialinização da lâmina própria e paredes dos vasos com células estromais atípicas espalhadas.
- *Colite eosinofílica*: Microscopicamente, são vistos eosinófilos abundantes na mucosa estendendo-se até a submucosa com distorção arquitetônica mínima, caso exista.
- *Colite por desvio*: Criptite leve é vista ao exame microscópico. Pode ser vista hiperplasia folicular linfoide. A condição é revertida com tratamento com ácidos graxos de cadeia curta.
- *Pouchite*: Esta é uma complicação decorrente da anastomose da bolsa ileoanal para UC refratária. Os padrões de inflamação imitam UC, e não existem critérios histológicos específicos para distinguir UC recorrente de inflamação inespecífica da bolsa. Uma comparação às amostras da biópsia da porção do íleo sem bolsa pode ajudar.
- *Colite diverticular associada à doença*: É vista nas áreas em torno dos orifícios diverticulares. Histologicamente, os achados são semelhantes aos vistos em IBD. A correlação com os achados endoscópicos e a história clínica é essencial.
- *Melanose colônica*: A amostra da biópsia apresenta numerosos macrófagos com pigmento marrom (lipofuscina) na lâmina própria. Estes são negativos para coloração com corante de óxido de ferro. Não ocorrem alterações agudas ou crônicas significativas na amostra da biópsia.
- *Endometriose*: O sítio comum no trato GI é o cólon sigmoide. A amostra da biópsia apresenta glândulas endometriais e estroma com hemorragia ou pigmento hemossiderina. Algum ou todos os componentes podem estar presentes.

13. Qual é o diagnóstico diferencial de lesões polipoides que podem imitar adenoma?
- *Prolapso mucoso, síndrome da úlcera retal solitária, colite cística profunda, hiperplasia polipoide com erosão*: São encontrados no cólon retossigmoide como uma lesão ulcerada ou polipoide em pacientes com história de constipação ou esforço durante a defecação. O exame histológico apresenta erosão na superfície, hiperplasia epitelial com criptas distorcidas e dilatadas, encalhe vertical das fibras musculares na lâmina própria, fibrose e infiltrado linfoplasmático. Pólipos cloacogênicos inflamatórios estão presentes na junção anorretal e apresentam características histológicas similares tanto com o epitélio escamoso quanto o colônico.
- *Pólipos linfoides*: São agregados linfoides reativos benignos na mucosa.
- *Pólipos inflamatórios*: Geralmente associadosà IBD ou diverticulite e consistem em inflamação acentuada na lâmina própria com tecido de granulação e fibrose. O revestimento mucoso pode apresentar alteração regenerativa ou erosões.

PÓLIPOS E NEOPLASIAS

14. Quais são as características histológicas dos adenomas convencionais?
Adenomas tubulares (Figura 59-11) têm uma arquitetura tubular com o epitélio superficial apresentando displasia de baixo grau que se estende de forma descendente na base. Podem apresentar áreas focais de displasia de alto grau com complexidade arquitetônica e atipia citológica acentuada. Displasia focal de alto grau não tem potencial metastática. Os *adenomas túbulo-vilosos* (Figura 59-12) apresentam uma combinação de arquiteturas tubular e vilosa (componente viloso mais de 25%). O *adenoma viloso* exibe uma arquitetura vilosa predominante (mais de 75%) e tem maior propensão à transformação maligna. Todos eles podem ter áreas focais de pseudoinvasão que não devem ser interpretadas como carcinoma intramucoso. Os adenomas convencionais apresentam mutações em *KRAS* (*BRAF* negativo).

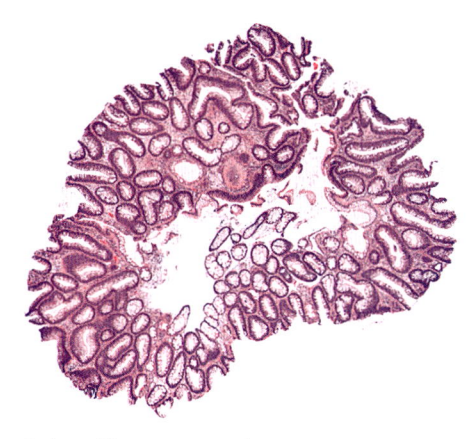

Fig. 59-11. Fotomicrografia de adenoma tubular. Pólipo apresentando arquitetura tubular revestida por células com estratificação nucelar e hipercromasia. Coloração de hematoxilina e eosina.

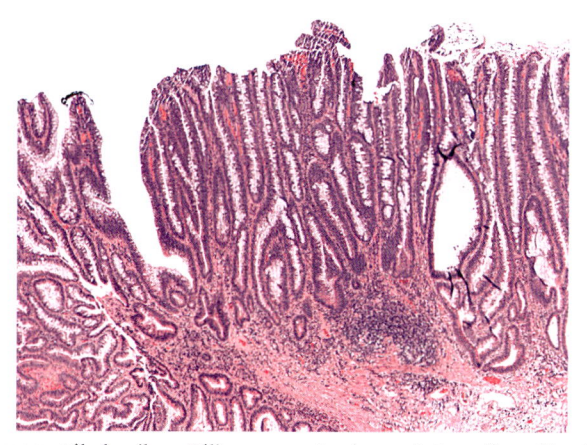

Fig. 59-12. Fotomicrografia de adenoma túbulo-viloso. Pólipo apresentando arquitetura vilosa além das áreas tubulares típicas. Coloração de hematoxilina e eosina.

15. O que significa *carcinoma intramucoso* em um adenoma?

A invasão de glândulas displásicas na lâmina própria é carcinoma intramucoso. No cólon, é equivalente à displasia de alto grau porque não está associado a potencial metastático, e uma polipectomia com margens negativas deve ser suficiente.

16. O que quer dizer o termo adenoma *plano* ou *deprimido*?

Endoscopicamente (Figura 59-13A), o adenoma apresenta depressão sutil na mucosa ou pode ser plano. Histologicamente (ver a Figura 59-13B), as glândulas adenomatosas apresentam arquitetura tubular longa com uma abertura estreita na superfície e são recobertas por epitélio displásico. Estas tendem a ter displasia de alto grau mais frequentemente do que os adenomas tubulares e são mais agressivas.

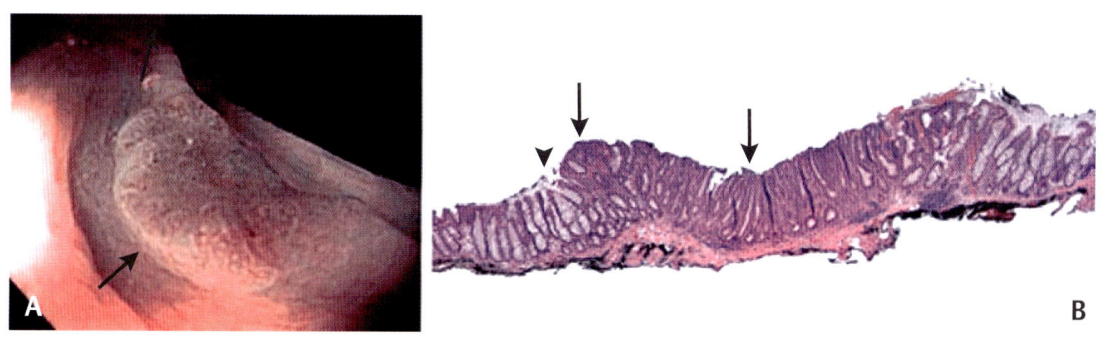

Fig. 59-13. A, Adenoma deprimido (*seta*), visão endoscópica. **B,** Fotomicrografia de adenoma deprimido, achados morfológicos. Observe a junção abrupta entre normal (*ponta da seta*) e anormal (*seta*) e a depressão com as glândulas tubulares apresentando aberturas estreitas na superfície (*seta central*). Coloração de hematoxilina e eosina. (**A,** *Cortesia do Dr. Norio Fukami, Universidade do Centro de Ciências da Saúde de Denver Colorado.*)

17. Qual é a diferença entre pólipo hiperplásico (HP), adenoma serrilhado tradicional (TSA) e adenoma serrilhado séssil (SSA)?

- *HPs* são caracterizados por lúmens crípticos serrilhados que são revestidos por células epiteliais colônicas sem displasia (Figura 59-14).
- *TSAs* são pólipos que apresentam lúmens crípticos serrilhados com núcleos *semelhantes a um lápis* na base das criptas (Figura 59-15) que se assemelham aos vistos no adenoma tubular. Alguns autores descreveram formação de cripta ectópica em TSA. São criptas curtas distantes da muscular da mucosa e são consideradas precursoras de câncer colorretal (CRC).

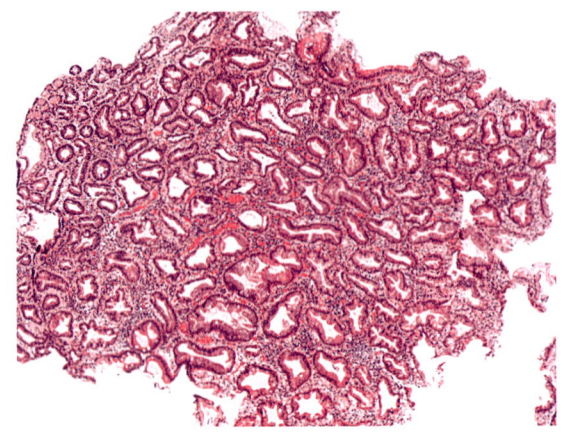

Fig. 59-14. Fotomicrografia de pólipo hiperplásico. Pólipo com glândulas hiperplásicas apresentando lúmens serrilhados revestidos por células epiteliais sem displasia. Coloração de hematoxilina e eosina.

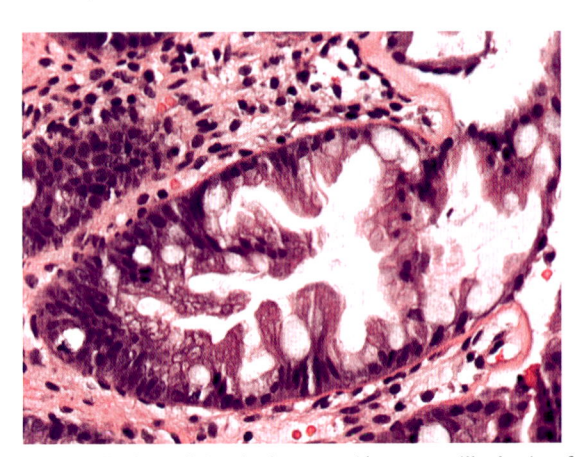

Fig. 59-15. Fotomicrografia de adenoma serrilhado tradicional. Observe os lúmens serrilhados (conforme vistos em pólipos hiperplásicos) revestidos por células que apresentam núcleos em forma de lápis e estratificação (conforme visto em adenomas tubulares). Coloração de hematoxilina e eosina.

- *SSAs* são vistos mais do lado direito do cólon em mulheres idosas e sempre são sésseis. Alguns (10%) podem ocorrer no cólon esquerdo. Em vários estudos, eles representam 4 a 15% dos pólipos serrilhados. Arquitetonicamente, diferem e apresentam lúmens serrilhados com uma base horizontal, ampla ou em formato de barco (Figura 59-16). O epitélio de revestimento é variável e apresenta células caliciformes ou mucinosas ou pode ser desprovido de mucina, e pode apresentar estratificação nuclear. Um subgrupo destes pólipos pode apresentar displasia convencional focal; no entanto, a arquitetura é o achado principal. Este adenoma foi associado a CRCs esporádicos relacionados com microssatélite de alta instabilidade (MSI-H) (hipermetilação do gene promotor). A maioria deles apresenta mutação em *BRAF*, e aproximadamente 1 em 25 (4%) destes pode progredir para câncer.
- *Pólipos mistos* são HPs com focos de adenomas típicos.

18. Quais são as anormalidades genéticas em CRCs convencionais?

- Adenocarcinomas colorretais geralmente se originam de adenomas e podem ser esporádicos (85%) ou sindrômicos. São classificados como *bem*, *moderadamente* ou *mal* diferenciados com base na diferenciação glandular (Figura 59-17). As variantes incluem carcinomas de células mucinosas (mais de 50% de características morfológicas mucinosas) (Figura 59-18) e células em anel de sinete (mais de 50% de características morfológicas de células em anel de sinete). Histologicamente, glândulas neoplásicas com fragmentos necróticos apresentam invasão pela muscular da mucosa na submucosa ou além. Na imuno-histoquímica (IHC), elas geralmente apresentam coloração com citoqueratina 20 e CDX2, e são

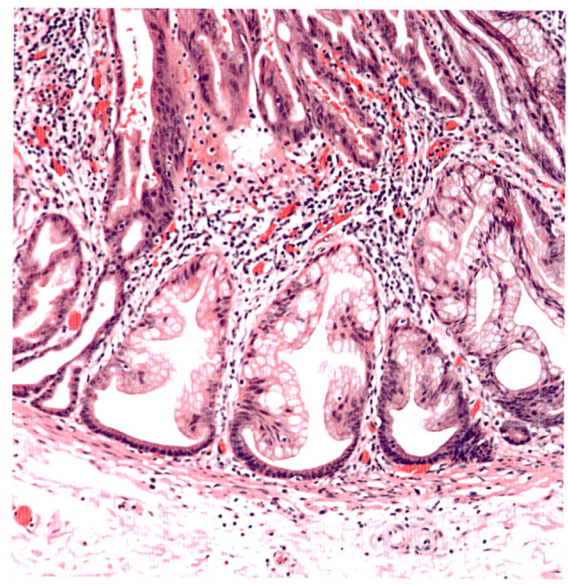

Fig. 59-16. Fotomicrografia de adenoma serrilhado séssil. Observe os lúmens serrilhados e a base ampla (em formato de barco) das criptas neste pólipo ressecado do ceco. Coloração de hematoxilina e eosina.

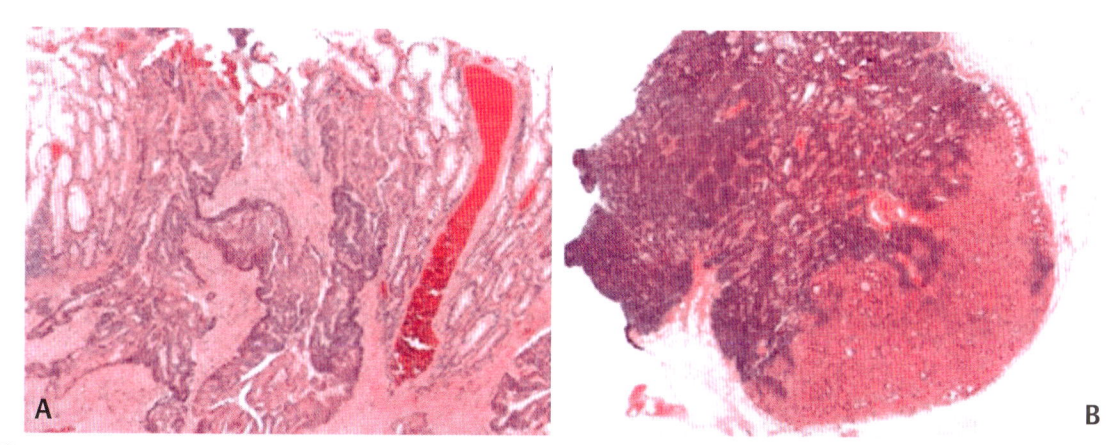

Fig. 59-17. A, Adenocarcinoma de cólon, moderadamente diferenciado. Observe as glândulas neoplásicas infiltradas com envolvimento da superfície no centro da imagem e o epitélio não neoplásico adjacente a ela (por comparação). **B,** Linfonodo com metástase de adenocarcinoma de cólon (*à direita*). Coloração de hematoxilina e eosina.

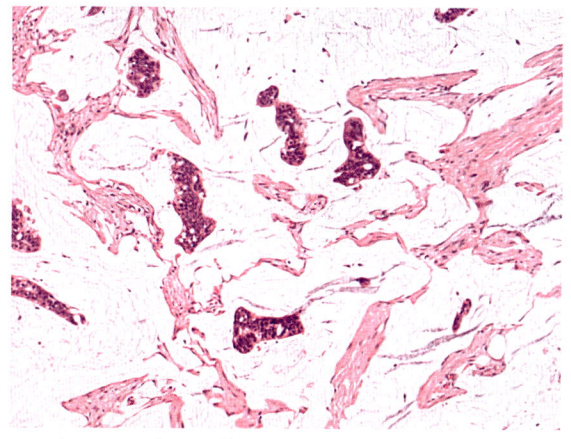

Fig. 59-18. Fotomicrografia de adenocarcinoma mucinoso. Observe as piscinas de mucina com agrupamentos de células neoplásicas flutuando. Coloração de hematoxilina e eosina.

geralmente negativas para coloração com citoqueratina 7. A alteração genética mais comum (somática) em CRCs esporádicos é a inativação do caminho de APC/beta-catenina que pode ter múltiplas consequências. Ocorre, então, o acúmulo clonal de alterações genéticas adicionais, incluindo a ativação de proto-oncogenes, como *c-myc* e *ras* e a inativação de genes supressores tumorais adicionais (*TP53* no cromossomo 17). Estes tumores são microssatélites estáveis (MSS). Mutação em *BRAF* não é comum e é vista em alguns poucos (menos de 10%) CRCs convencionais.

- *Carcinoma de células pequenas* é uma variante rara de CRC com mau prognóstico, que apresenta características morfológicas de pequenas células e imunocoloração positiva com marcadores neuroendócrinos, como cromogranina, sinaptofisina e NCAM (CD56). Estes não estão associados a tumores carcinoides (tumores neuroendócrinos bem diferenciados) e podem ser vistos com CRC convencional.

19. Quais anormalidades genéticas apontam para HNPCC?

HNPCC se apresenta numa faixa etária mais jovem e possui um padrão de herança autossômica dominante. Os Critérios Revisados de Bethesda são definidos para rastrear pacientes para MSI. O defeito genético para reparo de incompatibilidade (*MMR*) do DNA é testado para os genes *hMLH1* (50%), *hMSH2* (39%), *hMSH6* (8%) e *hPMS2* (1%). Estes defeitos resultam na inserção ou deleção de nucleotídeos nas sequências de microssatélites, que são testadas usando PCR e reportados como altos (MSI-H), baixos (MSI-L) ou estáveis (MSS). Pelo menos cinco sequências de microssatélites são testadas, e MSI-H é definido como instabilidade em 30 a 40% dos marcadores (pelo menos dois de cinco).
- Perda de *hMSH2* indica HNPCC.
- Perda de *hMLH1* indica HNPCC ou CRC esporádico (perda causada por hipermetilação do promotor de *hMLH1* em CRC esporádico).
- A IHC nas secções de parafina (de normal e tumor) para testar o reparo de incompatibilidade também é feita, o que mostra a perda de coloração no tumor (causada por gene mutado) comparado ao normal. A perda de *hMSH2* e/ou *hMSH6* está altamente associada à síndrome de Lynch. O sequenciamento genético direto pode ser feito em casos altamente suscetíveis e para confirmar os resultados de MSI e IHC. Um teste negativo em um paciente em risco não exclui outras causas hereditárias de CRC.

20. Quais características histológicas vistas em CRCs podem predizer MSI-H?

Estes tumores são geralmente do lado direito, apresentam um padrão de crescimento medular ou sincicial, têm características de células mucinosas ou em anel de sinete, são mal diferenciados e apresentam infiltração linfocítica. Além disso, uma reação semelhante a Crohn (agregados nodulares linfoides) é vista além da borda avançada do tumor. Estas características, juntamente com a idade no momento do diagnóstico, são usadas para determinar a instabilidade dos microssatélites pela classificação da patologia.

21. Qual é a anormalidade em CRCs esporádicos com MSI instável?

Estes constituem aproximadamente 12 a 15% dos CRCs. MSI-H é causado por inativação somática do gene de reparo de incompatibilidade *hMLH1* decorrente da hipermetilação da região promotora que precede a sequência genética, enquanto que em HNPCC, a instabilidade é causada por mutação da linha germinal nos genes *MMR*. A maioria dos esporádicos apresenta mutações em *BRAF* (mutação *V600E* do oncogene *BRAF*). Os achados histológicos são semelhantes aos vistos em HNPCC.

SÍNDROMES DE POLIPOSE

22. Nomeie as síndromes de pólipos hamartomatosos.

- Os *pólipos hamartomatosos* incluem pólipo hamartomatoso juvenil e o pólipo hamartomatoso do tipo Peutz-Jeghers.
- *Síndrome de Peutz-Jeghers* envolve todo o trato GI (intestino delgado mais comum); existe um risco de câncer de 93% ao longo da vida. Podem ocorrer pólipos de Peutz-Jeghers, mas são extremamente raros. O acompanhamento destes pacientes é indicado. Histologicamente, tipicamente apresentam arborização de feixes de músculos lisos na lâmina própria revestidos por epitélio normal ou hiperplásico, ocasionalmente com focos displásicos.
- *Síndrome de polipose juvenil* envolve o cólon ou o trato GI inteiro (pólipos pedunculados); o risco de CRC é aproximadamente 30 a 40% e é menor (10 a 15%) para câncer GI superior. Este é o pólipo mais comum na população juvenil. Uma mutação na linha germinal no gene supressor tumoral *SMAD4/DPC4* representa metade dos casos. Histologicamente, estes são pólipos lobulados com cripta cisticamente dilatada (cistos mucosos de retenção) com lâmina própria edematosa inflamada e ocasionalmente com erosões superficiais. Além da síndrome poliposa juvenil, os pólipos juvenis são vistos na síndrome de Cowden e síndrome de Bannayan-Riley-Ruvalcaba.
- *Síndrome de Cowden* envolve todo o trato GI desde o esôfago até o reto; o risco de desenvolvimento de CRC em geral não é aumentado. O câncer mais comumente reconhecido é o de mama, seguido pela tireoide. Ele se origina da mutação na linha germinal *PTEN*. Histologicamente, os pólipos juvenis são comuns; também são vistos HPs, adenomas, lipomas e, raramente, ganglioneuromas.
- *Síndrome de Bannayan-Riley-Ruvalcaba* é uma variante da síndrome de Cowden com características histológicas similares.
- *Síndrome de Cronkhite-Canada* ocorre em qualquer porção do trato GI (pólipos sésseis); o risco de desenvolvimento de câncer não está bem descrito. Histologicamente, os pólipos vistos são similares aos pólipos do tipo juvenil (retenção) com edema acentuado na lâmina própria; a mucosa interveniente apresenta alterações similares na lâmina própria. O diagnóstico diferencial inclui doença de Ménétrier e síndrome de polipose juvenil.
- *Polipose hiperplásica* é uma síndrome rara com um risco aumentado para CRC. Caracteriza-se pela presença de HPs predominantemente (adenomas – tubulares ou serrilhados também podem ser vistos) no cólon proximal ao cólon sigmoi-

de. O número de pólipos varia de 5 a 100. A maioria destas são anormalidades não familiares, e as anormalidades genéticas incluem mutações em *BRAF* e *KRAS*.
Todas são hereditárias, exceto a síndrome de Cronkhite-Canada e a polipose hiperplásica.

23. Nomeie as síndromes de pólipos adenomatosos.
- FAP afeta todo o cólon e o reto; existe um risco de 100% de câncer. Histologicamente, adenomas tubulares e ocasionalmente adenomas túbulo-vilosos e vilosos são identificados.
- As variantes incluem FAP atenuada, síndrome de Gardner, síndrome de Turcot, síndrome de adenoma plano hereditário e síndrome de Muir-Torre.

Todas são síndromes hereditárias.

24. Como são classificados os tumores neuroendócrinos?
O espectro varia desde tumores neuroendócrinos bem diferenciados (tumores carcinoides) até carcinomas neuroendócrinos mal diferenciados (carcinomas de células pequenas) e de células grandes. O sítio comum de envolvimento é o reto, seguido pelo ceco e cólon sigmoide. As características histológicas são similares às descritas na seção do intestino delgado. Existem tumores esporádicos. Foi calculada uma taxa de malignidade de 11 a 14% para carcinoides retais. Os critérios para malignidade incluem tamanho maior do que 2 cm, invasão na muscular própria e mitoses aumentadas.

25. Quais são os sítios de tumor primários mais comuns que podem apresentar metástases no cólon?
Estes incluem pulmões, estômago, mamas, ovários, endométrio e melanoma. Estas células tumorais se arrastam sob o epitélio superficial ou na forma de nódulos submucosos de tamanhos variados. Geralmente é visto mais de um foco. O epitélio superficial não apresenta displasia (esperada com adenocarcinomas colônicos primários). IHC pode ser útil em neoplasias pouco diferenciadas. Geralmente adenocarcionomas colônicos primários apresentam imunorreatividade com citoqueratina 20 (95%) e CD2 (marcador do epitélio intestinal). Surgem dificuldades em alguns tumores pouco diferenciados que perderam a antigenicidade ou apresentam infidelidade na linhagem.

26. Qual é o diagnóstico diferencial de tumores estromais no cólon?
- *Tumores estromais gastrointestinais (GISTs)* no trato GI ocorrem mais comumente no estômago (50%), seguido pelo intestino delgado (25%), cólon e reto (10%) e, menos comumente, esôfago (5%). Histologicamente, podem ser fusiformes ou epitelioides e apresentam forte reatividade com CD117 (95%), e 60 a 70% apresentam coloração positiva com CD34. Estes também colorem positivo com anticorpo anti-DOG 1 (incluindo alguns dos tumores *KIT* negativos). Aproximadamente um terço também pode apresentar reatividade com marcadores de músculo liso (actina de músculo liso).

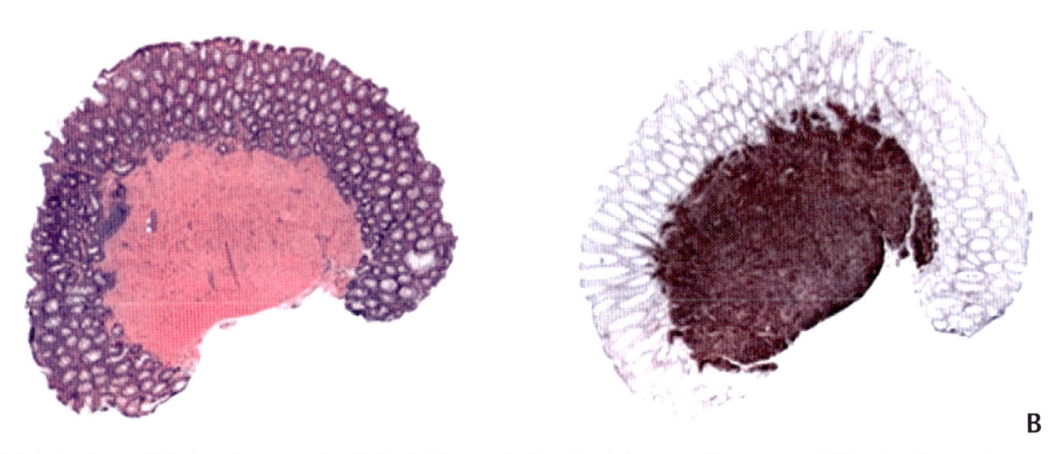

Fig. 59-19. A, Leiomioma. Nódulo submucoso de células fusiformes (coloração de hematoxilina e eosina) (*B*) coloração positiva com imunocoloração de actina de músculo liso.

Originam-se nas células intersticiais de Cajal, e mutações em KIT são vistas em 85 a 90% dos GISTs. Aproximadamente 5% apresentam mutação dentro do gene *PDGFRA* e são geralmente vistos em GISTs gástricos. Possuem características morfológicas epitelioides e um curso clínico menos agressivo. Todos os GISTs são potencialmente agressivos. O comportamento clínico pode ser previsto com base no tamanho, figuras mitóticas e sítio. GISTs gástricos têm um melhor prognóstico do que GISTs do intestino delgado. Os GISTs com mutação no *éxon 11* têm um baixo risco para doença progressiva (em contraste com mutação no *éxon 9*) e respondem melhor a mesilato de imatinibe no contexto de doença metastática.
- *Shwannomas* são tumores bem circunscritos de células fusiformes não encapsuladas com forte imunorreatividade com a proteína S100. Bainha linfoide densa é vista em torno dos schwannomas.
- *Leiomioma* (Figura 59-19) é outro tumor específico de células fusiformes que se origina no músculo liso na muscular da mucosa que apresenta forte imunocoloração positiva com actina de músculo liso.
- *Lipoma* é uma lesão submucosa esporádica bem circunscrita benigna do tecido adiposo.

Lesões Vasculares
- *Sarcoma de Kaposi* apresenta proliferação de canais vasculares em fenda, células fusiformes e infiltrado inflamatório (Figura 59-20). É visto em alguns pacientes com infecção pelo vírus da imunodeficiência humana e está associado ao herpes-vírus humano 8.
- Outras lesões incluem hemangiomas, linfangiomas, malformações vasculares e, raramente, angiossarcomas.

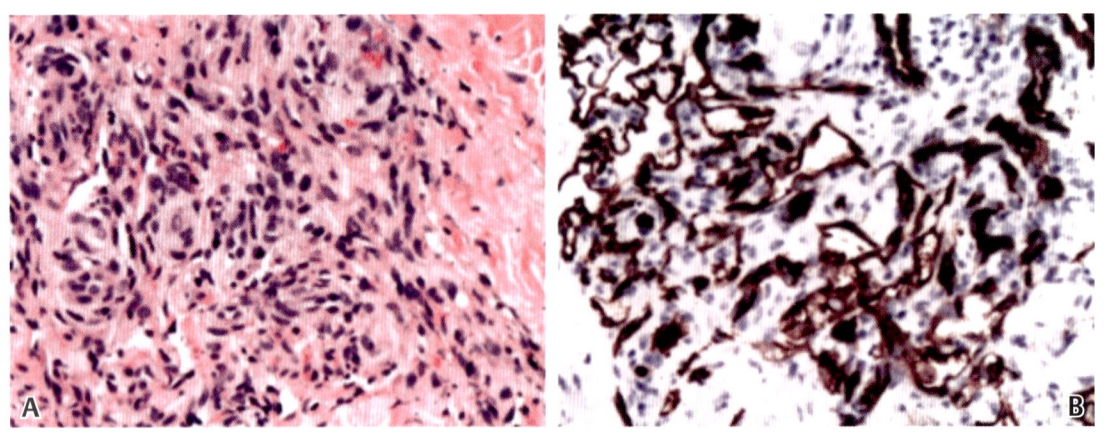

Fig. 59-20. Fotomicrografias de sarcoma de Kaposi. **A,** Proliferação de vasos em fenda irregulares (coloração de hematoxilina e eosina) realçada pelo (*B*) marcador celular endotelial CD31.

DOENÇAS DO APÊNDICE

27. Qual é o efeito da IBD no apêndice?
O apêndice está envolvido em 50% dos casos com doença de Crohn e UC com envolvimento cecal. Envolvimento isolado é raro.

28. Descreva as lesões mucinosas do apêndice.
- *Mucocele* é um lúmen apendicular cisticamente dilatado contendo muco. Pode ser não neoplásica ou neoplásica. Uma obstrução do lúmen pode originar mucocele.
- Nos *adenocarcinomas mucinosos de baixo grau, com pseudomixoma peritoneal*, as células com mucina/tumorais dissecam a parede do apêndice até o peritônio. A maioria dos casos de tumores sincrônicos no ovário e apêndice é agora considerada metástase do tumor apendicular. Piscinas acelulares de mucina apresentam um problema diagnóstico. Um diagnóstico de adenoma (ou cistadenoma) deve ser feito somente se toda a mucosa muscular estiver intacta. Um diagnóstico de "neoplasia mucinosa apendicular de baixo grau ou LAMN" anteriormente conhecida como "potencial maligno incerto" é favorecido nos casos em que não podem ser vistas mucosas musculares inteiras intactas.
- *Adenocarcinomas mucinosos com carcinomatose mucinosa* incluem carcinomas de células em anel de sinete, carcinomas invasivos bem diferenciados e cistadenocarcinoma.

29. Qual é a incidência de tumores carcinoides em amostras de apendectomia (realizada para apendicite)?
Foi reportado tumor carcinoide apendicular em 0,3 a 0,9% das amostras de apendectomia. Esta é a neoplasia apendicular mais comum. Os tumores em funcionamento são comumente neoplasmas produtores de serotonina. Os fatores de risco para malignidade incluem tamanho maior que 2 cm e invasão do mesoapêndice.

30. Quais são os tipos histológicos de neoplasias endócrinas-exócrinas mistas?
Estas incluem carcinoide de células calciformes, carcinoide tubular e carcinoide-adenocarcinoma misto. Carcinoide-adenocarcinoma misto tem o pior prognóstico.

DOENÇAS DO CANAL ANAL

31. Os achados típicos da doença de Hirschsprung incluem ausência de células ganglionares. Que outra coloração pode ajudar a apoiar o diagnóstico e qual é o sítio ideal para biópsia?
Coloração de acetilcolinesterase realça a proliferação de fibras nervosas espessadas nas lâminas própria e muscular das mucosas. Esta coloração é feita no tecido congelado. Portanto, idealmente, são enviadas duas amostras de biópsia – uma em formalina e outra fresca para congelamento. O sítio da biópsia é no mínimo 2 cm acima da linha denteada. O reto inferior (adjacente à linha denteada) é fisiologicamente hipogangliônico. Além disso, a mucosa deve ser incluída nas amostras da biópsia para avaliar os nervos na lâmina própria e na muscular da mucosa.

32. Como é classificada a neoplasia intraepitelial anal (AIN) e qual é o risco de progressão para carcinoma de células escamosas (SCC)?

AIN é classificada como de baixo grau (AIN I ou displasia leve) e alto grau (abrange AIN II e AIN III ou displasia moderada e severa ou carcinoma *in situ*, respectivamente). O termo *doença de Bowen* (Figura 59-21A) é usado para lesões com displasia severa (carcinoma *in situ*) vista na borda anal ou pele perianal. As lesões de alto grau estão associadas ao papilomavírus humano 16 e 18 de alto risco entre outros. Estas lesões são conhecidas como recorrentes após tratamento local. O risco de progressão para SCC (ver a Figura 59-21B) é baixo (aproximadamente 5%).

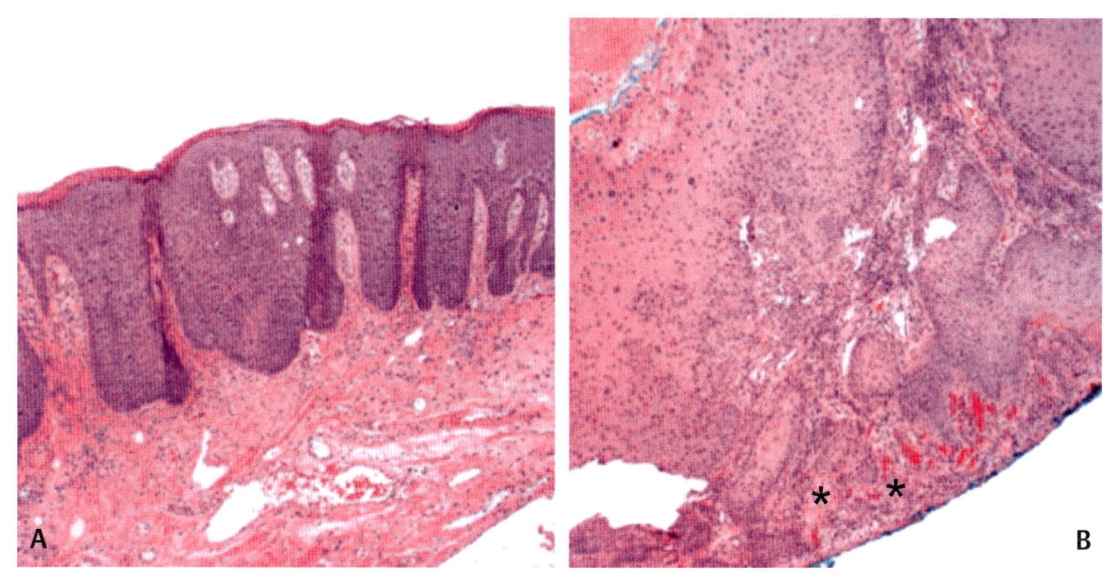

Fig. 59-21. A, Doença de Bowen. Observe o epitélio escamoso espessado mostrando displasia severa de toda a espessura. **B,** Carcinoma de células escamosas (*asteriscos*) em outro foco dentro da mesma amostra. Coloração de hematoxilina e eosina.

33. Quais são as células de origem e o perfil imuno-histoquímico da doença de Paget?

Acredita-se que as células de Paget (células grandes intraepiteliais com citoplasma de coloração rosa pálido e núcleos grandes) são de linhagem apócrina e apresentam imunorreatividade com queratinas Cam 5,2 de baixo peso molecular, CK7 e antígeno carcinoembriogênico. A coloração de mucina pode ser positiva. O diagnóstico diferencial inclui expansão pagetoide do CRC adjacente e melanoma *in situ*. O imunoperfil é de utilidade.

BIBLIOGRAFIA

1. Al-Daraji WI, Montgomery E. Serrated polyps of the large intestine: A practical approach. Pathol Case Rev 2007;12:129-35.
2. Carvajal-Carmona LG, Howarth KM, Lockett M et al. Molecular classification and genetic pathways in hyperplastic polyposis syndrome. J Pathol 2007;212:378-85.
3. Check W. Lynch syndrome testing—When and how? CAP Today 2007. http://www.cap.org.
4. Demetri GD, Benjamin RS, Blanke CD et al. NCCN Task Force report: Management of patients with gastrointestinal stomal tumor (GIST)—Update of the NCCN clinical practice guidelines. JNCCN 2007;5(Suppl. 2):S1–S29.
5. Hamilton. SR, Aaltonen LA, editors. WHO classification of tumors: Pathology and genetics of the digestive system. Lyon: IARC Press; 2000. p. 96-8, 105-136.
6. Issacson PG, Muller-Hermelink HK, Piris MA et al. WHO classification of tumors: Tumors of hematopoietic and lymphoid tissues. Lyon: IARC Press, pp. 157-160.
7. Jenkins MA, Hayashi S, O'Shea A et al. Pathology features in Bethesda guidelines predict colorectal cancer microsatellite instability: A population-based study. Gastroenterology 2007;133:48-56.
8. Marsh MN. Gluten, major histocompatibility complex, and the small intestine. A molecular and immunobiologic approach to the spectrum of gluten sensitivity ("celiac sprue"). Gastroenterology 1992;102:330-54.
9. Rubio-Tapia A, Hill ID, Kelly CP et al. ACG clinical guidelines: Diagnosis and management of celiac disease. Am J Gastroenterol 2013;108:656-76.
10. Miettinen M, Lasota J. Gastrointestinal stromal tumors: Pathology and prognosis at different sites. Semin Diagn Pathol 2006;23:111-9.
11. Montgomery EA. Biopsy interpretation of the gastrointestinal tract mucosa. Philadelphia: Lippincott Williams & Wilkins; 2006.
12. Noffsinger A, Fenoglio-Presiser C, Maru D et al. Gastrointestinal diseases: Atlas of nontumor pathology, first series. Washington, DC: American Registry of Pathology in collaboration with Armed Forces Institute of Pathology, pp. 635-636.
13. Odze R. Diagnostic problems and advances in inflammatory bowel disease. Mod Pathol 2003;16(4):347-58.
14. Snover DC, Jass JR, Fenoglio-Preiser C et al. Serrated polyps of the large intestine: A morphologic and molecular review of an evolving concept. Am J Clin Pathol 2005;124:380-91.

15. Snover DC, Weisdorf SA, Vercellotti GM *et al*. A histopathologic study of gastric and small intestinal graft-versus-host disease following allogenic bone marrow transplantation. Hum Pathol 1985;16:387-92.
16. Tchana-Sato V, Detry O, Polus M *et al*. Carcinoid tumor of appendix: A consecutive series from 1237 appendectomies. World J Gastroenterol 2006;12:6699-701.
17. Torlakovic EE, Gomez JD, Driman DK *et al*. Sessile serrated adenoma (SSA) vs traditional serrated adenoma (TSA). Am J Surg Pathol 2008;32:21-9.

Websites

The Internet Pathology Laboratory for Medical Education. Accessed September 22,2014, from http://library.med.utah.edu/WebPath/webpath.html#MENU.

PathologyOutlines.com. Esophagus chapter. Accessed September 22,2014, from www.pathologyoutlines.com/esophaguspf.html.

University of Iowa Histology Homepage. Accessed September 22,2014, from www.path.uiowa.edu/virtualslidebox/nlm_histology/content_indexdb.html.

CORPOS ESTRANHOS E O TRATO GASTROINTESTINAL
George Triadafilopoulos, MD, DSc

CAPÍTULO 60

1. O quanto são comuns corpos estranhos no trato gastrointestinal (GI)?
A cada ano, milhões de corpos estranhos entram no trato GI pela boca ou pelo ânus, e aproximadamente 1.500 a 3.000 pessoas morrem por causa de sua ingestão. Entretanto, apenas cerca de 10 a 20% dos corpos estranhos requerem remoção por alguma forma de intervenção terapêutica; o restante atravessa o trato GI sem incidentes.

2. Quais as populações em risco de ingestão de corpos estranhos?
Oitenta por cento das ingestões de corpos estranhos ocorrem em crianças, enquanto que quase todos os corpos estranhos inseridos no reto são descritos em adultos. Os grupos em maior risco para a ingestão de corpos estranhos incluem pacientes psiquiátricos, prisioneiros e aqueles que usam álcool ou medicamentos hipnóticos-sedativos frequente ou excessivamente. Também estão em risco sujeitos idosos, que podem ter dentaduras mal ajustadas, função cognitiva prejudicada resultante de medicamentos ou demência ou disfagia após um acidente vascular encefálico. A ingestão intencional de objetos estranhos está bem descrita em traficantes de drogas ilícitas, joias ou outros itens de valor.

3. Que áreas do trato GI levam a problemas na passagem de corpos estranhos?
Existem diversas áreas de estreitamento anatômico ou fisiológico ao longo do lúmen GI que podem comprometer a passagem espontânea de corpos estranhos: músculo cricofaríngeo, compressão extrínseca do esôfago médio a partir do arco aórtico, esfíncter esofágico inferior, piloro, válvula ileocecal, válvulas retais de Houston e esfíncteres anais. Além disso, inúmeras anormalidades patológicas, como estenoses ou tumores, podem prejudicar a passagem espontânea de corpos estranhos (ver a Pergunta 12).

4. Que objetos são comumente ingeridos?
O objeto mais comumente ingerido por crianças é uma moeda. Bolos de carne impactados acima de uma estenose esofágica, anel de Schatzki ou esofagite eosinofílica representam a maioria dos casos em adultos (Figura 60-1). A perda acidental de aparelhos estimuladores sexuais representa mais da metade dos corpos estranhos introduzidos pelo ânus.

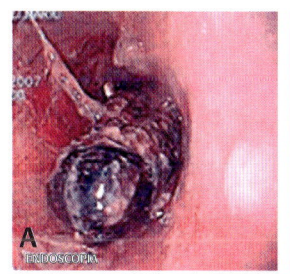

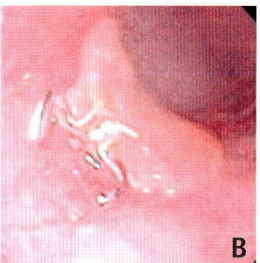

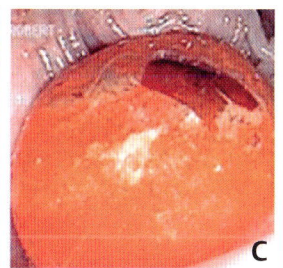

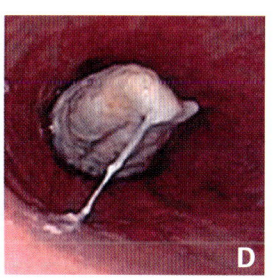

Fig. 60-1. Vários exemplos de corpos estranhos no trato gastrointestinal. **A,** Bolo de carne (3 × 1 cm) impactado no esôfago médio de um paciente com espasmo esofágico difuso. **B,** Dentadura parcial engolida inadvertidamente (3 × 2 cm), com presilhas expostas, no esôfago de um paciente sem achados esofágicos patológicos subjacentes. **C,** Damasco seco (2 × 2 cm) no cólon de um paciente com dor abdominal intermitente. **D,** Bolo de frango (2 × 2 cm) impactado no esôfago distal de um paciente com esofagite eosinofílica subjacente.

5. Descreva a apresentação clínica típica da ingestão de corpos estranhos.
Os adultos associam o início dos sintomas à ingestão de uma refeição ou corpo estranho específico. Mais comumente, disfagia aguda, odinofagia e dor torácica refletem obstrução esofágica subjacente. Desconforto respiratório, estridor e incapacidade de lidar com as secreções orais sugerem a necessidade de intervenção urgente. Pessoas com deficiências no desenvolvimento, pacientes psiquiátricos ou crianças podem permanecer assintomáticos por meses após a ingestão ou podem não relatar a história espontaneamente. Pacientes com corpos estranhos anorretais impactados relatam uma ampla variedade de histórias médicas que explique a sua situação difícil, variando desde acidentes ou abuso até medicações terapêuticas.

6. O que é sugerido por sintomas respiratórios relacionados com a ingestão de corpos estranhos?
Pacientes com chiado, estridor, tosse ou dispneia após a ingestão de um corpo estranho podem ter aprisionamento do corpo estranho na hipofaringe, traqueia, seio piriforme ou divertículo de Zenker.

7. Objetos pontiagudos ingeridos perfuram o intestino?

Em raras ocasiões, objetos pontiagudos, como alfinetes, agulhas, pregos e palitos, perfuram o intestino, mas em 70 a 90% dos casos eles atravessam o trato alimentar sem complicações. Dois fenômenos no intestino permitem a passagem com segurança: (1) os corpos estranhos passam com o fluxo axial descendente do lúmen e (2) o reflexo de relaxação e a desaceleração da peristalse fazem com que objetos pontiagudos virem ao contrário no lúmen de forma que a extremidade pontiaguda desça até o intestino. No cólon, o objeto estranho fica centralizado no bolo fecal, o que protege ainda mais a parede intestinal.

8. Por que é importante identificar o tipo de corpo estranho ingerido?

Embora a maioria dos corpos estranhos atravesse o trato GI sem complicações, exceções específicas requerem atenção especial. Baterias alcalinas em forma de botão podem causar necrose de coagulação no esôfago, mas depois que chegam ao estômago, o ácido gástrico neutraliza seu risco. Objetos pontiagudos podem perfurar alguma parte do trato alimentar. Não há um tamanho absoluto de corpo estranho que defina uma intervenção cirúrgica porque a forma, a composição e a agudeza das bordas podem interferir. Em geral, objetos cegos inertes medindo 3 × 3 cm atravessam o intestino, enquanto que objetos com mais de 6 cm de comprimento podem ficar alojados na alça C do duodeno. Ímãs ingeridos de brinquedos magnéticos podem ser atraídos entre si ao longo das múltiplas alças do intestino e causar perfuração intestinal pela erosão e necrose da parede intestinal entre os ímãs.

9. Qual é a urgência da remoção de um corpo estranho após sua ingestão?

Baterias em forma de botão ou ímãs, ingeridos tipicamente por crianças pequenas, precisam ser removidos com urgência por causa do trauma severo que pode causar no esôfago. Qualquer objeto pontiagudo que acarreta um alto risco de perfuração deve ser removido o mais rápido possível antes que ele passe para um nível que esteja além do alcance de um endoscópio. Pelas mesmas razões, objetos longos (mais de 6 cm) devem ser removidos quando identificados. Finalmente, objetos alojados no esôfago que comprometem a capacidade de lidar com as secreções orais devem ser removidos urgentemente para reduzir o risco de aspiração.

10. Descreva os sinais e sintomas de uma complicação relacionada com a ingestão de corpos estranhos.

Sintomas respiratórios sugerem aprisionamento do corpo estranho na hipofaringe, traqueia, seio piriforme ou divertículo de Zenker (ver a Pergunta 6). Objetos pontiagudos podem penetrar, obstruir ou perfurar o esôfago ou intestino, apresentando dor torácica, no pescoço ou abdominal que varia de um leve desconforto até sintomas e sinais de abdome agudo. Uma lesão no esôfago pode provocar hematêmese, febre, taquicardia, pescoço inchado e crepitação. Salivação excessiva e incapacidade de deglutir a saliva completam a obstrução esofágica. Distensão abdominal, vômitos e sons intestinais hiperativos sugerem obstrução intestinal. Sons intestinais hipoativos ou ausentes, tensão, dor de rebote ou abdominal são vistos com a penetração ou perfuração livre da parede. Fístulas aortoentéricas causadas pela ingestão de um corpo estranho pontiagudo podem causar hematêmese massiva.

11. Como devem ser removidos os corpos estranhos?

Uma vez identificados, quase todos os objetos podem ser removidos endoscopicamente. Outras modalidades foram usadas com sucesso variável, embora tenham sido relatadas complicações importantes. Antes da endoscopia, é importante que seja ensaiado o que será feito usando dispositivos de retirada que capturariam corpos estranhos pontiagudos. Encontram-se disponíveis vários instrumentos para retirada endoscópica, como dente de rato, fórceps de prensa, cestas, laços, rede coletora de Roth e *overtube* (Figura 60-2). A proteção das vias aéreas, especialmente em crianças ou pacientes adultos combativos ou idosos com poucos reflexos e reserva cardiopulmonar pobre, é essencial. A consulta com um cirurgião é apropriada para casos em que é provável perfuração e outras complicações importantes. Cirurgia minimamente invasiva sozinha ou combinada com endoscopia está sendo cada vez mais usada.

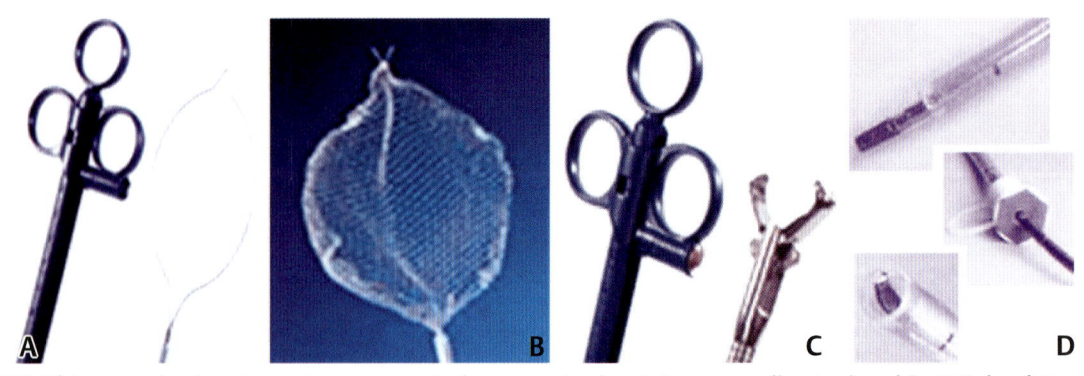

Fig. 60-2. Vários exemplos de instrumentos para remoção de corpos estranhos. **A**, Laço para polipectomia padrão. **B**, Rede coletora de Roth. **C**, Pinça dente de rato. **D**, *Overtube* para extração de corpos estranhos pontiagudos.

12. Quais os defeitos anatômicos e funcionais do trato GI que contribuem para a obstrução de corpos estranhos?
Ver a Tabela 60-1.

Tabela 60-1. Defeitos Anatômicos e Funcionais do Trato Gastrointestinal que Contribuem para a Obstrução de Corpos Estranhos

SÍTIO INTESTINAL	DEFEITO ANATÔMICO	DEFEITO FUNCIONAL
Esôfago	Estenose, atresia, anéis, teias, estreitamento benigno/maligno, esofagite eosinofílica, divertículos, anomalias vasculares	Esclerodermia, acalasia, doença de Chagas
Estômago	Estenose pilórica (congênita, malignidade, pós-operatória, úlcera gastroduodenal)	Gastroparese (uremia, diabetes, hipotireoidismo)
Intestino	Adesão pós-operatória, divertículo de Meckel, estreitamentos (isquêmico, anastomótico, doença de Crohn), malignidade	Pseudo-obstrução intestinal idiopática, esclerodermia
Cólon	Estreitamentos (isquêmico, anastomótico, colite ulcerativa, doença de Crohn, radiação, trauma, infecção, cirurgia), doença diverticular, malignidade	Cólon catártico, constipação idiopática, megacólon familiar, pseudo-obstrução intestinal idiopática
Ânus	Estenose (doença de Crohn, trauma, radiação, infecção, cirurgia)	Doença de Hirschsprung

BIBLIOGRAFIA

1. Arana A, Hauser B, Hachimi-Idrissi S et al. Management of ingested foreign bodies in childhood and review of the literature. Eur J Pediatr 2001;160:468-72.
2. Barone JE, Yee J, Nealon Jr. TF. Management of foreign bodies and trauma of the rectum. Surg Gynecol Obstet 1983;156:453-7.
3. Bounds BC. Endoscopic retrieval devices. Tech Gastrointest Endosc 2006;8:16-21.
4. Busch DB, Starling JR. Rectal foreign bodies: Case reports and a comprehensive review of the world's literature. Surgery 1986;100:512-9.
5. Caratozzolo E, Massani M, Antoniutti M et al. Combined endoscopic and laparoscopic removal of ingested large foreign bodies: Case report and decisional algorithm. Surg Endosc 2001;15:1226.
6. Cheng W, Tam PK. Foreign-body ingestion in children: Experience with 1,265 cases. J Pediatr Surg 1999;34:1472-6.
7. Katsinelos P, Kountouras J, Paroutoglou G et al. Endoscopic techniques and management of foreign body ingestion and food bolus impaction in the upper gastrointestinal tract: A retrospective analysis of 139 cases. J Clin Gastroenterol 2006;40:784-9.
8. Li ZS, Sun ZX, Zou DW et al. Endoscopic management of foreign bodies in the upper-GI tract: Experience with 1088 cases in China. Gastrointest Endosc 2006;64:485-92.
9. Mehta D, Attia M, Quintana E et al. Glucagon use for esophageal coin dislodgment in children: A prospective, double-blind, placebo-controlled trial. Acad Emerg Med 2001;8:200-3.
10. Mosca S, Manes G, Martino R et al. Endoscopic management of foreign bodies in the upper gastrointestinal tract: Report on a series of 414 adult patients. Endoscopy 2001;33:692-6.
11. Pavlidis TE, Marakis GN, Triantafyllou A et al. Management of ingested foreign bodies. How justifiable is a waiting policy? Surg Laparosc Endosc Percutan Tech 2008;18:286-7.
12. Rodríguez-Hermosa JI, Codina-Cazador A, Ruiz B et al. Management of foreign bodies in the rectum. Colorectal Dis 2007;9:543-8.

CAPÍTULO 61
TRANSTORNOS GASTROINTESTINAIS FUNCIONAIS E INTESTINO IRRITÁVEL

Anthony Lembo, MD ■ *Vivian Cheng, MD*

1. O que é a síndrome do intestino irritável (IBS)?

A síndrome do intestino irritável (IBS) é um transtorno gastrointestinal funcional caracterizado por dor ou desconforto abdominal crônico ou recorrente, geralmente no abdome inferior, que está associado a hábitos intestinais alterados (diarreia, constipação ou uma combinação de diarreia e constipação). Inchaço, distensão e defecação desordenada são características comumente associadas. IBS é um transtorno da função intestinal e é caracterizada por anormalidades na motilidade, sensação e percepção. Os critérios mais comumente aceitos usados para diagnosticar IBS é o Rome III Criteria[*], que é apresentado a seguir:

Critérios Diagnósticos do Rome III
Dor abdominal ou desconforto recorrente[**] pelo menos 3 dias/mês nos últimos 3 meses com *dois ou mais* dos seguintes:
1. Melhora com a defecação.
2. Início associado a uma alteração na frequência das fezes.
3. Início associado a uma alteração na forma (aparência) das fezes.

2. Como são distinguidos os diferentes subtipos de IBS?

Os subtipos de IBS são diferenciados com base na forma das fezes e não na frequência das fezes. Usando a definição do Rome III, os subtipos são diferenciados com base na porcentagem de movimentos intestinais com fezes duras ou grumosas *versus* movimentos com fezes moles ou aquosas. Deve ser observado que os pacientes frequentemente alternam entre os subtipos. Aproximadamente um terço dos pacientes com IBS tem IBS com diarreia (IBS-D), um terço tem IBS com constipação (IBS-C) e o restante tem IBS mista com constipação e diarreia (IBS-M) (Figura 61-1).

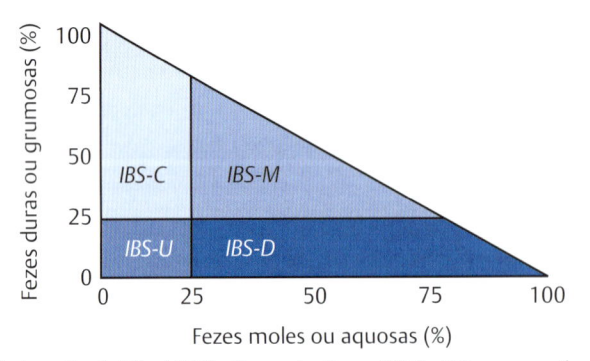

Fig. 61-1. Subtipos da síndrome do intestino irritável (IBS) e forma das fezes. *IBS-C* = IBS com constipação; *IBS-D* = IBS com diarreia; *IBS-M* = fezes duras e moles mistas por períodos de semanas e meses; *IBS-U* = IBS sem subtipo.

3. O quanto é comum IBS?

Aproximadamente 10 a 15% da população nas sociedades ocidentais relatam sintomas compatíveis com IBS. Indivíduos mais jovens (25-45 anos) têm maior probabilidade de relatar sintomas de IBS quando comparados a indivíduos mais velhos, embora IBS possa ocorrer em qualquer idade. Em alguns casos, os sintomas de IBS datam da infância.

Mulheres reportam sintomas de IBS com maior frequência do que homens. Em particular, mulheres com IBS tendem a experimentar mais sintomas de constipação e desconforto abdominal, especialmente inchaço, enquanto que homens com IBS reportam mais sintomas de diarreia. Em clínicas de cuidados primários nas sociedades ocidentais, a proporção entre mulheres e homens de IBS é de 3-4:1, enquanto em clínicas especializadas, isto pode ser tão alto quanto 5-6:1. Em contraste, na população em geral a proporção entre mulheres e homens é aproximadamente 1,5-2:1. Assim sendo, as mulheres não só têm sintomas mais frequentemente do que os homens, como também têm maior probabilidade de buscar atenção médica para seus sintomas.

---

[*]Critério satisfeito nos últimos 3 meses, com início dos sintomas no mínimo 6 meses antes do diagnóstico.
[**]Desconforto significa uma sensação desconfortável não descrita como dor.

4. Qual é o efeito da IBS na qualidade de vida?

IBS pode ter um efeito negativo significativo na qualidade de vida relacionada com a saúde (HR-QOL). Entretanto, como IBS não é uma doença que acarrete risco de vida, muitos clínicos subestimam seu efeito nos indivíduos, nos familiares e amigos. Utilizando o questionário padrão relacionado com a saúde (SF-36), indivíduos com sintomas de IBS relatam escores mais baixos em todas as escalas comparados à população em geral. Comparados a outras doenças, como diabetes e depressão, pacientes com IBS têm escores de HR-QOL similares ou significativamente piores.

5. Qual é a carga econômica da IBS?

Apenas aproximadamente 25 a 50% dos indivíduos com sintomas de IBS chegam a procurar o serviço de saúde. No entanto, dada a prevalência dos sintomas, IBS representa uma carga econômica significativa. IBS é um dos 10 motivos principais para consulta com um médico de cuidados primários e o motivo mais comum para consultar um gastroenterologista. Quase um terço de todas as consultas com gastroenterologistas é para sintomas de IBS. Só nos Estados Unidos, ocorrem mais de 3,5 milhões de consultas, e mais de 2,2 milhões de prescrições são feitas para IBS. Além disso, pacientes com IBS se submetem a inúmeros procedimentos diagnósticos e terapêuticos que com frequência são desnecessários e algumas vezes perigosos. Os encargos médicos diretos só nos Estados Unidos atribuídos à IBS foram estimados em mais de 10 bilhões de dólares por ano (excluindo os custos com drogas de prescrição e sem prescrição). Além disso, estima-se que os custos indiretos associados à IBS são significativamente mais altos do que os custos médicos diretos.

6. Qual é a crença atual sobre as causas e os fatores de risco para IBS?

A patogênese da IBS parece ser multifatorial. Os fatores que supostamente desempenham um papel na patogênese de IBS incluem hereditariedade e genética, ambiente e aprendizagem social, dieta, microbiota intestinal, inflamação de baixo grau, processamento central de sensações viscerais, dismotilidade intestinal e distúrbios no sistema neuroendócrino do intestino.

IBS é o resultado de uma interação complexa entre fatores psicossociais e fisiológicos pelo eixo cérebro-intestino. Fatores no início da vida, como atitudes familiares em relação à doença, perda importante ou história de abuso ou, possivelmente, predisposição genética, podem influenciar o desenvolvimento psicossocial de uma pessoa (p. ex., estado psicológico, habilidades de enfrentamento, apoio social ou suscetibilidade aos estresses na vida) ou disfunção intestinal (p. ex., dismotilidade ou hipersensibilidade intestinal). Embora intimamente relacionados, a importância de qualquer um dos fatores na geração dos sintomas de IBS varia grandemente entre os indivíduos.

7. Qual é o papel da dismotilidade intestinal na IBS?

Embora tenham sido encontrados padrões motores anormais em pacientes com IBS, estes padrões também são encontrados em indivíduos sadios e, portanto, não são diagnósticos para IBS. Pacientes com IBS têm tanto uma redução quanto um aumento no número de contrações por minuto quando comparados a indivíduos sadios. Entretanto, estes padrões de motilidade anormais raramente correlacionam-se com sintomas de IBS e por isso não são suficientes para explicar muitos dos sintomas associados à IBS.

8. Qual é o papel do processamento central anormal da dor?

O processamento central anormal, assim como a regulação descendente das sensações viscerais recebidas, também foi encontrado em pacientes com IBS. Em pacientes com IBS, a distensão retal falha em ativar o córtex cingulado anterior perigenual (ACC), a área contendo grandes quantidades de atividade de BB ou beta-endorfina?-endorfina, que pode servir para fazer a regulação descendente da dor, mas em vez disso mostra ativação aumentada da ACC rostral, uma área associada ao desprazer e à atenção. Além disso, pacientes com IBS e uma história de abuso reportaram maior ativação das regiões cinguladas dorsais posteriores e atividade reduzida da cingulada anterior supragenual, e são implicadas na inibição da dor e excitação. Portanto, pacientes com IBS podem ter uma alteração do sistema modulador da dor, bem como regulação ascendente dos sinais aferentes no aferente esplâncnico primário ou suas conexões espinhais.

9. Qual é o papel dos alimentos em IBS?

A maioria dos pacientes com IBS relata uma piora dos sintomas após a ingestão de determinados alimentos. Os alimentos mais comumente implicados são leite e laticínios, produtos contendo trigo, cebola, ervilhas e feijão, temperos picantes, repolho, certas carnes, produtos defumados, alimentos fritos e cafeína. Contudo, a composição da dieta de pacientes com IBS é semelhante à da comunidade em geral. Não há evidências documentadas mostrando que uma alergia ou intolerância alimentar desempenhe algum papel nos sintomas de IBS.

10. O que são FODMAPs?

FODMAPs são oligossacarídeos, dissacarídeos, monossacarídeos e polióis fermentáveis. Eles incluem frutose, lactose, fructanos, galactanos e álcoois de açúcar, como sorbitol, maltitol, manitol, xilitol e ismalt. Frutose e lactose estão presentes em maçãs, peras, melancia, mel, sucos de frutas, frutas secas, leite e laticínios. Os polióis são usados como uma substituição do açúcar em produtos alimentares de baixa caloria. Galactose e frutose estão presentes em componentes comuns da dieta, como trigo, centeio, alho, cebola, legumes, couve, alcachofra, alho poró, aspargos, lentilha, inulina, soja, couve-de-Bruxelas e brócolis. Estudos recentes sugerem que alguns pacientes com IBS apresentam melhora nos sintomas depois de uma dieta baixa em FODMAP, embora ainda sejam necessários estudos adicionais para determinar quais pacientes têm mais probabilidade de melhorar.

11. Qual é o papel das fibras em IBS?

Embora o aumento das fibras alimentares continue a ser uma recomendação padrão para pacientes com IBS, a prática clínica mostrou que o aumento na ingestão de fibras nestes pacientes aumenta a dor abdominal, inchaço e distensão. Pacientes com IBS designados para tratamento com fibras mostraram sintomas persistentes ou nenhuma melhora dos sintomas depois do tratamento comparados a pacientes que estavam tomando placebo ou com uma dieta com baixa ingestão de fibras. Outros estudos mostraram que embora a ingestão de fibras solúveis em água não melhorasse os sintomas de IBS, a ingestão de fibras solúveis era eficaz na melhora dos sintomas globais de IBS. É importante salientar que o papel dos FODMAPs e fibras nos sintomas de IBS está associado à flora intestinal. A presença de bactérias que quebram os FODMAPs e fibras e produzem gases, como *Clostridia sp.*, pode causar distensão do intestino grosso com desconforto ou dor abdominal.

12. Qual é o papel da microbiota intestinal em IBS?

Diversos estudos sugeriram que existem algumas diferenças na microflora intestinal de pacientes com IBS comparados a indivíduos sadios. Com a utilização de técnicas microbiológicas convencionais, as microfloras fecais de pacientes com IBS demonstraram ter números mais elevados de organismos facultativos, como a espécie *Klebsiella* e *Enterococci*, e números mais baixos de *Enterobacteriaceae*, *Lactobacilli* e *Bifidobacteria*. Usando técnicas mais sofisticadas de DNA, os investigadores demonstraram diferenças significativas entre pacientes com IBS e os controles para vários gêneros de bactérias, incluindo *Coprococcus*, *Collinsella* e *Coprobacillus*. Além disso, IBS-D e IBS-C também parecem ter populações microbianas distintas.

13. Qual é a significância da hipersensibilidade visceral em IBS?

Pacientes com IBS têm limiares de dor inferiores para volumes de distensão com balão específicos para o trato GI (isto é, retossigmoide, cólon descendente, intestino delgado, estômago e esôfago), em comparaçãoa indivíduos sadios.

A causa da hipersensibilidade visceral em IBS não é completamente compreendida. No entanto, pesquisadores acreditam atualmente que estímulos nocivos podem alterar a eficiência sináptica dos neurônios periféricos e centrais. Isto pode ocorrer peka liberação alterada de serotonina (5-HT) das células enteroentéricas no plexo mioentérico ou a liberação de citocinas inflamatórias das células imunes ou inflamatórias ativadas em resposta à infecção ou lesão. Por um processo conhecido como *wind-up*, os neurônios podem desenvolver uma *memória da dor* que pode persistir muito depois que o estímulo nocivo é removido. Os pacientes com IBS também podem ter tendência ao desenvolvimento de sensibilização. Contrações sigmoides repetitivas, como aquelas que podem ocorrer durante estresse intenso, podem induzir sensibilização em uma pessoa predisposta ao desenvolvimento de IBS, causando assim hipersensibilidade retossigmoide.

Embora 95% dos pacientes com IBS tenham anormalidades sensoriais retais, o teste de sensibilidade retal não é atualmente usado no diagnóstico ou no manejo de IBS por causa da ausência de padronização em protocolos de distensão com balão,da correlação limitada entre a severidade do sintoma e da resposta à terapia eda sobreposição significativa com outras doenças GI. Portanto, a sua utilidade clínica na concretização de um diagnóstico definitivo de IBS é limitada.

14. O que é IBS pós-infecciosa? (PI-IBS)?

Os sintomas de IBS se desenvolvem em aproximadamente 10% dos indivíduos sadios depois de uma gastroenterite infecciosa. PI-IBS é mais comumente reportada depois de uma infecção bacteriana, como *Campylobacter*, *Salmonella* e *Shigella*, mas também foi reportada após infecções virais, bacterianas, por protozoários e nematódeos. Mesmo depois de debelada a infecção, permanece um aumento nas células inflamatórias (incluindo linfócitos CD3, linfócitos intraepiteliais CD8 e macrófagos de calprotectina positivos) e neuroendócrinas que podem liberar citocina, serotonina e outras moléculas que são capazes de estimular neurônios motores e sensoriais no trato GI.

Os fatores de risco para o desenvolvimento de PI-IBS em pessoas que tiveram gastroenterite são: (1) gênero feminino, (2) menos de 60 anos de idade, (3) ausência de vômitos e (4) diarreia prolongada com infecção. Além disso, ansiedade, neurose, somatização e eventos estressantes na vida antes e durante a infecção também parecem ser fatores de risco para a determinação de quem desenvolverá IBS.

15. Qual é o papel do estresse em IBS?

Mais da metade dos pacientes com IBS associam o início dos seus sintomas de IBS a um evento estressante, como morte na família, um procedimento cirúrgico, desemprego, problemas financeiros ou dificuldades conjugais. Embora a maioria das pessoas tenha experimentado o efeito do estresse e ansiedade em seu trato GI com urgência, cólicas, constipação ou diarreia, os pacientes com IBS parecem ter uma resposta GI exagerada (isto é, aumento das contrações retossigmoides) ao estresse.

16. Quais são as condições comórbidas comuns associadas à IBS?

As condições comórbidas comuns associadas à IBS incluem fibromialgia, síndrome da fadiga crônica, dor pélvica crônica, dismenorreia ou síndrome pré-menstrual, transtorno articular temporomandibular, cistite intersticial, doença do refluxo gastroesofágico e dispepsia disfuncional. Estas condições comórbidas tipicamente ocorrem mais frequentemente em mulheres do que em homens.

17. Como é diagnosticada IBS?

IBS pode em geral ser diagnosticada com base nos sintomas sem testes adicionais, além de uma história detalhada, exame físico geral e estudos laboratoriais de rotina em pacientes que satisfazem os critérios Rome e que não têm características alarmantes.

18. Quais são os sintomas típicos de IBS?

Os principais sintomas definidores de IBS são dor ou desconforto abdominal associado a alterações na função intestinal. Os sintomas abdominais estão tipicamente localizados no abdome inferior, mas frequentemente se movimentam pelo abdome. Estes sintomas são frequentemente intermitentes, mas podem ocorrer continuamente. Embora os critérios Rome III requeiram que estes sintomas estejam presentes apenas 3 dias por mês, eles frequentemente ocorrem com mais frequência. Outros sintomas que são comuns, mas não essenciais para o diagnóstico, incluem inchaço ou uma sensação de distensão abdominal, urgência e evacuação incompleta.

Indivíduos com IBS frequentemente têm outros sintomas GI e não GI, incluindo sintomas GI superiores (p. ex., dispepsia, azia e náusea). Sintomas extraintestinais comumente se apresentam em pacientes com IBS, incluindo frequência e urgência urinária (especialmente em mulheres), disfunção sexual, fibromialgia e outras condições reumatológicas, dispareunia, sono de má qualidade, dor lombar, cefaleia, fadiga crônica, perda da concentração e insônia. O número destes sintomas tende a aumentar com a severidade da IBS. A presença de um mais destes sintomas intestinais ou extraintestinais não discrimina entre IBS e doenças intestinais orgânicas.

19. Quando é necessária uma colonoscopia no diagnóstico de IBS?
É recomendada uma colonoscopia rotineiramente apenas em pacientes com mais de 50 anos segundo as diretrizes de rastreamento de câncer de cólon. Poderá ser apropriada uma colonoscopia para pacientes com menos de 50 anos com diarreia significativa ou sintomas refratários ou se outras características de alarme estiverem presentes (ver a Pergunta 20). Deve ser observado que caso seja realizada uma colonoscopia em um paciente com suspeita de IBS com diarreia, devem ser obtidas biópsias aleatórias para excluir colite microscópica, já que um estudo recente encontrou colite microscópica presente em 2,5% dos pacientes com mais de 35 anos.

20. Quais as características de alarme que justificam testagem adicional no diagnóstico de IBS?
Características de alarme como sangramento retal, perda de peso não intencional, idade acima de 50 anos, despertar durante a noite ou uma história familiar de câncer de cólon ou doença inflamatória intestinal podem sugerir a presença de uma doença orgânica.

21. Qual o papel da intolerância à frutose?
A frutose é o mais doce dos açúcares e, portanto, é comumente usada como adoçante em refrigerantes, chocolate, xaropes e compotas. A sua ingestão nas dietas ocidentais aumentou 10 vezes nos últimos 15 anos. A frutose também é naturalmente apresentada em muitas frutas e vegetais e no mel. Até metade dos adultos sadios tem evidências de má absorção após a ingestão de 25 g de frutose (concentração 10%). A intolerância à frutose pode causar sintomas semelhantes aos encontrados em IBS; no entanto, a prevalência de má absorção da frutose em IBS é semelhante à de indivíduos sadios e é improvável que seja a causa de IBS na maioria dos pacientes. A dieta isenta de frutose tem sido sugerida para melhorar os sintomas de IBS em pacientes com má absorção de frutose. Entretanto, por causa das limitações metodológicas, não é possível tirar conclusões definitivas sobre a eficácia de uma dieta isenta de frutose em IBS.

22. Qual o papel da intolerância à lactose?
A intolerância à lactose pode causar sintomas semelhantes aos associados à IBS. A prevalência da intolerância à lactose é um pouco mais alta em adultos com IBS; entretanto, intolerância à lactose não é a causa de IBS na maioria dos pacientes. Contudo, em razão da semelhança nos sintomas, pacientes com sintomas sugestivos de má absorção da lactose devem receber ensaio empírico de uma dieta isenta de lactose ou um teste do hidrogênio expirado com lactose, que mede o hidrogênio exalado produzido pela degradação bacteriana colônica da lactose.

Os pacientes que respondem a uma dieta isenta de lactose devem ser encorajados a gradualmente reintroduzir a lactose à sua dieta para determinar se e quando os sintomas recorrem. A maioria das pessoas com intolerância à lactose consegue consumir até 1,25 xícaras (280 mL) de leite por dia sem sintomas significativos. A evitação da lactose pode levar a uma redução significativa na ingestão de cálcio, o que pode aumentar o risco de osteoporose. Portanto, pacientes com uma dieta com restrição de lactose devem ser aconselhados a aumentar sua ingestão de cálcio por outras fontes. Iogurte com lactobacilos vivos é outra fonte alternativa de cálcio que é bem tolerada por muitos pacientes com intolerância à lactose.

23. Todos os pacientes com suspeita de IBS devem se submeter a teste para doença celíaca?
É recomendado pela Força-Tarefa do Colégio Americano de Gastroenterologia que o teste sorológico para doença celíaca (isto é, anticorpo transglutaminase tecidual) seja realizado em todos os pacientes com suspeita de IBS-D e IBS-M. Embora estudos anteriores tenham encontrado maior incidência de doença celíaca entre pacientes com IBS, um estudo recente nos Estados Unidos encontrou uma incidência similar (0,4%) em pacientes com IBS comparados aos controles sadios.

24. Qual é o papel do supercrescimento bacteriano no intestino delgado (SIBO) em IBS?
SIBO é uma condição em que níveis excessivos de bactérias, predominantemente espécies do tipo colônica, estão presentes no intestino delgado. SIBO parece ser mais comum em IBS, embora a incidência reportada de SIBO varie de acordo com o método de detecção empregado. Uma revisão sistemática e uma metanálise recente encontraram a taxa de um teste respiratório positivo (lactulose e glicose) de 54% (intervalo de confiança 95% [CI], 32-76%) e 31% (CI 95%, 14-50%), respectivamente. A prevalência de um aspirado jejunal e de cultura positiva foi de 4 a 12%. A razão de probabilidade de um teste positivo para SIBO foi de 3,5 a 4,7, dependendo dos critérios usados para definir um teste positivo.

25. Como SIBO é testado?
SIBO pode ser avaliado pelo teste respiratório e, mais recentemente, pela cultura do intestino delgado. Embora não existam recomendações definitivas sobre o uso de teste respiratório para diagnosticar SIBO, este teste se tornou popular depois de evidências sugerindo que pacientes com IBS tinham mais probabilidade de ter um resultado positivo no teste res-

piratório para SIBO. O teste respiratório deve ser usado para avaliar pacientes para SIBO, caso eles relatem inchaço e distensão como uma queixa significativa. O teste respiratório para SIBO pode ser realizado com diferentes substratos, embora a lactulose, um carboidrato não absorvido, seja mais comumente usada (Figura 61-2).

Teste Respiratório de Carboidrato para SIBO

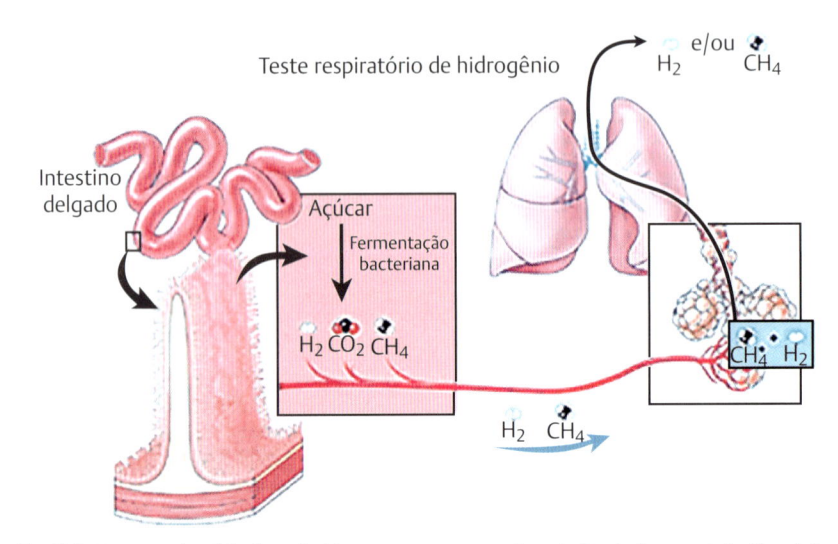

Fig. 61-2. Teste respiratório de carboidrato para supercrescimento bacteriano no intestino delgado.

26. Qual é a abordagem de tratamento para IBS?

O caminho principal no tratamento de todos os pacientes com IBS é a modificação no estilo de vida, incluindo exercício moderado ou vigoroso (se tolerado), uma dieta bem balanceada, redução do estresse e muito sono. Se não houver sucesso, devem ser considerados tratamentos farmacológicos com base no sintoma predominante e na sua gravidade. Em pacientes com sintomas severos ou com comorbidades psicológicas (p. ex., ansiedade, depressão), deve ser considerada uma abordagem multidisciplinar, já que muitos destes pacientes também podem-se beneficiar com a adição de intervenção psicológica.

27. A modificação da dieta pode melhorar os sintomas de IBS?

A maioria dos pacientes relata que determinados alimentos exacerbam seus sintomas e alguns adotaram uma dieta inapropriadamente restritiva. A história dietética pode ajudar a determinar se existe uma correlação significativa entre um alimento em particular e os sintomas de IBS. Se existir uma correlação, o alimento agressor deve ser eliminado da dieta para descobrir se os sintomas se resolvem. A resolução dos sintomas sugere, mas não confirma o diagnóstico de uma relação causal entre alimento e IBS.

Dietas pobres em fibras (p. ex., frutas, vegetais e grãos) podem ajudar a explicar constipação. Dietas com quantidades excessivas de alimentos que produzem gases (p. ex., feijão, repolho, legumes, couve-flor, brócolis, lentilha e couve-de-bruxelas), carboidratos mal absorvidos (p. ex., frutose ou sorbitol) ou lactose em pacientes que são intolerantes à lactose, podem explicar flatos excessivos, inchaço ou diarreia. A deglutição excessiva de ar, que ocorre comumente em pessoas que fumam, mascam chicletes ou comem rapidamente, pode ajudar a explicar a flatulência excessiva. Dietas que consistem em grandes refeições gordurosas ou cafeína ajudam a explicar a urgência retal ou frequência intestinal pós-prandial.

28. O que é a dieta FODMAP?

FODMAPs são oligossacarídeos, dissacarídeos monossacarídeos e polióis fermentáveis que são mal absorvidos no intestino delgado. Uma dieta com alto teor de FODMAP foi associada a níveis mais elevados de hidrogênio produzido na respiração tanto em pacientes com IBS quanto em indivíduos sadios, bem como sintomas GI e letargia em pacientes com IBS, mas não em indivíduos sadios. Por outro lado, uma dieta com baixo teor de FODMAPs foi associada a níveis mais baixos de produção de hidrogênio tanto em pacientes com IBS quanto em indivíduos sadios, bem como uma redução no inchaço, dor abdominal, flatulência e sintomas globais em pacientes com IBS quando comparados a uma dieta normal. É provável que uma dieta com baixo teor de FODMAP reduza a fermentação destes carboidratos e a subsequente produção de hidrogênio, reduzindo assim os sintomas de IBS, como inchaço, dor abdominal e flatulência (Tabela 61-1).

Tabela 61-1. A dieta FODMAP

ALIMENTOS COM ALTO TEOR DE FODMAP	ALIMENTOS COM BAIXO TEOR DE FODMAP
Frutas contendo alto teor de frutose Maçãs, peras, melancia	Frutas contendo baixo teor de frutose Bananas, maçãs, morangos
Vegetais contendo frutano Cebolas, aspargos, alcachofra	Vegetais contendo baixo teor de fructano Espinafre, cenouras, berinjela
Alimentos contendo alto teor de galactano Legumes, lentilha, soja	Alimentos contendo baixo teor de galactano Tofu, amendoim
Produtos à base de trigo Pão, massas, cereais	Grãos isentos de trigo Aveia, quinoa, milho
Alimentos contendo sorbitol	Sucrose, glicose, xarope de bordo puro
Alimentos contendo lactose Leite, sorvete, queijos cremosos e frescos	Alimentos sem lactose Leite sem lactose, leite de arroz, queijos duros

FODMAP = oligossacarídeos, dissacarídeos, monossacarídeos e polióis fermentáveis.

29. Qual o papel da dieta sem glúten em IBS?

Embora muitos pacientes com IBS relatem empiricamente uma melhora nos sintomas com uma dieta livre de glúten, não existem evidências rigorosas provenientes de ensaios controlados. Depois de um ensaio de 4 semanas em pacientes com IBS-D com uma dieta contendo glúten ou livre de glúten, os pacientes com a dieta contendo glúten tiveram mais movimentos intestinais ao dia quando comparados aos pacientes com a dieta sem glúten (P = 0,04), além de maior permeabilidade do intestino delgado. Contudo, em um estudo separado, 37 pacientes com IBS foram colocados numa dieta com baixo teor de FODMAP e depois randomizados para grupos com alto teor de glúten, baixo teor de glúten ou sem glúten. Todos os pacientes reportaram melhora significativa dos sintomas no grupo de dieta com baixo teor de FODMAP, mas após a introdução da dieta com alto teor de glúten, baixo teor de glúten ou sem glúten, todos os pacientes relataram piora dos sintomas em um grau similar, independente da dieta.

Entretanto, uma metanálise recente encontrou a prevalência conjunta de sintomas de IBS em pacientes com doença celíaca de 38% (95% CI, 27-50%) e apenas 5,6% nos controles (95% CI, 3,23-9,7%). Quando comparados aos controles, entre os pacientes com doença celíaca que não aderiram à dieta sem glúten, os sintomas do tipo IBS foram mais prevalentes em comparação aos pacientes aderentes com doença celíaca.

30. O exercício pode melhorar os sintomas de IBS?

A atividade física demonstrou ter inúmeros efeitos fisiológicos e psicológicos positivos. No trato GI, o exercício pode aumentar a motilidade global do intestino, incluindo a motilidade colônica e o tempo de trânsito no cólon. Em um estudo recente, 12 semanas de exercício moderado a rigoroso (20-60 minutos, três vezes por semana) resultaram em melhora significativa nos sintomas de IBS, embora não tenha havido diferenças na qualidade ou característica das fezes ou em sintomas, como inchaço. A sua qualidade geral nos escores vitais não melhorou, embora suas habilidades físicas e cognitivas tenham melhorado.

31. Qual é a abordagem farmacológica no tratamento de IBS?

O tratamento farmacológico de IBS tradicionalmente tem visado ao tratamento e prevenção dos sintomas predominantes, como diarreia, constipação e dor abdominal. As opções de tratamento farmacológico para pacientes que relatam diarreia como seu sintoma predominante incluem antidiarreicos, como loperamida, difenoxilato, colestiramina ou alosetron. Para pacientes que relatam constipação como seu sintoma predominante, as opções de tratamento incluem fibras, laxativos osmóticos (isto é, sorbitol e lactulose), polietilenoglicol, lubiprostona ou linaclotide. Para pacientes que relatam dor como sintoma predominante, as opções de tratamento incluem antiespasmódicos (isto é, diciclomina), hiosciamina, antidepressivos (isto é, um antidepressivo tricíclico [TCA] ou um inibidor seletivo da recaptação da serotonina [SSRI]) (Figura 61-3).

32. Qual é o papel de alosetron em IBS?

Embora alosetron tenha sido aprovado no ano 2000 pela Administração dos Alimentos e das Drogas (FDA) nos Estados Unidos para mulheres adultas com IBS-D, posteriormente foi retirado do mercado por causa das preocupações com a sua segurança, particularmente constipação severa e colite isquêmica. Contudo, em consequência da demanda do público, a FDA reintegrou alosetron em junho de 2002 para mulheres com IBS-D severa crônica não responsiva à terapia convencional. Isto exigia a adesão ao programa de prescrição do fabricante iniciando com uma dose mais baixa de 0,5 mg duas vezes ao dia. Esta dose mais baixa demonstrou ser eficaz para atingir melhora global nos sintomas intestinais em mulheres com IBS-D severa e produz menos constipação, embora o risco de colite isquêmica seja similar (aproximadamente 1 em 750-1.000 pacientes).

Diarreia
- Loperamida
- Difenoxilato
- Alosetron
- Colestiramina

Inchaço
- Probióticos
- Antibióticos não absorvíveis

Constipação
- Fibras
- Laxativos
- Lubiprostone
- Linaclotide

Dor/desconforto abdominal
- Antiespasmódicos
- Antidepressivos
- TCAs/SSRIs
- Alosetron

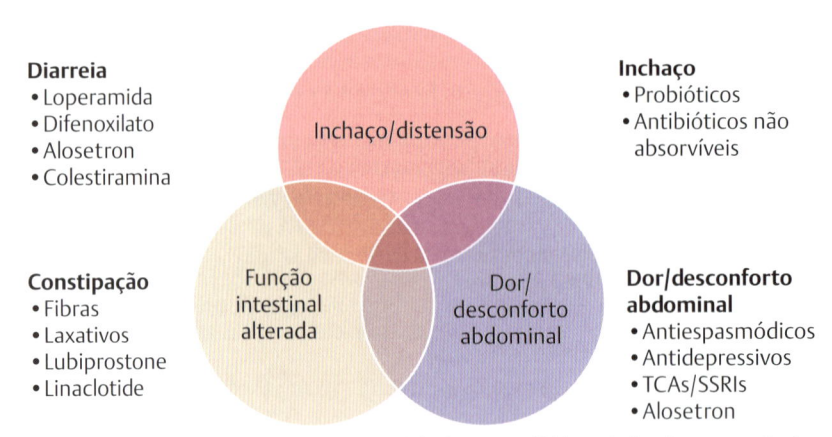

(Diagrama de Venn: Inchaço/distensão, Função intestinal alterada, Dor/desconforto abdominal)

Fig. 61-3. Tratamento farmacológico da síndrome do intestino irritável. *SSRI* = Inibidor seletivo da recaptação da serotonina; *TCA* = antidepressivo tricíclico.

33. Qual é o papel da loperamida em IBS?

Loperamida é um agonista opioide periférico sintético que reduz o trânsito intestinal. Ao se ligar aos receptores opioides μ nos neurônios mioentéricos no intestino inferior e superior, a loperamida reduz a motilidade intestinal, o que permite maior absorção dos líquidos e melhora na consistência das fezes. A loperamida não atravessa a barreira sangue-cérebro nas doses-padrão e, portanto, não tem efeitos colaterais no sistema nervoso central, como sedação ou adição. A maioria dos pacientes com IBS experimenta redução na diarreia e na frequência, além de melhora na consistência das fezes. Loperamida 2 a 4 mg pela manhã depois do movimento intestinal inicial e antes de eventos sociais pode reduzir a urgência indesejável de defecar e aumenta a confiança e disposição em participar de atividades sociais.

34. Qual é o papel dos antidepressivos em IBS?

Antidepressivos são comumente usados para sintomas abdominais moderados a severos associados à IBS. Medicamentos TCA são os antidepressivos mais comumente usados para sintomas de IBS. Tipicamente os TCAs são administrados em baixas doses (p. ex., entre 10-50 mg). O mecanismo de ação exato não está claro, mas inclui analgesia visceral, melhora no sono e normalização do trânsito GI. Seus efeitos em IBS parecem ser independentes dos efeitos dos TCAs na depressão ou em outros parâmetros psicológicos. Os dados sobre a eficácia dos TCAs em pacientes com IBS são inconsistentes. No entanto, no maior ensaio randomizado publicado até o momento controlado com placebo, desipramina (aumentando a dose de 50 para 150 mg) não foi superior ao placebo na análise da intenção de tratar, mas em uma análise segundo o protocolo limitada a pacientes com níveis plasmáticos detectáveis de desipramina mostrou um benefício significativo em relação ao placebo.

Vários ensaios pequenos sugerem que os SSRIs podem ter efeitos benéficos em pacientes com IBS. Estes efeitos parecem estar, sobretudo, limitados à melhora no bem-estar e menos em relação à dor abdominal. Os SSRIs podem ser particularmente benéficos para pacientes com transtornos psicológicos concomitantes, como ansiedade, pânico e depressão. Como a serotonina está associada à diarreia, os SSRIs podem ser mais tolerados em IBS-C. Os SSRIs foram associados à agitação, náusea e distúrbios do sono entre outros efeitos colaterais.

35. Qual é o papel dos antiespasmódicos em IBS?

Os antiespasmódicos diminuem as contrações ou espasmos no trato GIe, assim, reduzem as cólicas abdominais. Pacientes com IBS têm contrações sigmoides exageradas em resposta a refeições ou ao estresse, o que pode explicar o desconforto e urgência pós-prandial em alguns pacientes. Os antiespasmódicos podem ser classificados em três principais subclasses: anticolinérgicos, relaxantes diretos dos músculos lisos e óleo de hortelã.

Os anticolinérgicos agem bloqueando a despolarização dos músculos lisos intestinais mediada pela acetilcolina. Nos Estados Unidos, os anticolinérgicos mais comumente usados são diciclomina e hiosciamina. Hiosciamina e diciclomina podem ser tomadas a intervalos regulares (quatro vezes ao dia) ou intermitentemente para sintomas mais episódicos. Para pacientes com sintomas pós-prandiais, os medicamentos podem ser tomados 30 a 45 minutos antes de uma refeição. A hiosciamina também é apresentada na forma de longa duração, que pode ser dada duas vezes ao dia. Para pacientes com sintomas menos previsíveis e mais intermitentes, hiosciamina é preferível porque também é apresentada em comprimidos facilmente solúveis, que podem ser tomados por via sublingual e agem em poucos minutos. Diciclomina, um agente anticolinérgico, também é um relaxante direto dos músculos lisos. A hiosciamina também está disponível em combinação com fenobarbital, escopolamina e atropina. Embora populares, estas drogas de combinação ainda não foram bem avaliadas em ensaios clínicos e provavelmente são mais evitadas em decorrência do seu potencial sedativo e aditivo.

O óleo de hortelã bloqueia a entrada de cálcio nas células dos músculos lisos, enquanto que os relaxantes diretos dos músculos lisos inibem diretamente a contrabilidade muscular, aumentando os níveis de monofosfato de adenosina cíclica ou interferindo na piscina de cálcio intracelular.

36. Qual é o papel dos antibióticos em IBS?

A justificativa para o uso de antibióticos em IBS estáfundamentada na sua capacidade de alterar a microbiota intestinal. As alterações na microbiota intestinal em IBS são apoiadas por múltiplas linhas de evidência. Até o momento, a maioria dos dados sobre o tratamento de IBS com antibióticos tem sido com neomicina e rifaximina.

Embora neomicina tenha demonstrado melhorar os sintomas de IBS, ela tem o potencial de causar reações adversas, incluindo ototoxicidade, nefrotoxicidade e bloqueio neuromuscular e paralisia respiratória, especialmente quando dada logo após anestesia ou relaxantes musculares. Portanto, neomicina deve ser usada com cautela para o tratamento de IBS.

Rifaximina é um antibiótico oral minimamente absorvido com um amplo espectro de atividade e um perfil de tolerabilidade favorável. Durante as 4 primeiras semanas de tratamento com 2 semanas de rifaximina 550 mg três vezes ao dia, uma maior porcentagem de pacientes com IBS-D tratados com rifaximina reportou alívio adequado dos seus sintomas globais de IBS (40,7% vs. 31,7%, p < 0,001) e inchaço relacionado com IBS (40,2% vs. 30,3%, p < 0,001) comparados a pacientes tratados com placebo.

Pacientes que recebem rifaximina continuam a relatar melhora nos sintomas globais depois do período de tratamento quando comparados ao placebo, embora sua eficácia decline com o tempo. Embora não contraindicada em IBS-C, a rifaximina não foi bem estudada neste subgrupo de IBS.

37. Qual é o papel dos probióticos em IBS?

Probióticos são organismos vivos (bactérias) que se acredita exercerem um benefício de saúde no hospedeiro. Os probióticos exercem seus efeitos benéficos por meio de vários mecanismos propostos, incluindo a modulação da flora bacteriana, melhora na função de barreira do epitélio e alteração da atividade imune do hospedeiro. As evidências mecanicistas para estas hipóteses em IBS ainda são muito limitadas.

Grandes estudos multicêntricos bem conduzidos com variação das doses são em geral escassos. Uma das poucas exceções foi realizada em um contexto de cuidados primários. Trezentas e sessenta e duas mulheres com IBS foram randomizadas para três doses diferentes de *Bifidobacterium infantis* 35624 ou placebo. Depois de 4 semanas de tratamento, os pacientes que recebiam *B. infantis* com uma dose de 1×10^8 unidades formadoras de colônias foram significativamente superiores ao placebo e a outras doses de *Bifidobacterium*. Também houve um decréscimo significativo na dor e desconforto abdominal, inchaço e distensão, bem como na disfunção intestinal.

Em outro estudo, pacientes com IBS-C 274 foram randomizados para placebo ou iogurte de leite fermentado (Activia, Danone), que contém *Bifidobacterium animalis* (*regularis*) DN-173 010 por 6 semanas. No grupo de tratamento, o escore de desconforto de HR-QOL melhorou, assim como os sintomas de inchaço. Houve um aumento na frequência das fezes somente em pacientes com menos do que três fezes por semana.

Uma metanálise pulicada, em 2010, incluiu 16 ensaios randomizados controlados avaliando a eficácia, segurança e tolerabilidade dos probióticos em pacientes com IBS e identificou que somente *B. infantis 35624* mostrava benefício significativo no escore de sintomas compostos em pacientes com IBS.

38. Qual é o papel das fibras em IBS?

As fibras melhoram a função intestinal, limitando a desidratação das fezes e normalizando sua consistência e volume. Para cada grama de fibra (p. ex., trigo) ingerida, aproximadamente 2,7 g de fezes são expelidas. Em geral, as fibras podem melhorar os sintomas associados à constipação leve. No entanto, as fibras estão frequentemente associadas ao aumento na produção de gases, cólicas abdominais e inchaço, que estão frequentemente presentes em indivíduos com IBS.

Um ensaio comparando 10 g da fibra de psílio solúvel (também conhecido como *ispagula*), 10 g de farelo de fibra insolúvel e placebo, constatou que os pacientes que recebiam casca de psílio tinham uma melhora média na severidade dos sintomas de IBS, enquanto que farelo não era significativamente melhor do que placebo. A melhora vista com psílio foi mais notável durante o primeiro mês de terapia. Aproximadamente 40% dos pacientes neste estudo interromperam sua participação antes da consulta final por causa da piora dos seus sintomas de IBS. Não é de causar surpresa que a maior taxa de abandono tenha sido entre aqueles pacientes que receberam farelo durante o primeiro mês de tratamento.

Uma abordagem prudente em pacientes com IBS leve à moderada é inicialmente instruí-los a aumentarem gradualmente a ingestão de fibras até aproximadamente 20 a 25 g ao dia durante várias semanas. Se a adição de fibras à dieta não aliviar os sintomas, psílio deve ser experimentado a seguir por causa de sua capacidade de absorver água. Se psílio não for tolerado, então deve ser considerado um ensaio com a fibra semissintética metilcelulose ou a fibra sintética policarbofil. Pacientes que desenvolvem gases e distensão com o uso de fibras devem ser instruídos a reduzir a dose de fibras e reduzir seu consumo de alimentos que produzem gases, como feijão, couve, legumes, maçã, uvas e passas.

39. Qual é o papel dos laxativos em IBS?

Quando a constipação associada à IBS não melhora com as fibras, laxativos em baixa dose podem melhorar a função intestinal. Laxativos osmóticos devem ser experimentados primeiro, já que tendem a ser mais suaves e causam menos efeitos colaterais, como cólicas e diarreia. Embora eficazes na melhoria da função intestinal, laxativos osmóticos, como o polietilenoglicol não melhoram os sintomas abdominais, incluindo dor abdominal. Em um estudo recente, pacientes com IBS-C foram randomizados para polietilenoglicol ou placebo por 28 dias. Embora ambos os grupos mostrassem um aumento no número médio semanal de movimentos intestinais espontâneos (SBMs) desde a linha de base, o grupo com polietilenoglicol teve uma melhora estatisticamente significativa ($4,40 \pm 2,581$) quando comparado a placebo ($3,11 \pm 1,937$). Contudo, não houve diferença no desconforto ou dor abdominal com polietilenoglicol quando comparado a placebo.

Deve ser lembrado que pacientes com constipação devem ser avaliados para dissinergia do assoalho pélvico porque muitos destes pacientes podem responder à terapia de *biofeedback*, uma técnica que reeduca os pacientes a relaxarem os músculos do assoalho pélvico quando tentam a defecação.

40. Qual é o papel de linaclotide em IBS?

Linaclotide foi recentemente aprovado pela FDA para adultos com IBS-C e constipação idiopática crônica. Ele é um peptídeo de 14 aminoácidos minimamente absorvido que se liga e ativa o receptor do guanilato ciclase C. Em dois grandes ensaios randomizados, linaclotide resultou na melhora da dor abdominal, função intestinal e resultados globais em pacientes com IBS-C. A meta da FDA para IBS-C (um aumento desde a linha de base de 1 ou mais SBMs completos por semana e uma redução de 30% ou mais desde a linha de base na média semanal da piora diária dos escores de dor abdominal para 50% das semanas de tratamento) foi atingida por 49 a 50% dos pacientes tratados com linaclotide comparados a 35 a 38% dos pacientes tratados com placebo com um número necessário para tratar (NNT) de 7. Isto, combinado com um bom perfil de segurança e tolerabilidade, sugere que linaclotide é um tratamento eficaz para IBS-C.

41. Qual é o papel da lubiprostona em IBS?

Lubiprostona é um ativador dos canais de cloreto que aumenta as secreções nos intestinos, aumentando, assim, o trânsito intestinal. Ela age localmente nas células epiteliais que revestem os intestinos e é rapidamente metabolizada, o que leva à baixa biodisponibilidade sistêmica. Com uma dose de 8 mcg duas vezes ao dia, lubiprostona demonstrou melhorar os sintomas intestinais em mulheres com IBS-C. A resposta global à lubiprostona não parece ser provocada por um sintoma particular; ao contrário, a melhora estava associada à melhora em múltiplos sintomas.

42. Qual é o papel da terapia cognitivo-comportamental em IBS?

Terapia cognitivo-comportamental é o tratamento psicológico para IBS mais estudado. As técnicas cognitivas (tipicamente administradas durante 4 a 15 sessões) visam a mudar padrões de pensamento catastróficos ou mal adaptativos subjacentes à percepção dos sintomas somáticos. As técnicas comportamentais visam a modificar comportamentos disfuncionais por técnicas de relaxação, manejo de contingências (comportamentos sadios de recompensa) ou treinamento da assertividade. Alguns ensaios controlados randomizados também apresentaram reduções nos sintomas de IBS com o uso de hipnose direcionada para o intestino (visando à melhora da função intestinal), o que envolve relaxação, mudança nas crenças e autogerenciamento.

Uma metanálise de 17 ensaios randomizados de tratamentos cognitivos, tratamentos comportamentais, ou ambos, para IBS (incluindo hipnose), quando comparados a tratamentos-controle (incluindo lista de espera, monitoramento dos sintomas e tratamento médico usual), identificou que os pacientes tratados com terapia cognitivo-comportamental tinham probabilidade significativamente maior de terem uma redução nos sintomas GI de pelo menos 50% (razão de probabilidade, 12; 95% CI, 6 a 260) com um NNT de 2.

Recentemente, um grupo sueco desenvolveu um tratamento cognitivo-comportamental para IBS feito pela Internet que inclui 10 semanas de intervenção, incluindo o contato com um terapeuta *online*. Quando comparado ao manejo do estresse feito pela Internet que enfatizava o controle dos sintomas por técnicas de relaxação, ajustes na dieta e habilidades para solução de problemas, o tratamento cognitivo-comportamental realizado pela Internet mostrou diferenças significativas no pós-tratamento e em 6 meses de acompanhamento quando comparado ao manejo do estresse pela Internet (diferença em GSRS-IBS de 4,8 no pós-tratamento e 5,9 aos 6 meses).

BIBLIOGRAFIA

1. American College of Gastroenterology Task Force on Irritable, Bowel S et al. An evidence-based position statement on the management of irritable bowel syndrome. Am J Gastroenterol 2009;104(Suppl 1):S1–S35.
2. Cash BD, Schoenfeld P, Chey WD. The utility of diagnostic tests in irritable bowel syndrome patients: A systematic review. Am J Gastroenterol 2002;97(11):2812-9.
3. Chey WD et al. Linaclotide for irritable bowel syndrome with constipation: A 26-week, randomized, double-blind, placebo-controlled trial to evaluate efficacy and safety. Am J Gastroenterol 2012;107(11):1702-12.
4. Corney RH, Stanton R. Physical symptom severity, psychological and social dysfunction in a series of outpatients with irritable bowel syndrome. J Psychosom Res 1990;34(5):483-91.
5. Drossman DA et al. AGA technical review on irritable bowel syndrome. Gastroenterology 2002;123(6):2108-31.
6. Drossman DA et al. Clinical trial: lubiprostone in patients with constipation-associated irritable bowel syndrome—results of two randomized, placebo-controlled studies. Aliment Pharmacol Ther 2009;29(3):329-41.
7. Drossman DA et al. U.S. householder survey of functional gastrointestinal disorders. Prevalence, sociodemography, and health impact. Dig Dis Sci 1993;38(9):1569-80.
8. Everhart JE, Renault PF. Irritable bowel syndrome in office-based practice in the United States. Gastroenterology 1991;100(4):998-1005.
9. Gralnek IM et al. The impact of irritable bowel syndrome on health-related quality of life. Gastroenterology 2000;119(3):654-60.
10. Longstreth GF, Wolde-Tsadik G. Irritable bowel-type symptoms in HMO examinees. Prevalence, demographics, and clinical correlates. Dig Dis Sci 1993;38(9):1581-9.
11. Mayer EA. Clinical practice. Irritable bowel syndrome. N Engl J Med 2008;358(16):1692-9.
12. Mitchell CM, Drossman DA. Survey of the AGA membership relating to patients with functional gastrointestinal disorders. Gastroenterology 1987;92(5 Pt 1):1282-4.
13. Sandler RS. Epidemiology of irritable bowel syndrome in the United States. Gastroenterology 1990;99(2):409-15.
14. Talley NJ, Boyce PM, Jones M. Predictors of health care seeking for irritable bowel syndrome: A population based study. Gut 1997;41(3):394-8.
15. Whitehead WE et al. Impact of irritable bowel syndrome on quality of life. Dig Dis Sci 1996;41(11):2248-80.

RASTREAMENTO E VIGILÂNCIA ENDOSCÓPICA DE CÂNCER

David P. Jones, DO, FACP, FACG, FASGE

CAPÍTULO 62

1. **O que é o rastreamento e vigilância endoscópicos de câncer?**
   Rastreamento endoscópico para condições pré-malignas ou malignas é a aplicação única de um teste para a pesquisa de lesões em pessoas assintomáticas na esperança de que um diagnóstico precoce produza efeito nos resultados da doença. **Vigilância endoscópica** é a testagem de pacientes com condições pré-malignas ou malignas conhecidas repetidamente ao longo do tempo na busca de lesões adicionais em pacientes com risco aumentado.

2. **Por que rastreamento e vigilância endoscópicos do câncer são realizados para cânceres gastrointestinais (GI)?**
   Cânceres GI são anualmente reportados como uma das causas mais comuns de morte por câncer. Muitos, se não todos os cânceres GI, começam na mucosa e têm lesões pré-malignas bem definidas que são facilmente identificadas na endoscopia; exemplos incluem esôfago de Barrett (BE) e adenomas colorretais.

ESÔFAGO

3. **O rastreamento endoscópico de câncer de esôfago é basicamente realizado para que dois tipos de cânceres esofágicos? Que fatores de risco estão associados a estes dois tipos de cânceres?**
   - Adenocarcinoma esofágico (EAC) é o tipo mais comum de câncer esofágico nos Estados Unidos; sua prevalência está aumentando, estando altamente associado a BE, doença do refluxo gastroesofágico (GERD) e obesidade.
   - Carcinoma de células escamosas (SCC) é uma causa menos frequente de câncer esofágico nos Estados Unidos. Os fatores de risco para SCC esofágico incluem álcool, tabagismo, acalasia, lesão cáustica, SCC por tilose prévio ou recorrente na cabeça ou pescoço e síndrome de Plummer-Vinson. Uma nova revisão associa infecção pelo papilomavírus humano a uma chance triplicada de desenvolvimento de SCC esofágico.

4. **O que é Esôfago de Barrett (BE, metaplasia)? São necessários rastreamento e vigilância endoscópicos para BE?**
   BE é o desenvolvimento de metaplasia intestinal especializada (SIM) do esôfago tubular distal, que foi identificada como um precursor pré-maligno de EAC. A incidência de EAC está aumentando atualmente num ritmo maior do que o de qualquer outro tipo de câncer no mundo ocidental. A taxa de sobrevivência em 5 anos para EAC em estágio terminal é baixa, e a única esperança para a melhora na sobrevivência é a detecção precoce. Entretanto, o rastreamento para BE permanece controvertido por causa da ausência de ensaios randomizados controlados documentando um efeito de decréscimo na mortalidade.

5. **Quais os pacientes que devem se submeter ao rastreamento endoscópico para BE?**
   O rastreamento para BE na população em geral não é recomendado neste momento, mas deve ser considerado em pacientes selecionados do sexo masculino acima de 50 anos com azia frequente (várias vezes por semana) e GERD de longa data. O objetivo principal da vigilância de BE é identificar displasia e EAC precoces. Pacientes em risco aumentado de BE são tipicamente homens brancos com mais de 50 anos e aqueles com refluxo noturno. Depois de um exame de rastreamento negativo, não é indicada vigilância endoscópica.

6. **Que técnicas são usadas para realizar rastreamento endoscópico em BE?**
   Um exame visual direto completo (esofagogastroduodenoscopia [EGD]) do esôfago com endoscopia com luz branca de alta resolução e alta definição é o padrão para o rastreamento endoscópico de BE. Endoscopia com cápsula endoscópica pode fornecer uma avaliação não invasiva de suspeita de BE; contudo, estudos demonstram sensibilidade variada com o dispositivo.

7. **Como BE é classificado histologicamente?**
   BE é histologicamente classificado como:
   - Não displásico.
   - Displasia em grau indeterminado.
   - Displasia de baixo grau (LGD).
   - Displasia de alto grau (HGD).

8. **Qual é a justificativa para vigilância endoscópica em BE?**
   As decisões sobre vigilância endoscópica e tratamento para BE estão fundamentadas no pressuposto de que SIM pode evoluir para LGD, que LGD pode evoluir para HGD e que HGD pode progredir para carcinoma intramucoso. Os programas de vigilância para BE procuram detectar adenocarcinoma ou HGD num estágio mais precoce potencialmente curável e demonstraram melhorar significativamente a sobrevivência em 5 anos comparada a pacientes semelhantes que não se submeteram à vigilância endoscópica de rotina.

9. Que técnicas são utilizadas para realizar vigilância endoscópica em BE?

Vigilância endoscópica deve ser realizada somente depois que os pacientes tiverem seu refluxo agressivamente controlado com um inibidor da bomba de prótons porque qualquer inflamação pode interferir na identificação endoscópica e microscópica de displasia. A supervisão endoscópica envolve biópsia sistemática dos quatro quadrantes a intervalos de 1-2 cm ao longo de todo o comprimento do segmento de Barrett. As biópsias também devem visar a, especificamente, alguma irregularidade luminal no segmento de Barrett (p. ex., ulceração, erosão, nódulo ou estreitamento) porque existe uma associação de tais lesões a câncer subjacente. O uso de pinças de biópsia Jumbo pode melhorar o rendimento das biópsias e deve ser considerado, especialmente em pacientes com displasia prévia. Técnicas mais recentes de escovamento (WATS, FISH, etc.) proporcionam maior sensibilidade comparadas à biópsia para detecção de lesões/displasia de alto grau e neoplasia.

10. Com que frequência pacientes com BE devem se submeter à vigilância endoscópica?

Os intervalos para vigilância endoscópica são determinados pela presença e o grau de displasia encontrados em pacientes com BE (Tabela 62-1).

Tabela 62-1. Diretrizes da ASGE de 2012: Estratégias para Manejo Endoscópico de Esôfago de Barrett

CARACTERÍSTICAS HISTOLÓGICAS	VIGILÂNCIA	OPÇÕES DE INTERVENÇÃO
Esôfago de Barrett não displásico	Considerar sem vigilância Se for eleita vigilância, realizar EGD cada 3 a 5 anos com biópsias dos 4 quadrantes cada 2 cm	Considerar ablação endoscópica em casos selecionados
Indeterminadas para displasia	Elucidar a presença e o grau de displasia com patologista GI especializado Aumentar a terapia antissecretória para eliminar inflamação gastroesofágica Repetir EGD e biópsia para elucidar o *status* da displasia	Não recomendada intervenção terapêutica
Displasia de baixo grau	Confirmar com patologista GI especializado Repetir EGD em 6 meses para confirmar LGD Realizar vigilância com EGD todos os anos, biópsias dos quatro quadrantes cada 1 a 2 cm	Considerar ressecção endoscópica ou ablação
Displasia de alto grau	Confirmar com patologista GI especializado Considerar vigilância com EGD cada 3 meses em pacientes selecionados, biópsias dos 4 quadrantes cada 1 cm	Considerar ressecção endoscópica ou ablação da mucosa Considerar EUS para estadiamento local e linfadenopatia Considerar ressecção cirúrgica

EGD = esofagogastroduodenoscopia; *EUS* = ultrassom endoscópico; *GI* = gastrointestinal; *LGD* = displasia de baixo grau.

11. Como LGD é manejada em pacientes com BE?

LGD deve ser confirmada com a repetição de EGD dentro de 6 meses, e um patologista GI especialista também é necessário para examinar as amostras da biópsia antes do início da vigilância endoscópica anual. A vigilância endoscópica continua até que não exista displasia em dois exames endoscópicos consecutivos. Alguns especialistas afirmam que ablação agressiva de LGD é uma opção, e os pacientes podem ser reassegurados de que 60% dos pacientes com LGD regredirão até nenhuma displasia depois de um acompanhamento médio de 4 anos.

12. Como você maneja HGD em pacientes com BE?

HGD está associada a 30% de risco de desenvolvimento de EAC. Se HGD for confirmada por um patologista GI especialista, atualmente não existe concordância sobre o manejo mais apropriado destes pacientes. As opções de tratamento disponíveis para os pacientes incluem vigilância endoscópica intensiva com biópsias dos quatro quadrantes cada 1 cm realizadas cada 3 meses, terapia de ablação endoscópica ou ressecção cirúrgica. Todas essas opções de tratamento produziram resultados similares para pacientes em estudos retrospectivos de coortes realizados em centros especializados. O tratamento ideal é, portanto, determinado caso a caso, levando-se em consideração a idade do paciente, comorbidades e a capacidade de aderir a um programa de vigilância agressivo, bem como à *expertise* endoscópica e cirúrgica local disponíveis.

13. Qual é o papel principal da ultrassonografia endoscópica (EUS) na avaliação de pacientes com HGD?

EUS pode ser usada para excluir a presença de câncer oculto, invasão submucosa e linfadenopatia maligna em pacientes com BE de HGD. Esta informação é particularmente importante na determinação da seleção apropriada dos pacientes se for considerado manejo endoscópico. A aplicação rotineira de EUS em BE com LGD ou sem displasia não é recomendada, porque o risco de malignidade é muito baixo.

14. Descreva os exames realizados depois de identificado EAC enquanto é realizada vigilância endoscópica para BE?
Depois que EAC é confirmado por um patologista (GI) especialista, é feito o estadiamento do câncer com uma tomografia computadorizada (CT), preferencialmente com tomografia por emissão de pósitrons integrada, para avaliar a presença de doença metastática. A seguir, os pacientes sem evidências de doença metastática pela CT se submetem à EUS para estadiamento regional para fornecer imagens detalhadas das massas esofágicas e sua relação dentro da estrutura da parede esofágica. EUS com aspiração por agulha fina (FNA) também pode ser usada para estadiamento de linfonodos. Finalmente, dependendo do estágio do câncer, o paciente deve ser encaminhado à oncologia, radio-oncologia ou cirurgia para tratamento. O uso de *stent* endoluminal pode ser considerado.

15. Que outras modalidades de imagem estão disponíveis para rastreamento e vigilância endoscópica de BE?
Imagem por endomicroscopia confocal a *laser* (CLE) da mucosa GI possibilita que os endoscopistas obtenham imagens histológicas imediatas em tempo real sem biópsias, além de melhorar a orientação das biópsias da mucosa, levando a uma taxa mais elevada de detecção de displasia e neoplasia. BE e neoplasia associada podem ser previstos com uma sensibilidade de 98,1 e 92,9% e uma especificidade de 94,1 e 98,4%, respectivamente, com CLE (precisão global: 96,8e 97,4%) que podem levar a uma redução nas biópsias e custo associado mais baixo.

Imagens de banda estreita (NBI) é uma técnica que filtra a luz branca no endoscópio em duas cores (azul e verde) que são avidamente absorvidas pelos vasos sanguíneos para permitir melhor visualização da mucosa. Em um estudo de pacientes com BE, a sensibilidade da detecção de NBI para um padrão de mucosa irregular foi 100% com uma especificidade de 98,7%. Cromoendoscopia também tem sido usada para manchar o esôfago com agentes como azul de metileno, violeta cristal, índigo carmim e ácido acético que são aplicados na mucosa para realçar a detecção de padrões anormais na mucosa em BE.

16. Pacientes com acalasia têm um risco aumentado de câncer esofágico?
Sim. Indivíduos com acalasia têm um risco triplicado de desenvolvimento de SCC do esôfago comparados à população em geral. Em média, pacientes com acalasia terão tido pelo menos 15 anos de sintomas antes do diagnóstico de câncer esofágico.

17. Qual o papel da vigilância endoscópica para câncer em pacientes com acalasia?
Atualmente, existem dados insuficientes para apoiar vigilância endoscópica de rotina em pacientes com acalasia. A vigilância endoscópica em pacientes com acalasia não demonstrou ser custo-efetiva, mas pode ser considerada 15 anos depois do início dos sintomas. Todas as anormalidades superficiais do esôfago identificadas durante o exame devem passar por biópsia, e o momento recomendado para vigilância endoscópica ainda não foi definido.

18. Existe uma ligação entre ingestão cáustica e o desenvolvimento de câncer esofágico?
Sim. Uma lesão cáustica no esôfago, mais comumente depois da ingestão de lixívia, parece estar associada a um risco aumentado de desenvolvimento de SCC no esôfago. Uma história de ingestão cáustica está presente em 1 a 4% dos pacientes com câncer esofágico.

19. Quais são as características clínicas de pacientes que desenvolvem câncer esofágico após uma lesão cáustica?
- A idade média de início é 35 a 51 anos.
- O intervalo médio entre a lesão cáustica e o desenvolvimento de câncer esofágico é de aproximadamente 40 anos.
- Os cânceres estão localizados no terço médio do esôfago.

20. Que transtorno genético raro está associado a uma alta incidência de SCC no esôfago?
Tilose é um transtorno autossômico dominante incomum que é distinguido pelo espessamento da pele (hiperqueratose) nas palmas das mãos e solas dos pés. Esta síndrome está associada a uma incidência de 27% de SCC no esôfago. A idade média de início de câncer esofágico é 45 anos, e morte por câncer esofágico pode ocorrer até mesmo em pacientes com 30 anos de idade.

21. Que tipo de vigilância endoscópica é recomendada em pacientes com tilose?
Pacientes com tilose devem iniciar vigilância endoscópica com a idade de 30 anos. A maioria dos casos de câncer esofágico nestes pacientes foi observada no esôfago distal, portanto, a atenção deve estar focada nesta área durante o exame. A repetição da endoscopia não deve ser feita com maior frequência do que cada 1 a 3 anos nestes pacientes.

ESTÔMAGO E INTESTINO DELGADO

22. Qual é o potencial maligno dos pólipos gástricos?
Pólipos gástricos são frequentemente encontrados incidentalmente durante a endoscopia e são histologicamente classificados como pólipos hiperplásicos, de glândula fúndica ou adenomatosos.
- *Pólipos hiperplásicos* são os tipos de pólipos gástricos mais comumente encontrados (70 a 90%) e podem ter potencial maligno. Estudos clínicos recentes demonstraram hiperplasia em até 19% dos pólipos hiperplásicos, e existem vários relatos de câncer focal.

- *Pólipos de glândula fúndica* não foram associados a um risco aumentado de câncer gástrico, porém podem-se desenvolver em associação ao uso prolongado de inibidores da bomba de prótons ou podem ocorrer em associação a pólipos adenomatosos colorretais familiares.
- *Pólipos adenomatosos gástricos* são raros, mas têm potencial maligno que se correlaciona com o tamanho do pólipo e com a idade do paciente.

23. Como são manejados os pólipos gástricos quando encontrados radiográfica ou endoscopicamente?

A avaliação endoscópica se justifica para pólipos de qualquer tamanho que são detectados radiograficamente. Durante a endoscopia, os pólipos gástricos devem ser removidos, sempre que possível, porque a aparência macroscópica dos pólipos na maioria dos casos (glândulas com aparência fúndica pequenas típicas excluídas) não pode ser usada para diferenciar os subtipos histológicos. Deve ser realizada uma biópsia representativa no pólipo maior se forem encontrados múltiplos pólipos ou se uma polipectomia não for possível. Poderá ser considerada ressecção cirúrgica para pólipos adenomatosos grandes ou pólipos que contenham tecido displásico. Deve ser tomado cuidado quando for feita ressecção de pólipos gástricos grandes, uma vez que possam ser muito vascularizados.

24. É necessária vigilância endoscópica após a remoção de um pólipo gástrico?

Não é necessária vigilância endoscópica após amostragem adequada ou a excisão de um pólipo não displásico. Pólipos gástricos com HGD ou câncer gástrico inicial necessitam de programas de vigilância individualizados. A vigilância endoscópica deve iniciar 1 ano após a remoção de todos os pólipos adenomatosos gástricos para avaliar alguma recorrência ou pólipos novos ou não identificados anteriormente. Se o exame de vigilância inicial for negativo, então a endoscopia não deverá ser repetida antes de cada 3 a 5 anos.

25. O que é metaplasia intestinal gástrica (GIM)?

GIM foi identificada como uma condição pré-maligna que pode ser resultante de uma resposta adaptativa a uma variedade de insultos ambientais, como infecção por *Helicobacter pylori*, tabagismo ou alta ingestão de sal. GIM é histologicamente idêntica à metaplasia intestinal esofágica.

26. GIM é uma doença comum? Qual seu potencial maligno?

GIM é extremamente comum em países ocidentais; até 25 a 30% da população pode ser afetada. Indivíduos com GIM, especialmente em certas regiões geográficas (p. ex., Japão) e naquelas infectadas com H. *pylori*, têm risco aumentado em mais de dez vezes de desenvolverem câncer gástrico. Pacientes que têm GIM com HGD estão em risco significativo para o desenvolvimento de câncer gástrico e devem se submeter imediatamente à gastrectomia ou ressecção endoscópica da mucosa.

27. Qual o papel da vigilância endoscópica em GIM?

Vigilância endoscópica não é uniformemente recomendada para GIM. GIM não foi extensamente estudada nos Estados Unidos, e relatos recentes sugerem que o risco de progressão para câncer é baixo para a maioria dos pacientes. Pacientes em risco aumentado de câncer gástrico, com base na etnia e história familiar, podem-se beneficiar com vigilância. Deve ser realizado o mapeamento topográfico de todo o estômago, se tiver que ser realizada vigilância endoscópica.

28. Pacientes com anemia perniciosa estão em risco aumentado para o desenvolvimento de câncer gástrico? É necessário rastreamento ou vigilância endoscópica?

Sim. Indivíduos com anemia perniciosa têm um risco aumentado estimado em duas a três vezes de desenvolvimento de câncer gástrico. O risco de desenvolvimento de câncer gástrico em pacientes com anemia perniciosa é mais alto dentro do primeiro ano do diagnóstico, portanto, deve ser considerada uma endoscopia para identificar neoplasia prevalente. Existem dados insuficientes para apoiar vigilância endoscópica subsequente.

29. Gastrectomia parcial é um fator de risco para o desenvolvimento de câncer gástrico?

Sim. Pacientes com uma história de úlceras gástricas ou duodenais benignas que requerem tratamento com cirurgia gástrica podem estar em risco aumentado para neoplasia no remanescente gástrico. Estudos de vigilância endoscópica detectaram câncer gástrico em 4 a 6% destes pacientes, mas estudos com base na população não conseguiram confirmar um risco aumentado.

30. Quais são as recomendações de vigilância endoscópica para pacientes de cirurgia pós-gastrectomia?

Todos os pacientes pós-gastrectomia com uma história de úlcera péptica devem ter um índice endoscópico para avaliar para *H. pylori*, gastrite crônica e metaplasia intestinal. Vigilância endoscópica de rotina não é recomendada para estes pacientes, mas pode ser considerada depois de um intervalo de 15 a 20 anos. Durante o exame endoscópico, devem ser retiradas múltiplas amostras para biópsia da anastomose e remanescente gástrico. Em geral, no entanto, deve haver um baixo limiar para endoscopia em pacientes pós-gastrectomia com sintomas GI superiores.

31. Quem está em risco para adenomas duodenais ampulares e não ampulares?

Adenomas duodenais ampulares e não ampulares podem ocorrer esporadicamente ou em associação a síndromes genéticas, como polipose adenomatosa familiar (FAP) ou síndrome de Peutz-Jeghers (PJS). Adenomas ampulares são considerados lesões pré-malignas que podem ser tratadas cirúrgica ou endoscopicamente. Adenomas duodenais não ampulares têm potencial para transformação maligna e geralmente são removidos endoscopicamente.

32. Quais são as diretrizes para vigilância endoscópica de adenomas duodenais esporádicos?

Adenomas duodenais esporádicos são geralmente removidos completamente com técnicas endoscópicas, e geralmente é realizada vigilância endoscópica para assegurar a remoção completa do tecido ou avaliar a recorrência. Atualmente, não há um intervalo estabelecido para vigilância em pacientes com adenomas duodenais esporádicos. Pacientes em quem foi descoberta polipose duodenal avançada (estágio IV) requerem consulta cirúrgica para possível ressecção. Todos os pacientes com adenomas duodenais devem passar por colonoscopia porque estão em risco aumentado para pólipos colorretais.

33. Qual é a estratégia de vigilância endoscópica do trato GI superior para pacientes com FAP?

Indivíduos com FAP devem-se submeterà vigilância endoscópica para adenomas duodenais com os exames começando próximos ao momento em que o paciente está sendo considerado para colectomia ou no começo da terceira década de vida. A endoscopia superior precisa ser realizada com endoscópios de visão de fundo e lateral. Se não forem encontrados adenomas, o exame deve ser repetido em 5 anos.

34. Com que frequência é realizada vigilância endoscópica em pacientes que se submeteram à ressecção endoscópica de adenomas ampulares?

Pacientes que se submeteram ao manejo endoscópico de adenomas ampulares devem ter vigilância endoscópica regular para a detecção de displasia recorrente com um endoscópio de visão direta e lateral. Endoscopia para acompanhamento e biópsias múltiplas devem ser realizadas cada 6 meses por um mínimo de 2 anos com a repetição dos exames endoscópicos a intervalos de 3 anos.

35. Quando deve ser iniciada vigilância endoscópica para pacientes com PJS?

PJS coloca os pacientes em risco aumentado de 5 a 10% para o desenvolvimento de malignidade gástrica. O risco ao longo da vida de desenvolvimento de câncer do intestino delgado em PJS é de 13%. A vigilância endoscópica do estômago e duodeno com endoscopia superior deve ser realizada cada 2 anos, iniciando aos 10 anos de idade. Todos os pólipos visíveis devem ser removidos durante os exames endoscópicos.

36. Qual o papel da cápsula endoscópica na vigilância do intestino delgado para PJS?

Pacientes com PJS têm um risco significativamente aumentado de desenvolvimento de pólipos displásicos e malignidades ao longo de todo o intestino delgado. Endoscopia com cápsula é o método de escolha para vigilância do intestino delgado em PJS e deve ser realizada cada 2 anos, iniciando aos 10 anos de idade.

PÂNCREAS

37. Quem deve se submeter ao rastreamento e vigilância endoscópica para câncer pancreático?

Rastreamento e vigilância endoscópica para câncer pancreático não são recomendados para a população em geral em razão da baixa prevalência global da doença, da imprecisão das modalidades de teste disponíveis e o alto custo. Alguns especialistas defendem que parentes em primeiro grau de pacientes com câncer pancreático familiar e indivíduos com síndromes genéticas associadas a câncer pancreático (como câncer colorretal [CRC] não polipoide hereditário, melanoma mole atípico familiar ou PJS) devem se submeter a rastreamento e vigilância endoscópica. Exame de imagem por CT ou ressonância magnética, combinado com EUS, é considerado o melhor método disponível para rastreamento de câncer pancreático por causa de sua alta sensibilidade e especificidade e alto valor preditivo negativo para malignidade pancreática.

38. Quando deve ser iniciado rastreamento endoscópico para pacientes em risco aumentado para neoplasia pancreática?

Não há recomendações padronizadas disponíveis para o rastreamento endoscópico de indivíduos em alto risco para o desenvolvimento de câncer pancreático. Pequenos estudos clínicos sugeriram algum benefício do rastreamento endoscópico com EUS para indivíduos com síndromes genéticas associadas a câncer pancreático iniciando com a idade de 30 anos. Parentes de primeiro grau de pacientes diagnosticados com câncer pancreático devem iniciar o rastreamento endoscópico com EUS por volta dos 40 anos, ou 10 anos antes da idade do mais novo membro da família que desenvolveu câncer pancreático. Fumantes devem ser rastreados em idade mais precoce, porque o tabagismo diminui a idade de início de câncer pancreático familiar em 10 a 20 anos.

39. Qual o intervalo recomendado para vigilância endoscópica de pacientes com alto risco de desenvolvimento de câncer pancreático?

Atualmente não existe consenso quanto ao intervalo ideal para vigilância endoscópica em indivíduos em que foi determinado um risco aumentado para neoplasia pancreática. Alguns centros médicos defendem a EUS para vigilância em pacientes de alto risco cada 2 a 3 anos, com o intervalo reduzindo para 12 meses quando o paciente se aproxima da idade em que se desenvolveu câncer pancreático no parente mais jovem afetado.

CÓLON

40. Com que idade é recomendado rastreamento de CRC para pacientes em risco médio? Quais as modalidades de teste preferidas para o rastreamento de CRC?

O rastreamento de CRC deve ser feito em indivíduos em risco médio (assintomáticos) iniciando aos 50 anos de idade. É recomendado que negros iniciem o rastreamento de CRC aos 45 anos. Evidências crescentes indicam que o consumo pesado de cigarros e obesidade podem estar ligados a um risco aumentado de CRC e ao desenvolvimento de CRC em idade mais precoce; no entanto, não existem recomendações formais para o rastreamento mais precoce. Os riscos e benefícios de cada método de rastreamento de CRC devem ser discutidos individualmente entre o médico e o paciente (Tabela 62-2).

Tabela 62-2. Recomendações para o Rastreamento de CRC	
MÉTODO PREFERIDO	**COLONOSCOPIA A CADA 10 ANOS**
Métodos alternativos	FIT anual Sigmoidoscopia flexível cada 5 anos Colonografia por CT cada 5 anos Enema de bário com duplo contraste cada 5 a 10 anos

CT = tomografia computadorizada; FIT = teste de imunoquímica fecal.

41. Quando deve começar o rastreamento endoscópico para indivíduos com uma história familiar de CRC? Com que frequência deve ser realizada vigilância endoscópica nestes indivíduos?

O rastreamento endoscópico para CRC deve iniciar aos 40 anos ou com 10 anos menos do que o parente afetado em indivíduos com um parente de primeiro grau com CRC. A vigilância endoscópica deve ser programada cada 3 a 5 anos, se o parente tinha menos de 60 anos quando diagnosticado. Indivíduos com um parente de primeiro grau com CRC ou adenomas avançados diagnosticados com mais de 60 anos podem ser rastreados como as pessoas com risco médio. Pacientes com um parente de segundo ou terceiro grau com CRC devem aderir às recomendações de rastreamento para risco médio.

42. Quais são as diretrizes para vigilância endoscópica de indivíduos com uma história pessoal de câncer de cólon?

Caso não tenha sido realizado um exame endoscópico completo no momento do diagnóstico de câncer de cólon, deve ser realizada uma colonoscopia 6 meses após a ressecção cirúrgica. A vigilância endoscópica deve começar 1 ano depois da cirurgia e continuar com intervalos de 3 a 5 anos, se os resultados da colonoscopia forem normais.

43. Descreva as diretrizes da vigilância endoscópica para indivíduos com uma história pessoal de câncer retal.
- Colonoscopia no momento da ressecção cirúrgica.
- Colonoscopia 1 ano e 4 anos depois da ressecção e depois com 5 anos de intervalo.
- Sigmoidoscopia flexível cada 6 meses nos primeiros 2 anos pós-operatoriamente para pacientes que não receberam radiação pélvica ou aqueles que se submeteram à ressecção não mesorretal.

44. Qual é o papel da EUS na vigilância endoscópica de indivíduos com uma história pessoal de câncer retal?

Depois da ressecção cirúrgica, a taxa de recorrência local para câncer retal avançado é de aproximadamente 25%, e o risco de recorrência é maior nos primeiros 2 anos após a cirurgia. EUS pode ser usada para detectar com precisão câncer retal recorrente e para a confirmação patológica via FNA. O intervalo ideal para a realização de EUS após ressecção cirúrgica ainda não foi estabelecido. Atualmente, EUS retal é recomendada cada 6 meses nos primeiros 2 anos depois de uma ressecção baixa ou excisão transanal para rastrear câncer retal recorrente.

45. Indivíduos com um parente de primeiro grau diagnosticado com pólipos adenomatosos requerem rastreamento precoce para CRC? Eles têm um risco aumentado para CRC?

Sim. Pessoas com um parente de primeiro grau diagnosticado com adenomas avançados (adenoma de alto risco [HRA]) (um adenoma ≥ cm* de tamanho, ou com HGD, ou com elementos vilosos) antes dos 50 anos de idade devem começar rastreamento para CRC com a idade de 40 anos ou 10 anos antes da idade do parente afetado. Um parente de primeiro grau com pólipos adenomatosos aumenta o risco de um indivíduo para CRC em duas a quatro vezes.

46. Quais são as recomendações de vigilância para um paciente com uma história prévia de pólipos adenomatosos no cólon?

Após a remoção de um pólipo adenomatoso, colonoscopia é o método de vigilância recomendado porque demonstrou reduzir significativamente a incidência posterior de CRC (Tabela 62-3).

47. Quando não deve ser oferecido rastreamento com colonoscopia ou a vigilância deve ser interrompida?

Evidências sugerem que os riscos da colonoscopia aumentam com o avanço da idade. Vigilância e rastreamento não devem ser continuados quando os riscos superam os benefícios. A Força-Tarefa dos Serviços de Prevenção dos Estados Unidos (USPSTF) determinou que o rastreamento não deve ser continuado após os 85 anos, porque o risco pode exceder o benefício potencial. Para pacientes entre 75 e 85 anos, a USPSTF recomenda contra a continuidade do rastreamento de rotina, porém argumenta pela individualização com base em comorbidades e achados de uma colonoscopia anterior. Pacientes com HRA estão em maior risco para o desenvolvimento de neoplasia avançada comparados a pacientes de risco médio e, portanto, o benefício potencial da vigilância pode ser mais alto do que o rastreamento nestes indivíduos.

48. O que é adenoma serrilhado, e existe risco aumentado de malignidade ou a necessidade de vigilância?

Adenomas sésseis serrilhados são lesões planas cobertas por mucos pré-malignos (ou sésseis) vistas predominantemente no ceco e cólon ascendente, que se acredita originarem CRC por um caminho serrilhado (alternativo). Este difere da maioria dos CRCs, que se originam de mutações iniciando com a inativação no gene polipose coli adenomatosa (APC). O caminho serrilhado tem uma predileção pelo cólon proximal. Estas lesões podem estar associadas a mutações no BRAF ou

*Conforme o original.

Tabela 62-3. Recomendações para Vigilância com Colonoscopia	
ACHADOS NA COLONOSCOPIA ÍNDICE	**RECOMENDAÇÃO DE VIGILÂNCIA**
≤ 2 adenocarcinomas tubulares pequenos (< 1 cm) e somente displasia de baixo grau	Não antes de 5 anos
Neoplasia avançada ou 3 a 10 adenomas	3 anos
Mais de 10 adenomas	Dentro de 3 anos
Pólipo séssil grande com excisão incompleta	2 a 6 meses
Vigilância colonoscópica negativa	Não antes de 5 anos
Pólipos hiperplásicos distais pequenos (< 10 mm) (sem adenomas)	10 anos
Pólipo(s) séssil(eis) serrilhado(s) < 10 mm sem displasia	5 anos
Pólipo(s) séssil(eis) serrilhado(s) ≥ 10 mm	3 anos
Pólipo séssil serrilhado com displasia ou síndrome de polipose serrilhada	1 ano

k-ras, e metilação nas ilhas CPG, que pode levar ao silenciamento de genes de reparo (MLH1), o que poderia resultar na progressão mais rápida para malignidade em alguns indivíduos.

49. Qual a definição de *síndrome de polipose serrilhada*?
A definição da Organização Mundial da Saúde requer no mínimo um dos seguintes:
- No mínimo cinco pólipos serrilhados proximais ao sigmoide, com dois ou mais 10 mm ou maiores.
- Pólipos serrilhados proximais ao sigmoide com história familiar de síndrome de polipose serrilhada.
- Mais de 20 pólipos serrilhados de qualquer tamanho por todo o cólon.

50. Defina *síndrome de polipose adenomatosa familiar (FAP)*. Qual é o risco de desenvolvimento de CRC em pacientes com síndrome de FAP?
A síndrome de FAP se apresenta como mais de 100 adenomas por todo o cólon e é causada por mutações no gene APC. O risco de desenvolvimento de CRC em pacientes com FAP é de quase 100% entre 40 e 50 anos de idade. Colectomia total é indicada em pacientes com FAP que desenvolvem múltiplos adenomas difusos no cólon.

51. Quando o rastreamento endoscópico deve começar em pacientes com FAP?
Deve ser oferecido teste genético a todos os pacientes em risco de FAP e aos seus familiares antes do rastreamento endoscópico. Iniciando aos 10 a 12 anos de idade, os indivíduos em risco para FAP devem-se submeter anualmente à sigmoidoscopia flexível até os 40 anos e depois cada 3 a 5 anos a partir disso. Considera-se que os familiares não estão afetados, se o seu teste genético for negativo e o caso-índice for positivo, mas pode ser oferecida sigmoidoscopia cada 7 a 10 anos para dar conta de algum erro potencial no teste.

52. Pacientes com PJS requerem rastreamento e vigilância endoscópica para CRC?
É oferecida vigilância endoscópica para CRC a pacientes com síndrome de PJS, porque o risco de CRC ao longo da vida para estes indivíduos varia de 10 a 20%. Vários protocolos de vigilância foram publicados, mas a verdadeira eficácia da vigilância agressiva de CRC para estes pacientes ainda precisa ser estabelecida. A maioria dos protocolos de vigilância sugere que os exames de colonoscopia devem começar em torno dos 18 anos com intervalos de vigilância de 3 anos.

53. O que é síndrome de câncer colorretal hereditário sem polipose (HNPCC)?
A síndrome de HNPCC é um transtorno autossômico dominante distinguido pelo desenvolvimento precoce de CRC (a média de idade é de 44 anos). Os critérios diagnósticos clínicos usados para ajudar a estabelecer o diagnóstico de HNPCC incluem os sistemas de classificação de Amsterdã (modificado) e Bethesda.

54. Quais são as diretrizes de rastreamento e vigilância endoscópica para HNPCC?
Deve ser realizada colonoscopia cada 1 a 2 anos em pacientes em risco para HNPCC, iniciando aos 20 a 25 anos ou 10 anos antes da idade do diagnóstico de câncer mais precoce na família. O intervalo de rastreamento para vigilância endoscópica passa a ser anual após os 40 anos.

55. Pacientes com colite ulcerativa (UC) e doença de Crohn requerem vigilância endoscópica?
Sim. UC de longa duração e doença de Crohn extensa aumentam o risco do indivíduo para o desenvolvimento de displasia e CRC.

56. Quais características clínicas aumentam o risco de CRC em pacientes com UC e doença de Crohn?
Em pacientes com UC e doença de Crohn, o risco de CRC aumenta com:
- Mais longa duração.
- Colite mais extensa ou severa (mais de um terço de envolvimento colônico).

- História familiar de CRC.
- Idade jovem no início da doença.
- Presença de ileíte de refluxo.
- História pessoal de colangite esclerosante primária.

A presença de proctite isolada não aumenta o risco para CRC.

57. Como deve ser realizada a vigilância endoscópica em pacientes com UC e doença de Crohn?

A vigilância com colonoscopia deve ser realizada em pacientes com UC ou doença de Crohn extensa cada 1 a 2 anos, iniciando 8 a 10 anos depois do início dos sintomas da doença. Durante a colonoscopia, devem ser obtidas amostras para biópsia dos quatro quadrantes a cada 10 cm desde o ceco até o reto (mínimo de 32 amostras para biópsia) nestes pacientes. Biópsias direcionadas para segmentos macroscopicamente envolvidos podem ser adequadas para vigilância com endoscopia em pacientes com colite menos extensa.

58. Qual a estratégia de tratamento para displasia em pacientes com UC ou doença de Crohn?

Se for identificada displasia durante o rastreamento endoscópico, ela deve ser confirmada por um segundo patologista GI. HGD ou LGD multifocal detectada durante a endoscopia em uma área de mucosa plana é uma indicação para colectomia. O manejo de LGD unifocal é controverso, já que alguns especialistas recomendam colectomia.

59. Como são manejados pólipos de aparência adenomatosa em pacientes com UC e doença de Crohn?

Pólipos de aparência adenomatosa devem ser completamente removidos por polipectomia, e amostras para biópsia devem ser obtidas da mucosa plana adjacente para determinar a presença de displasia. Se não for encontrada displasia ou inflamação em torno da mucosa, então poderá ser manejado como um pólipo adenomatoso esporádico. É indicada colectomia se for identificada displasia em uma área de inflamação ativa, também conhecida como *lesão ou massa associadaà displasia*, e existem evidências de displasia na mucosa adjacente. A repetição da colonoscopia em 3 a 6 meses e o acompanhamento de perto são justificados, quando é detectada displasia indefinida. A tatuagem da mucosa frequentemente auxilia na identificação da área em questão em endoscopias posteriores.

O autor gostaria de agradecer às contribuições do Dr. Stengel que foi coautor deste capítulo na edição anterior.

Bibliografia

1. Adier DG, Qureshi W, Davila R et al. The role of endoscopy in ampullary and duodenal adenomas. Gastrointest Endosc 2006;64:849-54.
2. Ahsan H, Neugut AI, Waye JD et al. Family history of colorectal adenomatous polyps and increased risk for colorectal cancer. Ann Intern Med 1998;128:900-5.
3. Anandasabapathy S, Sontag S, Gralham DY et al. Computer-Assisted Brush-Biopsy Analysis for the Detection of Dysplasia in a High-Risk Barrett's Esophagus Surveillance Population. Dig Dis Sci 2011;56(3):761-6.
4. ASGE guideline: colorectal cancer screening and surveillance. Gastrointest Endosc 2006;63:546-57.
5. ASGE guidelines: the role of endoscopy in Barrett's esophagus and other premalignant conditions of the esophagus. Gastrointest Endosc 2012;76:1087-94.
6. Barr Fritcher EG, Brankley SM et al. A comparison of conventional cytology, DNA ploidy analysis, and fluorescence in situ hybridization for the detection of dysplasia and adenocarcinoma in patients with Barrett'e esophagus. Hum Pathol 2008;39(8):1128-35.
7. Brucher BL, Stein HJ, Bartels H et al. Achalasia and esophageal cancer: incidence, prevalence, and prognosis. World J Surg 2001;25:745-9.
8. Burke CA, Santisi J, Church J et al. The utility of capsule endoscopy small bowel surveillance in patients with polyposis. Am J Gastroenterol 2005;100:1498-502.
9. Buttar NS, Wang KK, Sebo TJ et al. Extent of high grade dysplasia in Barrett's esophagus correlates with risk of adenocarcinoma. Gastroenterology 2001;120:1630-9.
10. Canto MI, Goggins M, Hruban RH et al. Screening for early pancreatic neoplasia in high-risk individuals: a prospective controlled study. Clin Gastroenterol Hepatol 2006;4:766-81.
11. Corley DA, Levin TR, Habel LA et al. Surveillance and survival in Barrett's adenocarcinomas: a population-based study. Gastroenterology 2002;122:633-40.
12. Dai Z, Xu YC, Niu L. Obesity and colorectal cancer risk: a meta-analysis of cohort studies. World J Oastroenterol 2007;13:4199-2156.
13. Davila RE, Rajan E, Adler D et al. ASOE guideline: the role of endoscopy in the diagnosis, staging, and management of colorectal cancer. Gastrointest Endosc 2005;61:1-7.
14. Erkal HS, Mendenhall WM, Amdur RJ et al. Synchronous and metasynchronous squamous cell carcinomas of the head and neck mucosal sites. J Clin Oncol 2001;19:1358-62.
15. Fleischer DE, Sharma VK. Endoscopic ablation of Barrett's esophagus using the halo system. Dig Dis 2009;26(4):280-4.
16. Giardiello FM, Brensinger JD, Tersmette AC et al. Very high risk of cancer in familial Peutz-Jeghers syndrome. Gastroenterology 2000;119:1447-53.
17. Oinsberg GG, Al-Kawas FH, Fleishcher DE et al. Gastric polyps: relationship of size and histology to cancer risk. Am J Gastroenterol 1996;91:714-7.
18. Hirota EK, Zuckerman MJ, Adler DG et al. The role of endoscopy in the surveillance of premalignant conditions of the upper GI tract. Gastrointest Endosc 2006;63:570-80.
19. Kimmey MB, Bronner MP, Byrd DR et al. Screening and surveillance for hereditary pancreatic cancer. Gastrointest Endosc 2002;56:S82-6.
20. Kiviranta UK. Corrosion carcinoma of the esophagus. Acta Otolaryngol 1952;42:89-95.
21. Leggett B, Whitehall V. Role of the serrated pathway in colorectal cancer pathogenesis. Gastroenterology 2010;138:2088-100.

22. Leighton JA, Shen B, Baron TH *et al.* ASGE guideline: endoscopy in the diagnosis and treatment of inflammatory bowel disease. Gastrointest Endosc 2006;63:558-65.
23. Leung WK, Sung JJY. Review article: intestinal metaplasia and gastric carcinogenesis. Aliment Pharmacol Ther 2002;16:1209-16.
24. Lieberman DA, Rex DK *et al.* Guidelines for colonoscopy surveillance after screening and polypectomy: a consensus update by the US Multi-Society Task Force on Colorectal Cancer. Gastroenterology 2012;143:844-57.
25. Lundergardh G, Adami HO, Helmick C. Stomach cancer after partial gastrectomy for benign ulcer disease. N Engl J Med 1988;319:195-200.
26. Maillefer RH, Greydanus MP. To B or not B: is tylosis B truly benign? Two North American genealogies. Am J Gastroenterol 1999;94:829-34.
27. Mäkinen MJ. Colorectal serrated adenocarcinoma. Histopathology 2007;50(1):131-50.
28. McGarrity TJ, Kulin HE, Zaino RJ. Peutz-Jeghers syndrome. Am J Gastroenterol 2000;95:596-604.
29. Pohl H, Welch HG. The role of overdiagnosis and reclassification in the marked increase of esophageal adenocarcinoma incidence. J Natl Cancer Inst 2005;97:42-146.
30. Rex DK, Johnson DA, Anderson JC, Schoenfeld PS, Burke CA, Inadomi JM. American college of gastroenterology guidelines for colorectal cancer screening. Am J Gastroenterol 2008;104(3):739-50.
31. Sharma P, Bansal A, Mathur S *et al.* The utility of a novel narrow band imaging endoscopy system in patients with Barrett's esophagus. Gastrointest Endosc 2006;64:167-75.
32. Skacel M, Petras RE, Gramlich TL *et al.* The diagnosis of low-grade dysplasia in Barrett's esophagus and its implications for disease progression. Am J Gastroenterol 2000;95:3383-7.
33. Terry P, Ekbom A, Lichtenstein P *et al.* Long-term tobacco smoking and colorectal cancer in a prospective cohort study. Int J Cancer 2001;91:585-7.
34. Toh BH, van Driel IR, Gleeson PA. Pernicious anemia. N Engl J Med 1997;337:1441-8.
35. Wang KK, Sampliner RE. Updated guidelines for the diagnosis, surveillance and therapy of Barrett's esophagus. Am J Gastroenterol 2008;103:788-97.

Websites

Websites that address general screening and surveillance include:
American College of Gastroenterology. http://gi.org//[Accessed September 22, 2014].
American Society for Gastrointestinal Endoscopy. http://www.asge.org/publications/[Accessed September 22, 2014].

Parte VIII ▪ Manifestações Multissistêmicas das Doenças Gastrointestinais

CAPÍTULO 63
MANIFESTAÇÕES REUMATOLÓGICAS DE DOENÇAS GASTROINTESTINAIS
Sterling G. West, MD, MACP, FACR

ARTRITE ENTEROPÁTICA

1. Com que frequência uma artrite inflamatória periférica ou espinhal ocorre em pacientes com doença inflamatória intestinal (IBD) idiopática?

Artrite é a manifestação extraintestinal (EIM) mais comum de cada tipo de IBD (doença de Crohn [CD] e colite ulcerativa [UC]), afetando até 20% dos pacientes (Tabela 63-1).

Tabela 63-1. Frequência de Artrite Periférica ou Espinhal na Doença Inflamatória Intestinal		
	COLITE ULCERATIVA	**DOENÇA DE CROHN**
Artrite periférica	5-10%	10-15%
Sacroileíte/espondilite*	5-15%	10-20%

*Globalmente, 5% dos pacientes com colite ulcerativa e 10% dos pacientes com Doença de Crohn desenvolvem espondilite anquilosante, enquanto que 15-20% de todos os pacientes com doença inflamatória intestinal têm sacroileíte radiográfica assintomática.

2. Quais são as articulações mais comuns envolvidas em UC e CD em pacientes com uma artrite inflamatória periférica?

O envolvimento das extremidades superiores e articulações pequenas é mais comum em UC do que em CD. Tanto artrite relacionada com UC quanto com CD afetam joelhos e tornozelos predominantemente (Figura 63-1).

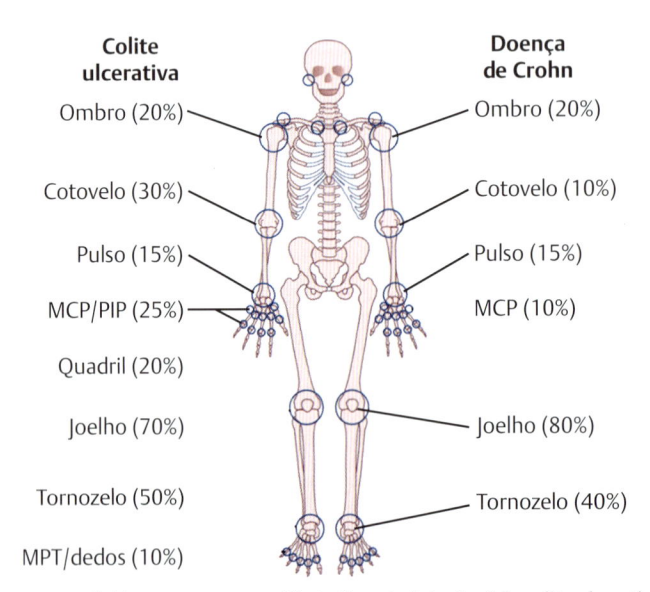

Colite ulcerativa
- Ombro (20%)
- Cotovelo (30%)
- Pulso (15%)
- MCP/PIP (25%)
- Quadril (20%)
- Joelho (70%)
- Tornozelo (50%)
- MPT/dedos (10%)

Doença de Crohn
- Ombro (20%)
- Cotovelo (10%)
- Pulso (15%)
- MCP (10%)
- Joelho (80%)
- Tornozelo (40%)

Fig. 63-1. Articulações comumente envolvidas como uma manifestação extraintestinal de colite ulcerativa e doença de Crohn. *MCP* = metacarpofalangiana; *MTP* = metatarsofalangiana; *PIP* = interfalangiana proximal.

3. Descreva as características clínicas da artrite inflamatória periférica associada à IBD idiopática.

Tipo 1 (*artrite frequentemente é semelhante à atividade de IBD*) ocorre em 4 a 6% dos pacientes com IBD. Afeta homens e mulheres igualmente. Crianças são afetadas com a mesma frequência que adultos. A artrite é tipicamente aguda (80%) no início e assimétrica (80%). Geralmente envolve menos do que cinco articulações (isto é, oligoarticular), especialmente joelhos ou tornozelos. Ocorre antes (30% dos casos) ou no início do curso da doença intestinal e está fortemente associada (80%) a crises de IBD e outras manifestações extra-articulares (eritema nodoso, uveíte). A análise do líquido sinovial revela um líquido inflamatório com até 50.000 glóbulos brancos (WBC)/mm³ (predominantemente neutrófilos) e achados negativos no exame e culturas dos cristais. Há uma prevalência aumentada de antígenos leucocitários humanos *(HLA)-B27*, *HLA-B35* e *HLA-DRB1*0103* neste tipo de artrite. A maioria dos episódios de artrite é autolimitada (80% dentro de 3 meses) e não resulta em alterações radiográficas ou deformidades.

Tipo 2 (*artrite independente da atividade de IBD*) é menos comum, ocorrendo em 3 a 4% dos casos de IBD. A artrite tende a ser simétrica (80%), poliarticular (articulações metacarpofalangianas, joelhos e tornozelos mais do que outras articulações), tem um curso independente da atividade de IBD e não coincide com manifestações extra-articulares (exceto uveíte). A sinovite ativa persiste por meses (90% dos casos), e os episódios de exacerbações e remissões podem continuar por anos. Em razão de sua cronicidade, este tipo de artrite pode causar erosões e deformidades. Existe uma associação desta artrite a *HLA-B44*, mas nãoa *HLA-B27*.

4. Que outras EIMs comumente ocorrem com IBD idiopática e artrite inflamatória periférica?

Aproximadamente 25% dos pacientes com IBD têm uma combinação de EIMs. O desenvolvimento de uma manifestação aumenta o risco de desenvolvimento de outras. Em pacientes com IBD com artrite, as seguintes EIMs podem ser vistas:
P = Pioderma gangrenoso (menos de 5%).
A = Estomatite aftosa (menos de 10%).
I = Doença inflamatória ocular (uveíte anterior aguda) (5-15%).
N = Nodosa (eritema) (menos de 15%).

5. A extensão e atividade de IBD estão relacionadas com a atividade da artrite inflamatória periférica?

Pacientes com UC e CD têm maior probabilidade de desenvolver uma artrite periférica, se o cólon estiver extensamente envolvido. Em pacientes com artrite tipo 1, a maioria dos ataques artríticos ocorre durante os primeiros anos após o início da doença intestinal, mas também existem ocorrências tardias. Os episódios coincidem com crises de doença intestinal em 60 a 80% dos pacientes. *Artrite pode preceder os sintomas de IBD em até 30% dos casos, especialmente em crianças com CD*. Consequentemente, a ausência de sintomas gastrointestinais (GI) e até mesmo um teste de guáiaco das fezes negativo não excluem a possibilidade de CD oculta em um paciente que apresenta uma artrite característica.

6. Que pontos na história e no exame físico são úteis na separação de artrite inflamatória espinhal de dor lombar mecânica em um paciente com IBD?

Com base na história e exame físico, 90% dos pacientes com artrite inflamatória espinhal podem ser diferenciados de pacientes com dor lombar mecânica (Tabela 63-2).

Tabela 63-2. Diferenciação Clínica de Artrite Inflamatória Espinhal e Dor Lombar Mecânica

	SA INFLAMATÓRIA	LBP MECÂNICA
Início da dor	Insidioso	Agudo
Duração da rigidez matinal	> 60 min	< 30 min
Dor noturna	Sim	Infrequente
Efeito do exercício na dor	Melhora	Piora
Sensibilidade na articulação sacroilíaca	Geralmente	Não
Amplitude do movimento das costas	Perda global do movimento	Flexão anormal
Expansão reduzida do tórax	Algumas vezes	Não
Déficits neurológicos	Não	Possível
Duração dos sintomas	> 3 m	< 4 sem

LBP = dor lombar; *SA* = artrite espinhal.

7. A atividade da artrite inflamatória espinhal está correlacionada com a atividade de IBD?

Não. O início de sacroileíte ou espondilite pode preceder o início de IBD em anos, pode ocorrer concomitantemente ou ocorrer anos depois do início de IBD. Além do mais, o curso da artrite inflamatória espinhal é completamente independente do curso de IBD.

8. Qual HLA ocorre mais comumente do que o esperado em pacientes com artrite inflamatória espinhal associada à IBD?

HLA-B27 é encontrado em 55% dos pacientes com CD e 70% dos pacientes com UC com sacroileíte ou espondilite inflamatória. Isto contrasta com uma frequência de 8% de HLA-B27 numa população branca saudável normal. Assim sendo, um paciente com IBD que possui o gene HLA-B27 tem um risco aumentado em 7 a 10 vezes para o desenvolvimento de sacroileíte ou espondilite inflamatória comparado a pacientes com IBD que são HLA-B27 negativo.

9. Quais as anormalidades sorológicas vistas em pacientes com IBD?

- A taxa de sedimentação de eritrócitos (ESR) e proteína C-reativa é elevada, enquanto que o fator reumatoide e anticorpos antinucleares são negativos.
- Anticorpos citoplasmáticos antineutrófilos perinucleares são vistos em mais de 55 a 70% dos pacientes com UC e menos de 20% dos pacientes com CD predominante no cólon. São geralmente direcionados contra a lactoferrina e menos comumente a permeabilidade bactericida que aumenta proteína, catepsina G, lisozima ou elastase. Eles nunca são direcionados contra mieloperoxidase.
- Anti-*Saccharomyces cerevisiae* está presente em 40 a 70% dos pacientes com CD e raramente (< 15%) em pacientes com UC.

10. Descreva as características radiográficas típicas de sacroileíte e espondilite inflamatória em pacientes com IBD.

As anormalidades radiográficas em pacientes com IBD com artrite inflamatória espinhal são semelhantes às vistas em espondilite anquilosante. Pacientes com sacroileíte inflamatória precoce frequentemente têm radiografias simples normais. Nestes pacientes, a imagem por ressonância magnética das articulações sacroilíacas demonstra inflamação e edema (Figura 63-2A). Durante vários meses até anos, os pacientes desenvolvem esclerose e erosões nos dois terços inferiores da articulação sacroilíaca (ver a Figura 63-2B). Em alguns pacientes, estas articulações podem-se fundir completamente.

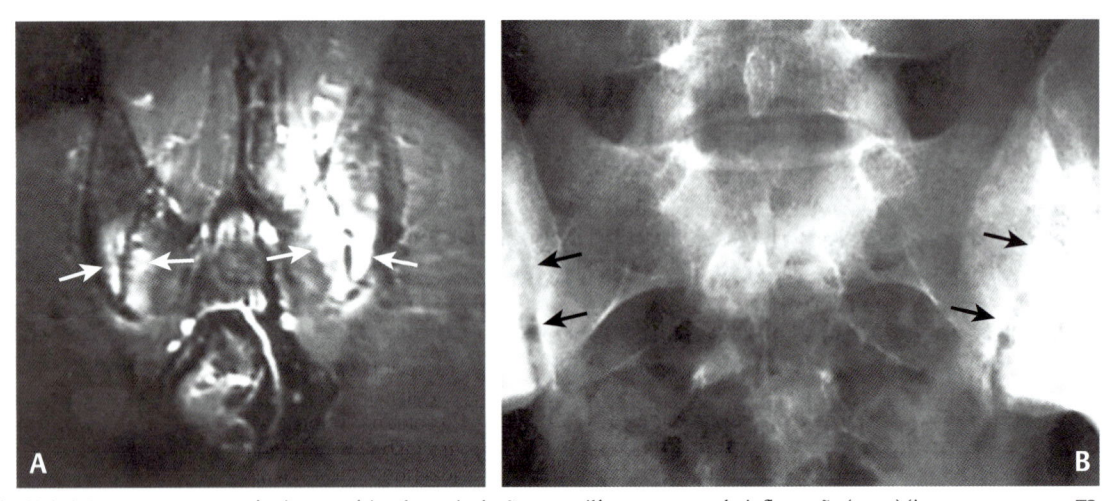

Fig. 63-2. A, Imagem por ressonância magnética das articulações sacroilíacas mostrando inflamação (*setas*) (imagem com peso T2, TE50, TR2500). **B,** Radiografia mostrando sacroileíte bilateral precoce (*setas*).

Pacientes com espondilite precoce também podem ter radiografias normais. Posteriormente, as radiografias podem mostrar cantos brilhantes na inserção do anel fibroso, quadratura anterior das vértebras e formação de sindesmófitos (Figura 63-3A). Os sindesmófitos (calcificação do anel fibroso) são finos, marginais e bilaterais. Ocorre uma "espinha de bambu" (sindesmófitos bilaterais atravessando toda a espinha desde a lombar até a cervical) (ver a Figura 63-3B) em 10% dos pacientes. Pacientes que desenvolvem doença inflamatória do quadril estão em risco aumentado para o desenvolvimento posterior de uma espinha de bambu.

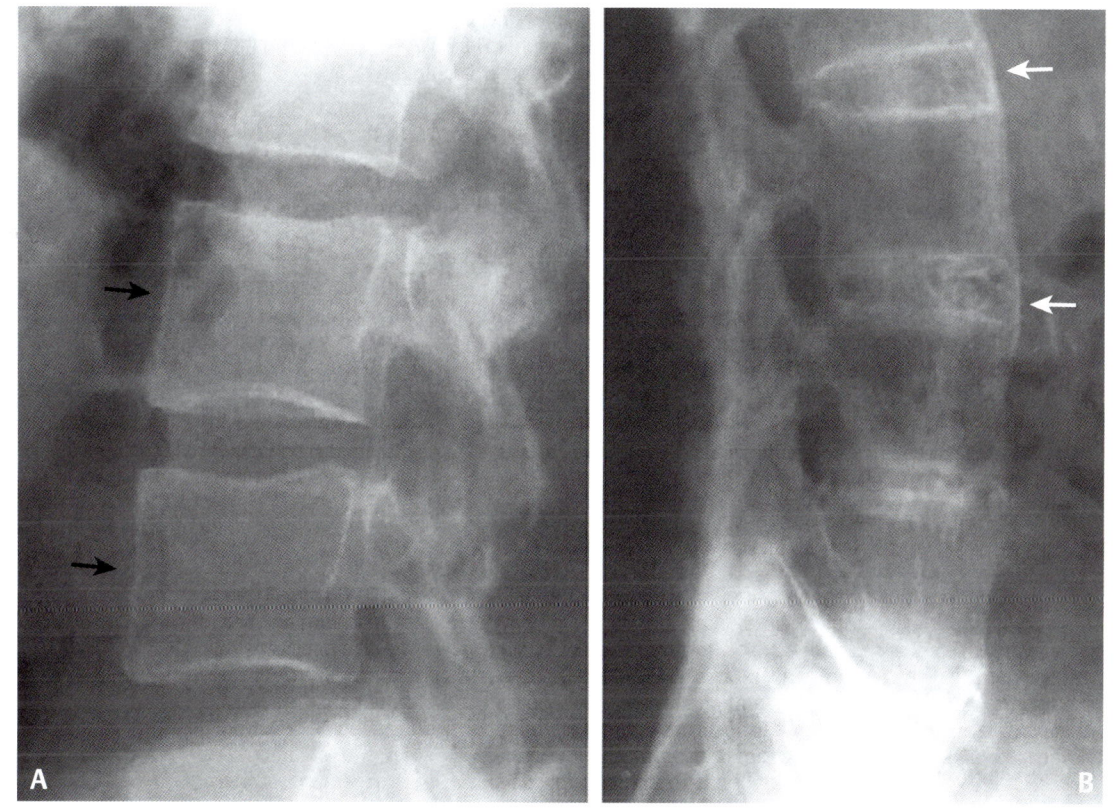

Fig. 63-3. A, Radiografia mostrando a quadratura anterior das vértebras em um paciente com espondilite inflamatória precoce. **B,** Radiografia mostrando sindesmófitos marginais finos (*setas*) causando espinha de bambu em um paciente com doença de Crohn com espondilite inflamatória avançada.

11. Que outros problemas reumáticos ocorrem com maior frequência em pacientes com IBD?
- Tendão do calcâneo e entesite da fáscia plantar.
- Hipocratismo digital (5%, principalmente CD).
- Osteoartropatia hipertrófica (periosite).
- Abscesso de psoas ou artrite séptica do quadril por formação de fístulas (CD).
- Osteoporose secundária a medicações (isto é, prednisona).
- Lesões granulomatosas dos ossos e articulações (CD).
- Vasculite (< 5%).
- Amiloidose.

12. O tratamento pode aliviar os sintomas de artrite inflamatória periférica ou artrite espinhal em pacientes com IBD?
Ver a Tabela 63-3.

13. Quais os transtornos reumáticos associados à pouchite, colite linfocítica (LC) e colite colagenosa (CC)?
Pouchite é a inflamação da bolsa ileal criada após colectomia para UC. Ocorre em até 40 a 60% dos pacientes que se submetem a esta cirurgia. Os pacientes apresentam diarreia aquosa ou com sangue. Alguns desenvolvem manifestações artríticas (Tabela 63-4). O tratamento inclui metronidazol e ciprofloxacina. Poderá ser necessária revisão cirúrgica nos casos resistentes ao tratamento.

Colite microscópica inclui LC e CC. Os pacientes apresentam diarreia aquosa e podem desenvolver manifestações artríticas (10-20%) ou tireoidite autoimune (ver a Tabela 63-4). Pacientes com mais de 65 anos (80%) e mulheres (60%) são os mais comumente afetados. O diagnóstico só pode ser feito pelo exame histológico do tecido obtido por colonoscopia. *Budesonida é eficaz na indução e manutenção da remissão clínica e histológica para CC e LC, e loperamida pode melhorar a diarreia.* As evidências quanto ao benefício do subsalicilato de bismuto e mesalamina com e sem colestiramina para o tratamento de CC ou LC são fracas.

Tabela 63-3. Alívio de Sintomas Artríticos em Doença Intestinal Inflamatória

	ARTRITE PERIFÉRICA	SACROILEÍTE/ESPONDILITE
NSAIDs*	Sim	Sim
Corticosteroides intra-articulares	Sim	Sim (sacroileíte)
Sulfassalazina	Sim	Não
Imunossupressores (MTX, 6-MP)	Sim	Não
Anti-TNFα	Sim	Sim
Ressecção intestinal		
UC	Sim	Não
CD		Não

CD = doença de Crohn; FDA = administração dos alimentos e das drogas; IBD = doença inflamatória intestinal; 6-MP = 6-mercaptopurina; MTX = metotrexato; NSAID = droga anti-inflamatória não esteroide; TNF = fator de necrose tumoral; UC = colite ulcerativa.
*NSAIDs podem exacerbar IBD. Sulfassalazina auxilia na artrite periférica em pacientes com UC mais do que em pacientes com CD. Os agentes anti-TNFα que são aprovados pela FDA e eficazes incluem infliximabe, adalimumab, golimumab e certolizumab pegol.

Tabela 63-4. Transtornos Reumáticos Associados à Pouchite, Colite Linfocítica e Colite Colagenosa

	POUCHITE	LC	CC
Artrite inflamatória periférica semelhante à IBD	Sim	Sim	Sim
Artrite reumatoide	Não	Sim	Sim
Espondilite anquilosante*	Não	Não	Não
Tireoidite ou outra doença autoimune	Não	Sim	Sim

CC = colite colagenosa; IBD = doença inflamatória intestinal; LC = colite linfocítica.
*Até 60% dos pacientes com espondilite anquilosante têm lesões assintomáticas semelhantes à doença de Crohn na biópsia do cólon no lado direito. No entanto, somente 4 a 5% evoluirão para doença inflamatória intestinal evidente.

14. Por que pacientes com IBD são mais propensos a desenvolver uma artrite inflamatória?

A patogênese da Enteropatia intestino-articulações é desconhecida. No entanto, a inflamação do intestino e as articulações parecem ser fortemente associada. Quando são feitas ileocolonoscopias em pacientes com espondiloartropatia (espondilite anquilosante, artrite reativa) sem sintomas GI, até 25% possuem lesões macroscópicas, e até 60% têm evidências microscópicas de CD assintomática. Com o tempo, 6 a 10% destes pacientes desenvolvem CD sintomática explícita. Ou então, até 10% dos pacientes com IBD sem evidências de uma espondiloartropatia no início dos seus sintomas GI desenvolverão artrite explícita no acompanhamento.

Antígenos ambientais capazes de incitar transtornos reumáticos entram na circulação corporal atravessando a mucosa respiratória, pele ou a mucosa GI. O trato GI humano tem uma área de superfície estimada em 400 m² (200 vezes a área de superfície da pele corporal) e funciona não somente para absorver os nutrientes, mas também para excluir antígenos potencialmente nocivos. O tecido linfoide associado ao intestino, que inclui placas de Peyer, a lâmina própria e células T intraepiteliais, constitui 25% da mucosa GI e ajuda a excluir a entrada de bactérias e outros antígenos estranhos. Enquanto o trato GI superior é normalmente exposto a 10^3 de bactérias aderentes à mucosa, o trato GI inferior está constantemente em contato com milhões de bactérias (até 10^{12}/g de fezes). O número total de células bacterianas, denominado *microbiota humana*, a que estamos expostos é 10 vezes o número das células do corpo.

Inflamação, seja ela por IBD idiopática ou por infecção com microrganismos patogênicos, pode alterar a integridade e a função normal do intestino, levando ao amento na permeabilidade intestinal. Este aumento na permeabilidade permite que antígenos bacterianos não viáveis no lúmen intestinal entrem na circulação mais facilmente. Estes agentes microbianos podem-se depositar diretamente nas articulações sinoviais, levando a uma reação inflamatória local, ou causam uma resposta imune sistêmica, resultando em complexos imunes que então se depositam nas articulações e outros tecidos. É necessária suscetibilidade genética para desenvolver a resposta imunológica no intestino e nas articulações, o que resulta em inflamação persistente e lesão no tecido.

CAPÍTULO 63 ■ MANIFESTAÇÕES REUMATOLÓGICAS DE DOENÇAS GASTROINTESTINAIS 495

ARTRITE REATIVA

15. O que é artrite reativa e quais são os patógenos GI causadores mais comuns?
Artrite reativa é uma artrite inflamatória estéril que ocorre dentro de 1 a 3 semanas após uma infecção por um organismo que infecta a superfície das mucosas, especialmente da uretra ou o intestino grosso. Os patógenos GI mais comuns causadores de artrite reativa são:
- *Yersinia enterocolítica* (0:3 e 0:9) ou *Yersinia pseudotuberculosis*.
- *Salmonella enteritidis* ou *Salmonella typhimurium*.
- *Shigella flexneri*, depois *Shigella dysenteriae* e, ocasionalmente, *Shigella sonnei*.
- *Campylobacter jejuni* ou *Campylobacter coli*.
- *Clostridium difficile*.

Aproximadamente 1 a 3% dos pacientes que têm uma gastroenterite infecciosa durante uma epidemia posteriormente desenvolvem uma artrite reativa, podendo chegar a 20% em indivíduos infectados com *Yersinia*. Recentemente, foi relatada dor articular após uma doença diarreica causada por *Escherichia coli* patogênica.

16. Quais articulações estão mais comumente envolvidas em uma artrite reativa depois de uma infecção intestinal (isto é, artrite reativa pós-entérica)?
Ver a Figura 63-4.

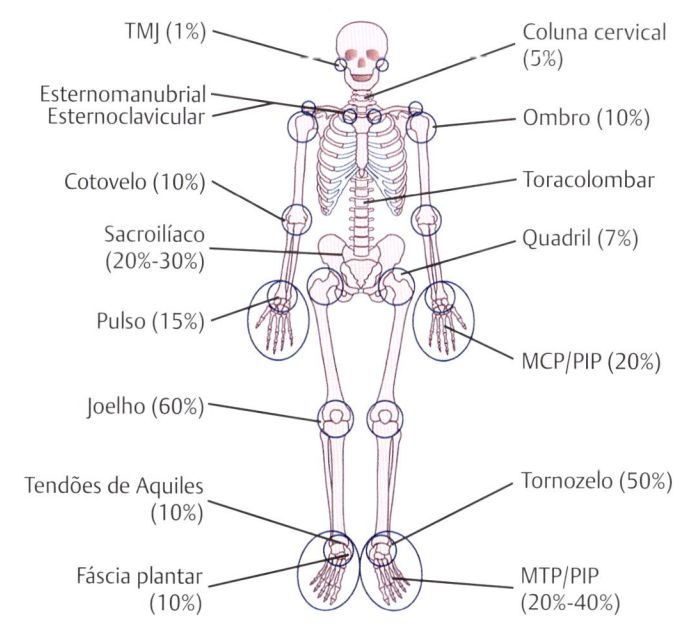

Fig. 63-4. Articulações comumente envolvidas em artrite reativa após infecção intestinal. MCP = metacarpofalangiana; MTP = metatarsofalangiana; PIP = interfalangiana proximal; TMJ = articulação temporomandibular.

- TMJ (1%)
- Coluna cervical (5%)
- Esternomanubrial Esternoclavicular
- Ombro (10%)
- Cotovelo (10%)
- Toracolombar
- Sacroilíaco (20%-30%)
- Quadril (7%)
- Pulso (15%)
- MCP/PIP (20%)
- Joelho (60%)
- Tendões de Aquiles (10%)
- Tornozelo (50%)
- Fáscia plantar (10%)
- MTP/PIP (20%-40%)

17. Descreva as características clínicas de artrite reativa pós-entérica.
- Demograficamente, os homens são afetados mais frequentemente do que as mulheres; a idade média é de 30 anos.
- O início da artrite é abrupto e agudo.
- A distribuição das articulações é assimétrica e oligoarticular. Uma extremidade inferior está envolvida em 80 a 90%. Sacroileíte ocorre em 20 a 30%; ocorre entesite (tendão do calcâneo, ligação da fáscia plantar) e dactilite nos dedos dos pés.
- A análise do líquido sinovial encontra fluido inflamatório (geralmente 10.000-50.000 WBC/mm³), sem cristais e culturas negativas.
- O curso e prognóstico mostram que 80% se resolvem em 1 a 6 meses; 20% têm artrite crônica com alterações radiográficas das articulações periféricas e/ou sacroilíacas.

18. Que manifestações extra-articulares podem ocorrer em pacientes com artrite reativa pós-entérica?
- Uretrite estéril (15 a 70%).
- Conjuntivite.
- Uveíte anterior aguda (irite).
- Úlceras orais (indolores ou dolorosas).
- Eritema nodoso (5% de infecções por *Yersinia*).
- Balanite circinada.
- Ceratoderma blenorrágico.

19. Com que frequência os pacientes com artrite reativa pós-entérica têm as características clínicas de artrite reativa (síndrome de Reiter)?

A tríade artrite, uretrite e conjuntivite e uveíte inflamatórias com ou sem lesões mucocutâneas que caracterizam a artrite reativa (síndrome de Reiter) pode-se desenvolver 2 a 4 semanas após uma uretrite aguda ou doença diarreica. A frequência da tríade varia com o organismo entérico causativo:
- Shigella, 85%.
- *Yersinia*, 10%.
- *Salmonella*, 10a 15%.
- *Campylobacter*, 10%.

20. Em que as características radiográficas de sacroileíte inflamatória e espondilite causadas por artrite reativa pós-entérica diferem daquelas em pacientes com IBD?

Ver Tabela 63-5 e Figura 63-5.

Tabela 63-5. Comparação Radiológica de Artrite Espinhal em Artrite Reativa Pós-Entérica *versus* Doença Inflamatória Intestinal

	ARTRITE REATIVA	IBD
Sacroileíte	Unilateral, assimétrica	Bilateral, envolvimento sacroilíaco
Espondilite	Assimétrica, não marginal, sindesmófitos tipo alça de jarro	Bilateral, fina, sindesmófitos marginais

IBD = doença inflamatória intestinal.

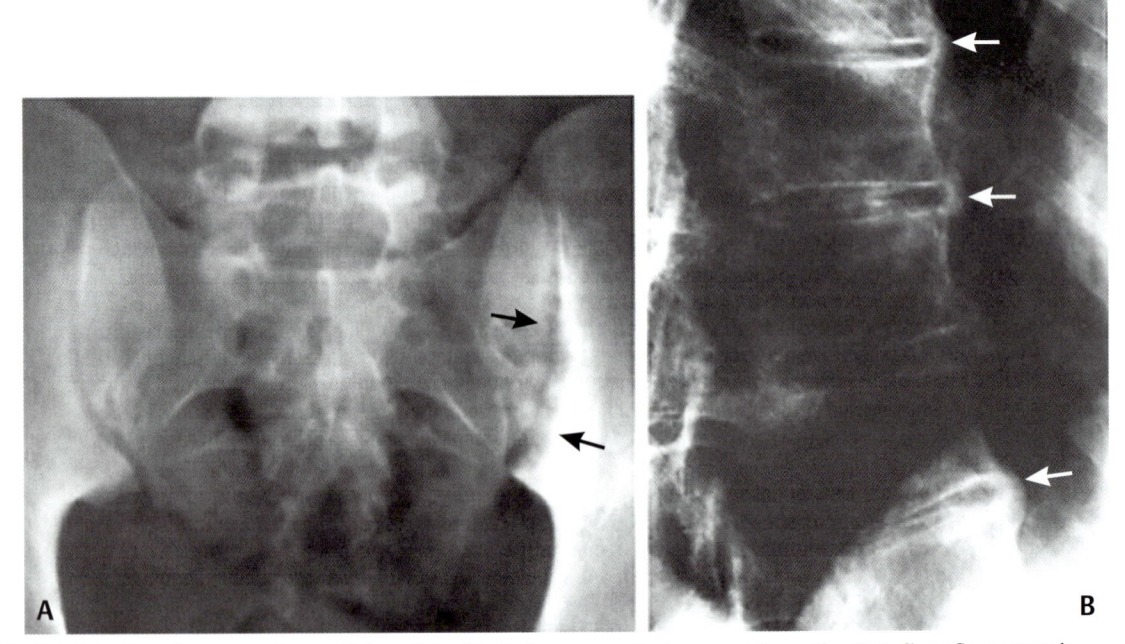

Fig. 63-5. A, Radiografia mostrando sacroileíte unilateral (*setas*) em um paciente com artrite reativa. **B,** Radiografia mostrando sindesmófitos grandes não marginais (*setas*) da espinha em um paciente com artrite reativa.

21. Discuta a relação da positividade de HLA-B27 em pacientes com artrite reativa pós-entérica comparada a uma população sadia normal.
- Pacientes com artrite reativa, 60 a 80% *HLA-B27* positivo; controles saudáveis normais, 4 a 8% *HLA-B27* positivo.
- Caucasianos e pacientes com sacroileíte ou uveíte radiográfica têm maior probabilidade de ser *HLA-B27* positivo.
- Uma pessoa que é *HLA-B27* positivo tem um risco aumentado em 30 a 50 vezes de desenvolvimento de artrite reativa após um episódio de gastroenterite infecciosa comparada a uma pessoa que não tem o gene *HLA-B27*.
- Apenas 20 a 25% de todos os indivíduos *HLA-B27* positivo que desenvolvem uma gastroenterite infecciosa por *Shigella*, *Salmonella* ou *Yersinia* continuam a desenvolver uma artrite reativa pós-entérica.

22. Explique a teoria atual para a patogênese de uma artrite reativa pós-entérica.

Antígenos lipopolissacarídeos bacterianos (mas não organismos viáveis ou nucleotídeos) dos patógenos (*Yersinia, Shigella, Salmonella*) que causam a gastroenterite infecciosa demonstraram estar depositados nas articulações de pacientes que desenvolvem uma artrite reativa pós-entérica. Considera-se que estes componentes da parede celular bacteriana incitam a inflamação nas articulações. O papel que *HLA-B27* desempenha na patogênese está sendo discutido. Uma possibilidade é que células T restritas a *HLA-B27* recirculantes apresentam peptídeos derivados das bactérias com propriedades artritogênicas para o sistema imune de uma forma única, ocasionando inflamação. Outro postulado é que existe mimetismo entre a molécula de HLA-B27 e os antígenos bacterianos, causando uma resposta imune aberrante que leva à morte intracelular alterada ou defectiva por células *HLA-B27* positivo, resultando na persistência de patógenos artritogênicos. Uma terceira hipótese relaciona-se com a tendência da cadeia pesada de HLA-B27 a enovelar quando a célula está sob estresse. Isto resulta em cadeias pesadas se acumulando no retículo endoplasmático levando a uma "resposta de enovelamento de proteínas", causando a liberação de citocinas inflamatórias. A persistência crônica de antígenos bacterianos pode estressar as células *HLA-B27* positivas, levando ao enovelamento da cadeia pesada de *B27* e à resposta de enovelamento das proteínas. Entretanto, como a positividade de HLA-B27 não é necessária nem suficiente para causar artrite reativa, fatores genéticos (polimorfismo da aminopeptidase-1 do retículo endoplasmático e interleucina 23R) e ambientais adicionais provavelmente desempenham um papel na patogênese da artrite reativa pós-entérica.

23. Alguma terapia é benéfica para atrite reativa pós-entérica?
Ver a Tabela 63-6.

Tabela 63-6. Tratamento de Artrite Reativa Pós-Entérica

TRATAMENTO	AGUDA	CRÔNICA	SACROILEÍTE
NSAIDs	Sim	Sim	Sim
Corticosteroides	Sim	Sim	Sim
Intra-articular	Não	Não	
Oral somente se usados em altas doses			
Antibióticos			
Curso de 2 sem	Não	Não	Não
Curso de 3 m	NA	Não	Não
Sulfassalazina	NA	Sim	Não
Metotrexato	NA	Sim	Não
Anti-TNFα*	NA	Sim	Sim

NA = não aplicável; NSAID = droga anti-inflamatória não esteroide; TNF = fator de necrose tumoral.
*Os agentes anti-TNFα incluem etanercept, infliximabe, adalimumab, golimumab e certolizumab pegol não aprovados pela FDA.

DOENÇA DE WHIPPLE

24. Quem foi Whipple?
George Hoyt Whipple, MD, em 1907, relatou o caso de um missionário médico de 36 anos com diarreia, má absorção com perda de peso, linfadenopatia mesentérica e poliartrite migratória. Ele deu a esta doença o nome de "lipodistrofia intestinal", mas ela é conhecida como doença de Whipple. O Dr. Whipple também recebeu o prêmio Nobel de fisiologia, em 1934, e foi o fundador da Escola Médica da Universidade de Rochester.

25. Quais são as manifestações multissistêmicas da doença de Whipple?

W = Desgaste e perda de peso	**D** = Diarreia
H = Hiperpigmentação (pele)	**I** = Nefrite intersticial
I = Dor intestinal	**S** = Erupções cutâneas
P = Pleurisia	**E** = Inflamação ocular
P = Pneumonite	**A** = Artrite
L = Linfadenopatia	**S** = Nódulos subcutâneos
E = Encefalopatia	**E** = Endocardite
S = Esteatorreia	

26. Descreva as características clínicas da artrite associada à doença de Whipple.
A doença de Whipple ocorre comumente em homens brancos de meia-idade (proporção homens/mulheres, 8:1). Oligoartrite ou poliartrite soronegativa (joelhos, tornozelos, pulsos) é o sintoma apresentado em 60% dos pacientes e pode pre-

ceder os sintomas intestinais em até 5 anos. Mais de 70% dos pacientes desenvolverão artrite em algum momento durante o curso da doença. A artrite é inflamatória, frequentemente migratória e não se correlaciona com sintomas intestinais. Sacroileíte ou espondilite ocorre em 5 a 10% dos pacientes, especialmente naqueles que são *HLA-B27* positivo (33% dos pacientes). A análise do fluido sinovial mostra um fluido inflamatório com 5.000 a 100.000 células/mm^3 (predominantemente neutrófilos). As radiografias geralmente permanecem pouco perceptíveis.

27. Quais são os fatores etiológicos da doença de Whipple e como é feito o diagnóstico?

A doença de Whipple é causada por um actinomiceto Gram-positivo chamado *Tropheryma whipplei*. O diagnóstico é feito demonstrando inclusões de ácido Schiff periódico (PAS) em macrófagos dos tecidos afetados, tipicamente uma amostra de biópsia do intestino delgado ou linfonodo. Esses depósitos contêm os bacilos livres *Tropheryma whipplei* em forma de bastão vistos na microscopia eletrônica. O diagnóstico pode ser confirmado por uma reação em cadeia da polimerase (PCR) da sequência do DNA da sequência genética do RNA 16S do ribossomo de *T. whipplei* na amostra de tecido PAS-positivo. O teste de PCR do fluidocefalorraquidiano também tem sido usado para confirmar doença de Whipple no sistema nervoso central (CNS). Pode ser realizado o teste de PCR do fluido sinovial e do sangue, mas possui sensibilidade limitada em pacientes com doença de Whipple não tratada.

28. Como a doença de Whipple é mais bem tratada?

O tratamento inicial é ceftriaxona (ou Meropenem) por 2 semanas para assegurar a terapia do CNS. Trimetoprim oral (TMP)-sulfametoxazol (SMX) é posteriormente usado por mais de 1 ano. Tetraciclina pode ser usada em pacientes alérgicos à sulfa. Podem ocorrer recaídas particularmente em pacientes com envolvimento do CNS (30%). Estes pacientes devem ser tratados indefinidamente com TMP/SMX oral.

OUTRAS DOENÇAS GASTROINTESTINAIS

29. Que manifestações reumáticas foram descritas em pacientes com doença celíaca (CeD; enteropatia sensível ao glúten)?

CeD é uma enteropatia resultante de uma reação autoimune ao glúten de trigo e gliadina por linfócitos T no intestino em indivíduos geneticamente predispostos. Ela é principalmente vista em pacientes brancos e está associada a *HLA-DQ2* ou *HLA-DQ8*, geralmente em ligação com *HLA-DR3*. Transglutaminase tecidual (tTG) é o principal autoantígeno. O glúten da dieta é parcialmente digerido pelas enzimas gástricas dos peptídeos, incluindo a gliadina, que é desaminada pela tTG, o que aumenta a sua imunogenicidade. Este peptídeo gliadina imunogênico está presente no contexto de *HLA-DQ2* ou *DQ8* das células T CD4+, resultando na liberação de interferon γ e inflamação, permeabilidade intestinal alterada e atrofia vilosa. As manifestações reumáticas mais frequentes incluem:

- Ocorre poliartrite simétrica (4 a 26%) envolvendo predominantemente grandes articulações (joelhos e tornozelos mais frequentemente do que quadris e ombros). Oligoartrite e sacroileíte também podem ocorrer. É importante salientar que a artrite pode preceder sintomas enteropáticos em 50% dos casos.
- Osteomalacia é causada por esteatorreia decrrente da enteropatia severa causando deficiência de vitamina D.
- Dermatite herpetiforme.

CeD pode ser rastreada por meio do teste para anticorpos imunoglobulina A contra tTG (95% de sensibilidade/90% de especificidade) e confirmada por endoscopia com biópsia do intestino delgado. As manifestações reumáticas podem responder dramaticamente a uma dieta isenta de glúten, mas nem sempre.

30. Descreva a síndrome da artrite-dermatite após desvio intestinal.

No passado, esta síndrome ocorria em 20 a 80% dos pacientes que haviam se submetido à cirurgia de desvio intestinal (jejunoileal ou jejunocólico) para obesidade mórbida. Com as técnicas mais recentes de cirurgia bariátrica, isto foi eliminado. Atualmente esta é uma complicação rara que ocorre em doenças GI com peristalse defeituosa (esclerose sistêmica, cirurgia colorretal) ou um abscesso diverticular. A artrite é intensamente dolorosa, inflamatória, oligoarticular e frequentemente migratória, afetando as extremidades superiores e inferiores das pequenas e grandes articulações. Os achados radiográficos geralmente permanecem normais, apesar de 25% dos pacientes terem episódios recorrentes crônicos de artrite. Até 80% desenvolvem anormalidades dermatológicas, a mais característica das quais é uma erupção maculopapular ou vesiculopustular.

A patogênese envolve o crescimento bacteriano excessivo na alça cega, resultando na estimulação antigênica que presumivelmente causa a formação de complexo imune (frequentemente crioprecipitados contendo IgA secretória e antígenos bacterianos) no soro que se deposita nas articulações e na pele. O tratamento inclui drogas anti-inflamatórias não esteroides e antibióticos orais, que geralmente melhoram os sintomas. Somente a reanastomose cirúrgica da alça cega ou a melhora na peristalse pode resultar na eliminação completa dos sintomas.

31. Que tipos de artrite podem ser associados a carcinomas do esôfago e cólon?

Poliartrite carcinomatosa pode ser a característica presente de uma malignidade oculta do trato GI. A artrite é tipicamente de início agudo e assimétrica e predominantemente envolve articulações das extremidades inferiores, poupando as pequenas articulações das mãos e pulsos. Os pacientes têm um ESR elevado e um fator reumatoide negativo. Outro tipo de artrite associado à malignidade colorretal é a artrite séptica causada pelo *Streptococcus bovis*.

32. Quais são as características clínicas da síndrome pancreatite, paniculite e poliartrite (PPP)?

A síndrome PPP é uma síndrome sistêmica ocorrendo em alguns pacientes com pancreatite ou carcinoma de células acinares do pâncreas. Suas manifestações clínicas podem ser lembradas pela mnemônica a seguir:

P = Pancreatite.
A = Artrite (60%) e artralgias, geralmente dos tornozelos e joelhos (o fluido sinovial é tipicamente não inflamatório e de cor creme em consequência de gotas lipídicas que mancham com Sudão preto ou óleo vermelho O).
N = Nódulos macios, vermelhos e geralmente nas extremidades (frequentemente mal diagnosticados como eritema nodoso, mas na realidade são áreas de paniculite lobular com necrose gordurosa).
C = Câncer do pâncreas (uma causa mais comum do que pancreatite).
R = Anormalidades radiológicas causadas por lesões ósseas osteolíticas por necrose na medula óssea (10%).
E = Eosinofilia.
A = Amilase, lipase e tripsina liberadas pelo pâncreas doente (causam necrose gordurosa na pele, sinóvia e medula óssea).
S = Serosite, incluindo pleuropericardite, frequentemente com febre.

33. Que problema musculoesquelético pode ocorrer com insuficiência pancreática?

Osteomalacia causada pela má absorção da vitamina D solúvel em gordura.

BIBLIOGRAFIA

1. Andras C, Csiki Z, Ponyi A *et al.* Paraneoplastic rheumatic syndromes. Rheumatol Int 2006;26:376-82.
2. Carter JD, Hudson AP. Reactive arthritis: clinical aspects and medical management. Rheum Dis Clin North Am 2009;35:21-44.
3. Chande N, McDonald JW, Macdonald JK. Interventions for treating collagenous colitis. Cochrane Database Syst Rev 2008;16, CD003575.
4. Fenollar F, Puechal X, Raoult D. Whipple's disease. N Engl J Med 2007;356:55-66.
5. Gentile NM, Abdalla AA, Khanna S *et al.* Outcomes of patients with microscopic colitis treated with corticosteroids: a population-based study. Am J Gastroenterol 2013;108(2):256-9. http://dx.doi.org/10.1038/ajg.2012.416.
6. Green PHR, Cellier C. Celiac sprue. N Engl J Med 2007;357:1731-43.
7. Holden W, Orchard T, Wordsworth P. Enteropathic arthritis. Rheum Dis Clin N Am 2003;29:513-30.
8. Lichtenstein GR, Sands BE, Pazianas M. Prevention and treatment of osteoporosis in inflammatory bowel disease. Inflamm Bowel Dis 2006;12:797-813.
9. Lubrano E, Cicacci C, Amers PR *et al.* The arthritis of coeliac disease: prevalence and pattern in 200 adult patients. Br J Rheumatol 1996;35:1314-8.
10. Narvaez J, Bianchi MM, Santo P *et al.* Pancreatitis, panniculitis, and polyarthritis. Semin Arthritis Rheum 2010;39:417-23.
11. Rodriguez-Reyna TS, Martinez-Reyes C, Yamamoto-Furusho JK. Rheumatic manifestations of inflammatory bowel disease. World J Gastroenterol 2009;15:5517-24.
12. Schiellerup P, Krogfelt KA, Locht H. A comparison of self-reported joint symptoms following infection with different enteric pathogens: effect of HLA-B27. J Rheumatol 2008;35:480-7.
13. Turner JR. Intestinal mucosal barrier function in health and disease. Nat Rev Immunol 2009;9:799-809.
14. Tysk C, Bohr J, Nyhlin N *et al.* Diagnosis and management of microscopic colitis. World J Gastroenterol 2008;14:7280-8.
15. Zholudev A, Zurakowski D, Young W, Leichtner A, Bousvaros A. Serologic testing with ANCA, ASCA, and anti-OmpC in children and young adults with Crohn's disease and ulcerative colitis: diagnostic value and correlation with disease phenotypes. Am J Gastroenterol 2004;99:2235-41.

Website

Spondylitis Association of America. www.spondylitis.org. [Accessed September 22, 2014].

CAPÍTULO 64
MANIFESTAÇÕES DERMATOLÓGICAS DE DOENÇA GASTROINTESTINAL
James E. Fitzpatrick, MD ▪ *Lori D. Prok, MD*

1. Em que nível sérico de bilirrubina adultos e bebês desenvolvem icterícia clinicamente perceptível?
Os adultos desenvolvem icterícia clinicamente detectável quando os níveis séricos de bilirrubina atingem 2,5 a 3 mg/dL, enquanto que os bebês podem não demonstrar visualmente icterícia detectável (da palavra francesa *jaune*, significando amarelo), até que os níveis séricos atinjam 6 a 8 mg/dL. Hiperbilirrubinemia precede a icterícia em vários dias, porque a bilirrubina ainda não aderiu ao tecido. Depois que os níveis séricos de bilirrubina normalizam, os pacientes podem ficar visualmente ictéricos, já que são necessários vários dias para que a bilirrubina ligada ao tecido seja liberada.

2. Onde a icterícia clínica é visível primeiro?
As mucosas do palato mole e a região sublingual são frequentemente as primeiras superfícies mucocutâneas a aparecerem amarelas em reposta à hiperbilirrubinemia. Isto ocorre provavelmente por causa da superfície mucosa fina nestas localizações anatômicas. A bilirrubina também tem uma forte afinidade com a elastina, o que justifica a sua aparência inicial na esclerótica dos olhos.

3. Que outras condições produzem descoloração amarelada da pele?
Carotenoderma causado pela ingestão excessiva de caroteno (p. ex., vegetais amarelos e cor de laranja, como cenouras, batata doce e abóbora), licopenodermia causada pela ingestão excessiva de licopenos (p. ex., vegetais vermelhos, como tomates e roseira brava) e a administração sistêmica de quinacrina podem causar descoloração amarelada da pele não relacionada com a hiperbilirrubinemia. A pele também pode demonstrar uma tonalidade amarelada sutil em pacientes com hipotireoidismo profundo.

4. O que são unhas de Terry e unhas de Muehrcke?
Unhas de Terry são caracterizadas pela descoloração branca uniforme das unhas, com a distal 1 a 2 mm permanecendo cor-de-rosa. A cor branca resulta de anormalidades na vasculatura no leito da unha e é mais comumente vista em pacientes com cirrose hepática, doença cardíaca e diabetes. As unhas de Muehrcke são caracterizadas por linhas brancas duplas transversais atravessando as unhas. Elas desaparecem quando é aplicada pressão. Estas linhas também são causadas pela vasculatura anormal do leito da unha. Elas são mais comumente vistas em doença hepática associada à hipoalbuminemia.

5. Que doença gastrointestinal (GI) está associada a lúnulas azuis?
A lúnula é a área branca em forma de lua presente na placa proximal da unha. Lúnulas azuis são vistas na doença de Wilson (degeneração hepatolenticular), que é causada por um defeito autossômico recessivo em ATP7B e no transporte de cobre. O cobre se acumula no fígado, cérebro, córnea, pele, unhas e outros tecidos. Os pacientes também podem demonstrar hiperpigmentação pré-tibial. Os anéis de Kayser-Fleischer (círculo de pigmento marrom a verde na membrana de Descemet do olho) são patognomônicos de doença de Wilson.

6. O que são angiomas de aranha? Por que estão associados à doença hepática?
Angiomas de aranha (*nevus araneus*) são lesões vasculares caracterizadas por uma arteríola central e horizontal irradiando vasos de paredes finas que produzem as *pernas* da aranha vascular (Figura 64-1). A pulsação da arteríola central verti-

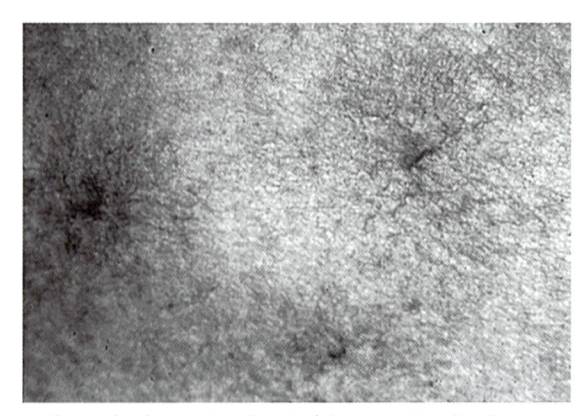

Fig. 64-1. Três angiomas de aranha demonstrando arteríola central irradiando vasos sanguíneos dilatados.

calmente orientada em lesões maiores pode ser visualizada com diascopia (observando a lesão por uma lâmina de vidro firmemente pressionada contra a lesão). O mecanismo fisiopatológico não está comprovado, porém a alta incidência de angiomas de aranha em hepatite associada ao uso de álcool e na gravidez sugere que os níveis elevados de estrogênios resultantes da produção mais elevada ou do metabolismo reduzido são os responsáveis. Pacientes com cirrose hepática e angiomas de aranha têm níveis plasmáticos elevados do fator de crescimento endotelial vascular, o que pode desempenhar um papel no desenvolvimento de angiomas de aranha.

7. O número de angiomas de aranha está correlacionado com a gravidade da doença hepática induzida por álcool?
Sim, existe algum grau de suscetibilidade individual a angiomas de aranha. No entanto, a correlação é suficientemente alta para que um relato sugira que funcionários de bares costumavam adivinhar a gravidade da cirrose hepática dos seus pacientes com base no número de angiomas de aranha visíveis. O número de angiomas de aranha também se correlaciona com presença de varizes esofágicas. Um estudo demonstrou que a presença de mais de 20 angiomas de aranha correlacionava-se com 50% de chance de sangramento esofágico.

8. Por que muitos pacientes com doença hepatobiliar têm coceira?
Aproximadamente 40% dos pacientes com cirrose hepática demonstram prurido moderado a severo. O mecanismo do prurido associado à doença hepatobiliar não foi firmemente estabelecido, mas é provavelmente causado pelos níveis elevados de ácidos biliares secundários à colestase. Os ácidos biliares séricos são frequentemente elevados em pacientes com doença hepatobiliar e prurido, e as resinas ligadas ao ácido biliar aliviam o prurido. Estudos de sais biliares purificados colocados nas bases das bolhas demonstraram que todos os sais biliares produziam prurido, mas quenodesoxicolato não conjugado é o mais potente.

9. Um homem alcoolista de 64 anos apresenta bolhas no dorso das mãos e alterações escleróticas da pele facial. Para qual doença hepática crônica ele deve ser rastreado?
Este paciente mais provavelmente tem porfiria cutânea tarda (PCT) e ele deve ser avaliado para infecção pelo vírus da hepatite C (HCV). Pacientes com hepatite C podem apresentar uma variedade de erupções cutâneas, incluindo prurido, vasculite, líquen plano, púrpura crioglobulinêmica e PCT. PCT é caracterizada por fotossensibilidade, fragilidade da pele resultando em vesículas e bolhas da pele exposta ao sol, despigmentação, alopecia, hirsutismo e espessamento da pele. Ela é causada pela atividade hepática reduzida do uroporfirinogênio descarboxilase, que resulta na produção excessiva de porfirinas no sangue e na urina. HCV pode causar sobrecarga hepática de ferro em indivíduos geneticamente suscetíveis, levando a manifestações clínicas de PCT. O abuso concomitante de álcool, ou outras doenças ou medicamentos que resultam em excesso de estrogênios, aumenta o risco de desenvolvimento de PCT nestes pacientes.

10. Liste as doenças GI mais comumente associadas a pioderma gangrenoso (PG).
Assim como o eritema nodoso, o PG está associado à colite ulcerativa (mais comum), doença de Crohn e hepatite infecciosa crônica. Um estudo relatou que 50% de todos os casos de PG estão associados à colite ulcerativa, porém menos de 10% de todos os pacientes com colite ulcerativa desenvolverão PG. Um estudo separado reportou que um terço dos pacientes com PG tinha doença inflamatória intestinal; colite ulcerativa e doença de Crohn estavam igualmente representadas.

11. Quais são as manifestações cutâneas de pancreatite?
As manifestações cutâneas de pancreatite incluem sinal de Cullen, sinal de Grey Turner e necrose gordurosa pancreática. Sinal de Cullen é uma descoloração hemorrágica da área umbilical causada por hemorragia intraperitoneal por qualquer causa; uma das causas mais frequentes é pancreatite hemorrágica aguda. Sinal de Grey Turner é uma descoloração do flanco esquerdo associada à pancreatite hemorrágica aguda. Pancreatite aguda e crônica e carcinoma pancreático também podem produzir necrose gordurosa pancreática, que se apresenta com nódulos eritematosos muito macios da gordura subcutânea que podem drenar espontaneamente material necrótico (Figura 64-2). Os pacientes com frequência têm associada artrite aguda que pode ser paralisante. Histologicamente, a necrose gordurosa pancreática demonstra altera-

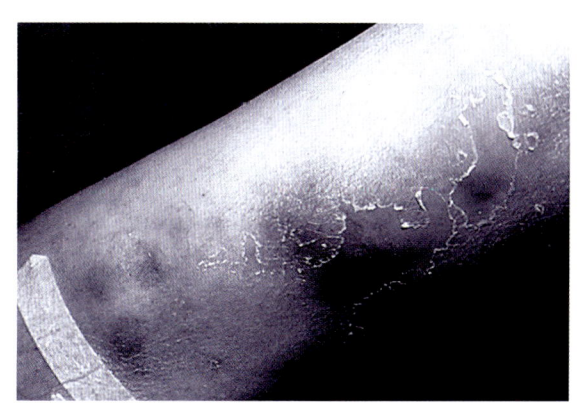

Fig. 64-2. Necrose gordurosa pancreática em um paciente com pancreatite associada ao uso de álcool. Ao contrário do eritema nodoso, são comuns alterações epiteliais (observe as escamas) e ulceração.

ções diagnósticas manifestando-se como necrose e saponificação da gordura associadas à inflamação aguda. Acredita-se que a necrose gordurosa se deve à liberação de lipase e amilase, que têm-se mostrado elevadas dentro das lesões.

12. Que doença GI está mais comumente associada à dermatite herpetiforme?

Doença celíaca (enteropatia sensível ao glúten). Embora quase todos os pacientes demonstrem achados histológicos de doença celíaca no trato gastrointestinal, somente um terço demonstra sintomas clínicos de doença celíaca. Tanto a doença celíaca quanto a dermatite herpetiforme respondem a uma dieta sem glúten. Dapsona oral resulta em melhora rápida das lesões cutâneas e do prurido associado da dermatite herpetiforme.

13. O que é o sinal de Trousseau?

O sinal de Trousseau consiste em tromboflebite migratória superficial associada a uma malignidade subjacente. Clinicamente ele se apresenta como cordões lineares eritematosos que afetam as veias superficiais das extremidades e do tronco. Os pacientes tipicamente continuam a desenvolver novas lesões em múltiplos sítios que podem parecer *migrar*. O sinal de Trousseau pode ser visto em associação a muitos tipos de malignidades GI (p. ex., carcinoma gástrico, adenocarcinoma pancreático) além de carcinoma pulmonar, mieloma múltiplo e doença de Hodgkin. A patogênese não é compreendida, e a tromboflebite é notoriamente resistente à terapia anticoagulante. Foi uma cruel coincidência que o médico que descreveu este sinal, o Dr. Trousseau, tenha ele mesmo desenvolvido sinal de Trousseau secundário ao seu carcinoma gástrico subjacente, que acabou sendo fatal.

14. Quem foi a Irmã Maria José e o que é um nódulo da Irmã Maria José?

A Irmã Maria José foi a primeira assistente cirúrgica do Dr. W. J. Mayo, que acabou se tornando superintendente da St. Mary's Hospital, em Rochester, Minnesota. Um nódulo da Irmã Maria José é uma metástase umbilical de uma malignidade interna. Na maior série reportada, as malignidades primárias mais comuns eram estômago (20%), intestino grosso (14%), ovários (14%) e pâncreas (11%). Em 20% dos casos, a malignidade não pode ser estabelecida. Em 14% dos casos, um nódulo da Irmã Maria José foi a apresentação inicial de malignidade interna. Metástases umbilicais geralmente indicam doença avançada; a sobrevivência média é de 10 meses. Embora tenha sido o Dr. Mayo quem descreveu as características clínicas das metástases nodulares umbilicais, a Irmã Maria José recebe os créditos por ter sido a primeira a observar que os pacientes com este achado tinham um mau prognóstico.

BIBLIOGRAFIA

1. Cacoub P, Bourlière M, Lübbe J et al. Dermatological side effects of hepatitis C and its treatment: Patient management in the era of direct-acting antivirals. J Hepatol 2012;56:455-63.
2. Galossi A, Guarisco R, Bellis L et al. Extrahepatic manifestations of chronic HCV infection. J Gastrointestin Liver Dis 2007;16:65-73.
3. Garcia-Romero D, Vanaclocha F. Pancreatic panniculitis. Dermatol Clin 2008;26:465-70.
4. Ghosn SH, Kibbi AG. Cutaneous manifestations of liver diseases. Clin Dermatol 2008;26:274-82.
5. Lee BA, Yu L, Ma L et al. Sebaceous neoplasms with mismatch repair protein expressions and the frequency of co-existing visceral tumors. J Am Acad Dermatol 2012;67:1228-34.
6. Li CP, Lee FY, Hwang SJ et al. Spider angiomas in patients with liver cirrhosis: Role of vascular endothelial growth factor and basic fibroblast growth factor. World J Gastroenterol 2003;9:2832-3.
7. Masmoudi A, Boudaya S, Charfeddine A et al. Sister Mary Joseph's nodule: Report of five cases. Int J Dermatol 2008;47:134-6.
8. McDonald J, Bayrak-Toydemir P. Hereditary hemorrhagic telangiectasia. Haematologica 2005;90:728-32.
9. Thrash B, Patel M, Shah KR et al. Cutaneous manifestations of gastrointestinal disease: Part II. J Am Acad Dermatol 2013;68:211.
10. Wahie S, Lawrence CM. Cutaneous signs as a presenting manifestation of alcohol excess. Br J Dermatol 2006;155:195-7.

Website

University of British Columbia Dermatology. Accessed September 22,2014, from www.derm.ubc.ca.

ASPECTOS ENDÓCRINOS DO SISTEMA GASTROINTESTINAL

Geetha Gopalakrishnan, MD ▪ *Harikrashna Bhatt, MD*

1. Descreva os princípios gerais da homeostase da glicose.

A glicose é derivada dos carboidratos na dieta, glicogenólise (quebra do glicogênio, que é uma forma de armazenamento da glicose) e gliconeogênese (formação de glicose pelo fígado). Insulina, glucagon e outros hormônios mantêm os níveis normais da glicose plasmática.

Níveis altos de glicose estimulam a produção de insulina. A insulina estimula a captação ou o uso e armazenamento da glicose. Em consequência, a glicose no sangue retorna ao normal (Figura 65-1).

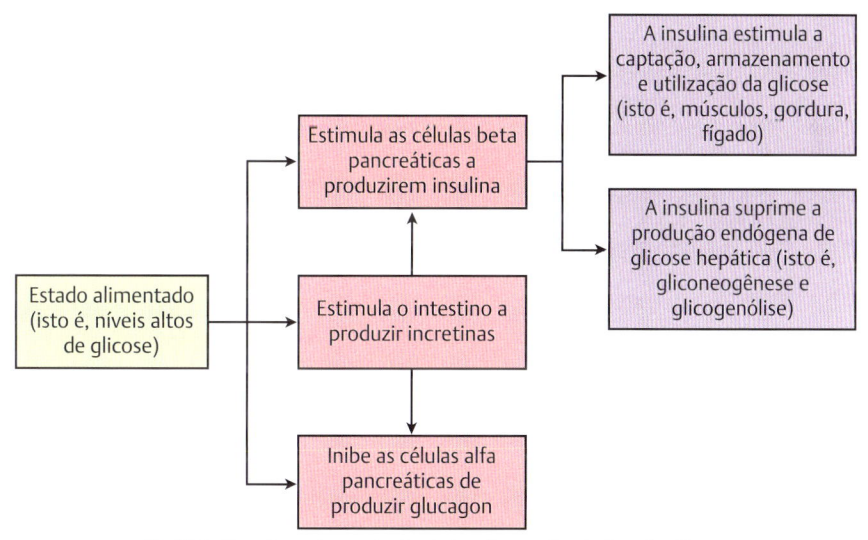

Fig. 65-1. Algoritmo da produção de insulina estimulada pela glicose.

Jejum reduz os níveis de glicose e insulina no sangue. Também resulta na liberação de hormônios contrarregulatórios (isto é, glucagon, epinefrina, cortisol e hormônio do crescimento). Estes hormônios limitam o uso da glicose e estimulam a produção hepática de glicose. Além disso, a falta de insulina causa lipólise no tecido adiposo, proteólise nos músculos e cetose no fígado. As cetonas são uma fonte de energia alternativa, e sua formação é dependente do glucagon (Figura 65-2).

2. Descreva o papel do pâncreas e dos hormônios pancreáticos na homeostase da glicose.

Ilhotas pancreáticas (isto é, células alfa e beta) estão espalhadas por todo o pâncreas. As células beta secretam insulina e amilina. As células alfa produzem glucagon. As Figuras 65-1 e 65-2 descrevem o papel da insulina e do glucagon. A amilina funciona em sinergia com a insulina. Ela reduz a glicose plasmática, aumentando a saciedade, retardando o esvaziamento gástrico e inibindo o glucagon.

3. Descreva o papel dos hormônios pancreáticos no desenvolvimento da diabetes.

A destruição autoimune das células beta-pancreáticas resulta em diabetes tipo 1. Estes pacientes são deficientes em insulina e amilina. A resistência periférica à insulina (isto é, sensibilidade reduzida à insulina) seguida pelo fracasso das células beta é o achado patológico predominante na diabetes tipo 2. Estes pacientes têm deficiência relativa de insulina e amilina. Tanto fatores genéticos quanto ambientais (p. ex., obesidade) desempenham um papel no desenvolvimento de diabetes tipo 2.

Outros tipos de diabetes incluem a destruição do pâncreas (p. ex., fibrose cística, pancreatite), transtornos genéticos (p. ex., diabetes juvenil de início na maturidade, transtornos mitocondriais) e medicamentos (p. ex., esteroides). Estes transtornos têm efeito variável na massa de células beta, na função das células beta ou na ação da insulina.

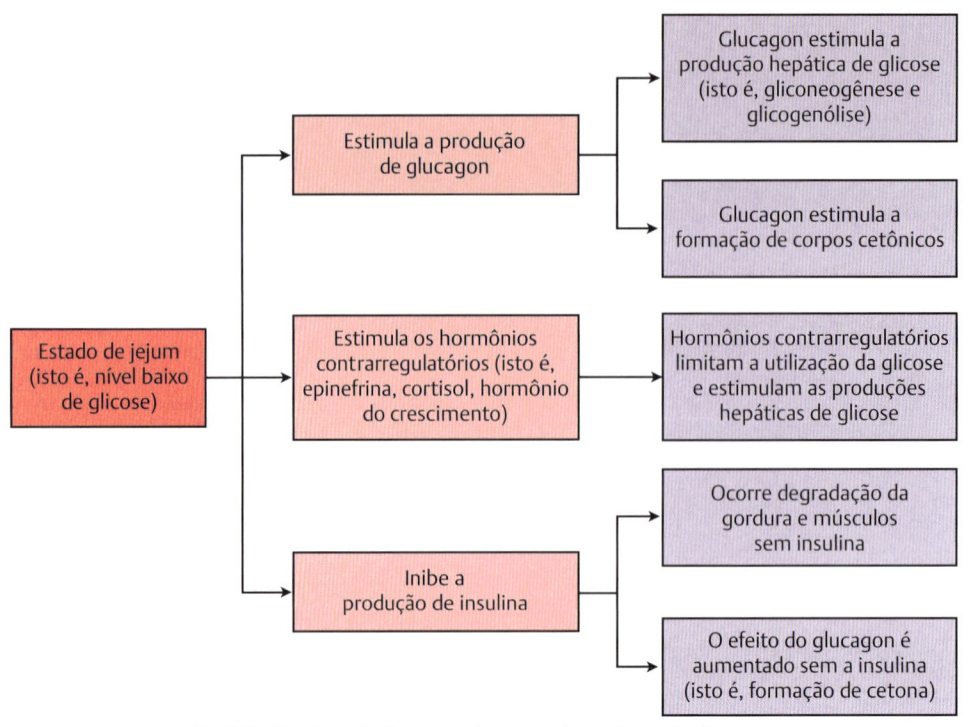

Fig. 65-2. Algoritmo da formação da cetona dependente de glucagon.

4. Descreva o papel das incretinas na homeostase da glicose e diabetes tipo 2.

A ingestão oral de alimento estimula o intestino a produzir incretinas (isto é, peptídeo 1 semelhante ao glucagon [GLP-1] e peptídeo inibidor gástrico). Estes peptídeos estimulam a liberação de insulina, reduzem a secreção de glucagon e retardam o esvaziamento gástrico (ver a Figura 65-1).

GLP-1 tem uma meia-vida curta e é degradado em poucos minutos pela enzima dipeptidil peptidase 4 (DPP-4). Foram desenvolvidas duas novas classes de drogas para o tratamento da diabetes tipo 2 com base neste mecanismo (Tabela 65-1):
A. Análogos de GLP-1 (resistentes à degradação da DPP-4).
B. Inibidores da dipeptidil dipeptidase (retardo na degradação de GLP-1).

Tabela 65-1. Agentes Antidiabéticos sem Insulina

CLASSE DE DROGA	MODO DE AÇÃO	Δ (%) HgbA1c Δ Peso	HIPOGLICEMIA	EFEITOS COLATERAIS, INCLUINDO SINTOMAS GI
Tiazolidinedionas (p. ex., pioglitazona)	↓ resistência da insulina periférica ↑ eliminação da glicose ↓ HGP	0,5-1,5 ↑	Não	Transaminite, hepatotoxicidade, edema, CHF
Biguanidas (p. ex., metformina)	↓ HGP ↓ resistência da insulina periférica	1-2 ↓	Não	Diarreia, inchaço, indigestão, acidose láctica
Sulfonilureias (p. ex., glipizida, gliburida)	↑ secreção pancreática de insulina	1-2 ↑	Sim	Raros sintomas de diarreia, constipação etc.
Meglitinidas (p. ex., repaglinida)	↑ secreção pancreática de insulina	1-2 ↑	Sim	Raros sintomas de diarreia, constipação etc.

Tabela 65-1. Agentes Antidiabéticos sem Insulina *(Continuação)*

CLASSE DE DROGA	MODO DE AÇÃO	Δ (%) HgbA1c Δ Peso	HIPOGLICEMIA	EFEITOS COLATERAIS, INCLUINDO SINTOMAS GI
Derivados de D-fenilanina (p. ex., nateglinida)	↑ secreção pancreática de insulina	1-2 ↑	Sim	Raros sintomas de diarreia, constipação etc.
Miméticos de incretina (p. ex., exenatida, liraglutida)	↑ liberação de insulina glicose-dependente ↓ secreção de glucagon e HGP ↓ esvaziamento gástrico	0,5-1,5 ↓	Sim*	Náusea, vômitos, diarreia, constipação, hiperbilirrubinemia, pancreatite, câncer pancreático, tumores das células C da tireoide, reações de hipersensibilidade
Inibidores de DPP-4 (p. ex., sitagliptina, linaglipstina)	↓ colapso de GLP-1 ↑ efeitos da incretina ↑ liberação de insulina, ↓ liberação de glucagon, ↓ esvaziamento gástrico	0,5-1,5—	Sim*	Pancreatite, câncer pancreático, LFT anormal, nasofaringite, URI, cefaleia, hipersensibilidade, reações cutâneas
Inibidores da alfa-glucosidase (p. ex., acarbose)	↓ colapso e absorção de carboidratos no trato GI	0,5-1—	Não	Dor abdominal, diarreia, inchaço, flatulência
Sequestradores de ácidos biliares (p. ex., colesevelam)	↓ reabsorção de bile no trato GI	0,5-1—	Não	Indigestão, náusea, constipação
Miméticos da amilina (p. ex., pramlintide)	↓ glucagon ↓ glucagon & ↓ HGP ↓ esvaziamento gástrico ↑ saciedade	0,5-1 ↓	Sim	Náusea, indigestão, dor abdominal

*Especialmente em combinação com insulina ou secretagogos de insulina.
CHF = insuficiência cardíaca congestiva; GI = gastrointestinal; GLP = peptídeo semelhante ao glucagon; HPG = produção hepática de glicose; LFT = teste da função hepática; URI = infecção respiratória superior.

5. Quais são as recomendações e critérios de rastreamento para o diagnóstico de diabetes?

É recomendado rastreamento universal aos 45 anos. Indivíduos mais moços devem ser rastreados se tiverem fatores de risco para diabetes tipo 2 (isto é, obesidade, história familiar de diabetes, hipertensão e hiperlipidemia). Pré-diabetes identifica indivíduos em alto risco para o desenvolvimento de diabetes (Tabela 65-2).

Tabela 65-2. Critérios da Associação Americana de Diabetes para o Diagnóstico de Diabetes

	PRÉ-DIABETES	DIABETES
HgA1c	5,7-6,4%	> 6,5%
Glicemia de jejum (jejum de 8 horas)	100-125 mg/dl	> 126 mg/dL
Glicemia aleatória	—	> 200 mg/dL com sintomas de hiperglicemia (isto é, poliúria, polidipsia)
Teste oral de tolerância à glicose de 2 horas (75 g)	140-199 mg/dL	> 200 mg/dL

HgA1c = hemoglobina A1c.

6. Quais são as opções terapêuticas disponíveis para o tratamento de diabetes tipo 1?

Pacientes com diabetes tipo 1 têm deficiência de insulina e amilina. Sem insulina estes pacientes desenvolvem hiperglicemia e cetose (isto é, cetoacidose diabética). Estes pacientes tipicamente requerem insulina de longa duração (glargina, detemir, protamina neutra Hagedorn [NPH]) para abranger as necessidades basais e insulina de curta duração (isto é, lispro, aspart, glulisina, regular) para abranger as refeições. A insulina também pode ser ministrada por uma bomba em pacientes selecionados. O efeito colateral predominante é hipoglicemia.

Análogos da amilina (isto é, pramlintide) também podem ser prescritos em diabetes tipo 1 para suprimir a produção hepática de glicose mediada pelo glucagon, melhorar a saciedade e retardar o esvaziamento gástrico. Injeções de amilina são dadas além da insulina. É como tratamento uma perda de peso modesta e melhora na hemoglobina A1c (< 1%). O risco de hipoglicemia e a inconveniência de múltiplas injeções diárias limitam o uso da amilina.

7. **Doença do pâncreas exócrino (p. ex., pancreatectomia, pancreatite) pode resultar no desenvolvimento de diabetes. Quais são as características deste tipo de diabetes?**
   Tanto as células alfa quanto beta são afetadas, resultando na deficiência de insulina e glucagon. Estes pacientes requerem insulina e estão em maior risco para hipoglicemia em consequência da deficiência de glucagon. Glucagon também é essencial para a formação de corpos cetônicos. Sem insulina, estes pacientes desenvolvem hiperglicemia, mas é menos provável que desenvolvam cetose (ou seja, cetoacidose diabética).

8. **Quais são as opções terapêuticas disponíveis para o tratamento de diabetes tipo 2?**
   Pacientes com diabetes tipo 2 têm deficiência relativa de insulina e amilina. Vários agentes orais foram aprovados para uso em diabetes tipo 2. Estes agentes tipicamente aumentam a secreção de insulina (ou seja, sulfonilureias, análogos de GLP-1, inibidores de DPP-4), melhoram a sensibilidade à insulina em tecidos-alvo (isto é, tiazolinedionas, biguanidas) ou reduzem a absorção da glicose (isto é, inibidores da alfa glicosadase). O mecanismo de ação e os efeitos colaterais dos agentes antidiabéticos não insulina disponíveis estão descritos na Tabela 65-1. Insulina também pode ser prescrita isoladamente ou em combinação com estes agentes. Insulinas de ação prolongada (isto é, glargina, detemir), intermediária (isto é, NPH) e curta (isto é, lispro, aspart, glulisina, regular) estão disponíveis no mercado.

9. **Quais são as complicações gastroenterológicas associadas à diabetes?**
   As complicações diabéticas relacionadas com o sistema gastrointestinal (GI) incluem constipação, azia (isto é, refluxo gastroesofágico), retardo no esvaziamento gástrico (isto é, gastroparese), dispepsia, dor abdominal e diarreia aquosa (isto é, enteropatia diabética). O desenvolvimento destes sintomas está associado à duração mais longa da diabetes, fraco controle glicêmico e neuropatia autonômica do sistema nervoso entérico. Absorção errática do alimento e amplas flutuações do açúcar no sangue são observadas com gastroparese e enteropatia diabética.
   Supercrescimento bacteriano e doença celíaca também podem contribuir para o desenvolvimento de diarreia nestes pacientes. A doença celíaca está tipicamente associada a condições autoimunes, como diabetes tipo 1. Os diabéticos também estão em risco aumentado para certos tipos de cânceres envolvendo o sistema GI (isto é, fígado, pâncreas, cólon e reto).

10. **Como é diagnosticada hipoglicemia em pacientes com e sem diabetes?**
    Hipoglicemia é definida por um valor de glicemia abaixo de 70 mg/dL em pacientes com diabetes. Insulinoterapia e outras medicações antidiabéticas que causam baixos níveis de açúcar no sangue (ver a Tabela 65-2) são os principais culpados.
    Em pacientes sem diabetes, a seguinte tríade da hipoglicemia (conhecida como tríade de Whipple) deve ser estabelecida:
    - Sintomas de hipoglicemia (p. ex., sudorese, prejuízo cognitivo, tontura, palpitações).
    - Glicemia baixa (< 70 mg/dL) medida na época dos sintomas hipoglicêmicos.
    - Resolução dos sintomas com ingestão de alimento (isto é, glicose).

11. **Descreva a etiologia e os exames de hipoglicemia em pacientes não diabéticos.**
    Várias condições que podem precipitar hipoglicemia, incluindo medicamentos (p. ex., insulina, sulfonilureia), uso de etanol (inibe a gliconeogênese), desnutrição (ausência de substrato), doença crítica (maior utilização de glicose), insuficiência renal (liberação reduzida de insulina) e insuficiência suprarrenal (a perda de cortisol causa maior sensibilidade à insulina), devem ser excluídas com base na história médica. Os exames subsequentes para hipoglicemia incluem glicose plasmática, insulina, peptídeo C (marcador para produção endógena de insulina) e rastreio para sulfonilureia na urina. Com base em achados adicionais que incluem níveis de IGF-II, anticorpos anti-insulina e exames de imagem podem ser considerados (Tabela 65-3).

12. **Descreva a apresentação clínica dos tumores neuroendócrinos.**
    Os tumores neuroendócrinos são classificados como bem diferenciados (isto é, tumores carcinoides, tumores de células das ilhotas pancreáticas) ou como tumores pouco diferenciados mais agressivos (isto é, carcinomas). A maioria é esporádica, mas pode estar associada a síndromes hereditárias, como neoplasia endócrina múltipla tipo 1 (MEN 1). Eles tipicamente secretam substâncias como cromogranina A e polipeptídeos pancreáticos. Podem ser mais bem caracterizados com base em seu *status* funcional (isto é, secreção hormonal) e manifestação clínica (Tabelas 65-4 e 65-5). Entretanto, a maioria dos tumores neuroendócrinos é não funcional. Eles se apresentam em fase mais avançada do processo da doença (isto é, tumores maiores, metástases) com sintomas de dor abdominal, perda de peso, náusea ou sintomas obstrutivos.

13. **Descreva a avaliação e o manejo de tumores neuroendócrinos.**
    Avaliação hormonal com base na apresentação clínica (ver as Tabelas 65-4 e 65-5). Rastreio com tomografia computadorizada ou imagem por ressonância magnética conseguem localizar a maioria dos tumores. Ultrassonografias endoscópica (isto é, tumores pancreáticos) e de rastreio com octreotida podem ser usadas para localizar tumores pequenos. O tratamento frequentemente envolve ressecção do tumor primário e o início de análogos da somatostatina (isto é, octreotida, lanreotide). Interferon alfa e quimioterapia podem ser considerados em pacientes refratários. O envolvimento hepático requer ressecção do fígado, embolização arterial hepática e transplante.

Tabela 65-3. Hipoglicemia em Pacientes Não Diabéticos							
ETIOLOGIA	**MECANISMO**	**HISTÓRIA**	**GLc**	**INS**	**CP**	**OUTROS ESTUDOS**	**EXAME COM CT**
Insulinoma	Tumor de pâncreas produtor de insulina	Hipoglicemia de jejum	↓	↑	↑	—	Massa pancreática
Nesidioblastose	Produção excessiva de insulina pelo pâncreas	Hipoglicemia pós-prandial	↓	↑	↑	—	Sem massa
Overdose de insulina	Intencional ou não intencional (falha do hospital/farmácia)	A duração da hipoglicemia varia	↓	↑	↓	—	—
Overdose de sulfonilureia	Intencional ou não intencional (falha do hospital/farmácia)	Hipoglicemia prolongada	↓	↑	↑	Sulfonilureia positiva na urina	—
Tumores das células não ilhotas	Fator de crescimento semelhante à insulina (IGF-II) secretado por tumores (p. ex., câncer hepático ou de cólon)	Perda de peso, fadiga, hipoglicemia	↓	↓	↓	IGF-II positivo	Tumor sólido
Anticorpos anti-insulina	Anticorpos ligados ao receptor de insulina ou à insulina	Glicemia errática (altos e baixos)	↓	↓	↓	Anticorpos anti-insulina positivos	—

CT = tomografia computadorizada; Glc = glicose; INS = insulina; CP = peptídeo C; IGF = fator de crescimento semelhante à insulina.

14. Quais são as características dos tumores carcinoides?

Tumores carcinoides são tumores neuroendócrinos do pulmão, trato GI ou sistema geniturinário (ver a Tabela 65-5). São classificados de acordo com sua origem embriogênica (isto é, tumores no intestino anterior, intestinos médio e posterior). Estes tumores convertem o triptofano da dieta em serotonina. A serotonina é metabolizada em ácido 5-hidroxi-indolacético (5-HIAA). Níveis elevados de 5-HIAA são diagnósticos. Estes tumores também secretam outras substâncias vasoativas, como histaminas, taquicininas, calicreína e prostaglandina. As características clínicas associadas ao excesso de serotonina (isto é, diarreia, fibrose valvular) e histamina (isto é, ruborização, broncospasmo) são referidas como *síndrome carcinoide*. A presença destas características sistêmicas indica que o tumor carcinoide tem localização tumoral extraintestinal ou metástase hepática.

15. Qual é a patogênese da obesidade? Como ela é definida para fins clínicos?

Fatores genéticos e ambientais desempenham um papel no desenvolvimento da obesidade. Em geral, a ingestão energética excessiva em relação ao gasto energético resulta no acúmulo de gordura corporal ao longo do tempo.

A regulação do tecido adiposo é complexa e envolve os sistemas nervoso central e simpático, hormônios (p. ex., grelina, leptina e cortisol) e até mesmo o microbioma intestinal (concentrações aumentadas da espécie *Firmicutes*).

A definição clínica de obesidade está com base no índice de massa corporal (BMI), calculado pela fórmula:

$$BMI = \frac{\text{Peso corporal (em kg)}}{\text{Altura (em metros)}^2}$$

As classificações do BMI são as seguintes:
Normal: 18,5 a 24,9 kg/m².
Sobrepeso: 25 a 29,9 kg/m².
Obesidade: 30 a 39,9 kg/m².
Obesidade mórbida: > 40 kg/m².

16. Quais são as manifestações GI específicas da obesidade?

Os seguintes transtornos GI e cânceres são complicações potenciais da obesidade:
- Transtornos GI: Doença hepática gordurosa não alcoólica (NAFLD), doença do refluxo gastroesofágico (GERD), esôfago de Barrett e cálculos biliares.
- Cânceres GI: Esôfago, estômago, cólon, retal, fígado e pâncreas.

Tabela 65-4. Tumores Pancreáticos Neuroendócrinos

	HORMÔNIO	MANIFESTAÇÃO CLÍNICA	DIAGNÓSTICO	TRATAMENTO ADICIONAL
Insulinoma	Insulina	Hipoglicemia	Nível elevado de insulina e peptídeo C com baixos níveis de glicose	Glicose para evitar hipoglicemia; diazoxide reduz a secreção de insulina
Gastrinoma (isto é, síndrome de Zollinger-Ellison)	Gastrina	Úlcera péptica, diarreia secretória	Nível elevado de gastrina > 1.000 pg/mL Teste de estimulação da secretina se nível de gastrina < 1.000 pg/mL (isto é, gastrina aumenta com a estimulação)	Inibidores da bomba de prótons para bloquear a secreção ácida
Glucagonoma	Glucagon	Eritema necrolítico migratório, queilite, diabetes, anemia, perda de peso, diarreia	Glucagon > 500 pg/mL	Nutrição parenteral total para tratar o estado catabólico
Somatostatinomas	Somatostatina	Dor abdominal, perda de peso, diabetes, diarreia e cálculos biliares	Nível da somatostatina de jejum > 160 pg/mL	—
VIPomas	VIP	Diarreia aquosa, hipocalemia e hipocloridria	VIP > 75 pg/mL	Perda correta de líquido e substituição de eletrólitos; análogo da somatostatina para reduzir níveis de VIP e melhorar a diarreia

VIP = peptídeo intestinal vasoativo; VIPoma = tumor produtor de peptídeo intestinal vasoativo.

Tabela 65-5. Tumores Carcinoides

	LOCALIZAÇÃO	HORMÔNIO	SÍNDROME CARCINOIDE	CARACTERÍSTICAS ASSOCIADAS
Intestino anterior	Estômago Duodeno Pâncreas Pulmão	Maioria não funcional Gastrina elevada (5%) Histamina	Rara (associada à metástase hepática e carcinoides brônquicos)	Gastrite atrófica Anemia perniciosa Síndrome de Zollinger-Ellison MEN1
Intestino médio	Intestino delgado Cólon proximal Apêndice	Serotonina Substâncias vasoativas (isto é, histaminas, taquicinas, calicreína, prostaglandina)	Apresentação clássica (associada à metástase hepática)	Dor abdominal Obstrução Intussuscepção
Distal	Cólon distal Reto Geniturinário	Não secretório	Rara (associada a tumores do ovário e testículos)	Mudança nos hábitos intestinais Obstrução Sangramento

MEN = neoplasia endócrina múltipla.

17. Caracterize NAFLD. Como é diagnosticada e tratada?

Ver o Capítulo 27. NAFLD representa um espectro de anormalidades hepáticas de esteatose (isto é gordura hepática aumentada), esteato-hepatite não alcoólica, fibrose, cirrose e insuficiência hepática. Obesidade, resistência à insulina, hipertensão e dislipidemia podem contribuir para o desenvolvimento de NAFLD. A maioria dos pacientes é assintomática, mas outros podem apresentar dor no quadrante superior direito, hepatomegalia, icterícia, encefalopatia e outros sinais de doença hepática. Estudos da função hepática anormal e do fígado gorduroso na ultrassonografia abdominal são diagnósticos. A perda de peso pode reverter condições patológicas do fígado e, portanto, uma modificação no estilo de vida é o primeiro passo no manejo de NAFLD. Sensibilizadores de insulina (isto é, metformina e tiazolinedionas) e vitamina E podem ser considerados, porém os benefícios não são claros.

18. Quais são as opções de tratamento para obesidade?

Obesidade está associada a aumento na morbidade (isto é, diabetes melito, dislipidemia, hipertensão, apneia do sono, doença arterial coronariana) e na mortalidade. A perda de peso (isto é, 5-10% de perda) pode modificar os parâmetros metabólicos e reduzir os riscos associados à obesidade. Uma mudança no estilo de vida (isto é, dieta e exercícios) é o aspecto básico do tratamento. Para indivíduos que falham nas medidas relacionadas com o estilo de vida, terapia farmacológica (Tabela 65-6) e cirúrgica pode ser considerada.

Tabela 65-6. Terapia Farmacológica para Obesidade

DROGA	MECANISMO DE AÇÃO	EFEITOS COLATERAIS
Orlistat	Reduz a absorção de gordura inibindo a lipase pancreática	Cólicas, flatulência, incontinência fecal, absorção reduzida de vitaminas solúveis em gordura, lesão hepática, cálculos de oxalato de cálcio
Lorcaserina	Estimula o receptor 2C da serotonina, o que reduz o apetite	Cefaleia, nasofaringite, náuseas. Contraindicada: doença hepática, insuficiência renal, uso com outros agentes serotonérgicos
Drogas simpatomiméticas (isto é, fentermina, dietilpropiona, benzfetamina, fendimetrazina)	Estimula a liberação de norepinefrina ou impede a recaptação da norepinefrina no nervo terminal, o que causa saciedade precoce	Aumento na frequência cardíaca, aumento na pressão arterial, insônia, boca seca, constipação, nervosismo, potencial para abuso (duração de uso limitado a 12 semanas somente)
Topiramato	Droga antiepiléptica	Parestesia, sonolência, acidose metabólica

19. Quais são os medicamentos disponíveis para tratamento da obesidade?

Terapia farmacológica (ver a Tabela 65-6) pode ser oferecida a indivíduos com BMI acima de 30 kg/m² ou BMI acima de 27 kg/m² e condições comórbidas (p. ex., diabetes, dislipidemia, hipertensão). É observada perda de peso de 4 a 6 kg com a maioria dos agentes. Orlistat é tipicamente a escolha de primeira linha, seguida por lorcaserina. Para pacientes obesos com diabetes, podem ser considerados agentes antidiabéticos associados à perda de peso (ver a Tabela 65-1).

20. Quais são as indicações para cirurgia bariátrica? Descreva os tipos de procedimentos e as complicações potenciais.

A cirurgia bariátrica é reservada para indivíduos com um BMI de mais de 40 kg/m² ou um BMI de mais de mais de 35 kg/m² e condições comórbidas. É reportada uma perda de peso de 50 a 70% após a cirurgia. Existem três técnicas cirúrgicas bariátricas para perda de peso (ver o Capítulo 77):

- Restritiva (isto é, banda gástrica e gastrectomia *cleeve*).
- Mal absortiva (isto é, desvio biliopancreático).
- Combinação de restritiva e mal absortiva (isto é, Y-em-Roux).

Os procedimentos restritivos resultam em perda de peso gradual em consequência da capacidade estomacal reduzida. Os procedimentos mal absortivos reduzem a absorção do alimento e produzem perda de peso ainda maior. No entanto, estes pacientes estão em risco de desnutrição severa e deficiências de micronutrientes (isto é, ferro, folato, tiamina, B_{12}, vitamina D).

Y-em-Roux é o procedimento bariátrico mais comum. O procedimento resulta na redução da capacidade do estômago e má absorção dos nutrientes, bem como alterações nos hormônios intestinais que reduzem o apetite (isto é, grelina, peptídeo YY, GLP-1).

21. Quais são os mecanismos para hipoglicemia em pacientes pós-cirúrgicos de desvio gástrico?
- Ocorre síndrome de *dumping* em pacientes pós-desvio gástrico após ingestões de carboidratos simples. O esvaziamento rápido do alimento no intestino delgado resulta em mudanças nos fluidos e liberação de insulina, resultando em hipotensão, diarreia, taquicardia e hipoglicemia. O tratamento envolve refeições pequenas frequentes e evitação de carboidratos simples.
- Pode-se desenvolver hiperplasia das células ilhotas após desvio gástrico, ou um defeito subjacente pode ser desmascarado. Os pacientes estão em risco de nesidioblastose e até mesmo de insulinoma em casos raros. Consulte a Tabela 65-3.

22. O que é dislipidemia?
Defeitos na produção ou remoção de lipoproteínas resultam em dislipidemia. Tanto as condições genéticas (isto é, deficiência da lipoproteína lipase, defeito no receptor da lipoproteína de baixa densidade [LDL]) e condições adquiridas (p. ex., obesidade, diabetes) foram implicadas na patogênese dos transtornos lipídicos. Dislipidemia é caracterizada pelo nível do colesterol total, triglicerídeos (TG) ou LDL acima do percentil 90 ou nível de lipoproteína de alta densidade (HDL) abaixo do percentil 10 para a população em geral. Ela desempenha um papel significativo no desenvolvimento de insuficiência cardíaca coronariana. As manifestações clínicas do excesso de LDL incluem ateroma, xantomas da pele ou tendão, xantelasma palpebral e arco corneal da íris. Hipertrigliceridemia acentuada (> 1.000 mg/dL) está associada à síndrome da chilomicronemia. Ela é caracterizada por pancreatite, xantomas eruptivos da pele e lipemia retiniana.

23. Como e quando dislipidemia é tratada?
O tratamento visa à redução do colesterol LDL para menos de 160 mg/dL na maioria dos indivíduos. Metas mais baixas são recomendadas em condições de alto risco, como diabetes (< 100 mg/dL) e doença cardíaca coronariana (< 70 mg/dL). A meta para os triglicerídeos de menos de 200 mg/dL e HDL de mais de 40 mg/dL também é recomendada. Agentes farmacológicos são recomendados, se os objetivos não forem atingidos com as medidas de mudança no estilo de vida. Os efeitos lipídicos e efeitos colaterais GI potenciais são descritos na Tabela 65-7.

Tabela 65-7. Tratamento de Dislipidemia

CLASSE DE DROGA	MECANISMO DE AÇÃO	HDL	TG	LDL	GI E OUTROS EFEITOS COLATERAIS
Sequestradores de ácidos biliares	Liga o ácido biliar no intestino e melhora a excreção fecal do colesterol	↑	—	↓↓	Náusea, inchaço, cólicas interferem na absorção de outras drogas
Fibrato	Reduz a produção de VLDL pelo fígado	↑↑	↓↓↓	↓	Hepatotoxicidade, cólicas, náuseas, mialgias
Ácido nicotínico	Reduz o transporte de ácidos graxos livres para o fígado e a produção de VLDL pelo fígado	↑↑	↓↓	↓↓	Vômitos, diarreia, hepatotoxicidade, ruborização e prurido
Inibidores de HMG CoA	Inibem a redutase de HMG CoA, uma enzima necessária na síntese do colesterol de novo	↑	↓	↓↓↓	Hepatotoxicidade, miosite
Ácidos graxos ômega 3	Reduzem a produção de VLDL	↑	↓	↓	Paladar alterado, indigestão
Inibidores da absorção do colesterol	Inibem a absorção do colesterol no intestino	—	—	↓↓	Pancreatite, hepatite

TG, triglicerídeos.

24. Qual tratamento comumente prescrito para hepatite C está associado a hipotireoidismo?
Interferon peguilado α2b causa ou piora doença da tireoide autoimune subjacente. Hipotireoidismo pode ser visto em mais de 5% dos pacientes tratados. Além disso, inibidores da tirosina quinase (p. ex., sunitinib, imatinibe), que são usados para tratar carcinoma hepatocelular, também são observados como causadores de hipotireoidismo.

25. Quais são os efeitos colaterais GI comuns dos bisfosfonatos orais rotineiramente prescritos para osteoporose?
GERD, dispepsia, úlceras esofágicas e gastrite foram reportados com bisfosfonatos orais. Seu uso é contraindicado em esôfago de Barrett.

26. Quais são as manifestações gastrointestinais associadas a condições endócrinas comuns?
Ver a Tabela 65-8.

Tabela 65-8. Manifestações GI de TRANSTORNOS Endócrinos Comuns

TRANSTORNO ENDÓCRINO	MANIFESTAÇÃO GI
Hipotireoidismo	Ganho de peso, sensação gustativa reduzida, constipação, ascite em hipotireoidismo severo
Hipertireoidismo	Perda de peso, aumento do apetite, hiperdefecação
Câncer de tireoide papilar (variante cribriforme-morular)	Polipose adenomatosa familiar, risco aumentado de câncer colorretal
Hipercalcemia	Constipação, náusea, úlcera péptica, pancreatite
Insuficiência suprarrenal	Náusea, vômitos, dor abdominal, perda de peso, diarreia
Síndrome de Cushing	Estrias abominais, obesidade central, raramente candidíase oral
Acromegalia	Pólipos colônicos, divertículos, câncer de cólon

GI = gastrointestinal.

27. Quais são os efeitos colaterais GI de corticosteroides orais exógenos?

Os efeitos colaterais dos esteroides incluem infecções fúngica oral e esofágica, esofagite, úlcera péptica, sangramento GI e raramente pancreatite. Também pode ocorrer transaminite. Tais sintomas geralmente ocorrem, se a administração de esteroides for prolongada e em altas doses.

28. Quais são as manifestações GI das síndromes endócrinas e transtornos neoplásicos?

Síndromes poliglandulares autoimunes e neoplasias endócrinas múltiplas afetam vários sistemas endócrinos, mas também afetam o trato GI. A Tabela 65-9 apresenta um resumo.

Tabela 65-9. Manifestações GI de SÍNDROMES Endócrinas Comuns

	MANIFESTAÇÕES GI	MANIFESTAÇÕES NÃO GI
APS Tipo 1	Candidíase oral, anemia perniciosa, doença celíaca	Hipoparatireoidismo Insuficiência suprarrenal Hipogonadismo Doença da tireoide autoimune Alopecia
APS Tipo 2	Diabetes Tipo 1 (insuficiência pancreática)	Doença da tireoide autoimune Insuficiência suprarrenal
MEN Tipo 1	Tumores pancreáticos (p. ex., insulinoma, gastrinoma)	Hiperparatireoidismo Tumor hipofisário
MEN Tipo 2A	Doença de Hirschsprung (obstrução colônica e megacólon)	Câncer medular de tireoide Feocromocitoma Hiperparatireoidismo
MEN Tipo 2B	Neuromas da mucosa afetando a língua e os intestinos	Câncer medular de tireoide Feocromocitoma

APS = síndrome poliglandular autoimune; GI = gastrointestinal; MEN = neoplasia endócrina múltipla.

Bibliografia

1. American Diabetes Association. Standards of Medical Care in Diabetes 2013. Diabetes Care 2013;36(1):S11-66.
2. Bradley D, Magkos F, Klein S. Effects of bariatric surgery on glucose homeostasis and type 2 diabetes. Gastroenterology 2012;143(4):897-912.
3. Bray GA, Ryan DH. Medical therapy for the patient with obesity. Circulation 2012;125(13):1695-703.
4. Bytzer P, Talley NJ, Hammer J, Young LJ, Jones MP, Horowitz M. GI symptoms in diabetes mellitus are associated with both poor glycemic control and diabetic complications. Am J Gastroenterol 2002;97(3):604.
5. Dixon JB, le Roux CW, Rubino F, Zimmet P. Bariatric surgery for type 2 diabetes. Lancet 2012;379(9833):2300-11.
6. Gopalakrishnan G, Smith RS. Disorders of lipid metabolism. In: Andrreoli T, Benjamin I, Griggs R, Wing E, editors. Cecil essentials of medicine. 8th ed. Philadelphia: WB Saunders Elsevier; 2012. p. 643-50.

7. Burra P. Liver abnormalities and endocrine diseases. Best Pract Res Clin Gastroenterol 2013;27(4):553-63.
8. Lu YY, Zhu F, Jing DD, Wu XN, Lu LG, Zhou GQ *et al*. Multiple endocrine neoplasia type 1 with upper gastrointestinal hemorrhage and perforation: A case report and review. World J Gastroenterol 2013;19(8):1322-6.
9. Maser C, Toset A, Roman S. Gastrointestinal manifestations of endocrine disease. World J Gastroenterol 2006;2(20):3174-9.
10. Modlin IM, Kidd M, Latich I, Zikusoka MN, Shapiro MD. Current status of gastrointestinal carcinoids. Gastroenterology 2005;128(6):1717-51.
11. Syro LV, Scheithauer BW, Kovacs K *et al*. Pituitary tumors in patients with MEN1 syndrome. CLINICS 2012;67(S1):43-8.

Parte IX ▪ Radiologia Gastrointestinal

FILME SIMPLES, BÁRIO E RADIOGRAFIA VIRTUAL
Michael Reiter, DO

CAPÍTULO 66

1. **Ao solicitar um exame de imagem, quais informações um médico deve fornecer para um radiologista?**
   Ao comunicar as informações a seguir, um médico ajuda a garantir que um exame de imagem será realizado e interpretado de maneira ideal para cada paciente.
   - Fornecer histórico médico pertinente ou significativo e informações clínicas relacionadas com o exame: (a) principais achados do histórico, exame físico e exames laboratoriais que sugerem o diagnóstico em questão; e (b) qualquer alteração cirúrgica da anatomia a ser examinada com imagem.
   - Explicar a finalidade do exame, incluindo possíveis diagnósticos, potenciais complicações de um procedimento recentemente realizado ou um diagnóstico ou achado estabelecido que deve ser acompanhado para verificar se há mudança. Explicação específica de como os achados de imagem podem alterar as decisões de tratamento (ou seja, acompanhamento vs. cirurgia) ou confirmar um dilema diagnóstico notório é útil, uma vez que o radiologista possa não estar ciente dos algoritmos específicos de tratamento.
   - Nunca hesitar em consultar o radiologista e discutir o caso. Diálogo e comunicação eficazes entre médico e radiologista levam a imagens radiológicas mais diagnósticas e precisas.

RADIOGRAFIA ABDOMINAL

2. **Qual é a avaliação radiográfica ideal para pneumoperitônio?**
   - De forma ideal, uma radiografia frontal do tórax inferior e do abdome superior, com o paciente na posição **vertical**, deve ser obtida para identificar ar livre sob o diafragma.
   - Se houver um achado equívoco para pneumoperitônio, então, incidências de decúbito lateral podem ser realizadas, uma vez que esta seja a técnica radiográfica simples mais sensível para detectar ar livre intra-abdominal.
   - Radiografias abdominais frontais em decúbito dorsal não são sensíveis para a detecção de pneumoperitônio, mas esses exames são realizados com frequência, de modo que a percepção das diversas manifestações de imagem de ar livre é importante.

   O diagnóstico radiológico de pneumoperitônio é um dos achados mais importantes a se fazer em toda radiologia, pois pode ser sutil e, se passar despercebido, pode resultar em morbidade e mortalidade significativas. A tomografia computadorizada (CT) abdominal é o teste mais sensível para detectar pneumoperitônio e deve ser considerada nos casos em que a suspeita clínica é alta, e as radiografias simples são indeterminadas ou negativas.

3. **Cite e descreva vários dos sinais radiográficos de decúbito dorsal de pneumoperitônio.**
   - Sinal de Doge Cap.
   - Sinal de Rigler.
   - Sinal do diafragma contínuo.
   - Sinal da bola de futebol americano.
   - Sinal de Cupola.
   - Sinal do triângulo.

4. **Qual é o principal achado radiográfico de obstrução do intestino?**
   A marca registrada da obstrução, seja ela mecânica ou funcional, é a dilatação do intestino. A regra dos "3s" define a dilatação anormal do intestino:
   - Intestino delgado com 3 cm ou mais.
   - Cólon transverso com 6 cm ou mais.
   - Ceco com 9 cm ou mais.

   Diferenciar obstrução intestinal de íleo paralítico pode ser um desafio, mas vários sinais são sugestivos: distensão abdominal proeminente, dilatação do intestino delgado e ausência de dilatação do intestino grosso favorecem o diagnóstico de obstrução do intestino delgado (Figura 66-1). Uma configuração em "escada" das alças do intestino delgado dilatado, estendendo-se do quadrante superior esquerdo até o inferior direito, é altamente sugestiva. Embora anteriormente considerado um sinal confiável, os níveis de ar fluido na mesma alça do intestino delgado, em alturas diferentes, não são tão confiáveis no diagnóstico de obstrução mecânica do intestino delgado, como se pensava inicialmente.

5. **Onde fica a radiografia abdominal na abordagem algorítmica para o exame diagnóstico de obstrução do intestino delgado?**
   Radiografia abdominal é o exame radiológico inicial preferido para pacientes com suspeita de obstrução do intestino delgado, principalmente por causa de sua grande disponibilidade e baixo custo. No entanto, é diagnóstica em apenas 50 a

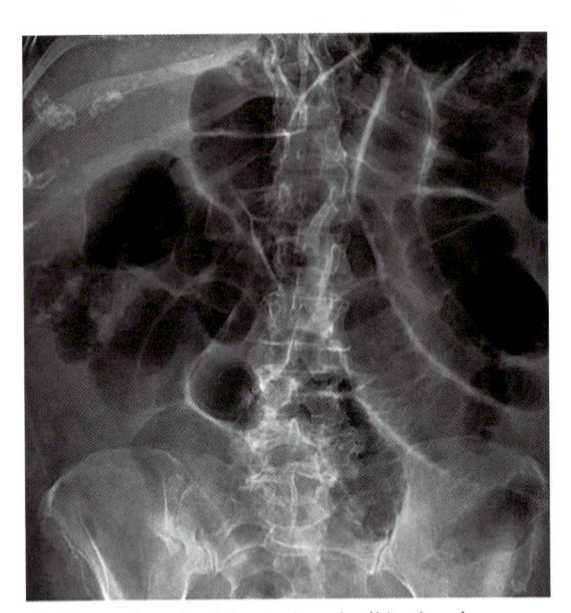

Fig. 66-1. Radiografia abdominal em decúbito dorsal. Múltiplas alças dilatadas do intestino delgado estão presentes em todo o abdome sem distensão colônica significativa. Obstrução mecânica do intestino delgado foi encontrada em cirurgia secundária à hérnia abdominal ventral.

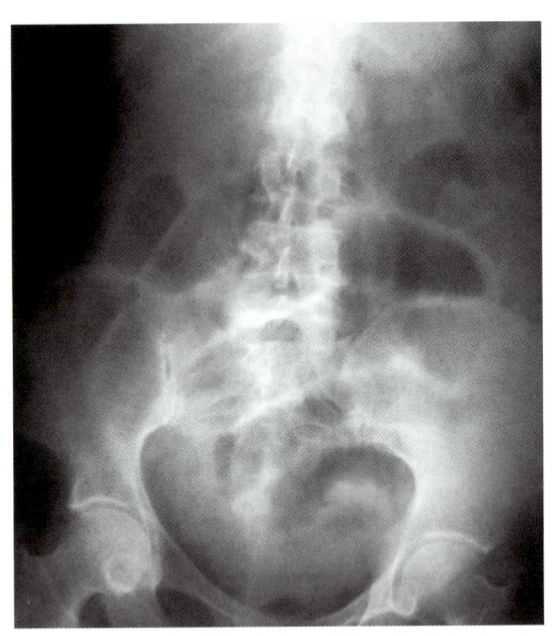

Fig. 66-2. Radiografia abdominal portátil em decúbito dorsal. Como a dilatação do intestino delgado não atinge o quadrante inferior direito, a obstrução mecânica do intestino delgado substancialmente a montante do íleo terminal é provável. Esta obstrução, no entanto, era funcional, resultado de pancreatite aguda.

60% dos casos (Figura 66-2), portanto, se a suspeita clínica de obstrução for alta, a CT abdominal deve ser considerada o teste mais definitivo.

6. Quais são as características marcantes de íleo biliar?

Apesar de representar uma causa pouco frequente de obstrução do intestino delgado, íleo biliar tem significativa mortalidade associada, se o diagnóstico for adiado. Os achados característicos de imagem são citados como *tríade de Rigler*: pneumobilia; obstrução do intestino delgado; e um cálculo biliar radiodenso, intra-abdominal e ectópico (na maioria das vezes alojado na válvula ileocecal).

7. Ascite é detectável na radiografia abdominal?

As radiografias abdominais não são sensíveis para a identificação de ascite e nunca devem ser usadas como teste diagnóstico para essa indicação. No entanto, há diversos achados que sugerem a presença de ascite na radiografia de decúbito dorsal, como alças intestinais centralmente localizadas e cheias de ar e falta de visualização do conteúdo abdominal, para incluir contornos do fígado, baço, psoas e bexiga urinária. Também pode haver uma densidade nebulosa cobrindo a maior parte do abdome. Para os casos de suspeita de ascite, a ultrassonografia é a modalidade mais adequada, uma vez que não só seja sensível para a detecção de ascite, mas também pode auxiliar na orientação do local escolhido para paracentese.

8. O que diferencia gás venoso portal de pneumobilia "séptica"?

Embora, em ambas as condições o gás esteja em um padrão ramificado e afilado, a localização do gás no fígado costuma ser distinta. Como sangue venoso portal costuma fluir para a periferia, o gás na veia porta do fígado tende a acumular-se na periferia do fígado. Como a bile normalmente flui em direção ao hilo, o gás biliar tende a se acumular perto do hilo. Ocasionalmente, essas regras falham, contudo, porque o instante em que a radiografia é exposta à localização do gás, em movimento constante, pode ser transitoriamente atípico (Figura 66-3). Inspeção diligente da radiografia em busca de sinais secundários, como pneumatose intestinal, é útil porque, se presente, é indicativo de isquemia intestinal e revela que o gás intra-hepático está dentro do sistema portal.

Importante: Pneumobilia é mais comumente vista decorrente da esfincterotomia ampular ou coledocoenterotomia. Este é um achado benigno. Pneumobilia causada pela produção de gás bacteriano dentro da árvore biliar é incomum, e o paciente geralmente está séptico. É imperativo que sejam fornecidas ao radiologista as informações clínicas para fazer esta distinção.

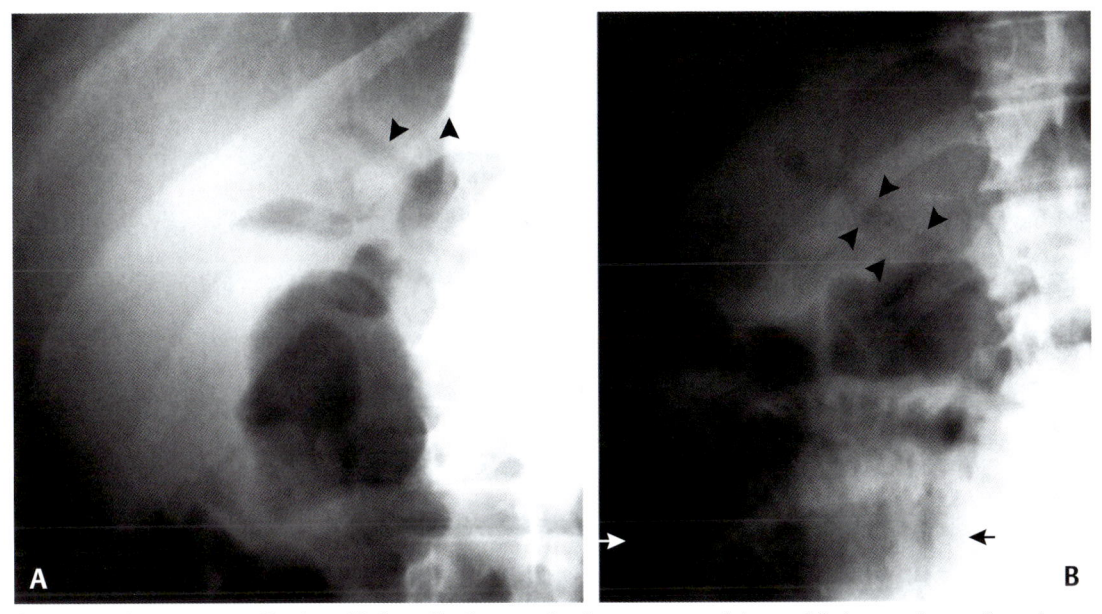

Fig. 66-3. Um padrão gasoso ramificado e afilado no fígado, se predominantemente próximo ao hilo (*pontas das setas*), geralmente é biliar (*A*), mas, ocasionalmente, está na veia porta. **B,** Pneumatose linear e aerada (*setas*) abaixo do fígado é compatível com isquemia intestinal.

9. Quais tipos de corpos estranhos são encontrados em radiografias abdominais?

Uma ampla variedade de corpos estranhos é radiopaca e, portanto, visível na radiografia abdominal (Figura 66-4). Eles podem ser classificados como intraluminal ou extraluminal para fins logísticos (Tabela 66-1).

Tabela 66-1. Causas Comuns de Corpos Estranhos Radiopacos

INTRALUMINAL	EXTRALUMINAL
Bezoares	Clipes cirúrgicos (na posição esperada ou migrada)
Marcadores para medição do trânsito colônico (Marcas de Sitz)	Dispositivos intrauterinos migrados
Pacotes de narcóticos ilegais ("embalados no corpo")	Materiais cirúrgicos retidos (p. ex., pinça inadvertida ou esponja cirúrgica; este último normalmente ocorre no caso de contagem incorreta das esponjas)
Tubos desalojados provenientes de procedimentos anteriores (p. ex., tubos de alimentação e *stents* biliares)	Materiais cirúrgicos intencionalmente colocados (p. ex., esponja cirúrgica utilizada para controlar hemorragia em laceração traumática do fígado—histórico clínico ajuda a diferenciar da variedade inadvertida)
Itens ingeridos ou inseridos (moedas, pilhas e cápsulas endoscópicas usadas para exame minucioso de doenças do intestino delgado)	

10. Quais são as causas de calcificação intra-abdominal?
- Cálculos renais (80% radiodenso) e cálculos da bexiga.
- Colelitíase (10-15% radiodenso) e "leite de cálcio".
- Vesícula biliar de porcelana (20% de risco de câncer).
- Pâncreas (geralmente, pancreatite crônica, inclui câncer, vasos e cistos).
- Linfonodos calcificados (inflamação crônica, inclui baço).
- Calcificações vasculares (aneurisma ou dissecção da aorta).
- Apendicolite (mais dor aguda no quadrante inferior direito muito preditiva de apendicite).

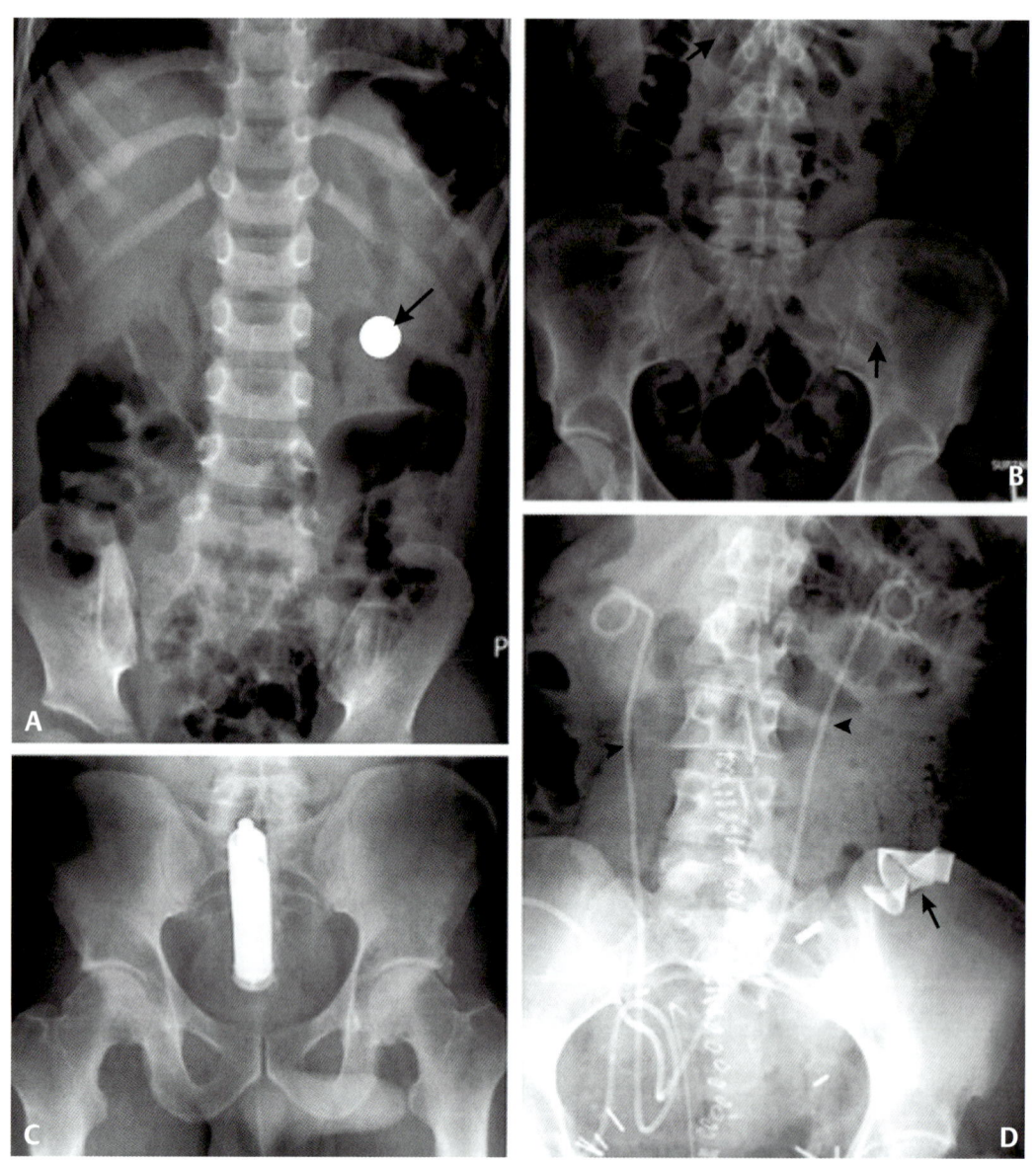

Fig. 66-4. Exemplos de vários corpos estranhos abdominais. **A,** Estrutura metálica redonda (*seta*) se sobrepõe ao hemiabdome esquerdo em uma menina de 3 anos de idade; em caso de suspeita, mas não testemunho, de ingestão de corpo estranho, uma incidência lateral pode ser útil para confirmar a localização intra-abdominal. Isto foi confirmado como sendo a ingestão de uma pilha de relógio. **B,** Três estruturas curvilíneas radiodensas (*setas*) projetadas sobre o abdome nesta incidência frontal de decúbito dorsal de uma mulher de 24 anos de idade. Inicialmente, a paciente negou a ingestão de corpos estranhos, mas, posteriormente, admitiu ter engolido inúmeros grampos. **C,** Estrutura cilíndrica radiopaca que se sobrepõe à linha média da pelve representa um vibrador inserido no reto. Tipicamente, corpos estranhos retais estão orientados no sentido craniocaudal. **D,** Esponja de laparotomia inadvertida (*seta*) está presente no interior da cavidade abdominal após cirurgia. Esta radiografia portátil em decúbito dorsal foi obtida após a identificação de uma contagem incorreta de esponjas. A própria esponja de laparotomia é radiotransparente; no entanto, são detectáveis por causa de um marcador radiopaco incorporado. *Stents* ureterais bilaterais também estão presentes (*pontas das setas*).

MEIO DE CONTRASTE

11. **Quais são as funções dos meios de contraste de bário e solúveis em água (iodados) para opacificação do lúmen do trato gastrointestinal (GI)?**

    Os meios de contraste de bário, que consistem em partículas de sulfato de bário suspensas em água, costumam ser preferidos a agentes iodados solúveis em água, porque produzem melhores imagens, como resultado de maior detalhe da mucosa, são mais resistentes à diluição e são mais baratos. Atualmente, o uso de meio de contraste iodado está, essencialmente, limitado a situações em que bário é contraindicado, como em casos de potencial perfuração ou vazamento intestinal, casos anteriores a procedimentos cirúrgicos envolvendo o intestino e casos de confirmação da posição de um cateter intestinal colocado por via percutânea. Contraste solúvel em água é ideal para utilização em pacientes com suspeita de perfuração de uma víscera oca, uma vez que seja rapidamente absorvido a partir de todos os espaços extraluminais. Nenhum efeito adverso foi notificado com a presença de contraste iodado no mediastino, na cavidade pleural ou no abdome. Bário, por outro lado, tem uma propensão para incitar uma reação inflamatória no caso de vazar para dentro da cavidade peritoneal, o que resulta em peritonite granulomatosa. Em casos de bário aspirado, pode haver consequências graves, particularmente em pacientes com pneumonia ou síndrome da angústia respiratória do adulto (Figura 66-5).

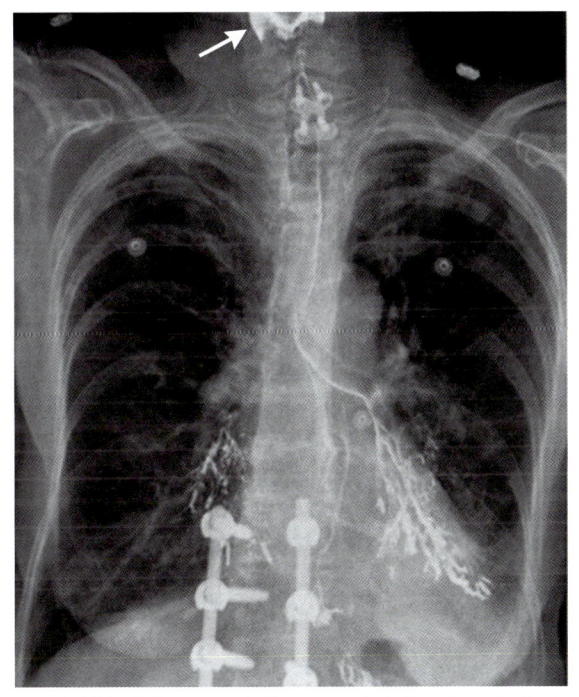

Fig. 66-5. Aspiração de bário. Contraste de bário é visto revestindo a traqueia, brônquios principais e brônquios do lobo inferior bilateral após aspiração acidental. Uma grande quantidade de contraste é mantida com os seios piriformes (*seta*), o que predispõe à aspiração.

12. Qual é a escolha ideal de meios de contraste para a detecção da perfuração ou vazamento anastomótico pós-operatório?
Agentes de contraste solúveis em água são o meio de escolha para a avaliação radiográfica dos pacientes com suspeita de perfuração GI superior ou vazamento pós-operatório. No entanto, os meios solúveis em água são menos sensíveis na detecção de vazamentos em comparação a bário, porque são menos radiopacos. Nos casos em que um estudo inicial utilizando meio de contraste iodado não demonstra uma perfuração suspeita, deve-se repetir o estudo usando bário, porque pequenos vazamentos podem passar despercebidos.

ESTUDOS DE DEGLUTIÇÃO

13. Que informações uma suspensão de bário fornece?
Suspensão de bário, também chamada de *esofagrama*, é o termo geral usado para um exame fluoroscópico-radiográfico de deglutições oral, faríngea e esofágica. Para avaliação da disfagia, um estudo de suspensão de bário tem algumas vantagens sobre a endoscopia, principalmente sua capacidade para diagnosticar transtornos da motilidade, além de anomalias estruturais. Por outro lado, a endoscopia é superior na detecção de graus mais leves de esofagite, permite a amostragem de tecido e não expõe o paciente à radiação ionizante. Suspensão de bário fornece avaliação da motilidade e esvaziamento esofágicos, tipo de hérnia hiatal, caso presente, presença de estreitamento ou lesão da mucosa e detecção de refluxo esofágico.

14. Em pacientes com doença do refluxo gastroesofágico (GERD), há uma função para a suspensão de bário?
Um esofagrama de bário desempenha uma função importante antes da cirurgia antirrefluxo para pacientes com GERD. Este exame permite a avaliação do esvaziamento do esôfago, identifica a presença e o tipo da hérnia hiatal, bem como a presença de um esôfago encurtado, avalia a motilidade esofágica e pode detectar e qualificar a quantidade de refluxo. A

advertência com refluxo é que sua ausência no momento da suspensão de bário não exclui este diagnóstico; portanto, esse exame nunca deve ser realizado exclusivamente para detectar ou excluir refluxo.

15. Quais transtornos da motilidade do esôfago são diagnosticáveis por suspensão de bário?

Dos cinco transtornos primários da motilidade do esôfago, três podem ser diagnosticados pela suspensão de bário: acalasia, espasmo esofágico e motilidade esofágica ineficaz. Os dois transtornos primários da motilidade que não podem ser diagnosticados por suspensão de bário são "esôfago quebra-nozes" e esfíncter esofágico inferior (LES) hiperativo.

16. Como uma suspensão de bário pode diferenciar acalasia de esclerodermia?

Se a condição resultar em dismotilidade que é, no mínimo, de gravidade moderada, anomalias da suspensão de bário costumam ser diferentes nessas duas condições (Figura 66-6 e Tabela 66-2).

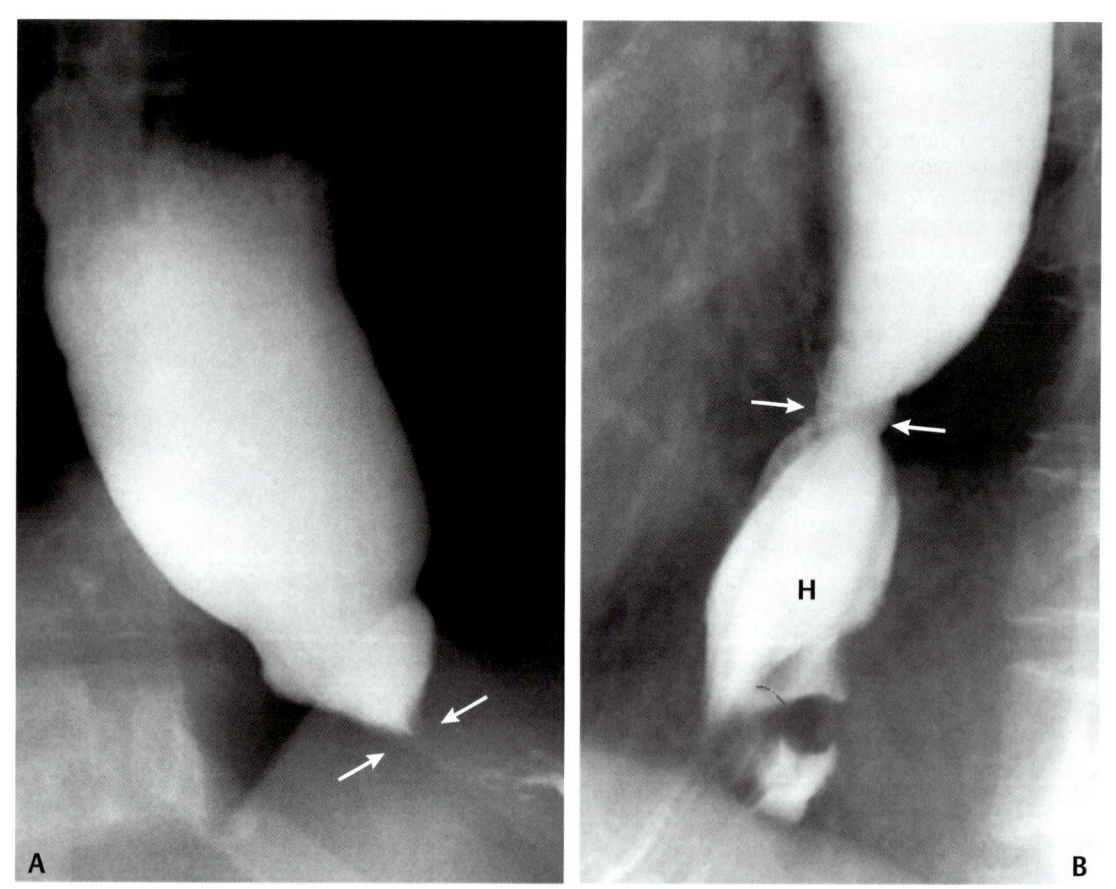

Fig. 66-6. Esôfago inferior. **A,** Acalasia. A dilatação está marcada acima de um "bico" (*setas*), formado pelo esfíncter inferior fechado. **B,** Esclerodermia. A dilatação é moderada acima de um estreitamento cilíndrico de esofagite de refluxo (*setas*), abaixo do qual está uma hérnia de hiato de deslizamento (H).

Tabela 66-2. Acalasia *versus* Esclerodermia

	DILATAÇÃO ESOFÁGICA	PERISTALTISMO NA PARTE DO ESÔFAGO COM PURO MÚSCULO LISO	JUNÇÃO ESOFAGOGÁSTRICA
Acalasia	Pode ser evidente	Ausente	Bico: suave, concêntrico, cônico, flexível Sem hérnia de hiato
Esclerodermia	Mínima ou moderada	Fraco; incompleto ou ausente	Estreitamento a partir de esofagite: cilíndrico, rígido, às vezes, irregular ou ulcerado Com frequência, hérnia de hiato de deslizamento

17. Que descobertas ajudam a distinguir acalasia secundária a câncer de acalasia primária?

Características sugestivas de acalasia secundária (câncer):
- "Bico" no LES é irregular, excêntrico ou abruptamente marginalizado.
- "Bico" no LES é longo, 3,5 cm ou mais.
- Corpo esofágico é relativamente estreito, calibre de 4 cm ou menor.

18. Qual é a diferença entre suspensão de bário, séries do trato GI superior e exame de trânsito do intestino delgado (SBFT)?

Todos os três referem-se a um exame radiográfico em que o paciente ingere um meio de contraste radiopaco, tipicamente bário. Ao contrário de uma suspensão de bário, uma série do trato GI superior não avalia a deglutição e também inclui a avaliação do estômago e do duodeno, além do esôfago. Um SBFT concentra-se apenas no duodeno, jejuno e íleo sem avaliação do esôfago ou do estômago.

19. Úlceras gástricas benignas e malignas podem ser diferenciadas?

Características de imagem permitem uma estimativa da probabilidade de malignidade. Uma aparência maligna ou possivelmente maligna justifica endoscopia e biópsia. Para características radiográficas inequivocamente benignas, acompanhamento radiológico é uma alternativa mais barata e menos invasiva. Se características incertas para malignidade se desenvolverem durante o acompanhamento ou se a cura falhar, apesar do tratamento médico adequado, endoscopia e biópsia são indicadas (Tabela 66-3).

Tabela 66-3. Úlceras Gástricas em Séries do Trato Gastrointestinal Superior: Características Benignas ou Malignas

ACHADOS	BENIGNO	MALIGNO
Localização no estômago	Exceto na metade a montante do estômago, ao longo da grande curvatura	Metade a montante do estômago, ao longo da grande curvatura
Visualização de perfil: relação da úlcera com o lúmen	Além do lúmen esperado	Dentro do lúmen esperado
Pregas radiantes	Regular Para margem de úlcera ou para montículo da úlcera (de edema)	Nodular, irregular, fundido, maciço ou amputado Pode não chegar à margem de úlcera
Se a úlcera estiver dentro de uma massa	Localização da úlcera na massa: central Massa: lisa Junção com a parede: ângulo obtuso	Localização da úlcera na massa: excêntrica Massa: irregular Junção com a parede: ângulo agudo
Mucosa circundante	Intacta	Distorcida ou obliterada
Formato da úlcera	Arredondado, oval ou linear	Angular
Outro	Linha de Hampton	
Cicatrização	Completa	Geralmente incompleta Ocasionalmente completa, porém com cicatriz Pregas radiantes com características malignas

20. Quais são as indicações para SBFT ou enteróclise?

No passado, SBFT e enteróclise (também conhecido como *enema do intestino delgado* porque envolve a injeção do meio de contraste diretamente no intestino delgado) foram empregados na avaliação de aparentemente qualquer tipo de condição patológica do intestino delgado, incluindo doença inflamatória do intestino, neoplasia e obstrução. Com os avanços tecnológicos da CT e ressonância magnética, contudo, as funções atuais do SBFT e enteróclise têm diminuído significativamente. Doença de Crohn representa uma das poucas indicações restantes para SBFT ou enteróclise. Hoje, nenhum exame desempenha uma função em casos de suspeita de obstrução intestinal ou hemorragia GI, pois foram substituídos por outras modalidades de imagem.

CÓLON E RETO

21. Quais são as indicações para técnicas de contraste simples ou duplo de um exame de enema de bário?

- Contraste simples: Para fístula ou avaliação do trato sinusal, a integridade da anastomose antes do fechamento da ileostomia e a obstrução (predominantemente volvo do cólon).
- Contraste duplo: Para câncer colorretal e colite.

Houve um declínio substancial no uso de enema de bário com duplo contraste como ferramenta de exame para detecção de câncer colorretal, já que tem sido amplamente substituído em favor da colonoscopia óptica ou virtual. Embora já tenha sido apresentado como um teste eficaz desta forma por causa de seu custo relativamente baixo, risco mínimo e capacidade de avaliar a totalidade do cólon, o enema de bário de duplo contraste tem demonstrado ser menos sensível para a detecção de pólipos em comparação à colonoscopia óptica, que emergiu como o padrão ouro aceito.

22. Qual é o papel de defecografia (proctografia de evacuação)?
Defecografia pode identificar a causa e ajudar a terapia direta se houver disfunção anorretal. Ela também pode exibir um ou mais dos seguintes: retocele, intussuscepção retal (retorretal ou intra-anal), prolapso retal externo e enterocele. Diagnóstico e tratamento ideais exigem correlação dos achados da defecografia com histórico, exame físico, testes sem imagem da função anorretal e, muitas vezes, ultrassonografia endoanal.

COLANGIOPANCREATOGRAFIA

23. Qual é o sinal de ducto duplo da colangiopancreatografia?
Um estreitamento ou obstrução completa do ducto biliar comum intrapancreático e outro estreitamento ou obstrução completa do ducto pancreático principal nas proximidades (Figura 66-7) constituem o sinal do ducto duplo. A causa maligna mais comum é o adenocarcinoma da cabeça pancreática; colangiocarcinoma, linfoma e metástase são causas ocasionais. A causa benigna mais comum é pancreatite crônica.

24. Quais são as características pancreatográficas que diferenciam pâncreas *divisum* de obstrução completa do ducto pancreático principal?
Embora o principal ducto opacificado pela papila principal seja mais curto do que o normal em ambas as condições, suas aparências pancreatográficas costumam ser distintas.
- Com obstrução (Figura 66-7), o ducto principal aparece truncado. O calibre da parte opacificada do ducto principal e suas ramificações é normal, e a terminação a montante do ducto principal é abrupta. Outras duas condições — ruptura traumática do ducto principal e excisão da cauda e do corpo pancreáticos — podem ter esta mesma aparência.
- Na *divisum* (Figura 66-8), o sistema ductal aparece reduzido. O calibre do ducto principal é pequeno, e o ducto principal termina a montante, não abruptamente, mas por ramificação e afilamento.

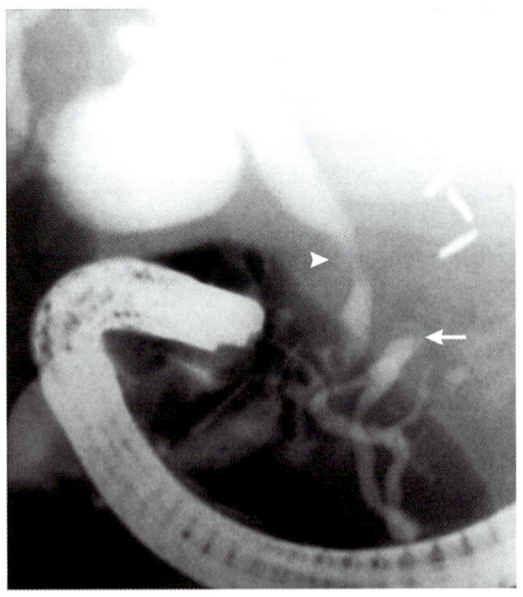

Fig. 66-7. Sinal do ducto duplo. O estreitamento (*ponta de seta*) do ducto biliar comum intrapancreático, embora suave e predominantemente cônico, provavelmente é maligno porque é curto e excêntrico. Próximo está uma obstrução completa (*seta*) do ducto pancreático. Nenhuma anormalidade de pancreatite crônica envolve a parte opacificada truncada do ducto pancreático. O diagnóstico é adenocarcinoma ductal da cabeça do pâncreas.

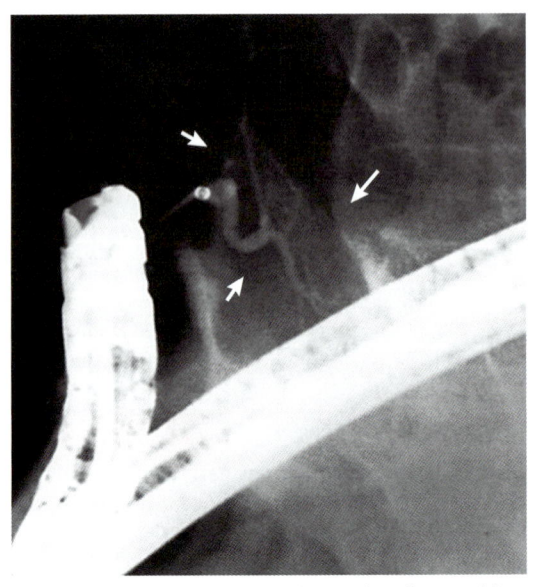

Fig. 66-8. Pâncreas *divisum*. Este sistema ductal pancreático curto (*setas*), opacificado pela papila principal, está reduzido.

COLONOSCOPIA VIRTUAL

25. Descreva as principais diferenças entre a colonoscopia virtual, também conhecida como colonografia por tomografia computadorizada (CTC) e colonoscopia óptica.

Avanços tecnológicos ao longo dos últimos anos permitiram que a CTC evoluísse para o método radiológico inicial para investigar neoplasia colônica superando o enema de bário com duplo contraste. No entanto, a colonoscopia óptica continua sendo a principal ferramenta utilizada para exame de câncer colorretal. Existem várias diferenças inerentes entre essas duas modalidades, e cada uma tem suas próprias vantagens e desvantagens (Tabela 66-4). Embora seja necessário que os médicos estejam cientes das características únicas da CTC e da colonoscopia óptica, o fato mais importante é que são equivalentes em sua capacidade de detectar câncer colorretal e pólipos grandes (> 10 mm).

Tabela 66-4. Colonoscopia Virtual *Versus* Colonoscopia Óptica

	COLONOSCOPIA VIRTUAL (CTC)	COLONOSCOPIA ÓPTICA
Perfil de segurança	Menos complicações, incluindo menor taxa de perfuração intestinal	Incidência mais frequente de perfuração intestinal Menos bem tolerada que CTC
Visualização completa da parede do cólon	Melhor visualização completa da parede do cólon (4% para CTC *versus* 7% para colonoscopia óptica em uma grande série de comparação direta*)	Maior taxa de exame incompleto
Preparação do intestino	Potencial para nenhuma preparação intestinal (CTC livre de laxante) com o uso de marcação fecal	Necessária
Exposição à radiação	Utiliza radiação ionizante, embora a dose para o paciente não seja significativamente diferente daquela de um exame de CT abdominal de rotina	Nenhuma
Capacidade de realizar procedimentos	Não é possível realizar intervenções	Capaz de realizar procedimento (biópsia ou polipectomia) ao mesmo tempo que as lesões são identificadas
Achados extracolônicos	Capacidade de visualizar a parede do cólon, além de detectar achados acidentais do abdome e da pelve	Só é possível visualizar a luz do cólon

CTC = colonografia por tomografia computadorizada.
Halligan S, Taylor SA. CT colonography: results and limitations. Eur J Radiol. 2007 Mar; 61(3):400-8.

26. Existem diretrizes para o tratamento adequado dos achados da CTC?
- Se uma massa for detectada, recomenda-se consulta cirúrgica.
- Para um pólipo com tamanho de 10 mm ou maior, ou se houver três ou mais pólipos de 6 mm ou maiores, recomenda-se ressecção endoscópica.
- Se menos de três pólipos medindo 6-9 mm forem detectados (Figura 66-9), as recomendações são menos claras com alguns defendendo intervalos mais curtos para CTC de acompanhamento, possivelmente em três anos, enquanto outros sugerem que a colonoscopia óptica deve ser realizada.
- Para pólipos com tamanho de 5 mm ou menores, exame contínuo de rotina com o CTC é recomendado em 5 anos.

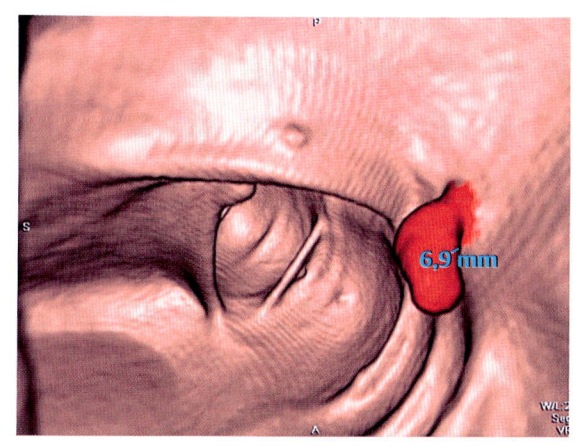

Fig. 66-9. Colonografia por CT demonstrando um pólipo de cólon séssil de 6,9 mm.

O autor gostaria de agradecer às contribuições do Dr. Zeligman, que foi o autor deste capítulo na edição anterior e forneceu muitas das imagens.

Bibliografia

1. Baker ME, Einstein DM, Herts BR *et al.* Gastroesophageal reflux disease: Integrating the barium esophagram before and after antireflux surgery. Radiology 2007;243:329-39.
2. Baker SR. Pneumoperitoneum—The radiographic and clinical virtues of the supine abdominal film. Emerg Radiol 2012;19:547-8.
3. Gayer G, Petrovitch I, Jeffrey RB. Foreign objects encountered in the abdominal cavity at CT. Radiographics 2011;31:409-28.
4. Interactive radiology cases. Accessed September 22,2014, from http://www.radrounds.com.
5. Johnson CD, Chen MH, Toledano AY *et al.* Accuracy of CT colonography for detection of large adenomas and cancers. N Engl J Med 2008;359:1207-17.
6. Levine MS, Creteur V, Kresel HY. Benign gastric ulcers: Diagnosis and follow-up with double-contrast radiography. Radiology 1987;164:9.
7. Siewert B, Kruskal JB, Eisenberg R, Hall F, Sosna J. Quality initiatives: Quality improvement grand rounds at Beth Israel Deaconess Medical Center: CT colongraphy performance review after an adverse event. Radiographics 2010;30:23-31.
8. Swanson JO, Levine MS, Redfern RO, Rubesin SE. Usefulness of high density barium for detection of leaks after esophagogastrectomy, total gastrectomy, and total laryngectomy. AJR Am J Roentgenol 2003;181:415-20.
9. Woodfield CA, Levine MS, Rubesin SE *et al.* Diagnosis of primary versus secondary achalasia: Reassessment of clinical and radiographic criteria. Am J Roentgenol AJR 2000;175:727-31.

RADIOLOGIA INTERVENCIONISTA I: PROCEDIMENTOS DE IMAGEM CRUZADA

Kimi L. Kondo, DO ▪ Paul D. Russ, MD

BIÓPSIA PERCUTÂNEA ORIENTADA POR IMAGEM E ASPIRAÇÃO E DRENAGEM DE FLUIDO

1. Quais são as indicações para biópsia percutânea por agulha (PNB) orientada por imagem?
- Estabelecer um diagnóstico benigno ou maligno de uma lesão.
- Estadiamento de pacientes com malignidade conhecida ou suspeita quando há suspeita de metástase.
- Obter material para análise microbiológica em pacientes com infecção conhecida ou suspeita.
- Determinar a natureza e a extensão de doenças parenquimatosas difusas (p. ex., cirrose, rejeição de órgãos transplantados, glomerulonefrite).

2. Quais são as indicações para aspiração de fluido percutâneo (PFA) orientada por imagem e drenagem por cateter percutâneo (PCD)?
- Obter uma amostra para a caracterização do fluido.
- Remover o fluido suspeito de estar infectado ou o resultado de uma conexão fistulosa anormal.
- Remover um acúmulo de fluido suspeito de ser a causa dos sintomas, o suficiente para justificar a drenagem.
- Executar um procedimento auxiliar necessário para facilitar um melhor resultado de uma intervenção posterior (p. ex., drenagem antes de escleroterapia).
- Realizar uma manobra temporizadora para estabilizar a condição do paciente antes da cirurgia definitiva (p. ex., drenagem de abscesso diverticular para permitir reanastomose primária).

3. Cite contraindicações (absolutas ou relativas) para PNB e PFA/PCD orientadas por imagem.
- Um paciente competente que não dá seu consentimento.
- Um paciente que não quer ou é incapaz de cooperar com o procedimento ou ser posicionado para ele (p. ex., um abscesso retroperitoneal só é acessível por via percutânea, pela parte de trás, mas o paciente não é capaz de deitar de decúbito ventral por causa da dor de uma ferida abdominal anterior ou incisão cirúrgica recente).
- Coagulopatia incorrigível.
- Função cardiopulmonar severamente comprometida ou instabilidade hemodinâmica.
- Falta de uma "janela" ou caminho percutâneo seguro para o alvo.
- Incapacidade de visualizar o alvo com modalidades de imagem disponíveis.
- Gravidez nos casos em que a orientação de imagem utiliza radiação ionizante (os potenciais riscos para o feto e os benefícios clínicos do procedimento devem ser considerados antes de prosseguir).

4. Quando uma biópsia percutânea orientada por imagem é necessária ao contrário de uma aspiração percutânea por agulha fina (FNA)?

Quando é necessário detalhe arquitetônico para o diagnóstico histopatológico (p. ex., neoplasias bem diferenciadas) e estadiamento (p. ex., estadiamento de fibrose de doenças hepáticas difusas), uma biópsia percutânea é necessária. Amostras de FNA costumam ser obtidas usando agulhas de calibre 22 a 25 e rendem agrupamentos de células e, ocasionalmente, pequenos fragmentos de tecido para exame citopatológico. Biópsias percutâneas são realizadas com uso de dispositivos descartáveis, automatizados e com molas (calibre 20 ou maior) e geram cilindros de tecido com 1 a 2 cm de comprimento.

5. Quais modalidades de imagem são usadas para orientar procedimentos intervencionistas?

Fluoroscopia, ultrassonografia (US) (Figura 67-1), tomografia computadorizada (CT) e imagem de ressonância magnética (MRI) podem ser usadas para orientar as intervenções. US e CT são usadas com mais frequência.

6. Quais são as cinco condições que devem ser atendidas antes de um procedimento percutâneo ser executado?
- O paciente ou o representante do paciente deve fornecer consentimento informado por escrito para o procedimento, sedação consciente por via intravenosa (se aplicável) e potencial administração de sangue ou hemoderivados.
- *Status* de código durante o procedimento e período de recuperação pós-procedimento devem ser determinados se o paciente deu ordens de não tentar ressuscitação.
- O perfil de coagulação do paciente deve ser determinado, e qualquer coagulopatia deve ser corrigida.
- O paciente deve estar em jejum, no caso de sedação consciente ser utilizada durante o procedimento. Horários exatos variam, dependendo dos protocolos e diretrizes institucionais. Diretrizes típicas são jejum de pelo menos 2 horas para líquidos "limpos" e de pelo menos 6 horas para "sólidos" ou alimentos.
- Cobertura antibiótica apropriada deve ser administrada, se houver qualquer possibilidade de que a lesão ou o acúmulo de fluido está infectado.

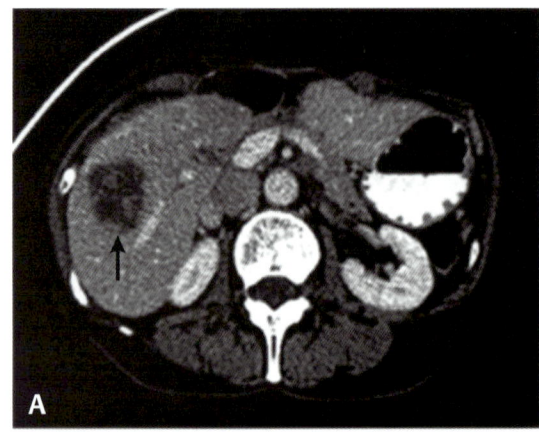

Fig. 67-1. Colangiocarcinoma metastático no fígado. **A,** Tomografia computadorizada realçada por contraste do fígado demonstra uma massa hipodensa e heterogênea de 3,6 cm (*seta*). **B,** Ultrassonografia do fígado demonstra que a massa é heterogeneamente hipoecoica (*seta*). **C,** A agulha é ecogênica e bem visualizada durante a biópsia percutânea orientada por ultrassonografia.

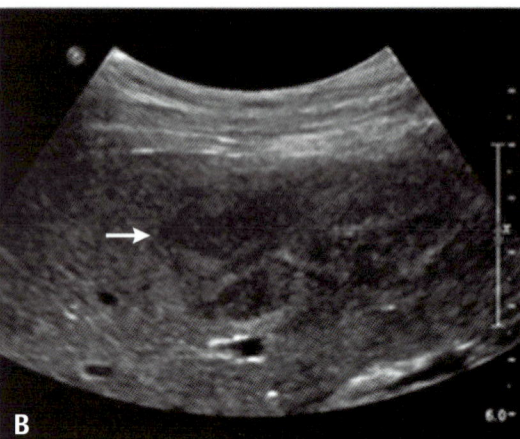

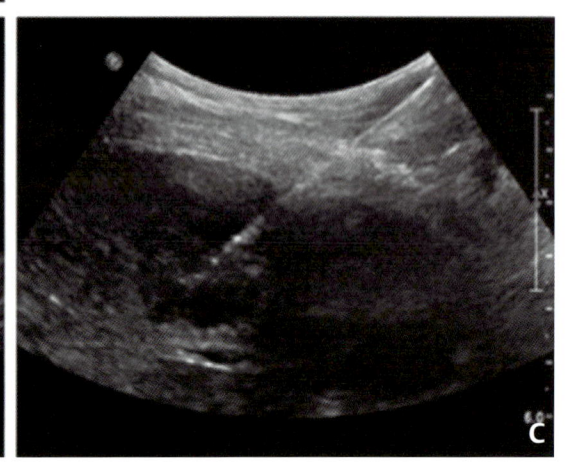

7. Quais parâmetros de coagulação são avaliados antes de um procedimento percutâneo?

O histórico do paciente deve ser revisto para riscos de hemorragia, como anticoagulante (varfarina [Coumadin] heparina de baixo peso molecular) ou agentes inibidores de plaquetas (aspirina, clopidogrel [Plavix]), uremia ou doença hepatocelular. Parâmetros rotineiramente avaliados incluem hematócrito, tempo de protrombina, relação normalizada internacional (INR), tempo parcial de tromboplastina (PTT) e contagem de plaquetas.

8. Como e quando as coagulopatias devem ser corrigidas?

Coagulopatias devem ser corrigidas com transfusões apropriadas de concentrados de hemácias ou agentes hemostáticos, como plaquetas, plasma fresco congelado, vitamina K, crioprecipitado, protamina e fator recombinante VIIa. Diretrizes institucionais variam, mas uma INR superior a 2, um PTT superior a 1,5 vezes o normal ou uma contagem de plaquetas inferior a 50.000/μL, cada uma é uma contraindicação relativa para a maioria dos procedimentos. Diretrizes recentes da Sociedade de Radiologia Intervencionista oferecem parâmetros úteis de coagulação e de transfusão para procedimentos percutâneos com base em riscos baixo, moderado e significativo de hemorragia e facilidade de detecção e controle da hemorragia. Se o paciente tiver um *stent* coronário, uma consulta cardiológica pode ser necessária antes da interrupção dos agentes antiplaquetários para evitar complicações do *stent*.

9. Quais agentes farmacológicos podem ser injetados nos acúmulos de fluido abdominal septado ou viscoso para melhorar a drenagem?

Terapia de fibrinólise intracavitária com ativador de plasminogênio tecidual (tPA) pode ser realizada pelos cateteres de drenagem para encurtar o tempo de tratamento e melhorar o ciclo clínico dos pacientes tratados com cateteres de drenagem percutânea. Regimes de dosagem ideal não foram determinados. Doses típicas de tPA variam de 2 a 6 mg de tPA diluídas em 10 a 50 mL de solução salina. O volume total de fluido depende do tamanho da cavidade. A dose é injetada no cateter, que é preso durante 1 a 2 horas depois que a dose é administrada. Depois que o cateter é solto, é permitido que a dose seja drenada espontaneamente. A dose pode ser administrada 1 a 3 vezes ao dia. O número total de doses varia dependendo da resposta obtida. Deve-se ter cuidado com abcessos hepáticos ou com pacientes coagulopáticos, por causa do potencial risco aumentado de hemorragia.

10. O que você deve suspeitar se o cateter de drenagem tem rendimentos persistentemente elevados?

Se um cateter tiver rendimentos persistentemente elevados, um aumento súbito da drenagem ou uma mudança na composição do efluente, deve-se suspeitar de fístula. A injeção de contraste no cateter, sob fluoroscopia, frequentemente demonstra a fístula, que pode estar no trato gastrointestinal, ducto pancreático, sistema biliar ou trato geniturinário. Ocasionalmente, um estudo alternativo é necessário, como um exame de trânsito do intestino delgado, se a fístula agir como uma válvula de sentido único e não for demonstrado por injeção no cateter de drenagem. Muitas vezes, a fístula vai cicatrizar, mas a drenagem prolongada é necessária e pode durar até 2 a 4 semanas ou mais. O cateter não deve ser removido até que a fístula tenha cicatrizado ou sido reparada.

11. Quando se deve remover o cateter de drenagem?

Se o rendimento do cateter for menor que 10 a 20 mL durante 24 horas, não existem outros motivos para rendimentos reduzidos (p. ex., cateter obstruído, torcido ou mal posicionado) e o paciente melhorou clinicamente, o cateter pode ser removido. Repetir a imagem com US, CT ou injeção de contraste sob fluoroscopia não é necessário a menos que o paciente tenha uma fístula conhecida ou ainda esteja clinicamente sintomático ou a menos que um débito total seja menor do que o esperado. Uma exceção a esses critérios de remoção do cateter são cateteres de colecistostomia percutânea. Cateteres de colecistostomia percutânea requerem que se forme um trato epitelializado antes da remoção para evitar vazamento de bile e peritonite biliar. Isto geralmente requer um período mínimo de três semanas, mas se o paciente estiver imunocomprometido ou na unidade de cuidados intensivos, o processo pode demorar ainda mais.

12. Quais são as principais complicações da PNB orientada por imagem?

As principais complicações são definidas como aquelas que resultam em um aumento não planejado no nível de cuidado, hospitalização prolongada (pacientes internados), admissão no hospital para tratamento (pacientes ambulatoriais), sequelas adversas permanentes e morte. As complicações da PNB podem ser estratificadas como gerais ou específicas de um órgão. As principais complicações gerais incluem hemorragia, infecção, lesão de órgão sólido, perfuração intestinal e pneumotórax. As taxas relatadas de complicações principais variam de 0,1 a 10%, sendo que infecção, como resultado de uma biópsia, é incomum. Hemorragia de relevância clínica necessitando de transfusão de sangue ou de intervenção é pouco frequente, mas as taxas relatadas aumentam com agulhas de tamanhos maiores, uso de agulhas cortantes e a vascularização do órgão ou lesão biopsiada.

13. A inoculação do trato da agulha ocorre durante a biópsia de tumor de rotina?

Relatos de casos de tumor que se espalha ao longo do trato da agulha, como resultado da biópsia percutânea, são descritos na literatura médica. No geral, inoculação do trato da agulha é incomum, e as taxas relatadas variam de acordo com órgão biopsiado. Para massas com suspeita de carcinoma hepatocelular (HCC), inoculação do trato da agulha pode ser uma complicação potencialmente devastadora em candidatos a transplante onde a imunossupressão pode predispor ao crescimento do tumor inoculado; no entanto, a Associação Americana para Estudos de Doenças Hepáticas acredita que o risco foi exagerado na literatura prévia. Acredita-se que tamanhos de calibre da agulha, quantidade de passadas da agulha e agulha coaxial *versus* individual influenciam no risco de inoculação do tumor, porém ainda estão faltando fortes evidências. Embora esta potencial complicação deva ser discutida com o paciente antes do procedimento, ela não deve ser considerada uma contraindicação para FNA ou biópsia percutânea em pacientes, cujo diagnóstico está em questão e quando o conhecimento de um diagnóstico específico provavelmente alterará o tratamento clínico.

Lesões císticas, como cistadenomas suspeitos ou cistadenocarcinomas do ovário ou pâncreas, não devem ser amostradas por via percutânea, mesmo com agulhas pequenas e finas. Isto está associado a um risco significativo de inoculação do trato da agulha pós-procedimento e pseudomixoma peritoneal subsequente ou carcinomatose peritoneal.

INTERVENÇÕES HEPÁTICAS

14. FNA ou biópsia percutânea são seguras ou necessárias para todas as massas hepáticas?

Massas benignas, como hemangiomas (Figura 67-2), hiperplasia nodular focal e adenomas, muitas vezes têm características distintas em modalidades de imagem transversais de alta qualidade. Quando essas massas estão presentes em pacientes com características clínicas clássicas correspondentes, geralmente, não é necessário obter amostras para exame citológico ou histológico. Se quaisquer aspectos clínicos ou de imagem não forem característicos, a biópsia pode ser realizada com segurança.

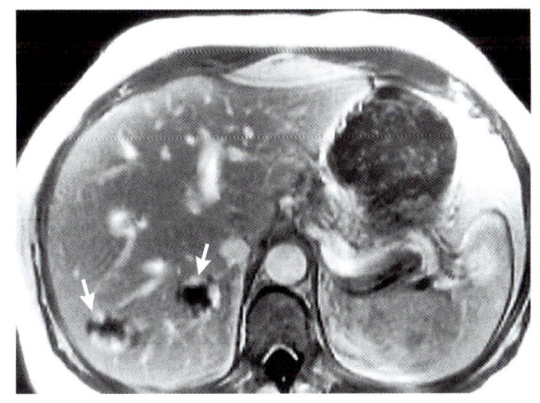

Fig. 67-2. Realce por gadolínio dinâmico. Ressonância magnética (MR) do fígado ponderada em T1 mostra duas lesões (*setas*) com padrões de perfusão característicos de hemangiomas. Suas características distintas de MR permitem o tratamento conservador com imagens de vigilância, evitando a biópsia. Nota secundária é feita sobre uma hipersensibilidade inespecífica no baço.

Crise carcinoide caracterizada por hipotensão profunda pode ser precipitada por FNA de metástases hepáticas carcinoides. Pacientes com tumores carcinoides normalmente apresentam sintomas clínicos característicos e podem ser confirmados bioquimicamente. Se a biópsia de uma metástase carcinoide hepática suspeita precisar ser realizada para diagnóstico, devem ser tomadas medidas preparatórias adequadas, e equipamento de ressuscitação deve estar prontamente disponível.

15. Como são tratados abscessos hepáticos piogênicos?

Pelo menos 90% dos abscessos hepáticos piogênicos podem ser drenados com sucesso por via percutânea. A maioria dos abscessos piogênicos menor do que 3 cm de diâmetro é tratada com antibióticos, isoladamente ou em combinação com aspiração por agulha, com excelentes taxas de sucesso. Para abscessos piogênicos maiores que 4 cm de diâmetro, PCD orientada por imagem é necessária. O tamanho do cateter autorretrátil com ponta tipo "rabo de porco" inserido depende, muitas vezes, da viscosidade do fluido encontrado.

A possibilidade de um abscesso complicando uma neoplasia hepática subjacente sempre deve ser considerada. Imagem de acompanhamento deve ser obtida para documentar eventual resolução completa da lesão. FNA ou biópsia percutânea de qualquer anormalidade persistente pode ser necessária para excluir o tumor hepático oculto.

16. Quando PFA/PCD orientada por imagem é indicada para tratamento de abscessos amebianos (Figura 67-3)?

Abscessos amebianos respondem bem ao tratamento antibiótico adequado, independentemente do tamanho, e PCD geralmente não é necessária a menos que a resposta ao tratamento médico seja inadequada. PCD deve ser considerada para

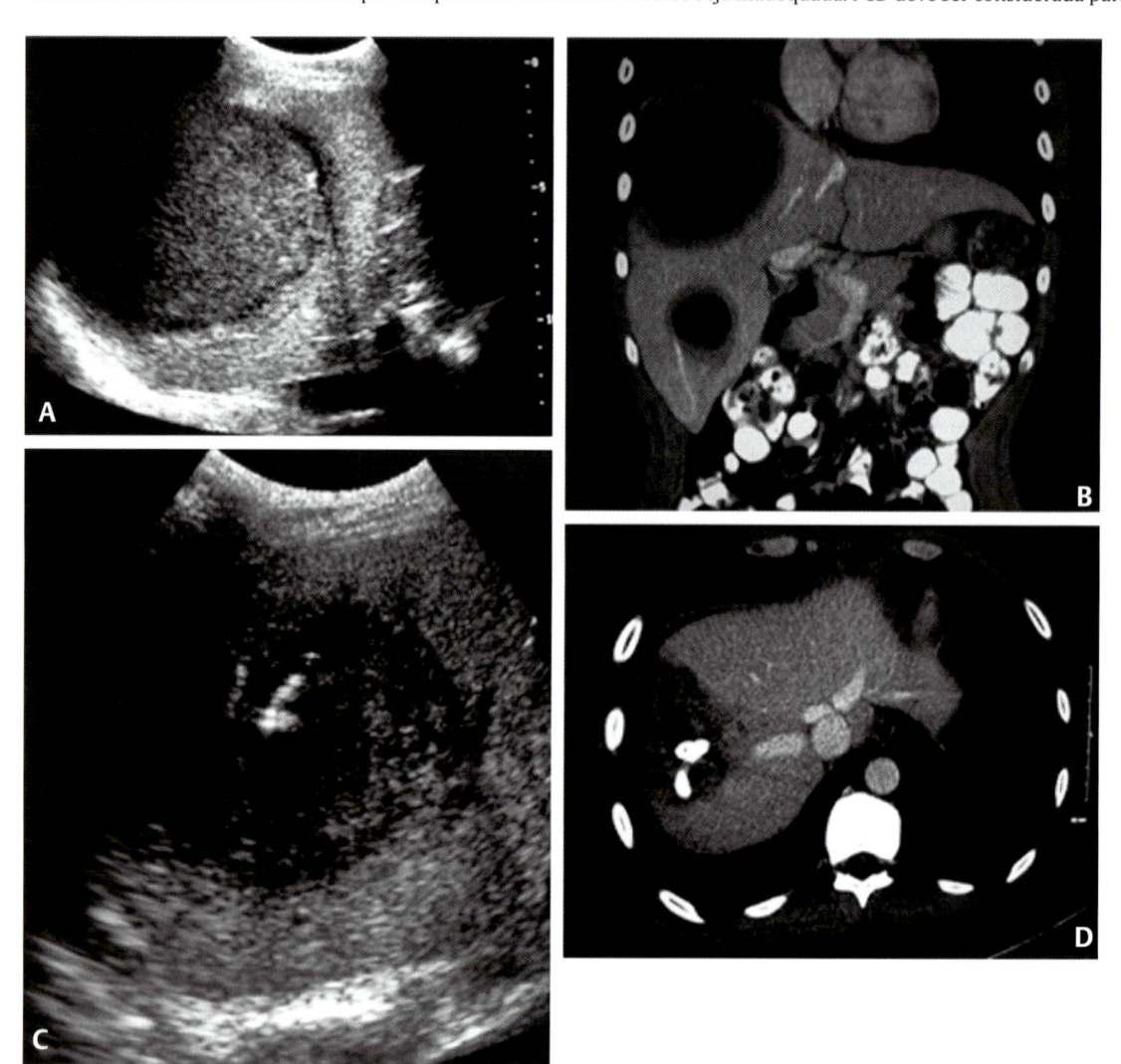

Fig. 67-3. Drenagem percutânea de um abscesso amebiano em um imigrante mexicano de 43 anos de idade que apresentou dor abdominal, vômito, sudorese noturna e febre. **A,** Ultrassonografia do fígado demonstra um abscesso com 9 × 10 cm, bem definido, homogeneamente ecogênico. **B,** Imagem coronal de uma tomografia computadorizada (CT) realçada por contraste do abdome, obtida 9 horas depois, com agravamento da dor no quadrante superior direito e febre, apesar do metronidazol intravenoso. O grande abscesso na cúpula hepática direita aumentou para 9,6 × 13 cm, concernente à ruptura iminente. Um segundo abscesso menor está no lobo inferior direito. **C,** Colocação orientada por ultrassonografia de um cateter com ponta tipo "rabo de porco" 14-Fr. A agulha de punção ecogênica é bem visualizada no centro do abscesso na ultrassonografia, e 500 mL de material espesso, acastanhado, foram evacuados com alívio imediato da dor. **D,** CT obtida 1 semana mais tarde demonstra diminuição significativa no tamanho do abscesso.

grandes abscessos amebianos em uma localização periférica ou no lóbulo hepático esquerdo, já que esses locais são propensos a rupturas no peritônio, pericárdio ou espaço pleural.

17. PFA/PCD orientadas por imagem são indicadas para tratamento de doença de cisto hidático?

Equinococose cística é causada por *Echinococcus granulosus*. Anteriormente, PFA/PCD de um cisto equinocócico suspeito ou doença de cisto hidático era uma contraindicação absoluta por causa da anafilaxia fatal a partir de derrames de escólices. No entanto, séries publicadas descrevem resultados favoráveis de tratamento com albendazol oral combinado com PCD ou com técnica de punção, aspiração, injeção, reaspiração (PAIR). O conteúdo do cisto é aspirado pela punção percutânea. Contraste é injetado sob orientação fluoroscópica para assegurar que não há comunicação com os ductos biliares e, em seguida, um protoescolicide, como solução salina hipertônica ou etanol, é injetado, deixa-se que repouse, em seguida, é reaspirado. PAIR modificada utiliza a colocação de um cateter, o que permite uma evacuação mais completa do endocisto e repetidas injeções de protoescolicide, e é especialmente útil para tratar grandes cistos. Tratamento com albendazol oral deve ser iniciado com, *pelo menos, 4 horas de antecedência* para intervenção percutânea. *Atenção*: o risco de anafilaxia fatal não está totalmente eliminado e, por conseguinte, tratamento médico de emergência e recursos adequados devem estar prontamente disponíveis (Figura 67-4A e B).

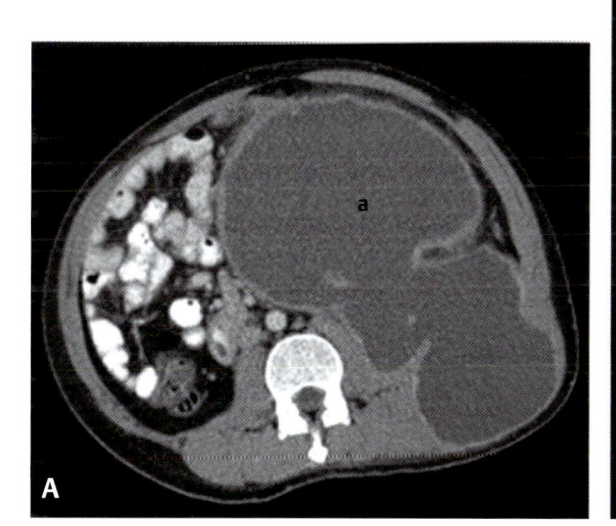

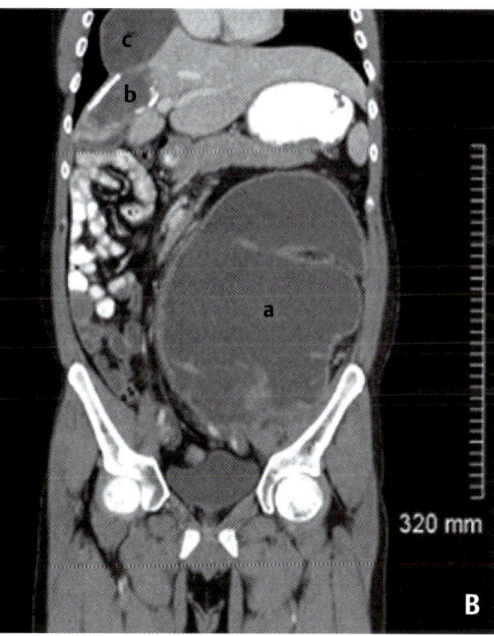

Fig. 67-4. Doença de cisto hidático em um homem de 26 anos de idade que imigrou para os Estados Unidos há 11 anos, vindo da Etiópia. Ele apresentou-se em um ambulatório médico com queixas de inchaço e dor leve na parte traseira esquerda há 7 dias. Imagens axial (A) e coronal (B) de uma tomografia computadorizada (CT) realçada por contraste mostram o acúmulo de líquido bem delimitado de 27 × 16 × 25 cm (*a*) no abdome esquerdo e estendendo-se para o flanco esquerdo. Também mostrado no plano coronal (B) imagens de CT são os acúmulos de 8 × 6 cm (*b*) com calcificações irregulares no lobo hepático direito e o acúmulo subdiafragmático de 9 × 7 cm (*c*) na cúpula hepática.

18. Descreva o tratamento de cistos hepáticos epitelizados simples e benignos.

Cistos hepáticos epitelizados podem ser drenados com êxito e obliterados com escleroterapia. Um cateter autorretrátil, com ponta tipo "rabo-de-porco", pode ser usado. Após a colocação do cateter com orientação de US ou CT e aspiração completa do cisto, as amostras são enviadas ao laboratório para cultura e exame citológico. Contraste é injetado pelo cateter sob orientação fluoroscópica para garantir que não há comunicação com a árvore biliar. Se não houver conexão com os ductos biliares, então, 33 a 50% do volume original do cisto é substituído por um esclerosante. Esclerosantes usados para tratar cistos hepáticos incluem etanol (não exceder 100 mL), tetraciclina, doxiciclina e povidona iodo. O paciente é girado em várias posições até que a parede do cisto inteira tenha estado em contato com o agente esclerosante durante 60 minutos. Todo o volume do esclerosante e do conteúdo residual dos cistos é, em seguida, aspirado totalmente pelo cateter. Grandes cistos podem exigir repetição do tratamento. Após o tratamento final e aspiração, o cateter é removido.

19. Cistos em pacientes com doença hepática policística podem ser tratados com escleroterapia?

Sim, embora cistos hepáticos individuais sejam mais frequentemente esclerosados com sucesso do que cistos em pacientes com doença hepática policística. Na doença hepática policística, os cistos tendem a não desmoronar, presumivelmente porque o fígado ao redor é menos maleável, tornando menos provável a aposição à parede do cisto e à subsequente cicatrização da cavidade. Remoção cirúrgica ou laparoscópica da parte superior, fenestração ou remoção de cistos podem ser necessárias quando o tratamento percutâneo falha.

20. Cite as terapias ablativas percutâneas minimamente invasivas para HCC.

Técnicas ablativas percutâneas para controle local de HCC podem ser divididas em duas categorias: ablação térmica e ablação química. Técnicas de ablação térmica alteram a temperatura do tumor, causando morte celular e incluem métodoscom base em calor (ablação por radiofrequência [RFA], ablação por micro-ondas (Figura 67-5A-D), ablação a *laser*, US concentrada de alta intensidade) e métodoscom base em congelamento (crioablação). Ablação química envolve injetar substâncias, como etanol ou ácido acético, diretamente no tumor para produzir necrose do tecido.

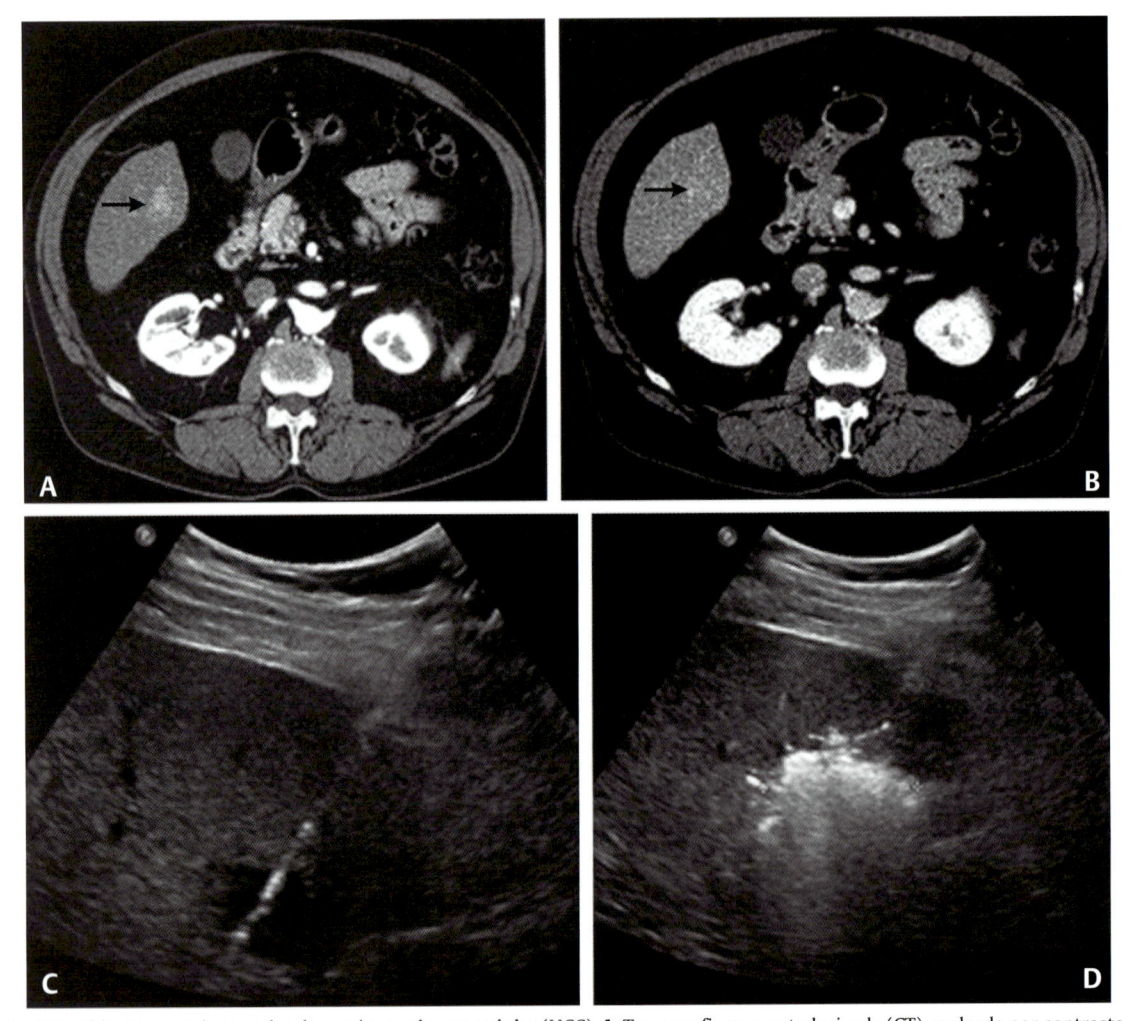

Fig. 67-5. Ablação por micro-ondas de carcinoma hepatocelular (HCC). **A,** Tomografia computadorizada (CT), realçada por contraste da fase arterial demonstra uma massa hipervascular de 2,5 cm (*seta*) no lobo hepático direito de um paciente com hepatite C. **B,** Existe uma eliminação (*seta*) na fase venosa portal consistente com HCC. **C,** Imagem da ultrassonografia mostra a massa hipoecoica com colocação da sonda ecogênica de micro-ondas na massa. **D,** Imagem de ultrassonografia durante ablação por micro-ondas retrata a zona de ablação hiperecoica.

21. Quais temperaturas devem ser alcançadas para serem citotóxicas para a destruição do tumor?

Danos irreversíveis com desnaturação das proteínas celulares, disfunção da membrana celular e necrose de coagulação ocorrem em temperaturas entre 60°C e 100°C. Acima de 100°C a 110°C, ocorrem carbonização e chamuscado tecidual, o que resulta em menor volume da zona de ablação a partir de transmissão de energia menos eficaz. Na crioterapia, danos irreversíveis a partir de desidratação celular, ruptura de membranas e trombose microvascular isquêmica ocorrem em temperaturas entre -20°C e -40°C. Para a destruição adequada do tumor, todo o volume-alvo deve estar sujeito a temperaturas citotóxicas e, assim, a zona de ablação deve ser maior que o tamanho ou o próprio tumor para obter margens livres de tumor.

22. Quais são as vantagens da RFA e outros métodos de ablação térmica percutânea?

- Baixa mortalidade e índices de complicação (pesquisas multicêntricas relatam taxas de mortalidade variando de 0,1 a 0,5%, taxas de complicações maiores variando de 2,2 a 3,1%, e taxas de complicações menores variando de 5 a 8,9%).

- Reprodutibilidade.
- Minimamente invasiva e tempos de recuperação mais curtos em comparação à cirurgia.
- Pode ser usada em combinação com outros tratamentos.
- Menos destruição do tecido não neoplásico que a cirurgia.

23. Quais são as contraindicações de RFA ou técnicas ablativas térmicas percutâneas?

As únicas contraindicações absolutas são coagulopatia incorrigível ou um paciente não complacente. RFA e outras técnicas ablativas percutâneas são tratamentos locais e, geralmente, não são realizados em pacientes com invasão vascular ou metástase extra-hepática. Pacientes com colonização do trato biliar a partir de anastomoses bilioentéricas, esfincterotomia endoscópica ou fístula bilioentérica estão em risco aumentado de abscesso hepático pós-ablação. Alguns centros de transplante hepático podem excluir pacientes da consideração de transplante que tiveram ablação de tumor percutâneo por causa de preocupações de recorrência tumoral a partir de inoculação do tumor, assim, é importante discutir as opções de tratamento com encaminhamento para hepatologistas e cirurgiões que são especialistas em transplante de fígado.

24. Descreva os riscos de ablação térmica relacionados com a localização anatômica do tumor.

Tumores superficiais adjacentes ao trato gastrintestinal estão em risco de lesão térmica da parede intestinal. O cólon parece correr maior risco de perfuração do que o estômago e o intestino delgado por causa da parede de espessura mais fina e sua menor mobilidade. A vesícula biliar e o trato biliar também correm o risco de lesão térmica. Perfuração da vesícula biliar é rara, mas ablação de tumores adjacente à vesícula biliar pode estar associada à colecistite iatrogênica, que geralmente é autolimitada. Bilomas e estenoses biliares também podem ocorrer. Lesões na cúpula do fígado podem resultar em lesão térmica ao diafragma, pneumotórax ou hemotórax. Vasos nas proximidades ou adjacentes às lesões geralmente são protegidos por causa do efeito de "afundar por calor ou frio" no sangue fluindo. No entanto, se o vaso for muito pequeno ou o fluxo estiver diminuído por qualquer motivo, pode ocorrer trombose. O efeito de *afundar por frio ou calor* também pode resultar em ablação incompleta dos tecidos neoplásicos adjacentes ao vaso a partir da perda de temperatura.

25. No tratamento de HCC, como os resultados de sobrevivência de RFA se comparam à ressecção cirúrgica?

A maioria dos estudos que avalia ressecção cirúrgica e RFA mostra resultados semelhantes em longo prazo para HCC menor do que 3 cm. Em um teste controlado e randomizado de 112 pacientes com HCC individual inferior a 5 cm, por Chen *et al.*, não foram encontradas diferenças significativas de recorrência local, sobrevida geral ou sobrevida livre de doença entre os dois grupos.

26. Que outros tumores do fígado têm sido tratados com técnicas ablativas térmicas percutâneas?

Metástases hepáticas dos sistemas neuroendócrino, gástrico, pancreático, pulmonar, renal, uterino ou câncer de ovário e melanoma têm sido tratadas com sucesso com RFA. Além de HCC, a maioria dos procedimentos ablativos térmicos percutâneos é realizada para tratamento de metástases hepáticas colorretais. RFA percutânea também tem sido usada com sucesso para tratar hemangiomas cavernosos gigantes sintomáticos em pacientes que optam por não passar por ressecção cirúrgica.

INTERVENÇÕES ESPLÊNICAS

27. Quais intervenções transversais orientadas por imagem são possíveis no baço?

Quando clinicamente indicado, dado o risco aumentado de complicações, como hemorragia, biópsia percutânea orientada por imagem e drenagem por cateter podem ser realizadas no baço com segurança. Massas esplênicas focais são incomuns, assim, biópsia esplênica raramente é realizada. Abscessos esplênicos também não são comuns, embora se acredita que a incidência esteja crescendo por causa do aumento no número de pacientes imunocomprometidos. Se for tentado um procedimento percutâneo, o calibre da agulha ou do cateter deve ser conservador por causa do risco de hemorragia.

PROCEDIMENTOS PANCREÁTICOS

28. Quais procedimentos são adequados para massas pancreáticas sólidas?

Massas sólidas, geralmente tumores suspeitos, podem ser aspiradas por via percutânea (Figura 67-6). Apenas FNAs devem ser realizadas; biópsias percutâneas devem ser evitadas, pois o uso das agulhas cortantes pode resultar em pancreatite grave. Conforme observado anteriormente, deve-se evitar biópsia percutânea de cistadenomas ou cistadenocarcinomas suspeitos.

29. FNA pode ser realizada em massas pancreáticas sólidas totalmente cercadas pelo intestino?

Se uma agulha fina (calibre < 20) for usada e a lesão for sólida, qualquer órgão, incluindo o estômago, intestino delgado e cólon, pode ser atravessado. Cobertura antibiótica é recomendada para procedimentos pelo intestino. Devem-se evitar os principais vasos sanguíneos. Normalmente, o diagnóstico de adenocarcinoma pancreático pode ser estabelecido apenas pelo exame citopatológico; um resultado negativo deve ser interpretado com cautela e deve-se assumir que seja um erro de amostragem até que se prove o contrário.

30. Quais procedimentos são utilizados para acúmulos pancreáticos e peripancreáticos?

Vários acúmulos pancreáticos e peripancreáticos crônicos e agudos podem ser aspirados e drenados por via percutânea com orientação de imagens, caso haja indicação clínica. Segundo o sistema revisado de classificação Atlanta, para

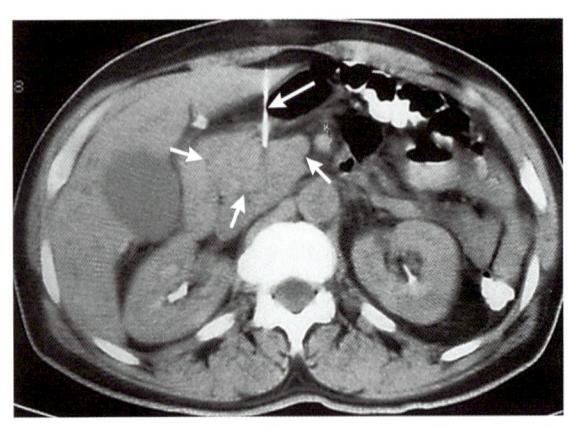

Fig. 67-6. Aspiração por agulha fina de carcinoma na cabeça do pâncreas. A tomografia computadorizada mostra leve corpulência do processo uncinado do pâncreas (*pequenas setas*). Uma agulha fina (*seta grande*) passou pelo fígado e parede intestinal sem complicação e foi usada para obter material celular diagnóstico de adenocarcinoma pancreático.

pancreatite aguda, os acúmulos devem ser definidos como coleção fluida de pancreatite aguda (APFC), pseudocisto pancreático, coleção necrótica aguda (ANC) ou necrose delimitada (WON). O termo *abscesso pancreático* não é usado na classificação atual. Esses acúmulos podem ser aspirados para determinar se eles são estéreis ou infectados. Neste cenário, o intestino não deve ser atravessado com a agulha de aspiração para evitar contaminação e infecção do líquido estéril.

31. APFCs exigem tratamento percutâneo orientado por imagem?

APFCs são adjacentes apenas ao pâncreas e extrapancreáticos. Ocorrem durante as primeiras quatro semanas, não possuem parede discernível e não contêm resíduos ou necrose. A maioria costuma desaparecer espontaneamente sem intervenção e não fica infectada. Drenagem percutânea orientada por imagem só é indicada, se houver infecção. Pode-se presumir a presença de infecção quando há presença de gás extraluminal ou quando FNA percutânea orientada por imagem é positiva para bactérias ou fungos de cultura e coloração Gram.

32. Quando a drenagem é indicada para tratamento de pseudocisto pancreático?

Pseudocistos pancreáticos normalmente ocorrem quatro semanas após o início da pancreatite edematosa intersticial, têm uma parede bem definida e nenhum componente não líquido. Drenagem é indicada quando pseudocistos estão infectados, crescendo rapidamente e doloridos, obstruídos ou grandes (≥ 5 cm). Drenagem pode ser alcançada via orientação de imagem percutânea, orientação de US endoscópica ou cirurgicamente; a melhor técnica depende da situação clínica, e a decisão deve ser tomada após a consulta multidisciplinar com radiologistas intervencionistas, gastroenterologistas e cirurgiões.

33. Quais são as semelhanças e as diferenças entre o ANC e WON?

Ambas as coleções podem ser intra ou extrapancreáticas, associadas à pancreatite necrosante e contêm quantidades variáveis de fluido e tecido necrótico sólido. Uma ANC ocorre nas primeiras 4 semanas e não tem uma parede definida encapsulando a coleção. WON ocorre quatro semanas ou mais depois do início da pancreatite necrosante e é uma coleção madura e encapsulada com uma parede inflamatória bem definida.

34. Qual é a função da PCD orientada por imagem no tratamento de ANC e WON infectadas?

A função da PCD no tratamento de ANC e WON é controversa. Necrosectomia cirúrgica aberta ainda é considerada o padrão ouro no tratamento de necrose pancreática infectada, pois envolve tecido não liquefeito que é difícil de remover com cateteres de drenagem percutânea. No entanto, necrosectomia aberta está associada a uma alta taxa de mortalidade e morbidade significativa. PCD orientada por imagem tem menor taxa de morbidade e mortalidade e pode ser considerada em pacientes com acesso percutâneo adequado, como potencial tratamento definitivo ou como ponte para cirurgia. Não é incomum que os drenos sejam deixados no lugar durante um mês ou mais. Drenagem percutânea eficaz também requer uma vigorosa irrigação por cateter e frequente aumento e troca de cateter (Figura 67-7A e B).

BIÓPSIA SUPRARRENAL

35. Quando biópsia da glândula suprarrenal é indicada?

Em pacientes sem histórico de malignidade, a maioria das massas suprarrenais acidentalmente descobertas e inferiores a 4 cm de diâmetro é benigna e deve ser avaliada com CT ou MRI. Para massas suprarrenais maiores do que 4 cm e que não são típicas para adenoma mielolipoma, hemorragia ou cistos simples, ressecção cirúrgica deve ser considerada. Em pacientes com histórico de malignidade, uma massa suprarrenal incidental é mais frequentemente maligna, e até mesmo pequenas lesões são suspeitas. Nessas situações, uma biópsia é indicada quando testes não invasivos são inconclusi-

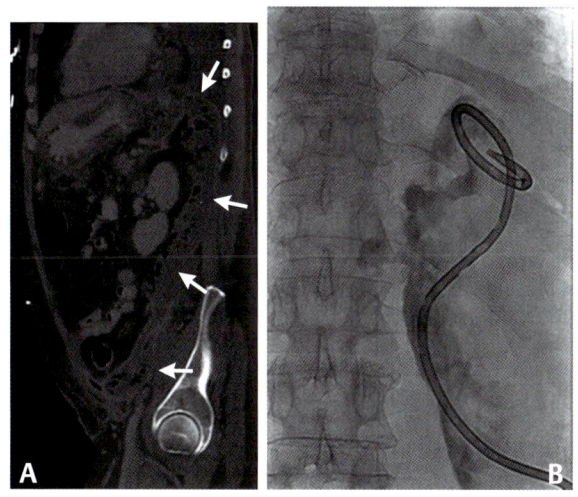

Fig. 67-7. Necrose infectada e delimitada em um homem de 53 anos de idade com contagem elevada de leucócitos e febre. Seu início de pancreatite necrosante foi seis semanas atrás. **A,** Imagem sagital de uma tomografia computadorizada (CT) realçada por contraste mostra um acúmulo retroperitoneal esquerdo com uma parede inflamatória bem definida contendo líquido e gás (*setas*). **B,** Imagem fluoroscópica de um cateter de drenagem de múltiplos orifícios colocados por meio de ultrassonografia e orientação fluoroscópica. O contraste contorna a cavidade.

vos, a menos que a presença de metástases não suprarrenal espalhada torne improvável que a presença ou ausência de metástasessuprarrenais altere o tratamento do paciente. Biópsias suprarrenais também são indicadas quando massas aumentadas são vistas na imagem de acompanhamento, e as características da imagem são suspeitas de malignidade.

36. Quais lesões suprarrenais NÃO devem passar por biópsia?

Por causa do risco de crise hipertensiva, possíveis feocromocitomas em qualquer uma das situações anteriores não devem ser perfurados com agulhas. Os feocromocitomas não têm características específicas de imagem e, portanto, devem ser clinicamente suspeitos com teste de confirmação de catecolaminas séricas ou na urina.

Os autores gostariam de agradecer à contribuição do Dr. Stephen Subber, que foi um autor deste capítulo na edição anterior.

BIBLIOGRAFIA

1. American College of Radiology ACR Appropriateness Criteria. Radiologic management of infected fluid collections. Accessed September 22,2014, from
http://www.acr.org/Quality-Safety/Appropriateness-Criteria/˜/media/7A5A6BA0A47C406884C17C5F96A416AC.pdf.
2. American College of Radiology ACR Appropriateness Criteria: Incidentally discovered adrenal mass. Accessed September 22, 2014, from http://www.acr.org/˜/media/ACR/Documents/AppCriteria/Diagnostic/IncidentallyDiscoveredAdrenalMass.pdf.
3. Aryafar H, Kinney TB. Percutaneous biopsy. In: Valji K, editor. The practice of interventional radiology with online cases and videos. Philadelphia: Elsevier Saunders; 2012. p. 84-105.
4. Banks PA, Bollen TL, Dervenis C et al. Classification of acute pancreatitis-2012: Revision of the Atlanta classification and definitions by international consensus. Gut 2013;62:102-11.
5. Brunetti E, Kern P, Vuitton DA. Writing Panel for the WHO-IWGE. Expert consensus for the diagnosis and treatment of cystic and alveolar echinococcosis in humans. Acta Trop 2010;114:1-16.
6. Cheng D, Nagata KT, Yoon HC. Randomized prospective comparison of alteplase versus saline solution for the percutaneous treatment of loculated abdominopelvic abscessos. J Vasc Interv Radiol 2008;19:906-11.
7. Hickey R, Vouche M, Sze DY et al. Cancer concepts and principies: Primer for the interventional radiologist—part II. J Vasc Interv Radiol 2013;24:1167-88.
8. McWilliams JP, Yamamoto S, Raman SS et al. Percutaneous ablation of hepatocellular carcinoma: Current status. J Vasc Interv Radiol 2010;21:S204–S213.
9. Meza-Junco J, Montano-Loza AJ, Liu DM et al. Locoregional radiological treatment for hepatocellular carcinoma: Which, when and how? Cancer Treat Rev 2012;38:54-62.
10. Nair AV, D'Agostino HR. Transcatheter fluid drainage. In: Valji K, editor. The practice of interventional radiology with online cases and videos. Philadelphia: Elsevier Saunders; 2012. p. 106-25.
11. Patel IJ, Davidson JC, Nikolic B et al. Consensus guidelines for periprocedural management of coagulation status and hemostasis risk in percutaneous image-guided interventions. J Vasc Interv Radiol 2012;23:727-36.
12. Robertson EG, Baxter G. Tumour seeding following percutaneous needle biopsy: The real story!. Clin Radiol 2011;66:1007-14.
13. Rockey DC, Caldwell SH, Goodman ZD et al. Liver biopsy AASLD position paper. Hepatology 2009;43:1017-44.
14. Shenoy-Bhangle AS, Gervais DA. Use of fibrinolytics in abdominal and pleural collections. Semin Intervent Radiol 2012;29:264-9.
15. Silva MA, Hegab B, Hyde C et al. Needle track seeding following biopsy of liver lesions in the diagnosis of hepatocellular cancer: A systematic review and meta-analysis. Gut 2008;57:1592-6.

16. Sinha V, Dyer P, Roy-Choudhury S *et al.* Case of carcinoid crisis following a fine-needle biopsy of hepatic metastasis. Eur J Gastroenterol Hepatol 2009;21:101-3.
17. Wronski M, Cebulski W, Karkocha D *et al.* Ultrasound-guided percutaneous drainage of infected pancreatic necrosis. Surg Endosc 2013;27:2841-8.

Websites

American Association for the Study of Liver Disease. Accessed September 22, 2014, from www.aasld.org. American College of Radiology. Accessed September 22, 2014, from www.acr.org.
Society of Interventional Radiology. Accessed September 22, 2014, from www.sirweb.org.

RADIOLOGIA INTERVENCIONISTA II: PROCEDIMENTOS FLUOROSCÓPICOS E ANGIOGRÁFICOS

Kimi L. Kondo, DO ▪ *Paul D. Russ, MD*

CAPÍTULO 68

1. Cite os atuais métodos radiológicos para tratamento de malignidades hepáticas.

Quimioembolização transarterial (TACE), embolização transarterial (TAE), radioterapia interna seletiva (SIRT), ablação química percutânea orientada por imagem, ablação térmica percutânea orientada por imagem, TACE combinada com ablação e infusão de quimioterapia arterial hepática são os métodos radiológicos atuais. Infusão de quimioterapia arterial hepática tem sido utilizada para o tratamento de câncer colorretal com metástase no fígado, mas ainda é pouco popular por causa do custo, complexidade de colocação da bomba arterial e preocupações com a toxicidade hepática.

2. Quais são as indicações para TACE?

Quimioembolização é indicada em pacientes com malignidades hepáticas dominantes do fígado, que não são candidatos à ressecção curativa. Em pacientes com carcinoma hepatocelular (HCC), TACE tem sido utilizada como tratamento paliativo ou como uma ponte para transplante de fígado. É considerada padrão de atendimento para as fases intermediárias do HCC, segundo o sistema de estadiamento da Clínica de Câncer Hepático de Barcelona. TACE também tem sido utilizada como tratamento paliativo em pacientes com colangiocarcinoma que não pode passar por ressecção e metástases hepáticas de tumores neuroendócrinos, carcinoma colorretal, carcinoma de mama, bem como sarcomas de tecido mole. A injeção do agente quimioterápico misturado com óleo etiodado, seguida por embolização com partículas é considerada TACE convencional, ao contrário de um aperfeiçoamento mais recente da técnica com uso de esferas com liberação de medicamento (Figura 68-1A e B) para fornecer a quimioterapia e atuar como agente embólico.

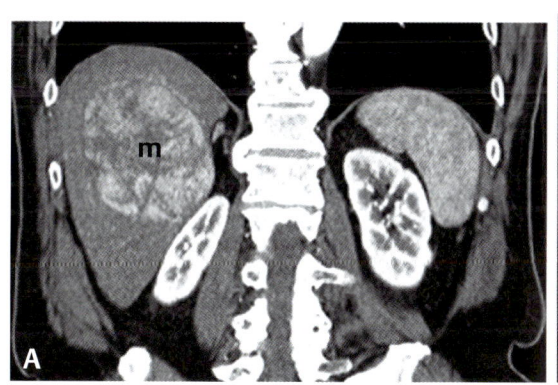

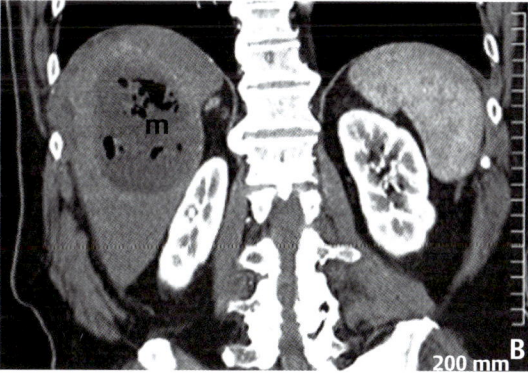

Fig. 68-1. Quimioembolização de um carcinoma hepatocelular (HCC). **A,** Tomografia computadorizada (CT) realçada por contraste da fase arterial coronal demonstra uma massa hipervascular de 8 cm (m) no lobo direito do fígado. **B,** Tomografia computadorizada (CT) realçada por contraste da fase arterial coronal realizada quatro semanas mais tarde demonstra o HCC hipodenso e sem realce (m) consistente com desvascularização completa e resposta à quimioembolização. As bolhas de gás são resultado de necrose tumoral estéril a partir de injeção de partículas de álcool de polivinil, além das esferas de doxorrubicina com liberação de medicamento.

3. Qual é a sobrevida média esperada para pacientes HCC intermediários após TACE?

Para pacientes HCC intermediários a sobrevida média esperada é de 16 meses. Após TACE, é de aproximadamente 20 meses. Isto atende os critérios oncológicos padrão para eficácia do tratamento.

4. Descreva os critérios de exclusão/contraindicações para TACE em pacientes com HCC.

Contraindicações para TACE podem ser classificadas com base no *status* do tumor, doença hepática, *status* de desempenho do paciente, aspectos processuais e características da quimioterapia (Tabela 68-1). Critérios de exclusão com base nos valores laboratoriais não são definitivamente estabelecidos. Mais de 50% da substituição hepática com tumor, nível de bilirrubina superior a 2 mg/dL, um nível de lactato desidrogenase de mais de 425 mg/dL e um nível de aspartato aminotransferase de mais de 100 IU/L têm sido relatados como sendo fortemente associados ao aumento da mortalidade pós-procedimento. No entanto, anormalidades individuais desses quatro parâmetros não têm demonstrado prever os resultados adversos da TACE. Um corte total da bilirrubina de mais de 3 mg/dL tem sido descrito na literatura, embora alguns operadores tenham realizado TACE em pacientes com bilirrubina total de mais de 3 mg/dL, caso estejam listados para transplante de fígado. Trombose da veia porta do fígado não é mais considerada uma contraindicação absoluta; no entanto, embolização altamente seletiva e ajuste da dose de quimioterapia podem minimizar o dano hepático.

Tabela 68-1. Critérios de Exclusão e Contraindicações para TACE	
CATEGORIA	**CRITÉRIOS**
Status do tumor	Tumor ressecável individual BCLC classe D
Doença hepática	Child-Pugh classe C Hemorragia gastrointestinal ativa
Status de desempenho do paciente	ECOG > 2
Processual	Insuficiência/falência renal Coagulopatia incorrigível Infecção sistêmica intratável Reação grave a contraste anafilático/anafilactoide
Relacionado com doxorrubicina	WBC < 3.000 células/mm^3, neutrófilos < 1.500 células/mm^3 Fração de ejeção ventricular esquerda < 50%

BCLC = Clínica de Câncer Hepático de Barcelona; *ECOG* = Eastern Cooperative Oncology Group; *WBC* = leucócito.

5. Descreva a síndrome pós-embolização (PES).

PES é um efeito colateral esperado da embolização hepática e pode ocorrer após TAE, TACE e SIRT. É caracterizada por febre, dor abdominal, anorexia, náusea, vômito e fadiga. PES ocorre em até 90% dos pacientes. A gravidade dos sintomas é muito variável e geralmente é um evento autolimitado que é tratado com apoio. Ocasionalmente pode exigir internação hospitalar prolongada. Os fatores etiológicos não são totalmente compreendidos, mas acredita-se que PES seja causada por uma combinação de isquemia tecidual hepática, resposta inflamatória e necrose tumoral.

6. Como a resposta à TAE e TACE é monitorada?

Monitoramento pós-tratamento é realizado com tomografia computadorizada (CT) multifásica realçada por contraste ou imagem de ressonância magnética (MRI) dinâmica quatro a seis semanas após todas as áreas contendo tumores serem tratadas. Se o tratamento de ambos lobos do fígado é planejado, imagem entre as sessões pode ser realizada com base nas preferências do operador. Sinais de necrose tumoral na CT incluem absorção de óleo etiodado (apenas TACE convencional) e ausência de realce da fase arterial quando presente antes da terapia (Figura 68-1). O principal fator determinante de necrose tumoral na MRI também é a ausência de realce arterial, quando presente antes do tratamento.

7. O que é SIRT ou radioembolização?

SIRT, ou radioembolização, é um método transarterial para tratar malignidades hepáticas que envolvem entrega intra-arterial seletiva de microsferas carregadas com um radioisótopo. É uma forma de braquiterapia intra-arterial. O principal modo de ação é a emissão de radiação, e o segundo modo de ação é a embolização da vasculatura. Ítrio-90 (^{90}Y) é o radioisótopo mais comum utilizado para radioembolização. Trata-se de um emissor beta, tem uma penetração tecidual média de 2,5 mm e uma penetração máxima de 11 mm, e uma meia-vida de 64,2 horas.

8. Cite as duas microsferas radioativas aprovadas pela Food and Drug Administration (FDA) e comercialmente disponíveis e descreva suas diferenças.

SIR-Spheres são esferas de resina não biodegradável com um tamanho médio de 32 μm e são aprovadas pela FDA para o tratamento de metástases hepáticas colorretais não ressecáveis. Terapia com TheraSphere consiste em esferas de vidro não biodegradável com um tamanho médio de 25 μm e são aprovadas pela FDA para o tratamento de HCC não ressecável (Figura 68-2). A atividade por partícula é maior com TheraSphere, que mede 2.500 Bq, ao contrário dos 50 Bq da SIR-Sphe-

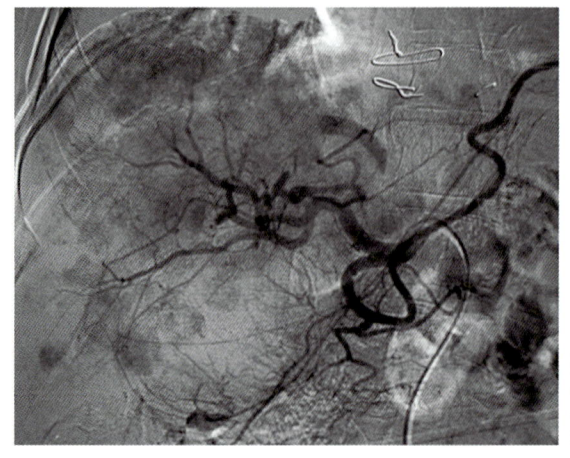

Fig. 68-2. Radioembolização com TheraSphere de ítrio-90 (^{90}Y) de carcinoma hepatocelular multifocal. Arteriografia hepática comum demonstra várias massas hipervasculares em todo o fígado.

res. A quantidade de partículas emitidas por tratamento e o efeito da embolização com TheraSphere são menores em comparação a SIR-Spheres.

9. Quais são as indicações para radioembolização com ^{90}Y?

Radioembolização com ^{90}Y é indicada para o tratamento de malignidades hepáticas primárias ou secundárias não ressecáveis ou medicamente inoperáveis. A carga tumoral deve ser dominante no fígado, mas não precisa ser exclusiva para o mesmo. O *status* de desempenho do Eastern Cooperative Oncology Group deve ser de 0 a 1, e a expectativa de vida deve ser de, pelo menos, 3 meses.

10. No exame minucioso pré-tratamento de pacientes considerados para radioembolização com ^{90}Y, quais procedimentos de imagem devem ocorrer além de imagem transversal?

Antes da radioembolização com ^{90}Y, deve ser realizada arteriografia visceral diagnóstica com injeção das artérias celíaca, mesentérica superior, gástrica esquerda, gastroduodenal, hepática adequada e hepáticas direita e esquerda. Embolização da artéria gastroduodenal, bem como qualquer artéria gástrica direita ou outras artérias gástricas devem ser consideradas para redistribuir o fluxo de sangue e impedir potenciais ulcerações a partir de embolização sem alvo. Após a embolização dessas vias extra-hepáticas, macroagregado de albumina com tecnécio-99 é injetado na artéria hepática. Exame de medicina nuclear é realizado para determinar a fração de desvio pulmonar e embolização sem alvo. Se a porcentagem de desvio pulmonar for alta, há risco de pneumonite por radiação.

11. Quais são as contraindicações para radioembolização com ^{90}Y?

- Coagulopatia incorrigível.
- Reação grave a contraste anafilático ou anafilactoide.
- Disfunção hepática ou renal grave.
- Desvios pulmonar ou gastrointestinal (GI) que não podem ser corrigidos.
- Varizes não tratadas com alto risco de hemorragia.
- Bilirrubina acima de 2 mg/dL na ausência de uma causa reversível.
- Substituição tumoral do fígado superior a 70%, a menos que a função sintética (tempo de protrombina e albumina) seja mantida.
- Radioterapia prévia no fígado ou parte superior do abdome, que tenha incluído um volume significativo do fígado.
- Agentes quimioterápicos sistêmicos nas quatro semanas anteriores não são conhecidos por serem utilizados de forma segura concomitantemente com a radioembolização.
- Contagem de granulócitos inferior a $1,5 \times 10^9$/L.

12. Discuta as potenciais vantagens de radioembolização com ^{90}Y em comparaçãoà TACE.

Radioembolização com ^{90}Y tem uma incidência e gravidade da PES diminuídas e, portanto, pode ser realizada como um procedimento ambulatorial sem a necessidade de internação. Estudos recentes sugerem melhor controle da doença (mais tempo de evolução) com menos toxicidade com radioembolização com ^{90}Y do que com TACE, embora não tenham sido demonstradas diferenças de sobrevida entre os dois tratamentos. Além disso, radioembolização com ^{90}Y para HCC (TheraSpheres) é um procedimento microembólico que provoca oclusão mínima das artérias hepáticas e pode ser utilizado de forma segura em casos de trombose da veia porta do fígado.

13. Defina embolização pré-operatória da veia porta do fígado (PVE).

PVE é um procedimento orientado por imagem realizado antes da ressecção de malignidades hepáticas para aumentar o tamanho do futuro fígado remanescente (FLR) ou dos segmentos do fígado que permanecerão após a cirurgia. Ao realizar embolização das ramificações da veia porta do fígado que alimentam os segmentos portadores de tumor, o fluxo é redirecionado para os segmentos que não contêm tumores, resultando em hipertrofia do FLR.

14. Em candidatos de ressecção hepática principal com função hepática normal, qual é o corte padrão de futuro fígado remanescente (sFLR) para PVE?

O tamanho do FLR precisa ser padronizado para o tamanho do paciente, uma vez que pacientes maiores exigem maior massa hepática para dar suporte às suas funções essenciais em comparação aos pacientes menores. O sFLR é expresso como uma porcentagem de FLR em relação ao volume total de fígado operante. O corte para PVE é um sFLR inferior a 20%. Estudos têm demonstrado taxas significativamente maiores de insuficiência hepática no pós-operatório e morte por insuficiência hepática em pacientes com sFLR de menos de 20% em comparação a pacientes com um sFLR de 20% ou mais.

15. PVE é indicada para pacientes com HCC e hipertensão clinicamente evidente da veia porta do fígado?

Não. Hipertensão clinicamente evidente da veia porta do fígado é uma contraindicação para hepatectomia, de modo que esses pacientes não são candidatos a uma grande ressecção hepática.

16. Quando PVE pode ser indicado em pacientes com cirrose?

PVE é considerado em pacientes com cirrose bem compensada (ou seja, Child-Pugh [CP] classe A), que são candidatos à ressecção cirúrgica, e que possuem um sFLR inferior a 40%. Pacientes com cirrose frequentemente demonstram taxas e graus atenuados de hipertrofia, por isso, não é incomum que a PVE possa ser realizada em conjunto com outras técnicas, como TACE. TACE é executada antes da PVE e pode evitar a progressão da doença que pode resultar no paciente não ser mais elegível para ressecção.

17. Quais são as indicações para derivação intra-hepática portossistêmica transjugular (TIPS)?
- Hemorragia incontrolável de varizes.
- Hemorragia de varizes prévia ou aguda não controlada com terapia endoscópica inicial ou contínua (Figura 68-3A e B).
- Ascite refratária.
- Profilaxia contra hemorragia recorrente de varizes em pacientes de alto risco.
- Gastropatia hipertensiva da veia porta do fígado.
- Hidrotórax hepático.
- Síndrome de Budd-Chiari ou outra doença veno-oclusiva.
- Síndrome hepatorrenal.
- Síndrome hepatopulmonar.
- Descompressão dos colaterais portossistêmicos antes da cirurgia abdominal.

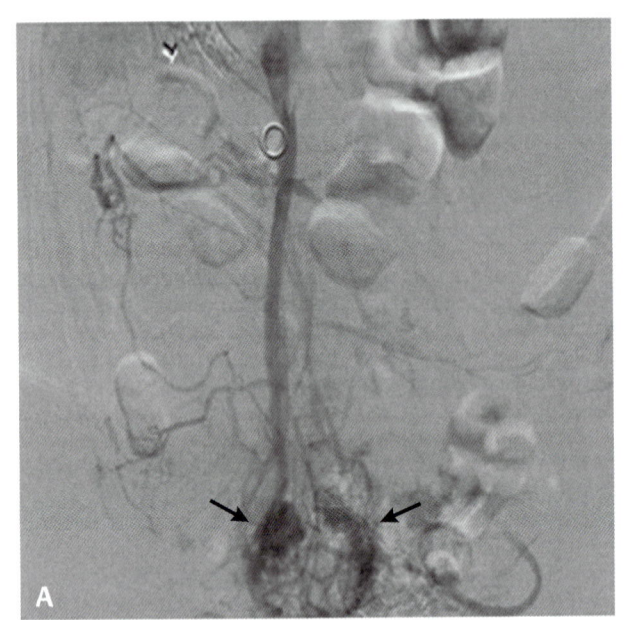

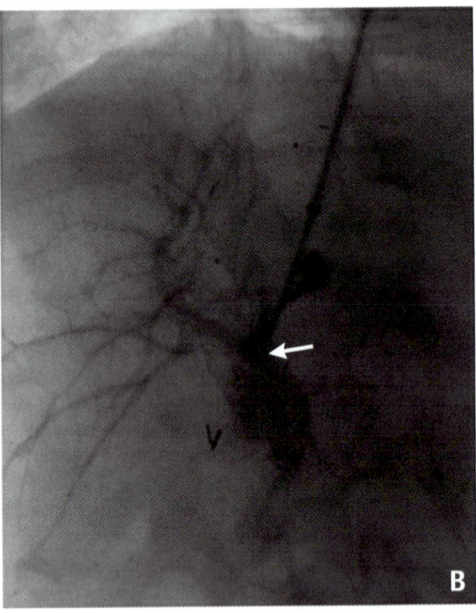

Fig. 68-3. Criação de uma segunda derivação intra-hepática portossistêmica transjugular paralela (TIPS) em uma mulher com 64 anos de idade com esteato-hepatite não alcoólica e hemorragia recorrente de varizes no intestino delgado. **A,** Venografia mesentérica superior (SMV) demonstra a presença de varizes no intestino delgado (*setas*). **B,** Imagem fluoroscópica demonstra TIPS existente (*) e o contraste na veia porta do fígado a partir de uma injeção por uma agulha colapinto (*seta*).

18. Quais são as contraindicações para realizar o procedimento de TIPS?
- Pressões cardíacas direita ou esquerda elevadas.
- Insuficiência cardíaca ou insuficiência valvular cardíaca.
- Hipertensão pulmonar evidente.
- Insuficiência hepática de progressão rápida.
- Encefalopatia hepática clinicamente significativa.
- Sepse ou infecção sistêmica não controlada.
- Obstrução biliar não suavizada.
- Coagulopatia incorrigível e grave.
- Malignidade hepática extensa (primária ou secundária).

19. Quanto deve ser reduzido o gradiente de pressão portossistêmica (PSG) para TIPS estabelecida para hemorragia visceral em oposição à TIPS estabelecida para ascite refratária?
O PSG pós-TIPS deve ser reduzido a menos de 12 mm Hg para evitar episódios de repetição da hemorragia. O grau de redução do PSG para controlar ascites está pouco claro, mas um PSG de 12 mm Hg ou menos é considerado uma meta aceitável. Gradientes inferiores a 5 mm Hg têm sido associados a um aumento do risco de insuficiência hepática e encefalopatia hepática grave, necessitando de intervenção como redução ou oclusão da TIPS.

20. Que sistema de classificação de doença hepática, CP ou Modelo para Doença Hepática de Estágio Terminal (MELD), prevê de forma mais eficaz a sobrevida após criação da TIPS?
Pontuação MELD é superior à pontuação CP em predizer a mortalidade pós-TIPS. Uma pontuação MELD de mais de 18 prevê uma mortalidade significativa maior em 30 dias e 90 dias após TIPS em comparação aos pacientes com pontuação

MELD de 18 ou menos. Um estudo realizado por Gaba *et al.* demonstrou taxas de mortalidade de 30 dias alcançando 39% para pacientes com pontuações MELD de mais de 18. Em pacientes com pontuações MELD de mais de 25, taxas de mortalidade de 30 dias e 90 dias foram superiores a 70%.

21. Como a desobstrução da TIPS é acompanhada?

A desobstrução da TIPS pode ser acompanhada de forma não invasiva pela ultrassonografia com Doppler colorido ou venografia. Os protocolos diferem entre as instituições. As taxas de desobstrução primária de dois anos com a utilização de um enxerto de *stent* Viatorr são de 76 a 84% e, por conseguinte, a necessidade de vigilância frequente com ultrassonografia de rotina está em questão. Se for realizada uma avaliação inicial com ultrassonografia, ela deverá ser feita no mínimo cinco dias depois da criação da TIPS, porque bolhas de ar no tecido de politetrafluoroetileno expandido criam artefatos de gás que não permitem a total visualização e avaliação nos primeiros 2 a 4 dias. Se o paciente se tornar sintomático (p. ex., hemorragia de varizes esofágicas ou ascite) ou se mudança significativa no intervalo for demonstrada por meio de ultrassonografia, venografia com intervenção terapêutica deve ser realizada para restaurar a função normal da derivação.

22. Defina obliteração transvenosa retrógrada oclusa por balão (BRTO).

BRTO é uma técnica endovascular utilizada como uma alternativa ou complemento terapêutico para TIPS no tratamento de varizes gástricas. Ela envolve o uso de balões de oclusão para fechar o fluxo das veias de uma derivação portossistêmica e injeção endovascular de um agente esclerosante diretamente na variz. BRTO é o principal método usado no Japão e na Coreia para o tratamento das varizes gástricas ao contrário dos Estados Unidos e da Europa, onde o principal tratamento de varizes gástricas tem sido descompressão da veia porta do fígado com TIPS. Seu uso está crescendo nos Estados Unidos (Figura 68-4A e B).

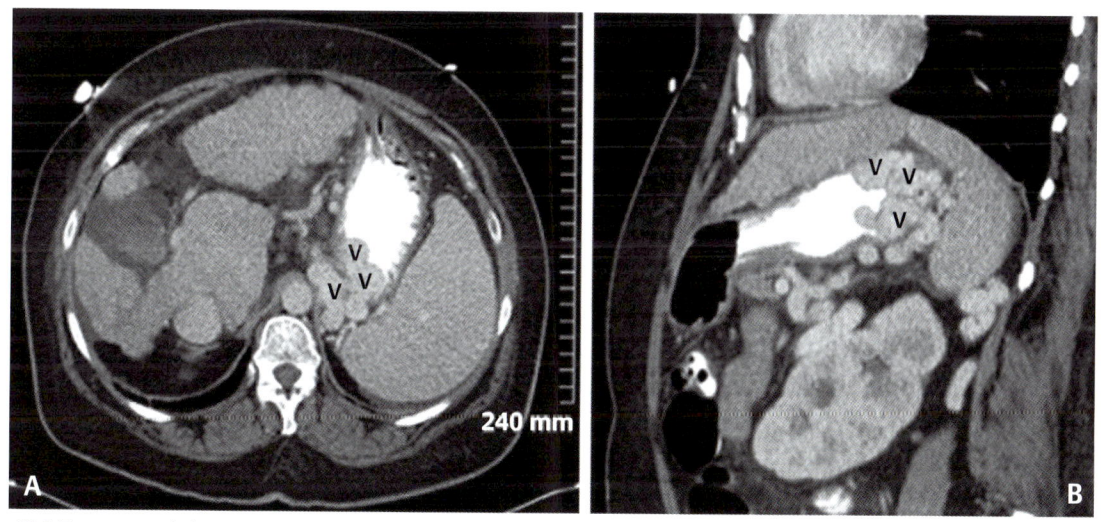

Fig. 68-4. Tratamento de hemorragia de varizes gástricas com obliteração transvenosa retrógrada oclusa por balão em um homem de 62 anos de idade com cirrose biliar primária. **A,** Exame de tomografia computadorizada (CT) sagital e axial (**B**) realçada por contraste demonstra grandes varizes gástricas (v).

23. Cite a derivação portossistêmica mais comum oclusa durante um procedimento BRTO.

Uma derivação gastrorrenal é o tipo mais comum de ser ocluído durante um procedimento BRTO, porque uma derivação gastrorrenal fornece fluxo venoso em 90% dos casos de varizes gástricas com os 10% restantes drenados por uma derivação gastrocaval.

24. Quando BRTO pode ser indicado no lugar de TIPS para tratar varizes gástricas?

BRTO é indicada em pacientes com uma grande derivação gastrocaval ou gastrorrenal ou que têm encefalopatia hepática, reserva hepática deficiente ou uma baixa pressão da veia porta do fígado. Com TIPS, o fluxo da veia porta do fígado é desviado para longe do fígado e pelo desvio; assim, existem o risco de encefalopatia hepática e deterioração da função hepática. Com BRTO, o fluxo da veia porta do fígado muitas vezes é desviado para o fígado, o que pode, potencialmente, reduzir a encefalopatia hepática e melhorar a função hepática. Em pacientes com uma derivação gastrorrenal descompressiva ou esplenorrenal, a pressão da veia porta do fígado já pode estar menor do que o tradicional desfecho hemodinâmico do procedimento TIPS (< 12 mm Hg) e há pouco ganho para diminuir ainda mais o gradiente criando uma TIPS.

25. De modo pós-procedimento, que condição BRTO pode agravar?

Hipertensão da veia porta do fígado pode aumentar após BRTO. Como resultado do aumento da hipertensão da veia porta do fígado, pode haver agravamento de varizes não gástricas (esôfago ou duodeno), desenvolvimento da gastropatia hipertensiva da veia porta do fígado, ascite e hidrotórax ou derrame pleural.

26. Quais são as indicações específicas para biópsia hepática transjugular?
- Coagulopatia.
- Necessidade de gradiente de pressão venosa hepática (HVPG).
- Grande obesidade.
- Ascite?

Ascite é frequentemente listada como uma indicação para biópsia hepática transjugular e uma contraindicação para biópsia hepática percutânea. No entanto, diversos estudos têm demonstrado não haver diferença significativa em taxas de complicações principais ou secundárias com biópsia hepática percutânea em pacientes com ou sem ascite e coagulação normal.

27. Como HVPG é medido?
O acesso às veias hepáticas pode ser obtido pela abordagem transjugular mais comum ou por uma abordagem transfemoral. Um cateter de oclusão com balão é colocado em uma veia hepática 2 a 3 cm a partir do óstio da veia hepática, e uma medida de pressão da veia hepática livre (FHVP) é obtida com o balão desinflado. A medida da pressão de encunhamento da veia hepática (WHVP) é obtida com oclusão total da veia hepática na inflação do balão. O HVPG é a diferença entre WHVP e FHVP.

28. A drenagem biliar trans-hepática percutânea (PTBD) é o método inicial mais adequado para tratar obstrução biliar?
A seleção da modalidade mais adequada (percutânea, endoscópica ou cirúrgica) para fornecer drenagem biliar depende das opções de intervenção disponíveis, da localização e da extensão da lesão de obstrução e da experiência do operador. Atualmente, drenagem endoscópica é o procedimento inicial de escolha para descompressão biliar, em razão de suas menores complicações relatadas e melhor tolerância do paciente em comparação à abordagem trans-hepática. No entanto, nem todas as drenagens endoscópicas são bem-sucedidas, e PTBD continua a desempenhar um papel importante no tratamento da doença biliar. Doença biliar é mais bem gerenciada por uma equipe que inclui um endoscopista, radiologista intervencionista e cirurgião.

29. Quais são as indicações para PTBD?
- Drenagem endoscópica malsucedida.
- Obstrução biliar, no nível da porta do fígado ou acima dela.
- Obstrução biliar após anastomose biliodigestiva.
- Lesões dos ductos biliares após colecistectomia laparoscópica.

A mais comum dessas indicações é falha na drenagem endoscópica por qualquer motivo.

30. Discuta o papel dos *stents* metálicos para o tratamento da obstrução biliar.
O uso de *stents* metálicos permanentes para o tratamento da obstrução biliar maligna é bem-aceito, sobretudo para pacientes inoperáveis cuja expectativa de vida é de 6 a 12 meses (Figura 68-5A e B). Nesses pacientes, *stents* metálicos têm demonstrado melhor custo benefício e proporcionam melhor qualidade de vida do que cateteres externos. Desobstrução em longo prazo de *stents* metálicos não cobertos é ruim, com uma taxa de oclusão de 30 a 60% em 6 meses, e quase todos os pacientes requerem reintervenção no prazo de um ano. O uso de *stents* metálicos na doença benigna ainda é bastante controverso.

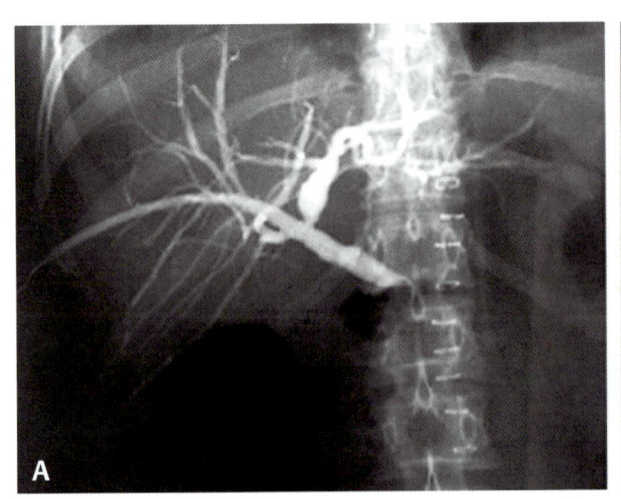

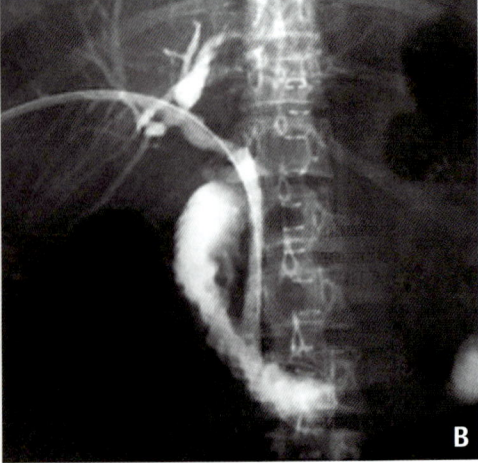

Fig. 68-5. Uma mulher de 58 anos de idade apresentou-se com icterícia e massa abdominal. **A,** Um colangiograma realizado após drenagem biliar trans-hepática percutânea apresenta obstrução completa do ducto biliar comum (CDB). **B,** Após a colocação de um *stent* metálico, o CDB fica muito permeável.

31. Quando colecistostomia percutânea é indicada?

As duas principais indicações são:
- Sepse persistente e inexplicável em pacientes gravemente enfermos com colecistite acalculosa.
- Colecistite aguda em pacientes enfermos demais para serem submetidos à cirurgia.

Em pacientes instáveis, ela pode ser realizada no leito, caso necessário.

Indicações menos frequentes incluem tratamento temporário para perfuração da vesícula biliar, drenagem de obstrução biliar maligna distante e intervenção biliar transcolecística.

32. Quando angiografia diagnóstica e terapia percutânea transcateter desempenham uma função no tratamento de hemorragia GI?

Hemorragia GI aguda que é refratária ao tratamento conservador ou a técnicas endoscópicas invasivas requer avaliação angiográfica. Para o radiologista intervencionista identificar o local da hemorragia, as seguintes condições devem ser atendidas:
- O paciente deve estar com hemorragia ativa no momento do estudo, a não ser que uma lesão estrutural seja a causa da hemorragia intermitente.
- A hemorragia deve ser forte o suficiente para ser detectável durante a arteriografia, geralmente mais de 0,5 mL/min.
- A hemorragia deve ser arterial ou capilar; hemorragia venosa raramente é detectada na fase venosa de uma arteriografia.

Uma vez que o local da hemorragia seja identificado, embolização transcateter é uma opção de tratamento.

33. Quão importante é a localização do local da hemorragia antes da angiografia?

Localização pré-angiográfica do local da hemorragia GI é extremamente útil. Uma arteriografia visceral envolve avaliação das artérias celíaca, mesentérica superior e mesentérica inferior; cateterização seletiva desses vasos e várias projeções angiográficas necessárias quando se procura um local de hemorragia podem fazer deste um procedimento tedioso e demorado, exigindo grandes volumes de contraste. Localização de um vaso com hemorragia ou mesmo distinguir uma fonte GI superior de uma inferior é útil, pode orientar o intervencionista na escolha de qual vaso deve ser estudado primeiro e pode encurtar o procedimento.

34. Quais são os dois tipos de terapia transcateter utilizadas para hemorragia GI?

Embolização seletiva e infusão de vasopressina (Pitressin). Infusão de vasopressina raramente é usada hoje por causa das complicações cardiovasculares (isquemia miocárdica, arritmias, isquemia visceral), de alta taxa de recorrência da hemorragia após a descontinuação da infusão, dificuldade em manter a posição do cateter e os longos períodos de tratamento de 12 a 24 horas. Sistemas coaxiais modernos e microcateteres permitem cateterização superseletiva com deposição precisa de material embólico no local da hemorragia (Figura 68-6). Esses avanços têm diminuído o risco de infarto intestinal, tornando a embolização transcateter um procedimento relativamente seguro, mesmo no intestino delgado e no cólon.

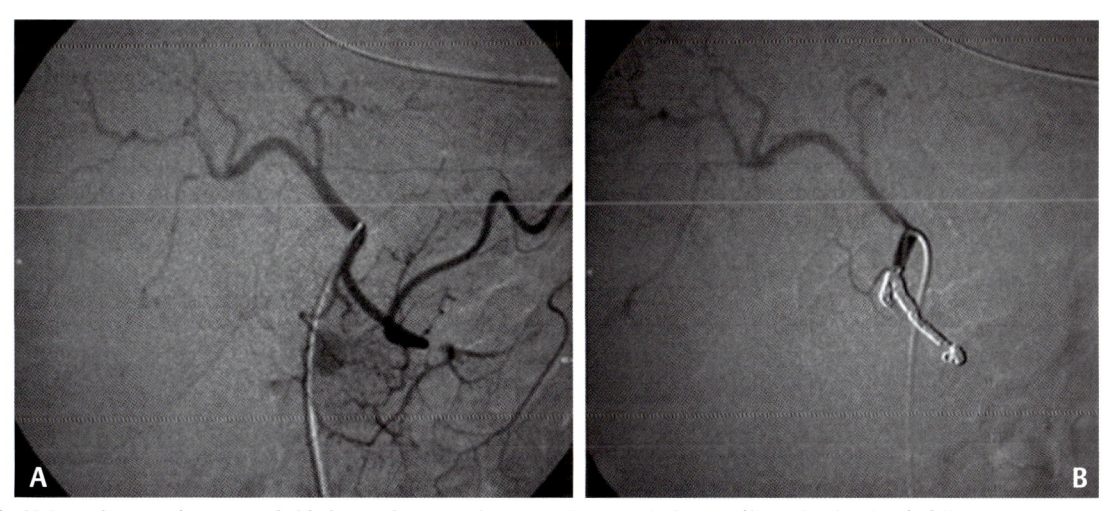

Fig. 68-6. Um homem de 52 anos de idade com hemorragia GI superior a partir de uma úlcera duodenal após falha no tratamento endoscópico. **A,** Arteriograma da artéria gastroduodenal (GDA) seletiva demonstra sangramento ativo e extravasamento de contraste a partir de uma ramificação da arcada pancreaticoduodenal superior. **B,** Cessação da hemorragia depois da embolização de bobina e partículas de GDA e arcada pancreaticoduodenal superior.

35. Descreva o papel da angiografia convencional (com base em cateter) em um paciente com isquemia aguda mesentérica não oclusiva.

Arteriografia convencional é considerada o teste padrão ouro para diagnóstico e também permite a terapia com infusão direcionada por cateter de um vasodilatador. No entanto, angiotomografia CT com múltiplos detectores é rápida e não invasiva, e sensibilidade e especificidade diagnóstica continuam a melhorar com os avanços tecnológicos. Em um paciente que não está clinicamente estável para ser submetido a uma angiografia ou que está gravemente doente, diagnóstico rápido com angiotomografia CT com múltiplos detectores e início da farmacoterapia intravenosa sistêmica pode ser benéfico.

36. Qual é a função da terapia endovascular em pacientes com isquemia mesentérica aguda obstrutiva?

O principal objetivo de qualquer tratamento é revascularização do intestino acometido para restaurar a função normal e prevenir infarto. Cirurgia aberta tem sido, tradicionalmente, o padrão de cuidado. Técnicas endovasculares, incluindo embolectomia por aspiração, trombólise e *stent*, têm sido descritas com sucesso na literatura para tratar isquemia mesentérica oclusiva aguda, mas a maioria são relatos de casos e pequenas séries. Se não existem indicações de infarto intestinal (sintomas peritoneais, pneumoperitônio ou ar intramural na CT), então, tratamento endovascular pode ser considerado, mas isto deve ser uma decisão multidisciplinar com base no conhecimento local com a participação de um cirurgião vascular, radiologista intervencionista e intensivista.

37. Compare cirurgia aberta *versus* tratamento endovascular percutâneo para pacientes com isquemia mesentérica crônica.

Tratamento endovascular com angioplastia percutânea e *stent* é minimamente invasivo e, portanto, tem melhor morbidade e mortalidade em curto prazo que a reparação cirúrgica aberta. Reparação cirúrgica aberta, no entanto, é mais durável e tem taxa de reintervenção diminuída em comparação à terapia endovascular.

Os autores gostariam de agradecer a contribuição do Dr. Stephen Subber, que foi um autor deste capítulo na edição anterior.

BIBLIOGRAFIA

1. American College of Radiology ACR Appropriateness Criteria. Radiologic management of benign and malignant biliary obstruction. 2013 [Accessed September 22, 2014]. http://www.acr.org/Quality-Safety/Appropriateness-Criteria/~/media/0DAC29F1768642B0821E8B9B271A08BC.pdf.
2. American College of Radiology ACR Appropriateness Criteria. Radiologic management of gastric varices. 2013 [Accessed September 22, 2014]. http://www.acr.org/Quality-Safety/Appropriateness-Criteria/~/media/ 1BB847EFAD1B4BFB9B6A3AEA7BE729Al.pdf.
3. American College of Radiology ACR Appropriateness Criteria. Radiologic management of hepatic malignancy. 2013 [Accessed September 22, 2014].
   http://www.acr.org/Quality-Safety/Appropriateness-Criteria/~/media/68FFA493F4994FAF88191F8CD36D6834.pdf.
4. American College of Radiology ACR Appropriateness Criteria. Radiologic management of lower gastrointestinal tract bleeding. 2013 [Accessed September 22, 2014]. http://www.acr.org/Quality-Safety/Appropriateness-Criteria/~/media/ 5F9CB95C164E4DA19DCBCFBBA790BB3C.pdf.
5. American College of Radiology ACR Appropriateness Criteria. Radiologic management of upper gastrointestinal bleeding. 2013 [Accessed September 22, 2014].
   http://www.acr.org/Quality-Safety/Appropriateness-Criteria/~/media/319829D25E5942FA91FE70BB473BE92A.pdf.
6. Brown DB, Nikolic B, Covey AM *et al.* Quality improvement guidelines for transhepatic chemoembolization, embolization, and chemotherapeutic infusion for hepatic malignancies. J Vasc Interv Radiol 2012;23:287-94.
7. Bruix J, Sherman M. AASLD practice guideline management of hepatocellular carcinoma: An update. Hepatology 2011;53:1020-1022. 2013 [Accessed September 22, 2014]. http://www.aasld.org/practiceguidelines/Documents/Bookmarked%20Practice%20Guidelines/HCCUpdate2010.pdf
8. Fidelman N, Kwan SW, LaBerge JM *et al.* The transjugular intrahepatic portosystemic shunt: An update. AJR 2012;199:746-55.
9. Gaba RC, Couture PM, Bui JT *et al.* Prognostic capability of different liver disease scoring systems for prediction of early mortality after transjugular intrahepatic portosystemic shunt creation. J Vasc Interv Radiol 2013;24:411-20.
10. Liapi E, Geschwind JF. Transcatheter arterial chemoembolization for liver cancer: Is it time to distinguish conventional from drug-eluting chemoembolization? Cardiovasc Intervent Radiol 2011;34:37-49.
11. Mammen T, Shyamkumar NK, Eapen CE *et al.* Transjugular liver biopsy: A retrospective analysis of 601 cases. J Vasc Interv Radiol 2008;19:351-8.
12. May BJ, Talenfeld ÁD, Madoff DC. Update on portal vein embolization: evidence-based outcomes, controversies, and novel strategies. J Vasc Interv Radiol 2013;24:241-54.
13. Memon K, Lewandowski RJ, Kulik L *et al.* Radioembolization for primary and metastatic liver cancer. Semin Radiat Oncol 2011;21:294-302.
14. Meza-Junco J, Montano-Loza AJ, Liu DM *et al.* Locoregional radiological treatment for hepatocellular carcinoma: Which, when and how? Cancer Treat Rev 2012;38:54-62.
15. Upponi S, Harvey JJ, Uberoi R *et al.* The role of radiology in the diagnosis and treatment of mesenteric ischaemia. Postgrad Med J 2013;89:165-72.

Websites

Society of Interventional Radiology. Accessed September 22, 2014, www.sirweb.org. American College of Radiology. Accessed September 22, 2014, from www.acr.org.
American Association for the Study of Liver Diseases. Accessed September 22, 2014, from www.aasld.org.

IMAGEM GI NÃO INVASIVA: ULTRASSONOGRAFIA, TOMOGRAFIA COMPUTADORIZADA E IMAGEM DE RESSONÂNCIA MAGNÉTICA

Michael G. Fox, MD ▪ *Ryan Kaliney, MD*

CAPÍTULO 69

GERAL

1. Como a tomografia computadorizada com multidetector (MDCT) mudou a avaliação do fígado, pâncreas e sistema biliar?

MDCT permite uma rápida aquisição de imagens utilizando colimação muito fina (0,6 mm) e intervalos de reconstrução (0,5 mm). Usando esses conjuntos de dados volumétricos isotrópicos verdadeiros, podem ser criadas reformas multiplanares seletas (MPR) nos planos de imagens coronal, sagital ou qualquer outro (Figura 69-1).

A imagem pode ser realizada na fase da tomografia computadorizada sem contraste (NCCT), fase arterial hepática (HAP) inicial, HAP tardia e a fase venosa da veia porta do fígado (PVP) dependendo da indicação clínica. A HAP inicial é de, aproximadamente, 20 segundos após a injeção, a HAP tardia é de 35 a 40 segundos após a injeção, e a PVP é de 60 a 70 segundos após a injeção, com o efeito de contraste dominante no fígado ocorrendo na PVP. Esta capacidade de imagem pode rapidamente tirar vantagem do duplo suprimento sanguíneo do fígado — 75% a partir da veia porta do fígado (PV) e 25% a partir da artéria hepática.

MDCT melhora a imagem da vasculatura hepática. É muito útil no planejamento da quimioterapia pré-operatória ou pré-intra-arterial e para a detecção de infartos hepáticos, aneurismas e pseudoaneurismas, trombose da PV ou estreitamentos. Volumes do fígado antes da ressecção hepática também podem ser estimados com uso de imagens de volume processado.

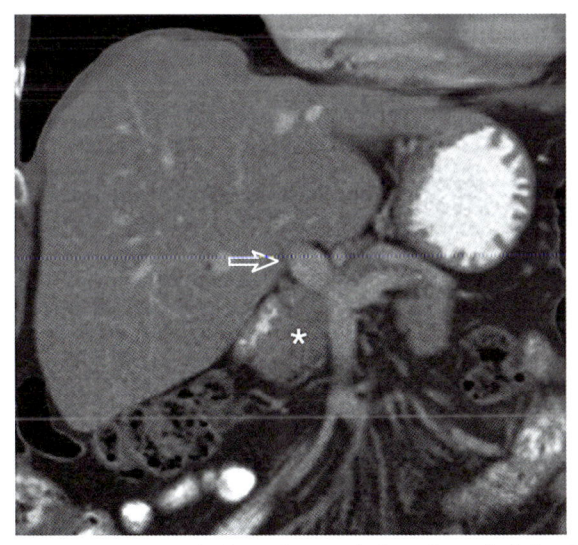

Fig. 69-1. Reformatações multiplanares. Imagem coronal reformada a partir do conjunto de dados da tomografia computadorizada axial permite avaliação multidimensional. A *seta vazada* marca a principal veia porta do fígado com a cabeça pancreática (*) inferior.

IMAGEM HEPÁTICA

2. Como é definida a anatomia hepática segmentar?

O fígado é dividido em quatro lobos com base na configuração da superfície e das veias hepáticas (HVs). Os diferentes segmentos hepáticos são divididos por fissuras intersegmentares, que são transversas ou estão no mesmo plano que as HVs.

A principal fissura lobar divide o fígado nos lobos direito e esquerdo e é representada por uma linha que se estende a partir do recesso da vesícula biliar pela veia cava inferior (IVC). Ela é representada pela HV média. A fissura intersegmentar direita divide o lobo direito do fígado nos segmentos anterior e posterior e é aproximada pela HV direita. A fissura intersegmentar esquerda divide o lobo esquerdo do fígado nos segmentos medial e lateral. Ela é marcada na margem externa do fígado pelo ligamento falciforme e é representada pela HV esquerda. O lobo caudado é a porção do fígado localizada entre a IVC e a fissura do ligamento venoso (Figura 69-2A e B).

A anatomia de Couinaud ainda subdivide o fígado em oito segmentos, cada um possui o próprio suprimento sanguíneo. Os oito segmentos são o lobo caudado (I), os segmentos laterais esquerdos superior (II) e inferior (III), os segmentos mediais superior (IVa) e inferior (IVb) esquerdos, os segmentos superiores anterior direito (V) e inferior posterior (VI) e o posterior (VII) e anterior (VIII) direitos.

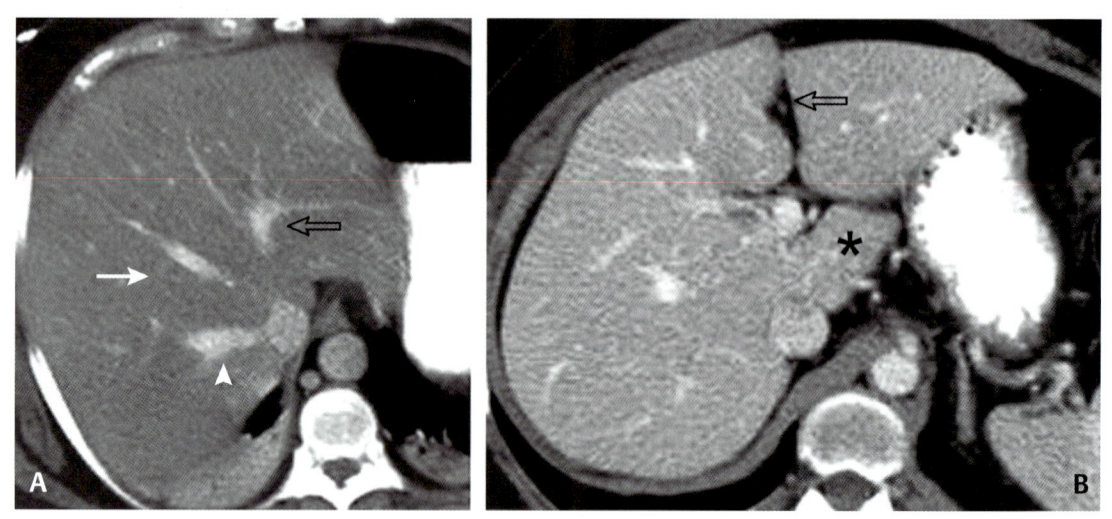

Fig. 69-2. Anatomia vascular hepática. **A,** Tomografia computadorizada representa a veia hepática direita (*ponta da seta*) que divide os segmentos anterior e posterior do lobo direito do fígado. A veia hepática média (*seta*) divide o lobo direito do lobo esquerdo. A veia hepática esquerda (*seta vazada*) divide os segmentos medial e lateral do lobo esquerdo do fígado. **B,** O ligamento falciforme (*seta vazada*) divide os segmentos medial e lateral do lobo esquerdo do fígado. O lobo caudado está marcado por *.

3. **Descreva os achados da ultrassonografia (US), tomografia computadorizada (CT) e imagem de ressonância magnética (MRI) de infiltração gordurosa do fígado.**

   US: Infiltração gordurosa é vista como áreas de ecogenicidade focal ou difusa aumentada que não demonstra efeito de massa nas estruturas biliares adjacentes ou nos vasos sanguíneos. Infiltração gordurosa pode limitar ou impedir a visualização dos vasos intra-hepáticos, a porção posterior mais profunda do fígado e o diafragma posterior ao fígado. Hepatite ou cirrose também podem apresentar ecogenicidade hepática difusamente aumentada.

   CT: Na NCCT, o fígado costuma ser 8 unidades de Hounsfield (HU) maior em densidade que o baço. Na infiltração gordurosa, o baço é 10 HU mais denso que o fígado. Na infiltração gordurosa difusa, os vasos hepáticos são mais distintos e podem aparecer como se contivessem contraste, mesmo em um exame de NCCT. Na infiltração gordurosa focal, os vasos hepáticos normais atravessam a área de atenuação diminuída, um achado que geralmente não está presente na malignidade. Infiltração gordurosa focal tende a ocorrer em uma distribuição lobular (em formato de cunha) com margens lineares (Figura 69-3). Áreas onde tipicamente ocorre infiltração ou escassez gordurosa incluem a fossa da vesícula biliar, subcapsular, segmento medial do lobo esquerdo perto da fissura do ligamento redondo, anterior à porta do fígado e ao redor da IVC.

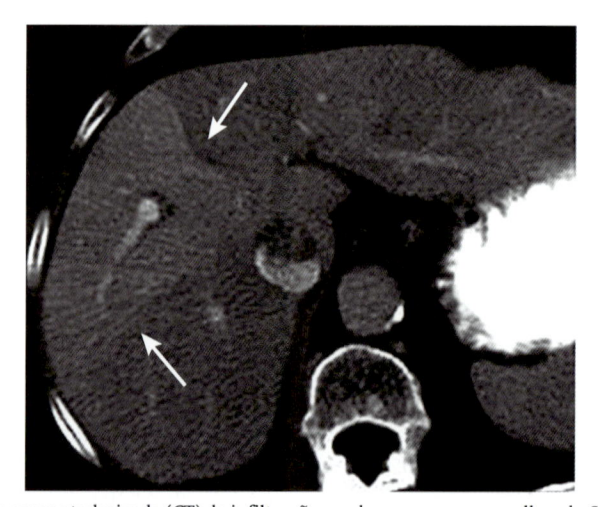

Fig. 69-3. Imagem de tomografia computadorizada (CT) da infiltração gordurosa em uma mulher de 66 anos de idade com carcinoma pulmonar. Uma grande área geográfica de escassez gordurosa focal (*setas*) que se estende até a cápsula hepática com substituição gordurosa do restante do parênquima hepático é observada nesta imagem de CT axial.

MRI: As diferenças de sinal na infiltração gordurosa focal do fígado podem ser sutis. Assim como a CT, os vasos devem seguir normalmente pela área de anormalidade do sinal sem efeito de massa em estruturas adjacentes. A MRI com supressão de gordura é mais sensível do que a imagem ponderada em T1 (T1-w) e ponderada em T2 (T2-w) para infiltração gordurosa, com infiltração gordurosa tendo diminuído a intensidade do sinal em comparação ao fígado normal. As áreas de infiltração gordurosa também demonstrarão de modo confiável o sinal diminuído em imagem T1-w de fase oposta.

4. Descreva os achados de US, CT e MRI na cirrose.

US: Normalmente, o parênquima hepático na cirrose é heterogêneo e hiperecoico com ecos "grosseiros" e vasculatura intra-hepática mal definida. Infelizmente, esses achados não são específicos, com maior ecogenicidade do parênquima presente também na infiltração gordurosa, e heterogeneidade do parênquima presente também em neoplasias infiltrantes. Aspectos ultrassonográficos com maior especificidade para cirrose incluem nodularidade da superfície do fígado e aumento relativo do lobo caudado. Uma relação de volume do lobo caudado para a direita de mais de 0,65 é muito específica, mas não é sensível para diagnosticar cirrose.

MDCT: Na cirrose, o lobo caudado e o segmento lateral esquerdo geralmente aumentado, e o lobo direito e o segmento medial esquerdo costumam atrofiar, resultando em aumento da fossa da vesícula biliar. Aumento do espaço periportal hilar, como resultado da atrofia do segmento medial do lobo esquerdo, é mais de 90% sensível e específico para cirrose inicial. Na cirrose avançada, o volume hepático normalmente diminui, e a fibrose periportal e os nódulos regenerativos podem comprimir as estruturas venosas hepática e da veia porta do fígado, o que pode resultar em perfusão hepática alterada e hipertensão da veia porta do fígado. A presença de nódulos regenerativos isodensos pode, muitas vezes, ser inferida apenas a partir do contorno nodular da borda hepática. Complicações da hipertensão da veia porta do fígado, principalmente varizes, são perfeitamente demonstradas com MDCT; no entanto, ao contrário da ultrassonografia, a CT não pode determinar a direção do fluxo vascular (Figura 69-4). Maior atenuação de gordura mesentérica também é observada.

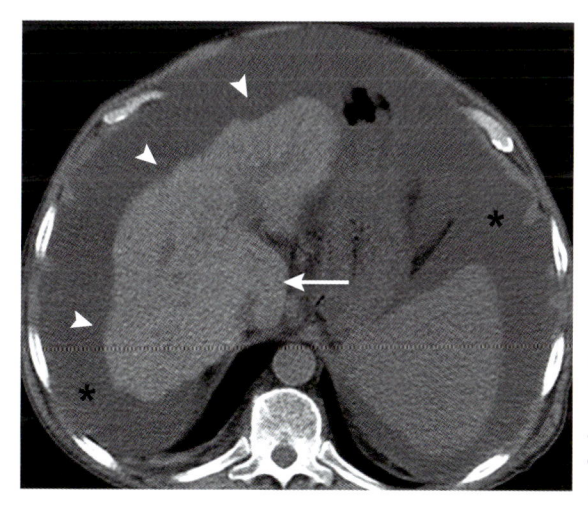

Fig. 69-4. Imagens de tomografia computadorizada de cirrose em um homem de 67 anos de idade com insuficiência renal. A margem do fígado é de contorno nodular (*ponta das setas*). O lobo caudado (*seta*) é hipertrofiado, em comparação aos lobos direito e esquerdo. Ascites peri-hepática e periesplênica (*) estão presentes.

MRI: Achados da MRI na cirrose são semelhantes aos da MDCT, com alterações iniciais manifestando-se como aumento do espaço periportal hilar, como resultado da atrofia do segmento medial do lobo esquerdo e achados posteriores apresentando-se como uma relação do lobo hepático direito/caudado de mais de 0,65 e um sinal expandido de fossa da vesícula biliar. Nódulos regenerativos costumam ser menores que 1 cm de diâmetro, têm sinal T1-w variável e, geralmente, iso para T2-w diminuída e sinal de eco evocado pelo gradiente (GRE). Nódulos regenerativos geralmente são isointensos ao fígado após contraste.

Nódulos displásicos são considerados pré-malignos e, geralmente, são maiores que nódulos regenerativos. Eles geralmente demonstram sinal T1-w maior e T2-w diminuído; no entanto, não há sobreposição com carcinoma hepatocelular (HCC). Achados de imagem de hipertensão portal são semelhantes aos da MDCT e, inicialmente, incluem dilatação das veias esplênica e porta do fígado com posterior oclusão e transformação cavernosa da PV e desenvolvimento de colaterais portossistêmicos e ascite.

5. Qual é o exame mais sensível para detectar hemocromatose?

MRI: Como muitos pacientes com hemocromatose desenvolverão cirrose, e 25% desenvolverão HCC, é importante diagnosticar precocemente.

US: Exame US é normal apesar do depósito de ferro, a menos que cirrose subjacente esteja presente.

NCCT: Atenuação hepática é tipicamente mais de 70 HU na hemocromatose, em comparação a um nível normal de aproximadamente 45 a 60 HU.

MRI: Mais sensível e específica do que CT na detecção de hemocromatose. Na MRI, os efeitos paramagnéticos causados pelo depósito de ferro resultam em sinal T2-w e GRE de intensidade menor (Figura 69-5).

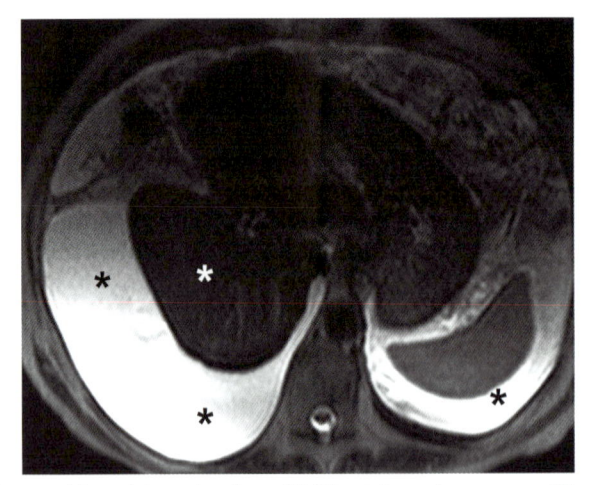

Fig. 69-5. Imagem de ressonância magnética axial ponderada em T2 (T2-w) de um homem com 53 anos de idade com encefalopatia hepática, transplante de fígado prévio demonstra um pequeno fígado cirrótico com sinal T2-w acentuadamente diminuído consistente com hemocromatose (* branco). Também se observou extensa ascite (* preto).

6. Como as metástases do fígado aparecem na US, CT e MRI?

US: A aparência é variável. Tumores gastrointestinais e mais vasculares (p. ex., células da ilhota, carcinoide, coriocarcinoma, carcinomas de células renais) tendem a produzir metástases hiperecoicas, que podem simular um hemangioma (Figura 69-6A). Lesões hipoecoicas também são comuns, especialmente com metástases de linfoma, mama, pulmão e císticas ou necróticas. Halos hipoecoicos envolvendo as massas hepáticas produzem aparência não específica, porém comum, de "olhos de touro" muitas vezes vista com lesões malignas; essas necessitam de exames adicionais.

MDCT: A maioria das metástases hepáticas tem atenuação diminuída em comparação ao parênquima circundante em NCCT. A maioria das metástases é hipovascular (p. ex., adenocarcinoma do cólon) e é mais bem visualizada na PVP. Metástase hipervascular (ou seja, tumores de célula renal, carcinoide, tireoide, melanoma e neuroendócrinos) é mais bem visualizada durante a HAP, que deve ser adicionada à imagem PVP para aumentar a detecção da lesão (Figura 69-6B). Metástases calcificadas são mais comumente observadas com carcinoma mucinoso do cólon.

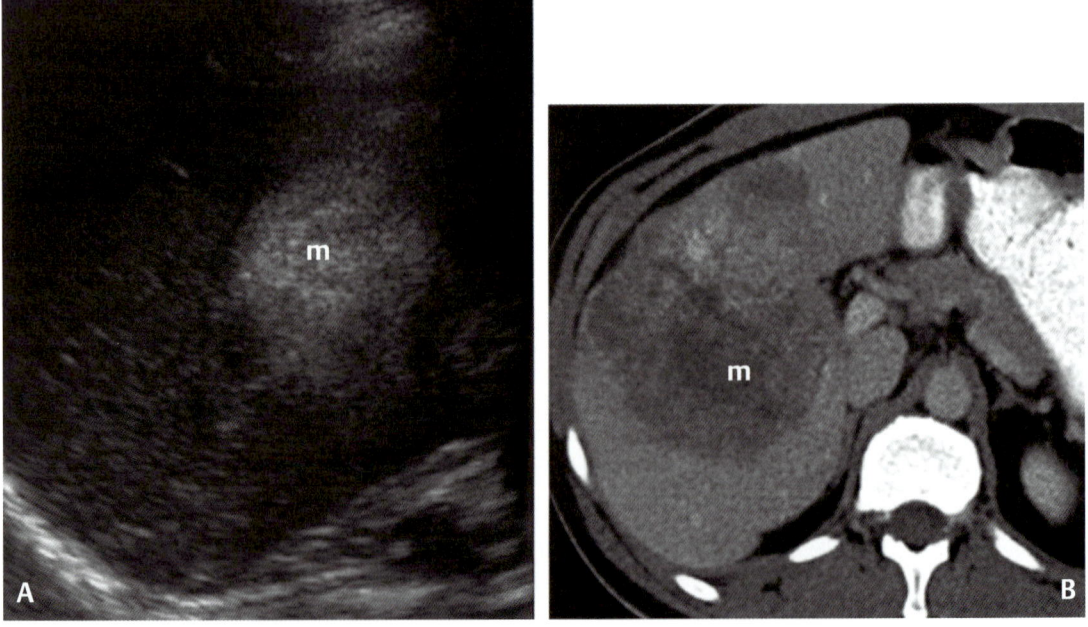

Fig. 69-6. Ultrassonografia, tomografia computadorizada (CT) e imagens de ressonância magnética de metástases hepáticas (m) a partir de adenocarcinoma colônico em um homem de 43 anos de idade. **A,** Massa arredondada, hiperecoica (m) nesta imagem longitudinal de ultrassonografia é um aspecto típico de uma lesão metastática a partir de malignidade do trato gastrointestinal ou outra lesão metastática hipervascular. **B,** Imagem axial de CT de metástase (m) heterogênea com áreas hipodensas de necrose central.

MRI: Em geral, as metástases são imagens hipointensas em T1-w e hiperintensas em T2-w. No entanto, metástases de melanoma e hemorrágicas são hiperintensas em imagens T1-w. MRI realçada com gadolínio dinâmico aumenta a sensibilidade para detecção de metástase hepática.

7. Quais são os três padrões de crescimento do HCC?
A. Grande massa solitária (50%).
B. HCC multifocal (40%).
C. Infiltração difusa (10%).

8. Como HCC aparece na US, CT e MRI?
Geral: Nos Estados Unidos, mais de 80% dos pacientes com HCC possuem doença hepática subjacente (p. ex., cirrose). Os homens são três vezes mais comumente afetados.

US: Aparência é variável, às vezes simulando doença metastática. HCCs menores do que 5 cm costumam ser hipoecoicos, enquanto lesões maiores possuem ecogenicidade mista. Gordura dentro do tumor pode causar focos hiperecoicos internos. Invasão vascular é comum; invasão da PV é mais comum do que invasão da HV. US com Doppler pode representar trombo tumoral, que normalmente tem uma forma de onda arterial.

MDCT: Na NCCT, HCCs normalmente são hipodensos, mas podem parecer hiperdensos em fígados gordurosos, com 5, a 10% contendo calcificação. Na HAP, HCCs pequenos (< 3 cm) normalmente demonstram realce homogêneo, e HCCs grandes demonstram realce heterogêneo, muitas vezes com áreas necróticas centrais de baixa atenuação. Imagem na HAP permite a detecção de até 30% mais nódulos tumorais em comparação à NCCT e imagem da PVP sozinha (Figura 69-7). Na PVP, o HCC geralmente é de aparência iso à hipodensa. Mesmo assim, às vezes, deformidade no contorno, efeito de massa ou vascular, principalmente venoso, e invasão podem ser as únicas pistas para detecção. Hemoperitônio, causado pela rara ruptura espontânea, e hemorragia intratumoral também podem ocorrer.

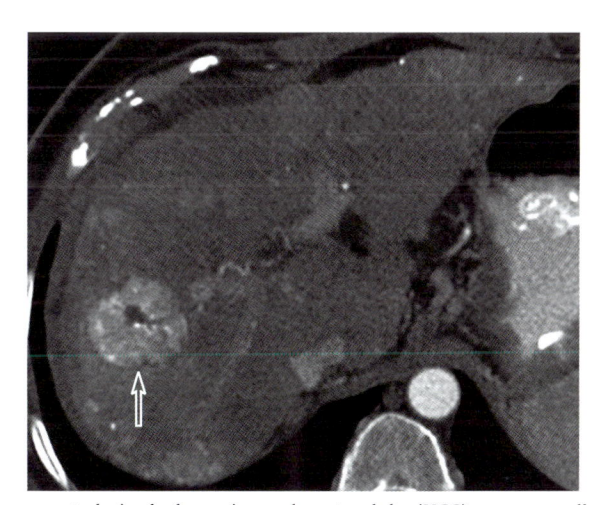

Fig. 69-7. Imagem de tomografia computadorizada de carcinoma hepatocelular (HCC) em uma mulher de 55 anos de idade com cirrose. Durante a fase arterial de realce por contraste, o HCC aparece como um foco de realce arterial precoce (*seta vazada*) e pode ser delineado a partir do parênquima hepático circundante.

MRI: Geralmente, MRI pode diferenciar entre nódulos regenerativos, nódulos displásicos e HCC. HCC geralmente é hipointenso em imagens T1-w, mas HCC pode ser iso ou hiperintenso, dependendo do grau de ácidos graxos e fibrose interna. Achados que sugerem HCC incluem sinal T2-w aumentado (em mais de 70% dos HCCs) e um diâmetro de mais de 2 a 3 cm. Uma aparência de "nódulo dentro do nódulo" (nódulo T2-w aumentado dentro de uma massa T2-w diminuída) é altamente sugestiva de HCC dentro de um nódulo displásico. Imagem realçada com gadolínio aumenta a detecção de HCC, já que HCC possui realce acentuado na HAP, eliminação tardia e uma pseudocápsula de realce periférico em imagens da PVP. Conforme o grau de malignidade aumenta, há aumento arterial hepático e diminuição do fluxo portal para os nódulos (Figura 69-8A e B). HCC também pode realçar após administração de ácido gadoxético.

HCC fibrolamelar e hiperplasia nodular focal (FNH) têm uma cicatriz central com vários septos fibrosos; no entanto, HCC fibrolamelar tem alta prevalência de calcificação. A cicatriz central no HCC fibrolamelar é, tipicamente, hipointensa e calcificada em T2-w, enquanto que na FNH a cicatriz central é hiperintensa e não calcificada em T2-w. HCC fibrolamelar ocorre em uma idade mais jovem, tem igual incidência nos sexos feminino e masculino e melhor prognóstico.

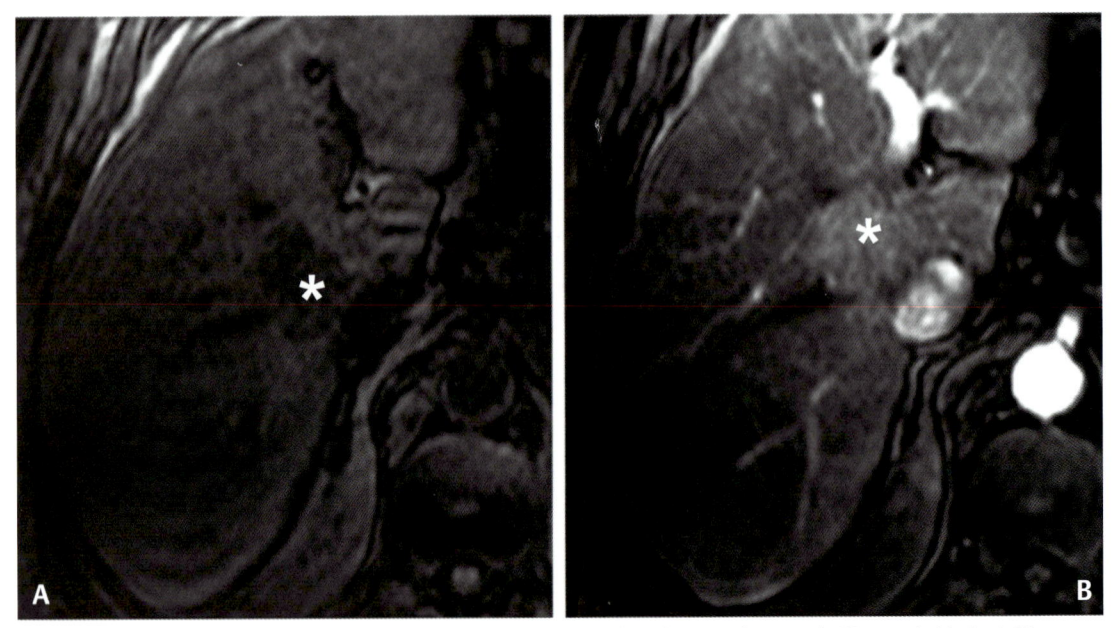

Fig. 69-8. Imagens de ressonância magnética de carcinoma hepatocelular (HCC) em um homem de 73 anos de idade. **A,** Massa intra-hepática arredondada (*) perto da veia cava interior (IVC) demonstra baixa intensidade de sinal em imagens ponderadas em T1 (T1-w) sem contraste. **B,** Realce arterial precoce dessa massa (*) nas imagens T1-w é consistente com HCC.

9. Quais agentes de contraste de MRI estão comercialmente disponíveis nos Estados Unidos para uso em imagem hepatobiliar?

Gadobenato de dimeglumina (Multihance, Bracco Diagnostics) e ácido gadoxético (Eovist, Bayer Healthcare Farmaceuticals) são agentes de contraste convencionais, extracelulares não inespecíficos, bem como hepatócitos específicos (fora dos Estados Unidos, Eovist é comercializado como Primovist). O agente de contraste hepatócito específico trissódio de mangafodipir e o ferumoxides óxido de ferro superparamagnético e as partículas revestidas com carboxidextran, atualmente, não estão disponíveis nos Estados Unidos.

Gadobenato de dimeglumina é absorvido por hepatócitos ativos e excretado na bile, além de estar no espaço extracelular. O benefício máximo na detecção de lesões com este agente ocorre com imagem 1 a 2 horas após a injeção, que é o momento do pico do contraste fígado-lesão. Imagem na fase hepatobiliar pode diferenciar entre FNH (com ductos biliares) e adenoma hepatocelular (HCA).

Ácido gadoxético é semelhante ao gadobenato de dimeglumina, exceto que o tempo do pico do contraste fígado-lesão ocorre 20 a 45 minutos após a injeção. Recentemente, estudos têm mostrado que Gadobenato de dimeglumina é mais preciso do que a portografia arterial por CT (CTAP) para detectar até mesmo pequenas lesões do HCC. Além disso, a imagem com gadobenato não é invasiva e não requer radiação, ao contrário da CTAP.

10. Qual é a neoplasia benigna mais comum do fígado?

Hemangioma cavernoso é a neoplasia benigna mais comum do fígado.

11. Descreva as características de US, CT e MRI em hemangiomas hepáticos.

US: Os hemangiomas cavernosos aparecem como massas hiperecoicas bem definidas em um fígado normal. Imagem de Doppler e fluxo colorido geralmente não demonstra fluxo perceptível dentro da massa, uma vez que o fluxo sanguíneo costume ser muito lento, no entanto, um vaso de alimentação pode, às vezes, ser detectado. Ocasionalmente, os hemangiomas têm aparência mista ou hipoecoica, especialmente na definição de um fígado gorduroso.

MDCT: No NCCT, os hemangiomas geralmente são isodensos aos vasos sanguíneos, com 20% contendo calcificações. Uma característica do padrão de realce nodular periférico, isodenso à aorta, está presente na imagem da HAP seguida por preenchimento central lento da lesão, que se torna isodensa ao acúmulo de sangue na PVP. O realce costuma persistir; no entanto, grandes lesões podem não melhorar completamente. Menos frequentemente, hemangiomas podem ter, inicialmente, realce central ou uniforme, semelhante ao padrão presente em lesões malignas.

MRI: Hemangiomas costumam ser bem definidos e têm sinal T1-w diminuído e T2-w aumentado em comparação ao fígado normal. O sinal aumenta em imagens mais fortes em T2-w, iguais ou superiores ao sinal da bile. Com uso da MRI dinâmica realçada por contraste, o padrão de realce é semelhante ao padrão na CT (Figura 69-9A e B).

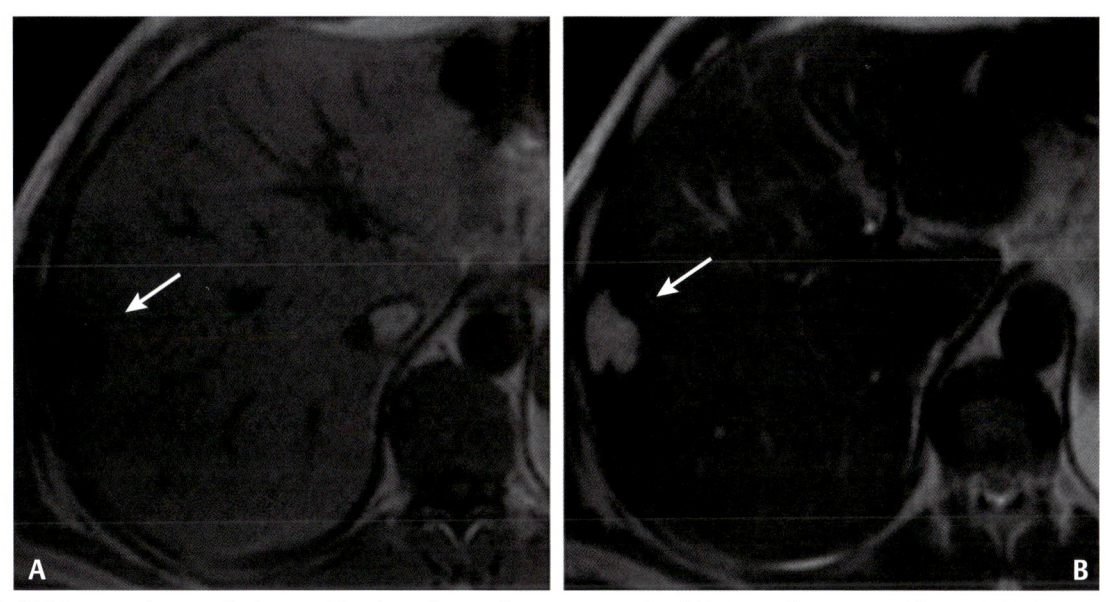

Fig. 69-9. Imagens de ressonância magnética de um hemangioma cavernoso hepático em um homem com 57 anos de idade. **A,** Hemangioma cavernoso (*seta*) tem sinal diminuído em comparação ao parênquima hepático na imagem ponderada em T1 sem realce. **B,** Sinal ponderado em T2 aumentado, clássico de hemangioma cavernoso, é evidente na massa lobulada (*seta*).

12. Descreva a aparência da FNH em US, CT e MRI.

Geral: FNH é o segundo tumor hepático benigno mais comum e é mais comum em mulheres. FNH contém todos os elementos hepáticos normais, mas com uma disposição anormal. Geralmente, tem menos que 5 cm de diâmetro e é individual. A característica distinta da FNH é a cicatriz central, contendo tecido fibroso radiante com elementos vasculares e biliares. A cicatriz central pode ser vista com outras lesões, como HCC fibrolamelar. Portanto, embora seja uma característica distinta de FNH, não é específica para FNH.

US: Costuma ser sutil; portanto, anormalidades mínimas de contorno ou deslocamento vascular devem levantar a possibilidade de FNH. Uma massa hipo a isoecoica bem demarcada, possivelmente demonstrando uma cicatriz central, pode ser identificada. As imagens Doppler, especialmente se um padrão arterial estrelado estiver presente, são sugestivas de FNH.

MDCT: FNH é hipo à isodensa na NCCT e sem calcificações. FNH é hiperdensa nas imagens da HAP porque é alimentada pela artéria hepática. Nas imagens da PVP, é isodensa no fígado normal com uma pseudocápsula hiperdensa. A cicatriz central está presente em 35% das lesões menores que 3 cm e 65% de lesões maiores que 3 cm. A cicatriz tem atenuação menor que o fígado normal nas imagens da HAP e da PVP, mas se torna hiperdensa em imagens tardias de 5-10 minutos. Artéria de alimentação aumentadas e veias de drenagem podem ser vistas, principalmente com uso de MPRs.

MRI: Para o fígado, FNH é hipo a isodensa T1-w e iso- a hiperintensa T2-w. A cicatriz central é hipointensa T1-w e hiperintensa T2-w, ao contrário do HCC em que a cicatriz central é hipointensa T2-w. A lesão demonstra realce difuso na HAP, exceto pela cicatriz central, que demonstra realce tardio semelhante à CT. Diferentemente de HCC e HCAs, realce capsular não é identificado na FNH. FNH tem realce tardio com ácido gadoxético.

13. Como HCA aparece na US, CT e MRI?

Geral: HCAs são mais comuns em mulheres e estão associados ao uso de contraceptivo oral. HCAs podem causar morbidade e mortalidade por causa de sua propensão à hemorragia e degeneração maligna rara para HCC. HCAs costumam ter 8 a 15 cm de diâmetro quando diagnosticados. HCAs contêm poucos ou nenhum ducto biliar ou células de Kupffer, mas são mais propensos a demonstrar calcificação ou gordura do que FNH.

US: Normalmente exibe heterogeneidade, massa hiperecoica causada por hemorragia interna e alto conteúdo lipídico.

MDCT: Uma massa hipodensa é tipicamente vista na NCCT resultante de gordura intratumoral. As áreas internas de maior atenuação podem estar presentes como resultado de hemorragia recente, uma característica distintiva importante da FNH. CT realçada por contraste (CECT) pode mostrar realce centrípeto semelhante a um hemangioma. Em contraste com os hemangiomas, o realce é transitório.

MRI: Comumente, HCA é heterogêneo como resultado de necrose e hemorragia interna. HCA costuma ser iso a levemente hiperintenso T2-w. O sinal T1-w é variável, mas costuma ser hiperintenso por causa da gordura ou da hemorragia, embora achados semelhantes possam ser vistos no HCC. HCA pode demonstrar sinal diminuído em imagem T1-w de fase oposta em decorrência do alto conteúdo lipídico. O realce está mais pronunciado na HAP com eliminação rápida na PVP. A presença de hemorragia ajuda a diferenciar HCA de HCC.

14. Descreva a aparência dos abscessos hepáticos em US, CT e MRI.

Geral: Abscessos hepáticos podem-se desenvolver a partir de fatores: (1) biliar, (2) portal venoso, (3) arterial, (4) extensão local e (5) etiológicos traumáticos.

US: Um abscesso hepático aparece como um complexo acúmulo de líquido, geralmente com septações, uma parede interna irregular e detritos ou ar. O ar é visto como uma área focal de ecogenicidade com sombreamento posterior. Um abscesso também pode aparecer como um simples acúmulo de líquido, semelhante a um cisto.

MDCT: CT é a modalidade de imagem mais sensível; no entanto, os achados da CT variam de acordo com o tamanho e a idade do abscesso. Em geral, um abscesso é uma massa bem definida, de baixa atenuação uni ou multilocular com uma parede de realce bem definida que pode conter septações internas. As bolhas de ar no interior da cavidade do abscesso, apesar de estarem presentes em uma minoria dos casos, são o sinal mais específico para um abscesso (Figura 69-10).

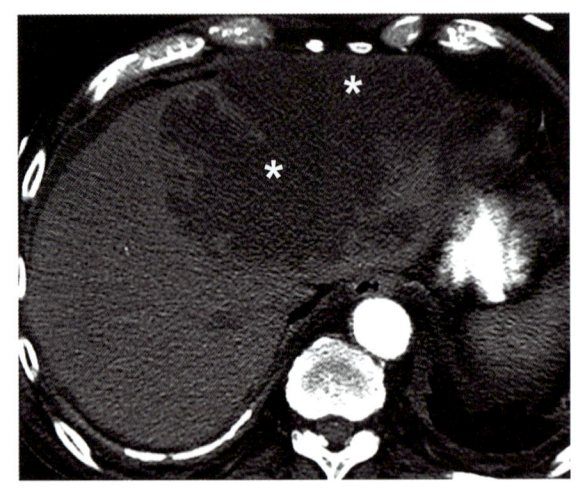

Fig. 69-10. Homem de 74 anos de idade com testes anormais de função hepática e grande abscesso hepático. Imagem de tomografia computadorizada axial realçada por contraste demonstra uma grande massa hepática sem realce (*) com realce periférico mínimo. Drenagem percutânea subsequente confirmou um abscesso hepático.

MRI: Um abscesso aparece como uma lesão homogênea ou heterogênea bem definida com sinal T1-w diminuído e T2-w aumentado. A cavidade pode conter septações e encontra-se cercada por uma cápsula de realce de baixo sinal. Outras lesões císticas complexas, como neoplasias hemorrágicas ou necróticas, podem ter uma aparência semelhante.

IMAGEM DE DOPPLER HEPÁTICO

15. O que é um formato de onda Doppler "normal"?

Um formato de onda Doppler normal depende do vaso sendo examinado. Em geral, as veias têm fluxo contínuo de baixa velocidade que varia de acordo com a respiração. A PV normalmente tem fluxo hepatopetal (fluxo em direção ao fígado) que varia de 15 a 18 cm/s (Figura 69-11A). As HVs possuem fluxos trifásico e pulsátil direcionados para longe do fígado e para dentro da IVC (Figura 69-11B). Fluxo arterial varia dramaticamente com o ciclo cardíaco, com fluxo de alta velocidade durante a sístole e fluxo relativamente elevado (ou seja, baixa resistência) durante a diástole.

A alteração na frequência das ondas sonoras refletidas a partir do sangue fluindo (a mudança da frequência Doppler) e o ângulo em que o feixe de US faz interface com o sangue fluindo (o ângulo do Doppler) são usados para calcular a velocidade e a direção do fluxo sanguíneo. O ângulo do Doppler deve ser inferior a 60 graus, para evitar cálculos errôneos de velocidade. O operador determina se o fluxo direcionado ao transdutor for exibido acima ou abaixo da linha de base em imagens em escala de cinza e se o sangue que flui em direção ao transdutor for azul ou vermelho em imagens coloridas, normalmente, é atribuída uma cor diferente ao fluxo nas artérias e nas veias.

16. Descreva os achados ultrassonográficos de hipertensão portal.

Hipertensão portal pode ser sugerida quando (1) o diâmetro da PV é maior do que 13 mm, (2) há menos de 20% de aumento no diâmetro da PV com profunda inspiração, (3) uma forma de onda monofásica está presente e (4) a velocidade do fluxo está reduzida. Medições específicas podem ser pouco confiáveis dada a variabilidade do diâmetro da PV e a formação de colaterais portossistêmicos, que muitas vezes se desenvolvem em resposta à hipertensão portal, reduzindo o diâmetro da PV. Efeitos colaterais comuns incluem: (1) uma veia paraumbilical recanalizada, que passa no ligamento falciforme até a parede abdominal e drena a PV esquerda; (2) derivações esplenorrenais; (3) veias retroperitoneais; (4) veias hemorroidárias; e (5) veia coronária, que se conecta com o a confluência portoesplênica e ascende para a junção gastroesofágica, produzindo varizes esofágicas. Uma veia coronária com diâmetro maior do que 7 mm está altamente associadaà grave hipertensão portal. Fluxo retrógrado (hepatofugal) da PV indica doença avançada e é um achado útil, porém tardio (Figura 69-12).

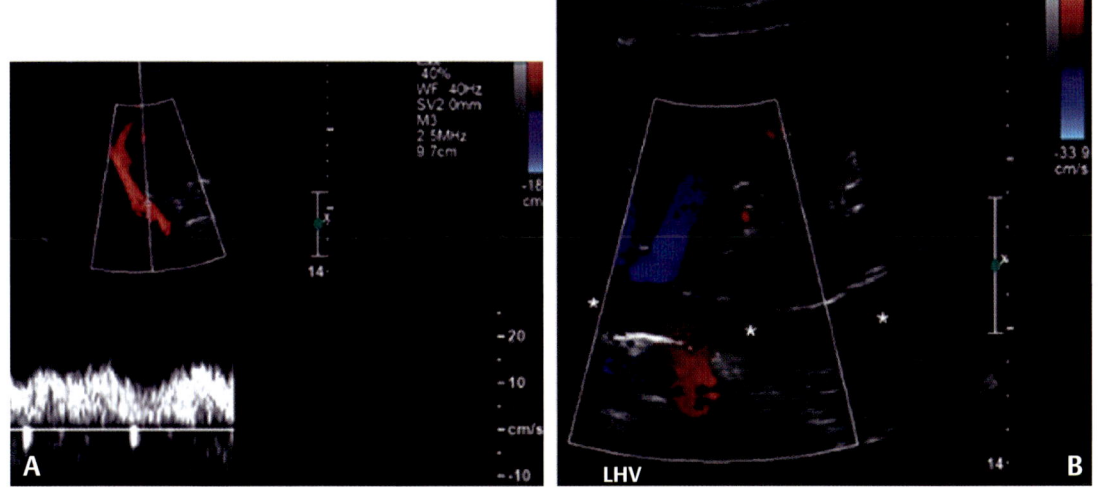

CAPÍTULO 69 ■ IMAGEM GI NÃO INVASIVA: ULTRASSONOGRAFIA, TOMOGRAFIA COMPUTADORIZADA E IMAGEM... 549

Fig. 69-11. Imagens normais de ultrassonografia com Doppler da vasculatura hepática. **A,** Ultrassonografia de Doppler espectral da veia porta do fígado direita (*vermelho*) demonstra ondulações sutis, fásicas na forma de onda causadas por variações cardíacas e respiratórias. O fluxo é hepatopetal, ou para dentro do fígado. **B,** Uma veia hepática esquerda normal com sangue fluindo para fora do fígado (*azul*) para a veia cava inferior (*) é representada nesta imagem longitudinal.

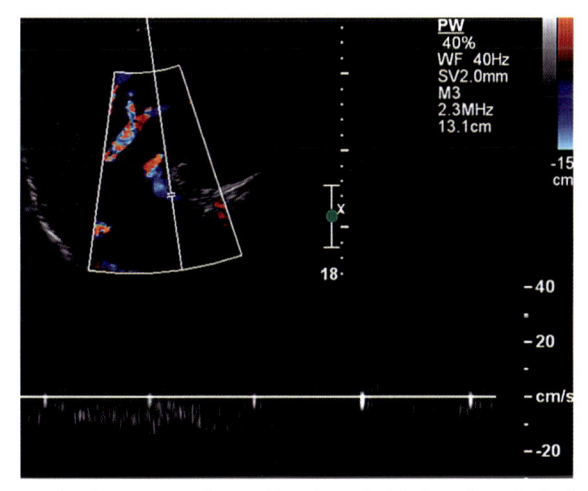

Fig. 69-12. Fluxo hepatofugal. Imagem de ultrassonografia com Doppler colorido da veia porta do fígado em um caso de cirrose e hipertensão portal demonstra fluxo para longe do transdutor (fluxo hepatofugal) manifestando-se pela cor azul na principal veia porta do fígado e um formato de onda abaixo da linha base ou distante da periferia do fígado.

17. Como os formatos de ondas Doppler estão alterados em trombose da PV?

Em trombose aguda da PV, o fluxo na PV está notavelmente diminuído ou ausente, sem formato de onda Doppler ou fluxo colorido. Transformação cavernosa da PV, que se manifesta por vários canais tubulares na porta do fígado demonstrando Doppler e fluxo colorido sem visualização da PV nativa, pode-se desenvolver no prazo de 12 meses. Material ecogênico representando trombo costuma ser visto na PV. Um formato de onda arterial dentro do trombo é altamente específico para malignidade.

18. Como a síndrome de Budd-Chiari afeta os formatos de onda Doppler?

Síndrome de Budd-Chiari refere-se à obstrução do fluxo venoso de saída hepático. Ela pode ocorrer em qualquer lugar, desde as pequenas vênulas hepáticas até a IVC. Ela é diagnosticada quando o trombo ecogênico ou fluxo ausente está presente em uma ou mais das HVs ou IVC supra-hepática. Colaterais intra-hepáticos estendendo-se desde as HVs até a superfície do fígado são comuns, e o parênquima hepático costuma ser difusamente heterogêneo. Trombose PV associada está presente em 20%, e a ascite muitas vezes está presente. O lobo caudado é frequentemente poupado já que não possui drenagem para IVC.

IMAGENS DO TRATO BILIAR

19. Descreva os achados da CT na colecistite aguda.
Os achados são semelhantes aos da US; espessamento da parede, fluido pericolecístico e vesículas biliares são vistos. CT é melhor do que US em detectar filamentos nos tecidos adjacentes. CECT também pode demonstrar realce no fígado adjacente. CT pode representar gás intramural na colecistite enfisematosa.

20. Que outras condições podem resultar em espessamento da parede da vesícula biliar?
Existem diversas condições. São elas (1) insuficiência cardíaca congestiva; (2) pericardite constritiva; (3) hipoalbuminemia, (4) insuficiência renal; (5) congestão venosa portal ou hipertensão portal; (6) doença veno-oclusiva hepática; (7) colecistite crônica; (8) colangite relacionada com a síndrome da imunodeficiência adquirida; (9) adenomiomatose; (10) colangite esclerosante primária; (11) infiltração leucêmica; e (12) inflamação a partir de hepatite, pancreatite e colite.

Carcinoma da vesícula biliar também provoca espessamento da parede, mas geralmente é diferenciado de outras causas por uma aparência de massa, adenopatia e metástases do fígado.

21. Descreva as características diferenciais da imagem vistas nas causas comuns de obstrução biliar.
A. Dilatação ductal intra-hepática (> 2 mm) com um ducto biliar comum (CBD) normal sugere uma massa ou anormalidade intra-hepática. Dilatação do ducto pancreático costuma localizar a obstrução ao nível pancreático ou ampular.
B. Uma transição abrupta de um CBD dilatado para um estreito ou obliterado é mais característica de uma neoplasia ou cálculo. Afilamento gradual do CBD na cabeça do pâncreas é mais típico de fibrose associada à pancreatite crônica, mas esta também pode apresentar-se como uma massa focal, e a biópsia pode ser necessária para a diferenciação.
C. Colangiocarcinoma muitas vezes surge ao redor do hilo do fígado (tumor de Klatskin). Deve-se suspeitar quando obstrução biliar abrupta está presente, mas nenhuma massa ou cálculo é identificado.
   US: A principal massa é difícil de identificar.
   MDCT: Massa de baixa atenuação com leve atraso (10-20 minutos pós-injeção), realce periférico é típico. Diferentemente do HCC, o colangiocarcinoma costuma revestir, mas não invade os vasos adjacentes.
   MRI: Geralmente tem sinal T1-w baixo e T2-w alto e realce tardio progressivo causado por tecido fibroso. Isto pode ajudar a determinar a área para biópsia.

22. O que é colangiopancreatografia por ressonância magnética (MRCP) e como ela se compara à colangiopancreatografia por endoscopia retrógrada (ERCP)?
MRCP é uma forma não invasiva de avaliar o trato hepatobiliar com uso de imagens T2-w. MRCP pode demonstrar, de modo confiável, o CBD, o ducto pancreático, o ducto cístico e os ductos hepáticos aberrantes e pode diferenciar ductos dilatados dos normais. MRCP ultrapassa a precisão da CT e da US na detecção de coledocolitíase, porque cálculos do CBD nem sempre apresentam sombra acústica. Este é um dos motivos pelos quais US tem apenas 60 a 70% de precisão na detecção de cálculos do CBD (Figura 69-13).

MRCP é comparável à ERCP na detecção de coledocolitíase e estreitamento extra-hepático, e no diagnóstico das anormalidades dos ductos biliares e pancreáticos extra-hepáticos (Figura 69-14A e B).

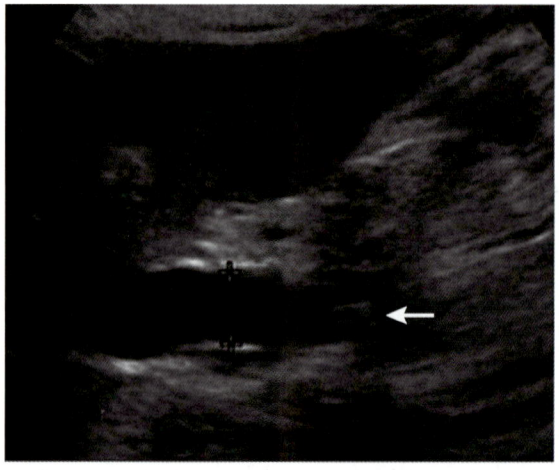

Fig. 69-13. Coledocolitíase em uma mulher de 81 anos de idade com testes de função hepática elevada. Imagem ultrassonográfica demonstra ducto biliar comum acentuadamente dilatado (calibres) com cálculo ecogênico de obstrução (*seta*).

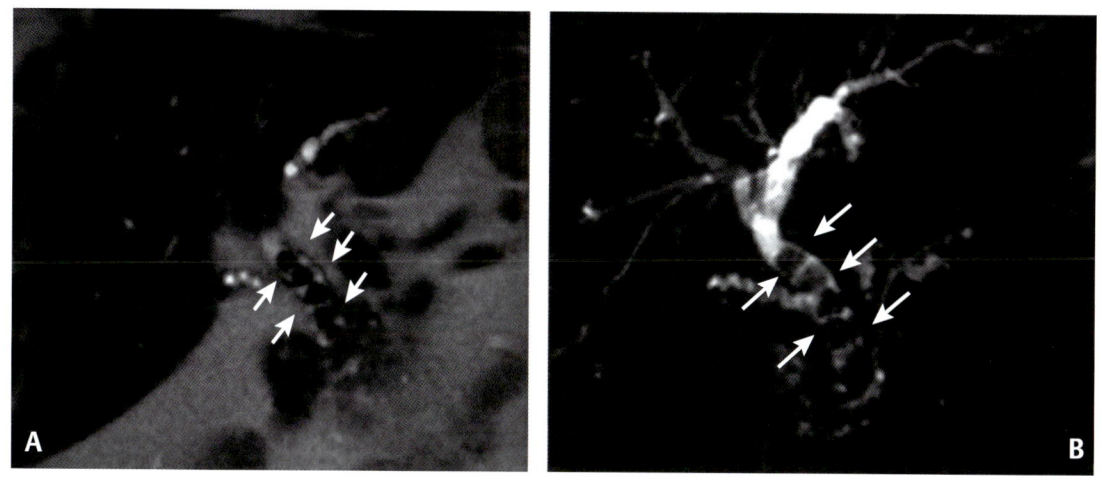

Fig. 69-14. Coledocolitíase em uma mulher de 83 anos de idade com febre, contagem elevada de leucócitos, bilirrubina total elevada e colecistectomia prévia. **A,** Imagem coronal de ressonância magnética ponderada em T2 demonstra inúmeros cálculos biliares (*setas*) dentro do ducto biliar comum. **B,** A colangiopancreatografia por ressonância magnética retrata coledocolitíase (*setas*) na mesma paciente.

23. Descreva os exames radiológicos para suspeita de obstrução da árvore biliar.

US: É o exame de escolha para a suspeita de doença do ducto biliar. O Doppler pode diferenciar prontamente os ductos biliares a partir da vasculatura na tríade portal. Um diâmetro de CBD maior do que 6 mm é mais sensível do que os ductos intra-hepáticos dilatados na avaliação precoce ou obstrução biliar parcial; no entanto, o diâmetro ductal extra-hepático pode aumentar com a idade, após colecistectomia ou obstrução prévia tratada. Ductos intra-hepáticos normais são menores do que 2 mm de diâmetro e menos de 40% do diâmetro da PV adjacente. Com dilatação ductal intra-hepática (> 2 mm), estruturas tubulares e de baixa ecogenicidade são vistas em paralelo com as PVs, produzindo o sinal de "muitos tubos" (Figura 69-15A).

MDCT e MRI/MRCP: Uma vez que a doença biliar seja detectada, MDCT ou MRI são mais eficazes em retratar o grau, o local e a causa de obstrução, porque o gás intestinal costuma ocultar a visualização US do CBD distal (ver Figura 69-15B). MDCT e MRI/MRCP também fornecem delineação mais completa de todo o CBD, especialmente com a utilização de imagens coronais.

ERCP ou colangiografia trans-hepática percutânea: Estes métodos de imagem fornecem uma avaliação mais detalhada que US, MDCT ou MRI/MRCP, mas ambas as modalidades são invasivas.

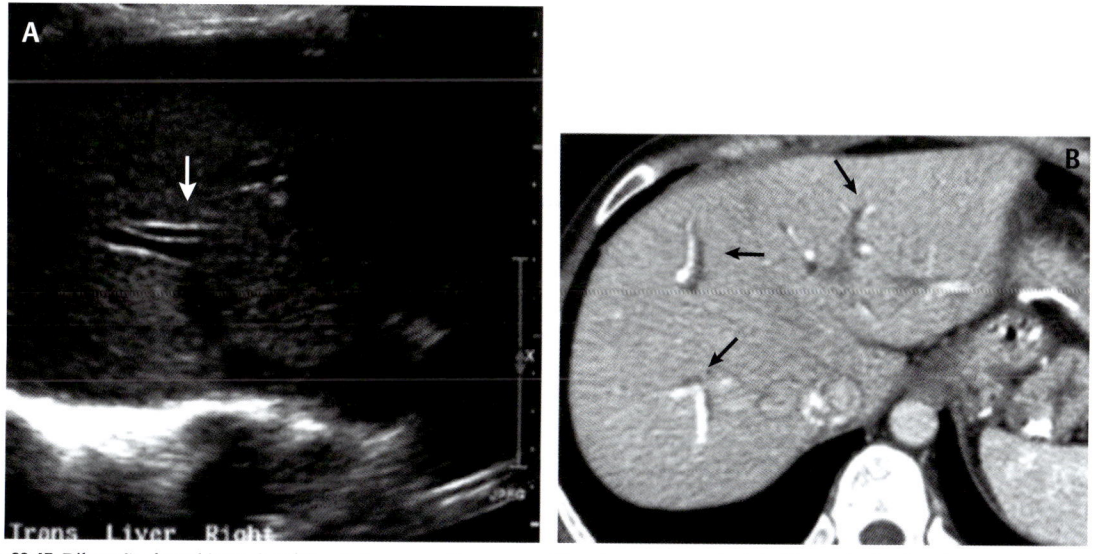

Fig. 69-15. Dilatação ductal intra-hepática. **A,** Imagem ultrassonográfica demonstra o sinal do "ducto duplo" (*seta*) compatível com dilatação ductal intra-hepática. **B,** Tomografia computadorizada axial realçada por contraste em uma mulher de 41 anos de idade com uma hemorragia gastrointestinal demonstra ductos dilatados sem realce (*setas*).

IMAGEM PANCREÁTICA

24. Como é possível distinguir pancreatite aguda da pancreatite crônica na imagem?

Aguda

- **US:** US pode ser limitada na avaliação inicial da pancreatite aguda por causa dos gases intestinais sobrejacentes, resultando na visualização incompleta do pâncreas e a subestimação da extensão do acúmulo de fluido peripancreático em comparação à CT. Se a visualização pancreática não estiver impedida por gases intestinais, pancreatite inicial ou leve costuma parecer normal. Em casos mais graves de pancreatite, o pâncreas pode aparecer ampliado e hipoecoico.
- **MDCT:** A CT não é realizada para diagnosticar pancreatite precoce ou leve, já que pode ser normal. Ocasionalmente, o pâncreas pode parecer aumentado e ligeiramente heterogêneo, com maior atenuação na gordura peripancreática (gordura suja) causada por inflamação. CT com MPR é o estudo preferido para pacientes com pancreatite clinicamente grave, principalmente para avaliar para necrose ou outras complicações. NCCT é inicialmente realizada para detectar calcificações e hemorragias parenquimatosas ou ductais pancreáticas e para fornecer HU base para qualquer massa. Imagem no final da HAP e PVP é, então, obtida. Na doença mais grave, intravasamento intraglandular de fluido pancreático causa acúmulos de fluido intrapancreático. O extravasamento de fluido resulta em inflamação peripancreática, planos fasciais espessos e acúmulo de fluido peripancreático, mais comumente no espaço pararrenal anterior (mais esquerdo que direito) e bolsa omental (Figura 69-16A). Fluido estendendo-se para o espaço pararrenal pode resultar no sinal de Gray Turner (equimoses francas) e fluido estendendo-se para os ligamentos gastro-hepáticos, e falciforme pode resultar no sinal de Cullen (equimose periumbilical). Vazamento posterior de fluido pode apresentar efusão pleural, classicamente à esquerda.

Crônica

- **US:** Calcificações, dilatação ductal, ecotextura hiperecoica heterogênea, lesões de massas focais e pseudocistos podem estar presentes. A glândula normalmente atrofia com áreas focalmente aumentadas.
- **MDCT:** Calcificações intraductais são o indicador de CT mais confiável de pancreatite crônica (Figura 69-16B). O tamanho da glândula é variável, mas aumento focal causado por uma massa inflamatória crônica pode necessitar de biópsia para excluir carcinoma. O ducto pancreático pode estar dilatado (> 3 mm) ao nível da papila e pode parecer contendo esferas, irregular ou liso. Pseudocistos podem ser vistos dentro da glândula ou adjacente a ela.

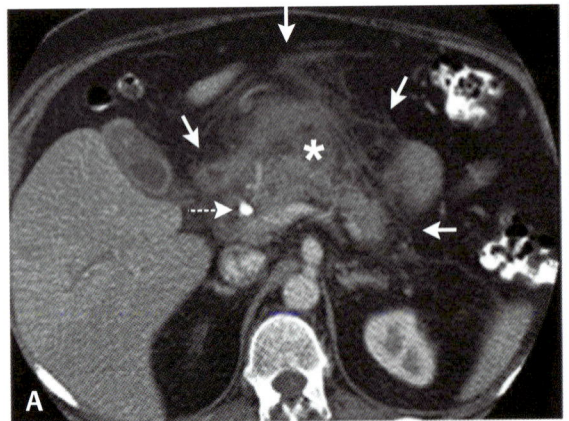

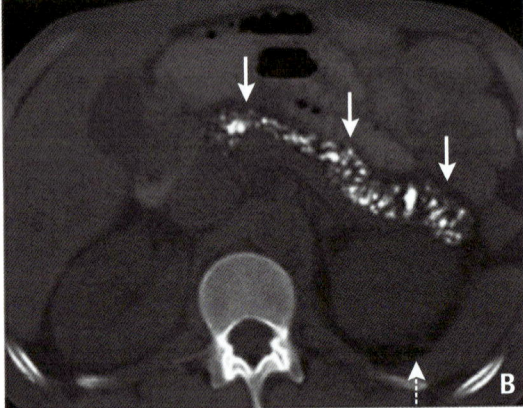

Fig. 69-16. Pancreatite. **A,** imagem de tomografia computadorizada (CT) realçada por contraste em paciente com pancreatite aguda causada por obstrução a partir de carcinoma pancreático. Extenso filamento na gordura peripancreática (*setas*), um pseudocisto sem realce anterior ao corpo pancreático (*) e um *stent* do ducto biliar comum (*seta tracejada*) são observados. **B,** Imagem de CT sem contraste demonstra inúmeras calcificações (*setas*) no pâncreas consistente com pancreatite crônica. Filamento de gordura perinéfrica esquerda (*seta tracejada*), causado por pielonefrite.

25. Descreva a função da CT e da US na avaliação das complicações tardias da pancreatite.

A. Dez por cento a 20% dos pacientes com pancreatite aguda e acúmulo de fluidos desenvolvem pseudocistos após 4 a 6 semanas. A maioria dos pseudocistos menores que 5 cm de diâmetro regride espontaneamente. Drenagem pode ser indicada para pseudocistos (1) não tratados depois de seis semanas; (2) permanecendo maior do que 5 cm de diâmetro; ou (3) causando dor, infecção, hemorragia, obstrução intestinal ou fístula.

- **US:** Pseudocistos aparecem como acúmulo de líquido anecoico com ou sem fragmentos internos cercados por uma parede fina. Podem parecer complexos ou mesmo sólidos por causa dos detritos.
- **CECT:** Pseudocistos aparecem como acúmulos bem definidos de fluidos com uma parede uniformemente fina e com realce. Bolhas de gás no interior de um pseudocisto se referem à infecção ou formação da fístula entérica.

B. Peritonite aguda pode ocorrer se um pseudocisto romper na cavidade peritoneal.

C. Necrose é diagnosticada por uma falta de realce por contraste no interior do tecido pancreático. É mais bem demonstrado por MDCT na PVP com uma precisão de 85%. Evidências de CT de necrose associada à morbidade/mortalidade são as seguintes:
- Ausência de necrose: taxa de mortalidade (0%) e taxa de morbidade (6%).
- Necrose leve (< 30% do total da glândula): taxa de mortalidade (0%) e taxa de morbidade (≈50%).
- Necrose grave (> 50% do total da glândula): taxa de mortalidade (11-25%) e taxa de morbidade (75-100%). Caso secundariamente infectado, gás pode estar presente na área de necrose (i. e., pancreatite enfisematosa). As zonas infectadas geralmente não contêm gás, e aspirado percutâneo é necessário para confirmar o diagnóstico e identificar o organismo.

D. Abscessos resultam de necrose liquefeita com infecção subsequente e, geralmente, ocorrem quatro semanas após o aparecimento de pancreatite aguda. Taxa de formação de abscessos varia de acordo com a quantidade de necrose.
   US: Abscessos aparecem como massas hipo a anecoicas, às vezes, contendo gás hiperecoico, rodeado por uma parede espessa.
   MDCT: Abscessos aparecem como acúmulos de fluido focais de baixa atenuação com paredes grossas de realce. Se o gás estiver presente, um abscesso precisa ser excluído. A distinção entre o abscesso e a necrose infectada é difícil, porém importante, porque um abscesso pancreático costuma necessitar de tratamento mais agressivo.

E. Ruptura enzimática da parede arterial pode resultar em um pseudoaneurisma, mais comumente nas artérias (1) esplênica, (2) gastroduodenal ou (3) pancreatoduodenal. Até 10% dos pseudoaneurismas sofrem ruptura, geralmente em um pseudocisto, mas, ocasionalmente, em um retroperitônio, peritônio, ducto pancreático ou intestino. Isto resulta em hemorragia pesada.
   US: US com Doppler colorido é sensível na detecção de pseudoaneurismas e suas complicações.
   MDCT: MDCT é melhor para identificar pseudoaneurismas, que geralmente se apresentam como estruturas com realce denso em estreita proximidade com um pseudocisto.

F. Trombose da veia esplênica aumenta o risco de hemorragia de varizes gástricas. É detectada pela ausência de realce na região esperada da veia esplênica na MDCT na PVP. Está presente em até 45% dos casos de pancreatite crônica. Doppler colorido também pode fazer o diagnóstico.

26. Quais são os achados de imagem de adenocarcinoma ductal pancreático?

A. Aumento pancreático costuma ser focal e mais bem avaliado no corpo e na cauda pancreáticos. Aumento difuso costuma ser secundário à pancreatite causada pela neoplasia.
B. Aumento e distorção do contorno ou formato pancreático são os achados mais frequentes de câncer pancreático.
C. Diferença na densidade ou ecogenicidade estão presentes.
   US: US geralmente detecta uma massa hipoecoica, comparada a um pâncreas normal, com bordas mal definidas.
   CT: Adenocarcinoma ductal pancreático normalmente parece hipodenso em comparação a um pâncreas normal, especialmente na CECT.
D. Dilatação do ducto pancreático (> 2-3 mm de diâmetro) pode ser a única evidência indireta de uma pequena neoplasia. Dilatação é mais comum, quando a neoplasia está localizada na cabeça pancreática e pode resultar em CBD e dilatação do ducto pancreático (sinal do "ducto duplo"). Este sinal também pode estar presente na pancreatite crônica.
E. Dilatação do trato biliar é mais comumente vista com neoplasias na cabeça do pâncreas. Dilatação ductal biliar intra-hepática isolada pode ser vista com câncer de pâncreas que se espalhou para a porta do fígado.
F. Invasão local é mais comum na gordura peripancreática, mas, ocasionalmente, na porta do fígado, estômago, baço e alças intestinais adjacentes.
G. Ocorre aumento do linfonodo regional, incluindo nodos na porta do fígado, região para-aórtica e área em torno do eixo da artéria mesentérica superior e celíaco.
H. Metástase hepática ocorre como metástase pancreática que normalmente são lesões de baixa densidade.

27. Que modalidade de imagem é melhor para detectar e estadiar o câncer pancreático?

MDCT obtida na fase do parênquima pancreático com MPRs é a melhor modalidade de imagem para detectar lesões pequenas, como 2-3 mm, e proporcionar uma avaliação detalhada do ducto pancreático. MDCT é melhor do que US na avaliação da distribuição adjacente ou envolvimento nodal. Gases intestinais sobrejacentes podem limitar a avaliação do pâncreas com US; no entanto, se o pâncreas puder ser completamente exibido na imagem com US, carcinoma pode ser excluído com confiança. Mais recentemente, CT de dupla energia obtida com o auxílio de voltagem de tubo inferior (kVp) tem demonstrado aumentar a detecção de adenocarcinoma. MRI dinâmica com gadolínio pode ser realizada em pacientes com alergia ao contraste iodado.

28. Quais são os achados característicos dos quatro principais neoplasmas pancreáticos císticos?

A. Adenoma de cisto seroso (SCA) é mais comum em mulheres com idade acima de 60 anos, é predominantemente benigno e, muitas vezes, está na cabeça pancreática. SCA é composto de numerosos cistos menores que 2 cm. Ele calcifica mais comumente que outros tumores pancreáticos.
   US: Muitas vezes aparece sólido e hiperecoico por causa de múltiplos pequenos cistos que não podem ser tratados individualmente. Uma cicatriz estrelada hiperecoica central e calcificações sugerem o diagnóstico.
   MDCT: Inúmeros cistos minuto (**Cistos minúsculos?**) podem parecer sólidos, enquanto que vários cistos pequenos, porém visíveis, podem ter uma aparência de colmeia ou "queijo suíço". Uma cicatriz estrelada central e calcificações sugerem o diagnóstico.

B. Neoplasias císticas mucinosas:
   a. Predomínio no sexo feminino (9:1).
   b. Pacientes com 40 a 60 anos de idade.
   c. Forte predileção pela cauda pancreática (85%).
   d. Calcificação periférica em 10, a 25% dos casos.
   e. Considerada maligna.
   f. Maior que 5 cm de diâmetro.
   g. Composta de cistos uniloculares ou multiloculares maiores que 2 cm.
   US: Retrata melhor as excrescências sólidas e as septações internas de número e espessura variáveis; geralmente mais espesso que septações em tumores de SCA.
   MDCT: Demonstra melhor a parede tumoral e o órgão de origem.
C. Tumores mucinosos papilares intraductais (IPMT) são raros, mas são mais prevalentes em homens com mais de 60 anos de idade. Eles produzem grandes quantidades de mucina, que pode resultar em dilatação ductal causada por tampões de mucina. ERCP é melhor para diagnosticar IPMTs que são, normalmente, (40%-80%) malignos. Achados associados à malignidade incluem: (1) dilatação ductal maior que 10 mm, (2) grandes nódulos murais, (3) calcificações intraductais, (4) papila duodenal saliente e (5) envolvimento difuso ou multifocal. Nódulos papilares intraductais e uma papila duodenal saliente podem diferenciar este tumor da pancreatite crônica.
D. Tumor pseudopapilar sólido do pâncreas, comumente visto em pessoas mais jovens (≈25 anos de idade), mulheres negras ou asiáticas e está caracteristicamente presente na cauda pancreática. Costumam ser maiores (9 cm) na apresentação e têm baixo potencial de malignidade. Na CT, níveis de detritos de fluido podem estar presentes por causa da hemorragia.

IMAGEM PERITONEAL

29. Como ascite simples é diferenciada da ascite complicada?

- **Ascite Simples**
   A. Transudato aguado costuma ser causado por grande falência de órgãos (p. ex., hepática, renal ou cardíaca).
   B. Densidade da CT é semelhante à da água (0-20 HU); HU é maior conforme o teor de proteína fluida aumenta.
   US: Ascite simples é anecoica com aumento pela transmissão e sem septações internas. Ascite é de fluxo livre e localizada nas porções dependentes do abdome e da pelve (ou seja, bolsa de Morison, goteira paracólica e pelve). US demonstra uma interface nítida e suave com outros conteúdos intra-abdominais (Figura 69-17). O intestino parece flutuar dentro do fluido, normalmente no centro do abdome, se grandes quantidades de ascite estiverem presentes.

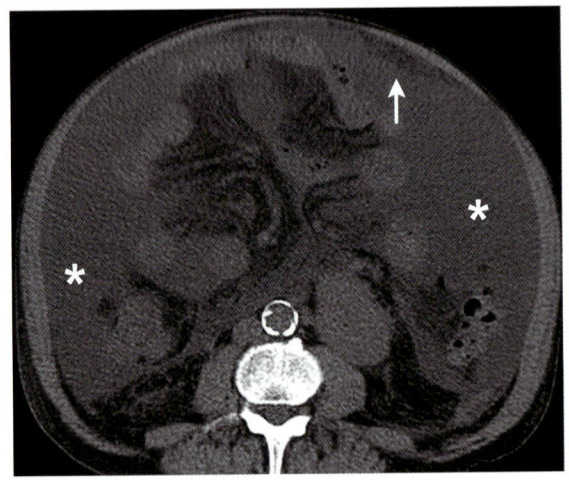

Fig. 69-17. Ascite em um homem de 67 anos de idade com cirrose e insuficiência renal. Imagem de tomografia computadorizada sem contraste demonstra ascite evidente (*) com elevação da gordura omental (seta).

- **Ascite Septada**
   Ascite septada é formada por aderências, benignas (ou seja, cirurgia prévia), infecciosas ou malignas, na origem etiológica. Ascite septada costuma ser (1) não dependente, (2) estável quando o paciente muda de posição e (3) pode deslocar alças intestinais adjacentes.

- **Ascite Complexa**
   Ascite complexa costuma ser secundária a um processo infeccioso, hemorrágico ou neoplásico. Os achados incluem detritos ou septações internas, uma borda ou cápsula espessa ou nodular, e HU de mais de 20. Aspiração pode ser necessária para determinar se um acúmulo é simples ou complexo.

30. Como a ascite é diferenciada da efusão pleural na CT?
1. Ascite está localizada anterior e o líquido pleural está posterior ao pilar diafragmático.
2. Efusão pleural pode parecer entrar em contato com a coluna vertebral.
3. Ascite tem uma interface mais definida com órgãos intra-abdominais do que líquido pleural.
4. Contrariamente ao líquido pleural, ascite poupa a área exposta do fígado, que se situa ao longo da borda posterior do lobo hepático direito.

31. Discuta o papel da imagem na avaliação de abscesso intra-abdominal.
US: US é mais adequada para avaliação pélvica e abscessos dos quadrantes superiores direito e esquerdo, onde bexiga, fígado e baço fornecem janelas acústicas para transmissão de som. Abscessos podem variar em aparência, mas costumam ser irregularmente margeados e hipoecoicos, com áreas internas de ecogenicidade aumentada.

MDCT: CT é a primeira escolha para detectar abscesso em pacientes agudamente doentes. A aparência de um abscesso na CT depende de sua maturidade. Inicialmente, um abscesso pode aparecer como uma massa densa de tecido mole. À medida que cresce e sofre necrose liquefativa, a região central desenvolve uma atenuação de quase-água, possivelmente com bolhas de ar internas ou nível de ar fluido (Figura 69-18). Tipicamente, a parede do abscesso sofre realce, aumento da densidade do tecido gorduroso adjacente é comum, e efeito de massa sobre as estruturas adjacentes pode ser visto.

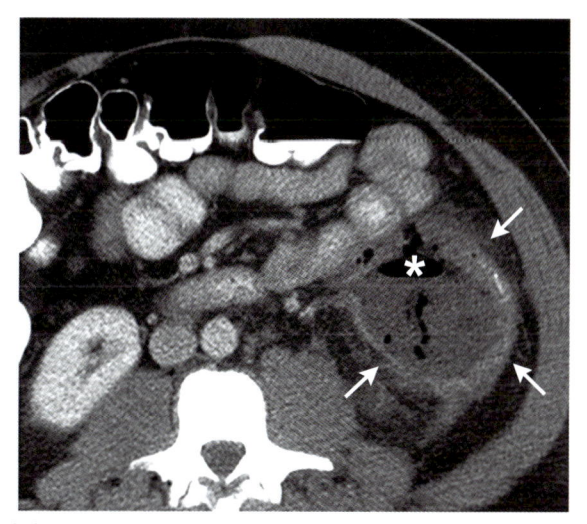

Fig. 69-18. Homem de 23 anos de idade, com abscesso pericolônico esquerdo. Imagem de tomografia computadorizada axial demonstra um abscesso (*setas*) provavelmente resultante de diverticulite. Gás (*) está presente no interior da cavidade do abscesso.

IMAGEM DO INTESTINO

32. Como MDCT mudou a avaliação do intestino delgado?
MDCT com MPRs coronais e sagitais pode exibir o abdome inteiro em uma única aquisição de segurar a respiração, facilitando a avaliação do intestino delgado. Imagem ideal do intestino delgado requer contrastes intraluminal e intravenoso (IV) e distensão do intestino para melhor avaliar a mucosa, parede intestinal e estruturas adjacentes, incluindo gordura adjacente. Uso de agente neutro de contraste, como diluir sulfato de bário 0,1% misturado com sorbitol (VoLumen), permite melhor representação da parede do intestino e da mucosa em comparação aos agentes positivos de contraste, como diatrizoato de meglumina (Gastrografin). Se o contraste intraluminal for administrado por via oral, o procedimento é chamado *enterografia* por CT, mas se o contraste intraluminal for administrado por um tubo nasojejunal, o procedimento é denominado *enteróclise* por CT.

33. Quais são as causas de espessamento da parede do intestino delgado (> 3 mm) na MDCT?
Espessamento concêntrico e suave da parede intestinal é típico de doença não maligna (p. ex., doença de Crohn; colite ulcerativa; e enterite isquêmica, infecciosa ou por radiação). Achados extraintestinais são importantes. Na doença de Crohn aguda, MDCT é o melhor exame inicial para avaliar abscessos associados, proliferação fibrogordurosa, fístulas, inflamação mesentérica e vaso reto obstruído ("sinal do pente") (Figura 69-19). No entanto, exame completo do intestino delgado continua a ser mais sensível para subtis alterações das mucosas e deve ser realizado, se a suspeita de doença de Crohn permanecer após MDCT normal. MRI é excelente para diagnosticar doença perianal, incluindo fístulas.

Espessamento excêntrico e irregular da parede intestinal de mais de 2 cm, especialmente se limitado a um segmento curto, é suspeito de malignidade. Carcinoide é o tumor maligno primário de intestino delgado mais comum. Normalmente, carcinoide está localizado no íleo; no entanto, o tumor em si costuma ser pequeno e não visível na CT. Uma reação desmoplásica circundante com linfonodos mesentéricos espiculados, frequentemente calcificada, sugere o diagnóstico. Adenocarcinoma é o tumor maligno primário de intestino delgado proximal mais comum. Costuma apresentar-se como uma massa ou estreitamento anular que pode obstruir. Linfoma de células B ocorre no intestino delgado distal (2/3) e linfoma

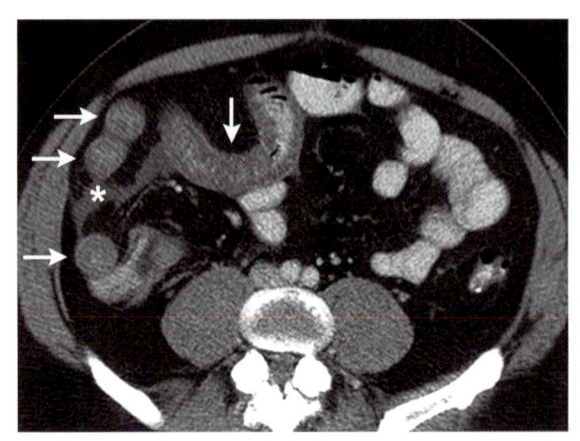

Fig. 69-19. Doença de Crohn. A imagem da tomografia computadorizada mostra espessamento da parede do intestino delgado (*setas*) neste paciente com doença de Crohn. É observado fluido adjacente no mesentério (*).

de células T no intestino delgado proximal (1/3). Adenopatia mesentérica maciça ou retroperitoneal costuma estar presente. Os lipomas são facilmente reconhecidos por sua baixa atenuação (≈ -100 HU). Os tumores metastáticos mais comuns no intestino delgado incluem pulmonar e melanoma.

34. Como MDCT auxilia no diagnóstico de obstrução do intestino delgado?

MDCT é útil para avaliar obstrução do intestino delgado; no entanto, radiografias abdominais em decúbito dorsal e eretas devem permanecer o primeiro exame diagnóstico. MDCT com MPRs pode determinar a causa e o nível da obstrução, especialmente com alto grau. Enteróclise por CT é a melhor modalidade de imagem para obstrução de baixo grau. O local da obstrução ou "zona de transição" é o local em que o intestino proximal está dilatado, e o intestino distal está descompactado. MDCT tem alta especificidade e valor preditivo negativo, mas baixa especificidade para detectar isquemia. Isquemia intestinal deve ser considerada quando espessamento da parede, filamento mesentérico e fluido mesentérico estão presentes. Pneumatose, gás PV e hemorragia intramural estão presentes nos casos graves (Figura 69-20A e B). MDCT também pode diagnosticar obstruções de alça fechada.

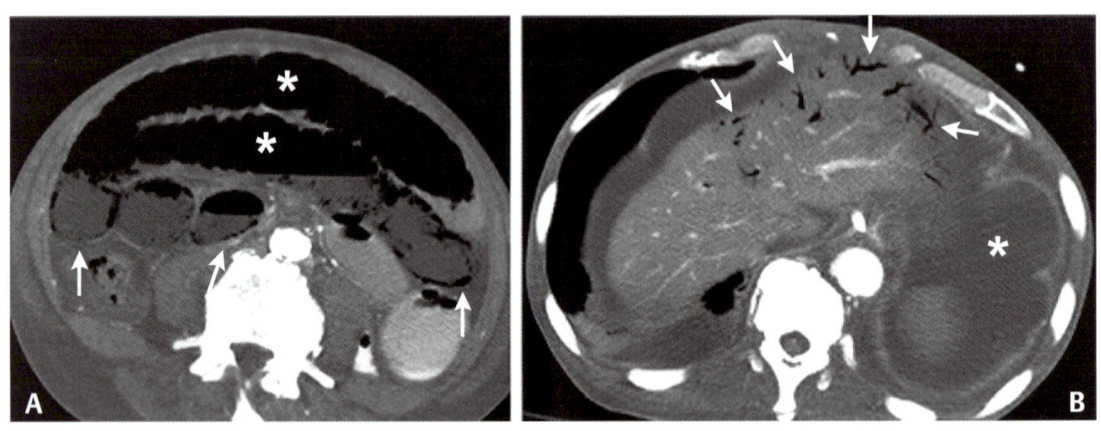

Fig. 69-20. Isquemia. **A,** Tomografia computadorizada (CT) demonstra ar dilatado e alças intestinais cheias de líquido (*). Ar está presente nas paredes não dependentes de várias alças do intestino delgado (*setas*). **B,** Imagem de CT demonstra ar intra-hepático em diversas ramificações da veia porta do fígado (*setas*). Ascite também é observada (*).

35. Qual é o significado de intussuscepção enteroentérica em adultos?

Intussuscepção enteroentérica geralmente é considerada incidental em adultos quando encontrada na MDCT, se não houver dilatação do intestino proximal e se a intussuscepção for inferior a 3,5 cm de comprimento. Intussuscepções são facilmente definidas pela gordura mesentérica invaginada e de baixa densidade situada entre a alta densidade do intussuscepto interior e o intussuscepto exterior (Figura 69-21).

36. Como MDCT é usada para avaliar o intestino grosso?

Avaliação ideal do cólon requer preparo intestinal e distensão luminal com contraste retal ou ar para avaliar a verdadeira espessura da parede. Espessura normal de parede de um cólon distendido é menor que 4 mm. O acréscimo de contraste IV facilita a avaliação da parede do intestino e melhora a avaliação dos órgãos e das estruturas vasculares.

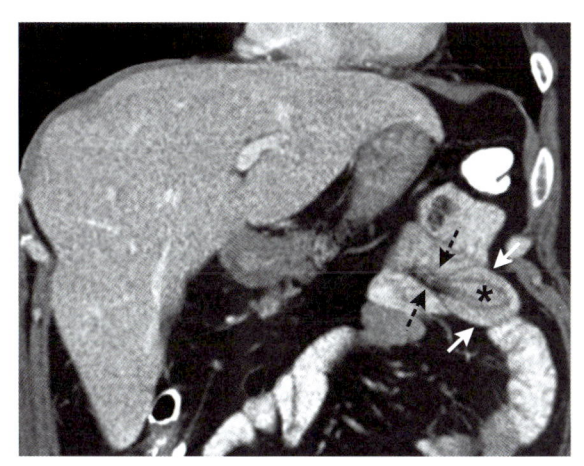

Fig. 69-21. Intussuscepção enteroentérica. Imagem de tomografia computadorizada reformatada multiplanar coronal demonstra uma intussuscepção enteroentérica assintomática (*setas brancas*) no quadrante superior esquerdo. A gordura e vasos mesentéricos invaginados de baixa densidade (*setas pontilhadas*) são vistos estendendo-se até a intussuscepção. O intussuscepto interno (*) e os *intussuscipiens* externos (*setas*) são claramente identificados.

37. Quais são as causas de espessamento da parede do intestino grosso na MDCT?

Espessamento da parede está presente em várias condições, incluindo doença de Crohn, colite isquêmica, colite pseudomembranosa, colite por radiação, colite neutropênica e colite infecciosa (citomegalovírus ou *Campylobacter*) (Figura 69-22). Na CECT, espessamento da parede pode apresentar-se como densidade de tecidos moles de realce homogêneo ou como anéis concêntricos de alta atenuação a partir de realce hiperêmico da mucosa e da serosa que envolvem a baixa atenuação da submucosa sem realce, chamada *halo* ou *sinal-alvo*.

Às vezes, a causa de espessamento da parede pode ser determinada pela localização ou achados associados. Por exemplo, espessamento da parede na região da flexura esplênica sugere doença isquêmica a partir de hipoperfusão na artéria mesentérica superior (SMA) e área divisória da artéria mesentérica inferior. Inflamação a partir de um apêndice rompido pode produzir espessamento da parede simulando um processo cecal primário, e pancreatite grave pode causar espessamento da parede do cólon transverso se alterações inflamatórias se espalharem pelo mesocólon transverso.

Adenocarcinoma pode apresentar um estreitamento anular, uma massa polipoide intraluminal ou espessamento da parede excêntrica lobulada. Achados de adenopatia regional ou retroperitoneal ou metástase de fígado ou pulmonar ajudam a confirmar o diagnóstico de carcinoma. Sinais de extensão extracolônica incluem filamentos de tecidos moles estendendo-se para a gordura pericolônica, perda de planos de gordura entre o cólon e as estruturas vizinhas, e uma aparência semelhante à massa. CT é útil para avaliar a recorrência anastomótica a partir de carcinoma colorretal, que ocorre na serosa, além do alcance do endoscópio.

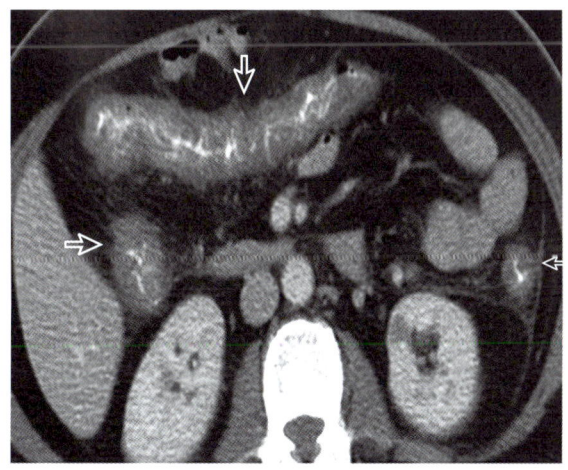

Fig. 69-22. Colite pseudomembranosa em um homem que apresentou diarreia e febre. Imagens de CT demonstram espessamento marcado da parede circunferencial do cólon (*setas vazadas*) em um paciente com colite pseudomembranosa.

38. Descreva o exame radiográfico ideal da diverticulite.

MDCT tem precisão de mais de 95% no diagnóstico de diverticulite. É superior a outras modalidades porque retrata diretamente a gravidade da inflamação pericólica e a extensão intraperitoneal ou retroperitoneal completa. É mais sensível do que o estudo com bário na detecção de abscessos e fístulas. A avaliação da CT do cólon é melhorada com opacificação colônica adequada e distensão com contraste oral.

A marca da CT da diverticulite aguda é atenuação aumentada na gordura pericólica ou "gordura suja" (Figura 69-23). Um flegmão ou abscesso, possivelmente contendo ar, pode ser visto. Com perfuração, ar pode ser visto no peritônio ou no retroperitônio. Divertículos e espessamento da parede intestinal geralmente estão presentes, mas esses achados não são inespecíficos. Ocasionalmente, o espessamento da parede intestinal pode ser difícil de diferenciar de câncer de cólon. Achados que sugerem tumor incluem um segmento curto (< 10 cm), uma zona de transição abrupta, espessamento da parede maior que 2 cm, linfadenopatia e metástases.

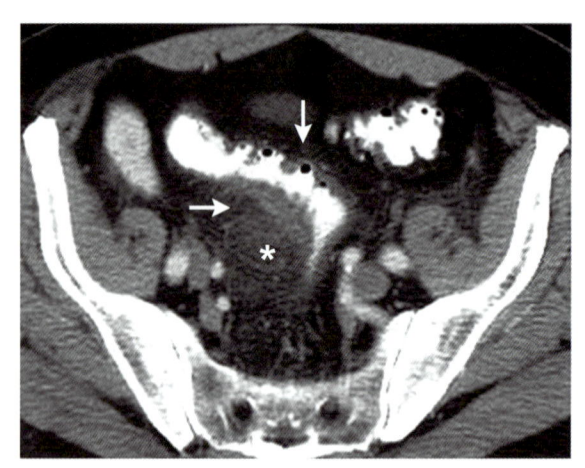

Fig. 69-23. Diverticulite. Imagem de tomografia computadorizada (CT) demonstra espessamento da parede do cólon sigmoide (*setas*) com filamentos na gordura adjacente (*) indicativo de diverticulite.

39. Quais são os achados de CT e US de apendicite aguda?

US: Um apêndice distendido (> 6 mm) e não compressível com ou sem acúmulo adjacente de fluido, uma apendicolite, fluido peritoneal, fluxo anormal na parede do apêndice e uma massa focal que representa um flegmão ou abscesso.

MDCT: Os achados de referência são um apêndice distendido de parede espessa (> 6 mm) com realce anormal com mudanças inflamatórias na gordura periapendiceal. Uma apendicolite pode ser vista em 25% dos casos. Sinais adicionais de inflamação incluem espessamento focal da fáscia adjacente, acúmulo focal de fluido e flegmão ou abscesso adjacente (Figura 69-24). Achados que sugerem perfuração incluem (1) abscesso, (2) ar extraluminal, (3) apendicolite extraluminal, (4) flegmão e (5) defeito focal na parede realçada. Se todos os achados estiverm presentes, a perfuração pode ser diagnosticada com 95% de sensibilidade e especificidade.

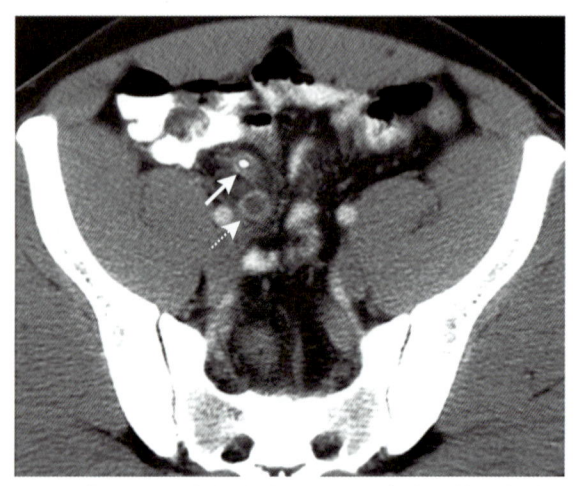

Fig. 69-24. Apendicite. Imagem de tomografia computadorizada demonstra apêndice dilatado cheio de líquido (*seta tracejada*) com filamento gorduroso circundante mínimo e uma apendicolite (*seta*).

40. Qual exame é melhor para diagnosticar apendicite aguda?

A sensibilidade e a especificidade da CT são levemente superiores à da US, e a CT é melhor em demonstrar um apêndice normal e a extensão de alterações inflamatórias adjacentes. As desvantagens da CT são custos elevados e o uso da radiação ionizante e material de contraste. US depende altamente do operador, mas costuma ser uma boa primeira escolha em crianças, mulheres grávidas e pessoas magras. A CT deve ser usada para todos os outros tipos de pacientes e é mais eficaz em pacientes obesos.

41. O que é CT ou "Colonoscopia Virtual"?

O desempenho ideal de Colonoscopia MDCT (CTC) exige imagens de secção fina (2-3 mm) usando uma técnica de baixa dose com *software* adicional de colonografia de CT dedicada. A duração de um exame típico de CT é de 5-7 segundos, e as imagens de decúbitos dorsal e ventral são obtidas. Preparação intestinal requer catarse, geralmente com citrato de magnésio ou fosfato de sódio. O acréscimo de bário CT 2% diluído para marcar fezes residuais e/ou diatrizoato (Gastrografin) para opacificar fluido luminal ajuda a diferenciar fezes de pólipos. Distensão é realizada com ar ambiente ou suprimento automático de CO_2 por um cateter flexível de pequeno calibre. Vantagens sobre a colonoscopia óptica são que a sedação NÃO é necessária, e outras áreas do abdome podem ser avaliadas; no entanto, CTC expõe o paciente à radiação.

42. Quão eficaz é a CT ou "Colonoscopia Virtual" no exame dos pólipos?

A maioria dos estudos sugere que a precisão da CTC é maior que o enema de bário e aborda colonoscopia óptica, especialmente para pólipos com > 10 mm se o cólon estiver devidamente preparado e distendido. No entanto, a interpretação de exames CTC requer a revisão de imagens 2D e 3D e recomenda-se que somente os radiologistas com experiência na avaliação de 50 ou mais exames CTC forneçam a interpretação.

Os autores gostariam de agradecer às contribuições prévias do Dr. David Bean, Dr. Steven H. Peck e o Dr. Kevin Rak por este capítulo.

BIBLIOGRAFIA

1. Ba-Ssalamah A, Baroud S, Bastati N, Qayyum A. MR imaging of benign focal liver lesions. Magn Reson Imaging Clin N Am 2010;18:403-19.
2. Bashir MR, Gupta RT. MDCT evaluation of the pancreas: nuts and bolts. Radiol Clin N Am 2012;50:365-77.
3. Kamel IR, Liapi E, Fishman EK. Liver and biliary system: evaluation by multidector CT. Radiol Clin N Am 2005;43:977-97.
4. Khatri G, Merrick L, Miller FH. MR imaging of hepatocellular carcinoma. Magn Reson Imaging Clin N Am 2010;18:421-50.
5. Lee JKT, Sagel SS, Stanley RJ, Heiken JP, editors. Computed body tomography with MRI correlation. 4th ed. Philadelphia: Lippincott-Williams Wilkins; 2006.
6. Lee SS, Park SH. Computed tomography evaluation of gastrointestinal bleeding and acute mesenteric ischemia. Radiol Clin N Am 2013;51:29-43.
7. Maglinte DDT. Fluoroscopic and CT enteroclysis: evidence-based clinical update. Radiol Clin N Am 2013;51:149-76.
8. Motohara T, Semelka RC, Bader TR. MR cholangiopancreatography. Radiol Clin N Am 2003;41:89-96.
9. Ooka Y, Kanai F, Okabe S et al. Gadoxetic acid-enhanced MRI compared with CT during angiography in the diagnosis of hepatocellular carcinoma. Magn Reson Imaging 2013;31:748-54.
10. Pickhardt PJ, Kim DH. CT colonography: pitfalls in interpretation. Radiol Clin N Am 2013;51:69-88.
11. Rumack CM, Wilson SR, Charboneau JW, Levine D, editors. Diagnostic ultrasound. 4th ed. St. Louis: Elsevier Mosby; 2011.
12. Sano K, Ichikawa T, Motosugi U et al. Imaging study of early hepatocellular carcinoma: usefulness of gadoxetic acid-enhanced MR imaging. Radiology 2011;261(3):834-44.
13. Santillan CS. Computed tomography of small bowel obstruction. Radiol Clin N Am 2013;51:17-27.
14. Tonan T, Fujimoto K, Qayyum A. Chronic hepatitis and cirrhosis on MR imaging. Magn Reson Imaging Clin N Am 2010;18:383-402.
15. Umphrey H, Canon CL, Lockhart ME. Differential diagnosis of small bowel ischemia. Radiol Clin N Am 2008;46:943-52.
16. Yee J. CT colonography: techniques and applications. Radiol Clin N Am 2009;47:133-45.
17. Zamboni GA, Ambrosetti MC, D'Onofrio M, Mucelli RP. Ultrasonography of the pancreas. Radiol Clin N Am 2012;50:395-406.

CAPÍTULO 70

IMAGEM NUCLEAR
Won S. Song, MD

1. **Descreva as vantagens gerais de procedimentos de medicina nuclear em comparação a outras modalidades de imagem.**
   - Fornecer informações funcionais que estão indisponíveis em outras modalidades ou são obtidas com custo maior ou riscos ao paciente.
   - Resolução de alto contraste (proporção alvo-fundo) pode ser alcançada em muitos casos pelas técnicas de medicina nuclear, permitindo estudos diagnósticos apesar da resolução espacial ruim.
   - Estudos relativamente não invasivos são a regra na medicina nuclear. Eles exigem apenas injeção de dose radioativa ou deglutição de uma substância, seguida por imagem.

2. **Quais são as desvantagens dos procedimentos de medicina nuclear em comparação a outros estudos radiográficos?**
   - Resolução espacial, geralmente na ordem de 1 a 2 cm, é inferior a de outras modalidades de imagem.
   - Tempos de imagem podem ser longos, às vezes, de até 1 hora ou mais.
   - Risco de radiação é, obviamente, maior do que com imagens de ressonância magnética (MRI) ou ultrassonografia (US). No entanto, o risco de radiação proveniente da maioria dos estudos de medicina nuclear geralmente é menor do que a média de um estudo de tomografia computadorizada (CT). Estudos de leucócitos com gálio-67 e índio-111 são as exceções; eles envolvem uma média de duas a quatro vezes mais exposição à radiação que outros estudos de medicina nuclear. Tomografia por emissão de pósitrons (PET) com CT tem a dose de radiação de uma CT, além da radiação do exame PET. Em alguns estudos, como esvaziamento gástrico e estudos de trânsito esofágico, risco de radiação é insignificante em comparação aos tradicionais métodos de imagem, como fluoroscopia.
   - Disponibilidade pode ser limitada. Procedimentos especializados exigem radiofármacos ou especialização interpretativa não disponível em todos os centros.

3. **Quais testes de medicina nuclear são mais úteis na medicina gastrointestinal (GI)?**
   Procedimentos de medicina nuclear têm sido utilizados na avaliação de quase todos os problemas GI (Tabela 70-1). Melhorias atuais na endoscopia, manometria, monitoramento de pH e técnicas de imagem radiológica (CT, MRI, US), e utilização generalizada das mesmas, têm limitado o uso da medicina nuclear para problemas clínicos específicos.

Tabela 70-1. Usos de Procedimentos de Medicina Nuclear em Doenças Gastrointestinais

TESTE OU ESTUDO	ÚTIL NO DIAGNÓSTICO/AVALIAÇÃO
Colescintigrafia (imagem hepatobiliar)	Colecistite aguda Discinesia de vesícula biliar Obstrução do ducto comum Atresia biliar Disfunção do esfíncter de Oddi Massa hepática Vazamento biliar Patência da anastomose coleangiointestinal
Esvaziamento gástrico	Quantificação da motilidade gástrica
Motilidade/trânsito esofágico	Quantificação do trânsito esofágico Avaliação/detecção de refluxo Detecção de aspiração pulmonar
Teste respiratório com ^{14}C-ureia	Identificação de infecção por *Helicobacter pylori*
Exame do fígado/baço	Lesões da massa hepática Baço acessório/esplenose
Exame RBC danificada pelo calor	Baço acessório/esplenose
Exame com ^{67}gálio	Estadiamento de malignidades abdominais Abscessos abdominais

Tabela 70-1. Usos de Procedimentos de Medicina Nuclear em Doenças Gastrointestinais *(Continuação)*	
TESTE OU ESTUDO	**ÚTIL NO DIAGNÓSTICO/AVALIAÇÃO**
^{111}In-pentetreotida	Estadiamento/recorrência de tumor neuroendócrino
^{111}In no exame WBC	Avaliação de abscesso/infecção abdominal Avaliação da doença inflamatória intestinal ativa
Exame ^{99m}Tc-HMPAO WBC	Avaliação da doença inflamatória intestinal ativa
Exame ^{99m}Tc-RBC	Localização do sangramento GI Hemangiomas hepáticos
Exame com pertecnetato (NaTcO4)	Divertículo de Meckel
Imagem dinâmica coloide com ^{99m}Tc-enxofre	Localização da hemorragia GI
Perfusão arterial hepática com ^{99m}Tc MAA	Perfusão hepática por cateter intra-arterial
^{90}Y microsferas	Tratamento do carcinoma hepatocelular não ressecável Tratamento de lesões metastáticas hepáticas
18F-FDG PET e PET/CT	Avaliação de diversas malignidades Avaliação da doença intestinal inflamatória

^{14}C = carbono-14; *CT* = tomografia computadorizada; ^{18}F-*FDG* = ^{18}F-fluorodesoxiglicose; *GI* = gastrointestinal; *HMPAO* = hexametil-propilenamina-oxima; ^{111}In = índio-111; *MAA* = macroagregado de albumina; *PET* = tomografia por emissão de pósitrons; *RBC* = hemácias; ^{99m}Tc = tecnécio-99 m, *WBC* = leucócito; ^{90}Y = ítrio-90.

4. Como é realizada a colescintigrafia (imagem hepatobiliar)? O que é um estudo normal?

A técnica para um estudo básico de colescintigrafia é a mesma para quase todas as suas indicações clínicas (ver Pergunta 3). O paciente é injetado com um derivado de ácido iminodiacético (IDA) marcado com tecnécio-99 m. Apesar de comumente citado como *exame HIDA*, IDA hepático não é mais utilizado em imagem. Disofenin eMebrofenin são atualmente utilizados por causa da farmacocinética melhorada. Altos níveis de bilirrubina (superiores a 5 mg/dL para Disofenin e superiores a 10 mg/dL para Mebrofenin) podem causar uma inibição competitiva da absorção do radiofármaco; no entanto, administrar uma dose maior pode superar este obstáculo.

Após a injeção, imagens sequenciais, geralmente com 1 minuto de duração, são rotineiramente obtidas durante 60 minutos. Normalmente, o fígado limpa rapidamente o radiofármaco. Nas imagens exibidas em intensidade normal, a atividade do *pool* sanguíneo no coração é fraca ou imperceptível durante 5 minutos após a injeção. Atividade de *pool* sanguíneo persistente e má absorção hepática são indícios de disfunção hepatocelular. Ductos hepáticos direito e esquerdo, ducto biliar comum e intestino delgado costumam ser visualizados dentro de 30 minutos. A vesícula biliar costuma ser vista dentro de 30 minutos, mas ainda pode ser considerada normal, caso visualizada dentro de 1 hora, desde que o paciente não tenha comido em 4 horas. Em 1 hora, quase toda atividade está nos ductos biliares, vesícula biliar e intestino; o fígado é visto fracamente ou não é visto. Em todos os estudos mencionados na Pergunta 3, falha em ver uma estrutura esperada dentro de 1 hora (p. ex., vesícula biliar na colecistite aguda, intestino delgado na atresia biliar) requer imagem tardia (4 horas para avaliação para colecistite aguda, 24 horas para atresia biliar). Em alguns casos, várias manipulações, como infusão de sincalide ou injeção de morfina, são realizadas após os primeiros 60 minutos das imagens.

5. Como os pacientes com colecistite aguda devem ser preparados? Quais manipulações são usadas para reduzir o estudo ou aumentar sua confiabilidade?

Tradicionalmente, colecistite aguda é diagnosticada na colescintigrafia funcional, observando-se uma falta de preenchimento da vesícula biliar nos primeiros 60 minutos de estudo e nas 4 horas subsequentes de imagens tardias. Preparação do paciente é vital para assegurar que a falta de visualização da vesícula biliar é um achado positivo verdadeiro. Em vez de imagens tardias de 4 horas, a morfina pode ser usada para encurtar o tempo necessário para concluir este estudo.

Como alimento é um estímulo potente e duradouro para liberação de colecistoquinina endógena (CCK), o paciente não deve comer durante 4 horas antes do estudo, pois CCK endógena vai evitar o relaxamento normal da vesícula biliar e, consequentemente, prejudicar o preenchimento normal, resultando em um estudo falso-positivo. Esses pacientes devem esperar 4 horas para garantir um estudo ideal. Por outro lado, os pacientes que tiveram um jejum prolongado (mais de 24 horas), estão recebendo hiperalimentação intravenosa ou estão gravemente doentes, podem desenvolver formação de bile viscosa, que pode ser devidamente esvaziada para fora de uma vesícula normal. Isto pode comprometer o preenchimento do preenchimento de radiofármacos da vesícula biliar, que, por sua vez, também pode provocar um estudo falso-positivo. Nesses pacientes em risco de formação de bile viscosa, o análogo da CCK de curta duração, sincalide, pode ser administrado (0,02 mcg/kg, por via intravenosa, em 20-30 minutos), antes da colescintigrafia. Isto garante esvaziamento adequado da vesícula biliar antes que o radiofármaco seja administrado e vai evitar que ocorra um evento falso-positivo.

Apesar dessas manipulações, a vesícula biliar pode não ser visualizada durante os primeiros 60 minutos do estudo. Em vez de repetir a imagem dentro de 4 horas, o estudo pode ser acelerado com morfina (0,04 mg/kg por via intravenosa), desde que a atividade do intestino delgado seja vista nos primeiros 60 minutos. Após administração de morfina, a imagem

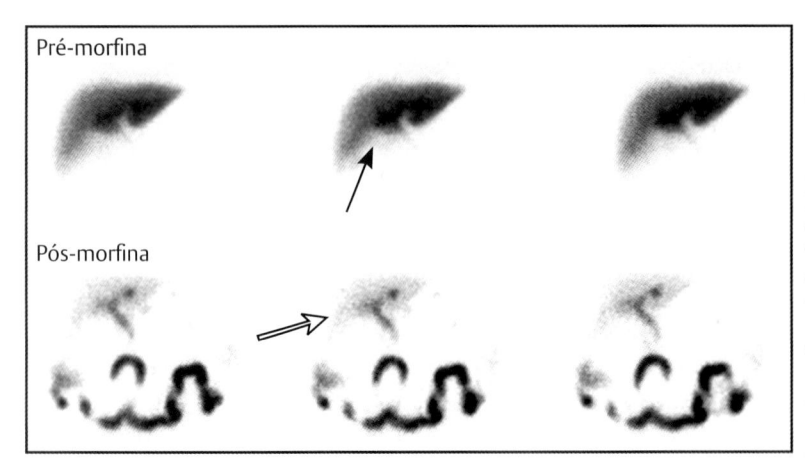

Fig. 70-1. Colecistite aguda. Imagens pré-morfina: Após injeção de ^{99m}Tc mebrofenin, imagens estáticas selecionadas de 1 minuto, durante os primeiros 60 minutos, demonstram ausência do radioindicador no local esperado da vesícula biliar (*seta preta*). Apesar dos 60 minutos de imagem, a vesícula biliar não foi visualizada. Imagens pós-morfina: Para agilizar o exame, a morfina foi administrada; no entanto, a imagem continuada por 30 minutos não demonstrou preenchimento da vesícula biliar (*seta branca*).

é continuada por mais 30 minutos. Como a morfina provoca contração do esfíncter de Oddi, a resultante pressão aumentada da árvore biliar superará uma obstrução funcional do ducto cístico. Se a vesícula biliar ainda nãofor vista, imagem tardia não é necessária, e colecistite aguda é diagnosticada (Figura 70-1). Em geral, a sensibilidade para colecistite aguda calculosa é de 97% com uma especificidade de 85%. A sensibilidade e a especificidade são ligeiramente inferiores na colecistite aguda acalculosa, com uma sensibilidade e especificidade de 79 e 87%, respectivamente. Se houver atividade hepática pericolecística com um subsequente *sinal de aro*, o potencial para uma colecistite complicada (ou seja, vesícula biliar perfurada ou gangrenosa) é significativamente maior (Figura 70-2). Em adultos, a ausência de atividade nos ductos intra-hepáticos ou no intestino delgado pode representar uma obstrução de alto grau (Figura 70-3). Nas fases iniciais, imagens convencionais serão normais. Felizmente, a cintilografia demonstrará excreção anormal antes que anormalidades anatômicas sejam detectáveis.

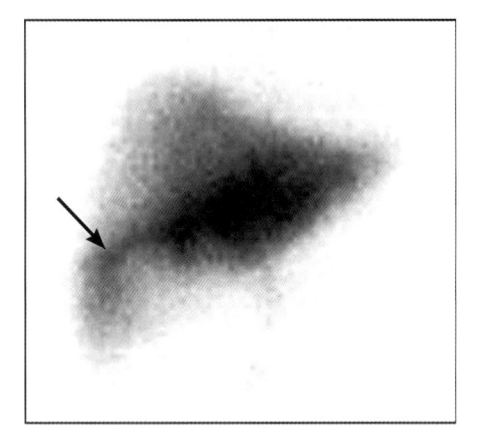

Fig. 70-2. Colecistite aguda gangrenosa. Durante os primeiros 60 minutos de imagens hepatobiliares, atividade hepática pericolecística (sinal de aro) é observada sem visualização da vesícula biliar. Acredita-se que o sinal de aro seja secundário à hiperemia regional, que aumenta a entrega do radiofármaco para esta área, além da disfunção hepática localizada, que previne excreção eficiente do radiofármaco. Cerca de 40% dos pacientes com este tipo de atividade apresenta uma vesícula biliar perfurada ou gangrenosa.

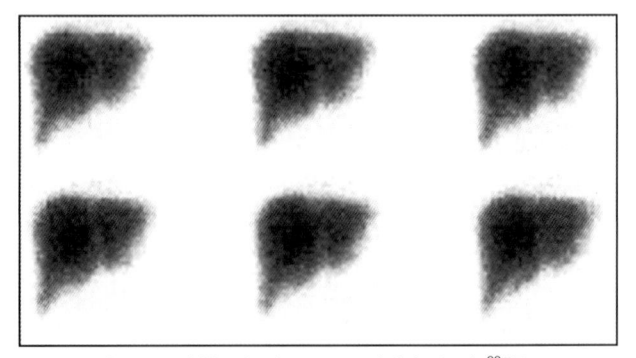

Fig. 70-3. Obstrução biliar de alto grau, após injeção de ^{99m}Tc mebrofenin, não há atividade visível nos ductos intra-hepáticos ou no intestino delgado nos primeiros 60 minutos de imagem. Imagens adicionais de 4 e 24 horas (não exibidas) não demonstraram atividade no intestino delgado.

6. Como a colescintigrafia é usada para diagnosticar e tratar vazamento biliar?

A colescintigrafia é altamente sensível e específica para detectar vazamento biliar. Acúmulo de fluidos não biliares são comuns após cirurgia e podem limitar significativamente a especificidade dos estudos anatômicos. Nos casos de vazamento biliar pós-colecistectomia, colescintigrafia pode demonstrar acúmulo de atividade na fossa da vesícula biliar com atividade progressiva nas regiões dependentes, geralmente na goteira paracólica direita (Figura 70-4). Imagens tardias adicionais, de até 24 horas, após injeção, podem apresentar pequenos vazamentos. Como a colescintigrafia tem baixa resolução espacial, a origem exata do vazamento pode não ser determinada e colangiopancreatografia endoscópica retrógrada ou colangiografia trans-hepática percutânea pode ser necessária para avaliação anatômica adicional. Colescintigrafia também pode ser utilizada de forma não invasiva para documentar a resolução do vazamento biliar. Bilomas também podem ser detectados se houver um foco da atividade aumentada que se correlaciona com um acúmulo de líquido observado na imagem transversal prévia.

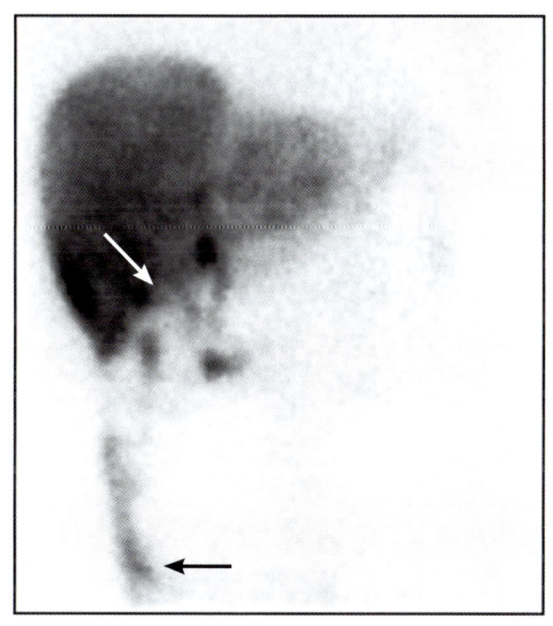

Fig. 70-4. Vazamento biliar. Após colecistectomia laparoscópica, o paciente desenvolveu dor grave no quadrante superior direito. Injeção de ^{99m}Tc mebrofenin foi acompanhada com a aquisição de imagens sequenciais de 1 minuto. Há acúmulo do radiofármaco na fossa da vesícula biliar (*seta branca*) bem como atividade na goteira paracólica direita, "sinal da cauda", (*seta preta*) consistente com vazamento biliar.

7. Qual é a função da colescintigrafia em diagnosticar atresia biliar?

Se o paciente for adequadamente preparado para o exame, colescintigrafia pode ser útil para excluir o diagnóstico de atresia biliar. Outra possibilidade de diferencial diagnóstico principal em recém-nascidos é hepatite neonatal grave. A função da cintilografia não é diagnosticar atresia biliar, mas sim descartar atresia biliar como um possível diagnóstico. Para melhorar a sensibilidade do estudo, pré-medicação do recém-nascido com fenobarbital oral (5 mg/kg/dia em doses divididas durante 5 dias) é imprescindível, pois estimula a atividade hepática e aumenta a capacidade do fígado para extrair o radiofármaco. A importância dos níveis séricos terapêuticos de fenobarbital não pode ser excessivamente enfatizada porque um exame resultante do preparo ruim é indistinguível de um exame consistente com atresia biliar ou hepatite neonatal. Se o marcador radioativo não for visto no intestino delgado, imagens tardias devem ser obtidas, e se o intestino delgado for visualizado, atresia biliar é descartada.

Infelizmente, disfunção hepática grave e hepatite podem ter uma aparência semelhante à atresia biliar. Imagens tardias adicionais devem ser obtidas para avaliar a atividade no intestino delgado, o que exclui o diagnóstico de obstrução de alto grau ou atresia biliar.

8. O que é discinesia da vesícula biliar? Como colescintigrafia avalia o esvaziamento da vesícula biliar?

Um número significativo de pacientes com imagem convencional e avaliação clínica normais tem dor atribuível à vesícula biliar, como evidenciado pelo alívio dos sintomas após colecistectomia. A entidade mal compreendida e heterogênea da discinesia da vesícula biliar tem sido proposta como a causa dessa dor. Acredita-se que contrações mal coordenadas entre as da vesícula biliar e o ducto cístico podem causar dor. Discinesia da vesícula biliar pode manifestar-se por uma ejeção anormalmente baixa de bile sob estímulo da CCK (sincalide).

Depois que a vesícula biliar é preenchida durante colescintigrafia, a contração da vesícula biliar é estimulada por uma infusão de sincalide, 0,02 mcg/kg em 30 minutos. A quantidade de esvaziamento da vesícula biliar em 30 minutos reflete a fração de ejeção da vesícula biliar (GBEF), o normal é maior que 35%. Este protocolo tem demonstrado correlação de GBEF normal e anormal GBEF com acompanhamentos cirúrgico e médico.

9. Quais estudos esofágicos de medicina nuclear estão disponíveis? Como são utilizados?

- *Estudo da motilidade esofágica:* A avaliação da dismotilidade esofágica deve começar com a avaliação de anormalidades anatômicas utilizando endoscopia, estudo de suspensão de bário ou CT. Geralmente, isto é acompanhado por manometria se uma causa anatômica não for identificada. Um estudo de medicina nuclear é realizado se um diagnóstico ainda for incerto. Imagens sequenciais rápidas em decúbito dorsal ou posição vertical após ingestão de $^{99\,m}$Tc enxofre coloidal em água são realizadas com adicionais deglutições secas subsequentes durante a obtenção das imagens. Estudos da motilidade esofágica também são úteis na avaliação da resposta à terapia de dismotilidade e acalasia.
- *Estudo de refluxo esofágico:* Este estudo é realizado por imagens em série do esôfago depois que o paciente bebe suco de laranja acidificado contendo $^{99\,m}$Tc enxofre coloidal com inflação serial subsequente de uma ligação abdominal. Embora menos sensível do que o monitoramento do pH de 24 horas, o teste é mais sensível do que os estudos de bário e pode ser usado como triagem ou avaliação da resposta à terapia.
- *Estudos de aspiração pulmonar:* Estes estudos são realizados por meio de imagens do tórax após administração oral de $^{99\,m}$Tc-coloidal em água ou fórmula para lactentes. Atividade nos pulmões é diagnóstico de aspiração. Embora a sensibilidade seja baixa, é provavelmente superior àquela dos estudos de contraste radiográfico. O teste tem a vantagem de imagens seriadas fáceis para detectar aspiração intermitente.

10. O que é estudo de esvaziamento gástrico em medicina nuclear?

Estudos de esvaziamento gástrico na fase sólida ou líquida podem ser realizados. Estudos líquidos costumam ser conduzidos em lactentes. Depois que o bebê recebe uma mistura de ^{99m}Tc-enxofre coloidal com leite ou fórmula no horário de alimentação normal, a imagem é feita, e um meio-termo de esvaziamento é calculado. Em adultos, um estudo de esvaziamento da fase sólida costuma ser realizado após jejum noturno e subsequente ingestão de $^{99\,m}$Tc-enxofre coloidal marcado com ovos mexidos como parte de uma refeição padrão. Imagens anterior e posterior são obtidas com imagem dinâmica em 90 minutos ou imagens estáticas em 0, 1, 2 e 4 horas. A porcentagem de esvaziamento é calculada com base na média geométrica das contagens anterior e posterior. Uma declaração de consenso por parte da Sociedade de Medicina Nuclear tem recomendado o uso de uma refeição de baixo teor de gordura com ovos, embora isto não seja necessariamente utilizado em cada clínica, e os valores normais dependem da instituição e, obviamente, vão variar de acordo com as diferentes composições das refeições. Usando uma refeição de 285 calorias com ovos mexidos, pão e geleia, tempo de esvaziamento gástrico $t_{1/2}$ normal (momento em que 50% do conteúdo gástrico é esvaziado) é inferior a 135 minutos.

11. Qual é a função dos estudos de medicina nuclear na avaliação de lesões de massa hepática?

O tradicional exame de fígado e baço, por meio de uma injeção intravenosa de $^{99\,m}$Tc-enxofre coloidal tem sido amplamente substituído por US e CT e MRI dinâmicas multifase. Além de resolução superior com a CT e a MRI, estruturas adjacentes também podem ser avaliadas. Se os resultados forem inconclusivos, testes de medicina nuclear podem fornecer informações adicionais, o que pode levar ao diagnóstico correto.

Enxofre coloidal é composto de pequenas partículas (0,3 a 1 μm) que são fagocitadas pelos sistemas reticuloendoteliais, incluindo células de Kupffer no fígado. Lesões que não possuem células de Kupffer no fígado não irão acumular enxofre coloidal. Praticamente todas as neoplasias, incluindo metástases, doenças inflamatórias e infecciosas focais do fígado e malformações vasculares, manifestam-se como atividade reduzida do radionuclídeo (frio) em imagens do fígado-baço e hepatobiliar. No entanto, hiperplasia nodular focal (FNH) pode demonstrar um aspecto inespecífico na CT, MRI e US. Se uma lesão aparecer isodensa (morno) ou hiperintensa (quente) em comparação ao restante do fígado, pode-se presumir que seja FNH, porque nenhuma outra lesão hepática contém um número suficiente de células de Kupffer para concentrar enxofre coloidal. Ocasionalmente, FNH pode aparecer fria, se não houver células de Kupffer suficientes para acumular uma quantidade adequada de enxofre coloidal, o que, infelizmente, não a diferencia de outras massas hepáticas. Imagem adicional com colescintigrafia demonstrará absorção inicial e prolongada do radiofármaco por causa da presença de hepatócitos na FNH com comprometimento da eliminação do radiofármaco a partir dessas lesões.

A avaliação das lesões hepáticas está limitada na imagem planar aproximadamente de 1 a 2 cm. Para avaliar lesões menores, imagem de tomografia computadorizada por emissão de próton único (SPECT), que é produzida com a rotação de cabeças de câmeras gama e reconstrói os dados em três dimensões, pode ser usada na avaliação de lesões na variação subcentímetro.

Usar imagem multifásica com CT ou MRI na avaliação de hemangiomas hepáticos é excelente. No entanto, se forem constatadas características atípicas, imagens utilizando SPECT com hemácias (RBCs) marcadas com $^{99\,m}$Tc podem fornecer informações adicionais para hemangiomas maiores que 2 cm e próximos da superfície hepática (Figura 70-5), frequentemente a um baixo custo e sem injeção de contraste intravenoso. Imagem SPECT adicional também melhora a capacidade de avaliar hemangiomas menores.

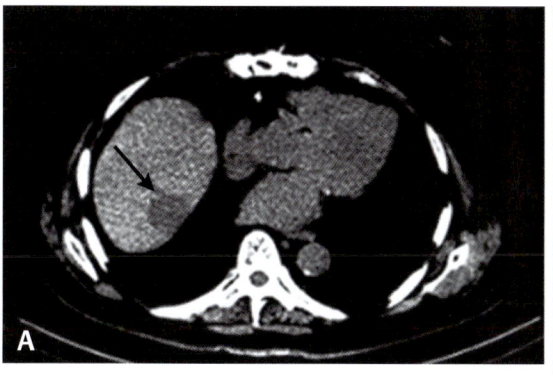

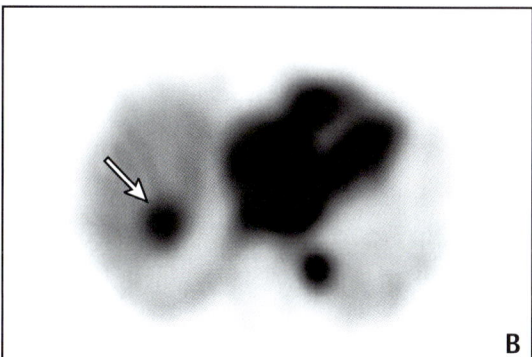

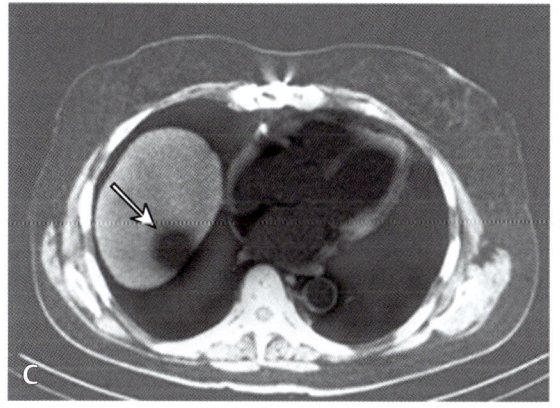

Fig. 70-5. Avaliação da lesão de massa. Tomografia computadorizada por emissão de fóton único (SPECT)/tomografia computadorizada (CT) do fígado usando hemácias (RBCs) marcadas com ^{99m}Tc. **A,** Primeira avaliação de CT da massa hepática (*seta preta*) demonstrou achados sugestivos de um hemangioma atípico. Avaliação adicional foi sugerida. **B,** Imagem SPECT (utilizando correção de atenuação de CT a partir de SPECT/CT) demonstra atividade normal do *pool* sanguíneo de ^{99m}Tc RBC com um foco adicional intenso (*seta branca*) que corresponde à massa hepática. C, Imagens fundidas de SPECT simultaneamente adquiridas e imagens CT revelam o intenso foco na região exata da massa hepática consistente com hemangioma.

12. Como procedimentos de medicina nuclear podem ajudar a detectar tecido gástrico ectópico?

Como fonte de hemorragia GI pediátrica, um divertículo Meckel contém, invariavelmente, tecido ectópico da mucosa gástrica. Como ^{99m}Tc-pertecnetato é concentrado e extraído do tecido gástrico, que é um agente ideal para localizar fontes de hemorragia GI causada por um divertículo de Meckel, o que pode ser difícil de detectar com os tradicionais estudos radiográficos.

O estudo é realizado pela injeção intravenosa de pertecnetato e imagem do abdome durante 60 minutos. Geralmente, a mucosa gástrica ectópica aparece ao mesmo tempo como mucosa gástrica e não se move durante a obtenção de imagens. Sensibilidade é de 85% para detecção de hemorragia a partir do divertículo de Meckel. Manipulações para aumentar a sensibilidade do estudo podem incluir outros farmacêuticos, como cimetidina (para bloquear a liberação do pertecnetato a partir da mucosa ectópica), pentagastrina (para aumentar a absorção na mucosa) e glucagon (para inibir a motilidade intestinal e impedir a movimentação do radiofármaco).

13. O tecido esplênico acessório ou esplenose pode ser detectado por procedimentos de medicina nuclear?

Após esplenectomia como tratamento de trombocitopenia idiopática, cerca de 30% dos pacientes adultos podem resultar em falha de tratamento, que pode ser secundária a um baço acessório ou esplenose. Esplenose não identificada também pode ser uma causa de dor abdominal inexplicável ou apresentar-se como uma massa abdominal ou pélvica na CT. O procedimento de imagem mais sensível para a localização de pequenos focos de tecido esplênico é o exame ^{99m}Tc-RBC danificado pelo calor, porque RBCs danificadas estão intensas e especificamente localizadas no tecido esplênico. Este é o procedimento de escolha, especialmente se SPECT for usada. No entanto, o processo de dano-RBC requer manipulação laboratorial adicional e pode não estar prontamente disponível em muitas clínicas. É, portanto, razoável executar um exame fígado-baço como um estudo inicial e, se for positivo para tecido esplênico, instituir terapia adequada. Se for negativo ou inconclusivo, um estudo de RBC danificado pelo calor deve ser realizado.

14. Quais procedimentos de medicina nuclear são úteis na localização de hemorragia GI inferior?

A dificuldade de localização de hemorragia GI inferior aguda é bem reconhecida. Mesmo hemorragia aguda e rápida pode ser intermitente e não detectada na angiografia. Alternativamente, a lesão culpada pode ser ocultada pelo sangue luminal durante a endoscopia. Hemorragia do intestino delgado distal a áreas acessíveis por endoscopia superior é notoriamente difícil de localizar.

Dois procedimentos nucleares têm sido usados para localizar fontes de hemorragia GI: imagens em curto prazo com fração de ^{99m}Tc-enxofre coloidal e imagens estendidas usando injeção RBC marcada com ^{99m}Tc. Apesar da vantagem teórica de Tc-enxofre coloidal em ser capaz de detectar pequenas hemorragias, esta técnica partilha da limitação da angiografia: um curto tempo de permanência intravascular, que exige que a hemorragia seja ativa no ponto exato da imagem. Além disso, a biodistribuição normal de enxofre coloidal no fígado e no baço limita a avaliação de possíveis hemorragias ao redor das flexuras hepática e esplênica. Imagem ^{99m}Tc-RBC tem assumido uma posição dominante, porque o longo tempo de permanência intravascular permite a detecção de acúmulo de sangue radioativo intraluminal caso imagem estendida seja necessária.

A primeira etapa é realizar uma marcação *in vitro* de hemácias com ^{99m}Tc-pertecnetato, que fornece a mais alta eficiência de marcação RBC. Marcação *in vitro* de RBCs radiomarcadas implica obtenção de uma pequena amostra de sangue (1 a 3 mL) do paciente e usar ^{99m}Tc-pertecnetato para marcar as RBCs em tubos de ensaio. As RBCs radiomarcadas são injetadas de volta no paciente, e imagens dinâmicas de fluxo de 1 ou 2 segundos são obtidas em 60 segundos. No caso de hemorragia forte, o fluxo de imagens permitirá melhor localização porque as imagens tardias demonstrarão distribuição significativa do radiomarcador pelo intestino (Figura 70-6). Imediatamente após o fluxo dinâmico as imagens são obtidas, imagens sequenciais de 1 minuto são adquiridas durante 90 minutos. O uso de imagens dinâmicas é importante porque a sensibilidade para localização é maior, quando o estudo é exibido em um intervalo de imagens (*cine-loops*).

Se o paciente tiver uma hemorragia intermitente e o estudo inicial for negativo, as imagens podem ser adquiridas até 24 horas depois, se o paciente voltar a sangrar ativamente sem reinjeção adicional de RBCs marcadas. Infelizmente, imagens tardias terão uma desvantagem significativa na localização da área de hemorragia ativa por causa da atividade peristáltica normal e do tempo adicional desde o início da hemorragia até o momento da imagem.

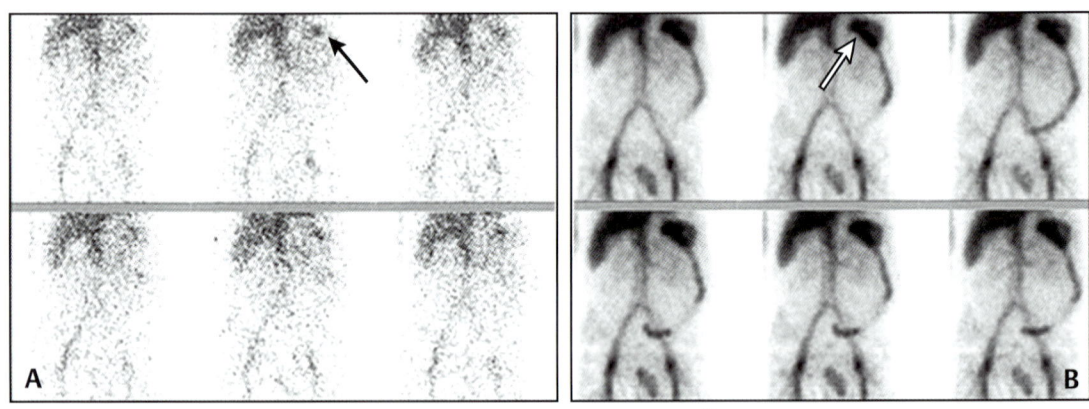

Fig. 70-6. Hemorragia gastrointestinal. **A,** após a injeção de hemácias marcadas com ^{99m}Tc *in vitro*, imagens de fluxo de 1 segundo por quadro foram obtidas, o que demonstra um foco de crescente atividade (*seta preta*) na flexura esplênica. Por causa de sua natureza ativa, as imagens do fluxo foram úteis na localização da origem da hemorragia. **B,** Imagens adicionais de 1-minuto-por-quadro demonstraram absorção significativa do radiofármaco na flexura esplênica (*seta branca*) e extensão da atividade de movimento anterógrada no cólon descendente e cólon sigmoide. Subsequentemente, o paciente realizou uma colectomia.

15. Procedimentos de medicina nuclear são clinicamente úteis na localização de hemorragia GI, ou técnicas mais simples são adequadas?

Estudos Tc-RBC são mais sensíveis que colonoscopia e angiografia para detectar hemorragia intermitente. Endoscopia superior seria uma melhor escolha se uma hemorragia GI superior fosse suspeita, porque estudos de RBC marcada são limitados na avaliação do estômago como resultado da atividade fisiológica esplênica. Além de melhor visualização, endoscopia superior também pode oferecer opções terapêuticas. Uma vantagem do estudo de RBC marcada é que ele permite uma pesquisa dos intestinos delgado e grosso durante período de tempo mais longo. Uma vez que a hemorragia seja localizada, as opções terapêuticas com radiologia de intervenção podem ser facilitadas porque menos tempo é necessário para descobrir qual vaso tratar.

16. A medicina nuclear é útil na colocação de cateteres de perfusão arterial?

A utilização de quimioterapia de infusão arterial hepática pode servir como um adjuvante após a cirurgia ou pode ser utilizada para pacientes com doença não ressecável. Ocasional desvio sistêmico não reconhecido, deslocamento de cateter e perfusão não intencional de uma área não adequada para os quimioterápicos altamente tóxicos dificultam colocação de cateteres de perfusão arterial hepática. Injeção de cateteres arteriais de macroagregado de albumina (MAA) com ^{99m}Tc resulta em microembolia temporária e fornece um mapa de imagem da verdadeira área de perfusão do cateter. Após uma verificação de base, se houver uma alteração significativa na perfusão, terapia adicional com quimioterapia implicaria risco significativo para toxicidade GI.

17. Existem tratamentos adicionais minimamente invasivos para massas hepáticas malignas não ressecáveis?

Uso de microsferas de ítrio-90 (^{90}Y) é uma opção de tratamento mais nova que produz radiação concentrada no carcinoma hepatocelular não ressecável e na doença metastática. ^{90}Y, com uma meia-vida de 64,5 horas, libera partículas beta que irradiam os tecidos moles adjacentes com uma penetração média de 2,5 mm. Microsferas de ^{90}Y têm um diâmetro de 20 a 30 μm e ficam presas nos leitos capilares das massas-alvo e proporcionam uma dose substancial de radiação, especificamente para estas regiões sem os perigos da radiação sistêmica.

Para fornecer a dose de radiação de forma segura para a doença-alvo, primeiro, é realizada angiografia hepática pela artéria femoral. Para mapear a perfusão com segurança e a subsequente área de entrega das microsferas Y, $^{99\,m}$Tc-MAA é administrado diretamente na artéria hepática de forma idêntica a das microsferas ^{90}Y. Como as partículas de ^{99m}Tc-MAA são de tamanho parecido em comparação às microsferas ^{90}Y, a biodistribuição desses radiofármacos deve ser quase idêntica. Usando as imagens de $^{99\,m}$Tc-MAA, a biodistribuição é avaliada, e uma fração de desvio é calculada para avaliar a potencial distribuição sistêmica indesejada, particularmente para os pulmões. Se estas imagens e cálculos demonstrarem uma distribuição segura de ^{99m}Tc-MAA, então, tratamento com microsferas Y é possível.

18. Malignidades abdominais podem ser avaliadas com estudos de medicina nuclear?

^{111}In pentetreotida é um análogo da somatostatina que tem como alvo uma grande variedade de tumores neuroendócrinos incluindo tumores carcinoides, neoplasia de células da ilhota pancreática, gastrinomas, feocromocitoma, neuroblastoma e paraganglioma. Planar de todo o corpo e imagem SPECT são realizados em 4 e 24 horas. A informação anatômica adicional fornecida por imagens de CT, por software de fusão ou com aquisição simultânea com SPECT e CT oferece localização da doença. Além disso, se for realizada como SPECT/CT, o uso da correção de atenuação pode melhorar a detecção de lesões profundas dentro do corpo.

19. O que é PET e como ele funciona?

PET utiliza equipamento e radiofármacos especializados em emissão de pósitrons para detectar as áreas de maior atividade metabólica, uma característica comumente observada em malignidades. O radiofármaco mais comumente utilizado em imagem PET é ^{18}F-fluordesoxiglicose (^{18}F-FDG), que é um marcador para metabolismo da glicose. Ao contrário de outros radiofármacos comumente utilizados na medicina nuclear, ^{18}F-FDG tem uma meia-vida curta (110 minutos) e requer um cíclotron para produção. Por causa da complexidade e do custo de operação de um cíclotron, a grande maioria das clínicas de medicina nuclear não tem um cíclotron local e exige o uso de uma radiofarmácia PET separada para fornecer o radiofármaco PET. Além disso, a curta meia-vida do ^{18}F-FDG e a necessidade de transportar o ^{18}F-FDG de uma instalação externa para o local das imagens podem limitar a acessibilidade geral da imagem PET.

Tumores demonstram maior avidez do ^{18}F-FDG por causa de um aumento da expressão de transportadores de glicose e hexoquinase, que é responsável por fosforilar glicose normal e ^{18}F-FDG radioativo. Depois que o ^{18}F-FDG é fosforilado, ele não é mais metabolizado e se torna efetivamente retido de modo intracelular.

A preparação do paciente para um estudo com ^{18}F-FDG implica em jejum de 4 a 6 horas antes do exame para otimizar a captação de ^{18}F-FDG em células malignas. No momento da administração do ^{18}F-FDG, níveis de glicemia abaixo de 150 mg/dL são considerados ideais, apesar de as imagens obtidas em pacientes com níveis de glicemia de até 200 mg/dL ainda poderem produzir os resultados diagnósticos. Uso de insulina pode interferir com a biodistribuição de ^{18}F-FDG, que pode complicar a preparação dos diabéticos dependentes de insulina.

20. Para quais malignidades PET e PET/CT podem ser usados?

PET é uma modalidade comprovada na avaliação de diversas malignidades, incluindo cânceres de esôfago, estômago, pâncreas e cólon, bem como tumores do estroma GI (GISTs), tumores carcinoides e linfoma. Além disso, PET/CT tem demonstrado utilidade na avaliação da doença inflamatória intestinal.

Combinado com CT, o PET/CT exemplifica o valor das imagens anatômica e metabólica combinadas. As situações mais comuns em que PET e PET/CT têm sido úteis são estadiamento e acompanhamento de malignidades e avaliação de locais pós-operatórios.

Embora estadiamento rotineiro de câncer de cólon não seja recomendado, ^{18}F-FDG-PET/CT tem demonstrado benefício significativo para avaliar recorrência e reestadiamento. Estudos com ^{18}F-FDG têm sido úteis em pacientes com níveis crescentes de antígeno carcinoembrionário sem anormalidades anatômicas e na avaliação de metástases do fígado, que costumam ser subestimadas com outras modalidades radiológicas.

Detecção de câncer pancreático metastático e primário usando ^{18}F-FDG-PET/CT também tem sido comprovada. Infelizmente, existem algumas lesões que não são ^{18}F-FDG ávidas, e a sensibilidade deste teste tem sido limitada na detecção de neoplasias pancreáticas císticas, tumor mucinoso e lesões celulares de baixa densidade. Além disso, pancreatite e pseudotumores inflamatórios podem ser falsamente positivos para malignidade e demonstram avidez FDG.

GISTs costumam ter uma aparência arredondada e exofítica com bordas bem definidas na imagem CT. Imagem ^{18}F-FDG PET demonstra uma intensa atividade nos GISTs malignos, com baixa atividade metabólica em GISTs não malignos. ^{18}F-FDG-PET também pode servir para predizer a resposta à terapia.

Uma malignidade que tem baixa sensibilidade em ^{18}F-FDG-PET é o carcinoma hepatocelular. Normalmente, HCC mal diferenciado será ^{18}F-FDG ávido. HCC bem diferenciado pode ter níveis mais elevados de glicose-6-fosfatase, que vai desfosforilar o ^{18}F-FDG fosforilado e permitir que ele seja lixiviado para fora da célula.

Radiofármacos PET alternativos, como ^{11}C-colina e ^{11}C-acetato, têm sido demonstrado que têm melhor avidez para HCC bem diferenciada, mas não são tão amplamente disponíveis quanto ^{18}F-FDG.

BIBLIOGRAFIA

1. Annovazzi A, Bagni B, Burroni L et al. Nuclear medicine imaging of inflammatory/infective disorders of the abdomen. Nucl Med Commun 2005;26:657-64.
2. Banks KP, Song WS. Role of positron emission tomography-computed tomography in gastrointestinal malignancies. Radiol Clin North Am 2013;51:799-831.
3. Biancone L, Schillaci O, Capoccetti F et al. Technetium-99 m-HMPAO labeled leukocyte single photon emission computerized tomography (SPECT) for assessing Crohn's disease extent and intestinal infiltration. Am J Gastroenterol 2005;100:344-54.
4. Choi B, Nguyen M. The diagnosis and management of benign hepatic tumors. J Clin Gastroenterol 2005;39:401-12.
5. Ell PJ, Gambhir SS. Nuclear medicine in clinical diagnosis and treatment. 3rd ed. Edinburgh: Churchill Livingstone; 2004, p. 789-818,837-846.
6. Howarth D. The role of nuclear medicine in the detection of acute gastrointestinal bleeding. Semin Nucl Med 2006;36:133-46.
7. Huynh L, Kim S, Murphy T. The typical appearance of focal nodular hyperplasia in triple-phase CT scan, hepatobiliary scan, and Tc-99 m sulfur colloid scan with SPECT. Clin Nucl Med 2005;30:736-9.
8. Ikeda O, Kusunoki S, Nakaura T et al. Comparison of fusion imaging using a combined SPECT/CT system and intra-arterial CT: assessment of drug distribution by an implantable port system in patients undergoing hepatic arterial infusion chemotherapy. Cardiovasc Intervent Radiol 2006;29:371-9.
9. Kehagias D, Moulopoulos L, Antoniou A et al. Focal nodular hyperplasia: imaging findings. Eur Radiol 2001;11:202-12.
10. Malfertheiner P, Megraud F, O'Morain C et al. Current concepts in the management of *Helicobacter pylori* infection: the Maastricht III consensus report. Gut 2006;56:772-81.
11. Mariani G, Pauwels E, AlSharif A et al. Radionuclide evaluation of the lower gastrointestinal tract. J Nucl Med 2008;49:776-87.
12. Maurer A. Consensus report on gastric emptying: what's needed to prevent tarnishing a gold standard? J Nucl Med 2008;49:339.
13. Maurer A, Parkman H. Update on gastrointestinal scintigraphy. Semin Nucl Med 2006;36:110-8.
14. Mettler FA, Guiberteau MJ. Essentials of nuclear medicine. 5th ed. Philadelphia: WB Saunders; 2006, p. 203-210,215-220.
15. Pelosi E, Masaneo I, Clara R et al. Technetium-99 m labeled macroaggregated albumin arterial catheter perfusion scintigraphy: prediction of gastrointestinal toxicity in hepatic arterial chemotherapy. Eur J Nucl Med 2000;27:668-75.
16. Stasi R, Evangelista M, Stipa E et al. Idiopathic thrombocytopenic purpura: current concepts in pathophysiology and management. Thromb Haemost 2008;99:4-13.
17. Vilaichone R, Varocha M, Graham D. *Helicobacter pylori* diagnosis and management. Gastroenterol Clin N Am 2006;35:229-47.
18. Ziessman H. Acute cholecystitis, biliary obstruction, and biliary leakage. Semin Nucl Med 2003;33:279-96.

ULTRASSONOGRAFIA ENDOSCÓPICA
Linda S. Lee, MD

CAPÍTULO 71

1. **Como o ultrassom funciona?**
   Ondas sonoras são vibrações que ocorrem numa frequência específica, são transmitidas por um ambiente, e podem ser refletidas por objetos. Informações sobre a direção em que as ondas sonoras são refletidas e o tempo levado para o som retornar do objeto podem ser usadas para localizar o objeto. Ondas sonoras usadas em ultrassonografia ocorrem em frequências acima de 20.000 Hz, que estão além da faixa do ouvido humano.

   Os Transdutores de ultrassom geram e também recebem as ondas sonoras para criar imagens. O Som viaja facilmente pelo líquido, considerando que o ar causa distorções e reverberações das ondas de ultrassom. O transdutor de ultrassom na ponta do ecoendoscópio deve ser imergido no lúmen cheio com água ou coberto com um balão cheio de água para transmitir e receber imagens definidas.

2. **Definição da terminologia usada para descrever a ultrassonografia Endoscópica (EUS) achados e exemplos de nomes das estruturas correspondentes.**
   Ver Tabela 71-1

Tabela 71-1. Definições para Descrever os Achados da EUS e Exemplos de Estruturas Correspondentes

TERMINOLOGIA	ECOGENICIDADE	EXEMPLOS DE ESTRUTURAS
Anecoico	Preta	Fluido (p. ex. sangue, bile, suco pancreático)
Hipoecoico	Cinza (mais escuro que estruturas ao redor)	Nódulo linfático, músculo
Hiperecoico	Brilhante (cinza claro a branco)	Gordura, osso

3. **Qual é a relação entre a frequência do ultrassom, a profundidade de penetração e a resolução?**
   Há uma relação inversa entre a frequência que o ultrassom mostra e a profundidade da penetração. Ecoendoscópios padrões tipicamente têm uma frequência variando de 5 a 10 mHz, o que permite uma profundidade de penetração de 8 a 4 cm, respectivamente. Sondas de ultrassom de alta frequência que podem ser passadas pelo canal de biópsia de um gastroscópio padrão ou colonoscópio têm mais alta frequência acima de 30 mHz, correspondendo à diminuição da profundidade de penetração. Quanto maior a frequência, melhor é a resolução (Claridade da imagem ou capacidade de diferenciar entre dois objetos adjacentes).

4. **Qual é a principal diferença entre a ecoendoscopia radial e a linear?**
   Ver Figura 71-1. A principal diferença entre a ecoendoscopia radial e a linear está na maneira em que as imagens são mostradas. O transdutor do ultrassom na ponta do endoscópio radial tem rotação de 360 graus e mostra imagens transversais

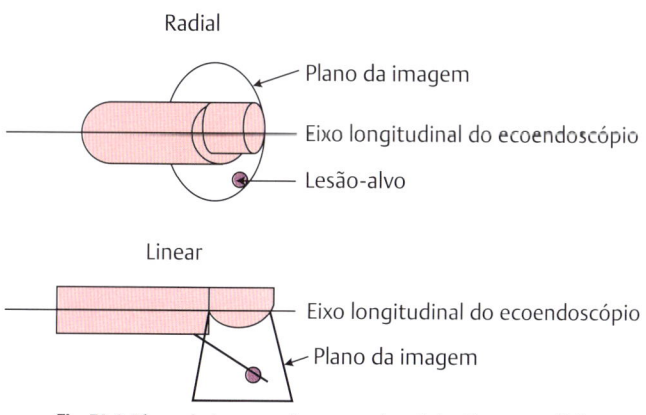

Fig. 71-1. Plano da imagem dos ecoendoscópios linear e radial.

no plano perpendicular ao eixo longitudinal do ecoendoscópio. Em uma ecoendoscopia linear, o transdutor não tem rotação e exibe uma imagem de 120 graus paralela ao cabo do ecoendoscópio. Isto facilita a visualização de uma agulha passando pelo canal da biópsia do ecoendoscópio dentro de um tecido-alvo, permitindo a punção com agulha fina de aspiração (FNA) diferentemente da ecoendoscopia radial.

5. Qual é anatomia do trato gastrointestinal (GI) normal na EUS?
Ver Figura 71-2. A parede intestinal tem cinco camadas ultrassonográficas.

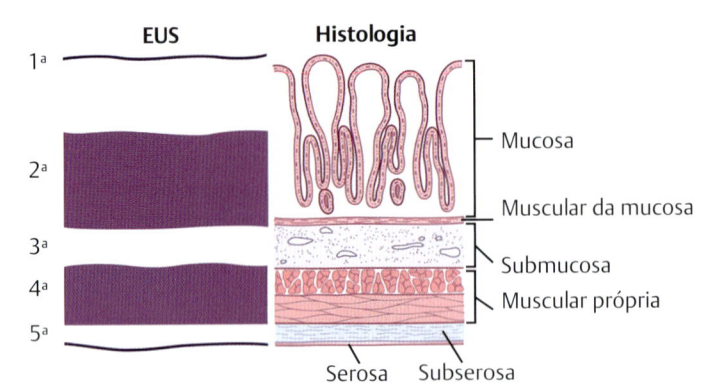

Fig. 71-2. Correlação da imagem entre a ultrassonografia endoscópica (EUS) e a composição histológica da parede intestinal.

6. Descrição genérica do estadiamento T para câncer do lúmen GI.
Ver Tabela 71-2 e Figura 71-3

Tabela 71-2. Estadiamento Genérico T para Cânceres Luminal e Gastrointestinal

ESTÁGIO T	DEFINIÇÃO
T1m	Invasão de mucosa e mucosa profunda
T1sm	Invasão de submucosa
T2	Invasão muscular própria
T3	Invasão da adventícia ou serosa
T4	Invasão das estruturas ao redor

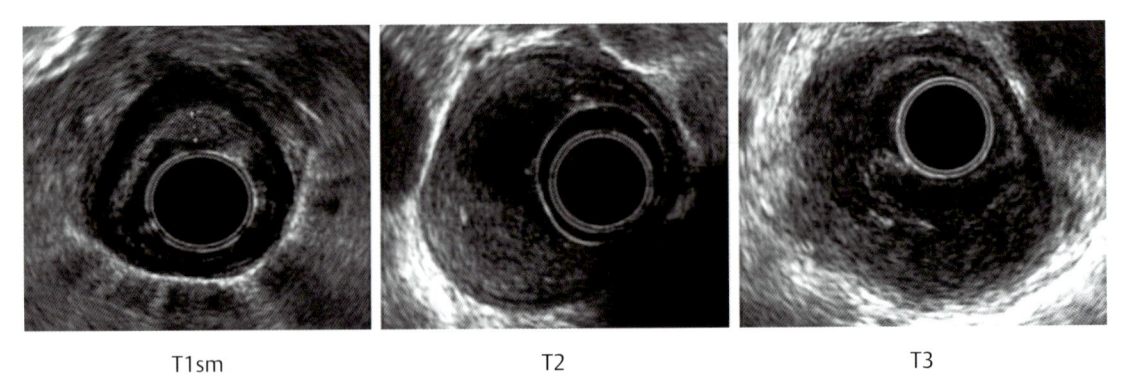

Fig. 71-3. Ultrassonografia endoscópica para estadiamento T de câncer de esôfago.

7. Lista das indicações mais comuns para EUS.
- Estadiamento de câncer gastrointestinal, incluindo câncer de esôfago, gástrico, pancreático, de ampola, retal e colangiocarcinoma.
- Estadiamento de câncer pulmonar.
- Avaliação de lesões subepiteliais; pregas gástricas espessas; pancreatite crônica (CP) e pancreatite idiopática recorrente; lesões pancreáticas, incluindo cistos e massas e lesões hepatobiliares, incluindo pedras, estenoses e massas.

8. Como a EUS pode se adequar ao estadiamento do câncer esofágico?

Ver Figura 71-4. A EUS fornece o mais preciso método de estadiamento T e N para câncer esofágico com precisão total de 80 a 90%. Se não houver evidência de metástase distante na imagem radiográfica, a EUS deveria ser feita para fornecer estadiamento locorregional.

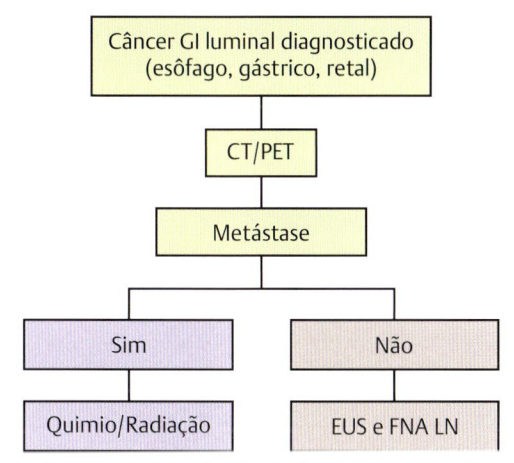

```
        Câncer GI luminal diagnosticado
          (esôfago, gástrico, retal)
                    |
                  CT/PET
                    |
                Metástase
                /        \
             Sim          Não
              |            |
       Quimio/Radiação   EUS e FNA LN
```

Fig. 71-4. Algoritmo de estadiamento de câncer gastrointestinal luminal (GI). *CT* = tomografia computadorizada; *EUS* = Ultrassom endoscópico; *FNA* = aspiração com agulha fina; *LN* = nódulo linfático; *PET* = tomografia por emissão de pósitron.

9. Quais são as recentes mudanças para estadiamento do câncer de esôfago?

- Estadiamento se aplica a massas que se formam dentro dos primeiros 5 cm do estômago e que se estendem para dentro do esôfago.
- T4 é dividido em T4a; em que o tumor invade a pleura, pericárdio ou diafragma e é potencialmente ressecável, considerando que tumores T4b são não ressecáveis com invasão dentro de outras estruturas adjacentes, incluindo a aorta, corpo vertebral e traqueia.
- Estadiamento nodal regional não é mais binário, mas é classificado como N0 pelo N3:N0 sem nódulo linfático (LN), N1 com um ou dois LNs, N2 com três a seis LNs e N3 com sete ou mais LNs.
- Linfadenopatia regional que inclui LNs no tórax e em volta do esôfago e no tronco celíaco.
- Linfadenopatia do tronco celíaco não é mais qualificado como metástase.

10. Como a malignidade da linfadenopatia é determinada no câncer esofágico?

Ver a Figura 71-5. A presença de 4 critérios na EUS (tamanho > 1 cm, redondo, bem definido e hipoecoico) fornece um prognóstico de malignidade em LN quase em 100% dos casos. Entretanto, somente 20 a 40% de todos os LNs malignos têm

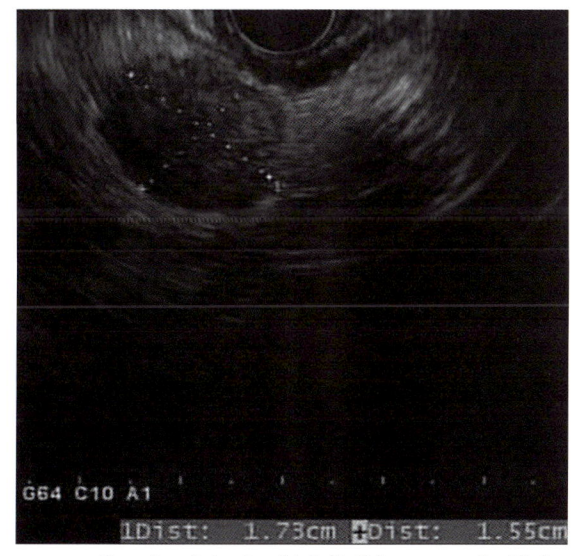

Fig. 71-5. Ultrassonografia endoscópica de nódulo linfático com malignidade periesofágica.

todos os quatro critérios na EUS. Portanto, quando possível, FNA do LN deve ser realizada. A adição da FNA à EUS aumenta a sensibilidade e a especificidade em quase 90 e 100% respectivamente.

11. Discussão de algumas limitações da EUS no estadiamento do câncer esofágico.

A precisão do estadiamento T pela EUS varia com o real estágio do tumor, com menos precisão sendo para tumores T1.

Estenose ocorre em aproximadamente 30% das massas de esôfago. A precisão para estadiamento é mais alta nos tumores invasivos comparado a tumores que ocorrem no lúmen. A Literatura mais antiga sugere taxas altas de perfuração aproximadamente 25% após dilatação para permitir a passagem de um ecoendoscópio, com estudos recentes sugerindo dilatação pré-EUS segura. Alternativamente, uma sonda de ultrassom de alta frequência pode ser cuidadosamente direcionada por uma estenose.

EUS acompanhada de quimiorradioterapia é imprecisa com uma tendência a superestadiar. Precisão da EUS para os estágios T e N varia de 50 a 60%.

12. Como a EUS afeta o tratamento do câncer esofágico?

Em 29 a 56% dos casos, os achados da EUS mudaram o tratamento do câncer esofágico pela determinação dos candidatos para ressecções cirúrgica e endoscópica *versus* quimiorradioterapia neoadjuvante.

13. Qual é a função da EUS no estadiamento do câncer gástrico?

O tratamento para câncer gástrico é um estágio dependente da ressecção endoscópica da mucosa e dissecção da submucosa como uma opção para câncer T1N0 e tratamento neoadjuvante administrado para T3/T4 e cânceres nodais positivos. Portanto, a precisão do estadiamento é importante. Se metástase distante não for visível na tomografia computadorizada (CT) ou no exame de tomografia por emissão de pósitrons, a EUS é o próximo passo para estadiamento locorregional. Em geral a sensibilidade e a especificidade da EUS para estadiamento T são de 86 e 91% respectivamente. Para estadiamento N, a sensibilidade e a especificidade da EUS são de 69 e 84%. CT e Imagem por ressonância magnética (MRI) parecem comparáveis à EUS para estadiamento T e N.

14. Quais achados da EUS determinam a malignidade nas pregas gástricas espessadas?

Ver Figura 71-6. Diagnóstico definitivo das pregas gástricas espessadas é difícil apesar do uso da EUS. Esses achados da EUS são mais preditivos para malignidade: espessamento de submucosa, de muscular própria ou de serosa; presença de ascite ou linfadenopatia. Os fatores etiológicos do espessamento da parede gástrica causada pela mucosa ou mucosa profunda espessadas podem ser diagnosticados pela biópsia ou ressecção com alças de polipectomia.

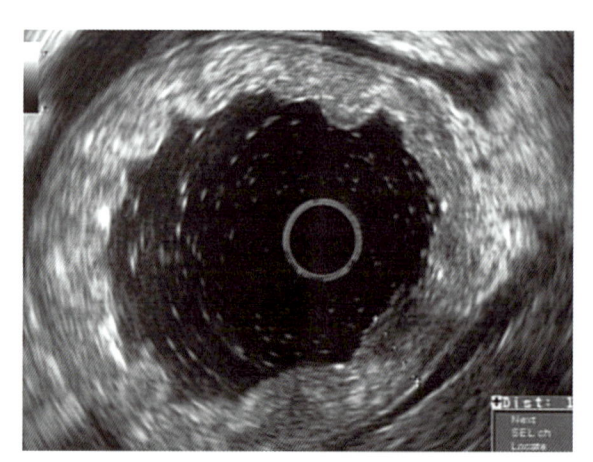

Fig. 71-6. Ultrassonografia endoscópica da parede gástrica espessada causada por espessamento da submucosa.

15. Discussão da precisão da EUS e MRI com bobina endorretal no estadiamento do câncer retal.

Em global comparação em ambas, EUS e MRI aparecem com precisão para o estágio T, variando de 65 a 95% e a precisão do estágio nodal de aproximadamente 75%. Entretanto, MRI não pode ser confiável para identificar tumores T1, considerando que EUS tende a subestadiamento dos tumores T4. Em adição, a FNA pode aumentar a precisão do estadiamento N.

16. Quais são as características da EUS para malignidade de LN em câncer retal?

As características da EUS são as mesmas para o câncer esofágico com a exceção do tamanho maior que 5 mm.

17. Lista de algumas limitações da EUS para estadiamento do câncer retal.

- Invasão dentro da fáscia mesorretal não pode ser avaliada.
- Distinção da inflamação peritumoral da extensão do tumor pode ser difícil.

- O Estadiamento da massa estenótica retal pode ser limitado.
- Estadiamento pós-tratamento não é preciso.
- A experiência do Endossonografista afeta a precisão do estadiamento.

18. Como a EUS é usada no diagnóstico e estadiamento do câncer de pâncreas?

A EUS-FNA é o procedimento diagnóstico preferido para câncer pancreático com uma sensibilidade de 80 a 85% e especificidade próxima a 100%. Isto se compara favoravelmente à FNA guiada por CT com sensibilidade de 62 a 81%. A precisão do estadiamento locorregional é comparável à CT, MRI e EUS. A EUS é superior para detecção de invasão de veia porta, considerando que protocolo de CT pancreático visualiza melhor o comprometimento da artéria mesentérica superior (SMA) e veia mesentérica superior (SMV).

19. Quais são as limitações da EUS no câncer pancreático?

Em CP, a precisão diagnóstica da EUS–FNA para massas pancreáticas falha aproximadamente em 54 a 73%. Como mencionado anteriormente, a visualização da invasão da SMA e SMV é limitada com a EUS.

20. Qual é a função da EUS em tumores neuroendócrinos pancreáticos (PNETs)?

A EUS é uma parte integrante na detecção e no diagnóstico de PNETs com 77 a 94% de sensibilidade para detectá-los. Quando o exame com CT abdominal é negativo para PNETs, a EUS é mais que 70% sensível para detecção. A EUS é superior ao exame de CT para pequenos (< 2 cm) PNETs e insulinomas. A EUS-FNA é aproximadamente 90% sensível para diagnosticar esses tumores.

21. Quais são as lesões subepiteliais comuns e suas características na EUS?

Ver Tabela 71-3 e Figura 71-7.

As características na EUS preocupantes para malignidade em lesões subepiteliais incluem tamanho maior que 3 cm, margens irregulares e espaços císticos internos.

Tabela 71-3. Lesões Subepiteliais Comuns e Características da EUS

LESÃO SUBEPITELIAL	CARACTERÍSTICAS DA EUS
Tumor estromal gastrointestinal	Hipoecoico, segunda ou quarta camada
Lipoma	Hiperecoico, terceira camada
Carcinoide	Moderadamente hipoecoico, segunda e terceira camadas
Cisto	Anecoica, segunda ou terceira camada
Pâncreas ectópico	Hipoecoico ou heterogêneo, segunda, terceira ou quarta camada
Tumor de células granulares	Hipoecoico, segunda ou terceira camada
Varizes	Anecoico, serpiginoso, segunda ou terceira camada
Pólipo fibroide inflamatório	Hipoecoico, segunda e terceira camadas

22. Comparação do rendimento diagnóstico de EUS-FNA em lesões subepitelial a outras técnicas diagnósticas.

EUS-FNA tem modesto rendimento diagnóstico em lesões subepiteliais, aproximadamente 60%. Ressecção endoscópica da mucosa tem alto rendimento diagnóstico (87%), com pinça padrão para biópsia para retirar pedaço a pedaço, tendo o mais baixo rendimento (38%). Realizar 5 punções de FNA e ter um citologista presente no local pode aumentar o rendimento da EUS-FNA. Não é claro se a realização da biópsia de agulha grossa, usando agulhas cortantes mais largas podem-se obter amostras maiores de tecidos, aumenta o rendimento diagnóstico.

23. Como a EUS se compara à colangiopancreatografia endoscópica retrógrada (ERCP), colangiopancreatografia por ressonância magnética (MRCP) e ultrassonografia abdominal para detecção de coledocolitíase?

ERCP, MRCP e EUS têm sensibilidade e especificidade comparáveis a coledocolitíases (85-95%,92-98% respectivamente). Embora a precisão total da EUS seja comparável à MRCP para coledocolitíase. A EUS é superior para pedras menores que 5 mm e pedras intraesfincterianas. Todos são superiores à ultrassonografia do abdome que tem pobre sensibilidade de 20 a 55% e 83% de especificidade.

24. Qual é a função da USE na suspeita de coledocolitíase?

Ver Figura 71-8. Isto depende da probabilidade de coledocolitíase estar presente com base nos achados clínicos e de imagem. Em pacientes com alta probabilidade de coledocolitíases (bilirrubina total > 4 mg/dL ou pedra do ducto biliar comum [CBD], visualizada na imagem radiográfica ou ambos CBD dilatado com bilirrubina de 1,8-4 mg/dL), ERCP deve ser realizada sem adicionais testes, considerando que pacientes com baixa probabilidade de cálculos podem ser tratados conservativamente. A EUS é indicada para pacientes com probabilidade intermédia de coledocolitíase (outros testes de função hepática anormal além de bilirrubina, clínica para pancreatite por cálculos biliares, idade > 55 anos).

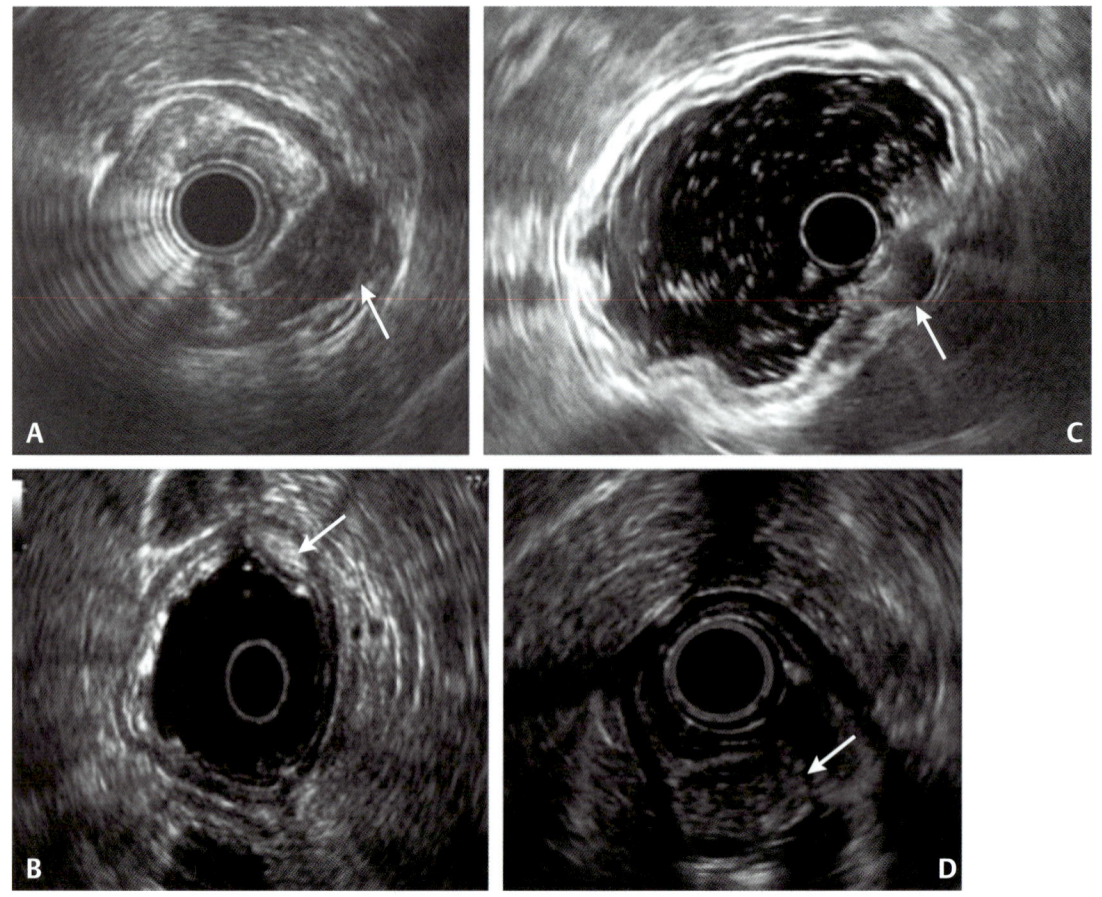

Fig. 71-7. Ultrassonografia endoscópica de lesões subepiteliais. **A,** Tumor estromal gastrointestinal. **B,** Lipoma. **C,** Carcinoide. **D,** Pâncreas ectópico.

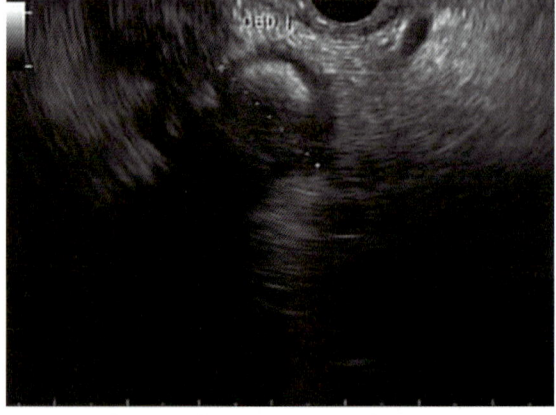

Fig. 71-8. Ultrassonografia endoscópica da coledocolitíase (hiperecoico com sombras).

25. **Discussão da precisão da imagem da EUS e o exame citológico no diagnóstico de lesões císticas pancreáticas.**
    Imagens da EUS diferenciam cistos mucinosos e não mucinosos com precisão de 50%. A sensibilidade do exame citológico da EUS-FNA para distinguir cistos mucinosos de não mucinosos é menos que 50%.

26. **Como o antígeno carcinoembrionário do líquido do cisto e amilase ajudam diferenciar entre as lesões císticas comuns do pâncreas?**
    Ver Tabela 71-4.

Tabela 71-4. Níveis de CEA e Amilase em Lesões Císticas Pancreáticas		
TIPO DE CISTO	**CEA**	**AMILASE**
Pseudocisto	↓ (< 192 ng/mL)	↑ (> 250 U/L)
Cistadenoma seroso	↓	↓
Neoplasia cística mucinosa	↑	↓
Neoplasia intraductal papilar mucinosa	↑	↑

CEA = antígeno carcinoembrionário.

27. Quais são os novos padrões para o critério do EUS para CP?
Ver Box 71-1 e Figura 71-9.

Box 71-1. Critério Padrão EUS para PC

Critério parenquimatoso

Foco hiperecoico: refletores pequenos distintos
Isolados hiperecoicos: estruturas pequenas, em forma de corda hiperecoica. Lobularidade: contendo lóbulos arredondados com áreas homogêneas separadas por isolados de outra ecogenicidade
Cistos: anecoico anormal arredondado ou estrutura oval
Calcificações: lesão hiperecoica com sombra acústica

Critério Ductal

Dilatação do ducto principal: > 3,5 mm no corpo ou > 1,5 mm na cauda
Ramo lateral dilatado pelo menos em três estruturas anecoicas, > 1 mm em larga comunicação com ducto pancreático principal
Ducto pancreático irregular: contorno desigual do ducto
Parede do ducto hiperecoico: pelo menos 50% de extensão do ducto pancreático principal no corpo e na cauda com parede hiperecoica

Adaptado do The International Working Group for Minimal Standard Terminology in Gastrointestinal Endoscopy. Minimal standard terminology in gastrointestinal endosonography. Dig Endosc 1998;10:159-184., and Catalano MF et al. EUS-based criteria for the diagnosis of chronic pancreatitis: the Rosemont classification. Gastrointest Endosc 2009;69:1251-1261.

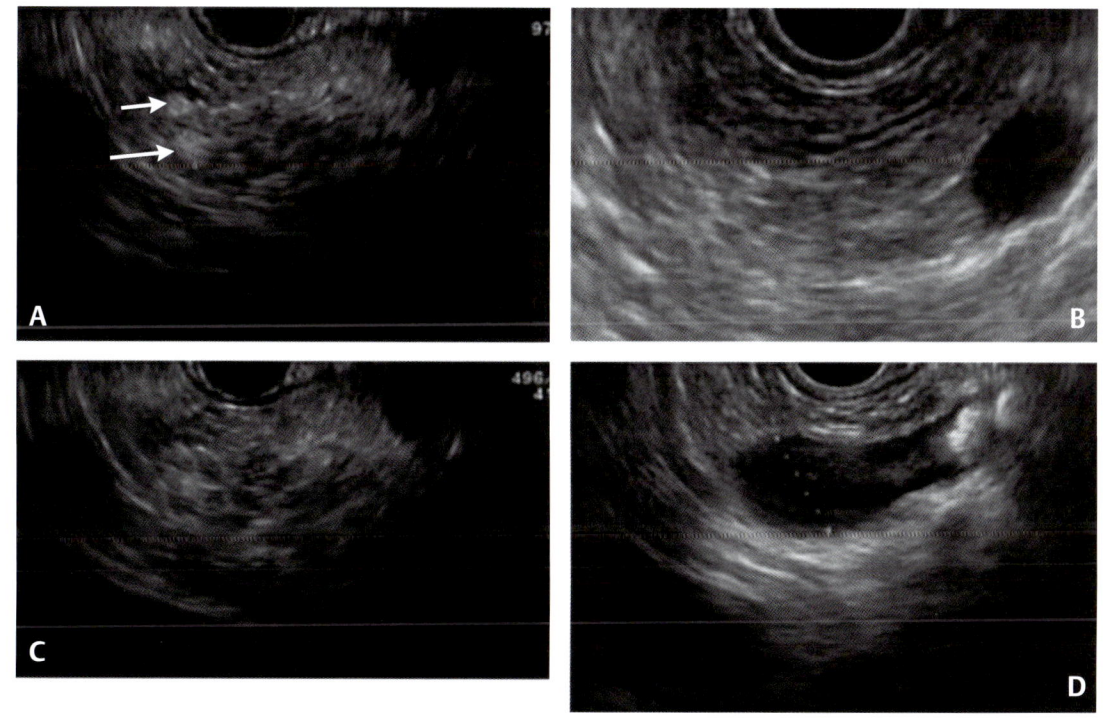

Fig. 71-9. Achados da ultrassonografia endoscópica em pancreatite crônica. **A,** Foco hiperecoico. **B,** Ducto pancreático de hiperecogenicidade isolada, irregular, parede de ducto hiperecoico. **C,** Lobularidade. **D,** Calcificações parenquimatosas.

28. Qual é a precisão da EUS para diagnosticar CP?

Quando se usa o critério padrão EUS para CP, o diagnóstico de CP depende da presença de um número de variáveis do critério da EUS. Aumentando o limite, melhora a especificidade da EUS, enquanto sacrifica sensibilidade. A presença de pelo menos cinco critérios de EUS é comumente usada para diagnosticar CP, o que rende sensibilidade e especificidade de 76 e 91%, respectivamente.

29. Quais são as limitações da EUS em diagnosticar CP?

A concordância interobservador para o diagnóstico da CP é moderada com Kappa de 0,45 para características individuais da EUS de CP, há pobre à moderada concordância, com a mais alta concordância para dilatação ductal e lobularidade.

A determinação se os achados de EUS são patológicos ou representam fibrose assintomática, mudanças normais relacionadas com a idade ou variação normalmente não são possíveis. Mudanças assintomáticas na EUS para CP foram relatadas em alcoólatras, pacientes de idade avançada e pacientes que fumam sem clínica para CP.

30. Como a EUS é útil em pancreatite recorrente idiopática?

A EUS pode fornecer um fator etiológico para 40 a 80% dos casos de pancreatite recorrente idiopática com ultrassonografia abdominal e exame de CT negativos. Mais que 60% dos achados na EUS são condições patológicas biliares (de microlitíase, barro biliar ou cálculos).

O autor gostaria de reconhecer a contribuição do Dr. Peter McNally, que foi o autor deste capítulo na edição anterior.

BIBLIOGRAFIA

1. Caletti G, Fusaroli P. The rediscovery of endoscopic ultrasound (EUS) in gastric cancer staging. Endoscopy 2012;44:553-5.
2. Cantor MJ, Davila R, Faigel DO. Yield of tissue sampling for subepithelial lesions evaluated by EUS: a comparison between forceps biopsies and endoscopic submucosal resection. Gastrointest Endosc 2006;64:29-34.
3. Catalano MF, Sahai A, Levy M et al. EUS-based criteria for the diagnosis of chronic pancreatitis: the Rosemont classification. Gastrointest Endosc 2009;69:1251-61.
4. Fernandez-Esparrach G, Ayuso-Colella JR, Sendino O et al. EUS and magnetic resonance imaging in the staging of rectal cancer: a prospective and comparative study. Gastrointest Endosc 2011;74:347-54.
5. Gleeson FC, Clain JE, Papachristou GI et al. Prospective assessment of EUS criteria for lymphadenopathy associated with rectal cancer. Gastrointest Endosc 2009;69:896-903.
6. Gleeson FC, Topazian M. Endoscopic retrograde cholangiopancreatgraphy and endoscopic ultrasound for diagnosis of chronic pancreatitis. Curr Gastroenterol Rep 2007;9:123-9.
7. Horwhat JD, Paulson EK, McGrath K et al. A randomized comparison of EUS-guided FNA versus CT or US-guided FNA for the evaluation of pancreatic mass lesions. Gastrointest Endosc 2006;63:966-75.
8. Hwang SW, Lee DH, Lee SH, Park YS, Hwang JH, Kim JW et al. Preoperative staging of gastric cancer by endoscopic ultrasonography and multidetector-row computed tomography. J Gastroenterol Hep 2010;25:512-8.
9. Karakan T, Cindoruk M, Alagozlu H et al. EUS versus endoscopic retrograde cholangiography for patients with intermediate probability of bile duct stones: a prospective randomized trial. Gastrointest Endosc 2009;69:244-52.
10. Lee LS. Diagnosis of pancreatic neuroendocrine tumors and role of endoscopic ultrasound. Gastroenterol Hepatol 2010;6:520-2.
11. Lee LS. Endoscopic ultrasound. In: Greenberger N, editor. Current diagnosis and treatment in gastroenterology. New York: McGraw-Hill; 2011. p. 416-30.
12. Lee LS, Clancy T, Kadiyala V, Suleiman S, Conwell DL. Interdisciplinary management of cystic neoplasms of the pancreas. Gastroenterol Res Pract 2012;2012:513163. http://dx.doi.org/10.1155/2012/513163.
13. Lee LS, Conwell DL. Updates on advanced endoscopic techniques for the pancreas: ERCP, drainage and biopsy, and endoscopic ultrasound. Radiol Clin N Am 2012;50:547-61.
14. Maker AV, Lee LS, Raut CP et al. Cytology from pancreatic cysts has marginal utility in surgical decision-making. Ann Surg Oncol 2008;15:3187-92.
15. Maple JT, Ikenberry SO, Anderson MA et al. The role of endoscopy in the management of choledocholithiasis. Gastrointest Endosc 2011;74:731-44.
16. Moon JS. Endoscopic ultrasound-guided fine needle aspiration in submucosal lesion. Clin Endosc 2012;45:117-23.
17. National Cancer Institute. Stage information for esophageal cancer. http://www.cancer.gov/cancertopics/pdq/treatment/esophageal/HealthProfessional/page3 [Accessed September 22,2014].
18. Petrone MC, Arcidiacono PG, Testoni PA. Endoscopic ultrasonography for evaluating patients with recurrent pancreatitis. World J Gastroenterol 2008;14:1016-22.
19. Pfau PR, Perlman SB, Stanko P et al. The role and clinical value of EUS in a multimodality esophageal carcinoma staging program with CT and positron emission tomography. Gastrointest Endosc 2007;65:377-84.
20. Ribeiro A, Franceschi D, Parra J et al. Endoscopic ultrasound restaging after neoadjuvant chemotherapy in esophageal cancer. Am J Gastroentrol 2006;101:1216-21.
21. Shimpi RA, George J, Jowell P, Gress FG. Staging of esophageal cancer by EUS: staging accuracy revisited. Gastrointest Endosc 2007;66:475-82.
22. Soriano A, Castellis A, Ayuso C et al. Preoperative staging and tumor resectability assessment of pancreatic cancer: prospective study comparing endoscopic ultrasonography, helical computed tomography, magnetic resonance imaging, and angiography. Am J Gastroenterol 2004;99:492-501.

Website

Krinsky ML, Binmoeller K. Endoscopic ultrasound for the characterization of subepithelial lesions of the upper gastrointestinal tract. UpToDate. http://www.uptodate.com/contents/endoscopic-ultrasound-for-the-characterization-of-subepitheliallesions-of-the-upper-gastrointestinal-tract [Accessed September 22, 2014].

Parte X ▪ CIRURGIA E O TRATO GASTROINTESTINAL

CAPÍTULO 72
ENDOSCOPIA TERAPÊUTICA AVANÇADA
Daphne Antillon, MPH ▪ Mainor Antillon, MD, MBA, MPH

1. O que é endoscopia terapêutica avançada?
A endoscopia terapêutica avançada é um grupo de técnicas que são minimamente invasivas e que preservam o órgão, e ainda podem diagnosticar, remover e tratar lesões benignas e malignas em estágio inicial do trato gastrointestinal (TGI), sem necessidade de cirurgia tradicional, usando endoscopia.

2. Quais são as principais técnicas para endoscopia terapêutica avançada?
A. Ressecção endoscópica da mucosa (EMR) pode remover lesões da mucosa do trato GI em bloco que são menores que 2 cm (ou fragmentado, se maior que 2 cm). A Técnica da EMR pode ser empregada com o uso de um *cap* transparente na Ponta distal do endoscópio e sucção para recolher a lesão para dentro do *cap* e subsequente remoção pelo eletrocauterizador com alças de polipectomia ou injeções na submucosa com várias soluções (Tabela 72-1) para elevar a lesão e providenciar uma bolha de líquido para dissecção segura (Figura 72-1 e Figura 72-2).

Tabela 72-1. Soluções Injetáveis na Submucosa

SOLUÇÃO	DURABILIDADE DA BOLHA	COMENTÁRIOS
Solução isotônica	Curta	Fácil de injetar, barata, dissipa rápido
Solução hipertônica 3%	Moderada	Fácil de injetar, barata, danifica tecido
Hidroxipropil metilcelulose 0,83-1,25%	Estendida	Longa duração, relativamente barata, segura e eficaz, pode causar dano tecidual
Ácido hialurônico 1%	Estendida	Longa duração, cara, segura e eficaz, estocagem especial
Glicose 50%	Moderada	Fácil de injetar, barata, dano tecidual
Albumina 25%	Moderada	Fácil de injetar, cara, segura

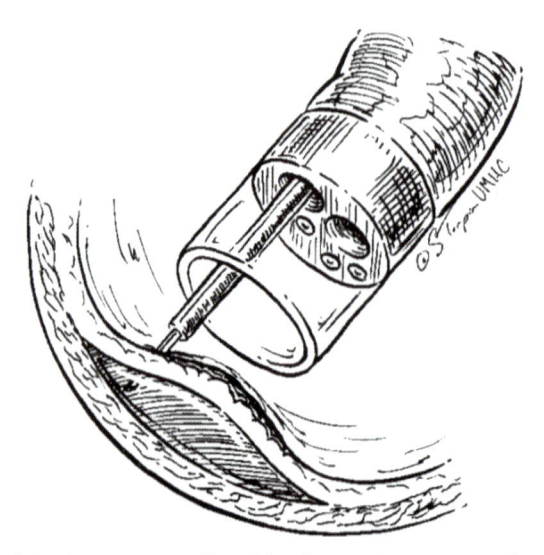

Fig. 72-1. Ressecção endoscópica da mucosa com dispositivo tipo *cap* de mucosectomia com injeção na submucosa.

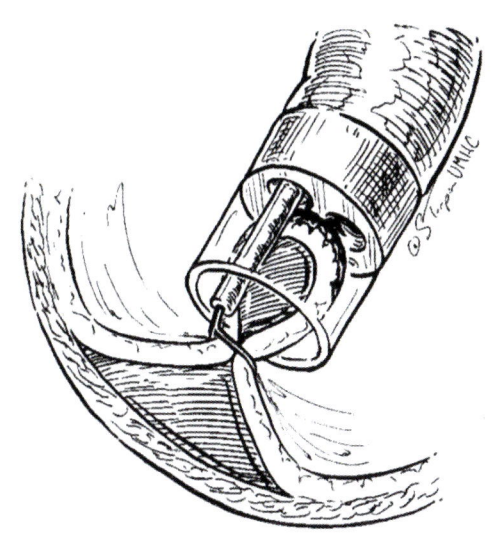

Fig. 72-2. Técnica de ressecção endoscópica da mucosa para remover lesão com alça de polipectomia.

B. Dissecção endoscópica de submucosa (ESD) pode remover lesões da mucosa em bloco que são maiores que 2 cm, aquelas que são planas, ou aquelas que estão em camada mais profunda (submucosa) do trato GI e não podem ser removidas por outro método endoscópico. É usado um eletrocauterizador com bisturi-agulha com alto poder de corte para fazer um corte circunferencial em volta da lesão e dissecar a base da lesão pela camada mais profunda da submucosa. Injeções na submucosa são usadas para formar uma bolha líquida para dissecção. Adicionar tintura (índigo carmim ou azul de metileno) à solução injetável ajuda a identificar a camada submucosa para determinar as margens da dissecção. Um exemplo da técnica de ESD para remover uma massa séssil grande no ceco é demonstrado na Figura 72-3.

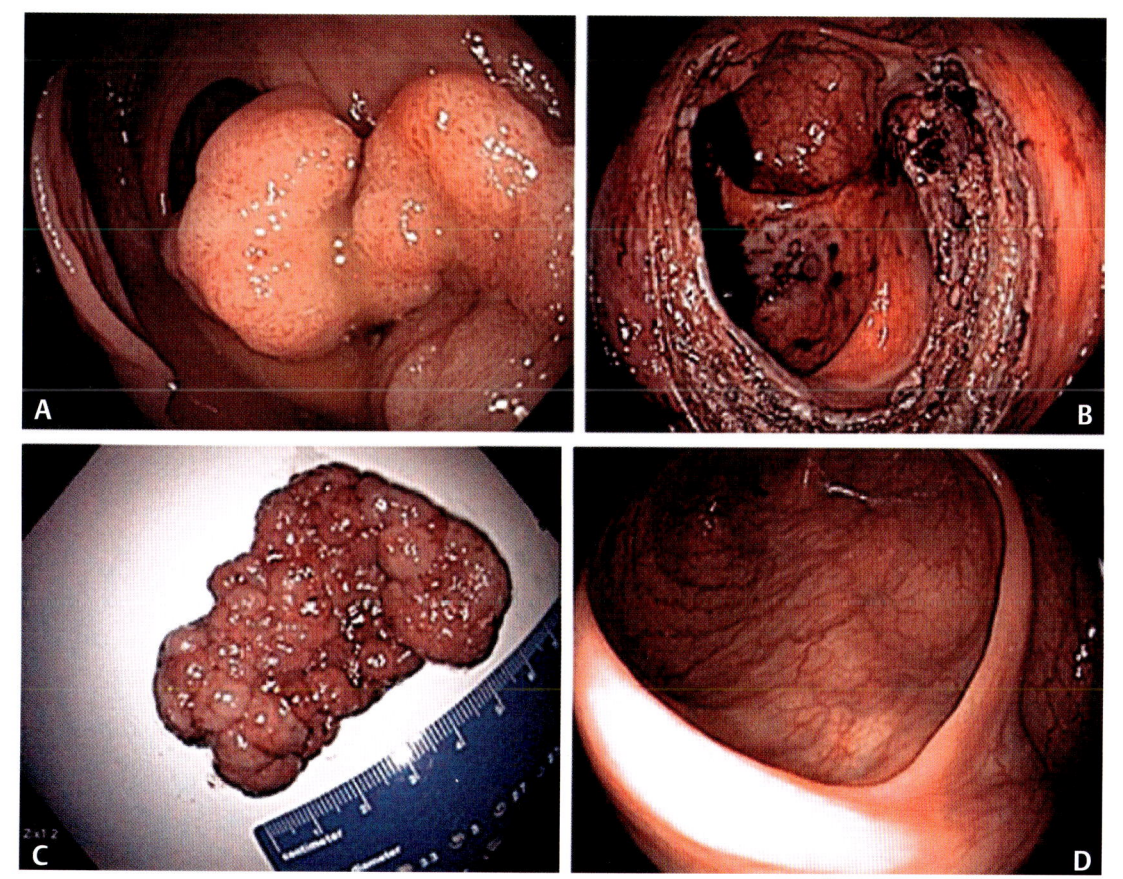

Fig. 72-3. A, Visão endoscópica de uma massa grande de pólipo no cólon. **B,** Visão endoscópica depois da dissecção endoscópica da submucosa (ESD). **C,** Amostra anatômica macroscópica de uma massa de pólipo do cólon removido por ESD. **D,** Aparência endoscópica do local da ESD depois da cicatrização.

C. Ultrassonografia endoscópica (EUS) avançada é usada para diagnóstico e tratamento de lesões no trato GI e áreas mais próximas do trato GI pelo uso do ultrassom guiado. Algumas indicações para EUS avançada incluem amostras de lesão suspeita de malignidade ou nódulos linfáticos com agulha fina de aspiração (FNA) guiada por EUS, drenagem de coleções de líquidos do pâncreas ou peripancreáticos, como pseudocistos pancreáticos. Com a injeção por agulha fina (FNI) guiada por EUS, neurólise do plexo celíaco (CPN) (bloqueio para controle da dor) para câncer pancreático ou pancreatite crônica pode ser realizada. Outras aplicações da EUS-FNI incluem injeções botulínicas para acalasia e EUS-FNI para agentes antitumorais para câncer pancreático localmente avançado.

3. Quais são as aplicações da EMR e da ESP?
Essas técnicas fornecem terapia definitiva para lesões benignas, lesões pré-malignas e malignidade em estágio inicial (Tis e T1N0M0). Análises da EUS e Padrão de Kudo para criptas da mucosa podem ser usados para avaliar o estadiamento tumor-nódulo-metástase (TNM) e invasividade e se a lesão é removível. Lesão na mucosa, lesão com mínima invasão da submucosa acima de 1.000 μm com margem de tecido livre de tumor e lesões que são bem diferenciadas e moderadamente sem comprometimento linfovascular, pode-se considerar curado. O raciocínio para EMR e ESD em malignidade inicial é que há muito baixa probabilidade para comprometimento de nódulos linfáticos nos estágios Tis e T1 (Tabela 72-2). Além disso, quando acessível, EUS pode determinar o estado de Tis e T1 com 91 a 94% de precisão. Uns poucos exemplos incluem adenocarcinoma de esôfago e cólon, pólipos planos, nódulos gástricos e adenoma duodenal.

Tabela 72-2. Estágio do Câncer e Estado do Comprometimento dos Nódulos Linfáticos

ESTÁGIO	N	% N1
Tis	29	0%
T1 mucosal	38	2,6%
T1 submucosal	27	22,2%
T2	37	42,3%
T3	219	77,2%

Rice TW, Zuccaro G Jr, Adelstien DJ et al. Esophageal carcinoma: depth of tumor invasion is predictive of regional lymph node status. Ann Thorac Surg 1998;65:787-92.

4. Como é realizada a EMR?
Vários equipamentos de EMR comercialmente disponíveis podem ser usados. O dispositivo tipo *cap* de mucosectomia para EMR pode ser feito de plástico claro que pode ser macio ou duro e reto ou oblíquo em vários tamanhos acima de 18 mm. O dispositivo tipo *cap* de mucosectomia mais largo é macio e permite passagem mais fácil pelo trato GI. Os *caps* oblíquos são úteis no esôfago, e dispositivo tipo *cap* reto é útil no estômago. A lesão-alvo é elevada com a injeção na submucosa para formar uma bolha. Um dispositivo tipo *cap* de EMR de tamanho desejável é afixado à ponta do endoscópio. O eletrocauterizador com alça de polipectomia é aberto e posicionado na circunferência distal interna da parte superior do dispositivo tipo *cap*. O endoscópio é direcionado e colocado sobre a lesão. Sucção é aplicada para recolher a lesão para dentro do dispositivo *cap*. Uma vez que a lesão seja bem posicionada no dispositivo *cap*, o laço é fechado, e a lesão é capturada com a alça de polipectomia. A sucção é liberada. A lesão é, então, removida como um pólipo. A lesão pode ser recuperada no dispositivo *cap*, usando sucção. Em adição para prévia discussão da técnica com o dispositivo *cap* da EMR, há várias variações da técnica de EMR, como" injeção, elevar e cortar", e o mais novo conjunto de aparelhos para mucosectomia pode ser usado. (Ver o *website* no fim deste capítulo para um *link* sobre como realizar EMR.)

5. Como a ESD é realizada?
A lesão está localizada e elevada com injeções na submucosa. As bordas da lesão são definidas usando imagens de endoscopia NBI ou adicionando uma tintura na superfície da lesão (cromoendoscopia). O bisturi-agulha é passado pelo canal do instrumento endoscópico, e um corte circunferencial da submucosa é primeiro feito usando finos movimentos e manobras. Subsequentemente a base da lesão é dissecada com múltiplos cortes. Múltiplas injeções na submucosa são necessárias, pois a bolha na submucosa tende a se dissipar com o tempo. Um bisturi-agulha modificado (bisturi híbrido da ERBE) permite injeção e corte usando a mesma agulha. Uma vez que a lesão esteja liberada da base, ela pode ser recuperada com uma rede Roth ou uma rede aranha. A amostra é imediatamente montada em uma placa de isopor com alfinetes e encaminhada para exame patológico. Além da técnica discutida previamente, existem outras variações para ESD, como ESD guiada por ímã ancorado.

6. Quais são as diferenças e limitações da EMR e da ESD?
A EMR é limitada pelo mais largo dispositivo tipo *cap* para sucção de 18 mm para se acomodar à passagem estreita no trato GI. Isto pode ser superado pela ESD. A EMR e a ESD não podem ser realizadas em áreas, como intestino delgado distal, que não é acessível pela endoscopia tradicional. Estes procedimentos são tecnicamente difíceis, consumindo tempo e trabalho intenso, e treinamento especializado é necessário.

7. Quais são as complicações da EMR e da ESD?

As principais complicações incluem sangramento (média de 10% em várias séries) e perfuração (4 a 10% por ESD) e (taxa de 0,3 a 0,5% por EMR). A Tabela 72-3 lista complicações gástricas da ESD. A maioria do sangramento pode ser administrada por endoscopia usando grampos para conter sangramento e clipes endoscópicos sem cirurgia. A maioria das perfurações pode ser administrada endoscopicamente usando clipes endoscópicos e laços sem cirurgia. O Box 72-1 descreve tratamento não cirúrgico de perfurações da ESD. Em certos exemplos, especialmente quando a perfuração é extensa, reparação cirúrgica é necessária. Em nossa própria série de ESD para colorretal usando um novo bisturi-agulha modificado, a taxa de sangramento foi de 1,8%, e a taxa de perfuração foi de 1,8% (n = 220). Outras complicações incluem estenose (esofágica ou pilórica) e infecções.

8. Quais são algumas das aplicações investigativas da EMR e da ESD?

Estas técnicas usadas em combinação com EUS ajudam a acessar lesões fora do trato GI, como nódulos linfáticos medianos e órgãos intra-abdominais, como vesícula biliar. Uma vez que a técnica cria e então fecha a abertura transluminal endoscópica (perfuração) seja sanada.

Portanto, EMR e ESD facilitam o desenvolvimento de outras técnicas, como cirurgia endoscópica transluminal por orifícios naturais e mediastinoscopia. Ressecção endoscópica da espessura total tem sido realizada usando bisturi-agulha modificado para Terapêutica de tumores estromais gastrointestinais (GISTs).

9. Quais são algumas das aplicações investigativas da EUS avançada?

- EUS guiada para necrosectomia pancreática e drenos com endoprótese de plástico de largo diâmetro ou metálicas.
- EUS guiada para terapia antitumoral.
- EUS guiada para drenagem não papilar do pâncreas e do ducto biliar.

10. Qual é a função da biópsia FNA guiada por EUS em amostras de tecido e amostras de nódulos?

EUS-FNA tem-se mostrado útil para diagnosticar lesões primárias no, ou próximas do trato GI, como cânceres retal, esofágico, pancreático e pulmonar. A EUS-FNA para nódulos linfáticos tem total sensibilidade de 84%, especificidade de 92%, valor preditivo positivo de 88% e valor preditivo negativo de 89%. A sensibilidade e a especificidade variam com o tipo e local que a lesão que está sendo avaliada. A sensibilidade e a especificidade da EUS-FNA são mais altas para lesões, como tumores neuroendócrinos pancreáticos e câncer pancreático e inferior para lesões da submucosa, como GISTs. A principal utilidade da EUS-FNA está no estadiamento nodular dessas lesões, permitindo não somente imagem dos nódulos linfáticos, mas também fornece amostras destes nódulos (Figura 72-4).

Tabela 72-3. Complicações Gástricas da DES

AUTOR DO ESTUDO	N	TAMANHO DA LESÃO MM	TAXA EM BLOCO%	SANGRAMENTO%	PERFURAÇÃO%
Kakushima	334	3-85	95	3,4	3,9
Imagawa	185	5-70	84	0	6,1
Onozato	160	24	94	7,6	0
Imaeda	25	10-25	100	0	0
Yonezawa	20	18	95	2,5	2,5
Neuhaus	10	20-45	100	0	20

ESD = dissecção endoscópica da submucosa.
Endoscopic Dissection. Endoscopy. 2006;38(10):980-1028 (entire issue).

Box 72-1. Tratamento Não Cirúrgico para Perfurações na ESD

27 perfurações em 528 ressecções (5,1%)
  Várias regiões: esôfago: 4, gástrico: 14, cólon: 9
  Métodos não cirúrgicos: clipes na maioria, sonda NG, antibióticos IV
e pneumoperitônio liberado por agulha de calibre 18
  Duração média de antibióticos de 6,7 dias

Média do período de jejum 5,3 dias
Média de tempo de internação 12,1 dias depois da ESD
Média de duração dos acompanhamentos por não sequelas ou tumor espalhados de 36 meses

ESD = dissecção endoscópica da submucosa; *IV* = intravenosa; *NG* = nasogástrico; *NPO* = jejum, nada pela boca.
Rice TW, Zuccaro G Jr, Adelstein DJ, Rybicki LA, Blackstone EH, Goldblum JR. Esophageal carcinoma: depth of tumor invasion is predictive of regional lymph node status. Ann Thorac Surg 1998;65:787-92.

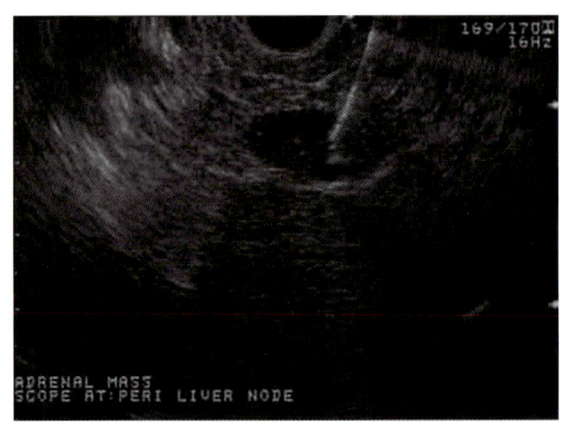

Fig. 72-4. Agulha fina de aspiração guiada por ultrassonografia endoscópica de um nódulo linfático.

11. Como EUS-FNA é realizada?

A EUS é realizada com um endoscópio de imagem linear, que fornece uma imagem ao longo do eixo longitudinal do endoscópio. Isto permite ao endoscopista visualizar a posição exata e direcionar a agulha na ultrassonografia em tempo real. A capacidade de fluxo e doppler deste instrumento permitem a visualização da estrutura vascular que precisa ser evitada para se conseguir uma amostra segura de tecido. Agulha de aspiração de calibres 19 a 24, com um estilete, é introduzida pelo canal do endoscópio e sobre visualização direta do ultrassom é direcionada para a área que será amostrada. Uma vez que a lesão tenha sido acessada, o estilete é direcionado para a ponta da posição original para limpar algum tecido não lesionado que possivelmente adere na passagem da agulha pelo trato GI. A sucção é, então, aplicada com uma seringa na extremidade proximal da agulha. Às vezes várias passadas são realizadas para assegurar que material suficiente seja obtido.

12. Quais são as vantagens da EUS-FNA sobre outras modalidades de amostragem?

EUS-FNA permite diagnóstico citológico definitivo para ambas as lesões primárias e metastáticas e assim permite estadiamento do tumor primário, nódulos linfáticos regionais e lesões metastáticas (O sistema TNM). Pacientes submetidos à avaliação da parede GI suspeita de malignidade frequentemente requerem um exame de EUS para obter informações sobre o estadiamento do tumor (profundidade de penetração da lesão pela parede GI) na lesão. Estadiamento nodal (N) com aquisição de tecido pode ser realizado no mesmo conjunto. EUS-FNA pode também ser útil para determinar a presença de metástase distal (M), como as do fígado. Além disso, EUS-FNA permite amostras de lesões extremamente pequenas, incluindo pleural e coleções de líquido ascítico que não podem ser obtidos por outros meios (como tomografia computadorizada (CT) guiada para biópsia). Em geral, a precisão da EUS para estadiamento aparece ser bem melhor que todas modalidades, exceto exploração cirúrgica (Figura 72-5).

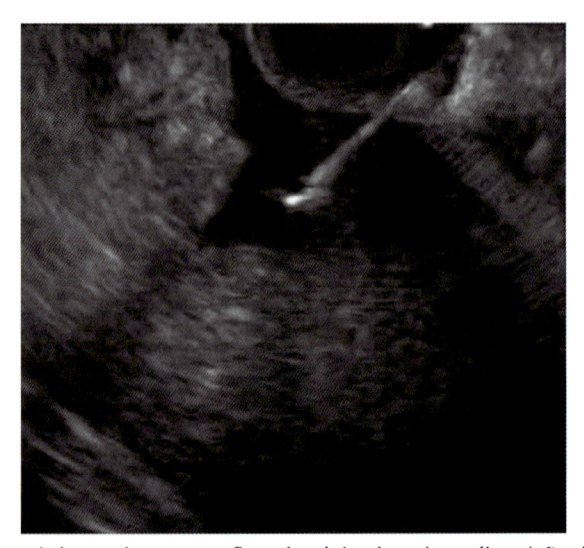

Fig. 72-5. Agulha fina de aspiração guiada por ultrassonografia endoscópica de ascite maligna (não visualizada no exame de tomografia computadorizada).

13. Qual é a sensibilidade e a especificidade da EUS-FNA para diagnóstico de malignidade?

A sensibilidade e a especificidade da EUS-FNA para diagnóstico de malignidade dependem do tipo de tecido sendo amostrado (Tabela 72-4).

Tabela 72-4. Sensibilidade e Especificidade da EUS-FNA		
TECIDO	**SENSIBILIDADE**	**ESPECIFICIDADE**
Câncer pancreático	90-95%	90-100%
Linfadenopatia mediastinal	88%	90-100%
Linfadenopatia peri-intestinal	70-90%	93-100%
Lesões de mucosa e submucosa	50-90%	80-100%

EUS = ultrassom endoscópico; *FNA* = aspiração com agulha fina.

14. Qual é a função da EUS-FNA em avaliar linfadenopatia mediastinal?

EUS com FNA é teste diagnóstico de escolha para avaliar linfadenopatia mediastinal. Tem-se encontrado particularmente útil em pacientes que têm câncer de pulmão não pequenas células (NSCLC). Em pacientes com NSCLC, o mais significativo preditor de sobrevida em longo prazo é a presença de metástase com nódulos broncopulmonares regionais ou nódulos linfáticos mediastinais. Em uma grande metanálise de sensibilidade da EUS-FNA em nódulos mediastinal foi de 88%(95% IC: 85,8-90%) e especificidade foi de 96,4% (95% IC:95,3-97,4%). EUS-FNA é mais segura e melhor custo-benefício que outros métodos de amostragem mais invasivos, como mediastinoscopia ou toracotomia (Figura 72-6).

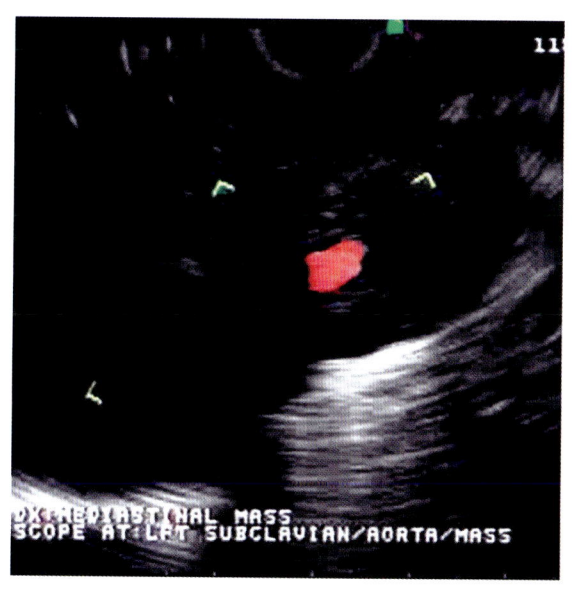

Fig. 72-6. Massa mediastinal invadindo artéria subclávia esquerda.

15. Quais são os riscos da EUS-FNA?

Os riscos da EUS-FNA são considerados ser extremamente baixos dado o pequeno diâmetro da agulha de aspiração. Além do eventual risco de qualquer procedimento endoscópico (sangramento, perfuração, risco de sedação) uma taxa total de 0,5% de complicações foi relatada em um estudo multicêntrico predominantemente de infecções ou eventos hemorrágicos. EUS-FNA do pâncreas tem muito baixo risco de pancreatite aguda, provavelmente menos que 1%.

16. Qual é função da EUS na amostra de neoplasia cística pancreática?

EUS com FNA pode ser usada para obter diagnóstico em caso suspeito de neoplasia cística. Análises adicionais do líquido aspirado podem também ser de valor, como coloração das mucinas (positivo para tumor mucinoso intraductal papilar, cistadenoma mucinoso, cistadenocarcinoma mucinoso), determinação do nível de amilase (sugestivo de um pseudocisto) e nível de antígeno carcinoembrionário (CEA) (alto nível de CEA sugere a presença de cistadenoma mucinoso com potencial maligno, mas um normal nível de CEA sugere presença de cistadenoma seroso ou pseudocisto sem potencial maligno) (Figura 72-7).

17. Quando a EUS-FNA é realizada há risco de a biópsia do trato espelhar partes da amostra suspeita de malignidade?

Sim, embora a quantidade de risco tenha sido encontrada muito baixa. Estudos comparativos têm encontrado que há menos risco de espalhar com EUS-FNA quando comparado à biópsia percutânea FNA guiada por CT.

18. Como a EUS-guiada é realizada para drenagem transmural de pseudocisto?

A EUS-guiada transmural para drenagem de pseudocisto pode ser realizada por procedimento de múltiplos passos ou único passo. O procedimento de múltiplos passos envolve localização do pseudocisto com a EUS, seguido pela drenagem

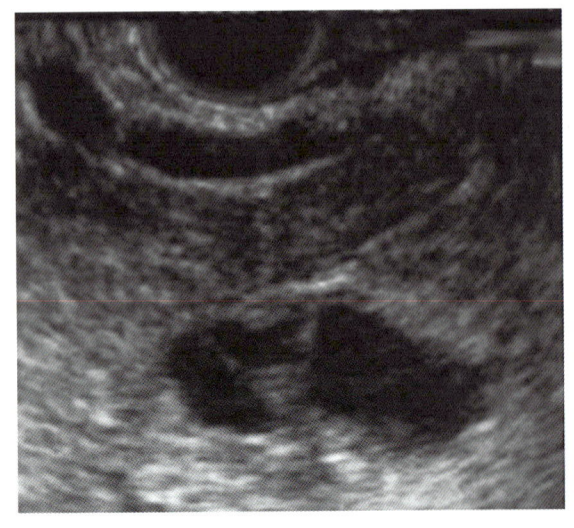

Fig. 72-7. Massa cística separada em biópsia pancreática.

transmural usando um endoscópio de visão lateral (Duodenoscópio). Na presença de varizes gástricas ou duodenais e ausência de compressão do estômago ou duodeno, o procedimento para pseudocisto é contraindicado no uso do duodenoscópio para drenagem transmural.

O procedimento de único passo permite ao endoscopista realizar a drenagem do pseudocisto com uma EUS com endoscópio de imagem linear simples. Esta técnica permite imagem continuada na EUS durante todo o procedimento. A presença de varizes ou ausência de compressão não impedem a realização da drenagem transmural com esta técnica. A colocação de endoprótese de largo diâmetro (endoprótese de 10 Fr cateter duplo J) requer uso de um endoscópio de EUS terapêutico. Depois que o caminho da agulha se encontra seguro (investigação fluxo ou doppler), uma agulha FNA de calibre 19 é introduzida dentro do pseudocisto, e o líquido do cisto é aspirado. Um fio-guia de 0,89 mm é subsequentemente introduzido pela agulha dentro da cavidade do pseudocisto. Fluoroscopia pode ser usada como guia. Depois de o fio-guia ser enrolado dentro do cisto, a agulha FNA é removida, deixando o fio-guia no local. Abertura do cisto na parede intestinal é feita usando bisturi-agulha com corte, que é subsequentemente removido, deixandoo fio-guia no local. A dilatação da abertura do cisto intestinal é realizada usando um balão dilatador biliar de 10 mm sobre fio-guia. A dilatação é seguida por colocação do primeiro cateter duplo J 10 Fr 2 a 3 cm dentro do cisto. O fio-guia original é removido do cisto. Colocação do segundo cateter duplo J 10 Fr 2 a 3 cm é realizada sobre o fio depois da recanalização da abertura próxima ao primeiro cateter com esfincterótomo.

EUS-guiada por único passo para drenagem de pseudocisto. Ver Figuras 72-8, 72-9, 72-10 e 72-11.

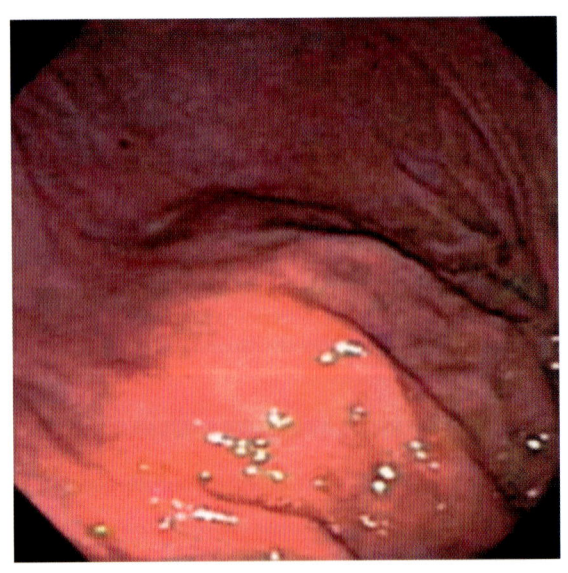

Fig. 72-8. Massa protuberante em parede gástrica de pseudocisto visualizado endoscopicamente (visualização da protuberância não é necessária para endoscopia guiada em único passo para drenagem de pseudocisto).

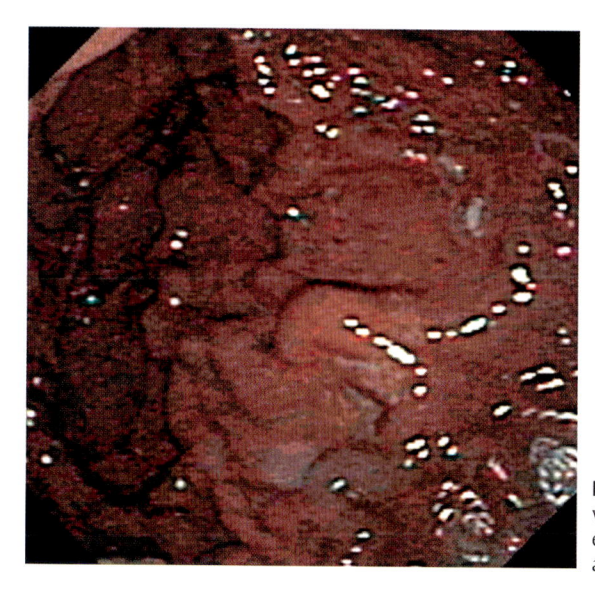

Fig. 72-9. Sem protuberância, mas, na endoscopia, presença de varizes gástricas em paciente com pseudocisto. Ultrassonografia endoscópica guiada para drenagem do pseudocisto pode ser ainda realizada com segurança.

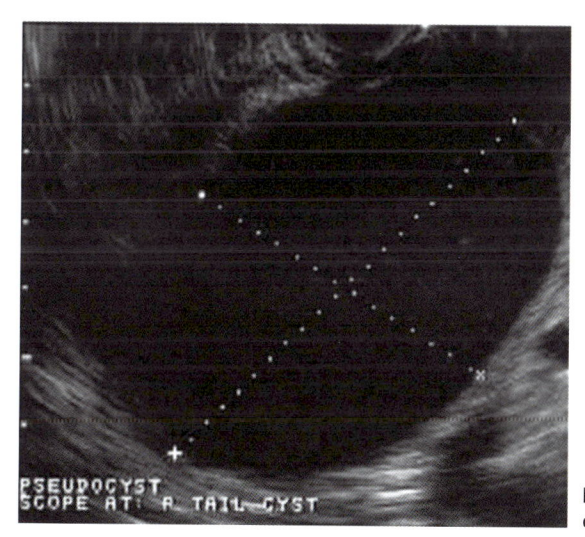

Fig. 72-10. Visualização de pseudocisto na ultrassonografia endoscópica.

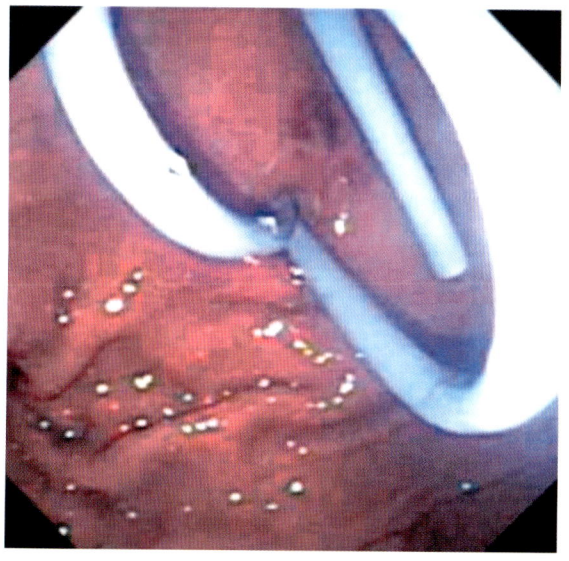

Fig. 72-11. Visão final do cateter de drenagem.

19. Quais são as indicações para EUS-guiada para bloqueio do plexo celíaco (CPB) e CPN? Qual é a diferença? Por que eles funcionam?

O plexo celíaco transmite sensação de dor do pâncreas e da maioria dos órgãos abdominais. Deste modo, o bloqueio desta transmissão tem-se encontrado eficaz na terapia da dor. *CPB* refere-se ao uso de esteroides e anestésicos locais para inibir temporariamente a função do plexo celíaco em pacientes com dor não controlada secundária à pancreatite crônica. *CPN* refere-se ao uso de álcool ou fenol para produzir neurólise no paciente com dor não controlada secundária ao câncer de pâncreas.

20. Como é realizada EUS guiada no CPB e na neurólise?

O tronco celíaco é facilmente identificado com a EUS, porque é localizado muito próximo da parece gástrica posterior. Por causa da sua proximidade, a EUS-FNA é facilmente realizada. Uma agulha de calibre 22 é direcionada para dentro da área, e bupivacaína (um anestésico) é injetado para reduzir o desconforto. Em seguida, álcool (para câncer de pâncreas) ou esteroides (para pancreatite crônica) é injetado no plexo (Figura 72-12).

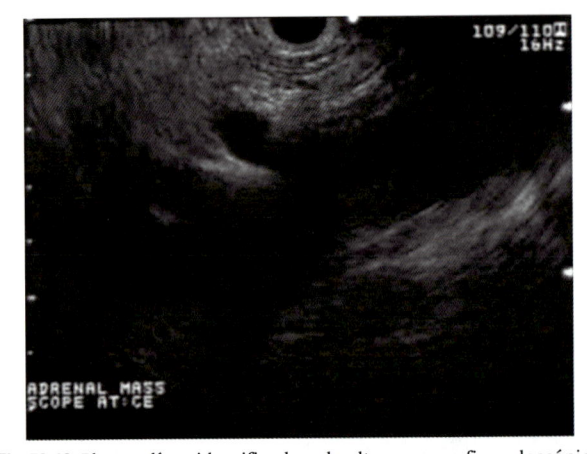

Fig. 72-12. Plexo celíaco identificado pela ultrassonografia endoscópica.

21. Qual é a taxa de sucesso da CPN e CPB?

A taxa de sucesso da CPN e CPB difere. A CPN realizada para dor de origem do câncer pancreático tem uma resposta sustentada e relatada de 78% em 2 semanas com uma resposta sustentada acima de 24 semanas independente do uso de narcóticos ou terapia adjuvante. Uma CPB realizada para dor secundária à pancreatite crônica tem uma baixa taxa de sucesso.

22. Quais são as complicações potenciais da CPN?

Há um risco de 1 a 2% das principais complicações. Complicações neurológicas incluem fraqueza dos membros inferiores, parestesia ou paralisia. A artéria de Adamkiewicz desce junto à espinha entre a T8 e L4, e perfunde os dois terços inferiores da medula espinal. Espasmos ou trombose desta artéria pode levar à isquemia da artéria da medula espinal. Além de dano direto à medula espinal ou nervos somáticos, que pode causar déficit neurológico. Gastroparesia crônica ou diarreia podem também ocorrer. Sangramento, infecção e punção inadvertida de órgão são também complicações reconhecidas.

23. A EUS-FNA para colangiografia ou pancreatografia é possível? Quando eles estão indicados?

Sim. EUS-guiada para pancreatografia ou colangiografia podem ser facilmente realizadas por causa da capacidade de a EUS fazer imagens do ducto biliar comum e ducto pancreático. Injeção de contraste dentro do ducto pode ser realizada. Estas técnicas são usadas quando ERCP falha para ganhar acesso. Isto deve ser uma questão no caso de tumor obstrutivo ou anatomia alterada cirurgicamente (Billroth II ou gastrectomia em Y de Roux). EUS-guiada transduodenal e transgástrica para colocação de endoprótese dentro do ducto pancreático ou sistema biliar é possível. Isto pode ser uma alternativa viável para drenagem biliar percutânea. EUS-guiada para drenagem do ducto pancreático é realizada por uma via transgástrica (pancreatogastrostomia) para aliviar a dor associada à pancreatite crônica e interrupção e obstrução ductal.

24. Qual é a alta frequência da sonda de ultrassom na ultrssonografia assistida por EMR?

Uma sonda de ultrassom de alta frequência usa uma frequência de 20 ou 30 mHz em vez de 7,5 ou 12 mHz de frequência usada no transdutor do EUS convencional. A sonda é introduzida pelo canal de trabalho de um endoscópio de terapia padrão. O avanço desta sonda é que pode ser colocada diretamente na lesão guiada com o endoscópio. Isto permite uma avaliação da profundidade da invasão da mucosa lesionada se no esôfago, estômago ou cólon e determina se ele pode ser apropriado e seguramente removido pela EMR depois de injeção na submucosa (Figuras 72-13 e 72-14).

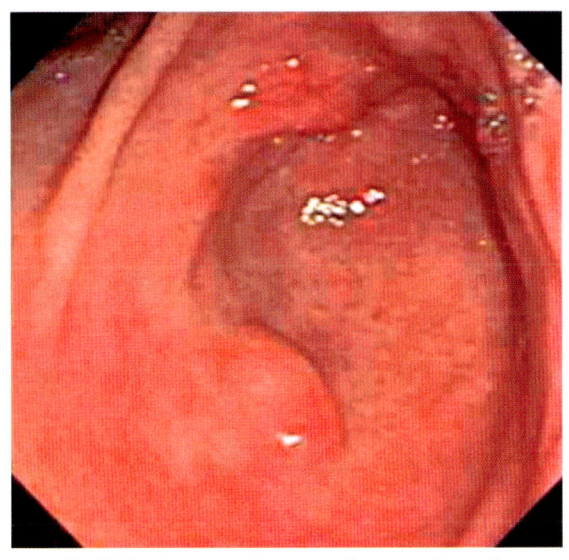

Fig. 72-13. Massa na submucosa vista na endoscopia.

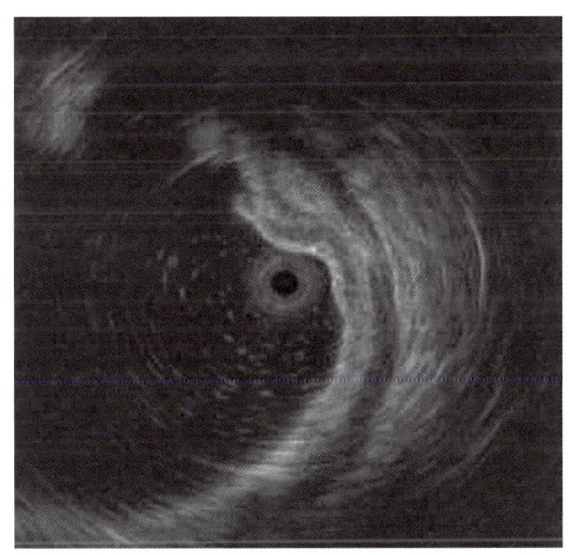

Fig. 72-14. Sonda de ultrassom de alta frequência: Lesão hiperecoica elevada na submucosa compatível a lipoma.

Bibliografia

1. Antillon MR, Bartalos CR, Miller ML et al. En bloc endoscopic submucosal dissection of a 14-cm laterally spreading adenoma of the rectum with involvement to the anal canal: expanding the frontiers of endoscopic surgery (with video). Gastrointest Endosc 2008;67:332-7.
2. Antillon MR, Shah RJ, Stiegmann G, Chen YK. Single-step EUS-guided transmural drainage of simple and complicated pancreatic pseudocysts. Gastrointest Endosc 2006;63:797-803.
3. Burmester E, Niehaus J, Leineweber T et al. EUS-cholangio-drainage of the bile duct: report of 4 cases. Gastrointest Endosc 2003;57(2):246-51.
4. Francois E, Kahaleh M, Giovannini M, Matos C, Deviere J. EUS-guided pancreaticogastrostomy. Gastrointest Endosc 2002;51(1):128-33.
5. Gotoda T, Oda I, Tamakawa K et al. Prospective clinicai trial of magnetic-anchor-guided endoscopic submucosal dissection for large early gastric cancer (with videos). Gastrointest Endosc 2009 Jan; 69(1):10-5.
6. Gunaratnam NT, Sarma AV, Norton ID et al. A prospective study of EUS-guided celiac plexus neurolysis for pancreatic cancer pain. Gastrointest Endosc 2001;54(3):316-24.
7. Hawes RH, Fockens P. Endosonography. Philadelphia: Saunders Elsevier; 2006, p. 265-271.
8. Ho JM, Darcy SJ, Eysselein VE et al. Evolution of fine needle aspiration cytology in the accurate diagnosis of pancreatic neoplasms. Am Surg 2007;73:941-4.

9. Iwatate M, Ikumoto T, Sano Y *et al.* Diagnosis of neoplastic and non-neoplastic lesions and prediction of submucosal invasion of early cancer during colonoscopy. Rev Col Gastroenterol 2011;26(1). [Accessed September 22, 2014]. http://www.scielo.org.co/scielo.php?pid=S0120-99572011000100008&script=sci_arttext&tlng=en.
10. Kantsevoy SV, Alder DG, Conway JD *et al.* Endoscopic mucosal resection and endoscopic submucosal dissection. Gastrointest Endosc 2008;68:11-8.
11. Levy MJ, Topazian MD, Wiersema MJ *et al.* Initial evaluation of the efficacy and safety of endoscopic ultrasound-guided direct Ganglia neurolysis and block. Am J Gastroenterol 2008;103:98-103.
12. Levy MJ, Wiersema MJ. EUS-guided celiac plexus neurolysis and celiac plexus block. Gastrointest Endosc 2003;57(7):923-30.
13. Naini BV, Apple SK, Presley M *et al.* A correlation study on diagnostic endoscopic ultrasound-guided fine-needle aspiration of lymph nodes with histological and clinical diagnoses, the UCLA Medical Center experience. Diagn Cytopathol 2008;36:460-6.
14. Peng HQ, Greenwald BD, Tavora FR *et al.* Evaluation of performance of EUS-FNA in preoperative lymph node staging of cancers of esophagus, lung, and pancreas. Diagn Cytopathol 2008;36:290-6.
15. Prasad P, Wittmann J, Pereira SP. Endoscopic ultrasound of the upper gastrointestinal tract and mediastinum: diagnosis and therapy. Cardiovasc Intervent Radiol 2006;29:947-57.
16. Puli SR, Batapati Krishna Reddy J, Bechtold ML *et al.* Endoscopic ultrasound: it's accuracy in evaluating mediastinal lymphadenopathy? A meta-analysis and systematic review. World J Gastroenterol 2008;21:3028-37.

Website

http://www.youtube.com/watch?v=zVuTEpTjVf0

CIRURGIA ESOFÁGICA

Theodore N. Pappas, MD ▪ *Georgios Kokosis, MD*

ACALASIA

1. Definição de *acalasia*. Quais são os achados clássicos da acalasia esofágica?
Acalasia é um transtorno primário da motilidade do esôfago caracterizado pela perda dos neurônios entéricos, levando à ausência de movimentos peristálticos no corpo e relaxamento do esfíncter inferior esofágico (LES), prejudicando a resposta ao engolir. A condição é relativamente rara, ocorrendo uma incidência de 0,5 a 1 por 100.000 da população por ano, embora seja o transtorno de motilidade esofágica primária mais comumente diagnosticado. O pico de incidência é entre 20 e 50 anos de idade, e é tipicamente de início insidioso.

2. Quais os principais sintomas comuns de acalasia?
O não relaxamento do LES causa uma obstrução funcional do fluxo de saída para o esôfago inferior, causando disfagia progressiva, regurgitação, perda de peso e dor torácica.

3. O que é pseudoacalasia? Como ela é diagnosticada?
Pseudoacalasia, ou acalasia secundária, é um transtorno da motilidade esofágica causado pela obstrução esofágica distal por um tumor infiltrante que pode de forma direta intrínseca e extrinsecamente comprimir o esôfago. Pacientes exibem sintomas típicos de acalasia, incluindo disfagia, regurgitação, dor torácica e perda de peso.

Manometria convencional, endoscopia e exames radiográficos não podem distinguir pseudoacalasia de acalasia. Endoscopia ajuda descartar a possibilidade de pseudoacalasia, mas não pode diagnosticar um tumor mural ou extramural. Quando esta é a suspeita, com base na história de substancial perda de peso (mais que 9 kg em 6 meses), ultrassonografia endoscópica ou tomografia computadorizada é recomendada. A principal característica que a distingue é a completa reversão do fenômeno motor patológico seguido de terapia bem-sucedida da causa básica.

4. O que é acalasia vigorosa?
Acalasia vigorosa é uma variante da acalasia em que o corpo do esôfago responde ao ato de engolir com normal ou menos frequente contrações de alta amplitude que podem ser multifásicas, mas assim como a acalasia clássica não há movimentos peristálticos progressivos. Pacientes com acalasia vigorosa são geralmente mais jovem e tem dor torácica como um proeminente sintoma. Adicionalmente, em acalasia vigorosa a pressão do LES é mais alta, e movimentos repetitivos são mais comuns que na acalasia clássica. A maioria dos investigadores acredita que a acalasia vigorosa é uma forma inicial da doença que apresenta em alguns pacientes.

5. Quais são as opções não cirúrgicas para o tratamento da acalasia?
- Relaxantes da musculatura lisa (nitratos, bloqueadores de canal de cálcio).
- Toxina botulínica.
- Dilatação pneumática da LES.

6. Quais são os componentes básicos da miotomia de Heller laparoscópica para acalasia?
O tratamento cirúrgico da acalasia consiste na miotomia longitudinal do esôfago distal e junção gastroesofágica (GE), primeiro descrito por Ernerst Heller, em 1913. A maioria das miotomias foi realizada pelo tórax antes do advento da cirurgia minimamente invasiva. A abordagem laparoscópica transabdominal é atualmente o procedimento de escolha com bom resultado em longo prazo em 84 a 94% dos pacientes.

Cinco trocarteres são colocados no abdome superior em um arranjo similar ao da cirurgia laparoscópica antirrefluxo. Uma miotomia aproximadamente de 6 a 8 cm de extensão é feita, 3 cm abaixo da junção GE. A miotomia é conduzida abaixo do nível da mucosa. A manometria intraoperatória é, então, usada para confirmar a ablação bem-sucedida da zona de alta pressão patológica. Uma fundoplicatura parcial é realizada depois de completar a miotomia em volta da vela de dilatação (*bougie*) de 17,16 mm ou 52 Fr. Há um consenso geral que um envolvimento completo de 360 graus pode causar significativa obstrução na porção distal do esôfago e levar à piora da função esofágica em pacientes já com peristaltismo prejudicado. A fundoplicatura Toupet (fixação posterior parcial) e fundoplicatura da dor (fixação anterior parcial) são igualmente populares entre cirurgiões. Com uma adicional fixação da dor antirrefluxo, a incidência da doença de refluxo gastroesofágico (GERD) diminuiu de 47,6 a 9,1%. Um estudo randomizado comparou Miotomia de Heller e fundoplicatura de Dor com miotomia de Heller e fundoplicatura de Nissen; a taxa de recorrência no grupo de Nissen foi significativamente maior que no grupo de Dor (15 *vs.* 2,8% respectivamente) apoiando além da fundoplicatura de Dor; a miotomia de Heller como método de preferência para prevenir GERD. Pacientes com médio a moderado refluxo depois de adição da potencial fundoplicatura podem ser facilmente tratados com medicamentos.

7. Como é o resultado em longo prazo da miotomia de Heller comparada à dilatação esofágica mecânica?

Com base no excelente resultado com miotomia laparoscópica de Heller é largamente considerado o possível melhor tratamento para severos sintomas de acalasia. Várias grandes séries retrospectivas têm comparado os dois tratamentos e favorecem a cirurgia de miotomia sobre dilatação pneumática. Com a introdução da abordagem minimamente invasiva, a histórica preocupação sobre a morbidade associada à técnica de cirurgia aberta tem essencialmente desaparecido, e a morbidade e mortalidade tanto da opção cirúrgica e não cirúrgica são agora aproximadamente idênticas. O sucesso em longo prazo e a segurança da miotomia laparoscópica têm completado a troca em favor da cirurgia como opção primária de terapia para pacientes com acalasia. *Entretanto, um recente estudo randomizado e controlado que comparou miotomia de Heller laparoscópica (fundoplicatura de Dor adicionada) à dilatação pneumática revelou que as duas técnicas são igualmente eficazes no acompanhamento de 2 anos.*

8. Descrição das complicações da miotomia de Heller.

A mais comum complicação de uma miotomia cirúrgica é a perfuração esofágica, que é relatada em 0 a 4,6% dos pacientes. Dilatação pneumática anterior e injeção de toxina botulínica aumentam a dificuldade em realizar a técnica de miotomia e podem aumentar a taxa de perfuração. Feridas da mucosa detectadas durante a cirurgia podem ser reparadas primariamente. Uma perfuração de esôfago não reconhecida pode se apresentar com febre persistente, taquicardia ou efusão pleural lateral esquerda. Estes pacientes requerem observação mais próxima e podem necessitar de reoperação, se as medidas conservativas falharem.

A disfagia no pós-operatório imediato resulta geralmente de uma miotomia incompleta, considerando que as causas de disfagia tardia também incluem cicatrização da miotomia, ou, mais raramente, um refluxo induzido pela estenose péptica. Miotomia incompleta reage geralmente ao alargamento da miotomia. Entretanto, em pacientes em que a primeira miotomia foi completa, uma segunda miotomia é menos provável ser bem-sucedida, e tais pacientes podem requerer ressecção esofágica.

9. Resumo do algoritmo para tratamento de pacientes com acalasia.

Em resumo, as opções de tratamento para acalasia são inicialmente medicamentos (nitratos, bloqueadores de canal de cálcio), injeções de toxina botulínica e dilatação pneumática. Tratamento cirúrgico (miotomia de Heller laparoscópica com fundoplicatura de Dor) é reservado para pacientes com sintomas severos.

Pacientes que não querem se submeter a nenhum procedimento devem ser tratados com medicamentos. Injeção de toxina botulínica deve ser reservada para pacientes que são incapazes de tolerar cirurgia por causa das comorbidades significativas ou pacientes cuja apresentação clínica é complicada, pondo o diagnóstico de acalasia em dúvida.

Em geral, pacientes mais novos podem escolher intervenção cirúrgica mais cedo para evitar a necessidade de múltiplas dilatações pneumáticas. A decisão de uma ou outra destas duas abordagens será eventualmente com base na experiência médica do especialista e das preferências do paciente. Miotomia endoscópica peroral tem também ganhado popularidade como um meio de tratamento para acalasia.

10. Qual é a associação entre acalasia e câncer esofágico?

Pacientes com acalasia são considerados *em risco aumentado para desenvolver carcinoma de células escamosas, é relatado que isto aumenta o risco para mais alto que 140 vezes.* O risco é elevado por causa da retenção alimentar, irritação química crônica e crescimento bacteriano, assim como associado a esofagites e formação de Barret, o último causando adenocarcinoma.

Tumores se desenvolvem em 10 anos nos mais jovens do que na população em geral e leva a um pior prognóstico por causa do diagnóstico tardio. O efeito do tratamento cirúrgico na incidência de câncer não é conhecido, e vigilância endoscópica *é recomendada cada 2 anos.*

CÂNCER ESOFÁGICO

11. Qual é a incidência de câncer esofágico?

O câncer de esôfago é contabilizado em 1% de todos mais novos cânceres diagnosticados nos Estados Unidos, e a incidência tem continuado a subir nos últimos 30 anos. Uma estimativa de 13.000 novos casos de carcinoma de esôfago foi diagnosticada em homens e 3.500 novos casos em mulheres, em 2009. Aproximadamente 11.500 de homens e 3.000 mulheres morrerão da doença. É sete vezes mais comum em homens que em mulheres, é a sétima causa líder de câncer entre homens. Considerando carcinoma de células escamosas encontrada para maioria dos cânceres de esôfago em 40 anos atrás, adenocarcinoma agora representa mais que 70% de tais tumores nos Estados Unidos. Esta é primariamente causada pelo notável aumento da incidência de adenocarcinoma entre homem branco mais velho que 60 anos. A causa paraa elevação da incidência e mudança demográfica é desconhecida, embora parte da elevação é decorrente do aumento da incidência de esôfago de Barrett e causando adenocarcinoma na região distal do esôfago.

12. Quais são os fatores de risco do câncer esofágico?

Fatores de risco para carcinoma de células escamosas incluem uso de tabaco e excessivo consumo de álcool, o que aparece ter um efeito sinergístico na sua patogênese. Adicionalmente, alimentos compostos de N-nitroso, acalasia, lesões cáusticas, nível socioeconômico baixo e irradiação torácica anterior têm sido associados a um risco aumentado para a doença. Fatores de risco para desenvolver adenocarcinoma da região distal do esôfago são menos claros. A presença de esôfago de Barrett está associada a um risco aumentado de desenvolver adenocarcinoma, e recentemente um estudo de caso-controle com base em uma amostra populacional na Suécia tem demonstrado que refluxo GE crônico sintomático é também um fator de risco.

13. Descrição da relação do esôfago de Barrett e câncer esofágico.

Esôfago colunar-alinhado de Barrett é uma condição adquirida na região distal do esôfago, ocorrendo em 10 a 15% dos indivíduos com refluxo GE crônico e em 6,8% da população em geral. A incidência de adenocarcinoma aumenta aproximadamente 40 vezes em pacientes com esôfago de Barrett. *É estimado que 5% dos pacientes com esôfago de Barrett eventualmente desenvolveram câncer invasivo,* e pacientes com esôfago de Barrett histologicamente provado requerem vigilância durante toda a vida com endoscopia e biópsias em quatro quadrante de cada 2 cm (1 cm se conhecido displasia) por causa deste risco. É também importante que dois diferentes patologistas revisem as lâminas para aumentar o rendimento do diagnóstico histológico conforme linhas-guias da Associação Americana de Gastroenterologia 2011. Em geral se acredita que a doença evolui da metaplasia de Barrett à Displasia de baixo grau à displasia de alto grau (HGD) a adenocarcinoma.

14. O esôfago de Barrett pode regredir depois da terapia antirrefluxo?

Publicações recentes têm sugerido que reduzir o refluxo pode diminuir a tendência de pacientes com GERD sem epitélio de Barrett desenvolver esôfago de Barrett. Além do mais, o controle do refluxo pode diminuir a tendência no futuro de displasia e degeneração maligna do epitélio de Barrett existente. Isto conclui que por ambos tratamentos medicamentoso ou cirúrgico, com o último se mostrando mais eficaz. Este efeito é manifestado por:
- Real indução da regressão displásica para epitélio de Barrett não displásico.
- Estabilização do epitélio de Barret em um estado não displásico.
- Permitir um retorno ao epitélio escamoso normal.

A maioria da regressão ocorre com 5 anos depois da cirurgia.

15. Discussão sobre o tratamento cirúrgico de pacientes com HGD.

HGD é definida como a detecção de anormalidades epiteliais no epitélio de Barrett que poderia ser igualmente descrita como carcinoma *in situ* (núcleo marcadamente alargado na superfície, pronunciado pleomorfismo e perda focal da polaridade nuclear). Muitas das grandes séries de documentos cirúrgicos que acompanham ressecção esofágica, *entre 20 e 40% dos pacientes com esôfago de Barrett que têm severa displasia serão encontrados de fato ter carcinoma invasivo na amostra.* Embora isto não implique que a maioria dos pacientes terá carcinoma invasivo, a incapacidade para distinção confiável para os dois grupos no pré-operatório significa que cada paciente com HGD seria considerado como tendo um provável carcinoma. Além disso, a probabilidade de desenvolver câncer nos primeiros 3 a 5 anos uma vez que severa displasia tenha sido identificada é de 25 a 50%. Isto aumenta para 80% o risco de desenvolver adenocarcinoma em 8 anos. Portanto, os achados de HGD são uma indicação extremamente forte para ressecção cirúrgica. Embora haja recomendações para modalidades menos invasivas de terapias, como ablação (terapia Fotodinâmica, crioterapia, ablação com radiofrequência [RF]) e ressecção endoscópica da mucosa, o tratamento mais definitivo é a esofagectomia. O último é desafiado com o aumento das taxas de morbidade e de mortalidade. Recentemente abordagem minimamente invasiva, como esofagectômica com preservação vagal, tem ganhado popularidade para tratamento da HGD para diminuir a taxa de morbidade e mortalidade associadas à ressecção.

16. Quais são as abordagens cirúrgicas para paciente com câncer esofágico?

Cirurgia é a modalidade de tratamento primordial para câncer esofágico. Nos Estados Unidos, ressecção esofágica é mais comumente realizada, usando uma das abordagens seguintes:
- *Esofagectomia trans-hiatal* que envolve ambas laparotomia na linha média e incisão cervical esquerda. A artéria gástrica curta e a artéria esquerda são ligadas, considerando que a artéria gástrica direita e o arco gastroepiploico direito são cuidadosamente preservados para permitir um bom canal gástrico vascularizado para alcançar o pescoço. O esôfago é removido pela incisão abdominal e o pescoço. Uma anastomose cervical GE é realizada pela incisão cervical. A principal vantagem desta abordagem é evitar anastomose torácica, pois uma deiscência da cervical leva a muito menos morbidade que uma deiscência torácica.
- *Esofagectomia de Ivor-Lewis* requer laparotomia na linha média e toracotomia posterolateral direita. A ressecção em bloco é realizada do hiato ao ápice torácico logo acima da veia ázigo. Uma anastomose GE é realizada no tórax direito.
- *Esofagectomia multi-incisão* é realizada menos frequente e requer laparotomia na linha média, toracotomia direita e incisão cervical.
- *Esofagectomia toracoabdominal esquerda* envolve uma incisão que se estende do abdome e até a parte posterolateral do tórax para uma ressecção em bloco da junção GE.
- *Esofagectomia minimamente invasiva* envolve toracoscopia esofágica direita e mobilização dos tecidos dos nódulos linfáticos próximos, mobilização laparoscópica do estômago e anastomose intratorácica e cervical alta.

Sem considerar a abordagem de incisão, o mesmo procedimento cirúrgico é realizado, que é esofagogastrectomia com ressecção de linfonodo regional. Embora cada abordagem tenha sua proposta, esofagectomia trans-hiatal é o procedimento mais comumente realizado, com diminuição da incidência de complicações pulmonares, a redução da morbidade e mortalidade de uma deiscência anastomótica, e sem evidência que uma linfadenectomia radical seja benéfica para sobrevivência geral citada como o mais persuasivo argumento.

17. Quando a terapia neoadjuvante é apropriada para o tratamento de pacientes com carcinoma esofágico?

Na maioria das instituições, o tratamento neoadjuvante é atualmente recomendado para estágio III de câncer esofágico ou maior.

Há diferentes modalidades de terapia neoadjuvante para tratamento de câncer esofágico, incluindo também tanto radiação sozinha (dose de 50 Gy), quimioterapia sozinha (agentes quimioterapêuticos usados são: cisplatina, 5-fluorouracil, carboplatina, paclitaxel, etoposido, epirrubicina) ou quimiorradioterapia antes da cirurgia. Na radiação sozinha pré-operativa encontrou-se não ter significativo benefício comparada à cirurgia sozinha. Estudos clínicos têm mostrado que *quimiorradiação neoadjuvante ou quimiorradiação foram encontrados ter estatisticamente benefícios significativos para sobrevida comparada à cirurgia sozinha*. Quimioterapia *versus* quimiorradiação tem sido comparada em estudos clínicos, mas não tem mostrado diferença estatística. Vantagens potenciais da terapia neoadjuvante inclui regressão no estadiamento tumoral, aumento da ressectabilidade e redução em micrometástase. Além de os agentes quimioterápicos usados possuírem todas propriedades de radiossensibilidade. Entretanto mais estudos são necessários para verificar a eficácia desta estratégia de tratamento.

18. Descrição das opções não cirúrgicas para tratamento de câncer esofágico.

Opções não cirúrgicas para tratamento de câncer esofágico pode ser dividido em intervenções paliativas e as curativas. Lesões pré-cancerosas ou câncer superficial confinadas na mucosa sem evidência de disseminação metastática podem ser curadas com terapia local. Candidatos apropriados incluem paciente com HGD limitada e carcinoma *in situ* associado a esôfago de Barrett. Nestes casos, terapias alternativas, como ressecção endoscópica da mucosa, aplicação de *laser* por endoscopia, terapia fotodinâmica ou coagulação com plasmas de argônio, são terapias ablasivas que têm sido curativas em certos casos. Quando o tratamento curativo não é possível, além da quimioterapia sistêmica, medidas de cuidado paliativo têm incluído radiação externa, braquiterapia endoluminal, próteses endoluminais, ablação a *laser* e terapia fotodinâmica.

19. Qual é a sobrevivida dos pacientes com câncer esofágico?

Em geral sobrevida de 5 anos para pacientes com câncer de esôfago é relatada entre 13 e 17%. Esses pacientes com estágio I da doença têm uma excelente sobrevida de 5 anos, aproximadamente 80%. A sobrevida de 5 anos para o estágio II ou estágio III da doença é de 20 a 30% e 10% respectivamente. Esses com estágio IV da doença vivem raramente além dos 18 meses. Infelizmente, a maioria dos cânceres esofágicos apresenta mais tarde estágios com a doença avançada localmente ou metástase, quando a cura não é possível, e o paliativo é a única opção de tratamento.

REFLUXO GASTROESOFÁGICO E HÉRNIAS ESOFÁGICAS
DOENÇA DE REFLUXO GASTROESOFÁGICO

20. Definição de GERD.

GERD é definida com sintomas ou ferimentos da mucosa causada pelo refluxo anormal do conteúdo gástrico para dentro do esôfago. Ele envolve sintomas típicos (ver Pergunta 2 para definição dos sintomas típicos) ocorrendo duas ou mais vezes semanalmente ou sintomas percebidos como problemático para o paciente ou causando complicações. *Um terço da população dos EUA sofre dos sintomas de GERD pelo menos uma vez ao mês, 10 a 20% uma vez por semana e 4 a 7% diariamente.* Embora haja alta prevalência de queimação gástrica, nem todos que têm azia têm GERD.

21. Descrição dos sintomas típicos e atípicos da GERD.

Os sintomas típicos de GERD incluem pirose, regurgitação ou salivação excessiva mediada por reflexo vagal–transbordo muito aquoso (em que a cavidade oral de repente se enche com líquidos, geralmente caro e talvez ácido) ou disfagia (o bloqueio da passagem de comida na região externa baixa). A pirose clássica é definida como uma queimação subesternal "subindo do estômago ou inferior do tórax até o pescoço" que dura por poucos momentos a vários minutos, que é aliviada pelo antiácido ou alimentação e que ocorre meia hora ou uma hora após as refeições. Sintomas atípicos ou extraesofágico incluem tosse, asma, rouquidão, laringites, erosões do dente e dor torácica não cardíaca. Sintomas atípicos é a principal reclamação em 20 a 25% dos pacientes com GERD e são secundariamente associados em muito mais à pirose e regurgitação. Quase 50% dos pacientes com dor torácica e audiograma coronariana negativa, 75% com rouquidão crônica, e acima de 80% com asma têm teste de pH esofágico em 24 horas positivo, indicando refluxo anormal de ácido dentro do esôfago. Embora muitos pacientes com sintomas atípicos se beneficiem com a cirurgia antirrefluxo, não é tão eficaz como para aqueles pacientes com sintomas típicos.

22. Quais fatores têm papel em alterar a barreira GE?

Os dois mais importantes são hipotensão do LES e perda do ângulo de HIS como um resultado da hérnia de hiato. Também pode contribuir para a perda da competência do esfíncter e deste modo refluxo anormal. Refluxo fisiológico ou refluxo na doença em estágio inicial resulta da transitória perda da zona de alta pressão normalmente criada pela contração tônica das fibras lisas do LES. Na GERD severa, a zona de alta pressão é permanentemente reduzida ou não existe.

Uma grande hérnia de hiato altera na geometria da junção GE, e o ângulo de His é perdido. Há uma relação próxima entre o grau de distensão gástrica necessária para superar a zona de alta pressão e as características morfológicas da cárdia gástrica. Em pacientes com um ângulo de His intacto, mais dilatação gástrica e mais alta pressão intragástrica são necessárias para superar o esfíncter do que em pacientes com hérnia de hiato. Além do mais, a hérnia de hiato pode também resultar em hipotensão do LES. Entretanto, nem todo paciente com hérnia de hiato tem GERD, e a presença de uma pequena e deslizante hérnia de hiato sem GERD não é uma indicação para intervenção medicamentosa ou cirúrgica.

23. Descrição de *check-ups* de pacientes com suspeita de GERD.
Os quatro testes realizados quando GERD é suspeitada são serigrafia esôfago-estômago-duodeno com ingestão de bário, esofagogastroduodenoscopia (EGD), manometria esofágica e teste de pH de 24 horas, como o último sendo o padrão ouro para o diagnóstico de GERD.
- *Esofagograma com bário* fornece ambas informações funcional e estrutural e na maioria útil em avaliar o tamanho e redutibilidade da hérnia de hiato e a presença de encurtamento esofágico. Uma hérnia de hiato grande e fixa ou paraesofágica e um esôfago curto são evidências de doença avançada e podem preditar uma longa e difícil cirurgia.
- *EGD* ajuda a identificar a presença de esofagites e esôfago de Barrett. Pode também ser usado para avaliar a resposta ao tratamento e detectar complicações da GERD, incluindo estenose péptica e esôfago encurtado. Além disso, endoscopia fornece informações valiosas sobre a ausência de outras lesões no trato GI superior que podem produzir sintomas idênticos aos da GERD.
- *Manometria esofágica* avalia a função peristáltica do esôfago e a pressão e relaxamento do LES. Não é teste diagnóstico, mas fornece informações sobre a severidade dos defeitos primários fisiológicos do LES e corpo esofágico. Além disso, *manometria ajuda descartar acalasia ou outros problemas de motilidade esofágica*. Um resultado normal manométrico inclui uma pressão basal de LES em repouso de 10 a 45 mm Hg.
- *Monitoramento do pH esofágico em 24 horas* é na maioria das vezes o método direto para avaliar a presença e severidade de GERD e, por causa de sua mais alta sensibilidade e especificidade de todos os exames avaliados, tem-se tornado o padrão ouro para o diagnóstico de GERD. É muito útil para avaliação de pacientes com sintomas atípicos e pacientes com sintomas típicos sem evidência de esofagite na endoscopia. O exame também mede a correlação entre sintomas e episódios de refluxo nas posições supina e ereta. É também usado para determinar se há adequada supressão ácida quando os pacientes são tratados com medicamentos. Ela deveria ser realizada para todo paciente antes de reparação cirúrgica e com pacientes sem supressão ácida. Um novo aparelho, a sonda BRAVO, é uma sonda miniaturizada de pH que é anexada 5 cm acima do esôfago inferior (como determinado pela manometria) durante a EGD que transmite dados do pH para um aparelho que o paciente usa para registrar. Ela fica no esôfago por 3 a 5 dias e é, então, espontaneamente excretada nas fezes. A vantagem da sonda é que ela é muito mais bem tolerada que a sonda nasoesofágica padrão. Mais novas técnicas atualmente sendo testadas, use 3 horas em vez de 24 horas de monitoramento de pH.

24. Qual é o significado de um LES defeituoso?
Os achados de um *permanente LES defeituoso (pressão menor que 6 mm Hg)* têm várias implicações. Primeiro, é quase sempre associado a ferimento da mucosa esofágica e é prognóstico de que os sintomas serão difíceis de ser controlados com terapêutica medicamentosa sozinha. Um LES defeituoso causa um aumento do diâmetro da junção GE e progressivamente leva à perda do ângulo agudo de His e o desenvolvimento de hérnia de hiato. É um sinal que a terapia cirúrgica é provavelmente necessária para consistente controle em longo prazo como uma condição é irreversível, mesmo quando a esofagite associada cicatrizou. A pior lesão do esôfago, mais provável é que seja o LES defeituoso. Aproximadamente 40% dos pacientes com pH positivo para GERD e sem ferimento da mucosa têm um LES mecanicamente defeituoso, considerando quase 100% dos pacientes com longo segmento de esôfago de Barrett têm um LES defeituoso.

25. Qual é o significado da motilidade anormal do esôfago em pacientes com GERD?
É consagrado que severa GERD pode levar à deterioração da função do corpo esofágico. Anormalidades da função do corpo esofágico inclui uma falta de peristalse, peristalse desordenada severa (*mais que* 50% têm contração simultânea), ou ineficaz peristalse (a amplitude da contração em um ou mais do segmento inferior do corpo esofágico *é menor que 30 mm Hg*), também é chamado de *motilidade esofágica ineficaz*. Disfagia é geralmente um sintoma proeminente em pacientes com peristalse defeituosa.

26. O que é esôfago de Barrett e quais são seus fatores de risco?
Esôfago de Barrett é definido como uma metaplasia da normalidade do epitélio escamoso do esôfago dentro de epitélio colunar com metaplasia intestinal (presença de células caliciformes). Esôfago de Barrett é uma condição pré-maligna, e a incidência de adenocarcinoma esofágico aumenta quase 40 vezes em pacientes com metaplasia de Barrett.

27. Quais são as indicações para uma cirurgia antirrefluxo?
A introdução dos procedimentos minimamente invasivos ao GERD cirurgicamente tratável tem aumentado a frequência destas cirurgias. A capacidade para parar o refluxo GE permanentemente e livrar o paciente da dependência de medicamentos caros têm sugerido aos gastroenterologistas encaminhar o paciente a tratamento cirúrgico mais facilmente. Indicações para cirurgia incluem:
- Desejo do paciente em controlar sintomas sem medicamentos.
- Sintomas persistentes apesar da terapia medicamentosa máxima (mais comum).

- GERD com componente de regurgitação proeminente.
- Hérnia de hiato paraesofágica.
- Complicações do refluxo (esofagite, esôfago de Barret, sangramento, estenose, ulceração de mucosa, úlcera crônica de Cameron, anemia crônica por deficiência de ferro causada pelo lento sangramento do ponto onde o estômago herniado esfrega sobre o diafragma).

Cirurgia pode ser o tratamento de escolha em pacientes que estão em alto risco de progressão apesar de terapia medicamentosa. Os fatores de risco para progressão incluem:
- Refluxo noturno em estudo de pH esofágico em 24 horas.
- LES estruturalmente deficiente (pressão menor que 6 mm Hg).
- Refluxo com mistura de sucos gástrico e duodenal.
- Apresentando ferimentos da mucosa.

GERD em pacientes com transplante de pulmão é associado à diminuição da sobrevida e função diminuída do enxerto. Fundoplicatura de Nissen precocemente tem sido seguramente realizada neste subconjunto de pacientes com resultado melhor do ponto de vista dos transplantes de pulmão, como evidenciado pelo 1 ano do volume expiratório forçado no primeiro segundo das medidas expiratórias.

28. Quais são as opções cirúrgicas para aliviar GERD?

Todos os procedimentos cirúrgicos bem-sucedidos para GERD têm certas características em comum. Todos criam um segmento esofágico intra-abdominal, previne recorrência de hérnia de hiato se presente e cria uma válvula antirrefluxo.
- Fundoplicatura dor: parcial 270 graus fundoplicatura anterior.
- Belsey Mark IV: parcial 270 graus fundoplicatura anterior via abordagem torácica.
- Fundoplicatura Toupet: parcial 270 graus fundoplicatura posterior.
- Fundoplicatura Nissen: total 360 graus fundoplicatura.
- Fundoplicatura Thal: 90 graus fundoplicatura anterior.
- Watson: 120 graus fundoplicatura anterolateral.

A abordagem para reparar pode ser abdominal (aberta ou laparoscópica), torácica (aberta ou cirurgia torácica assistida por vídeo) e até mesmo toracoabdominal. Nenhuma das cirurgias ou abordagem é perfeita para todos os pacientes. Se o esôfago estiver encurtado, considerar abordagem pelo tórax e realizar uma gastroplastia Collis em que a porção da curvatura menor é grampeada e dividida para criar um comprimento esofágico extra (Figura 73-1).

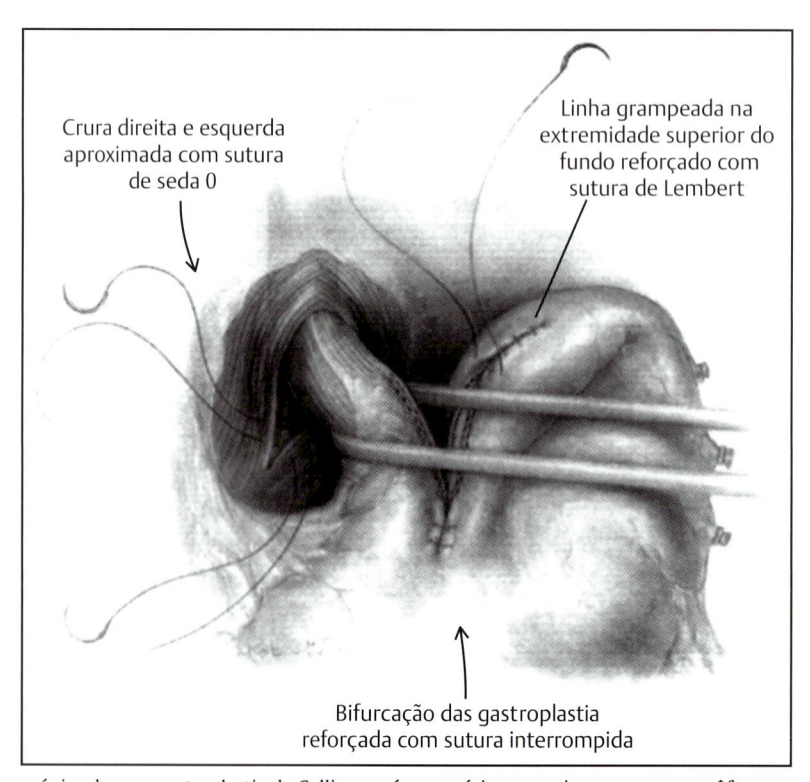

Fig. 73-1. Visão toracoscópica de uma gastroplastia de Collis, que é necessária em pacientes com um esôfago curto. *(De Cameron JL: Current surgical therapy. Philadelphia: Mosby; 2004.)*

Se motilidade esofágica for uma questão, considerar fixação parcial para não produzir severa disfagia. Adicionalmente, Nissen assistida por robô tem sido extensamente realizada com similar resultado para reparo laparoscópico de Nissen convencional.

As mais novas técnicas incluem abordagem minimamente invasiva que envolve tanto sutura endoluminal por plicatura ao nível da junção GE (aparelho Esophyx, sistema de sutura EndoCinch, plicatura total com NDO Plicator) ou aplicação de energia de RF na área. Os benefícios em longo prazo destas novas terapias não têm sido bem documentados.

29. Quais são os importantes passos da técnica de fundoplicatura Nissen?

Apesar das advertências na questão 28, Fundoplicatura laparoscópica de Nissen é agora o procedimento de escolha para a maioria dos pacientes necessitando de cirurgia antirrefluxo. Cinco trocarteres são inseridos no abdome superior para fornecer acesso ao laparoscópio e aos instrumentos. Ambos nervos vagos direito e esquerdo são identificados e preservados.

Os vasos do curto gástrico são divididos em parte próxima do estômago, desse modo mobiliza o fundo para que seja colocado em volta ao esôfago distal sem tensão (a manobra *shoeshine*). Dissecção é realizada para identificar a crura diafragmática direita e esquerda. O esôfago distal é mobilizado para que menos que 3 cm do esôfago distal localize-se fora da tensão no abdome. A crura é aproximada com suturas não absorvíveis (Figura 73-2). Uma vela ou um *bougie* (varia de 48 a 60 Fr, dependendo do tamanho do paciente) é colocada no esôfago para prevenir uma fundoplicatura excessivamente apertada. Alguns cirurgiões ancoram a fixação à crura diafragmática e ao esôfago para ajudar na prevenção de herniação dentro do tórax. Se houver uma hérnia de hiato grande ou se o fechamento da crura aparecer sobre a lesão, reforçar a sutura da crura com malha de rede absorvível reduz a taxa de herniação.

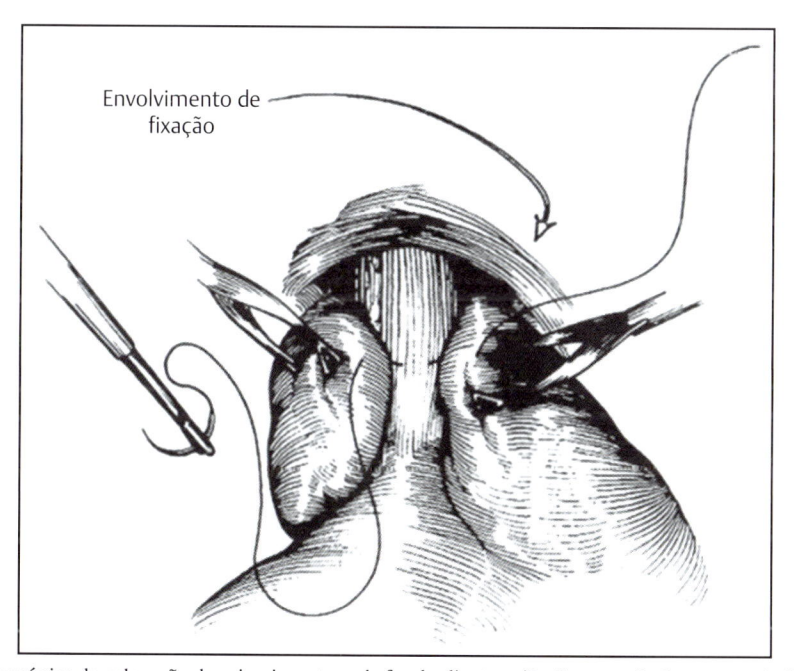

Fig. 73-2. Visão laparoscópica de colocação da primeira sutura da fundoplicatura *(De Cameron JL: Current surgical therapy. Philadelphia: Mosby; 2004.).*

30. Quais são os prognósticos da cirurgia antirrefluxo bem-sucedida?

Prognóstico de cirurgia antirrefluxo bem-sucedida inclui sintomas típicos de GERD (pirose e regurgitação), um índice anormal em 24 horas do monitoramento do pH esofágico e melhora sintomática em resposta à terapia de supressão ácida antes da cirurgia.

31. Qual é o prognóstico dos resultados ruins depois da cirurgia antirrefluxo?

A presença de sintomas GI além de sintomas típicos de GERD prognostica menos resultados satisfatórios. Uma hérnia de hiato larga, estenose com disfagia persistente e Barret são características de GERD avançada e pode prognosticar resultados menos ideais.

32. Explicações dos benefícios do tratamento cirúrgico da DRGE.

Procedimentos antirrefluxos realizados por cirurgião de esôfago experiente fornecem vários benefícios que não podem ser feitos com medicamentos antiácidos. Uma cirurgia bem-sucedida aumenta o LES e repara a hérnia de hiato, se presente. Isto previne o refluxo de ambos sucos, gastro e duodenal, desde modo previne aspiração. Operações antirrefluxo também melhoram a motilidade do corpo esofágico e velocidade de esvaziamento gástrico, que é com frequência subclinicamente demorado em pacientes com GERD. Mais que 90% dos pacientes são aliviados dos sintomas, alimentam-se sem restrições e estão satisfeitos com o resultado da cirurgia.

33. Quais são as complicações da fundoplicatura laparoscópica?
A cirurgia antirrefluxo laparoscópica é associada à significativa redução da dor no pós-operatório, hospitalização mais curta, recuperação mais rápida e estética melhorada quando comparada à abordagem aberta. A incidência total de complicações depois da fundoplicatura laparoscópica de Nissen é entre 2 e 13%. A maioria das complicações é menor e inclui retenção urinária, distensão gástrica pós-operatória, infecções superficiais de feridas. Disfagia inicial leve pode ser encontrada em 15 a 20% dos pacientes, mas a incidência de disfagia residual depois de 3 meses é menor que 5%. Menos que 1% destes pacientes necessitam de intervenção para tratar disfagia. Esplenectomia pode ser requerida em circunstâncias raras. Taxa de conversão da laparoscopia para fundoplicatura aberta é de 1 a 2%. A principal taxa de morbidade (esofágica, ferimentos do estômago e deiscência, pneumotórax) é de 2 a 10%, e taxa de mortalidade é de 0,0 a 0,5%, fazendo o procedimento relativamente seguro para aliviar GERD.

HÉRNIAS PARAESOFÁGICAS

34. Define se os quatro tipos de hérnia ocorrem no hiato.
- *Tipo I* é a hérnia de hiato *deslizante* em que a junção GE migra pelo hiato para dentro do mediastino posterior, causando relaxamento do ligamento. Isto é o tipo mais comum de hérnia de hiato (95%).
- *Tipo II* é a verdadeira hérnia paraesofágica, caracterizada pelo deslocamento para frente do fundo do estômago junto à junção GE normalmente posicionada. Esta é o tipo de hérnia de hiato menos comum.
- *Tipo III* é a combinação de tipos I e II caracterizada pelo deslocamento cefálico de ambas a junção GE e tipicamente uma larga porção do fundo e corpo do estômago para dentro do tórax. Hérnia tipo III provavelmente começa como uma hérnia deslizante e como a hérnia alarga com o tempo, uma maior porção progressivamente do fundo e do corpo de estômago sofre herniação pelo defeito. Quando mais que 30% do estômago está herniado no estômago, o termo *hérnia paraesofágica gigante* é usado. Um *estômago intratorácico* é usado para descrever a condição em que todo o estômago está dentro do tórax.
- *Tipo IV* são hérnias do tipo III em que outras vísceras, como cólon e baço, são incluídas no saco herniário. Estes são bastante incomuns e representam somente 2 a 5% de todas as hérnias paraesofágicas (Tabela 73-1)

Tabela 73-1. Tipos de Hérnias Ocorrendo no Hiato

TIPO DA HÉRNIA	LOCALIZAÇÃO DA JUNÇÃO GASTROESOFÁGICA	CONTEÚDO DA HÉRNIA	REDUTIBILIDADE ESPONTÂNEA
Tipo I (Deslizante)	Intratorácica	Fundo	Geralmente redutível
Tipo II (Verdadeira paraesofágica)	Intra-abdominal	Fundo ± corpo	Frequentemente fixa
Tipo III (Mista)	Intratorácica	Fundo + corpo	Fixa
Tipo IV (Tipo III com outra víscera incluída)	Intratorácica	Fundo + corpo + outro órgão	Fixa

35. O que causa uma hérnia de hiato?
A causa precisa da hérnia de hiato é desconhecida. Considera-se que sua patogenicidade envolve pelo menos dois fatores importantes, incluindo aumento da pressão intra-abdominal e um alargamento progressivo do hiato diafragmático.

O aumento da incidência com a idade sugere que essas hérnias são adquiridas.

36. Quais são os sinais e sintomas de hérnia paraesofágica?
Muitas hérnias de hiato são assintomáticas e são primeiro reconhecidas com radiografia de tórax. Tipo I é frequentemente associada a refluxo, mas não causa sintomas diretos. Hérnias paraesofágica classicamente causam sintomas de dor torácica subesternal. Frequentemente considerada cardíaca em origem e encurtamento da respiração depois de se alimentar. O encurtamento da respiração é secundário à perda da capacidade vital causada pela invasão do conteúdo da hérnia nos pulmões. Outros sintomas, que podem ou pode não estar presentes, incluem disfagia, saciedade precoce, inchaço abdominal e refluxo GE, assim como aspiração manifestada por tosse crônica, dispneia e sibilância. Úlceras de Cameron são frequentes causas de anemia microcística não explicada em adultos mais velhos com endoscopias superior e inferior normais. Raramente, herniação aguda ocorre, causando dor súbita e sintomas de obstrução da saída gástrica. Estrangulamento pode causar necrose gástrica, causando rápida descompensação, choque e morte.

37. Como são diagnosticadas e avaliadas as hérnias de hiato e paraesofágica?
Hérnias paraesofágicas são com frequência primeiro suspeitas por causa da anormalidade na *radiografia de tórax*. Classicamente bolhas de ar retrocardíacas com ou sem nível hidroaéreo aparecerão. Confirmação pode ser obtida com *ingestão de bário* que mostra aparência típica de um estômago intratorácico largo e avalia a motilidade do esôfago simultaneamen-

te. *Endoscopia superior* é útil para avaliar o esôfago distal e estômago para úlceras, erosões, esôfago de Barrett ou neoplasia nesta população geralmente mais velha. Um *estudo de motilidade esofágica* é recomendado em pacientes sendo considerados para correção cirúrgica eletiva de uma hérnia paraesofágica para determinar o estado da LES e avaliar a função do corpo esofágico. Isto é particularmente verdadeiro em alguns pacientes com sintomas de disfagia. Um exame de pH de 24 horas é geralmente desnecessário, porque a fundoplicatura é recomendada como parte do procedimento para corrigir este defeito.

38. Quais são as indicações para cirurgia reparadora das hérnias paraesofágicas?

Na maioria dos pacientes com hérnia paraesofágica, é a hérnia em si que é responsável por sintomas e em partes das complicações de riscos de morte. Não há medicamentos apropriados para tratar a hérnia paraesofágica. A única terapia para a hérnia é a cirúrgica e tem havido controvérsia sobre quais pacientes deveriam ter uma cirurgia e quais procedimentos e abordagem são mais apropriados. A reparação profilática para hérnia paraesofágica é agora raramente realizada com a taxa de mortalidade, depois da reparação eletiva da hérnia em pacientes assintomáticos, que varia entre 0,5 e 1,4% considerando a probabilidade de desenvolver sintomas agudos que irão requerer cirurgia de emergência é estimada em 1,1%. Entretanto, todos os pacientes com sintomas ou sinais associados à hérnia paraesofágica devem submeter-se à reparação na ausência de sinais de risco cirúrgico proibitivos. Também, pacientes com volvo gástrico, obstrução, estrangulamento, perfuração e sangramento devem ser submetidos de emergência à reparação de hérnia paraesofágica.

39. Qual é a estratégia cirúrgica para reparação da hérnia paraesofágica?

Os passos-chave para reparação da hérnia paraesofágica são:
- Retorno do estômago e esôfago para suas posições normais intra-abdominais.
- Remoção do saco herniário.
- Fechamento do hiato.
- Ancoragem do estômago abaixo do diafragma.

Na maioria das circunstâncias, a fundoplicatura é adicionada tanto para aumentar o LES quanto ajudar a imobilizar a reparação abaixo do diafragma. Muitos estudos recentes também aconselham o uso de uma rede para reduzir a taxa de recorrência. Há três abordagens para reparação cirúrgica de hérnias paraesofágica: transabdominal, transtorácica e laparoscópica. Tradicionalmente, a reparação transtorácica tem sido aconselhada por causa da relação de facilitar a mobilização do esôfago e dissecção fora do saco herniário e seu conteúdo. Entretanto, como o estômago é reduzido dentro do abdome, uma rotação organoaxial do estômago pode persistir ou retornar e levar a um volvo gástrico intra-abdominal. A abordagem abdominal é agora preferida como a principal vantagem de ter a capacidade de colocar o estômago dentro da orientação anatômica apropriada. A reparação laparoscópica oferece a vantagem de diminuir a duração do desconforto pós-operatório, retorno mais cedo para atividades regulares e hospitalização curta.

Bibliografia

1. American Gastroenterological Association, Spechler SJ, Sharma P, Souza RF *et al.* American Gastroenterological Association medical position statement on the management of Barrett's esophagus. Gastroenterology 2011;140:1084-91.
2. Biere SS, van Berge Henegouwen MI, Maas KW *et al.* Minimally invasive versus open oesophagectomy for patients with oesophageal cancer: a multicentre, open-label, randomised controlled trial. Lancet 2012;379:1887-92.
3. Bittner HB, Meyers WC, Brazer SR, Pappas TN. Laparoscopic Nissen fundoplication: operative results and short-term follow-up. Am J Surg 1994;167:193-8, discussion 199-200.
4. Boeckxstaens GE, Zaninotto G, Richter JE. Achalasia. Lancet 2013;383:83-93.
5. Brucher BL, Stein HJ, Bartels H *et al.* Achalasia and esophageal cancer: incidence, prevalence, and prognosis. World J Surg 2001;25:745-9.
6. Burmeister BH, Thomas JM, Burmeister EA *et al.* Is concurrent radiation therapy required in patients receiving preoperative chemotherapy for adenocarcinoma of the oesophagus? A randomised phase II trial. Eur J Cancer 2011;47:354-60.
7. Camacho-Lobato L, Katz PO, Eveland J *et al.* Vigorous achalasia: original description requires minor change. J Clin Gastroenterol 2001;33:375-7.
8. Chen D, Barber C, McLoughlin P, Thavaneswaran P, Jamieson GG, Maddern GJ. Systematic review of endoscopic treatments for gastro-oesophageal reflux disease. Br J Surg 2009;96:128-36.
9. Gockel I, Eckardt VF, Schmitt T *et al.* Pseudoachalasia: a case series and analysis of the literature. Scand J Gastroenterol 2005;40:378-85.
10. Kahrilas PJ *et al.* American Gastroenterological Association Institute technical review on the management of gastroesophageal reflux disease. Gastroenterology 2008;135:1392-413, 1413 e1-5.
11. Larusson HJ, Zingg U, Hahnloser D, Delport K, Seifert B, Oertli D. Predictive factors for morbidity and mortality in patients undergoing laparoscopic paraesophageal hernia repair: age, ASA score and operation type influence morbidity. World J Surg 2009;33:980-5.
12. Lundell L. Therapy of gastroesophageal reflux: evidence-based approach to antireflux surgery. Dig Dis 2007;25:188-96.
13. O'Halloran EK, Reynolds JD, Lau CL *et al.* Laparoscopic Nissen fundoplication for treating reflux in lung transplant recipients. J Gastrointest Surg 2004;8:132-7.
14. Rastogi A, Puli S, El-Serag HB *et al.* Incidence of esophageal adenocarcinoma in patients with Barrett's esophagus and high-grade dysplasia: a meta-analysis. Gastrointest Endosc 2008;67:394-8.
15. Rebecchi F, Giaccone C, Farinella E *et al.* Randomized controlled trial of laparoscopic Heller myotomy plus Dor fundoplication versus Nissen fundoplication for achalasia: long-term results. Ann Surg 2008;248:1023-30.
16. Simonka Z, Paszt A, Abraham S *et al.* The effects of laparoscopic Nissen fundoplication on Barrett's esophagus: long-term results. Scand J Gastroenterol 2012;47:13-21.
17. Smith G. Mesh repairs in hiatal surgery. The case for mesh repairs in hiatal surgery. Ann R Coll Surg Engl 2007;89:481-3.

18. Swanstrom LL, Kurian A, Dunst CM *et al.* Long-term outcomes of an endoscopic myotomy for achalasia: the DOEM procedure. Ann Surg 2012;256:659-67.
19. Vakil N, van Zanten SV, Kahrilas P *et al.* The Montreal definition and classification of gastroesophageal reflux disease: a global evidence-based consensus. Am J Gastroenterol 2006;101:1900-20, quiz 1943.
20. Van Hagen P, Hulshof MC, van Lanschot JJ *et al.* Group C. Preoperative chemoradiotherapy for esophageal or junctional cancer. N Engl J Med 2012;366:2074-84.

Websites

Visible Human Journal of Endoscopy. http://www.vhjoe.org [Accessed September 22, 2014]. http://www.uptodate.com/contents/clinical-manifestations-and-diagnosis-of-achalasia?source=machineLearning&search=achalasia&selectedTitle=1%7E72&sectionRank=1&anchor=H34211525#H34211525

CIRURGIA PARA DOENÇA ULCEROSA PÉPTICA

Theodore N. Pappas, MD ▪ Georgios Kokosis, MD

CAPÍTULO 74

1. Descrição dos cinco tipos de úlceras gástricas em termos de localização, nível secretado de ácido gástrico, incidência e complicações.

Úlceras pépticas são uma causa comum de sintomas gastrointestinais superior (GI) com pico de incidência em homens de idade média (55-65). Elas aparecem em várias localizações, incluindo estômago (úlcera gástrica), duodeno (úlcera duodenal) e esôfago (úlcera esofágica). Úlceras gástricas sãomais bem divididas dentro de cinco tipos com base na localização, nível secretório e causa (Tabela 74-1 e Figura 74-1).

Tabela 74-1. Os Cinco Tipos de Úlceras Gástricas por Localização, Nível de Secreção Gástrica, Complicações e Incidência

TIPO	LOCALIZAÇÃO	HIPERSECREÇÃO ÁCIDA	COMPLICAÇÕES	INCIDÊNCIA
I	Corpo gástrico, curvatura menor	Não	Sangramento raro	55%
II	Corpo do estômago + úlcera duodenal	Sim	Sangramento, perfuração, obstrução	20%
III	Pré-pilórico	Sim	Sangramento, perfuração	20%
IV	Alta na curvatura menor	Não	Sangramento	< 5%
V	Em qualquer localização (induzida por medicação)	Não	Sangramento, perfuração	< 5%

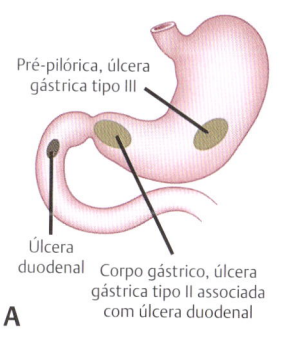

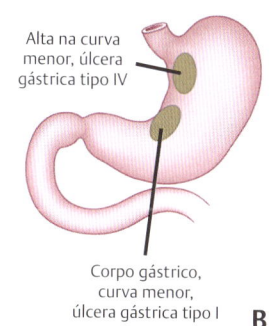

Fig. 74-1. Os quatro tipos de úlceras gástricas e suas associações tanto à alta acidez (A) ou baixa acidez (B). *(De Sabiston DC Jr. Textbook of surgery: The biologic basis of modern surgical practice. Philadelphia: WB Saunders; 1997.)*

2. Descrição da indicação clássica e metas para cirurgia de úlcera péptica.

Desde a introdução dos antagonistas de receptores H2 e inibidores da bomba de prótons (PPIs) e a indicação de *Helicobacter pylori* como um cofator ulcerogênico, a frequência de cirurgias eletivas para doença ulcerosa péptica (PUD) tem diminuído por mais que 90%. Atualmente, cirurgia de úlcera de duodeno e gástrica é reservada para tratamento de complicações da PUD, a mais comum sendo estenose ou perfuração (10-35% dos pacientes).

As indicações clássicas para cirurgia de úlceras pépticas são:
- Sintomas refratários.
- Suspeita de malignidade (falha na cicatrização da úlcera péptica depois de 12 semanas, mesmo com biópsias negativas).
- Perfuração.
- Sangramento (com duas tentativas falhas de endoscopia para controlar hemorragia e aumento da demanda de transfusão, > 6 unidades nas primeiras 24 horas ou > 3 unidades por dia).
- Obstrução da saída gástrica (GOO).

As principais metas para a cirurgia são:
- Tratamento das complicações da PUD.
- Eliminação de fatos que contribuem para ocorrência da úlcera.

3. Quais são as três operações clássicas usadas para PUD?
Vagotomia troncular e drenagem.
Vagotomia troncular e antrectomia.
Vagotomia altamente seletiva (vagotomia de célula parietal ou vagotomia gástrica proximal).

4. Descrição da vagotomia troncular, vagotomia seletiva e vagotomia altamente seletiva.
Vagotomia troncular envolve a divisão de ambos troncos vagais anterior e posterior no hiato esofágico acima da origem dos ramos hepático e celíaco. A dissecção periesofágica deve incluir 6 a 8 cm do esôfago distal para assegurar a divisão do ramo vagal gástrico que se eleva do tronco acima do nível do hiato. Deste modo a vagotomia troncular resulta em denervação de todo o nervo que supre a víscera. Um procedimento de drenagem, geralmente uma piloroplastia, deve ser realizado com vagotomia troncular, porque a denervação do piloro resulta em esvaziamento gástrico prejudicado.

Vagotomia seletiva envolve divisão do tronco vagal distal aos ramos hepático e celíaco, deste modo, preserva a inervação vagal para a vesícula biliar e o plexo celíaco. Isto reduz a incidência de disfunção da motilidade da vesícula biliar, cálculos biliares e diarreia. Entretanto, vagotomia seletiva também resulta em completa vagotomia gástrica, necessitando de um procedimento de drenagem. Vagotomia seletiva não é uma cirurgia de escolha, como ela é desnecessariamente complexa e não é superior à vagotomia troncular, é raramente usada e somente é de importância histórica.

Vagotomia altamente seletiva (vagotomia de célula parietal ou vagotomia gástrica proximal) envolve divisão seletiva das fibras vagais da massa celular parietal produtora de ácido do fundo gástrico, enquanto se mantêm as fibras vagais para o antro e intestino distal. Os anexos neurovasculares anteriores e posteriores são divididos junto com a curvatura menor do estômago, começando aproximadamente 7 cm do piloro e seguindo para a junção gastroesofágica, com adicional esqueletização de 6 a 8 cm do esôfago distal para assegurar a divisão do *nervo criminoso de Grassi*. **A inervação do antro e piloro é mantida, pois os dois ramos terminais do nervo de Latarjet anterior e posterior são deixados intactos.**

5. Por que um procedimento de drenagem ou saída é adicionada à vagotomia troncular? Quais são as opções cirúrgicas?
Vagotomia troncular envolve divisão de ambos troncos vagais anterior e posterior do hiato esofágico. Este procedimento causa denervação da mucosa produtora de ácido do fundo gástrico, assim como o piloro e antro, causando uma alteração da coordenação pilórica normal e esvaziamento gástrico prejudicado. Deste modo um procedimento para eliminar a função do esfíncter pilórico pode ser realizado para permitir drenagem gástrica. Há quatro opções primárias para um procedimento de saída (Figura 74-2):

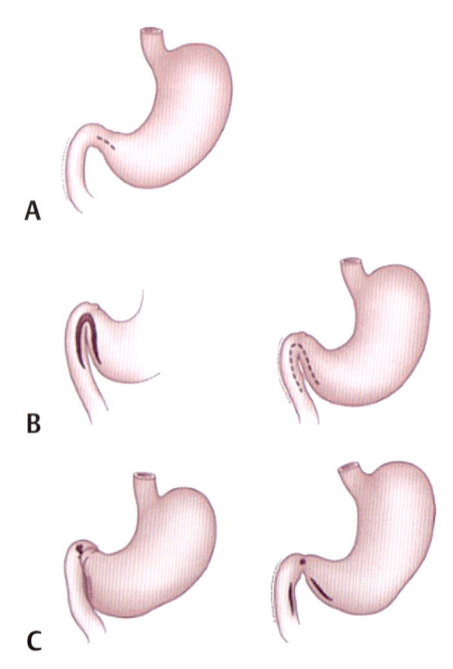

Fig. 74-2. A, Piloroplastia de Heineke-Mikulicz. **B,** Piloroplastia de Finney. **C,** Gastroduodenostomia à *Jaboulay* são as primárias opções para o procedimento de *drenagem* ou saída depois de vagotomia troncular.

Piloroplastia de Heineke-Mikulicz: uma incisão longitudinal do esfíncter pilórico, estendendo para dentro do duodeno e antro, é fechada transversalmente. Esta é a técnica mais comumente realizada.

Piloroplastia de Finney: uma incisão em forma de U cruzando o piloro é feita, e uma gastroduodenostomia é criada, usando no caso de extensa cicatrização duodenal para criar uma abertura gastroduodenal mais larga.

Gastroduodenostomia à Jaboulay: uma gastroduodenostomia lado a lado é criada em que uma incisão não cruza o esfíncter pilórico. Embora seja raramente necessário, é usado quando a cicatrização pilórica severa impede a divisão do canal pilórico.

Gastrojejunostomia: Anastomoses de Billroth II ou Y em Roux são reservadas para significativa cicatrização do bulbo duodenal que faz a piloroplastia mais desafiadora.

6. Quais são as indicações e contraindicações relativas à vagotomia altamente seletiva?

Vagotomia altamente seletiva é indicada para o tratamento de úlceras duodenais refratárias porque, diferente da vagotomia troncular, ela não requer procedimento de drenagem, porque a função da peristalse e do esfíncter está preservada. É usada também em emergência para tratamento de sangramento ou úlcera duodenal perfurada em pacientes estáveis. Ela reduz a secreção ácida basal e estimulada em mais de 75 e 50% respectivamente. Vagotomia altamente seletiva é contraindicada em pacientes com úlceras pré-pilóricas ou com GOO porque eles demonstram alta taxa de ulceração recorrente. A taxa de úlcera recorrente é intimamente vinculada à experiência do cirurgião com esta cirurgia, e na era dos PPIs deve ser somente realizada por um cirurgião GI experiente, bem versátil na técnica. Por causa da sua alta taxa de recorrência e o fato de que a maioria dos cirurgiões tem muita pouca experiência com este procedimento, é raramente usada hoje.

7. Quais as opções cirúrgicas para reconstrução depois da antrectomia?

Reconstrução de Billroth I é considerada uma gastroduodenostomia em que a anastomose é criada entre o estômago remanescente e o duodeno (Figura 74-3).

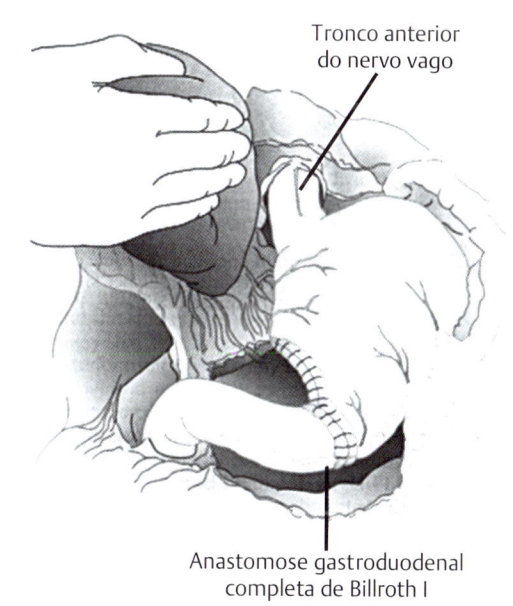

Fig. 74-3. Hemigastrectomia com anastomose de Billroth I. *(De Townsend CM. Sabiston textbook of surgery, ed. 18. Philadelphia: WB Saunders; 2008.)*

Reconstrução de Billroth II é considerada uma gastroduodenostomia em que uma anastomose lado a lado é criada entre o estômago remanescente e a alça do jejuno, com fechamento do coto duodenal (Figura 74-4).

Reconstrução de Y em Roux envolve a criação de uma jejunojenostomia (formando uma figura em forma de Y do intestino delgado) descendo a anastomose da extremidade livre do jejuno ao estômago remanescente (gastrojejunostomia).

8. Como é determinado o tipo de reconstrução para cada paciente?

A decisão de qual tipo de reconstrução para realizar é determinada, em grande parte, pela extensão da cicatriz duodenal causada pela PUD e a facilidade com a qual o duodeno e o estômago podem ser mobilizados juntos. Duodeno cicatrizado severamente não pode ser usado para anastomose Billroth I. A reconstrução de Billroth I, entretanto, oferece a mais fisiológica anastomose porque ela restabelece a normal continuidade do trato GI. A reconstrução de Billroth II pode ser complicada pela síndrome da alça aferente em que a obstrução do membro aferente causa acúmulo de bile e secreções pancreáticas, causando dor no quadrante abdominal superior direito que é aliviado com vômito bilioso. Reconstrução de Y em Roux permite desvio das secreções biliares e pancreáticas para longe da saída gástrica, por este meio reduzindo o risco de gastrite por refluxo da bile. Entretanto, pode causar demora do esvaziamento gástrico.

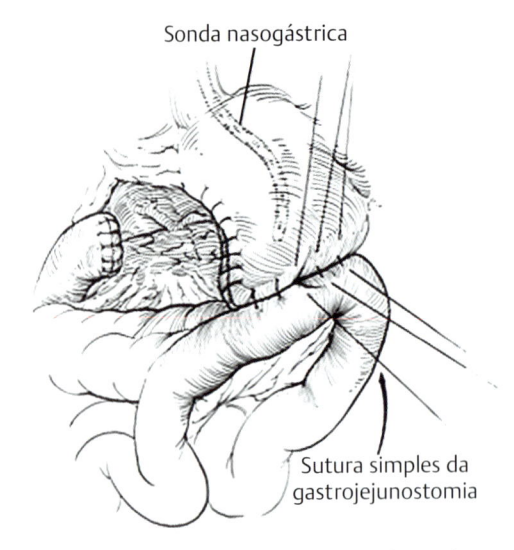

Fig. 74-4. Hemigastrectomia com anastomose de Billroth II. *(De Sabiston DC. Atlas of general surgery. Philadelphia: WB Saunders; 1994.)*

9. Definição de *refratariedade* em termos de tratamento médico de PUD.

Refratariedade é definida como cicatrização refratária da mucosa para terapia medicamentosa máxima. Os três critérios seguintes definem a úlcera refratária e são indicações gerais para intervenção cirúrgica:

Úlcera que persiste depois de 2 meses de PPIs ou 3 meses de tratamento com antagonistas H2;

Úlcera recorrente com 1 ano, apesar da continuidade da terapia medicamentosa;

Doença ulcerosa em que os ciclos de atividade prolongada são interrompidos pela curta ou ausência da remissão.

10. Descrição do mais apropriado procedimento operatório eletivo para úlceras duodenais e cada tipo de úlcera gástrica.

A escolha da cirurgia para úlcera gástrica depende de vários fatores: localização da úlcera, nível secretório de ácido e presença de úlcera duodenal coexistente. Em geral, úlceras gástricas devem ser incluídas com a ressecção, enquanto úlceras duodenais cicatrizam depois da supressão ácida.

Tipo I: antrectomia com incisão da úlcera e reconstrução de Billroth I ou II. Embora úlceras gástricas tipo I são associadas a baixo à normal secreção de ácido, a maioria dos cirurgiões inclui uma vagotomia troncular, a menos que acloridria seja demonstrada. É associada a excelente alívio sintomático e baixa taxa de recorrências.

Tipo II e III: vagotomia troncular, antrectomia com inclusão de úlcera gástrica e reconstrução de Billroth I. Úlceras gástricas Tipos II (corpo gástrico) e III (pré-pilórico) são associadas à alta taxa de secreção ácida e, portanto, a meta da cirurgia é remover a mucosa gástrica pelo risco de ulceração e redução da secreção ácida. Vagotomia altamente seletiva é associada a pobres resultados e alta taxa de recorrência.

Tipo IV: gastrectomia distal com ressecção proximal inclui a úlcera alta na curvatura menor e anastomose de Billroth I. Por causa de as úlceras tipo IV estarem localizadas mais altas na curvatura menor, elas são cirurgicamente desafiadoras.

Tipo V: a cirurgia é reservada para tratamento de complicações. Úlceras gástricas tipo V geralmente cicatrizam rapidamente com suspensão de aspirina ou medicamentos anti-inflamatórios não esteroides (AINE) e administração de antagonistas de receptores H2 ou IBPs. Uma úlcera gástrica tipo V refratária deve elevar a suspeita de malignidade primária.

Úlcera duodenal: historicamente, a vagotomia altamente seletiva tem sido o suporte principal do tratamento. Entretanto, a úlcera duodenal refratária é uma rara situação naera dos PPIs e pode representar uma variante mais resistente com mais alta taxa de recorrência. Portanto, vagotomia troncular com piloroplastia é predominantemente usada hoje.

11. Descrição da apresentação de um paciente com úlcera péptica perfurada.

Pacientes geralmente descrevem um pródromo de dor constante localizada na região epigástrica anterior à perfuração.

Com a perfuração aguda, a dor epigástrica torna-se difusa, causando a liberação do líquido acidificado na cavidade peritoneal e resultando na liberação de mediadores vasoativos e que é frequente associado à febre, taquicardia, taquipneia e hipotensão. Pacientes com uma perfuração posterior da úlcera duodenal frequentemente apresentarão com sangramento GI superior secundário à erosão dentro da artéria gastroduodenal. No exame, o paciente com perfuração da úlcera péptica fica imóvel. Os sons intestinais estão tipicamente ausentes, e o abdome é difusamente sensível e rígido. A contagem das células brancas do sangue está elevada, e, em 70% dos casos, ar livre intraperitoneal é encontrado na radiografia do abdome superior. Embora o exame de tomografia computadorizada (CT) seja o mais sensível exame radiográfico para ar livre intraperitoneal, é raramente indicado, porque o paciente com úlcera péptica perfurada geralmente apresenta sinais e sintomas clássicos, e exame de CT somente serve para atrasar a cirurgia.

12. Por que quase todas as úlceras gástricas perfuradas requerem uma operação?

Úlceras gástricas perfuradas constituem 40% do total das úlceras pépticas perfuradas e as úlceras duodenais o restante de 60%.
- Diferentemente da úlcera duodenal perfurada, que pode ser tratada sem cirurgia se a úlcera tiver se selado como demonstrado em gastrografia contrastada, as úlceras gástricas perfuradas geralmente falham para cicatrizar espontaneamente.
- Eles são associados a um risco de adenocarcinoma.
- A doença ulcerosa gástrica produz um ambiente hipoácido causando supercrescimento bacteriano e formação de abscesso com perfuração.

13. Quais são as contraindicações para tratamento medicamentoso para PUD perfurada?

Uso concomitante de corticosteroides, que fazem a cicatrização improvável.
Vazamento continuado, como demonstrado pela radiografia com contraste.
Perfuração em pacientes tomando antagonistas de receptores H2 ou um PPI. Uma cirurgia definitiva da úlcera é necessária para permitir a cicatrização da úlcera e reduzir o risco de recorrência.

14. Quais são as três principais metas da operação para PUD perfurada?

Reparação da perfuração é geralmente realizada por sutura da perfuração e fechamento do reparo reforçado com gordura omental como um remendo de Graham (Figura 74-5).
A cavidade abdominal é copiosamente irrigada.
A operação definitiva da úlcera é realizada. Um paciente que teve uma perfuração em menos que 24 horas e está hemodinamicamente estável sem significativas cormobidades deve ser submetido a uma operação definitiva de úlcera se ele ou ela tiver diagnóstico de PUD, tenha recebido terapia medicamentosa para PUD ou estiver tomando medicamentos que aumentam o risco de PUD.

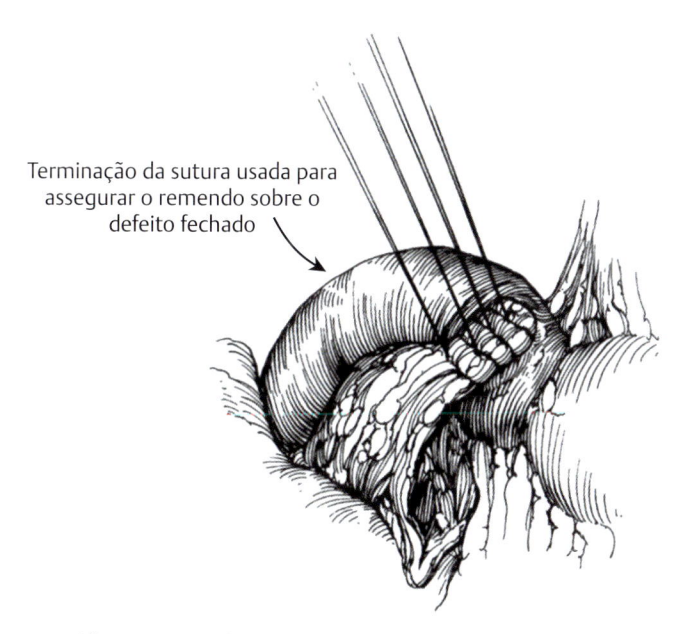

Fig. 74-5. Remendo omental de uma úlcera péptica perfurada.

15. Qual é a cirurgia preferida para tratamento de úlcera gástrica perfurada?

Excisão da úlcera com ou sem vagotomia e drenagem. A principal distinção entre tratamento cirúrgico das úlceras duodenal e gástrica perfuradas é que em todos os casos da úlcera gástrica perfurada, carcinoma deve ser excluído. Deste modo toda úlcera gástrica perfurada deve ser submetida à biópsia ou à ressecção. Uma opção é a realização de uma ressecção em cunha como biópsia diagnóstica. Existem controvérsias se uma operação definitiva da úlcera deve ser adicionada a este procedimento, com a maioria dos cirurgiões a favor de um procedimento definitivo para redução ácida nas variantes do tipo II ou III. Uma alternativa para úlcera antral perfurada é a antrectomia (com inclusão da úlcera na ressecção) que a vagotomia troncular pode ser adicionada, se o paciente for um hipersecretor de ácido. A decisão para o tipo de cirurgia deve ser com base na individualidade do paciente, levando em conta as comorbidades do paciente, idade e severidade apresentada.

16. Qual é acirurgia preferida para tratamento da úlcera duodenal perfurada?

A cirurgia preferencial é um simples remendo (remendo de Graham) da perfuração, especialmente no conjunto de choque ou em pacientes com múltiplas comorbidades submetidos à cirurgia de emergência, quando o tempo decirurgia prolongada pode ser prejudicial. Em pacientes que foram submetidos à terapia medicamentosa para eliminar *H. pylori* uma abordagem razoável para úlcera duodenal perfurada é a vagotomia troncular e piloroplastia, com a incorporação da perfuração dentro do fechamento da piloroplastia. Isto é um procedimento relativamente simples que requer curto tempo decirurgia. Em candidato cirurgicamente ideal, vagotomia altamente seletiva com remendo para fechar a perfuração é recomendada, embora este procedimento requeira um alto grau de técnica cirúrgica. Pacientes que não têm sido tratados para *H. pylori* anteriormente à perfuração deve ser submetido à reparação e ao remendo de Graham de uma úlcera duodenal perfurada como é declarado previamente, com terapia pós-operatória da eliminação do *H. pylori*, em vez da cirurgia definitiva da úlcera.

17. Quais são os principais fatores de risco para mortalidade no tratamento cirúrgico da PUD perfurada?
Severas comorbidades.
Perfuração presente por mais de 24 horas.
Apresentando instabilidade hemodinâmica.
Pacientes com um destes fatores de risco têm taxa de mortalidade de aproximadamente 10%, com dois fatores de risco, a taxa de mortalidade aumenta para 46%. Pacientes com todos os três fatores de risco têm uma taxa de mortalidade de quase 100%.

18. Discussões sobre a função da laparoscopia no tratamento da PUD perfurada e as indicações para conversão para uma cirurgia aberta.
As metas cirúrgicas no tratamento laparoscópico da úlcera péptica perfurada são similares àquelas do tratamento cirúrgico aberto:
Reparar a perfuração.
Abundante irrigação da cavidade abdominal.
Além da cirurgia definitiva da úlcera, o que depende da habilidade do cirurgião e pode envolver também vagotomia troncular laparoscópica e piloroplastia ou em uma rara ocasião vagotomia altamente seletiva laparoscópica.
A indicação relativa para conversão para procedimento aberto inclui localização posterior da úlcera e localização inadequada. A presença da úlcera gástrica perfurada com suspeita de malignidade pode necessitar de conversão para diagnóstico definitivo.

19. Em pacientes com sangramento GI causado pela PUD, que são os prognósticos para ressangramento em hospital? Que é a classificação de Forrest?
- Instabilidade hemodinâmica (pressão sanguínea sistólica < 100 mm Hg, taxa cardíaca > 100-110 batimentos por minuto).
- Úlcera de largo tamanho (> 1-2 cm).
- Localização da úlcera (parede duodenal posterior, alta na curvatura menor).
- Sangramento ativo durante endoscopia.
- Hematócrito menor que 30.
- Múltiplas comorbidades.
- Coagulopatia.
- Hematêmese.
- Incapacidade de limpar o estômago com lavagem agressiva.

A classificação de Forrest descreve os fatores de risco endoscópicos para ressangramento; ver o Capítulo 50.

20. Quais são as indicações clássicas para cirurgia de ressangramento após terapia endoscópica?
Depois de duas tentativas das intervenções terapêuticas endoscópicas para um sangramento de úlcera péptica, pacientes que já têm requerido seis unidades de sangue devem ser fortemente considerados para intervenção cirúrgica.
Em geral, as indicações de tratamento cirúrgico para sangramento de úlcera péptica são:
- Instabilidade hemodinâmica como um resultado de hemorragia maciça (depois de estabilização cardiovascular).
- Necessidade de múltiplas transfusões causada pelo sangramento contínuo.
- Falha do tratamento não cirúrgico para prevenir ressangramento.

21. Quais são as opções operatórias para controlar o sangramento da úlcera gástrica?
A melhor opção é exérese. *Sangramento da úlcera gástrica requer exérese e biópsia para descartar malignidade*. Úlceras gástricas pequenas (menor que 2 cm) podem ser geralmente removidas facilmente e com segurança, além da cirurgia da úlcera para pacientes que são hipersecretores ácidos. Úlceras gástricas grandes, úlceras da curvatura menor, úlcera com sangramento associado à gastrite e úlceras gástricas que penetram dentro do pâncreas frequentemente requerem uma cirurgia mais radical e tecnicamente rigorosa (subtotal, 75% de ressecção, ou quase total, 95% de ressecção, gastrectomia) para controlar a hemorragia.

22. Qual é o mais apropriado procedimento cirúrgico para sangramento da úlcera duodenal?
A melhor opção é sutura simples da úlcera sangrante. O controle do leito da úlcera é alcançado pela realização da duodenotomia com ligação direta do vaso sangrante ou completa plicatura do leito da úlcera. A ligação com sutura em três pontos toma lugar nos aspectos superior, inferior e medial do vaso. Se uma úlcera duodenal posterior se romper dentro da artéria gastroduodenal, o sangramento pode ser abundante. Se o paciente tiver doença ulcerosa refratária ao tratamento medicamentoso ou estiver em uma terapia crônica com NSAID, uma cirurgia definitiva da úlcera é, então, realizada. Isto pode ser composto também de vagotomia troncular e piloroplastia ou vagotomia troncular e antrectomia. Uma abordagem alternativa é alcançar o controle do sangramento da úlcera duodenal pela incisão da piloroplastia, neste caso uma vagotomia troncular completa a operação definitiva da úlcera. Pacientes que não têm sido tratados para *H. Pylori*, previamente ao sangramento devem ser submetidos à ligação do mais sangrante somente, com terapia pós-operatória de eliminação do *H. Pylori*, em vez da cirurgia definitiva da úlcera.

23. Como a GOO é causada pela PUD cirurgicamente tratada?
GOO pode-se resultar de uma exacerbação aguda da PUD no conjunto das cicatrizações pilórica e duodenal crônicas. Classicamente, pacientes com GOO apresentam náusea, êmese, saciedade precoce e perda de peso. Embora estudos de con-

traste radiológicos sejam úteis para avaliar, endoscopia alta é decisiva para descartar uma causa maligna de obstrução. Embora um estudo de tratamento medicamentoso com pacientes positivos para *H. pylori* possa ser bem-sucedido, intervenção operatória é necessária em maisde 75% dos pacientes apresentando GOO. As duas metas principais da cirurgia são aliviar a obstrução e realizarcirurgia definitiva da úlcera. Vagotomia troncular e antrectomia com reconstrução de Billroth II são realizadas, se o coto duodenal puder ser seguramente fechado. Se o coto não puder ser fechado, o tubo da duodenostomia é deixado no lugar para controle da secreção até o coto fechar por segunda intenção. Uma alternativa é realizar a vagotomia troncular e piloroplastia, que frequentemente requer a piloroplastia de Finney ou gastroduodenostomia à *Jaboulay* por causa da cicatrização profunda. Vagotomia troncular e gastrojejunostomia podem ser realizadas, se a cicatriz profunda impedir um procedimento adequado de drenagem via duodeno. Em pacientes com história prolongada de obstrução, atonia gástrica pós-operatória pode ser esperada, então colocação do tubo da gastrostomia pode ser útil no cuidado pós-operatório. Também, o estado nutricional do paciente deve ser levado em conta (albumina < 3 mg/dL é associada a taxas mais altas de morbidade e mortalidade), e uma alimentação por jejunostomia no momento da cirurgia pode ser considerada necessária.

24. **Discussão da função da endoscopia e laparoscopia no tratamento da GOO secundária à PUD.**
    Pacientes tratados com dilatação por balão, sem tratamento para infecção de *H. pylori*, têm taxas mais altas de falha e obstrução recorrente. Pacientes que são negativos para *H. pylori* não respondem favoravelmente à dilatação por balão e devem ser considerados para tratamento cirúrgico no processo inicial.

    Vagotomia truncal laparoscópica e procedimento de drenagem, piloroplastia ou jejunostomia têm sido descritos bem-sucedidos com baixa morbidade. A escolha do tratamento aberto ou laparoscópico depende da habilidade e experiência do cirurgião.

25. **Quais são os resultados e riscos das complicações em longo prazo depois da vagotomia troncular e drenagem, vagotomia troncular e antrectomia e vagotomia altamente seletiva?**
    Vagotomia troncular e antrectomia, embora tenham mais baixa taxa de recorrência, também têm mais alta morbidade e mortalidade (Tabela 74-2). Vagotomia altamente seletiva, embora tenha mais baixa morbidade e mortalidade, tem mais alta taxa de recorrência. O cirurgião deve equilibrar estas questões, preferência do paciente, fisiopatologia do tipo de úlcera em questão, quando escolher um plano de cirurgia.

Tabela 74-2. Comparação das Opções Cirúrgicas para Doença Ulcerosa Péptica

	VAGOTOMIA TRONCULAR E ANTRECTOMIA	VAGOTOMIA TRONCULAR E DRENAGEM	VAGOTOMIA ALTA SELETIVA
Taxa de mortalidade	1 a 2%	0,5 a 0,8%	0,05%
Taxa de recorrência	Baixa	Moderada	Alta
Dumping	10 a 15%	10%	1 a 5%
Diarreia	20%	25%	1a 5%

26. **Quais são os critérios de Visick?**
    Os critérios de Visick são usados para graduar o resultado depois da cirurgia da PUD:
    Grau I – Sem sintomas.
    Grau II – Sintomas leves que não afetam a vida diária.
    Grau III – Sintomas moderados que afetam as atividades da vida diária e requerem tratamento, mas não é incapacitante.
    Grau IV – Ulceração recorrente com sintomas incapacitantes.
    Graus I e II – São considerados resultados adequados. O mais pobre resultado cai dentro do grau III.

27. **Como a gastroparesia pós-operatória deve ser tratada?**
    Gastroparesia pós-operatória tipicamente ocorre em pacientes que foram submetidos à cirurgia de GOO. Na avaliação, deve-se começar com esofagogastroduodenoscopia, seriografia do esôfago, estômago e duodeno e, em seguida, trânsito do intestino delgado e exame do esvaziamento gástrico. Uma vez que obstrução mecânica tenha sido descartada, tratamento medicamentoso é bem-sucedido na maioria dos casos. Agentes procinéticos, como eritromicina e metoclopramida, podem ser úteis. As indicações para reoperação são:
    Úlcera marginal refratária precocemente ao tratamento medicamentoso.
    Anormalidades anatômicas da saída gástrica.
    Bezoar recorrente associado à perda de peso.

    Gastroparesia refratária após vagotomia e drenagem pode ser tratada com gastrectomia subtotal e reconstrução em Y de Roux. Se o estômago remanescente for largo, uma reconstrução de Billroth II pode ser preferível à reconstrução em Y de Roux, porque a última opção pode ser associadaa problemas de esvaziamento gástrico persistente. Gastroparesia pode ser tratada com descompressão usando sonda nasogástrica pré-operatória para o estômago dilatado severamente.

28. **Descrição do tratamento para rompimento (vazamento) do coto duodenal depois da vagotomia troncular, antrectomia e reconstrução de Billroth II.**
Pacientes que apresentam sensibilidade localizada no quadrante superior direito no pós-operatório são tratados com drenagem percutânea agressiva do abscesso guiada por radiografia. Um abdome agudo com fístula e perfuração livre e liberação de conteúdo duodenal dentro da cavidade peritoneal podem requerer tratamento cirúrgico. Isto inclui reabertura do coto duodenal sobre o tubo da duodenostomia, assim como extensa drenagem externa. Mortalidade do vazamento do coto aproxima-se de 10%.

29. **O que é síndrome de *dumping*? Descrição dos achados fisiopatológicos e tratamento.**
A síndrome de dumping ocorre em 20% dos pacientes depois da vagotomia e gastrectomia, consistem em taquicardia, sudorese excessiva, hipotensão e dor abdominal depois das refeições em pacientes que tenham sido submetidos à cirurgia de úlcera, assim como vagotomia troncular. Sua característica fisiopatológica é a perda do relaxamento receptivo do fundo gástrico em resposta à carga gástrica. Assim a pressão gástrica aumenta durante as refeições, e rápida descompressão pela saída gástrica causa liberação de hormônios vasoativos (serotonina, peptídeo vasoativo intestinal) causando os sinais e sintomas clássicos. A constelação de sintomas que ocorrem horas depois das refeições é descrita como síndrome de *dumping* tardia e é decorrente da hipoglicemia causada pelo pico insulínico pós-prandial. Sintomas melhoram tipicamente com o tempo e podem ser aliviados em alguns pacientes pela separação de sólidos e líquidos durante as refeições, assim como a introdução de refeições pequenas e frequentes ricas em proteína e gordura e pobre em carboidratos. A conversão da cirurgia Billroth II para a Billroth I ou a cirurgia de Billroth para uma reconstrução em Y de Roux pode melhorar os sintomas, mas raramente é necessária. Octreotida, um análogo à somatostatina administrada mensalmente, tem promovido alívio dos sintomas e melhorado a qualidade de vida, mas é indicado somente se os sintomas forem severos.

30. **Descrição dos achados fisiopatológicos da gastrite por refluxo biliar. Como é tratada?**
Gastrite por refluxo biliar ocorre quando ablação ou disfunção do piloro causa estase da bile no estômago. O diagnóstico é feito com a seguinte tríade de achados:
A. Uma dor epigástrica pós-prandial acompanhada por náusea e êmese biliosa.
B. Evidência de refluxo biliar no estômago ou no estômago remanescente.
C. Gastrite comprovada por biópsia.

Gastrite por refluxo biliar pode ocorrer depois da vagotomia troncular e piloroplastia ou vagotomia troncular e antrectomia com reconstrução de Billroth. Embora acima de 20% dos pacientes que são submetidos a estas cirurgias podem ter transitória gastrite por refluxo biliar no pós-operatório, sintomas se resolvem em todos, exceto 1 a 2%.

O tratamento da gastrite por refluxo biliar requer revisão da piloroplastia ou reconstrução de Billroth para uma gastrojejunostomia em Y de Roux com membro de 50 a 60 cm (Figura 74-6). Êmese biliosa resolve em quase 100% dos pacientes que são submetidos à revisão. Os sintomas da gastrite por refluxo biliar podem ser indistinguíveis daqueles da gastro-

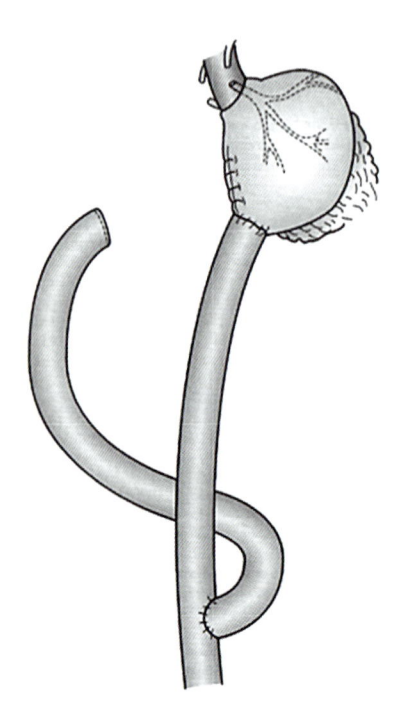

Fig. 74-6. Conversão da reconstrução de Billroth I ou Billroth II em uma anastomose em Y de Roux. (*De Cameron JL. Current Surgical Therapy. Philadelphia: Mosby; 2004.*)

paresia. Por causa de a gastrojejunostomia em Y de Roux piorar os sintomas da gastroparesia, cuidado deve ser tomado para excluir o diagnóstico de gastroparesia no pré-operatório.

31. Qual é a apresentação da síndrome de Zollinger-Ellison?
A maioria dos pacientes com síndrome de Zollinger-Ellison está entre 20 e 50 anos de idade e apresenta PUD ou diarreia. Úlceras são tipicamente duodenais. A diarreia parece com esteatorreia e é resultada da combinação de grande volume de ácido e neutralização das enzimas pancreáticas. A síndrome é também esporádica ou associada à síndrome da neoplasia endócrina múltipla tipo 1 (MEN1). Em pacientes com síndrome de Zollinger-Ellison associada à MEN1, sinais e sintomas podem aparecer relacionados com doença da paratireoide ou hipofisária.

32. Como é diagnosticada a Síndrome de Zollinger-Ellison?
O nível mais alto de suspeita é requerido para o diagnóstico de gastrinoma. O nível sérico de gastrina pode ser medido em todos os pacientes submetidos à cirurgia de úlcera péptica. *Se o nível de gastrina estiver na faixa de 1.000 a 2.000 pg/mL, a análise do pH gástrico demonstrando produção ácida confirma o diagnóstico.* Se o nível da gastrina estiver minimamente elevado, o paciente deve ser submetido à análise de pH gástrico e teste de estímulo com secretina. O teste de estímulo com secretina é realizado pela comparação do nível basal sérico da gastrina ao nível da gastrina depois da administração da secretina. Gastrinoma é suspeitado em pacientes com *nível sérico aumentado de gastrina de 200 pg/mL depois da administração de secretina.* Pacientes normais não têm mudanças ou redução da gastrina sérica depois de administração de secretina. Por causa de a acloridria ser mais comum que gastrinoma, uma elevação do nível sérico de gastrina é causada mais comumente pela necessidade de ácido ao em vez da produção ectópica da gastrina. Portanto, mensuração da produção ácida é também essencial para fazer um diagnóstico apropriado.

O nível sérico de cromogranina A é um marcador geral de tumor neuroendócrino e, embora isto não diferencie entre vários tipos, é também elevado na síndrome de Zollinger-Ellison.

33. Para quais pacientes com síndrome de Zollinger-Ellison é indicada a intervenção cirúrgica?
Cirurgia é o tratamento de escolha para pacientes com gastrinoma esporádico não metastático. Além disso, pacientes com gastrinoma metastático que são incapazes para tolerar ou são refratários a tratamento medicamentoso devem ser considerados para intervenção cirúrgica. Gastrinomas esporádicos são frequentemente isolados ou localizados no pâncreas ou duodeno, mas não em ambos, e são passíveis de ressecção cirúrgica e cura. Embora gastrinomas vistos com síndrome de MEN são geralmente múltiplos, quase sempre no duodeno e frequente multicêntrico, eles são também encontrados em pâncreas e são mais difíceis de cura com cirurgia. Gastrinoma associado à hipercalcemia deve sugerir síndrome de MEN complicada pelo hiperparatireoidismo, e paratireoidectomia é essencial para tratar hipersecreção de ácido gástrico. Elevação dos níveis séricos de gastrina no pós-operatório depois da cirurgia indica gastrinoma(s) residual(is) que devem ser tratados medicamentosamente. Tratamento medicamentoso é também geralmente indicado para pacientes com gastrinoma metastático. Tratamento medicamentoso consiste em alta dose de PPIs com a meta de reduzir fluxo gástrico do ácido para menos que 10 mEq/h que imediatamente precede à próxima dose programada do medicamento antissecretório.

34. Descrição da avaliação pré-operatória para gastrinoma.
Exame de CT com contraste intravenoso e oral é rotina na avaliação pré-operatória para ressecção de gastrinoma para descartar doença metastática, e sua exatidão depende do tamanho do gastrinoma. Em alguns casos, imagem por ressonância magnética (MRI) é usada por ser mais sensível que o exame de CT para metástase de fígado. O advento do exame de cintilografia dos receptores da somatostatina (octreotida) tem melhorado muito a localização pré-operatória dos gastrinomas. Este estudo depende da alta densidade dos receptores de somatostatina nos gastrinomas e usa o análogo de somatostatina sintético radiomarcado, iodo 125-[^{125}I] octreotida para identificar gastrinomas primários tanto quanto gastrinomas metastáticos.

Estudos recentes têm demonstrado que cintilografia dos receptores da somatostatina tem alta sensibilidade e especificidade para detectar gastrinomas primários e metastáticos e é a modalidade de imagem inicial de escolha para localização. Ela também avalia a extensão dos receptores de somatostatina e discutido a necessidade para terapia com base na somatostatina. Ultrassonografia Endoscópica tem recentemente sido usada para localizar gastrinomas, entretanto, é altamente dependente do operador e não confiável para identificar pequenos tumores no duodeno. Endoscopia superior intraoperatória com ultrassom transiluminação ou intraoperatório podem também ser úteis para localizar gastrinomas duodenais pequenos. Mais recentemente, a modificação do exame de octreotida tem tornado disponível como um adjunto para localização intraoperatória. Um aparelho portátil detector de radiação gama é usado no intraoperatório para localizar gastrinomas depois de injeções de [^{125}I] octreotida.

35. Onde é o triângulo do gastrinoma? Qual a porcentagem de tumores que ocorrem nesta área?
O ápice do triângulo do gastrinoma está na junção do ducto comum biliar e ducto cístico, e o triângulo é formado pelo limite da segunda e terceira porções do duodeno e a junção do colo e corpo do pâncreas (Figura 74-7). Aproximadamente 60 a 75% dos gastrinomas são encontrados neste triângulo.

36. Descrição do esquema cirúrgico para exploração, localização e remoção do gastrinoma.
Se nenhum tumor for evidente no exame de CT pré-operatório e outros estudos pré-operatórios de localização tenham falhado, exploração começa com exploração da superfície anterior do pâncreas pela mobilização de cólon transverso. Uma manobra de Kocher é, então, realizada para mobilizar o duodeno, permitindo palpação bimanual completa do pâncreas. Ultrassonografia intraoperatória é concentrada no triângulo do gastrinoma. Biópsia dos nódulos linfáticos deve ser reali-

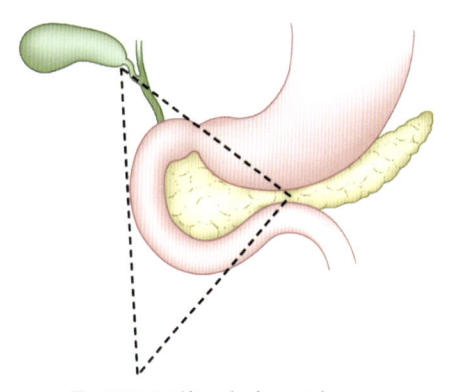

Fig. 74-7. O triângulo do gastrinoma.

zada por causa, ocasionalmente, do gastrinoma que está localizado em um nódulo isolado. Se a ultrassonografia do pâncreas não revelar o tumor, gastrinoma duodenal deve ser suspeitado. Uma incisão piloroplástica é feita, e a parede duodenal é visualmente inspecionada e manualmente palpada. Um método alternativo para localização do gastrinoma duodenal é a transiluminação da parede com endoscopia intraoperatória. Gastrinomas na parede duodenal ou pâncreas podem ser enucleados, mas lesões isoladas na cauda do pâncreas são frequentemente tratadas pela pancreatectomia distal.

Se nenhuma lesão for encontrada ou se a doença que for encontrada for multicêntrica ou metastática, uma cirurgia da úlcera pode ser realizada como paliativo. Este procedimento frequentemente consiste na vagotomia troncular e piloroplastia. Alternativamente, o paciente pode ser mantido em IBPs. Em casos raros, a gastrectomia total pode ser realizada para controlar a produção ácida em pacientes que são refratários à terapia medicamentosa ou incapazes de tolerar efeitos colaterais da medicação.

37. Descrição do risco do câncer do coto gástrico depois de parcial gastrectomia para úlceras duodenal e gástrica.

Carcinoma do coto gástrico é definido como adenocarcinoma de estômago que ocorre pelo menos 5 anos depois de ressecção parcial gástrica para doença benigna. Em pacientes que têm tipo gastrectomia distal parcial para úlcera gástrica, o risco relativo não é diferente que na população em geral nos primeiros 20 anos, mas eleva para 3 vezes depois de 20 anos. Gastroscopia de rastreamento anual e biópsia devem ser realizadas em pacientes que foram submetidos à ressecção gástrica pelo menos 15 anos mais cedo, e se tiver moderada ou severa displasia na biópsia.

BIBLIOGRAFIA

1. Anlauf M, Gabrecht N, Henopp T et al. Sporadic versus hereditary gastrinomas of the duodenum and pancreas: distinct clinic-pathological and epidemiological features. World J Gastroenterol 2006;12:5440-6.
2. Ashley SW, Daly JM, editors. Principies of surgery. Columbus, OH: McGraw-Hill; 1999.
3. Arts J, Caenepeel P, Bisschops R, Dewulf D, Holvoet L, Piessevaux H et al. Efficacy of the long-acting repeatable formulation of the somatostatin analogue octreotide in postoperative dumping. Clin Gastroenterol Hepatol 2009;432-7.
4. Azimuddin K, Chamberlain RS. The surgical management of pancreatic neuroendocrine tumors. Surg Clin North Am 2001;81:511-25.
5. Behrman SW. Management of complicated peptic ulcer disease. Arch Surg 2005;140:201-8.
6. Hadzibulic E and Govedarica S. Significance of forrest classification, rockall's and blatchford's risk scoring system in prediction of rebleeding in peptic ulcer disease. Acta Med Median 2007;46(4):38-43.
7. Hansson LE. Risk of stomach cancer in patients with peptic ulcer disease. World J Surg 2000;24:315-20.
8. Harbison SP, Dempsey DT. Peptic ulcer disease. Curr Probl Surg 2005;42:346-454.
9. Jamieson GG. Current status of indications for surgery for peptic ulcer disease. World J Surg 2000;24:256-8.
10. Lipof T, Shapiro D, Kozol RA. Sporadic versus hereditary gastrinomas of the duodenum and pancreas: distinct clinic-pathological and epidemiological features. World J Gastroenterol 2006;12:3248-52.
11. Millat B, Fingerhut A, Borie F. Surgical treatment of complicated duodenal ulcers: controlled trials. World J Surg 2000;24:299-306.
12. Noguiera C, Silva AS, Santos JN et al. Perforated peptic ulcer: main factors of morbidity and mortality. World J Surg 2003;27:782-7.
13. Norton JA, Fang TD, Jensen RT. Surgery for gastrinoma and insulinoma in multiple endocrine neoplasia type 1. J Natl Cancer Inst 2006;4:148-53.
14. Rockall TA. Management and outcome of patients undergoing surgery after acute upper gastrointestinal haemorrhage. Steering Group for the National Audit of Acute Upper Gastrointestinal Haemorrhage. J R Soc Med 1998;91(10):518.
15. Shroder VT, Pappas TN, Vaslef SN, Scarborough JE. Peptic ulcer surgery in the modern era. J Surg Res 2013;179:234-5.
16. Testini M, Portincasa P, Piccini G et al. Significant factors associated with fatal outcome in emergency open surgery for perforated peptic ulcer. World J Gastroenterol 2003;9:2338-40.

Website

http://www.uptodate.com/contents/surgical-management-of-peptic-ulcer-disease/abstract/6?utdPopup=true

ABORDAGEM CIRÚRGICA PARA ABDOME AGUDO
Kevin Rothchild, MD ▪ Jonathan A. Schoen, MD

1. Qual é o significado para o termo *abdome agudo*?
A definição clássica refere-se a um início súbito de dor abdominal severa de causa não clara. *Abdome agudo* refere-se a qualquer condição abdominal que requer diagnóstico imediato. Frequentemente abdome agudo é equiparado à inflamação do peritônio ou peritonite, mas eles não são idênticos. Embora muitos casos podem ultimamente requerer intervenção cirúrgica. Ele não é inerentemente aplicado ao termo.

2. Quais elementos da história do paciente são mais importantes?
- Idade.
- Localização da dor (que quadrante).
- Características (aguda, penetrante, persistente, queimação).
- Início e duração.
- Histórico de cirurgias anteriores, comorbidades médicas.

3. Quais transtornos estão associados a grupos de idade específica?
- Neonatos: intussuscepção, apendicite, diverticulite de Meckel, adenite mesentérica, volvo do intestino médio, má rotação, estenose pilórica hipertrófica, atresia de intestino delgado.
- Adultos: colecistite, diverticulite, transtornos ginecológicos, doença ulcerosa péptica (PUD), hérnia encarcerada, ruptura de baço, cálculos renais ou biliares, pancreatite, obstrução de intestino delgado.
- Adultos mais velhos: diverticulite, câncer de cólon (perfuração), apendicite, aneurisma de aorta, Volvo colônico (cecal ou sigmoide) e intestino delgado, isquemia mesentérica.

4. Dor em cada destas localizações é frequentemente associadaa quais transtornos?
- Quadrante superior direito: doença do trato biliar, hepatites, PUD, pneumonia.
- Franco direito: hepatites, pielonefrite, apendicite.
- Quadrante inferior direito: apendicite (tardia), gravidez ectópica, hérnia inguinal encarcerada, hematoma da bainha do reto, torção de ovário, doença inflamatória pélvica, ruptura de cisto ovariano, diverticulite de Meckel, doença de Crohn.
- Epigástrica: pancreatite, PUD, doença cardíaca, doença esofágica.
- Região central do abdome: obstrução intestinal, isquemia intestinal, Volvo de intestino médio, apendicite (início).
- Quadrante superior esquerdo: ruptura esplênica ou infarto, PUD, pneumonia, ruptura de aneurisma da aorta abdominal.
- Quadrante inferior esquerdo: diverticulite, hérnia inguinal encarcerada, torção de ovário, doença inflamatória pélvica, câncer de cólon (perfurado).

5. Quais problemas associados podem ajudar a apontar o diagnóstico?
Uma história completa medicamentosa, cirúrgica e familiar é essencial. Por exemplo, mulheres em pré-menopausa, questões relacionadas com doença pélvica inflamatória e gravidez devem ser examinadas como parte da avaliação inicial. Fatores de risco frequentemente estreitarão a grande quantidade de diagnósticos diferenciais, como uso crônico de medicamentos anti-inflamatórios não esteroides em pacientes com dor epigástrica (úlcera péptica) ou história de doença de inflamação intestinal em pacientes com constipação ou dor no quadrante inferior direito (estenose ileocecal de Crohn).

6. Descrição da inervação do perltônio. Quais são os sinais peritoneais?
O peritônio é derivado do mesoderma. Ele consiste em duas lâminas de camada dupla de células que formam as camadas visceral e parietal, cada uma com suas próprias inervações sensoriais. A camada visceral cobre os órgãos e tem inervação autônômica. Estas Fibras C lentas podem responder a vários estímulos, como alongamento mecânico ou hipóxia e produz dor persistente, frequentemente cãibras na linha média, dor de natureza insidiosa (um paciente frequentemente aponta sua mão sobre o umbigo quando pedido para localizar). A camada parietal cobre a superfície mais interna da cavidade abdominal e tem inervação somática de correspondência aos nervos espinhais, cada um produzindo a sensação de dor na área local do qual é originada. Esses são transmissores rápidos e eles levam à dor que é aguda e facilmente localizada. *Peritonite* refere-se a qualquer inflamação dessas camadas peritoneais. Esta inflamação leva à defesa ou espasmos do músculo quando é palpado. *Contratura voluntária* é definida como quando o paciente pode conscientemente eliminar o espasmo muscular, e *contratura involuntária* refere-se a uma resposta de defesa que não pode ser controlada. Esta última é a mais provável; um abdome em tábua e tenso frequentemente é associado à peritonite difusa.

7. Qual é o significado da dor à descompressão, e o que isto causaria?
Se alguém apalpar profundamente com os dedos e liberar de repente a pressão manual, frequentemente deve causar dor severa na descompressão em pacientes com irritação peritoneal. Muitos cirurgiões acreditam que este sinal não conduz a qualquer informação a mais do que pode ser obtida com gentil e profunda palpação, e este procedimento frequentemente causa inesperada e *desnecessária* dor, além de contratura voluntária que fará mais exames menos confiáveis.

8. Qual é a natureza da dor intestinal?
Os intestinos em si mesmo são insensíveis à dor direta da lesão do trauma ou inflamação. Entretanto, dor intensa pode ser causada pelo alongamento ou distensão, assim como contração contra resistência, como é visto na dor em cólica da obstrução.

9. Qual é o significado para o termo "dor referida"?
Dor referida é um fenômeno pelo qual a dor é sentida em um local diferente do estímulo doloroso. Exemplos clássicos são dor no braço esquerdo ou mandíbula no infarto miocárdico ou dor na ponta da escápula nas condições patológicas do fígado ou vesícula biliar (ver mais tarde neste capítulo). O mecanismo é pouco entendido, mas várias teorias existem, incluindo a da *convergência-projeção*, que como hipótese que axônios aferentes diferentes convergem no mesmo neurônio espinhal produzindo a sensação incômoda.

10. Abdome agudo é descartado pela ausência de febre ou leucocitose?
Não. Febre e leucocitose são frequentes ocorrências tardias. Pacientes mais velhos ou imunocomprometidos podem ser incapazes de montar uma resposta imune mesmo mais tarde no curso do processo da doença.

11. Qual é a importância dos sons intestinais?
Sons intestinais são notoriamente não precisos na avaliação cirúrgica do abdome. Sua ausência pode ser indicativa de íleo ou peritonite, considerando ruídos intestinais alto, borborismo, timpânicos ou rápidos podem ser sugestivos de um processo obstrutivo.

12. Qual é a mais importante parte do exame abdominal?
Palpação é um componente-chave para o exame do abdome, que permite avaliar a sensibilidade localizada, a defesa muscular ou uma peritonite difusa. Deve-se começar a palpação distante da área suspeita de sensibilidade máxima. Um exame retal é também essencial. Um exame pélvico pode também ser de valor incalculável em mulheres em idade fértil com dor abdominal.

13. Quais são os sinais de psoas e obturador?
Inflamação do músculo psoas causa dor na flexão-extensão do quadril. Considerando que inflamação do obturador interno causa dor na rotação interna e flexão do quadril. Uma apendicite retrocecal ou, uma ocasional, diverticulite podem ser responsáveis por estes sinais.

14. O que é o sinal de Rovsing?
Palpação do quadrante inferior *esquerdo* pode causar dor no quadrante inferior *direito*, frequentemente vista na apendicite. Niels Thorkild Rovsing foi um cirurgião dinamarquês que descreveu esta condição patológica, em 1908.

15. O que é o sinal de Kehr?
Dor no quadrante superior esquerdo irradiada para o *topo* do ombro esquerdo secundária à irritação diafragmática. Sinal de Kehr frequentemente indica hematoma de lesão esplênica ou pode ser visto na úlcera péptica perfurada. O epônimo é atribuído a Johannes Kehr, um cirurgião alemão que também desenvolveu um dreno biliar em T.

16. Defina *Mittelshmerz*.
Mittelshmerz é dor abdominal inferior que ocorre durante o meio do ciclo menstrual secundária à ovulação e frequentemente percebido na linha média inferior.

17. Como urinálise ajuda na avaliação?
Células brancas sanguíneas na urina podem indicar infecção do trato urinário. Hematúria pode sugerir cálculo ureteral ou tumor. Glicose ou cetonas podem revelar cetoacidose diabética. Um apêndice inflamado em contato com ureter adjacente pode levar a achados de células brancas ou vermelhas na análise.

18. Qual o primeiro estudo de imagem deve ser feito?
Uma rotina do abdome agudo consiste em uma radiografia abdominal em ortostase, supina e decúbito lateral. Ele é rápido e não é caro e ainda pode fornecer informação vital. Radiografia de tórax em ortostase pode revelar ar livre sobre o diafragma ou sugerir um processo pulmonar. Ar livre pode também ser visto sobre o fígado em decúbito lateral esquerdo na radiografia abdominal. Nível hidroaéreo na radiografia em ortostase pode sugerir obstrução intestinal, considerando que a ausência de ar no reto pode indicar uma completa obstrução. Somente 10% dos cálculos vesiculares são radiopacos, mas 90% dos cálculos ureterais são visualizados. Fecaloma apendicular pode sugerir apendicite pela dor localizada no quadrante inferior direito. Ar na árvore biliar pode ser vista na fístula entérica biliar ou pileflebite pélvica.

19. Como a ultrassnografia (US) é usada?
US ajuda a avaliar a vesícula biliar e árvore biliar, para avaliar o líquido peritoneal livre e pode visualizar o anexo feminino (na localização de possível gravidez ectópica ou cisto ovariano ou massa). Infelizmente, o exame de US abdominal é limitado no conjunto de obesidade, assim como na distensão intestinal.

20. Qual estudo de imagem adicional pode ajudar no diagnóstico?

O Exame de Tomografia computadorizada (CT) do abdome e da pelve com contraste oral e intravenoso é útil na localização do abscesso intra-abdominal, pancreatite, aneurisma ou dissecção aórtica, doença oclusiva arterial ou venosa, hepática, esplênica, retroperitoneal e transtornos renais. Séries radiográficas gastrointestinal superior e inferior (GI) podem apontar o nível da obstrução intestinal ou estabelecer o diagnóstico se CT for inconclusiva. Angiografia ou US (menos sensível) podem ser usadas para avaliar fluxo arterial mesentérico.

21. Se o diagnóstico for duvidoso, qual outro procedimento poderia ser feito?

Cirurgia exploratória do abdome é o próximo passo, se os estudos diagnósticos forem equivocados, e ela é mandatória se a condição do paciente piorar, apesar da agressiva ressuscitação. Em muitos Centros, laparoscopia tem extensamente substituído laparotomia por exploração, mesmo com condições patológicas suspeitas, como úlcera péptica perfurada, diverticulite e apendicite.

22. Laparotomia exploratória é justificada, mesmo se ela não produz achados significativos?

Sim. Apesar do risco da anestesia geral, dor pós-operatória, risco de infecção da ferida e um pequeno risco de vida de obstrução intestinal por aderência (menos que 5%), é ainda mais seguro se submeter a uma cirurgia exploratória que perder o diagnóstico de apendicite ou infarto intestinal.

23. No trauma fechado, o exame de CT do abdome e da pelve revela coleção de líquido livre na cavidade peritoneal. Quando a observação é apropriada em vez da imediata cirurgia exploratória?

No local do trauma, qualquer líquido livre visto na CT pode ser preocupante por possível lesão intestinal para a qual o CT é notoriamente insensível. Qualquer paciente deve estar hemodinamicamente estável para que a observação seja apropriada. Lacerações pequenas do fígado ou baço são rapidamente identificáveis e podem ser tratadas com ressuscitação agressiva. Escala de dor, líquidos requisitados, ou necessidade de transfusão de sangue devem ser prontamente preparados para exploração imediata.

24. Toda lesão penetrante no abdome requer laparotomia?

Não. Na era do exame de CT um paciente hemodinamicamente estável com CT negativa pode ser observado. Muitas feridas por arma branca e lesões de armas de fogo de baixa velocidade são tangenciais e não penetram na fáscia abdominal. Entretanto, observação no conjunto de múltiplos traumatismos pode levar tempo, e imediata exploração para descartar lesão pode ser beneficial no momento. Feridas de bala de alta velocidade quase sempre requerem exploração por causa da alta probabilidade associada à lesão de órgão adjacente e intestino.

25. Qual é a função da laparoscopia no trauma?

Laparoscopia pode ser um complemento útil para avaliar lesões diafragmáticas e quando a penetração da fáscia abdominal não pode ser verificada. O exemplo clássico é uma ferida por arma branca em quadrante superior esquerdo, quando CT ou US não podem ajudar.

26. Quando cirurgia é indicada para PUD?

- Perfuração: Fechada com um remendo de Graham ou omental é aceitável para o paciente sem história prévia de PUD e para pacientes hemodinamicamente instáveis. Cirurgia antiúlcera definitiva é indicada em pacientes estáveis hemodinamicamente com história prévia ou PUD crônica. Ressecção da úlcera crateriforme com adequadas margens deve ser realizada para úlceras gástricas. Gastrectomia definitiva é feita depois da recuperação, se carcinoma for encontrado na amostra.
- Obstrução: Se obstrução duodenal de uma úlcera não for aliviada por 7 dias, cirurgia é geralmente indicada. Dilatação por balão e endoprótese são alternativas em pacientes que são pobres candidatos à cirurgia.
- Sangramento: Cirurgia é indicada em qualquer paciente hemodinamicamente instável ou naqueles requerendo mais que 6 unidades de concentrado de hemácias num período de 24 horas. Esofagogastroduodenoscopia (EGD) assim como a angiografia podem ser muito úteis neste conjunto antes da intervenção cirúrgica.
- Refratariedade: Apesar das biópsias benignas, úlceras gástricas recorrentes ou que não cicatrizam devem ser removidas por causa do risco de carcinoma primário.

27. Quando colecistectomia é a melhor opção para pancreatite aguda presumidamente causada por doença de cálculo biliar?

Classicamente, pacientes com pancreatite por cálculo biliar poderiam ser submetidos à colecistectomia de 4 a 6 semanas seguintes na sua hospitalização inicial, entretanto, estudos mais recentes mostram alta taxa de recorrência com esta demora. Além disso, cirurgia mais cedo (p. ex., durante a mesma hospitalização, depois de a dor ter sido resolvida) tem mostrado similar complicações e taxas de conversão comparada ao atraso na abordagem.

28. Quando cirurgia é indicada para pancreatite aguda severa?

Paciente com progressiva hemorragia ou pancreatite necrosante infectada deve ser submetido à cirurgia quando as medidas ressuscitativas falharem. Ambos, cateter de drenagem guiado por CT de abscesso pancreático bem localizado assim como descompressão endoscópica de pseudocisto bem formado, podem ser uma alternativa. Apesar da cirurgia agressiva, a taxa de mortalidade é ainda acima de 40% em algumas séries.

29. O que são infarto omental e apendagite epiploica e como elas são relatadas? Qual é o ideal tratamento para estes processos?

Torção espontânea ou infarto tanto do omento quanto dos apêndices epiploicos do cólon podem imitar a apendicite ou outras condições patológicas abdominais agudas com base na sua localização. Para ambas, o processo é geralmente alto limitante, com cuidado conservativo (não cirúrgico) recomendado. CT é o suporte principal de diagnóstico e pode evitar cirurgia desnecessária.

30. Qual é o melhor método de diagnóstico da dor secundária à isquemia mesentérica?

Apesar das modalidades múltiplas (CT, US, angiografia) para se avaliar o fluxo vascular intestinal, alto índice de suspeita, uma cuidadosa história e exame clínico permanecem os melhores métodos para diagnosticar isquemia mesentérica. Dor fora da proporção do exame clínico é um achado clássico. Fibrilação atrial, cirurgia cardíaca recente e qualquer estado hipercoagulável devem elevar suspeita. Déficit de base na gasometria arterial pode refletir isquemia ou necrose, mas gasometria sanguínea normal ou lactato não devem atrasar exploração. Laparoscopia pode ser útil se não houver excessiva dilatação intestinal.

31. Descrição da estratégia cirúrgica para o tratamento da doença de Crohn.

Por causa da cronicidade da doença, qualquer estratégia cirúrgica deve ser para diminuir o comprimento do intestino delgado. Estenosoplastia tem mostrado ser uma medida eficiente para múltiplas estenoses de Crohn e mantém o comprimento do intestino delgado. No acompanhamento em longo prazo da doença, ressecção é geralmente limitada às áreas de intestino gravemente doente (não mircroscopicamente normal).

32. Quando cirurgia dever ser realizada para diverticulite aguda não complicada? O que é lavagem peritoneal laparoscópica?

A cirurgia clássica pressupõe que o paciente com dois ou mais ataques deve ser submetido à colectomia tem sido desafiador, como há o conceito que pacientes no fim do espectro da idade devem ter intervenção cirúrgica mais agressiva. Mais novos dados sugerem que é seguro considerar intervenção na base de caso a caso e realizar colectomia com base nos sintomas. Perfuração livre com peritonite, obstrução intestinal e severo sangramento são indicações para cirurgia imediata. Cateter de drenagem do abscesso localizado pode frequentemente adiar a cirurgia e pode frequentemente evitar a necessidade de formação de colostomia aguda (procedimento de Hartmann) ou permitir uma abordagem laparoscópica.

Lavagem peritoneal ou irrigação é parte do procedimento laparoscópico para lavar a cavidade abdominal no local da peritonite purulenta (não feculento) causada pela diverticulite aguda. Soro fisiológico é usado para irrigar o abdome, e drenos são colocados. Vários estudos prospectivos em larga escala estão acontecendo para avaliar se este procedimento pode reduzir taxa global de colectomia e de morbidade.

33. Os pacientes mais velhos com volvo sigmoide ou cecal devem ser submetidos à cirurgia?

Sim, depois da redução imediata com enema de bário ou endoscopia, a taxa de recorrência pode atingir tal alta quanto 50 a 90%. A menos que o paciente não possa tolerar uma cirurgia ou está em estado moribundo, cirurgia deve ser oferecida durante a mesma hospitalização.

34. Como o megacólon tóxico acompanhado de colite ulcerativa deve ser tratado?

Ressuscitação volêmica agressiva, repouso intestinal, antibióticos de amplo espectro e corticosteroide intravenoso são os suportes principais da terapia medicamentosa. Exames de séries radiográficas abdominal e radiografia simples são mandatórios para avaliar distensão colônica ou risco de perfuração. Colectomia abdominal total com ileostomia terminal é frequentemente requerida, se não houver melhora em 48 horas.

35. Como a síndrome de Ogilvie deve ser tratada?

A vasta maioria dos pacientes melhora com repouso intestinal e remoção de narcóticos; entretanto, descompressão colônica é indicada na presença de dor ou distensão importante (mais que 12 cm). Neostigmina intravenosa como um agente procinético tem alta taxa de sucesso (maior que 80-90% em algumas pequenas séries), embora risco cardíaco deva ser avaliado previamente à administração. Cecostomia com tubo pode ser considerado em pacientes moribundos.

36. Depois da Colangiopancreatografia retrógrada endoscópica (ERCP) um paciente desenvolve dor abdominal superior e costas. Quais passos devem ser considerados?

Exame de CT ou seriografia do esôfago, estômago e duodeno podemgeralmente apontar lesão ativa no duodeno depois de ERCP ou polipectomia. Repetir a EGD pode melhorar a opção de reparação endoscópica, mas é menos confiável para localização especialmente com as pequenas lesões. O principal foco deve ser na localização da deiscência — se for o sistema biliopancreático ou o duodeno? Lesão do ducto biliar pode ser tratado pela colocação de endoprótese por endoscopia com drenagem percutânea de qualquer bilioma ou exploração (aberta ou laparoscópica), se a lesão for complexa. Pancreatite não é incomum e deve ser tratada expectante. Uma pequena, *contida* deiscência no duodeno posterior (retroperitoneal) pode ser tratada com repouso intestinal e descompressão gástrica, entretanto, laparotomia é indicada na presença de dor contínua ou sinais de peritonite difusa.

37. Como perfuração colônica é tratada depois da colonoscopia?

O risco de perfuração do cólon é de 0,19 a 0,4% depois da colonoscopia diagnóstica e 0,3 a 1% com polipectomia. Em um cólon bem preparado, repouso intestinal, antibióticos e observação são frequentemente apropriados, se não houver evidência de peritonite difusa. Para pequenas perfurações, inicialmente (com 24 horas) reparação laparoscópica é uma alternativa viável, com ressecção e anastomose primária deve ser reservada para lesões maiores ou tecido desvitalizado. Outras complicações, como sangramento ou mesmo ruptura esplênica, foram raramente relatadas depois da colonoscopia.

38. Quais são algumas das outras causas não cirúrgicas de abdome agudo?

A lista de causas médicas que causam dor abdominal aguda é longa e pode frequentemente causar dilemas de diagnóstico, se o índice de suspeita for baixo. Inclui cetoacidose diabética, hipercalcemia, infarto miocárdico, pneumonia, cálculo ureteral e gastroenterite. História cuidadosa, repetição de exame e criterioso uso de imagem diagnóstica são fundamentais para evitar cirurgia desnecessária.

BIBLIOGRAFIA

1. Ahmed A, Eller PM, Schiffman FJ. Splenic rupture: an unusual complication of colonoscopy. Am J Gastroenterol 1997;92:1201-4.
2. Anderson ML, Pasha TM. Endoscopic perforation of the colon: lessons from a 10-year study. Am J Gastroenterol 2000;95:3418-22.
3. Arendt-Nielsen L, Svensson P. Referred muscle pain: basic and clinical findings. Clin J Pain 2001;17(1):11-9.
4. Bretagnol F *et al.* Emergency laparoscopic management of perforated diverticulitis: a promising alternative to more radical procedures. J Am Coll Surg 2008;206:654-7.
5. Chae FH, Stiegmann GV. Current laparoscopic gastrointestinal surgery. Gastrointest Endosc 1998;47:500-11.
6. Cope Z. Cope's early diagnosis of the acute abdomen. New York: Oxford University Press; 1921.
7. Marco CA, Schoenfeld CN, Keyl PM *et al.* Abdominal pain in geriatric emergency patients: variables associated with adverse outcomes. Acad Emerg Med 1998;5:1163-8.
8. McKellar DP, Reilling RB, Eiseman B. Prognosis and outcomes in surgical disease. St Louis: Quality Medical Publishing; 1999.
9. Murinson BB, Griffin JW. C-fiber structure varies with location in peripheral nerve. J Neuropathol Exp Neurol 63(3):246-54.
10. Norton LW, Stiegmann GV, Eiseman B. Surgical decision making. Philadelphia: WB Saunders; 2000.
11. Ponec RJ, Saunders MD, Kimmey MB. Neostigmine for the treatment of acute colonic pseudo-obstruction. N Engl J Med 1999;341:137-41.
12. Pritchard JR, Schoetz DJ. Strictureplasty of the small bowel in patients with Crohn's disease: an effective surgical option. Arch Surg 1990;125(6):715-7.
13. Singh AK, Novelline RA. Acute epiploic appendagitis and its mimics. Radiographics 2005;25:1521-34.

CIRURGIA COLORRETAL: SÍNDROMES DAS POLIPOSES E DOENÇA INFLAMATÓRIA INTESTINAL

Martin D. McCarter, MD

1. **Identificação de quatro classes diferentes de pólipos intestinais.**
   - Neoplásico (adenomatoso, tubular, viloso, túbulo-viloso, serrilhado).
   - Hamartomatoso.
   - Inflamatório e linfoide.
   - Hiperplásico.

2. **O que é um Hamartoma?**
   Um hamartoma é um crescimento exagerado do tecido normal em quantidade ou localização anormal. Um pólipo hamartomoso isolado não tem potencial de malignidade.

3. **Quais síndromes de polipose intestinal estão associadas a pólipo hamartomatoso? *Síndrome de Peutz-Jeghers (PJS)***
   - Polipose juvenil (familiar ou geral).
   - Síndrome Cronkhite Canada (Pólipos hamartomatosos com alopecia, pigmentação cutânea, atrofia das unhas da mão e do pé).
   - Ganglioneuromatose intestinal (Isolado ou com doença de von Recklinghausen ou neoplasia endócrina múltipla tipo 2).
   - Síndrome de Ruvalcaba-Myhre-Smith (pólipos de cólon e língua, macrocefalia, retardo, fácies únicas, máculas pigmentadas no pênis).
   - Doença de Cowden (pólipos gastrointestinais [GI] com pápulas verrucosas oral e cutânea [triquilemomas], associados a câncer de mama, neoplasia da tireoide, cisto de ovário).

4. **Como PJS é manifestada?**
   Este traço autossômico dominante é frequentemente herdado pela presença de pontos de melanina nos lábios e mucosa bucal. Hamartomas estão quase sempre presentes no intestino delgado e ocasionalmente no estômago e cólon. Previamente considerado um processo benigno, pacientes com *PJS estão em risco aumentado de múltiplos cânceres: mama (50%), GI (50%), pancreático (35%), ginecológico (10-20%) e testicular (< 10%)*. Programa agressivo de rastreamento para câncer é recomendado para pessoa com PJS.

5. **Descrição da manifestação de polipose adenomatosa familiar (FAP).**
   FAP é uma doença autossômica dominante, não relacionada com sexo, em que mais de 100 pólipos adematosos afetam o cólon e reto. FAP é causada por mutação no gene polipose adenomatosa coli (APC) no braço longo do cromossomo 5 localizado na região *5q21-q22*. A proteína APC é um supressor tumoral que, quando mutada, falha em ligar a beta-catenina e permitir um crescimento irregular celular. *Um terço dos pacientes apresenta com o caso proposto* (mutação presente) sem história familiar prévia. A doença invariavelmente leva ao câncer invasivo de cólon, se não tratado. A idade média para diagnóstico de câncer de cólon é de 39 anos comparado a 65 anos para rotina de câncer de cólon.

6. **O que é síndrome de Gardner?**
   Síndrome de Gardner é um fenótipo variante da FAP manifestada pela polipose colônica mais fibromas de pele, osteomas (tipicamente da mandíbula, maxila e crânio), cisto epidermoide, tumores desmoides e dentição extra.

7. **Como é feito um rastreamento para FAP?**
   Quando a história familiar é positiva, crianças devem ser submetidas a acompanhamento sigmoidoscópico anual começando aos 10 a 12 anos. Quando os pólipos são identificados, uma colonoscopia completa é recomendada. Uma vez que múltiplos adenomas sejam documentados, colostomia é recomendada. Análise mutacional do gene APC é o diagnóstico mais preciso. Exame Oftalmoscópico para hipertrofia congênita do epitélio pigmentar da retina (CHRPE) pode detectar pacientes comprometidos tão cedo quando 3 meses de idade com valor preditivo positivo de 97% para desenvolver FAP. *CHRPE está presente em 55 a 100% dos pacientes com FAP.*

8. **Quais são as indicações cirúrgicas para colite ulcerativa?**
   - Refratariedade ou falha no tratamento medicamentoso.
   - Colite fulminante (megacólon tóxico, sangramento, diarreia).
   - Profilaxia de carcinoma (presença de displasia de alto grau).
   - Tratamento de carcinoma.

9. Quais são as opções de cirurgia eletiva para FAP e colite ulcerativa crônica?
- Proctocolectomia total com ileostomia terminal de (Brooke).
- Proctocolectomia total com ileostomia continente (bolsa de Kock).
- Colectomia abdominal com anastomose ileorretal.
- Proctocolectomia parcial ± mucosectomia retal e anastomose ileoanal (IPAA) em bolsa.

10. Sempre pode-se dizer a diferença entre doença de Crohn e colite ulcerativa?
Não. Colite que não pode ser caracterizada definitivamente como Crohn ou colite ulcerativa é chamada de *colite indeterminada* e pode ser calculada em 5 a 10% dos casos referidos para consideração cirúrgica.

11. O que é bolsite?
Bolsite, uma das mais frequentes complicações em longo prazo de IPAA, é uma inflamação não específica aguda ou crônica do reservatório. Bolsite é encontrada em 7 a 44% dos pacientes com IPAA; apresenta fezes aquosas com sangue, urgência, frequência, dor abdominal, febre, mal-estar e possível exacerbação de manifestações extraintestinal da doença inflamatória do intestino. A causa é incerta, mas o risco é maior em colite ulcerativa crônica do que em pólipos familiares. Estase da bolsa, supercrescimento bacteriano, disbiose, isquemia, sepse pélvica, radicais livres derivados do oxigênio, estado imune alterado e falta de fatores tróficos da mucosa têm sido propostos como fatores etiológicos.

12. Como a Bolsite é tratada?
O regime de tratamentos bem-sucedidos inclui metronidazol e outros antibióticos anaeróbicos, assim como esteroide ou enemas com 5-aminossalicilato. Ácidos graxos voláteis tópico e glutamina têm sido usados com sucesso variável. Manutenção com probiótico VSL#3 tem sido relatada que ajuda prevenir recorrência. Embora metade dos pacientes com bolsite em algum tempo sofra uma recorrência, muitos poucos desenvolvem comprometimento intratável que requeira exérese da bolsa.

13. Cólon disfuncional desenvolve colite?
Embora controverso, alguns pacientes com uma porção ou todo o cólon desviado do trânsito fecal desenvolvem uma inflamação difícil de ser distinguida da colite ulcerativa na biópsia. *O diagnóstico de colite de derivação é sugestivo quando muco purulento com sangue passa pelo segmento colorretal separado.* O cólon pode ser isolado pelo desvio com ileostomia, colostomia terminal ou em alça, fístula da mucosa ou procedimento de Hartmann. Acredita-se que ácidos graxos de cadeia curta normalmente produzida pela bactéria anaeróbica servem como um fator trófico para colonócitos. A colite de derivação rapidamente se soluciona com a recuperação da continuidade intestinal, quando restauração não é possível, a administração de enema com ácidos graxos de cadeia curta é benéfica.

14. Que tipos de bolsas ileais são usados?
Embora bolsas de maior volume sejam aconselhadas (W=quádruplo, S=triplo e J= dupla alça), os resultados funcionais em longo prazo não são muito diferentes. O autor prefere uma longa bolsa em J (15 cm) (quando possível em um estágio), preservando a zona de transição anal. O procedimento tem sido classicamente em dois estágios, com construção de uma ileostomia temporária seguida de um intervalo para retirada da ileostomia. Recente experiência tem mostrado que a morbidade de IPAA em um estágio pode ser menor, se o paciente não tomar ou tomar baixa dose de esteroides, e a cirurgia é realizada sem complicações. Por que há de fato somente *uma chance* de dar certo (sepse pélvica significativamente diminui ao máximo o funcionamento da bolsa), julgamento intraoperatório é de primordial importância.

DOENÇA ANORRETAL

15. O que são fissuras anais?
Geralmente é um rasgo ou laceração dolorosa no anoderma do canal anal sensível. A maioria das fissuras anais é localizada na linha média do canal anal posterior (90%) ou anterior (10%).

16. Quais transtornos devem ser considerados em pacientes com fissura anal localizada lateralmente?
Transtornos para se considerar são doença de Crohn, colite ulcerativa, sífilis, tuberculose, leucemia, carcinoma e síndrome da imunodeficiência adquirida.

17. Como fissuras agudas são tratadas?
Tratamento conservativo consiste em emolientes fecais e agentes espessantes para evitar movimento intestinal difícil, banho de assento ajuda a diminuir o espasmo do esfíncter, anestésicos tópicos e esteroides tópicos. Nitroglicerina tópica ou pomada de nifedipina reduz espasmo anal. Injeções de toxina botulínica também têm sido usadas para relaxar o esfíncter anal.

18. Quais são os sinais da fissura anal crônica? O que elas significam?
Uma fissura anal crônica pode ser identificada pela presença de um mamilo hemorroidário (plicoma ou hemorroida), úlcera anal (com material fibropurulento ou músculo do esfíncter interno visível na base) e uma papila anal hipertrófica da linha denteada. Uma fissura anal crônica geralmente não responde ao tratamento conservativo, e intervenção cirúrgica é a opção.

19. Quais procedimentos cirúrgicos estão disponíveis para o tratamento da fissura anal crônica?
Esfincterotomia lateral interna fechada ou aberta, exérese (ulcerectomia), exérese e anoplastia Y-V ou outra anoplastia ou dilatação anal.

20. **Diferenciando as hemorroidas externas das internas.**
    - *Hemorroidas externas* originadas na região distal na linha denteada do ânus e são cobertas pelo epitélio escamoso. Hemorroidas externas podem trombolizar ou tornar-se cheias com sangue coagulado. Estas tipicamente são dolorosas, comprometendo o anoderma.
    - *Hemorroidas internas* elevam acima (da região proximal) da linha denteada e são cobertas com epitélios transicional e colunar. Hemorroidas de ***primeiro grau*** incham e sangram. Nas hemorroidas de ***segundo grau*** há prolapso e retornam espontaneamente. Nas hemorroidas de *terceiro grau* há prolapso e podem ser manualmente reduzidas, considerando que as hemorroidas de *quarto grau* são irredutíveis. Tipicamente estas não são dolorosas acima do anoderma.

21. **Como hemorroidas agudas são tratadas?**
    - *Medicamentos tópicos*, como anestésicos, preparações de hidrocortisona e adstringente (*Hamamelis* virginiana, glicerina, sulfato de magnésio), podem ser usados.
    - *Hemorroidectomia de emergência* é realizada para remover a hemorroida inflamada. Grampeador hemorroidal circular tem sido usado também para o tratamento de hemorroidas maiores.

22. **Lista de vários tratamentos ambulatoriais minimamente invasivos para hemorroidas internas.**
    Tratamentos ambulatoriais são ligadura elástica, cautério bipolar, eletroterapia com corrente contínua, coagulação infravermelha, escleroterapia, crioterapia.

23. **Como hemorroida externa aguda trombolizada é mais bem tratada?**
    Remoção do coágulo e do complexo hemorroidal comprometido (oposto da incisão isolada) previne melhor futura recorrência no mesmo local.

24. **Explicação da causa de abscesso anorretal e fístulas.**
    Uma origem criptoglandular parece prover a melhor explicação. Quatro a 10 glândulas anais entram no canal anal no nível das criptas na linha denteada. As glândulas se estendem para dentro do esfíncter interno dois terços das vezes e para dentro do espaço interesfincteriano a outra parte das vezes. Bloqueio da glândula leva a um supercrescimento bacteriano com resultado de necrose de pressão e formação de abscesso. Um abscesso ou infecção pode causar uma comunicação anormal entre duas superfícies (como canal anal e tecido perianal) que cria uma fístula.

25. **Lista de vários tipos e localizações dos abscessos anorretais.**
    Tipos e localizações são submucoso, interesfincteriano, perianal (margem anal), isquiorretal (perirretal) e supraelevador.

26. **Qual é o melhor tratamento para um abscesso anorretal?**
    Incisão e drenagem imediata. Há pouca ou nenhuma função para antibióticos (exceção são pacientes imunocomprometidos e pacientes com prótese valvular cardíaca ou celulite severa) e não há motivo em esperar o abscesso apontar ou tornar-se flutuante antes do tratamento cirúrgico.

27. **O que é regra de Goodsall?**
    Ver Figura 76-1.

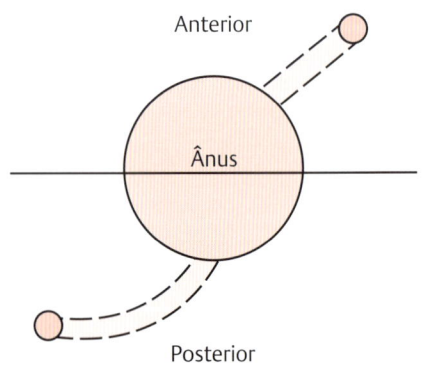

Fig. 76-1. A regra de Goodsall ajuda a determinar o local da abertura interna de uma fístula anal com base no local de sua abertura externa. Determinação precisa da *cripta "criminal"* da fístula de origem na linha denteada é importante no momento do tratamento cirúrgico geralmente fistulotomia. Se o ânus for dividido dentro de metades imaginárias anterior e posterior no plano coronal, fístulas posteriores tendem a curvar para dentro da linha média posterior. Fístulas anteriores menores que 3 cm tendem a seguir radialmente para linha denteada, considerando que fístulas anteriores maiores que 3 cm podem convergir para linha média posterior.

28. O que é um sedenho?
Um sedenho é um aparelho de drenagem usado para controlar e tratar um abscesso fistuloso anal. Ele é inserido por completo no trajeto fistuloso e fixado nele mesmo, deste modo faz um círculo sobre uma porção do músculo esfincteriano anal. Ele serve como um aparelho de corte para exteriozar a fístula lentamente. Sedenhos típicos são drenos de penrose, cadarço vascular de silicone ou sutura de seda.

29. Quais são as indicações comuns para a colocação de um sedenho?
- Abscesso alto fistuloso que envolve mais que uma metade do comprimento do músculo do canal anal.
- Fístulas anteriores em mulheres.
- Doença inflamatória intestinal.
- Pacientes adultos mais velhos ou pacientes com múltiplas cirurgias anorretais prévias.

30. Lista de opções de tratamentos para fístulas anorretais.
- Selante de fibrina.
- Plugue de colágeno.
- Anticorpo monoclonal antifator de necrose tumoral para fístula de Crohn.
- Procedimento de fistulotomia de Park com remoção e desbridamento do trajeto da fístula, reparo muscular, cobertura da abertura interna com retalho de avanço e drenagem da porção externa do trajeto da fístula

31. Quando a doença anorretal supurativa é especialmente perigosa?
Na presença de neutropenia, quando associadaà quimioterapia. Infelizmente, cirurgia e mesmo exame digital anorretal podem ser contraindicados. Frequente infecção bacteriana está espalhada sem formação de abscesso purulento ou clássico.

32. O que é gangrena de Fournier?
Gangrena de Fournier é uma infecção necrosante do tecido mole do períneo. Embora rara, ela pode apresentar-se como um abscesso perirretal suspeito, então um índice alto de suspeita deve ser mantido. O tratamento é um desbridamento cirúrgico imediato.
- *Sinais Locais* – crepitância, bolha, celulite.
- *Sinais sistêmicos* – estado mental alterado, hipotensão, oligúria.

33. O que é doença perianal de Paget?
Doença perianal (extramámaria) de Paget é caracterizada por uma derme escamosa, inflamada, parecendo eczema. Biópsia revela células típicas de Paget com citoplasma arredondado, pálido, vacuolado, mucinas positivas com núcleo reticular excêntrico. É uma condição crônica frequente, mas carcinoma primário deve ser descartado como câncer invasivo anorretal que pode ser associado à doença de Paget.

34. Quais características do paciente estão associadas a prolapso retal?
- Constipação crônica.
- Profundidade do saco de Douglas.
- Doença neurológica.
- Ânus patuloso.
- Sexo feminino.
- Diástase do músculo levantador do ânus.
- Nuliparidade.
- Falta de fixação do reto ao sacro.
- Cólon retossigmoide redundante.
- Cirurgia anorretal anterior.

35. Quais opções cirúrgicas são disponíveis para prolapso retal?
Ressecção (abordagem laparoscópica ou padrão) do cólon redundante e reto com uma fixação retal (retopexia) e geralmente associado a melhor resultado em longo prazo em pacientes que são adequados para uma cirurgia maior. Para pacientes com maiores riscos para cirurgia maior, outros procedimentos têm sido descritos, incluindo estreitamento do orifício anal (operação Thiersch) ou uma retossigmoidectomia perineal com plicatura dos elevadores (procedimento de Altemeier).

MALIGNIDADE COLORRETAL
Câncer Retal
36. Qual é a melhor maneira de estadiar o câncer retal?
É dito que um dedo treinado é o melhor instrumento; entretanto, a precisão total do estadiamento depende da informação desejada e da modalidade de escolha. Linhas-guias de estadiamento estão resumidas na Tabela 76-1; entretanto, a experiência do operador e julgamento permanecem ser de valor incalculável.

37. Quando ressecção endoscópica da mucosa (EMR) é indicada?
A EMR é indicada na presença de um grande pólipo benigno e alguns tumores T1. Aqueles com características adversas, como invasão linfovascular e margens positivas, necessitam de terapia adicional, como exérese total (cirúrgica) ou radioterapia.

Tabela 76-1. Precisão Estimada da Modalidade de Estadiamento do Câncer Retal			
	ULTRASSONOGRAFIA ENDOSCÓPICA (US)	IMAGEM DE RESSONÂNCIA MAGNÉTICA	TOMOGRAFIA COMPUTADORIZADA
Estágio T	85%	80%	65%
Estágio N	75%	60%	55%
Total	80%	70%	60%

38. Quais são as indicações das terapias neoadjuvante (antes da cirurgia) e adjuvante (depois da cirurgia)?
Qualquer doença N1 ou T4 se indica a necessidade de terapia. É geralmente indicada para lesões uT3 e algumas lesões uT2. Terapia neoadjuvante diminui a taxa de recorrência local e melhora as chances de preservação do esfíncter.

39. O que é uma ressecção abdominoperineal (APR) e quando ela é indicada?
A APR é a remoção de todo o ânus e reto com uma colostomia terminal. É geralmente indicada para incontinência anal total ou tumores que invadem o esfíncter anal. Câncer do reto baixo que não invadem diretamente o esfíncter anal pode, em certas situações, ser tratado como preservação de esfíncter e restauração com anastomose coloanal.

CÂNCER DE CÓLON

40. Quais são os princípios fundamentais da ressecção de câncer de cólon?
- *Uma margem de 5 cm* em ambos lados do tumor.
- Interromper suprimento vascular na origem dos vasos mais próximos identificados - Ligadura dos vasos (ileocólico, cólico direito e cólico médio, cólico esquerdo, artéria mesentérica inferior).
- Adequado estadiamento de nódulo linfático (geralmente objetivo para um mínimo de *12 nódulos avaliados*).

41. Cirurgia laparoscópica compromete a chance de uma cura?
Não. Vários estudos randomizados prospectivos têm demonstrado equivalência na sobrevida ao câncer de ambas as abordagens aberta e laparoscópica. A chave para alcançar isto é fazer a mesma extensão da ressecção da mesma maneira. Preocupações iniciais para o desenvolvimento de metástase em sítios de trocarte não são encontradas.

42. Quais são os prós e contras da laparoscopia *versus* colectomia aberta?
Prós:
- Incisões menores.
- Menos medicação para dor.
- Mais rápida recuperação e retorno ao trabalho.
- Possível retorno precoce da função intestinal.

Contras:
- Baixa curva de aprendizado para proficiência técnica.
- Dificuldade aumentada no local da reoperação ou com inflamação aguda (diverticulite).

DOENÇA BENIGNA DO CÓLON E INTESTINO DELGADO

43. Quais são os achados do volvo sigmoide na radiografia abdominal simples e enema com contraste?
A radiografia simples demonstra *um U invertido ou grão de café*, sinal do cólon sigmoide massivamente dilatado, cheio de ar, elevado para fora da pelve. O enema contrastado mostra aparência de *um bico de pássaro no* cólon estreito na transição da junção retossigmoide.

44. Como é o tratamento de um volvo de sigmoide sem estrangulamento?
Tratamento com uma sigmoidoscopia flexível ou rígida ou descompressão colonoscópica, seguida por ressecção eletiva do sigmoide.

45. Por que uma cirurgia eletiva deve ser realizada depois de uma bem-sucedida endoscopia de distorção e de descompressão de um Volvo de sigmoide?
Recorrência é a regra com volvo de sigmoide. Ressecção eletiva do sigmoide do intestino preparado e descomprimido pode ser geralmente acompanhada com muito baixa mortalidade. Cirurgia de emergência para volvo de sigmoide envolve taxa mais alta de mortalidade.

46. Perfurações do cólon na colonoscopia exigem reparação cirúrgica?
Nem todas as perfurações requerem cirurgia. Bom julgamento clínico é essencial. Perfurações controladas e limitadas com mínima contaminação geralmente selam espontaneamente. Sinais de doença sistêmica (taquicardia, febre, hipotensão, dor abdominal aumentada) geralmente requerem cirurgia (Figura 76-2).

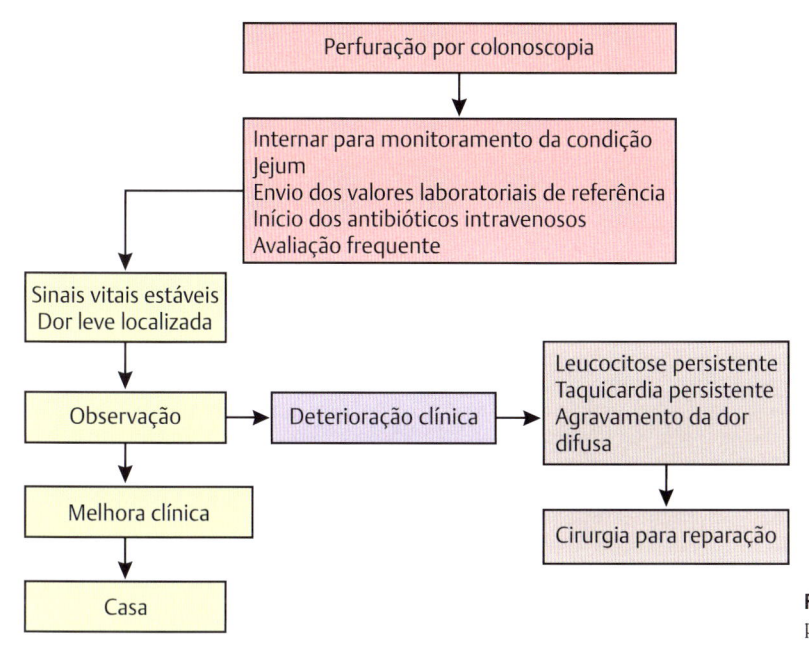

CAPÍTULO 76 ▪ CIRURGIA COLORRETAL: SÍNDROMES DAS POLIPOSES E DOENÇA INFLAMATÓRIA INTESTINAL

Fig. 76-2. Algoritmo de manejo para perfuração por colonoscopia.

47. O que é síndrome de Ogilvie?
A pseudo-obstrução colônica apresenta sinais, sintomas e achados radiológicos sugestivos de obstrução sem uma fonte mecânica. E quase sempre vista em pacientes hospitalizados com outras condições médicas de base, apresentando marcado ar colônico na radiografia abdominal. Os tratamentos incluem tratamento da questão médica de base, descompressão colonoscópica e neostigmina.

48. O que o estudo radiográfico simples do abdome revela na obstrução do intestino grosso?
Uma obstrução do intestino grosso demonstra níveis hidroaéreos em diferentes alturas (degraus de uma escada) do intestino delgado ou cólon dilatado massivamente. O cólon é identificado pala presença de haustros, comparados às válvulas coniventes do intestino delgado. O reto é geralmente sem gás, embora gás distal com a obstrução colônica não possa ser completamente removido do cólon distal. Uma imagem parecendo uma obstrução de intestino delgado (SBO) sozinha pode parecer na obstrução mais proximal do cólon. Pseudo-obstrução colônica também pode dar imagem de Roentgengrafia similar a uma verdadeira obstrução.

49. Quais achados radiográficos estão associados a íleo biliar?
Ar na vesícula biliar ou árvore biliar, SBO ao nível da válvula ileocecal, obstrução de intestino grosso no cólon sigmoide e, ocasionalmente, uma massa calcificada no ponto de obstrução são associados a íleo biliar.

50. O que a endometriose faz com o sistema alimentar?
Endometriose é a presença de tecido endometrial funcional fora do útero. Quando estes tecidos hormonalmente ativos são implantados na superfície intestinal, eles podem causar dor, sangramento cíclico e sintomas obstrutivos.

51. O que é uma obstrução intestinal primária?
Obstrução intestinal primária refere-se a uma obstrução intestinal sem uma causa conhecida, como adesões ou diagnóstico de câncer prévio. Obstrução intestinal primária geralmente requer uma cirurgia em algum momento.

52. Como um íleo pós-operatório é diferenciado de uma SBO pós-operatória?
Esta distinção pode ser extremamente difícil. Íleo pós-operatório geralmente ocorre acima de 1 semana depois da cirurgia, considerando que SBO pós-operatória pode ser mais tardia 7 a 30 dias ou mais tempo. SBO é associada à náusea, vômito, distensão e dor abdominal, considerando que um íleo pode ser associado à falha indolor em realizar os movimentos intestinais. A imagem radiográfica pode ou não incluir níveis hidroaéreos em diferentes alturas em cada transtorno.

53. O tratamento da SBO pós-operatório é diferente do tratamento de SBO sem cirurgia?
Sim. Geralmente alguns esperam fora da obstrução pós-operatória imediata para um período indefinido, enquanto não há evidência de estrangulamento ou risco de perfuração. *Aproximadamente 80% resolvem sem cirurgia*. Sucção nasogástrica e um suporte principal para o tratamento da SBO pós-operação, considerando que "o sol nunca se põe" na suspeita de SBO mecânica sem cirurgia; uma cirurgia geralmente é realizada tão breve quanto o diagnóstico completo da obstrução é feito.

54. Qual é a causa mais comum de SBO?
Aderências são as causas mais comuns de SBO.

55. Aderências podem ser prevenidas?

Membranas absorvíveis de Hialuronato e Carboximetilcelulose levam a uma redução estatística importante no número e severidade das aderências intra-abdominais, embora não seja clara se isto traduz dentro de uma futura redução da necessidade por intervenção cirúrgica.

56. Quais são os achados patológicos tardios decorrentes da radiação entérica?

Arterite obliterante ocorre mais tarde por causa da radiação entérica. Fibrose severa comumente é acompanhada por formação de telangiectasia. A pelve pode estar "congelada" por causa do incremento denso de adesões e fibrose.

57. Quais são os princípios gerais para tratamento da radiação entérica?

Opções de tratamento medicamentoso são geralmente exauridos antes de a cirurgia ser contemplada ou tentada. Colestiramina, dieta elementar e nutrição parenteral total são comumente usadas. Embora cirurgia não seja descartada para indicações urgentes (obstrução completa, perfuração, abscesso não passível de drenagem percutânea, sangramento, fístulas não responsivas) levamà significativa taxa de morbidade e de mortalidade. Enterólises, ou separação de aderências, em intestino irradiado são associadas a uma alta taxa de formação de fístula. Anastomose pode ser realizada seguramente se pelo menos uma extremidade do intestino possa ser conectada não tenha sido irradiada. Procedimento de desvio intestinal sem ressecção pode ser necessário.

58. Quais tratamentos estão disponíveis para retite actínica hemorrágica?

Os tratamentos incluem drogas anti-inflamatórias tópicas (esteroides, enema ou supositórios de mesalamina) aplicação endoscópica direcionada de coagulação com plasma de argônio, termal, bipolar, ou ablação a *laser* de telangiectasias; e, por último, aplicações de soluções de formaldeído a 4% (sobre situações controladas na sala de cirurgia).

BIBLIOGRAFIA

1. Beck DE. The ASCRS textbook of colon and rectal surgery. 2nd ed. New York: Springer Science and Business Media LLC; 2011.
2. Bordeianou L, Maguire L. State-of-the-art surgical approaches to the treatment of medically refractory ulcerative colitis. J Gastrointest Surg 2013 Nov;17(11):2013-9.
3. Danese S. New therapies for inflammatory bowel disease: from the bench to the bedside. Gut 2012;61(6):918-32.
4. Fazio VW, Kiran RP, Remzi FH, Coffey JC, Heneghan HM, Kirat HT *et al*. Ileal pouch anal anastomosis: analysis of outcome and quality of life in 3707 patients. Ann Surg 2013;257(4):679-85.
5. Fleshman J, Sargent DJ, Green E *et al*. Laparoscopic colectomy for cancer is not inferior to open surgery based on 5-year data from the COST Study Group trial. Ann Surg 2007;246:655-62.
6. Kumar S, Wong PF, Leaper DJ. Intra-peritoneal prophylactic agents for preventing adhesions and adhesive intestinal obstruction after non-gynaecological abdominal surgery. Cochrane Database Syst Rev 2009;1, CD005080.
7. Lacy BE, Weiser K. Gastrointestinal motility disorders: an update. Dig Dis 2006;24:228-42.
8. Patel SG, Ahnen DJ. Familial colon cancer syndromes: an update of a rapidly evolving field. Curr Gastroenterol Rep 2012;14(5):428-38.
9. Shen B. Acute and chronic pouchitis—pathogenesis, diagnosis and treatment. Nat Rev Gastroenterol Hepatol 2012;9(6):323-33.
10. Vasen HF, Möslein G, Alonso A. Guidelines for the clinical management of familial adenomatous polyposis (FAP). Gut 2008;57:704-13.
11. Zaghiyan KN, Fleshner P. Anal fissure. Clin Colon Rectal Surg 2011;24(1):22-30.

Websites

American Society of Colon and Rectal Surgeons. http://www.fascrs.org [Accessed September 22,2014]. National Comprehensive Cancer Network. http://www.nccn.org [Accessed September 22, 2014].

OBESIDADE E CIRURGIA DE PERDA DE PESO
Jonathan A. Schoen, MD

CAPÍTULO 77

1. **Qual é a definição de *obesidade*?**
   Obesidade é o excesso de gordura corporal.

2. **Como a gordura corporal relativa ao peso égeralmente mensurada?**
   A gordura corporal relativa ao peso é mensurada pelo cálculo do índice de massa corporal (BMI). Isto é simplesmente kg/m².

3. **Descrição do sistema de classificação do BMI.**
   - **Baixo peso** < 18.
   - **Eutrófico** 18-24.
   - **Sobrepeso** 24-29.
   - **Obeso** 30-39.
   - **Obeso mórbido** ≥ 40.

4. **Quais são as limitaçõcs do BMI?**
   BMI é limitado naqueles com maior proporção de gordura relativa ao músculo (adultos mais velhos) ou naqueles com excepcional maior proporção de músculo (fisiculturistas).

5. **Em 2013, qual é a proporção da população americana adulta considerada com sobrepeso?**
   Em 2013, 69% ou 155 milhões de adultos foram considerados pelo CDC estarem com sobrepeso.

6. **Em 2013, qual é a proporção da população americana adulta considerada obesa?**
   Em 2013, 36% ou 78 milhões de adultos foram considerados obesos. Obesidade é considerada uma epidemia nacional pelo CDC.

7. **Quantos adultos americanos são estimados em ter um BMI de mais de 40 (obesidade mórbida ou extrema)?**
   Mais de 1 em 20 (6%) tem um BMI de mais de 40.

8. **Há implicações à saúde associada a um BMI de 30 ou mais?**
   Sim. Obesidade é considerada o fator principal contribuinte para muitos problemas de saúde, incluindo *diabetes melitus* (DM), hipertensão, apneia do sono, síndrome de Pickwick, asma, doença arterial coronariana, cardiomiopatia incluindo falência cardíaca, doença do refluxo gastroesofágico (GERD), doença degenerativa das juntas, hipercolesterolemia, esteatose, gota, incontinência urinária, doenças da vesícula biliar, transtornos psicológicos, irregularidade menstrual e certos cânceres (endometrial, de cólon, de mama pós-menopausa, esofágico, hepatocelular, prostático e renal).

9. **A obesidade pode levar à morte prematura?**
   Sim. Indivíduos que têm um BMI de mais de 30 têm um risco aumentado de 50 a 100% de morte prematura de todas as causas comparada a indivíduos com um BMI de 20 a 25.
   Esta mortalidade aumentada é diretamente proporcional ao aumento do BMI. Obesidade causa 400.000 mortes preveníveis nos Estados Unidos e é a segunda mais próxima ao tabagismo como causa- líder na morte prevenível.

10. **O tratamento não cirúrgico para obesidade mórbida é bem-sucedido?**
    Evidências sugerem que tratamento não cirúrgico (dieta e modificação do comportamento, programas de exercícios e suporte psicológico) para obesidade mórbida tem uma taxa de falha em 90%. Similarmente, terapia farmacológica para obesidade mórbida tem sido impedida por efeitos adversos sérios e, em geral, tem reunido resultados desapontadores.

11. **Há recentes estudos médicos randomizados prospectivos procurando a eficácia da intervenção no estilo de vida ou farmacoterapia?**
    Sim. O estudo da Look AHEAD (Action for health in Diabetes) tem uma intervenção intensiva no estilo de vida significativamente com maior perda de peso do que o grupo-controle (6 *vs.* 3,5%). O estudo foi parado precocemente por causa dos resultados primários de eventos cardiovasculares que não foram diferentes entre os grupos.
    Dois fármacos têm sido recentemente aprovados pela Food and Drug Administration (FDA): Fentermina e Topiramato (Qsymia) e Lorcaserina (Belviq). O Estudo CONQUER mostrou que Qsymia pode levar a quase 9% de perda de peso, o que a faz atualmente a terapia não cirúrgica mais eficaz.

12. **Qual é o mais eficaz tratamento da obesidade?**
    O consenso publicado, em 1991, pelo National Institutes of Health (NIH) concluiu que terapia medicamentosa foi ineficaz para a obesidade severa, e que a cirurgia foi indicada para esta população de pacientes.

13. Qual foi o consenso publicado na conferência da NIH?
Aqueles com obesidade mórbida definida como um BMI de 40 ou mais (obesidade mórbida) ou um BMI de 35 a 39 com comorbidades severas e debilitantes são mais bem tratados com procedimento cirúrgico para perda de peso.

14. Há alguma atualização para o critério de indicação cirúrgica da NIH de 1991?
Não há qualquer atualização da NIH, entretanto, tem havido uma tendência de estender o critério cirúrgico para aqueles com BMI menor que 35. A International Diabetes Federation adicionou, em 2011, na sua posição a declaração que cirurgia bariátrica deve ser considerada para aqueles com difícil controle da DM tipo 2 e BMI de 30 ou mais.
A FDA, em 2011, adicionou a aprovação da banda gástrica para indivíduos com BMI de 30 ou mais com uma série de comorbidades existentes.

15. Lista de contraindicações para operação bariátrica.
- Transtornos endócrinos ativos que contribuem para obesidade.
- Instabilidade psicológica.
- Uso de álcool ou drogas.
- Doença de órgão em estágio terminal e/ou câncer terminal.

16. Tipos de opções cirúrgicas para redução de peso.
- Procedimentos restritivos.
- Procedimentos mistos (restritivo e disabsortivo).
- Procedimentos disabsortivos.
- Outros.

17. Lista de opções para cirurgia restritiva.
- *Gastroplastia vertical com banda*: Um grampeador é usado para dividir o estômago verticalmente paralelo, iniciando na curvatura menor ao ângulo de His para criar uma pequena bolsa (20 mL). Um aparelho protético não ajustável é, então, fixado em volta da saída da bolsa para prevenir dilatação com o tempo. Esta operação deixou de ser utilizada por causa da baixa perda de pesoem longo prazo e questões com GERD e obstrução da bolsa, por isto não é mais realizada. Esta cirurgia é frequentemente convertida em derivação gástrica. O erro frequentemente feito é a dilatação da saída da bolsa, mas com uma banda fixa esta abordagemgeralmente não funciona.
- *Banda gástrica:* Este procedimento é realizado laparoscopicamente e envolve colocar uma banda ajustável de silicone em volta do topo do estômago para criar uma pequena bolsa (15 mL). A banda é conectada ao reservatório colocado no tecido subcutâneo que é capaz de ajustar a banda.
- *Gastrectomia em manga*: Este Procedimento está ganhando popularidade e envolve grampear e remover uma maior parte do corpo gástrico e do fundo, deixando a curvatura menor e uma pequena quantidade do antro (Figura 77-1). O piloro permanece intacto. A linha de grampos é geralmente feita sobre uma calibragem de diâmetro entre 32 a 40 Frenches (Fr).

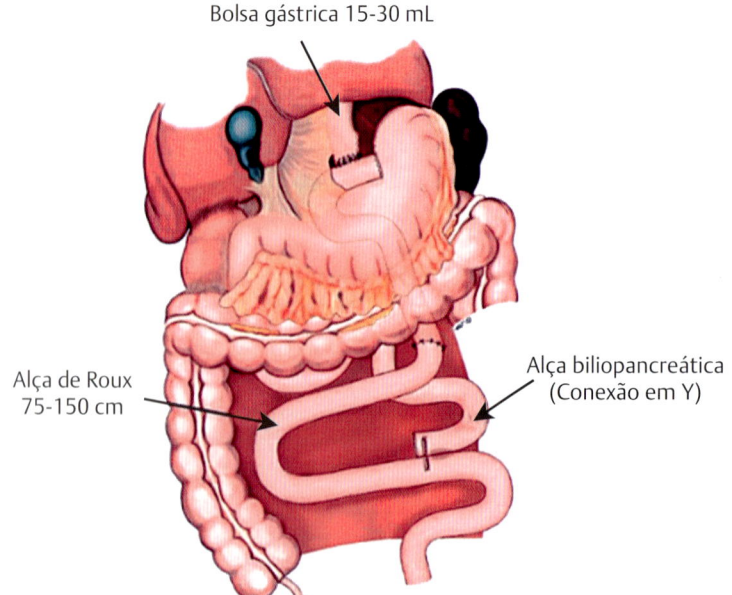

Fig. 77-1. Este desenho anatômico mostra a mudança cirúrgica vista com o desvio gástrico em Y de Roux.

18. Descrição da opção cirúrgica combinada restritiva-disabsortiva.

Conhecida como desvio gástrico em Y de Roux, a opção restritiva-disabsortiva tem sido realizada nos Estados Unidos por quase 50 anos. É realizada por laparoscopia nos últimos 15 anos e historicamente é o padrão ouro e a mais comum cirurgia para perda de peso neste país.

O procedimento é realizado da seguinte maneira:

A. Uma bolsa gástrica de 15 a 30 mL é criada pela completa divisão do estômago proximal (a parte restritiva).
B. O jejuno proximal é dividido em 15 a 50 cm do ligamento de Treitz (comprimento depende da preferência do cirurgião).
C. A extremidade distal deste jejuno proximal dividido é medida entre 75 e 150 cm, e esta alça de Roux é anastomosada à bolsa gástrica. Acredita-se que a variação do comprimento da alça de Roux afete a absorção de calorias, entretanto, isto é provavelmente a pequena função na perda de peso a menos que a alça de Roux seja feita muito longa (um desvio gástrico distal).
D. A extremidade próxima do jejuno dividido (alça biliopancreática) é anastomosado em alças de Roux em prévia medida do comprimento, criando uma configuração em Y (ver Figura 77-1).

19. Qual é a opção cirúrgica para o procedimento disabsortivo?

Derivação biliopancreática com ou sem *Switch* Duodenal. Uma gastrectomia subtotal é realizada, deixando um retalho gástrico de 250 a 500 mL. O intestino delgado é dividido em 200 a 300 cm proximal à válvula ileocecal, e o íleo é anastomosado ao estômago. O jejuno é conectado ao lado do íleo aproximadamente 50 a 100 cm da válvula ileocecal. Este procedimento resulta em má absorção por criar um canal curto comum para digestão e absorção do alimento.

20. Quais são alguns outros procedimentos para perda de peso?

Procedimentos alternativos para perda de peso são balão intragástrico, marca-passo gástrico, manga intestinal endoscópica" ou "exclusão duodenal (endobarrier), Plicatura endoscópica ou laparoscópica da curvatura maior do estômago. Estes estão sendo estudados se há eficácia e podem ter função limitada no futuro.

21. Quais são as expectativas de perda de peso depois de cada procedimento?

O sucesso após a cirurgia bariátrica é determinado por ambos, perda de peso e melhora na relação obesidade e comorbidades. A maioria dos estudos cirúrgicos relata resultado como % de perda de excesso de peso (excesso peso = peso pré-operatório - peso ideal). Banda gástrica tipicamente produz 40 a 50% de perda de excesso de peso acima de 2 a 3 anos, mas tem pelo menos uma taxa de 20% de falha. A derivação gástrica tem dados em longo prazo mostrando 50% a menos de excesso de peso corporal mantido acima de 14 anos. A maioria da literatura recente sobre laparoscopia mostra a redução no excesso de peso acima de 5 anos em 60 a 80% de variação. Há tipicamente algumas recidivas depois de 2 anos e tem uma taxa de 10% de falha. A derivação biliopancreática é o procedimento mais eficaz para perda de peso e resulta em perda de 80% do excesso de peso mantido em longo prazo. A gastrectomia em manga está sendo atualmente estudada pelo sucesso em longo prazo, e dados de 5 anos mostram perda de excesso de peso variando em 50 a 60% com uma taxa de falha de 20%.

22. Esses procedimentos de perda de peso são apenas operações estéticas?

Não. Dependendo do procedimento, com banda gástrica sendo a menos eficiente, mas a mais segura, e a derivação biliopancreática tendo mais risco, mas é mais eficiente, quase todas comorbidades induzidas pela obesidade são melhoradas ou resolvidas em 1 ano.

23. O procedimento cirúrgico de perda de peso traduz melhora da sobrevida em longo prazo?

Sim. Estudos recentes têm mostrado uma redução da mortalidade acima de 40% em longo prazo em grupo cirúrgico comparado a não cirúrgico.

24. Qual comorbidade pode ter a mais marcante melhora?

DM tipo 2 mostra a melhora mais marcante. De fato, há muita discussão sobre o tratamento cirúrgico para DM tipo 2, dado a muitos resultados imprecisos depois do desvio gástrico e da derivação biliopancreática. Aproximadamente 90% dos diabéticos melhoram da hiperglicemia depois dessas duas cirurgias mesmo antes da perda de peso. De fato, três estudos recentes randomizados prospectivos comparando cirurgia à terapia intensiva com medicamentos têm confirmado que derivação biliopancreático é a cirurgia mais eficaz para diabetes tipo 2 seguida pelo desvio gástrico em Y de Roux e, então, gastrectomia em manga.

24. Como o desvio gástrico e a derivação biliopancreática "curam" o diabetes antes da perda de peso?

Isto é mais complexo que restrição calórica e envolve mudanças nos hormônios intestinais. Desvio do duodeno e jejuno proximal (Hipóteses do Intestino Proximal) muda os níveis hormonais de polipeptídeo inibidor gástrico e provavelmente outros níveis hormonais que ainda são desconhecidos que têm função na ação incretínica. A hipótese do intestino posterior é com base na hipótese que o alimento agora alcança o íleo terminal e o cólon mais rápido, resultando em maior ativação e liberação de outros hormônios, nomeadamente peptídeo 1 semelhante ao Glucagon e peptídeo YY 3-36, que resulta em maior secreção insulínica e sensibilidade.

25. Essas mudanças podem ter um efeito detrimental no meio hormonal do intestino?

Embora essas mudanças estejam somente no começo para serem entendidas, uma rara hipoglicemia hiperinsulinêmica e aparente da hiperplasia das células beta vista anos após desvio gástrico pode ser dividida à superestimulação hormonal do pâncreas.

26. Quais são as outras complicações que podem ocorrer depois de um desvio gástrico?
Complicações podem ser divididas em precoces (< 30 dias) e tardias.
Complicações precoces incluem mortalidade (0,3%), deiscência anastomótica (2%), sangramento gastrointestinal (2%), embolia pulmonar (0,4%) e ferida infectada (3%).
Complicações tardias incluem estenose anastomótica (5%), obstrução do intestino delgado por hérnias internas (3%), ulceração marginal (10%), colelitíase (10%) e deficiências de vitamina e mineral.

27. Como deiscências anastomóticas são tratada?
Estas se dão geralmente na anastomose gastrojejunal e podem ser tratadas de maneira conservadora com nutrição parenteral total (TPN), mantendo dieta oral suspensa, cateter de drenagem percutâneo e possivelmente endoprótese recoberta, se o paciente estiver estável. Para deiscência anastomótica em um paciente instável ou fístula não cicatrizada, reparação cirúrgica é necessária.

28. O que é úlcera marginal e como ela é tratada?
Uma úlcera marginal é geralmente encontrada no lado jejunal da gastrojejunoanastomose. É sempre relacionada com a isquemia local, cigarro ou uso de medicamentos anti-inflamatórios não esteroides egeralmente cicatriza com inibidor de bomba de próton ou terapia com sucralfato.

29. Como uma estenose na anastomose é tratada?
Muitos cirurgiões, de propósito, fazem a gastrojejunoanastomose com um diâmetro pequeno (aproximadamente 0,8 cm), melhorando o aspecto restritivo da cirurgia. Se esta anastomose tornar-se pequena demais para o paciente tolerar, a dilatação com balão endoscópico é geralmente bem-sucedida.

30. Quais são as deficiências de minerais e vitaminas e qual o potencial risco em longo prazo?
Deficiência de Vitamina B12, de folato e de ferro ocorre acima de 40% dos pacientes sem suplementação durante a vida. Hipocalcemia com ou sem deficiência de vitamina D e resultando em osteoporose pode também ocorrer sem suplementação durante a vida. As deficiências são um resultado do desvio da maior parte do estômago, de todo o duodeno e do jejuno proximal.

31. Por que alguns escolheriam um procedimento de banda gástrica no lugar da derivação gástrica em Y de Roux?
É mais seguro, mais simples de colocar e reversível, pois não há reconfiguração anatômica. E também evita deficiência de vitaminas e minerais. É requerido acompanhamento de perto para um melhor resultado.

32. Quais são as complicações específicas depois da banda gástrica?
Complicações são erosão da banda pela bolsa (1%), deslizamento ou prolapso da banda em volta da bolsa (5%), migração da banda ou obstrução esofágica (5-10%), rompimento do tubo ou infecção portal (< 5%) e necessidade de reoperação (pelo menos 10%).

33. Qual é a taxa de falha em longo prazo da banda gástrica?
Pode ser tão alta quanto 50% por causa da falha de perder peso ou por complicações, que é uma das razões pelas quais sua popularidade e uso têm sido diminuídos no mundo todo.

34. Por que a gastrectomia em manga ganha em popularidade?
Tem menos riscoem longo prazo comparada ao desvio gástrico e derivação biliopancreática (menos úlceras marginais, obstrução do intestino delgado e deficiências de vitamina e mineral) e menos manutenção que banda gástrica, e o melhor resultado de perda de peso e melhora dos resultados das comorbidades, se colocando entre a banda gástrica e o desvio gástrico.

35. Quais são os riscos associados à gastrectomia em manga?
Os riscos são mortalidade (0,3%), deiscência da anastomose (1%), obstrução (1%), nova GERD (20%) e deficiência de vitamina B12 e cálcio.

36. Descreva a localização e tratamento da deiscência e obstrução depois da manga.
Deiscências são mais frequentes próximas à junção gastroesofágica no ângulo de His e são geralmente tratadas conservadoramente a menos que o paciente esteja instável. Isto inclui drenagem percutânea e endoprótese recoberta. Obstruçãogeralmente ocorre na incisura angular e é tratada com dilatação endoscópica ou miotomia laparoscópica. Raramente conversão para desvio gástrico ou esofagojejunostomia é necessária para complicação severa ou não cicatrizante.

37. Como a derivação biliopancreática funciona?
A derivação biliopancreática cria uma determinada quantidade de má absorção por onde toda a gordura e a maioria do amido podem somente ser absorvidos em 50 a 100 cm do íleo terminal.

38. Desnutrição é vista na derivação biliopancreática?
Sim. Proteína tem somente 200 a 300 cm de íleo para ser absorvida. Acima de 30% dos pacientes acabam com desnutrição calórica proteica, requerendo hospitalização e TPN ou revisão cirúrgica. Uma dieta rica em proteína e mais baixa em carboidratos é requerida para evitar indução de um estado de inanição que imita a doença kwashiorkor.

39. Há outros riscos à saúde associado à derivação biliopancreática?

Sim. Os riscos são similares ao desvio gástrico, exceto os mais altos. Mortalidade é de 1 a 2%. Deiscência, obstrução e úlceras podem acontecer também. Anemias por deficiência de vitamina B12, folato e ferro são comuns sem suplementação durante a vida. Hipocalcemia e desmineração óssea são comuns, levando à dor óssea e osteoporose, se cálcio e vitamina D nãoforem administrados em altas doses durante a vida. Pacientes também se queixam de frequente diarreia, fezes com odor fétido e flatulência e halitose.

40. Por que se escolheria derivação biliopancreática?

Além de ser o procedimento mais eficaz para perda de peso e melhora metabólica, pacientes podem comer o tanto que eles querem. Este pode ser o melhor procedimento para compulsão alimentar periódica ou comedor compulsivo que classicamente falham para outros procedimentos para perder peso. A derivação biliopancreática tem também se provado eficaz para os chamados superobesos (BMI ≥ 50) que não podem perder tanto peso com outros procedimentos.

41. Qual aconselhamento pré-operatório da cirurgia é exigido para qualquer procedimento?

Todos pacientes submetidos à extensiva educação pré-operatória e aconselhamento devem frequentar uma classe nutricional obrigatória e passar em avaliação psicológica. Embora isto seja prática dependente, todos os pacientes devem ser completamente educados para que estes procedimentos sejam apenas ferramentas – mais eficazes ferramentas para perder peso no momento – e para o sucessoem longo prazo, eles devem combinar a cirurgia com dieta adequada, exercícios todos os dias, suporte em grupo e acompanhamento de perto.

BIBLIOGRAFIA

1. Belachew M et al. Laparoscopic adjustable gastric banding. World J Surg 1998;22:955-63.
2. Biertho L et al. Laparoscopic gastric bypass versus laparoscopic adjustable gastric banding: a comparative study of 1,200 cases. J Am Coll Surg 2003;197:536-47.
3. Hess DS, Hess DW. Biliopancreatic diversion with a duodenal switch. Obesity Surg 1998;8:267-82.
4. Higa KD et al. Laparoscopic Roux-en-Y gastric bypass for morbid obesity. Arch Surg 2000;135:1029-34.
5. NIH Consensus Conference. Gastrointestinal surgery for severe obesity. Ann Intern Med 1991;115:956-61.
6. Podnos Y et al. Complications after laparoscopic gastric bypass. Arch Surg 2003;138:957-61.
7. Pories W et al. Who would have thought it? An operation proves to be the most effective therapy for adult-onset diabetes mellitus. Ann Surg 1995;222:339-51.
8. Schauer PR et al. Outcomes after laparoscopic Roux-en-Y gastric bypass for morbid obesity. Ann Surg 2000;232:515-29.
9. Scopinaro N et al. Biliopancreatic diversion. World J Surg 1998;22:936-46.
10. Wittgrove AC et al. Laparoscopic gastric bypass, Roux-en-Y-500 patients: technique and results, with 3-60 month follow-up. Obesity Surg 2000;10:233-9.
11. Adams T et al. Long-term mortality after gastric bypass surgery. N Engl J Med 2007;357:753.
12. Buchwald H et al. Bariatric surgery: a systematic review and meta-analysis. JAMA 2004;292:1724-37.
13. Buchwald H et al. Trends in mortality in bariatric surgery: a systematic review and meta-analysis. Surgery 2007;142:621.
14. Demaria EJ et al. High failure rate after laparoscopic adjustable silicone gastric banding for treatment of morbid obesity. Ann Surg 2001;233:809-18.
15. Gadde K et al. CONQUER: a randomized, placebo-controlled, phase 3 trial. Lancet 2011;377.
16. Ikramuddin S et al. Roux-en-Y gastric bypass vs intensive medical management for the control of type 2 diabetes, hypertension, and hyperlipidemia. JAMA 2013;309:21.
17. The Look AHEAD Research Group. Cardiovascular effects of intensive lifestyle intervention in type 2 diabetes. N Engl J Med 2013;369:2.
18. Mingrone G et al. Bariatric surgery versus conventional medical therapy for type 2 diabetes. N Engl J Med 2012;366:17.
19. Sjostrom L et al. Effects of bariatric surgery on mortality in Swedish obese subjects. N Engl J Med 2007;357:741.
20. Schauer P et al. Bariatric surgery vs medical therapy in diabetes. N Engl J Med 2012;366:17.
21. Schauer P et al. Effect of laparoscopic Roux-en-Y gastric bypass on type 2 diabetes mellitus. Ann Surg 2003;238:467.

CAPÍTULO 78

CIRURGIA MINIMAMENTE INVASIVA

John J. Tiedeken, MD ▪ *Anthony J. LaPorta, MD, FACS*

1. Que campo a cirurgia minimamente invasiva inclui?
Cirurgia minimamente invasiva abrange cirurgias laparoscópica e endoscópica. Quase qualquer procedimento, que pode ser feito no modo aberto, pode agora ser realizado por laparoscopia. Atualmente, cirurgia endoscópica transluminal por orifício natural e cirurgia robótica estão expandindo mais e refinando o campo da cirurgia minimamente invasiva.

2. Quando a cirurgia laparoscópica se tornou uma opção cirúrgica aceitável?
Cirurgia laparoscópica tem sido explorada desde 1901, mas não completamente desenvolvida até o final do século XX. Dr. Kurt Semm, um ginecologista alemão, realizou a primeira apendicectomia laparoscópica, em 1983. George Berci foi um dos primeiros cirurgiões gerais campeão em cirurgia laparoscópica, mas inicialmente encontrou resistência. No final dos anos 1980, cirurgiões gerais na Alemanha, França e os Estados Unidos independentemente desenvolveram técnicas para colecistectomia laparoscópica. Barry McKenna e William Say têm o crédito com a realização da primeira colecistectomia laparoscópica nos Estados Unidos, em 1988. Ao primeiro anúncio, este procedimento rapidamente tornou-se o padrão de cuidado, e por volta de 1992 foi considerado o tratamento de escolha para colelitíase sintomática (Tabela 78-1).

Tabela 78-1. Dados do Pioneirismo da Cirurgia Laparoscópica para Procedimentos Selecionados

ANO	PROCEDIMENTO	CIRURGIÃO
1983	Apendicectomia laparoscópica	Kurt Semm (Alemão)
1985	Colecistectomia laparoscópica	Erich Muhe (Alemão)
1991	Fundoplicatura laparoscópica de Nissen	Dallemagne
1991	Reparação da hérnia inguinal laparoscópica	Ger
1991	Esplenectomia laparoscópica	Delaitre
1992	Adrenalectomia laparoscópica	Gagner
1992	Gastrojejunostomia laparoscópica	Brune e Mouiel
1993	Desvio gástrico em Y de Roux laparoscópico	Clark e Wittgrove

3. Quais as vantagens da cirurgia laparoscópica são comparadas a procedimento aberto?
Cirurgia laparoscópica é menos invasiva que cirurgia aberta, resultando em menos trauma ao tecido e aos órgãos. Função respiratória é menos prejudicada, e a recuperação é mais bem comparada à cirurgia aberta. Estudos em animais e humanos têm mostrado que cirurgia laparoscópica preserva função imune. Clinicamente, isto se traduz em menos desconforto pós-operatório, hospitalização pós-operatória mais curta e retorno mais rápido para as funções básicas. Estudos recentes também sugerem que a baixa incidência de aderência pode resultar em mais baixo risco em longo prazo de obstrução do intestino delgado.

4. Quais são as contraindicações para cirurgia laparoscópica?
Contraindicação absoluta inclui incapacidade do paciente para tolerar anestesia geral ou pneumoperitônio, geralmente causado pela doença cardiopulmonar avançada. Contraindicações relativas incluem coagulopatia e hipertensão portal. A mais importante contraindicação relativa é a falta de experiência do cirurgião. A capacidade para criar um espaço de trabalho seguro e o julgamento para converter para um procedimento aberto quando necessário são fundamentais.

5. Quais são os efeitos respiratórios do pneumoperitônio (hipertensão intra-abdominal planejada)?
Pneumoperitônio altera o mecanismo respiratório. Hipertensão intra-abdominal causa elevação do diafragma, diminuição na capacidade residual funcional e volume total pulmonar, perfusão ventilatória inadequada e atelectasia. Alguns pacientes podem requerer aumento do pico da pressão inspiratória para compensar a diminuição da complacência respiratória. Nenhuma mudança significativa ocorre na oxigenação arterial em pacientes saudáveis sobre pneumoperitônio, mas

em pacientes com comprometimento cardiopulmonar, dessaturação do oxigênio arterial tem sido relatada, presumidamente secundária ao mecanismo de disfunção pulmonar (Tabela 78-2).

Tabela 78-2. Testes da Função Pulmonar Pós-Operatória: Cirurgia Laparoscópica *versus* Aberta

MENSURAÇÃO EM 24 HORAS DEPOIS DA CIRURGIA	PORCENTAGEM DO VALOR PRÉ-OPERATÓRIO	
	Cirurgia aberta	Cirurgia laparoscópica
Capacidade vital forçada	54%	73%
Volume expiratório forçado no 1º segundo	52%	72%
Fluxo expiratório forçado em 25 a 75%	53%	81%

6. O que são efeitos hemodinâmicos?
Hipertensão intra-abdominal maior que 15 mm Hg pode resultar em mudanças significativas na hemodinâmica central e até mais pronunciada mudança na circulação esplâncnica. Pressão arterial média e resistência periférica sistêmica são aumentadas (acima de 35 e 160% respectivamente) na cirurgia com nível do pneumoperitônio (12 a 15 mm Hg), presumidamente como um resultado da vasoconstrição simpática da hipercapnia. Índice cardíaco pode aumentar 20%. Como a pressão intra-abdominal aumenta mais que 20 mm Hg, o débito cardíaco falha, e a complacência venosa abdominal diminui, chegando a um ponto em que a efetiva posição de Trendelenburg e um pneumoperitônio mais elevado podem combinar em pacientes com doença cardiopulmonar preexistente, produzindo potencial comprometimento hemodinâmico.

7. Resumidamente as estratégias-chave para colecistectomia laparoscópica segura.
Dissecção do infundíbulo para baixo em direção ao ducto cístico.
Dissecção de lateral para medial.
Tração inferolateral adequada da abertura do triângulo de Calot.
Dissecção para desenvolver a continuidade de ambas lateral e medial do colo da vesícula biliar dentro do ducto cístico.
Obtenção da "visão crítica de segurança" antes de seccionar alguma estrutura.

8. Qual é a visão crítica de segurança?
Quando a colecistectomia laparoscópica é realizada, é imperativo alcançar a visão crítica de segurança antes de seccionar qualquer estrutura. Somente duas estruturas permanecem anexas à vesícula quando uma visão crítica da segurança é feita: o ducto cístico e a artéria cística. Adicionalmente, a placa cística do fígado é facilmente visualizável posteriormente.

9. Quando uma colangiografia intraoperatória (IOC) deve ser realizada?
IOC eletiva *versus* IOC de rotina permanece controversa. Uma revisão crítica da literatura demonstra que IOC de rotina tende na direção de uma diminuição na incidência de lesão do ducto biliar, mas não alcança estatística significativa. IOC pode também identificar cálculos não suspeitos no ducto biliar comum que podem, então, ser removidos via exploração do ducto biliar comum por laparoscopia. Uma IOC adiciona tempo no procedimento, entretanto, em cirurgias frequentemente adia-se uma IOC, se uma visão crítica de segurançafor feita. SAGES recomenda IOC de rotina (Figura 78-1).

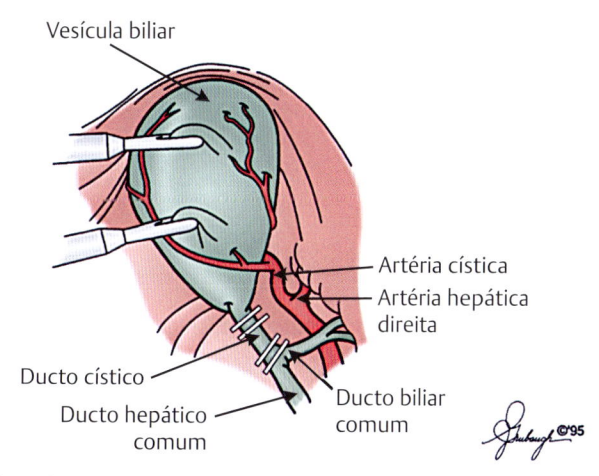

Fig. 78-1. O triângulo de Calot, formado pelo ducto cístico, artéria cística e ducto hepático comum, é essencial para a dissecção na colecistectomia laparoscópica. O *triângulo hepatocístico* é definido como a área entre o ducto cístico, ducto hepático comum e borda do fígado.

10. Quais são as vantagens da cirurgia de colecistectomia laparoscópica com incisão única (SILS) *versus* colecistectomia videolaparoscópica convencional com quatro incisões?

A principal vantagem da SILS é a satisfação com o resultado da estética por causa da redução do número de cicatrizes. O tempo de internação e a dor no pós-operatório não são significativamente diminuídas. Interessantemente, um estudo recente concluiu que embora resultado estético fosse preferido com SILS, não há significativa diferença em pacientes quantoà satisfação total.

11. Quais são os benefícios e desvantagens da laparoscopia *versus* reparação aberta da hérnia inguinal?

Tentativas de reparação da hérnia inguinal por laparoscopia seguiram imediatamente o sucesso da colecistectomia laparoscópica. Estudos iniciais demonstrando aumento da recorrência nas taxas reduziram o entusiasmo. A curva de aprendizagem para cirurgiões tornarem-se proficientes na reparação da hérnia inguinal laparoscópica é significativa.

Estudos mais recentes têm demonstrado equivalentes as taxas de recorrência. Além do mais, estudos hoje sugerem que o custo operatório aumentado da reparação da hérnia inguinal por laparoscopia é compensado pela diminuição do custo social, resultando em menos dor, mais rápida recuperação e mais rápido retorno para obrigações de trabalho regular. A abordagem laparoscópica também permite ao cirurgião dirigir para o lado contralateral simultaneamente. Embora cirurgia aberta permaneça uma excelente opção para hérnias unilaterais recorrentes, reparação laparoscópica é certamente benéfica para hérnias recorrentes bilaterais.

12. Qual reparação da hérnia inguinal por laparoscopia é preferida: reparo de hérnia pré-peritoneal transabdominal ou hernioplastia laparoscópica totalmente extraperitoneal?

Não há evidência estatística conclusiva que uma reparação é superior a outra. A hernioplastia laparoscópica extraperitoneal permanece fora da cavidade abdominal e pode ser convertida em transabdominal facilmente. Entretanto, a pré-peritoneal transabdominal tem uma curva de aprendizado menos limitada. Experiência do cirurgião é um dos mais importantes fatores determinantes na escolha do procedimento.

13. Há algum benefício definido claramente para apendicectomia laparoscópica?

Apendicectomia laparoscópica tem sido usada com frequência aumentada comparada à apendicectomia aberta durante a década passada. Estudos múltiplos demonstram um benefício na população pediátrica, adulto, adultos mais velhos e obesa. A preocupação permanece sobre o custo associado à apendicectomia laparoscópica. Um estudo recente demonstra que o custo da apendicite não perfurada foi visivelmente mais alto. Entretanto, o custo para apendicite complicada era mais baixo. Em geral, há um modesto benefício de apendicite laparoscópica em caso não complicado, que é mais pronunciado em casos complicados.

14. Apendicite perfurada ou gangrenosa é uma contraindicação para apendicectomia laparoscópica?

Não. Embora a taxa de conversão varia entre 6 a 50%, em registros relatados por experiência cirúrgica, apendicectomia laparoscópica é associadaa uma diminuição da taxa de infecção da ferida, mais rápido retorno da função intestinal e não há diferença na taxa de abscesso intra-abdominal.

15. A colecistectomia laparoscópica ou apendicectomia laparoscópica podem ser feitas com segurança em gestante? Quais são as técnicas consideradas específicas para cirurgia laparoscópica em gestante?

Sim. Ambas colecistectomia laparoscópica ou apendicectomia laparoscópica podem ser realizadas com segurança em grávidas durante qualquer trimestre. O segundo trimestre é o trimestre ideal para realizar uma colecistectomia laparoscópica. Grávidas devem ser colocadas em posição de decúbito lateral esquerdo, para que o útero não comprima a veia cava, melhorando o retorno venoso e o débito cardíaco.

16. Qual é a função cirúrgica da laparoscopia para câncer de cólon curável?

A função da cirurgia da laparoscopia para câncer de cólon curável é agora firmemente estabelecida. O estudo multicêntrico COST demonstrou que colectomia laparoscópica para câncer curável não é inferior à cirurgia aberta com base em resultados de dados prospectivos de 5 anos. Vários estudos prospectivos têm mostrado que a ressecção laparoscópica do cólon resulta em menos uso de narcóticos e analgésicos orais, mas rápido retorno da função intestinal e mais curto tempo de internação.

Embora a maioria das ressecções de cólon seja ainda feita de modo aberto nos Estados Unidos hoje, ressecção laparoscópica do cólon continuará se tornando mais comum com a atual geração adquirindo as habilidades operatórias em residência e especialização.

17. Como a derivação gástrica por laparoscopia se compara à derivação gástrica aberta?

Desvio gástrico em Y de Roux é o padrão ouro para cirurgia bariátrica. Desde 2004, desvio gástrico por laparoscopia tem sido mais comumente usado que desvio gástrico aberto. Estudos recentes continuam a documentar que desvio gástrico por laparoscopia é associado a mais curto tempo de internação, mais baixa morbidade e mortalidade e mais baixo custo comparado a desvio gástrico aberto.

18. Laparoscopia tem função no cuidado em trauma agudo?

Sim, cirurgia laparoscópica pode ser feita com segurança e potencialmente diminui as taxas de laparotomia em ambos pacientes com trauma abdominal e trauma abdominal fechado.

19. Qual é a porcentagem de pacientes que tem ar intra-abdominal livre na radiografia ortostática em 24 horas após procedimento laparoscópico?

Em um estado não pós-operatório, a presença de ar livre subdiafragmático na radiografia de tórax em pé é diagnóstico de perfuração intra-abdominal. Depois de um procedimento abdominal aberto e laparoscopia, o significado de ar livre intra-abdominal é pouco claro. Ar subdiafragmático não patológico pode ser visto em 24 a 39% dos pacientes depois da cirurgia laparoscópica e em 60% dos pacientes depois do procedimento de cirurgia aberta. A diferença relativa da solubilidade do dióxido de carbono usado na laparoscopia *versus* a solubilidade do ar capturado na sala com a cavidade abdominal. Dióxido de carbono é muito mais solúvel no soro do que o ar da sala, ele (CO_2) é absorvido 32 vezes mais rápido.

20. A tecnologia robótica revolucionará o campo da cirurgia como cirurgia laparoscópica feita nos anos 1990?

Cirurgia robótica tem experimentalmente expandido sobre a década passada e está sendo atualmente explorada em quase toda subespecialidade cirúrgica. Distintas vantagens da cirurgia robótica são imagens em três dimensões, aumento óptico e melhora ergonômica para o cirurgião. Diminuição da sensação tátil e aumento do tempo de cirurgia são algumas das principais desvantagens. Além de que o gasto não justifica a melhora incremental comparada à cirurgia laparoscópica para muitos procedimentos que já são prontamente observados comparados à cirurgia aberta. Para regiões anatômicas selecionadas e pacientes selecionados, cirurgia robótica eventualmente ocorrerá no nicho especial como plataforma robótica melhor e com diminuição de despesas.

BIBLIOGRAFIA

1. Allendorf JD, Bessler M, Whelan RL *et al*. Postoperative immune function varies inversely with the degree of surgical trauma in a murine model. Surg Endosc 1997;11:427-30.
2. Avgerinos C, Kelgiorgi D, Touloumis Z *et al*. One thousand laparoscopic cholecystectomies in a single surgical unit using the "critical view of safety" technique. J Gastrointest Surg 2009;13:498-503.
3. Barone J, Bears S *et al*. Outcome study of cholecystectomy during pregnancy. Am J Surg 1999;177:232-6.
4. Bittner R, Arregui ME, Bisgaard T *et al*. Guidelines for laparoscopic (TAPP) and endoscopic (TEP) treatment of inguinal Hernia [International Endohernia Society (IEHS)]. Surg Endosc 2011;25:2773-843.
5. Boller AM, Nelson H. Colon and rectal cancer: laparoscopic or open? Clin Canc Res 2007;136894s-6s.
6. Cameron J. Current surgical therapy. 10th ed. Philadelphia: Elsevier; 2011.
7. DeVita V. Cancer: principles and practice of oncology. 8th ed. Philadelphia: Lippincott Williams & Wilkins; 2008.
8. Fitzgibbons Jr RJ, Giobbie-Hurder A, Gibbs JO *et al*. Watchful waiting vs repair of inguinal hernia in minimally symptomatic men: a randomized clinical trial. JAMA 2006;295:285-92.
9. INCA Trailists Collaboration. Operation compared with watchful waiting in elderly male inguinal hernia patients: a review and data analysis. J Am Coll Surg 2011;212:251-259.e1-4.
10. Ishibashi S, Takechi H *et al*. Length of laparotomy incision and surgical stress assessed by serum IL-6 lever. Injury 2006;37:247-51.
11. Masoomi H, Mills S, Dolich MO *et al*. Comparison of outcomes of laparoscopic versus open appendectomy in adults: data from the Nationwide Inpatient Sample (NIS), 2006-2008. J Gastrointest Surg 2011;15:2226-31.
12. Masoomi H, Nguyen NT, Stamos MJ, Smith BR. Overview of outcomes of laparoscopic and open Roux-en-Y gastric bypass in the United States. Surg Technol Int 2012;30:22, doi:pii: sti22/15.
13. Nguyen N. The SAGES manual, volume 2-advanced laparoscopy and endoscopy. 3rd ed. New York: Springer; 2012.
14. NIH releases consensus statement on gallstones, bile duct stones and laparoscopic cholecystectomy. Am Fam Physician 1992;46:1571-4.
15. Reshef A, Hull TL, Kiran RP. Risk of adhesive obstruction after colorectal surgery: the benefits of the minimally invasive approach may extend well beyond the perioperative period. Surg Endosc 2013;27:1717-20.
16. Society of American Gastrointestinal and Endoscopic Surgeons. Guidelines for the clinical application of laparoscopic biliary tract surgery. http://www.sages.org/publications/guidelines/guidelines-for-the-clinical-application-of-laparoscopic-biliary-tract-surgery [Accessed September 22, 2014].
17. Soper N. Master of endoscopic and laparoscopic surgery. 2nd ed. Philadelphia: Lippincott Williams & Wilkins; 2005.
18. Soper N. The SAGES manual volume 1-basic laparoscopy and endoscopy. 3rd ed. New York: Springer; 2012.
19. Zehetner J, Pelipad D, Darehzereshki A *et al*. Single-access laparoscopic cholecystectomy versus classic laparoscopic choiecystectomy: a systematic review and meta-analysis of randomized controlled trials. Surg Laparosc Endosc Percutan Tech 2013;23:235-43.

ÍNDICE REMISSIVO

Números acompanhados por *t* e *f* indicam tabelas e figuras, respectivamente.

A
α-fetoproteína (AFP), 175
α-metildopa, 189t
α1-antitripsina, 98, 122t, 246
Abdome agudo, 398, 609, 610
   causas não cirúrgicas de, 613
Ablação
   química percutânea orientada por imagem, 533
   térmica, relacionada com a localização anatômica do tumor, 529
Abscesso(s), 366, 553
   anorretal, 616
   diverticular, 363
   hepáticos
      amebiano, 6, 237, 238, 239
         árvore biliar, 239
         aspiração de, 239
         complicações, 241
         diagnóstico, 239
         drenagem cirúrgica, 239
         patogênese do, 238
         tratamento, 240, 526
      piogênico, 237, 238, 239
         complicações, 241
         prognóstico, 241
         tratamento, 240, 526
      ressonância magnética, 548
      tomografia computadorizada, 548
      ultrassonografia, 548
   intra-abdominal, 555
   não piogênico, 238
Absorção
   diária de ferro, 243
   intensificada do colesterol intestinal, 266
Abstinência do álcool, 197
   antes do transplante de fígado, 219
Acalasia, 2, 4, 23, 29, 36
   acompanhamento, 34
   algoritmo para tratamento, 34
   aspectos manométricos, 30
   câncer esofágico, 483, 590
   causas, 29
   de esclerodermia, 518
   diagnóstico de, 30
   endoscopia, 30
   esofágica, achados clássicos, 589
   frequência da, 29
   localização patológica da lesão de, 29
   miotomia
      cirúrgica, 33
      laparoscópica de Heller, 589
      laparoscópica, 33
   primária, 519
   quadro pré-maligno, 34
   secundária, 32
      a câncer, 519
   sintomas, 29, 589
   tratamento, 32, 33, 589, 590
      endoscópico, 34
   vigorosa, 589
Acantose por glicogênio, 57
Acetaminofeno, 2, 103, 185, 218
   overdose, 218
   toxicidade do, 185
Ácido
   5-aminossalicílico (5-ASA), 317, 323
   ascórbico, 48t
   fólico, 344t, 447t
   folínico, 302
   gadoxético, 546
   micofenólico, 220, 220t
   nicotínico, 189t
   pantotênico, 447t
   tienílico, 131
   ursodesoxicólico, 5, 163
Actinobacter sp, 238t
Acúmulos
   de fluido abdominal septado ou viscoso, 524
   pancreáticos, 529
   peripancreáticos, 529
Adenocarcinoma(s), 59, 296, 456, 557
   colorretais, 462
   ductal pancreático, achados de imagem, 553
   gástrico, 75
      distribuição étnica e geográfica, 74
      estadiamento para, 76
      H. pylori, 75
      incidência, 74
      metastático, terapia, 78
      síndromes genéticas hereditárias, 75
      terapia adjuvante, 78
      terapia neoadjuvante, 77
      tipos histológicos, 63
   mucinosos
      com carcinomatose mucinosa, 466
      de baixo grau, com pseudomixoma peritoneal, 466

Adenoma, 62, 456
  ampulares, 485
  de cisto seroso, 553
  duodenais
    ampulares, 484
    e não ampulares, 484
    esporádicos, 485
  gástrico, progredir para um adenocarcinoma, 82
  hepático, 185
    contraceptivos orais, 177
    ressecção cirúrgica de, 177
  plano ou deprimido, 461
  serrilhado, 486
    séssil, 462
    tradicional, 462
  tubulares, 460
  túbulo-vilosos, 460
  viloso, 460
Adenomiomatose, 550
Adenovírus, 253
Aderências, 620
Agentes
  antimotilidade (AMAs), 410
  antiparasitários (APAs), 410
  antivirais, 109
  diabéticos, 188t
  imunossupressivos e gravidez, 167
Agonistas dos receptores de serotonina, 354t
Alanina aminotransferase (ALT), 196, 280
Albumina, 95, 235
Álcool, uso e abuso de, 193
Alcoolismo, 193, 284
  rastreio, 197
Alelos de susceptibilidade, 125t
Alergia a ovo, 32
Alfuzosina, 112t
Alho, 448
Aloe, 448
Alopurinol, 186t
ALT (transaminase glutâmico-pirúvica sérica), 95
Alveolite fibrosante, 123t
Amamentação, transplante de fígado, 167
Amanita phalloides, 192
Amebíase, vacina contra, 241
Amilase, 400, 574
  sérica, 280
Amilina, 503
Amiloidose, 32
Amiodarona, 189t
Amoxicilina-ácido clavulânico, 190t
Analgésicos narcóticos, 294
Análogos da amilina, 506
Anatomia
  de Couinaud, 542
  hepática segmentar, 541
Anecoico, 569t
Anel(éis)
  de Kayser-Fleischer, 4, 98
  de Schatzki, 10
    apresentação clínica, 43
    diagnóstico, 43
    tratamento, 44
  esofágicos, 43
Anemia
  hemolítica Coombs-positiva, 123t
  perniciosa, 123t, 484
  por deficiência de ferro, 392
Angina abdominal, 438
Angiodisplasia(s), 387, 395
  na angiografia, 395
  na endoscopia, 395
Angiografia
  diagnóstica, 539
  mesentérica, 393
  por ressonância magnética (MRA), 439
Angiomas
  aracneiformes, 161
  de aranha, 500
    e doença hepática induzida por álcool, 501
Angiossarcoma, 185
Antagonistas
  da neurocinina-1 (NK-1), 91
  de 5-HT3, 90
  dos receptores de opioides, 354t
  muscarínicos, 90
Anti-hiperlipidêmicos, 189t
Anti-inflamatórios não esteroides (NSAIDs), 275, 377
Anti-TNFa, 494t
Antiarrítmicos, 189t
Antibacterianos, 190t
Antibióticos em diarreia infecciosa aguda, 410
Anticorpo(s)
  anti-SM, 171
  antiactina, 99
  antimitocondrial (AMA), 2, 99, 128, 172
  antimúsculo liso (ASMA), 99, 127t
  antinuclear (ANA), 99, 127t
  citoplasmáticos antineutrófilos perinucleares
    (pANCAs), 128
    atípicos, 128t
  específicos de órgão, 125t
  IgA
    para a transglutaminase tecidual (tTG), 128
    para o endomísio, 128
  microssomal fígado-rim tipo 1 (LKM-1), 99, 127t
  monoclonais
    para CD3, 144t
    para CD20, 144t
  para actina (antiactina), 125, 127t
  para antígeno hepático solúvel, 125, 127t
  para citosol hepático tipo 1, 125, 127t
  para o receptor asialoglicoproteico (anti-ASGPR),
    128, 128t
  receptor antiasialoglicoproteína, 99
Antidepressivos tricíclicos, 91
Antifúngicos, 190t
Antígeno
  4 de linfócito T citotóxico, 132
  carcinoembrionário (CEA), 341
  do líquido do cisto, 574
  hepático solúvel (SLA), 99
Antraz, vacina para, 159
Antrectomia, 601
Antro, 60

Apendagite epiploica, 612
Apêndice, 365
    vermiforme, 365
Apendicectomia
    complicação, 366
    laparoscópica, 367, 628
Apendicite, 365
    aguda, 366
        achados de tomografia, 558
        achados de ultrassonografia, 558
    diagnóstico, 559
    do coto, 367
    formas atípicas, 401
    gangrenosa, 628
    não perfurada, 365
    perfurada, 365, 628
    sinais, 365
    sintomas, 365, 401
Aperistalse, 30
Aprepitant, 91
Arcada
    ileomesentérica, 436
    pancreaticoduodenal, 436
Arco de Riolan, 436
Artéria marginal de Drummond, 436
Artrite
    associada à doença de Whipple, 497
    atividade de IBD, 491
    carcinomas do esôfago e cólon, 498
    colítica, 322
    degenerativa, 173
    enteropática, 490
    hemocromatose hereditária (HHC), 172
    independente da atividade de IBD, 491
    inflamatória, 4, 494
        espinhal, 490
            associada à IBD, 492
        periférica, 491
    reativa, 411, 495
        pós-entérica, 495, 496
            patogênese, 497
    reumatoide, 123t
Artropatia
    doença hepática na hemocromatose, 173
    hemocromatótica (HA), 172
Árvore biliar
    abscesso hepático amebiano, 239
    cirrose biliar primária, 148
    colangite esclerosante primária, 148
Ascaris lumbricoides, 278
Ascite
    causas mais comuns de, 225
    complexa, 554
    complicada, 554
    diagnóstico diferencial, 225t
    efusão pleural, 555
    na insuficiência cardíaca, 225
    neutrocítica com cultura negativa, 227
    pancreática, 284, 293
    radiografia abdominal, 514
    refratária, 231, 233

    septada, 554
    simples, 554
Aspartato aminotransferase (AST), 196
Aspergillus, 56
    flavus, 56
    fumigatus, 56
Aspiração
    de abscesso
        amébico, 1
        hepático amebiano, 239
    de fluido percutâneo (PFA), 523
    e drenagem de fluido, 523
    pulmonar, estudos de, 564
Aspiração com agulha fina por ultrassonografia endoscópica (EUS), 2
    câncer de pâncreas
        diagnóstico e estadiamento do, 573
    câncer esofágico
        estadiamento, 571, 572
        tratamento, 572
    indicações, 570
    trato gastrointestinal, 570
Aspirado nasogástrico (NG) para sangue oculto nas fezes, 392
Aspirina, 48t, 187, 344t, 377
AST (transaminase glutâmico-oxaloacética sérica), 95
Atresia biliar
    colescintigrafia, 563
Atrofia
    gástrica, 70
    intestinal, 123t
    vilosa
        do duodeno, 311
Auscultação, 399
Autoanticorpos, 125t
    diagnóstico e o prognóstico, 125
    padrão ensaios sorológicos, 125
    produção de, 170
    sequência apropriada de testes para, 128
Autoantígeno-alvo, 125t
Autorregulação, 436
Avaliação nutricional
    instantânea, 443
    simples, 443
Azatioprina, 135, 152, 167, 220, 220t
    durante a gravidez, 138
    efeitos colaterais, 136t, 137
    toxicidade, 137
Azia, 30
Azitromicina, 190t

B

Bacilo Calmette-Guerin, vacina com, 159
Bacillus difficile, 369
Bacterascite, 227
    polimicrobiana, 227
Bacteroides sp, 238t
Bacteroides fragilis, 238t
Banda gástrica, 622
    complicações, 624
Barra cricofaríngea, 44
Basiliximab, 220t

Betabloqueadores, 232
Bezoar, 605
Bifosfonatos e câncer de esôfago, 36
Biguanidas, 188t, 504t
Bile, 253
Bilirrubina, 99, 290
   elevada, 96
Biofeedback, 354, 356
Biópsia(s)
   com agulha fina de massas hepáticas, 180
   da glândula suprarrenal, 530
   de fígado, 100, 108, 116, 138, 250
      colorações especiais, 254
      contraindicações para, 250
      deficiência de α1-antitripsina na, 258
      hemocromatose, 245
      no primeiro ano depois do transplante, 258
      transjugular, 538
   de tumor de rotina, 525
   do intestino delgado, 309
   percutânea orientada por imagem, 523
Biotina, 447t
BISAP, 281
Bleomicina, 48t
Bloqueadores
   dos canais de cálcio, 32, 189t
   dos receptores da angiotensina, 232
Bloqueio do plexo celíaco (CPB), 294, 586
   taxa de sucesso, 586
Boceprevir
   contracepção e, 113
   contraindicações, 113
   efeitos colaterais, 111
Bolsa(s)
   ácida, 15
   ileais, 615
Bolsite, 615
   tratamento, 615
Botox, 4, 32
   reações adversas e falhas de ação, 32
Budesonida, 134, 493
   advertências ao uso, 134

C

CA 19-9, 176
Calcificação intra-abdominal, 515
Cálcio, 344t, 447t
Cálculos
   biliares, 268, 269, 277
      de colesterol, fatores de risco, 266
      prevalência, 266
      tipos de, 266
   de pigmento marrom ou preto, 266
   dos ductos biliares, 268
   na vesícula biliar, 6, 266
Camada superficial de mucina neutra, 60
Campylobacter
   coli, 495
   jejuni, 495
Canabinoides, 90
Câncer
   colorretal (CRC), 2, 150
      de intervalo, 343
      esporádico, 339
      familiar tipo X, 346
      hereditário sem polipose (HNPCC), 345
      incidência, 339
      manifestações clínicas, 340
      metacrônico, 340
      mortalidade do, 339
      rastreio e a vigilância, 342
      sincrônico, 340
      síndrome de Lynch, 347
   de cólon, 1, 339
      cirurgia laparoscópica, 618
      cirúrgica da laparoscopia para, 628
      não poliposo hereditário, 2
      opções terapêuticas para, 341
      ressecção cirúrgica de, 342
   de esôfago, 590
      abordagens cirúrgicas, 591
      acalasia, 483
      aspectos clínicos, 37
      bifosfonatos e, 36
      condições da orelha, nariz e garganta, 38
      diagnóstico, 38
      esôfago de Barrett e, 591
      estadiamento, 38
      fatores de risco, 37, 590
      frequência do, 36
      incidência de, 36, 590
      infecção por *Helicobacter pylori*, 38
      ingestão cáustica, 483
      lesão cáustica, 483
      malignidade da linfadenopatia, 571
      prognóstico, 38
      risco de, 42
         aumentado, 37
      sobrevida, 592
      tipos, 36
      tratamento do, 38
         endoscópico, 38
      triagem de, 36
   de fígado, 178
   de vesícula biliar, 150
   do coto gástrico, 76
      risco do, 608
   gástrico
      acloridria no, 75
      dieta no, 74
      frequência do, 74
      infecção por *H. pylori*, 70, 75
      precoce, 76
         endoscopia, no tratamento de, 77
      risco de, 75
      tipos histológicos, 74
      triagem, 75
      ultrassonografia endoscópica, 76
   na junção gastroesofágica, 74
   pancreático (PC), 296, 485
      achados de imagem, 553
      anormalidades bioquímicas, 298
      apresentações clínicas, 296
      diabetes, 297
      diagnósticos diferenciais, 301

    estadiamento, 302
    fatores de risco, 297
    frequência de, 296
    modalidades de imagem, 298
    precursores de, 297
    quimioterapia, 302
    sinais clínicos, 297
    sinal de duplo ducto, 301
    síndromes de câncer hereditário, 297
    vigilância endoscópica, 485
  ressecável na cabeça pancreática, 303
  retal, 486
    estadiamento, 617
  transplante de fígado e, 223
Candida albicans, 46, 55
Cápsula intestinal, 394
Carbamazepina, 112t
Carcinoide de células ECL associado à gastrite atrófica
  autoimune crônica, 63
Carcinoma, 454
  de células em anel de sinete, 74
  de células escamosas (SCC), 59, 467
    do esôfago, 44
  de células pequenas, 456, 464
  do coto gástrico, 608
  hepatocelular, 142, 175, 185
    vigilância, 143
  intramucoso em um adenoma, 461
  metastático para o esôfago, 2
  pancreático, 6
Cárdia, 60
Cardo mariano, 192
Cateter de drenagem, 525
  desvantagens do, 24
  vantagens do, 24
Cavernoma da veia porta, 206
Cefalosporinas, 229, 369
Cefotaxima, 229
Celecoxib, 187
Células
  caliciformes ou de Paneth, 63
  intersticiais de Cajal (ICC), 87
  oxínticas, 72
  plasmáticas, 253
Ceratoconjuntivite seca, 171
Ceratodermia palmoplantar não epidermolítica, 5
Ceruloplasmina, 162
  sérica, 98
Cetamina, 27
Cetoconazol, 190t
Choque, 282
  hepático, 3
Ciclosporina, 142t, 152, 167, 220, 220t
Cirrose, 3, 6, 119, 150
  alcoólica, 178, 195, 200
    rastreio, 200
  ascite e, 231
    medicações anti-hipertensivas, 232
    para transplante de fígado, 234
    pressão arterial e sobrevivência, 232
    refratária e síndrome hepatorrenal, 233
    tratamento, 231

  biliar primária (PBC), 122t, 146, 171, 256
    AMA-negativa, 151
    árvore biliar na, 148
    autoanticorpos séricos, 147
    deficiências vitamínicas, 149
      lipossolúvel em, 152
    diagnóstico diferencial de, 151
    doença óssea, 150
    doenças associadas à, 147
    osteoporose e, 150, 151
    prurido, 151
    síndrome de sobreposição, 130, 151
    transplante de fígado na, 153
  e hidrotórax pleural, 226
  hepática, 158
  ressonância magnética na, 543
  secundária à infecção da hepatite C, 113
  tomografia computadorizada na, 543
  vacina pneumocócica, 158
  vacinações, 158
Cirurgia
  antirrefluxo
    indicações, 593
    prognósticos, 595
  bariátrica, 214, 449
    benefícios médicos da, 450
    contraindicações, 622
    deficiências nutricionais, 450
    indicações para, 509
  colorretal, 614
  de *bypass* gástrico em Y de Roux, 272
  de úlcera péptica, 599
  em pacientes com colite isquêmica, 441
  esofágica, 589
  laparoscópica, 626
    contraindicações para, 626
    para câncer de cólon, 628
    vantagens da, 626
  minimamente invasiva, 626
  pós-gastrectomia, 484
  reparadora das hérnias paraesofágicas, 597
Cisto(s)
  congênitos dos ductos biliares, 260, 261
    apresentação clínica, 261
  de colédocos, 179
  de duplicação esofágica, 44
  hepático(s)
    epitelizados simples e benignos, tratamento de, 527
    simples, 262
  pancreáticos
    malignidade, 306
    sintomas, 305
    tratamento, 305
Citarabina, 48t
Citomegalovírus, 47, 253
Citoplasma de hepatócitos, 252
Claritromicina, 190t
Classificação
  de Ambrosetti, 359
  de Chicago de motilidade esofágica, 11
  de Milwaukee, 273
  de Runyon, 1

Clindamicina, 369
Clonorchis sinensis, 278
Clopidogrel, 18
Cloranfenicol, 190t
Cloreto de potássio, 48t
Cloridrato de hidroxizina (Atarax) ou pamoato, 163
Clorpromazina, 186t, 188t
Clostridium difficile, 3, 18, 316, 369, 495
   em hospitais, 372
Clostridium sp, 238t
Coagulação intravascular disseminada, 282
Coagulopatias, 524
Cobre, 253, 448t
Cocaína, 191
Colangiocarcinoma, 150, 179, 550
Colangiografia, 586
   intraoperatória (IOC), 627
   retrógrado endoscópico, 130f
Colangiopancreatografia, 261, 520
   endoscópica retrógrada (ERCP), 271, 550
      colangioscopia e pancreatoscopia, 271
      complicações comuns, 271
      equipamento e técnicas, 271
      pancreatoscopia, 271
   por ressonância magnética (MRCP), 550
   retrógrada endoscópica (ERCP), 291, 612
Colangiopatia relacionada com a AIDS, 429
Colangite, 150
   aguda, 269
   ascendente, sinais e sintomas de, 272
   destrutiva, 129f
      não supurativa crônica, 148
   esclerosante autoimune, 123t
   esclerosante primária (PSC), 1, 122t, 146, 179, 256, 340, 550
      árvore biliar na, 148
      autoanticorpos séricos, 147
      de ducto pequeno, 151, 257
      deficiências vitamínicas, 149
         lipossolúvel em, 152
      diagnóstico
         de colangiocarcinoma, 150
         diferencial de, 151
      doença óssea, 150
      doenças, 147
      estrituras biliares, opções terapêuticas, 152
      fosfatase alcalina, 149
      osteoporose e, 150, 151
      prurido, 151
      síndromes de sobreposição ou variante em, 151
      transplante de fígado na, 153
         complicações, 154
         tratamento, 152
   obliterativa fibrosa, 149, 149f
   relacionada com a síndrome da imunodeficiência adquirida, 550
Colchicina, 152
Colecistectomia, 266, 267
   complicações, 268
   depois de um episódio de pancreatite aguda biliar, 283
   laparoscópica, 628

Colecistite
   aguda, 268, 269, 402, 403, 550, 561
   crônica, 550
Colecistostomia percutânea, 539
Coleções de líquido pancreático agudo, 284
Colectomia
   aberta, laparoscopia *versus*, 618
   assistida por laparoscopia, 341
Coledocolitíase, 150
   aguda, 196
   suspeita de, 573
Colelitíase, 150, 284
Colescintigrafia, 561
   diagnóstico, 563
   esvaziamento da vesícula biliar, 563
   tratamento, 563
Colestase da gravidez, 161
   intra-hepática, 162
Colestiramina, 163
Cólica biliar não complicada características da, 266
Colite
   associada à NSAID, 459
   ativa focal, 458
   cística profunda, 460
   colagenosa, 459, 493
   de Crohn, 5
   diverticular associada à doença, 460
   eosinofílica, 332t, 460
   indeterminada, 321
   infecciosa, 458
   isquêmica, 441, 458
      diagnóstica de, 441
      sequelas de, 441
   linfocítica, 459, 493
   microscópica (MC), 373, 459
   por desvio, 460
   por radiação, 374, 375, 460
   pseudomembranosa, 369, 458
   quiescente, 457
   ulcerativa, 1, 123t, 158, 321, 612
      avaliação, 323
      causa, 321
      complicações
         hepáticas, 323
         oculares, 323
      crônica, 179, 457
      da doença de Crohn, 321, 487, 615
      e espondilite anquilosante, 323
      estresse, 326
      eventos tromboembólicos, 323
      exacerbação, 324
      fertilidade e gravidez, 326
      indicações cirúrgicas para, 614
      menstruação, 326
      sinais e sintomas, 321
      terapias adjuvantes, 325
      tratamento, 326
Cólon, 485
   disfuncional e colite, 615
Colonografia por tomografia computadorizada (CTC), 521
Colonoscopia, 440
   achados típicos na, 371

benefício da, 343
de vigilância, 325
óptica, 521
virtual, 521, 559
Complicações pós-transplante, 221
Concepção, transplante de fígado e, 166
Congestão venosa portal, 550
Constipação, 311, 351
aguda, 350
complicações da, 355
definição, 349
e colonoscopia, 353
prevalência e impacto, 350
primária, 350
secundária, 349
Contraceptivos orais, 186t, 188t
Coqueluche, 159
Corpo(s)
acidófilo, 251
de Councilman, 251
de Mallory-Denk, 185, 186t, 251
estranho(s)
em radiografias abdominais, 515
ingerido, 470
no trato gastrointestinal (GI), 469
Corticosteroide(s), 152, 167, 220, 220t
fibrose hepática, 139
intra-articulares, 494t
orais exógenos, 511
Crescimento exagerado de bactérias no intestino delgado (SIBO), 6
Crioglobulinemia, 123t, 169
associadas à infecção da hepatite C, 170
hepatite viral, 170
mista, 169
Criptosporidiose, 432
Critérios
de Ranson, 281
de Visick, 605
prognósticos de Glasgow, 281
Cromo, 448t
CTLA-4 recombinante fundido com imunoglobulina, 144t
Citomegalovírus, 56

D

Daclizumab, 220t
Dactinomicina, 48t
Danazol, 188t
Dano(s)
da radiação, 375
hepatocelular, 95
Daunorrubicina, 48t
Defecação, 350
Defecografia, 520
Deficiência(s)
de fenotipagem, 122
de micronutrientes, 336
de minerais e vitaminas
de α-1-antitripsina, 98, 178, 246
achados físicos da, 246
biópsia do fígado, 258

diagnóstico de, 246
prognóstico, 247
vitamínicas, 624
cirrose biliar primária, 149
colangite esclerosante primária, 149
solúvel em gordura, 293
Degeneração
alcoólica esponjosa, 195
das células balonadas, 251
hialina de Mallory, 195
plumosa, 251
Deglutição normal, fases da, 7
Deiscências anastomóticas, 624
Dependência alcoólica
diagnóstico, 197
tratamento, 199
Derivação
biliopancreática, 623, 624
desnutrição, 624
riscos à saúde, 625
fecal, 357t
gástrica
aberta, 628
em Y de Roux, 624
por laparoscopia, 628
intra-hepática portossistêmica transjugular (TIPS), 536
contraindicações, 536
desobstrução, 537
Derivados
da tioureia, 188t
de ergot, 112t
de fenilanina, 505t
Derivativos esteroides, 188t
Dermatite herpetiforme, 57, 123t, 498, 502
Descoloração amarelada da pele, 500
Descompensação hepática cirrose alcoólica, 200
Desintoxicação alcoólica manejo, 199
Desnutrição na derivação biliopancreática, 624
Desvio gástrico, 623, 624
em Y de Roux, 623
Di-hidralazina, 131
Diabetes
complicações gastroenterológicas, 506
diagnóstico de, 505t
insulino-dependente, 123t
melito, 290, 293, 416t
tipo 1, 503
tratamento de, 505t
tipo 2, 504
tratamento de, 506
Diâmetro luminar, 9
Diarreia
aguda, 405
adquirida por um viajante ao sudeste da Ásia, 407
agentes antiparasitários (APAs), 410
causada por infecção, 405
prebióticos e probióticos, 412
aquosa
osmótica, 416, 417
secretória, 416, 417

com ácidos biliares, 424
crônica, 414, 417, 423, 425
de Brainerd, 412
de início agudo, 3
dos viajantes, 407, 415
em pacientes com AIDS, 429, 431
gordurosa, 417
   crônica, 421
iatrogênica, 423
infecciosa aguda, 409
   agentes antimotilidade (AMAs), 410
   antibióticos em, 410
   diagnóstico, 408
   solução de reidratação oral (ORS), 410
inflamatória, 405, 417
   crônica, 422
não inflamatória, 406
osmótica, 414, 419
persistente, 405
secretória, 414
   crônica, 420, 421
   tumores neuroendócrinos, 420
viral em pacientes com AIDS, 431
Diazepam, 186t
Diclofenaco, 185, 187
Dieta(s)
  FODMAP, 476
  orais, 446
Dilatação
  ductal intra-hepática, 550
  esofágica mecânica, 590
  pneumática, 33
    complicações, 33
    do esfíncter esofágico inferior, 32
Diltiazem, 186t, 189t
Discinesia da vesícula biliar, 563
Disfagia, 1, 7, 8, 14, 29, 38
  anormalidades cardiovasculares, 12
  aórtica, 12
  classificação, 7
  de Paterson-Kelly, 44
  definição de, 7
  esofágica
    abordagem, 12
    causa, 10
    diagnóstico diferencial de, 8
    estudos diagnósticos, 9
    teste inicial, 10
  funcional, 12
  localização, 8
  lusória, 12
  obstrutiva esofágica, 1
  orofaríngea
    avaliação, 8
    características clínicas, 7
    diagnóstico diferencial, 7
  relacionada com um acidente cerebrovascular, 7
  sideropênica, 44
Disfunção
  circulatória induzida por paracentese, 233
  do corpo esofágico, 15

do esfíncter de Oddi (SOD), 273
  achados fisiopatológicos, 273
  avaliação diagnóstica, 273
  risco, 273
  sintomas, 273
Dislipidemia, 510
  tratamento de, 510t
Dismotilidade intestinal, 473
Displasia
  associada à colite, 458
  classificação, 57
  de baixo grau
    diagnóstico, 54
    progressão, 54
    tratamento, 54
  gástrica, 62
Dissecção endoscópica da submucosa gástrica (ESD), 77, 84, 579
  complicações da, 581
  diferenças e limitações da, 580
Dissinergia do assoalho pélvico, 351
Dissulfiram, 199
Distensão abdominal, gastroparesia, 88
Distúrbios do cólon, 339
Diuréticos, 189t
Diverticulite, 402
  aguda não complicada, 612
  colônica, 358, 361
  do sigmoide, 358, 359, 363
    com agentes anti-inflamatórios, 361
    complicações, 361
    fistulizante complicada, 362
    não complicada, 361
    tratamento ambulatorial da, 360
  exame radiográfico, 558
  não complicada, 360
Divertículo(s)
  de Meckel, 366, 396
  de tração, 46
  de Zenker, 11, 44
    causa, 45
    sintomas, 46
  do corpo esofágico, patogênese, 46
  esofágicos, 44
    tratamento, 46
Doença(s)
  anorretal, 615
    supurativa, 617
  celíaca (CD), 4, 5, 123, 308t, 422, 453
    complicações, 309
    crônica
      do enxerto-*versus*-hospedeiro, 44
      do refluxo gastroesofágico, 51
    da tireoide, 44
    diagnóstico, 309
    não responsiva, 311
    refratária, 4
    risco, 308
    tratamento, 310
  císticas congênitas do fígado, 179
  de Addison, 416t
  de Bowen, 467

de cálculo biliar, 611
de Caroli, 261
de Chagas, 1, 31, 47
   diagnóstico, 47
   tratamento, 47
de cisto
   dos ductos biliares, 261
   hidático, tratamento de, 527
de Cowden, 614
de Crohn, 158, 458
   agentes infecciosos, 316
   apoio nutricional, 319
   cirurgia na, 318
   colite ulcerativa e, 487, 615
   desenvolvimento da, 316
   diagnóstico da, 313
   do tipo inflamatório, 319
   do tipo restritivo, 318
   esteroides, 317
   fistulizante, 319
   gástrica, aspectos histológicos, 61
   manifestações extraintestinais, 317
   mortalidade, 316
   risco de câncer, 317
   sintomas e sinais, 313, 315
   tabagismo, 315
   terapia(s)
      biológicas, 318
      imunossupressora, 317
   tratamento da, 612
   vigilância endoscópica, 488
de Graves, 123t
de Hashimoto, 171
de Hirschsprung, 353, 466
de Ménétrier (MD), 62, 81
de Menkes, 247
de Paget, 467
de Purtscher, 282
de Raynaud, 171
de refluxo gastroesofágico (GERD), 592
   sintomas típicos e atípicos, 592
de Whipple, 455, 497
   artrite associada à, 497
   fatores etiológicos da, 498
   tratamento, 498
de Wilson, 4, 5, 98, 122t, 162, 247, 500
   características histológicas da, 258
   com hemocromatose hereditária, 248
   diagnóstico, 98, 247
   manifestações hepáticas, 247
   tratamento, 248
diarreica(s), 414
   aguda, 406, 407
   classificações de, 415
do apêndice, 466
do canal anal, 466
do depósito de pirofosfato de cálcio e hemocromatose, 172
do enxerto-*versus*-hospedeiro (GVHD)
   aguda e crônica, 258
   biópsia, 56
do pâncreas exócrino, 506

do refluxo gastroesofágico (GERD), 14, 30, 517
   achados fisiopatológicos da, 15
   algoritmo de tratamento, 18
   análise histológica, 16
   aspectos histológicos da, 55
   cirurgia, 18
   complicações associadas à, 19
   diagnóstico de, 16
      diferencial da, 14
   disfunção do corpo esofágico, 15
   dor torácica não cardíaca, 21
   endoscopia superior, 16
   Helicobacter pylori e, 16
   manifestações extraesofágicas da, 14
   manometria esofágica, 16
   métodos diagnósticos, 16
   modificação
      dietéticas, 17
      do estilo de vida, 17
   obesidade da, 15
   opções cirúrgicas, 594
   problema de saúde pública, 14
   radiografia com bário, 16
   sintomas, 14
      moderados, 18
   tratamento endoscópico de, 18
do refluxo não erosiva, 27
dos ductos biliares, 256
endócrinas, 416t
esofágica, 31
   de Crohn, 57
gastrointestinal eosinofílica (EGID), 328
   características clínicas, 328
   diagnóstico, 329
   história natural, 328
   patogênese, 328
hematológicas, 416t
hepática
   alcoólica, 193
      achados clínicos, 196
      biópsia do fígado, 197
      história natural, 194
      patogênese, 194
      tipos histológicos, 194
   cística, 260
   congênita e metabólica, 217
   crônica, 217, 501
   gordurosa não alcoólica (NAFLD), 196, 210
      diagnóstico de, 97
      recorre após transplante de fígado, 223
   herdada, 258
   induzida por drogas, 183
   métodos de contracepção, 165
   policística
      escleroterapia, 527
      manifestações clínicas, 263
   pré-eclâmptica, 161
   preexistente, 165
   testes
      autoimunes, 99

diagnósticos, 99
  tratamento da, 165
  vascular, 202
  veno-oclusiva, 207
hepatobiliar, 501
inflamatória intestinal (IBD), 2, 340
  idiopática, 457
intestinal inflamatória, 158
isquêmica intestinal, 435, 436, 440
perianal de Paget, 617
ulcerativa não complicada apresentação, 70
vascular, 258
  do colágeno, 396
veno-oclusiva hepática, 550
venosa oclusiva, 439
Dolasetrona, 90
Domperidona, 90
Dor, 9
  à descompressão, 610
  abdominal, 398
    aguda
      causas raras de, 403
      em mulheres grávidas, 401
      em pacientes idosos, 401
    não grave, 401
    parietal, 398
    referida, 398
    testes radiológicos, 400
    visceral, 398
  intestinal natureza da, 610
  processamento central anormal da, 473
  referida, 610
    no abdome, 400
  torácica esofágica, 30
    avaliação, 21, 23
    diagnósticos psiquiátricos, 27
    endoscopia, 21
    funcional, 25
      correlação positiva de sintomas, 26
    relacionada com o refluxo, 27
    transmissão, 21
    transtornos de motilidade esofágica, 23
    tratamento(s), 27
      emergentes, 27
  torácica não cardíaca (NCCP), 21
    causas, 21
    doença do refluxo gastroesofágico, 21
Doxiciclina, 48t
Drenagem
  biliar trans-hepática percutânea (ptbd), 538
  transmural de pseudocisto, 583
Drogas simpatomiméticas, 509t
Drospirenona, 112t
Ductopenia, 130f
Duodenite péptica, 454

E

Echinococcus granulosus, 263, 264, 527
Ecoendoscopia radial e linear, 569
Ecstasy, 191
Ectasia vascular antral gástrica, 61

Efeito(s)
  de afundar por frio ou calor, 529
  hemodinâmicos, 627
Efusão pleural pancreática, 293
Ejeção da vesícula biliar, 269
Eletrocardiograma, 400
Eletroforese de proteína sérica (SPEP), 98
Embolização
  pré-operatória da veia porta do fígado (PVE), 535
  transarterial (TAE), 533
Emend, 91
Emolientes, 354t
Empiema bacteriano espontâneo, 227, 231
Encefalopatia, 282
Endometriose, 460, 619
Endoscopia, 3, 10, 440
  na ingestão cáustica, 49
  terapêutica avançada, 578
Enema(s), 354t
  anterógrado de continência, 357t
  do intestino delgado, 519
Enterite
  infecciosa, 454
  isquêmica, 455
Enterobacter sp, 238t
Enteróclise, 393
Enterocolite por CMV, 431
Enterografia por tomografia computadorizada, 393
Enteropatia não celíaca (NCE), 311
Enteroscopia, 440
  com balão, 394
  com duplo balão, 394
  de pulsão, 394
  em espiral, 394
Envenenamento com metais pesados, 416t
Enxofre coloidal, 564
Enzima(s), 95
  conversora da angiotensina, 232
  hepáticas, 164, 400
  pancreáticas séricas, 290
Eosinofilia
  esofágica, tratamento, 10
  intestinal, diagnóstico diferencial da, 331
Eosinófilos, 253
Epidermólise bolhosa, 44
Equinococose, 263
  cística, diagnóstico, 264
  hepática cística
    apresentação clínica, 263
    tratamento, 264
Eritema
  multiforme, 57
  nodoso, 123t
  palmar, 161
Eritromicina, 90, 190t, 221
Erosão e úlcera, 69, 70b
Erupção cutânea, 111
Erva-de-são-joão, 112t
Escala de Bristol para consistência de fezes, 352
Escherichia coli, 2, 238t
  enteroaderente/agregativa, 406
  enteroinvasiva, 406

enteropatogênica, 406
enterotoxigênica, 406
Esclerodermia, 1, 57
  do esôfago, 12
Escleroterapia, doença hepática policística, 527
Escopolamina, 90
Escore de Alvarado, 367
Esfíncter
  anal artificial, 357t
  de Oddi, 272
  esofágico inferior (LES), 15
    hipertenso, 23
Esfincteroplastia, 357t
Esofagectomia
  de Ivor-Lewis, 591
  minimamente invasiva, 591
  multi-incisão, 591
  toracoabdominal esquerda, 591
  trans-hiatal, 591
Esofagite, 19
  características clínicas, 328
  causas infecciosas da, 55
  de refluxo endoscópica, gravidade da, 16
  diagnóstico, 329
    aspectos histológicos, 55
    dilatação endoscópica, 10
  eosinofílica (EoE), 5, 10, 32, 328, 332t
  erosiva, 15
    intensa, 18
  fúngica, 55
  história natural, 328
  infecciosa, 46
    patógenos, 46
  medicamentosa
    apresentação clínica, 48
    diagnóstico, 48
    fatores de risco, 47
    mecanismo da lesão, 48
    risco da, 48
  patogênese, 328
  por *Candida*, 46, 50, 55
    tratamento para, 46
  secundária à infecção, 46
Esôfago, 481
  de Barrett, 2, 19, 481
    aparência endoscópica, 51
    biópsia, 53
    câncer esofágico e, 591
    características histológicas, 57
    definição de, 51
    diagnóstico patológico de displasia de baixo grau no, 54
    displasia
      de alto grau no, 53
      e câncer, 52
    endoscopia, 51f
      de triagem superior, 52
    fatores de risco, 51, 593
    risco de câncer, 52
    terapia antirrefluxo, 591
    tratamento clínico, 52, 54

    vigilância, 52
      endoscópica, 482
  de jackhammer, 23
  em quebra-nozes, 11, 23
  quadros dermatológicos, 57
Esofagogastroduodenoscopia (EGD), 21, 380
Esofagograma com bário, 23, 331, 427, 593
  via fluoroscopia, 30
Esofagrama, 517
Espasmo esofágico, 11
  difuso, 23
Espessamento da parede
  do intestino grosso, 557
  da vesícula biliar, 550
Espiroquetose intestinal, 459
Esplenose, 565
Espondilite inflamatória, 492
Espru colagenoso, 454
Esquema de Banff, 258
Estabilidade de microssatélites (MSS), 341
Estado geral, 399
Estase biliar, 266
Estatinas, 189t
Esteato-hepatite
  alcoólica, 199
  fígado gorduroso e, 254
  não alcoólica (NASH), 122t, 210, 178, 254
  transplante de fígado, 214
Esteatorreia, 290
  por pancreatite crônica, 294
Esteatose, 252
  hepática
    e infecção pelo vírus da hepatite C, 212
    transplante de fígado, 214
  macrovesicular, 254
  microvesicular, 195, 254
Estenose
  aórtica, 396
  na anastomose, 624
  péptica tratamento da, 19
Esteroides anabólicos, 188t
Estimulação elétrica gástrica
  para gastroparesia, 92
  resultados da, 93
Estômago, 59, 483
  fisiologia, 87
  intratorácico, 596
Estreitamentos intestinais crônicos e induzidos por radiação, 375
Estrituras dominantes, 150
Estrongiloidíase, 432
Estudos
  de deglutição, 517
  mesentéricos angiográficos invasivos, 440
Esvaziamento
  da vesícula biliar, 563
  gástrico atrasado, 15
Etanol, 193
Etidronato, 48t
Everolimo, 220t
Exame(s)
  das fezes, 400

de enema de bário, 519
de imagem, 513
de sangue fecal, 343
pélvico e retal, 400
radiológicos para suspeita de obstrução da árvore biliar, 551

F
5-Fluorouracil, 48t, 302
Febre, 610
   amarela, vacina para, 159
Fenilbutazona, 186t
Fenitoína, 112t, 186t
Fenobarbital, 112t, 163
Fenofibratos, 189t
Fenotiazinas, 90
Ferro, 252, 447t
Fibrose, 119
   cística pancreatite crônica, 289
   hepática, corticosteroide, 139
   marcadores não invasivos de, 100
   pancreática, 287
Fígado
   de choque, 208
   em noz moscada, 208
   gorduroso, 211
      agudo da gravidez, 163
         biópsia, 163
         características clínicas, 163
         diagnóstico, 163
         patogênese, 164
      e esteato-hepatite, 254
      isolado, 213
   histologia hepática, 103
      normal do, 250
   histopatologia do, 250
   metaboliza o etanol, 193
   pigmentos, 253
Fissura(s)
   agudas, 615
   anais, 615
Fístula(s), 616
   anorretais, tratamentos para, 617
   formação, 284
   pancreáticas
      externas, 293
      internas, 293
      tratamento, 293
   traqueoesofágica adquirida (TEF), 46
Flebotomia, 173
Fleimão, 366
Flucitosina, 190t
Fluorina, 448t
Fluoroscopia, 9, 30
Fluoximesterona, 188t
Fonte oculta de calorias, 446
Formato de onda Doppler "normal", 548
Fosfatase alcalina, 96, 99, 290
   colangite esclerosante primária, 149
Fosfolipidose, 185, 186t
Fósforo, 447t

Fundoplicatura
   laparoscópica, 596
   Nissen, 595
Fusobacterium nucleatum, 238t

G
Gadobenato de dimeglumina, 546
Ganglioneuromatose intestinal, 614
Gangrena de Fournier, 617
Gás venoso portal de pneumobilia "séptica", 514
Gastrectomia
   em manga, 622, 624
   parcial, 484
   total, 93
Gastrina, 508t
Gastrinoma, 508t
   avaliação pré-operatória, 607
   esquema cirúrgico para exploração, localização e remoção do, 607
Gastrite, 66
   achados endoscópicos, 66
   aguda, 60
   ambiental, 61
   associada ao *Helicobacter heilmannii*, 60
   associada ao *Helicobacter pylori*, 60
   atrófica, 70
      autoimune, 72
         crônica, 63
         diagnóstico, 72
      crônica, tipos de, 60
      multifocal, 72
   autoimune, 60
   crônica
      causas comuns da, 66
      com ou sem atividade, 60
      e crônica ativa, 67
   eosinofílica, 67
   granulomatosa, 67
      diagnóstico diferencial da, 61
   linfocítica, 61, 67
      hipertrófica, 67
   padrões histológicos da, 60
   por refluxo biliar, achados fisiopatológicos da, 606
   sistema de Sydney, 66
   supurativa aguda, 67
   tipo A, 60
   tipo B, 61
Gastroduodenostomia à Jaboulay, 600f, 601
Gastroenterite
   eosinofílica, 332t, 456
   infecciosa, 406
Gastrojejunostomia, 601
Gastroparesia, 4, 87
   antieméticos na, 90
   cápsula de motilidade sem fio (WMC), 87
   características fisiopatológicas, 87
   causas de, 89
   definição, 87
   diagnóstico, 87
   distensão abdominal, 88
   idiopática, 89
   piloroplastia na, 91

pós-operatória, 605
prevalência, 89
refratária após vagotomia, 605
tricíclicos para, 91
tubos de alimentação, 92
Gastropatia, 66
   hipertensiva portal, 61
   medicamentos, 66
   química e reativa aspectos histológicos, 61
   reativa fatores etiológicos, 66
Gastroplastia vertical com banda, 622
Gene
   da doença de Wilson, 247
   do fator de necrose tumoral alfa, 132
   Fas, 132
   inibidor da tripsina secretora pancreática (SPINK 1), 5
   regulador da condutância da transmembrana da fibrose cística (CFTR), 5
   tripsinogênio catiônico (PRSS1), 5
Gengivite, 123t
Giardia lamblia, 454
Giardíase, 454
Ginkgo biloba, 448
Ginseng, 448
Gliburida, 188t
Glipizida, 188t
Glóbulos de α1-antitripsina, 253
Glomerulonefrite, 123t
   membranoproliferativa, 169
   membranosa, 169
Glucagon, 508t
Glucagonoma, 508t
Goma de guar, 448
Gordura corporal, 621
Graciloplastia dinâmica, 357t
Gradiente de pressão
   portossistêmica (PSG), 536
   venosa hepática (HVPG), 538
Granisetrona, 90
Granuloma(s), 257
   hepáticos, 186t, 257
Gravidez
   adaptações hepáticas estruturais e funcionais, 161
   agentes imunossupressivos e, 167
   azatioprina durante a, 138
   colestase da, 161
      intra-hepática da, 162
   doenças durante a, 161
   fígado gorduroso agudo da, 163
      biópsia, 163
      características clínicas, 163
      patogênese, 164
   função hepática, 161
   hepatite viral, 161, 162
      B e, 119
   hiperêmese da, 161
   icterícia na, 161
   transplante de fígado, 166
   tubária rota, 402
Griseofulvina, 190t

H

Halotano, 131, 191
Hamartoma, 614
Helicobacter pylori, 4
   cagA, 70
   doença do refluxo gastroesofágico, 16
   gastrite associada ao, 60
   no adenocarcinoma gástrico, 75
   prevalência de, 70
Hemangioma(s)
   cavernoso(s), 177, 208, 546
   gigante, 177
Hemocromatose, 122t, 178, 243
   artrite degenerativa, 173
   biópsia do fígado, 245
   diagnóstico de, 244
   hereditária (HH), 243
      doença de Wilson com, 248
      genética, 172
   prognóstico, 246
   ressonância magnética na, 245, 543
   testes, 97
      genéticos na, 97
   tomografia computadorizada, 245
   ultrassonografia na, 543
Hemograma completo, 400
Hemólise, 164
Hemorragia, 285
   crônica, 375
   intra-hepática espontânea, 164
Hemorroida(s)
   externas, 616
      aguda trombolizada, 616
   internas, 616
Hemorroidectomia de emergência, 616
Hemossiderina, 253
Hepatite
  A, 97
      imunização contra, 156
      profilaxia pós-exposição, 156
      tratamento, 103
      vacinas, 156, 157, 159
  alcoólica, 195, 200, 254
      aguda, transplante hepático, 200
      características clínicas, 196
      prednisolona, 198
  autoimune, 5, 121, 133, 255
      achados histológicos, 121
      aguda e grave (fulminante), 3
      alelos de susceptibilidade, 131
      autoanticorpo-negativa, 128
      características clínicas e laboratoriais, 121
      diagnóstico, 124
         em crianças, 131
      induzida por medicamentos e a doença clássica, 131
      predisposições genéticas, 131
      síndromes de sobreposição da, 129, 143
      sintomas, 121
      tipos, 124
         I, 171

transplante de fígado, 142
B, 97
   antígeno, 116
   crônica, 97, 115, 178, 255
   gravidez, 119
   infecção crônica da, 116
   manifestações reumatológicas, 169
   pós-exposição ao vírus da, 157
   terapia antiviral para, 115
   vacina para, 157-159
   vacina, doses de reforço, 158
   vacinação, 157
C
   cirrose secundária, 113
   crônica, 178, 255
      apresentação, 178
      indicações, 107
      ressecção, 180
      tratamento, 180
      triagem, 180
   cura, 108
   eficácia da terapia, 110
   recorrente, 223
   terapia antiviral, 106
   testes de genótipo na, 108
   tratamento, 108
   viral
      amamentação, 168
      infecção perinatal, 168
      parto, 168
      transmissão vertical da, 167
colestática, 3
crônica, 254
D viral, transmissão vertical das, 167
gravidez, 161, 162
induzida por medicamentos, 122t
isquêmica, 3, 208
lupoide, 171
manifestações reumáticas, 169
não alcoólica, 254
sinais e sintomas da, 102
viral, 101
   aguda, riscos, 101
   anormalidades bioquímicas e hematológicas, 102
   B, prevenção da transmissão vertical, 167
   crioglobulinemia, 170
   crônica, 97, 103, 122t
      riscos da, 101
   prevenção da transmissão vertical, 167
Hepatócitos, 202
   em vidro fosco, 253
Hepatolitíase, 150
Hepatopatia congestiva, 208
Hepatotoxicidade por acetaminofeno, 2
Hérnia
   de hiato
      causa, 596
      deslizante, 596
      diagnóstico, 596
   paraesofágica, 596
      avaliação, 596
      gigante, 596
      sinais e sintomas, 596
Hernioplastia laparoscópica totalmente extraperitoneal, 628
Herpes
   simples, 4, 253
   vírus simples (HSV), 428
Herpes esophagitis, 56
Herpes-zóster, 159
Heterotopia/metaplasia pancreática, 57, 58, 62
Hialino de Mallory, 251
Hidralazina, 189t
Hidrotórax
   hepático, 6
      tratamento para, 234
   pleural, cirrose e, 226
Hiperamilasemia, 280
Hiperbilirrubinemia conjugada, 97
Hipercalcemia e pancreatite aguda, 279
Hiperecoico, 569t
Hiperêmese da gravidez, 161
Hiperglicemia, 282
Hiperlipasemia, 280
Hiperoxalúria, 294
Hiperplasia
   nodular focal (FNH), 3, 177
   polipoide com erosão, 460
Hipersensibilidade esofágica, 26
   ao ácido, 15
Hipertensão
   intra-abdominal, 626
   portal, 150, 258, 550
      achados ultrassonográficos de, 548
      tratamento de, 166
Hipertireoidismo, 416t
Hipertrigliceridemia e pancreatite aguda, 279
Hipoalbuminemia, 550
Hipoecoico, 569t
Hipoglicemia, 506
   em pacientes pós-cirúrgicos de desvio gástrico, 510
Hiponatremia dilucional, 234
Histoplasma, 56
HIV, 278
Homeostase da glicose, 503, 504
Hormônios pancreáticos, 503
HPV, vacina para, 159, 160

I

Ibuprofeno, 48t, 187
Icterícia, 285
   clínica, 500
   clinicamente perceptível, 500
   na gravidez, 161
Ileíte de refluxo, 321, 458
Íleo biliar
   achados radiográficos, 619
   características, 514
   pós-operatório, 619
Ilhotas pancreáticas, 503
Imagem
   de Doppler hepático, 548
   do intestino, 555
   do trato biliar, 550

hepática, 541
  nuclear, 560
  pancreática, 552
  peritoneal, 554
Impedância, 10
  esofágica, 17
  intraluminal de canais múltiplos (MII), 25
Imunização, 155
  contra hepatite A, 156
Imunossupressão, 159
Imunossupressores, 494t
Incontinência fecal, 355, 356
Incretinas, 504
Índice
  de massa corporal (BMI), 444, 621
  de severidade de Balthazar, 281
Inervação do peritônio, 609
Infarto omental, 612
Infecção(ões)
  crônica da hepatite B interferon, 118
  entéricas agudas sequelas, 410
  pelo vírus da imunodeficiência humana (HIV), 427
    contraindicação para transplante de fígado, 218
  por *Clostridium difficile*, 409
    tratamentos para, 409
  por *H. pylori*, 4, 6, 70
    achados patológicos, 70
    atrofia gástrica, 70
    câncer do esôfago, 38
    câncer gástrico, 70, 75
    gastrite atrófica, 70
    transmissão, 70
    tratamento, 71
  por *Mycobacterium avium intracellulare*, 454
  por *Norovirus*, 406
Infestação por fascíola hepática, 179
Infiltração
  gordurosa do fígado, 542
  leucêmica, 550
Inflamação
  colite, 550
  granulomatosa, 257
  hepatite, 550
  pancreatite, 550
Infliximabe, 318, 319, 325
Influenza, vacina
  inativada para, 159
  viva, atenuada, para, 159
Ingestão
  cáustica
    câncer esofágico, 483
    endoscopia na, 49
    tratamento, 49
  de corpos estranhos, 469
    sinais e sintomas, 470
  de lixívia, 36
  de Orlistat, 417
  de ostras cruas, 407
  oculta de laxativos, 424
Inibidor(es)
  da ACE, 189t
  da alfa-glucosidase, 505t

da bomba de prótons (PPI), 16, 82
da calcineurina (CNI), 141, 220
de DPP-4, 505t
do transportador do ácido biliar ileal, 354t
Injeções botulínicas dentro do piloro, 91
Inspeção, 399
Instabilidade de microssatélites, 341
Insuficiência
  cardíaca congestiva, 550
  hepática
    aguda, 3, 217, 218
    fulminante, 218
  pancreática, 499
  renal, 282, 550
    agravada transplante de fígado, 219
    crônica, 396
  respiratória, 282
Insulina, 508t
Insulinoma, 2, 508t
Interferon (IFN), 107
  desvantagens, 118
  vantagens, 118
  peguilado e ribavirina, 109
    e boceprevir, 109
    e telaprevir, 109
Intestino
  delgado, 453, 483
    avaliação do, 555
    espessamento da parede do, 555
  grosso, 457
    avaliação, 556
Intolerância
  à frutose, 475
  à lactose, 475
Intoxicação alimentar, fatores de risco, 412
Intubação jejunal para aspiração, 336
Intussuscepção enteroentérica, 556
Iodo, 447t
Irite, 123t
Isoniazida, 186t
Isquemia
  colônica, 436
  focal segmentar, 438
  isolada do cólon, 441
  mesentérica, 440, 612
    aguda, 436
      obstrutiva, 540
    crônica, 436
    não oclusiva (NOMI), 437, 438
    oclusiva, 437, 438

J

Janus quinase2 (JAK2), 204
Jejum, 503
Jejunoileíte ulcerativa, 454
Junção esofagogástrica, 15

K

Klebsiella sp, 238t

L

Laceração
  de Mallory-Weiss, 49
  esofágica transmural, 49
Lactobacillus fermentum, 337
Lacuna osmótica fecal, 417, 419
Lama biliar, 266
Lansoprazol, 48t
Laparoscopia, 440, 611
  versus colectomia aberta, 618
  versus reparação aberta da hérnia inguinal, 628
Laparotomia exploratória, 611
Lavagem peritoneal laparoscópica, 612
Laxantes
  de volume, 354t
  emolientes, 354t
  estimulantes, 354t
  osmóticos, 354t
Ledipasvir, 3
Leiomioma, 3, 59, 465
Lesão(ões)
  alcalina, 49
  cáustica, complicações tardias da, 49
  císticas pancreáticas (PCLs), 305
    diagnóstico diferencial, 305
    frequência, 305
    importância clínica, 305
  colestática e hepatocelular, 95
    diagnóstico, 95
  de Dieulafoy, 61
  ductal florida, 148
  esofágicas polipoides, diagnóstico diferencial, 58
  hepática(s)
    cística, diagnóstico diferencial, 262
    focal, 177
    idiossincrática, 185
    incidentais, 181
    induzida por drogas (DILI), 183
      diagnóstico diferencial, 184
      drogas anti-inflamatórias não esteroides, 187
      fenitoína, 191
      suscetibilidade, 184
    intrínseca, 185
    relacionada com drogas, 255
  não ácidas e medicamentosas, 47
  por radiação, 61
    no esôfago, 50
  serrilhadas, 343
Leucocitose, 610
Linfadenopatia mediastinal, 583
Linfangiectasia, 455
Linfócitos, 253
Linfoma(s)
  das células
    B da zona extramarginal, 64
    T associado à enteropatia, 454
  de tecido linfoide associado à mucosa (MALT), 78
    características-chave do, 81
  do intestino delgado, 457
  gástrico(s)
    de alto grau, terapia para, 78
    estadiamento para, 78
    MALTs, 64, 78
      terapia antibiótica nos, 78
      tipos de, 64
Linite plástica, 74
Lipase, 400
  sérica, 280
Lipofuscina, 253
Lipoma, 465
Líquen plano, 57, 123t
Líquido ascítico, 226, 228
Lobo
  caudado, 202
  hepático de Rappaport, 203f
Lóbulo hepático, 202
Lorcaserina, 509t
Lovastatina, 112t
Lúnulas azuis, 500
Lúpus eritematoso sistêmico (SLE), 123t, 403

M

6-Mercaptopurina, 220
3,4-Metileno dioximetanfetamina (MDMA, Ecstasy), 191
Má absorção de vitamina B_{12}, 294
Má digestão, 417
Má nutrição, 443
  hipoalbuminêmica, 443
Macroamilasemia, 280
Macrólidos, 190t
Macrolipasemia, 280
Magnésio, 447t
Malformação arteriovenosa, 395
Malignidade colorretal, 617
Mancha heterotópica da mucosa gástrica, 46
Manganês, 448t
Manometria, 10
  anorretal (ARM), 353
  convencional, 11
  de alta resolução, 30
  do esfíncter de Oddi (SOM), 273
  esofágica, 30, 593
    de alta resolução, 11
Marasmo, 443
Massa(s)
  de células corporais, 443
  hepática, 175
    foca(is), 176, 181
      diagnóstico diferencial de, 177
    malignas não ressecáveis, tratamentos, 567
  pancreáticas sólidas, 529
MDMA, 191
Medicina nuclear
  cateteres de perfusão arterial, 566
  desvantagens, 560
  esplenose, 565
  estudo(s)
    de esvaziamento gástrico em, 564
    esofágicos de, 564
  hemorragia GI inferior, 565
  malignidades abdominais, 567
  rastreio do sangramento por meio de, 393
  tecido
    esplênico acessório, 565

gástrico ectópico, 565
testes de, 560
vantagens, 560
Megacólon tóxico, 324, 612
Meglitinidas, 504t
Meios de contraste
de bário e solúveis em água (iodados), 516
para a detecção da perfuração, 517
Melanomas malignos, 59
Melanose, 57
colônica, 460
Membrana esofágica, 44
diagnóstico, 44
Metamorfose gordurosa, 195
Metandrostenolona, 188t
Metaplasia(s)
intestinal gástrica (GIM), 484
pancreáticas, 62
Metástases
do fígado, 544
no cólon, 465
Metformina, 188t
Metildopa, 131, 185
Metiltestosterona, 188t
Metimazol, 188t
Metoclopramida
dosagem da, 90
efeitos colaterais da, 90
mecanismo de ação da, 89
Metotrexato, 48t, 152, 185
Miastenia grave, 123t
Micofenolato de mofetila, 141, 142t, 152, 220, 220t
Microbiota
humana, 494
intestinal e obesidade, 451
Microsporidia, 432
Midazolam, 112t
Midodrina, 6, 233, 235
Miméticos
da amilina, 505t
de incretina, 505t
Minociclina, 5, 131, 190t
Miosite focal, 123t
Miotomia de Heller, 589, 590
complicações da, 590
fatores prognósticos, 33
Mittelshmerz, 610
Molibdênio, 448t
Monitor de pH sem fio, vantagens do, 24
Monitoramento de pH, 23
esofágico em 24 horas, 593
Morganella sp, 238t
Motilidade
colônica normal, 350
esofágica
avaliação, 23
classificação de Chicago de, 11
estudo da, 564
ineficaz, 23, 593
MTX, 187
Mucocele, 466
Mucormycosis, 56

Mucosa
do fundo e do corpo, 60
gástrica, 66
Multivitaminas, 48t
Mutações JAK2, 4
Mycobacterium avium paratuberculosis (MAP), 316

N
N-acetil-p-benzoquinona-imina [NAPQI], 185
Naproxeno, 48t
Necrose, 553
gordurosa, 282
nas células hepáticas, 251
por epidermólise tóxica, 57
Nefrolitíase, 294
Nelfinavir, 48t
Neoplasia(s)/Neoplasma(s)
cística hepatobiliar, 262
EUS na amostra de, 583
colorretal, 153
endócrinas-exócrinas mistas, 466
intraepitelial anal (AIN), 467
metastática diagnóstico de, 258
neuroendócrinos do estômago, 63
pancreáticas(os), 296
císticos, achados característicos, 553
Neurólise, 586
Neuropatia periférica, 123t
Neutrófilos, 253
Neutropenia, 123t
Nevus araneus, 500
Niacina, 189t, 447t
Nifedipina, 189t
Nitratos, 32
Nitrofurantoína, 5, 131, 185, 186t, 190t
Nódulo da Irmã Maria José, 502
Norepinefrina, 235
Noretandronolona, 188t
NSAIDs, 68, 494t
complicações, 69
gastrointestinais, 69
Nucleação, 266
Núcleos glicogenados, 253
Nucleosídeo
desvantagens, 118
vantagens, 118
Nucleotídeo
desvantagens, 118
vantagens, 118

O
Obesidade, 211, 448
da doença do refluxo gastroesofágico, 15
definição de, 621
manifestações GI específicas da, 507
microbiota intestinal e, 451
mórbida, 621
morte prematura, 621
opções cirúrgicas para, 449
patogênese da, 507

terapias médicas para, 449
tratamento, 509, 621
Objetos
  ingeridos, 469
    pontiagudos, 470
Obliteração transvenosa retrógrada oclusa por balão (BRTO), 537
Obstrução, 611
  biliar, 256
    maligna, 303
    tratamento da, 538
  do ducto biliar comum distal, 293
  do intestino
    achado radiográfico, 513
    aguda, 402
    delgado, diagnóstico de, 556
    grosso, 402, 619
    primária, 619
  duodenal
    diagnóstico, 293
    tratamento, 293
  membranosa da veia cava inferior (MOVC), 203
Oclusão mesentérica venosa, 438
Octreotida, 6, 235
Odinofagia, 14
  definição de, 7
  infecção pelo HIV, 427
OKT3, 167
Óleo mineral, 186t
Ômega 3, 325
Ondansetrona, 90
Ondas
  Doppler, 549
  sonoras, 569
Operação para um segundo olhar, 441
Orlistat, 509t
Osteomalacia, 498
Osteoporose
  na cirrose biliar primária, 151, 150
  na colangite esclerosante primária, 150, 151
Ouro, 186t
Oxacilina, 186t
Oxandrolona, 188t
Oxifenistatina, 131
Oximetolona, 188t

P

Palpação, 400, 610
Pamidronato, 48t
Pan-hipopituitarismo, 416t
Pâncreas, 485, 503
  divisum, 279
    de obstrução completa do ducto pancreático principal, 520
Pancreatite
  aguda (AP), 277
    causas, 277
    complicações sistêmicas, 282
    diagnóstico, 279
    gravidez, 278
    hipercalcemia, 279
    hipertrigliceridemia, 279
    indicadores prognósticos, 282
    leve, 280
    marcadores séricos, 281
    moderada, 280
    severa, 280, 611
    suporte nutricional, 446
    vs. pancreatite crônica na imagem, 552
  autoimune, 2, 288, 289t
  complicações tardias da, 552
  crônica(CP), 4, 287
    achados da ultrassonografia endoscópica em, 575f
    calcificante, 287t
    causas, 287
    complicação, 292
    diagnóstico de, 291, 292
    endoscopia, 294
    esteatorreia por, 294
    fibrose cística, 289
    idiopática, 290
    inflamatória, 287t
    na imagem, 552
    obstrutiva, 287t, 289
    perda de peso, 290
    sintoma, 290
    tumefacta idiopática, 288
  em pacientes infectados pelo HIV, 429
  esclerosante, 288
  hereditária, 5, 289
  induzida por álcool, 277
  linfoplasmocítica, 288
  manifestações cutâneas de, 501
  nutricional, 289
  recorrente idiopática, 576
  tropical, 289
Pancreatoduodenectomia com preservação do piloro, 295
Pancreatografia, 586
Pancreatojejunostomia lateral, 295
Paniculite, 499
Papiloma escamoso, 59
Paracentese
  de grande volume, 233
  diagnóstica, 225, 226
  disfunção circulatória induzida por, 233
Paragangliomas gangliocíticos, 456
Parênquima hepático, 543
Patch de entrada, 44, 46
  significância clínica, 46
Peliose hepática, 185, 186t, 207
  bacilar (BPH), 433
Pênfigo
  bolhoso, 44
  vulgar, 57
Penfigoide bolhoso, 57
Penicilina, 48t, 186t, 190t
Pêntade de Reynold, 272
Pentoxifilina, 199
Peptostreptococcus sp, 238t
Percussão, 400
Perda de peso, 30, 623
Perfuração, 611
  colônica, 612, 618
  do apêndice, 365

Pericardite, 123t
　　constritiva, 550
Peritonite bacteriana espontânea
　　causada por diverticulite perfurada, 363
　　manejo da, 229f
　　nosocomial ou resistenteaÌ cefalosporina, 230
　　patogênese, 228
　　purulenta, 363
　　secundária, 227
Pesquisas de sangue oculto nas fezes (FOBTs), 343
Piloroplastia
　　de Finney, 600f, 601
　　de Heineke-Mikulicz, 600f, 601
　　na gastroparesia, 91
Pilorospasmo, 91
Pimozida, 112t
Pioderma gangrenoso, 123t, 501
Pioglitazona, 214
Piridoxina, 447t
Pirimetamina-sulfadoxina, 190t
Piúria, 400
Planimetria por impedância, 10
Plaquetas baixas, 164
Plastia dos elevadores anteriores, 357t
Pleurite, 123t
Plexo de Auerbach, 29
Pneumobilia, 514
Pneumococo, 159
Pneumoperitônio, 626
　　avaliação radiográfica, 513
　　sinais radiográficos de decúbito dorsal, 513
Poliarterite nodosa (PAN), 169, 403
　　associada à antigenemia da hepatite B, 169
　　associada à hepatite B, 169
Poliartrite, 499
　　carcinomatosa, 498
　　não erosiva, 170
Pólio, vacina viva oral, 159
Pólipo(s)
　　adenomatosos, 2
　　　　gástricos, 484
　　　　no cólon, 486
　　cutâneos perianais, 313
　　da vesícula biliar, diagnóstico diferencial, 269
　　de glândula fúndica, 62, 82, 484
　　de Peutz-Jegher, 62, 456
　　fibrovasculares, 58
　　gástricos, 82, 483, 484
　　hamartomatosos, 464
　　hiperplásico, 62, 462, 483
　　inflamatórios, 460
　　intestinais, 614
　　linfoides, 460
Polipose
　　adenomatosa familiar (FAP), 2, 346, 614
　　associada ao MUTYH (MAP), 346
　　hiperplásica, 464
　　juvenil, 614
　　proximal do estômago, 75
Ponto de McBurne, 365
Porfiria cutânea tarda, 501
Pouchite, 460, 493

Pré-eclâmpsia
　　envolvimento hepático, 164
　　tratamento, 164
Prebióticos, diarreia aguda, 412
Prednisolona, 6
Prednisona, 134
　　ação, 135
　　efeitos colaterais, 135, 136t
　　toxicidade, 137
Pregabalina, 27
Pregas gástricas espessadas, 81, 572
　　diagnóstico diferencial para, 81
Pressão de relaxamento integrado (IRP), 30
Probióticos, 325, 354t, 451
　　diarreia aguda, 412
Procainamida, 189t
Procedimento
　　de Hartmann, 363
　　de Mitrofanoff, 367
　　de Puestow modificado, 295
　　de Whipple, 295
Procinéticos, 18
Proctite, 375
　　por herpes-vírus simples, 431
　　proctossigmoidite, 323
Proctografia de evacuação, 520
Proctossigmoidite, 323
Prolapso
　　mucoso, 460
　　retal, 617
　　　　opções cirúrgicas, 617
Proliferação bacteriana no intestino delgado, 335
Proteínas do HFE, 97
Proteus sp, 238t
Prurido
　　cirrose biliar primária, 151
　　colangite esclerosante primária, 151
Pseudo-obstrução colônica, 619
Pseudoacalasia, 31
　　diagnóstico, 589
Pseudoaneurismas, 293
Pseudoangina, 23
Pseudocisto pancreático, 32, 284, 292, 306
　　complicações, 284
　　drenagem, 284
　　tratamento de, 306, 530
Pseudomembranas, 458
Pseudomonas sp, 238t
Púrpura trombocitopênica idiopática, 123t

Q
Quimioembolização transarterial (TACE), 6, 533
Quinidina, 48t, 186t, 189t
Quinina, 186t
Quinolonas, 231

R
Radiação entérica, 620
Radioembolização, 534
　　com ^{90}Y, 535
　　　　contraindicações para, 535

Radiografia(s)
  abdominal, 513
    simples, 291
  simples, 400
Radioterapia
  complicações, 50
  interna seletiva (SIRT), 533, 534
Rastreamento endoscópico, 481
  de câncer de esôfago, 481
Rastreio do sangramento por meio de medicina nuclear, 393
Reconstrução
  de Billroth I, 601
  de Billroth II, 601
  de Y em Roux, 601
Refluxo esofágico
  estudo de, 564
  extraesofágico, manifestações de, 18
  gastroesofágico, 15
  monitoramento ambulatorial de, 16, 17
Reforço retal, 357t
Refratariedade, 602, 611
Regra de Goodsall, 616f
Regurgitação, 8, 29
  aquosa, 14
Rejeição crônica, 258
Relaxamento transitório do esfíncter esofágico inferior (TLESR), 6, 30
Remendo de entrada gástrica, 57
Remoção de um corpo estranho, 470
Reparação da hérnia inguinal por laparoscopia, 628
Reparo
  de hérnia pré-peritoneal transabdominal, 628
  total e pós-anal do assoalho pélvico, 357t
Resistência à insulina, 211
Resposta virológica rápida estendida (eRVR), 110
Ressecção
  abdominoperineal (APR), 618
  cirúrgica de adenomas hepáticos, 177
  da cabeça pancreática, 295
  de Whipple, 303
  endoscópica da mucosa gástrica (EMR), 77, 84, 578, 617
    aplicações da, 580
    complicações da, 581
    diferenças e limitações da, 580
  parcial do pâncreas, 295
Ressonância magnética, 542
Retinopatia, 282
Retite actínica hemorrágica, 620
Retocele, 351
Revestimento normal do esôfago, 55
Ribavirina, 109
  contraindicações, 112
  efeitos colaterais, 111
Riboflavina, 447t
Rifampina, 48t, 112t, 190t
Rosiglitazona/pioglitazona, 188t
Roxitromicina, 190t
Ruptura, 284
  enzimática da parede arterial, 553

S

Saccharomyces boulardi, 337
Sacroileíte, 492
Salmonella
  enteritidis, 495
  typhimurium, 495
Sangramento, 611
  da úlcera
    duodenal, 604
    gástrica, 604
    péptica, 383
    manejo não endoscópico de, 381
  gastrointestinal (GI)
    inferior (LGIB), 384, 393
      por diverticulite, 387
      pós-polipectomia, 387
    médio (MGIB), 393
    obscuro, 393
    oculto, 391
    superior (UGI), 377, 393
  por varizes, 377
  varicoso, 382
    gástrico, 382
Sangue oculto nas fezes, 391
Sarampo-caxumba-rubéola, vacina para, 159
Sarcoidose, 32
Sarcoma de Kaposi, 466
Secretagogos, 354t
Sedenho, 617
  indicações comuns para colocação, 617
Selênio, 448t
Sensação de globo, definição de, 7
Sequestradores de ácidos biliares, 505t
Série do intestino delgado, 393
Serratia sp, 238t
Shigella dysenteriae, 495
Shigella flexneri, 495
Shigella sonnei, 495
Shigelose, 406
Shunt
  peritoneovenoso, 233
  portossistêmico intra-hepático transjugular (TIPS), 206
Shwannomas, 465
Sigmoidoscopia, 440
Sildenafil, 112t
Silybum marianum, 192
Sinal(is)
  de Courvoisier, 6, 297
  de duplo ducto, 301
  de Kehr, 610
  de Ono, 46
  de psoas, 365, 610
    e obturador, 610
  de Rovsing, 365, 610
  de Trousseau, 502
  do obturador, 365
Síndrome
  autossômico Peutz-Jeghers, 345t
  Budd-Chiari, 161
  Cronkhite Canadá, 614
  da artrite-dermatite após desvio intestinal, 498

da imunodeficiência adquirida (AIDS), 278
da obstrução sinusoidal, 207
da polipose adenomatosa, 345t
da úlcera retal solitária, 460
de abstinência alcoólica
    fisiopatologia da, 194
    sinais e sintomas, 197
de Bannayan-Riley-Ruvalcaba, 464
de Behçet, 57
de Boerhaave, 3, 6, 49, 549
de Budd-Chiari, 203
    biópsia do fígado, 205
    características clínicas, 203
    diagnóstico de, 162
de câncer colorretal hereditário sem polipose (HNPCC), 487
de Caroli, 261
de colite microscópica, 424
de Cowden, 57, 464
de Cronkhite-Canada, 62, 464
de diarreia
    aguda, 407
    não inflamatória e inflamatória, 405
de Dubin-Johnson, 97
de *dumping*, 510
    achados fisiopatológicos e tratamento, 606
de Gardner, 614
de Gilbert, 4, 97
de hamartomas, 345t
de imunodeficiência adquirida (AIDS), 427
de Lynch, 345, 346
de má absorção, 417
de Mirizzi, 269
de múltiplos pólipos gastrointestinais, 345t
de múltiplos pólipos juvenis, 345t
de Munchausen, 424
de Ogilvie, 612, 619
de Peutz-Jeghers, 464
de Plummer-Vinson, 3, 11, 36, 44
de poliartrite aguda-dermatite, 169
de pólipos
    adenomatosos, 465
    hamartomatosos, 345t, 464
de polipose
    adenomatosa familiar, 487
    hereditária mista, 345t
    hiperplásica, 345
    juvenil, 464
    serrilhada, 345, 487
de Polle, 424
de Reiter, 496
de Rendu-Osler-Weber, 207
de Rotor, 97
de Ruvalcaba-Myhre-Smith, 614
de Sjögren, 123t, 171
de sobreposição ou variante
    em cirrose biliar primária, 151
    em colangite esclerosante primária, 151
de sobreposição, 257
de sofrimento respiratório, 282
de Stevens-Johnson, 44
de STK11, 345t
de Trousseau, 6, 297
de tumor endócrino, 416t
de Zollinger-Ellison, 62
    apresentação da, 607
    diagnóstico, 607
    intervenção cirúrgica, 607
do intestino curto, 446
do intestino irritável (IBS), 460, 472
    alimentos em, 473
    alosetron, 477
    antibióticos, 479
    antidepressivos, 478
    antiespasmódicos, 478
    carga econômica, 473
    colonoscopia no diagnóstico de, 475
    diagnóstico, 474
    diarreia crônica, 422
    dieta sem glúten, 477
    estresse, 474
    fibras, 473, 479
    hipersensibilidade visceral, 474
    laxativos, 479
    linaclotide, 480
    loperamida, 478
    lubiprostona, 480
    microbiota intestinal, 474
    na qualidade de vida, 473
    pós-infecciosa, 474
    probióticos, 479
    sintomas, 477
        típicos, 474
    terapia cognitivo-comportamental, 480
    tratamento, 476, 477
do tipo de Sjögren, 170
endócrinas e transtornos neoplásicos, 511
HELLP, 164, 165
    diagnóstico de, 164
hepatorrenal, 233, 234
    prevenção, 235
    tipo I, 4, 234
    tipo II, 6, 234
    tratamento, 234
hipereosinofílica (HES), 331
metabólica, 211
pancreatite, 499
pós-embolização (PES), 534
sicca (de Sjögren), 147
Sinovite, 123t
Sinvastatina, 112t
Sirolimo, 220t
Sistema
    circulatório colateral, 436
    de classificação APACHE II, 281
    vascular mesentérico, 435
Sobrecarga de ferro
    africana, 243
    manifestações, 244
    neonatal, 243
    parenteral, 243
    secundária, 243
Sofosbuvir, 3
Solução de reidratação oral (ORS), 410

Somatostatina, 294, 508t
Somatostatinomas, 508t
Sonda nasogástrica (NG), 378
Sons intestinais, 610
Staphylococci, 238t
Status nutricional, 443
Stents metálicos, 538
Streptococci, 238t
Streptococcus bovis, 498
Streptococcus faecalis, 238t
Streptococcus milleri, 238t
Strongyloides stercoralis, 432
Sulfametazol-trimetoprim, 231
Sulfassalazina, 494t
    TMP/SMX, 190t
Sulfato ferroso, 48t
Sulfonamidas, 186t, 190t
Sulfonilureias, 188t, 504t
Sulindac, 187
Supercrescimento bacteriano no intestino delgado
    (SIBO), 334, 335, 475
  agentes antibióticos, 337
  anemia, 336
  diagnóstico, 336
    diferencial do, 335
  distúrbios de motilidade, 335
  mecanismos de defesa, 334
  prebióticos, 337
  probióticos, 337
  sintomas do, 335
  teste, 475
  tratamento para, 336
Supersaturação da bile com colesterol, 266
Suplementação de enzimas pancreáticas, 294
Suplementos
  à base de plantas, 446
  de fibras, 354
Suspensão de bário fornece, 517

T

Tacrolimo, 142t, 167, 220
Tadalafil, 112t
Tamoxifeno, 188t
Técnicas de contraste simples ou duplo, 519
Telangiectasia hemorrágica hereditária (HHT), 207, 395
Telaprevir, 109
    contraindicações, 113
    efeitos colaterais, 111
Teofilina, 48t
Teorema de Bayes, 421
Terapia(s)
  ablativas percutâneas, 528
  antirretroviral altamente ativa (HAART), 427
  antiviral, 110
  oral de dissolução com ácidos biliares, 268
  percutânea transcateter, 539
Teste(s)
  com inibidor da bomba de prótons, 21
  de anticorpos comuns, 99
  de distensão por balão esofágico, 27
  de estimulação com secretina, 290
    falso-positiva, 291
  de expulsão do balão, 353
  de função hepática (LFTs), 95
  de gravidez, 400
  de guáiaco, 391
  de iliopsoas, 400
  do obturador, 400
  genético fecal, 392
  hepáticos, 95
  para doença celíaca, 475
  pré-biópsia, 250
  provocativos, 27
  respiratório do hidrogênio, 336
  respiratórios radiomarcados, 336
Tétano, vacina ou reforço para, 159
Tetraciclina, 48t, 190t
Tiamina, 447t
Tiazolidinedionas, 504
Tilose, 5, 36, 483
Timoglobulina, 220t
Tireoidite autoimune, 123t, 171
Tolazamida, 188t
Tolbutamida, 186t
    aceto-hexamida, 188t
Tomografia computadorizada, 542
  com multidetector (MDCT), 541
Topiramato, 509t
Tosse, 9
Toxina botulínica, 32, 91
    na acalasia, 32
Tracolimo, 220t
Transaminases, 99
Transaminases séricas, 95
Transformação cavernosa da veia porta, 206
Transplante
  cadavérico, 216
  de fígado, 2, 3, 119, 216
    abstinência continuada do álcool antes do, 219
    amamentação, 167
    cirrose
      biliar primária, 153
      e ascite, 234
    colangiocarcinoma, 218
    colangite esclerosante primária, 153
      complicações, 154
    com síndrome hepatorrenal (HRS), 219
    concepção, 166
    contraindicações para, 218
    doença
      hepática gordurosa não alcoólica (NAFLD), 223
      metabólica óssea após, 224
    e câncer, 223
    esteato-hepatite não alcoólica, 214
    esteatose hepática, 214
    gravidez, 166
    hepatite autoimune, 142
    insuficiência renal agravada, 219
    rejeição
      aguda *versus* hepatite C pós-transplante na
        biópsia de fígado, 221
      crônica, 222
    segundo, 222
  de microbiota fecal (FMT), 372

de órgãos sólidos, 407
de rim, 219
ortotópico de fígado, tratamento no quadro de, 166
simultâneo de fígado e de rim (SLK), 219
Transtornos
da motilidade do esôfago, 518
tratamento, 23
decorrentes do acúmulo de ferro, 243
do sistema imunológico, AIDS, 416t
reumáticos associados à pouchite, 493
Trauma fechado no pâncreas, 279
Tríade
de Charcot, 272
de Whipple, 2
Triângulo
de Calot, 627f
do gastrinoma, 607, 608f
Tricloroetileno, 131
Troglitazona, 188t
Trombocitopenia autoimune, 170
Trombose da veia
esplênica, 293
porta, 206
Tropheryma whippelii, 455, 498
Trypanosoma cruzi, 1, 31, 47
Tumor(es)
carcinoides, 64, 456, 508t
características dos, 507
gástricos, 78
diagnóstico diferencial, 64
estadiamento, 79
de células granulares do trato gastrointestinal, 59
de Klatskin, 179
do apêndice, 366
esporádicos, 64
estromal(is)/do estroma
do GI (GIST), 59, 84
no cólon, diagnóstico diferencial de, 465
gástrico subepitelial, 82
gastrointestinal do estroma (GIST), 3, 79, 465
estadiamento, 80
gástrico, 86
tipo selvagem, 80
hepáticos primários, 258
mesenquimatosos do estômago, 74
MSI-H, 341
mucinosos papilares intraductais, 554
neuroendócrinos, 456, 465
apresentação clínica, 506
avaliação e manejo, 506
pancreáticos (PNETs), 573
pseudopapilar sólido do pâncreas, 554
subepiteliais, 82
TZDs, 188t

U
Úlcera(s)
diagnóstico endoscópico, 70
duodenal, 602
perfurada, tratamento da, 603
e erosão, 69, 70b
esofágica, 429

gástricas, 519
causas comuns das, 67
perfuradas
operação, 603
tratamento de, 603
gastroduodenais, patogênese das, 68
marginal, 624
péptica perfurada, apresentação, 602
Ulceração esofágica em pacientes infectados pelo HIV, 427
Ultrassonografia, 400, 542
abdominal, 331
com Doppler, 440
endoscópica, 569, 580
Unhas
de Muehrcke, 500
de Terry, 500
Urinálise, 610
Urticária, 123t

V
Vacina(s)
com bacilo Calmette-Guerin, 159
contra amebíase, 241
contra HBV, 104
influenza
inativada, 159
viva, atenuada, 159
meningocócica, 159
mortas, 155
para antraz, 159
para febre amarela, 159
para hepatite
A, 156, 158, 159
B, 158, 159
para HPV, 159, 160
para sarampo-caxumba-rubéola, 159
para tétano, 159
para varicela-zóster, 159
para varíola, 159
pneumocócica, 158
viva(s), 155
oral para pólio, 159
tifoide oral, 159
Vagotomia
altamente seletiva, 600, 605
contraindicações, 601
indicações, 601
seletiva, 600
troncular, 600
antrectomia, 605
drenagem, 605
Válvula de retalho anatômico, 15
Varíola, vacina para, 159
Varizes
esofágicas, 293
gástricas, 293
Vasculite do tipo poliarterite nodosa sistêmica, 169, 208
Vedolizumab, 2
Veia porta, 202
Verapamil, 189t
Vesícula biliar de porcelana, 270

Vigilância endoscópica, 481
  em GIM, 484
Vincristina, 48t
Vírus
  da hepatite
    A (HAV), 4, 97, 101, 104
    B (HBV), 4, 101, 433
      crônico, 104
    C (HCV), 101, 433
      crônico, 104
    D (HDV), 101, 104, 253
    E (HEV), 101, 104
    transmissão, 102
    viral, 101
  da imunodeficiência humana (HIV), 119
  da *influenza*, cirrose, 158
  do herpes simples, 47
Vitamina
  A, 447t
  B1, 447t
  B2, 447t
  B3, 447t
  B6, 447t
  B12, 447t
  C, 447t
  D, 447t
  E, 214, 447t
  K, 95, 163, 447t
Vitiligo, 123t
Volvo de sigmoide, 612
  achados do, 618
  sem estrangulamento, tratamento, 618

W
Water brash, 14

X
Xantoma gástrico, 62
Y
Yersinia enterocolítica, 495
Yersinia pseudotuberculosis, 495

Z
Zalcitabina, 48t
Zidovudina, 48t
Zinco, 448t